Michael Hamann

Urologie
in Klinik und Praxis
Band I

Urologie
in Klinik und Praxis

In zwei Bänden

Herausgegeben von R. Hohenfellner und E. J. Zingg
unter Mitwirkung von J. E. Altwein und M. Marberger
Mit einem Geleitwort von C. E. Alken

Band I	Band II
Diagnostik	Steine
Entzündungen	Traumata
Tumoren	Anomalien
	Obstruktionen
	Grenzgebiete
	Begutachtung

Georg Thieme Verlag Stuttgart · New York

Band I Diagnostik Entzündungen Tumoren

Mit Beiträgen von

J. E. Altwein	R. Günther	K. F. Klippel	U. Rattenhuber
K. Bandhauer	P. Gutjahr	K. Klose	G. Rodeck
H. Behrendt	J. Hannappel	W. Leistenschneider	E. Schmiedt
W. Bredt	R. Hartung	W. Lutzeyer	P. Schölmerich
P. Brühl	H. Heidler	H. Maurer	J. Thüroff
F. Cavalli	D. K. Hoßfeld	P. Mellin	P. Walz
P. Deetjen	R. Hubmann	R. Nagel	D. Weitzel
M. Georgi	G. Hutschenreiter	D. Neumann	W. Wieland
P. Georgi	G. H. Jacobi	S. Poisel	E. J. Zingg
I. Greinacher	U. Jonas	W. Prellwitz	

537 Abbildungen in 837 Einzeldarstellungen
234 Tabellen

Georg Thieme Verlag Stuttgart · New York 1982

Geschützte Warennamen (Warenzeichen) werden *nicht* besonders kenntlich gemacht. Aus dem Fehlen eines solchen Hinweises kann also nicht geschlossen werden, daß es sich um einen freien Warennamen handele.

Alle Rechte, insbesondere das Recht der Vervielfältigung und Verbreitung sowie der Übersetzung, vorbehalten. Kein Teil des Werkes darf in irgendeiner Form (durch Photokopie, Mikrofilm oder ein anderes Verfahren) ohne schriftliche Genehmigung des Verlages reproduziert oder unter Verwendung elektronischer Systeme verarbeitet, vervielfältig oder verbreitet werden.

© 1982. Georg Thieme Verlag, Rüdigerstraße 14, D-7000 Stuttgart 30. Printed in Germany.
Satz: Stauffer+Cie., Basel (System Harris TxT).
Druck: Grammlich, Pliezhausen.
Buchbinder: Heinr. Koch, Tübingen.

ISBN 3-13-612101-5

CIP-Kurztitelaufnahme der Deutschen Bibliothek

Urologie in Klinik und Praxis : in 2 Bd. / hrsg. von R. Hohenfellner u. E. J. Zingg unter Mitw. von J. E. Altwein u. M. Marberger. Mit e. Geleitw. von C. E. Alken. Mit Beitr. von J. E. Altwein ... – Stuttgart ; New York : Thieme
NE: Hohenfellner, Rudolf [Hrsg.]; Altwein, Jens E. [Mitverf.]
Bd. 1. Diagnostik, Entzündungen, Tumoren. – 1982.

Wichtiger Hinweis: Medizin als Wissenschaft ist ständig im Fluß. Forschung und klinische Erfahrung erweitern unsere Kenntnisse, insbesondere was Behandlung und medikamentöse Therapie anbelangt. Soweit in diesem Werk eine Dosierung oder eine Applikation erwähnt wird, darf der Leser zwar darauf vertrauen, daß Autoren, Herausgeber und Verlag größte Mühe darauf verwandt haben, daß diese Angabe genau dem Wissensstand bei Fertigstellung des Werkes entspricht. Dennoch ist jeder Benutzer aufgefordert, die Beipackzettel der verwendeten Präparate zu prüfen, um in eigener Verantwortung festzustellen, ob die dort gegebene Empfehlung für Dosierungen oder die Beachtung von Kontraindikationen gegenüber der Angabe in diesem Buch abweicht. Eine solche Prüfung ist besonders wichtig bei selten verwendeten Präparaten oder solchen, die neu auf den Markt gebracht worden sind.

Anschriften

ALTWEIN, J. E., Prof. Dr., Leitender Arzt der Urologischen Abteilung, Bundeswehrkrankenhaus Ulm, Oberer Eselsberg 40, 7900 Ulm

BANDHAUER, K., Prof. Dr., Direktor der Klinik für Urologie, Kantonsspital, CH-9007 St. Gallen

BEHRENDT, H., Dr., Urologische Universitätsklinik der Gesamthochschule Essen, Hufelandstraße 55, 4300 Essen 1

BREDT, W., Prof. Dr., Direktor des Instituts für Allgemeine Hygiene und Bakteriologie, Zentrum für Hygiene, Universität Freiburg, Hermann-Herder-Straße 11, 7800 Freiburg

BRÜHL, P., Prof. Dr., Urologische Universitätsklinik, Sigmund-Freud-Straße 25, 5300 Bonn 1

CAVALLI, F., Priv.-Doz. Dr., Onkologisches Institut Inselspital, CH-3010 Bern

DEETJEN, P., Prof. Dr., Vorstand des Instituts für Physiologie und Balneologie der Universität Innsbruck, Fritz-Pregl-Straße 3, A-6010 Innsbruck

GEORGI, M., Prof. Dr., Direktor des Instituts für Klinische Radiologie des Klinikums der Stadt Mannheim, Fakultät für Klinische Medizin der Universität Heidelberg, Theodor-Kutzer-Ufer, 6800 Mannheim 1

GEORGI, P., Prof. Dr., Leiter der Abt. für nuklearmedizinische Diagnostik, Institut für Nuklearmedizin am Deutschen Krebsforschungszentrum, Im Neuenheimer Feld 280, 6900 Heidelberg

GREINACHER, Irmgard, Dr., Akademische Direktorin, Röntgenabteilung der Kinderklinik im Klinikum der Johannes Gutenberg-Universität, Langenbeckstraße 1, 6500 Mainz

GÜNTHER, R., Prof. Dr., Institut für klinische Strahlenkunde im Klinikum der Johannes Gutenberg-Universität, Langenbeckstraße 1, 6500 Mainz

GUTJAHR, P., Prof. Dr., Pädiatrische Onkologie und Hämatologie der Kinderklinik im Klinikum der Johannes Gutenberg-Universität, Langenbeckstraße 1, 6500 Mainz

HANNAPPEL, J., Dr., Abteilung Urologie der Medizinischen Fakultät der Rheinisch-Westfälischen Technischen Hochschule Aachen, Goethestraße 27–29, 5100 Aachen

HARTUNG, R., Prof. Dr., Direktor der Urologischen Universitätsklinik der Gesamthochschule Essen, Hufelandstraße 55, 4300 Essen 1

HEIDLER, H., Dr., Schillerstraße 22, A-5700 Zell am See

HOHENFELLNER, R., Prof. Dr., Direktor der Urologischen Klinik und Poliklinik im Klinikum der Johannes Gutenberg-Universität, Langenbeckstraße 1, 6500 Mainz

HOSSFELD, D. K., Prof. Dr., Direktor der Abteilung Onkologie – Hämatologie, Medizinische Universitäts-Klinik Hamburg-Eppendorf, Martinistraße 52, 2000 Hamburg 20

HUBMANN, R., Priv.-Doz. Dr., Chefarzt der Urologischen Abteilung des Allgemeinen Krankenhauses St. Georg, Lohmühlenstraße 5, 2000 Hamburg 1

HUTSCHENREITER, G., Prof. Dr., Urologische Klinik und Poliklinik im Klinikum der Johannes Gutenberg-Universität, Langenbeckstraße 1, 6500 Mainz

JACOBI, G. H., Prof. Dr., Urologische Klinik und Poliklinik im Klinikum der Johannes Gutenberg-Universität, Langenbeckstraße 1, 6500 Mainz

JONAS, U., Prof. Dr., Rijksuniversiteit Leiden, Academisch Ziekenhuis, Afdeling Urologie, Rijnsburgerweg 10, NL 2333 AA-Leiden

KLIPPEL, K. F., Prof. Dr., Urologische Klinik und Poliklinik im Klinikum der Johannes Gutenberg-Universität, Langenbeckstraße 1, 6500 Mainz

KLOSE, K., Dr., Institut für Klinische Strahlenkunde im Klinikum der Johannes Gutenberg-Universität, Langenbeckstraße 1, 6500 Mainz

LEISTENSCHNEIDER, W., Priv.-Doz. Dr., Urologische Klinik und Poliklinik der Freien Universität Berlin im Klinikum Charlottenburg, Spandauer Damm 130, 1000 Berlin 19

Anschriften

Lutzeyer, W., Prof. Dr., Leiter der Urologischen Abteilung der Medizinischen Fakultät der Rheinisch-Westfälischen Technischen Hochschule, Goethestraße 27–29, 5100 Aachen

Marberger, M., Prof. Dr., Krankenanstalt Rudolfsstiftung, Vorstand der Abteilung Urologie, Juchgasse 25, A-1030 Wien/III

Maurer, H., Univ.-Doz. Dr., Oberarzt des Anatomischen Instituts der Universität, Müllerstraße 59, A-6010 Innsbruck

Mellin, P., Prof. Dr., † ehem. Direktor der Urologischen Universitätsklinik der Gesamthochschule Essen, Hufelandstraße 55, 4300 Essen

Nagel, R., Prof. Dr., Direktor der Urologischen Klinik und Poliklinik der Freien Universität Berlin im Klinikum Charlottenburg, Spandauer Damm 130, 1000 Berlin 19

Neumann, D., Dipl.-Physiker, Institut für Klinische Radiologie des Klinikums der Stadt Mannheim, Fakultät für Klinische Medizin der Universität Heidelberg, Theodor-Kutzer-Ufer, 6800 Mannheim 1

Poisel, S., Univ.-Doz. Dr., Oberarzt des Anatomischen Instituts der Universität, Müllerstraße 59, A-6010 Innsbruck

Prellwitz, W., Prof. Dr., Direktor des Zentrallabors der Med. Kliniken im Klinikum der Johannes Gutenberg-Universität, Langenbeckstraße 1, 6500 Mainz

Rattenhuber, U., Dr., Urologische Klinik und Poliklinik der Ludwig-Maximilians-Universität, Klinikum Großhadern, Marchioninistraße 15, 8000 München 70

Rodeck, G., Prof. Dr., Direktor der Urologischen Universitätsklinik, Robert-Koch-Straße 8, 3550 Marburg

Schmiedt, E., Prof. Dr., Direktor der Urologischen Klinik und Poliklinik der Ludwig-Maximilians-Universität, Klinikum Großhadern, Marchioninistraße 15, 8000 München 70

Schölmerich, P., Prof. Dr., Direktor der II. Medizinischen Klinik im Klinikum der Johannes Gutenberg-Universität, Langenbeckstraße 1, 6500 Mainz

Thüroff J., Dr., Urologische Klinik und Poliklinik im Klinikum der Johannes Gutenberg-Universität, Langenbeckstraße 1, 6500 Mainz

Walz, P., Dr., Urologische Klinik und Poliklinik im Klinikum der Johannes Gutenberg-Universität, Langenbeckstraße 1, 6500 Mainz

Weitzel, D., Prof. Dr., Paulinenstift, Pädiatrische Abteilung, Schiersteiner Straße 43, 6200 Wiesbaden

Wieland, W., Dr., Urologische Klinik und Poliklinik der Ludwig-Maximilians-Universität, Klinikum Großhadern, Marchioninistraße 15, 8000 München 70

Zingg, E. J., Prof. Dr., Direktor der Urologischen Klinik und Poliklinik der Universität Bern, Inselspital Anna-Seiler-Haus, CH-3008 Bern

Geleitwort

Im Vorwort haben die Herausgeber bereits auf die Problematik neuer medizinisch-wissenschaftlicher Bücher hingewiesen. Bis auf wenige statische Fächer wie die Anatomie hat die Medizin heute eine Halbwertzeit von 5 Jahren. Vor einem Jahrzehnt erschienene Literatur hat in übersehbaren Bereichen einzelner Fachgebiete fast schon medizinhistorischen Charakter. In der Urologie ist diese Wandlung besonders eindrucksvoll. Die somatische, organbezogene Betrachtungsweise wurde erweitert und ergänzt durch die systembezogene, funktionelle Denkweise. Eine Vielzahl neuer Erkenntnisse der Grundlagenforschung und neue diagnostische Methoden bahnten ihr den Weg. Die klinische Biochemie wird zu einem wesentlichen Bestandteil unseres Basiswissens. Neue Entwicklungen der Biotechnik, der Endourologie, der Mikrochirurgie haben die Indikation der organerhaltenden Urochirurgie erweitert und ihre Ergebnisse verbessert. Die Skala der konservativ-therapeutischen Möglichkeiten ist umfangreicher und differenzierter geworden. Mit zunehmender Breite ihrer klinischen Basis kann die moderne Urologie unter Wahrung der Eigenständigkeit ihrer Bedeutung und ihren Aufgaben als interdisziplinäres Fach wesentlich besser gerecht werden.

Nach dem Titel hat das jetzt vorliegende Werk zwei Hauptakzente. Dem *Kliniker* soll es etwa im Sinne einer Bestandsaufnahme in fast enzyklopädischer Form die gesamte Palette des Wissensstandes vermitteln, den er benötigt, um auch Problemfällen mit neuen diagnostischen und therapeutischen Methoden gerecht werden zu können. Der *Urologe in der Praxis* muß über den neuesten Stand der Klinik informiert sein, einmal um die Möglichkeiten und Grenzen der ambulanten konservativen Behandlung zu übersehen, zum anderen um den Patienten, den er stationär einweist, darüber aufzuklären, was ihn erwartet. Dies gilt besonders für operative Eingriffe, aber auch für invasive, diagnostische Methoden, eine Forderung, die aktuell ist und für den Gesamtbereich der Medizin gilt.

Entsprechend der im Vorwort nur skizzierten Entwicklung hat die einschlägige Literatur einen kaum übersehbaren Umfang angenommen, wenn man den angloamerikanischen Buchmarkt einbezieht. Es sind überwiegend Operationslehren allgemeiner oder spezieller Art, Monographien über neue diagnostische Methoden mit speziellen Akzenten, die im wesentlichen den Kliniker ansprechen.

Die Herausgeber haben es verstanden, in einer fast logistischen Themengestaltung, in der Auswahl der Autoren und ihrer Steuerung den roten Leitfaden so auszuspannen, daß eine einheitliche, didaktisch-orientierende Linie gewahrt bleibt, was erfahrungsgemäß bei einem Vielmännerbuch schwierig ist. Gelegentliche kontroverse Meinungen in Randgebieten lassen sich dabei nicht vermeiden. Sie können das Körnchen Salz in der Suppe sein, zum Nachdenken und zur Diskussion anregen. Wesentlich erscheint uns, daß es den Herausgebern gelungen ist, dem Titel entsprechend beide Lesergruppen – *Klinik und Praxis* – anzusprechen. Damit füllt die Neuerscheinung eine echte Marktlücke aus und man kann ihr nur einen guten Start und die Resonanz wünschen, die sie verdient.

Homburg (Saar), im Herbst 1981   C. E. ALKEN

Vorwort

Seit der Erstauflage von ALKEN/STAEHLERS Klinische Urologie 1973 hat sich unser Fachgebiet in vielem entscheidend gewandelt. Mit einer zunehmend verbesserten und schnelleren Information über letzte Ergebnisse aus Klinik und Forschung in Zeitschriften, Monographien, zuletzt auch Videokassetten, wird die Herausgabe von Büchern, die den gegenwärtigen Stand des Wissens repräsentieren sollen, problematisch.
Selbst innerhalb des »kleinen« Faches Urologie hat die Spezialisierung, insbesondere in den fachübergreifenden Randgebieten, wie z.B. Urodynamik, Onkologie, Endokrinologie und Kinderurologie, um nur einige zu nennen, enorm zugenommen. Eine Fülle von Symposien, Workshops und Seminaren befaßt sich jährlich mit mehr oder minder fachbezogenen Teilproblemen und wirft nicht zuletzt die Frage nach den »Grenzen des Wachstums« auf.
Für die Autoren der einzelnen Kapitel wird damit die vereinfachte Darstellung ihres speziellen Arbeitsgebietes auf begrenztem Raum und in allgemein verständlicher Form ebenso schwierig wie die nachfolgende Koordination der verschiedenen Abschnitte aufeinander durch die Herausgeber.
Stilistische Unterschiede in den einzelnen Kapiteln, Überschneidungen und nicht zuletzt auch die Wiedergabe teilweise kontroverser Auffassungen, erwiesen sich bei der redaktionellen Bearbeitung als unvermeidbar.
Für die Gliederung wurde anstelle der üblichen systematischen Form und Ordnung nach Organen bewußt eine unkonventionelle gewählt, die sich vorwiegend an den klinischen Bedürfnissen orientiert. Da die urologischen Erkrankungen im Kindesalter zum täglichen Aufgabenbereich in Klinik und Praxis zählen, wurden sie voll in die einzelnen Kapitel integriert und die übrigen pädiatrischen Gesichtspunkte in speziellen Abschnitten zusammengefaßt. Der langfristigen Beobachtung kongenitaler Mißbildungen bis ins Erwachsenenalter, insbesondere auch für die Beurteilung von Behandlungsergebnissen, wurde damit Rechnung getragen.
Der in der Praxis Tätige wird in ausgewählten Abschnitten, wie z.B. Nephrologie, Dermatologie, Gynäkologie und Proktologie für Urologen, diagnostische und therapeutische Hinweise für Erkrankungen aus fachüberschreitenden Grenzgebieten finden. Um der modernen Entwicklung unseres Fachgebietes Rechnung zu tragen, wurden Urodynamik, Ultrasonographie, Computertomographie und Funktionsanalysen mit nichtinvasiven Isotopenverfahren mit aufgenommen. Hierdurch wird die notwendigerweise steigende Qualifikation in einem mit wachsender Zahl von Urologen immer härteren, auch internationalen Konkurrenzkampf unterstrichen.
Am Ende ihrer umfangreichen Arbeit möchten die Herausgeber es nicht versäumen, allen Autoren für die, gemessen am Buchumfang, kurzzeitig fertiggestellten Manuskripte zu danken. Dem Verlag für sein Verständnis bei dem notwendigerweise um über 30% überschrittenen Buchumfang gegenüber der veranschlagten Planung, die wiederum die Expansion unseres Fachgebietes dokumentiert. Herrn Professor ALTWEIN, der die Hauptlast der redaktionellen Detailarbeit in direkter Zusammenarbeit mit dem Verlag trug und last not least Frau HOPPE, die dem Redaktionssekretariat vorstand, und der wir an dieser Stelle ganz besonders herzlich für ihre unermüdliche Arbeit danken wollen.
Bei unseren Lesern aber möchten wir uns schon heute und im vorhinein für kritische Anmerkungen und Rückäußerungen bedanken, im vollen Bewußtsein des hier sicherlich angebrachten: Nobody is perfect!

DIE HERAUSGEBER

Inhaltsverzeichnis

Anatomie
S. Poisel, H. Maurer

Topographische Anatomie für Urologen 2
Niere und Nierenbecken 2
    Lage, Größe und Gewicht der Nieren 2
    Spezielle Topographie der Nieren 5
    Nierenhüllen und Befestigung der Nieren . 7
    Nierenbecken 7
Der Ureter 8
    Die Pars abdominalis 9
    Die Pars pelvina 10
Die Harnblase des Mannes 11
    Deskriptive Anatomie 11
    Peritonealüberzug der Harnblase 14
    Beziehungen der Harnblase zum Becken-
    bindegewebe 15

Beziehungen der Harnblase zu den
    Nachbarorganen 15
    Lageveränderungen der Harnblase 16
Inneres und äußeres männliches Genitale ... 16
    Urethra masculina und Penis 16
    Prostata 20
    Vesiculae seminales 20
    Ductus deferens 21
    Hoden, Nebenhoden mit Hüllen und
    Skrotum 21
Weibliche Harnblase und Harnröhre 24
    Weibliche Harnblase 24
    Weibliche Urethra 26

Physiologie

Physiologie der Nieren und des Salz-Wasser-Haushaltes
P. Deetjen 30

Wasser- und Elektrolytbilanz 30
Glomerulumfiltrat 32
Intratubuläre Harnstromdynamik 33
Tubulärer Transport 33
Konzentrierungsmechanismus 39

Physiologie des Harnleiters
W. Lutzeyer, J. Hannappel 40

Ruhepotential, Aktionspotential und elektro-
mechanische Kopplung 40
Myogene Erregungsbildung und Erregungsleitung 41

Myogene Steuerung des Pyeloureters 42
Neurogene Steuerung des Pyeloureters 43
Normale und gestörte Peristaltik 44

Physiologie und Pathophysiologie der Harnblase
U. Jonas, H. Heidler 46

Anatomie und Neurophysiologie 46
Physiologie der Miktion 48
    Füllphase 50
    Entleerungsphase 51
Pathophysiologie der Miktion 51
    Störung der Reservoirfunktion 51
    Störung der Entleerungsfunktion 52

Präoperative interne Diagnostik
P. Schölmerich

Einleitung 56
    Allgemeines 56
    Risikoprofile 56
    Präoperative Untersuchungen 57

Organe und Organsysteme 59
    Herz- und Kreislaufsystem 59
    Krankeiten des Respirationssystems 68
    Stoffwechselstörungen, endokrine Erkran-
    kungen 74

Störungen der Leberfunktion	76	Säure-Basen-Haushalt	80
Wasser- und Elektrolythaushalt	79	Gerinnungsstörungen	80

Spezielle urologische Diagnostik

Allgemeine Röntgendiagnostik
K. Bandhauer 88

Stellung der Röntgendiagnostik im urologischen Abklärungsplan 88
Radiologische Standardabklärung des oberen Harntrakts 88
   Nierenleerbild 88
   Ausscheidungsurogramm 90
   Spezielle Formen der Ausscheidungsurographie 93
   Risikofaktoren und Komplikationen 96
   Ausscheidungsurogramm als Nierenfunktionstest 97
   Retrograde Pyelographie 98
Radiologische Standardabklärung des unteren Harntrakts 101
   Urethrogramm – Urethrozystogramm ... 101
   Zystogramm 103
Männlicher Genitaltrakt 106
   Vasovesikulographie 106
   Kontrastdarstellung des Nebenhodens – Epididymogramm 106
   Röntgenologische Darstellung der Schwellkörper des Penis – Kavernosogramm 106

Spezielle Röntgendiagnostik und Strahlenschutz
M. Georgi, D. Neumann 108

Einleitung 108
Angiographie 108
   Methodische Grundlagen der Angiographie 110
   Nierenarteriographie in Kathetertechnik 111
   Extrarenale Katheterarteriographie aus urologischer Indikation 112
   Komplikationen der Katheterarteriographie 114
   Translumbale Aortographie 115
   Phlebographie in Kathetertechnik 116
Invasive Angiotherapie 119
   Ballonokklusion der Nierenarterie 119
   Embolisierung der Nieren 120
   Embolisierung der A. iliaca interna 121
   Komplikationen nach arterieller Embolisierung 121
   Spiralokklusion der V. spermatica sinistra bei Varikozele 122
   Perkutane antegrade Nephropyelostomie .. 122
Lymphographie 123
   Technik der Lymphographie 123
   Röntgenanatomie des Lymphsystems und Metastasenkriterien 123
   Indikationen zur Lymphographie bei urologischen Erkrankungen 125
   Komplikationen der Lymphographie 125
Strahlenschutz in der urologischen Röntgendiagnostik 126
   Gesetzliche Grundlagen des Strahlenschutzes 126
   Strahlenschutz des Patienten 127
   Strahlenschutz des Untersuchers und des Hilfspersonals 128

Urologische Röntgendiagnostik beim Kind
Irmgard Greinacher 131

Einleitung 131
Oberer Harntrakt 131
   Intravenöse Urographie 131
   Zusatzmethoden und spezielle Techniken bei der Urographie 133
   Besondere röntgenologische Zeichen im Bereich des oberen Harntrakts 137
Unterer Harntrakt 139
   Zystogramm und Miktionszystourethrogramm 139
   Darstellung des Sinus urogenitalis 141
   Kolpographie 143
   Darstellung eines Urachus persistens .. 143
Stellenwert der Röntgenuntersuchung und additiver/alternativer Diagnostik 143

Nuklearmedizin
P. Georgi 148

Nierenfunktionsdiagnostik 148
Restharnbestimmung 171
Radionuklidzystourographie 172
Statische Nierenszintigraphie 172
   Szintigraphie mit renotropen Radiopharmaka 172
   Szintigraphie mit ^{67}Ga-(Gallium) 173
Knochenszintigraphie 174
Nebennierenszintigraphie 176
In-vitro-Diagnostik 177

Sonographie und Computertomographie des Erwachsenen
Sonographie: G. Hutschenreiter, P. Walz;
Computertomographie: R. Günther,
K. Klose 180

Einleitung 180
Allgemeines 180

Raumforderungen der Niere 182
Raumforderungen der Nebenniere 191
Stadienabklärung und Verlaufskontrolle
maligner extrarenaler Tumoren 192
    Ultraschall 192
    Computertomographie 198
    Verlaufskontrolle 202
Notfalldiagnostik 206
    Ultraschall 206
    Computertomographie 209
Akute nichturologische Differential-
diagnosen 209
Sonographie als Ersatz des Ausscheidungs-
urogramms 214
Größenbestimmung des Prostataadenoms . . 215
Sonographische Restharnbestimmung 215
Punktionen 215
    Ultraschallgesteuerte Punktionen 215
    CT-gesteuerte Punktionen 216

Sonographische Untersuchungen des Kindes
D. Weitzel 218

    Besonderheiten der sonographischen
    Untersuchung von Kindern 218
Untersuchung des oberen Harntraktes 218
    Untersuchungstechnik 218
    Normale Nieren 218
    Größenveränderungen der Nieren 219
    Lageveränderungen der Nieren 219
    Formveränderungen der Nieren 221
    Veränderungen des Parenchyms 221
    Veränderungen des Mittelechokomplexes 223
    Veränderungen der Atemverschieblichkeit
    der Niere 224
    Veränderungen der Nierenumgebung . . . 224
    Diagnostik renaler Raumforderungen . . . 224
    Besonderheiten der Untersuchung der
    Nieren von ventral 226
    Verlaufsdiagnostik von Nierenerkran-
    kungen 226
    Lokalisationsdiagnostik zur perkutanen
    Zystenpunktion, Nierenbiopsie und
    Nephrostomie 227
Untersuchungen des Unterbauches 227
    Untersuchungstechnik 227
    Normaler sonographischer Unterbauch-
    status 228
    Veränderungen der Harnblase und
    Ureteren 228
    Diagnostik von Raumforderungen im
    Unterbauch 229
    Verlaufsdiagnostik von Erkrankungen
    des Unterbauches 231
    Stellenwert der sonographischen
    Diagnostik in der pädiatrischen
    Urologie 231

Endoskopische Diagnostik
R. Hartung 234

    Einleitung 234
    Indikationen zur endoskopischen
    Diagnostik in der Urologie 234
    Kontraindikationen 235
Instrumentarium 235
Die Durchführung der diagnostischen
Urethrozystoskopie 237
    Patientenvorbereitung 237
    Die Urethrozystoskopie beim Mann 239
    Die Urethrozystoskopie der Frau 241
    Die isolierte Urethroskopie bei Mann
    und Frau 241
    Endoskopie und Harnleiteruntersu-
    chung 241
    Infektprophylaxe 242
    Komplikationen 243
Das normale endoskopische Bild der Blase . 243
Erkrankungen der Blase und ihre endo-
skopische Diagnosestellung 244
Das normale endoskopische Bild der
Urethra des Mannes 247
Das normale endoskopische Bild der
Urethra der Frau 247
Erkrankungen der Urethra und ihre endo-
skopische Diagnosestellung 247
Dokumentation der endoskopischen
Diagnostik 247
Die Mitbeobachtung der endoskopischen
Diagnostik 248

Urodynamische Untersuchungen
U. Jonas, J. Thüroff 250

Allgemeine Untersuchung 250
Urodynamische Untersuchungen 251
    Indikation 251
Urodynamische Meßparameter 253
    Uroflowmetrie 253
    Zystomanometrie 254
    Urethradruckprofil 256
    Elektromyographie 258
    Röntgen 261
    Miktiometrie 261
Apparative Ausstattung 264
    Uroflowmeter 264
    Urodynamische Meßplätze 267
    Meßkatheter 270
Urodynamische Diagnostik 270
    Schließmuskelschwäche – Streßinkon-
    tinenz 270
    Reizzustände der Harnblase: Pollakisurie,
    imperativer Harndrang (Urge),
    Dranginkontinenz (Urgeinkontinenz),
    Enuresis 273
    Harnblasenentleerungsstörungen 275
    Neurogene Blase 280
Urodynamisches Lexikon 282
Anhang: In diesem Kapitel sollen ein
Beispiel für ein Untersuchungsprotokoll,
einschließlich Meßblatt sowie die Durch-
schnittsnormwerte aufgezeigt werden 285
Meßblatt 288
Durchschnittsnormwerte 289

Klinisch-chemische Diagnostik in der Urologie
W. Prellwitz 290

Allgemeine Fehlerquellen 290
Klinisch-chemische Untersuchungen 291
    Urinuntersuchungen 291
    Funktionsuntersuchungen der Niere 294
    Tubuläre Funktionsuntersuchungen 296
    Spezialuntersuchungen im Urin 296
    Serumuntersuchungen 297
Entzündliche Erkrankungen der Nieren ... 298
Entzündliche Erkrankungen der ableitenden Harnwege 299
Tubuläre Erkrankungen 299
Abstoßungsreaktionen nach Nierentransplantationen 300
Urolithiasis 301
    Idiopathische Hyperkalzurie 301
    Hyperurikämie und Hyperurokosurie ... 301
    Primärer Hyperparathyreoidismus 302
    Tubuläre Azidose 302
    Oxalurie 302
    Nephrokalzinosen 304
Tumorerkrankungen 304
    Allgemeine Befunde 304
    Nierenkarzinom 306
    Wilms-Tumor 307
    Tumoren des Nierenbeckens und des Harnleiters 307
    Blasentumoren 307
    Prostatakarzinom 308
    Hodentumoren 318
Präoperative Untersuchungen sowie klinisch-chemische Befunde bei Komplikationen 318
    Lungenembolie 319
    Akuter Myokardinfarkt 319
    Urosepsis mit Schock 320

Zytodiagnostik
W. Leistenschneider 326

Technik der Materialgewinnung 326
Technik der Weiterverarbeitung 328
Spezielle urologische Zytologie 328
    Zytologie des Prostatakarzinoms 328
    Zytologie der Prostatitis 331
    Urinzytologie papillärer Harnblasentumoren 331
    Zytodiagnostik von Nierenbecken- und Harnleitertumoren 333
    Zytodiagnostik bei Nierenparenchymtumoren 334

Mikrobiologie für Urologen
W. Bredt 336

Untersuchung von Urinproben 336
Untersuchungen von allgemeinen Materialien 338
Allgemeine Differenzierung »klassischer« Erreger 339
Spezielle Untersuchungsgänge 339
    Neisseria gonorrhoeae 339
    Mykobakterien 339
    Anaerobe Bakterien 339
    Mykoplasmen 340
    Chlamydien 340
    Sproßpilze 340
    Blutkultur 341
    Antibiotikaresistenzbestimmung 341
Serologische Verfahren 341
Viren 342
Fehlermöglichkeiten 342

Entzündungen

Unspezifische Entzündungen der Nieren und der ableitenden Harnwege
R. Hubmann 346

    Erreger 346
    Epidemiologie 347
Pyelonephritis 348
    Ätiologie und Pathogenese 350
    Epidemiologie 350
    Einteilung der Pyelonephritiden 351
    Primäre Infektion der Nieren 351
    Diagnose 353
    Laborbefunde 353
    Differentialdiagnose 355
    Obstruktive Pyelonephritis 362

Unspezifische Entzündungen der Blase
R. Hubmann 365

Zystitis 365
    Akute Zystitis 365
    Chronische Zystitis 366
    Sonderformen der Zystitis 366
Rezidivierende Harnwegsinfektionen 367
Iatrogene Infektionen der Urogenitalorgane und ihre Prophylaxe 378
Urosepsis und uroseptischer Schock 380
Entzündungen der Nierenhüllen 381
    Paranephritischer Abszeß 381
    Perinephritis fibrosa, scleroticans oder fibrolipomatosa und die Paranephritis fibroplastica 382
    Idiopathische Retroperitonitis fibroplastica (M. Ormond) 382

Unspezifische Entzündungen der Harnröhre und männlichen Adnexe
R. Nagel, W. Leistenschneider 387

Urethritis 387
Prostatitis 389

Unspezifische Epididymitis 395
Diagnose und Differentialdiagnose 397
Differentialdiagnose 397
Therapie 398

Nosokomiale Infektionen
P. Brühl 400

Definition 400
Pathophysiologie 400
Mikrobiologisches Erscheinungsbild
nosokomialer Infektionen in der Urologie . . 402
Epidemiologie 405
Spezielle ätiologische Aspekte 408
Klinik nosokomialer Infektionen 409
Komplikationen bei nosokomialen
Infektionen 409
Spezielle Infektdiagnostik 410
Verhütung und Bekämpfung 411
Baulich-funktionelle Maßnahmen 413
Antiinfektiöse Chemotherapie und
Prophylaxe 414
Aufgaben der »Hygienegruppe« 414

Spezifische Entzündungen des Urogenitaltraktes (einschließlich Parasitologie)
G. Rodeck 416

Tuberkulose der Harnwege und Genital-
organe 416
Inzidenz und Epidemiologie 416
Ätiologie und Pathogenese 417
Pathologie 418
Klassifikation 421
Symptomatik 423
Diagnostik 423
Therapie 430
Bilharziose (Schistosomiasis) des Urogenital-
systems 449
Inzidenz und Epidemiologie 449
Pathologie 450
Symptomatologie 451
Diagnostik 451
Prognose 452
Therapie 452
Prophylaxe 453
Echinokokkose 455
Inzidenz 455
Epidemiologie 455
Pathogenese 456
Spezielle Pathologie 456
Symptomatologie 456
Diagnostik 457
Therapie 458

Tumoren

Tumorimmunologie
K. F. Klippel 464

Allgemeiner Teil: Möglichkeiten der
Immunabwehr 464
Zelluläres Immunsystem 465
Tumorspezifische Antigene 467
Mechanismen der Tumorzellabtötung . . . 467
Möglichkeiten des Tumors, der Immun-
abwehr auszuweichen 467
Untersuchungsmethoden zur Bestimmung
der Immunreaktion 471
Spezieller Teil: Angewandte immuno-
logische Methoden 473
Hypernephrom 473
Nierenbecken- und Harnleitertumor 475
Blasentumor 475
Prostatakarzinom 477

Die Chemotherapie der urologischen Tumoren
F. Cavalli 482

Einführung 482
Hodenmalignome 483
Blasenkarzinom 486
Hypernephrom 487
Prostatakarzinom 487
Peniskarzinom 488

Parenchymatöse Nierentumoren
E. Schmiedt, U. Rattenhuber, W. Wieland . . 490

Epidemiologie 490
Ätiologie und Pathogenese 491
Pathologie, Histologie, Klassifikation
beim Nierenkarzinom 492
Klinik des Nierenkarzinoms 494
Therapie des Nierenkarzinoms 504

Die Tumoren des Nierenhohlsystems und des Harnleiters
E. J. Zingg 509

Inzidenz 509
Ätiologie 509
Pathologische Anatomie 510
Symptomatologie 512
Diagnostik 514
Zytologie 516
Differentialdiagnose 516
Therapie 517

Maligne Tumoren der Harnblase
E. J. Zingg 520

    Inzidenz 520
    Ätiologie 520
    Pathologische Anatomie 523
    Biologie des Blasenkarzinoms 527
    Klassifikation der Blasentumoren 530
    Der histologische Differenzierungsgrad .. 534
    Carcinoma in situ 534
    Symptomatologie 534
    Diagnostik 535
    Therapie 540
    Chemotherapie 549
    Palliative Maßnahmen 550

Das Urethralkarzinom beim Mann
E. J. Zingg 555

    Inzidenz 555
    Pathologische Anatomie 555
    Tumorwachstum 556
    Klassifikation der Tumoren 556
    Ätiologie 557
    Symptomatologie 557
    Diagnostik 558
    Therapie 558

Das Urethralkarzinom der Frau
E. J. Zingg 560

    Inzidenz 560
    Pathologische Anatomie 560
    Tumorwachstum 560
    Ätiologie 561
    Klassifikation 561
    Symptomatologie 562
    Diagnose 562
    Therapie 563

Tumoren der Prostata und Samenblasen
G. H. Jacobi 566

Prostatakarzinom 566
    Epidemiologie 566
    Biologie des Prostatakarzinoms 568
    Pathologische Anatomie 572
    Klinik des Prostatakarzinoms 578
    Therapie des Prostatakarzinoms 592
    Tumornachsorge beim Prostata-
    karzinom 615
Prostatasarkom 616
    Pathologie 616
    Klinik 617
    Therapie 617
    Prognose 619
Andere Tumorformen der Prostata 619
Samenblasentumoren 619
    Pathologie 619
    Klinik 621
    Therapie 621
    Prognose 621

Peniskarzinom
J. E. Altwein, G. H. Jacobi 628

    Inzidenz und Ätiologie 628
    Pathologie, Grading und Staging 628
    Präkanzerosen 630
    Metastasierung 630
    Klinik 630
    Therapie 633

Tumoren des Hodens, der Nebenhoden und der Hodenhüllen
P. Mellin, H. Behrendt, D. K. Hoßfeld 637

    Ätiologie 637
    Epidemiologie und Inzidenz 637
    Klassifikation und Pathologie 637
Metastasierungswege 639
    Symptome 642
    Endokrinopathie 642
    Diagnostische Maßnahmen 642
    Differentialdiagnose 646
    TNM-Klassifizierung und klinische
    Stadieneinteilung 646
    Therapie 647
Hodentumoren bei Kindern 655
Tumoren von Nebenhoden, Samenstrang
und Hodenhüllen
(paratestikuläre Tumoren) 655
    Pathologie 655
    Diagnose und Differentialdiagnose 656
    Therapie 656

Retroperitoneale Tumoren
J. E. Altwein 658

    Embryogenese des Retroperitoneal-
    raumes 658
    Epidemiologie 659
    Klassifikation 659
    Klinik 660
    Therapie 663

Tumoren des Kindesalters
J. E. Altwein, P. Gutjahr 668

Wilms-Tumor 668
    Häufigkeit, Alters- und Geschlechts-
    verteilung 668
    Ätiologie und Pathogenese 669
    Pathologie 669
    Histopathologische Stadienbestimmung . 670
    Klinik 671
    Staging 674
    Differentialdiagnose 674
    Therapie 674
    Prognose und Spätergebnisse 682
    Nachuntersuchung 683
Neuroblastom 683
    Ätiologie 684
    Inzidenz 684
    Pathologie, Histologie und Stadien-
    einteilung 684

Klinik	685	Klassifikation urologischer Tumoren: Das TNM-System	
Diagnostik	686		
Differentialdiagnose	686	G.H. Jacobi	696
Therapie	688	Allgemeiner Teil	696
Ergebnisse und Prognose	690	Spezieller Teil	697
Rhabdomyosarkom	691	Niere	697
Pathologie	691	Harnblase	697
Stadieneinteilung	691	Prostata	698
Rhabdomyosarkom der Harnblase	692	Hoden	698
Rhabdomyosarkom der Prostata	693	Penis	698

Sachverzeichnis ... 701

Inhaltsübersicht für Band II

Steinerkrankungen

H. Fleisch: Pathophysiologie der Harnsteinbildung

M. Marberger: Klinik und operative Therapie der Steinerkrankungen

P. Alken: Laborchemische Diagnostik und medikamentöse Therapie der Harnsteinerkrankung

Urologische Traumatologie
W. Lutzeyer, J. Hannappel

Embryologie des Urogenitaltraktes
Ch. Devine

Anomalien und spezielle Erkrankungen des oberen Harntrakts

A. Sigel, K. M. Schrott: Anomalien der Niere

M. Ziegler, G. J. Mast, H. U. Braedel: Gefäßerkrankungen der Niere

A. Sigel, K. M. Schrott: Subpelvine Stenose

R. Hohenfellner, P. H. Walz: Kongenitale Harnwegsanomalien und vesikorenaler Reflux

R. Hohenfellner, P. H. Walz: Doppelbildungen des Harnleiters

Anomalien und spezielle Erkrankungen des unteren Harntrakts

R. Hohenfellner, G. Hutschenreiter: Kongenitale Blasenentleerungsstörungen bei Anomalien des weiblichen Genitale

J. A. Ermert, U. Jonas: Neurogene Blasenentleerungsstörungen im Kindesalter

K. Stockamp: Neurogene Blasenentleerungsstörungen im Erwachsenenalter

H. Madersbacher: Urologische Betreuung des Paraplegikers

G. H. Jacobi, H. P. Rohr, G. Bartsch: Endokrinologie und Wachstum der Prostata

A. Sigel, S. Chlepas: Prostataadenom und Blasenhalsobstruktion

H. Marberger: Die Harnröhrenstriktur

Anomalien und Erkrankungen des äußeren männlichen Genitale

L. Weißbach: Kryptorchismus

H. Marberger, J. E. Altwein: Hypospadie

P. Eisenberger: Erkrankungen des äußeren Genitale

Endokrinologie für Urologen

G. Mayor: Die Chirurgie der Nebennieren

J. Müller: Behandlung und Kontrollen nach Adrenalektomien

J. E. Altwein: Operative Behandlung der Intersexualität

Andrologie

G. Bartsch: Fertilitätsstörungen

J. Frick: Potenzstörungen und Climacterium virile

J. Frick: Familienplanung

Gynäkologie für Urologen
H. D. Wulff, E. Petri

Dermatologie und Venerologie für den Urologen
H. Hönigsmann

Proktologie für Urologen
K. Ewe

Nephrologie für Urologen
H.-G. Sieberth

Nierentransplantation
K. Dreikorn, L. Röhl

Pädiatrisch-urologische Gesichtspunkte
E. Straub

Transurethrale Operationstechniken
R. Hartung, W. Mauermayer

Urologische Begutachtung und Rechtsprechung
H. Leithoff, J. E. Altwein

Allgemeine operationstaktische Überlegungen
R. Hohenfellner, E. J. Zingg, G. Hutschenreiter, D. Ackermann

Urologie in Europa
J. Sökeland, R. Winz

Anatomie

S. Poisel, H. Maurer

Topographische Anatomie für Urologen

Niere und Nierenbecken
Lage, Größe und Gewicht der Nieren
(s. Abb. 1, 2, 3)

Die Nieren sind paarige parenchymatöse Organe und liegen beiderseits der Wirbelsäule im Retroperitonealraum, also zwischen Peritoneum parietale und dorsaler Leibeswand. Sie weisen eine bohnenförmige Gestalt auf und befinden sich annähernd in einer Frontalebene. Demnach unterscheiden wir eine *Facies posterior* und eine *Facies anterior,* einen *Margo medialis* und einen *Margo lateralis* und schließlich eine *Extremitas superior* und eine *Extremitas inferior.* Der Margo medialis weist eine Einziehung auf, das *Hilum renale**, das sich nach lateral in den *Sinus renalis* fortsetzt. Wie erwähnt, liegen die beiden Nieren nur annähernd in einer Frontalebene, so daß die allgemeingültigen Richtungsbezeichnungen hier als ungenau zu betrachten sind. Die Facies anterior der Niere ist nach lateral-dorsal abfallend aus der Frontalebene herausgekippt, so daß die Ebene, die man durch die Margines anterior und posterior legen kann, mit der Frontalebene einen nach dorsal offenen Winkel von bis zu 45° einschließt. Das Hilum der Niere zeigt somit im Normalfall nach medial-ventral. Zudem ist die Facies anterior leicht nach kranial gerichtet (KRAUSE 1969). Die Längsachsen der beiden Nieren konvergieren nach kranial, so daß ihre Extremitates superiores näher beisammen liegen (7–8 cm) als ihre Extremitates inferiores (11–15 cm). Dabei ist zu beachten, daß der Winkel, den die Längsachsen der Nieren mit der Mediansagittalebene einschließen, altersabhängig ist. Bei Kindern unter drei Jahren stehen die Achsen häufig parallel zur Sagittalen (46%), seltener schließen sie einen nach kranial offenen Winkel ein (13%). Jenseits des 10. Lebensjahres erreichen dann die Nierenlängsachsen allmählich ihre definitive Lage (FUNKE u. CHIARI 1975).

Bezogen auf die Wirbelsäule unterliegt die Höheneinstellung der Nieren einer großen individuellen Schwankungsbreite. Zudem ist die Lage der Nieren beim Lebenden abhängig von der Lage des Individuums und der Atmungsphase. So liegt die Extremitas inferior der Niere im Inspirium um 3 cm tiefer als in der Ausatmungsphase (TÖNDURY 1970), bei forcierter Einatmung wurden maximale Verschiebungswerte von bis zu 6,5 cm gemessen (MOODY u. VAN NUYS 1940). Beim Aufrichten aus liegender Haltung sinkt die Niere, individuell verschieden, zwischen 0,1 und 8,5 (bei Männern) bzw. 9,3 cm (bei Frauen) ab, wobei die Mittelwerte unter 2,5 cm liegen (MOODY u. VAN NUYS 1940). Lageveränderungen der rechten Niere sind ausgedehnter und konstanter als die der linken; außerdem sind die Veränderungen bei Kindern größer und häufiger als bei Erwachsenen (RIGGS u. Mitarb. 1970). Vermutete Einflüsse von Bau und Verlauf der Nierenarterien auf die Lage der Niere (v. HAYEK 1935) haben sich nach genaueren Untersuchungen nicht bestätigt (MÖRIKE 1955).

Beim Erwachsenen steht die rechte Niere meist, aber keineswegs immer, tiefer als die linke. Der rechte obere Nierenpol findet sich am häufigsten zwischen kaudalem Drittel des zwölften Brustwirbels und kranialem Drittel des ersten Lendenwirbels. Der linke obere Nierenpol liegt in der Regel eine halbe Wirbelhöhe weiter kranial. Der rechte untere Nierenpol wird meist in der Höhe des dritten Lendenwirbels gefunden, der linke wieder entsprechend höher. Die Varianzbreite ist aus Abb. **2** zu entnehmen. Skeletotopisch wichtig ist auch die Beziehung der Niere zum höchsten Punkt der Crista iliaca. Der rechte untere Nierenpol liegt am häufigsten 3 cm kranial vom Darmbeinkamm, der linke untere Nierenpol etwa 1 cm höher. Die Varianzbreite ist aus Abb. **3** zu entnehmen.

Der Aszensus der Nieren ist mit der Geburt keineswegs abgeschlossen. Da die Nieren im Vergleich zum Gesamtorganismus postnatal im Wachstum stark zurückbleiben, steigt der obere Nierenpol im Verhältnis zur Lendenwirbelsäule weniger stark an als der untere. Der durchschnittliche Anstieg während der Kindheit wird für die Extremitates superiores mit einer halben (rechts) bis etwas weniger als einer Wirbelhöhe (links) und für die Extremitates inferiores mit fast zwei Wirbelhöhen angegeben (PETREN 1934). Das bedeutet, daß die Nieren intraoperativ bei retroperitonealem Vorgehen um so leichter erreichbar

---

* Fälschlicherweise auch »Hilus« genannt. Vergl. dazu HYRTL 1880.

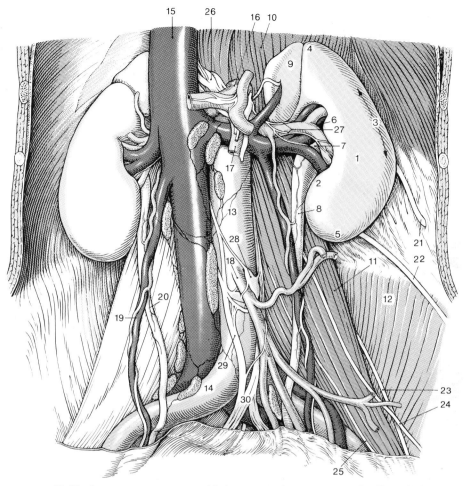

Abb. 1 Retroperitoneum, Übersicht (nach *Platzer*)

1 Facies anterior
2 Margo medialis
3 Margo lateralis
4 Extremitas superior
5 Extremitas inferior
6 Hilum renale
7 Pelvis renalis
8 Ureter
9 Glandula suprarenalis
10 Diaphragma
11 M. psoas major
12 M. iliacus
13 Aorta abdominalis
14 A. iliaca communis
15 V. cava inferior
16 Truncus coeliacus
17 A. mesenterica superior
18 A. mesenterica inferior
19 A., V. testicularis
20 Ramus uretericus
21 N. subcostalis
22 N. iliohypogastricus
23 N. ilioinguinalis
24 N. cutaneus femoris lateralis
25 N. genitofemoralis
26 Plexus coeliacus
27 Plexus renalis
28 Ganglion mesentericum inferius
29 Plexus aorticus abdominalis
30 Plexus hypogastricus superior

sind, je jünger das Individuum ist. Die Lagevarianten der Nieren beschränken sich keineswegs auf die Höheneinstellung, ihr Abstand von der Medianebene ist ebenfalls variabel. Röntgenologisch relevant dürfte der Abstand des am weitesten lateral liegenden Punktes der Niere von der Medianen sein. Er variiert zwischen 7 und 12,5 cm, bei Mittelwerten von 9,8 für die rechte und 9,6 cm für die linke Niere (ADDISON 1901). Größenmessungen an Nieren scheinen am ehesten radiologisch zielführend zu sein, wenn auch bedacht werden muß, daß unter Berücksichtigung der Zentralprojektion und durch die aus der Frontalebene herausgedrehte Stellung der Nieren ihr Breitendurchmesser im anteroposterioren Strahlengang etwas verfälscht ist. Die gemessenen Mittelwerte ergeben für die rechte Niere einen Längen-Breiten-Index von 12,7 × 6,3 cm bei Männern und 12,4 × 5,9 cm bei Frauen. Die entsprechenden Maße für die linke Niere sind 13,2 × 6,4 bzw. 12,8 × 6,1 cm (MOËLL 1956). Die linke Niere ist meist etwas größer als die rechte, und ferner sind

4 Anatomie

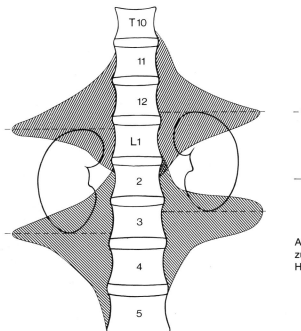

Abb. 2 Varianzbreite der Lage der Nierenpole zur Lendenwirbelsäule. Die schraffierte Fläche entspricht der Häufigkeit (nach *Anson* u. Mitarb.)

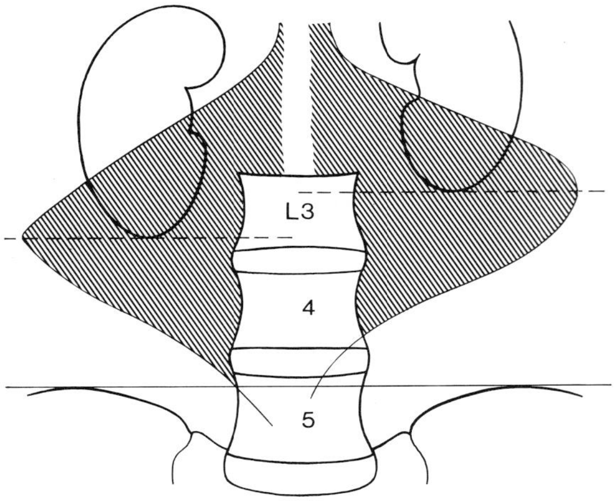

Abb. 3 Varianzbreite der Lage der unteren Nierenpole zur Crista iliaca. Die schraffierte Fläche entspricht der Häufigkeit (nach *Anson* u. Mitarb.)

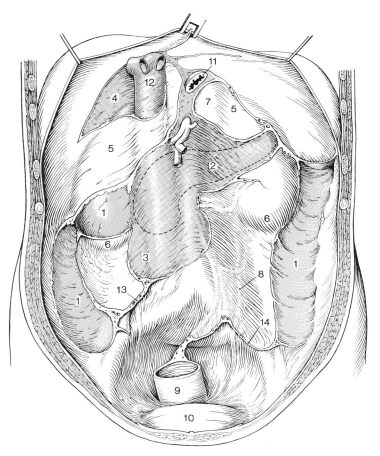

Abb. 4 Lagebeziehungen der Nieren zum Peritoneum parietale und zu den Gekrösewurzeln

1 Area fibrosa colica
2 Area fibrosa pancreatica
3 Area fibrosa duodenalis
4 Area fibrosa hepatica
5 Extremitas superior renis
6 Extremitas inferior renis
7 Glandula suprarenalis
8 Plica ureterica
9 Rectum
10 Vesica urinaria
11 Ösophagus
12 V. cava inferior
13 Radix mesenterii
14 Radix mesocoli sigmoidei
(Bezeichnung 1–4 nach *Pernkopf*)

Nieren männlicher Individuen größer als die weiblicher.

Die Größe der Nieren unterliegt auch Altersveränderungen. Als brauchbare Faustregel für die Nierengröße bei Kindern hat sich ein Vergleich mit der Lendenwirbelsäule ergeben. Demnach ist die Länge der normalen Niere des Kindes zu vergleichen mit der Distanz zwischen kranialer Deckplatte des 1. Lendenwirbels und kaudaler Deckplatte des 4. Lendenwirbels (STOLPE u. Mitarb. 1967). Hinsichtlich der Korrelation zwischen Körpergewicht, Körpergröße und Nierengröße bei Kindern sei auf HODSON u. Mitarb. (1962) verwiesen.

Das Gewicht der Niere ist, abgesehen von der individuellen Schwankungsbreite, abhängig von ihrem Blutgehalt. Ausgeblutete Nieren von Individuen in der Altersstufe von 20 bis 60 Jahren haben zusammen ein Durchschnittsgewicht von 300 g (männlich) bzw. 255 g (weiblich). Nach dem 60. Lebensjahr ist eine Gewichtsabnahme festzustellen (WALD 1937).

Spezielle Topographie der Nieren
(s. Abb. **1, 4, 5, 6**)

Die Nieren liegen in der Capsula adiposa, die durch die Fascia renalis (s. S. 7) vom perirenalen und pararenalen Fettkörper abgegrenzt wird. Die Extremitas superior der *rechten Niere* wird in ihrem vorderen Anteil zum größten Teil von der rechten Nebenniere bedeckt. Das laterale Drittel des oberen Nierenpoles steht mit der Leber in Kontakt. Die Niere ist hier mit der Leber durch das Lig. hepatorenale, das als Teil des dorsalen Blattes des Lig. coronarium hepatis anzusehen ist, verbunden. Ihre Facies anterior ist zum überwiegenden Teil von Peritoneum parietale bedeckt und vom rechten Leberlappen durch den Recessus hepatorenalis des Cavum peritonei getrennt. Margo medialis und Hilum der rechten Niere sind mit der Pars descendens duodeni verwachsen. Die Organbeziehungen der Extremitas inferior sind variabel, da die Flexura coli dextra von Fall zu Fall eine wechselnde Lage einnimmt. Meist ist sie jedoch mit dem kaudalen Viertel der Facies anterior der rechten Niere verwachsen, während der untere Nierenpol von sekundärem Peritoneum parietale überzogen ist.

Die Vorderfläche der *linken Niere* wird in ihrem medialen kranialen Bereich von der linken Nebenniere bedeckt, und zwar in der Regel in einem Areal, das vom oberen Pol bis zum Nierenhilum reicht. Die kraniale Hälfte der Facies anterior ist von Peritoneum bekleidet, an die sich medial der Fundus ventriculi und mehr lateral, durch den Ansatz des Lig. phrenicolienale getrennt, die Milz anlagert. In der Höhe des Hilum liegt das Corpus pancreatis gemeinsam mit den Vasa lienalia der

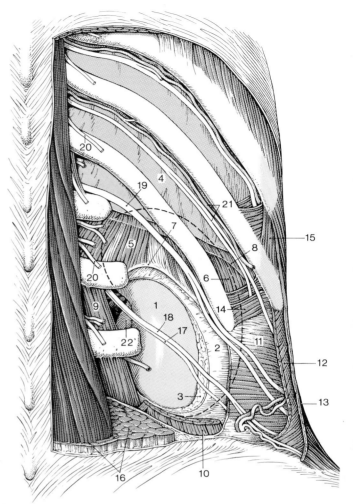

Abb. 5 Spezielle Topographie der Niere von dorsal

1 Niere mit Capsula fibrosa
2 Fascia renalis
3 Capsula adiposa
4 Pleurasack
5 Diaphragma, Crus laterale partis lumbalis
6 Diaphragma, Pars costalis
7 Arcus lumbocostalis lateralis
8 Schnittrand der Fascia diaphragmatis superior
9 M. psoas major
10 M. quadratus lumborum (durchtrennt)
11 M. transversus abdominis
12 M. obliquus internus abdominis
13 M. obliquus externus abdominis
14 M. intercostalis internus
15 M. intercostalis externus
16 M. erector spinae
17 N. ilioinguinalis
18 N. iliohypogastricus
19 N. subcostalis
20 Rr. dorsales der Spinalnerven
21 A., V., N. intercostalis
22 Pelvis renalis

6 Anatomie

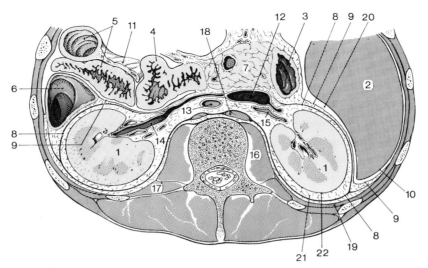

Abb. 6 Transversalschnitt in der Höhe des 1. Lendenwirbels

1 Niere
2 Leber
3 Pars descendens duodeni
4 Flexura duodenojejunalis
5 Jejunum
6 Colon descendens
7 Pankreas
8 Fascia renalis
9 Peritoneum parietale
10 Peritoneum viscerale = Serosaüberzug der Leber
11 Mesenterium
12 V. cava inferior
13 Aorta abdominalis
14 V. renalis
15 A. renalis
16 M. psoas major
17 M. quadratus lumborum
18 Crus mediale d. Pars lumbalis diaphragmatis
19 Pars costalis diaphragmatis
20 Recessus hepatorenalis
21 Capsula adiposa
22 Capsula fibrosa

Vorderfläche der Niere auf. Die untere laterale Nierenhälfte ist an ihrer Vorderseite mit der Flexura coli sinistra und dem Anfangsteil des Colon descendens verwachsen. Der mediale untere Anteil der Facies anterior ist von sekundärem Peritoneum parietale überzogen.
Die Berührungsflächen zwischen Kolon und Nieren sind rechts und links verschieden groß. Im Durchschnitt ist die Kontaktfläche der rechten Niere mit der Flexura coli dextra um 50% größer als die der linken mit der Flexura coli sinistra.
Die Lagebeziehungen der beiden Nieren nach dorsal sind rechts und links fast identisch. Die kraniale Hälfte der Facies posterior steht mit dem Zwerchfell in Kontakt. Die Größe der Kontaktfläche ist abhängig von der Höheneinstellung der Nieren, also links meist größer als rechts. Die Niere liegt dem Crus laterale der Pars lumbalis diaphragmatis auf, das von den Ligg. arcuata mediale und laterale entspringt. Praktisch von großer Bedeutung sind die Beziehungen der Niere zum Trigonum lumbocostale, das verschieden breit ausgebildet sein kann. In diesem Bereich ist die Niere mit ihrer Fettkapsel nur durch die dünne Bindegewebsschicht der Zwerchfellfaszien von der Pleurahöhle getrennt.
Die kaudale Hälfte der Facies posterior der Niere liegt auf dem M. quadratus lumborum und dem tiefen Blatt der Fascia thoracolumbalis. Zwischen Niere und dorsaler Leibeswand verlaufen, schräg von medial nach lateral absteigend, die Nn. subcostalis, iliohypogastricus und ilioinguinalis. Erkrankungen der Niere ziehen diese Nerven oft in Mitleidenschaft. Dadurch wird das Auftreten von in die Leistengegend ausstrahlenden Schmerzen bei Nierenvergrößerungen verständlich.
Der Margo medialis der Niere liegt in seinem dorsalen Abschnitt dem M. psoas major auf. Bei normaler Lage kreuzt die 12. Rippe in schräg nach lateral absteigender Richtung das kraniale Drittel der Facies posterior. Zwischen 12. Rippe und Niere liegen der Recessus costodiaphragmaticus der Pleurahöhle und das Zwerchfell. Wenn bei chirurgischen Eingriffen an der Niere eine Resektion der 12. Rippe notwendig wird, muß sorgfältig auf die kaudale Umschlagstelle der Pleura geachtet werden.

Nierenhüllen und Befestigung der Nieren
(s. Abb. **4, 5, 6**)

Die Nieren sind in drei Kapseln eingehüllt, die zum Teil ihrer Lageerhaltung dienen.

Die innerste Nierenhülle, die *Capsula fibrosa*, liegt dem Parenchym der Niere eng an und läßt sich von einer gesunden Niere leicht abziehen. Sie begrenzt die Dehnungsfähigkeit der Niere, gestattet ihr aber dennoch ein Anschwellen auf das Doppelte ihrer Größe (NARATH 1951).

Die mittlere Nierenhülle, die *Capsula adiposa*, entsteht erst nach der Geburt und ist zum Zeitpunkt der Pubertät voll ausgebildet (TÖNDURY 1970). Die Fettkapsel ist innen mit der Capsula fibrosa, außen mit der Fascia renalis, der äußersten der Nierenhüllen, verwachsen. Sie umhüllt Niere und Nebenniere und ist an der Facies anterior der Niere schwächer ausgebildet als an der Hinterfläche. Als Baufett ausgebildet, fällt der Capsula adiposa renis die Aufgabe zu, die Niere in ihrer Lage zu erhalten. Da aber auch dieses Baufett bei extremen Hungerzuständen abgebaut wird, kann die Niere ihren Halt verlieren und sich nach kaudal verlagern (Ectopia renis acquisita).

Die Capsula adiposa renis ist umschlossen von der *Fascia renalis*, wodurch Niere, Nebenniere und Fettkapsel gleichsam in einem Fasziensack zu liegen kommen. Die Nierenfaszie ist keineswegs mit einer Muskelfaszie zu vergleichen, sondern als Bindegewebsverdickung so aufgebaut wie die Organfaszien im kleinen Becken. Sie besteht aus zwei Blättern, die üblicherweise als *Fascia praerenalis* und *Fascia retrorenalis* bezeichnet werden.

Während das vordere dünne Faszienblatt schwierig darzustellen ist, kann man das hintere Faszienblatt als deutliche Bindegewebsplatte präparieren. Beide Blätter sind etwa zwei Querfinger breit lateral vom Margo lateralis der Niere fest miteinander verwachsen und schließen den Fasziensack zur Seite hin ab. Lateral von diesem Abschluß liegt das *Corpus adiposum pararenale*, das zum Unterschied vom perirenalen Fettgewebe nicht aus Baufett besteht und daher in seiner Größe ernährungsbedingten Schwankungen unterworfen ist.

Auch unmittelbar kranial von der Nebenniere gehen die beiden Faszienblätter ineinander über, und sie sind außerdem in diesem Bereich mit der Zwerchfellfaszie verbunden. Medial verschmelzen die Fasciae prae- und retrorenales mit der Bindegewebsmasse, die Aorta und V. cava inferior umgibt. Ein Übertreten von Flüssigkeiten von dem einen in den anderen Perirenalraum konnte weder klinisch noch experimentell beobachtet werden (MITCHELL 1950). Mit den Faszien der dorsalen Leibeswand steht die Fascia retrorenalis in fester Verbindung (KRAUSE 1969). Der Abschluß des Nierenfasziensackes nach kaudal ist unvollständig, da er vom Ureter durchbrochen wird.

Die Fascia renalis stellt den wichtigsten Befestigungsapparat der Niere dar. Sie kann ihrer Aufgabe aber nur gerecht werden, wenn der intraabdominale Druck aufrechterhalten wird.

Nierenbecken
(s. Abb. **1, 5, 7**)

Das Nierenbecken, *Pelvis renalis,* bildet als muskulöses Hohlorgan den ersten Abschnitt der harnableitenden Wege. Es liegt teilweise innerhalb, teilweise außerhalb des Sinus renalis und ist deshalb einer direkten Untersuchung nur schwer zugänglich. Radiologische Größen- und Formbestimmungen des Nierenbeckens sind kritisch zu betrachten, da einerseits durch die Drehung der Niere aus der Frontalebene heraus die Konturen verzeichnet erscheinen, andererseits aber auch zu beachten ist, daß das Nierenbecken durch die Muskeleinlagerungen in seine Wand keine absolute Gestalt besitzt (s. dazu auch CASPER 1927). Das Nierenbecken beginnt mit den *Calices minores* an den *Papillae renales,* deren Zahl meist nicht mit der der Kelche übereinstimmt, da bisweilen ein Kelch zwei oder mehr Papillen aufnehmen kann. Es sind meist 7–13 Calices minores vorhanden. Aus mehreren kleinen Nierenkelchen entstehen 2–3 *Calices majores,* die dann ihrerseits das eigentliche Nierenbecken aufbauen *(Nierenbecken vom dendritischen Typ).* Oder aber alle Calices minores münden in ein ampullenartig erweitertes Nierenbecken direkt ein *(Nierenbecken vom ampullären Typ).* Zwischenformen zwischen diesen beiden Extremformen werden natürlich immer wieder beobachtet (Abb. **7** nach Originalpräparaten aus dem Museum des Institutes für Anatomie, Innsbruck). Form und Lage des Nierenbeckens sind von der Form der Niere unabhängig (POPOW 1928).

Die Weite des Nierenbeckens an der Leiche beträgt in sagittaler Richtung 0,8–1,0 cm, in frontaler 2–3 cm. Das Fassungsvermögen von Ureter, Pelvis renalis und Kalizes zusammen wird mit 5 bis 13 ccm, mit einem Mittelwert von 8 ccm angegeben (GOLDSTEIN u. CARSON 1926). Fraglich ist nur, inwieweit diese Angaben praktisch verwertbar sind, da ja, wie erwähnt, das Nierenbecken seine Größe verändern kann.

Im Hilum renale ist das Nierenbecken von dorsal her operativ relativ leicht zugänglich, bis auf einige wenige Fälle, wo sich das gesamte Pelvis renalis im Sinus renalis befindet. Es wird dorsal nur von dem retropyelischen Ast oder Ramus principalis posterior der A. renalis in ventrokaudaler Richtung überlagert (POISEL u. SPÄNGLER 1970). Nur bei pathologischen Nierenformen oder bei abnormer Lage der Nieren können dem Nierenbecken dorsal größere Gefäßstämme aufliegen (MAYET u. LOEWENECK 1968).

8 Anatomie

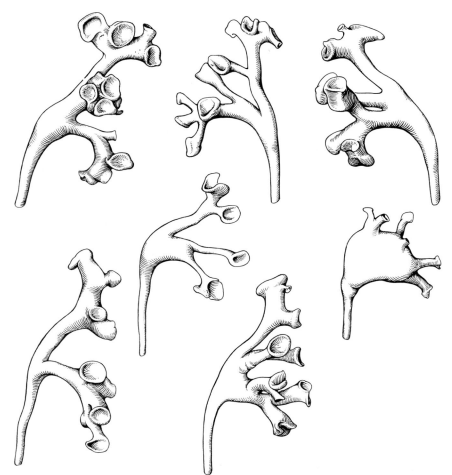

Abb. 7 Nierenbeckenformen, Ausgußpräparate

Der Ureter
(s. Abb. **1, 8, 9**)

Der außerhalb des Hilum gelegene Teil des Nierenbeckens geht am Margo medialis der Niere, seltener erst in der Höhe des unteren Nierenpoles, meist ohne scharfe Grenze in den Ureter über. Dieser variable Übergang liegt skeletotopisch in der Höhe des 2. bis 3. Lendenwirbels. Entsprechend seinem Verlauf unterscheiden wir am Ureter eine *Pars abdominalis,* die mit einer nach ventral konvexen Biegung über die Linea terminalis hinweg in die *Pars pelvina* übergeht. Die Länge des Ureters variiert zwischen 30 und 35 cm, wobei der rechte Ureter, entsprechend der meist tieferen Lage der rechten Niere, kürzer ist. Der Übergang von der Pars abdominalis in die Pars pelvina entspricht etwa der Hälfte der Gesamtlänge des Ureters.

Auf die Problematik von Kalibermessungen an muskulösen Hohlorganen bei der Leiche wird im Kap. Nierenbecken hingewiesen. Dementsprechend schwanken auch die Angaben in der Literatur von 1,5–7 mm (GOLDSTEIN u. CARSON 1926) bis 4–7 mm (NÄÄTÄNEN u. Mitarb. 1953) Durchmesser.

Allerdings können 3 in ihrer Lage definierte Engen des Ureterlumens gleichsam als physiologische bezeichnet werden. Nur die unterste, an der Einmündung des Ureters in die Harnblase gelegen, ist konstant aufzufinden. Eine zweite Enge kann sich an der Überkreuzungsstelle des Ureters mit den Iliakalgefäßen finden, und eine dritte Enge liegt oft am Beginn des Ureters, bei seinem

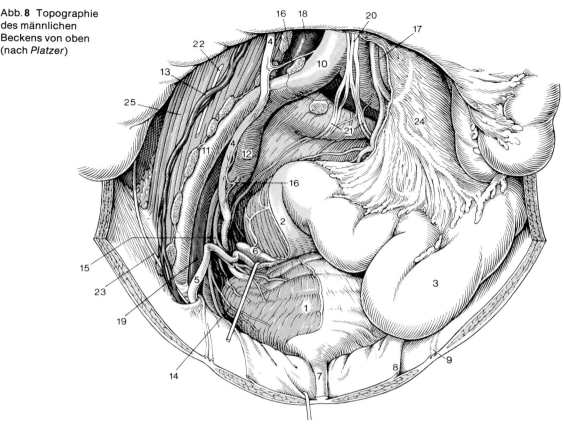

Abb. 8 Topographie des männlichen Beckens von oben (nach *Platzer*)

1 Vesica urinaria
2 Rectum
3 Colon sigmoideum
4 Ureter
5 Ductus deferens (Durchtritt d. Anulus inguinalis profundus)
6 Vesicula seminalis
7 Plica umbilicalis mediana
8 Plica umbilicalis medialis (mit Ligamentum umbilicale intermedium)
9 Plica umbilicalis lateralis
10 A. iliaca communis
11 A. iliaca externa
12 A. iliaca interna
13 A., V. testicularis
14 A. vesicalis superior
15 A. vesicalis inferior
16 R. uretericus
17 A., V. mesenterica inferior
18 V. iliaca communis
19 V. iliaca externa
20 Plexus hypogastricus superior
21 N. hypogastricus dexter et sinister
22 N. genitofemoralis (abgeschnitten)
23 N. ilioinguinalis
24 Mesosigmoideum
25 M. psoas major

Ausgang aus dem Nierenbecken. Eine echte Enge am ureteropelvischen Übergang konnte in 14% der Fälle beim Erwachsenen nachgewiesen werden, während an den übrigen Patienten nur eine trichterförmige Verengung des Nierenbeckens zum Ureter hin beobachtet wurde (JEWETT 1940).

Die Pars abdominalis
(s. Abb. **1**)

Beide Harnleiter verlaufen, von einer individuell verschieden starken Fettschicht umgeben, auf der Faszie des M. psoas major fast senkrecht nach kaudal und leicht nach medial. Skeletotopisch sind sie in ihrem Seitenabstand zu den Processus costarii der Lendenwirbelsäule nicht konstant einzuordnen (SESTINI 1931). Die Pars abdominalis ist im Säuglingsalter geschlängelt. Besonders im nierennahen Abschnitt können Knickungen auftreten, die im Laufe der 2. Hälfte des 1. Lebensjahres verschwinden (GISEL 1969).

Die Beziehungen der beiden Harnleiter nach ventral sind geprägt durch die asymmetrische Entwicklung der Bauchorgane und daher rechts und links unterschiedlich. Der *rechte Ureter* wird in seinem Anfangsteil von der sekundär retroperitoneal verlagerten Pars descendens duodeni überlagert. Kaudal davon überkreuzen, unter dem sekundären Peritoneum parietale verlaufend (ursprünglich Mesocolon ascendens), die A. colica dextra und die A. ileocolica den rechten Ureter. Schließlich unterkreuzt der rechte Ureter noch die Vasa testicularia sive ovarica. Die engen Gefäßbeziehungen sind operativ beim extraperitonealen

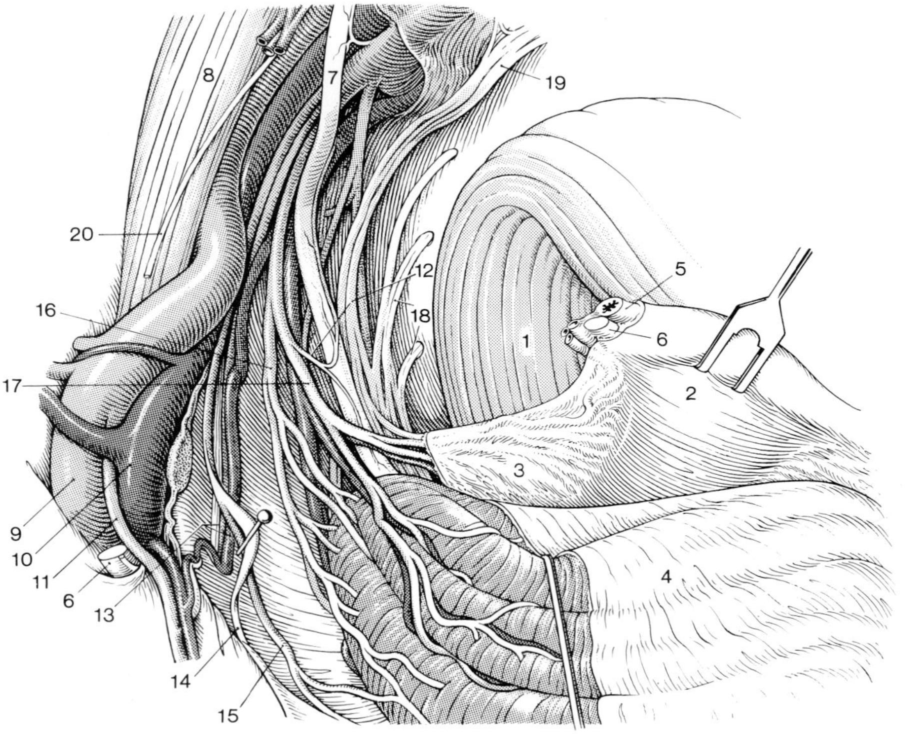

10 Anatomie

Abb. 9 Topographie des weiblichen Beckens von oben (nach *Platzer*)

1 Rectum	7 Ureter	14 Lig. umbilicale mediale
2 Uterus	8 M. psoas major	15 A. vesicalis superior
3 Ligamentum latum uteri	9 A. iliaca externa	16 A. vesicalis inferior
4 Vesica urinaria mit Peritoneum viscerale	10 V. iliaca externa	17 A. uterina
	11 Vasa epigastrica inferiora	18 Plexus sacralis
5 Tuba uterina (abgeschnitten)	12 R. uretericus	19 N. hypogastricus dexter
6 Ligamentum teres uteri (abgeschnitten)	13 A., V., N. obturatorius (Canalis obturatorius)	20 N. genitofemoralis

wie beim transperitonealen Zugang besonders zu beachten. Kurz bevor der rechte Ureter in das kleine Becken absteigt, wird er noch von der Radix mesenterii überkreuzt und damit indirekt vom Endabschnitt des Ileum überlagert. Auch ein Coecum mobile und eine Appendix in Medialposition können von ventral her dem rechten Ureter aufliegen.

Der *linke Ureter* liegt in seinem Anfangsteil unmittelbar lateral von der Plica duodenalis superior, die die V. mesenterica inferior enthält. In seinem weiteren Verlauf nach kaudal wird er von der unter dem sekundären Peritoneum parietale (ursprünglich Mesocolon descendens) gelegenen A. mesenterica inferior bzw. deren Ästen (A. colica sinistra, A. sigmoidea) überkreuzt. Ebenso wie der rechte Ureter unterkreuzt der linke die Vasa testicularia sive ovarica in wechselnder Höhe. Kurz vor seinem Eintritt in das kleine Becken wird der linke Ureter noch vom Ansatz des Mesosigmoideum und von der Sigmoidschlinge überkreuzt. Er ist hier im Recessus intersigmoideus leicht aufzufinden.

Der rechte Ureter ist fest mit dem Peritoneum verwachsen und muß bei Operationen vom Bauchfell abgelöst werden. Die Beziehungen des linken Ureters zum sekundären Peritoneum parietale sind lockerer. Nur im Recessus intersigmoideus liegt der linke Ureter unmittelbar unter dem Peritoneum.

Die Pars pelvina
(s. Abb. **8, 9**)

Wie bereits erwähnt, beträgt der Beckenabschnitt des Ureters etwa die Hälfte seiner Gesamtlänge. Der Verlauf ist beim männlichen und weiblichen Individuum prinzipiell gleich, nur die Gefäß- und Organbeziehungen sind geschlechtsspezifisch unterschiedlich.

Skeletotopisch liegt der Eintritt der beiden Ureteren ins kleine Becken vor oder etwas medial von der A. sacroiliaca. Hier überkreuzen die Harnleiter die Vasa iliaca, und zwar abhängig von Lage und Teilungsstelle der Gefäße entweder die Vasa iliaca communia oder die Vasa iliaca externa et interna. Da die Aorta links von der Wirbelsäule liegt, die beiden gemeinsamen Beckenschlagadern für gewöhnlich aber gleich lang sind, überkreuzt der rechte Ureter häufiger die Vasa iliaca externa et interna, der linke in der Regel die Vasa iliaca communia.

Im ersten Teil des Beckenabschnittes beschreibt der Ureter einen nach ventral konkaven Bogen. Er verläuft medial von der A. iliaca interna bzw. deren Ästen, und außerdem überkreuzt er, an der seitlichen Beckenwand dicht unter dem Peritoneum liegend, auch noch den N. obturatorius. Bei der Frau bildet der Ureter, hinter dem Ovar gelegen, häufig die hintere Begrenzung der Fossa ovarica (REIFFENSTUHL u. PLATZER 1974).

Unmittelbar nach der Überkreuzung der Beckengefäße entfernt sich der Ureter vom Peritoneum, um das Bindegewebe des Paraproktium (Rektumpfeiler) nach ventral zu durchsetzen. Kurz vor oder kurz nach dem Eintritt in den Rektumpfeiler geht von der Adventitia des Ureters ein Bindegewebsblatt aus, das in das Paraproktium einstrahlt und vom Kliniker als »Ureterblatt« bezeichnet wird (REIFFENSTUHL u. PLATZER 1974).

Ab dem Eintritt des Ureters in das paraproktale Bindegewebe ist der Verlauf bei Mann und Frau unterschiedlich. Bei der Frau erreicht der Ureter über den Rektumpfeiler das Lig. cardinale (Zervixpfeiler), und zwar nicht in geradem Verlauf, sondern in einem nach kaudal konvexen Bogen, der von den Gynäkologen als »Ureterknie« bezeichnet wird. Im Zervixpfeiler wird der Ureter von der A. uterina überkreuzt, die in diesem Bereich regelmäßig Äste an die Adventitia des Harnleiters abgibt (HALTER u. PLATZER 1961 und POISEL u. MARTIN 1979). Diese Äste verlaufen in einer dünnen Bindegewebsplatte, die fälschlicherweise auch »ventraler Mesureter« genannt wird.

Die Beziehungen des Ureters zur Cervix uteri sind für den Operateur von großer praktischer Bedeutung. In der Regel ist der Harnleiter 1,5–2 cm lateral von der Zervix aufzufinden, kann sich jedoch, namentlich bei paramedianer Lage des Uterus, bis zu 4 cm von der Zervix entfernen oder sich ihr bis auf 1 cm nähern (REIFFENSTUHL u. PLATZER 1974).

In seinem weiteren Verlauf zur Harnblase erhält der Ureter noch Beziehung zu Fornix und Paries anterior der Vagina. Er kann dort auch nach Inzision der Vaginalwand aufgesucht werden (PLATZER u. Mitarb. 1978). Die vor der Vagina liegenden Ureteranteile sind rechts und links meist nicht gleich lang. In der Mehrzahl der Fälle hat der linke Harnleiter eine längere Verlaufsstrecke vor der Vagina als der rechte und ist daher auch bei vaginalen Operationen stärker gefährdet (BRASH 1922). Bei allen Beziehungsangaben der Ureteren darf allerdings nicht ihre physiologische Verlagerungsfähigkeit bei starker Füllung von Blase und Rektum außer acht gelassen werden. Dies kann so weit führen, daß der Harnleiter in seinem Beckenabschnitt einen geschlängelten Verlauf annimmt (HEISS 1923).

Vom sog. »Ureterknie« weg erreicht der Ureter aufsteigend den Fundus der Blase und durchsetzt nach medial in schräger Richtung die Blasenwand.

Beim Mann durchsetzt der Ureter das Paraproktium in dorsoventraler Richtung, biegt danach leicht nach medial um und erreicht die Nähe des kranialen Endes der Samenblase. Hier unterkreuzt der Harnleiter den Ductus deferens. Zudem umgibt in diesem Bereich der Plexus venosus vesicalis den Ureter. Wie bei der Frau durchsetzt schließlich der Ureter in nach medial schräger Richtung die Blasenwand.

Die Harnblase des Mannes
Deskriptive Anatomie
(s. Abb. **10**, **11**, **12**, **13**, **17**)

Die Harnblase, *Vesica urinaria*, liegt im kleinen Becken zwischen Symphyse bzw. vorderer Bauchwand und Rektum. Zwischen Rektum und Harnblase schiebt sich die Excavatio rectovesicalis der Peritonealhöhle.

Der Blasenscheitel, *Apex vesicae*, steht als höchster Punkt der Harnblase durch das Lig. umbilicale medianum (Lig. umbilicale medium, Chorda urachi), dem obliterierten Urachus, mit dem Nabel in Verbindung. Der Hauptteil der Blase, der eigentliche Harnbehälter, wird *Corpus vesicae* genannt. Der Blasengrund, *Fundus vesicae*, ist die tiefste Stelle der Harnblase und zeigt nach dorsokaudal. Am Blasenhals, *Cervix vesicae*, geht die Harnblase in die Urethra über.

Das *Trigonum vesicae* im Blasengrund ist ein am Kopf stehendes gleichschenkeliges Dreieck, dessen obere zwei Ecken durch die Uretereinmündungen, *Ostia ureterium*, die nach kaudal weisende Spitze von der inneren Harnröhrenöffnung, *Ostium urethrae internum*, gebildet werden. Die nach kranial weisende Basis des gleichschenkeligen Dreieckes bildet einen Wulst, die *Plica interureterica*. Diese sorgt dafür, daß sich trotz verschiedener Füllungszustände der Harnblase die Entfernung der beiden Ureterostien nur unwesentlich ändert. An der dorsalen Zirkumferenz des Ostium urethrae internum wölbt sich ein verschieden großer, sagittal eingestellter Wulst vor, die *Uvula vesicae*.

Im Trigonum vesicae fehlt die Submukosa, so daß die Lage der 3 Ostia am Blasengrund zueinander auch bei übermäßiger Dehnung der Blasenwand relativ konstant bleibt. Dadurch und zusätzlich durch den schrägen Verlauf der Pars intramuralis ureteris wird ein Harnreflux in die Harnleiter auch bei maximaler Blasenfüllung normalerweise verhindert.

12 Anatomie

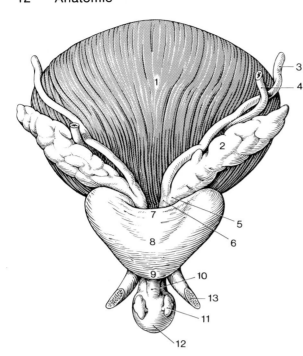

Abb. 10 Inneres männliches Genitale mit Harnblase und Ureteren von dorsal

1 Corpus vesicae
2 Vesicula seminalis
3 Ductus deferens
4 Ureter
5 Ductus excretorius
6 Ductus ejaculatorius
7 Basis prostatae
8 Facies posterior prostatae
9 Apex prostatae
10 Urethra
11 Glandula bulbourethralis
12 Bulbus penis
13 Crus penis (durchtrennt)

Abb. 11 Männlicher Beckensitus von lateral

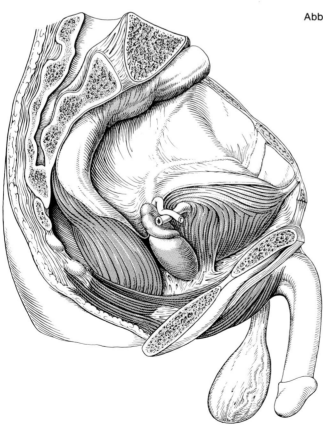

Abb. 12 Mediansagittalschnitt durch ein männliches Becken (nach *Platzer*)

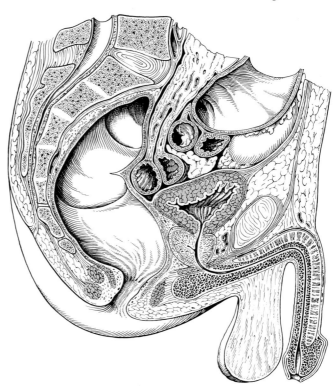

Abb. 13 Harnblase des Mannes, Mediansagittalschnitt

1 Apex vesicae
2 Lig. umbilicale medianum
3 Rectum
4 Prostata
5 Excavatio rectovesicalis
6 Spatium rectovesicale
7 Spatium praevesicale
8 Spatium retropubicum mit Plexus venosus prostaticus et vesicalis
9 Peritoneum (Schnittrand)
10 Symphyse
11 Dünndarmschlingen
12 Corpus vesicae
13 Fundus vesicae

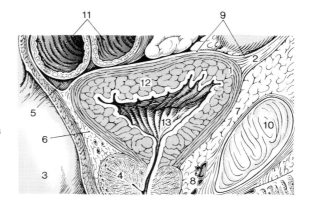

14 Anatomie

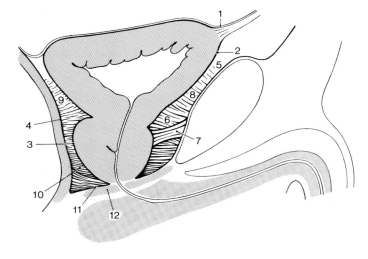

Abb. 14 Schema der Beckenfaszien und Bindegewebsräume des männlichen Beckens

1 Peritoneum
2 Fascia vesicalis
3 Fascia prostatae
4 Fascia rectalis
5 Spatium praevesicale
6 Spatium retropubicum
7 Lig. puboprostaticum und M. puboprostaticus
8 Lig. pubovesicale
9 Spatium rectovesicale
10 Spatium rectoprostaticum
11 Fascia diaphragmatis urogenitalis superior
12 Diaphragma urogenitale

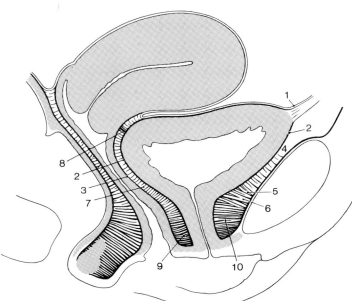

Abb. 15 Schema der Beckenfaszien und Bindegewebsräume des weiblichen Beckens (nach *Reiffenstuhl* u. *Platzer*)

1 Peritoneum
2 Fascia vesicalis
3 Fascia vaginalis
4 Spatium praevesicale
5 Spatium retropubicum
6 Lig. pubovesicale
7 Spatium vesicovaginale
8 Septum vesicouterinum (supravaginale)
9 Spatium urethrovaginale
10 Lig. pubourethrale

Die Form der Harnblase wird allgemein als eiförmig bezeichnet. Allerdings darf bei der Beurteilung der Blasenform nicht außer acht gelassen werden, daß die Harnblase ein muskulöses Hohlorgan ist, das seine Form laufend verändert. Die Eiform wird von einer prall gefüllten und einer kontrahierten leeren Blase eingenommen, während die Form der leeren Blase mit erschlaffter Muskulatur vom Druck der Nachbarorgane oder von der Wirkung der Schwerkraft bei verschiedenen Körperstellungen abhängig ist (v. HAYEK 1969a). Die kindliche Blase ist eher spindelförmig, wobei das Trigonum vesicae in der dorsalen Blasenwand zu liegen kommt. Ein eigentlicher Fundus vesicae ist an der kindlichen Harnblase nicht vorhanden (HAFFERL u. THIEL 1969).

Peritonealüberzug der Harnblase
(s. Abb. **8, 11, 12, 13, 14, 15**)

Die Harnblase ist mit dem Peritoneum nur durch lockeres Bindegewebe verbunden, so daß die Blase ihrer Aufgabe als Harnbehälter gerecht werden kann und gegen das Bauchfell verschieblich bleibt. Nur bei extremen Füllungszuständen wird die Harnblase in ihrer Lage durch den Peritonealüberzug fixiert.

Das Peritoneum parietale der vorderen Bauchwand setzt sich am Apex vesicae auf die Harnblase fort und überzieht die Hinterfläche des Corpus vesicae etwa bis in die Höhe der Spitzen der Samenblasen, manchmal auch bis zur Höhe der Ureterenmündungen. Hier schlägt sich das Bauchfell auf die Vorderwand des Rektum um und bil-

det so die *Excavatio rectovesicalis*. Diese ist die tiefste Stelle des Cavum peritonei. Der Eingang in die Excavatio rectovesicalis wird rechts und links durch eine in sagittaler Richtung verlaufende Falte, die *Plica rectovesicalis,* begrenzt. Diese Peritonealfalte ist von Bindegewebe und glatter Muskulatur unterfüttert, die den Fundus vesicae nach dorsal fixieren.
Zwischen Apex vesicae und vorderer Bauchwand senkt sich das Peritoneum zu den *Fossae supravesicales* dextra et sinistra ein. Sie werden durch die *Plica umbilicalis mediana,* unter der das Lig. umbilicale medianum liegt, getrennt. Nach lateral hin wird jede Fossa supravesicalis durch eine weitere Peritonealfalte, die *Plica umbilicalis medialis,* begrenzt. Diese Falte wird durch die obliterierte A. umbilicalis, dem Lig. umbilicale, aufgeworfen*.
Im Peritonealüberzug der Blasenrückwand liegt eine Reservefalte des Bauchfells, die *Plica vesicalis transversa,* die bei zunehmendem Füllungszustand der Harnblase verschwindet.

Beziehungen der Harnblase zum Beckenbindegewebe
(s. Abb. 11, 12, 13, 14)

Alle drei Anteile des Beckenbindegewebes, nämlich die Fascia pelvis visceralis, das Corpus intrapelvinum (HAFFERL 1953) und das lockere Bindegewebe (Spatien) stehen mit der Harnblase in Beziehung.
Die *Fascia pelvis visceralis* entsteht an der Durchtrittstelle der Urethra durch das Diaphragma urogenitale aus der Fascia diaphragmatis urogenitalis superior. Sie schlägt sich auf die Prostata um und überzieht als *Fascia vesicalis* die Harnblase. An der Hinterfläche des Corpus vesicae stellt sie gleichsam eine Verdichtung des subserösen Bindegewebes dar.
Das *Corpus intrapelvinum,* das gefäß- und nervenführende verdichtete Bindegewebe, entsendet mehrere Fortsätze zur Blase bzw. zur Prostata, die zur Fixation der Vesica urinaria beitragen.
Von der Symphyse bzw. den angrenzenden Teilen des Os pubis zieht rechts wie links das *Lig. puboprostaticum* zur Prostata. Dieses Band besteht aus derben, von glatter Muskulatur durchsetzten Bindegewebsfasern und fixiert Prostata und Harnblase an die vordere Beckenwand. Zwischen rechtem und linkem Lig. puboprostaticum liegen die Plexus venosi vesicalis et prostaticus. Von der seitlichen Beckenwand zieht als Bestandteil des Corpus intrapelvinum das *Parazystium* (Blasenpfeiler) zur Harnblase. Im Parazystium verlaufen die Gefäße und Nerven zur Harnblase.
Als weitere Bindegewebsverdichtung ist noch die *Fascia vesicoumbilicalis* zu nennen, die jedoch den eigentlichen Beckenraum verläßt. Diese Faszie spannt sich zwischen den Ligg. umbilicalia medialia aus und reicht vom Nabel bis zum Apex vesicae.
Das lockere Bindegewebe füllt die Spalten (Spatien) aus, die zwischen den dichteren Bindegewebszonen des Corpus intrapelvinum liegen. Das *Spatium praevesicale* liegt zwischen vorderer Bauchwand und Harnblase. Begrenzt wird dieses Spatium vorne durch die Fascia transversalis, hinten oben durch die Fascia vesicoumbilicalis, hinten unten durch die Fascia vesicalis. Nach unten geht das Spatium praevesicale in das *Spatium retropubicum* über. Dieses hat als vordere Begrenzung die Hinterfläche der Symphyse, als hintere die Fascia prostatica. Kaudal wird dieses Spatium durch die Fascia diaphragmatis urogenitalis superior abgeschlossen. Nach lateral steht das Spatium praevesicale mit dem *Spatium paravesicale* in Verbindung. Dieses findet seine Begrenzung nach dorsal durch das Parzystium, nach medial durch die Fascia vesicalis und nach lateral und kaudal durch die Fascia diaphragmatis pelvis superior. Nach kranial steht das Spatium paravesicale wieder mit dem Spatium praevesicale in schmaler offener Verbindung.
Als weitere Verschiebeschicht für die Harnblase ist das zwischen Rektum und Harnblase gelegene *Spatium rectovesicale* zu nennen. Dieses ist schmäler als die zuvor genannten und reicht nach kranial bis zum Boden der Excavatio rectovesicalis, nach dorsal bis zur Fascia rectalis und nach ventral bis zur Fascia vesicalis. Nach kaudal geht es in das *Spatium rectoprostaticum* über, das unten am Bindegewebe des Perineum endet. Fascia vesicalis, Spatium rectovesicale und Fascia rectalis zusammen werden als *Septum rectovesicale* bezeichnet.

Beziehungen der Harnblase zu den Nachbarorganen
(s. Abb. 8, 10, 11, 12, 13, 14)

Die Beziehungen der Harnblase zu den Nachbarorganen stehen in engem Zusammenhang mit den Beziehungen der Blase zum Peritoneum und zum Beckenbindegewebe. An den Peritonealüberzug des Apex und Corpus vesicae lagern sich Ileum-

---
* In der neuen anatomischen Nomenklatur haben sich – leider etwas verwirrend – folgende Namen für die drei supravesikalen Peritonealfalten durchgesetzt:
1. *Plica umbilicalis mediana* (Plica umbilicalis medialis der BNA), die den obliterierten Urachus (Lig. umbilicale medianum) enthält.
2. *Plica umbilicalis medialis* (Plica umbilicalis lateralis der BNA), die die obliterierte A. umbilicalis (Lig. umbilicale mediale) enthält.
3. *Plica umbilicalis lateralis* (Plica epigastrica der BNA), die die Bezeichnung »Plica umbilicalis« völlig zu Unrecht trägt, da sie zum Nabel keine Beziehung hat. Sie wird durch die Vasa epigastrica inferiora unterfüttert.

schlingen und Teile des Sigmoids an. Außerdem kann eine Appendix in deszendierender Lage mit der Harnblase in Berührung kommen.

Nach ventral nimmt die Blase durch das Spatium praevesicale Beziehungen zur Symphyse und, je nach Füllungszustand, zur vorderen Bauchwand auf. Dorsal steht das Rektum, getrennt einerseits durch das Peritoneum der Excavatio rectovesicalis, andererseits durch das Septum rectovesicale, nur indirekt mit der Blase in Kontakt. Im aufrechten Stand liegen in der Excavatio rectovesicalis Ileumschlingen, im Liegen sinkt insbesondere die volle Blase nach dorsal und verdrängt die Darmschlingen nach kranial. Knapp oberhalb der Prostata ist der Fundus vesicae einer Palpation per rectum zugängig.

Die Harnblase ist mit ihrer unteren Fläche der Prostata aufgelagert. Außerdem liegen der Prostata und dem Fundus vesicae Venengeflechte an, und zwar die Plexus vesicalis et prostaticus.

Lageveränderungen der Harnblase

Als Fixpunkt für die Lagebestimmungen der Harnblase wird allgemein das Ostium urethrae internum angegeben. Es liegt ziemlich genau in der Mediansagittalebene und ändert seine Lage auch bei gefüllter Blase kaum (DISSE 1892). Wohl aber sind beträchtliche Schwankungen in der Höheneinstellung der inneren Harnröhrenöffnung in Abhängigkeit vom Füllungszustand des Rektum beobachtet worden. Der Abstand zur Beckeneingangsebene kann zwischen 1,5 cm bei vollem Rektum und 7,2 cm bei leerem Mastdarm betragen (GARSON 1878).

Die Harnblase des Kleinkindes steht höher als die des Erwachsenen. Das Ostium urethrae internum liegt nur wenig tiefer als der obere Symphysenrand, und das spindelförmige Corpus vesicae legt sich an die vordere Bauchwand an. Im Laufe des Wachstums, und zwar am schnellsten in den ersten beiden Lebensjahren (PETER u. Mitarb. 1938), macht die Harnblase einen Deszensus durch. Gleichzeitig damit verändert sich auch die Topik des Fundus vesicae, der dann beim Erwachsenen fast horizontal eingestellt ist. Dieser »Descensus vesicae« ist einerseits darauf zurückzuführen, daß das kindliche Becken allmählich geräumiger wird, andererseits beschleunigt die eigene Schwere der Blase bei aufrechter Stellung des Kindes den Senkungsprozeß.

Die Lageveränderungen der Harnblase bei verschiedenen Füllungszuständen fallen für die einzelnen Blasenabschnitte unterschiedlich aus. Der Fundus vesicae ändert seine Lage kaum, die Ausdehnung der Blase erfolgt hauptsächlich nach kranial, dorsal und lateral. Die leere, kontrahierte und damit kugelförmige Harnblase steht nach ventral nur mit der Symphysenhinterfläche und den angrenzenden Teilen des Schambeines in Kontakt und ist von vorne her nur schwierig auf extraperitonealem Wege erreichbar. Die leere schlaffe Blase legt sich der vorderen Bauchwand, z. T. auch der seitlichen Beckenwand an.

Bei der Füllung der Harnblase werden Apex und Corpus vesicae angehoben, so daß die Blase je nach Füllungszustand mehr oder weniger die Beckeneingangsebene überragt. Das nur locker mit der vorderen Bauchwand und der Fascia vesicoumbilicalis verbundene Peritoneum wird durch die gefüllte Harnblase abgehoben, diese erhält Kontakt mit dem hinteren Blatt der Rektusscheide. Sie ist dadurch extraperitoneal leicht erreichbar und auch mittels eines Troikarts entleerbar. Allerdings ist darauf zu achten, daß der Troikart immer nur unmittelbar oberhalb der Symphyse eingestochen werden soll, da manchmal das Peritoneum mit der vorderen Bauchwand fester verwachsen ist und daher durch die gefüllte Blase nur unvollständig abgehoben werden kann.

Inneres und äußeres männliches Genitale

Urethra masculina und Penis
(s. Abb. **10, 11, 12, 16, 17, 18, 19**)

An der männlichen Harnröhre unterscheidet man anatomisch drei Abschnitte, und zwar eine Pars prostatica, eine Pars membranacea und eine Pars spongiosa.

Die *Pars prostatica* liegt in der Prostata und beginnt mit dem Ostium urethrae internum, das vom glatten M. sphincter urethrae internus umgeben ist. In diesem Bereich liegt in der dorsalen Harnröhrenwand eine Schleimhautfalte, die *Crista urethralis*. In der Mitte der Pars prostatica setzt sich die Crista urethralis im *Colliculus seminalis* fort, auf dem die Mündungen der beiden Ductus ejaculatorii und des *Utriculus prostaticus* liegen. Letzterer ist ein bis zu 1 cm langer Blindsack und als Rudiment des Müllerschen Ganges zu betrachten. Zur übrigen Harnröhrenwand ist der Colliculus seminalis beiderseits durch die *Sinus prostatici* abgegrenzt. In die Sinus prostatici münden die Ductuli prostatici.

Die *Pars membranacea* ist der kürzeste (ca. 1 cm) Abschnitt der männlichen Urethra und durchbricht das Diaphragma urogenitale. Sie ist vom quergestreiften M. sphincter urethrae externus umgeben. Nach ventral nimmt die Harnröhre in diesem Bereich Beziehungen zur V. dorsalis penis profunda auf, die in weiterer Folge in den Plexus prostaticus einmündet.

Seitlich und dorsal der Urethra liegen die beiden *Glandulae bulbourethrales*, deren Ausführungsgänge die Fascia diaphragmatis urogenitalis inferior durchbrechen und nach einer kurzen Ver-

Topographische Anatomie für Urologen

Abb. 16 Harnröhre des Mannes, Mediansagittalschnitt

1 Pars prostatica urethrae
2 Pars membranacea urethrae
3 Pars spongiosa urethrae
4 Ostium urethrae internum
5 Utriculus prostaticus
6 M. sphincter urethrae externus
7 Diaphragma urogenitale
8 Curvatura subpubica
9 Ampulla urethrae (Pars ampullaris urethrae)
10 Curvatura praepubica
11 Fossa navicularis
12 Ostium urethrae externum
13 Bulbus penis
14 Corpus spongiosum penis
15 Septum penis
16 V. dorsalis penis superficialis
17 Symphyse
18 Septum scroti
19 Lig. puboprostaticum

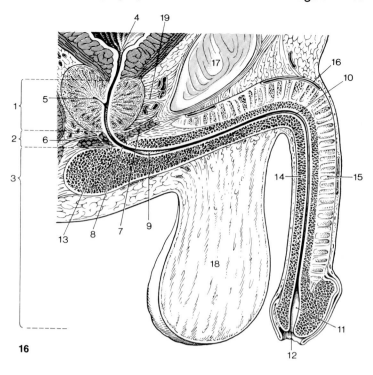

16

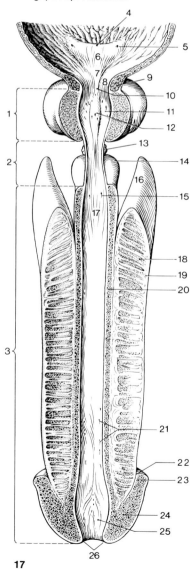

◁ Abb. 17 Harnröhre des Mannes, aufgeschnitten

1 Pars prostatica urethrae
2 Pars membranacea urethrae
3 Pars spongiosa urethrae
4 Plica interureterica
5 Ostium ureteris
6 Trigonum vesicae
7 Uvula vesicae
8 Ostium urethrae internum
9 M. sphincter urethrae internus
10 Crista urethralis
11 Sinus prostaticus mit Mündungen der Ductuli prostatici
12 Colliculus seminalis mit Mündungen des Utriculus prostaticus und seitlich von diesem die Mündungen der Ductus ejaculatorii
13 Glandula bulbourethralis sinistra
14 Bulbus penis
15 Mündung des Ductus glandulae bulbourethralis
16 Crus penis
17 Ampulla (Pars ampullaris) urethrae
18 Corpus cavernosum penis mit Trabeculae
19 Tunica albuginea corporis cavernosi
20 Corpus spongiosum penis
21 Lacunae urethrales
22 Collum glandis
23 Corona glandis
24 Glans penis
25 Fossa navicularis
26 Ostium urethrae externum

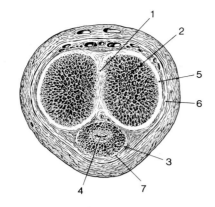

Abb. 18 Querschnitt durch den Penis

1 Septum penis
2 Corpus cavernosum penis
3 Corpus spongiosum penis
4 Urethra
5 Tunica albuginea corporis cavernosi
6 Fascia penis profunda
7 Tunica albuginea corporis spongiosi

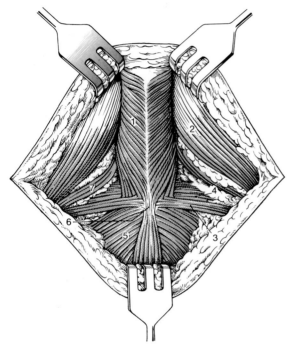

Abb. 19 Muskeln der Perinealregion des Mannes

1 M. bulbospongiosus
2 M. ischiocavernosus
3 M. transversus perinei superficialis
4 M. transversus perinei profundus
5 M. sphincter ani externus
6 Centrum tendineum perinei
7 zusätzliches Muskelbündel d. M. bulbospongiosus (M. ischiobulbosus)

laufsstrecke im Corpus spongiosum in die Pars spongiosa urethrae ausmünden. Die Pars membranacea urethrae ist der am besten fixierte Abschnitt.

Die *Pars spongiosa* reicht von der Durchtrittsstelle der Urethra durch das Diaphragma urogenitale bis zur äußeren Harnröhrenmündung, dem *Ostium urethrae externum*. Sie ist in das Corpus spongiosum penis eingelagert, und zwar betritt die Harnröhre ihren Schwellkörper von oben her. Der dorsale Abschnitt des Corpus spongiosum ist als erweiterter *Bulbus penis* dem Diaphragma urogenitale von unten her angelagert. In der Schleimhaut der Pars spongiosa urethrae liegen die *Lacunae urethrales* und außerdem die Mündungen der *Ductus paraurethrales,* der Ausführungsgänge der Glandulae urethrales.

Das Lumen der Urethra ist nicht überall gleich weit, und zudem ist die Wand der Harnröhre in ihren verschiedenen Abschnitten nicht überall gleich dehnbar. Die Engen und Weiten der männlichen Harnröhre sollen von außen beginnend beschrieben werden.

Das Ostium urethrae externum ist die erste enge Stelle der Harnröhre, die sich zudem am wenigsten aufdehnen läßt. Die maximale Erweiterungsfähigkeit beträgt etwa 8 mm (HAFFERL u. THIEL 1969), so daß ein Instrument, das die äußere Harnröhrenöffnung passieren kann, normalerweise ohne Schwierigkeiten durch die nachfolgenden Abschnitte der Urethra vorgeschoben werden kann.

Nach dem Ostium urethrae externum folgt eine Erweiterung des Harnröhrenlumens, die *Fossa na-*

vicularis urethrae. Der anschließende Teil der Pars spongiosa ist wieder enger und nur wenig dehnbar. Unmittelbar unter dem Diaphragma urogenitale erweitert sich das Lumen der Harnröhre. Diese Stelle wird üblicherweise als *Ampulla urethrae* oder Pars ampullaris bezeichnet.

Die Pars membranacea ist, bedingt durch den um sie herum liegenden M. sphincter urethrae externus, der engste Abschnitt der Harnröhre. Da der Muskel aber gedehnt werden kann, stellt dieser Teil der Urethra für einen einzuführenden Katheter kein wesentliches Hindernis dar.

Die Pars prostatica der Harnröhre ist etwas weiter als die Pars spongiosa und auch nur mäßig dehnbar.

Volumenmessungen der männlichen Urethra ergaben einen Mittelwert von 10,58 ml (POMAROLI u. SCHLÖGEL 1978). Das Volumen der Urethra ist zweifelsohne für die urologische Praxis bei der Katheterisierung von Bedeutung. Ein vor dem Einführen des Katheters eingebrachtes Gleitmittel kann die Wand der Urethra nur dann optimal entfalten, wenn es in genügender Menge appliziert wird.

Die männliche Harnröhre besitzt zwei Krümmungen, eine subpubische und eine präpubische. Die *Curvatura subpubica* ist nach vorne oben konkav und am Unterrand der Symphyse bindegewebig fixiert. Die *Curvatura praepubica* ist nach hinten unten konkav, kann aber, da sie nicht fixiert ist, durch Anheben des Penis ausgeglichen werden. Allerdings kann auch die Curvatura subpubica etwas ausgeglichen werden, wenn man den Penis stark nach unten zieht.

Die Pars spongiosa urethrae liegt mit ihrem Schwellkörper im männlichen Glied, dem *Penis*. Dieser besteht aus den beiden *Corpora cavernosa penis*, die mit den *Crura penis* beiderseits an den unteren Schambeinästen entspringen, und dem *Corpus spongiosum penis*, das sich von unten her dem Penisschwellkörper anlegt.

Die Wurzeln der Corpora cavernosa penis sind von den *Mm. ischiocavernosi* bedeckt. Diese entspringen beidseits vom R. ossis ischii und strahlen in die Tunica albuginea der Schwellkörper ein, und zwar in ihrer unteren und lateralen Zirkumferenz. Einige oberflächliche Fasern können auf den Penisrücken übergreifen und, sich mit den Fasern der Gegenseite vereinigend, den Penis schlingenförmig umgreifen (HOLL 1897).

Der Bulbus penis und das Corpus spongiosum penis werden von den *Mm. bulbospongiosi* umhüllt. Aus funktionellen Gesichtspunkten sind beide Mm. bulbospongiosi als ein einheitlicher Muskel anzusehen. Dieser ist individuell verschieden stark ausgebildet und besteht meist aus 3 Schichten. Die oberflächlichsten Fasern entspringen von einer raphenähnlichen Verdichtung der Tunica albuginea corporis spongiosi und ziehen schräg in ventrolateraler Richtung zu den Seitenflächen des Corpus spongiosum. Außerdem strahlen sie auch in die Tunica albuginea der Corpora cavernosa ein. Die Muskelfasern der mittleren Schicht nehmen vom Centrum tendineum perinei ihren Ursprung und erreichen in sagittalem Verlauf das Corpus spongiosum. Die tiefste Schicht besteht aus ringförmigen Muskelfasern, die ausschließlich den Bulbus penis vor und hinter der Einmündung der Urethra umgeben (KOBELT 1844). Diese Fasern sind für die Auspressung des Urethrainhaltes von entscheidender Bedeutung. Bisweilen wird der M. bulbospongiosus noch durch eine 4. Muskelschicht ergänzt, deren Fasern vom Tuber ischiadicum entspringen und in die oberflächlichste Muskelschicht einstrahlen. Dieser Muskelanteil, der nicht immer paarig angelegt sein muß, wird auch als M. ischiobulbosus bezeichnet (HOLL 1897).

Das Corpus spongiosum penis verbreitert sich an der Spitze des Gliedes zur *Glans penis,* die mit der *Corona glandis* den Penisschwellkörpern aufgesetzt ist. Sie wird von diesen durch das *Collum glandis* getrennt.

Wie erwähnt, ist die *Tunica albuginea corporum cavernosorum* äußerst derb und bildet dort, wo die beiden Schwellkörper in der Medianen aneinanderliegen, das *Septum penis.* Dagegen ist der Urethraschwellkörper nur von einer dünnen *Tunica albuginea corporis spongiosi* umkleidet, die reichlich glatte Muskulatur enthält (HAYEK 1969b). Alle drei Schwellkörper des Penis sind von einer gemeinsamen *Fascia penis profunda* überzogen, die ihrerseits durch lockeres Bindegewebe, die *Fascia penis superficialis,* mit der Haut des Penis verbunden ist. Dadurch wird die Haut auf der tiefen Penisfaszie gut verschieblich. Sie überzieht den Penis nur bis zum Collum glandis und bildet um die Glans penis das retrahierbare *Praeputium penis,* das mit dem *Frenulum praeputii* an der Glans penis befestigt ist.

An der Symphyse bzw. an der vorderen Bauchwand ist der Penis durch zwei Bänder befestigt. Das *Lig. suspensorium penis* entspringt von der Symphyse und strahlt in den oberen Abschnitt der Fascia penis profunda ein. Das *Lig. fundiforme penis* entspringt von der Linea alba und spaltet sich in zwei Anteile, die schlingenförmig den Penis umgreifen und an der Unterseite des Gliedes ineinander übergehen. Sie strahlen in die Fascia penis profunda ein (über den Aufhängeapparat des Penis vergleiche auch CONGDON u. ESSENBERG 1955).

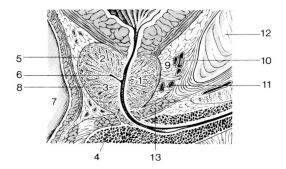

Abb. 20 Prostata, Mediansagittalschnitt
1 Isthmus prostatae (Lobus anterior)
2 Lobus medius prostatae
3 Lobus posterior prostatae
4 Apex prostatae
5 Capsula prostatica
6 Utriculus prostaticus
7 Rectum
8 Spatium rectoprostaticum
9 Spatium retropubicum
10 Plexus venosus vesicalis
11 Plexus venosus prostaticus
12 Symphyse
13 Diaphragma urogenitale

Prostata
(s. Abb. **10, 11, 12, 14, 17, 20**)

An der Prostata unterscheidet man einen dem Diaphragma urogenitale aufliegenden *Apex prostatae* und eine harnblasenwärts gerichtete *Basis prostatae*. Die *Facies posterior* der Prostata ist zum Rektum gerichtet, die beiden *Facies inferolaterales* sind vom Diaphragma urogenitale durch den venösen Plexus prostaticus getrennt, und die *Facies anterior* ist symphysenwärts eingestellt.
Der Drüsenkörper der Prostata wird von der Urethra und den beiden Ductus ejaculatorii durchsetzt. Dadurch wird die Prostata in verschiedene Lappen zerlegt. Anatomisch unterscheiden wir einen *Lobus dexter und sinister,* die vor der Urethra durch den *Isthmus prostatae* verbunden sind. Der Kliniker gliedert die Prostata in drei Lappen, und zwar den vor der Urethra gelegenen *Lobus anterior,* den zwischen Urethra und Ductus ejaculatorii befindlichen *Lobus medius* und den *Lobus posterior* hinter den Ductus ejaculatorii und der Urethra. Aus praktischen Gesichtspunkten ist die klinische Einteilung sicherlich zweckmäßiger, da gerade der in der anatomischen Nomenklatur nicht bezeichnete Lobus medius im Alter zu hormonbedingter Hypertrophie neigt und das Lumen der Urethra verlegen kann. Neuere Sektionstechniken, die eine Einteilung der Prostata nach der Zahl der Ausführungsgänge zum Ziel hatten, ergaben zwei dorsale, zwei laterale und zwei mediane Lappen (TISELL u. SALANDER 1975). Inwieweit diese Einteilung von praktischer Bedeutung ist, läßt sich zur Zeit noch nicht beurteilen.
Die Prostata ist außen von einer Bindegewebsschicht, der *Capsula prostatica,* umgeben. Außerdem ist die Prostata, speziell in ihren hinteren Anteilen, von Teilen der Fascia pelvis visceralis umhüllt, der *Fascia prostatica.* Diese bildet, zusammen mit der Fascia rectalis und dem im Spatium rectoprostaticum befindlichen lockeren Bindegewebe, das Septum rectoprostaticum.
Die Prostata wird durch die Urethra, die im Diaphragma urogenitale fixiert ist, konstant in ihrer Lage erhalten. Dadurch, daß der Apex prostatae am Beckenboden aufruht und die Facies inferolaterales an die Levatorschenkel heranreichen, ist unter normalen Umständen eine Lageveränderung der Prostata nicht zu erwarten. Zudem ist die Vorsteherdrüse nach ventral durch die *Ligg. puboprostatica* und die *Mm. puboprostatici* fixiert. Die Fixierung nach dorsal ist indirekt gewährleistet durch glatte Muskelzüge, die vom Rektum zur Harnblase und zur Urethra ziehen, die *Mm. rectovesicalis und rectourethralis.*

Vesiculae seminales
(s. Abb. **8, 10, 11**)

Die beiden Bläschendrüsen sind tubulöse Blindsäcke, die sich im Laufe des Wachstums vielfach verwinden. Der Körper einer Drüse ist etwa 5 cm lang, auseinandergewickelt mißt der Drüsenschlauch jedoch 10–12 cm. Die Vesiculae seminales sitzen der Basis prostatae auf, im Becken schräg nach lateral oben aufsteigend. An der Vorsteherdrüse gehen sie in die *Ductus excretorii* über, die sich mit den Ductus deferentes zu den *Ductus ejaculatorii* vereinigen.
Die Bläschendrüsen und das Endstück des Ductus deferens sind in eine Kapsel aus Bindegewebe und glatter Muskulatur eingelagert, die nach vorne an die Harnblase fixiert ist (WALDEYER 1899). Nach unten geht diese Kapsel in die Fascia prostatica über. Die Fixation nach dorsal wird durch das Septum rectovesicale gewährleistet, durch das die Vesiculae seminales auch operativ erreichbar sind.
Die Kuppel der Vesicula seminalis nimmt Beziehungen zum Ureter auf, kurz bevor dieser von dorsal her die Blasenwand durchbricht. Der Ductus deferens liegt der medialen Seite der Drüsen eng an, während die Beziehungen nach dorsal vom Füllungszustand von Harnblase und Rektum abhängig sind. Nur bei starker Blasenfüllung kommen die Bläschendrüsen in näheren Kontakt mit dem Rektum.
In der Regel werden nur die Kuppen der Vesiculae

seminales von Peritoneum überzogen. Seltener ist die Excavatio rectovesicalis tiefer, und das Bauchfell überzieht die Rückseite der Bläschendrüsen und einen Teil der Prostata. Dies ist als Manifestation eines Entwicklungsstadiums zu werten, da beim Fetus im 5. Lunarmonat die Excavatio rectovesicalis noch bis zum Beckenboden reicht und selbst beim Säugling und Kleinkind noch tiefer ist als beim Erwachsenen. Die bindegewebigen Reste des zurückgebildeten Peritonealsackes sind an der Bildung des Septum rectovesicale beteiligt (TÖNDURY 1970).

Ductus deferens
(s. Abb. **8, 10, 11, 17, 25**)

Der Samenleiter beginnt an der Cauda epididymidis als Fortsetzung des Ductus epididymidis. Er steigt an der medialen Seite des Nebenhoden hoch, am Beginn in geschlängeltem Verlauf, später gestreckt, und er gelangt etwa in der Höhe des Nebenhodenkopfes in den Samenstrang. Dort liegt er dorsal von der A. testicularis und ist palpatorisch durch seine harte Wand, die von seiner dreilagigen Muskelschicht herrührt, von den anderen Gebilden im Funiculus spermaticus zu unterscheiden.

Im Samenstrang verläuft der Ductus deferens dann durch den Leistenkanal und betritt durch den Anulus inguinalis profundus *extraperitoneal* die Bauchhöhle. Hier biegt der Samenleiter fast spitzwinkelig um die A. epigastrica inferior um, überkreuzt die Vasa iliaca externa und tritt damit ins kleine Becken ein. An der Überkreuzungsstelle liegt er unmittelbar unter dem Peritoneum parietale und ist vom Cavum peritonei aus tastbar.

Der Krümmung der seitlichen Beckenwand folgend, nimmt der Ductus deferens nun einen Verlauf ein, der nach medial, kaudal und dorsal in Richtung Spina ischiadica gerichtet ist. Im Laufe dieses Weges überkreuzt er die Vasa obturatoria und den N. obturatorius und das Lig. umbilicale mediale (die obliterierte A. umbilicalis, s. Fußnote auf S. 15). Schließlich erreicht der Samenleiter das Parazystium, in dem die Vasa vesicalia verlaufen, die er auch an ihrer medialen Seite überkreuzt. Ziemlich stark nach medial umbiegend, erreicht er die Kuppe der Bläschendrüse, nachdem er kurz davor den Ureter an seiner medial-kranialen Zirkumferenz überkreuzt hat. An der medialen Seite der Vesicula seminalis steigt der Ductus deferens nun in Richtung Fundus prostatae ab, erweitert sich dabei zur *Ampulla ductus deferentis* und vereinigt sich schließlich mit dem Ductus excretorius der Bläschendrüse zum *Ductus ejaculatorius*. Dieser durchzieht die Prostata und mündet am Colliculus seminalis der Urethra masculina (s.o.) aus.
Die Ampulla ductus deferentis ist durch die oben erwähnte Bindegewebskapsel gemeinsam mit der Vesicula seminalis nach ventral an der Harnblase fixiert. Nach dorsal ist sie an das Septum rectovesicale angeheftet, wodurch sie rektal, so wie die Bläschendrüse, einer Palpation zugänglich wird.

Hoden, Nebenhoden mit Hüllen und Skrotum
(s. Abb. **16, 21, 22, 23, 24, 25**)

Die beiden Hoden, *Testes,* liegen mit ihren Hüllen (s.u.) im Skrotum als Zentrum des inneren männlichen Genitales außerhalb des Körpers. In ihrer Stellung im Körper sind sie aus den Hauptebenen des Raumes herausgekippt, so daß die *Extremitas superior* nach ventrolateral und die *Extremitas inferior* nach dorsokaudal gerichtet ist. Die *Facies lateralis* schaut nach lateral unten, die *Facies medialis* nach medial oben. Der *Margo anterior* ist leicht nach unten, der *Margo posterior* leicht nach oben eingestellt. Der rechte Hoden steht für gewöhnlich etwas höher als der linke.

Der Hoden ist außen umgeben von einer derben Bindegewebsschicht, der *Tunica albuginea,* die ihrerseits wieder überzogen ist vom viszeralen Blatt der *Tunica vaginalis* (s.u.).

Dem Margo posterior und der Extremitas superior des Hodens ist der Nebenhoden, *Epididymis,* aufgelagert. Das *Caput epididymidis* ist mit der Extremitas superior des Hodens durch das *Mediastinum testis* verbunden, außerdem liegt hier noch das *Lig. epididymidis superius,* als Umschlagsfalte der Tunica vaginalis. Das Caput geht in das *Corpus epididydimis* über und ist dem Hoden dorsomedial angelagert. Die *Cauda epididymidis* steht durch das *Lig. epididymidis inferius* mit dem Hoden in Verbindung. An der lateralen Seite findet sich zwischen Hoden und Nebenhoden eine Bucht, der *Sinus epididymidis*.

An der Extremitas superior des Hodens sitzt oft ein kleines rundliches oder auch längsovales Gebilde, die ungestielte Hydatide des Hodens, *Appendix testis.* Am Caput epididymidis hängt häufig ein länglicher, gestielter Körper, die gestielte Hydatide des Nebenhodens, *Appendix epididymidis.* Beide Hydatiden können fehlen und sind als Reste embryonaler Gebilde aufzufassen. Ein weiteres rudimentäres Gebilde stellt der *Paradidymis* dar. Dieser liegt im Beginn des Samenstranges, und zwar in der Nähe des Nebenhodenkopfes, mit dem er manchmal auch in Verbindung stehen kann.

Hodenhüllen

Auf seinem entwicklungsbedingten Wege vom Retroperitonealraum in Höhe der definitiven Niere durch den Leistenkanal (Descensus testis) nimmt der Hoden alle Schichten der Bauchwand mit. Durch die Ausstülpung des Peritoneums (Processus vaginalis) kommen Hoden und Nebenhoden in einer eigenen serösen Höhle zu liegen, die als *Cavum serosum scroti* bezeichnet wird. Aller-

22 Anatomie

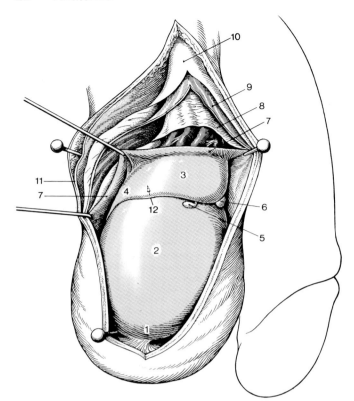

Abb. 21 Hoden und Nebenhoden mit Hüllen in situ

1 Extremitas inferior
2 Facies lateralis des Hodens überkleidet von der Lamina visceralis der Tunica vaginalis testis (Epiorchium)
3 Caput epididymidis
4 Corpus epididymidis
5 Appendix testis
6 Appendix epididymidis
7 Lamina parietalis tunica vaginalis testis (Periorchium)
8 Fascia spermatica interna
9 M. cremaster et Fascia cremasterica
10 Fascia spermatica externa
11 Scrotalhaut mit Tunica dartos
12 Sinus epididymidis

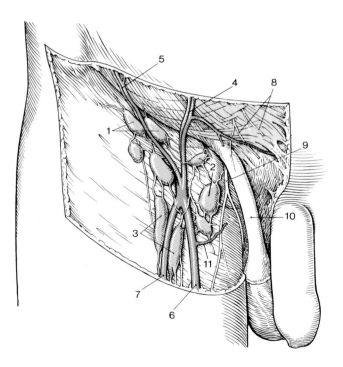

Abb. 22 Regio inguinalis, Stratum superficiale (nach *Platzer*)

1 Nodi lymphatici inguinales superficiales superolaterales
2 Nodi lymphatici inguinales superficiales superomediales
3 Nodi lymphatici inguinales superficiales inferiores
4 A., V. epigastrica superficialis
5 A., V. circumflexa ilium superficialis
6 V. saphena magna
7 V. saphena accessoria lateralis
8 R. cutaneus anterior des N. iliohypogastricus
9 N. ilioinguinalis
10 Funiculus spermaticus mit Fascia spermatica externa
11 V. pudenda externa

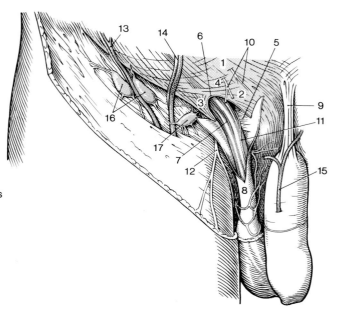

Abb. 23 Leistenkanal, Fascia spermatica eröffnet, Darstellung des Anulus inguinalis superficialis

1 Aponeurose des M. obliquus externus abdominis
2 Crus mediale
3 Crus laterale
4 Fibrae intercrurales
5 Lig. reflexum
6 Anulus inguinalis superficialis mit Schnittrand der Fascia spermatica externa
7 M. cremaster mit Fascia cremasterica
8 Fascia spermatica externa
9 Lig. suspensorium penis
10 R. cutaneus anterior des N. iliohypogastricus
11 R. genitalis des N. genitofemoralis
12 N. ilioinguinalis
13 A., V. circumflexa ilium superficialis
14 A., V. epigastrica superficialis
15 V. dorsalis penis superficialis
16 Nodi lymphatici inguinales superficiales superolaterales
17 Nodi lymphatici inguinales superficiales superomediales

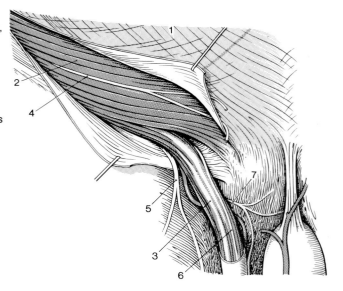

Abb. 24 Leistenkanal, Aponeurose des M. obliquus externus abdominis längsinzidiert, Darstellung des M. obliquus internus abdominis mit M. cremaster (nach Platzer)

1 Aponeurose des M. obliquus externus abdominis
2 M. obliquus internus abdominis
3 M. cremaster und Fascia cremasterica
4 R. cutaneus anterior des N. iliohypogastricus
5 N. ilioinguinalis
6 R. genitalis des N. genitofemoralis
7 Nn. scrotales anteriores des N. ilioinguinalis

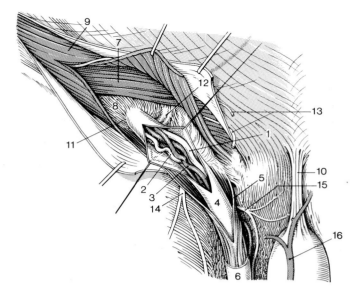

Abb. 25 Leistenkanal, Darstellung der Gebilde des Samenstranges (M. obliquus internus abdominis und Fascia spermatica interna aufgeschnitten) (nach *Platzer*)

1 Ductus deferens
2 A. testicularis
3 Plexus pampiniformis
4 Fascia spermatica interna
5 M. cremaster mit Fascia cremasterica
6 Fascia spermatica externa
7 M. transversus abdominis
8 Fascia transversalis
9 M. obliquus internus abdominis
10 Lig. suspensorium penis
11 Anulus inguinalis profundus
12 Lig. interfoveolare
13 R. cutaneus anterior des N. iliohypogastricus
14 N. ilioinguinalis
15 Nn. scrotales anteriores des N. ilioinguinalis
16 V. dorsalis penis superficialis

dings verliert diese Höhle üblicherweise ihre Verbindung zur Peritonealhöhle, indem sich die beiden Peritoneallamellen im Samenstrang aneinanderlegen und zum *Vestigium processus vaginalis* verlöten. Andernfalls liegt, bei offenem Processus vaginalis, eine Hernia inguinalis congenita vor. Hoden und Nebenhoden selbst sind von der *Lamina visceralis tunicae vaginalis testis* überzogen, während das Cavum scroti durch die *Lamina parietalis tunicae vaginalis testis* vervollständigt wird. Die Umschlagstellen werden durch die oben erwähnten Nebenhodenbänder dargestellt.

Die in der Bauchwand nach außen anschließende Fascia transversalis bildet am Samenstrang und als Hodenhülle die *Fascia spermatica interna*. Vom M. transversus abdominis und vom M. obliquus internus abdominis setzen sich Muskelfasern auf den Samenstrang und Hoden fort, *M. cremaster*. Darüber hinaus wird diese Hodenhülle durch Bindegewebe ergänzt, *Fascia cremasterica*. Die Aponeurose des M. obliquus externus abdominis wird am Anulus inguinalis superficialis zart und durchscheinend und legt sich als äußerste der Hodenhüllen, als *Fascia spermatica externa*, dem Samenstrang an.

Streng genommen ist auch das *Skrotum* als Hodenhülle zu betrachten, da der Hoden bei seinem Deszensus natürlich auch Haut und Subkutis ausstülpt. Die Haut des Skrotums zeichnet sich durch starken Pigmentgehalt aus und trägt in der Medianebene die *Raphe scroti*. Die Subkutis am Hodensack ist reich an glatter Muskulatur, der *Tunica dartos,* die durch ihre Kontraktion die Oberfläche des Skrotum verkleinern kann und so der Wärmeregulation dient. Das Bindegewebe der Tunica dartos entsendet in die Tiefe des Skrotums das *Septum scroti,* das die Höhle des Hodensackes in zwei voneinander völlig getrennte Abschnitte teilt. In diesen Säcken liegen die männlichen Keimdrüsen in ihren Hüllen (s. o.).

Weibliche Harnblase und Harnröhre

Weibliche Harnblase
(s. Abb. **9, 15, 26**)

Für die weibliche Harnblase gilt vieles, was bereits im Kapitel über die Vesica urinaria des Mannes gesagt wurde. Es soll hier nur mehr auf die geschlechtsspezifischen Unterschiede eingegangen werden.

Die Form der weiblichen Harnblase ist im entleerten Zustand der des Mannes ähnlich, die volle Vesica urinaria ist bei der Frau rundlich, beim Mann längsoval. Beim weiblichen Individuum steht die Harnblase aufgrund der fehlenden Prostata etwas tiefer. Am Ende der Schwangerschaft steigt auch schon die mäßig gefüllte Blase aus dem kleinen Becken hinaus, und zwar im Liegen höher als im Stand (BENNINGHOFF u. Mitarb. 1977).

Das Peritoneum parietale schlägt sich wie beim Mann auf den Apex vesicae um, überzieht aber die Hinterfläche des Corpus vesicae nur in ihrem

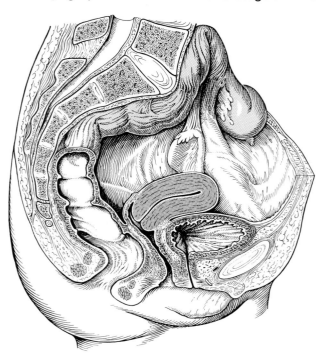

Abb. 26 Mediansagittalschnitt durch das weibliche Becken (nach *Platzer*)

obersten Abschnitt. An der Korpus-Zervix-Grenze erreicht das Bauchfell den Uterus. Zwischen Uterus und Harnblase entsteht dadurch eine individuell verschieden tiefe Peritonealbucht, die *Excavatio vesicouterina*. Sie reicht bei gefüllter Harnblase weniger weit nach kaudal als bei leerer. Beim weiblichen Fetus und der Neonata ist die gesamte Hinterfläche der Harnblase bis in Höhe des Ostium urethrae internum von Peritoneum überzogen. Dieses Verhalten erklärt sich durch die Tatsache, daß natürlich die Harnblase auch bei der Neonata höher steht als bei der Erwachsenen. Im Laufe des postnatalen Wachstums und dem damit verbundenen Deszensus der Harnblase verflacht sich die Excavatio vesicouterina.
Die Beziehungen der weiblichen Harnblase zum Beckenbindegewebe unterscheiden sich naturgemäß von den Verhältnissen beim männlichen Individuum, da zwischen Blase und Rektum Uterus und Vagina liegen. Die Fascia pelvis parietalis schlägt sich an der Durchtrittstelle der Urethra durch das Diaphragma urogenitale als *Fascia vesicalis* auf die Harnblase um. Dadurch ist der Fundus vesicae fest mit dem Beckenboden verbunden.
Die Anteile des Corpus intrapelvinum, die zur Harnblase ziehen, sind zunächst die *Ligg. pubovesicalia*, die die Harnblase an der Symphyse befestigen. Seitlich zur Blase zieht beiderseits von der seitlichen Beckenwand das Parazystium. In das Parazystium strahlen vom Lig. cardinale her straffe Bindegewebsfasern ein, die in ihrer Gesamtheit als »Blasenpfeiler« zusammengefaßt werden. Die medialen Anteile, die von der Nähe der Cervix uteri kommen, werden als *Lig. vesicouterinum* bezeichnet. Da in dieses Ligament glatte Muskelfasern eingelagert sind, wird es auch als *M. vesicouterinus* bezeichnet.
Die lockeren Verschiebeschichten verhalten sich vor der Blase im *Spatium praevesicale* und seitlich im *Spatium paravesicale* gleich wie beim männlichen Individuum. Die Beziehungen zum lockeren Beckenbindegewebe nach dorsal sind naturgemäß wieder geschlechtsspezifisch unterschiedlich. Zwischen dem Fundus vesicae und der Cervix uteri liegt das *Spatium vesicouterinum*, dessen Inhalt (lockeres Bindegewebe) mit den beiden Organfaszien zusammen als *Septum vesicouterinum* oder *supravaginale* bezeichnet wird. Weiter kaudal, zwischen Harnblase und Vagina, liegt das *Spatium vesicovaginale*, dessen lockeres Bindegewebe zusammen mit der Fascia vaginalis und der Fascia vesicalis das *Septum vesicovaginale* bildet (MAMBRINI u. Mitarb. 1972).
Aus den Beziehungen der Harnblase zum Beckenbindegewebe sind zum Großteil ihre Beziehungen zu den Nachbarorganen ersichtlich. Ergänzend dazu muß nur noch erwähnt werden, daß sich dem Apex vesicae der antevertierte und anteflektierte Uterus auflagert. Je nach Uterusgröße treten mehr oder weniger Ileumschlingen mit dem Blasenscheitel in Kontakt. Der Fundus vesicae ist durch seine Organfaszie am Diaphragma urogenitale fixiert und nimmt bei starker Füllung der Harnblase zu den beiden Levatorschenkeln Beziehung auf.

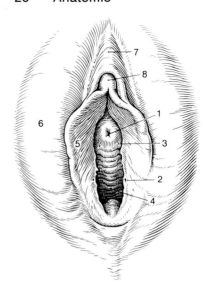

Abb. 27 Äußeres weibliches Genitale mit Urethramündung
1 Orificium urethrae externum
2 Mündung der Glandula vestibularis major
3 Ductus paraurethrales
4 Introitus vaginae
5 Labium minus
6 Labium majus
7 Praeputium clitoridis
8 Clitoris

Weibliche Urethra
(s. Abb. **15, 26, 27**)

Die im Vergleich zum männlichen Individuum kurze weibliche Harnröhre beginnt mit dem Ostium urethrae internum an der Harnblase und mündet mit dem Ostium urethrae externum im Vestibulum vaginae. Der Kliniker unterscheidet an der Urethra feminina zwei Abschnitte, und zwar eine *Pars superior* und eine *Pars inferior*. Diese Unterscheidung geht von funktionellen Gesichtspunkten aus. Die Pars superior, das kraniale Viertel der Urethra umfassend, ist durch das lockere Bindegewebe im Spatium urethrovaginale gegen die Vagina verschieblich, während bei der Pars inferior ein eigentliches Spatium fehlt und Vagina und Urethra durch ihre Organfaszien fest miteinander verwachsen sind (PLATZER u. Mitarb. 1978). Nach vorne wird die weibliche Harnröhre in ihrem kranialen Abschnitt durch die unteren Faserzüge des Lig. pubovesicale fixiert, die auch als *Lig. pubourethrale* bezeichnet werden (ZACHARIN 1968).

In ihrem Verlauf nach kaudal zieht die Urethra durch das Levatortor und durchsetzt das Diaphragma urogenitale. Hier ist der Urethrawand außen der quergestreifte Sphincter urethrae externus angelagert, und zugleich liegt in diesem Bereich die engste, wenn auch erweiterungsfähigste Stelle der weiblichen Harnröhe. Allerdings ist der äußere Schließmuskel nicht auf die Harnröhre allein begrenzt, er schließt mit einigen Fasern auch die Vagina mit ein. Diese Muskelbündel umfassen die Urethra nur halbkreisförmig von vorne und enden in der seitlichen Vaginalwand (KRANTZ 1951). Sie werden auch als *M. sphincter urethrovaginalis* bezeichnet.

Literatur

Addison, A.: On the topographical anatomy of the abdominal viscera in man, especially the gastrointestinal canal. Part IV. J. Anat. Physiol. 35 (1901) 277–304

Anson, B. J., E. H. Daseler: Common variations in renal anatomy affecting blood supply, form and topography. Surg. Gynec. Obstet. 112 (1961) 439–449

Benninghoff, A., K. Goerttler: Lehrbuch der Anatomie des Menschen, Bd. II, hrsg. und neu bearb. von H. Ferner. Urban & Schwarzenberg, München 1977

Brash, J. C.: The relation of the ureters to the vagina. Brit. med. J. 1922/II, 790–792

Casper, L.: Pyelo-Ureterogramme, eine kritische Studie. Langenbecks Arch. klin. Chir. 144 (1927) 288–309

Congdon, E. D., J. M. Essenberg: Subcutaneous attachments of the human penis and scrotum. Amer. J. Anat. 97 (1955) 331–357

Disse, J.: Untersuchungen über die Lage der menschlichen Harnblase. Anat. Hefte 1 (1892) 1–76

Funke, P. J., R. Chiari: Die Achseneinstellung des kindlichen Nierenhohlraumsystems. Urologe A 14 (1975) 225–228

Garson, J. G.: Die Dislokation der Harnblase und des Peritoneum bei Ausdehnung des Rectum. Arch. Anat. Physiol. 2 (1878) 171–179

Gisel, A.: Ureter, Harnleiter. In Alken, C. E., V. W. Dix, W. E. Goodwin, E. Wildbolz: Handbuch der Urologie. Springer, Berlin 1969

Goldstein, A. E., W. J. Carson: A study of the urinary tract in autopsy specimens. Correlation of anatomy, pathology and roentgenology. J. Urol. (Baltimore) 15 (1926) 155–174

Hafferl, A.: Lehrbuch der topographischen Anatomie. Springer, Berlin 1953

Hafferl, A.: Lehrbuch der topographischen Anatomie. Neu bearb. von W. Thiel. Springer, Berlin 1969

Halter, G., W. Platzer: Carcinoma colli II. Die Blutversorgung des Ureters in Beziehung zu den verschiedenen Methoden der Ureterpräparation bei der Radikaloperation des Kollumkarzinoms. Bericht vom III. Weltkongreß der Internationalen Federation für Gynäkologie und Geburtshilfe, 1961

von Hayek, H.: Bau und Funktion der Arterien als Stütz- und Halteorgane. Z. Anat. Entwickl.-Gesch. 104 (1935) 359–377

von Hayek, H.: Die Harnblase. In Alken, C. E., V. W. Dix, W. E. Goodwin, E. Wildbolz: Handbuch der Urologie. Springer, Berlin 1969a

von Hayek, H.: Der Penis. In Alken, C. E., V. W. Dix, W. E.

Goodwin, E. Wildbolz: Handbuch der Urologie. Springer, Berlin 1969b

Heiss, R.: Beiträge zur topographischen Anatomie der Pars pelvina des Ureters. Z. Anat. Entwickl.-Gesch. 67 (1923) 557–569

Hodson, C.J., M.N. Karn, A. King: Renal size in normal children. Arch. Dis. Childh. 37 (1962) 616–622

Holl, M.: Die Muskeln und Fascien des Beckenausgangs. In von Bardleben, K.: Handbuch der Anatomie des Menschen, Bd. VII. Fischer, Jena 1896–1904

Hyrtl, J.: Onomatologia anatomica. Geschichte und Kritik der anatomischen Sprache der Gegenwart. Braumüller, Wien 1880

Jewett, H.J.: Stenosis of the ureteropelvic juncture: congenital and acquired. J. Urol. (Baltimore) 44 (1940) 247–258

Kobelt, G.L.: Die männlichen und weiblichen Wollustorgane. Emmerling, Freiburg 1844

Krantz, K.E.: The anatomy of the urethra and anterior vaginal wall. Amer. J. Obstet. Gynec. 62 (1951) 347–386

Krause, W.: Makroskopische Anatomie der Nieren und der Nebennieren. In Alken, C.E., V.W. Dix, W.E. Goodwin, E. Wildbolz: Handbuch der Urologie. Springer, Berlin 1969

Mambrini, A., J. Farisse, J.P. Houze, G. Lebreuil: Dissection du fascia d'Halban (septum vesicovaginal). C.R. Ass. Anat. 154 (1972) 1063–1071

Mayet, A., H. Loeweneck: Topographie des Nierenhilus. Z. Anat. Entwickl.-Gesch. 127 (1968) 145–153

Mitchell, G.A.G.: The renal fascia. Brit. J. Surg. 37 (1950) 257–266

Moëll, H.: Size of normal kidneys. Acta radiol. (Stockh.) 46 (1956) 640–644

Moody, R.O., R.G. van Nuys: The position and mobility of the kidneys in healthy young men and women. Anat. Rec. 76 (1940) 111–127

Mörike, K.D.: Der Verlauf der Nierenarterien und ihr möglicher Einfluß auf die Lage der Nieren. Anat. Anz. 116 (1955) 485–502

Näätänen, E.S., S. Hotanen, I. Huoponen, A. Raevaara: Some observations on the topography of the ureter. Ann. Acad. Sci. fenn. A 37 (1953), Ref. in Excerpta Medica, Amsterdam, Sect. I/8 (1954), Abstr. Nr. 1830

Narath, P.A.: Renal Pelvis and Ureter. Grune & Stratton, New York 1951

Peter, K., G. Wetzel, F. Heiderich: Handbuch der Anatomie des Kindes. Bergmann, München 1938

Petrén, T.: La situation des reines en hauteur chez l'enfant. Trav. Lab. Anat. Karolinska Inst., Stockholm 1934, 1

Platzer, W., S. Poisel, E.S.E. Hafez: Functional anatomy of the human vagina. In Hafez, E.S.E., T.N. Evans: The Human Vagina. North Holland, Amsterdam 1978

Poisel, S., J. Martin: Zur Problematik der arteriellen Blutversorgung des Ureters bei der Radikaloperation des Collum-Carcinoms. Verh. anat. Ges. 73 (1979) 277–280

Poisel, S., H.P. Spängler: Die Verästelungstypen der Arteria renalis im Hinblick auf die arterielle Blutversorgung des Parenchyms der Niere. Acta anat. 76 (1970) 516–529

Pomaroli, A., R. Schlögel: Volumenbestimmungen an der männlichen Harnröhre und ihre Bedeutung für die urologische Praxis. Urologe A 17 (1978) 238–241

Popow, W.S.: Zur Topographie der Nieren (Russisch). 2. Congr. Chir., Caucase Nord 1927, 238. Ref. in: Anat. Ber. 12 (1928) Ref. Nr. 1400

Reiffenstuhl, G., W. Platzer: Die vaginalen Operationen. Urban & Schwarzenberg, München 1974

Riggs jr., W., J.H. Hagood, A.E. Andrews: Anatomic changes in the normal urinary tract between supine and prone urograms. Radiology 94 (1970) 107–113

Sestini, F.: La forma ed il decorso degli ureteri ed i loro rapporti con i processi trasversi delle vertebre lombari, studiai sul vivente a mezzo della radiografia. Monit. zool. ital. 42 (1931) 307–317

Stolpe, Y., L.R. King, H. White: The normal range of renal size in children. Invest. Urol. 4 (1967) 600–607

Tisell, L.B., H. Salander: The lobes of the human prostate. Scand. J. Urol. Nephrol. 9 (1975) 185–191

Töndury, G.: Angewandte und topographische Anatomie, 4. Aufl. Thieme, Stuttgart 1970

Wald, H.: The weight of normal adult human kidneys and its variability. Arch. Path. 23 (1937) 492–503

Waldeyer, W.: Das Becken. Cohen, Bonn 1899

Zacharin, R.F.: The anatomic supports of the female urethra. Obstet. and Gynec. 32 (1968) 754–759

Physiologie

Physiologie der Nieren und des Salz-Wasser-Haushaltes

P. Deetjen

Die ungestörte Funktion aller unserer Körperzellen und Organe ist davon abhängig, daß die extrazelluläre Flüssigkeit in ihrer osmotischen Konzentration, ihrem pH-Wert und in der Konzentration verschiedener Elektrolyte nur ganz geringe Schwankungen erfährt. Es ist die Hauptaufgabe der Nieren, für diese konstante Zusammensetzung der extrazellulären Flüssigkeit zu sorgen. Die Niere tut dies, indem sie sowohl die Größe des extrazellulären Volumens als auch die Konzentration der meisten gelösten Substanzen kontrolliert. Ist mit der Nahrung ein Überschuß an Wasser und Elektrolyten aufgenommen worden, dann wird dieser Überschuß zusammen mit harngängigen Stoffwechselendprodukten ausgeschieden. Besteht ein Mangel, dann werden die vorhandenen Substanzen möglichst vollständig konserviert und gleichzeitig die harnpflichtigen Substanzen so stark angereichert, daß sie mit einem Minimum an Lösungswasser ausgeschieden werden können. Weitere wichtige Funktionen der Niere sind die Regeneration der extrazellulären Puffer sowie die Produktion von Hormonen.

Wasser- und Elektrolytbilanz

Der erwachsene Mensch besteht zu rund ⅔ aus Wasser, wovon sich wiederum ⅔ im Intrazellulärraum befinden. Das restliche Wasser – bei einem 70-kg-Mann rund 17 l – liegt im extrazellulären Raum. Den kleineren Teil hiervon (ca. 3,5 l) macht das Plasmawasser aus, der größere Anteil betrifft die interstitielle Flüssigkeit (Lymphe usw.). Alle Anteile der extrazellulären Flüssigkeit können frei miteinander kommunizieren, ein Volumenverlust in einem Anteil (z. B. Flüssigkeitsverlust durch Schwitzen oder Verlust von Blutplasma bei Hämorrhagie) führt zu einem proportionalen Volumenverlust in den anderen Anteilen des extrazellulären Raumes.

Der tägliche Wasserumsatz liegt minimal mit etwa 1,7 l bei 10% des extrazellulären Volumens. Er kann unter extremen Umweltbedingungen (z. B. Hochofenarbeiter) oder bestimmten krankhaften Zuständen (z. B. Diabetes insipidus) die Größe des extrazellulären Volumens deutlich übersteigen. In

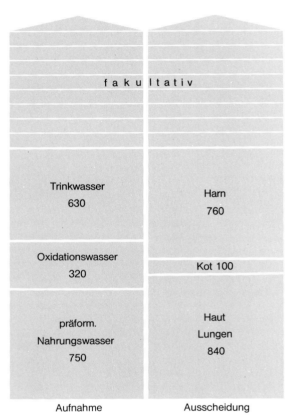

Abb. 1 Bilanz des täglichen Wasserumsatzes; Angaben in ml

Abb. 1 ist zusammengestellt, wie sich die obligaten Wasserverluste auf Kot, Harn sowie Haut und Lunge (Perspiratio insensibilis) verteilen. Unter normalen Ernährungsbedingungen muß die zum Ersatz dieser Wasserverluste notwendige Wassermenge nur zu etwa 40% als Trinkwasser aufgenommen werden. Der Rest findet sich präformiert in den aufgenommenen Nahrungsmitteln bzw. wird als Oxidationswasser im Stoffwechsel freigesetzt. Wird mehr Wasser aufgenommen als zum Ausgleich der Bilanz notwendig ist (z. B. vermehrtes Trinken oder Überinfundierung), wird der Überschuß durch die Niere eliminiert. Bei Wasserverlusten muß die Bilanz über eine Erhöhung

Abb. 2 Übersicht der ablaufenden Regulationsmechanismen bei einem Volumenverlust im Extrazellulärraum (nach *Deetjen*)

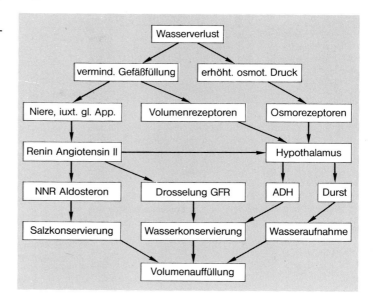

Abb. 3 Elektrolytverteilung in den Körperflüssigkeiten. Die Zahlen bedeuten Konzentrationsangaben in mval/l. Durch den unterschiedlichen Eiweißgehalt ist eine osmotische Ungleichheit vorgetäuscht. Die osmotischen Konzentrationen im wäßrigen Lösungsraum sind jeweils annähernd gleich

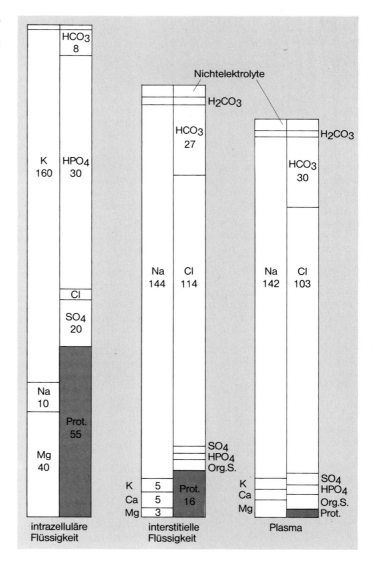

Physiologie

der Trinkwassermenge ausgeglichen werden. Die dabei ablaufenden Regulationsschritte sind in Abb. **2** schematisch zusammengestellt.

Die Konzentration der wichtigsten Elektrolyte im extrazellulären Raum ist in Abb. **3** derjenigen im intrazellulären Raum gegenübergestellt. Die Bilanzierung der Elektrolyte im extrazellulären Raum ist eng an die Wasserbilanz gekoppelt (s. Abb. **2**). So kann einmal der extrazelluläre Raum nur dann auf sein Normvolumen aufgefüllt werden, wenn auch der Bestand an NaCl, als dem wichtigsten Salz im extrazellulären Raum, ausgeglichen ist. Auf der anderen Seite führt eine Retention von NaCl (z. B. bei Hyperaldosteronismus) zu einer entsprechenden Wasserretention. Dieses überschüssige Volumen kann schließlich im extrazellulären Raum so sequestriert werden, daß es von den Regulationsmechanismen nicht mehr erfaßt wird und liegt dann in Form eines Ödems vor.

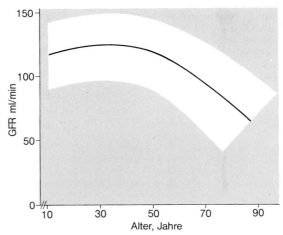

Abb. **4** Altersabhängigkeit der glomerulären Filtrationsrate bei klinisch nierengesunden Männern (nach *Deetjen*)

Glomerulumfiltrat

Die wichtigste Funktionsgröße der Niere ist die glomeruläre Filtration. Nur bei ausreichender glomerulärer Filtrationsrate (GFR) kann die Niere ihre Kontroll- und Exkretionsfunktionen ausüben.

Die Größe der glomerulären Filtrationsrate ist beträchtlich. Sie liegt bei 170 l/d, was bedeutet, daß das gesamte extrazelluläre Volumen etwa 10mal am Tag vom Blut abgetrennt und in der Niere überprüft wird. Die glomeruläre Filtrationsrate zeigt meist einen ausgeprägten zirkadianen Rhythmus mit einem oft um 30% unter dem Mittelwert liegenden Minimum in den Nachtstunden und einem Maximum während des Tages, das nach Nahrungsaufnahme noch zusätzlich gesteigert werden kann. Im Verlauf des Lebens sinkt die glomeruläre Filtrationsrate und beträgt im hohen Senium (Abb. **4**) im Mittel nur mehr die Hälfte des jugendlichen Erwachsenenalters. Soweit aber reicht die Toleranzbreite. Erst wenn die glomeruläre Filtrationsrate diese Grenze deutlich unterschreitet, kommt es zu den Symptomen einer chronischen Niereninsuffizienz mit einer Urämie und deren Folgezuständen.

Die Größe der glomerulären Filtrationsrate läßt sich über die Clearance von Testsubstanzen ermitteln. Hier sind für praktische, klinische Belange die mit modernen nuklearmedizinischen Methoden bestimmbaren Werte meist ausreichend. Für genauere Bestimmungen und für wissenschaftliche Zwecke ist die Bestimmung der Clearance von Inulin oder einer ähnlichen Testsubstanz (z. B. Polyfructosan) nach wie vor unübertroffen. Inulin muß hierbei infundiert werden, um einen möglichst konstanten Plasmaspiegel einzustellen. Da Inulin in der Niere nur glomerulär filtriert, nicht aber tubulär sezerniert, resorbiert oder metaboli-

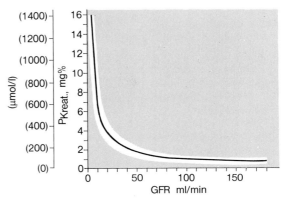

Abb. **5** Beziehung zwischen Glomerulumfiltrat und der Plasmakonzentration des endogenen Kreatinins (nach *Brod*)

siert wird, ist die glomerulär filtrierte Menge (GFR × P_{in}) gleich der im Urin ausgeschiedenen Inulinmenge ($\dot{V}_u$ × U_{in}). Danach ist dann

$$\text{GFR} = \frac{U}{P}\text{in} \times \dot{V}_u.$$

Mit dem Stoffwechselendprodukt Kreatinin scheidet die Niere eine endogene Substanz aus, die ebenfalls frei filtriert, nicht weiter metabolisiert, nicht resorbiert und nur ganz gering tubulär sezerniert wird. Die viel weniger aufwendige endogene Kreatinin-Clearance kann daher auch zur Messung der glomerulären Filtrationsrate herangezogen werden, wenn es nicht auf ganz exakte Daten ankommt. Da Kreatinin nur renal, und zwar hauptsächlich über den Weg der glomerulären Filtration, aus dem Blut eliminiert wird, muß bei eingeschränkter glomerulärer Filtrationsrate die Kreatininkonzentration im Plasma zwangsläu-

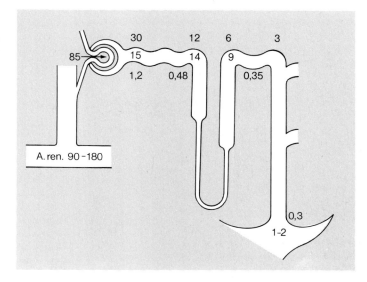

Abb. 6 Druckverteilung in Nierengefäßen und Nephron (Zahlen in mmHg innerhalb der Strukturen) sowie intratubuläre Harnstromstärken (Zahlen in 10^{-6} ml/min oberhalb des Nephrons) und lineare Stromgeschwindigkeiten (Zahlen in mm/s unterhalb des Nephrons) (nach *Deetjen*)

fig ansteigen. Ein Anstieg der Kreatininkonzentration im Plasma über den Normalwert von 0,9 mg% (79,6 µmol/l) deutet daher – wenn nicht gerade ein starker Muskelkatabolismus als Ursache verantwortlich ist – auf das Vorliegen einer eingeschränkten Nierenfunktion; Ausmaß und Progredienz einer Niereninsuffizienz können somit ungefähr an der Höhe und Anstiegsgeschwindigkeit des Kreatinin-Plasma-Spiegels abgeschätzt werden (Abb. **5**).

Intratubuläre Harnstromdynamik

Wie der schematischen Darstellung in Abb. **6** zu entnehmen ist, beträgt der Druck in den Glomerulumkapillaren etwa 85 mmHg (11,3 kPa). Er wird durch das Zusammenspiel zweier Arteriolen, des vorgeschalteten Vas afferens und des nachgeschalteten Vas efferens, konstant gehalten. Der hohe und weitgehend konstante Widerstand in letzterem sorgt dafür, daß der Kapillardruck seinen im Vergleich mit anderen Kapillargebieten extrem hohen Wert halten kann und sichert so die treibende Kraft für die exzessive Filtrationsleistung der Glomerulumkapillaren. Der Widerstand im Vas afferens dagegen ist stark variabel. Solange der arterielle Blutdruck im Normalbereich liegt, ist der afferente Widerstand niedrig, so daß es nur zu einem ganz geringen Druckabfall zwischen Arterie und Kapillare kommt. Bei arteriellen Drucksteigerungen nimmt der Widerstand proportional zu. Dadurch wird die Konstanz des kapillären Perfusionsdruckes aufrechterhalten, es bleibt die Nierendurchblutung konstant und – was funktionell das Wichtigste ist – es werden die glomeruläre Filtrationsrate und damit die Anforderungen an die Resorptionsleistung der nachgeschalteten Tubuli konstant gehalten. Weiterhin ist dadurch sichergestellt, daß in dem nachgeschalteten langen Röhrensystem der Tubuli konstante Druck- und Strömungsverhältnisse vorliegen. Dies wiederum sorgt für gleichbleibende Kontaktzeiten des Tubulusharnes in den einzelnen Nephronabschnitten und garantiert, daß die vielfältigen Transportprozesse in den einzelnen Nephronabschnitten unter stets gleichen Bedingungen ablaufen können. Einen Überblick über die Druckverteilung im arteriellen Gefäßbereich und Nephron sowie über die Stromstärken und linearen Strömungsgeschwindigkeiten im Einzelnephron gibt Abb. **6**.

Tubulärer Transport

Wie in Abb. **1** gezeigt, können die harnpflichtigen Substanzen im Bedarfsfalle mit einem Minimum von ca. 750 ml Wasser im Harn ausgeschieden werden. Von dem glomerulär filtrierten Wasservolumen sind das nur 0,5%. Die Hauptmenge des filtrierten Wassers wird also im Verlauf der Passage durch die Nierentubuli wieder resorbiert, und gleichermaßen werden auch alle wichtigen Inhaltsstoffe des glomerulären Ultrafiltrats resorbiert. Das betrifft die in Abb. **3** aufgeführten Elektrolyte ebenso wie alle Substanzen, die als Körperbausteine (Aminosäuren) oder Substrate des Stoffwechsels (Glucose, Lactat, freie Fettsäuren usw.) oder als Vitamine und Hormone dem Organismus erhalten bleiben müssen. In Abb. **7** ist im Überblick zusammengestellt, in welchen Nephronabschnitten die einzelnen Resorptionsprozesse lokalisiert sind. Quantitativ trägt der proximale Tubulus das Hauptmaß dieser Resorptionsarbeit,

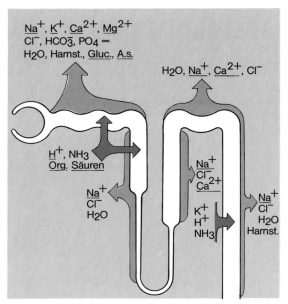

Abb. 7 Lokalisation der wichtigsten Substanztransporte im Nephron. Aktiv resorbierte oder sezernierte Substanzen sind unterstrichen

während im letzten Abschnitt des Nephrons, im distalen Konvolut und im Sammelrohr die Feinabstimmung erfolgt. Dort wird unter dem Einfluß einer extrarenalen Steuerung über verschiedene Hormone festgelegt, welche Mengen an Wasser und Elektrolyten im Falle eines Überschusses ausgeschieden werden.

Verschiedene Substanzen können auch durch tubuläre Sekretion in die Tubulusflüssigkeit gelangen und so zur Ausscheidung kommen. Das betrifft einmal Stoffwechselendprodukte, die in den Nierenzellen selbst gebildet werden, wie Ammoniak oder H^+-Ionen, und solche Substanzen, die von den Tubuluszellen aus dem Blut extrahiert werden. Letzteres ist auch wiederum eine Funktion des proximalen Tubulus und betrifft vorwiegend schwache organische Säuren.

In der Folge wird von einer Reihe der praktisch wichtigsten Substanzen eine kurze Charakteristik ihrer renalen Behandlung gegeben.

Natrium

Bei fast 90% der im Glomerulumfiltrat gelösten Substanzen handelt es sich um Natriumsalze. Die Resorption der filtrierten Natriumsalze ist daher die aufwendigste Leistung der Niere, wofür der größte Teil der in ihr umgesetzten Stoffwechselenergie verbraucht wird. Rund ⅔ des filtrierten Natriums werden in Form von NaCl (70%) und $NaHCO_3^-$ (30%) bereits im proximalen Tubulus resorbiert. Die Resorption erfolgt hier isoton, d.h., Natriumsalze und Wasser werden in der gleichen osmotischen Konzentration resorbiert, welche sie auch im Plasma haben. In den übrigen Nephronabschnitten liegen die Verhältnisse anders. Im aufsteigenden dicken Teil der Henle-Schleife wird Kochsalz aus der Tubulusflüssigkeit in das Interstitium gepumpt, ohne daß Wasser in nennenswertem Ausmaß folgen kann. Die Resorption erfolgt hier also hyperton. Dieser Effekt wird von der Niere ausgenutzt, je nach Bedarf einen Harn auszuscheiden, der gegenüber dem Blutplasma osmotisch verdünnt (Wasserdiurese) oder konzentriert (Antidiurese) ist (s. u.).

Während im proximalen Tubulus und in der Henle-Schleife das Ausmaß der Wasser- und Salzresorption relativ streng an die Größe der glomerulären Filtrationsrate gekoppelt ist (= glomerulotubuläre Balance), sind diese Prozesse in den anschließenden Nephronabschnitten, dem distalen Konvolut und dem Sammelrohr variabel und werden unter der Kontrolle der extrarenal erzeugten Hormone ADH (für das Wasser) und Aldosteron (für das Kochsalz) zur genauen Bilanzierung des Körperbestandes dieser Stoffe benützt.

Kalium

Kalium ist das dominierende Kation im Intrazellulärraum und kommt im extrazellulären Raum mit 4–5 mmol/l in einer Konzentration vor, die nur ⅟₃₀ der Na-Konzentration beträgt. Trotzdem ist gerade die extrazelluläre K^+-Konzentration von besonderer Wichtigkeit. Das Konzentrationsverhältnis für K^+ zwischen Intra- und Extrazellulärraum ist die wichtigste Voraussetzung für die elektrische Polarisierung der Zellmembranen und damit eines der wichtigsten Charakteristika einer lebendigen Zelle und eigentlich des Lebens überhaupt.

Da die K^+-Konzentration im Inneren der Zelle etwa das 35fache der Außenkonzentration beträgt, es bei der elektrischen Potentialbildung aber auf das Konzentrationsverhältnis $\frac{[K^+]\ \text{Innen}}{[K^+]\ \text{Außen}}$ ankommt, wirken sich Änderungen der intrazellulären K^+-Konzentration erst bei erheblichen K^+-Verschiebungen aus, während Änderungen der extrazellulären K^+-Konzentration um nur wenige mmol/l beträchtliche Potentialschwankungen zur Folge haben. Besonders empfindlich reagieren da die autonom tätigen Schrittmacherzellen im Herzen. So verlieren diese bei Hyperkaliämie schon bald ihre Fähigkeit zu rhythmischer Erregungsbildung, und es kommt zum Herzstillstand. Es ist daher nicht verwunderlich, daß das Kalium unter allen Elektrolyten in der Niere den effektivsten Ausscheidungsmechanismus besitzt. Es wird glomerulär filtriert und im proximalen Tubulus genauso wie das Natrium wieder weitgehend resorbiert. Im Falle eines K^+-Mangels kann im distalen Tubulus die Tubulusflüssigkeit nahezu K$^+$-frei gepumpt werden. Bei einem K$^+$-Überschuß aber wird – ebenfalls unter der Kontrolle des Hormons Aldosteron – im distalen Tubulus K$^+$ aus dem Blut in die Tubulusflüssigkeit sezerniert, und es kann ein Harn ausgeschieden werden, der unter Extrembedingungen fast das Doppelte der ursprünglich filtrierten K$^+$-Menge enthält und der eine bis zum 50fachen höhere K$^+$-Konzentration als das Blutplasma haben kann.

Calcium

Calcium hat im Serum eine Konzentration von 2,3–2,7 mmol/l. Rund 40% davon sind an Plasmaproteine gebunden und daher in den Glomeruli nicht filtrierbar, 50% liegen als ionisiertes Ca^{2+} vor, der Rest ist komplex an Phosphat, Citrat u.a. gebunden. Die renale Behandlung ionisierten Calciums ist der des Natriums ähnlich mit einer vorwiegenden Resorption im proximalen Tubulus und einer Feineinstellung der Ausscheidung im distalen Tubulus (Abb. **8**). Statt des Aldosterons aber ist es hier vornehmlich das Parathormon (PTH), das die distale Ca-Resorption steigert und damit eine verstärkte Ca-Retention ermöglicht. Eine ähnliche, aber schwächere Wirkung hat auch der Vitamin-D-Abkömmling 1,25-Dihydrocalciferol, während das Schilddrüsenhormon Thyreocalcitonin gegenteilig wirkt und die Ca-Ausscheidung verstärkt.

Phosphat

Die renale Phosphatbehandlung ist urologisch dadurch besonders bedeutungsvoll, als Phosphat mit Calcium schwer lösliche Verbindungen eingeht,

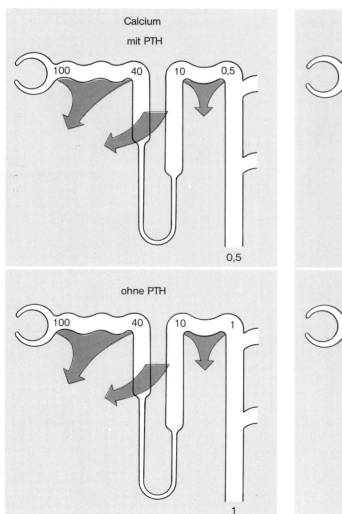

Abb. 8 Die renale Behandlung des ionisierten Calciums mit und ohne Wirkung des Parathormons (PTH) (nach *Knox* u. Mitarb.)

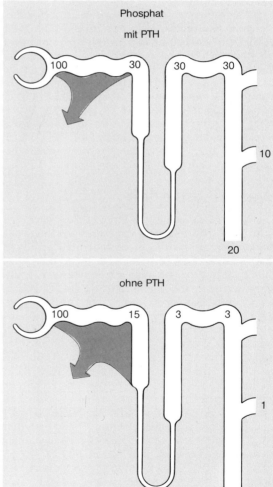

Abb. 9 Die renale Behandlung von Phosphat mit und ohne Wirkung des Parathormons (PTH) (nach *Knox* u. Mitarb.)

die ausfallen und Harnkonkremente bilden können. Der Hauptresorptionsort ist auch hier der proximale Tubulus, doch wirkt im Gegensatz zum Calcium Parathormon hemmend auf die Phosphatresorption. Ohne Parathormon werden nur etwa 2% des glomerulär filtrierten Phosphates ausgeschieden. Durch PTH läßt sich die Phosphatausscheidung verzehnfachen (Abb. **9**). Eine ähnliche, wenn auch schwächere Wirkung hat das Thyreocalcitonin, und sie wird auch dem Cortisol zugeschrieben. 1,25-Dihydrocalciferol vermindert die Phosphatausscheidung.

Bicarbonat

Bicarbonat ist eine der wichtigsten Puffersubstanzen, und daher ist eine ausgewogene Bicarbonatbilanz für den Säure-Basen-Haushalt von großer Bedeutung. Das filtrierte Bicarbonat wird nahezu quantitativ schon im proximalen Tubulus resorbiert. Bicarbonat ist, wie Glucose oder Phosphat, eine Schwellensubstanz, d.h., bis zu einer bestimmten Konzentration in der Tubulusflüssigkeit erfolgt eine nahezu quantitative Resorption; liegt die Konzentration höher, wird der Überschuß ausgeschieden. Während beim Phosphat die Schwelle durch Hormone variierbar ist, kann die Bicarbonatschwelle über den CO_2-Partialdruck im Blut beeinflußt werden. Ein erniedrigter CO_2-Druck setzt die Schwelle herab, erhöht so die Bicarbonatausscheidung und ermöglicht auf diese Weise z.B. die Kompensation einer respiratorisch entstandenen Alkalose.

Wasserstoffionen

Die Niere ist das wichtigste Organ für die Homoiostase des Säure-Basen-Haushaltes. Neben der Konservierung des filtrierten Bicarbonats obliegt ihr auch die Regeneration von Bicarbonat, das durch Pufferprozesse verbraucht wurde. Gleichzeitig werden dabei die im Stoffwechsel im Überschuß entstehenden sauren Valenzen eliminiert. Insgesamt fallen insbesondere aus dem Proteinstoffwechsel pro Tag 60–100 mmol an Säure an. Gegenüber dem pH-Wert des Plasmas kann der pH-Wert des Harnes beim Gesunden bis auf 4,5 gebracht werden. Trotzdem werden auch dann nicht mehr als etwa 0,2% der insgesamt eliminierten H^+-Ionen in freier Form ausgeschieden. Die Masse der H^+-Ionen verläßt die Niere in neutralisierter und gebundener Form. Dabei entfallen 10–30 mmol/d auf die sog. titrierbare Säure. Hier werden vom Tubulusepithel sezernierte H^+-Ionen an Phosphat gebunden unter Umwandlung des primären (HPO_4^{2-}) in das sekundäre Salz ($H_2PO_4^-$). Noch effektiver ist die H^+-Elimination über die Ammoniakausscheidung. In den Tubuluszellen wird durch Desaminierung von Aminosäuren – vornehmlich von Glutamin – Ammoniak produziert, das leicht in die Tubulusflüssigkeit diffundieren kann. In dem durch die H^+-Ionensekretion dort herrschenden sauren Milieu wird Ammoniak unter Abpufferung eines H^+-Ions zum Ammoniumion umgewandelt, verliert dadurch seine Membrangängigkeit und wird mit dem Harn ausgeschieden. Im Bedarfsfalle kann bei bestehender Azidose die H^+-Elimination von 30–50 mmol/d auf das Zehnfache gesteigert werden.

Glucose

Glucose ist frei filtrierbar und wird zu rund 95% bereits im proximalen Konvolut resorbiert. Im Endharn erscheinen bei normaler Plasmakonzentration um 6 mmol/l (= 110 mg%) nur Spuren von Glucose. Bei Erhöhungen der Plasmakonzentration über etwa 12 mmol/l kommt es zu einer deutlichen Glucoseausscheidung, die bei weiteren Erhöhungen der Plasmakonzentration proportional verläuft. Glucose besitzt also in der Niere eine Schwellenkonzentration, bis zu der praktisch alles resorbiert wird und oberhalb welcher der Überschuß ausgeschieden wird. Die Glucoseresorption ist darüber hinaus an die Resorption von Na-Salzen und Wasser gekoppelt. Je höher die glomeruläre Filtrationsrate und je größer dadurch das im proximalen Tubulus resorbierte Volumen ist, um so mehr wird auch an Glucose resorbiert. Ein renales Transportmaximum für Glucose, das früher vielfach postuliert wurde, existiert also nicht. Begrenzt ist nur die Konzentration, mit der das Glucoseresorbat die proximale Tubuluswand passieren kann, nicht jedoch die durchgeschleuste Glucosemenge.

Harnstoff

Harnstoff ist das wichtigste stickstoffhaltige Endprodukt des Eiweißstoffwechsels. Da Harnstoff nur über die Nieren ausgeschieden werden kann, kommt es beim Nierenversagen zu einem progredienten Anstieg der Harnstoffkonzentration im Blut (= Urämie). Die klinisch unter dem Begriff der Urämie zusammengefaßten Symptome einer zunehmenden Intoxikation des Organismus sind jedoch nicht durch den Harnstoff hervorgerufen, der selbst nahezu ungiftig ist.
Harnstoff wird glomerulär frei filtriert. Infolge seiner relativ kleinen Molekülgröße diffundiert etwa ein Drittel des Harnstoffs schon im proximalen Tubulus wieder zurück. Ein weiteres Drittel kann im distalen Nephron resorbiert werden, wenn dort in Antidiurese Wasser resorbiert wird und dieser transzelluläre Wasserfluß den Harnstoff mitreißt (solvent drag). Daß Harnstoff trotz seiner großen Permeabilität überhaupt über die Niere ohne Schwierigkeiten eliminiert werden kann und daß er hochkonzentriert und mit einem Minimum an Lösungswasser ausgeschieden werden kann, ist der Funktion des Nierenmarkes zu danken. Der aus dem Sammelrohr resorbierte

Harnstoff wird in das Gegenstromdiffusionssystem der Vasa recta aufgenommen und rezirkuliert so lange im Nierenmark, bis in der Nierenpapille hohe und zur Spitze hin ansteigende Harnstoffkonzentrationen aufgebaut sind. Mit diesen steht der Sammelrohrharn im Gleichgewicht, so daß dann ungeachtet der Harnstoffdurchlässigkeit des terminalen Sammelrohres ein Endharn mit hoher Harnstoffkonzentration ausgeschieden werden kann.

Aminosäuren

Auch Aminosäuren werden glomerulär frei filtriert und nahezu komplett im proximalen Tubulus wieder resorbiert. Die Resorption ist ein sättigbarer und energieabhängiger, aktiver Transport. Initialer Schritt ist eine Anlagerung der Aminosäure an spezifische Rezeptormoleküle im Bürstensaum des proximalen Tubulus. An den Rezeptormolekülen besteht eine Strukturspezifität für Aminosäuren mit sterisch ähnlicher Molekülkonfiguration. Bisher ließen sich 7 Systeme unterscheiden. Von praktisch urologischem Interesse sind dabei nur 2 Systeme, das Transportsystem für Cystin und Cystein sowie das Transportsystem für die basischen Aminosäuren Arginin, Lysin und Ornithin. Fällt das Cystinsystem aus – ein sehr seltener genetischer Defekt –, dann unterbleibt die Cystinresorption, und es kommt zur Zystinurie. Häufiger ist ein Defekt des »basischen« Transportsystems. Die Konzentrationen von Arginin, Lysin und Ornithin nehmen infolgedessen entlang des proximalen Tubulus nur wenig ab (Abb. **10**). Da diese Aminosäuren aber auch eine Affinität zu den Cystinrezeptoren besitzen, verdrängen sie infolge ihrer erhöhten Konzentration das Cystin von seinem Resorptionsort, und es kommt neben der vermehrten Ausscheidung der basischen Aminosäuren auch zur Zystinurie.

Cystin ist unter allen Aminosäuren die bei weitem am schlechtesten lösliche. Ihre Löslichkeitsgrenze liegt unter 1 mmol/l (<240 mg/l). Bei Zystinurikern finden sich Harnkonzentrationen bis zu 3,5 mmol/l, so daß die Präzipitationsschwelle weit überschritten und so die Konkrementbildung möglich ist.

Oxalsäure

Oxalsäure bildet mit Calcium ein sehr schwer wasserlösliches Salz, mit dem es relativ leicht zur Konkrementbildung kommen kann. Oxalat wird glomerulär filtriert und im proximalen Tubulus teilweise wieder resorbiert. Gleichzeitig wird dort aber auch Oxalat aus dem Blut extrahiert und über die proximalen Tubuluszellen in die Tubulusflüssigkeit sezerniert. In der Bilanz dieses bidirektionalen Transportes ist am Ende des proximalen Tubulus etwa 10–20% mehr an Oxalat vorhanden als ursprünglich filtriert wurde (Abb. **11**).

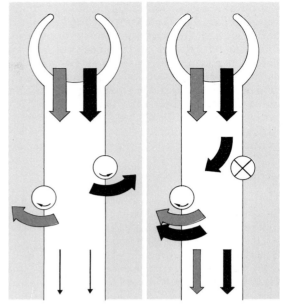

Abb. **10 a** u. **b** Schema zum Mechanismus der Zystinurie (nach *Silbernagl* u. Mitarb.)
a Normale Resorption von Cystin (grauer Pfeil) sowie von Arginin, Lysin und Ornithin (schwarzer Pfeil)
b Ausfall des Transportsystems der basischen Aminosäuren. Diese überladen das Cystintransportsystem, und es kommt zu einer Aminoazidurie unter Einschluß des Cystins

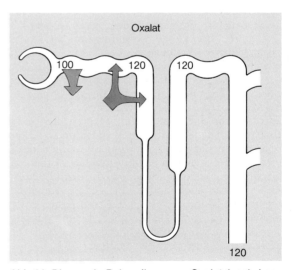

Abb. **11** Die renale Behandlung von Oxalat (nach *Lang* u. Mitarb.)

Das distale Nephron ist für Oxalsäure nahezu impermeabel, so daß das endproximale Load unverändert im Endharn erscheint. Da das Ausmaß der Filtration wie auch der Sekretion des Oxalats von der Plasmakonzentration abhängig ist, so ist es auch das Ausmaß der Oxalatexkretion. Neben dem jeweiligen Konzentrierungsstatus ist damit die Plasmakonzentration des Oxalats ein bestimmender Faktor für die Bildung von Oxalatausfällungen. Leider ist gerade diese Meßgröße bisher mit Routinemethoden nicht verläßlich bestimmbar.

Harnsäure

Harnsäure erfährt eine ähnliche Behandlung wie die Oxalsäure: Auch sie wird glomerulär filtriert und besitzt proximal einen bidirektionalen Transport. Auch hier ist am Ende des proximalen Tubulus etwas mehr vorhanden als ursprünglich filtriert wurde. Im Gegensatz zum Oxalat aber wird Harnsäure auch noch in der Henle-Schleife resorbiert, und zwar etwa $^2/_3$ der einströmenden Menge (Abb. 12).

Die Löslichkeit der Harnsäure hängt sehr stark vom pH-Wert ab. Wie bei verschiedenen anderen organischen Säuren auch, ist das undissoziierte Molekül wesentlich schlechter wasserlöslich als das dissoziierte. Da der pK-Wert der Harnsäure 5,8 beträgt, sind gerade in dem Bereich, in dem der pH-Wert des Harnes schwanken kann (s. o.), große Änderungen des Dissoziationsgrades der Harnsäure möglich. Die Löslichkeitsgrenze für undissoziierte Harnsäure liegt bei 1,2 mmol/l (200 mg/l). Die Gesamtkonzentration an Harnsäure im Harn kann aber auch beim Gesunden schon das Doppelte betragen. Dadurch, daß aber der Harn-pH selten unter 5,8 absinkt, bleiben bei gesunden Personen Uratausfällungen vermieden. Solche sind zu erwarten, wenn entweder der pH-Wert stärker absinkt oder eine Hyperurikämie zu einer verstärkten Harnsäureausscheidung und erhöhten Harnsäurekonzentrationen im Harn führt. Den offenbar gleichen Sekretionsmechanismus im proximalen Tubulus für Harnsäure und Oxalsäure können auch noch einige andere schwache organische Säuren benützen. Sie sind Fremdstoffe für den Organismus, haben aber als Sulfonamide und Antibiotika, Röntgenkontrastmittel oder Diuretika große praktische Bedeutung.

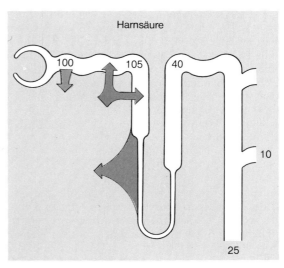

Abb. 12 Die renale Behandlung der Harnsäure (nach *Lang* u. Mitarb.)

Antibiotika

Bei einer Reihe von Antibiotika und Sulfonamiden gelangt neben dem filtrierten Anteil oft ein Mehrfaches durch tubuläre Sekretion in die Tubulusflüssigkeit. Da von dem filtrierten Wasser der größte Teil im Verlaufe der Nephronpassage wieder resorbiert wird, werden alle nicht resorbierbaren Substanzen mehr und mehr verdichtet und können im Endharn schließlich Konzentrationen erreichen, die um mehrere hundertmal höher als im Plasma liegen. Zwischen den einzelnen Substanzen bestehen allerdings große Unterschiede, die u. a. dadurch bedingt sind, daß der Tubulus für manche dieser organischen Säuren eine gewisse Durchlässigkeit besitzt und sie daher teilweise wieder rückdiffundieren können. Eine solche Rückdiffusion geht in den meisten Fällen um so leichter, je weniger dissoziiert eine Substanz vorliegt (non-ionic-diffusion). Das Ausmaß der Diffusion solcher schwacher Säuren wird daher von ihrem pK-Wert und dem pH-Wert der Lösung bestimmt. Je saurer der pH-Wert des Tubulusharnes ist, um so mehr wird die Dissoziation einer schwachen Säure unterdrückt und um so mehr kann sie aus der Tubulusflüssigkeit in das Nierenparenchym wandern. Je basischer der pH-Wert liegt, um so mehr ist die schwache Säure dissoziiert, um so geringer ist ihr Rückdiffusionsvermögen und um so höher bleibt ihre Konzentration in Tubulusflüssigkeit und Endharn. Über den medikamentös (Acetazolamid) oder diätetisch beeinflußbaren pH-Wert des Tubulusharnes läßt sich daher in vielen Fällen steuern, ob ein Antibiotikum oder Sulfonamid mehr im Nierenparenchym oder mehr in den ableitenden Harnwegen in therapeutisch wirksamen Konzentrationen akkumuliert wird.

Röntgenkontrastmittel

Für die zur Darstellung der Niere und ableitenden Harnwege geeigneten Röntgenkontrastmittel gilt Ähnliches wie für die Antibiotika. Auch hier ist der proximale Sekretionsmechanismus Voraussetzung dafür, daß solche Substanzen in genügend hoher Konzentration in der Tubulusflüssigkeit erscheinen. Wichtig für diese Substanzen ist aber, daß sie keine Fähigkeit zur Rückdiffusion haben – auch nicht in Abhängigkeit vom pH-Wert – und daher sehr kurzfristig und in hoher Konzentration mit dem Endharn ausgeschieden werden.

Diuretika

Bei der Mehrzahl der gebräuchlichen Saludiuretika handelt es sich auch um schwache organische Säuren (z.B. Hydrochlorothiazid, Furosemid). Sie unterliegen daher den gleichen Mechanismen, einer proximalen tubulären Sekretion und einer allfälligen Rückdiffusion. Je weniger letztere ausgeprägt ist, um so stärker konzentriert erreicht das Diuretikum den aufsteigenden dicken Teil der Henle-Schleife. Dies ist die Schlüsselstelle für die Wirkungsstärke der meisten Diuretika. Je mehr die dort lokalisierte NaCl-Pumpe gehemmt wird, um so mehr bleibt an Kochsalz und Wasser unresorbiert in der Tubulusflüssigkeit zurück und um so stärker sind Salurese und Diurese.

Prinzipiell könnten die Diuretika in entsprechend hoher Konzentration im ganzen Organismus Ionenpumpen an Zellen und Membranen hemmen und wären dadurch sehr toxische Substanzen. Dadurch jedoch, daß sie durch die besondere renale Behandlung mit der hohen Akkumulation in der Tubulusflüssigkeit gezielt auf extrazellulärem Wege den Ort ihrer Wirkung erreichen, bekommen sie ihren therapeutischen Wert. Nur an ganz umschriebener Stelle wird eine wirksame Konzentration erreicht, während im Blutplasma und übrigen Extrazellulärraum die Substanzkonzentrationen weit unterhalb der toxischen Schwelle bleiben.

Konzentrierungsmechanismus

Nachdem im proximalen Konvolut bereits rund ⅔ der filtrierten Elektrolyte und des Wassers resorbiert worden sind, erreicht der Tubulusstrom die Henle-Schleife. Hier erfolgt eine osmotische Konzentrierung nach dem Gegenstromprinzip, mit dem Erfolg, daß die osmotische Konzentration von der Rinden-Mark-Grenze bis zur Papillenspitze annähernd exponentiell zunimmt.

Nach Verlassen der Henle-Schleife erfährt der Tubulusharn im distalen Konvolut eine weitere Volumenminderung, bis er in das Sammelrohr einfließt und wieder durch das Mark geleitet wird. Dort findet eine weitere Volumeneinengung statt und eine Angleichung an das zur Papillenspitze hin immer hypertoner werdende Nierenmark. Der Endharn kann dann schließlich ein Volumen von weniger als 1% des ursprünglichen Glomerulumfiltrates haben und osmotisch bis zum 5fachen des Plasmas konzentriert sein.

An diesem recht komplizierten Prozeß sind aktive, durch Stoffwechselenergie getriebene Ionenpumpen ebenso beteiligt wie passive Stoffbewegungen. Weitere Voraussetzungen für das Funktionieren des Konzentrierungsapparates sind unterschiedliche Permeabilitäten der einzelnen Markstrukturen für Wasser, Kochsalz und Harnstoff. Und schließlich spielt auch eine Rolle, daß die Nierenmarkdurchblutung dem Tubulusharnstrom so angepaßt ist, daß zwar der Abtransport des medullären Resorbates gesichert ist, ein Auswaschen der osmotisch wirksamen Substanzen jedoch verhindert wird.

Die Beschreibung der genaueren Zusammenhänge übersteigt den Rahmen dieser Darstellung und muß speziellen Texten entnommen werden.

Literatur

Brod, J.: The Kidney. Butterworth, London 1973 (p. 95)

Deetjen, P.: Allgemeine Harnstromdynamik. In Vahlensieck, W., G. Gasser: Fortschritte der Urologie und Nephrologie, Bd. V: Pathogenese und Klinik der Harnsteine III. Steinkopff, Darmstadt 1975 (p. 7–11)

Deetjen, P.: Physiologie und Pathophysiologie der Niere. In Geßler, U.: Urämie. Aesopus Verlag, München 1977a (p. 1–17)

Deetjen, P.: Dynamik und Regulation der Flüssigkeitsräume. In Ahnefeld, F.W. et al.: Klinische Anästhesiologie und Intensivtherapie, Bd. XV: Wasser-Elektrolyt- und Säure-Basen-Haushalt. Springer, Berlin 1977b (p. 1–10)

Deetjen, P., J.W. Boylan, K. Kramer: Niere und Wasserhaushalt, 3. Aufl. Urban & Schwarzenberg, München 1976

Knox, F.G., R.F. Greger, F. Lang, G.R. Marchand: Elements in nephron function important in urolithiasis. In Massry, S.G., E. Ritz: Phosphat Metabolism. Plenum Press, New York 1977 (p. 3–9)

Lang, F., R. Greger, H. Sporer, H. Oberleithner, P. Deetjen: Renal handling of organic acids urate and oxalate: Possible implications for urolithiasis. Urol. Res. 7 (1979) 143–148

Schock, N.W.: In Cowdry's Problems of Aging. Williams & Wilkins, Baltimore 1952 (p. 415)

Silbernagl, S., E.C. Foulkes, P. Deetjen: Renal transport of amino acids. Rev. Physiol. Biochem. Pharmacol. 74 (1975) 105–167

Physiologie des Harnleiters

W. Lutzeyer, J. Hannappel

Die oberen ableitenden Harnwege gliedern sich in Nierenkelche, Nierenbecken und Ureter. Es handelt sich um ein glattmuskuläres Hohlorgan, dessen Muskelfasern sich durch Änderung ihrer Verlaufsrichtung zu einer äußeren Längs-, mittleren Zirkulär- und wieder inneren Längsschicht ordnen. Dabei stellen die einzelnen etwa 5 μm dicken Muskelfasern morphologische Individuen dar. Funktionell sind sie aber zu einem Synzytium verknüpft: In umschriebenen Bereichen sind die Membranen benachbarter Zellen in engem Kontakt, so daß die elektrische Erregung einer Zelle ohne große Schwierigkeiten, und vor allem ohne eine chemische Transmittersubstanz als Intermediär zu benötigen, auf die Nachbarzelle übergreifen kann. Diese interzellulären Kontaktstellen werden üblicherweise als Nexus bezeichnet.

Ruhepotential, Aktionspotential und elektromechanische Kopplung

Wird unter geeigneten Versuchsbedingungen eine sehr feine Glaselektrode in das Innere einer Muskelzelle des Ureters eingeführt, so läßt sich nachweisen, daß sich der Intrazellulärraum gegenüber seiner Umgebung elektrisch negativ verhält, die Potentialdifferenz beträgt etwa 60–70 mV. Sie wird durch unterschiedliche Membranpermeabilitäten für verschiedene Ionen und durch aktive, energieverbrauchende Ionenpumpen aufrechterhalten. Mit Hilfe der Nernst-Gleichung (s. Lehrbücher der Physiologie) kann gezeigt werden, daß das Ruhemembranpotential vorwiegend, aber nicht ausschließlich durch eine hohe intrazelluläre K^+-Konzentration bei gleichzeitig hoher Membranpermeabilität für K^+-Ionen aufgebaut wird. Kommt es spontan oder durch chemische, elektrische bzw. mechanische Reizung zu einer nur geringen Depolarisation dieses Ruhemembranpotentials, so wird sehr bald eine kritische Zündschwelle erreicht, bei deren Überschreiten eine plötzliche Änderung der transmembranalen Ionenpermeabilitäten auftritt. Im Gegensatz zur Nervenfaser, bei der es offensichtlich während des Ablaufs eines Aktionspotentials nur zu einer hochgradigen Zunahme der Na^+-Permeabilität kommt, nimmt bei der Harnleitermuskulatur die Membrandurchlässigkeit für Na^+- und Ca^{2+}-Ionen zu, und entsprechend dem elektrochemischen Gradienten tritt ein plötzlicher Einstrom dieser beiden Ionen ins Zellinnere auf. Diese Veränderungen sind verbunden mit einer vorübergehenden Abnahme der K^+-Permeabilität. Als Folge kommt es während des Aktionspotentials zu einer Umkehr der Potentialdifferenz: Das Zellinnere wird mit etwa 10 mV positiv gegenüber dem Zelläußeren. Am Harnleiter läßt sich durch intrazelluläre Registrierungen ein komplexes Aktionspotential bestehend aus einer Plateaudepolarisation, die von einer oder mehreren schnellen Oszillationen überlagert ist, nachweisen (Abb. **1**). Es konnte gezeigt werden, daß die Oszillationen offensichtlich durch den Ca^{2+}-Einstrom erzeugt werden, wohingegen Na^+ für den plateauförmigen Verlauf des Aktionspotentials verantwortlich ist (BURY u. SHUBA 1976). Während des Ablaufs eines Aktionspotentials kommt es zu einer Erhöhung des freien, intrazellulären Calciums. Zwei Mechanismen werden in diesem Zusammenhang diskutiert:
1. Der Anstieg der intrazellulären Ca^{2+}-Konzentration entsteht durch den Ca^{2+}-Einstrom in die Zelle während des Aktionspotentials.
2. Über einen noch nicht näher bekannten Mechanismus wird durch das Aktionspotential aus dem sarkoplasmatischen Retikulum intrazellulär gebundenes Calcium in ionaler Form freigesetzt. Die Wirkung des Calciums auf die kontraktilen Proteine ist wahrscheinlich ähnlich wie beim Skelettmuskel: Ca^{2+} verdrängt vorübergehend Troponin-Tropomyosin vom Actin, so daß die Actinbindungsplätze für das Myosin frei werden. Durch chemische Wechselwirkungen zwischen diesen beiden Substanzen kommt es zu einem Gleiten der Actin- über die Myosinfilamente und damit zu einer Verkürzung der Muskelfaser.

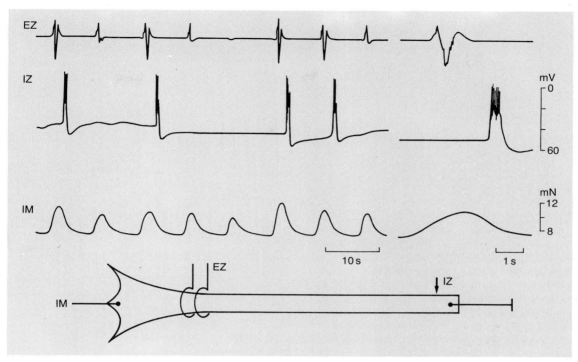

Abb. 1 Isoliertes Nierenbeckenharnleiterpräparat vom Meerschweinchen. Gleichzeitige Darstellung des extrazellulär (EZ) abgeleiteten Elektromyogramms im pyeloureteralen Übergang, des intrazellulär (IZ) registrierten Aktionspotentials einer Ureterzelle und der isometrischen (IM) Kontraktionen des Präparates. In der langsamen Registrierung (links) wird am Ausfall einzelner Potentiale in der intrazellulären Registrierung deutlich, daß nicht alle Erregungen aus dem Nierenbecken auf den Harnleiter fortgeleitet werden. In der schnellen Registrierung (rechts) zeigt das intrazellulär abgeleitete Aktionspotential die für den Harnleiter typische plateauförmige Depolarisation mit überlagerten Oszillationen (nach *Hannappel* u. *Golenhofen*)

Myogene Erregungsbildung und Erregungsleitung

Werden aus einem gesunden, menschlichen Nierenbecken und Harnleiter an definierten Stellen Muskelstreifen entnommen und wird ihr Spontanverhalten in einem Organband untersucht, so weist das glattmuskuläre Gewebe, das den Nierenkelchen entstammt, die höchste Kontraktionsfrequenz auf (Abb. 2). Durch Untersuchungen mit Tetrodotoxin (TTX) konnte gezeigt werden, daß die Entstehung und Fortleitung dieser Kontraktionen myogener und nicht neurogener Natur sind: TTX blockiert hochselektiv den Na^+-Einstrom an Nervenmembranen und macht diese somit unerregbar. Nach Applikation dieser Substanz tritt keine Änderung der Erregungsbildung und Erregungsleitung im pyeloureteralen System auf. Offensichtlich befinden sich die Fließgleichgewichte an der Muskelmembran nicht in einem echten Steady state. Abhängig von der Lokalisation der Zellen kommt es in unterschiedlichen zeitlichen Abständen zu einer plötzlichen Änderung der Ionenpermeabilitäten und damit zur Auslösung eines Aktionspotentials. Wie am Herzen zuerst genau gezeigt werden konnte, übernimmt in einem durch myogene Erregungsleitung aneinandergekoppelten System die am schnellsten depolarisierende Zelle oder Zellgruppe Schrittmacherfunktion. Der Eigenrhythmus langsamer depolarisierender, sog. sekundärer oder latenter Schrittmacher kann erst aufgedeckt werden, wenn der dominierende Einfluß des primären Schrittmachers durch dessen Zerstörung oder Abtrennung aufgehoben wurde. Ähnliche Verhältnisse liegen im Bereich des Nierenbeckens/Harnleiters vor: Die Kelchregionen übernehmen aufgrund ihrer höchsten Spontanfrequenz primäre Schrittmacherfunktion. Da aber auch an isolierten Präparaten aus Nierenbecken und pyeloureteralem Übergang trotz insgesamt langsamer Spontanfrequenz immer wieder Phasen hochfrequenter Aktivitäten angetroffen werden, müssen wir davon ausgehen, daß die Schrittmacherprozesse der oberen ableitenden Harnwege durch eine Kooperation größerer Zellareale im Nierenbeckenkelchsystem gekennzeichnet sind (GOLENHOFEN u. HANNAPPEL 1973). Dementsprechend treten bei vorübergehendem oder dauerndem Ausfall einzelner Schritt-

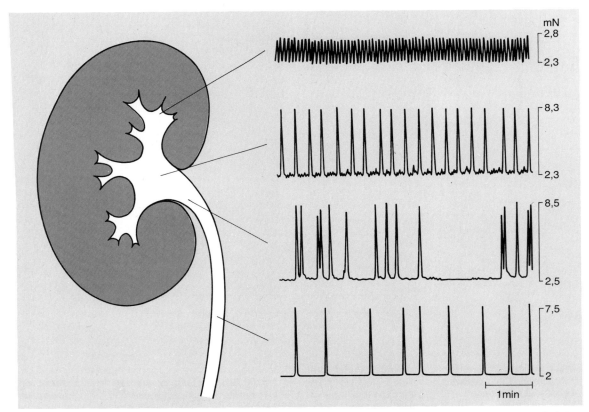

Abb. 2 Spontanaktivität von Muskelstreifen aus dem menschlichen Pyeloureter im Organbad bei 37 °C (die Niere wurde wegen eines peripher sitzenden Tumors entfernt). Abnehmende Frequenz von proximal nach distal. Jedoch ist auch der pyeloureterale Übergang noch zu einem hochfrequenten Kontraktionsrhythmus fähig. Durch myogene Kopplung verschiedener Schrittmacherareale im Nierenbeckenkelchsystem und durch wechselnde Überleitungsblockaden auf den Ureter wird der peristaltische Kontraktionsrhythmus des Harnleiters bestimmt

macherbezirke keine schwerwiegenden Störungen auf. Benachbarte Zellgruppen mit etwa gleicher Spontanaktivität können Funktionsausfälle kompensieren. Die abnehmende spontane Depolarisationsneigung von den Nierenkelchen zum Harnleiter hin gewährleistet eine orthograde Peristaltik, die somit ihren Ursprung im Nierenbecken hat und sich zur Blase hin bewegt. Die Fortleitungsgeschwindigkeit im Bereich des Ureters wurde von verschiedenen Untersuchern zwischen 20 und 60 mm/s angegeben. Eine umgekehrt verlaufende Antiperistaltik ist mehrfach beschrieben und auch immer wieder bestritten worden. Unter physiologischen Bedingungen konnte sie von uns nie beobachtet werden. Bei pathologischen Verhältnissen (z. B. Reizung durch Stein oder Ureterkatheter) kann aber an jeder Stelle des Harnleiters eine Kontraktion ausgelöst werden. Aufgrund seiner synzytialen Verknüpfung kann der Ureter eine Kontraktionswelle in beide Richtungen gleich gut leiten. Die direkte Umkehr einer prograden Kontraktionswelle in die retrograde Richtung an einem Hindernis etwa ist durch die lange Refraktärzeit der Harnleitermuskulatur ausgeschlossen.

Myogene Steuerung des Pyeloureters

Das Nierenbeckenkelchsystem arbeitet unabhängig von der Diurese mit etwa konstanter Kontraktionsfrequenz. Dabei sind die einzelnen Kelchkontraktionen nicht synchronisiert. Die Kontraktionswellen werden zumeist nur bis in die Region des pyeloureteralen Überganges fortgeleitet. Abhängig von der Urinproduktion kommt es zu einer langsamen oder schnellen Füllung des Nierenbeckens und eines proximalen Harnleiterabschnittes. Offensichtlich verbessert sich die myogene Erregungsleitung mit zunehmender Dehnung im Grenzbereich zwischen Nierenbecken

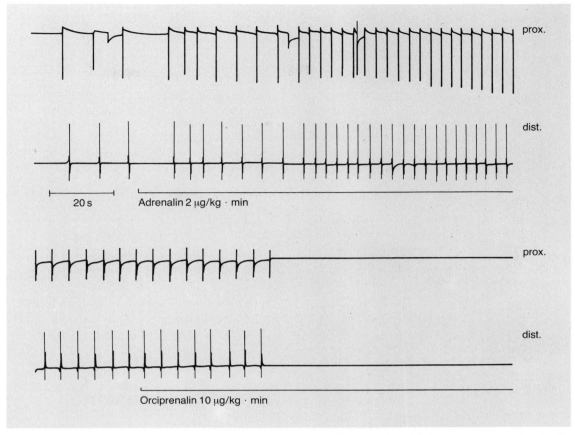

Abb. 3 Elektroureterogramme vom Hund. Dem Versuchstier wurden um den rechten Harnleiter im Abstand von etwa 6 cm zwei ringförmige, bipolare Elektroden (prox. und dist.) implantiert. Die Registrierungen erfolgten am 2. und 3. postoperativen Tag am wachen Versuchstier. Intravenöse Gabe von 2 μg/kg·min Adrenalin hat durch Stimulation der Alpharezeptoren eine deutliche Steigerung der Kontraktionsfrequenz des Ureters zur Folge. Orciprenalin, ein Betastimulator, führt in einer Dosis von 10 μg/kg·min zu einem Sistieren der Harnleiterperistaltik (nach *Hannappel* u. *Golenhofen*)

und Harnleiter, bis dann eine Erregung auf den Ureter übergreift und eine peristaltische Kontraktion auslöst, ein Ereignis, das bei normaler Diurese etwa 2- bis 6mal pro Minute auftritt (KIIL u. KJEKSHUS 1967). Bei zunehmender Diurese werden schließlich die Kelchkontraktionen in einem 1:1-Verhältnis auf den Harnleiter übergeleitet. Eine weitere Steigerung der Förderleistung des Ureters kann dann nur noch durch Vergrößerung des Urinvolumens, das von der einzelnen peristaltischen Welle gefördert wird, erreicht werden (CONSTANTINOU 1974). Die peristaltische Kontraktionswelle arbeitet normalerweise vom pyeloureteralen Übergang bis zur Blase verschließend. Lediglich wenn die Urinbewegung behindert ist, kann es zu einer Sprengung des Kontraktionsringes kommen.

Neurogene Steuerung des Pyeloureters

Neuere Untersuchungen mit Hilfe histochemischer und elektronenoptischer Verfahren haben gezeigt, daß der Ureter in allen Wandschichten eine reiche Versorgung mit sympathischen und parasympathischen Nervenfasern besitzt. Im prävesikalen Abschnitt konnten darüber hinaus Ganglienzellen dargestellt werden, die dem Plexus pelvicus zuzuordnen sind (SCHULMAN 1975). Die den Ureter steuernden Nervenfasern besitzen perlschnurartig angeordnete Verdickungen, in denen Transmittersubstanz gespeichert ist. Ausgelöst durch eine Nervenerregung werden diese Substanzen in den Interzellulärraum ausgeschüttet, von wo aus durch Diffusion die Muskelzellmembran erreicht wird (Synapse en passant; BURNSTOCK 1970). Diese dem vegetativen System zugehörigen Nerven sind in der Lage, die Uretertätig-

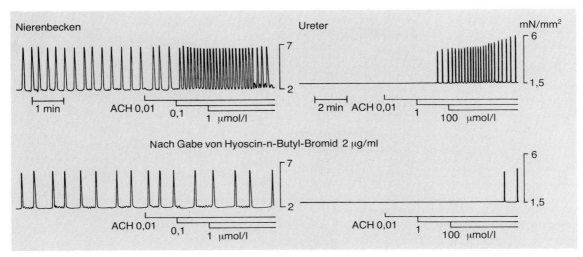

Abb. 4 Stimulierung eines spontanaktiven, menschlichen Nierenbeckenpräparates und eines nicht spontanaktiven Harnleiterpräparates im Organbad mit steigenden Konzentrationen von Acetylcholin (ACH). Nach Blockierung der cholinergen Rezeptoren durch Hyoscin-n-Butylbromid ist die Gabe von Acetylcholin ohne Effekt

keit im Sinne einer Aktivierung oder Hemmung zu modifizieren. Weitgehende Einigkeit besteht in der Beobachtung, daß es durch alphaadrenerge Stimulation zu einer Beschleunigung und Verstärkung der Nierenbecken- und Harnleiterkontraktionen kommt, während betaadrenerge Stimulation eine Hemmung verursacht (Abb. 3). Diese sympathische Beeinflußbarkeit kann sowohl in vivo als auch in vitro nachgewiesen werden (HANNAPPEL u. GOLENHOFEN 1974). Aber auch Acetylcholin, die Transmittersubstanz des Parasympathikus, hat offensichtlich eine aktivierende Wirkung auf die Harnleiterperistaltik: Die morphologische Beschreibung cholinerger Nervenfasern im Ureter, die Möglichkeit, im Organbad Nierenbecken und Harnleiter mit Acetylcholin zu stimulieren, und die klinische Beobachtung, daß Ureterspasmen durch Anticholinergika (z.B. Hyoscin-n-butylbromid) behandelt werden können, sprechen für die Annahme einer parasympathischen Steuerung des Pyeloureters (Abb. 4). Über die biochemischen Vorgänge, die zu einer Beeinflussung der Muskelzellen durch die Transmittersubstanzen führen, sind wir weitgehend auf Spekulationen angewiesen. Am ehesten scheint noch eine Klärung bezüglich der Vorgänge bei Betarezeptorenstimulation gelungen zu sein: Es kommt dabei zu einer Vermehrung der intrazellulären Adenylatcyclaseaktivität, die unter Anwesenheit von Mg^{2+}-Ionen zu einer verstärkten Umwandlung von Adenosintriphosphat (ATP) in zyklisches Adenosin-3′-5′-monophosphat (c-AMP) führt. c-AMP seinerseits bewirkt eine Bindung von freiem Ca^{2+} an die intrazellulären Speicher (sarkoplasmatisches Retikulum), woraus eine Muskelerschlaffung folgt. Gegengesteuert wird dieser Vorgang durch eine Phosphodiesterase, die zu einer verstärkten Umwandlung von c-AMP in Adenosin-5′-monophosphat (5′ AMP) führt (WEISS 1978). Dementsprechend bewirken Phosphodiesteraseblocker wie Papaverin und das Xanthinderivat Theophyllin eine Erschlaffung der Harnleitermuskulatur.

Normale und gestörte Peristaltik

Durch sternförmige Auffaltung des inneren Übergangsepithels ist der Harnleiter normalerweise völlig verschlossen. Im Bereich der Kelche, des Nierenbeckens und eines proximalen Harnleiterabschnittes wird der Urin durch den Filtrationsdruck der Nieren vorwärts getrieben. Dabei kommt es zu einer passiven Aufdehnung des Ureters. Erst ab der pyeloureteralen Übergangsregion arbeiten die aus dem Nierenbeckenkelchsystem kommenden Kontraktionswellen verschließend und treiben somit den Urin portionsweise in die Blase. Im Bereich des Kontraktionsringes können je nach Untersuchungsmethode Drücke zwischen 10 und 60 cm H_2O gemessen werden (KIIL 1978, ROSE u. GILLENWATER 1978).

Durch eine Reihe krankhafter Veränderungen kann es zu einer akuten oder chronischen Abflußbehinderung im Bereich des Harnleiters kommen. Im Falle einer *akuten Obstruktion* steigt zunächst der Ruhedruck im Nierenbecken an, und es folgt sehr bald eine Zunahme von Kontraktionsfrequenz und Kontraktionsamplitude. Bei zunehmender Stauung ist der Kontraktionsring nicht mehr in der Lage, über die gesamte Harnleiterlänge verschließend zu arbeiten. Es entwickelt sich zunehmend eine nicht okkludierende Peristaltik, und die Förderleistung des Ureters nimmt ab. Bei *chronischer Obstruktion* kommt es durch Schädigung des Nierenparenchyms zu einer Verminderung der glomerulären Filtrationsrate und damit auch zu einer Herabsetzung des Filtrationsdruckes der Niere. Der Ruhedruck im Pyeloureter normalisiert sich dadurch wieder. Die Peristaltik bleibt aber trotzdem schwer gestört: Einerseits hat eine direkte muskuläre Schädigung des Ureters eingesetzt, andererseits ist durch die parallel gehende Dilatation keine verschließende Peristaltik mehr möglich (ROSE u. GILLENWATER 1978). Auch *Infektionen* verursachen schwere Störungen der Harnleiterperistaltik. Zu einem Teil werden sie sicherlich ausgelöst durch entzündliche Vorgänge wie Ödembildung, Ausschüttung biogener Amine, Fibrosierung mit Untergang der Muskulatur und schließlich narbiger Strikturierung. Andererseits konnte aber auch gezeigt werden, daß es durch direkte Einwirkung von Bakterien und Bakterientoxinen zu einer Störung der Harnleiteraktivität kommt (TEAGUE u. BOYARSKY 1968). Es bildet sich also leicht ein Circulus vitiosus aus, in dem Obstruktion, Infektion und gestörte Peristaltik sich gegenseitig bedingen und verstärken.

Literatur

Burnstock, G.: Structure of smooth muscle and its innervation. In Bülbring, E., A. Brading, A. Jones, T. Tomita: Smooth Muscle. Arnold, London 1970 (p. 1)

Bury, V. A., M. F. Shuba: Transmembrane ionic currents in smooth muscle cells of ureter during excitation. In Bülbring, E., M. F. Shuba: Physiology of Smooth Muscle. Raven Press, New York 1976 (p. 65)

Constantinou, C. E.: Renal pacemaker control of ureteral peristaltic rate. Amer. J. Physiol. 226 (1974) 1413

Golenhofen, K., J. Hannappel: Spontaneous generation of excitation in the pyeloureteral system and the effect of adrenergic substances. In Lutzeyer, W., H. Melchior: Urodynamics, Upper and Lower Urinary Tract. Springer, Berlin 1973 (S. 46)

Hannappel, J., K. Golenhofen: The effect of catecholamines on ureteral peristalsis in different species (dog, guinea-pig and rat). Pflügers Arch. 350 (1974) 55

Kiil, F.: Physiology of the renal pelvis and ureter. In Campbell, M. F., J. H. Harrison: Urology, 4th Ed. Saunders, Philadelphia 1978 (p. 55)

Kiil, F., J. Kjekshus: The physiology of the ureter and renal pelvis. Proc. Int. Congr. Nephrol. 2 (1967) 321

Rose, J. G., J. Y. Gillenwater: Effects of obstruction on ureteral function. Urology 12 (1978) 139

Schulman, C. C.: Ultrastructural evidence for adrenergic and cholinergic innervation of the human ureter. J. Urol. 113 (1975) 765

Teague, N., S. Boyarsky: The effect of coliform bacilli upon ureteral peristalsis. Invest. Urol. 5 (1968) 423

Weiss, R. M.: Ureteral function. Urology 12 (1978) 114

Physiologie und Pathophysiologie der Harnblase

U. Jonas, H. Heidler

Anatomie und Neurophysiologie

Die Harnblasenmuskulatur orientiert sich zum Blasenhals hin in 3 Schichten: einer inneren und äußeren Längsschicht und einer mittleren Zirkulärschicht (TANAGHO u. SMITH 1966). Die beiden Längsschichten setzen sich (mit Ausnahme der mittleren Zirkulärschicht) zur Urethra hin in einer inneren longitudinalen und einer äußeren zirkulären Anordnung fort, ohne jedoch im Bereich der proximalen Urethra einen echten, ringförmigen Schließmuskel zu bilden (Abb. **1**). Diese Urethralmuskulatur mischt sich beim Mann mit der Prostatamuskulatur, bei der Frau setzt sie sich bis kurz vor den Meatus fort, wo sie in einem kollagenen Gewebe endet. Bei Miktion kommt es durch diese speziellen Muskelanordnungen zum trichterförmigen Öffnen des Blasenhalses (Abb. **2**).

Die »Baseplate« (HUTCH u. SHOPFNER 1968) erklärt diese Funktion: durch die paraurethrale Muskulatur wird der Blasenhals nach unten gezogen und verkürzt, die nun nicht mehr in einer Ebene liegenden konzentrischen Muskelanordnungen führen zur trichterförmigen Öffnung des Blasenhalses, die Miktion setzt ein.

Die Muskelbündel des externen, quergestreiften Sphinkters umgeben und durchmischen die membranöse Urethra beim Mann und das mittlere Urethraldrittel bei der Frau (TANAGHO u. Mitarb. 1966). Diese Muskeln haben eine komplette zirkuläre Anordnung und sind somit als echter Sphinkter anzusehen.

An der Innervation des unteren Harntraktes sind 3 Nervensysteme beteiligt (BORS u. COMARR 1971; Abb. **3**):

1. der sympathische N. hypogastricus aus dem thorakolumbalen Grenzstrang (T10–L2),
2. der parasympathische N. pelvicus (S2–S4) und
3. der somatische N. pudendus (S2–S4).

Somit erfolgt die motorische Blaseninnervation über den N. pelvicus, während der subvesikale Verschluß (»funktionelle« Urethra, externer Sphinkter) unter einer dreifachen Innervation steht (s. u.), dabei werden der »Intrinsic sphincter« hauptsächlich sympathisch, Beckenboden und quergestreifter externer Sphinkter durch den somatischen N. pudendus innerviert. Letzterer jedoch bietet nur eine unterstützende, im allgemeinen kurzzeitig aufrechtzuerhaltende Verschlußfunktion bei erhöhten Druckanforderungen (volle Blase, Streßbedingungen). So führt auch die Lähmung der quergestreiften Muskulatur (externer Sphinkter) bei intakten »intrinsic sphincter« *nicht* zur Inkontinenz. Eine pathologische Überaktivität jedoch hat eine funktionelle Obstruktion zur Folge (Sphinkter-Detrusor-Dyssynergie).

Die nervale Versorgung des unteren Harntraktes ist gekennzeichnet durch (ELBADAWI u. SCHENK 1971):

1. Eine Doppelinnervation postganglionärer parasympathischer und sympathischer Nervenfasern, wobei die parasympathischen Fasern die motorischen Impulse zur Blase, den terminalen Harnleiter und z. T. zur Urethra führen, während die sympathischen Nerven im allgemeinen eine inhibitorische Funktion (β-Fraktion) auf die Harnblase, jedoch eine stimulierende Funktion (α-Fraktion) auf die proximale Urethra ausüben.
2. Infolge des zwischen terminalem Harnleiter und Trigonum gelegenen »ureterovesikalen Ganglionkomplexes« besitzt die Blase ein System kurzer Neurone (short neuron system), das sowohl sympathische als auch parasympathische Anteile besitzt. Nach Unterbrechung der Verbindung zum Rückenmark kann dieser Komplex bis zu einem gewissen Grad eine Kontrollfunktion übernehmen.
3. Blasenboden und proximale Urethra sind durch die Innervation aus gemeinsamen Nervenstämmen sowie durch Zwischenverbindungen der Nervenplexus (über anatomische Verbindungspunkte oder über die Äste dazugehöriger perivaskulärer Nervenplexus) miteinander verbunden.
4. In allen Schichten der Blasenwand sind – insbesondere am Blasenboden – sensible Nervenendigungen vorhanden, von denen afferente Äste ausgehen, die an Triggerstimulation und Reflextätigkeit beteiligt sind.
5. Das postganglionäre synaptische System beinhaltet sowohl sympathische als auch parasympathische Anteile, dadurch sind Feedback bzw. Autoregulation möglich.
6. Der externe Sphinkter besitzt sowohl somatische als auch (parasympathische/sympathische)

Physiologie und Pathophysiologie der Harnblase

Abb. 1 Orientierung der Muskulatur von Blasenhals – proximale Urethra (nach *Tanagho* u. Mitarb.):
1 = innere Längsschicht,
2 = mittlere Zirkulärschicht,
3 = äußere Längsschicht,
4 = Ureter.
Die innere Längsschicht (1) setzt sich urethral hin fort als innere Longitudinalschicht (5), die äußere Längsschicht (3) wird urethral zur äußeren Zirkulärschicht (6)

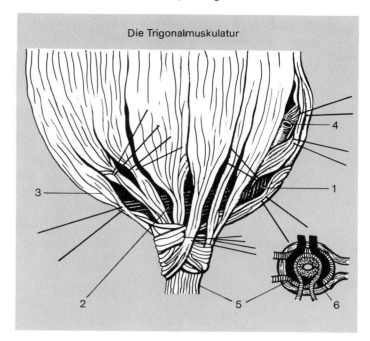

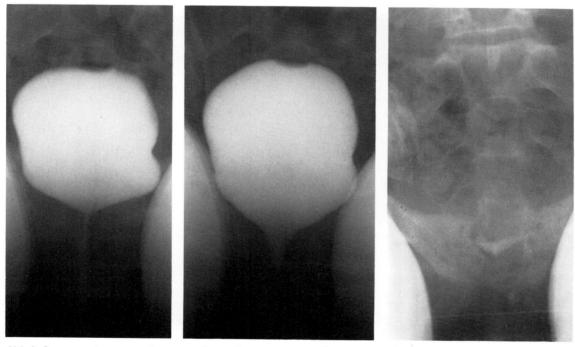

Abb. 2 Sequenz einer normalen ungestörten Entleerung: gute Öffnung des Blasenhalses mit restharnfreier Entleerung

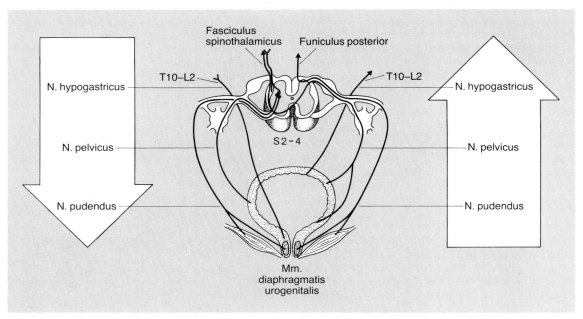

Abb. 3 Innervation des unteren Harntraktes (nach *Bors* u. *Comarr*); Erläuterungen s. Text

autonome Innervationen. Dadurch steht der urethrale Sphinkter unter einer dreifachen Kontrolle.

Pharmakologische und histochemische Untersuchungen zur autonomen Innervation der Blase haben gezeigt (RAETZER u. Mitarb. 1973), daß der Blasendom eine weniger ausgeprägte sympathische Innervation gegenüber der Blasenbasis zeigt. Darüber hinaus finden sich an Blasenhals und proximaler Harnröhre hauptsächlich Alpharezeptoren, während der Blasendom eine Häufung von Betarezeptoren aufweist. Dadurch besitzt der Sympathikus die Fähigkeit, eine Blaseninhibition einmal durch direkte Stimulation der Betarezeptoren des Blasendoms durchzuführen, darüber hinaus jedoch auch indirekt (Blockade des parasympathischen Inflow) durch Stimulation der Alpharezeptoren.

Der parasympathische N. pelvicus ist der motorische Blasennerv, dessen Neurone aus dem sakralen »Miktionszentrum« zwischen S2 und S4 kommen (JONAS u. TANAGHO 1975). Dieses Miktionszentrum steht jedoch unter zerebraler, übergeordneter Kontrolle in der Formation reticularis des Hirnstammes (BRADLEY u. Mitarb. 1971).

Die präganglionären Fasern aus S2–S4 verlaufen über die ventralen Wurzeln innerhalb des Plexus pudendalis, den sie als N. pelvicus verlassen, um mit dem sympathischen N. hypogastricus (aus den intermediolateralen Zellen T11–L2) den Plexus pelvicus zu bilden (Abb. 4). Ebenfalls wie der N. pelvicus entspringt der N. pudendus aus dem sakralen Rückenmark zwischen S2 und S4, um den externen Sphincter urethrae zu innervieren.

Betrachtet man die enge Nachbarschaft der Neurone von N. pudendus und N. pelvicus im sakralen Rückenmark (BRADLEY u. TEAGUE 1969) sowie die Verflechtung von Sympathikus und Parasympathikus im Bereich von Harnblase und proximaler Urethra, so ergibt sich (ebenfalls wie aus der Topographie der Muskelanordnung ersichtlich, s. Abb. 1), daß der gesamte untere Harntrakt funktionell *eine Einheit* ist (Abb. 5).

Dies führt zur Notwendigkeit, Blase und Verschlußmechanismus in Diagnostik und Therapie gemeinsam zu betrachten.

Die erste motorische Station liegt im sakralen Rückenmark zwischen S2 und S4 (intermediolaterale Region der grauen Substanz), sie steht jedoch unter zerebraler Kontrolle (s.o.). Der Miktionsreflex ist somit nicht ein spinaler Reflex, sondern ein Reflex, der über den Hirnstamm abläuft.

Physiologie der Miktion

Die normale ungestörte Miktion ist dadurch gekennzeichnet, daß es während der Detrusorkontraktion (bzw. unmittelbar vorher) zu einer Relaxation von Sphinkter und proximaler Harnröhre kommt (Abb. 6; TANAGHO u. MILLER 1970).

Dieser Vorgang der urethralen Druckverminderung bei Detrusorkontraktion ist rein reflektorisch und weder von der myogenen Kontinuität Harnblase – Urethra, noch vom hydrostatischen Druck der vollen Harnblase abhängig (JONAS u. TANAGHO 1975).

Die Blasenfunktion ist in 2 Phasen unterteilt (JONAS u. Mitarb. 1980; Abb. **7**):
1. die Füllphase,
2. die Entleerungsphase.

Physiologie und Pathophysiologie der Harnblase

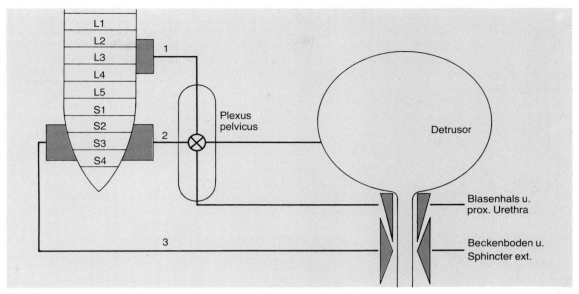

Abb. 4 Funktionsabschnitte von Blasenentleerung und Harnspeicherung und ihre nervale Steuerung; Erläuterungen s. Text – 1 = N. hypogastricus, 2 = N. pelvicus, 3 = N. pudendus

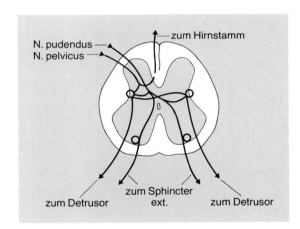

Abb. 5 Enge Nachbarschaft der Neurone von N. pudendus und N. pelvicus (nach *Bradley* u. *Teague* 1969): dies macht die Schwierigkeit der isolierten Beeinflussung deutlich – der untere Harntrakt ist als Einheit anzusehen

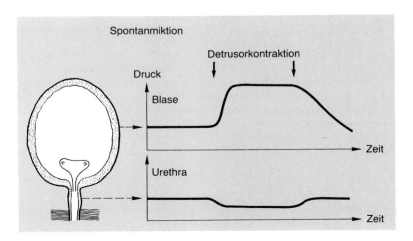

Abb. 6 Ungestörte Spontanmiktion: während der Detrusorkontraktion kommt es zur Druckverminderung des urethralen Auslaßwiderstandes

50 Phisiologie

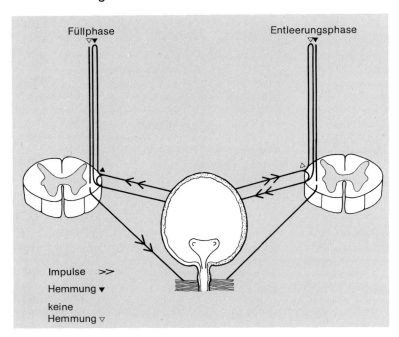

Abb. 7 Die 2 Blasenfunktionen: 1. Füllphase mit Hemmung des Miktionsreflexes (sakral und zentral), ungehemmter Sphinktertonus; 2. Entleerungsphase: reziprokes Verhalten mit fehlender Hemmung des Miktionsreflexes und Sphinkterrelaxation durch Hemmung der Sphinktermotorik

Impulse ≫
Hemmung ▼
keine
Hemmung ▽

Füllphase

In der Füllphase ist ein Gleichgewicht afferenter stimulierender und efferenter hemmender Impulse gegeben: Während der Blasenfüllung strömen ständig afferente stimulierende Impulse in die Bahn des Miktionsreflexes ein, die teils intraspinal, teils zentral gehemmt werden und erst ab einem bestimmten Schwellenwert eine Detrusorkontraktion auslösen, d.h. daß praktisch die gesamte Füllphase (Reservoirfunktion der Harnblase) willkürlich nicht wahrgenommen wird (s. Abb. 7, Tab. 1). Dieses Phänomen der Adaptionsfähigkeit der Blase beruht auf den viskoelastischen Eigenschaften sowohl der glatten Blasenmuskulatur als auch des Blasenbindegewebes, so daß der »kritische« Blaseninnendruck zur Auslösung sowohl des Blasenempfindens als auch der Blasenmotorik erst nach Erreichen dieses Schwellwertes erreicht wird. So kommt es erst nach Erreichen der Kapazität zum Auftreten des Blasenfüllungsgefühls, das beim gesunden Patienten gehemmt werden kann, so daß es zu keiner unwillkürlichen Detrusorkontraktion kommt, bevor die äußeren Bedingungen eine Harnblasenentleerung erlauben. Dieser Reflex (und seine willkürliche Hemmung) ist im allgemeinen nach dem vierten Lebensjahr erreicht. Gleichzeitig mit Stimulation dieser »Hemmimpulse« auf den Detrusor erfahren Blasenhals, proximale Harnröhre und externer Sphinkter infolge fehlender Hemmung eine Tonusvermehrung. Diese afferenten Impulse verlaufen über die Nn. pelvici zum Rückenmark, dort werden sie teilweise mit intraspinalen Neuronen gekoppelt, teilweise gelangen sie über lange Bahnen zur Formation reticularis des Hirnstammes, zur Medulla oblongata, zu Pons und Mittelhirn. Über die absteigenden Bahnen gelangen dann die stimulierenden und hemmenden Impulse über die entsprechenden Schaltstellen im Rückenmark in die Peripherie.

Tabelle 1 Normale Blasenfunktion. Steuerung durch stimulierende und hemmende Impulse

Phase	Afferente Stimulation	Hemmende Impulse auf		
		Detrusor	Blasenhals/Urethra	externen Sphinkter/Beckenboden
Füllung	normal	+	−	−
Entleerung	normal	−	+	+

Entleerungsphase

Nach Erreichen der Blasenkapazität zeigt der Harndrang den Wunsch zur Harnblasenentleerung an, es werden die synergen Verhältnisse der stimulierenden und hemmenden Impulse reziprok: der Detrusor verliert seine Hemmimpulse, es kommt zur Kontraktion, gleichzeitig werden Blasenhals, Urethra und Beckenboden (externer Sphinkter) gehemmt und erfahren dadurch eine Tonusverminderung mit Druckreduzierung (s. Abb. 7, Tab. 1). Das führt zur reflektorischen Erschlaffung von proximaler Urethra und externem Sphinkter. Über den parasympathischen N. pelvicus erfolgt die Detrusorkontraktion.

Nach Beendigung der Miktion wird der Zustand der »Blasenfüllphase« durch erneute Umkehr der stimulierenden und hemmenden Impulse erreicht.

Viele Faktoren sind als Bausteine einer normalen Blasenphysiologie (mit ungestörter Speicher- und Entleerungsphase) anzusehen: die Koordination des Miktionsreflexes liegt zerebral, von dort erfolgt die koordinierte, über den Parasympathikus fortgeleitete Blasenkontraktion, die spezifische Muskelanordnung führt zu einer trichterförmigen Öffnung des Blasenhalses, das Zwischenspiel Sympathikus – Parasympathikus, das reziproke Verhalten von Hemmimpulsen und Stimuli führt zur Relaxation der Urethra, die so lange aufrechterhalten wird, bis eine komplette Harnblasenentleerung erzielt ist. Nur durch dieses komplexe Verhalten sind eine unwillkürliche Blasenfüllphase mit Kontinenz und eine willkürlich einleitbare, kontrollierte und restharnfreie Miktion möglich.

Pathophysiologie der Miktion

Die Funktion des unteren Harntraktes kann sowohl in der Reservoirphase als auch in der Entleerungsphase gestört sein, Störungen, zwischen denen oft keine scharfe Grenze zu ziehen ist und die gemeinsam vorkommen können. Das Bild wird zusätzlich durch sekundäre Veränderungen kompliziert, so kann zum Beispiel zu einer primär bestehenden infravesikalen Obstruktion sekundär eine Harninkontinenz hinzukommen.

Störung der Reservoirfunktion

Tab. **2** zeigt die 4 verschiedenen Formen der Störungen der Reservoirfunktion, deren klinischer Ausdruck die *Inkontinenz* ist. Dabei ist lediglich die Streß- oder Belastungsinkontinenz eine Störung, die durch einen insuffizienten Sphinkter begründet ist, bei den übrigen Formen kommt es aufgrund neurogener Ursachen oder einer Detrusorhyperreflexie (Urge-, Reflexinkontinenz) beziehungsweise mechanisch verursachter infravesikaler Druckerhöhung (Überlaufinkontinenz) zum unfreiwilligen Harnverlust.

Streß- und Urgeinkontinenz sind in über 90% Ursache eines unfreiwilligen Harnabgangs, daher soll im besonderen auf diese beiden Formen eingegangen werden:

Die *Streßinkontinenz* ist die »typische« Inkontinenzform der Frau. Ursachen sind insbesondere Beckenbodenschwäche und verminderter Harnröhrentonus infolge:

1. Tonusverminderung der Beckenbodenmuskulatur,
2. nach Nervenläsionen (meist iatrogen),
3. bei insuffizienter oder fehlender reflektorischer Kontraktion der perinealen Muskulatur und des M. sphincter urethrae ext. (HEIDLER u. Mitarb. 1979).

Je nach Beschaffenheit von Beckenboden und Blasenaufhängapparat finden sich – mit einer unterschiedlichen Wahrscheinlichkeit für Inkontinenz – *Zystozele* und *Deszensus* (Abb. **8**), bei unauffälligem Situs ist der verminderte *urethrale Tonus* Ursache der Inkontinenz.

Tabelle 2 Störung der Reservoirfunktion: Formen und Definitionen

Streß-(Belastungs-) Inkontinenz:	Harnverlust bei insuffizientem Harnröhrenverschluß unter Belastung bei unauffälliger Blasensensibilität und -motorik
Urgeinkontinenz:	Harnverlust bei gesteigertem Harndrang und nicht hemmbarer Blasenmotorik bei intaktem Harnröhrenverschlußmechanismus
Reflexinkontinenz:	Harnverlust bei selbständiger, unwillkürlicher Blasenkontraktion ohne Harndrang
Überlaufinkontinenz:	Harnverlust mit großen Restharnmengen bei mangelhafter oder fehlender Blasenmotorik bzw. bei infravesikaler Druckerhöhung

52 Physiologie

Tabelle 3 Pathologischer Mechanismus bei Urgeinkontinenz

klinisch	Afferente Impulse	Hemmende Impulse auf		
		Detrusor	Blasenhals und proximale Urethra	externen Sphinkter
normale Füllphase	+	+	–	–
Urgeinkontinenz, Enuresis	+++	+	–	–
Urgeinkontinenz, Enuresis	+	–	–	–

Streßinkontinenzhäufigkeit		
rotatorischer Deszensus		36 %
vertikaler Deszensus		23 %
Zystozele		5 %
hypotone Urethra		36 %

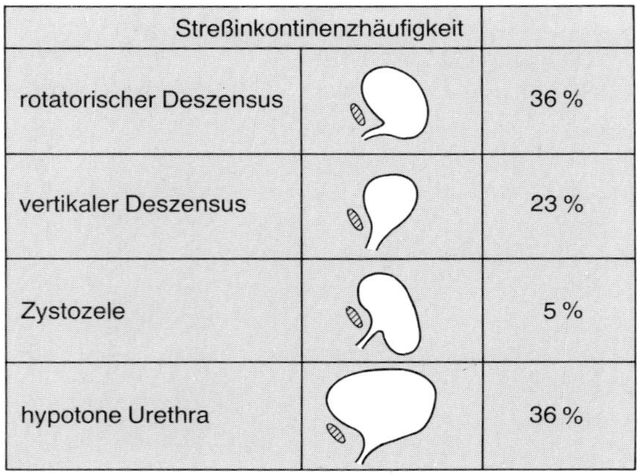

Abb. 8 Häufigkeit der Streßinkontinenz bei Deszensus, Zystozele und hypotoner Urethra (s. auch Text)

In 60–70% der Fälle ist die Diagnose nach dem klinischen Bild eindeutig, bei 30–40% der Patienten jedoch führt erst die urodynamische Untersuchung zur richtigen Diagnose, da insbesondere Streß-Urgeinkontinenz-Mischformen in 20% zu erwarten sind.
Ursache der *Urgeinkontinenz* ist ein Ungleichgewicht zwischen den auf S. 50 beschriebenen afferenten stimulierenden Impulsen und den Hemmimpulsen (Tab. 3): durch insuffiziente Hemmung bzw. durch pathologisch gesteigerte afferente Impulse kommt es zu unwillkürlichen Detrusorkontraktionen, die zum unwillkürlichen Harnabgang führen können. Diese überaktive Detrusorreaktion mit »aktiver« Inkontinenz wird nach Ausschluß von Entzündung, Fremdkörpern, Tumoren und infravesikalen Obstruktionen als *primäre Urgeinkontinenz* bezeichnet.

Störung der Entleerungsfunktion

Ursachen einer gestörten Entleerungsfunktion sind prinzipiell:
1. Detrusorschwäche bzw.
2. infravesikale (mechanische bzw. funktionelle) Obstruktionen

Die *Detrusorschwäche* tritt nach neurologischen Erkrankungen des peripheren Nervensystems, der Cauda equina und des Sakralmarkes, bei Stoffwechselstörungen mit konsekutiver peripherer Neuropathie und letztlich nach iatrogenen Nervenschädigungen im Zusammenhang mit radikalen Operationen im Bereich des kleinen Beckens auf.

Ursachen einer *mechanischen infravesikalen Obstruktion* sind angeborene oder erworbene Veränderungen wie Blasenhalssklerose, Prostataadenom, Harnröhrenklappen, Urethralstrikturen und -divertikel, Meatusstenose und das Abknicken der Urethra (bei der Frau) bei Deszensus unter Pressen (= Quetschhahnphänomen) (Abb. 9).

Bei der *funktionellen infravesikalen Obstruktion* handelt es sich einerseits um Erkrankungen des zentralen Nervensystems und des Rückenmarks bis zum Sakralmark, andererseits um das Krankheitsbild der isolierten neuromuskulären Blasenentleerungsstörung (mitigierte neurogene Blase): isolierte Störungen, die einer supranukleären Läsion entsprechen (JONAS u. HEIDLER 1979). Diese Läsionen bieten jedoch kein definierbares neurologisches Substrat, demnach steht diese Form der neuromuskulären Blasenentleerungsstörung in keinem Zusammenhang mit einer definierten neurologischen Erkrankung. Hier kann jedoch ebenfalls ein gestörtes Gleichgewicht zwischen afferenten stimulierenden und efferenten hemmenden Impulsen festgestellt werden.

Es lassen sich 2 Gruppen von funktionellen infravesikalen Obstruktionen unterscheiden (Tab. 4):
1. funktionelle Blasenhals- und Harnröhrenobstruktion,
2. Beckenbodenspastik bzw. Detrusor-Sphinkter (Beckenboden)-Dyssynergie.

Tabelle 4 Pathologischer Mechanismus bei funktionellen infravesikalen Obstruktionen

klinisch	Afferente Impulse	Hemmende Impulse auf		
		Detrusor	Blasenhals und proximale Urethra	externen Sphinkter
normale Miktion	+	−	+	+
funktionelle Blasenhals-Harnröhren-**Obstruktion**	+	−	−	+
Beckenbodenspastik, Detrusor-Sphinkter-**Dyssynergie**	+	−	+	−

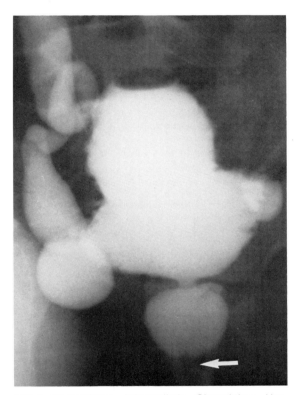

Abb. 9 Mechanische infravesikale Obstruktion: Urethralklappe (Pfeil) mit sekundärer Blasenhalssklerose und Reflux

Bei der *funktionellen Blasenhals-Harnröhren-Obstruktion* (Abb. **10**) bleibt infolge mangelnder Hemmung der tonisierenden Impulse die erforderliche Druckabsenkung der funktionellen Urethra (s.o.) aus. Dadurch kommt es trotz deutlich erhöhten Miktionsdrucks nur zu einem unzureichenden Harnfluß. Steigt der Harnröhrendruck während Detrusorkontraktion infolge einer dyssynergen Stimulation (statt Hemmung) an, dann spricht man von einer *Detrusor-Blasenhals-Dyssynergie*.
Die *Beckenbodenspastik* bzw. *Detrusor-Beckenboden-Dyssynergie* ist durch fehlende Relaxation des Beckenbodens und des M. sphincter urethrae ext. bzw. wiederum durch eine aktive dyssynerge Druckerhöhung während Detrusorkontraktion gekennzeichnet (Abb. **11**) − es resultiert ebenfalls ein verminderter bis aufgehobener Harnfluß trotz deutlich erhöhtem Miktionsdruck.
Funktionelle Störungen lassen sich durch Endoskopie bzw. Kalibrierung im allgemeinen *nicht* erkennen, sie erfordern »funktionelle« Untersuchung wie die Miktionszystourethrographie (mit Videographie) bzw. eine urodynamische Untersuchung (s. Kap. Urodynamische Untersuchungen).
Folgende klinische Erscheinungen finden sich bei gestörten Entleerungsfunktionen der Harnblase:
− verlängerte Miktionszeit, Startschwierigkeiten,
− Strahlabschwächung, Harnträufeln,
− Restharngefühl, Harnverhalt,
− Pollakisurie, Nykturie,
− imperativer Harndrang,
− Enuresis,
− rez. Harnwegsinfekte,
− Reflux
− Harnstauungsnieren.
Ein Krankheitsbild, das ebenfalls Ursache einer instabilen Blasenfunktion sein kann, ist das *Prostataadenom*. Infolge einer mechanischen infravesikalen Obstruktion kommt es neben den obstruktiven Symptomen mit Restharnbildung und Harnverhalt auch zur Ausbildung einer Urgesymptomatik, die mit einer Blaseninstabilität mit ungehemmten Detrusorkontraktionen einhergehen kann. Kap. *Prostataadenom und Blasenhalsobstruktion* geht näher auf diese Form der infravesikalen Pathologie ein.
Sämtliche Formen der neurogenen Blasenentleerungsstörungen wurden in diesem Kapitel *nicht* abgehandelt, sie sind Inhalt der Kap. *Neurogene Blasenentleerungsstörungen im Kindesalter* und *Neurogene Blasenentleerungsstörungen im Erwachsenenalter*.

54 Physiologie

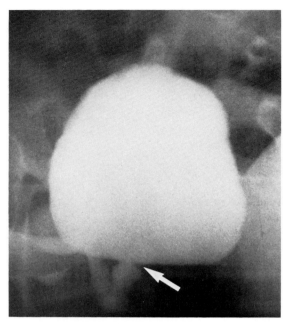

Abb. 10 Funktionelle infravesikale Obstruktion: funktionelle Blashalsobstruktion (Pfeil)

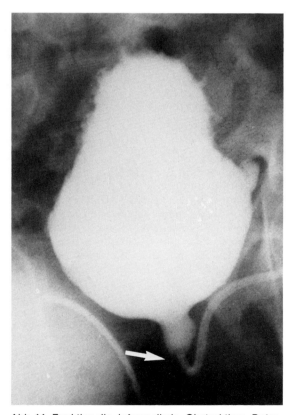

Abb. 11 Funktionelle infravesikale Obstruktion: Detrusor-Sphinkter-Dyssynergie (Pfeil)

Literatur

Bors, E., A. E. Comarr: Neurological Urology. Karger, Basel 1971

Bradley, W. E., C. T. Teague: Spinal cord representation of the peripheral neural pathways of the micturition reflex. J. Urol. 101 (1969) 220–223

Bradley, W. E., G. W. Timm, S. N. Chou: A decade of experience with electronic stimulation of the micturition reflex. Urol. int. 26 (1971) 283–303

Elbadawi, A., E. A. Schenk: A new theory of the innervation of bladder musculature. Part 3. Postganglionic synapses in uretero-vesico-urethral autonomic pathways. J. Urol. 105 (1971) 372–374

Heidler, H., J. Wölk, U. Jonas: Urethral closure mechanism under stress conditions. Europ. Urol. 5 (1979) 110–112

Hutch, J. A., C. E. Shopfner: A new theory of the anatomy of the internal urinary sphincter and the physiology of micturition. VI. The base plate and enuresis. J. Urol 99 (1968) 174–177

Jonas, U., E. A. Tanagho: Studies on vesicourethral reflexes. I. Urethral sphincteric response to detrusor stretch. Invest. Urol. 12 (1975) 357–377

Jonas, U., H. Heidler: Die isolierte neuromuskuläre (mitigierte) Blasenentleerungsstörung beim Kind. Akt. Urol. 10 (1979) 169

Jonas, U., H. Heidler, J. Thüroff: Urodynamik. Diagnostik der Funktionsstörungen des unteren Harntraktes. Enke, Stuttgart 1980

Raetzer, D. M., A. J. Wein, D. Jakobowitz, J. N. Correire: Autonomic innervation of canine urinary bladder. Urology 2 (1973) 211–221

Tanagho, E. A., D. R. Smith: The anatomy and function of the bladder neck. Brit. J. Urol. 28 (1966) 54–71

Tanagho, E. A., E. R. Miller, F. H. Meyers, R. K. Corbett: Observations on the dynamics of the bladder neck. Brit. J. Urol. 38 (1966) 72–84

Tanagho, E. A., E. R. Miller: Initiation of voiding. Brit. J. Urol. 42 (1970) 175–183

Präoperative interne Diagnostik

P. Schölmerich

Einleitung

Allgemeines

Operative Eingriffe sind in Abhängigkeit von Art und Umfang des chirurgischen Verfahrens und vom präoperativen Gesamtstatus durch ein unterschiedlich hohes statistisches Risiko belastet, bei dem das Narkoserisiko einen Teilaspekt beinhaltet (SMITH 1966, LINDENSCHMIDT u. CARSTENSEN 1966, RANDALL u. Mitarb. 1967). Die präoperative internistische Untersuchung hat die Aufgabe, Risikofaktoren auf internem Fachgebiet zu erfassen, ihre Bedeutung für den geplanten operativen Eingriff einschließlich der Anästhesie abzuwägen und ggf. eine präoperative Vorbehandlung zu empfehlen, die das Operationsrisiko vermindert. Unter Umständen ergibt sich dabei außer in Notsituationen auch die Empfehlung, den operativen Eingriff zeitlich hinauszuschieben und eine internistische Vorbehandlung durchzuführen oder gar auf den operativen Eingriff im Hinblick auf das hohe Risiko ganz zu verzichten. Zu den Empfehlungen gehören auch Hinweise auf besondere Gefährdungen bei Anästhesie und im postoperativen Verlauf, die aufgrund präoperativer Befunde zu erwarten sind. Besonderes Augenmerk muß auf eine medikamentöse Dauerbehandlung und die möglichen Interaktionen mit Narkotika gelegt werden (KATZ u. EPSTEIN 1968, AHNEFELD u. Mitarb. 1976, REUTER 1976).

Risikoprofile

Die wesentlichen Risiken sind in einer eingeschränkten kardialen und respiratorischen Funktion begründet, so daß auch die Risikoklassifizierung der amerikanischen anästhesiologischen Gesellschaft im wesentlichen auf solchen Gesichtspunkten beruht (Tab. 1). Wenn man unter Zugrundelegung dieser einfachen Klassifizierung das kardiale Risiko abschätzt, so ergibt sich eine starke Erhöhung der kardialen Komplikationen von 0,7% in Gruppe I auf 22% in Gruppe IV. Noch stärker ist der Anstieg der Letalität (Tab. 2).

Eine detaillierte Aufstellung liegt von VORMITTAG 1975 vor, in der die Häufigkeit einer postoperativen Herzinsuffizienz bei bestimmten Einschränkungen der Herzleistung, der Nierenfunktion, der Ventilation und anderen Besonderheiten wie Vorliegen von Diabetes, Adipositas, allgemeiner Gefäßsklerose, zerebrovaskulärer Insuffizienz usw. aufgeführt sind (Tab. 3). Eine besondere Bedeutung hat dabei der Risikofaktor Lebensalter. Diese Statistiken beziehen sich auf allgemeines Operationsgut.

Es ist aber kein Zweifel, daß diese Angaben prinzipiell auch auf urologisches Krankengut übertragen werden können. Dafür sind mehrere Faktoren maßgebend. Zunächst haben urologische Operationsverfahren in den letzten 20 Jahren eine starke Ausweitung erfahren. Es ist an plastische Opera-

Tabelle 1 Risikogruppen (nach Amer. Society of Anaesthesiologists)

Gruppe I:	Patient hat keine organische Erkrankung oder nur eine lokalisierte Krankheit, die keine Störung des Allgemeinbefindens verursacht
Gruppe II:	Patient zeigt leichte bis mäßige Störungen des Allgemeinbefindens, die mit dem chirurgischen Leiden zusammenhängen können oder nicht und welche die normalen Funktionen und das physiologische Gleichgewicht des Patienten nur mäßig beeinträchtigen (z. B. leichte Anämie zw. 12–10 g% Hb [120–100 g/l], Myokardschaden im EKG ohne klinische Erscheinungen, beginnendes Emphysem, leichte Hypertonie)
Gruppe III:	Patient zeigt schwere Störungen des Allgemeinbefindens, welche mit dem chirurgischen Leiden zusammenhängen können oder nicht und welche die normalen Funktionen des Patienten beeinträchtigen (z. B. latente Herzinsuffizienz, eingeschränkte Lungenfunktion durch Emphysem oder infiltrative Prozesse)
Gruppe IV:	Patient zeigt schwerste Störungen des Allgemeinbefindens, welche mit dem chirurgischen Leiden zusammenhängen können oder nicht, welche die Funktionen des Patienten schwer beeinträchtigen und welche bereits eine Bedrohung des Lebens darstellen (z. B. kardiale Dekompensation, evtl. Ileus, wenn er nicht unter VII fällt)
Gruppe V:	Patient wird als dringender Notfall operiert und würde sonst in Gruppe I oder II gehören
Gruppe VI:	Patient wird als dringender Notfall operiert und würde sonst in Gruppe III oder IV gehören. Notfall heißt, daß es nicht möglich ist, präoperativ eine Anamnese zu erheben und eine klinische Untersuchung durchzuführen oder den Patienten vorzubereiten
Gruppe VII:	Patient ist vor der Operation moribund, sein präoperativer Zustand ist so schlecht, daß sein Tod in den nächsten 24 Stunden erwartet werden kann, auch ohne den zusätzlichen Streß der Operation

Tabelle 2 Kardiale Komplikationen und Letalität in Abhängigkeit von den Risikogruppen I–IV (nach Goldmann u. Mitarb.)

Risikogruppe	Punkte	komplikationsfrei %	kardiale Komplikationen %	letal %
I	0– 5	99	0,7	0,2
II	6–12	93	5	2
III	13–25	86	11	2
IV	≧26	22	22	56

tionen an den harnableitenden Wegen mit Harnableitung unter Verwendung von Darmsegmenten, insbesondere aber an die umfangreiche urologische Tumorchirurgie mit Zystektomie und Lymphadenektomie sowie an Nierentransplantationen zu denken. Auch technisch einfachere operative Verfahren wie die transurethrale Prostataresektion sind durch die Spülbehandlung mit großen Flüssigkeitsmengen postoperativ durch bestimmte Komplikationen bedroht (LEBOWITZ 1978), wenn der präoperative Zustand durch kardiorespiratorische Funktionsminderung belastet ist. Der zweite Risikofaktor urologischer Operationen liegt in dem höheren Lebensalter der meisten Patienten, das die Komplikationsrate erheblich steigert (LEWIN u. Mitarb. 1971, SIEGEL u. CHODOFF 1976). Schließlich lassen sich in einem höheren Maße als bei allgemein chirurgischen Patienten Begleitinfektionen und Niereninsuffizienz präoperativ nachweisen, so daß septische Komplikationen und Störungen im Elektrolyt- und Säure-Basen-Haushalt ebenso wie Gerinnungsanomalien nicht selten sind (NEWFIELD 1978).

Präoperative Untersuchungen

Die präoperative Untersuchung bezieht sich in erster Linie auf klinisch, röntgenologisch und elektrokardiographisch faßbare Abweichungen im Bereich von Herz, Kreislauf und Atmung, muß aber auch durch Anamnese, klinische Hinweise und labormäßige Screening-Tests mögliche Erkrankungen anderer Organe, insbesondere der Leber, des Stoffwechsels, endokriner Organe und des Gerinnungsystems erfassen (Tab. 4).
Die folgende Darstellung orientiert sich an den häufigsten, für das operative Risiko wichtigsten Erkrankungen. Anamnestische Daten und klinische Befunde werden unter Organkrankheiten abgehandelt. Dabei wird die Betonung auf Bed-

Tabelle 3 Kardiale Dekompensation nach (N) Operationen an Patienten mit prä-, intra- oder postoperativen Risikomerkmalen. Häufigkeitszunahme gegenüber den Patienten ohne das Merkmal (nach Vormittag)

Präoperative Risikofaktoren	N	Postoperative Herzinsuffizienz (%)	Häufigkeitszunahme X
Infektion, Sepsis	48	39,6	3,7
Renovaskuläre Sklerose mit Funktionseinschränkung	43	34,9	3,5
Manifeste Herzinsuffizienz	12	33,2	3,4
Belastungsinsuffizienz	66	31,8	3,2
Zerebrovaskuläre Sklerose	42	26,2	2,6
Manifeste oder Belastungsinsuffizienz, anamnestisch	117	24,0	2,4
Alter ≧ 75 a (gegenüber < 65)	55	23,6	2,2
Rhythmus- und/oder Reizleitungsstörung	86	19,8	2,1
Geschlecht: männlich	271	16,6	2,1
Hypertonie mRR ≧ 140 mm Hg (18,7 kPa)	67	23,9	1,9
Arteriosklerose koronar + peripher + zerebrovaskulär	98	19,4	1,9
ST-Depression	117	16,2	1,7
Alter 65–74 a (gegenüber < 65)	117	17,1	1,6
Anämie ≦ 3,5 × 10⁶ Ery/μl (3,5 × 10¹²/l)	60	20,0	1,4
Respiratorische Insuffizienz	46	19,6	1,4
Hypertonie mRR ≧ 130 mm Hg (17,3 kPa)	132	18,2	1,4
Arteriosklerose koronar + peripher	95	11,6	1,1
Hypertonie mRR = 130 mm Hg (17,3 kPa)	65	12,3	0,95
Diabetes	128	12,5	0,8
Adipositas ≧ 20% > Broca	65	9,2	0,6
Nicht elektive Operation	79	30,4	3,3
Postoperative Sepsis/Infektion	42	35,8	3,0
Intraoperativer Blutdruckabfall ≦ 70 mm Hg (9,3 kPa) systolisch	37	29,8	2,3
Postoperative Anämie ≦ 3,5 × 10⁶ Ery/μl (3,5 × 10¹²/l)	86	24,4	2,1
Operationsdauer ≧ 4 h	74	23,0	1,8

58 Präoperative interne Diagnostik

Tabelle 4 Anzahl und Häufigkeit von Grund- oder Nebenerkrankungen und ihr Einfluß auf Letalität von Anästhesie und Operation (N = 30 126) (aus *Lutz* u. Mitarb.: Dtsch. med. Wschr. 97 [1972] 1816)

Art der Erkrankung	Patienten N	%	Anteil der Gesamtkomplikationen %	4-Wochen-Letalität %
Kardiovaskuläre Erkrankung	2802	9,3	28,3	20,2
Hypovolämie	211	0,7	2,3	25,1
Bronchopulmonale Erkrankung	1476	4,9	15,3	29,8
Stoffwechselerkrankungen	964	3,2	10,0	4,7
Lebererkrankung	602	2,0	6,2	3,9
Nierenerkrankungen	663	2,2	6,8	6,9
Übergewicht* (>30% Sollgewicht)	2956	13,9	30,6	9,4
Summe	9674			

* nur Patienten zwischen 20 und 69 Jahren (N = 21 179)

side-Untersuchungsbefunde gelegt, die durch einfache technische Verfahren und Laborparameter ergänzt werden. Aufwendigere Methoden werden nur als ergänzende Untersuchungen bei bestimmten Fragestellungen erwähnt, nicht aber im einzelnen beschrieben. Insgesamt handelt es sich um ein diagnostisches Stufenprogramm, das für verschiedene Organbereiche von internistischer Seite entwickelt worden ist.

Die Darstellung internistischer Befunde wird durch prophylaktische und therapeutische Hinweise ergänzt, die in der präoperativen Phase, z.T. aber auch postoperativ und für die Durchführung der Anästhesie Bedeutung haben. Dieser letztere Gesichtspunkt ist besonders wichtig, wenn man an die zahlreichen Interaktionen zwischen verschiedenen in der Langzeittherapie verwandten Medikamenten (Tab. 5) und an die ausgeprägten Kreislaufwirkungen mancher intravenöser Narkotika denkt.

Ein Routineprogramm für Laboruntersuchungen ist am Ende dieses Kapitels angefügt.

Tabelle 5 Wechselwirkungen (aus *Krebs* in F. W. Ahnefeld u. Mitarb.: Der Risikopatient in der Anästhesie, Bd. XI. Springer, Berlin 1976)

Substanz I	Substanz II	Wirkung
Halothan Äther	kompetitive Muskelrelaxantien	Substanz II verstärkt
Halothan	Muskelrelaxantien	Hypotension verstärkt
Halothan, Methoxyfluran, Trichloräthylen, Cyclopropan, Chloroform	Adrenalin Noradrenalin Metaraminol Dopamin	erhöhte Arrhythmiegefahr
Anästhetika	L-Dopa	größere Blutdruckschwankungen in und nach der Narkose
Äther Cyclopropan	Betarezeptorenblocker	Hypotension verstärkt
Tranquillantien	Anästhetika Opiate Hypnotika	Wirkung der Substanz II verstärkt
Tranquillantien	Chlorpromazin Reserpin	Hypotension verstärkt
Trizyklische Antidepressiva, Reserpin, Guanethidin Alpha-Methyl-Dopa	Adrenalin Noradrenalin Ephedrin Mephentermin Phenylephrin	Gefahr gefährlicher Hypertensionen
Propanidid	Suxamethonium	Wirkung verlängert
Narkose	Östrogene	Thrombosegefahr erhöht
Methoxyfluran	Tetracycline	Nephrotoxizität gesteigert
Suxamethonium	Chinidin	Neuromuskuläre Blockade verstärkt

Organe und Organsysteme
Herz- und Kreislaufsystem
Allgemeines

Bei größeren operativen Eingriffen ist eine eingeschränkte Leistungsfähigkeit des Herzens ein Risikofaktor 1. Ordnung. Große Statistiken (GOLDMAN u. CALDERA 1979, GOLDMAN u. Mitarb. 1977, VORMITTAG 1979) lassen die wesentlichen Einzelfaktoren erkennen und ermöglichen eine sehr differenzierte Aussage über den Stellenwert von klinisch oder elektrokardiographisch faßbaren Symptomen (Tab. **6**).

Untersuchungsgang
Anamnese

Die Befragung des Patienten nach der Belastbarkeit vermag eine erste, wenn auch grobe Orientierung über die Leistungsfähigkeit des Herzens zu vermitteln. Luftnot beim Ersteigen eines Stockwerkes kann als Hinweis für eine eingeschränkte Belastbarkeit des Herzens angesehen werden. Dyspnoe schon beim Gehen in der Ebene ist, sofern primäre pulmonale Veränderungen ausgeschlossen sind, Symptom einer manifesten Herzinsuffizienz. Retrosternale Schmerzen in Ruhe oder unter Belastung legen den Verdacht auf eine Koronarsklerose mit Angina pectoris nahe. Routinefragen müssen sich auf überstandene Herzkrankheiten, insbesondere Herzinfarkte, Hochdruck, Rhythmusstörungen, eingenommene Medikamente, speziell Herzglykoside und Diuretika, beziehen.

Klinische Untersuchung

GOLDMAN u. Mitarb. 1977 haben gezeigt, welche Symptome für die präoperative klinische Analyse besonders bedeutsam sind (s. Tab. **6**). Mit einfachen physikalischen Untersuchungsverfahren sind dabei Hyper- und Hypotonie, Klappenfehler, Links-, Rechts- und Globalinsuffizienz sowie Arrhythmien erkennbar. Ein stufendiagnostisches Programm läßt sich der jeweiligen Fragestellung anpassen (SCHÖLMERICH u. Mitarb. 1977). Schwieriger ist die Diagnose einer koronaren Herzkrankheit. In der Regel ist hierzu eine elektrokardiographische Untersuchung notwendig, die, ebenso wie eine Röntgenuntersuchung der Thoraxorgane, zu den präoperativen Routineuntersuchungen gehört.

Röntgenologische Befunde an den Thoraxorganen

Unter dem Gesichtspunkt der kardialen Leistungsfähigkeit sind Herzgröße, Herzform, insbesondere Größe des linken Vorhofs, Weite der A. pulmonalis, Ausfüllung des Retrosternalraumes und die Konfiguration der Aorta zu bewerten. Die Durchleuchtung ermöglicht zudem die Erfassung von Verkalkungen der Herzkranzgefäße und der Klappen sowie Hinweise auf die kontraktilen Eigenschaften des linken und rechten Ventrikels. Zeichen der Herzinsuffizienz bestehen in perihilären Verschattungen mit Erweiterung der Lungenvenen, Auftreten von B- und A-Linien, schließlich bei stärkeren Graden in Ansammlung interstitieller Flüssigkeit, die sich in konfluierenden Verschattungen bis in die Lungenperipherie äußert.

Elektrokardiogramm

Die Bedeutung des Elektrokardiogramms für die präoperative Beurteilung wird häufig überschätzt. Das Elektrokardiogramm sagt nichts über die Herzleistung aus. Andererseits ist es unerläßlich zur Erfassung von Störungen des Erregungsursprungs, des Rhythmus, der Überleitung vom Sinusknoten auf den Vorhof und vom Vorhof auf die Kammer sowie der Erregungsausbreitung in Vorhof und Kammer. Eine Reihe elektrokardiographischer Konstellationen läßt auch konkrete Diagnosen zu (Tab. **7**). So sind Infarkte, Perikarditis, Myokarditis, Elektrolytverschiebungen wie Hyper- und Hypokaliämie, Hyper- und Hypokalzämie unmittelbar aus der formalen Analyse zu erkennen. Unter dosierter Belastung kann aufgrund der Beurteilung des Verlaufes der ST-Strecke und der T-Welle mit einer hohen Wahrscheinlichkeit eine koronare Herzkrankheit gesichert oder ausgeschlossen werden.

Tabelle **6** Beziehung zwischen präoperativ erfaßten Risikofaktoren zur Entwicklung postoperativer lebensbedrohlicher oder letaler kardialer Komplikationen (nach *Goldman* u. Mitarb.)

1. Protodiastolischer Galopp oder Jugularvenenstauung
2. Herzinfarkt innerhalb von 6 Monaten vor der Operation
3. Rhythmusstörungen wie vorzeitige Vorhofkontraktionen
4. Mehr als 5 vorzeitige Ventrikelkontraktionen (ohne Monitorüberwachung)
5. Intraperitoneale, intrathorakale oder Aorteneingriffe
6. Alter über 70 Jahre
7. Hämodynamisch wirksame valvuläre Aortenstenose
8. Notoperation
9. Schlechter allgemeiner Zustand (Sauerstoffdruck unter 60 mm Hg (8,0 kPa), Kohlendioxyddruck über 50 mm Hg (6,7 kPa), Kalium unter 3 mmol/l, Bicarbonat unter 20 mmol/l, Harnstoff über 50 mg/100 ml (8,3 mmol/l), Kreatinin über 3 mg/100 ml (265 mmol/l), erhöhte Transaminasen, Zeichen chronischer Leberkrankheit oder längerer Bettruhe aus nicht kardialer Ursache

Präoperative interne Diagnostik

Tabelle 7 Elektrokardiographische Untersuchungen

Methode	Kriterien/ Normwerte	Diagnostische Bedeutung	Indikation/ Bemerkungen
Elektrokardiogramm (Extremitäten- u. Brustwandableitungen)	Erregungsursprung Erregungsleitungen Rhythmusstörungen Vorhof- u. Kammerkomplex	Erkennung von Störungen der Impulsgebung und der Überleitungsstörungen sowie der Verzögerung der intraventrikulären Erregungsausbreitung Erfassung von Vorhof- und Kammerhypertrophie, koronarer Herzkrankheit, Kardiomyopathien, Perikarderkrankungen, Elektrolytstörungen und Medikamenteneinwirkung	Basisuntersuchung Erweiterung des Programms bei spezieller Indikation (Belastungs-EKG, Langzeit-EKG, intrakardiale Ableitungen)

Weitere technische Untersuchungen

Nicht selten ergibt sich aus klinischen, röntgenologischen und elektrokardiographischen Befunden die Notwendigkeit weiterer diagnostischer Maßnahmen, unter denen ergometrische Belastung, Langzeit-EKG und Ultraschallkardiographie sowie auch szintigraphische Methoden ambulant durchführbar sind (Tab. **8**), während invasive Verfahren nur in Ausnahmefällen präoperativ in Frage kommen.

Laborparameter

Unmittelbar herzbezogene Laborparameter liegen nur in Form der Kreatinkinase und der Isoenzyme CK-MB vor. Sie haben überwiegend, ebenso wie die Transaminasen, in der Akutdiagnostik des Infarktes Bedeutung. Die allgemeinen Laboruntersuchungen sind in Tab. **38** erfaßt. Die Analyse von Störungen im Elektrolythaushalt wird auf S. 79 besprochen.

Spezielle Krankheitsbilder
Koronare Herzkrankheit

Ein großer Teil der urologischen Operationen erfolgt an älteren Patienten, bei denen eine koronare Herzkrankheit erwartet werden kann. Sie schließt die Operationsfähigkeit nicht von vornherein aus. Der Nachweis eines überstandenen Herzinfarktes erhöht jedoch das Operationsrisiko erheblich, vor allem, wenn die Operation innerhalb der ersten 6 Monate nach Infarkt durchgeführt wird (LÖWENSTEIN 1976, STEEN u. Mitarb. 1978, VORMITTAG 1979). Sofern es sich nicht um dringliche Operationen handelt, sollte nach einem Infarkt eine Zeitspanne von einem halben Jahr abgewartet werden, ehe ein operativer Eingriff erfolgt. Das gilt auch für eine Prostatektomie. Über den Zeitabstand von 6 Monaten hinaus verkleinert sich das Operationsrisiko in den Statistiken bis zum Ablauf des 2. Jahres geringfügig, nimmt dann aber mit größerem Abstand vom Infarktereignis noch

Tabelle 8 Spezielle Untersuchungen, die ambulant möglich sind

Methode	Kriterien/ Normwerte	Diagnostische Bedeutung	Indikation/ Bewertung
1. Ergometrische Belastung	EKG-Ablauf, Verhalten des arteriellen Druckes, Herzrhythmusstörungen, Pulsfrequenzverlauf	Erkennung von koronaren Herzerkrankungen, hypertonen Regulationsstörungen, Belastungsinsuffizienz und Neigung zu Rhythmusstörungen	Verdacht auf koronare Herzkrankheit, labile Hypertonie, anamnestische Angaben über Rhythmusstörungen und Belastungsinsuffizienz
2. Langzeit-EKG	Auftreten von Überleitungs- und Rhythmusstörungen	Klärung von Synkopen und Erstellung eines Risikoprofils bei Neigung zu Rhythmusstörungen	Synkopen, Extrasystolie, Vorhofflimmern und Vorhofflattern, Tachykardie, Bradykardie, AV-Blockierungen
3. Ultraschallechokardiographie	Bewegungsablauf von Herzanteilen	Bewertung von Klappenfunktion und kontraktilem Status, Vorhof- und Kammerweite sowie Gefäßdurchmesser von Aorta und Pulmonalis	Herzklappenfehler, Verdacht auf Herzthrombus, Dysfunktion von Vorhof und Kammer, akutes und chronisches Cor pulmonale

weiter ab. Nachweis oder Wahrscheinlichkeit einer koronaren Herzkrankheit sollte dazu veranlassen, Hypoxie, stärkeren Blutverlust, Überwässerung, arteriellen Druckabfall ebenso wie hypertone Phasen während des operativen Eingriffs und auch in der Einleitung und Beendigung der Narkose zu vermeiden bzw., wenn Störungen auftreten, sie rasch wieder auszugleichen. Dazu gehört besonders auch die Vermeidung von Elektrolytabweichungen mit der Gefahr von Rhythmusstörungen, die die Koronarreserve stärker begrenzen (VORMITTAG 1978, HILLIS u. COHN 1978).

Hypertonie

Die häufigste internistische Abweichung vom Normbefund im urologischen Krankengut ist die primäre oder sekundäre Hypertonie. Alle Beobachtungen stimmen darin überein, daß die Hypertonie für die perioperative Phase ein relativ geringes Risiko darstellt (GOLDMAN u. CALDERA 1979, PRYS-ROBERTS 1979). Es empfiehlt sich, die Therapie in der Regel weiterzuführen. Allerdings sollte die Interaktion von Antihypertonika mit einigen zur Narkose verwandten Narkosenmitteln bedacht werden. So verstärken Tranquillantien die Wirkung von Reserpin, so daß ein stärkerer Druckabfall resultiert. Den gleichen Effekt hat die Kombination von Äther oder Cyclopropan und Betarezeptorenblockern. Andererseits kann eine kritische Hypertonie bei der Kombination von trizyklischen Antidepressiva und Adrenalin oder Noradrenalingaben eintreten (s. Tab. 5). Von Bedeutung ist auch, daß Diuretika in Langzeitgabe nicht selten eine Hypovolämie auslösen, die bei zusätzlichem operativem Volumenverlust zu hypotonen Phasen disponiert. Eine Blutdruckstabilisierung ist in solchen Fällen durch Infusion von Plasmaexpandern oder Plasmaproteinlösungen möglich. Die im Anschluß an die Prostatektomie durchgeführten Spülungen mit größeren Mengen von Kochsalzlösung oder auch elektrolytfreien Lösungen können hypertone Krisen auslösen. Auch unabhängig davon kommen hypertone Phasen bei renaler Insuffizienz in der perioperativen Phase nicht selten vor. Im Hinblick auf die kardiale Belastung und die Gefahr zerebrovaskulärer Komplikationen ist eine rasche medikamentöse Therapie indiziert (Tab. 9).

Herzinsuffizienz

Eine manifeste Links-, Rechts- oder Globalinsuffizienz ist eine eindeutige Gegenindikation eines größeren operativen Eingriffs. Die Gradeinteilung der American Heart Association (Tab. 10) ist immer noch ein praktikabler Anhaltspunkt für die Bewertung einer eingeschränkten Leistungsfähigkeit des Herzens. Grad IV schließt eine Operation, außer in Notsituationen, aus, Schweregrad III läßt sie unter besonderen Kautelen zu, die die exakte Bilanzierung des Wasserhaushaltes, arterielle Druckkonstanz, ausreichende Sauerstoffzufuhr, Vermeidung von stärkeren Blutverlusten und Verhütung von Arrhythmien beinhaltet. Eine wegen kardialer Insuffizienz durchgeführte Therapie mit Herzglykosiden sollte in der perioperativen Phase nicht unterbrochen werden (SCHULTE-STEINBERG 1973, VORMITTAG 1975).

Erworbene Klappenfehler

Auch bei erworbenen Klappenfehlern kann die Einteilung in 4 Schweregrade zugrunde gelegt werden, die bei der Besprechung der Herzinsuffizienz erwähnt ist. Die Kriterien und die Bewer-

Tabelle 9a Wirkungsmechanismus der bei Hochdruckkrise eingesetzten Pharmaka (aus H. J. *Gilfrich* in *P. Schölmerich* u. Mitarb.: Interne Intensivmedizin. Thieme, Stuttgart 1980)

Präparat	Peripherer Gefäßwiderstand	Herzfrequenz	Herzminutenvolumen	Nierendurchblutung	Unerwünschte Wirkungen
Reserpin	↓	↓	(↓)	(↓)	Sedierung, Bradykardie, Bronchospasmus, parkinsonähnliche Bilder
Clonidin	↓	↓	↓	(↓)	Bradykardie, initialer RR-Anstieg nach i. v. Gabe, Sedierung
Dihydralazin	↓	↑	↑	(↑)	Tachykardie, Angina pectoris, Natriumretention
Diazoxid	↓↓	↑	↑	(↓)	Natriumretention, Angina pectoris, Tachykardie, Hyperglykämie, Wehenschwäche
Nitroprussid	↓(↓)	↑	↓	(↓)	Natriumretention, Thiocyanatintoxikation
Phentolamin	↓	↑	↑	(↓)	Tachykardie, Herzrhythmusstörungen

Tabelle 9b Dosierung, Wirkungseintritt und -dauer der bei Hochdruckkrise eingesetzten Pharmaka

	Präparat	Einzeldosis (mg)	Tagesdosis (mg)	Wirkungseintritt	Wirkungsdauer
Klinik	Reserpin (Serpasil)	0,25–1,0 i.v. 1,0–2,5 i.m.	5,0	30–60	12–18 h
	Clonidin (Catapresan)	0,15–0,3 i.v. (i.m.)	3,0	5–10 min	8 h
Intensivstation	Dihydralazin (Nepresol)	10–25 i.v. 10–50 i.m.	100	5–10 min 20–30 min	30 min–3 h
	Diazoxid (Hypertonalum)	75–300 i.v.	1200 (2000)	30–60 s	3–15 h
	Nitroprussidnatrium (Nipruss, Nipride)	Infusion 0,025–0,4 mg/min	25	sofort	entspricht Infusionsdauer
	Bei Verdacht auf Phäochromozytom: Phentolamin (Regitin)	5–10 mg i.v. Infusion 0,3 mg/min		30–60 s	10 min

Tabelle 10 Einteilung klinischer Schweregrade von Herzkranken (nach New York Heart Association)

Schweregrad I:
Keine Einschränkung der körperlichen Leistungsfähigkeit, jedoch abnorme Kammerfunktion bei Belastung

Schweregrad II:
Leichte Einschränkung der körperlichen Belastbarkeit, abnorme Ventrikelfunktion schon in Ruhe

Schweregrad III:
Starke Einschränkung der körperlichen Belastbarkeit, Belastungsinsuffizienz. In Ruhe keine manifesten Insuffizienzzeichen

Schweregrad IV:
Ruheherzinsuffizienz, keine körperliche Belastung möglich. Manifeste Zeichen einer Links-, Rechts- oder Globalinsuffizienz

tung sind mit den dort angeführten identisch. Schweregrad II und I erhöhen das Operationsrisiko nicht wesentlich, Schweregrad III macht besondere Vorsichtsmaßregeln notwendig, Schweregrad IV stellt eine Kontraindikation gegen eine nicht als Notfall indizierte Operation dar. Im einzelnen müssen die hämodynamischen Besonderheiten der Klappenfehler allerdings berücksichtigt werden. So ist eine Aortenstenose in der Statistik von GOLDMAN u. Mitarb. 1977 ein erheblicher Risikofaktor (s. Tab. 6). Patienten mit einer Mitralstenose sind durch ein Lungenödem bei Hypervolämie besonders gefährdet. Ein starker Druckabfall bei Aortenklappeninsuffizienz vermindert die Koronarperfusion. Ein erhöhter arterieller Druck vergrößert bei bestehender Mitralinsuffizienz den Rückstrom aus der linken Kammer in den linken Vorhof. In geeigneten Fällen sollte vor großen operativen Eingriffen überlegt werden, ob eine herzchirurgische Korrektur zur Verbesserung der Arbeitsbedingungen des Herzens indiziert ist (KAPLAN u. STEINHAUS 1978, WOLF u. BRAUNWALD 1980).

Rhythmusstörungen, Blockierungen im Erregungsleitungssystem

Eine bedeutsame Rolle in der Bewertung des präoperativen Zustandes spielen Störungen des Herzrhythmus und Blockierungen der Erregungsleitung (VORMITTAG 1978, WOLF u. BRAUNWALD 1980).
Vereinzelte ventrikuläre Extrasystolen mit identischem Erregungsvorsprung sind häufig und bedeuten keine Einschränkung der kardialen Leistungsfähigkeit, obwohl sie gelegentlich Ausdruck einer koronaren Herzkrankheit oder entzündlicher Vorgänge am Herzen sein können. Sie bedürfen in der Regel auch keiner speziellen Therapie. Eine andere Bewertung müssen gehäufte Extrasystolen, polytope ektopische Erregung und Extrasystolen, die in Ketten auftreten, erfahren. Sie sind als potentielle Vorläufer von Kammerflattern oder Kammerflimmern anzusehen, das bei Persistenz Kreislaufstillstand bedeutet. In den von GOLDMAN u. Mitarb. 1977 und von VORMITTAG 1979 vorgelegten Statistiken stellen solche Formen von Rhythmusstörungen einen Risikofaktor von erheblicher Bedeutung dar. Zusätzliche Hypoxie, stärkerer Blutverlust, Hypokaliämie, Azidose oder abnorm starke Druck- oder Volumenbelastung des Herzens vor, während oder nach der Operation können leicht Kammerflimmern auslösen, das bei Nachweis dieser Sonderformen eine antiarrhythmische Therapie indiziert sein läßt (s. S. 65). Man wird in solchen Fällen auch sorgfältig nach auslösenden Ursachen (Hypokaliämie, Medikamentenwirkung, z.B. Herzglykoside) fahnden.

Ein ähnlich bedrohliches Bild bieten bestimmte Formen von Störungen der Erregungsleitung. Als Syndrom des kranken Sinusknotens sind intermittierender Ausfall der Impulsgebung aus dem Sinusknoten, Störungen der Überleitung vom Sinusknoten zum Vorhof und wechselnde Rhythmen mit tachykarden und bradykarden Phasen bekannt. Abgesehen von der ungünstigen Beeinflussung der Hämodynamik durch derartige Rhythmusstörungen, können sie Vorläufer des asystolischen Herzstillstandes sein. Der gleiche Gesichtspunkt gilt für einige Überleitungsstörungen im Bereich der Leitungsstrukturen vom Vorhof zur Kammer, wobei Blockaden im Atrioventrikularknoten, im Stamm des Hisschen Bündels und in den proximalen Anteilen der Tawara-Schenkel des Reizleitungssystems liegen können. AV-Blokkierungen II. Grades, also intermittierender Ausfall von Kammererregungen oder eine elektrokardiographisch nachweisbare Blockierung von zwei der drei großen Faszikel des Erregungsleitungssystems unterhalb des Stammes des Hisschen Bündels können Vorläuferphasen totaler Blockade und damit eines asystolischen Herzstillstandes sein. Spezialuntersuchungen mit Hilfe der Vorhofstimulation, der Testung der Sinusknotenerholungszeit und die His-Bündel-Elektrokardiographie vermögen Lokalisation und Bedeutung der Überleitungsstörungen näher zu definieren. Bei Verdacht auf das Vorliegen solcher Abweichungen ist ein nicht als Notfall indizierter Eingriff aufzuschieben. In der Mehrzahl der Fälle wird eine Schrittmacherapplikation zumindest für die perioperative Phase notwendig sein, um Komplikationen zu vermeiden (WOLF u. BRAUNWALD 1980).

Zerebrale Durchblutung

Die zerebrale Durchblutung kann sowohl durch Hypotonie wie durch exzessive Hypertonie, ebenso aber auch durch Hypoxie, Störungen im Säure-Basen-Haushalt, Rhythmusstörungen und ungenügendes Herzzeitvolumen beeinträchtigt sein. Die unter Normalbedingungen im Hirnkreislauf wirksame Autoregulation wird bei exzessiver Hypertonie durchbrochen, wobei überkritische Gefäßengstellungen regional begrenzte Perfusionsstörungen unter dem Bild ischämischer Attacken auslösen können. Ebenso vermag bei bestehender Gefäßsklerose mit Stenosen in den Hirngefäßen ein kritischer Druckabfall lokalisierte Perfusionsausfälle zu bewirken.
Eine oft übersehene Quelle verminderter zerebraler Perfusion sind gehäufte Extrasystolen, Vorhofflimmern und -flattern mit schneller Kammerfrequenz, Tachykardie-Bradykardie-Syndrom des kranken Sinusknotens und abnorme Bradykardie. In der Regel ist dabei das Herzzeitvolumen vermindert, so daß bei bestehenden arteriosklerotischen Stenosen im Hirnkreislauf neurologische Ausfälle verständlich sind (KAPLAN u. STEINHAUS 1978).
Unter diesem Gesichtspunkt sind anamnestische Angaben über Schwindelanfälle, vorübergehende sensible oder motorische Ausfälle und eine orientierende neurologische Untersuchung bedeutsam. Lassen sich dabei neurologische Ausfälle nachweisen, so ist eine spezielle neurologische Konsiliaruntersuchung angezeigt.

Spezielle prophylaktische und therapeutische Verfahren

Herzglykoside

Die Indikation zur Gabe von Herzglykosiden in der präoperativen Phase hat sich deutlich gewandelt, seitdem die Bestimmung von Glykosidplasmaspiegel einen besseren Zugang zum Verständnis toxischer Nebenwirkungen vermittelt hat. Es ist allgemeine Überzeugung, daß Glykoside keine prophylaktische Bedeutung beim nicht insuffizienten Herzen haben. Auch höheres Alter allein ist ohne Hinweis für eine latente oder manifeste Herzinsuffizienz keine Indikation für Glykoside (MEYER 1970, APPEL 1973, SCHULTE-STEINBERG 1973, WOLF u. BRAUNWALD 1980). Zwar vermögen diese auch am gesunden Herzen die Kontraktilität zu steigern, d.h. positiv inotrop wirksam zu sein, angesichts der autonomen und durch das sympathische Nervensystem sowie die Aktivierung körpereigener Katecholamine erreichbare Steigerung der Herzleistung ist aber ein solcher Effekt für die Prophylaxe ohne Bedeutung. Andererseits haben Herzglykoside auch bei normaler Dosierung und intakter Elimination bzw. Metabolisierung in etwa 10–20% bereits Nebenwirkungen, die sich mit höheren Glykosidplasmaspiegeln wesentlich vermehren. Sie bestehen in unerwünschten kardialen Rückwirkungen, im wesentlichen in der Neigung zu gesteigerter Erregbarkeit und Überleitungsstörungen im AV-Knoten. Magen-Darm-Beschwerden wie Appetitlosigkeit, Übelkeit, Erbrechen, selten auch neurologische Symptome wie Gelbsehen, sind als Kriterien einer absoluten oder relativen Überdosierung wichtig.
Eine Indikation zur Glykosidbehandlung ist demgegenüber gegeben bei
– manifester oder latenter Herzinsuffizienz,
– schneller absoluter Arrhythmie,
– ausgeprägter Herzdilatation auch ohne Vorliegen einer Herzinsuffizienz.
Bei der Dosierung der verschiedenen Präparate (Tab. **11**) müssen einige wichtige Gesichtspunkte beachtet werden. Digoxin wird im wesentlichen durch die Niere ausgeschieden. Niereninsuffizienz oder auch altersabhängig verminderte Nierenleistung (gemessen an der Clearance) erhöht den Serumspiegel im Vergleich zu Nierengesunden oder jüngeren Patienten, so daß eine Dosis-

64 Präoperative interne Diagnostik

Tabelle 11 Kenngrößen verschiedener Herzglykoside

Glykosid	Vollwirk-dosis (mg)	Resorptions-quote (%)	Abkling-quote (%)	Erhaltungs-dosis (mg) oral	i.v.	Serumelimina-tionshalbwerts-zeit (Tage)
Digoxin (Lanicor)	0,8–1,2	60–80	30	0,375–0,5	0,25	1,5–2,0
β-*Acetyl*-Digoxin (Novodigal)	0,8–1,2	70–80	30	0,3–0,4	–	1,5–2,0
β-*Methyl*-Digoxin (Lanitop)	0,8–1,2	90–100	30	0,2–0,3	0,2	2,0–2,3
Digitoxin (Digimerck)	0,8–1,2	90–100	7	0,1	0,1	7 –9

reduktion nach dem Vorschlag der Tab. **12** empfohlen wird. In schweren Fällen ist Digitoxin, das im wesentlichen in der Leber metabolisiert wird, günstig im Hinblick auf die dabei weniger wirksame Nierenfunktionseinschränkung. Andererseits ist bei Digitoxin der tägliche Wirkungsverlust mit 7% relativ gering, so daß einmal eingetretene Nebenwirkungen langsamer abklingen als bei Digoxin, dessen tägliche Schwundquote 30% beträgt. Die Handhabung der Digoxintherapie ist daher elastischer, während bei Digitoxin die Konstanz des Wirkspiegels größer ist.

Zur Ersteinstellung einer Herzglykosidtherapie in der präoperativen Phase wird entweder eine mittelschnelle Aufsättigung (Tab. **13**) oder eine i.v. Therapie mit Erhaltungsdosen angewandt. Wenn Plasmaspiegelbestimmungen möglich sind, kann vor allem postoperativ die adäquate Dosierung erleichtert werden. Andererseits läßt sich die positiv inotrope Wirkung der Herzglykoside ebenso wie die Frequenzverlangsamung nach klinischen Kriterien beurteilen. Auf Interaktion mit anderen Pharmaka, auch mit Narkotika, und auf die Bedeutung von Elektrolytabweichungen ist besonders zu achten (Tab. **14**). Die Auslösung von Rhythmusstörungen durch Glykoside in Form von ventrikulären Extrasystolen, aber auch von Vorhofflimmern und von Vorhofflattern wird bei Alkalose, Hypokaliämie, Hypomagnesiämie verstärkt, die toxische Wirkung der Herzglykoside durch allgemeine und regionale Hypoxie, Anämie und Hyperkalzämie deutlich erhöht. Kaliumgaben, auch bei normalem Serumkalium, vermögen die arrhythmogene Wirkung der Herzglykoside zu vermindern, wobei allerdings Hyperkaliämie höheren Grades zu Bradykardie, QRS-Verbreiterung und bei exzessiven Werten zu Asystolie führt. Nebenwirkungen in Form von Extrasystolen können, sofern eine Herzglykosidtherapie nicht reduziert werden kann, durch Antiarrhythmika an Zahl vermindert oder ganz beseitigt werden. Allerdings sollte hierbei eine Glykosidplasmaspiegelbestimmung vorgenommen werden.

Bei Vorhofflimmern mit höherer Kammerfrequenz ist eine Schlagfolge von 60–80 anzustreben. Durch entsprechend angepaßte Dosierung läßt sich eine normale Frequenz in dieser Größenordnung »titrieren«. Die Indikation zur Glykosidanwendung bei Herzdilatation ist umstritten. Ihre theoretische Begründung findet sie in der verstärkten systolischen Auswurfleistung, die über eine Verkleinerung des Ventrikeldurchmessers nach dem Laplaceschen Gesetz die Ökonomie der Herzaktion verbessert.

Diuretika

Die Mehrzahl der herzinsuffizienten Patienten unter Langzeittherapie wird mit Herzglykosiden und Diuretika gleichzeitig behandelt. Diuretika der Thiazidreihe haben dabei den Nachteil, daß neben der erwünschten gesteigerten Natriurese auch eine erhöhte Kaliurese stattfindet, die zu Hypokaliämie mit Neigung zu Rhythmusstörungen am Herzen, unter Umständen auch Darmatonie und muskulärer Erschlaffung disponiert. Diuretika vom Typ der Aldosteronblocker oder des Triamteren können vor allem bei entsprechender Einschränkung der Nierenfunktion eine Hyperkaliämie auslösen, die Überleitungsstörungen, Verzögerung der intraventrikulären Erregungsausbreitung und Bradykardie zu bewirken vermag (Tab. **15**). Alle Diuretika vermindern das zirkulierende Blutvolumen und senken den Füllungsdruck, so daß sie eher eine Hypotonie verursachen. Sofern Diuretika unmittelbar präoperativ

Tabelle 12 Nierenfunktion und Glykosiddosis

Kreatinin mg/100 ml (tmol/l)	Erhaltungsdosis
normal	1/1
1,3–1,5 (115–133)	3/4
1,5–2,0 (133–177)	1/2
>2,0 (>177)	1/3 bis 1/4

Tabelle 13 Mittelschnelle Sättigungsbehandlung

Präparat	Dosis (mg)	Tage	Erhaltungs-dosis (mg)
Digoxin	0,75	2	0,375
β-Acetyl-Digoxin	0,6	2	0,3
β-Methyl-Digoxin	0,4	2	0,2
Digitoxin	0,4	4	0,1

Tabelle 14 Beeinflussung von Herzglykosidwirkungen durch zusätzliche Faktoren (aus *W. Klaus* in *F. W. Ahnefeld* u. Mitarb.: Der Risikopatient in der Anästhesie, Bd. XI. Springer, Berlin 1976)

A. Pharmakodynamische Interferenzen

Wirkungsverstärkung	*Wirkungsabschwächung*
Hypokaliämie (→ ektopische Reizbildung)	Hyperkaliämie
– Diuretika	– Spironolacton
– Laxantien	– Triamteren
– Carbenoxolon	Halothannarkose
– Glucocorticoide	Fieber
– Insulin	
Hyperkaliämie (→ AV-Block)	
Magnesiummangel	
Kaliumsalze i. v.	
Hypoxie, Azidose	
Myokardinfarkt, Myokarditis	

B. Pharmakokinetische Interferenzen

Wirkungsverstärkung	*Wirkungsabschwächung*
Niereninsuffizienz (Strophanthin, Digoxin)	Laxantien
Leberinsuffizienz (Digitoxin, Methyldigoxin)	Antazida
Hypothyreose	Cholestyramin
	Phenobarbital
	Phenylbutazon
	Rifampicin
	Hyperthyreose

unerläßlich sind, was selten der Fall sein wird, ist ein fortlaufendes, perioperatives Monitoring des zentralvenösen Druckes zweckmäßig. Im übrigen läßt sich bei gegebener Indikation durch intravenöse Applikation von Diuretika eine rasche Reduktion des Flüssigkeitsvolumens bewirken, sofern durch vorübergehendes Absetzen eine stärkere Retention zustande gekommen war.

Antihypertensiva

Es ist schon darauf hingewiesen worden, daß die Hypertonie kein besonders ausgeprägtes Risiko für einen operativen Eingriff darstellt. Das gilt für behandelte wie für nichtbehandelte Hypertoniker. Andererseits kann es zu additiven oder sich potenzierenden Wirkungen von Antihypertensiva und Narkotika kommen. Prazosin und Lachgas senken beide den peripheren Widerstand, so daß ein starker Druckabfall beobachtet werden kann. Antihypertensiva mit stärkerer zentral sedierender Wirkung summieren ihren Effekt mit dem entsprechenden Einfluß des Narkotikums. Diese Fragen sind aber eher ein Problem des Anästhesisten als des Internisten, da sie in der unmittelbaren Operationsvorbereitung und Überwachung akut werden. Eine präoperativ durchgeführte antihypertensive Therapie kann in der Regel bis zum Zeitpunkt vor der Operation weitergeführt werden. Während der Narkose kann die Steuerung des Druckes durch die Infusion onkotisch wirksamer Substanzen mit oder ohne Zusatz von Sympathikomimetika erfolgen. Auf die Behandlung hypertensiver Krisen ist schon hingewiesen worden.

Antiarrhythmika

Rhythmusstörungen bedürfen ebenso wie Erregungsleitungsstörungen des Versuchs einer pathogenetischen Zuordnung, wobei koronare Herzkrankheit, entzündliche Affektion des Herzmuskels, Medikamentenwirkung, Elektrolyt- und Säure-Basen-Störungen, aber auch vegetative Einflüsse in Frage kommen. Ein nicht unbeträchtli-

Tabelle 15 Nebenwirkungen von Diuretika

Präparate	K↓	K↑	Azidose	Alkalose	Hyperurikämie	Hyperglykämie
Thiazidderivate	+	∅	∅	+	+	+
Etacrynsäure und Furosemid	+	∅	∅	+	+	+
Antikaliuretische Substanzen	∅	+	+	∅	∅	∅
Aldosteronantagonisten	∅	+	+	∅	∅	∅

Tabelle 16 Medikamentöse Behandlung supraventrikulärer Arrhythmien (nach *Lang*)

Substanz, Handelspräparat	Applikation	Tagesdosis	Nebenwirkung	Kontraindikation
Digitalis:				
Digoxin	0,25 mg i. v.	0,5 mg	ZNS: Übelkeit, Erbrechen, Farbsehen Kardiovaskulär: AV-Überleitungsstörungen	AV-Block
Lanicor	0,25 mg 12stdl. p. o.			
Verapamil				
Isoptin	10 mg langsam in 10 min injizieren 5–10 mg/h per Infusion 80 mg 3–4stdl. p. o.	240 mg i. v. 480 mg p. o.	Kardiovaskulär: Blutdruckabfall, AV-Block	Hypotonie AV-Überleitungsstörungen
Propranolol				
Dociton	1–5 mg i. v. (10 min) 20–40 mg 6stdl. p. o.	160–320 mg	Kardiovaskulär: Depressorischer Effekt, Bronchospasmus	Herzinsuffizienz, AV-Block, Asthma bronchiale
Ajmalin				
Gilurytmal	50 mg langsam i. v.		Kardiovaskulär: AV-Block, Asystolie	AV-Block
Prajmaliumbitartrat				
Neogilurytmal	20 mg 4–6stdl.	60–80 mg	Cholostatische Hepatose	
Amiodaron				
Cordarone	200 mg 6–12stdl.	400 mg	Kardiovaskulär: AV-Überleitungsstörungen Sonstiges: Korneatrübung	AV-Block
Lidocain				
Xylocain	100 mg i. v.	1–max. 4 g i. v.	ZNS: Somnolenz, Krämpfe, Augenmuskellähmung Kardiovaskulär: Blutdruckabfall	AV-Block, langsamer Kammerrhythmus
Procainamid				
Novocamid	500 mg 4–6stdl.	1–1,5 g	Gastrointestinal: Übelkeit Kardiovaskulär: Blutdruckabfall, AV-Block Sonstiges: LE-Phänomen	AV-Block, Hypotonie
Chinidinum sulfuricum Chinidin-bisulfat	200 mg 4–6stdl.	1–1,5 g	Gastrointestinal: Übelkeit Kardiovaskulär: Blutdruckabfall, AV-Block Sonstiges: Thrombopenie, Allergien	Vorhofflimmern, -flattern, supraventrikuläre Tachykardie ohne Block, ohne gleichzeitige Digitalismedikation
Optochinidin	200–500 g 6stdl.			
Chinidin-Duriles	250 mg 6–12stdl.			
Chinidin-polygalacturonat Galactoquin	300 mg 6–12stdl.			
Diphenylhydantoin				
Zentropil Phenhydan	250 mg i. v. 100 mg 6–8 stdl. p. o.	300–400 mg	Kardiovaskulär: Blutdruckabfall, Asystolie ZNS: Atemdepression, Nystagmus Sonstiges: Zahnfleischwucherungen	Hypotonie

Tabelle 16 (Fortsetzung)

Substanz, Handelspräparat	Applikation	Tagesdosis	Nebenwirkung	Kontraindikation
Disopyramid Rythmodul	100 mg 6–8stdl.	300–400 mg	Kardiovaskulär: AV-Überleitungsstörungen, Sinusimpulsstörungen Gastrointestinal: Übelkeit, Erbrechen, Cholostase ZNS: Sedierung, Sehstörung, Harnretention	AV-Block, Herzinsuffizienz, Niereninsuffizienz, Glaukom
Propafenon Rytmonorm	300 mg 12stdl. p.o.	600–900 mg	ZNS: Schwindel, Sehstörungen, Mundtrockenheit Gastrointestinal: Übelkeit, Magenschmerzen Kardiovaskulär: Blutdruckabfall	Hypotonie, Schock, AV-Überleitungsstörungen
Aprindin Amidonal	20 mg i.v. 50 mg 12–24stdl. p.o.	bis zu 100 mg i.v. u. 100 mg p.o.	ZNS: Tremor, Doppelsehen Gastrointestinal: Hepatose Sonstiges: *Agranulozytose*	AV-Block 2. bis 3. Grades, intraventrikuläre Leitungsstörungen, Epilepsie, Leukopenie, Ikterus
Mexiletin Mexitil	100–250 mg i.v. 200 mg 8–12stdl. p.o.	bis zu 1 g i.v. od. 600 mg p.o.	ZNS: Schwindel, Sehstörungen Gastrointestinal: Übelkeit Kardiovaskulär: Hypotension	Parkinsonismus, Hypotension, Leberinsuffizienz, AV-Überleitungsstörungen, faszikulärer Block
Lorcainid	100–200 mg i.v. 200 mg 6–12stdl.	300–400 mg	ZNS: Schlaflosigkeit, Schweißausbrüche	Höhergradige AV-Blockierung

cher Teil der Rhythmusstörungen bleibt ätiologisch ungeklärt. Sofern die auslösende Ursache nicht beseitigt werden kann, ist eine symptomatische Behandlung zu erwägen. Man muß dabei die möglichen Nebenwirkungen gegen den zu erwartenden Nutzen in Rechnung stellen. Alle Antiarrhythmika haben eine negativ inotrope Wirkung, so daß man nicht einzelne hämodynamisch unwirksame Extrasystolen behandeln sollte, wohl aber tachykarde Phasen der Vorhof- oder Kammeraktion, gehäufte Extrasystolen, vor allem polytoper Art, und kürzere oder längere extrasystolische Ketten. Eine Auswahl der in Frage kommenden Antiarrhythmika findet sich in Tab. 16.

Krankheiten des Respirationssystems

Allgemeines

Neben den Einschränkungen der Herzleistung haben Erkrankungen des Respirationssystems für Anästhesie, Operation und postoperativen Verlauf eine erhebliche Bedeutung (AHNEFELD u. Mitarb. 1976, ALLGÖWER 1976). Das Anästhesie- und Operationsrisiko erhöht sich mit der präoperativ nachgewiesenen Störung der Lungenfunktion sprunghaft. Dabei disponiert die chronische Bronchitis zu Atelektase und Pneumonien. Ein enger Zusammenhang zwischen Rauchen und Häufigkeit postoperativer pulmonaler Komplikationen ist statistisch vielfach belegt. Im Vergleich zur präoperativen Untersuchung des Herz-Kreislauf-Systems wird aber der Untersuchung des Respirationssystems in der Regel sehr viel weniger Beachtung geschenkt.

Im folgenden soll ein diagnostisches Stufenprogramm dargestellt werden, das in der Elementarstufe zumindest eine Unterscheidung zwischen normaler und eingeschränkter Lungenfunktion erlaubt. Bei erkennbar stärkeren Abweichungen besteht eine Indikation, methodisch aufwendige Untersuchungen durchzuführen, die die Entscheidung über Operabilität oder Nichtoperabilität ermöglichen sollen (Tab. 17).

Untersuchungsverfahren

Anamnese

Anamnestische Angaben über Husten, Auswurf (Farbe, Menge, Konsistenz), Neigung zu Erkältungsinfekten der Luftwege, Luftnot in Ruhe oder bei Belastung, Schmerzen im Bereich des Thorax, überstandene Lungenerkrankungen oder Erkrankungen der Pleura, Rauchergewohnheiten, Einfluß von Luftverschmutzung der Umgebung und berufliche Exposition sind für die Erfassung von Erkrankungen des Respirationstraktes wichtig.

Klinische Untersuchung

Die klinische Untersuchung bezieht sich auf Gesamthabitus, Thoraxform, Exkursionsfähigkeit des Brustkorbs, Atemtyp, Beteiligung der

Tabelle 17 Diagnostische Elementarmaßnahmen zur Bewertung der respiratorischen Funktion

Methode	Kriterien/ Normwerte	Diagnostische Bedeutung	Indikation/ Bemerkungen
1. Anamnese Inspektion Perkussion Auskultation Palpation	s. Text	Basisuntersuchung	Routine
2. 1-Sekunden-Kapazität Vitalkapazität	Norm 70% der Vitalkapazität von 4000–6000 ml	Grobe Orientierung über Vorliegen von obstruktivem oder restriktivem Syndrom	Indikation bei Verdacht auf Störungen der Lungenfunktion und bei Menschen oberhalb von 60 Jahren
3. PaO_2 $PaCO_2$ pH Bicarbonat	Normwert: 100 mm Hg (13,3 kPa) Normwert: 40 mm Hg (5,33 kPa) Normwert: 7,4	Erfassung von Störungen der Ventilation, Perfusion, Diffusion und von Verteilungsstörungen	Indikation bei Verdacht auf Störungen der Lungenfunktion und bei älteren Menschen
4. Ergospirometrie	Atemvolumen, Atemminutenvolumen, Atemgrenzwert, Atemzeitquotient, Sauerstoffverbrauch, in- u. exspiratorische Reservekapazität	Erfassung von restriktiven und obstruktiven Lungenfunktionsstörungen	Indikation bei Abweichungen nach Untersuchungskriterien

Atemhilfsmuskulatur, Atemfrequenz, Farbe der Schleimhäute und der Akren (Zyanose) sowie Abschätzung des Hämoglobingehaltes (Konjunktiven). Mit den üblichen einfachen physikalischen Untersuchungsmethoden lassen sich Anhaltspunkte für den Luftgehalt des Thorax, die Verschieblichkeit der Lungengrenzen, für das Vorhandensein von infiltrativen Prozessen, Pleuraergüssen oder Schwarten sowie Luftansammlungen im Pleuraraum gewinnen. Der Nachweis von trockenen Rasselgeräuschen läßt an spastische Bronchitis denken, feuchte Rasselgeräusche sind je nach zusätzlichen physikalischen Phänomenen Hinweise für entzündliche Infiltrate, Bronchiektasen, Lungenstauung oder auch einfache Bronchitiden. Eine Untersuchung des Atemstoßes nach Aufforderung zu forcierter Exspiration läßt eine grobe Abschätzung des funktionellen Status z. B. beim obstruktiven Syndrom zu. Die Elastizität des Thorax kann durch manuelle Kompression abgeschätzt werden, die in- und exspiratorische Reserve durch Beobachtung forcierter Atembewegungen.

Eine für die präoperative Bewertung des klinischen Befundes sehr wichtige Frage ist die nach der Rückwirkung von Lungenfunktionsstörungen auf das rechte Herz. Sowohl obstruktive wie restriktive Ventilationsstörungen bewirken bei schwerer Ausprägung und längerem Verlauf eine Erhöhung des Pulmonalarteriendruckes. Eine weitere Ursache für eine pulmonale Hypertonie ist in einer Lungengefäßembolisierung als Folge venöser Thrombosen zu suchen, die über längere Zeiträume hinweg kleinere embolische Perfusionsausfälle im arteriellen Lungenkreislauf bewirken, so daß der Perfusionswiderstand erhöht wird und der systolische Druck in der Lungenarterie und im rechten Ventrikel ansteigt. Klinische Kriterien für das Bestehen einer pulmonalen Hypertonie sind verstärkte epigastrische Pulsation, kräftiger Herzimpuls links vom Sternum und eine Akzentuierung des Pulmonalklappenschlußtones, der in solchen Fällen als gespaltener 2. HT hörbar ist. Diese klinischen Symptome lassen sich mit Hilfe elektrokardiographischer und röntgenologischer Verfahren in ihrer Bedeutung besser abschätzen.

Röntgenologische Befunde

Durchleuchtung und Röntgenaufnahme im a.p. und frontalen Strahlengang lassen Luftgehalt der Lungen, Zwerchfellstand, Zwerchfellbeweglichkeit, Infiltrationen von Lungenanteilen, Flüssigkeitsgehalt im interstitiellen und alveolären Bereich abschätzen. Bei Einschränkung der Lungenfunktion durch ein obstruktives oder restriktives Syndrom ist die Beurteilung der Weite der A. pulmonalis ein wichtiges Kriterium, das am Pulmonalisbogen, besser aber noch an der Weite des rechten Lungenarterienastes in Höhe des Truncus intermedius erfaßt werden kann. Die Lungengefäßzeichnung im zentralen und peripheren Anteil der Lunge erlaubt gleichfalls Rückschlüsse auf den Druck im Lungenkreislauf und eventuelle Perfusionsausfälle. Ein Anhaltspunkt für die Pulmonalarterienweite ergibt sich aus dem Abstand der Pulmonalarterie vom Sternum im Retrosternalraum. Durchleuchtung und Aufnahme lassen zugleich Lungenfibrosen und Einschränkungen der Exkursionsfähigkeit des Thorax durch Pleuraerguß oder -schwarte erkennen. Auf Zeichen der Linksherzinsuffizienz im Röntgenbild ist bereits S. 59 hingewiesen worden.

Elektrokardiographische Befunde

Drucksteigerungen im Lungenkreislauf spiegeln sich in charakteristischer Weise im Elektrokardiogramm. Es findet sich in Abhängigkeit vom Körperbautypus (pyknischer oder asthenischer Habitus), von Zwerchfellstand und dadurch beeinflußter Herzlage statistisch gehäuft ein P-pulmonale, d. h. eine spitz-positive P-Konfiguration mit großer Amplitude der Vorhofwelle in Ableitung II und III, sofern nicht andere Herzerkrankungen die Vorhofkonfiguration beeinflussen oder die Herzlage bei Adipositas oder gleichzeitiger Hypertonie im Sinne einer ausgeprägten Linkslage verändern. Ebenso ist bei länger anhaltender und konstanter arterieller Drucksteigerung in der Pulmonalarterie ein Steil- oder Rechtstyp des QRS-Komplexes gehäuft nachweisbar. Auch hierbei gelten die beim P-pulmonale gemachten Einschränkungen. Der Nachweis eines P-pulmonale und eines steil- bis rechtstypischen QRS-Komplexes beim Erwachsenen sollte immer an ein Cor pulmonale denken lassen. Stärkere Ausprägungen eines Cor pulmonale bewirken auch Rechtshypertrophieformen im EKG, unter Umständen einen Rechtsschenkelblock und Störungen der Erregungsrückbildungen in den Brustwandableitungen V1–V3, gelegentlich sogar bis V6. Bei Vorliegen solcher Symptome wird außer in Notsituationen, jedenfalls vor größeren Operationen, eine stationäre internistische Abklärung und Vorbehandlung notwendig sein.

Einfache Lungenfunktionstests

Die bisher erwähnten klinischen, elektrokardiographischen und röntgenologischen Befunde gehören zur Routineuntersuchung in der präoperativen Phase. Will man eine differenzierte Bewertung der Lungenfunktion vornehmen, so bietet sich die Bestimmung von 2 Größen an: die Messung der Vitalkapazität einschließlich des Atemgrenzwertes und die Bestimmung der 1-Sekunden-Kapazität (FABEL 1976, SIEMON u. THOMA 1977). Beide Werte sind in Abhängigkeit von Alter, Gewicht und Körpergröße unterschiedlich, so daß die Normwerte zwischen 4000 und 6000 ml für

70 Präoperative interne Diagnostik

Tabelle 18 Weitere Untersuchungsmethoden meist unter stationären Bedingungen

Methode	Kriterien/ Normwerte	Diagnostische Bedeutung	Indikation/ Bemerkungen
1. Bodyplethysmographie	Residualluftvolumen, Totalkapazität, Resistance	Erfassung von Emphysem, obstruktiven u. restriktiven Ventilationsstörungen sowie Verteilungsstörungen	Indikation bei klinisch erfaßbaren Einschränkungen der Lungenfunktion
2. Massenspektrometer	Diffusionskapazität	Verteilungsstörungen	Indikation bei schweren Lungenfunktionsstörungen
3. Compliance	Dehnbarkeit der Lunge	bei restriktiven Lungenfunktionsstörungen	Indikation bei schweren Störungen der Ventilation
4. Rechtsherzkatheter	Druck in der A. pulmonalis u. Lungenarterienverschlußdruck	Erfassung von Drucksteigerungen im Lungenkreislauf	Verdacht auf akutes oder chronisches Cor pulmonale
5. Lungenszintigraphie	Perfusionsgüte	Erfassung von Lungenembolien	Indikation bei Embolieverdacht
6. Pulmonalisangiographie	Perfusionsausfälle	Erfassung von Lungenembolien	Verdacht auf Lungenembolie

die Vitalkapazität schwanken. Eine Reduktion um 50% des Sollwertes gilt als kritische Grenze und sollte zu einer spiroergometrischen Lungenfunktionsanalyse Veranlassung geben. Die Bewertung der Vitalkapazität und der 1-Sekunden-Kapazität erlaubt eine grobe Differenzierung von obstruktiven und restriktiven Ventilationsstörungen. Eine isolierte Reduktion der 1-Sekunden-Kapazität bei normaler Vitalkapazität zeigt das Vorliegen eines obstruktiven Syndroms an, eine reduzierte Vitalkapazität bei normalem prozentualem Anteil der 1-Sekunden-Kapazität von mehr als 70% ein restriktives Syndrom (s. Tab. 17). Es sei betont, daß diese einfachen Funktionstests nur Anhaltspunkte ergeben, die bei Abweichungen von der Norm zu weiteren Untersuchungen und größerem methodischen Aufwand Veranlassung geben müssen. Unter ambulanten Bedingungen sind dazu Spiroergometrie sowie Bodyplethysmographie zur Bestimmung von Residualluftvolumen, Diffusionskapazität, venöser Shunt-Beimengung, Atemwegswiderstand (Resistance) und in Einzelfällen weitergehende Spezialuntersuchungen notwendig (Tab. 18).

Laborparameter

Bei jedem älteren Menschen sind neben den erwähnten einfachen spirometrischen Untersuchungen Blutgasbestimmungen einschließlich der Messung des pH, des Standardbicarbonats und des Basenexzeß zweckmäßig. Dabei ist die Altersabhängigkeit des Sauerstoffdrucks zu berücksichtigen. Werte unter 60 mm Hg (8,0 kPa) für PaO_2 sowie über 45 mm Hg (6,0 kPa) für $PaCO_2$ gelten als kritische Grenzwerte, die in jedem Fall einer Abklärung bedürfen. Eine ventilatorische Partialinsuffizienz äußert sich in einem isolierten Abfall der PaO_2, eine Globalinsuffizienz in einer Erniedrigung von PaO_2 und gleichzeitiger Erhöhung des $PaCO_2$. Eine Erhöhung des $PaCO_2$ kennzeichnet eine respiratorische Azidose, eine Erniedrigung des $PaCO_2$ eine respiratorische Alkalose. Bestimmungen von pH, Standardbicarbonat und Basenexzeß lassen eine Unterscheidung von kompensierter oder dekompensierter Azidose bzw. Alkalose zu (s. S. 80). Bei präoperativer respiratorischer Azidose besteht die Gefahr, daß unter dem Einfluß der Narkose, erst recht aber bei postoperativen Komplikationen wie Atelektase oder Pneumonie, Linksherzinsuffizienz oder Schocklungen kritische Werte überschritten werden, so daß Respiratorbeatmungen meist mit erhöhtem endexspiratorischem Druck und höherem Sauerstoffangebot in der Einatemluft indiziert sind.

Einzelne Erkrankungen des Respirationssystems

Vorbemerkungen

Die Zahl bronchopulmonaler Erkrankungen in der Gesamtbevölkerung wird auf etwa 6% geschätzt. Sie steigt mit höherem Lebensalter deutlich an. Von den über 50jährigen haben etwa $1/3$, von den über 60jährigen etwa die Hälfte banale oder auch ausgeprägte Erkrankungen des respiratorischen Systems. In der postoperativen Phase sind Lungenkomplikationen, wie schon betont, häufiger als kardiale Versagenszustände (Tab. 19).

Tabelle **19** Schematische Darstellung von Störungen der Lungenfunktion, ihrer Laborparameter und therapeutischen Beeinflussung (aus *H. Matthys, K. H. Rühle* in *F. W. Ahnefeld* u. Mitarb.: Klinische Anästhesiologie und Intensivtherapie. Springer, Berlin 1976)

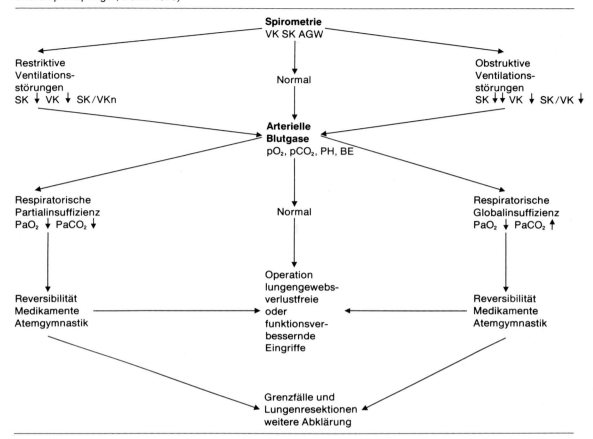

VK = inspiratorisch gemessene Vitalkapazität
SK = exspiratorisch gemessene Sekundenkapazität
AGW = Atemgrenzwert
SK/VK = relative Sekundenkapazität
pO_2 = O_2-Partialdruck im arterialisierten Blut
pCO_2 = CO_2-Partialdruck im arterialisierten Blut
pH = H^+-Konzentration im arterialisierten Blut
BE = Basenüberschuß im arterialisierten Blut
n = normal
↓ = gegenüber dem Sollwert vermindert
↓↓ = gegenüber dem Sollwert stark vermindert
↑ = gegenüber dem Sollwert erhöht

Obstruktives Syndrom

Das obstruktive Syndrom stellt die häufigste Erkrankung der Lunge im mittleren und höheren Lebensalter dar. Es ist durch eine Erhöhung des Atemwegswiderstandes gekennzeichnet und führt in schweren Fällen zu Destruktion der Bronchialwand mit Kollapsneigung. Pathogenetisch liegt dem obstruktiven Syndrom meist eine Bronchitis zugrunde, die zu verstärkter Schleimsekretion, Verlegung von Bronchien und Bronchiolen, Überblähung der Lunge und damit zum Emphysem mit Verminderung der Exspirationskraft führt. Es resultiert neben der alveolären Hypoventilation eine Verteilungsstörung mit stärkerem venösem Shunt. Als kardiale Folgeerscheinung kann sich ein Cor pulmonale infolge Drucksteigerung in der Lungenarterie ausbilden. In der postoperativen Phase bedingt die verminderte Exspirationskraft häufig eine Sekretverhaltung bei Neigung zu Pneumonie oder Atelektase.

Restriktives Syndrom

Pathogenetisch steht beim restriktiven Syndrom eine Starre der Lunge im Vordergrund (gefesselte Lunge), die die Exkursionsfähigkeit des Thorax erschwert. Sie kann ihre Ursache in einer Lungenfibrose oder auch in einer Starre der Thoraxwand (Pleuraschwarte, Tumor, Morbus Bechterew, Thoraxtrauma) haben. Funktionell ist die Vitalkapazität stark eingeschränkt, damit wird die alveoläre Ventilation vermindert. Es resultiert eine ventilatorische Partialinsuffizienz, in schweren Fällen sogar eine Globalinsuffizienz mit Entwicklung eines Cor pulmonale.

Perfusionsstörungen

Perfusionsstörungen kommen als Folge von Gefäßobliteration bei chronischen Parenchymerkrankungen der Lunge oder embolischen Verlegungen im Lungenarteriensystem zustande. Große Embolien verursachen akute Drucksteigerungen im rechten Ventrikel mit schwerer Dyspnoe, restrosternalem Schmerz, Schockerscheinungen vom Typ des kardiogenen Schocks. Kleinere Embolien können je nach Lokalisation des Gefäßverschlusses in Abhängigkeit von den Druckverhältnissen in Lungenvenen, Bronchialarterien und Bronchialvenen Infarkte mit pneumonischer Verdichtung auslösen. Sie bedingen als Einzelereignis meist keine lungenarterielle Drucksteigerung. Protrahierte kleinere oder größere Embolien bewirken eine zunehmende Verlegung des arteriellen Gefäßsystems der Lunge und damit eine Erhöhung des Gefäßwiderstandes mit der Folge einer Drucksteigerung in Lungenarterie und im rechten Ventrikel. Dieses Zustandsbild wird präoperativ häufig nicht erkannt, hat aber deshalb große Bedeutung, weil eine zusätzliche postoperativ auftretende Embolie unter diesen Bedingungen meist eine kritische Drosselung des Herzzeitvolumens unter dem Bild eines akuten Cor pulmonale auslöst.

Verteilungsstörungen

Eine Verlegung von Alveolen durch Sekret bewirkt bei erhaltener Perfusion einen venösen Shunt, der den physiologischen Shunt vergrößert und zur manifesten Hypoxämie führt. Verlegung von Lungenarterien oder -arteriolen oder Rarifizierung des Lungengefäßsystems verursacht bei erhaltener Ventilation eine Vergrößerung der Totraumventilation, die gleichfalls eine Hypoxämie auslöst. Regionale oder allgemeine Diffusionsstörungen bei Lungenödem, Schocklunge, schweren Lungenfibrosen gehen gleichfalls mit Verteilungsstörungen durch ein Mißverhältnis von Ventilation, Perfusion und Sauerstofftransportrate einher (s. Tab. 19).

Spezielle prophylaktische und therapeutische Verfahren

Vorbemerkungen

Anästhesieverfahren, Lagerung bei der Operation, postoperativer Schmerz und Analgetikawirkung können präoperativ bestehende Einschränkungen der ventilatorischen Funktion kritisch steigern. Hierbei spielen Hemmung des Hustenreflexes, schmerzbedingte Hypoventilation, analgetikaverursachte Dämpfung der Hustenreflexe, Hochdrängung des Zwerchfells eine wesentliche Rolle. Dieser Gesichtspunkt gilt besonders für die häufigste Erkrankungsform im höheren Lebensalter, das obstruktive Syndrom. Die vielschichtige Pathogenese macht häufig eine therapeutische Polypragmasie notwendig, die Sekretolyse, Spasmolyse, Infektbekämpfung und physikalische Maßnahmen umfaßt.

Sekretolytika

Als Sekretolytika kommen Brombenzonium (Bisolvon), Rhinathiol (Transbronchin), N-Acetylcystin (Mukolyticum Lappe) und weitere ähnlich wirksame Präparate in Frage. Applikationsform und Dosis sind in Tab. 20 zusammengefaßt.

Tabelle **20** Sekretolytika

Generic name	Handelsname	Dosierung
Bromhexin-HCl	Bisolvon	3× 1–2 Tbl.
Carbocistin	Transbronchin	3× 2 Kapseln
N-Acetylcystin	Mukolyticum Lappe	2–5 ml, 3–4mal tgl. als Aerosol
Ambroxol-HCl	Mucosolvan	3× 1 Tabl.

Spasmolytika

Den günstigsten bronchospasmolytischen Effekt haben Betasympathikomimetika, die oral, per inhalationem, in Einzelfällen auch auf intravenösem Weg als Einzelinjektion oder als Langzeitinfusion appliziert werden können und in den Fällen wirksam sind, in denen keine irreversible Bronchialobstruktion durch starke Absonderung eines zähen viskösen Sekretes, narbige Bronchialstenosen oder eine ausgeprägte Thoraxstarre vorliegen. Die Nebenwirkungen wie Tachykardie, Palpitation, auch Neigung zu Rhythmusstörungen in Form von Extrasystolen, Unruhe, u.U. Tremor, müssen gegen den erwünschten therapeutischen Effekt abgewogen, unter Umständen empirisch bestimmt werden. Die Applikation als Aerosol (Tab. 21) läßt eine kleinere Dosierung und in der Regel bei raschem Wirkungseintritt eine bessere Steuerung in der Medikation zu. Eine Wirkungsabschwächung der Betasympathikomimetika ist nicht zu erwarten. Eine verminderte Wirksamkeit wird bei Vorliegen einer respiratorischen Azidose beobachtet.

Bei stärkeren Nebenwirkungen der Betasympathikomimetika oder bei Gegenindikation, z.B. Neigung zu Rhythmusstörungen oder starker vegetativer Labilität, ist Aminophyllin in oraler oder intravenöser Applikation wirksam, das auch in einer Infusionslösung gegeben werden kann.

Ein vagolytischer Effekt liegt der seit langem eingeführten Behandlung mit Atropin zugrunde. Eine langfristige Therapie mit wirksamen Dosen ist aber durch lästige Nebenwirkungen wie Mundtrockenheit, Obstipation und Neigung zu Tachykardie belastet, so daß heute Kombinationspräparate von Atropin, Sympathikomimetika und Xanthinderivaten eingeführt sind (Atrovent). Bei Patienten, die auf Intal eingestellt sind, ein Präparat, das Substanzen blockiert, die einen Bronchospasmus auslösen, besteht keine Indikation, die Therapie abzusetzen.

Glucocorticoide

In therapierefraktären Fällen, vor allem bei starker Ödembildung der Schleimhaut des Bronchialsystems ist die Glucocorticoidanwendung die wirksamste Therapie. Das gilt für schwere spastische Bronchitiden und vor allem für den Status asthmaticus. Keine Wirkung kann bei schwerem Emphysem ohne spastische Bronchitis (schlaffe Lunge) und bei anatomisch fixierter Obstruktion des Bronchialsystems durch deformierende entzündliche Prozesse erwartet werden. Die Initialdosis soll 50 mg betragen, eine Reduktion der Dosis ist nach 3 Tagen um je ¼ der Gesamtdosis in Abständen von 2–3 Tagen möglich. Häufig muß eine Langzeittherapie mit kleineren Dosen (7,5 bis 10 mg) beibehalten werden, um die Anfallsbereitschaft zu verringern. Diese Dosis bedeutet kein wesentliches Risiko bei Narkose, Operation oder im postoperativen Verlauf, so daß auch keine Notwendigkeit besteht, bei gut tolerierter Dauertherapie kleine Glucocorticoiddosen präoperativ abzusetzen. Die Tagesdosis sollte mit Rücksicht auf den zirkadianen Rhythmus der körpereigenen Cortisolproduktion morgens als Einmaldosis gegeben werden.

Antibiotika

In der Mehrzahl entzündlicher Bronchialerkrankungen, vor allem der tieferen Abschnitte, sind bakterielle Infekte die wesentliche Ursache. Ätiologisch kommt ein breites Spektrum von Erregern in Frage. Am häufigsten sind Pneumokokken und Influenzabakterien. In der präoperativen Diagnostik und Therapie stellt sich dabei die Frage, ob ein Erregernachweis und damit die Möglichkeit einer Testung der Erregerempfindlichkeit gegenüber Antibiotika notwendig ist oder nicht. Die Schwierigkeiten liegen in der Gewinnung des Materials zum Nachweis von Erregern, das nur verwertbar ist, wenn es durch Absaugen aus dem

Tabelle 21 Bronchospasmolytika

	Dosieraerosol	Kompressor-(Druckluft-)Aerosolgerät
Berotec	1–2 Hübe bis 6mal tgl.	0,1%, 4–8 Tropfen auf 3 ml Trägerlösung, im Mittel 2–4mal tgl.
Bricanyl	1–2 Hübe bis 6mal tgl.	1%, 5–10 (max. 20) Tropfen auf 3 ml Trägerlösung, im Mittel 2–4mal tgl.
Sultanol	1–2 Hübe bis 6mal tgl.	0,5%, 5–10 Tropfen auf 3 ml Trägerlösung, im Mittel 2–4mal tgl.
Bronchospasmin	1–2 Hübe bis 6mal tgl.	Inhalationslösung in Vorbereitung
Atrovent	2–3 Hübe bis 6mal tgl.	0,025% 8–10 (max. 20) Tropfen auf 2 ml Trägerlösung, im Mittel 2–4mal tgl.
Glucocorticoide Auxiloson	3(–5)× 2 Hübe tgl.	
Sanasthmyl	initial 3 × 4 Hübe tgl.	
Viarox		

Bronchialsystem gewonnen wurde. Häufig vergehen dann mehrere Tage bis zum Vorliegen des Ergebnisses, vor allem, wenn eine Empfindlichkeitstestung gegenüber Antibiotika angeschlossen wird. Benutzt man einfaches Sputum zur Untersuchung, so ergibt sich häufig eine Mischkultur von Erregern, deren pathogenetische Bedeutung schwer abschätzbar ist. So wird man sich in der Mehrzahl der Fälle in der präoperativen Situation mit der Bewertung des Sputums, seiner Menge, seiner Konsistenz und vor allem der Farbe begnügen und aufgrund einer Inspektion über die Therapie entscheiden. Hier gilt die Regel, daß eitriges, gelbgraues Sputum eine Indikation zur präoperativen Antibiotikatherapie darstellt. Mittel der ersten Wahl sind dabei halbsynthetische Penicilline vom Typ des Ampicillin, Tetracycline oder die Kombination von Sulfamethoxazol und Trimethoprim (Tab. 22). Bei Allergie oder von früher bekannter Unempfindlichkeit kommen alternativ Cephalosporine in Frage. Bei ungenügendem Effekt oder in schweren chronischen Fällen besteht eine Indikation zur präoperativen Klärung der Erregersituation, wobei nicht selten Problemkeime wie Pyocyaneus und Proteus nachgewiesen werden. Hierbei ergibt sich meist die Notwendigkeit einer längeren Vorbehandlung, z.B. mit halbsynthetischen Carbenicillinen oder mit Gentamycin.

Physikalische Therapie

Physikalische Behandlungsmethoden sind in der Prophylaxe und Therapie, gerade in der präoperativen Phase in den letzten Jahren systematisch weiterentwickelt worden. Sie haben den Charakter einer Spezialdisziplin gewonnen, so daß vom behandelnden Arzt meist nur noch die allgemeine Indikation, nicht aber die im einzelnen anzuwendende Technik angegeben werden kann. Von Bedeutung, vor allem für die Prophylaxe gegenüber Atelektasen und Pneumonien im postoperativen Verlauf, sind präoperative Atemschulung mit Beachtung von Atemrhythmus, -tiefe und -frequenz, Atemgymnastik, besonders Atemübungen bei bestimmten Körperhaltungen und unter wechselnder Lagerung, Schüttelungen, Vibrieren und Klopfen des Thorax, eine gezielte Schulung zum besseren Abhusten und die Gewöhnung an apparative Verfahren mit Inhalation von Aerosol, in Einzelfällen auch mit intermittierender Überdruckbeatmung. Es steht ein großes Arsenal von physikalischen Behandlungsmethoden zur Verfügung, das in Kooperation mit krankengymnastisch ausgebildetem Personal realisiert werden kann.

Stoffwechselstörungen, endokrine Erkrankungen

Diabetes mellitus

Allgemeines

Unter den Stoffwechselstörungen sind nur wenige mit einem größeren Risiko bei Anästhesie und Operationen verbunden. Die größte Bedeutung haben Störungen der Kohlenhydrattoleranz. Da ein Großteil der urologischen Patienten im höheren Lebensalter steht, ist ein latenter oder manifester Diabetes relativ häufig (Tab. 23). Die Bestim-

Tabelle 23 Häufigkeit des Diabetes mellitus in verschiedenen Altersgruppen (nach *Mehnert* u. *Förster*)

Altersgruppen	Diabeteshäufigkeit pro tausend Einwohner
0–24	1,0
25–44	5,0
45–54	15,2
55–64	31,4
65–75	42,4
über 75	37,5

Tabelle 22 Antibiotika bei chronischer Bronchitis

Freiname	Handelsname	Durchschnittliche Tagesdosis
Aminopenicilline	Amblosin, Binotal, Penbrock	2–3 × 1 g i.v.
Pivampicillin	Berocillin, Maxifen	4 × 750 mg per os
Amoxycillin	Amoxypen, Clamoxyl	4 × 750–1000 mg per os
Sulfamethoxazol, Trimethoprim	Bactrim, Eusaprim	s. Arztinformation
Doxycyclin	Vibramycin (Vibravenös)	2 × 100 mg, dann 100 mg per os
Tetracycline	Achromycin, Hostacyclin, Supramycin, Terramycin	1–2 g per os
Cephalosporin-Derivate		
Cefuroxin	Zinacef	3 × 1,5 g i.v.
Cefalexin	Ceporexin, Oracef	4 × 500–100 mg per os

Tabelle 24 Blutzuckerwerte nach oraler Glucosebelastung (nach *Prellwitz*)

		normal	fraglich pathologisch	sicher pathologisch
Maximalwert	mg/100 ml	< 150	150–200	> 200
	mmol/l	8,32	8,32–11,1	11,1
120-Min.-Wert	mg/100 ml	< 100	100–150	> 150
	mmol/l	5,55	5,55–8,32	8,32

mung des Nüchternblutzuckers und die Untersuchung auf Zuckerausscheidung im Urin gehört deshalb zur Routineuntersuchung. Bei anamnestischen Hinweisen auf Störungen im Zuckerhaushalt, familiärer Belastung und ausgeprägter Adipositas ist eine orale Glucosebelastung obligat. Die Bewertung des Tests kann Tab. **24** entnommen werden.

Die präoperative Erfassung von Störungen im Kohlenhydrathaushalt ist in besonderem Maße für die postoperative Phase von Bedeutung. Größere operative Eingriffe bedingen einen größeren Energiebedarf. Der sog. Postaggressionsstoffwechsel ist durch erhöhte Aktivierung des sympathikoadrenergen Systems mit Ausschüttung von Katecholaminen und Glucocorticoiden gekennzeichnet (GROVES u. Mitarb. 1973). Damit sind verstärkte Glykogenolyse, eine höhere Lipolyserate und eine gesteigerte Gluconeogenese verbunden. Katecholamine und Glucocorticoide haben in höherer Konzentration eine ausgesprochen antiinsulinäre Wirkung, so daß im Extremfall eine Insulinresistenz resultiert. Der funktionelle Insulinmangel verhindert die Einschleusung von Glucose in die Zelle, verstärkt die Hyperglykämie und erhöht zugleich den Grad der Lipolyse, so daß Ketonkörper angehäuft werden. Auf diese Weise entsteht eine metabolische Azidose. Die postoperativen Folgeerscheinungen stehen in engem Zusammenhang mit dem präoperativ feststellbaren Regulationsvermögen des endokrinen Pankreas sowie der Schwere und Dauer des operativen Eingriffs (MITZKAT 1976, PICHLMAYR u. GROTELÜSCHEN 1978) und lassen sich durch sorgfältige Steuerung des Glucosestoffwechsels, der Gesamtenergiezufuhr einschließlich der Gabe von Aminosäuren und Ausgleich gestörten Elektrolyt- und Säure-Basen-Haushaltes beherrschen. Dabei ist besonders auf Erhaltung des normalen Kaliumspiegels zu achten, da eine Hypokaliämie die Insulinfreisetzung aus dem Pankreas zusätzlich reduziert. Die Überwachung und Steuerung ist Routineaufgabe chirurgischer und anästhesiologischer postoperativer Nachsorge.

Therapieempfehlungen

Jugendlicher Diabetes. Der Insulinbedarf des beim Jugendlichen bestehenden absoluten Insulinmangels kann bei einer 1–2 Tage währenden Kontrolle und sich dabei ergebender befriedigender Einstellung durch die gewohnte Insulindosis gedeckt werden, wenn es sich um kleinere urologische Eingriffe handelt. Größere Operationen erfordern die Umstellung auf Altinsulin, wobei die Kohlenhydratzufuhr in Form von 50 g (0,28 mol) Glucose/l als Zusatz zur Infusionslösung (z. B. Tutofusin OPS) verabreicht werden kann. Die 3malige Zufuhr von 50 g (0,28 mol) Glucose innerhalb von 24 Stunden ist bei zunächst 2stündlicher, dann 6- bis 8stündlicher Blutzuckerkontrolle ausreichend, sofern die Infusionslösung den kalorischen Bedarf deckt (DÖLP 1978).

Altersdiabetes. Der relative Insulinmangel des Altersdiabetes kann je nach Schwere diätetisch, durch orale Antidiabetika oder durch Insulin ausgeglichen werden. Bei Adipositas ist mit einer zusätzlichen Reduktion der Insulinwirkung zu rechnen, so daß Gewichtsreduktion die Stoffwechsellage verbessert. Andererseits ist ein operativer Eingriff im Anschluß an eine drastische Gewichtsreduktion kontraindiziert. Bei kleineren Eingriffen und der nur kurzfristigen Unterbrechung der oralen Nahrungszufuhr für den Operationstag genügen, sofern diätetische Einstellung oder Behandlung mit oralen Antidiabetika zu einer befriedigenden Stoffwechsellage geführt hatte, Blutzuckerkontrollen alle 6 Stunden bei Zufuhr von 50 g (0,28 mol) Glucose/l Infusionsflüssigkeit und einer Gesamtflüssigkeitsmenge von 3 l in 24 Stunden (LEBOWITZ 1978).

Sofern dabei die Blutzuckerwerte auf über 200 mg% (11,1 mmol/l) ansteigen, ist die Applikation von Altinsulin in Dosen von jeweils 12 E unter kurzfristiger Blutzuckerkontrolle möglich. Bei normaler Nahrungsaufnahme kann das präoperativ durchgeführte Behandlungsschema am ersten postoperativen Tage wieder aufgenommen werden. Mit Insulin eingestellte Diabetiker sollen bei kleineren Eingriffen morgens die Hälfte der Tagesdosis an Depot-Insulin unter Zufuhr von 50 g (0,28 mol) Glucose in 1000 ml Infusionslösung und weitere Zufuhr von 1–2 × 50 g Glucose in 24 Stunden bei einer zusätzlichen abendlichen Gabe von einem weiteren Drittel der üblichen Tagesdosis Insulin erhalten (PICHLMAYR u. GROTELÜSCHEN 1978). 6stündliche Blutzuckerkontrollen lassen eine ausreichende Übersicht über das Stoffwechselverhalten zu. Bei höheren Blutzuckerwerten ist die zusätzliche Gabe von 12 E Altinsulin indiziert. Größere operative Eingriffe erfordern die präoperative Umstellung auf Altinsulin, wobei die Kohlenhydratzufuhr in Form von Glucosegaben im Rhythmus der üblichen Nahrungszufuhr unter Berücksichtigung kurzfristiger Blutzuckerkontrollen erfolgen soll. Die Umstellung muß 1–2 Tage vor der Operation erfolgen. Die Relation Depot- zu Altinsulin beträgt etwa 1:1,5. Die Glucosezufuhr kann in einer 8-Stunden-Periode mit je $\frac{1}{3}$ der Insulindosis und Verabfolgung von je 500 ml 10%iger Glucose erfolgen. 4stündliche Blutzuckerkontrollen sind dabei notwendig. Dieses Schema soll auch am Operationstag und für die Dauer der parenteralen Ernährung beibehalten werden. Es ist zu beachten, daß eine Hypoglykämie für die zerebrale Funktion bedrohlicher ist als eine vorübergehende Hyperglykämie, sofern keine Ketoazidose besteht. Bei starken Abweichungen vom präoperativen Stoffwechselverhalten muß an postoperative Infektionen gedacht werden. In kürzeren Abständen erfolgende Blutzuckerbestimmungen lassen außer bei schwerer Azidose, Schockzuständen, Endotoxineinwirkung durch bakterielle Infekte eine befriedigende Stoffwechseleinstellung zu, so daß die postoperative Komplikationsrate im Vergleich zu den kardiorespiratorisch ausgelösten gering ist (LUTZ u. Mitarb. 1972).

Endokrine Erkrankungen

Endokrine Erkrankungen wie Hyperthyreose, Morbus Cushing oder Morbus Addison bedürfen in jedem Fall einer präoperativen internistischen Behandlung, so daß sie nicht Gegenstand dieser Übersicht sind. Operativ ausgelöste Krisen durch Schilddrüsenüberfunktion oder Unterfunktion der Nebennierenrinde oder der Hypophyse sind möglich, so daß auch anamnestische oder klinische Verdachtssymptome zu einer gezielten Untersuchung Anlaß geben sollten. Das gilt für Symptome wie ungeklärten Gewichtsverlust, ständige Tachykardie, gesteigerte Erregbarkeit, auffällige Elektrolytabweichungen wie Hyperkaliämie und Hyponatriämie sowie Adynamie. Krisenhafte Manifestationen im postoperativen Verlauf bedürfen der Intensivtherapie.

Glucocorticoidbehandlung

Nicht selten stellt sich bei Dauerbehandlung von Patienten mit Glucocorticoiden, etwa bei primär chronischer Polyarthritis oder bei spastischer Bronchitis mit oder ohne Neigung zu asthmatischen Beschwerden, die Frage des operativen und vor allem postoperativen Risikos, während Einwirkungen von Anästhetika oder Narkotika bei Langzeitbehandlung mit Nebennierenrindensteroiden weniger bedeutsam sind. Die Problematik liegt in der Neigung zu verzögerter oder gestörter Wundheilung und in der Suppression der Eigenproduktion von Cortisol in der Nebennierenrinde. Bei präoperativer Langzeittherapie soll ein plötzliches Absetzen nicht erfolgen. Kleine urologische Operationen machen eine Änderung im therapeutischen Schema nicht notwendig. Größere Eingriffe, insbesondere ausgedehnte Tumorresektion, Zystektomie oder intraabdominale Operationen geben bei präoperativer Langzeittherapie eine Indikation zu intra- und postoperativer Intensivierung der Glucocorticoidbehandlung. Es wird eine Gesamtdosis bis zu 300 mg in den ersten 24 Stunden am Operationstag unter langsamer, in 1–2 Wochen erfolgender Reduktion auf die präoperative Erhaltungsdosis empfohlen, sofern die Indikation weiter besteht (PICHLMAYR u. GROTELÜSCHEN 1978).

Störungen der Leberfunktion
Allgemeines

In der großen Statistik von LUTZ u. Mitarb. über das Risiko der Allgemeinanästhesie bei operativen Eingriffen (1972) sind Störungen der Leberfunktion ebenso wie Abweichungen im Stoffwechsel zahlenmäßig von geringerer Bedeutung. In einer geringen Anzahl der Fälle lassen sich aber in allen Statistiken besonders schwere postoperative Verläufe bis zu Coma hepaticum und Tod an fulminantem Leberversagen nachweisen. Für solche Komplikationen werden Einflüsse von Anästhetika sowie erhöhte Anforderungen an den Stoffwechsel der Leber in der Postaggressionsphase nach großen Operationen angeschuldigt (Tab. **25**).

Die zentrale Stellung der Leber im Stoffwechsel ist u.a. durch Syntheseleistung, Speicherung und Bereitstellung von Energie sowie Biotransformation und Exkretionsfunktion gekennzeichnet.

Tabelle **25** Ursachen von Leberschäden nach operativen Eingriffen (nach *Schmidt* u. *Korb*)

1. *Leberschäden durch Komplikationen der operativ zu behandelnden Erkrankung*, z.B. Blutungen

2. *Toxische Schäden und Unverträglichkeitsreaktionen* durch Medikamente für Prämedikation und Narkose

3. *Schäden durch die operative Therapie*
   a) indirekt: »Allgemeines Operationstrauma« Hypotension → Schock Herzinsuffizienz
   b) direkt: Blutungen Gefäßschäden → Unterbindungen mechanische Traumatisierung der Leber

4. *Leberschäden durch postoperative Komplikationen* z.B. Nachblutungen, Pylephlebitis, Peritonitis, Papillenstenose, Pankreatitis

5. *Leberschäden durch die postoperative Therapie*, z.B. Elektrolytdysbalance, Medikamente usw.

Diese Aufgaben werden in wechselndem Ausmaß bei Anästhesie und operativem Eingriff beansprucht. Die Syntheseleistung läßt sich an der Bildung von Albumin, des Fibrinogens, des Prothrombins und weiterer Gerinnungsfaktoren sowie zahlreicher Enzyme, darunter auch der Cholinesterase, abschätzen (SCHMIDT u. KORB 1976, MARTINI 1977, MURRAY 1978).

Die Speicherung und Mobilisierung von Glykogen sind wesentliche Funktionen im Energiehaushalt, während die Ausscheidung von Bilirubin und zahlreichen Stoffwechselmetaboliten z. T. unter Bindung an Glucuronsäure oder andere Kopplungssubstanzen einen wichtigen Exkretions- bzw. Biotransformationsvorgang darstellt. Von diesen Funktionen ist für die Anästhesie die Fähigkeit zur Metabolisierung und Ausscheidung von Anästhetika von besonderer Bedeutung. Jede Einschränkung der metabolischen Funktion oder der Exkretion verlängert in der Regel die Halbwertszeit der Medikamente bzw. Anästhetika, so z. B. beim Lidocain um das Dreifache, so daß eine Dosisreduktion notwendig ist. Auch für Barbiturate oder Tranquilizer gilt dieser Gesichtspunkt, obwohl sich bei reduzierter Metabolisierung in der Leber die Elimination über die Niere erhöhen kann. Die Wirkung einiger Anästhetika ist dabei nicht allein von der Fähigkeit der Leber zur Biotransformation abhängig, sondern auch von dem Ausmaß der Serumeiweißbindung, im wesentlichen also dem Albumingehalt, der die Synthesefunktion der Leber spiegelt. Thiopental z. B. sollte wegen eines gestörten Abbaues in der Leber bei gleichzeitig verringerter Eiweißbindung durch Albuminverminderung bei Leberzirrhose nicht verwandt werden. Andererseits erfahren einzelne Muskelrelaxantien eine verlängerte Wirkungsdauer, wenn in der Leber Cholinesterase vermindert produziert wird. Die reduzierte Bildung der Faktoren V, VII, IX und X sowie des Prothrombins bedingt eine gesteigerte Blutungsneigung, so daß eine rückenmarksnahe Anästhesie wegen der Gefahr eines Hämatoms mit der Möglichkeit neurologischer Ausfälle kontraindiziert ist. Eine im Zusammenhang mit einer Leberzirrhose auftretende Splenomegalie vermag eine Thrombozytopenie auszulösen (Hypersplenismus). Ob Anästhetika aus der Reihe der halogenierten Kohlenwasserstoffe eine spezielle Form der Leberschädigung verursachen können, ist bisher umstritten (LEBOWITZ 1978, MURRAY 1978). In großen Statistiken hat sich keine höhere Quote von Leberschäden gezeigt, obwohl in Einzelfällen eine gesteigerte Empfindlichkeit der Leber gegen Halothan anzunehmen naheliegt.

Neben den wichtigen Gesichtspunkten, die sich auf die Anästhesieverfahren beziehen, ist bei akuter oder chronischer Erkrankung der Leber einschließlich der Leberzirrhose ohne Zweifel die Auswirkung eines größeren operativen Eingriffs erheblich.

Ursache der postoperativen Leberschädigung ist im wesentlichen eine Minderung der Leberdurchblutung mit zentralen Nekrosen. Zusätzlich kommen toxische Medikamenteneinwirkungen, exzessiv gesteigerte metabolische Anforderungen im Postaggressionsstoffwechsel und Infekte in Frage (s. Tab. **25**).

Diagnostische Hinweise

Die vielfachen Funktionen der Leber spiegeln sich in einem breiten Spektrum von Leberfunktionsproben, vorwiegend von Enzymanalysen, von denen für die Routineuntersuchung eine begrenzte Auswahl notwendig ist. Abweichungen von der Norm machen aber häufig zur Differenzierung der vorliegenden Lebererkrankung umfangreichere Analysen bis zur histologischen Untersuchung nach Leberpunktion notwendig. Ultraschalluntersuchung, Gallenwegsdarstellung oder endoskopische Verfahren, bei Verdacht auf Metastasen auch Computertomographie, kommen in Einzelfällen in Frage. Durch eine Kombination mehrerer Enzymbestimmungen ist die Diagnose einer Lebererkrankung mit einer Wahrscheinlichkeit von fast 100% möglich. Allerdings gelingt es häufig nicht, die spezielle Natur der Lebererkrankung (Verfettung, akute, chronisch-persistierende, chronisch-aggressive Hepatitis, Leberzirrhose, Metastasenleber) zu charakterisieren.

SCHMIDT u. KORB (1976) haben die möglichen Einwirkungen operativer Eingriffe auf die Leber systematisch dargestellt: den Nekrosetyp, den Hepatitistyp und den Cholestasetyp (Tab. **26**).

Die Differenzierung ist mit Hilfe der Bestimmung von leberspezifischen Enzymen und des Bilirubins möglich. Der Nekrosetyp ist durch starke Erhöhung von SGOT und SGPT (über 1000 U/l) bei gleichzeitiger Erhöhung von LDH und GLDH gekennzeichnet, während γGT und alkalische Phosphatase, ebenso wie Bilirubin, wenig ansteigen. Der Hepatitistyp läßt einen geringeren Anstieg der SGOT und SGPT (unter 1000 U/l) erkennen, GLDH und LDH sowie alkalische Phosphatase und Bilirubin sind nur gering erhöht, während beim Cholestasetyp SGOT und SGPT Werte von 100 U/l kaum übersteigen, dagegen die alkalische Phosphatase, die γGT und Bilirubin stark erhöht gefunden werden. Daneben gibt es passagere Ikterusformen durch gesteigerten Hämoglobinabbau bei Transfusion oder Hämatomen.

Prophylaktische und therapeutische Hinweise

Die Erfassung von Lebererkrankungen hat die Bedeutung, daß bei Vorliegen einer akuten Hepatitis oder eines akuten Schubes einer chronischen Hepatitis außer in Notsituationen ein operativer Eingriff zeitlich verschoben wird. Man wird dabei bis zum Abklingen der Symptome akut entzündlicher

Tabelle 26 Funktionsmuster postoperativer Leberschäden (nach *Schmidt* u. *Korb*)

I. Nekrosetyp
Hoher Anstieg von GOT und GPT bis über 1000 U/l
  (GOT/GPT >1)
Auffallend starker Anstieg von LDH und GLDH
  (GOT + GPT / GLDH um 20)
Verzögerter, meist mäßiger Anstieg von alkalischer Phosphatase, γGT und Bilirubin
z.B. bei Schock sowie Verschluß der A. hepatica oder der V. portae

II. »Hepatitistyp«
Mäßiger bis starker Anstieg von GOT und GPT, meist unter 1000 U/l
  (GOT/GPT <1)
Relativ geringer Anstieg der GLDH
  (GOT + GPT/GLDH >60)
Unterschiedlicher, meist mäßiger Anstieg von alkalischer Phosphatase, γGT und Bilirubin
z.B. bei mäßigen intraoperativen Durchblutungsstörungen, bei Medikamentenunverträglichkeit usw.

III. Cholostasetyp
Meist geringer Anstieg von GOT und GPT unter 100 U/l
  (GOT/GPT <1)
Relativ hoher Anstieg der GLDH
  (GOT + GPT/GLDH <20)
Deutlicher bis starker Anstieg von alkalischer Phosphatase und γGT, in der Regel auch von Bilirubin
z.B. Choledochusverschluß, toxisch-medikamentöse Leberschäden (dabei GOT + GPT/GLDH >20)

Tabelle 27 Serumkonzentrationen

Na	135–150 mval/l 135–150 mmol/l
K	3,5–5,5 mval/l 3,5–5,5 mmol/l
Ca	4,5–5,0 mval/l 2,25–2,5 mmol/l
Mg	1,32–1,82 mval/l 0,66–0,91 mmol/l
Phosphat	1,4–2,8 mval/l 0,77–1,55 mmol/l
Cl	95–108 mval/l 95–108 mmol/l

Tabelle 28 Charakteristische Laborparameter bei Dehydratation und Hyperhydratation

	Na	Hämatokrit	Protein i.S.	MCV	Osmolalität	Harnvol.	Natrium i. Urin
Isotone Dehydratation	n	↑	↑	n	n	n–↓	n–↓
Hypertone Dehydratation	↑	↑	↑	↓	↑	n–↓	n–↓
Hypotone Dehydratation	↓	↑	↑	↑	↓	n–↓	↓
Isotone Hyperhydratation	n	↓	↓	n	n	n–↑	↑
Hypotone Hyperhydratation	↓	↓	↓	↑	↓	↓	↑–↓
Hypertone Hyperhydratation	↑	↓	↓	↓	n–↑	↑	↑–↓

Verläufe warten. Bei chronisch persistierenden Formen ohne Aktivitätszeichen müssen Anästhesist und Operateur besorgt sein, Blutverlust, stärkeren arteriellen Druckabfall, Hypoxie, ausgeprägte Elektrolytverschiebungen rasch zu erfassen und auszugleichen, während bei chronisch aggressiver Hepatitis und Leberzirrhose in der Regel eine internistische Behandlung vorgeschaltet werden sollte. Chronisch aggressive Hepatitiden sind unter Umständen einer Immunsuppression zugänglich, während bei Zirrhosen Eiweißreduktion, Darmsterilisation, ggf. Diuretikaanwendung und diätetische Maßnahmen eine Stabilisierung zulassen, die einen operativen Eingriff erlaubt.

Wasser- und Elektrolythaushalt

Allgemeines

Operative Eingriffe in der Urologie gehen je nach Art und Umfang des operativen Vorgehens mit stärkeren Blut- oder Flüssigkeitsverlusten einher. Spülmethoden bei transurethraler Prostataresektion können die Homöostase erheblich belasten. Aus diesem Grunde ist eine präoperative Erfassung zumindest der wichtigsten Parameter des Elektrolythaushaltes und des Wasserhaushaltes von Bedeutung, wobei angesichts der engen Beziehungen zwischen Natrium und Wasserhaushalt der Bestimmung des Natriumions die größte Dignität zukommt. Natrium bestimmt auch im wesentlichen die Osmolalität der Körperflüssigkeit. Andere Elektrolyte wie Kalium und Magnesium sowie Calcium haben für die Erregbarkeit der quergestreiften und glatten Muskulatur und die Kontraktilität des Herzens oder die Darmmotilität Bedeutung (ZUMKLEY 1976, PRELLWITZ 1976).

Normwerte

Die Bewertung des Hydratationszustandes und des Elektrolythaushaltes ist aufgrund klinischer Parameter möglich. So geben zentralnervöser Druck, Hautturgor und arterielles Druckverhalten Hinweise auf Abweichungen im Wasser- und Elektrolythaushalt. Eine therapeutische Korrektur setzt aber Laborkontrollen voraus, so daß präoperative Bestimmungen der Einzelektrolyte notwendig sind. Die Normwerte sind in Tab. **27** aufgeführt. Ein einfaches Schema, das sich am Natriumgehalt, dem Hämatokrit, dem Proteingehalt im Serum, dem mittleren Erythrozytenvolumen, der Bestimmung der Osmolalität, dem Harnvolumen und der Natriumausscheidung im Urin orientiert, läßt eine Differenzierung von Dehydratation und Hyperhydratation zu (Tab. **28**).

In der Urologie kommen Abweichungen des Wasser- und Elektrolythaushaltes in erster Linie bei der transurethralen Resektion im Zusammenhang mit Spülbehandlungen vor, bei der große Flüssigkeitsmengen durch die eröffneten venösen Gefäße in den Kreislauf gelangen können und eine hyponatriämische Hyperhydratation auslösen können. Ebenso vermag eine Blasenwandverletzung Flüssigkeitsvolumina über den Paravesikalraum zur Resorption zu bringen. Dehydratationszustände kommen bei forcierter Diurese, bei Darmfisteln, Durchfällen im Zusammenhang mit Ureterverpflanzungen und plastischen Operationen (Colon conduit) vor. Eine große Bedeutung haben auch Lymphverluste bei größeren Tumorresektionen mit ausgedehnter Entfernung regionaler Lymphknoten.

Kaliumhaushalt

Der Kaliumhaushalt wird durch zahlreiche Faktoren beeinflußt, die auch im Zusammenhang mit urologischen Erkrankungen wirksam sein können. Renale Ausscheidungsstörungen bei akuten und chronischen Nierenerkrankungen, katabole Zustände mit Abbau von Protein und gesteigerter Glykogenolyse aufgrund des Operationstraumas und Hypoaldosteronismus lösen eine Hyperkaliämie aus. Bradykardie und Erregungsleitungsstörungen am Herzen bis zur Asystolie sind die bedrohlichen Zeichen einer ausgeprägten Vermehrung des Kaliums im Serum. Eine Hypokaliämie wird bei Kaliumverlust durch die Niere in der polyurischen Phase nach Anurie, bei tubulärer Azidose, bei Hyperaldosteronismus, Leberzirrhose, Erbrechen, Fistelbildungen, Diuretikatherapie, Insulinbehandlung und als familiäre paroxysmale Lähmung beobachtet. Hauptsymptome sind Adynamie, Apathie, Somnolenz, Subileus, Rhythmusstörungen des Herzens und Hypotonie.

Hyper- und Hypokaliämie im Extrazellulärraum können mit und ohne Veränderungen des Gesamtkörperkaliums bei Azidose bzw. Alkalose vorkommen. Einem Abfall des pH um 0,1 entspricht im statistischen Mittel eine Erhöhung des extrazellulären Kaliums um 0,4 mval/l (mmol/l), eine Erhöhung des pH um den gleichen Betrag verursacht eine entsprechende Kaliumverminderung im Extrazellulärraum. Die Kombination von Azidose bzw. Alkalose mit Krankheiten, die als solche zu Kaliumverlust führen, macht die Wirkung im Einzelfall schwer übersehbar, so daß unter Umständen auch Bestimmungen des intrazellulären Kaliums, z.B. an Erythrozyten, zweckmäßig sind.

Weitere Elektrolyte

Die präoperative internistische Erfassung weiterer Elektrolytkonzentrationen wie die des Magnesiums, Calciums und des Chlors hat in erster Linie die Bedeutung, in der präoperativen Phase eine Isoionie herzustellen. Sofern für Abweichungen im Elektrolythaushalt keine adäquate Erklärung aufgrund des klinischen Befundes und der Anamnese vorliegt, ist eine stationäre internistische Klärung anzustreben, z. B. bei Abweichungen im Calciumhaushalt mit Verdacht auf Hyper- oder Hypoparathyreoidismus, bei Störungen im Phosphathaushalt und extremen Verschiebungen des Kaliumhaushaltes, z. B. bei Kaliumverlustniere.

Säure-Basen-Haushalt

Der Säure-Basen-Haushalt gehört zu den Regelgrößen von vitaler Bedeutung. Ein regulatorisch vielfach gesichertes System läßt unter normalen Bedingungen eine Konstanterhaltung mit geringen Schwankungen zu. Kenngrößen sind pH-Wert, pCO_2 Standardbicarbonat, Basenüberschuß und die Gesamtheit der Pufferbasen. Die Normwerte enthält die Tab. **29**. Abweichungen im Sinn einer Azidose oder Alkalose können durch respiratorische oder metabolische Störungen bedingt sein. Definition und Regulationsmöglichkeiten des Organismus sind in Tab. **30** aufgeführt. Metabolische Azidosen können durch gesteigerte Zufuhr oder vermehrte Bildung von H-Ionen, die von der Niere nicht mehr ausgeschieden werden können, z. B. im Zusammenhang mit einem ketoazidotischen Koma, bei schwerer Hypoxie, im Schock oder durch eine Lactatazidose zustande kommen. Eine Niereninsuffizienz vermag auch bei normalem Anfall von H-Ionen eine Azidose zu bewirken. Solange die Puffersysteme zur Aufnahme vermehrter H-Ionen imstande sind, erfolgt keine pH-Verschiebung, so daß man von kompensierter Azidose spricht. Ihr steht die dekompensierte Azidose mit Absinken des pH gegenüber. Die respiratorische Azidose ist Ausdruck einer Hypoventilation, die durch Pufferung und gesteigerte Bicarbonatbildung in der Niere ausgeglichen werden kann, sofern die regulatorischen Fähigkeiten nicht überfordert werden.

Eine metabolische Alkalose ist durch Anstieg des Bicarbonats und des Basenüberschusses gekennzeichnet. Diuretikatherapie, Verlust von Magensaft, Laxantienabusus, Kaliumverlust durch die Niere und Hyperaldosteronismus können eine metabolische Alkalose auslösen, die in begrenztem Umfang durch Hypoventilation ausgeglichen werden kann. Die respiratorische Alkalose entsteht primär durch Hyperventilation. Bicarbonat wird dabei vermehrt durch die Niere eliminiert.

Die enge Koppelung der Regulation des Säure-Basen-Haushaltes an die Nierenfunktion macht Abweichungen bei urologischen Erkrankungen besonders bedeutsam, so daß die Bestimmung des pH und des Standardbicarbonats zum präoperativen Routineprogramm gehören. Die Zuordnung der Störungen zu einem bestimmten Muster der Abweichung von der Norm wird durch das Schema in Tab. **31** erleichtert. Sofern nicht durch Beseitigung der auslösenden Ursachen eine Normalisierung des Säure-Basen-Haushaltes erreicht werden kann, sind je nach Abweichung die Gabe von Puffersubstanzen, Zufuhr saurer Valenzen oder Respiratortherapie indiziert, die in der präoperativen Phase in den anästhesiologisch-operativen Verantwortungsbereich gehören.

Gerinnungsstörungen

Allgemeines

Gerinnungsstörungen spielen in der operativen Urologie unter dem Gesichtspunkt der Blutungsneigung durch Thrombopenie, Mangel an Gerinnungsfaktoren, vor allem aber im Hinblick auf die Möglichkeit einer Verbrauchskoagulopathie bei septischen Erkrankungen und der Aktivierung der Fibrinolyse durch entsprechende Aktivatoren aus der Prostata eine wichtige Rolle (LASCH u. Mitarb. 1971).

Tabelle 29 Normbereiche der Blutgasanalysen (nach *Prellwitz*)

pH	7,35–7,45
pCO_2	35–45 mm Hg *(4,7–6,0 kPa)*
Standardbicarbonat	21–27 mval/l *(mmol/l)*
Pufferbasen	46–48 mval/l *(mmol/l)*
Basenüberschuß	± 3 mval/l *(mmol/l)*

Tabelle 30 Metabolische und respiratorische Störungen des Säure-Basen-Haushaltes (nach *Müller-Plathe*)

30 a

Störung	pCO_2	Metabolische Kompensation
Respiratorische Azidose	⇑	Bicarbonat ↗
Respiratorische Alkalose	⇓	Bicarbonat ↘

30 b

Störung	Basenexzeß Bikarbonat	Respiratorische Kompensation
Metabolische Azidose	⇓	pCO_2 ↘ Hyperventilation
Metabolische Alkalose	⇑	pCO_2 ↗ Hypoventilation

Tabelle 31 Schema der Veränderungen der Blutgasanalysen bei verschiedenen Störungen des Säure-Basen-Haushaltes (n = Normalwerte, ↑ erhöht, ↓ vermindert) (nach *Prellwitz*)

		pH	pCO₂	Standardbicarbonat	Basenüberschuß
Respiratorische Azidose	kompensiert	n ↘	↑	↑	↑
	dekompens.	↓	↑	n	n
Respiratorische Alkalose	kompensiert	n ↗	↓	↓	↓
	dekompens.	↑	↓	n	n
Metabolische Azidose	kompensiert	n ↘	↓	↓	↓
	dekompens.	↓	↓ n	↓	↓
Metabolische Alkalose	kompensiert	n ↗	↑ n	↑	↑
	dekompens.	↑	n	↑	↑

Laborkontrollen

Die Diagnostik stützt sich, sofern keine erkennbare oder anamnestisch eruierbare hämorrhagische Diathese vorliegt, auf wenige Labortests, die eine Unterscheidung von Koagulopathien (plasmatische Gerinnungsfaktoren), Thrombozytopathien (und Thrombozytopenien) sowie von globalen Gerinnungsstörungen erlauben. Die Laboruntersuchungen umfassen Thromboplastinzeit nach Quick, partielle Thromboplastinzeit (PTT), Thrombinzeit und Thrombozytenzahl. Unter den 13 Gerinnungsfaktoren (Tab. **32**) werden mit dem Quicktest vorwiegend die Faktoren I, II, V, VII und X bewertet, während die Bestimmung der partiellen Thromboplastinzeit (PTT) als Suchtest des endogenen Gerinnungssystems die Faktoren I, II, V, VIII, IX, X, XI und XII erfaßt. Die Thromboplastinzeit wird besonders durch Aktivitätsänderungen der Faktoren VIII, IX und XII bestimmt. Der Normalwert liegt bei 40–55 Sekunden. Die Thrombinzeit entspricht der Gerinnungszeit nach Thrombinzugabe und testet die 3. Stufe der Gerinnungskaskade. Antithrombine bewirken einen pathologischen Ausfall, darunter besonders Heparin, Fibrinogenspaltprodukte und Fibrinogenverminderung. Weitere Analysen von Gerinnungsstörungen sind Aufgabe spezieller Untersuchungsverfahren wie Thrombelastographie, Faktorenanalyse II, V, VIII, X, Bestimmung von Fibrinogenspaltprodukten, Messungen der Reptilasezeit und des Antithrombin III.

Einzelformen von Gerinnungsstörungen

Angeborene Koagulopathien bedürfen einer speziellen Untersuchung und Vorbehandlung, so daß sie hier einschließlich der Hämophilie nicht erörtert werden. Thrombozytopenien können medikamentös-toxisch oder -allergisch ausgelöst sein (Tab. **33**). Funktionsstörungen der Thrombozyten

Tabelle 32 Nomenklatur: Heute werden alle Gerinnungsfaktoren sowie Antithrombine mit römischen Ziffern bezeichnet (nach *Prellwitz*)

Faktor I	Fibrinogen
Faktor I s	lösliches Fibrin (soluble) nicht quervernetzt
Faktor I i	unlösliches Fibrin (insoluble) quervernetzt
Faktor II	Prothrombin
Faktor III	Gewebsthromboplastin
Faktor IV	Ca^{2+}
Faktor V	Proakzelerin
Faktor VII	Prokonvertin
Faktor VIII	antihämophiles Globulin A
Faktor IX	antihämophiles Glbulin B oder Christmas-Faktor
Faktor X	Stuart-Power-Faktor
Faktor XI	Plasma-Thromboplastin
Faktor XII	Hageman-Faktor
Faktor XIII	fibrinstabilisierender Faktor oder Plasmatransamidase

Tabelle 33 Pharmaka als Ursache toxisch-allergischer Thrombozytopenien (aus *Schönborn* in P. *Schölmerich* u. Mitarb.: Interne Intensivmedizin. Thieme, Stuttgart 1980)

Antibiotika (Chloramephenicol, Streptomycin)
Sulfonamide
Pyrimethamin (Daraprim)
Mephenytoin (Mesantoin)
Meprobamat (Miltaun)
Thiazide
Carbutamid (Nadisan)
Tolbutamid (Rastinon)
Phenylbutazon (Butazolidin)
Chinin
Chinidin
Goldsalze
Sedormid
Benzol

kommen auch bei Sepsis, Urämie, Leberzirrhose und zahlreichen weiteren Erkrankungen vor (Tab. 34) (GROSS u. Mitarb. 1958) An eine solche Verursachung muß immer bei Fehlen plasmatischer oder thrombozytopenischer Gerinnungsstörungen gedacht werden.

Der kritische Grenzwert der Thrombozyten liegt bei 30000/μl ($30 \times 10^9/l$), wobei allerdings nicht selten auch niedrigere Werte beobachtet werden, ohne daß eine klinisch erkennbare spontane Blutungsneigung besteht.

Verbrauchskoagulopathie

Primäre Aktivierung des Gerinnungssystems

Unter den Verbrauchskoagulopathien werden verschiedene Typen unterschieden je nach vorherrschender Aktivierung des Gerinnungssystems oder der Fibrinolyse oder beider Systeme. Bei vorwiegender Aktivierung des Gerinnungssystems kommt es über eine Phase der Hyperkoagulabilität mit vorübergehender Aktivitätszunahme der Faktoren V und VIII zu einer Ausfällung von Fibrin mit dadurch gesteigertem Verbrauch von Fibrinogen, Prothrombin, Faktor V, VIII und XIII und von Antithrombin III. Zudem vermindert sich die Thrombozytenzahl, so daß eine Hypokoagulabilität eintritt (Tab. 35). Fibrinablagerung in der Mikrozirkulation geht also mit einer Blutungsneigung einher.

Primäre Aktivierung des fibrinolytischen Systems

Körpereigene Aktivatoren, die aus Prostata, Uterus, Nieren und anderen Organen freigesetzt werden können (Tab. 36), wandeln Plasminogen in Plasmin um, das Fibrin ebenso wie Fibrinogen sowie Faktor V und VIII zu spalten vermag.

Die Verminderung von Faktor V und VIII kennzeichnet diese Form der Blutungsneigung. Fibrin und Fibrinogenspaltprodukte hemmen die Ausbildung von stabilen Fibrinkomplexen zusätzlich.

Bei operativen Eingriffen der aktivatorreichen Organe wie Prostata und Niere kommt auch eine Kombination von Aktivierung des Gerinnungs- und des fibrinolytischen Systems zur Beobachtung. Die Diagnose stützt sich bei bestehender Blutungsneigung auf die Bestimmung der in Tab. 35 aufgeführten Laborparameter.

Tab. 37 gibt eine Übersicht über die prinzipiellen therapeutischen Möglichkeiten, die im einzelnen darzustellen über die Besprechung der präoperativen internen Diagnostik hinausgeht (SCHÖNBORN 1980).

Tabelle 34 Differentialdiagnose bei toxisch-allergischen Thrombozytopenien (aus *Schönborn* in *P. Schölmerich* u. Mitarb.: Interne Intensivmedizin. Thieme, Stuttgart 1980)

Postinfektiöse Thrombozytopenie (Virusinfekte, Impfungen)
Thrombozytopenie infolge maligner Erkrankungen des Knochenmarks
Thrombozytopenie bei bakterieller Sepsis
Thrombozytopenie bei Nierenerkrankungen
Thrombozytopenie bei chronischen Lebererkrankungen
Idiopathische Thrombozytopenie (Werlhoff-Syndrom)
Verdünnungsthrombozytopenie (Plasmaexpander, Bluttransfusionen)

Tabelle 35 Labordiagnostische Kriterien der Verbrauchskoagulopathie (aus *Schönborn* in *P. Schölmerich* u. Mitarb.: Interne Intensivmedizin. Thieme, Stuttgart 1980)

	Typ 1 Primäre Aktivierung der Gerinnung	Typ 2 Primäre Aktivierung der Fibrinolyse	Typ 3 Aktivierung von Gerinnung und Fibrinolyse
F. I, V, VIII	↓	↓	↓
F. II, XIII	↓	normal	↓
Thrombozyten	↓	normal	↓
Prothrombinzeit nach Quick	verlängert	normal – verlängert	verlängert
PTT	verlängert	verlängert	verlängert
Thrombinzeit	normal – verlängert	verlängert	verlängert
FSP	fehlen oder gering erhöht	stark erhöht	erhöht
Lösliche Fibrinkomplexe	nachweisbar	fehlen	nachweisbar
AT. III	erniedrigt	normal	erniedrigt

Tabelle 36 Fibrinolytische Aktivitäten in verschiedenen Organen (nach *Prellwitz*)

Organ	Mittlere fibrinolytische Aktivität in Fibrinolyse-Kinase-Einheiten
Uterus	720
Lymphknoten	378
Prostata	334
Schilddrüse	325
Lunge	223
Nieren	119
Herz	82
Milz	20
Leber	0

Tabelle 37 Therapie der Verbrauchskoagulopathie (aus *Schönborn* in *P. Schölmerich* u. Mitarb.: Interne Intensivmedizin. Thieme, Stuttgart 1980)

	Typ 1 Primäre Aktivierung der Gerinnung	Typ 2 Primäre Aktivierung der Fibrinolyse			Typ 3 Aktivierung von Gerinnung und Fibrinolyse	
		EACA	AMCHA	PAMBA		
Therapie	Heparin	EACA	AMCHA	PAMBA	Heparin	(Aprotinin)
Initialdosis	1000–5000 USP-E.	5,0 g	500 mg	100 mg	s. Typ 1	(500 000 I.E.)
Erhaltungsdosis (pro Std.)	500–1500 USP-E.	1,0 g	250 mg	50 mg		(50 000 I.E.)
Kontrolluntersuchungen (bei Bedarf, mindestens aber 12stündlich)	Fibrinogen Thrombozyten Quick-Test PTT Fibrinmonomere (FS-Test) Fibrin(ogen)spaltprodukte	Fibrinogen Thrombozyten Quick-test PTT Fibrin(ogen)spaltprodukte			Fibrinogen Thrombozyten Quick-Test PTT Fibrinmonomere (FS-Test) Fibrin(ogen)spaltprodukte	

EACA:	Epsikapron, Epsilon-Aminocapronsäure
AMCHA:	Ugurol, Anvitoff, Cyklocapron
PAMBA:	Gumbix, Styptosolut, Styptopur
Aprotinin:	Trasylol, Antagosan, Aprotinin

Präoperative interne Diagnostik

Tabelle 38 Laboruntersuchungen des Routineprogramms

Methode	Kriterien/Normwerte	Diagnostische Bedeutung	Indikation/Bemerkungen
Blutkörperchensenkungsgeschwindigkeit	übliche Bewertungskriterien	entzündliche Erkrankungen, Neoplasien	Routineuntersuchung
Elektrophorese	Gesamteiweiß, Albumin- und differenzierte Globulinbestimmung	Hypoproteinämie, entzündliche Reaktionen, chronische Lebererkrankungen, Tumoren	Routineuntersuchung
Blutbild	Hämoglobin, Erythrozytenzahl, Leukozytenzahl, Hämatokrit	Anämie, Polyglobulie, Leukozytose, Leukopenie, Blutviskosität	Routineuntersuchung
Gerinnungsstatus	PTT, Thromboplastinzeit nach Quick und Thrombinzeit	Blutungsneigung, Thrombosegefährdung	Routineuntersuchung
Thrombozytenzahl	übliche Bewertungskriterien	Blutungsneigung, Thromboseneigung	Routineuntersuchung
Aktivität der SGOT und SGPT	Normwerte 14 bzw. 16 U/l	Lebererkrankungen, Herzinsuffizienz, Infarktdiagnostik	Routineuntersuchung
Kreatinin und Harnstoff	Grenzwerte 1,4 mg% (124 µmol/l) für Kreatinin und 20–40 mg% (3,3–6,6 mmol/l) für Harnstoff	Nierenfunktion	Routineuntersuchung
Nüchternblutzucker	80–120 mg% (4,4–6,6 mmol/l)	Risikofaktor Diabetes	Routineuntersuchung
Elektrolytbestimmung (Natrium und Kalium)		Hyper- u. Hyponatriämie, Hyper- und Hypokaliämie	Routineuntersuchung
Bestimmung der CK		koronare Herzkrankheit, Muskelerkrankungen	ggf. zusätzliche Bestimmung von CK-MB und CK-MM

Literatur

Ahnefeld, F.W., H. Bergmann, C. Burri, W. Dick, M. Halmágyi, E. Rügheimer: Der Risikopatient in der Anästhesie. 1. Herz-Kreislauf-System. Klinische Anästhesiologie und Intensivtherapie, Bd. XI. Springer, Berlin 1976

Ahnefeld, F.W., H. Bergmann, C. Burri, W. Dick, M. Halmágyi, E. Rügheimer: Der Risikopatient in der Anästhesiologie. 2. Respiratorische Störungen. Klinische Anästhesiologie und Intensivtherapie, Bd. XII. Springer, Berlin 1976

Allgöwer, M.: Allgemeine und spezielle Chirurgie, 3. Aufl. Springer, Berlin 1976

Allgöwer, M.: Das respiratorische System des chirurgischen Patienten. In Allgöwer, M.: Allgemeine und spezielle Chirurgie, 3. Aufl. Springer, Berlin 1976

Appel, A.: Digitalisierung in der Chirurgie – aktuelle Richtlinien. Münch. med. Wschr. 115 (1973) 2143

Braunwald, E.: Heart Disease. Saunders, Philadelphia 1980

Dölp, R.: Manual. Dept. f. Anästhesiologie, Universität Ulm 1978

Fabel, H.: Prä- und postoperative Grenzsituationen des respiratorischen Systems. In Pichlmayr, R. (Hrsg.): Postoperative Komplikationen. Springer, Berlin-Heidelberg-New York 1976

Gilfrich, H.J.: Hypertensive Krisen, hypertensive Notfälle. In Schölmerich, P., H.P. Schuster, H. Schönborn, P. Baum: Interne Intensivmedizin. Thieme, Stuttgart 1980

Goldman, L., D.L. Caldera: Risk of general anaesthesia and elective operation in the hypertensive patient. Anesthesiology 50 (1979) 281–284

Goldman, L., D.L. Caldera, S.R. Nussbaum, F.S. Southwick, D. Krogstad, B. Murray, D.S. Burke, T.A. D'Malley, A.H. Goroll, Ch.H. Caplan, J. Nolan, B. Carabello, E.E. Slater: Multifactorial index of cardiac risk in noncardiac surgical procedures. New Engl. J. Med. 297 (1977) 845–850

Gross, R., H. Nieth, E. Mammen: Blutungsbereitschaft und Gerinnungsstörungen bei Urämie. Klin. Wschr. 36 (1958) 167

Groves, A.C., J. Griffiths, F. Leung, R.N. Meeks: Plasma catecholamines in patients with serious post-operative infections. Ann. Surg. 178 (1973) 102

Hillis, L.D., P.F. Cohn: Noncardiac surgery in patients with coronary artery disease. Arch. Intern. Med. 138 (1978) 972–975

Hurst, J.W., R.B. Logue, R.C. Schlant, N.K. Wenger: The Heart, Arteries and Veins. McGraw-Hill Book Co., New York 1978

Kaplan, J.A., J.E. Steinhaus: The Heart and Anesthesia. In Hurst, J.W. et al.: The Heart, Arteries and Veins. McGraw-Hill Book Co., New York 1978

Katz, R.L., R.A. Epstein: Interaction of anesthetic agents and adrenergic drugs to produce cardiac arrhythmias. Anesthesiology 29 (1968) 763

Klaus, W.: Pharmakologie der zur Behandlung kardiozirkulatorischer Erkrankungen eingesetzten Mittel. In Ahnefeld, F.W. et al.: Der Risikopatient in der Anästhesie. 1. Herz-Kreislauf-System. Klinische Anästhesiologie und Intensivtherapie, Bd. XI. Springer, Berlin 1976

Krebs, R.: Wirkung von Narkotika auf das Herz-Kreislauf-System. In Ahnefeld, F.W. et al.: Der Risikopatient in der Anästhesie. 1. Herz-Kreislauf-System. Klinische Anästhesiologie und Intensivtherapie, Bd. XI. Springer, Berlin 1976

Lang, K.F.: Arrhythmien. In Schölmerich, P., H.P. Schuster, H. Schönborn, P.P. Baum: Interne Intensivmedizin. Thieme, Stuttgart 1980

Lasch, H.G., K. Huth, D.L. Heene, G. Müller-Berghaus, M.H. Hörder, J. Janzarik, C. Mittermayer: Die Klinik der Verbrauchskoagulopathie. Dtsch. med. Wschr. 96 (1971) 715

Lawin, P.: Praxis der Intensivbehandlung, 3. Aufl. Thieme, Stuttgart 1975

Lebowitz, P. W.: Clinical Anesthesia. Procedures of the Massachusetts Hospital. Little, Brown & Co., Boston 1978

Lewin, I., A.G. Lerner, S.H. Green, L.R.M. Del Guercio, J.H. Siegel: Physical class and physiologic status in the prediction of operative mortality in the aged sick. Ann. Surg. 174 (1971) 217

Lindenschmidt, Th.O., E. Carstensen: Kompendium der prä- und postoperativen Therapie. Thieme, Stuttgart 1966

Löwenstein, E.: Anästhesiologische Überlegungen bei Patienten mit koronarer Herzkrankheit. Anästhesist 25 (1976) 555

Lutz, H., P. Klose, K. Peter: Untersuchungen zum Risiko der Allgemeinanästhesie unter operativen Bedingungen. Dtsch. med. Wschr. 97 (1972) 1816

Martini, G.A.: Stufen und Grenzen der Diagnostik bei Erkrankungen der Leber. Internist 18 (1977) 149–155

Matthys, H., K.H. Rühle: Lungenfunktionsdiagnostik zur Erfassung der Risikopatienten in der Anästhesiologie. In Ahnefeld, F.W. et al.: Der Risikopatient in der Anästhesie. 2. Respiratorische Störungen. Klinische Anästhesiologie und Intensivtherapie. Springer, Berlin 1976

Meyer, J.: Zur Frage der Digitalisanwendung vor, während und nach Operation. Anästhesist 19 (1970) 365

Moore, F.D.: Metabolic response to surgery. In Randall, H.T., J.D. Hardy, F.D. Moore: Manual of Preoperative and Postoperative Care. Saunders, Philadelphia 1967 (S. 52)

Murray, B.P.: Anesthesia and hepatic disease. In Lebowitz, P.W.: Clinical Anesthesia. Procedures of the Massachusetts Hospital. Little, Brown & Co., Boston 1978

Newfield, Ph.: Anesthesia for urologic surgery. In Lebowitz, P.W.: Clinical Anesthesia. Procedures of the Massachussetts Hospital. Little, Brown & Co., Boston 1978

Pichlmayr, R.: Postoperative Komplikationen. Springer, Berlin 1976

Pichlmayr, R., B. Grotelüschen: Chirurgische Therapie. Springer, Berlin 1978

Prellwitz, W.: Klinisch-chemische Diagnostik, 2. Aufl. Thieme, Stuttgart 1976

Prys-Roberts, C.: Hypertension and anesthesia. Fifty years on. Anesthesiology 50 (1979) 281–284

Randall, H.T., J.D. Hardy, F.J. Moore: Manual of Preoperative and Postoperative Care. Saunders, Philadelphia 1967

Schmidt, F.W., G. Korb: Prä- und postoperative Störungen der Leberfunktion. In Pichlmayr, R.: Postoperative Komplikationen. Springer, Berlin 1976

Schölmerich, P., K.F. Lang, H.J. Just: Stufen und Grenzen der Diagnostik bei Herz- und Gefäßerkrankungen. Internist 18 (1977) 121–129

Schölmerich, P., H.P. Schuster, H. Schönborn, P. Baum: Interne Intensivmedizin, 2. Aufl. Thieme, Stuttgart 1980

Schönborn, H.: Störungen der Blutgerinnung. In Schölmerich, P., H.P. Schuster, H. Schönborn, P. Baum: Interne Intensivmedizin, 2. Aufl. Thieme, Stuttgart 1980

Schulte-Steinberg, O.: Komplikationen während und nach der Anästhesie bei präoperativer Digitalisierung. (Zur Problematik der Digitalismedikation). Anästhesiol. Wiederbeleb. 77 (1973) 10

Siegel, J.H., P. Chodoff: The Aged and High Risk Surgical Patient. Medical, Surgical and Anesthetic Management. Grune & Stratton, New York 1976

Siemon, G., R. Thoma: Stufen und Grenzen der Diagnostik bei Lungenerkrankungen. Internist 18 (1977) 130–136

Smith, R.H.: Pathological Physiology for the Anesthesiologist. Thomas, Springfield/Ill. 1966

Steen, A.P., J.H. Tinker, S. Tarhan: Myocardial reinfarction after anesthesia and surgery. J. Amer. med. Ass. 239 (1978) 2566

Vormittag, E.: Risikofaktoren und Pathogenese postoperativer kardialer Dekompensation. Münch. med. Wschr. 117 (1975) 1929

Vormittag, E.: Postoperative Herzrhythmusstörungen. Anästhesist 27 (1978) 351

Vormittag, E.: Kardiale Komplikationen in der Chirurgie. Springer, Wien 1979

Wolf, M.A., E. Braunwald: General anesthesia and noncardiac surgery in patients with heart disease. In Braunwald, E.: Heart Disease. Saunders, Philadelphia 1980

Zumkley, H.: Wasser-, Elektrolyt- und Säure-Basen-Haushalt. Thieme, Stuttgart 1976

Spezielle urologische Diagnostik

Allgemeine Röntgendiagnostik

K. Bandhauer

Stellung der Röntgendiagnostik im urologischen Abklärungsplan

Die Ausscheidungsurographie und die Urethrozystographie mit ihren verschiedenen Variationen haben für die Beurteilung des oberen und unteren Harntrakts trotz der Entwicklung anderer, wichtiger diagnostischer Verfahren wie Ultraschall und Computertomographie ihren hohen Stellenwert im Abklärungsplan von Erkrankungen der harnableitenden Wege bis jetzt behaupten können. Diese einleitende Bemerkung beruht einerseits auf der Tatsache, daß der Großteil der zur Zeit in Klinik und Praxis tätigen Urologen mit der Interpretation dieser Untersuchungsverfahren und mit ihren Anwendungsbereichen vertraut ist, andererseits darauf, daß diese prinzipiell einfachen und nicht übermäßig invasiven Verfahren bei richtiger Anwendung und Beurteilung nicht nur wichtige morphologische Hinweise, sondern trotz aller Vorbehalte auch Einblicke in die funktionellen Gegebenheiten des Harntrakts erlauben. Diese Feststellung soll und darf nicht darüber hinwegtäuschen, daß mit der Verbesserung und Verfeinerung der funktionellen Radioisotopendiagnostik (computergesteuerte Apparate, Verwendung von Jod^{125}, segmentale Sequenzszintigraphie usw.), mit der technischen Verbesserung der Sonographiegeräte und zum Teil auch durch die Computertomographie nicht nur ergänzende, sondern auch konkurrierende Verfahren zur Verfügung stehen, deren Einsatz bereits in einzelnen urologischen Teilgebieten die konventionelle, urologische Röntgendiagnostik verdrängt. So gilt die Ultraschalldiagnostik während der Gravidität und zum Teil auch in der pädiatrischen Urologie als die Screening-Methode zur Abklärung des Harntrakts. Auch die guten Erfahrungen in der Traumatologie und als »Bed-side-Methode« eröffnen diesem nichtinvasiven Verfahren weitere Bereiche, in denen sie die konventionelle Radiodiagnostik ersetzt haben oder in nächster Zeit ersetzen werden. Trotzdem bleibt die röntgenologische Darstellung der harnableitenden Wege vorläufig eine entscheidende diagnostische Maßnahme, deren Einsatz im Abklärungsplan der meisten urologischen Erkrankungen gleich nach der Anamnese und der klinisch-urologischen Untersuchung kommt. Dabei sind, wenn immer möglich, für die radiologische Abklärung des oberen Harntrakts die Ausscheidungsurographie und ihre entsprechenden Variationen und für die des unteren Harntrakts die Urethrographie als erste Methoden in Betracht zu ziehen.

Radiologische Standardabklärung des oberen Harntrakts

Nierenleerbild

(Nieren-Blasen-Leerbild, Übersichtsleerbild; Abb. 1)

Vor jeder Kontrastmitteluntersuchung im Bereich des Harntrakts muß eine Leeraufnahme angefertigt werden. Die Beurteilung eines durch Kontrastmittel dargestellten Abschnittes des Harntrakts ohne vorheriges Leerbild führt zu diagnostischen Fehlschlüssen. Die Qualität der Leeraufnahme ist sehr häufig für die weitere Diagnosestellung entscheidend. Das Nierenleerbild muß nach proximal beide Zwerchfellkuppen und damit die Region der Nebennieren und der beiden oberen Nierenpole und nach distal die gesamte Symphyse, beide Schambeine und beide Hüftgelenke umfassen. Dazu sind beim Erwachsenen Filmgrößen von mindestens 35:43 cm notwendig.

Bei guter Aufnahmetechnik und genügender Bildgröße lassen sich auf der Nierenleeraufnahme zahlreiche Befunde erfassen, die eine exaktere Interpretation des nachfolgenden Ausscheidungsurogramms erlauben und nicht selten bereits entscheidende diagnostische Hinweise geben können:

1. Skelettveränderungen: osteoplastische und osteoklastische Metastasen, Spondylopathien, Dekalzifikationen des Skeletts, Osteoporosen, Morbus Paget usw.
2. Lage der Nieren: Bedingt durch die Leber liegt in den meisten Fällen die rechte Niere tiefer als die linke. In ca. 10% steht allerdings die linke

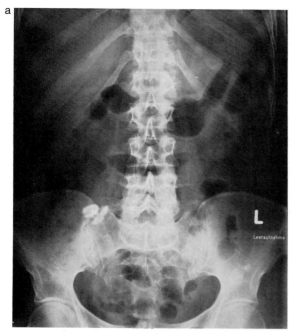

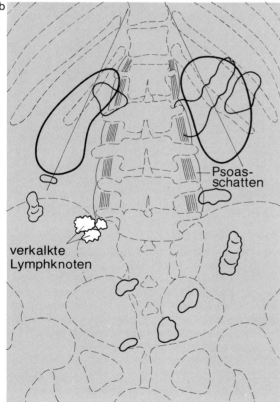

Abb. 1a 52 Jahre alte Frau: Nierenleeraufnahme.
1b Darstellung der Nierenlängsachsen

Niere tiefer, ohne daß diese Lageanomalie einen sicheren pathologischen Stellenwert hat. Raumforderungen im Bereich des linken oberen Nierenpols sind aber in diesen Fällen auszuschließen. Ebenso müssen deutliche Seitendifferenzen den Verdacht auf raumfordernde Prozesse im Retroperitoneum aufkommen lassen.
Die *Längsachse* der beiden Nieren verläuft nach proximal konvergierend. Änderungen der Längsachse geben Hinweise auf kongenitale Lageanomalien der Nieren, können aber auch durch raumfordernde Prozesse im Bereich der Nieren oder des Retroperitoneums bedingt sein.

3. Größe der Nieren: Die Länge des Organs beträgt beim Mann etwa 12–13 cm, die Breite 6 cm, die Dicke ca. 3 cm. Beim weiblichen Geschlecht beträgt die Länge des Organs etwa 11–12 cm.
4. Der *Nierenumriß*: Fötale Lappungen, Tumorbildungen und Einkerbungen der Nieren sind dabei besonders zu beachten.
5. *Pathologische Weichteilschatten*: Bei guter Aufnahmetechnik sind pathologische Weichteilschatten im Retroperitoneum erfaßbar und für die weitere Diagnosestellung richtungweisend. Der Magenfundus kann mitunter einen pathologischen Weichteilschatten im Bereich des linken Hypochondriums vortäuschen. Durch Schichtaufnahmen gelingt es, die Lokalisation dieser Weichteilverschattungen zu präzisieren.
6. Begrenzung des *Psoasschattens*: Unscharfe Begrenzung oder Fehlen des Psoasschattens können auf entzündliche Prozesse im Retroperitoneum und auf posttraumatische Veränderungen wie Hämatome, Harnextravasate, Lymphome usw. hinweisen. Die Beachtung des Psoasschattens ist vor allem bei der primären Beurteilung von Nierenverletzungen wichtig.
7. *Kalkdichte Verschattungen* verschiedenster Genese: Die häufigsten kalkdichten Verschattungen im Bereich der Nierenleeraufnahme sind verkalkte Mesenteriallymphknoten und Phlebolithen. Sie können ebenso wie Harnsteine, Gallensteine, verkalkte Myome, Prostatasteine, Echinokokkuszysten usw. durch ihren speziellen Aufbau, durch Form und Lage differenziert werden.
8. Zahlreiche weitere Befunde, die aus der Leeraufnahme ablesbar sind, wie z.B. Kontrastmittelreste nach Myelographien, Granatsplitterverletzungen, Wismuthinjektionen im Glutealbereich, Fremdkörperschatten, schattendichte Tabletten usw. sind für die Abklärung und Erfassung entsprechender Krankheitsbilder von Bedeutung.

Das Nierenleertomogramm

Die Schichtaufnahme der Niere vor der Kontrastmittelapplikation ist vor allem bei der Abklärung

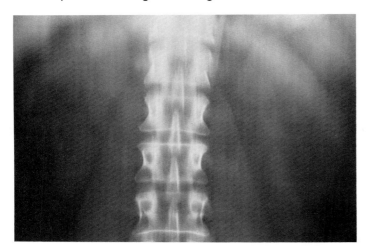

Abb. 2 52 Jahre alter Mann, rezidivierende Nierenkoliken: Nierenleertomographie – 11 cm –; etwa kirschkerngroßes Konkrement im Bereiche der rechten unteren Kelchgruppe, kleines Konkrement in der linken unteren Kelchgruppe, das im Nierenleerbild nicht nachweisbar war

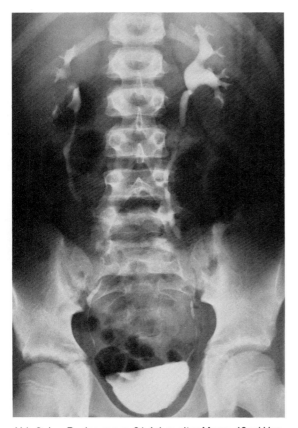

Abb. 3 i.v.-Pyelogramm. 21 Jahre alter Mann, 40 ml Urographie 76%, 15-Minuten-Bild: prompte Kontrastmittelausscheidung beidseits, deutliche Ureterperistaltik; Morphologie des Nierenhohlsystems unauffällig

von Harnsteinerkrankungen wichtig (Abb. **2**). Mittels der Tomographie sind überraschend häufig Konkremente, die auf »normalen« Leerbildern nicht oder nur schwer erfaßbar sind, nachweisbar. Im Tomogramm sind Konkremente mit weniger als 1 mm Durchmesser bereits faßbar. Von besonderer Bedeutung ist die Nierenleertomographie vor Steinoperationen im oberen Harntrakt zur Erfassung aller schattengebenden Konkremente im Nierenhohlsystem. Diese einfache, nichtinvasive präoperative Zusatzuntersuchung hilft, viele unangenehme intra- und postoperative Überraschungen zu vermeiden. Für die Nierenleertomographie ist im Gegensatz zur konventionellen Nierenleeraufnahme nur der Bereich der Niere zu exponieren (Filmgröße: 24:30 cm).

Der unbestrittene Aussagewert des technisch guten Nierenleerbilds mit oder ohne Tomographie darf aber nicht dazu verleiten, daraus allein eine Diagnose urologischer Erkrankungen abzuleiten.

Ausscheidungsurogramm
(i.v.-Urogramm, i.v.-Pyelogramm; Abb. 3)

Geschichtliches: Die Entwicklung der Ausscheidungsurographie wird durch die Namen M. SWICK und A. VON LICHTENBERG geprägt. 1929 berichtete v. LICHTENBERG erstmals über Ergebnisse von Kontrastdarstellungen der harnableitenden Wege mit Uroselektan, einer Substanz, deren große Bedeutung für die Diagnostik des Harntrakts zuerst von SICK, damals Assistenzarzt bei v. LICHTENBERG, erkannt wurde. SWICK war auch an der Entwicklung der klinischen Erprobung von Hippuran maßgeblich beteiligt. In den folgenden Jahren wurden die Kontrastmittel laufend verbessert, und derzeit stehen mit den Trijodverbindungen zahlreiche hervorragende Substanzen zur Verfügung, die zusammen mit der Verbesserung der Röntgentechnik die Ausscheidungsurographie zu einer Standardmethode der urologischen Diagnostik gemacht haben.

Kontrastmittel für die Ausscheidungsurographie
(Tab. **1**)

Die derzeit zur Verfügung stehenden wichtigsten Kontrastmittel sind entweder Diatrizoate oder Iothalamate. Die Wahl des Kontrastmittels beruht meist auf der Erfahrung des Untersuchers, und eine spezielle Empfehlung kann nicht gegeben werden. Für die Kontrastdichte ist der Jodgehalt des Kontrastmittels maßgebend, und für vergleichende Untersuchungen ist weniger der Name des Kontrastmittels als vielmehr die Menge des damit injizierten Jods anzugeben.

Kontrastmitteldosierung

Die Dosierung der Kontrastmittel richtet sich einerseits nach dem Jodgehalt des jeweils verwendeten Präparats und andererseits nach dem benötigten Kontrastmittelvolumen. Als Faustregel kann folgende Dosierung angegeben werden: 0,25–0,30 g Jod/kg Körpergewicht. Dabei wird zwischen dem »niederdosierten« Urogramm (unter 12 g Jod bei 70 kg schwerem Patienten), dem »mitteldosierten« Urogramm (12–30 g Jod/70 kg) und dem »hochdosierten« Urogramm (über 30 g Jod/70 kg) unterschieden. Bei älteren und dicken Patienten spielt zusätzlich das Kontrastmittelvolumen eine Rolle und soll in diesen Fällen mindestens 80 ml betragen.

Bei Abklärung von Hämaturien, Nierentumoren, raumfordernden Prozessen, Hydronephrosen, Megakaliosen usw. ist die Applikation von 100 ml Kontrastmittel wegen der besseren Beurteilungsmöglichkeit der Nierenhohlraumpathologie empfehlenswert (s. auch Infusionspyelographie). Im Säuglings- und Kindesalter wird ein Kontrastmittelvolumen zwischen 20–40 ml verwendet.

Injektionsgeschwindigkeit

Die Kontrastmittelinjektion soll so schnell wie möglich (innerhalb von 20–30 Sekunden) erfolgen. Dadurch wird eine intrarenale Kontrastmittelanschoppung erreicht, und der damit erzielte nephrographische Effekt erlaubt eine ausgezeichnete Beurteilung der Niere nach Größe, Form, Lage und Umriß. Die rasche Kontrastmittelinjektion führt zu keiner Zunahme von Kontrastmittelreaktionen, soll aber bei Verdacht auf Jodüberempfindlichkeit strikt unterlassen werden. Auch im Kindesalter erfolgt die Kontrastmittelinjektion eher langsam.

Die physiologischen Grundlagen der Kontrastmittelausscheidung

Die Trijodverbindungen zeigen mit Ausnahme der Acetrizoate nur eine geringe Eiweißbindung. Nach der Injektion diffundiert das Kontrastmittel zuerst aus den Blutgefäßen in das Interstitium und breitet sich von dort im gesamten Extrazellularraum aus. Bei normaler Nierenfunktion werden 90–95% der injizierten Kontrastmitteldosis innerhalb von 24 Stunden durch die Nieren ausgeschieden. Etwa 2% des Kontrastmittels werden auch bei normaler Nierenfunktion durch den Gastrointestinaltrakt eliminiert. Bei gestörter Nierenfunktion werden die Kontrastmittel vermehrt im Magen-Darm-Trakt ausgeschieden und können dort auch radiologisch sichtbar werden. Eine weitere alternative Kontrastmittelausscheidung erfolgt bei gestörter Nierenfunktion durch die Leber bzw. durch die Gallenblase.

Die Trijodverbindungen werden praktisch zur Gänze glomerulär ausgeschieden, während die tubuläre Sekretion oder die tubuläre Absorption kaum erwähnenswert ist. Die Jodkonzentration im glomerulären Filtrat, die den Kontrastmitteleffekt verursacht, ist mit der im Plasma identisch. Entscheidend für eine gut beurteilbare Ausscheidungsurographie sind neben der glomerulären Funktion aber auch die Durchblutungsverhältnisse der Niere (Plasmakonzentration und glomeruläre Filtrationsrate) und die Konzentrationsfähigkeit der Niere bzw. die Wasserrückresorption im Tubulusbereich.

Bei eingeschränkter Filtrationsrate muß die Kontrastmittelkonzentration erhöht werden, was vor allem bei älteren Patienten zu berücksichtigen ist. Mit zunehmendem Alter nimmt die glomeruläre Filtrationsrate ab. Zur Anfertigung einer gut beurteilbaren Ausscheidungsurographie bei einge-

Tabelle 1 Wichtige Kontrastmittel für die urologische Radiodiagnostik

Gattungsname	Handelsbezeichnung	Salz
Diatrizoate	Urografin 30/60	Na und Methylglucamin
	Renografin	Methylglucamin
	Angiografin	Methylglucamin
	Hypaque	Na
	Reno-M-60	Methylglucamin
Iothalamate	Conray 30/60	Methylglucamin
	Contrix 28	Methylglucamin
	Conray 70	Na und Methylglucamin
	Conray 80	Na
	Medio-Contrix 38	Na
	Angio-Contrix 48	Na
Iodamide	Urombrine	Methylglucamin
	Uromiro	Methylglucamin
Ioxithalamate	Telebrix 38	Na und Methylglucamin
	Vasobrix 32	Monothanolamin und Methylglucamin
Acetrizoate	Urokon	Na
	Opacoron	Na und Methylglucamin

schränkter tubulärer Funktion (z.B. Harnstauungsniere, chronische Pyelonephritis) ist die Erhöhung des Kontrastmittelvolumens entscheidender als die Erhöhung der Jodkonzentration (s. Infusionsurogramm).

Untersuchungstechnik

Patientenvorbereitung: Schlackenarme Kost am Vortag und eingeschränkte Flüssigkeitszufuhr während 8–10 Stunden vor der Untersuchung sind bei ambulanten Patienten mit *normaler Nierenfunktion* für eine gute Ausscheidungsurographie ausreichend. Eine längere Dehydratationsperiode ist bei Verwendung der modernen Trijodpräparate nicht mehr nötig. Ambulante Patienten sind erfahrungsgemäß meist besser vorbereitet als bettlägerige, stationäre Patienten, bei denen wegen der Immobilität und der ungewohnten Kost häufig eine Luftüberfüllung des Darmtrakts vorliegt.
In diesen Fällen kann ein vorsichtiger Reinigungseinlauf die Situation verbessern.
Bei Niereninsuffizienz ist eine Dehydratation vor der Ausscheidungsurographie streng zu vermeiden (s. S. 91).
Beim hochdosierten Urogramm oder beim Infusionsurogramm ist eine normale Hydratation des Patienten meist für die Beurteilung der Röntgenbilder günstiger als eine strikte Flüssigkeitskarenz.
Die Injektion des Kontrastmittels muß streng intravenös erfolgen, da paravenöse Extravasate zu schweren Thrombophlebitiden führen können.

Bildfolge

Die Anzahl der Expositionen nach Kontrastmittelinjektionen, die Größe der Bilder und Aufnahmen im Stehen (zur Beurteilung einer abnormen Beweglichkeit von Organen) oder in Bauchlage (zur besseren Darstellung der unteren Kelchgruppen) sind entsprechend der Fragestellung individuell festzulegen. Routinemäßig werden, abgesehen von der Nierenleeraufnahme, je ein Bild ca. 5, 15 und 25 Minuten nach Kontrastmittelinjektion angefertigt. Das letzte Bild soll während oder nach Blasenentleerung vorgenommen werden, um gleichzeitig eine Beurteilung des unteren Harntrakts und eine radiologische Restharnbeurteilung zu ermöglichen. Über die Anfertigung von Spätbildern muß im Einzelfall entschieden werden. Spätbilder bis 24 Stunden nach Kontrastmittelinjektion können sinnvoll sein und zur Erfassung von Abflußhindernissen im Bereich des oberen Harntrakts beitragen (Abb. **4**).
Die beschriebene Bildfolge kann dann drastisch eingeschränkt werden, wenn der Ausscheidungsurographie nur ein informativer Wert zur groben Beurteilung des Nierenhohlsystems und der Ablaufbedingungen zukommt. Dies betrifft vor allem die routinemäßig vor Prostataoperationen

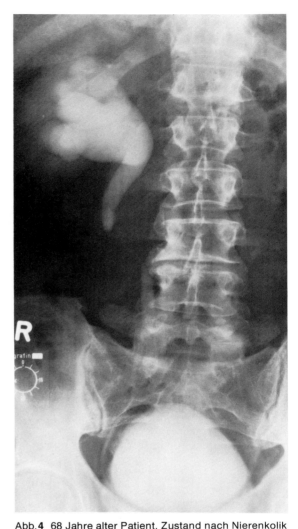

Abb. 4 68 Jahre alter Patient, Zustand nach Nierenkolik rechts: Spätbild 6 Stunden nach Kontrastmittelinjektion. Deutliche Stauung des rechten Nierenhohlsystems bei Ureterstein im oberen Harnleiterdrittel. Kontrastmittelablauf neben dem Stein nach spasmoanalgetischer Therapie

durchgeführten Ausscheidungsurogramme. BAUER u. Mitarb. (1980) zogen aus ihren umfassenden Untersuchungen über den Wert von Ausscheidungsurographien vor Prostatektomien prinzipiell den Schluß, daß bei unauffälliger Anamnese, normalen Kreatininwerten und bei unauffälligem Harnbefund präoperativ der Wert einer Ausscheidungsurographie fraglich ist. In dieser Situation ist eine sog. abgekürzte Ausscheidungsurographie (Leerbild-20-Minuten-Bild nach Kontrastmittelapplikation) empfehlenswert.

Zur besseren Darstellung morphologischer Details im Bereich des Nierenhohlsystems kann eine Aufstauung des Kontrastmittels durch Kompression der Ureteren von außen mittels eines Ballons beitragen. Die dadurch erreichte stärkere Füllung des Nierenhohlsystems geht aber auf Kosten funktioneller Abläufe, und die Durchführung von »Stauungsbildern« darf keinesfalls in den Routineablauf einer Ausscheidungsurographie eingebaut werden. Kontraindiziert ist eine äußere Ureterkompression bei Harnabflußstörungen, da durch die Potenzierung von Druckerhöhungen im Nierenhohlsystem Komplikationen, wie z.B. Fornixrupturen, entstehen können.

Ausscheidungsurogramm und unterer Harntrakt

Die Kontrastmittelfüllung der harnableitenden Wege durch die Ausscheidungsurographie soll, wenn immer möglich, auch zur Beurteilung der Harnblase und der Urethra herangezogen werden. Die Miktionsurethrographie nach einem Ausscheidungsurogramm erlaubt dann eine oberflächliche morphologische und funktionelle Beurteilung der Harnröhre, wenn eine ausreichende Kontrastmittelkonzentration in der Blase vorhanden ist. Feinere Details der Urethra (kleine Harnröhrendivertikel, Unregelmäßigkeiten der Harnröhrenschleimhaut) können mit dieser Harnröhrendarstellung aber nicht erfaßt werden. Durch Postmiktionsbilder wird ein Residualharn augenscheinlich. Die Restharnmenge kann durch planimetrische Methoden genauer bestimmt werden.

Spezielle Formen der Ausscheidungsurographie

Infusionsurogramm

Die Infusionsurographie wurde von B. SCHNEKKER 1963 erstmals beschrieben und galt lange Zeit als die Methode der Wahl zur besseren Darstellung des Nierenparenchyms, des Nierenbeckens und der übrigen harnableitenden Wege. Die zunehmende Erkenntnis, daß für die Bildqualität einer Ausscheidungsurographie in den meisten Fällen die Höhe der Jodkonzentration wichtiger ist als das Kontrastmittelvolumen, hat die Bedeutung der relativ zeitaufwendigen Infusionsurographie wieder etwas zurückgedrängt. Trotzdem hat diese Methode, bei der ohne vorherige Flüssigkeitskarenz 250 ml 30%iges trijodiertes Kontrastmittel innerhalb von ca. 6 Minuten infundiert werden, ihre Bedeutung bei der Abklärung von Patienten mit tubulärer Niereninsuffizienz behalten. Die Infusionsurographie führt zu einer deutlich gesteigerten Diurese und kann deshalb als leichte Form einer Belastungsurographie angesehen werden (s. S. 95). Die forcierte Diurese ist auch der Grund dafür, daß bei Infusionsurographien die peristaltischen Wellen im Ureter aufgehoben werden. Die Harnleiter sind deshalb durchgehend mit Kontrastmittel gefüllt und erscheinen deshalb leicht »gestaut«, was ein prävesikales Abflußhindernis vortäuschen kann.

Frühurogramm

Der Vergleich der Kontrastmitteldichte in beiden Nieren auf sog. Frühbildern (30 Sekunden, 1, 2, 3 und 4 Minuten nach Kontrastmittelinjektion) erlaubt Rückschlüsse auf hämodynamische Faktoren bzw. auf die Nierendurchblutung (Abb. **5** u. **6**). Der Test basiert auf der Tatsache, daß bei renaler Ischämie als Folge einer Reduktion der glomerulären Filtrationsrate die Anreicherung von Kontrastmittel in den Kelchen und im Nierenbecken reduziert ist. In einer schlecht durchbluteten Niere (Stenose der Nierenhauptarterie bzw. Einengung mehrerer Gefäßäste) wird das Kontrastmittel verzögert im Nierenbecken aufscheinen.

Im Rahmen der Frühurographie kann auch der sog. »Washout-Effekt« beobachtet werden. Dieser Effekt beruht darauf, daß durch die verminderte Nierendurchblutung eine vermehrte und beschleunigte Resorption von Wasser und Natrium erfolgt und dadurch das Kontrastmittel in der ischämischen Niere früher verschwindet als in der gesunden.

Beim Frühurogramm handelt es sich um eine vergleichende Untersuchung beider Nieren. Aus diesem Grund sind nur einseitige, zur Hypertonie führende hämodynamische Faktoren erfaßbar. Das Frühurogramm zeigt ebenso wie der »Washout-Effekt« nur bei ca. einem Drittel der einseitig verminderten Nierendurchblutung eine deutliche Seitendifferenz, so daß der Aussagewert dieser Methode nur mit Vorsicht und nur als sehr oberflächlicher Screening-Test anzusehen ist. Das Frühurogramm wird deshalb in der Hypertonieabklärung zunehmend von den wesentlich genaueren, seitengetrennten funktionellen Isotopenuntersuchungen abgelöst.

94 Spezielle urologische Diagnostik

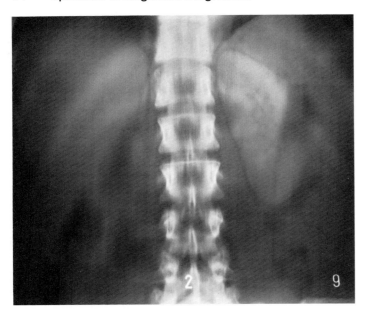

Abb. 5 43 Jahre alte Frau, Hypertonie – Frühurogramm – Tomographie 9 cm Schicht. 2 Minuten nach Kontrastmittelinjektion deutlicher nephrographischer Effekt links, nephrographischer Effekt rechts schwächer

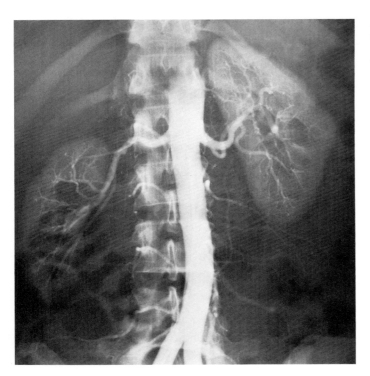

Abb. 6 Dieselbe Patientin, Übersichtsaortographie: langstreckige, fibromuskuläre Veränderung der A. renalis dextra – Gefäßrarifizierung rechts. Diagnose: nephrogener Hochdruck

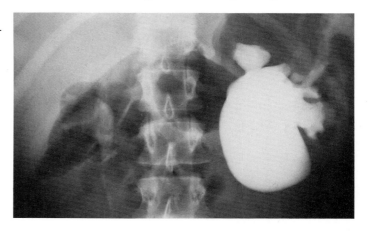

Abb. 7 15 Jahre alter Knabe, rezidivierende Koliken links bei erhöhter Flüssigkeitszufuhr – Belastungsurogramm: 100 ml 20%iges Manitol, 100 ml Urographie 30%, 20-Minuten-Bild: deutliche Erweiterung des linken Nierenhohlsystems bei pyeloureteraler Stenose

Belastungsurogramm
(Abb. 7)

Die klinische Relevanz von organischen oder funktionellen Harnwegsobstruktionen kann mitunter erst unter Extrembedingungen einer stark forcierten Diurese erfaßt werden. Erst dadurch gelingt es z. B. in einzelnen Fällen, eine Insuffizienz des pyeloureteralen Übergangs bei erhöhtem Harnangebot nachzuweisen. Im Rahmen des sog. Belastungsurogramms werden solche Extremsituationen artifiziell geschaffen, um die Verhältnisse im Bereich des oberen Harntrakts bei vermehrtem Harnangebot radiologisch zur Darstellung zu bringen.

Technik

1. Rasche Infusion von 100 ml 20%igem Manitol.
2. Anschließend Kontrastmittelinjektion von 100 ml einer 30%igen Kontrastmittellösung.
3. Die Röntgenaufnahmen erfolgen 5, 10 und 20 Minuten nach Ende der Kontrastmittelinjektion. Spätaufnahmen sind je nach Fragestellung und Kontrastmittelablauf in Betracht zu ziehen.

Das Belastungsurogramm gilt ebenso wie das Frühurogramm nur als Screening-Verfahren und kann die exakte Druckmessung im Nierenhohlsystem unter Perfusionsbedingungen durch perkutane Nephrostomie nach Whitacker für die Indikationsstellung zu plastischen Eingriffen am oberen Harntrakt nicht ersetzen.

Ausscheidungsurographie bei Nieren- und Ureterkolik

Eine Kolik, verursacht durch die oberhalb eines Harnabflußhindernisses entstandene Harnstauung und Erweiterung des Nierenhohlsystems, stellt ungünstige Voraussetzungen für eine Ausscheidungsurographie dar. Durch die Druckerhöhung in den ableitenden Harnwegen wird die glomeruläre Filtration reduziert oder gänzlich eingestellt, so daß keine oder nur eine sehr ungenügende Kontrastmittelausscheidung zustande kommt. Die radiologische Beurteilung des Harntrakts ist damit kaum möglich. Gleichzeitig kann durch die nach Kontrastmittelinjektion bei noch vorhandener glomerulärer Filtration einsetzende osmotische Diurese eine weitere Druckerhöhung mit neuerlichen Koliken auslösen. Drucksteigerungen im Nierenhohlsystem können auch zu Fornixrupturen führen, ein Ereignis, das bei Ausscheidungsurographien während einer stauungsbedingten Kolik häufig zu beobachten ist (Abb. 8). Fornixrupturen können aber auch ohne wesentliche Druckerhöhungen im Nierenhohlsystem allein durch die forcierte Diurese im Rahmen einer Ausscheidungsurographie bei entzündlichen Kelchläsionen – z.B. bei Nierentuberkulosen – auftreten. Die Fornixruptur mit Kontrastmittelaustritt stellt keine Indikation zu einem aktiven therapeutischen Vorgehen dar. Eine antibiotische Behandlung ist angezeigt, eine Kontrolle der Ausscheidungsurographie erfolgt nach ca. 2 Wochen.

Die Indikation zur Ausscheidungsurographie während einer Kolik soll sehr streng gestellt werden. Praktisch ist nur die mitunter schwer zu stellende Differentialdiagnose zwischen einer Appendicitis acuta und einer rechtsseitigen Ureterkolik als dringende Indikation für eine Ausscheidungsurographie auch während einer Kolik anzusehen. In allen anderen diagnostischen Fragen wird das Abklingen der Kolik vor Durchführung der Ausscheidungsurographie abgewartet.

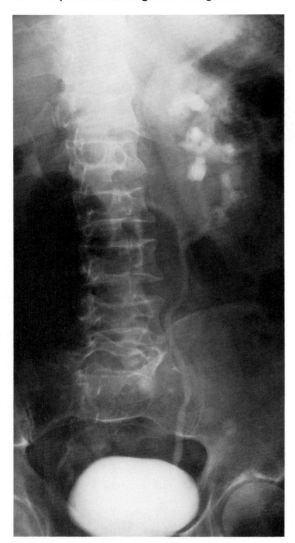

Abb. 8 62 Jahre alte Frau, Nierenkolik links, prävesikaler Ureterstein links. i.v.-Pyelogramm während der Kolik (Schrägaufnahme): multiple Fornixrupturen links

Risikofaktoren und Komplikationen

Die im allgemeinen sehr gute Verträglichkeit der modernen Kontrastmittel schließt unerwünschte Reaktionen auf die i.v.-Applikation trotzdem nicht gänzlich aus. Kontrastmittelreaktionen können sich vom klinischen Standpunkt aus entweder unter dem Bild lokaler oder allgemeiner allergischer Reaktionen (lokale Rötung an der Injektionsstelle, allgemeiner Juckreiz, Urtikaria, Laryngospasmus, Asthma) oder durch einen Schockzustand mit Blutdruckabfall manifestieren. Eine klare Kausalgenese dieser Störung ließ sich bisher trotz eingehender Studien nicht erfassen. Die mitunter diskutierte Antigenität des Kontrastmittels oder eine histaminbedingte Vasodilatation, welche von einer Herzmuskeldysfunktion gefolgt ist, konnten nie eindeutig bestätigt werden.

Schwere Kontrastmittelreaktionen sind selten. FELDMANN u. Mitarb. (1962) berichteten über 7 Todesfälle bei mehr als 1,5 Mio. Diatrizoatinjektionen. WITTEN u. HIRSCH (1971) fanden eine Häufung von Kontrastmittelreaktionen bei Patienten mit bekannten Allergien, ohne daß daraus die Konsequenz einer Kontraindikation gegen eine Ausscheidungsurographie abgeleitet wurde. So gibt es auch keine absoluten Kontraindikationen gegen eine Ausscheidungsurographie. Früher angegebene, *relative* Kontraindikationen wie akute oder chronische Niereninsuffizienz, bekannte Jodüberempfindlichkeit, Lebererkrankungen und dekompensierte Herzerkrankungen mit Hochdruck können nach allgemeinen Erfahrungen nicht mehr als Kontraindikationen gegen die Ausscheidungsurographie angesehen werden. In allen diesen Risikofällen ist aber die Indikation zur Urographie streng zu stellen und das zu erwartende Untersuchungsergebnis mit dem Risiko in Relation zu setzen.

Das multiple Myelom wurde lange Zeit als *absolute* Kontraindikation gegen die Ausscheidungsurographie angesehen. Die vereinzelt beschriebenen, akuten Niereninsuffizienzen nach Kontrastmittelinjektion bei Patienten mit multiplem Myelom waren durch Präzipitation von Bence-Jonesschen Eiweißkörpern in den Nierentubuli hervorgerufen. Die Untersuchungen von MORGAN u. HAMMACK (1966), VIX (1966) und anderen zeigten aber, daß diese Komplikation außerordentlich selten ist und wahrscheinlich mehr auf die vorbereitende Dehydration als auf die Kontrastmittelinjektion zurückzuführen war. Das multiple Myelom gilt deshalb nicht mehr als absolute Kontraindikation gegen eine Ausscheidungsurographie, vorausgesetzt, daß der Patient gut hydriert zur Untersuchung kommt.

Trotz dieser fehlenden Kontraindikationen können während oder unmittelbar nach der Kontrastmittelinjektion Zwischenfälle auftreten, die teils anamnestisch zu erwarten, teils aber auch völlig

Allgemeine Röntgendiagnostik 97

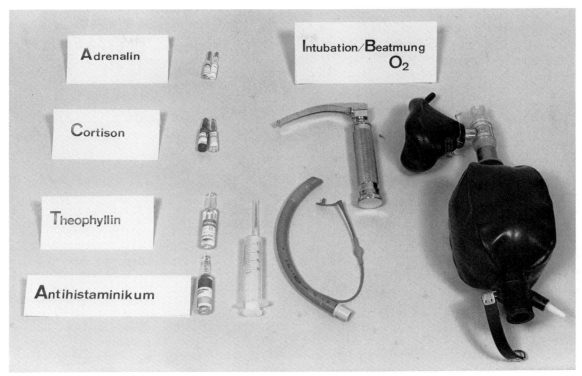

Abb. 9 Notfallmedikamente und -instrumente für die Therapie akuter Kontrastmittelreaktionen

überraschend sind. So berichteten BERGMAN u. ELLNER (1960) über 3 Fälle von schweren anaphylaktischen Reaktionen gegenüber 3 verschiedenen Kontrastmitteln, obwohl diese Patienten vorher mehrere intravenöse Ausscheidungsurogramme ohne Kontrastmittelreaktionen durchgemacht hatten. Derartigen Kontrastmittelreaktionen liegen oft psychische Reaktionen zugrunde, und es ist auffallend, daß psychisch labile Patienten wesentlich häufiger zu sog. Kontrastmittelüberempfindlichkeitsreaktionen neigen als psychisch stabile. Aus diesen Gründen sollten Patienten, bei denen wegen einer bekannten Jodüberempfindlichkeit oder wegen einer ausgeprägten psychischen Labilität eine Kontrastmittelreaktion erwartet werden kann, während und unmittelbar nach der Kontrastmittelinjektion besonders überwacht werden.

In jedem Röntgenraum, in dem Ausscheidungsurographien vorgenommen werden, müssen die Voraussetzungen zur akuten Therapie anaphylaktischer Kontrastmittelreaktionen griffbereit vorhanden sein.

Instrumentarium: Injektionsspritzen und Kanülen zur i.v.-Applikation, Infusionsgeräte, Intubationsbesteck, Sauerstoffgerät, Blutdruckapparat (Abb. **9**).

Medikamente: Calciumpräparate zur i.v.-Injektion, Cortisonpräparate zur i.v.-Injektion (Ultracorten-H, Solu-Decortin H und ähnliche), Adrenalin bei anaphylaktischem Schock, Theophyllinpräparate zur Anwendung beim seltenen Bronchospasmus, sterile Kochsalz- oder Glucoseinfusionen.

Ausscheidungsurogramm als Nierenfunktionstest

Die Vielzahl der die Kontrastmittelausscheidung und Kontrastmitteldichte beeinflussenden Faktoren (Nierendurchblutung, Hydratationszustand, Druckgefälle im Bereich der Glomerula, hydrostatische Druckerhöhungen im Tubulusbereich und in den ableitenden Harnwegen bei Abflußhindernissen) schränken die Verwertbarkeit der Ausscheidungsurographie als Nierenfunktionstest stark ein. Weder die globale Nierenfunktion noch Partialfunktionen sind aus dem Ausscheidungsurogramm ablesbar. Vor allem erlaubt es keine Aussage über den Schweregrad einer Funktionsstörung bzw. über die funktionelle Restitutionsfähigkeit des Organs. Das Ausscheidungsurogramm kann deshalb exakte Funktionsstudien (Clearance-Untersuchungen, Radioisotopen-Clearance usw.) nicht ersetzen. In diesem Zusammenhang muß darauf hingewiesen werden, daß die fehlende Kontrastmittelausscheidung, d.h. die sog. röntgenologisch stumme Niere, nicht mit einer funktionslosen Niere gleichzusetzen ist. Die Kontrastmittelausscheidung kann unter Umständen, vor allem bei Harnabflußstörungen, erst nach mehreren Stunden auf Spätbildern augenscheinlich werden.

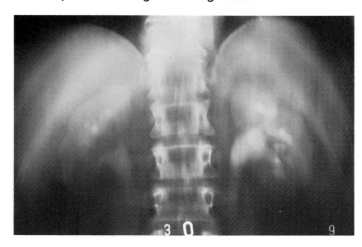

Abb. 10 77 Jahre alter Mann, Niereninsuffizienz, Kreatinin 8,4 mg% (743 µmol/l), BUN 118 mg% (42 mmol/l Harnstoff) – Prostatahyperplasie; i.v.-Pyelogramm, Kontrastmitteldosis 120 ml 76% Urographie – Spätbild nach 30 Stunden: deutlich verkleinerte Niere beidseits mit narbigen Parenchymveränderungen, keine hochgradige Stauung. Differentialdiagnose: chronische Pyelonephritis, chronische Glomerulonephritis

Ausscheidungsurogramm bei akuter und chronischer Niereninsuffizienz

Seit den Untersuchungen von BROWN u. Mitarb. (1970) ist bekannt, daß irreversible Schädigungen durch Kontrastmittel weder bei Gesunden noch bei Patienten mit akutem oder chronischem Nierenschaden, auch nicht bei Oligurie in gehäuftem Maße zu erwarten sind, vorausgesetzt, daß die Patienten zum Zeitpunkt der Untersuchung ausreichend hydriert sind. Im Gegenteil kann nach LALLI (1974) angenommen werden, daß Kontrastmittelreaktionen bei niereninsuffizienten Patienten vorwiegend psychosomatischer Natur sind. Die akute und chronische Niereninsuffizienz stellen deshalb keine Kontraindikationen gegen den Versuch einer Ausscheidungsurographie mit erhöhter Kontrastmitteldosis dar.

Die Ausscheidungsurographie kann bei der Abklärung von fortgeschrittenen Nierenfunktionsstörungen vorwiegend 2 informative Befunde liefern:

1. das Nephrogramm und
2. die Füllung des Nierenhohlsystems bzw. der harnableitenden Wege.

Der Nachweis eines nephrographischen Effektes (Anhäufung des Kontrastmittels im Nierenparenchym) läßt auf eine zumindest teilweise erhaltene, glomeruläre Funktion schließen und erlaubt damit eine Differenzierung zwischen glomerulären und tubulären Schädigungen. Das Nephrogramm erlaubt darüber hinaus eine bessere Größenbeurteilung des Organs als das Leertomogramm und eine Beurteilung des Parenchymmantels. Schrumpfende Prozesse, Zystennieren usw. können damit besser erfaßt werden.

Die Intensität des Nephrogramms ist von der Zahl noch funktionierender Nephrone und von der Kontrastmittelkonzentration im Plasma abhängig. Die Beurteilung des Nephrogramms im Rahmen einer terminalen Niereninsuffizienz hat V. WAES folgendermaßen dargestellt:

- dichtes Nephrogramm – viele funktionierende Glomerula – akute Ischämie,
- schwaches Nephrogramm – wenig funktionierende Glomerula – langdauernde Ischämie,
- kein Nephrogramm – keine funktionierenden Glomerula – keine Durchblutung.

Neben dem Nephrogramm kommt der *Darstellung der ableitenden Harnwege* bei der Abklärung renaler Insuffizienzen primäre Bedeutung zu. Das bekannte, besonders bei Niereninsuffizienz sehr hohe Infektrisiko einer retrograden Kontrastmittelfüllung des Nierenhohlsystems rechtfertigt den Versuch einer Ausscheidungsurographie auch dann, wenn das Serumkreatinin deutlich erhöht ist. Auch bei Kreatininwerten zwischen 8 und 10 mg% (710–880 µmol/l) und einer BUN-Erhöhung über 130 mg% (über 46 µmol/l Harnstoff) kann eine Ausscheidungsurographie von Wert sein (Abb. 10). Spätbilder bis zu 24 Stunden, mitunter sogar bis 2 oder 3 Tage nach der Kontrastmittelinjektion können notwendig sein, um den exakten Sitz der Obstruktion zu lokalisieren. Der Zeitraum zur Durchführung dieser Spätbilder ist aber nur dann vertretbar, wenn bei postrenalen Obstruktionen vorher keine Indikation für eine akute Harnableitung vorliegt. Die Sonographie kann zur Abklärung zahlreicher Probleme der akuten und der chronischen Niereninsuffizienz die Ausscheidungsurographie ersetzen.

Die Kontrastmitteldosierung bei Ausscheidungsurographien im Rahmen von Niereninsuffizienz beträgt zwischen 35–70 g Jod.

Retrograde Pyelographie

Die von VOELKER u. v. LICHTENBERG (1906) in die urologische Diagnostik eingeführte retrograde Pyelographie war für eine Generation von Urologen die radiologische Standarduntersuchung des oberen Harntrakts. Durch die Ausscheidungsurographie mit ihren verschiedenen Variationsmöglichkeiten wurde ihr Indikationsbereich wesentlich eingeschränkt, und als diagnostische Maßnahme ist sie nurmehr dann indiziert, wenn die Ausscheidungsurographie, die Sonographie, die Computertomographie und die Angiographie keine klare und sichere Beurteilung des oberen Harntrakts erlauben. Die retrograde Pyelographie ist den erwähnten Methoden allerdings für die Darstellung anatomischer Einzelheiten des Nierenhohlsystems überlegen. Vorwiegend werden morphologische Details des Nierenhohlsystems und des Harnleiters wiedergegeben. Bei Durchführung der retrograden Pyelographie vor einem Bildschirm lassen sich aber auch Rückschlüsse auf die Motilität der oberen Harnwege ziehen.

Indikation

Die Abklärung einer postrenalen Anurie sowie die Sicherung von Nierenbecken- oder Uretertumoren stellen praktisch die einzigen Indikationen für eine retrograde Pyelographie dar. Dabei kann der diagnostische Aussagewert über das Vorhandensein und die Lokalisation von Harnabflußstörungen mit der zumindest temporären Sicherung des Harnabflusses durch Überwindung der Obstruktion mittels des Ureterenkatheters kombiniert werden. Die Entlastung von Harnstauungsnieren durch Ureterenkatheter ist aber meist insuffizient und soll so rasch wie möglich von einer perkutanen oder offenen Nephrostomie gefolgt werden. Bei der röntgenologischen Darstellung eines Nierenbecken- oder Uretertumors kann die Diagnostik durch seitengetrennte zytologische Harnuntersuchungen erweitert werden. Nur sehr selten indiziert ist die retrograde Pyelographie bei allen primär aseptischen Stauungszuständen der oberen Harnwege wegen der damit verbundenen Gefahr einer mitunter foudroyant verlaufenden, abszedierenden Pyelonephritis. Erfordert ein operativer Eingriff (z.B. eine Nierenbeckenplastik) eine detaillierte Hohlraumdiagnostik mit exakter Darstellung des pyeloureteralen Übergangs, so wird die retrograde Pyelographie unmittelbar vor der geplanten Operation bereits in Narkose und in Operationsbereitschaft des Patienten durchgeführt.

Untersuchungstechnik

Die retrograde Pyelographie soll immer unter Bildschirmkontrolle erfolgen. Der Durchmesser der verwendeten Ureterenkatheter soll zwischen 3–5 Ch. (1,0–1,7 mm) betragen.
Stärkere Ureterenkatheter sind nur dann angezeigt, wenn gleichzeitig eine temporäre Harnableitung sichergestellt werden soll. Bei empfindlichen Patienten ohne Kontraindikation gegen eine Anästhesie ist die Durchführung der retrograden Pyelographie in Allgemein- oder Lumbalanästhesie vorteilhaft. Durch Ausschaltung von Muskelspasmen und Abwehrreaktionen wird die Verletzungsgefahr und damit die Komplikationshäufigkeit geringer.
Unter strengen septischen Kautelen wird der Ureterenkatheter unter genauer Beachtung seiner Graduierung in das Nierenbecken vorgeschoben. Die Lagekontrolle erfolgt mittels des Bildschirms. Zur Beurteilung der Kapazität des Nierenbeckens wird der darin befindliche Harn abgesaugt und etwa die gleiche Menge eines trijodierten 30%igen Kontrastmittels sehr langsam (5 Sekunden pro ml) und mit geringem Druck injiziert. Durch höher konzentrierte Kontrastmittel werden morphologische Details überlagert und das Nierenhohlsystem damit schlecht beurteilbar. Das normale Nierenbecken ist mit 3–5 ml Kontrastmittel meist ausreichend gefüllt. Die Injektion zu großer Kontrastmitteldosen in das Nierenhohlsystem – »Überspritzen« – kann zu Fornixrupturen und zu Blutungen führen.
Die Beurteilung eines retrograden Pyelogramms erfordert neben a.p.-Aufnahmen auch Schräg- bzw. Seitaufnahmen. Ein Ureterogramm durch Kontrastmittelinjektion während des Herausziehens des Ureterenkatheters unter Schirmbildkontrolle vervollständigt die retrograde Pyelographie. Prinzipiell wird die retrograde Pyelographie einseitig vorgenommen. Nur in Ausnahmefällen, z.B. bei Verdacht auf postrenale Anurie, können beide Hohlsysteme sondiert und vorsichtig mit Kontrastmittel zur Darstellung gebracht werden.

Komplikationen

Die Keimverschleppung aus den unteren Harnwegen durch das Einführen eines Ureterenkatheters in das Nierenhohlsystem stellt die größte Gefahr dar. Dies gilt besonders bei Harnstauungsnieren, bei welchen durch das Abflußhindernis (Ureterstein, Ureterstenose usw.) die Selbstreinigung des Harns ungenügend erfolgen kann.
Eine sehr schnelle Injektion des Kontrastmittels verursacht durch die rasche Überdehnung des Nierenbeckens und durch einen pyelorenalen Reflux kolikartige Schmerzen und wird von einer Hämaturie gefolgt.
Schleimhautläsionen und Perforationen des Harnleiters treten bei gewaltsamem Vorschieben des Ureterenkatheters gegen eine Obstruktion ein. Diese Gefahr besteht besonders dann, wenn bei liegendem Führungsmandrin versucht wird, mit dem Ureterenkatheter Hindernisse im Harnleiter zu überwinden (Abb. **11**).

Prophylaxe

Vorsichtiges, steriles Einführen des Ureterenkatheters – Entfernung des Führungsmandrins gleich nach Passieren des Ureterenostiums – langsame Kontrastmittelinjektion – prinzipielle Gabe von Breitbandantibiotika oder Chemotherapeutika nach der Untersuchung bei Risikopatienten

100 Spezielle urologische Diagnostik

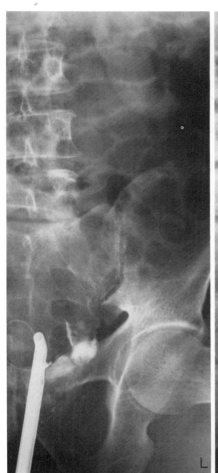
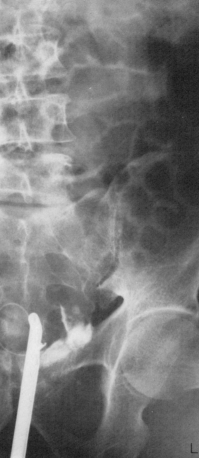

Abb. 11 67 Jahre alter Mann, Ureterstein links, Kontrastmittelextravasat nach Harnleiterperforation bei retrograder Pyelographie. Therapie: operative Steinentfernung und Drainage des Extravasats

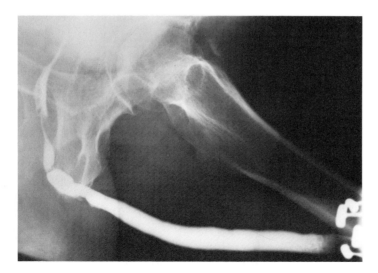

Abb. 12 70 Jahre alter Mann, obstruktive Miktionssymptomatik. Injektionsurethrogramm: dringender Verdacht auf Striktur im bulbösen Anteil – elongierte hintere Harnröhre

(Diabetes, Corticosteroidtherapie, Patienten mit Herzklappenveränderungen) – forcierte Diurese – Durchführung der Untersuchung in Narkose.
Nach Harnleiterperforationen erübrigt sich meist eine operative Therapie, eine stationäre Beobachtung über einige Tage ist aber angezeigt.

Radiologische Standardabklärung des unteren Harntrakts

Urethrogramm – Urethrozystogramm

Die Kontrastdarstellung der Harnröhre ist die Standardmethode zur Beurteilung der Harnröhre des Mannes und gewinnt auch zunehmend Bedeutung in der Diagnostik der weiblichen Harnröhre. Das Urethrogramm kann durch die instrumentelle Urethroskopie nicht ersetzt werden.
Die der Untersuchung zugrundeliegende Fragestellung ist für den Einsatz der verschiedenen Darstellungsmöglichkeiten der Harnröhre entscheidend.

Injektionsurethrogramm

Die Kontrastmittelfüllung der Harnröhre wird durch retrograde Injektion des Kontrastmittels vom Meatus urethrae externus aus vorgenommen (Abb. 12).

Miktionsurethrogramm

Die Harnröhre wird während des Miktionsaktes von der Blase aus dargestellt (Abb. 13). Dazu kann das Kontrastmittel durch retrograde Injektion durch die Harnröhre, durch einen Harnröhrenkatheter, durch ein Ausscheidungsurogramm oder durch eine Blasenpunktion in die Blase eingebracht werden.
Der vordere Abschnitt der Urethra des Mannes, der von einem Schwellgewebe umgeben ist, kann durch Kontrastflüssigkeit mit relativ geringem Druck dargestellt werden, während sich der hintere Anteil der Harnröhre, der von einem Muskelmantel bzw. von der Prostata eingehüllt ist, nur bei großem Binnendruck oder spontan bei der Miktion öffnet. Aus diesen anatomisch bedingten Unterschieden leitet sich die Verwendung von Kontrastmittel verschiedener Viskosität beim Urethrogramm ab.

Flüssige Kontrastmittel

Wasserlösliche Trijodverbindungen, verdünnt mit 0,9%iger Kochsalzlösung (20 ml 30–60% Kontrastmittel + 20 ml 0,9%iger NaCl-Lösung).

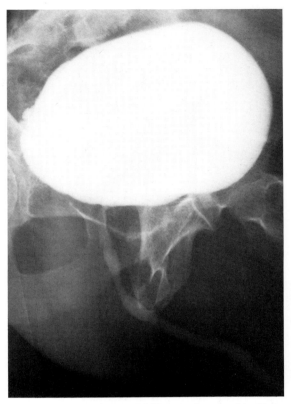

Abb. 13 Derselbe Patient, Mitkionsurethrographie: Striktur funktionell nicht wirksam, deutliche Blasenhalsstenose und Balkenblase. Therapie: TUR Blasenhals

Hochvisköse Kontrastmittel

Wasserlösliche Kontrastmittel mit zellulosehaltigem Gelee (20 ml 30–60% Kontrastmittel + 20 ml Gelee).
Flüssige Kontrastmittel sind vor allem zur radiologischen Darstellung von Harnröhrenverletzungen, für Urethrogramme nach Instrumentation an der Harnröhre und für das Miktionsurethrogramm geeignet. Die Verwendung hochvisköser Kontrastmittel im Rahmen der Diagnostik von Harnröhrentraumen oder nach Instrumentationen ist dagegen kontraindiziert und birgt große Risiken in sich.
Hochvisköse Kontrastmittel dienen zur detaillierten Darstellung der vorderen und hinteren Harnröhre und lassen besonders Veränderungen der Pars prostatica, Kavernenbildungen, Residuen der Müllerschen Gänge usw. erkennen.

Technik

Der Patient wird schräg (ca. 45°) auf den Untersuchungstisch gelagert. Diese Schräglage ist zur besseren Darstellungsmöglichkeit der hinteren Harnröhre notwendig. Im Anschluß an ein Leerbild wird die Harnröhre möglichst unter Bildschirm-

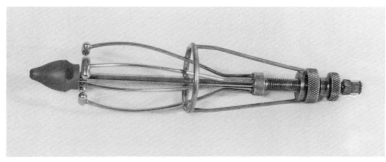

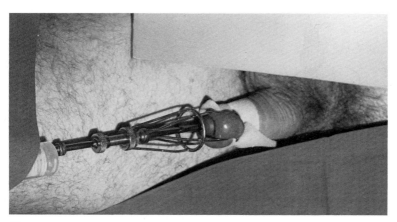

Abb. 14 u. 15 Injektionsansatz für Injektionsurethrozystogramm

kontrolle mit 20–40 ml dünnflüssigem oder viskösem Kontrastmittel aufgefüllt. Die Röntgenuntersuchungen werden bei guter Füllung der Harnröhre vorgenommen. Unter Bildschirmkontrolle genügt meist ein Füllungsbild.

Zur Injektion des Kontrastmittels in die Harnröhre empfehlen sich Spritzenansatzgeräte oder das Einlegen eines dünnen Ballonkatheters in den vordersten Harnröhrenabschnitt mit Fixation des Ballons in der Fossa navicularis (Abb. **14** u. **15**). Dadurch ist auch ein Strahlenschutz für die Hände des Untersuchers, sei es durch einen Bleischirm oder durch Bleihandschuhe, möglich. Der Nachteil der Kathetermethode besteht allerdings in einer Reizung der vorderen Harnröhre, die mitunter zu Schwierigkeiten bei einer anschließend geplanten Miktion führen kann. Die Kontrastmittelinjektion kann auch in Form einer Tropfinfusion erfolgen. Dieses Verfahren ist zeitaufwendiger und bietet gegenüber der Injektionsmethode dann keine wesentlichen Vorteile, wenn die Injektion unter geringem Druckaufwand und unter Bildschirmkontrolle erfolgt. Aus Strahlenschutzgründen soll dem Patienten ein Hodenschutz angelegt werden.

Für die anschließende Miktionsphase wird die Blase mit einem Gemisch von 0,9%iger Kochsalzlösung mit Kontrastmittel bis zum Auftreten eines Harndranges oder bis zur Auslösung einer Miktion aufgefüllt. Während der Miktion wird je eine Aufnahme in schräger und seitlicher Position angefertigt. Auch die Aufnahme der Miktionsphase soll unter Bildschirmkontrolle erfolgen, wobei gleichzeitig auch der obere Harntrakt zur Erfassung flüchtiger vesikoureteraler Refluxe beobachtet werden kann. Das Miktionsurethrogramm im Anschluß an ein Ausscheidungsurogramm stellt ein physiologisches Verfahren dar, läßt allerdings nur selten feinere Details der Harnröhre erkennen.

Das Urethrozystogramm bei der Frau wird entweder als Miktionsurethrogramm durchgeführt oder mit Hilfe des von DAVIS und CIAN entwickelten Doppelballonkatheters vorgenommen (Abb. **16** u. **17**). Mit dieser Methode sind vor allem Harnröhrendivertikel der Frau, die beim Miktionsbild oder bei der Urethroskopie nicht erfaßbar sind, darzustellen.

Indikation

Nahezu alle kongenitalen und erworbenen Veränderungen der Harnröhre und des Blasenhalses können durch das kombinierte Urethrozystogramm (Injektions- und Miktionsphase) zur Darstellung gebracht werden. Die Kontrastdarstellung der Harnröhre ist bei der Abklärung aller funktionellen oder morphologischen Harnabflußstörungen indiziert, und die Diagnostik im Bereich des untern Harntrakts ohne radiologische

Allgemeine Röntgendiagnostik

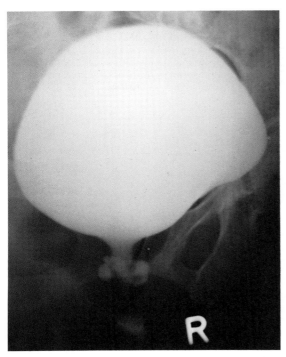

Abb. 16 47 Jahre alte Frau, rezidivierende Urethritis. Miktionsurethrogramm: ausgedehntes Harnröhrendivertikel

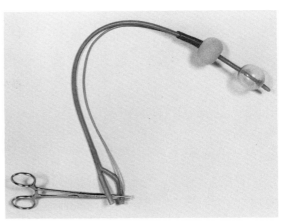

Abb. 17 Doppelballonkatheter nach Davis und Cian

Darstellung der Harnröhre ist als unvollständig anzusehen.
Besondere Bedeutung hat das Urethrozystogramm für die Beurteilung von Harnröhrentraumen, und es soll deshalb bei der Abklärung allfälliger Begleitverletzungen bei Beckenfrakturen immer durchgeführt werden.

Gefahren und Komplikationen

Das Urethrozystogramm ist keine harmlose Untersuchung. Keimverschleppungen in das Corpus cavernosum und damit in die Blutbahn können zu lokalen Reaktionen, aber auch zu schweren septischen Zuständen führen. Deshalb soll das Urethrozystogramm im unmittelbaren Anschluß an eine Instrumentation sehr streng indiziert und nur unter Verwendung flüssiger Kontrastmittel vorgenommen werden. Bei rascher Injektion des Kontrastmittels können Schleimhautläsionen mit Kontrastmittelextravasaten auftreten (Abb. **18**). Bei Jodüberempfindlichkeit kann bei Eintritt des Kontrastmittels in die Blutbahn eine allergische Reaktion auftreten, so daß die zur Schockbekämpfung notwendigen Therapiemöglichkeiten im Untersuchungsraum greifbar sein müssen. Mit äußerster Vorsicht und unter strengster Beachtung der Dosierung ist die vielfach angepriesene, zusätzliche Verwendung von Oberflächenanästhetika zum Kontrastmittel vorzunehmen.

0,25%ige Lokalanästhetika sind in der Regel komplikationslos, während höherprozentige Anästhesiezusätze zu schweren Allgemeinreaktionen mit vereinzelt letalem Ausgang führen können.

Zystogramm

Die Kontrastdarstellung der Harnblase kann in einem Arbeitsgang im Anschluß an eine Ausscheidungsurographie oder durch direkte Kontrastmittelfüllung der Harnblase (Katheterismus, Blasenpunktion) erfolgen. Die röntgenologische Darstellung der mit Kontrastmittel gefüllten Blase nach einer Ausscheidungsurographie ist zwar risikolos, erlaubt aber wegen der geringen Kontrastmittelkonzentration meist keine detaillierte Beurteilung von Schleimhaut- bzw. Blasenwandveränderungen. Zu diesem Zweck ist die direkte Kontrastmittelfüllung der Blase erforderlich.

Antegrades Zystogramm

Nach einer Ausscheidungsurographie mit erhöhter Kontrastmitteldosis wird die Blase a.p. und seitlich dargestellt. Bei genügender Kontrastmitteldichte kann durch die anschließende Miktion eine zusätzliche Darstellung der Harnröhre erreicht werden.

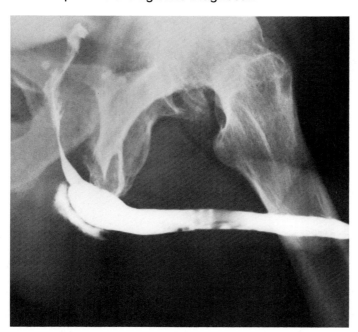

Abb. 18 77 Jahre alter Mann, obstruierende Miktionsbeschwerden, Prostatahyperplasie. Injektionsurethrogramm: Kontrastmittelextravasat im bulbösen Harnröhrenanteil distal einer mäßiggradigen ringförmigen Striktur. Therapie: stationäre Aufnahme, Antibiotika

Retrogrades Zystogramm

Zur retrograden Zystographie wird die Blase nach einem Injektionsurethrogramm durch einen dünnen Katheter mit einem 30%igen wasserlöslichen, trijodierten Kontrastmittel durch langsame Injektion besser mittels eines Infusionsgerätes und, wenn möglich, kombiniert mit intravesikaler Druckmessung bis zum Auftreten eines Harndranges aufgefüllt (bei Kindern ca. 50–150 ml, beim Erwachsenen ca. 200–300 ml Kontrastmittel). Die langsame Kontrastfüllung der Blase durch ein Infusionsgerät mit gleichzeitiger Gabe sedierender Medikamente erlaubt auch bei Kindern die Durchführung eines Zystogramms ohne Narkose. Besonders schonend ist die Kontrastmittelfüllung durch eine Blasenpunktion.

Die Röntgendarstellung der Blase erfolgt routinemäßig durch eine a. p.- und eine Seitenaufnahme, wozu im Bedarfsfall auch eine Schrägaufnahme kommt, um vor allem im Rahmen der Miktion das Trigonum, die Basalplatte und die distalen Ureterabschnitte beurteilen zu können.

Indikation

Die tatsächliche Aussagekraft des Zystogramms ist relativ gering, und die Indikation beschränkt sich deshalb vor allem auf die Darstellung von zystoskopisch nicht einsehbaren Blasendivertikeln. Zur Beurteilung von Blasentumoren (Ausdehnung und Infiltrationstiefe) ist das Zystogramm dagegen nicht geeignet. Auch die früher vereinzelt publizierten und angewandten Variationen der Zystographie wie die Doppelkontrastzystographie oder die Polyzystographie haben die Erwartungen nicht erfüllt, sind nicht mehr aktuell und werden deshalb in diesem Rahmen auch nicht mehr besprochen.

Komplikationen

Abgesehen von den allgemeinen Gefahren des Katheterismus und der Blasenpunktion sind beim Zystogramm kaum Komplikationen zu erwarten. Akute Urethritiden, Prostataabszesse und andere Entzündungen im Bereich der unteren Harnwege

Allgemeine Röntgendiagnostik   105

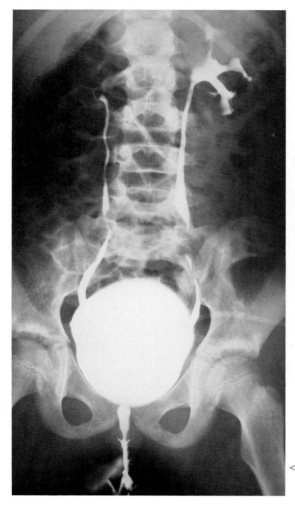

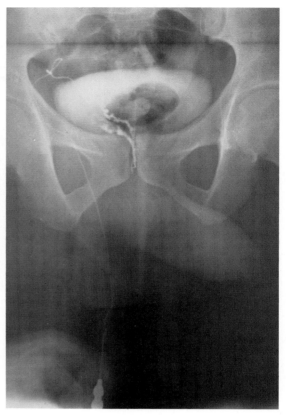

Abb. 20 27 Jahre alter Mann, Azoospermie. Vasovesikulographie: gute Durchgängigkeit des rechten Vas deferens, unauffällige Samenblase rechts

◁ Abb. 19 7 Jahre altes Mädchen, rezidivierende Harnwegsinfekte. Miktionsurethrogramm a. p.: beidseitiger vesikorenaler Reflux, Harnröhre unauffällig

stellen eine Kontraindikation gegen die retrograde Zystographie dar.

Röntgenologische Darstellung des vesikorenalen bzw. vesikoureteralen Refluxes

Ein Reflux aus der Blase in den oberen Harntrakt kann bei beginnender Blasenfüllung, bei Vollfüllung der Blase oder erst während der Miktion gelingen. Die Blasenfüllung mit Kontrastmittel ebenso wie die Miktionsphase sollten immer unter Fernsehkontrolle erfolgen, da nur unter diesen Bedingungen flüchtige Reflux, deren pathologische Relevanz unterschiedlich beurteilt wird, erfaßbar sind.

Technik

Die Kontrastmittelfüllung soll in derselben Weise wie beim Zystogramm (s. auch Kap. Röntgenuntersuchungen im Kindesalter) erfolgen. Wegen der Beobachtung, daß in einzelnen Fällen der Reflux erst nach längerer Verweildauer des Kontrastmittels in der Blase eintritt, sollten zusätzlich zu den Röntgenaufnahmen während der Füllung der Blase auch solche 15 und 30 Minuten nach Beendigung der Kontrastmittelinjektion gemacht werden.

Eine weitere Aufnahme wird anschließend während der Miktion angefertigt (Abb. 19). Alle Aufnahmen sollen, wenn möglich, in Seit- und Schräglage vorgenommen werden, um flüchtige Reflux in die distalen Harnleiterabschnitte nicht zu übersehen. Die Röntgenaufnahme soll während der Miktion gleichzeitig die Harnröhre und die oberen Harnwege miterfassen, um ein Übersichtsbild über die funktionellen Verhältnisse des Harntrakts zu bekommen, um damit zum Beispiel subvesikale Harnabflußhindernisse als Ursache von sekundären Reflux zu erfassen. Von großem Vorteil ist die während der Blasenfüllung durchgeführte, gleichzeitige Blasenmanometrie, um die intravesikalen Druckverhältnisse mit dem Auftreten eines Refluxes in Korrelation zu bringen.

Männlicher Genitaltrakt

Vasovesikulographie

Die radiologische Darstellung der samenableitenden Wege (Vas deferens, Glandulae vesiculosae, Ampullae, Ductus ejaculatorius und evtl. Nebenhoden) ist seit BELFIELD (1913) bekannt und bei strenger Indikationsstellung zu einer radiologischen Standarduntersuchung geworden (Abb. **20**).

Indikation

Für die radiologische Untersuchung des männlichen Genitaltraktes bestehen grundsätzlich 2 Indikationen:
1. Prüfung der Durchgängigkeit der samenableitenden Wege und
2. morphologische Darstellung und Beurteilung der drüsigen Organe des männlichen Reproduktionsapparates (Samenblasenvasovesikulographie, Prostata- und Cowpersche-Drüsen-Urethrogramm) bei klinischem oder biochemischem Hinweis auf entzündliche, kongenitale oder neoplastische Veränderungen in diesen Organen.

Die Vasovesikulographie drängt sich bei der Azoospermie sowie bei der Asemie dann auf, wenn im Hodengewebe mikroskopisch eine erhaltene Spermiogenese nachweisbar ist, wenn also der dringende Verdacht auf einen mechanischen Verschluß der samenableitenden Wege vorliegt. Die Indikation für diese diagnostische Maßnahme als Voraussetzung für eine Umgehungsoperation im Sinne einer Vasovasoanastomose oder einer Vasoepididymoanastomose ist unbestritten. Die Vasographie sollte bei der Sterilitätsabklärung aber nur dann vorgenommen werden, wenn die erhaltene Spermiogenese bereits nachgewiesen und zum gleichen Zeitpunkt eine der genannten Umgehungsoperationen geplant ist.

Außerhalb der Sterilitätsabklärung besteht die Indikation zu einer Vasovesikulographie nur selten. Chronisch entzündliche Veränderungen im Bereich der Samenblase, Verdacht auf kongenitale oder neoplastische Veränderungen sowie die erweiterte Abklärung des Prostatakarzinoms können Anlaß zu dieser Untersuchung sein, wobei die Indikation vor allem im jugendlichen Alter wegen der möglicherweise auftretenden Komplikationen wie Narbenbildung an der Punktionsstelle usw. sehr streng gestellt wird.

Technik

Die Kontrastmittelfüllung wird praktisch immer durch Punktion des Samenstranges im skrotalen Anteil vorgenommen. Die Kontrastmittelinjektion durch retrograden Katheterismus auf transurethralem Weg durch die Ductus ejaculatorii hat dagegen keine Bedeutung.

Durch eine kleine Skrotalinzision in Lokalanästhesie wird das Vas freigelegt und mit einer dünnen Nadel punktiert. Die richtige Lage der Nadel wird durch eine Kochsalzspülung geprüft, bevor etwa 2–3 ml eines wasserlöslichen, körperwarmen Kontrastmittels (30%) injiziert werden. Die Röntgenaufnahme erfolgt rasch nach der Injektion, bevor das Kontrastmittel in die Harnröhre bzw. in die Harnblase abgelaufen ist. Die Darstellung des Vas deferens soll ebenso wie die Punktion des Samenleiters möglichst schonend vorgenommen werden, um eine Traumatisierung und damit eine nachfolgende Fibrosierung zu vermeiden. Der Samenleiter ist von einem Muskelmantel, der Tunica muscularis, umgeben, und als Folge einer starken Traumatisierung kann eine Narbenbildung der Wand auftreten, die nicht nur zu einer morphologisch nachweisbaren Verengung, sondern auch zu einer eingeschränkten Motilität des Vas und damit zu einem gestörten Samentransport führt.

Komplikationen

Die Komplikationsrate ist bei Beachtung steriler Kautelen und sorgfältiger Punktion des Vas gering. Die nachfolgende Narbenbildung sollte bei der Indikationsstellung immer berücksichtigt werden.

Kontrastdarstellung des Nebenhodens – Epididymogramm

Die röntgenologische Darstellung des Nebenhodenganges hat nur für die Abklärung von Verschlußaspermien eine gewisse Bedeutung. Dabei ist zu berücksichtigen, daß das Rete testis und die Ductuli efferentes testis nicht zur Darstellung kommen, so daß über diesen Teil der samenableitenden Wege, in dem nicht selten angeborene oder erworbene Verschlüsse auftreten, keine Aussage gemacht werden kann.

Technisch wird die Nebenhodenfüllung ebenso durchgeführt wie die Vasovesikulographie; die Kontrastmittelinjektion erfolgt aber zentrifugal.

Röntgenologische Darstellung der Schwellkörper des Penis – Kavernosogramm

Das Kavernosogramm wird nur selten zur genauen Lokalisation von Plaques bei der Induratio penis plastica vor dem Versuch einer operativen Sanierung und zur Feststellung des Ausmaßes der Fibrose nach einem Priapismus zur prognostischen Aussage durchgeführt.

Technik: 20–30 ml körperwarmes, wasserlösliches, 30%iges Kontrastmittel werden in Lokal-

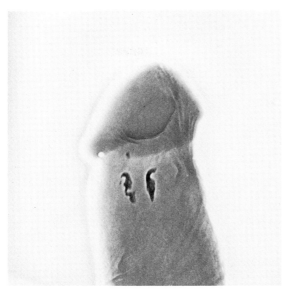

Abb. 21 49 Jahre alter Mann, Induratio penis plastica. Xerographie des Penis: deutliche Verkalkungen im Bereich der Corpora cavernosa penis

anästhesie knapp hinter der Glans penis in die Corpora cavernosa injiziert. Röntgenaufnahmen in 2 Ebenen sind zur guten Beurteilung angezeigt.
Bei der Abklärung der Induratio penis plastica kann das Kavernosogramm durch eine sehr *weiche Leeraufnahme* des Penis (Mammographietechnik) oder durch eine *Xerographie* ersetzt werden, mit denen die verdichteten Plaques vor allem dann, wenn sie Verkalkungen aufweisen, gut zur Darstellung kommen (Abb. 21).

Literatur

Bandhauer, K.: Urologische Röntgendiagnostik. In Alken, C.E., W. Staehler: Klinische Urologie. Thieme, Stuttgart 1973

Bauer, D.L., R.W. Garrison, J.W. McRoberts: The health and cost implications of routine excretory urography before transurethral prostatectomy. J. Urol. 123 (1980) 386–389

Belfield, W.T.: Vesiculography. J. Amer. med. Ass. 61 (1913) 1867

Bergman, H., H. Ellner: Severe reaction following previously uneventful pyelograms. N.Y. St. J. Med. 60 (1960) 105

Brown, C.B., J.J. Glancy, I.K. Fry, W.R. Cattell: High-dose excretion urography in oliguric renal failure. Lancet 1970/II, 952

Cunningham, J.J.: Excretory urography in acute and chronic failure – current concepts and technique. Urology 5, 3 (1975) 303

Davis, H.J., L.G. Cian: Positive pressure urethrography: A new diagnostic method. J. Urol. 75 (1956) 753

Deuticke, P.: Die Röntgenuntersuchung der Niere und des Harnleiters in der urologischen Diagnostik. Banaschewski, München, Gräfeling 1964

Emmett, J.L., D.M. Witten: Clinical Urography, vol. I, 3rd ed. Saunders, Philadelphia 1971

Feldman, R.G., L.I. Levy, G.H. Glaser: »Neurallergic« reaction to intravenous urography. New Engl. J. Med. 266 (1962) 636

Lalli, A.F.: Urographic contrast media reactions and anxiety. Radiology 112 (1974) 267

Marshall, V.F.: The controversial history of excretory urography. In Emmett, J.L., D.M. Witten: Clinical Urography, vol. I, 3rd ed. Saunders, Philadelphia 1971

Morgan, C., jr., W.J. Hammack: Intravenous urography in multiple myeloma. New Engl. J. Med. 275 (1966) 77

Schnecker, B.: Drip infusion pyelography. Indications and applications in urologic roentgen diagnosis. Radiology 83 (1964) 12

Sussman, M.L., A. Newman: Urologic Radiology, 2nd ed. Williams & Wilkins, Baltimore 1976

Swick, M.: Darstellung der Niere und Harnwege im Röntgenbild durch i.v. Einbringung eines neuen Kontraststoffes des Uroselectan. Klin. Wschr. 8 (1929) 2087

Swick, M.: The discovery of intravenous urography: historical and developmental aspects of the urographic media and their role in other diagnostic and therapeutic areas. Bull. N.Y. Acad. Med. 42 (1966) 128

Vix, V.A.: Intravenous pyelography in multiple myeloma: a review of 52 studies in 40 patients. Radiology 87 (1966) 896

Voelker, F., A. v. Lichtenberg: Pyelographie. Münch. med. Wschr. 1 (1906) 105

v. Waes, P.F.G.M.: High-Dose Urography in Oliguric and Anuric Patients. Excerpta medica (Amst.) 1972

Witten, D.M., F.D. Hirsch: In Emmett, J.L., D.M. Witten: Clinical Urology, vol. I, 3rd ed. Saunders, Philadelphia 1971 (p. 96)

Spezielle Röntgendiagnostik und Strahlenschutz

M. Georgi, D. Neumann

Einleitung

Die Einführung der Computertomographie hat in der speziellen urologischen Röntgendiagnostik einen Wandel bewirkt. Standen früher mit der Angiographie und der Lymphographie invasive Verfahren im Vordergrund, so sind heute mit der Ultraschalldiagnostik und der Ganzkörpercomputertomographie Methoden im Einsatz, die ohne Belastung und Risiko für den untersuchten Patienten häufig die diagnostische Aussagekraft invasiver Techniken erreichen oder übertreffen. Das Retropneumoperitoneum ist noch weiter in den Hintergrund getreten.

Auf dem Sektor der Angiographie zeichnen sich neue Entwicklungen ab. Ihre Technik wird heute seltener zur Diagnostik und häufiger zu therapeutischen Zwecken angewendet. Gleiches gilt für die antegrade Pyelographie. Im folgenden werden Untersuchungstechnik, Wertigkeit und Komplikationen der verschiedenen Verfahren dargestellt.

Das letzte Kapitel gilt dem Strahlenschutz in der urologischen Röntgendiagnostik. Nach Beschreibung gesetzlicher Regelungen und praktischer Maßnahmen wird auch auf technische Entwicklungen hingewiesen, die geeignet sind, die Strahlenbelastung herabzusetzen.

Angiographie

Aus urologischer Indikation werden Gefäßdarstellungen am arteriellen und venösen System vorgenommen. Dabei steht mit der Renovasographie die Arteriographie im Vordergrund. Allen Verfahren gemeinsam sind notwendige technisch-apparative Voraussetzungen und die Vorbereitung des Patienten.

Röntgenangiographiearbeitsplatz

Eine für die Durchführung von Angiographien konzipierte Röntgenanlage besteht aus einer Durchleuchtungseinheit und einem Serienaufnahmegerät, über die der Patient auf einer verschiebbaren Tischplatte gelagert wird (Abb. **1**).

Die Durchleuchtung erfolgt mit einer Röntgenbildverstärker-Fernsehkette. Mit Caesiumjodideingangsschirmen erreichen moderne Bildverstärker gegenüber dem konventionellen Leuchtschirmbild eine 10000fache Helligkeitsverstärkung. Das Bild am Bildverstärkerausgang wird mit einer Fernsehkamera aufgenommen und elektronisch auf ein Sichtgerät übertragen. Die Helligkeitsregelung erfolgt automatisch. Das Durchleuchtungsbild kann mit einem Magnetspeicher aufgezeichnet werden, so daß angiographische Szenen nach einmaliger Kontrastmittelinjektion beliebig oft wiederholt werden können. Neben der Reduktion der Strahlenbelastung dient dieses Gerät auch der *Videodensitometrie,* mit der über Messung der Flußgeschwindigkeit des Kontrastmittels Durchblutungsgrößen bestimmt werden können (Busch u. Piroth 1979).

Das Bildverstärkerausgangsbild kann über einen optischen Bildverteiler auch für die *Röntgenkinematographie* im 16- und 35-mm-Format sowie für die *Bildverstärkerphotographie* genutzt werden. Spezielle Kameras benötigen für 70-, 100- und 105-mm-Bilder nur $1/10$ bis $1/5$ der Strahlendosis, die zur Belichtung großformatiger Folienaufnahmen erforderlich ist. Sie gestatten Serienaufnahmen bis zu einer Frequenz von 6 Bildern pro Sekunde. Da die Auflösung praktisch der von Großaufnahmen entspricht, wird diese *Mittelformattechnik* auch in der urologischen angiographischen Diagnostik angewendet (Maurer u. Mitarb. 1979).

Die meisten angiographischen Arbeitsplätze werden noch weiterhin mit Serienaufnahmengeräten des Formats 35×35 cm ausgerüstet, weil die Probleme der Bildrückvergrößerung in der Mittelformattechnik noch nicht vollständig gelöst sind. Es handelt sich dabei überwiegend um *Blattfilmwechsler,* die ein Vorratsmagazin von 30 Filmen besitzen und mit denen Filmserien mit bis zu 6 Aufnahmen pro Sekunde möglich sind.

Für urologische Fragestellung ist in der Regel eine Serienaufnahmevorrichtung im a.p.-Strahlengang ausreichend. Der *Zwei-Ebenen-Betrieb* oder ein *Stereoangiographiearbeitsplatz* können wesentliche Vorteile bieten (Georgi u. Marberger 1976). Sie erlauben eine räumliche Zuordnung dargestellter Gefäßabschnitte und bei Einsatz der Stereometrie die exakte Ausmessung von Gefäßstrecken. Letztere müssen für die Berechnung der Durchblutung im Rahmen der Angiodensitometrie bekannt sein. Bei Verwendung einer höhenverstellbaren Tischplatte und einer Röntgenröhre

Spezielle Röntgendiagnostik und Strahlenschutz

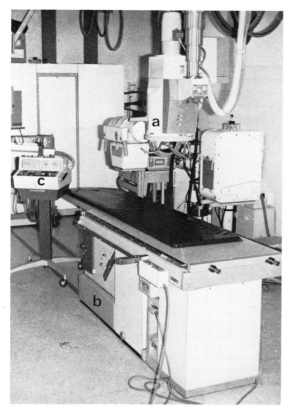

Abb. 1 Angiographiearbeitsplatz
a Röntgenbildverstärkerfernsehkette
b Serienaufnahmevorrichtung
c Hochdruckinjektor

Tabelle 1 Hämatologische Voraussetzungen zur Angiographie

Art der Untersuchung	Hb	Quick-Wert	Thrombozyten
Katheter-Arteriographie	9 g% (90 g/l)	30% (0,30)	>50000/µl (>50×10⁹/l)
Katheter-Venographie		20% (0,20)	>50000/µl (>50×10⁹/l)
Translumbale Aortographie	9 g% (90 g/l)	60% (0,60)	>50000/µl (>50×10⁹/l)

Fast alle aus urologischer Indikation vorzunehmenden Angiographien können beim Erwachsenen in *Lokalanästhesie* vorgenommen werden. Bei Kindern unter 10 Jahren und gelegentlich bei der translumbalen Aortographie empfiehlt sich die *Vollnarkose*. Ist diese vorgesehen, muß die Narkosefähigkeit des Patienten vorher geprüft sein. Auch eine eventuelle Kontrastmittelunverträglichkeit oder sonstige allergische Reaktionslagen sollen bekannt sein. Für das Vorhandensein einer Notfallausrüstung im Angiographieraum ist zu sorgen.

Bei allen Angiographien, vor allem aber bei Arteriographien, ist ein aktueller kleiner *Gerinnungsstatus* zu fordern, der aus Hb, Quick-Wert und Thrombozytenzahl besteht (Tab. **1**). Unter einem Hb von 9 g% (90 g/l) ist die Vornahme von Angiographien nur in akuten Notsituationen gestattet. Für die Vornahme einer translumbalen Aortographie sollte der Quick-Wert nach WENZ (1972) wenigstens 60% (0,60), für eine Katheterarteriographie mindestens 30% (0,30) betragen. Die Thrombozyten sollten 50000/mm³ (50 × 10⁹/l) nicht unterschreiten.

Wegen der Möglichkeit von Zwischenfällen muß der Patient für eine Angiographie nüchtern bleiben. Bei unruhigen oder ängstlichen Patienten empfiehlt sich die i.m. Gabe von 1 Amp. Valium 10. Vorher sollte durch Durchleuchtung oder Probeaufnahme ausgeschlossen sein, daß sich nach anderen Röntgenuntersuchungen störende Kontrastmittelreste im Darm befinden. Die mutmaßliche Region (in der Regel die Leistengegend) sollte vor Untersuchungsbeginn rasiert sein.

mit zusätzlichem Feinfokus sind auch *Vergrößerungsangiographien* möglich.

Für die Kontrastmittelinjektion während der Angiographie wird vielfach ein *automatischer Hochdruckinjektor* benötigt. Moderne Geräte besitzen einen elektromechanischen Antrieb. Kontrastmitteldosis und Flußgeschwindigkeit, Verzögerung der Auslösung der Filmserie sowie Begrenzung des maximalen Injektionsdrucks sind programmierbar. Die früher verwendeten Preßlufthochdruckinjektoren werden nur noch selten verwendet.

Vorbereitung des Patienten zur Angiographie

Falls keine akut lebensbedrohlichen Erkrankungen vorliegen und der Patient ansprechbar ist, muß eine *Aufklärung* erfolgen, die über Notwendigkeit, Art und wichtigste Komplikationen der geplanten Angiographie unterrichtet. Das Einverständnis des Patienten muß schriftlich erfolgen, bei Minderjährigen ist es von den Eltern zu erteilen.

Maßnahmen nach Angiographien

Nach allen Arteriographien sollte der Patient eine 24stündige Bettruhe einhalten. Die Punktionsstelle muß nach Entfernen des Katheters oder einer Gefäßschleuse 10–20 min manuell komprimiert werden. Anschließend wird ein Druckverband angelegt. Es ist darauf zu achten, daß die betroffene Extremität keine venöse Stauung aufweist, da diese Thrombosen begünstigt.

Nach Katheterphlebographie braucht die Punktionsstelle nur ca. 5 min komprimiert zu werden.

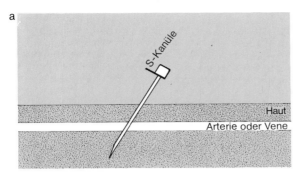
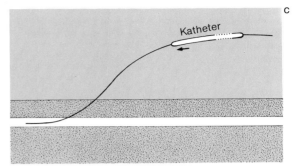
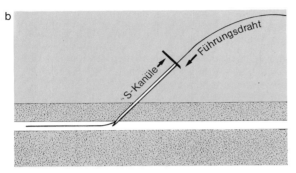
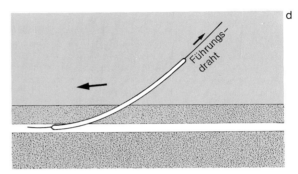

Abb. 2a–d Schematische Darstellung der Seldinger-Technik
a Punktion des Gefäßes mit der Seldinger-Kanüle
b Zurückziehen der Kanüle in das Gefäßlumen, Einführen des Führungsdrahts
c Entfernen der Kanüle, Einführen des Kunststoffkatheters
d Entfernen des Führungsdrahts

Anschließend wird ein leichter Druckverband angelegt. Zur Verhütung thromboembolischer Komplikationen empfiehlt es sich, den Patienten schon 4–5 Stunden nach der Untersuchung wieder aufstehen zu lassen.

Methodische Grundlagen der Angiographie

Nach Art der Kontrastmittelapplikation sind zwei Formen der Angiographie zu unterscheiden: 1. *die direkte Angiographie,* bei der das Kontrastmittel durch die Punktionskanüle injiziert wird, oder 2. die *indirekte Angiographie,* bei der das Kontrastmittel über Kunststoffkatheter weit entfernt vom Punktionsort in das Gefäßsystem gelangt. Diese spielt als *Katheterangiographie* in der speziellen urologischen Röntgendiagnostik eine weitaus größere Rolle als die direkte Angiographie.

Technik der perkutanen Katheterinsertion

Eine weite Verbreitung fand die Katheterangiographie erst, nachdem SELDINGER (1953) eine einfach auszuführende perkutane Technik der Einführung von Kathetern in das Gefäßsystem beschrieb. Wie alle Angiographien wird sie unter sterilen Bedingungen durchgeführt. Die Punktion der Arterie oder Vene erfolgt – wenn möglich – im Leistenbereich; bei arterieller Verschlußkrankheit ist sie auch im Ellenbeugen- oder Axillarbereich möglich.

Zur Punktion wird eine Flügelkanüle mit scharf angeschliffenem Mandrin verwendet. Mit dieser werden in der Regel Vorder- und Rückwand des zu punktierenden Gefäßes durchstochen (Abb. **2a**). Nach Entfernen des Mandrins wird die Kanüle zurückgezogen, bis ein kräftiger Blutaustritt erfolgt. Danach wird ein Führungsdraht über die Kanüle eingeführt, der aus einer Drahtspirale besteht, die bis auf eine 3–4 cm lange weiche Spitze mit einem Innendraht verstärkt ist (Abb. **2b**). Unter Kompression der Punktionsstelle kann die Punktionskanüle entfernt und ein röntgenschattengebender Kunststoffkatheter über den liegenden Führungsdraht in das Gefäß eingeführt werden (Abb. **2d**).

Ist ein *Katheterwechsel* erforderlich, wird der Führungsdraht wieder eingeführt, der erste Katheter auf diesem unter Kompression der Punktionsstelle entfernt und der neue Katheter auf den Draht aufgefädelt und vorgeschoben. Läßt sich ein Katheterwechsel bereits vorhersehen, wird zur Schonung des punktierten Gefäßes zweckmäßig eine *Gefäßschleuse* verwendet.

Nierenarteriographie in Kathetertechnik

Nach eigenen Erfahrungen empfiehlt es sich, die *selektive Nierenarteriographie* mit einer *Übersichtsaortographie* zu kombinieren. Die erstere erlaubt zwar eine überlagerungsfreie, detailreichere Darstellung. Die in ca. 20% vorkommenden Polarterien lassen sich jedoch leichter auffinden, wenn eine übersichtliche Gefäßanatomie nach Aortographie vorliegt. Die von BEYER u. Mitarb. (1979) bei raumfordernden Nierenprozessen empfohlene doppelseitige selektive Nierenarteriographie erscheint nicht ganz unbedenklich, da in Einzelfällen Intimaläsionen mit nachfolgendem Funktionsverlust bei gesunden Nieren beschrieben wurden (BÜREN u. Mitarb. 1971).

Untersuchungstechnik

Die Einführung des Katheters erfolgt in der Regel transfemoral. Zur *Übersichtsarteriographie* wird zunächst ein Katheter mit mehreren Seitlöchern am Katheterende eingebracht. Bewährt hat sich die Pigtail-Form (Abb. 3). Zur Verwendung endständig geschlossener Katheter ist eine Gefäßschleuse erforderlich. Kathetergröße, Kontrastmitteldosis, Flow-Rate sowie Aufnahmefolge sind aus Tab. 2 ersichtlich. Vor der Kontrastmittelapplikation wird der Katheter unter Durchleuchtungskontrolle mit seiner Spitze knapp oberhalb der Abgänge der Nierenarterien positioniert.

Zur Sondierung der Nierenarterien bei der *selektiven Nierenangiographie* wird ein vorn gebogener Katheter eingewechselt, der durchleuchtungsgesteuert in das Nierenarterienostium eingeführt wird (s. Abb. 3). Auch hier sind die technischen Daten aus Tab. 2 ersichtlich.

In speziellen Fällen kann die selektive Nierenarteriographie durch eine *Pharmakoangiographie* ergänzt werden (s. Tab. 2). Hierbei wird unmittelbar vor der Kontrastmittelinjektion ein vasokonstriktiv wirkendes Pharmakon und danach das Kontrastmittel appliziert. Während sich die normalen Nierenarterien kontrahieren, kommen pathologische Gefäße ohne Muskularis deutli-

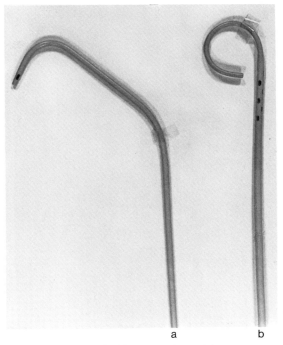

Abb. 3 Katheter für die Nierenarteriographie
a Katheter für die selektive Nierenarteriographie
b Pigtail-Katheter für die Übersichtsaortographie

cher oder auch überhaupt erst zur Darstellung (ABRAHAMS 1971, OLSSON 1979). Vor allem gefäßarme Tumoren, die die Außenkonturen der Niere nicht überschreiten, lassen sich mit dieser Technik auch nachweisen, wenn die normale Angiographie versagt (s. Abb. 6 a–c).

Röntgenanatomie

Bei der *Übersichtsaortographie* werden in der arteriellen Phase Hauptstamm, Segmentarterien und Aa. interlobares dargestellt (Abb. 4 a). Die *selektive Nierenarteriographie* zeigt darüber hinaus auch die Aa. arcuatae und interlobulares (Abb. 5 a). Ihre Kapillar- oder Parenchymphase läßt in der Regel zwischen Kortikalis, Columnae

Tabelle 2 Technische Daten bei der Nierenarteriographie im Erwachsenenalter

Untersuchungsart	Kontrastmittel Dosis	Flow-Rate (70%ig)	Bildfolge	Kathetergröße
Übersichtsaortographie	40–60 ml	20 ml/s	3 s–2 B/s 7 s–1 B/s	6–7 F
Selektive Nierenarteriographie	6–10 ml	10 ml/s	3 s–2 B/s 5 s–1 B/s	6–7 F
Pharmakoangiographie	5 ml unmittelbar nach 5–10 µg Adrenalin	5 ml/s	5 s–1 B/s	6–7F

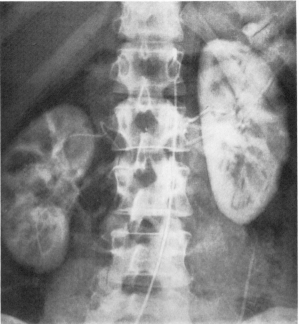

Abb. 4a u. b Übersichtsaortographie a Arterielle Phase b Kapillar- oder Parenchymphase

renalis und Pyramiden differenzieren (Abb. **5b**). Dagegen werden im Übersichtsaortogramm während der venösen Phase die Nierenvenen nur selten, im selektiven Arteriogramm oft ungenügend sichtbar (Abb. **4b**; Abb. **5b**). BOIJSEN (1979) empfiehlt daher bei nachgewiesenen malignen Nierentumoren die prograde Darstellung der Nierenvenen mit einer Überdosis Kontrastmittel.

Wertigkeit der Nierenarteriographie

Die *Übersichtsaortographie* gestattet die Beurteilung der Nierenarterienhauptstämme am besten, so daß die Frage nach einer Gefäßstenose weiterhin eine Indikation für ihre Durchführung darstellt. Ebenso erlaubt sie den besten Überblick über die Gefäßanatomie der Nieren, so daß sie vor Operationen bei dysplastischen Nieren oder auch bei Prozessen mit unklarer Organzuordnung wertvoll sein kann. Als zusätzlicher Informationsgewinn kann die dabei vorgenommene Angiodensitometrie zur Beurteilung der Nierendurchblutung gewertet werden (BUSCH u. PIROTH 1979).

Die *selektive Nierenarteriographie* galt bis zur Einführung der Computertomographie als das radiologische Verfahren mit der größten Aussagekraft in der urologischen Nierendiagnostik. Durch den Nachweis von Gefäßneubildungen, -verdrängungen, -verschlüssen, Parenchymdefekten, -rarefizierung oder -destruktion, von Veränderungen der Nierengröße und durch Beurteilbarkeit des funktionstüchtigen Nierenparenchyms trug sie in ca. 90% zur morphologischen Abklärung pathologischer Nierenprozesse bei. Heute besitzen die Computertomographie und die Sonographie eine ähnlich hohe Treffsicherheit, so daß auf die invasive Angiographie aus diagnostischer Indikation bei vorhandenem Computertomographen bereits weitgehend verzichtet werden kann. Notwendig erscheint ihr Einsatz in der Traumatologie oder im Einzelfall beim präoperativen Staging. Ihre Technik findet auch zunehmend Anwendung bei angiotherapeutischen Maßnahmen (s. S. 119).

Extrarenale Katheterarteriographie aus urologischer Indikation

Die *Beckenarteriographie* wurde früher häufiger in der Diagnostik maligner Harnblasentumoren vorgenommen (HIETALA u. HAZRA 1978, NILSON 1967). Bei gleichzeitiger Füllung der Harnblase mit Luft oder CO_2 erfolgte die möglichst selektive Kontrastmittelinjektion in die Aa. iliacae internae. Da die Ergebnisse weder hinsichtlich der Dignitätsbeurteilung noch des Tumorstaging befriedigten, ist sie heute weitgehend verlassen worden. Die Sondierung der Aa. iliacae internae findet dagegen häufiger bei der Embolisation von Blasenblutungen oder zur intraarteriellen Zytostatikainfusion inoperabler Beckentumoren noch Anwendung.

Die *selektive Nebennierenarteriographie* galt in erster Linie der Diagnostik raumfordernder, z. T.

Spezielle Röntgendiagnostik und Strahlenschutz 113

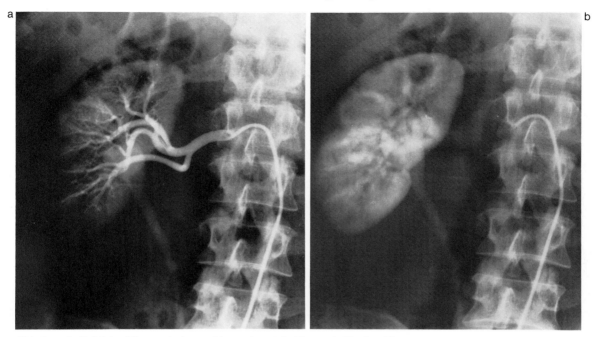

Abb. 5a u. b Selektive Nierenarteriographie a Arterielle Phase b Venöse Phase

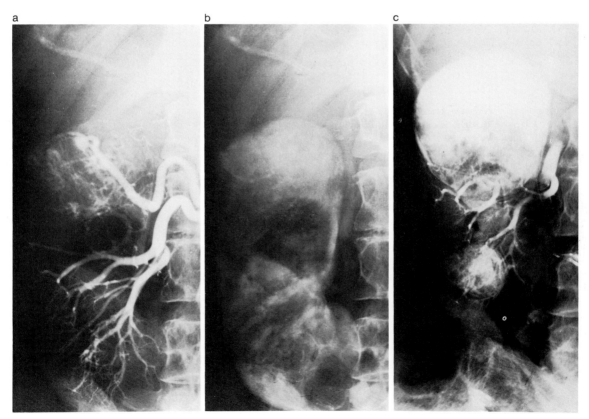

Abb. 6a–c Pharmakoangiographie der Niere mit Adrenalin
a Selektive Nierenarteriographie: Tumor am oberen Nierenpol, fraglich pathologische Gefäße im unteren Polbereich
b Parenchymphase ohne zusätzliche Information
c Mit Pharmakoangiographie Nachweis eines zweiten Tumors am unteren Pol

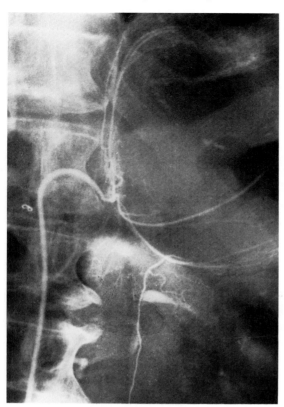

Abb. 7 Selektive Darstellung der A. suprarenalis media bei Nebennierenzyste

hormonaktiver Nebennierenprozesse (RESCHKE u. SOBBE 1975). Die mehrfache arterielle Gefäßversorgung der Nebennieren läßt eine komplette arteriographische Darstellung des Organs schwierig, oft auch unmöglich erscheinen.

Die Indikation zur Durchführung der selektiven Nebennierenarteriographie bei hormonaktiven Nebennierenprozessen ist heute nicht mehr gegeben. Sie können überaus zuverlässig mit der Computertomographie nachgewiesen werden. In Zweifelsfällen erbringt die Nebennierenphlebographie wegen der Möglichkeit zur Entnahme von Blutproben für Hormonuntersuchungen mehr diagnostische Sicherheit. Dagegen läßt sich die manchmal computertomographisch nicht sichere Klärung der Organzugehörigkeit oder des organüberschreitenden Wachstums einer Raumforderung mit der Nebennierenarteriographie beantworten (Abb. 7).

In letzter Zeit wurde von NORDMARK u. Mitarb. (1977a, 1977b) über die *selektive Darstellung der A. testicularis* bei Patienten mit Kryptorchismus oder Verdacht auf Hodenagenesie berichtet.

Komplikationen der Katheterarteriographie

Die häufigste Komplikation ist ein *Hämatom im Punktionsbereich*. Es wird durch Hypertonus, Arteriosklerose und sehr traumatische Gefäßpunktion begünstigt. Nach MACAFEE (1971) tritt es im Leistenbereich bei 3% und im Ellenbeugenbereich bei 21% der Patienten nach Katheterarteriographie auf. Nur bei sehr großer Ausdehnung bedürfen sie einer chirurgischen Behandlung. Dasselbe gilt für die seltenen *Nachblutungen*.

Zu den schwerwiegendsten Komplikationen nach Katheterarteriographie gehört die *arterielle Thrombose* am Ort der Punktion. Ihre Häufigkeit wird mit 0,2–0,4% angegeben (LANG 1967, SAUR 1963). Für die Therapie ist die rechtzeitige Diagnose von großer Bedeutung. Die Markierung der Fußpulse vor und ihre Kontrolle nach Abschluß der Untersuchung gehören zu den wichtigsten Maßnahmen. Schmerzen, Parästhesien, Verfärbung, Abkühlung und Pulsverlust im Bereich der betreffenden Extremität sind entscheidende diagnostische Hinweise. Da der arteriellen Thrombose häufig ein Spasmus vorausgeht, sind konservative Therapieversuche bis zu 2 Stunden statthaft. Danach sollte die Thrombendarterektomie erfolgen. Eine Fibrinolyse ist nur bei peripheren Verschlüssen indiziert.

Weitere Komplikationen können durch das verwendete Instrumentarium verursacht werden. *Dissektionen der Arterienwand* sind sowohl mit dem Führungsdraht als auch mit dem Katheter möglich. Erst bei großer Ausdehnung können sie zu dissezierten Aneurysmen führen. In der Regel bleiben sie ohne klinische Folgen.

Gebrochene Katheter oder *Führungsdrähte*, die im Gefäßsystem verbleiben, sind selten und bedürfen meist der chirurgischen Intervention.

Bei der *selektiven Nierenarteriographie* kommt es in seltenen Fällen durch Manipulation mit der Katheterspitze zur Ablösung von Intimapartikeln oder arteriosklerotischen Plaques, die zum Verschluß von Nierenarterienästen führen können (BÜREN u. Mitarb. 1971). Nach Einführung der gut verträglichen trijodierten Kontrastmittel gehört das postangiographische Nierenversagen ebenfalls zu seltenen Ereignissen. PORT u. Mitarb. (1974) haben es bei 7400 Untersuchungen in 8 Fällen beobachtet. Diese Untersuchungen unterstreichen aber die Notwendigkeit, beim Vorliegen einer eingeschränkten Nierenfunktion die Indikation zur Angiographie besonders streng zu stellen und die Kontrastmitteldosis auf ein absolut notwendiges Minimum zu reduzieren. Schwere Rückenmarkschäden mit nachfolgender Paraplegie wurden beschrieben, wenn das Kontrastmittel statt in die Nierenarterie in eine untere Interkostal- oder obere Lumbalarterie injiziert wurde. Die Kontrastmittelüberflutung der A. radicularis magna Adamkiewicz kann zur Markzerstörung führen (BROY 1971).

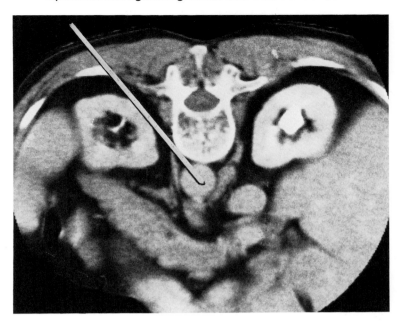

Abb. 8 Punktionsrichtung der translumbalen Aortographie am Beispiel eines Computertomogramms des Abdomens

Bei der *selektiven Nebennierenarteriographie* kommt es bei Kontrastmittelüberdosierung gelegentlich zu Parenchymeinblutungen, die nach RESCHKE (1975) außer temporären Schmerzzuständen keine klinisch faßbaren Folgen verursachen. In der *arteriographischen Diagnostik des Phäochromozytoms* muß mit Blutdruckkrisen gerechnet werden, die eine spezifische Vorbehandlung des untersuchten Patienten erfordern (MÜHLHOFF u. Mitarb. 1973).

Für die Beckenarteriographie und die selektive Darstellung der A. testicularis sind bisher keine Komplikationen bekannt, die über die besprochenen Zwischenfälle bei der Katheterarteriographie hinausgehen.

Translumbale Aortographie

Ist wegen einer arteriellen Verschlußkrankheit eine Katheterarteriographie nicht durchführbar, bleibt als Alternative bei speziellen urologischen Fragestellungen die 1929 von Dos SANTOS u. Mitarb. eingeführte translumbale Aortographie. Da die häufigste Indikation die Frage nach pathologischen Prozessen im Nierenbereich ist, wird sie fast immer als *hohe* translumbale Aortographie durchgeführt.

In der Regel wird sie in Vollnarkose oder Spinalanästhesie durchgeführt. Bei Verwendung moderner Kontrastmittel mit niedrigem osmotischem Druck (z. B. Hexabrix) kann sie auch in Lokalanästhesie vorgenommen werden. Der Patient befindet sich in Bauchlage. Die Punktion der Aorta abdominalis erfolgt von einem Punkt auf der Haut aus, der 10–12 cm links neben der Dornfortsatzreihe und in der Mitte zwischen letzter Rippe und Beckenkamm liegt. Es wird meist eine 25 cm lange, scharf angeschliffene Metallkanüle mit Innenmandrin verwendet, deren Außendurchmesser ca. 2 mm beträgt. Die Kanüle wird schräg in einem Winkel von ca. 35 Grad in Richtung auf die Unterkante des 12. BWK vorgeschoben, um eine Läsion der Nieren- oder Viszeralarterien zu vermeiden (Abb. **8**). Dabei wird oft zuerst die seitliche Begrenzung des Wirbelkörpers erreicht. Die Nadel wird dann etwas steiler gestellt und gegen den meist fühlbaren Widerstand der Aortenwand noch ca. 2 cm in das Aortenlumen vorgeführt. Nach Entfernen des Mandrins zeigt der stoßweise Austritt von Blut korrekte Nadellage an, sie wird nach Verbindung der Kanüle mit einer Kontrastmittelspritze durch Probeinjektion noch einmal überprüft. Abschließend werden manuell oder mit dem Hochdruckinjektor 40–50 ml 70%iges Kontrastmittel mit einer Flow-Rate von 15 ml/s injiziert und Aufnahmen mit einem Blattfilmwechsler wie bei der Katheteraortographie angefertigt.

Die Haupt*komplikation* nach translumbaler Aortographie ist das retroperitoneale Hämatom, das bei intaktem Gerinnungsstatus selten lebensbedrohliche Formen annimmt. Dissektionen der Aortenwand oder Kontrastmittelparavasate bleiben ebenfalls meist folgenlos. Schwerwiegend kann dagegen die versehentliche Punktion von Organ- oder Lumbalarterien sein, die wie bei der beschriebenen Kontrastmittelüberflutung des Rückenmarks schwere Folgen nach sich ziehen kann.

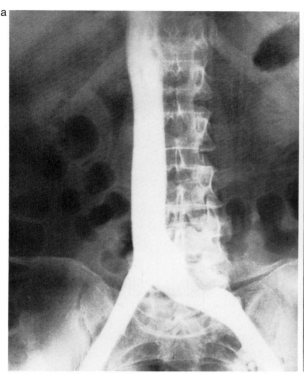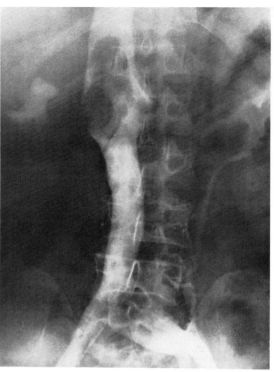

Abb. 9a u. b Kavographie
a Normales Kavogramm

b Tumorthrombus in der V. cava inferior bei rechtsseitigem Nierenkarzinom

Phlebographie in Kathetertechnik

Die Phlebographien aus urologischer Indikation werden überwiegend in Kathetertechnik vorgenommen. Eine Ausnahme kann die Kavographie sein, bei der die Kontrastmittelapplikation auch über Kanülen möglich ist, die in den Femoralvenen liegen.

Kavographie einschließlich Darstellung der Beckenvenen

Beide Vv. femoralis werden bei der Mitdarstellung der Beckenvenen in Seldinger-Technik punktiert (s. S. 110). Nach Einführen eines Führungsdrahts in die Beckenvenen können die Kanülen auf jeder Seite noch ca. 1–2 cm vorgeschoben werden. Andererseits ist auch ihr Austausch gegen 15–20 cm lange Katheter möglich, deren Spitze sich unmittelbar über den horizontalen Schambeinästen befinden sollten. Beidseits werden je 25 ml Kontrastmittel mit einer Flow-Rate von 10 ml/s injiziert und 5 Aufnahmen im Abstand einer Sekunde exponiert (Abb. 9a).
Interessiert nur der Hauptstamm der V. cava inferior, genügt die Einlage eines Katheters, der neben einem Endloch auch Seitlöcher oder die beschriebene Pigtailform haben sollte. 30 ml Kontrastmittel und eine Flow-rate vom 15 ml/s ergeben ausreichend kontrastierte Kavogramme.

Stellenwert der Kavographie

Hauptindikation zur Kavographie ist die Frage nach einer tumorösen Kompression oder Infiltration bei malignen Nierentumoren durch den Nierentumor oder Lymphknotenmetastasen. Auch Tumorthromben können mit der Kavographie leicht nachgewiesen werden (Abb. 9b). Diese Aussagen sind heute zum Teil auch mit der Computertomographie nicht invasiv möglich. Steht ein solches Gerät noch nicht zur Verfügung, stellt die Kavographie eine leicht durchzuführende und komplikationsarme Alternative dar. Auch beim unklaren Beinödem ist sie indiziert.

Retrograde Nierenphlebographie

Die starke Blutströmung in der Nierenvene erschwert die Röntgenkontrastdarstellung der Nierenvene durch retrograde Kontrastmittelinjektion erheblich. Es wurden daher Versuche unternommen, den Blutstrom zu drosseln. Bewährt hat sich die von OLIN u. REUTER (1965) eingeführte Pharmakophlebographie, bei der intraarteriell 5–10 μg Adrenalin und unmittelbar anschließend über einen Nierenvenenkatheter 20–30 ml Kontrastmittel appliziert werden.
Noch besser ist die retrograde Auffüllung der Nierenvenen, wenn die arterielle Blockade der Nierenarterie mit einem Ballonkatheter erfolgt, deren Technik auf S. 119 ausführlicher beschrie-

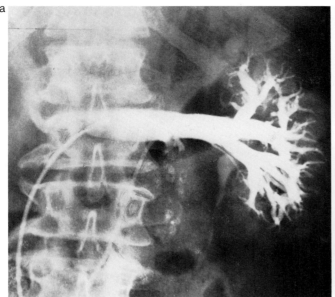 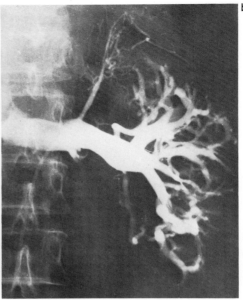

Abb. 10a u. b Retrogrades Nierenphlebogramm bei Ballonverschluß der Nierenarterie
a Normales Nierenphlebogramm
b Impression der Venen durch peripelvine Zysten

ben wird (GEORGI u. Mitarb. 1975, NOVAK u. Mitarb. 1977). Das normale Nierenphlebogramm zeigt neben dem Nierenvenenhauptstamm und den Segmentvenen die Vv. interlobares, arcuatae und gelegentlich auch die Vv. interlobulares (Abb. 10a). Im pathologischen Phlebogramm verursachen Tumoren Verdrängungen oder Venenverschlüsse; Thromben kommen als Kontrastaussparungen zur Darstellung oder führen ebenfalls zum Verschluß (Abb. 10b).

Die *Indikation zur Durchführung* der retrograden Nierenphlebographie besteht relativ selten. Bei unklaren Computertomographie- und Pyelogrammbefunden stellt sie bei gefäßarmen Tumoren eine zusätzliche diagnostische Möglichkeit dar. Auch der mit der Computertomographie oft nicht gelingende Nachweis von Thromben in der Nierenvene weist ihr noch heute Bedeutung zu. Bei nicht zu klärender rezidivierender Makrohämaturie wird sie ebenfalls angewendet.

Nebennierenphlebographie

Die Nebennierenphlebographie wird vorzugsweise in der Diagnostik hormonaktiver Nebennierenprozesse eingesetzt. Sie hat gegenüber der Arteriographie den Vorteil, daß Blutproben aus den Nebennierenvenen und dem V.-cava-System entnommen werden können, die Hormonanalysen ermöglichen.

Die Erlernung der *Technik der Nebennierenphlebographie* ist nicht schwierig, erfordert aber Übung. Es werden meist die von GEORGI u. Mitarb. (1975) angegebenen Katheter verwendet. Nach eigenen Erfahrungen läßt sich die linke Nebennierenvene am leichtesten sondieren, wenn mit Hilfe eines einfach gebogenen Katheters ein Führungsdraht in die linke Nierenvene eingeführt wird, über den dann der linke Nebennierenvenenkatheter eingewechselt wird. Die Sondierung der rechten Nebennierenvene ist schwieriger, gelingt aber erfahrenen Untersuchern in über 80%. Zur Vermeidung von Komplikationen sollten nur Katheter der Größe bis 6 F verwendet und Kontrastmitteldosen von 3 ml für die normale rechte und 6 ml für die normale linke Nebenniere nicht überschritten werden. Abb. 11a u. b zeigen das beiderseitige Nebennierenphlebogramm bei rechtsseitigem Phäochromozytom. Die linke Nebenniere stellt sich normal dar. Bei der Entnahme von Blutproben ist zu beachten, daß diese beim Phäochromozytom *vor* der Kontrastmittelinjektion entnommen werden, da sonst das Ergebnis von Hormonuntersuchungen verfälscht werden kann (CORDES u. Mitarb. 1979).

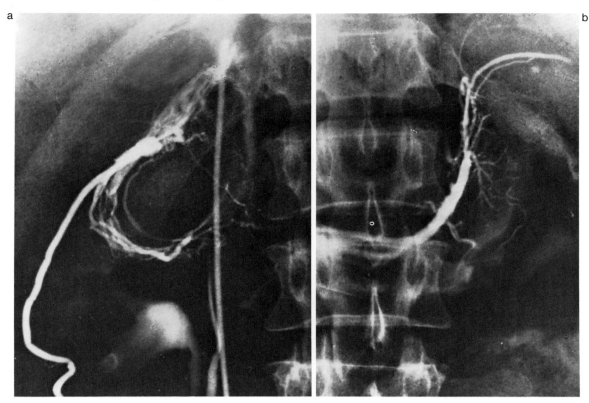

Abb. 11 Nebennierenphlebogramm bei rechtsseitigem Phäochromozytom a Phäochromozytom der rechten Nebenniere, erkennbar an Verdrängung der Parenchym- und Kapselvenen b Normale linke Nebenniere

Selektive Phlebographie der V. ovarica und spermatica

Die Darstellung dieser Venen erfolgt ebenfalls in der Regel retrograd nach transfemoraler Katheterinsertion. Es werden speziell geformte Katheter der Größen 6–7 F verwendet (ZEITLER u. Mitarb. 1979). Ihre Sondierung hat zu berücksichtigen, daß die linke V. ovarica bzw. spermatica von kaudal in die linke Nierenvene, die rechte variantenreicher direkt in die V. cava inferior oder Nierenvene einmündet. Für ihre Darstellung werden pro Seite 5–10 ml Kontrastmittel und 5 Aufnahmen benötigt, die mit 1 s Abstand exponiert werden.

Die Darstellung der V. ovarica aus *urologischer Indikation* erfolgt überwiegend in der Diagnostik des Right-Ovarian-Vein-Syndroms. Nach neueren Untersuchungen von PETRI u. Mitarb. (1977) erscheint es allerdings zweifelhaft, ob die post graviditatem erweiterte V. ovarica in der Lage ist, den muskelstärkeren Ureter so zu komprimieren, daß es zum Harnaufstau kommt (Abb. **12**). In jüngster Zeit wurde die linksseitige Phlebographie der V. spermatica neben der präoperativen Diagnostik auch zur Behandlung idiopathischer Varikozelen angewendet (THELEN u. Mitarb. 1979, ZEITLER u. Mitarb. 1979).

Komplikationen der Katheterphlebographie

Bei der Katheterphlebographie ist wegen des niedrigen Drucks im Venensystem mit weniger Komplikationen zu rechnen als bei der Arteriographie. Thrombembolischen Komplikationen wird vorgebeugt, indem der Patient bereits wenige Stunden nach der Untersuchung wieder aufsteht.

Bei der *direkten Kavographie* über Kanülen kommt es gelegentlich zur Ausbildung von Kontrastmittelparavasaten, die klinisch meist ohne Folgen bleiben. ANATKOV u. KUMANOV (1972) beobachteten während der *Pharmakophlebographie der Niere* während der Kontrastmittelinjektion eine Perforation der Venenwand mit Kontrastmittelextravasatbildung, die ausschließlich einen temporären Schmerzzustand verursachte.

Folgenschwerer ist dagegen die Ruptur der Nebennierenvene bei der *Nebennierenphlebographie*. Über Paravasatbildung und Parenchymuntergang kann dieses Ereignis zum Funktionsverlust führen, wenn es doppelseitig eintritt. Von KAHN (1971) wird seine Häufigkeit mit 5% sicher zu hoch angegeben. Bei Verwendung nichtokklu-

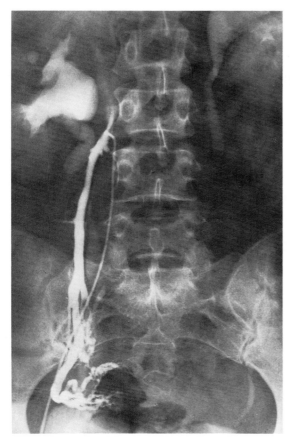

Abb. 12 Selektive Darstellung der rechten V. ovarica bei Right-Ovarian-Vein-Syndrom

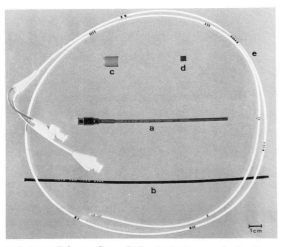

Abb. 13 5-F-Swan-Ganz-Ballonkatheter und Desilets-Hoffman-Einführungsbesteck

dierender Katheter und Einhaltung der oben angegebenen Kontrastmittelhöchstdosen dürfte es weitgehend vermeidbar sein.

Bei der selektiven Darstellung der *V. ovarica oder spermatica* sind bisher keine ernsthaften Komplikationen bekannt geworden.

Invasive Angiotherapie

Die Technik der Angiographie wird zunehmend auch in der Behandlung urologischer Erkrankungen angewendet. Dabei handelt es sich häufiger um palliative oder eine Operation unterstützende Maßnahmen als um eine kurative Therapie. Im *arteriellen Bereich* wird neben der schon erwähnten Ballonokklusion der Nierenarterie die Embolisierung der Nieren sowie der Aa. iliacae internae vorgenommen.

Ballonokklusion der Nierenarterie

Dieses 1974 von MARBERGER, GEORGI und ORESTANO angegebene Verfahren wird bei der Tumornephrektomie, der retrograden Nierenphlebographie, der Embolisierung von Nierentumoren und zur hypothermen Nierenperfusion bei organerhaltender Operation angewendet (GEORGI 1975a und b, MARBERGER u. Mitarb. 1974 und 1977).

Technik

Die Insertion des fragilen Ballonkatheters erfordert die Einführung einer Gefäßschleuse in die A. femoralis. Für einen 5-F-Swan-Ganz-Ballonkatheter empfiehlt sich eine 6-F-Cordis-Schleuse, die in Seldinger-Technik eingebracht werden kann und selbsttätig abdichtet. Der Ballonkatheter besitzt zwei Lumina (Abb. 13). Eines dient der Ballonfüllung, das andere endständige Lumen wird für die Injektion genutzt. Vor der Einführung des Katheters in die Arterie wird das Ballonlumen mit physiologischer NaCl-Lösung entlüftet. Danach kann sein Vorführen bei elongierten Beckenarterien durch leichte Ballonfüllung mit 0,2 ml Flüssigkeit erleichtert sein. Liegt das Katheterende vor dem Nierenarterienostium, wird der Ballon auf 0,3 ml physiologische NaCl-Lösung gefüllt. Es wird vom Blutstrom erfaßt und meist leicht in die Nierenarterie eingeschwemmt, wo der Katheter zunächst wieder entblockt wird. Bereitet die Positionierung der Katheterspitze vor dem Nierenarterienostium Schwierigkeiten, kann der Katheter mit einer Ballonfüllung von 0,5 bis 0,7 ml in die gegenseitige A. iliaca eingeschwemmt werden. Nach Entleeren des Ballons erhält man beim Hochschieben des Katheters eine Schleifenform mit nach unten gerichteter Katheterspitze. Diese läßt sich durch Drehen vor das

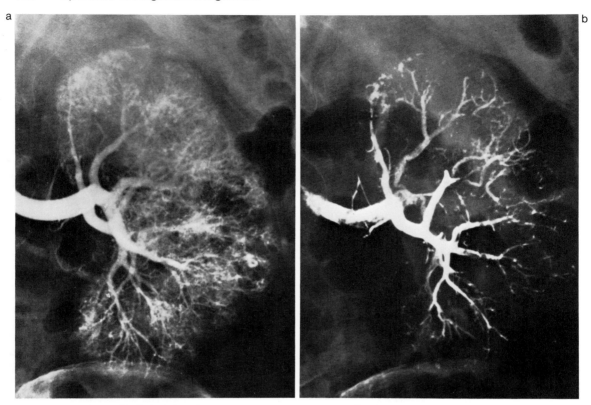

Abb. 14a u. b Arterielle Embolisierung einer Tumorniere mit Butyl-2-Cyanoacrylat (Histoacryl) **a** Selektive Nierenarteriographie: völlig tumoröse Durchsetzung der Niere **b** Zustand nach Embolisierung (Leeraufnahme)

Nierenarterienostium legen, so daß die Einschwemmung leicht gelingt.
Anschließend wird das zum Verschluß der Nierenarterie notwendige Ballonvolumen bestimmt. In der Regel beträgt es kaum mehr als 0,5 ml. Zur *Tumornephrektomie* bleibt der Ballon bereits aufgeblockt, zur *hypothermen Nierenperfusion* wird der Patient mit entblocktem Ballon in den Op. verlegt. Bei der *Nierenphlebographie* wird wie auf S. 116 beschrieben verfahren.
Das *Entfernen* des Ballonkatheters aus der Nierenarterie erfolgt nur bei entblocktem Ballon. Nach stundenlangem Liegen von Katheter und Gefäßschleuse kann die Kompression der Punktionsstelle nach ihrem Entfernen auch über 20 min betragen.

Komplikationen der Ballonokklusion der Nierenarterie

Bei bekannter arterieller Verschlußkrankheit sollte die Ballonokklusion der Nierenarterie nicht angewendet werden. Trotz sehr langer Verweildauer der Katheter und Gefäßschleusen sind ernsthafte Komplikationen im Bereich der Gefäßpunktion bisher nicht bekannt geworden. Wie experimentelle Untersuchungen von MARBERGER u. Mitarb. (1977) ergaben, führt der Druck des Ballons an der Intima der Nierenarterie zu reversiblen Verdickungen, die geringere Läsionen darstellen als sie nach externer Klemmenokklusion beobachtet werden. Inzwischen sind zwei Fälle mit thrombotischem Verschluß der Nierenarterie nach Ballonverschluß beobachtet worden (MARBERGER u. Mitarb. 1977, THELEN u. Mitarb. 1979). Beim ersten Fall waren ein zu enges Lumen der Nierenarterie sowie technische Mängel die Ursache. Das Verfahren sollte nicht angewendet werden, wenn der Innendurchmesser der Nierenarterie kleiner als 4 mm ist.

Embolisierung der Nieren

Eine dauerhafte Embolisierung der Niere wird vor allem bei inoperablen Nierentumoren angestrebt. Inzwischen wurde eine Reihe von Techniken entwickelt. Bei Verwendung von *autologem Muskelhomogenisat* ist die Entnahme relativ aufwendig (STECKENMESSER u. Mitarb. 1977). Die von GIANTURCO u. Mitarb. (1975) entwickelte Thrombosierungstechnik mit einer über einen Angiographiekatheter eingebrachten *Stahlspirale mit Wollfäden* führt zum dauerhaften Verschluß der Nierenarterie. Andere Embolisierungsmaterialien wie Thrombin, Fibrinschaum oder Plastikkügelchen haben sich nicht bewährt. Dagegen steht mit Ethibloc ein kommerziell erhältliches und inzwischen bewährtes röntgenschattengebendes Agens zur Verfügung.

Ein schnell einsetzender und zuverlässiger Verschluß der Nierenarterie ist mit dem als Gewebekleber bekannten Butyl-2-Cyanoacrylat möglich (GÜNTHER u. Mitarb. 1977, SEIDELMANN u. Mitarb. 1978). Diese als Hystoacryl im Handel befindliche Substanz polymerisiert sofort bei Kontakt mit Anionen. Sie führt histologisch zu Fremdkörperreaktionen und ist methodisch nicht leicht zu handhaben. Am sichersten erscheint das 1977 von GÜNTHER u. Mitarb. angegebene Verfahren mit koaxialer Kathetertechnik.

Embolisierungstechnik

Bei der koaxialen Kathetertechnik wird transfemoral ein 6,8-F-Katheter mit gebogener Spitze in die Nierenarterie eingeführt. Zur Spülung und Kontrastmittelinjektion muß am distalen Katheterende auch ein Seitanschluß vorhanden sein. Durch diesen Katheter kann ein dünnkalibriger 3,6-F-Katheter geschoben werden, wobei der äußere Katheter am hinteren Ende durch ein perforiertes Gummihütchen abgedichtet wird. Mit diesem System ist nicht nur die Embolisierung des Nierenarterienhauptstammes, sondern auch die von Segmentarterien möglich (Abb. **14a** u. **b**).

Das Embolisat wird folgendermaßen zubereitet: In einer 2-ml-Kunststoffspritze werden 0,5 ml Histoacryl und 1,5 ml Lipiodol Ultrafluid gemischt und mit 0,1 ml sterilem Tantalpulver versetzt. Zur besseren Dosierung kann dieses Gemisch in eine Tuberkulinspritze aufgezogen werden. Die Spülung des Innenkatheters darf nur mit 50%iger (2,8 mol/l) Glucoselösung erfolgen, um eine frühzeitige Polymerisation zu vermeiden.

Vor Applikation des Embolisats ist darauf zu achten, daß das Kathetersystem tief genug (mindestens 2 cm) in der Nierenarterie liegt. Die oben angegebene Dosis kann bereits zum vollständigen Verschluß der Nierenarterie ausreichen, eventuell ist weiteres Material erforderlich. Vor und nach jeder sehr vorsichtigen Embolisatinjektion sollte der Innenkatheter mit 50%iger (2,8 mol/l) Glucoselösung gespült werden. Um eine Abschwemmung zu vermeiden, darf der Patient nicht auf die kontralaterale Seite gelagert werden. Da während und nach der Embolisierung des Nierenarterienhauptstammes mit erheblichen, einige Tage anhaltenden Ischämieschmerzen zu rechnen ist, sollte sie in Epiduralanästhesie ausgeführt werden.

Die *Hauptindikation* der Nierenembolisierung sind inoperable, mit Blutung einhergehende Nierentumoren. Ähnlich wie die Ballonokklusion der Nierenarterie kann sie auch adjuvant zur Tumornephrektomie eingesetzt werden (HABIGHORST u. Mitarb. 1978). Weitere Indikationen sind schwerer Eiweißverlust oder maligner Hypertonus bei Nierenparenchymerkrankungen. Neben Ausschaltung der Niere zur Trockenlegung von Blasen-Vagina-Fisteln wurde es von GÜNTHER u. Mitarb. (1977, 1979) in superselektiver Technik auch zur Behandlung einer massiven Hämaturie bei Nierenverletzung nach translumbaler Aortographie angewendet.

Embolisierung der A. iliaca interna

Für dieses Verfahren ist die Sondierung der A. iliaca interna erforderlich. Von GÜNTHER (pers. Mitteil. 1980) wird hierfür in letzter Zeit auch der Swan-Ganz-5-F-Katheter verwendet. Dieser wird in der bereits beschriebenen Technik über die A. femoralis eingeführt. Wenn seine Spitze vor dem mutmaßlichen Abgang der A. iliaca interna liegt, wird der Ballon mit 0,3 ml Flüssigkeit gefüllt. Nach Einschwemmen des Katheters läßt sich dieser oft so weit vorschieben, daß eine selektive Sondierung der Blasenarterie möglich ist. Die Embolisierung erfolgt dann mit Butyl-2-Cyanoacrylat in der oben beschriebenen Mischung, wobei der Ballon zum Schutz vor einem Embolisatreflux aufgeblockt bleibt. Andere Techniken verwenden Gelatineschaum, der als Gelfoam im Handel ist.

Indikationen für die Embolisierung der A. iliaca interna sind konservativ nicht beherrschbare Blutungen aus der Harnblase bei Tumoren oder Strahlenzystitis sowie nach Traumen oder Prostataoperationen.

Komplikationen nach arterieller Embolisierung

Die schwersten Komplikationen werden durch das unvorhergesehene Abschwemmen von Embolisat in andere Gefäßabschnitte hervorgerufen. Beschrieben wurden neben peripheren Embolien mit nachfolgender Fußgangrän auch gastrointestinale Zwischenfälle und Querschnittslähmungen durch Rückenmarkinfarkt (GANG u. Mitarb. 1977, WOODSIDE u. Mitarb. 1976). HIETALA (1978) berichtet über die Nekrose der Harnblase, die nach einer Embolisation der A. iliaca interna wegen Trauma auftrat.

Diese Beispiele zeigen, daß nur angiographisch sehr erfahrene Untersucher Embolisationsbehandlungen vornehmen sollten. Da auch bei diesen Komplikationen nicht völlig vermeidbar sind, muß die Indikation außerordentlich streng gestellt werden und die Möglichkeit zu einem eventuell akut erforderlichen Eingriff am Gefäßsystem gegeben sein.

Spiralokklusion der V. spermatica sinistra bei Varikozele

Bei diesem 1979 von THELEN u. Mitarb. beschriebenen Verfahren wird nach transfemoraler Katheterinsertion die V. spermatica mit einem gebogenen 7-F-Katheter sondiert und dessen Spitze ca. 6 cm tief vorgeschoben. Nach einer diagnostischen Phlebographie wird mit dem Gianturco-Besteck eine aus Metall bestehende Spirale eingeführt, die bald darauf zur Thrombose der V. spermatica führt. Bei 18 von 19 Patienten bildete sich die Varikozele zurück. In einem Fall mußte die teilweise in die linke Nierenvene hineinragende Spirale operativ entfernt werden. Weitere ernsthafte Komplikationen wurden nicht beobachtet.

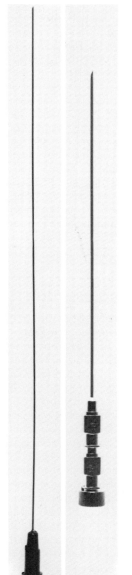

Abb. 15a u. b Feinnadelpunktionsbesteck für die perkutane antegrade Nephropyelostomie nach Günther
a Feinnadel
b Dreiteilige Nephrostomienadel

Perkutane antegrade Nephropyelostomie

Die Technik der perkutanen Punktion des Nierenhohlraumsystems wurde 1954 von WICKBOOM sowie von WEENS u. FLORENCE erstmals zur antegraden Pyelographie angewendet. Danach fand sie auch zur Harnableitung Anwendung. In jüngster Zeit wurde von GÜNTHER u. Mitarb. (1977) eine Feinnadelpunktionstechnik entwickelt, die aufgrund der geringen Komplikationsrate und leichten Anwendbarkeit rasch Eingang in die klinische Urologie fand.

Technik

Das verwendete Punktionsbesteck (Abb. 15) besteht aus einer 20 cm langen Feinnadel (Außendurchmesser 0,7 mm) sowie einer 12 cm langen dreiteiligen Nephrostomienadel (Außendurchmesser 1,3 mm). Bei dem sich in Bauchlage befindlichen Patienten wird das Nierenbeckenkelchsystem von einer Stelle aus punktiert, die handbreit und zusätzlich 2–3 cm lateral der Mittellinie und in der Mitte zwischen unterster Rippe und Beckenkamm liegt. Eine Darstellung des Nierenhohlraumsystems durch intravenöse Kontrastmittelgabe oder Ultraschall ist nützlich, aber nicht unbedingt erforderlich. Zunächst werden über die Feinnadel des Sets Muskel, Faszie und perirenaler Raum mit Lokalanästhetikum infiltriert. Unter weiterer Injektion erfolgt die Nierenpunktion. Ein plötzlich abnehmender Widerstand zeigt das Erreichen des Pyelons an. Mit einer Kontrastmittelprobeinjektion wird die exakte Nadellage festgestellt. Danach wird die Feinnadel als Schiene benutzt und die Nephrostomienadel in das Nierenhohlraumsystem eingeführt. Kurz nach seinem Erreichen werden Feinnadel und Innenmandrin entfernt, so daß ein Sicherheits-J-Draht in Richtung Ureter vorgeschoben werden kann. Das Punktionsset wird nun vollständig entfernt und der Stichkanal zunächst mit einem 6-F-Dilatator aufgeweitet. Für Kurzzeitdrainage genügt die Einlage eines dünnwandigen Polyäthylenkatheters mit 2,3 mm Außendurchmesser und mehreren Seitlöchern im Spitzenbereich. Für Langzeitdrainagen sind 10–12-F-Katheter erforderlich, die überwiegend zweizeitig nach Dilatation des Stichkanals eingelegt werden (Abb. 16).

Indikationen zur perkutanen antegraden Nephropyelostomie sind diagnostisch die antegrade Pyelographie, die Druckmessung unter Perfusion nach WITHAKER bei der subpelvinen Ureterabgangsstenose sowie die Beurteilung der Erholungsfähigkeit des Nierenparenchyms. Wichtiger noch sind die therapeutische Dekompression der Harnstauungsniere, die Harnableitung bei Ureterfistel, die perkutane antegrade Uretersplintung sowie die Steinzertrümmerung oder Extraktion

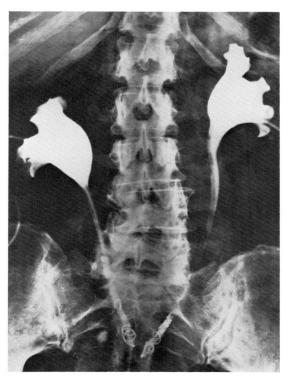

Abb. 16 Beidseitige perkutane antegrade Nephropyelostomie

ohne operativen Eingriff. GÜNTHER u. Mitarb. (1979) haben dieses Verfahren auch zur transrenalen Ureterembolisation angewendet (s. Abb. **16**).
Als *Komplikationen* der antegraden Nephropyelostomie in Feinnadeltechnik sahen GÜNTHER u. Mitarb. (1979) bei 115 Fällen 2 große Blutungen und 1 Septikämie bei Pyohydronephrose. Alle anderen waren leichterer Art ohne klinische Konsequenzen. Verglichen mit Morbidität und Mortalität der unter Notfallbedingungen durchgeführten Nephrostomie ist diese Komplikationsrate niedrig.

Lymphographie

Die 1952 von KINMONTH entwickelte Technik der direkten Lymphographie fand nach Einführung geeigneter Kontrastmittel auch in der Metastasendiagnostik urologischer Tumoren eine weite Verbreitung. In der Regel kommt dabei die Lymphographie der unteren Extremitäten zur Anwendung, mit der die Lymphknoten der Leisten-, Bekken- und Paraaortalregion dargestellt werden können. Andere Verfahren wie die direkte Penislymphographie haben sich bisher nicht durchsetzen können.

Technik der Lymphographie

Nach intrakutaner Injektion von 11%iger (110 g/l) Patentblau-Violett-Lösung in die Digitalfalten des Fußes werden die subkutanen Lymphgefäße durch die Haut sichtbar. Unter sterilen Bedingungen wird danach in Lokalanästhesie durch Inzision ein Lymphgefäß freigelegt und aus dem umgebenden Fettgewebe gelöst. Die Punktion des gefüllten Lymphgefäßes erfolgt mit einem Spezialnadelset, das über einen angeschweißten Kunststoffschlauch mit der Kontrastmittelspritze verbunden wird. Das Einbinden der Kanüle in das Lymphgefäß und ihre Fixation erfordern Sorgfalt, da hierbei leicht eine Perforation des Lymphgefäßes möglich ist.
Als Kontrastmittel werden Jodöle verwendet. Das gebräuchlichste ist in Europa unter dem Handelsnamen Lipiodol Ultrafluid erhältlich. Beim Erwachsenen werden 6–8 ml pro Seite, bei Kindern altersabhängig 2–4 ml pro Seite mit einem Perfusor appliziert. Die Perfusionsgeschwindigkeit sollte zur Vermeidung von Lymphgefäßrupturen 3–4 ml/h nicht überschreiten.
Nach Einlaufen von 0,5 ml Kontrastmittel kann mittels Durchleuchtung oder einer Röntgenaufnahme die Füllung der peripheren Lymphgefäße im Knie-Waden-Bereich überprüft werden. Am Ende der Kontrastmittelperfusion werden die Inzisionen am Fußrücken chirurgisch versorgt und verbunden.
Danach erfolgt die Anfertigung der sog. *Einlaufbilder* oder *Lymphangiogramme*. Diese bestehen aus einer a.p.-Aufnahme der Becken- und Leistenregion sowie aus einer a.p.-Aufnahme und je einer nach rechts oder links gedrehten Aufnahme der Paraaortalregion und des Beckens (Abb. **17a**). Nach 24 oder 48 Stunden werden die *Speicherbilder* oder *Lymphadenogramme* mit demselben Filmprogramm aufgenommen (Abb. **17b**). Das Kontrastmittel bleibt über Wochen oder Monate in den Lymphknoten gespeichert, so daß ohne erneute Kontrastmittelinjektion Kontrollaufnahmen möglich sind.

Röntgenanatomie des Lymphsystems und Metastasenkriterien

Das Kontrastmittel gelangt über das präfasziale Längsbündel der unteren Extremität zunächt in die Nodi lymphatici inguinales. Über diese füllen sich die Vasa iliaca in der meist typischen Dreibündelung, um sich in die paraaortalen Lymphbahnen fortzusetzen (s. Abb. **17a**). Letzere vereinigen sich zur Cysterna chyli, die sich in den Ductus thoracicus fortsetzt. Zum Zeitpunkt der Anfertigung der Lymphadenogramme sind im Normalfall die Lymphgefäße entleert und nur noch die Lymphknoten gefüllt (s. Abb. **17b**). Hierbei ist zu

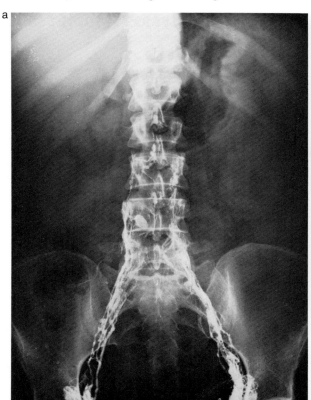
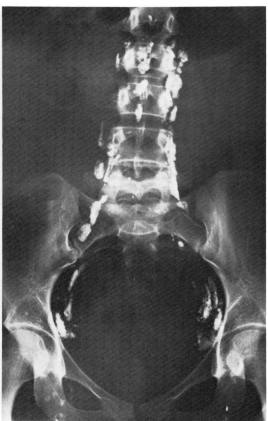

Abb. 17a u. b Normale Lymphographie der unteren Extremität a Lymphangiogramm b Lymphadenogramm

beachten, daß einige Lymphknotengruppen wie die Nodi lymphatici iliacae internae, die Lymphknoten in den Nierenhili oder im Mesenterialbereich überhaupt nicht oder nur unvollständig dargestellt werden.

Das Kontrastmittel wird beim normalen Lymphknoten extrazellulär im Maschenwerk des Retikulumnetzes gespeichert und verursacht hierbei die röntgenologisch erkennbare feintüpfelige Speicherstruktur. Tumorzellen gelangen zunächst über afferente Lymphgefäße in den Randsinus und breiten sich von dort aus auf das Lymphknotenparenchym aus. Röntgenologisch resultieren hieraus *direkte* und *indirekte Metastasenzeichen* (Tab. 3). Zu den ersteren gehören Defektbildungen, die eine durchschnittliche Mindestgröße von 5 mm und eine Tiefausdehnung im Lymphknoten von mindestens einem Drittel haben müssen, um röntgenologisch erkennbar zu sein. Auch degenerative Veränderungen verursachen Defekte, die im Gegensatz zu den metastatischen meist nicht marginal lokalisiert sind und in der Einlaufphase nicht zur Darstellung kommen. Als weiteres Metastasenkriterium ist die Lymphknotenvergrößerung und -verformung zu werten, die aber auch bei Entzündungen vorkommen kann.

Zu den indirekten Metastasenzeichen ist die Behinderung des Lymphabflusses zu zählen, die von der leichten Stauung bis zur vollständigen Blockade reicht. Bei der letzteren ist auch die Ausbildung lymphovenöser Shunts möglich. Es gilt die Regel, daß eine Lymphknotenmetastasierung um so wahrscheinlicher ist, je mehr Metastasenzeichen kombiniert auftreten (Abb. 18).

Tabelle 3 Lymphographische Metastasenkriterien

Direkte Metastasenzeichen	Defektbildungen Lymphknotenvergrößerungen Lymphknotenverformung Lymphknotenstrukturdichteänderung
Indirekte Metastasenzeichen	Lymphstauung Lymphgefäßabbrüche Kontrastmittelextravasate Lympholymphatische Shunts Lymphovenöse Shunts

Spezielle Röntgendiagnostik und Strahlenschutz

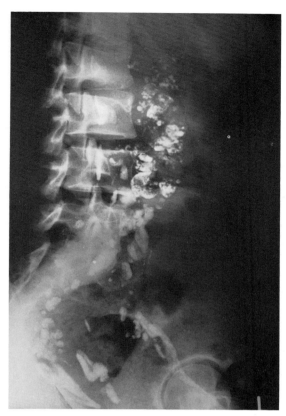

Abb. 18 Paraaortale Lymphknotenmetastasen bei Hodentumor

Indikationen zur Lymphographie bei urologischen Erkrankungen

Die hinsichtlich der Metastasendiagnostik an die Lymphographie gestellten Erwartungen haben sich nicht vollständig erfüllt (ZAUNBAUER u. Mitarb. 1977). SPELLMAN u. Mitarb. (1977) haben an einem Kollektiv von 69 Patienten mit Prostatakarzinomen ihre Leistungsfähigkeit histologisch überprüft. Bei einer Treffsicherheit von 78% be-

Tabelle 4 Sensitivität und Spezifität der Lymphographie in der Metastasendiagnostik der Prostatakarzinome (N = 69) (aus *M.C. Spellman* u. Mitarb.: Radiology 125 [1977] 637–644)

Treffsicherheit	Sensitivität	Spezifität
78%	57%	92%

Sensitivität	= Richtig pathologisch beurteilter Anteil aller pathologischen Befunde
Spezifität	= Richtig normal befundeter Anteil aller Normalbefunde

Tabelle 5 Vergleich der Sensitivität und Spezifität von CT und Lymphographie beim Nachweis von Lymphknotenmetastasen maligner Hodentumoren (aus *Lackner* u. Mitarb.: Fortschr. Röntgenstr. 130 [1979] 636–643) (N = 60)

	CT	Lymphographie
Sensitivität	80%	73%
Spezifität	79%	79%

trug ihre Spezifität zwar 92%, ihre Sensivität dagegen nur 57% (Tab. 4). Das bedeutet, daß falschpositive Befunde häufiger vorkommen, weil das Röntgensymptom des Speicherdefekts als frühes Zeichen einer Metastasierung auch bei degenerativen Lymphknotenveränderungen vorkommt. Zu entsprechenden Ergebnissen kommen LACKNER u. Mitarb. (1979) mit vergleichenden lymphographischen und computertomographischen Untersuchungen bei 60 Patienten mit malignen Hodentumoren (Tab. 5). Obwohl Lymphographie und Computertomographie fast gleich hohe Trefferquoten aufweisen, erscheint die Vornahme von Lymphographien bei Hoden-, Prostata- und unter Umständen auch bei Blasentumoren angezeigt. Bei annähernd gleicher Treffsicherheit ist die Auflösung in der Beckenregion etwas besser, da sie auch eine Beurteilung nicht vergrößerter Lymphknoten und der Lymphgefäße zuläßt. Außerdem können nach einer Lymphographie bis zu 6 Monaten Kontrollaufnahmen ohne erneute Kontrastmittelapplikation vorgenommen werden, so daß die aus Kapazitätsgründen oft nicht durchführbare Computertomographie ersetzt werden kann.

Komplikationen der Lymphographie

Die Lymphographie ist eine komplikationsarme Untersuchung, die keine besondere Vorbereitung des Patienten erfordert. Das bedeutendste Risiko besteht in der *Ölembolie der Lungen*, die meist symptomlos bei jeder Lymphographie auftritt, weil das Kontrastmittel über den Ductus thoracicus in den Lungenkreislauf gelangt. Speichern die retroperitonealen Lymphknoten wenig Kontrastmittel wie bei kleinen Patienten, wird es versehentlich in eine Vene injiziert oder liegen lymphovenöse Shunts vor, kann diese *Lipoidpneumonie* auch Patienten mit normaler Lungen- und Kreislauffunktion gefährden. Dabei stehen klinisch die Ateminsuffizienz und das akute Cor pulmonale im Vordergrund. In sehr seltenen Fällen wurden *Hirnembolien* nach Lymphographien beobachtet. Gelegentlich treten *allergische Reaktionen* auf den verwendeten Farbstoff in Erscheinung. Neben Quaddeln, die oft eine dem Farbstoff entsprechende Verfärbung besitzen, kann es auch zu schweren

Spezielle urologische Diagnostik

Allgemeinerscheinungen wie Glottisödem oder Schock kommen. Diese sind mit Antihistaminika, Prednisolonderivaten und Schockbehandlung zu beherrschen.

Strahlenschutz in der urologischen Röntgendiagnostik

Dem Strahlenschutz kommt in der urologischen Diagnostik eine besondere Bedeutung zu. Aufgrund des großen zu durchdringenden Körpervolumens muß mit relativ hohen Strahlendosen gearbeitet werden. Zwangsläufig entsteht dabei auch eine erhebliche Streustrahlung, so daß auch außerhalb des Nutzstrahlenbündels gelegene Organe einer Strahlenbelastung ausgesetzt sind. Als besonders sensibel gelten bekanntlich die Gonaden.

Bei den meisten Untersuchungen liegen die Ovarien direkt im Feld und werden unmittelbar durch die Nutzstrahlung getroffen. Aber auch die Hoden können einer erheblichen Strahlenbelastung ausgesetzt sein, da sie sich meist in der Nähe des Feldrandes befinden oder – wie im Falle der Miktionszystourethrographie – direkt im Feld.

Nach einer Mitteilung der International Commission on Radiological Protection (IRCP) von 1966 liegt der prozentuale Beitrag zur genetisch-signifikanten Dosis bei urologischen Röntgenuntersuchungen mit an der Spitze von allen röntgenologischen Maßnahmen. Neben dem genetischen Strahlenrisiko besteht bei den hohen Strahlendosen auch die Gefahr einer somatischen Strahlenschädigung. Wenn auch akute und chronische Strahlenschäden heute in der urologischen Röntgendiagnostik auszuschließen sind, kommen die meisten wissenschaftlichen Untersuchungen zu dem Ergebnis, daß Spätschäden (z.B. Entstehung strahleninduzierter bösartiger Tumoren) im Bereich der in der Röntgendiagnostik üblichen Dosen vorkommen können (Int. Comm. on Radiological Protection Publ. 8, 1966, Publ. 26, 1977). Es ist daher sehr wichtig, in der urologischen Röntgendiagnostik alle zur Verfügung stehenden Möglichkeiten auszunutzen, um die Strahlenbelastung des Patienten und natürlich auch die des Personals so gering wie möglich zu halten.

Gesetzliche Grundlagen des Strahlenschutzes

Grundlagen der Strahlenschutzgesetzgebung sind im wesentlichen die von der ICRP herausgegebenen Empfehlungen. Dieses Gremium sorgt auch dafür, daß die vorgeschlagenen Richtwerte dem aktuellen wissenschaftlichen Kenntnisstand angepaßt werden.

Für die Bundesrepublik Deutschland, Österreich und die Schweiz gelten folgende Strahlenschutzverordnungen:

Bundesrepublik Deutschland: Verordnung über den Schutz vor Schäden durch Röntgenstrahlen (Röntgenverordnung-RöV) vom 1.3.1973;
Österreich: Strahlenschutzverordnung vom 18.3.1972;
Schweiz: Verordnung über den Strahlenschutz vom 30.6.1976.

Technische Richtlinien sind in den Normen des jeweiligen Landes zu finden, z.B. für die Bundesrepublik Deutschland in den DIN-Normen des Fachausschusses Radiologie.

Für die beruflich strahlenexponierten Personen zeigt Tab. 6 die nach der IRCP zulässigen Höchstwerte der Äquivalentdosis. Für die Äquivalentdosis galt bisher die Einheit rem. Ab 1.10.1981 gilt in der Bundesrepublik Deutschland die neue gesetzliche Einheit Sievert (Sv) mit der Umrechnung: 1 Sievert = 100 rem = 1000 mJ/kg bzw. 1 rem = 1 mSv.

Diese Angaben sind auch in den Verordnungen von Österreich und der Schweiz zu finden. Die Röntgenverordnung der Bundesrepublik Deutschland weicht etwas von den ICRP-Angaben ab. Hier wird nur unterschieden zwischen einer allgemein aufgenommenen Äquivalentdosis (maximal 50 mSv/Jahr bzw. 30 mSv/Quartal) und einer Teilkörperdosis für Hände, Unterarme, Füße und Knöchel (maximal 600 mSv/Jahr bzw. 150 mSv/Quartal).

Für Röntgenstrahlung über 3 MeV und Gammastrahlung (Nuklearmedizin) gilt die »Verordnung über den Schutz vor ionisierenden Strahlen« vom 20.10.1976.

Die drei obengenannten Strahlenschutzverordnungen enthalten eine sog. *Lebensalterdosis*. Sie wird nach der Formel

$$D_q = 50\,(N-18) \text{ in mSv}$$
$$\text{bzw.}$$
$$D_q = 5\,(N-18) \text{ in rem}$$

Tabelle 6 Maximal zulässige Äquivalentdosis pro Jahr nach IRCP (1965)

Organ	max. Dosis/Jahr (mSv)	max. Dosis/Quartal (mSv)
Ganzkörper, Gonaden, rotes Knochenmark	50 (5 rem)	30 (3 rem)
Hände, Unterarm, Füße, Fußknöchel	750 (75 rem)	400 (40 rem)
Knochen, Schilddrüse, Haut vom ganzen Körper	300 (30 rem)	150 (15 rem)
alle übrigen Organe	150 (15 rem)	80 (8 rem)

berechnet. Darin bedeutet N das Alter der strahlenexponierten Personen und D_q die bis zu diesem Alter höchstzulässige Gesamtäquivalentdosis.

Für weibliche Personen, die einer Strahlenexposition ausgesetzt sind, gilt im gebärfähigen Alter für den Zeitraum eines Vierteljahres die Einschränkung, daß maximal 15 mSv (Deutschland) bzw. 13 mSv (Österreich/Schweiz) aufgenommen werden dürfen. Die Überwachung der in den Strahlenschutzverordnungen festgesetzten Höchstdosis erfolgt durch Tragen geeigneter Dosimeter (z.B. Filmdosimeter) am Rumpf. Bei Tragen von Schutzkleidung ist die Dosis unter dieser zu messen. An besonders exponierten Körperstellen sollten zusätzlich Dosimeter getragen werden, die es jederzeit gestatten, die empfangene Dosis abzulesen. Die Meßergebnisse der Dosimeter müssen 30 Jahre lang aufbewahrt werden. Weitere Einzelheiten können den aufgeführten Verordnungen entnommen werden.

Strahlenschutz des Patienten

Wie eingangs erwähnt, kommt dem Strahlenschutz des Patienten in der urologischen Röntgendiagnostik eine wichtige Rolle zu, weil eine im Vergleich zu anderen Röntgenuntersuchungen relativ große Strahlenbelastung im Nutzstrahl und eine nicht zu vernachlässigende Streustrahlung sowohl zu hohen somatischen als auch zu genetischen Strahlenbelastungen führen können.

Der Strahlenschutz des Patienten bei urologischen Röntgenuntersuchungen richtet sich in erster Linie nach den in der Röntgendiagnostik allgemein gültigen Regeln. Auszugehen ist immer von dem Grundsatz, die Strahlenbelastung der zu untersuchenden Person so gering wie möglich zu halten.

Über die Höhe der Strahlenbelastung enthalten die Strahlenschutzverordnungen lediglich im Falle einer Schwangerschaft eine eindeutige Begrenzung. Bei vitaler Indikation darf in den ersten beiden Schwangerschaftsmonaten die von der Leibesfrucht aufgenommene Äquivalentdosis 1 rem nicht überschreiten. Besonders wichtig ist der Schutz der Gonaden. Bei Röntgenuntersuchungen von Personen, deren Gebär- oder Zeugungsfähigkeit nicht dauernd ausgeschlossen ist, müssen die Keimdrüsen vor direkter Strahlung geschützt werden, sofern dadurch die Klärung eines Befundes nicht beeinträchtigt wird. Desgleichen dürfen Röntgenuntersuchungen des Beckens bei weiblichen Personen nur vorgenommen werden, wenn keine Schwangerschaft besteht oder wenn es bei bestehender Schwangerschaft zwingend notwendig ist.

Für einige wichtige Untersuchungen gibt Tab. 7 die Strahlenbelastung der Hautoberfläche, der Gonaden und des Knochenmarks wieder.

Ein großer Einfluß auf die Strahlenbelastung des Patienten haben Untersuchungstechnik und Er-

Tabelle 7 Hautoberflächendosis, Gonaden- und Knochemarkdosis bei Patienten für einige urologische Röntgenuntersuchungen (Dosis pro Patient in mrem)

Untersuchungsart	Hautoberflächendosis	Gonadendosis männl.	weibl.	Knochenmarkdosis
Nierenleeraufnahme	1 200	50	150	60[1]
i. v. *Pyelogramm*	6 000	310	1000	120[1]
Nierenangiographie	30 000	1240	3000	1000[1]
Miktionszystourethrographie			150	150	[2]

[1] Bericht der Bundesregierung an den Deutschen Bundestag über »Umweltradioaktivität und Strahlenbelastung im Jahre 1977« (1977)
[2] Ewen u. *Schmitt* (1975)

fahrung des Untersuchers. Im folgenden sollen einige der Möglichkeiten der Strahlenreduktion kurz angeführt werden (STIEVE 1970):

Feldgröße: Einstellung auf die unbedingt notwendige Größe. Dadurch können kritische Organe (Ovarien, Hoden) u.U. außerhalb des Nutzstrahlenbündels gebracht werden. Durch ein kleineres Feld erfolgt nicht nur eine Reduktion der Körperdosis, sondern auch der Streustrahlendosis.

Strahlenqualität: Die langwelligen Anteile der Röntgenstrahlung tragen nicht zur Bildgebung bei und sollten durch Zusatzfilter unterdrückt werden. Ausnutzung der Hartstrahltechnik mit dem Vorteil der geringen Einfalls- und Integraldosis.

Körpervolumen: Nach einer Faustregel verdoppelt sich die aufzuwendende Dosis pro 3 cm zu durchstrahlendes Körpergewebe. Besonders bei dicken Patienten läßt sich durch Kompression die Dicke um bis zu 6 cm verringern.

Bildverstärkerdurchleuchtung: Der Einsatz eines Röntgenbildverstärkers mit Fernsehkette und automatischer Helligkeitsregelung kann die Dosis um Faktor 5–10 gegenüber der konventionellen Durchleuchtung vermindern. Voraussetzung ist aber ein einwandfrei eingestellter Bildverstärker (Eingangsdosis 20–25 µR/s).

Aufnahmen von Bildverstärkern: Die modernen hochauflösenden Bildverstärker benötigen für eine Aufnahme nur etwa 1/10 der Dosis gegenüber den normalen Film-Folien-Kombinationen. Dieser Vorteil sollte vor allem bei der Untersuchung von Kleinkindern genutzt werden.

Verwendung von Seltene-Erde-Folien: Bei Verwendung dieser neuen Art von Verstärkerfolien ist gegenüber den herkömmlichen Folien eine Reduktion der Strahlenbelastung auf 40% möglich.

Weitere Möglichkeiten der Verringerung der Strahlenbelastung, auf die nicht näher eingegangen werden soll, sind: Wahl eines größeren Fokus-Objekt-Abstandes (mindestens 30 cm), Anwendung von Schutzmaßnahmen wie Ovarialschutz und Anlegen von Hodenschutzkapseln.

Eine besonders wichtige Funktion hat der Strahlenschutz in der urologischen pädiatrischen Röntgendiagnostik. Es ist anzunehmen, daß das Risiko einer Strahlenschädigung der Gonaden beim Kleinkind höher ist als beim Erwachsenen.

Es gehört daher besonders bei urodynamischen Untersuchungen zum Standard, die Aufnahmen über Bildverstärker mit einer 70 oder 100 mm Kamera zu machen. Auch die Videoaufzeichnung hilft die Strahlenbelastung zu verringern. Genauere Angaben über Strahlenbelastung und Strahlenrisiko in der pädiatrischen urologischen Röntgendiagnostik werden von FENDEL (1970) mitgeteilt.

Strahlenschutz des Untersuchers und des Hilfspersonals

Die Strahlenbelastung bei diesen Personengruppen kommt sowohl durch die direkte Einwirkung der Nutzstrahlung zustande (Palpieren ohne Bleihandschuhe, Katheterisierung mit massiver Durchleuchtungshilfe, Halten des Patienten) als auch durch die vom Patienten ausgehende, nach allen Seiten gerichtete Streustrahlung. Im ersten Fall sind besonders Hände und Unterarme betroffen. Hier läßt sich in den meisten Fällen die direkte Strahlenwirkung durch sorgfältiges Arbeiten vermindern oder vermeiden. Die Streustrahlung stellt die weitaus gefährlichere Strahlung dar, da sie im gesamten Untersuchungsraum vorhanden ist. Da sie aber energieärmer und deshalb leichter zu schwächen ist als die Primärstrahlung, läßt sich ein wirksamer Schutz durch Verwendung von Schutzkanzeln, Bleigummilappen am Durchleuchtungsgerät und Schutzbekleidung erzielen.

Tab. **8** zeigt die Schwächung der Streustrahlung in Abhängigkeit von der Röhrenspannung für Schutzmaterial mit 0,25 mm und 0,5 mm Bleigleichwert.

Wie man aus der Tabelle ablesen kann, ist für die Mehrzahl der Untersuchungen der Schutz mit einem Bleigleichwert von 0,25 mm bereits ausreichend.

Unter Beachtung der wichtigsten Strahlenschutzbestimmungen lassen sich für die in der urologischen Röntgendiagnostik beschäftigten Personen die gesetzlichen Dosisgrenzwerte ohne weiteres einhalten, in der überwiegenden Anzahl kann die Strahlenbelastung weitaus kleiner gehalten werden.

Tabelle 8 Röhrenspannung (kV)

	60	75	90	120	150
Durchgelassene Strahlung in % bei					
0,25 mm Bleigleichwert	1	4	7	12	16
0,50 mm Bleigleichwert	0,2	0,7	1,5	3	5

Literatur

Abrams, H.L.: The response of neoplastic vessels to epinephrine in man. Radiology 82 (1964) 217

Abrams, H.L.: Angiography. Little, Brown & Co., Boston 1971

Anatkov, J., Chr. Kumanov: Selective nephrophlebography. In Diethelm, L.: Angiography/Scintigraphy. Springer, Berlin 1972 (S. 438)

Bericht der Bundesregierung an den Deutschen Bundestag über »Umweltradioaktivität und Strahlenbelastung 1977«

Beyer, D., V. Fiedler, H. Terwort: Lohnt sich die Durchführung der doppelseitigen Nierenangiographie? Fortschr. Röntgenstr. 130 (1979) 278

Boijsen, E.: Angiography in renal tumors: indications and technique. In Löhr, E.: Renal and Adrenal Tumors. Springer, Berlin 1979 (S. 78–90)

Broy, H.: Die Querschnittslähmung, eine fatale angiographische Komplikation. Kasuistik und Übersicht. Fortschr. Röntgenstr. 114 (1971) 353

Büren, U., W. Wirth, J. Bourquin, G. Stählin: Verschluß einer Nierenarterie während der Angiographie. Fortschr. Röntgenstr. 114 (1971) 23

Busch, H.P., H.D. Piroth: Video-Angio-Densitometrie mittels mikroprozessorgesteuerter Meßwerterfassung und Meßwertverarbeitung. Biomed. Technik 24 (1979)

Cordes, U., M. Georgi, R. Günther, J. Beyer: Adrenale und extraadrenale Phäochromozytome. Dtsch. med. Wochenschr. 104 (1979) 317

Dos Santos, R., A. Lamas, J. Pereira-Caldas: Arteriographia da Aorta dos abdominalis. Med.contemp. 47 (1929) 93

Ewen, K., G. Schmitt: Grundlagen des praktischen Strahlenschutzes. Enke, Stuttgart 1975

Fendel, H.: Radiation exposure due to urinary tract disease. In: Progress in Pediatric Radiology, Vol. III: Genito-Urinary Tract. Karger, Basel/Year Book, Chicago 1970 (p. 116–135)

Gang, D.L., K.B. Dole, L.S. Adelman: Spinal cord infarction following therapeutic renal artery embolization. J. Amer. med. Ass. 237 (1977) 2841–2842

Georgi, M., M. Marberger: Möglichkeiten der Stereoangiographie in der Urologie. Verhandlungsbericht der Dtsch. Ges. für Urologie, 27. Tagung vom 1.–4. Okt. 1975 in Düsseldorf. Springer, Berlin 1976 (S. 299–300)

Georgi, M., R. Günther, H. Weigand: Technik und Ergebnisse der Nebennierenphlebographie. Radiologe 15 (1975) 278

Georgi, M., M. Marberger, A. Kaufmann: Embolisation eines inoperablen Nierentumors durch intraarterielle Applikation von Thrombin bei Ballonverschluß der Nierenarterie. Dtsch. med. Wschr. 100 (1975 a) 2428-24-29

Georgi, M., M. Marberger, R. Günther, F. Orestano, A. Halbsguth: Retrograde Nierenphlebographie bei Ballonverschluß der Nierenarterie. Fortschr. Röntgenstr. 123 (1975 b) 341

Georgi, M., W. Jaschke, M. Trede, G. v. Mittelstaedt, U. Cordes, K. Sinterhauf, E. Magin: Erfahrungen mit der Computertomographie und der Nebennierenphlebographie in der Diagnostik hormonaktiver Nebennierenprozesse. Radiologie 20 (1980) 172–180

Gianturco, C., J.H. Anderson, S. Wallace: Mechanical devices for arterial occlusion. Amer. J. Roentgenol. 124 (1975) 428–435

Günther, R., P. Alken, J.E. Altwein: Percutaneous nephropyelostomy using a fine-needle puncture set. Radiology 132 (1979) 228–230

Günther, R., J.E. Altwein, M. Georgi: Feinnadelpunktion zur antegraden Pyelographie und perkutanen Nephropyelostomie. Fortschr. Röntgenstr. 127 (1977) 439–442

Günther, R., U. Jonas, G.H. Jacobi: Nierenläsion bei translumbaler Aortographie und Therapie durch selektive Katheterembolisierung. Fortschr. Röntgenstr. 126 (1977) 426–429

Günther, R., M. Marberger, K. Klose: Transrenal ureteral embolization. Radiology 132 (1979) 317–319

Günther, R., U. Schubert, M. Georgi, M. Marberger: Technik der therapeutischen Katheterembolisation der Niere mit Histoacryl (Butyl-2-cyanocrylat). Akt. Urol. 8 (1977) 299–303

Habighorst, L.V., W. Kreutz, H.H. Sparwasser, E.A. Göbel: Spiralembolisation der Nierenarterie nach Gianturco. Fortschr. Röntgenstr. 128 (1978) 47–51

Heidelberger Taschenbücher, Bd. 112, Kursus: Radiologie und Strahlenschutz, 2. Aufl. Springer, Berlin 1976

Hietala, S. O.: Urinary bladder necrosis following selective embolization of the internal iliac artery. Acta radio. Diagn. 19 (1978) 316–320

Hietala, S. O., T. Hazra: Angiography in vesical and perivesical neoplastic and non neoplastic lesions. Acta radio. Diagn. 19 (1978) 447–457

International Commission on Radiological Protection (ICRP): Publ. 8: The Evaluation of Risks from Radiation. Pergamon Press, Oxford 1966

International Commission on Radiological Protection (ICRP): Publ. 26, Pergamon Press, Oxford 1977

Jaeger, R. G., W. Hübner: Dosimetrie und Strahlenschutz, 2. Aufl. Thieme, Stuttgart 1974

Kahn, P. C.: Adrenal venography. In Abrams, H. L.: Angiography Vol. II. Little, Brown & Co., Boston 1971 (p. 941)

Kinmonth, J. B.: Lymphography in man; a method of outlining lymphatic trunks at operation. Clin. Sci. 11 (1952) 13

Lackner, K., L. Weißbach, I. Boldt., K. Scherholz, G. Grecht: Computertomographischer Nachweis von Lymphknotenmetastasen bei malignen Hodentumoren. Fortschr. Röntgenstr. 130 (1979) 636–643

Lang, E. K.: Prevention and treatment of complications following arteriography. Radiology 88 (1967) 177–185

Laubenberger, Th.: Leitfaden der medizinischen Röntgentechnik. Taschenbuch Nr. 8. Deutscher Ärzte-Verlag, Köln 1975

Löhr, E.: Renal and Adrenal Tumors. Springer, Berlin 1979

Lüning, M., M. Wiljasalo, H. Weißleder: Lymphographie bei malignen Tumoren. Thieme, Stuttgart 1976

MacAfee, J. G.: Complications of abdominal aortography. In Abrams, H. L.: Angiography, 2nd Ed., Vol. II. Little, Brown & Co., Boston 1971

Marberger, M., M. Georgi, F. Orestano: Intraluminaler Ballonverschluß der Nierenarterie bei der Tumornephrektomie. Akt. Urol. 5 (1974) 163

Marberger, M., M. Georgi, R. Günther, R. Schäfer, R. Hohenfellner: Die intraluminale Ballonokklusion der Nierenarterie – Klinische Anwendungsmöglichkeiten und Erfahrungen. Urologe A 16 (1977) 146–153

Maurer, H. J., K. Jando, H. Endesfelder: Programmschaltung für Serienaufnahmen im Mittelformat. Fortschr. Röntgenstr. 127 (1979) 578–581

Meiisel, P., D. E. Apitzsch: Atlas der Nierenangiographie. Springer, Berlin 1978

Mühlhoff, G., D. Pohle, H. Sack: Röntgendiagnostik des Phäochromozytoms unter besonderer Berücksichtigung der Angiographie und ihrer spezifischen Vorbehandlung. Fortschr. Röntgenstr. 119 (1973) 286

Nilsson, J.: Angiography in tumors of the urinary bladder. Acta radiol. (Stockh.) Suppl. 263 (1967)

Nordmark, L.: Angiography of the testicular artery. I. Method of examination. Acta radiol. Diagn. 18 (1977 a) 25–32

Nordmark, L., L. Bjersing, L. Domellöff, K. Hjälmas, G. Nyberg: Angiography of the testicular artery. II. Cryptorchism and testicular agenesis. Acta radio. Diagn. 18 (1977 b) 167 bis 176

Novak, D., J. Weber, G. H. Bützow: Okklusionsphlebographie. Fortschr. Röntgenstr. 127 (1977) 222–231

Olin, T., S. R. Reuter: A pharmacoangiographic method for improving nephrophlebography. Radiology 85 (1965) 1036

Olsson, O.: Roentgendiagnosis of the kidney and the ureter. In Diethelm, L., F. Heuck, O. Olsson et al.: Handbuch der medizinischen Radiologie, Bd. XIII/1. Springer, Berlin 1973

Olsson, O.: Pharmacoangiography of the kidney. In Löhr, E.: Renal and Adrenal Tumors. Springer, Berlin 1979 (S. 91–97)

Petri, E., M. Georgi, R. Günther, M. Marberger: Vena ovarica-Syndrom: Mythos oder Tatsache? Helv. chir. Acta 44 (1977) 365–367

Pollack, H. M.: Radiologic Examination of the Urinary Tract. Harper & Row, Hagerstown/Maryland 1971

Port, W., R. Wagner, R. Fulton: Acute renal failure after angiography. Amer. J. Roentgenol. 121 (1974) 544–550

Reschke, H. A. Sobbe: Die selektive Arteriographie der Nebennieren. In Glauner, R., A. Rüttimann, P. Thurn, M. Viamonte, E. Vogler: Ergebnisse der medizinischen Radiologie, Bd. V. Thieme, Stuttgart 1975

Rüttimann, A., M. S. Del Buono: Die Lymphographie. In Schinz, H. R., R. Glauner, A. Rüttimann: Ergebnisse der medizinischen Strahlenforschung, Neue Folge, Bd. I. Thieme, Stuttgart 1964 (S. 248–317)

Saur, Th.: Ein Überblick über die Komplikationen der indirekten (perkutanen Katheter-) Methode der Angiographie. Z. Kreisl.-Forsch. 53 (1963) 314

Seldinger, S. I.: Catheter replacement of the needle in percutaneous arteriography; a new technique. Acta radiol (Stockh.) 39 (1953) 368–376

Spellmann, M. C., R. A. Castellino, G. R. Ray, D. A. Pistenma, M. A. Bagshaw: An evaluation of lymphography in localized carcinoma of the prostate. Radiology 125 (1977) 637–644

Steckenmesser, R., S. Bayindir, C. F. Rotauge, K. Nöske, W. Weidner: Embolisation maligner Nierentumoren. Fortschr. Röntgenstr. 125 (1977) 637–644

Stieve, F. E.: Probleme des Strahlenschutzes in der urologischen Röntgendiagnostik. Urologe 10 B (1970) 227–239

Stieve, F. E.: Strahlenschutzkurs für Ärzte. Hoffmann, Berlin 1974

Thelen, M., L. Weißbach, I. Boldt: Transfemorale Thrombus-Aspiration aus einer Nierenarterie mit Angiographiekathetern. Fortschr. Röntgenstr. 130 (1979) 594–596

Thelen, M., L. Weißbach, Th. Franken: Die Behandlung der idiopathischen Varikozele durch transfemorale Spiralokklusion der Vena testicularis sinistra. Fortschr. Röntgenstr. 131 (1979) 24–29

Thelen, M., P. Brühl, F. Gerlach, H. J. Biersack: Katheterembolisation von metastasierten Nierenkarzinomen mit Butyl-2-cyanoacrylat. Fortschr. Röntgenstr. 124 (1976) 232

Vogler, E.: Radiologische Diagnostik der Harnorgane. Thieme, Stuttgart 1974

Weens, H. S., T. J. Florence: The diagnosis of hydronephrosis by percutaneous renal puncture. J. Urol. 72 (1954) 589

Wenz, W.: Abdominale Angiographie. Springer, Berlin 1972

Whalen, J. P.: Caldwell lecture: radiology of the abdomen: impact of new imaging methods. Amer. J. Roentgenol. 133 (1979) 585–618

Wickboom I.: Pyelography after direct puncture of the renal pelvis. Acta radiol. (Stockh.) 41 (1954) 505

Witten, D. M., G. H. Myers, D. C. Utz: Emmett's Clinical Urology, 4th Ed., Vol. I., Saunders, Philadelphia 1977

Woodside, J., H. Schwarz, P. Bergreen: Peripheral embolisation complicating bilateral renal infarction with Gelfoam. Amer. J. Roentgenol. 126 (1976) 1033–1034

Zaunbauer, W., R. Kunz., R. Leuppi: Die diagnostische Zuverlässigkeit der Lymphographie bei Patienten mit malignen Hodentumoren. Fortschr. Röntgenstr. 126 (1977) 335–338

Zeitler, E., E. Jecht, R. Herzinger, E.-I. Richter, W. Seyferth, R. Große-Vorholt: Technik und Ergebnisse der Spermatica-Phlebographie bei 136 Männern mit primärer Sterilität. Fortschr. Röntgenstr. 131 (1979) 179–184

Urologische Röntgendiagnostik beim Kind

Irmgard Greinacher

Einleitung

Die röntgenologische Untersuchung des kindlichen Harntrakts ist in der pädiatrischen Radiologie diejenige Diagnostik, welche die vergleichsweise weitestgehende Individualisierung verlangt. Unter den pathologischen Befunden dominieren die angeborenen Veränderungen: die vielfältigen Variationen und Anomalien des Urogenitalsystems machen 30–40% aller Fehlbildungen aus. Die unspezifischen Infektionen der Harnwege führen zur Entdeckung urologischer Erkrankungen – gelegentlich recht spät, d.h. nach Auftreten von irreversiblen Organschädigungen.

Die Indikation zur röntgenologischen Exploration des Harntrakts wird vom Kliniker gestellt. Eine möglichst umfassende Vorinformation aufgrund der klinischen Beobachtungen und der bereits vorhandenen sonstigen Daten soll die Reihenfolge der einzelnen Röntgenuntersuchungen bestimmen. Ein vorliegender Ultraschallbefund kann u.U. die Abfolge und die Anzahl der Röntgenaufnahmen beeinflussen; z.B. richtet sich die i.v. Urographie auf Spätaufnahmen ein, wenn sich sonographisch der Verdacht auf ein ausgeweitetes, abflußgestörtes Hohlsystem ergeben hat.

Ganz allgemein gilt, daß bei der *Erstuntersuchung* zuerst die einfachen Verfahren, nämlich Abdomenleeraufnahme und i.v. Urographie, anzuwenden sind und erst dann etwa das Miktionszystourethrogramm angefertigt wird, auch wenn ein notwendiger zeitlicher Abstand von ½ oder 1 Tag die Abklärung scheinbar kompliziert. Auf den Einsatz der Ultraschalldiagnostik und der Computertomographie soll am Schluß des Kapitels noch kurz eingegangen werden.

Strahlenschutz. Gonadenschutz ist im Kindesalter besonders wichtig. Bei männlichen Patienten ist die Abdeckung der Gonaden während der ganzen Untersuchung des intravenösen Urogramms möglich, bei weiblichen nur, wenn Aufnahmen ausschließlich die Nieren betreffen. Abdecken des kleinen Beckens bei Mädchen kann in manchen Fällen das Aufdecken von pathologischen Befunden verhindern (Stein, Mißbildung, Tumor usw.) und damit viel Schaden anrichten. Zur Durchführung der Strahlenhygiene, d.h. zur Reduktion von Streu- und Nutzstrahlen, ist eine differenzierte Indikationsstellung und Auswertung der bereits vorliegenden Informationen unumgänglich notwendig. Strahlenexposition und Gonadendosen s. im Kap. Spezielle Röntgendiagnostik und Strahlenschutz.

Oberer Harntrakt

Intravenöse Urographie

Vorbereitung

Klein- und Schulkinder sollten nüchtern sein. Zwar ist bei ambulanten Untersuchungen die geforderte Nüchternheit seit dem Vorabend nicht immer zu gewährleisten, doch sollte auf einer zumindest 4stündigen Nahrungskarenz bestanden werden. Der Flüssigkeitsentzug vor der Untersuchung vermeidet eine zu starke Diurese, die wiederum die Konzentrierung des nierengängigen Kontrastmittels negativ beeinflussen würde. Rektale Reinigungseinläufe sind entbehrlich; bei stark obstipierten Kindern ist die Verabreichung eines Kontaktlaxans-Suppositoriums anzuraten. Gasabsorbierende Medikamente wirken nicht zuverlässig.

Säuglinge erhalten die letzte Mahlzeit 4–5 Stunden vor der Untersuchung; weitere Vorbereitungen sind nicht erforderlich. Die Fixierung der Säuglinge in der »Babix« hat sich sehr bewährt (Abb. **1**). Die Anwesenheit eines kooperativen Elternteils kann eine große Hilfe sein; umgekehrt werden überängstliche Eltern besser in das Wartezimmer gebeten.

Leeraufnahme

Vor jeder erstmaligen oder bei länger zurückliegender Kontrastmitteluntersuchung ist die Leeraufnahme unverzichtbar. Die Entfernung aller evtl. vorhandenen Salbenverbände, Drainagen usw. darf nicht vergessen werden. Beim Kind ist die Leeraufnahme meist gleichzeitig die erste Aufnahme der Wirbelsäule, die damit die genaue Analyse auch des Skeletts gestattet (z.B. Spina bifida, Abstand der Wirbelkörper, Psoasrandschatten, Weichteilverkalkung, Tumorkalk usw.; Abb. **2**). Bei Verdacht auf Nierenkonkremente streben wir die Luftfüllung des Magens an, um gasüberlagernde Darmanteile nach kaudal zu verdrängen (s. S. 133).

132 Spezielle urologische Diagnostik

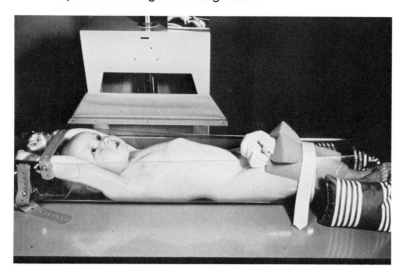

Abb. 1 Fixierung eines Säuglings in der Cellonhülle »Babix«

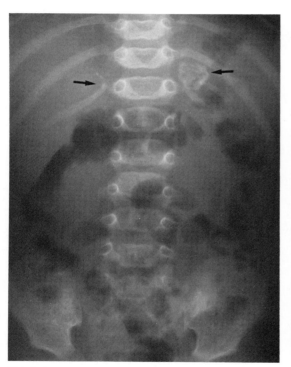

Abb. 2 Leeraufnahme: Verkalkung bds. in den Nebennieren nach geburtstraumatischer Blutung (Pfeile)

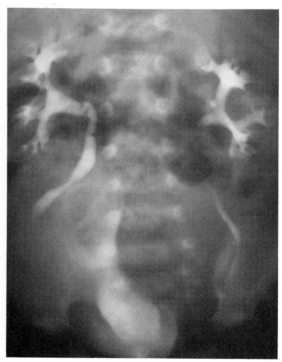

Abb. 3 Intravenöses Urogramm mit »Amipaque«: Frühgeburt in schlechtem Allgemeinzustand, 10 Min. p.i.: gute Kontrastdichte (zystischer Tumor im kleinen Becken verlagert Blase und lateralisiert die Ureteren, besonders rechts)

Kontrastmittel

Trijodiertes wäßriges Kontrastmittel (z.B. Urografin 76%ig oder Conray 60%ig). Relativ hohe Dosierung: Neugeborene und Säuglinge 10 bis 15 ml, Säuglinge ab 6. Monat und Kleinkinder 20 ml, Schulkinder 30–40 ml (Tab. **1**). Das nichtionische jodhaltige Kontrastmittel Metrizamid (Amipaque) hat sich bei jungen Säuglingen bzw. Früh- und Neugeborenen bewährt, besonders bei sehr kranken Patienten (EKLÖF u. HUGOSSON 1979). Die Vorteile sind: gute Kontrastdichte nach 7 bzw. 14 Minuten, meist Verzichtbarkeit von Zusatzmethoden und dadurch geringere Strahlenbelastung; gute Verträglichkeit. Nachteile: hoher Preis! Die Bereitung der Lösung ist zeitaufwendig und muß sehr exakt durchgeführt werden (kein Luftzutritt!). Dosierung: Früh- und Neugeborene 2 ml/kg Körpergewicht mit einer Jodkonzentration von 280 mg/ml (2,2 mol/l) (Abb. **3**).

Die Kontrastmittelinjektion ist bei allen jodhaltigen Kontrastmitteln nur intravenös zulässig. Verschiedene »Babysysteme« erleichtern bei schwer erreichbaren Venen die Punktion. Übersichtsaufnahmen 7 und 14 Min. p.i. genügen bei Normalbefunden. Eine 21-Min.-Kontrollaufnahme kann gegebenenfalls unter Abdeckung des kleinen Beckens erfolgen.

Eine Kompression der Ureteren kommt nur noch bei seltensten Indikationen in Betracht, z.B. bei ungenügender Füllung von Kelchen und Kelchhälsen. Durch eine Aufnahme in Bauchlage lassen sich diese meist besser darstellen.

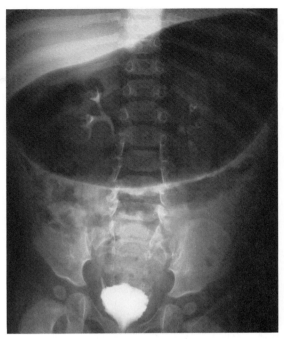

Abb. **4** Intravenöses Urogramm bei 10 Monate altem Säugling mit Meylomeningozele und neuropathischer Blase: Luftfüllung des Magens nach Teefütterung (und Luftschlucken!)

Tabelle 1 Dosierung des Kontrastmittels beim i.v. Urogramm

Alter	Dosierung	Aufnahmen p.i.
Neugeborene und junge Säuglinge	3 ml/kg/KG (10–15 ml)	7 und 14 min
Säuglinge ab 6. Monat und Kleinkinder	20 ml	7 und 14 min
Schulkinder	20–40 ml	7 und 14 min

Zusatzmethoden und spezielle Techniken bei der Urographie

Füllung des Magens mit Luft

Eine einfache Methode zur Verbesserung des Ausscheidungsurogramms bei Säuglingen und Kleinkindern hat sich bewährt (KOSENOW 1955). Gefüllte Darmschlingen lassen sich durch Luftfüllung des Magens nach kaudal verlagern.

Beim nüchternen Säugling kann man durch Löffelfütterung von etwa 50 ccm Tee eine genügende Menge »geschluckter Luft« erhalten. Bei größeren Kindern verwenden wir zur Luftfüllung des Magens CO_2-haltiges Wasser.

Oftmals vermag dieses Vorgehen die Tomographie zu ersetzen. Vor der Untersuchung ist zu überlegen, zu welchem Zeitpunkt die Füllung des Magens mit Luft, die nur kurzfristig bestehen bleibt, besonders erwünscht ist. Sofern nicht nach Konkrementen gefahndet wird, ist diese Technik am zweckmäßigsten bei der 14-Min.-Kontrollaufnahme anzuwenden (Abb. **4**).

Aufnahme mit gekippter Röhre

Die Kippung der Röhre um 20 Grad fußwärts ist eine weitere Möglichkeit, das Nierenbeckenkelchsystem in die Magenluftaufhellung zu projizieren.

Aufnahme im Stehen: kaum indiziert, da »Wandernieren« im Kindesalter selten!

Veratmungsaufnahme

Beim Veratmungspyelogramm handelt es sich um eine Doppelexposition mit jeweils etwas verminderter Strahlendosis. Die Belichtungen erfolgen kurz hintereinander auf denselben Film in maximaler Inspiration und maximaler Exspiration. Das Nierenhohlsystem wandert normalerweise entsprechend der Atemverschieblichkeit um 0,5 bis 1 cm oder mehr. Die Indikation zu dieser Technik ist bei Verdacht auf para- und peri-

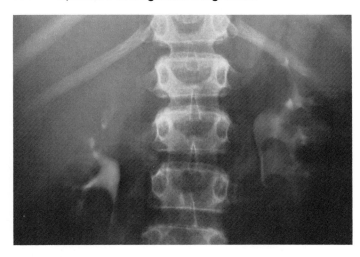

Abb. 5 Veratmungspyelogramm: Doppelexposition in In- und Exspiration: linke Niere normal verschieblich, rechte Niere unscharf, nicht verschieblich bei paranephritischem Abszeß

nephritischem Abszeß, u.U. auch bei Trauma gegeben: Die kranke Seite zeigt keine atmungsbedingte Lageveränderung (Abb. **5**).

Frühaufnahme

Zur Erlangung des nephrographischen Effekts bzw. zur Darstellung der Parenchymphase wird die Kontrastmittelmenge möglichst innerhalb von 30 s injiziert, die vorbereitete Kassette nach 60 s belichtet. Diese Indikation ist bei Kindern seltener als bei Erwachsenen. Weit besser gelingt die Abbildung der Parenchymphase – etwa bei Verzicht auf Nierenangiographie – mit Amipaque.

Ganzkörperkontrastphase

(total-body-opacification-effect)

Diese Technik beruht auf einer Überschwemmung des Körpers bzw. seiner Gefäße mit Kontrastmittel in der Frühphase nach Injektion (MARTIN u. Mitarb. 1972). Ehe dieses in der Niere abgefangen wird, können gefäßreiche von gefäßarmen Arealen abgegrenzt werden. Intra- und extraperitoneale Tumoren mit zystischen Aussparungen lassen sich daher gelegentlich bei einer Frühaufnahme (5 und 10 min p.i.) darstellen. Im Neugeborenen- und frühen Säuglingsalter kann dieses Verfahren u.U. als Ersatz für Nierenangiographie oder Infusionsurogramm dienen.

Spätaufnahme

Eine prolongierte Urographie ist indiziert bei sog. stummen Nieren (Verdacht auf Ureterstenosen, auch bei Nierentumoren). Es handelt sich dabei um Spätaufnahmen 4–24 (u.U. 48) Stunden p.i. Dadurch ist es möglich, bei einer Harnstauungsniere zu unterscheiden, ob sie durch eine subpelvine oder durch eine prävesikale Stenose bedingt ist (Abb. **6**). Vorinformationen durch Ultraschalluntersuchung sind hier besonders hilfreich. Zur Verbesserung der prolongierten Urographie kann gegebenenfalls nachträglich nochmals Kontrastmittel injiziert werden.

Aufnahme nach Blasenentleerung

Bei der i.v. Darstellung von Megaureteren hat es sich bewährt, eine Aufnahme nach Entleerung der Blase durchzuführen, um den Endabschnitt des Harnleiters besser beurteilen zu können (Abb. **7**). Ein sog. »Blasenphänomen« (BERDON u. BAKER 1974) kann ebenfalls mit Hilfe dieser Entleerungsaufnahme nachgewiesen werden: Die prallgefüllte Blase kann komprimierend auf die Uretermündung wirken und somit einen Aufstau bedingen, der nach Entleerung der Blase verschwindet. Ein gleiches Phänomen wird durch Kotballen im Rektum beobachtet, nach Darmreinigung und Blasenentleerung schwindet die Ureteren- und Kelchektasie (Abb. **8**).

Tomographie und Zonographie

(Schichtaufnahme mit kleinem Winkel bis etwa 8 Grad)

Dieses Verfahren ist durch die vorgenannten Zusatztechniken und durch eine gute Vorbereitung in der pädiatrisch-urologischen Röntgendiagnostik weitgehend überflüssig geworden. Beim Vorliegen multipler Nierensteine ist diese Technik zu deren Lokalisation jedoch angezeigt (Abb. **9**). Eine »Spättomographie« kann bei nahezu stummer Niere evtl. zystische Gebilde aufdecken. Bei Säuglingen und Kleinkindern ist wegen der Bewegungsunruhe und der unterschiedlichen Atemtiefe die Simultanschichtaufnahme anzuraten.

Infusionsurogramm

Die Infusionsurographie hat nach anfänglich begeisterter Aufnahme und häufiger Anwendung viel an Bedeutung verloren. Im Säuglingsalter ist

Urologische Röntgendiagnostik beim Kind

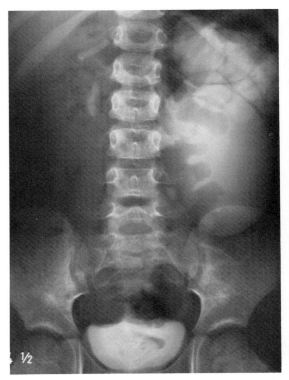

Abb. 6 Spätaufnahme: 4½ Stunden nach Kontrastmittelinjektion linkes Nierenbeckenkelchsystem maximal ausgeweitet mit extrarenalem Pyelon: subpelvine Stenose

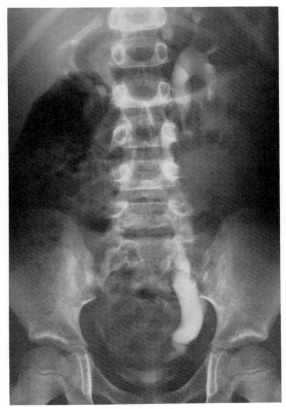

Abb. 7 Intravenöses Urogramm, 30-Min.-Aufnahme: vorherige Blasenentleerung zur Darstellung des prävesikalen Ureterverlaufs

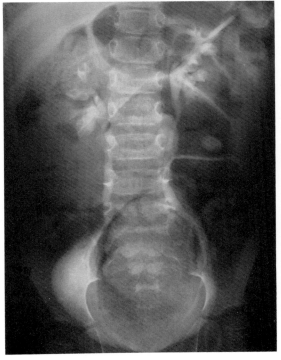

Abb. 8 Blasendeformierung sowie Ureter- und Nierenbeckenkelchsystemektasie durch Kotballen im Rektum

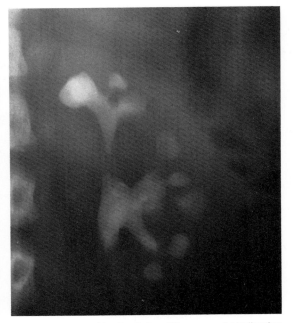

Abb. 9 Tomographie der linken Nieren zur Lokalisation der Konkrementanteile bei Korallenstein

Spezielle urologische Diagnostik

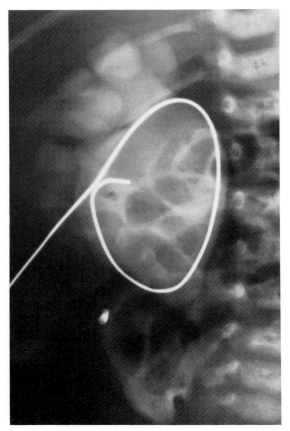

Abb. 10 Frühgeburt, 10 Tage alt: im Ultraschall Hydronephrose rechts festgestellt. Perkutane Punktion und Kontrastmitteldarstellung zur Diagnose einer subpelvinen Stenose (anschließend Entlastung)

sie entbehrlich, im Kleinkindesalter meist durch eine zweite Injektion mit gleich hoher Dosierung nach frühestens 20 Min. zu ersetzen (Tab. 2). Eine Indikation zu dieser Untersuchung ist beim Schulkind die Frage nach dem Grad einer subpelvinen Stenose. Unter maximaler Diurese ist der Abfluß des Kontrastmittels in den Ureter zu beurteilen. Die Differenzierung zwischen zystischer Veränderung und solidem Tumor läßt sich heute weit eleganter mittels Sonographie durchführen.

Tabelle 2 Dosierung des Kontrastmittels beim Infusionsurogramm (trijodiertes wasserlösliches Kontrastmittel 30%ig)

Alter	Gesamtmenge (nach *Ebel* u. *Willich*)
Säuglinge unter 6 Monate	20–40 ml
Säuglinge über 6 Monate	40–50 ml
Kleinkinder	4 ml/kg/KG, ca. 50–80 ml
Schulkinder	3 ml/kg/KG, ca. 80–200 ml

Die Infusion soll sehr rasch erfolgen, nach Möglichkeit innerhalb von 10–15 Minuten. Aufnahmen sofort nach Infusionsende und weiter je nach Fragestellung. Eine 30-Min.-Aufnahme, weitere spätere Aufnahmen sind meist angezeigt. Ein durchgehend gezeichneter Ureter ist bei dieser »Überflutung« nicht als pathologisch zu verwerten.

Perkutane antegrade Pyelographie

Die retrograde Pyelographie durch Ureterenkatheter sollte beim Kind nicht mehr durchgeführt werden. Die perkutane antegrade Pyelographie nach Vorinformation durch Sonographie ist in Fällen mit fast infunktioneller maximaler Harnstauungsniere eine zunehmend häufiger durchgeführte Untersuchung. Sie kann selbst bei Früh- und Neugeborenen oder jungen Säuglingen nach vorheriger Lokalisation des ausgeweiteten Nierenhohlsystems durch Ultraschall unter Durchleuchtung als gleichzeitig diagnostischer und therapeutischer Eingriff erfolgen (Abb. **10**). Nach perkutaner Punktion und Aspiration des aufgestauten Urins wird durch die eingeführte Kanüle 30%iges Kontrastmittel in das Nierenhohlsystem gegeben (5–20 ccm). Der Übertritt des Mediums in den Ureter wird mit der 100-mm-Kamera festgehalten. Evtl. Spätaufnahmen nach 60 Min., mit Blasendarstellung (FOWLER u. JENSEN 1975). Wird eine therapeutische Entlastung der Niere durch externe Drainage angestrebt, sollte das von GÜNTHER u. ALKEN (1979) angegebene Feinnadelpunktionsbesteck für Kinder verwendet werden (s. auch S. 122).

Untere Kavographie

Die Darstellung der unteren Hohlvene kann durch periphere Venenpunktion im Rahmen einer i.v. Urographie erreicht werden. Bei Säuglingen und Kleinkindern wird die notwendige Kontrastmittelmenge auf 2 Injektionsspritzen verteilt und bei beidseitiger Oberschenkelstauung in eine rechte und eine linke Fußrückenvene simultan möglichst rasch injiziert. Kurz vor Ende der Injektion werden die Stauungen gelöst und Serienaufnahmen, möglichst in zwei Ebenen, angefertigt. Hierfür hat sich die 100-mm-Kamera-Aufnahmetechnik bewährt. Die Übersichtsaufnahmen zur Darstellung der Nieren werden angeschlossen (Abb. **11**). Die Indikation für die untere Kavographie ohne Kathetermethode (und ohne Narkose) ist bei Verdacht auf Wilms-Tumor, Neuroblastom oder Nierenvenenthrombose gegeben.

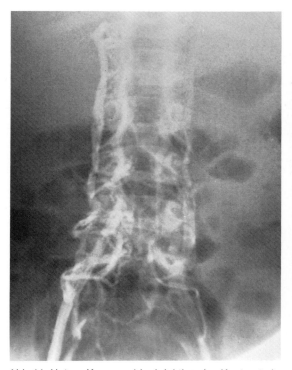

Abb. 11 Untere Kavographie. Injektion des Kontrastmittels über beide Fußvenen: bei großem Wilms-Tumor rechts Verschluß der V. cava caudalis. Abfluß nur über Kollaterale

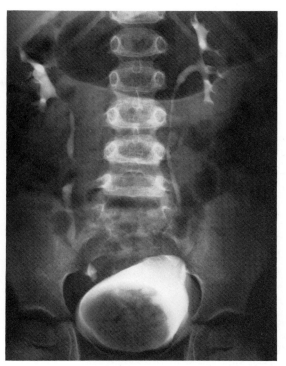

Abb. 12 Zeichen der »welkenden Blume«: rechtes Nierenbeckenkelchsystem ohne obere Kelchgruppe (DD zu Neuroblastom): der infunktionelle obere Anteil bei Doppelniere mündet mit nicht sichtbarem Megaureter in großer Ureterozele

Besondere röntgenologische Zeichen im Bereich des oberen Harntrakts

Das Zeichen der welkenden Blume
(drooping flower sign)

Bei Doppelnieren mit infunktionellem oberen Anteil ist im i.v. Urogramm die Achse des zum unteren Anteil gehörenden Hohlsystems nach laterokaudal rotiert. Die Anzahl der Kelche ist kleiner und der oberste Kelch weiter von der oberen Parenchymbegrenzung entfernt als der untere Kelch von der unteren Parenchymgrenze; der Abstand des derart auffälligen Nierenhohlsystems von der Mittellinie ist meist deutlich größer als auf der Gegenseite (Abb. **12**). Die nach unten und auswärts gerichteten Kelche zeigen eine Raumforderung an, die sowohl einem infunktionellen Anteil bei Doppelniere mit ektopem Ureter oder ektoper Ureterozele als auch einem von der Nebenniere ausgehenden Tumor entsprechen kann. Eine verminderte Anzahl der Kelche bzw. das Fehlen einer Kelchgruppe spricht für das Vorliegen einer Doppelniere, eine normale Kelchzahl für das Vorhandensein eines Neuroblastoms. Bei reduzierter Kelchzahl gehört der kontrastdichte Ureter zum unteren Anteil der Doppelniere. Er ist meist adhärent am stark ausgeweiteten, jedoch nicht sichtbaren Ureter des oberen Anteils, beide – der sichtbare und der nicht sichtbare – verlaufen leicht gewellt bis geschlängelt (EKLÖF u. MÄKINEN 1974). Bei einer Spätaufnahme kann auch der Megaureter des oberen Anteils u. U. zur Darstellung gelangen (Abb. **13**).

Das Halbmondzeichen
(crescent sign)

Bei extremer Harnstauungsniere kann in der Frühphase nach Kontrastmittelinjektion eine ring- oder halbmondförmige Kontrastierung um die ausgeweiteten Kelche erkennbar werden. Diese kommt dadurch zustande, daß der schmale Parenchymsaum sich kontrastiert, nicht aber die Flüssigkeit im ausgeweiteten Kelchsystem (Abb. **14**). In der späteren Phase erfolgt dann eine Untermischung mit dem Urin im ektatischen Kelch, so daß diese Kontrastmitteldifferenz verschwindet. Das Crescentzeichen ist somit hinweisend auf eine lange bestehende, ausgedehnte Kelchektasie (DUNBAR u. NOGRADY 1970).

Spezielle urologische Diagnostik

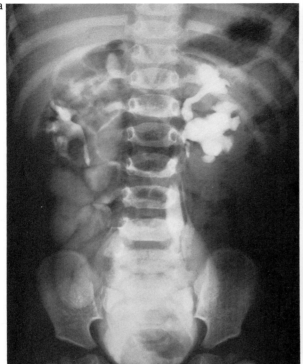
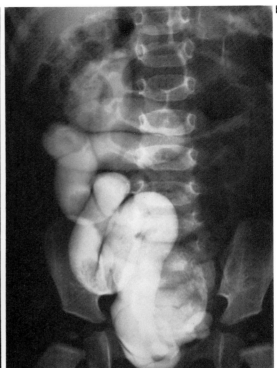

Abb. 13 a und b Doppelnieren bds. Der Ureter des rechten oberen Nierenanteils mündet in ektoper Ureterozele. 12 Stunden p.i. ist er als Megaureter kontrastdicht dargestellt.

a 1 Stunde p.i.
b 12 Stunden p.i.

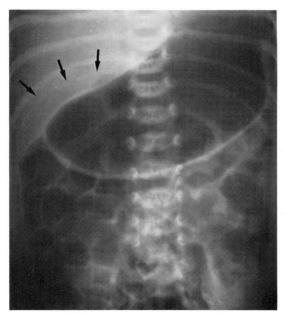
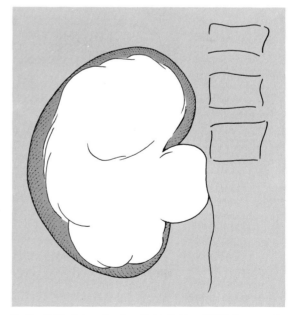

Abb. 14 a »Halbmondzeichen«: Unterhalb der 10. Rippe rechts zarter halbmondförmiger Kontrastmittelschatten in der Frühphase des i.v. Urogramms (Pfeile!), s. auch Zeichnung

Das Septenzeichen
(septation sign)

Bei diesem Zeichen handelt es sich um die Darstellung von sehr schmalen Parenchymbrücken mit funktionierenden Glomeruli um große Zysten bei der multizystischen Nierendysplasie. Während die flüssigkeitsgefüllten Zysten sich kaum oder sehr spät mit dem relativ spärlich sezernierten Kontrastmittel mischen, ist in diesen Parenchymbrücken das Kontrastmittel angereichert (LACHMANN u. Mitarb. 1975). Verglichen mit dem Crescent sign ist dieses Septation sign auf späteren Aufnahmen noch nachweisbar und bietet somit eine echte Unterscheidungsmöglichkeit gegenüber der Hydronephrose.

Das Streifenzeichen
(striation sign)

In der Frühphase des Ausscheidungsurogramms kann unter u.U. parallel verlaufende Streifenzeichnung im Nierenbecken oder auch im Ureter gefunden werden. Anatomisch liegt eine Schleimhautfältelung des Nierenbeckens vor. Dieses Phänomen ist angedeutet auch bei gesunden, aber deutlicher und verstärkt bei entzündlichen Veränderungen (»pyelitische Komponente der Pyelonephritis«) in der 3–5-Min.-Aufnahme zu erkennen (Abb. 15). Später verschwindet dieses Zeichen, vor allem dann, wenn durch vorliegenden Reflux das Nierenbecken zusätzlich retrograd aufgefüllt wird und der Urin sich ganz mit Kontrastmittel untermischt hat. BRAUNE u. EBEL (1967) sowie FRIEDLAND u. FORSBERG (1972) sind der Meinung, daß die Streifenzeichnung im Nierenbecken ein alarmierender Befund und ein refluxiver Ureter dann sehr wahrscheinlich sei.

Unterer Harntrakt
Zystogramm und Miktionszystourethrogramm

Die Darstellung der Blase und der Urethra gehört zur vollständigen röntgenologischen Untersuchung, und zwar selbst dann, wenn im vorausgegangenen Ausscheidungsurogramm pathologische Befunde nicht nachgewiesen wurden. Die Untersuchung kann mittels suprapubischer Punktion oder Katheterisierung durchgeführt werden.

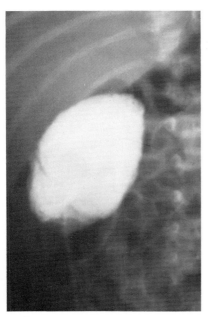

Abb. 14b Durch perkutane Pyelographie dargestellte Hydronephrose bei subpelviner Stenose

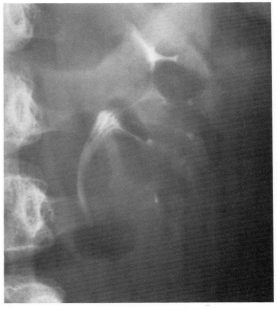

Abb. 15 »Streifenzeichen«: In der Frühphase des i.v. Urogramms zarte Schleimhautfältelung bei Pyelitis (Reflux auf dieser Seite)

140 Spezielle urologische Diagnostik

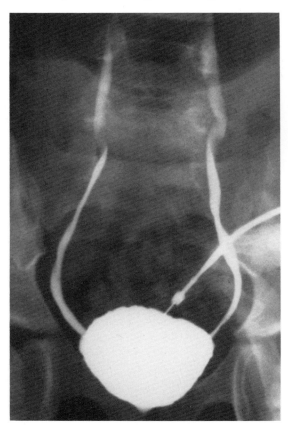

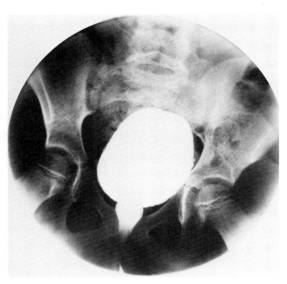

Abb. 17 Miktionszystourethrogramm: Zwiebelförmige weibliche Urethra durch Meatusstenose, geringe Zähnelung der linken Blasenwand (100-mm-Kamera)

Abb. 16 Zystogramm durch suprapubische Blasenpunktion: Vesikoureteraler Reflux bds. in der Niederdruckphase (Ausschnitt aus 100-mm-Kameraaufnahme)

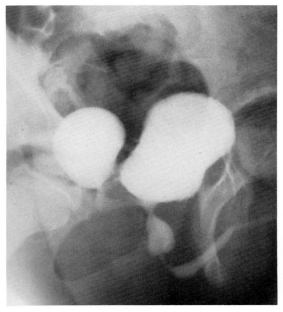

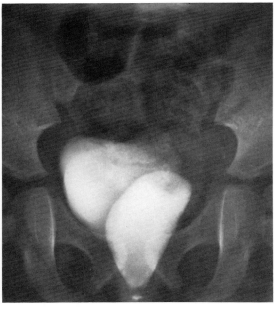

Abb. 18 Miktionszystourethrogramm: Männliche Urethra mit Klappe im proximalen Anteil: Unter Miktion füllt sich großes Blasendivertikel (100-mm-Kamera in Schräglage!)

Abb. 19 Miktionszystourethrogramm: Reflux in die Vagina

Miktionszystourethrogramm durch suprapubische Blasenpunktion

Die Vorteile dieser Methode sind sterile Urinentnahme, Vermeidung einer Keimeinschleppung, einfache Technik, Zeitersparnis, für die meisten Kinder geringere Belästigung (keine Katherisierung); außerdem wird die Urethra nicht gereizt und eine evtl. vorliegende Klappe nicht zerstört (OMOGBEHIN u. WILLICH 1975). Die Blase muß gefüllt sein, was durch Palpation und Perkussion festgestellt werden kann. Auch beim Säugling kann nach vorherigem Trinkenlassen nach 10–15 Min. mit einer vollen Blase gerechnet werden. Nach Hautdesinfektion erfolgt der Einstich in die Blase mittels Einer-Kanüle, etwa 3–5 cm tief, 1 Querfinger oberhalb der Symphyse. Die Nadel sollte etwa 10–20 Grad nach kaudal gekippt sein. Nach Aspiration des Urins und Instillation von ungefähr 20 ccm konzentriertem Kontrastmittel werden unter Durchleuchtungskontrolle Blasenform, Blasenkontur und allenfalls Reflux beobachtet. Meist gelingt es bei der jetzt prall gefüllten Blase, eine Miktion und damit eine Beurteilung der Urethra zu erreichen. Kameraaufnahme beim weiblichen Patienten in a.p., beim männlichen Patienten in Schräglage: Abb. **16**, Abb. **17**, Abb. **18**. Beim männlichen Säugling mit Urethralklappe verlangt die Untersuchung allerdings viel Geduld, bis eine Entleerung erfolgt, jedoch ist dies die einzige Möglichkeit, ohne Zerstörung einer Klappe diese darzustellen.

Miktionszystourethrogramm mittels Katheterisierung

Verwendet wird hierzu ein Balloneinmalkatheter zur Instillation eines 30%igen Kontrastmittels, bis Miktionsdrang angegeben wird. Meist werden zusätzlich weitere 20–30 ccm eingebracht, damit eine Prallfüllung erreicht wird. Nach Entfernung des Ballonkatheters schließt sich das Miktionsurethrogramm an.
Sowohl bei der Füllung der Blase als auch unter der Miktion ist eine kurzfristige Durchleuchtung anzuraten mit zumindest je einer Kameraaufnahme zur Dokumentation vor und während der Miktion sowie bei pathologischen Befunden mehrer Aufnahmen mit Darstellung der gefüllten Urethra; zum Schluß erfolgt Dokumentation des Restharns. Empfehlenswert ist bei positivem Reflux eine seitenentsprechende Schrägaufnahme zur Darstellung des Refluxwinkels und evtl. eines Divertikels.

Miktionsurethrogramm nach i.v. Urogramm

Die Urethradarstellung im Anschluß an eine hochdosierte Urographie, möglichst ohne vorherige Mineralwassergabe, ist eine Behelfsmethode. Die Indikation ist gegeben bei Kindern mit primärer Enuresis. Ist die Blase ausreichend kontrastdicht gefüllt, kann unter Durchleuchtungskontrolle die Miktion erreicht und damit die Urethra und evtl. Restharn bestimmt werden, auch ein evtl. pathologischer Miktionsmodus. Aussagen über einen Reflux sind mit dieser Methode so unsicher, daß sie nicht verwendet werden können.

Besonderheiten beim Miktionszystourethrogramm

Bei Mädchen wird in 27% bei der Miktion ein Reflux in die Vagina beobachtet (BRUNS u. BOCK 1969). Diese Tatsache hat keine pathologische Bedeutung und weist überdies auf die Problematik von pathologischen Befunden im Spontanurin bei Mädchen hin (Abb. **19**).
Bei jungen männlichen Säuglingen findet sich bei der Kontrastmittelfüllung der Blase nicht selten ein sog. Blasenohr, das ein- oder beidseits vorhanden sein kann. Es handelt sich um eine Ausstülpung der in diesem Alter besonders leicht deformierbaren Blasenwand in einen noch offenen Leistenkanal. Je nach intraabdominalem Druck, so z.B. beim Schreien, können sich diese Blasenohren pseudopodienartig deformieren. Diese Blasenohren bilden sich nach etwa einem Jahr spontan zurück (Abb. **20**).
Nicht selten kommt es bei jungen Säuglingen oder Kleinkindern während eines i.v. Urogramms zu einer spontanen Miktion. Im Liegen fließt dann der kontrastmittelenthaltende Urin nach dorsal und sammelt sich über den Nates und dem Rücken. Es handelt sich also um extrakorporales Kontrastmittel, wie Abb. **21** zeigt.

Darstellung des Sinus urogenitalis
(Genitogramm)

Bei Verdacht auf Mißbildung des Genitale bzw. Intersexualität ist eine Zystovaginographie angezeigt (BENZ u. WILLICH 1974). Beim Vorliegen eines Sinus urogenitalis ist mit multiplen Variationsmöglichkeiten zu rechnen. Die Darstellbarkeit des Sinus ist abhängig vom Winkel des Zusammenflusses von Urethra und Vagina: Besteht ein rechter Winkel, so wird man beim Katheterisieren immer in die Vagina, umgekehrt beim spitzwinkligen Zusammenfluß meist in die Blase gelangen. Erstrebenswert ist die Darstellung der beiden Hohlräume mit verschiedener Kontrastdichte. Dabei kann man die Blase durch intravenöse Injektion auffüllen und nach 14 Min. eine erste Aufnahme durchführen. Die anschließende retrograde Füllung des Sinus mit konzentriertem Kontrastmittel, bei gleichzeitigem Versuch, eine Miktion zu erreichen, ergibt ein Optimum an

142 Spezielle urologische Diagnostik

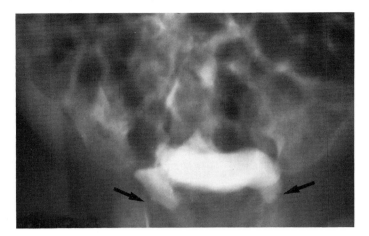

Abb. 20 Blasenohren bei 4 Wochen altem Säugling (→)

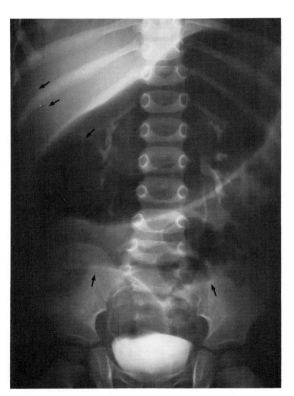

Abb. 21 Kontrastmittel extrakorporal über Nates und in Projektion über Leberschatten: Kleinkind entleert während der Untersuchung teilweise den Blaseninhalt (→)

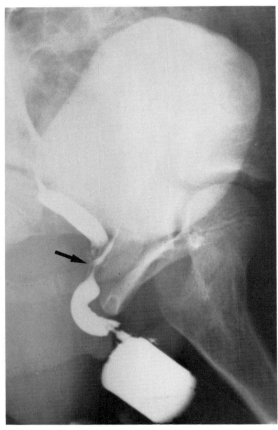

Abb. 22 Sinus urogenitalis: Blasenfüllung durch i.v. Injektion, Sinusdarstellung retrograd: Darstellung der Konfluenz (→)

röntgenologischer Diagnostik. Mit dieser kombinierten Methode des prograden Urethrogramms und der retrograden Vaginographie ist ein Konfluenz genau zu definieren (Abb. **22**).

Kolpographie

Bei klinischem Verdacht auf Hydro- oder Hämatokolpos oder Hydrometrokolpos ist die röntgenologische Darstellung der Vagina meist nicht notwendig, da schon aus dem i.v. Urogramm die Vermutungsdiagnose gestellt werden kann: Im a.p.-Strahlengang erkennt man eine Ektasie der Nieren und Harnwege, meist mit Lateralisation der Ureteren. Die Blase ist meist nach einer Seite disloziert und im seitlichen Strahlengang nach ventral verlagert, in manchen Fällen sichelartig deformiert (REED u. GRISCOM 1973). Eine Füllung der maximal ausgeweiteten Vagina gelingt meist nicht, da Blutkoagel oder Sekret sich beim Einführen des Katheters entleeren (Abb. **23**).

Kombinierte genitouroanorektale Mißbildungen machen eine sehr differenzierte Röntgendiagnostik notwendig. Es sollte unter allen Umständen vermieden werden, daß vorgängig eine Darmdarstellung mittels Bariumkontrast durchgeführt wird, da sonst jede weitere subtile Diagnostik verbaut ist. Um die einzelnen Hohlräume, die u.U. durch angeborene Fistelgänge miteinander verbunden sind, darzustellen, genügt es, verschieden konzentrierte Kontrastmittel zu verwenden bzw. die Blasenfüllung durch intravenöse Injektion zu erreichen, während bei der Sondierung der Fistelgänge konzentriertes Kontrastmittel verwendet wird. Abb. **24** zeigt eine supralevatorische Darmatresie mit Fistel zur Blase und Uterus bicornis bei gemeinsamer Öffnung von Urethra und Vagina im Sinne eines Sinus urogenitalis (Abb. **24** und Skizze nach SANTULLI u. Mitarb. 1970).

Darstellung eines Urachus persistens

Von den verschiedenen Variationen des Urachus persistens sind nur die wenigsten röntgenologisch zu erfassen. Hier gehört die Priorität eindeutig der Ultraschalluntersuchung. Bei einem Säugling mit anhaltend nässendem Nabel kann ein Urachus persistens vorliegen, der sowohl zum Nabel als auch zur Blase offen ist. Differentialdiagnostisch muß jedoch auch an einen persistierenden Ductus omphalo-entericus gedacht werden. Die Sondierung einer meist nicht oder nur schwer einsehbaren Öffnung gelingt am besten mit einer Knopfkanüle, die weit in den Nabelgrund vorgeschoben wird und dann mit 30%igem Kontrastmittel unter Druck und Auffangen des herauslaufenden Kontrastmittels gefüllt wird. In Fällen mit nach oben offenem Urachus ist ein sackförmiges Gebilde an der vorderen Bauchwand darstellbar. Ein persistierender Urachus mit Kontinuität nur zur Blase kann urographisch mit seitlicher Aufnahme nachgewiesen werden (Abb. **25a** u. **b**). Meist handelt es sich jedoch um einen Urachussack, der weder nach oben noch nach unten offen ist und dann nur sonographisch zu diagnostizieren ist. Eine anschließende perkutane Punktion und Darstellung mittels Kontrastmittel erübrigt sich in den meisten Fällen.

Stellenwert der Röntgenuntersuchung und additiver/alternativer Diagnostik

Ultraschalluntersuchung

Die Ultraschalluntersuchung kann bezüglich der röntgenologischen urologischen Diagnostik im Kindesalter sowohl additiv als auch alternativ eingesetzt werden. Eine sichere Diagnose ist aber ohne Röntgenuntersuchung meist nicht möglich. Die Röntgenuntersuchung kann aber in Kenntnis der Sonographie variiert werden und so mitunter beträchtliche Abkürzung der Untersuchung oder Strahleneinsparung bedeuten. Als eine echte alternative Untersuchung gilt der Ultraschall in Fällen der postoperativen Kontrolle, wenn über Abflußverhältnisse im Harntrakt eine Aussage verlangt wird. Eine weitere echte Alternative ist der Ultraschall in Fragen der Restharnbildung bei neuropathischer Blase; hier kann die 6monatige Kontrolle lediglich mit der beliebig häufig wiederholbaren Sonographie durchgeführt werden. Eine der Röntgenuntersuchung überlegene Aussage vermag der Ultraschall im Hinblick auf die Frage »stumme« Niere oder Aplasie zu geben. Eine sichere Auskunft bringt die Sonographie in Fragen von zystischer und solider Raumforderung; ebenso im Hinblick auf Parenchymbrückenbildung bei vermuteter Hufeisenniere. In einer vergleichenden Studie zwischen Urographie und Sonographiebefund fanden TRÖGER u. Mitarb. (1977) eine 92,3%ige Übereinstimmung (s. auch Kap. Ultraschall).

Isotopenuntersuchung

In der Praxis der Kinderurologie hat die nuklearmedizinische Untersuchung je nach Klinik und Möglichkeit unterschiedliche Bedeutung. Die Isotopenuntersuchung ist wichtig in der Funktionsdiagnostik und erlaubt z.B. durch seitengetrennte Clearance die Entscheidung über die Operationswürdigkeit einer Niere. Bei der Isotopenmiktions-

144 Spezielle urologische Diagnostik

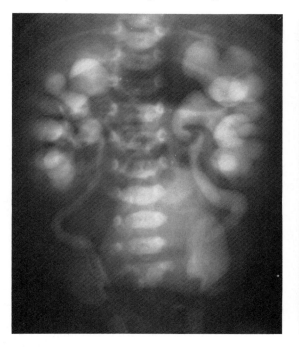
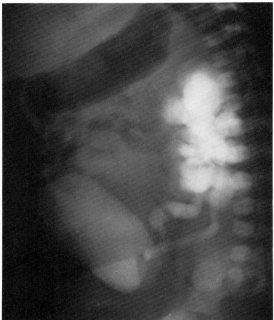

Abb. 23 Intravenöses Urogramm bei Neugeborenem mit Hämatokolpos, ap. (links) und seitlich (rechts); s. auch Zeichnung; B = Blase, N = Nieren, HK (gestrichelte Linie) = Raumforderung durch Hämatokolpos

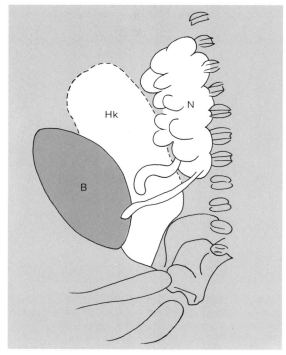

Urologische Röntgendiagnostik beim Kind 145

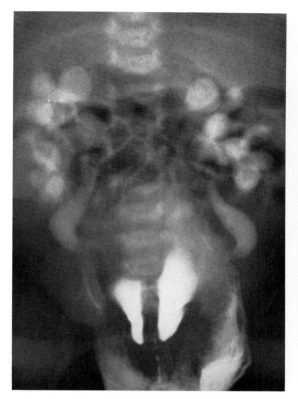
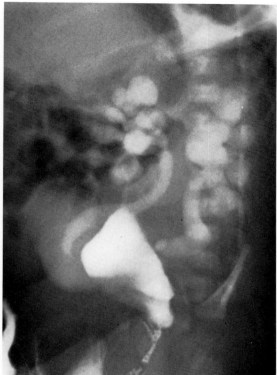

Abb. 24 Sinus urogenitalis mit Uterus bicornis (links) und Rektumatresie (rechts) sowie Fistel vom Rektum zum Sinus und damit zur Blase (Rektum und Fistel hier nicht dargestellt); s. auch Zeichnung; B = Blase, R = Rektum, dazwischen Uterus bicornis

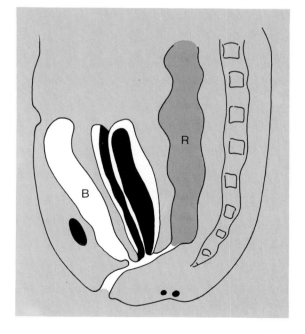

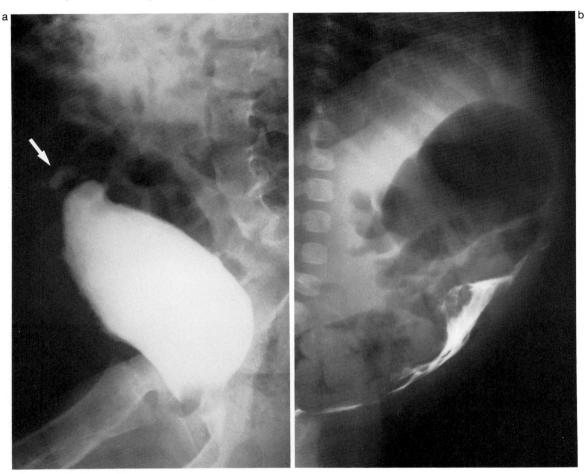

Abb. 25 a Kleiner Urachusrest am kranialen Blasenende b Urachus persistens: vom Nabel aus gefüllt

zystographie fehlen die feinere Differenzierung und Erkenntnisse über Blasenwandveränderung und kleinere Blasendivertikel. Eine Diagnostik der Urethra ist nicht möglich.

Angiographie

Die Übersichtsaortographie und die selektive Nierenangiographie zeigen z. Z. eine deutlich rückläufige Tendenz ihres Anwendungs- und Indikationsbereiches. Ihr Stellenwert hat sich in jüngster Zeit verschoben, Ultraschalldiagnostik und Computertomographie sind einfachere und nichtinvasive Methoden und werden der Angiographie vorangestellt, letztere ist meistens dadurch ersetzbar.

Kavographie

Die untere Kavographie als eine Variante der i. v. Urographie (s. S. 136) ist dagegen eine zunehmend häufiger angewandte Technik, besonders in Fällen mit Verdacht auf Nierentumor.

Computertomographie

Eine besondere Schwierigkeit der Computertomographie zur Abgrenzung und Beurteilung parenchymatöser Körperorgane sowie von Zysten und Tumoren bei Kindern ist durch die Notwendigkeit der völligen Ruhestellung des Patienten gegeben. Atembewegungen, Pulsschlag und Peristaltik beeinträchtigen die Bildqualität, auch bei den jetzt möglichen sehr kurzen Abtastzeiten von 4,5 s und darunter. Eine starke Sedierung oder Narkose ist deshalb notwendig. Bei Verdacht auf tumorösen Nierenprozeß und nicht eindeutiger Diagnostik im i. v. Urogramm ist diese aufwendige Untersuchung dann hilfreich, wenn mit den übrigen hier beschriebenen Verfahren eine genügende Abklärung nicht möglich ist (KUHN 1979). Sie wird aber auf wenige Indikationen beschränkt sein. Auch hier sollte die Strahlenbelastung nicht außer acht gelassen werden.
Die Reihenfolge der diagnostischen Untersuchung in der Kinderurologie ist nicht eindeutig festzule-

gen. Sie wird je nach Klinik und apparativer Möglichkeit unterschiedlich sein. In einer Liste über die zeitliche Reihenfolge der Untersuchungen steht die Sonographie an erster Stelle, obwohl sie nicht als Screening-Methode angesehen werden kann. Es folgen die konventionellen Röntgenuntersuchungen (i. v. Urographie mit entsprechenden Zusatzmethoden und Miktionszystourethrogramm). Die von vielen Autoren gemeldete große diagnostische Trefferquote des CT kann nicht dazu führen, daß sie an den Anfang der Diagnostik gestellt wird. Sie erfolgt zeitlich nach den konventionellen Röntgenuntersuchungen und hat aufgrund dieser vorangegangenen Untersuchungsergebnisse den Vorteil, daß durch diese Kenntnis beim CT die Schnitte gezielt gelegt werden können.

Literatur

Benz, G., E. Willich: Radiologische Aspekte der Kindergynäkologie. Fortschr. Med. 92 (1974) 635–640
Berdon, W. E., D. H. Baker: The significance of a distended bladder in the interpretation of intravenous pyelograms obtained on patients with »hydronephrosis«. Amer. J. Roentgenol. 120 (1974) 402–409
Braune, M., Kl.-D. Ebel: Die »streifige Zeichnung« der oberen Harnwege im Röntgenbild. Fortschr. Röntgenstr. 107 (1967) 752–757
Bruns, H. A., P. Bock: Cystographie und Miktionsurethrographie im Kindesalter. Mschr. Kinderheilk. 117 (1969) 488–495
Caffey, J.: Pediatric X-ray Diagnosis, 7th ed., 2 Bände. Year Book Med. Publ. Chicago 1978
Dunbar, J. S., M. B. Nogrady: The calyceal crescent – a roentgenographic sign of obstructive hydronephrosis. Amer. J. Roentgenol. 110 (1970) 520–528
Ebel, Kl.-D., E. Willich: Die Röntgenuntersuchung im Kindesalter. Springer, Berlin 1979
Eklöf, O., C. Hugosson: Metrizamide as contrast medium in childhood urographies. A preliminary report. Ann. Radiol. 22 (1979) 195–197
Eklöf, O., E. Mäkinen: Ektopic ureterocele. Pediat. Radiol. 2 (1974) 111–120
Fowler, R., F. Jensen: Percutaneous antegrade pyelography in small infants und neonates. Brit. J. Radiol. 48 (1975) 987–992
Friedland, G. W., L. Forsberg: Striation of the renal pelvis in children. Clin. Radiol. 23 (1972) 58–60
Günther, R., P. Alken: Perkutane Nephropyelostomie bei Kindern. Fortschr. Röntgenstr. 130 (1979) 586–589
Hahn, K., in: Pädiatrische Nuklearmedizin, Bd. 1, hrsg. von K. Hahn. Verlag Kirchheim, Mainz 1979 (S. 77–84)
Kosenow, W.: Einfache Methode zur Verbesserung der Ausscheidungsurogramme bei Säuglingen und Kleinkindern. Mschr. Kinderheilk. 103 (1955) 407–409
Kuhn, J. P.: Computed Tomography as an Adjunct to Excretory Urography in Renal and Perirenal Disease. Vortrag: 16th Meeting ESPR, Köln Mai 1979
Lachman, R. S., R. R. Lindstrom, F. M. Hirose: The »Septation Sign« in multicystic kidney. Pediat. Radiol. 3 (1975) 117–119
Martin, D. J., N. T. Griscom, E. B. D. Neuhauser: A further look at the total body opacification effect. Brit. J. Radiol. 45 (1972) 185–192
Omogbehin, B., E. Willich: Suprapubic micturition cystourethrography in infancy and childhood. Pediat. Radiol. 3 (1975) 20–23
Reed, M. H., N. T. Griscom: Hydrometrocolpos in infancy. Amer. J. Roentgenol. 118 (1973) 1–13
Santulli, Th., W. B. Kiesewetter, A. H. Bill: Anorectal anomalies: A suggested international classification. J. Pediat. Surg. 3 (1970) 281–289
Tröger, J., D. Weitzel, E. Straub: Ultraschalldiagnostik: eine zuverlässige Methode zur Untersuchung der Nierenmorphologie im Kindesalter. Akt. Urol. 8 (1977) 79–89
Williams, I.: Handbuch der Urologie, XV. Supplement: Urology in Childhood. Springer, Berlin 1974

Nuklearmedizin

P. Georgi

Durch die Möglichkeit, Metabolite oder Precursor des Stoffwechsels sowie standardisierte Testsubstanzen radioaktiv zu markieren, können durch externe Messung der emittierten Gammastrahlung Funktionsaussagen von Organen oder auch von bestimmten Organregionen gemacht werden. Da in der Regel eine hochspezifische Markierung mit Radionukliden möglich ist und ionisierende Strahlung mit sehr empfindlichen Nachweisgeräten gemessen werden kann, können diese Untersuchungen meistens mit Substanzmengen durchgeführt werden, die keine pharmakologischen Wirkungen zur Folge haben. Durch den Einsatz besonders kurzlebiger Radioisotope, die beim Kernzerfall lediglich Gammaquanten emittieren, ist es möglich, die mit der Untersuchung verbundene Strahlenbelastung so niedrig zu halten, daß sie in der gleichen Größenordnung liegt wie die entsprechender Röntgenuntersuchungen.

Radioaktiv markierte Substanzen, die durch eine spezifische Stoffwechselleistung in bestimmten Organzellen angereichert werden und in diesen über einen längeren Zeitraum verbleiben, gestatten es, morphologische Strukturen des jeweiligen Organs aufgrund des Verteilungsmusters des Radiopharmakons darzustellen (morphologische Diagnostik oder statische Szintigraphie). Werden dagegen die radioaktiven Tracer nicht nur durch eine spezifische Zelleistung aufgenommen, sondern in einem kürzeren Zeitraum auch wieder ausgeschieden, können aus dem zeitlichen Verlauf des Speicherverhaltens Rückschlüsse auf den Funktionszustand des Organparenchyms gemacht werden (Funktionsdiagnostik oder Funktionsszintigraphie; Tab. **1**).

Nierenfunktionsdiagnostik

Prinzip

Die An- und Abreicherung renotroper, radioaktiv markierter Substanzen werden mittels externer Detektoren über der Nierenregion gemessen. Das Ausmaß und die Geschwindigkeit der Speicherung ermöglichen Rückschlüsse auf den Nierenfunktionszustand. Durch die getrennte Messung über beiden Nieren ist ein quantitativer Seitenvergleich möglich. Die bei diesen Untersuchungen vorliegenden extrarenalen und intrarenalen Funktionsabläufe sind einem Zwei- und Mehrkompartmentmodell zuzuordnen (BLAUFOX 1972). Das heute für die Nierenfunktionsszintigraphie am meisten verwendete Radiopharmakon, das radiojodmarkierte Hippurat (OJH), wurde 1960 von NORDYKE eingeführt. Die Ausscheidung erfolgt ähnlich der der Paraaminohippursäure (PAH). Etwa 80% der OJH werden durch tubuläre Sekretion und ca. 20% durch glomeruläre Filtration ausgeschieden. Bei einer Passage werden etwa 92% der OJH aus dem Blut von der Niere extrahiert (HECKING u. Mitarb. 1975). Im Gegensatz zur PAH (39%) sind ca. 70–80% der OJH an Plasmaproteine gebunden, ca. 20% dringen reversibel in Erythrozyten ein. Die Ausscheidung von OJH und PAH ist daher nicht identisch (LINGÅRDH 1972). So liegt der Quotient Cl_{OJH}/Cl_{PAH} im Mittel bei 0,84 (HÖR u. PABST 1976). Eine entsprechende Korrektur ist zu berücksichtigen, wenn mit Hilfe der OJH der effektive renale Plasmafluß (ERPF) zur Berechnung der Filtrationsrate (FR) bestimmt werden soll.

Markiertes Hippurat wird in den proximalen Tubuluszellen in den ersten 45 Sekunden nach der Applikation angereichert, danach kommt es zu einer schnellen Ausscheidung in das Lumen des distalen Tubulus (WEEDEN u. JERNOV 1968). Da bis zu 2 Minuten nach der i.v.-Injektion OJH nicht aus den Nieren eliminiert wird, kann durch den Seitenvergleich der Radioaktivitätsaufnahme zwischen 30 und 120 Sekunden p.i. der prozentuale Anteil der beiden Einzelnieren berechnet werden (BRITTON u. BROWN 1968, OBERHAUSEN u. ROMAHN 1968). Der wichtigste Parameter zur quantitativen Beurteilung der Nierenfunktion ist die Bestimmung der glomerulären Filtrationsrate (GFR). Da die hierfür gebräuchliche Standardsubstanz Inulin nicht stabil mit einem gammastrahlenden Radionuklid zu markieren ist, werden für die nuklearmedizinischen Untersuchungen ersatzweise markierte Chelatbildner wie z.B. ^{51}Cr-EDTA (Äthylen-diamin-tetra-Essigsäure) oder das radiojodmarkierte Röntgenkontrastmittel ^{125}J-Jodthalamat verwendet (BARBOUR u. Mitarb. 1976, SIGMAN u. Mitarb. 1966). Da die ^{51}Cr-EDTA-Clearance etwas geringer ist als die des Inulins, wird von LINGÅRDH (1972) für die Be-

Tabelle 1 Radiopharmaka für die In-vivo-Diagnostik

Radiopharmakon	Energie (keV)	Physikal. HWZ (h, d)	Effektive HWZ* (h, d)	Krit. Organ Energiedosis (mrad/mCi) bzw. (μGy/MBq)	Untersuchungs-verfahren
^{54}Cr-EDTA	320	27,7 d		Niere 10 (2,7)	GFR
^{67}Ga-Citrat	93/185/299[+]	78,3 h	21,7 h (100%)	Dickdarm 900 (243) Kno-Mark 509 (138)	posit. Tumor- u. Entzündungsszintigraphie
^{99m}Tc-DTPA	141	6,0 h	1,3 h (73%); 4,6 h (27%)[++]	Niere 16 (4,3)	GFR, Angioszintigraphie
^{99m}Tc-DMSA	141	6,0 h	2,0 h (85%); 6,0 h (15%)[++]	Niere 750 (203)	stat. Nierenszintigraphie
^{99m}Tc-Pertechnetat	141	6,0 h	5,4 h (100%)	Thyreoidea 340 (92)	Angioszintigraphie
^{99m}Tc-S-Kolloid	141	6,0 h	6,0 h (100%)	Leber 340 (92)	Leberszintigraphie, Abstoßung NTPL
^{99m}Tc-MDP	141	6,0 h	6,0 h (100%)	Knochen 40 (10,8)	Knochenszintigraphie
^{111}In-EDTA	245/171[+]	2,83 d		Niere 300 (81)	GFR
^{123}J-OJH	159	13,2 h	0,29 h (80%), 0,93 h (17%); 4,78 h (3%)[++]	Niere 24 (6,5)	NFS, ERPF
^{131}J-OJH	364	8,04 d	0,30 h (80%); 0,99 h (17%); 7,22 h (3%)[++]	Niere 100 (27)	NFS, ERPF
^{131}J-Cholesterol	364	8,04 d	1,2 d (40%), 2,9 d (35%); 7,8 d[++] (25%)[**]	N-Nieren 49 000 (13 240)	Nebennierenszintigraphie
^{197}Hg-Chlormerodrin	77	64,1 h	0,99 h (10%); 5,5 h (53%); 1,93 d (10%); 2,57 d[++] (17%)	Niere 12 000 (3240)	stat. Nierenszintigraphie

* $\frac{1}{\text{HWZ eff.}} = \frac{1}{\text{HWZ phys.}} + \frac{1}{\text{HWZ biol.}}$ Lit.: Kaul, A., H.D. Roedler, G.J. Hine: Internal absorbed dose from administered radiopharmaceuticals in Medical Radionuclid Imaging, vol. II. IAEA, Vienna 1977 (p. 423)
** Lit.: Icc, R.D., L.T. Kircos, J.I. Coffey: Radiation dosimetry of 6–131 J-Jodomethyl-19-norcholesterol, Radiopharmaceutical Dosimetry Symposium 1976 Public Health Service 1976 (p. 246)
[+] 2 bzw. 3 Gammalinien
[++] unterschiedliches biologisches Verhalten in den verschiedenen Verteilungsräumen

rechnung der glomerulären Filtrationsrate ein Korrekturfaktor von 1,099 angegeben. Als Ursache für diesen Unterschied wird sowohl die Möglichkeit einer geringen tubulären Rückresorption als auch eine Bindung des markierten Chelats an die Blutzellen angesehen.

Methodische Grundlagen

Für den Nachweis der von dem Radionuklid emittierten Gammaquanten werden in der Nuklearmedizin nahezu ausschließlich Detektoren verwendet, die auf das Prinzip des Szintillationszählers zurückzuführen sind. Bei diesem werden in einem NaJ(T1)-Kristall durch Gammaquanten Lichtblitze erzeugt, die mit Hilfe eines Photomultipliers in meßbare Stromimpulse umgewandelt werden.

Nierenfunktionsszintigraphie (NFS)

Isotopennephrographie (ING)

Für die Registrierung der Zeitaktivitätskurven wird über jeder Niere eine Meßsonde positioniert, die mit einem zylindrischen oder der Nierenform angepaßten Bleikollimator versehen ist. Zur Registrierung der zeitlichen Durchschnittswerte einer Impulsfolge werden Analogratemeter verwendet, an die ein Kurvenschreiber angeschlossen ist.
Die gleichzeitige Registrierung des Radioaktivitätsspiegels über der Blase und dem rechten Infraklavikularbereich ermöglicht eine zusätzliche Information über die Ausscheidung bzw. die Untergrundaktivität (O'Reilly u. Mitarb. 1979). Eine exakte Positionierung der Sonden über den Nieren anhand vorliegender Röntgenbilder oder einer vorausgehenden Injektion eines anderen renotropen Radiopharmakons, wie z.B. ^{99m}Tc-DMSA, ist eine unabdingbare Voraussetzung für eine sichere Beurteilung der Isotopennephrographie.

Nierensequenzszintigraphie

Wird anstelle der Einzelsonden eine Gammakamera mit ausreichend großem Gesichtsfeld verwendet, können die Radioaktivitätsan- und -abreicherung sowohl in beiden Nieren als auch in der Blase gleichzeitig untersucht werden. Bei einer Untersuchungsdauer von 20–30 Minuten kann man den für die Funktionsbeurteilung der Niere wesentlichen Zeitraum der Radioaktivitätsverteilung mit Hilfe einer Serie von Szintiphotos dokumentieren. Von besonderer Bedeutung ist hierbei die Aussage über die Geschwindigkeit des intrarenalen Transports der Radiopharmaka und ihre Ausscheidung aus dem Nierenbeckenkelchsystem. Ist die Gammakamera mit einem Computersystem gekoppelt, wird die Information zusätzlich gespeichert. Mit Hilfe der »regions-of-interest-(ROI-)-Technik« ermöglicht dieses Verfahren, Zeitaktivitätskurven nicht nur von jeder Einzelniere exakt darzustellen, sondern auch von Teilbereichen der Niere oder anderen, beliebig zu wählenden Regionen. Die Festlegung der regions of interest erfolgt anhand der auf dem Bildschirm des Rechners dargestellten szintigraphischen Aufnahme mittels digitaler Festlegung der Koordinaten des Areals oder besser mit Hilfe einer elektronischen Markierungseinrichtung (z. B. light pen). Im letzteren Falle können die regions willkürlich geformt werden, so daß eine exakte Organabgrenzung im Szintigramm möglich wird.

Kurvenanalyse der Nierenfunktionsszintigraphie

Die nach i.v.-Gabe von OJH über gesunden Nieren registrierten Kurven zeigen einen charakteristischen Verlauf, der in 3 Phasen unterteilt wird (Abb. **1**). Der schnelle initiale Anstieg innerhalb der ersten 10–30 Sekunden (Phase I) ist nicht allein von der Durchblutung der Nieren, sondern von vielen Faktoren wie dem An- und Abtransport über renovaskuläre, extravaskuläre und pararenale Gefäß- und Parenchymkompartments abhängig. So befindet sich am Ende der Phase I mehr als die Hälfte der über der jeweiligen Niere gemessenen Radioaktivität bereits im Nephron. Der zweite, langsamer verlaufende Kurvenanstieg bis zum Erreichen des Maximums nach 2–5 Minuten p.i. (Phase II) spiegelt im wesentlichen die tubuläre Sekretion wider. Der Phase III, dem exkretorischen Kurvenanteil, wird von MEADE u. Mitarb. (1968) die meiste Bedeutung zugeschrieben.

Die wichtigsten exogenen Faktoren, die bei Nierengesunden den Kurvenverlauf der OJH-Ausscheidung beeinflussen, sind: Prämedikation mit Diuretika und vasoaktiven Substanzen, Applikation nierengängiger Röntgenkontrastmittel bis zu 24 Stunden vor der Nierenfunktionszintigraphie und bei der Isotopennephrographie die falsche

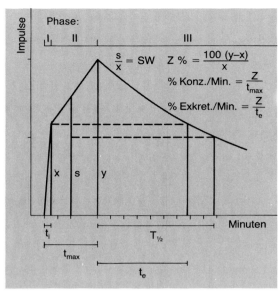

Abb. 1 Auswertungsverfahren der Isotopennephrographiekurven.

t_i = Dauer der Initialphase (I) (Norm: 10–30 Sekunden),
t_{max} = Zeit bis zum Erreichen des Sekretionsmaximums (Norm: 3–5 Minuten),
t_e = Dauer der Exkretionszeit (Norm: 5–15 Minuten),
$T_{1/2}$ = Halbwertszeit der Radioaktivitätsausscheidung (Norm: 5–7 Minuten),
SW = Sekretionswert (Norm: > 1,25),
% Konz./Min. = prozentuale Konzentrationsleistung (Norm: 21+10),
% Exkret./Min. = prozentuale Exkretionsleistung (Norm: 17+9)

Detektorpositionierung insbesondere bei dystopen Nieren und Nephroptosen sowie unterschiedlich empfindliche Meßsonden. Folgende endogene Faktoren zeigen Auswirkungen auf die Nierenfunktionsszintigrahie: atypisches Nierenbeckenkelchsystem, Tonusveränderungen im ableitenden Harnsystem und ungenügende Hydratation (Urinflußrate unter 5 ml pro Minute). Da auf der einen Seite viele exogene und endogene Faktoren den Kurvenverlauf beeinflussen, auf der anderen Seite aber gering eingeschränkte Funktionsänderungen die Nierenfunktionsszintigraphie nicht verändern, ist der diagnostische Wert dieser Untersuchung in den letzten Jahren zunehmend stärker angezweifelt worden (HECKING u. Mitarb. 1975).

Bei pathologisch veränderter Nierenfunktionsszintigraphie lassen sich die Kurvenverläufe in 3 Grundtypen unterteilen (Abb. **2**):
1. Stauungstyp,
2. Isosthenurietyp,
3. Nephrektomietyp.

Bei den meisten Erkrankungen werden jedoch

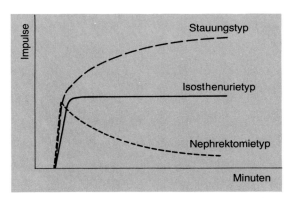

Abb. 2 Pathologische Grundtypen der Isotopennephrographie

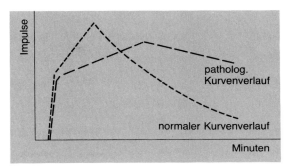

Abb. 3 Typische Veränderung des Kurvenverlaufs bei Nierenfunktionsstörung

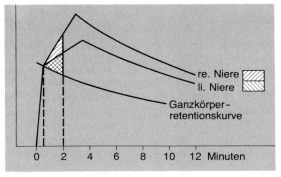

Abb. 4 Seitengetrennte Nierenfunktionsuntersuchung nach Oberhausen

Kurven erhalten, deren Verlauf zwischen den beiden zuerst genannten Formen liegt: während die Phase II abgeflacht und das Maximum somit verspätet erscheint, zeigt die Phase III einen angehobenen Kurvenschenkel (Abb. 3). Ursache hierfür kann sowohl eine tubuläre Schädigung im Rahmen einer Nierenerkrankung, eine primär reduzierte Durchblutung mit konsekutiver Parenchymschädigung, aber auch eine Hydropenie sein. Im Einzelfall ist es also nicht möglich, anhand der Kurven die verschiedenen Ursachen der pathologisch veränderten Nierenfunktionsszintigraphie zu erkennen (CLORIUS u. Mitarb. 1977).

Bestimmung des seitengetrennten Funktionsanteils

Für die Berechnung der seitengetrennten Funktionsanteile beider Nieren aus der Phase II der Zeitaktivitätskurve ist eine Korrektur zur Eliminierung der zwangsläufig miterfaßten extrarenalen Radioaktivität erforderlich (ROHLOFF u. Mitarb. 1977). Nach dem von BRITTON u. BROWN (1968) entwickelten CABBS-Verfahren (Computer Assisted Blood Background Subtraction) ist hierfür eine zusätzliche Applikation eines intravasal verbleibenden Radiopharmakons erforderlich, während nach der von OBERHAUSEN (1971) entwickelten Methode lediglich die Ganzkörperretentionskurve der OJH in das Koordinatensystem so gelegt wird, daß sie die NFS-Kurve am Anfangspunkt der Phase II (bzw. nach 30 Sekunden) schneidet. Der Funktionsanteil beider Nieren wird aus den Integralen unter den so korrigierten Kurven bis zu 120 Sekunden p.i. bestimmt (Abb. 4). Bei der Gradientenmethode in Anlehnung an PIXBERG u. Mitarb. (1971), die auf eine Untergrundkorrektur verzichtet, wird der Funktionsanteil von rechter und linker Niere aus dem Kurvenanstieg zwischen der 30. und 120. Sekunde mit Hilfe einer linearen Regression ermittelt.

Bei den genannten Verfahren bleiben jedoch die durch eine unterschiedliche Meßgeometrie bedingten Fehler bei verschieden tiefliegenden Nieren (z.B. Nephroptose) unberücksichtigt. Da eine Korrektur nur durch Aufnahmen sowohl in anteriorer als auch in posteriorer Projektion möglich ist, sind hierzu simultane Messungen mit mehreren Detektoren oder Untersuchungen mit Radiopharmaka erforderlich, die neben einer hohen renalen Akkumulation eine minimale Ausscheidung aufweisen, so daß die Aufnahmen bei konstantem Speicherverhalten nacheinander erfolgen können. Wegen der günstigeren physikalischen Eigenschaften wird hierfür ^{99m}Tc-Dimerkaptosuccinat (DMSA) gegenüber ^{197}Hg-Chlormerodrin bevorzugt eingesetzt (MARISS u. THIEDE 1977, TAYLOR u. Mitarb. 1978). Durch die sonographische Messung der Nierentiefe ist eine weitere Korrekturmöglichkeit durch die Berechnung der unterschiedlichen Gewebsabsorption gegeben.

Funktionsszintigraphie mit ^{99m}Tc-DTPA

Um bei der Funktionsszintigraphie eine bessere Detailerkennbarkeit infolge besserer Zählstatistik zu erhalten, wird die Untersuchung heute häufig mit ^{99m}Tc-DTPA (Di-äthylen-tri-amin-penta-Essigsäure) durchgeführt. Hierzu werden in der Regel 50 μCi (1,85 MBq) pro Kilogramm Körpergewicht des nahezu ausschließlich glomerulär filtrierten Radiopharmakons appliziert. Bei sonst gleichem Untersuchungsablauf wie bei der Funktionsszintigraphie mit OJH ist es aufgrund der höheren Impulsausbeute möglich, in der Frühphase Szintiphotos im Sekundenbereich anzufertigen und so eine bessere morphologische Aussagemöglichkeit über die Durchblutungsphase zu erhalten. Aufgrund der langsameren Ausscheidung und der erhöhten Untergrundaktivität in benachbarten Organen wie Milz und Leber ist oft eine Berechnung des seitengetrennten Filtrationsanteils entsprechend der OJH-Untersuchung nicht möglich. In der Praxis wird daher der Funktionsanteil von rechter und linker Niere nur anhand der Hippuratuntersuchung bestimmt. Durch die Dekonvolutionsanalyse scheint die computerunterstützte Auswertung der mit radioaktiv markiertem DTPA durchgeführten Nierenfunktionsszintigramme an Bedeutung zu gewinnen; die von DIFFAY u. Mitarb. (1976) mit dieser Methode errechneten mittleren renalen Transitzeiten betragen bei Gesunden 3,0 ± 0,5 Minuten. Nach einer getrennten Darstellung von Parenchym und Nierenbecken kann mit diesem Verfahren eine parenchymale Retention von einer Obstruktion im Bereich des Nierenbeckenkelchsystems deutlicher unterschieden werden.

Harnexkretionstest

Durch die externe Messung der OJH-Ausscheidung über beiden Nieren ist keine absolute bzw. quantitative Aussage über die Nierenfunktion möglich. Eine zusätzliche Information gibt daher die Messung der ausgeschiedenen Radioaktivitätsmenge. Bei Diurese sind normalerweise innerhalb der ersten 15 Minuten ca. 50% der applizierten OJH im Urin zu finden. Eine Reduzierung auf 30% wird als eine mäßige und eine solche auf etwa 15% als eine schwere Funktionseinschränkung angesehen (PABST u. HÖR 1978). Hierbei darf nicht unberücksichtigt bleiben, daß das Ergebnis durch einen Restharn verfälscht sein kann oder aber auch bei einseitiger Nierenerkrankung durch die kompensatorische Überfunktion die kontralaterale Seite einen normalen Wert vortäuscht. Die Durchführung des Hippuratexkretionstests empfiehlt sich daher nur als Zusatzuntersuchung zur Isotopennephrographie bzw. zur Funktionsszintigraphie mit anschließender Restharnbestimmung.

Technik der Nierenfunktionsszintigraphie

30 Minuten vor der Untersuchung werden zur Erzielung einer ausreichenden Hydratation 10 ml Flüssigkeit pro Kilogramm Körpergewicht verabreicht. Vor der Untersuchung empfiehlt sich eine Entleerung der Blase. Nach Positionieren der Einzeldetektoren bei Rückenlage oder sitzender Position des Patienten werden streng intravasal 0,2 μCi (7,4 KBq) 131-J-OJH pro Kilogramm Körpergewicht appliziert. Die Zeitaktivitätskurven werden mit einem Papiervorschub des Schreibers von 1 cm pro Minute während einer Untersuchungszeit von 20–30 Minuten registriert. Zur Reduzierung der Strahlenbelastung der Schilddrüse bei eventueller Metabolisierung des Radiopharmakons infolge verzögerter Ausscheidung wird eine Blockierung der Schilddrüse mit Natriumjodid oder Perchlorat als notwendig angesehen (z.B. 50 Tropfen Irenat 30 Minuten vor Untersuchungsbeginn).

Zur Durchführung der Untersuchung mit der Gammakamera muß die applizierte Dosis auf 5 μCi (185 kBq) ^{131}J-OJH pro Kilogramm Körpergewicht erhöht werden. Bei der Verwendung von ^{123}J-OJH kann aufgrund der geringeren Strahlentoxizität dieses Radionuklids die Dosis auf 10–15 μCi (370–555 kBq) pro Kilogramm Körpergewicht erhöht werden. Neben der Speicherung der Daten im Computer empfiehlt es sich, in den ersten 5 Minuten je ein Bild und danach alle 3–5 Minuten weitere Szintiphotos anzufertigen. Bei verzögerter Ausscheidung des Radiopharmakons aus dem Nierenbeckenkelchsystem (NBKS) sollte zum Ende der Untersuchung nach Aufstehen des Patienten eine zusätzliche Spätaufnahme erfolgen, um eine nur lagebedingte Abflußverzögerung zu erfassen. Die Computerauswertung der Untersuchung erfolgt am Bildschirm des Rechners nach Festlegung der gewünschten »region of interest« (ROI). Neben beiden Nieren bzw. Teilbereichen derselben müssen zusätzlich korrespondierende Gewebsanteile zur Bestimmung der Untergrundaktivität festgelegt werden.

Clearance-Bestimmung mit Radiopharmaka

Die Verwendung radioaktiv markierter Clearance-Substanzen verbessert gegenüber den nichtmarkierten Testsubstanzen nicht nur den quantitativen Nachweis derselben im Serum und Urin, sondern schafft durch die Möglichkeit einer externen Messung auch die Voraussetzung für eine Untersuchung ohne Katheterisierung, einer kontinuierlichen Kontrolle des konstanten Blutspiegels bei der Dauerinfusion und für die Berechnung der seitengetrennten Funktionsanteile beider Nieren. Neben dem klassischen Clearance-Verfahren mit konstantem Blutspiegel kann unter der Voraussetzung, daß die intravenös applizierte Clearance-Substanz aus einem homogenen Verteilungsraum mit einer bestimmten Eliminationskonstante ausgeschieden wird, die Clearance auch nach einmaliger Applikation des Tracers berechnet werden (»Slope-Clearance«). Hierzu werden die gleichen Radiopharmaka wie bei den Funktionsuntersuchungen verwendet, wobei jedoch wegen der höheren Komplexstabilität das EDTA in der Regel nicht mit ^{99m}Tc, sondern mit ^{51}Cr oder ^{111}In markiert ist. Die renalen Clearancewerte der ^{131}J-o-Jodhippursäure und der markierten Chelatbildner sind niedriger als die bei der klassischen Clearance verwendeten Substanzen PAH und Inulin (s. S. 148). Zur Errechnung der Filtrationsfraktion aus glomerulärer Filtrationsrate und effektivem renalen Plasmafluß sind daher entsprechende Korrekturfaktoren (1,2 für OJH bzw. 1,099 für ^{51}Cr-EDTA) erforderlich. Aufgrund der systembedingten und methodischen Fehler wird daher empfohlen, die mit markierten Tracern durchgeführten Clearance-Verfahren als Clearance-ähnliche Methoden einzustufen, die somit auch nur Clearanceäquivalente Parameter liefern.

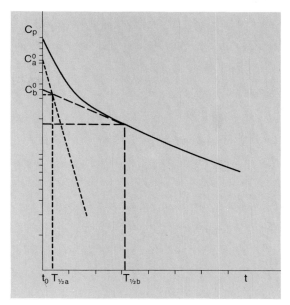

Abb. 5 Clearance-Bestimmung nach dem 2-Kompartment-Modell

Verfahren bei fallendem Plasmaspiegel-»Slope-Clearance«

Messung des Plasmaspiegels. Werden Substanzen nur über die Nieren ausgeschieden, so sind aus der Bestimmung der Geschwindigkeit des Radioaktivitätsabfalls im Serum Rückschlüsse auf die Nierenfunktion möglich (BRITTON 1975). Wird neben den renalen Eliminationsprozessen der Intravasalraum als einziges Kompartment (1-Kompartment-Modell) betrachtet, gilt für die Berechnung der Clearance folgende Formel:

$$Cl_{tot.} = k \cdot V_P$$

Die Eliminationskonstante (k) ergibt sich aus der Halbwertszeit ($T_{1/2}$) des Radioaktivitätsabfalls im Serum aus der Formel:

$$k = \frac{\ln 2}{T_{1/2}}$$

Das Verteilungsvolumen V_P wird aus der applizierten Aktivität (A_o) und der Anfangskonzentration (C^o_{KP}) bestimmt. Bei diesem Verfahren bleiben Austauschvorgänge zwischen Intra- und Extravasalraum unberücksichtigt. Werden diese in die Berechnung miteinbezogen (Abb. 5), so ergibt sich nach dem 2-Kompartment-Modell für die Berechnung der Clearance folgende Formel (PABST u. Mitarb. 1976):

$$Cl = \frac{A_o \cdot \ln 2}{C^o_a \cdot T_{1/2a} + C^o_b \cdot T_{1/2b}}$$

Hierbei bedeuten:
A_o = Menge der injizierten Radioaktivität,

C^o_a bzw. C^o_b = Radioaktivitätskonzentration zum Zeitpunkt t_o der schnellen (a) bzw. langsamen (b) Exponentialen,

$T_{1/2a}$ bzw. $T_{1/2b}$ = entsprechende Halbwertszeit.

Technik: Die Plasmaverschwindekurve (»disappearance curve«) wird durch Messung der Radioaktivitätskonzentration im Plasma zu verschiedenen Zeiten nach i.v.-Injektion von 0,2–0,5 µCi (7,4–18,5 kBq)/kg Körpergewicht ^{131}J-OHJ bzw. 0,5–2,0 µCi (18,5–74,0 kBq)/kg Körpergewicht ^{51}Cr-EDTA ermittelt. Während für die Berechnung des effektiven renalen Plasmaflusses nach dem 1-Kompartment-Modell 2 Blutentnahmen nach 7 und 17 Minuten p.i. ausreichend sind (RÖSLER 1967), wird von O'REILLY u. Mitarb. (1979) für die 2-Kompartment-Analyse die Entnahme von 8 Blutproben innerhalb 1 Stunde empfohlen. Bei der Bestimmung der glomerulären Filtrationsrate, insbesondere bei eingeschränkter Nierenfunktion, sind Blutentnahmen bis zu 4 Stunden, bei chronischer Niereninsuffizienz sogar bis zu 24 Stunden p.i. notwendig (HÖR u. PABST 1976).

Ganzkörpermeßverfahren. Bei der Ganzkörper-Clearance-Untersuchung nach OBERHAUSEN u. ROMAHN (1968) wird die Elimination der radioaktiv markierten Clearance-Substanzen aus dem teilabgeschirmten Gesamtkörper oder nach einer Modifikation von PIXBERG (1974) aus dem Schulterbereich bestimmt. Ein Austausch der Radioaktivität zwischen den einzelnen Verteilungsräumen beeinflußt daher das Meßergebnis nicht. Aus den pro Zeiteinheit durch die Nieren ausgeschiedenen Substanzmengen (–dm:dt) und der Radioaktivitätskonzentration im Plasma (C_p) kann die Clearance nach folgender Formel berechnet werden:

$$Cl = \frac{(-\frac{dm}{dt})}{C_P}$$

m = Gesamtkörperaktivität in μCi (MBq)
C_p = Plasmaaktivität in μCi (MBq)

Durch die gleichzeitige Applikation von ^{131}J-OJH und ^{111}In- bzw. ^{99m}Tc-DTPA ist eine simultane Bestimmung von glomerulärer Filtrationsrate und effektivem renalem Plasmafluß und somit die Berechnung der Filtrationsfraktion möglich.

Technik: Zur exakten Bestimmung der applizierten Radioaktivitätsmenge von 30 μCi (1,1 MBq) ^{131}J-OJH und/oder 200 μCi (7,4 MBq) ^{99m}Tc-DTPA wird die Spritze in definierter Meßgeometrie vor und nach der Injektion gemessen. Zur Registrierung der Ganzkörperretentionskurven werden 2 Meßsonden über der oberen bzw. unteren Körperhälfte bei abgeschirmter Nieren- und Blasenregion verwendet. Für die gleichzeitige Darstellung der ING-Kurven sind zwei weitere Detektoren bzw. eine Gammakamera mit Computeranschluß über der Nierenregion zu positionieren. Blutentnahmen werden zwischen 7 und 10 Minuten sowie 15 und 20 Minuten bzw. nach 12, 18 und 25 Minuten vorgenommen (PABST u. HÖR 1978). Die Clearance-Berechnung erfolgt aus der Neigung der Ganzkörperretentionskurve zu den Zeitpunkten der Blutentnahme und der jeweiligen Radioaktivitätsmenge im Serum.

Verfahren bei konstantem Plasmaspiegel – »Steady-State-Clearance«

Die klassischen Untersuchungen, die mit β-emittierenden Substanzen durchgeführt werden, können auf eine Katheterisierung ebenfalls nicht verzichten. Bei Verwendung von ^{3}H-PAH und ^{14}C-Inulin wird lediglich der chemische Nachweis durch die Radioaktivitätsmessung im Flüssigkeitsszintillationszähler ersetzt. Bei Verwendung der γ-emittierenden Radiopharmaka ^{131}J-OJH und ^{111}In-DPTA ist bei dem Nachteil des z.T. anderen biologischen Verhaltens der Vorteil einer externen Kontrolle des »steady-states« gegeben. Wird die Infusion über ein elektronisches Reglersystem mit Hilfe externer Detektoren so gesteuert, daß sich ein Fließgleichgewicht einstellt und der Radioaktivitätsspiegel (C_p) konstant bleibt, kann aus dem Verbrauch der Radioaktivitätsmenge (V · C_{inf}) der Clearance-Wert errechnet werden (47):

$$Cl = \frac{V \cdot C_{inf}}{C_P}$$

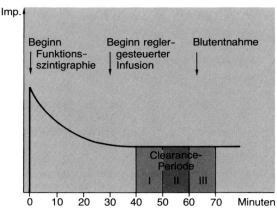

Abb. 6 Infusions-Clearance im Steady state

Vorteil dieser Infusions-Clearance ist, daß entsprechend dem klassischen Clearance-Verfahren die Untersuchung im »steady-state« erfolgt, ohne daß die Blase katheterisiert werden muß. Wird diese Untersuchung im Anschluß an die Kamerafunktionsszintigraphie zur Bestimmung des seitengetrennten Funktionsanteils durchgeführt, ist nur eine über den Reglerkreis gesteuerte Erhaltungsinfusion erforderlich, um die inzwischen ausgebildete Gleichverteilung in den verschiedenen Kompartments aufrechtzuerhalten (Abb. 6).

Technik: Nach Beendigung der Funktionsszintigraphie (30–40 Minuten p.i.) erfolgt nach Festlegung eines Schwellenwertes die über einen analogen Reglerkreis elektronisch gesteuerte Infusion beider Radiopharmaka mit Hilfe von Schrittmotoren betriebenen Infusionspumpen. Die Radioaktivitätskonzentration der Infusionslösungen beträgt sowohl für ^{131}J-OJH als auch für ^{111}In-DTPA 4 μCi (148 kBq)/ml. Bereits nach 5 Minuten zeigen die »Uptakekurven« beider Radionuklide einen horizontalen Verlauf, so daß nach einem weiteren Vorlauf von 15 Minuten der Verbrauch der Radioaktivität zur Aufrechterhaltung des Fließgleichgewichts in drei Clearance-Perioden von je 10 Minuten bestimmt werden kann. Aus diesem und der Radioaktivitätsmenge in einer am Ende der Untersuchung entnommenen Plasmaprobe wird nach der oben angegebenen Formel der Clearance-Wert berechnet.

Klinische Anwendung

Sowohl bei der Indikationsstellung zur Nierenfunktionsszintigraphie als auch bei der Beurteilung der Befunde muß davon ausgegangen werden, daß die erhaltenen Ergebnisse nicht krankheitsspezifisch sind, sondern nur globale Funktionsaussagen darstellen. Sie erlauben in der Regel keine Rückschlüsse auf die Ursache der

Tabelle 2 Indikationen zur seitengetrennten Nierenfunktionsszintigraphie (NFS) und intravenösen Pyelographie (IVP) bei obstruktiven Uropathien

Erkrankung	Primäre Diagnostik		Prätherapeutische Funktionsabklärung		Verlaufskontrolle[+]	
	IVP	NFS	IVP	NFS	IVP	NFS
Hydronephrosen (allg.)	1	0	2	1	1*	1*
Nephrolithiasis	1	0	2	1	2	1
Ureterabgangsstenosen	1	0	2	1	2	1
Renale Neoplasien	1	0	2	1	1	2
Gyn. Neoplasien	1	2	2	1	2	1
Prostatahypertrophie (ben. + mal.)	1	2	1*	1*	1*	1*
Strikturen (Entz. + Traum.)	1	2	2	1	1	2
Neurogene Blasenlähmung	2	1	–	–	0	1
Mißbildungen	1	0	2	1	1	2

0 = keine Indikation; 1 = 1. Priorität; 2 = 2. Priorität; * = gleichrangige Priorität; [+] = ohne Auftreten von Komplikationen

Funktionsminderung. Zusammen mit weiteren klinischen Daten und anderen diagnostischen Untersuchungsergebnissen kann jedoch die Nierenfunktionsszintigraphie wertvolle Zusatzinformationen liefern. Es ist daher nicht möglich, die nuklearmedizinische Untersuchung als Screening-Verfahren in der Vorfelddiagnostik einzusetzen (EMRICH 1979). Aufgrund der einfachen, den Patienten wenig belastenden Methoden bietet sich die Nierenfunktionsdiagnostik besonders für Verlaufs- und Therapiekontrollen an (Tab. 2).

Obstruktive Uropathien
(Abb. 7, 8, 9)

Da länger andauernde obstruktive Veränderungen zu Nierenparenchymveränderungen führen, sind frühzeitige und exakte Untersuchungen erforderlich, um das Vorhandensein bzw. Ausmaß einer Funktionseinschränkung sicher nachweisen zu können. Bei allen Erkrankungen, die zu Abflußbehinderungen führen können wie z.B. Nephrolithiasis, Prostatahyperplasie, neurogene Blasenlähmung oder Strikturen (sowohl entzündlicher, neoplastischer, traumatischer oder auch angeborener Genese), ist eine Kontrolle des Harnabflusses angezeigt. Die wichtigste Untersuchung hierfür ist das Ausscheidungsurogramm, das insbesondere Aussagen über morphologische Details erlaubt. Die Untersuchungen mit Radiopharmaka liefern hierzu über den derzeitigen Funktionszustand der Nieren weitere Daten. So werden durch die Funktionsszintigraphie nicht nur Aussagen über den Grad der Obstruktion, sondern auch über das Ausmaß der sekundären Nierenschädigung möglich. Das Frühzeichen einer beginnenden Abflußbehinderung im Funktionsszintigramm ist bei unauffälliger Phase II eine Anhebung der Phase III, so daß die Kurve

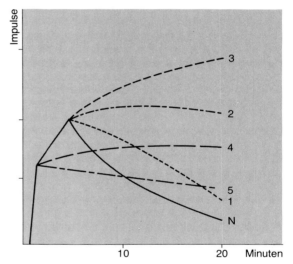

Abb. 7 Veränderungen der Zeitaktivitätskurven der Nierenfunktionsszintigraphie bei obstruktiven Nierenerkrankungen: N = normaler Kurvenverlauf; 1 = Frühzeichen einer beginnenden Obstruktion; 2 = inkomplette Obstruktion; 3 = komplette Obstruktion; 4 = persistierende Obstruktion; 5 = Spätzustand der Obstruktion mit stummer Niere

156 Spezielle urologische Diagnostik

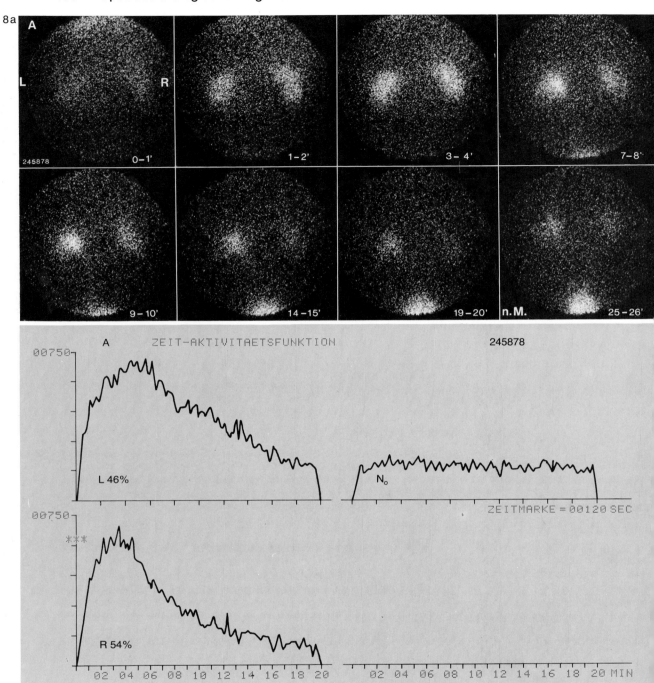

Abb. 8a u. b 67jähriger Patient mit Prostatakarzinom; nach i.v.-Injektion von 400 µCi (14,8 MBq) ¹³¹J-OJH posteriore Aufnahmen bei Bauchlage; n.M.: Aufnahmen nach Miktion bzw. Aufstehen des Patienten

a Ausgangsuntersuchung: unauffällige Sequenzszintigraphie mit normalem intrarenalem OJH-Transport und zeitgerechtem Abfluß; Zeitaktivitätskurven im Normalbereich: Maximum rechts nach 3 Minuten, links nach 5 Minuten; Halbwertszeit der Ausscheidung rechts 4 Minuten, links 7 Minuten; prozentualer Seitenanteil rechts 54%, links 46%

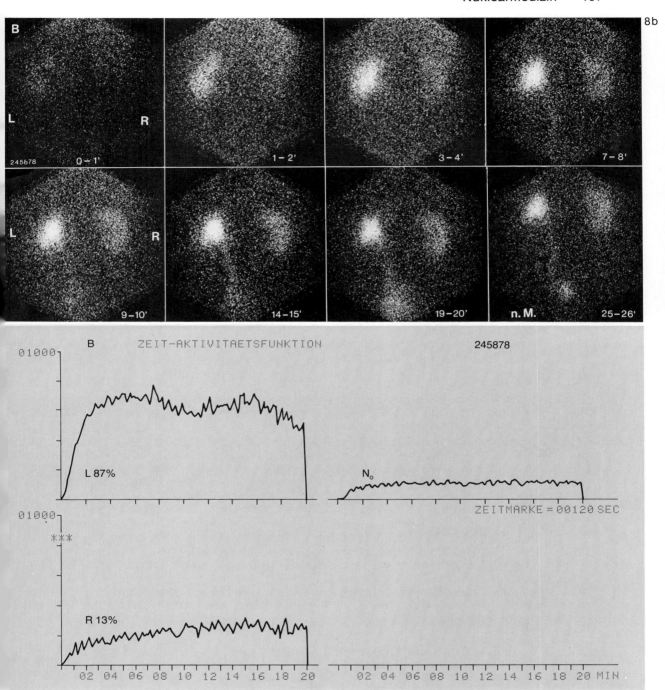

8b Kontrolluntersuchung nach 18 Monaten:
Rechte Niere: verspätete und stark verminderte Anflutung mit maximal verlangsamtem intrarenalem OJH-Transport; ROI-Auswertung: nahezu Typ der Isosthenuriekurve.
→ Spätbild der chronisch obstruktiven Uropathie

Linke Niere: Bei normaler Anflutung und noch unauffälligem intraparenchymalem Transport stark verzögerte Ausscheidung. ROI-Auswertung: Verspätetes Kurvenmaximum nach 14 Minuten, ausgeprägte, z.T. intermittierende Abflußverzögerung.
→ inkomplette Obstruktion. Prozentualer Seitenanteil rechts 13%, links 87%

158 Spezielle urologische Diagnostik

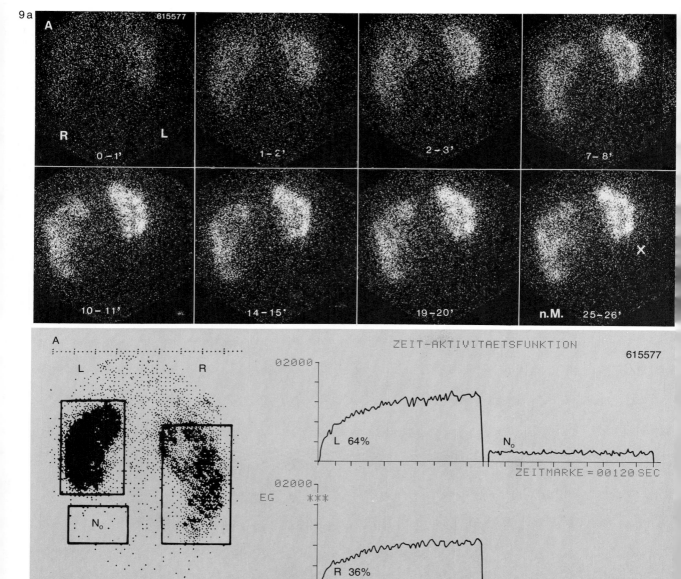

Abb. 9a u. b 24jähriger Patient mit Hydronephrose beidseits; nach i.v.-Injektion von 280 μCi (10,4 MBq) ¹³¹J-OJH posteriore Aufnahmen bei Bauchlage; n.M.: Aufnahmen nach Miktion bzw. Aufstehen des Patienten

a Präoperative Ausgangsuntersuchung: beidseits verzögerte Anflutung und Stapelung, deutlich verlangsamter intrarenaler Transport, rechte Niere größer als linke bei gleichzeitig geringerem prozentualem Funktionsanteil (36%); Zeitaktivitätskurven: beidseits abgeflachter Klettertyp.
→ chronische obstruktive Uropathie mit deutlicher tubulärer Funktionseinschränkung rechts

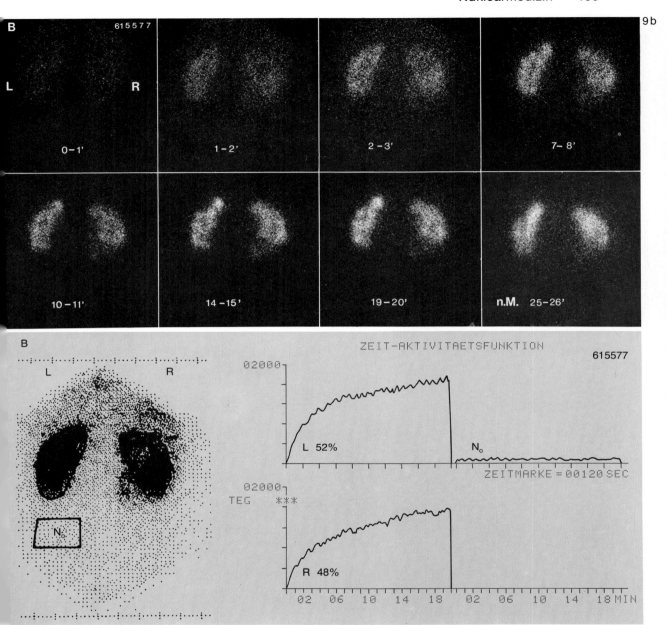

9b Kontrolluntersuchung 2 Jahre nach Nierenbeckenplastik beidseits: verbesserte Stapelung beidseits, intrarenaler Transport noch immer verzögert; beide Nieren nahezu von gleicher Größe und Funktion (rechts 48%, links 52%); ROI-Auswertung: beidseits Kletterkurven.
→ Besserung der tubulären Funktionsparameter (insbesonders links) bei noch immer verzögerter Exkretion

hier keinen konkaven, sondern einen konvexen Verlauf zeigt. Bei komplettem Verschluß liegt eine typische Kletterkurve vor, die dann mit zunehmender Schädigung des Nierenparenchyms eine immer stärkere Abflachung sowohl der II. als auch der III. Phase der ING-Kurve aufweist. Im Endstadium entspricht der horizontale Kurvenverlauf dem Bild der szintigraphisch »stummen« Niere (s. Abb. 7).

Da die einzelnen Phasen der Obstruktion fließend ineinander übergehen und durch die gleichzeitige Parenchymschädigung die Kurven der Nierenfunktionsszintigraphie ebenfalls beeinflußt werden, ist es nicht möglich, bei Einzeluntersuchungen die verschiedenen Zwischenstadien der Obstruktion sicher festzulegen. Bei engmaschigen Verlaufskontrollen ist das in Abb. 7 dargestellte Schema für die Beurteilung des Kurvenverlaufs sehr hilfreich.

Diskrete Abflußbehinderungen werden bei ampullärem Nierenbecken des öfteren gefunden, so daß sie Anlaß zu einer falsch pathologischen Befundung sein können (HEINZE u. Mitarb. 1977). Die intermittierende Abflußverzögerung mit einer treppenförmig ausgebildeten Phase III bei oft leicht verzögertem Kurvenmaximum ist kein sicheres pathognomonisches Zeichen für das Vorliegen einer Obstruktion. Sie kann bei ungenügender Hydratation, einer Ren mobilis, aber auch bei entzündlichen Veränderungen im Bereich des Nierenbeckenkelchsystems auftreten. Bei der Verwendung einer Gammakamera ist es möglich, anhand der Sequenzszintigraphie durch zusätzliche Aufnahmen nach Aufstehen und Miktion des Patienten zwischen einer intermittierenden, passageren Abflußbehinderung und einer wirklichen Obstruktion zu unterscheiden. Gelingt es hiermit nicht, die Abflußbehinderung abzuklären, ist die Wiederholung der Funktionsszintigraphie nach Gabe von Diuretika (0,5 mg Furosemid pro Kilogramm Körpergewicht 3 Minuten vor Durchführung der 2. Untersuchung) angezeigt. Auf eine Wiederholung der Nierenfunktionsszintigraphie kann verzichtet werden, wenn während der Untersuchung 15–20 Minuten nach Beginn das Diuretikum appliziert wird. Mit Hilfe dieser Verfahren kann bei Verdacht auf eine Ureterabgangsstenose eine echte Obstruktion von einem dilatierten, hypotonen Hohlraumsystem abgegrenzt werden (O'REILLY u. Mitarb. 1979). Während im letzten Fall wenige Minuten nach der Furosemidgabe die Nierenfunktionsszintigraphie einen schnellen Kurvenabfall zeigt, wird bei einer kompletten Obstruktion die Kletterkurve nicht beeinflußt und bei einem subtotalen Verschluß nur ein langsamer Kurvenabfall beobachtet.

Das relativ geringe Auflösungsvermögen der Gammakamera von nur etwa 1 cm verhindert, daß bei der Funktionsszintigraphie gesunder Personen der Ureter auf den Szintiphotos zu erkennen ist. Auch eine exakte Lokalisation von Abflußhindernissen ist in der Regel nicht möglich. Erst bei der Ausbildung eines Megaureters oder auch bei einer erhöhten Radioaktivitätskonzentration infolge eines verlangsamten Urinflusses bei Ureterdyskinesie bzw. inkompletter Obstruktion werden bei der üblichen Dosierung der ^{131}J-OJH die Ureteren in den Gammakameraaufnahmen sichtbar.

Bei einer Nephrolithiasis ist das Urogramm (IVP) zu Beginn der Erkrankung bzw. der Diagnostik zur Lokalisation des Steines und zur Beurteilung seiner Zusammensetzung aufgrund der Dichte des Röntgenschattens unbedingt notwendig. Bei Uretersteinen, die keine akuten Schmerzen verursachen und einen Durchmesser von weniger als 5 mm haben, können bei konservativem Vorgehen mit Hilfe der Nierenfunktionsszintigraphie Funktionsstörungen früh erfaßt und das Ausmaß der Abflußbehinderung gut dargestellt werden. Von Vorteil ist weiterhin die gleichzeitige seitengetrennte Funktionsbeurteilung (MOGENSEN u. Mitarb. 1976, BUESCHEN u. Mitarb. 1978).

Wird bei einer schon länger bestehenden Nephrolithiasis die Entscheidung zwischen Nephrektomie und organerhaltender Operation notwendig, empfiehlt sich die Durchführung einer seitengetrennten Clearance, wobei die Berechnung der Funktionsanteile verschiedener Organregionen hilfreich sein kann. Dieses Verfahren ist auch bei Patienten mit Tumoren in Solitärnieren zur präoperativen Funktionsabklärung besonders geeignet.

Die präoperative Funktionsbeurteilung mit Hilfe der seitengetrennten Isotopen-Clearance kann bei gestauten Nieren zu einer Überschätzung der *Restfunktion* führen (DOPPELFELD u. WEISSBACH 1979). Ungeklärt ist jedoch, ob dies nur für eine akut auftretende Harnstauung oder auch für einen chronischen Verlauf zutrifft. Die bisher mitgeteilten Diskrepanzen zwischen einer nuklearmedizinisch nachgewiesenen, relativ guten Nierenleistung und dem Operationsbefund eines sehr schmalen Parenchymsaums könnten durch diesen methodischen Fehler erklärt werden. Bei prognostischen Aussagen über die Nierenleistung nach operativer Entlastung muß berücksichtigt werden, daß die Nierenfunktionsuntersuchung nur eine Aussage über den derzeitigen Zustand, nicht aber über die möglichen funktionellen Reserven erlaubt (HEINZE u. Mitarb. 1977). Nach den Untersuchungen von HEIDENREICH u. Mitarb. (1976) zeigen Nieren nach erfolgter Ureterotomie ein Ansteigen der Clearance-Werte, während nach Pyelotomie und Nephrotomie ein deutlicher Abfall im ersten Monat und erst danach wieder ein Anstieg bis zu den präoperativ erhobenen Werten zu beobachten war.

Bei Patienten mit Hydronephrose zeigen vergleichende Verlaufskontrollen nach plastischen Operationen übereinstimmend mit den klinischen Befunden in der i.v.-Urographie häufiger eine Bes-

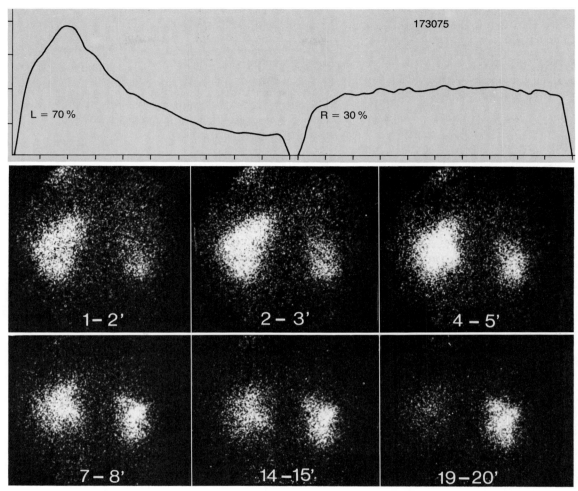

Abb. 10 Nierenfunktionsszintigraphie nach i. v.-Injektion von 270 µCi (10,0 MBq) ^{131}J-OJH bei 31jähriger Patientin mit einer pyelonephritischen Schrumpfniere rechts und Hypertonie. Rechte Niere: verringerte OJH-Aufnahme der deutlich verkleinerten Niere; intrarenaler Transport stark verzögert; ROI-Kurve: angedeuteter Isosthenurietyp. Linke Niere: unauffällig. Seitengetrennter Funktionsanteil: rechts 30%; links 70%. Infusions-Clearance: GFR: 105 ml; ERPF: 456 ml, FF: 0,23

serung, als diese in der Nierenfunktionsszintigraphie nachzuweisen ist (OTNES u. Mitarb. 1975). Eine Erklärung hierfür könnte in der Tatsache zu sehen sein, daß in der i. v.-Urographie vorwiegend die Abflußverhältnisse zu beurteilen sind, während bei der Funktionsszintigraphie die eingeschränkte Parenchymfunktion den Kurvenverlauf wesentlicher beeinflußt als der verbesserte Urinabfluß. Da mit beiden Verfahren unterschiedliche Parameter erfaßt werden, scheint hier die Indikation für beide Untersuchungen gegeben zu sein, zumal von anderen Autoren die Bedeutung der Nierenfunktionsszintigraphie aufgrund von »Follow-up«-Studien bei Patienten nach erfolgter Hydronephroseoperation hervorgehoben wird (TRETER u. Mitarb. 1975).

Bei obstruktiven Uropathien infolge von Strikturen unterschiedlicher Genese, malignen oder benignen Prostataveränderungen und neurogenen Blasenlähmungen wird der Nierenfunktionsszintigraphie einschließlich der seitengetrennten Clearance-Bestimmung eine besondere Bedeutung für die *Verlaufskontrolle* beigemessen (PABST u. HÖR 1978, O'REILLY u. Mitarb. 1979).

Entzündliche Nierenerkrankungen
(Abb. 10)

Die Bedeutung der nuklearmedizinischen Diagnostik ist auch hier nicht in der differentialdiagnostischen Abklärung, sondern in der Beurteilung der Funktionseinschränkung zu sehen. Primäre Entzündungen des Interstitiums beeinflussen den Kurvenverlauf der Nierenfunktionsszintigraphie nicht. Entzündliche Prozesse im Bereich der Gefäße und des Nephrons führen jedoch durch einen verlängerten intrarenalen OJH-Transport zu einer Abflachung der zweiten Phase und zu einem verspäteten Kurvenmaximum (WINKLER 1973). Bei der Verwendung der Gammakamera kann anhand der unterschiedlichen Retention der OJH in den verschiedenen Nierenanteilen ein Hinweis auf die Grunderkrankung möglich sein: so zeigt sich eine diffuse parenchymatöse Retention außer bei vaskulären Renopathien auch bei Schrumpfnieren und teilweise bei chronischen Pyelonephritiden. Während bei akuten Pyelonephritiden oft eine monofokale, parenchymale Retention zu beobachten ist, wird bei chronischem Verlauf oft auch eine multifokale Retention wie bei der Urolithiasis gefunden (LANGE u. Mitarb. 1974). In fortgeschrittenen Fällen zeigen sich diffus verteilte Funktionsausfälle mit Verkleinerung des Nierenparenchyms, im weiteren Krankheitsverlauf kommt es zur Ausbildung der pyelonephritischen Schrumpfniere (HÖR u. PABST).

Durch die seitengetrennte Bestimmung der OJH-Clearance und die zusätzliche Abgrenzung bestimmter, interessierender Areale mit Hilfe der »region of interest«-Technik sowie die gleichzeitige Beurteilung des intrarenalen Hippurattransports auf den Bildern der Sequenzszintigraphie kann gegenüber den Ergebnissen der klinischen und radiologischen Untersuchungen eine Mehrinformation erhalten werden, die oft das therapeutische Vorgehen beeinflußt. Nach Untersuchungen von HEINZE u. Mitarb. (1977) war dies bei Patienten mit Schrumpfnieren bei nahezu 50% und bei solchen mit Urogenitaltuberkulose sogar bei über 60% der Fall.

Traumatische Läsionen des Urogenitaltrakts

Im Vergleich mit den klinischen und radiologischen Untersuchungen kommt der Nuklearmedizin bei der diagnostischen Abklärung der Nieren nach traumatischen Einwirkungen nur eine untergeordnete Rolle zu. Eine Indikation für die Nierenfunktionsszintigraphie ergibt sich immer dann, wenn eine eingeschränkte Funktion der Nieren oder eine andauernde Hämaturie nach einem Trauma ohne sonst erkennbare Ursache vorliegt. Besonders bei Kindern zeigen bereits vorliegende Nierenerkrankungen wie Hydronephrosen, Nierenzysten oder Neoplasien ihre ersten Symptome oft nach einer relativ geringen traumatischen Einwirkung. Die Nierenfunktionsszintigraphie kann in diesen Fällen für das weitere diagnostische Vorgehen hilfreich sein.

Posttraumatische Niereninfarkte erscheinen im Sequenzszintigramm oft als keilförmige Ausfälle der Funktion bzw. Durchblutung, während Nierenrupturen sich meist bandförmig darstellen. Mit Hilfe der »ROI-Technik« ist eine regionale Beurteilung der Nierenfunktion möglich, die so Hinweise auf das operative Vorgehen geben kann. Hier empfiehlt sich bei den Gammakameraaufnahmen zur Verbesserung der Detailerkennbarkeit die Verwendung von ^{123}J-OJH oder ^{99m}Tc-DTPA, da so gegenüber ^{131}J-OJH eine Verbesserung der Zählstatistik ohne Erhöhung der Strahlenbelastung erreicht wird. Durch eine schnelle Sequenz von Aufnahmen unmittelbar nach der Applikation dieser kurzlebigen Radiopharmaka ist eine Beurteilung des renovaskulären Status möglich. So zeigen lokale Nierenkontusionen im betreffenden Bereich einen veränderten Blutfluß und eine entsprechend reduzierte Stapelung des Tracers. Bei einer Infarzierung wird dagegen sowohl in der Durchblutungs- als auch in der Parenchymphase der Untersuchung ein kompletter Ausfall beobachtet. Von besonderer Bedeutung ist jedoch das Nierenfunktionsszintigramm für die postoperative Funktionskontrolle. Eine möglichst frühe, präoperative Ausgangsuntersuchung ist für die Beurteilung der späteren Kontrolluntersuchungen oft besonders hilfreich. Dies gilt auch für die Entwicklung einer akuten tubulären Nekrose infolge einer massiven Hämorrhagie oder eines Crush-Syndroms (O'REILLY u. Mitarb. 1979).

Renovaskuläre Hypertension
(Abb. **11**)

Die bei der renovaskulären Hypertension infolge atheromatöser Veränderungen oder durch eine fibromuskuläre Hyperplasie bedingte Minderdurchblutung der Niere kann im Funktionsszintigramm folgende Veränderungen hervorrufen:
1. durch die verminderte Hippuratspeicherung kommt es zu einer Abflachung der Phase II bei entsprechend verspätet auftretendem Kurvenmaximum und verlangsamter Ausscheidung;
2. eine verringerte Stapelung bei Fehlen der Phase III, ähnlich wie bei obstruktiven Erkrankungen und
3. totale Abflachung bis zum Bild der Isosthenuriekurve (O'REILLY u. Mitarb. 1979).

Diese für eine renovaskuläre Hypertension jedoch nicht pathognomonischen Zeichen gewinnen bei der differentialdiagnostischen Abklärung an Bedeutung, wenn mit Hilfe der seitengetrennten Clearance-Untersuchung ein signifikanter Unterschied zwischen rechter und linker Niere nachweisbar ist. Bei einseitiger Nierenarterienstenose stellt sich in den Gammakameraaufnahmen oft die minderperfundierte Niere kleiner als das gesunde, hypertrophierte Organ dar. Wird anstelle der Radiojod-OJH das höher dosierbare ^{99m}Tc-DTPA verwendet, können – insbesondere mit Hilfe der Dekonvolutionsmethode – Seitenunterschiede der mittleren Transitzeiten zwischen Aorta und Nieren bzw. verschiedenen Nierenregionen berechnet werden. Es sind so zusätzliche Entscheidungshilfen für die Therapieplanung der

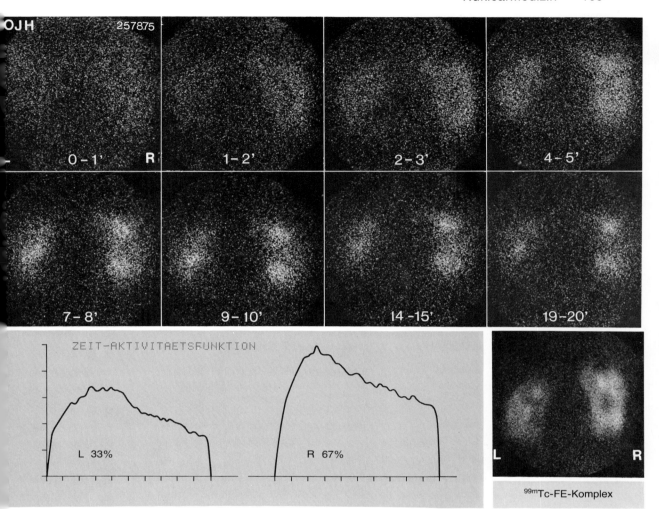

Abb. 11 17jährige Patientin mit polyzystischer Nierendegeneration und Hypertonie. OJH: Nierenfunktionsszintigraphie nach i.v.-Injektion von 260 µCi (9,6 MBq) ^{131}J-OJH: links stärker als rechts verringerte Stapelung und verzögerter intrarenaler Transport; Zeitaktivitätskurve links gegenüber rechts mit verminderter Amplitude und verspätetem Maximum; Halbwertszeit der Exkretion beidseitig verlängert (rechts 16 Minuten, links 12 Minuten).
^{99m}Tc-Fe-Komplex: Szintiphoto 2 Stunden nach i.v.-Injektion (1 mCi ≙ 37 MBq): multiple Speicherdefekte beidseits bei insgesamt reduzierter Aufnahme links. Infusions-Clearance mit ^{131}J-OJH und ^{111}In-DTPA: GFR 69 ml; ERPF 287 ml

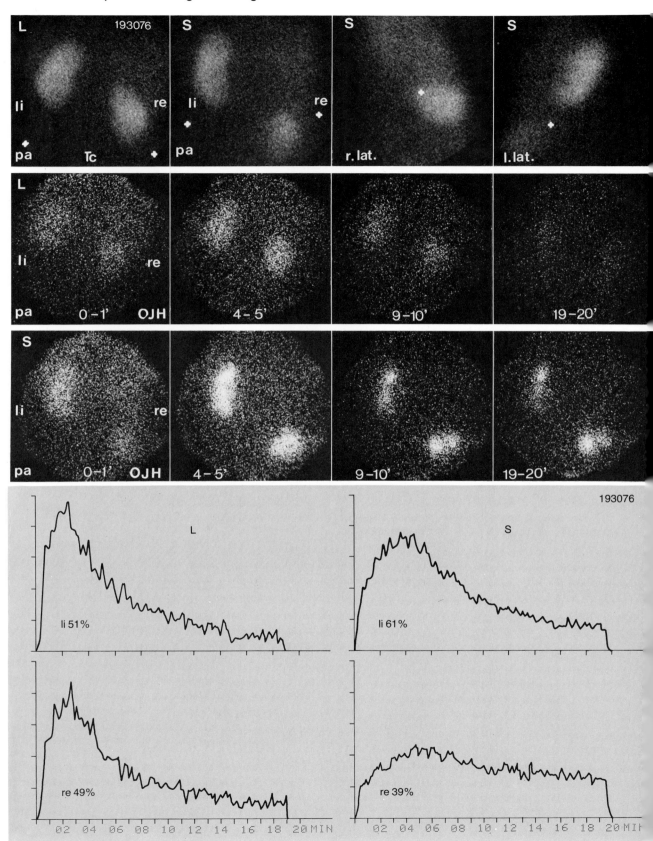

renalen Hypertonie verfügbar. Da die nuklearmedizinischen Verfahren nur summarische Aussagen über die Durchblutung und die verschiedenen Funktionsabläufe der Nieren ermöglichen, wobei verschiedene Einzelfaktoren einander überlappen, kann auch bei einem normalen Ergebnis der Nierenfunktionsszintigraphie eine renale Ursache der Hypertension nicht ausgeschlossen werden. Zum anderen kann bei einem pathologischen Nierenfunktionsszintigramm nicht zwischen einem renal-parenchymatösen Hypertonus (z.B. Hydronephrose, Pyelonephritis) und einer Hypertonie infolge einer Nierenarterienstenose unterschieden werden. Von MAXWELL (1975) wird daher vorgeschlagen, daß die Nierenfunktionsszintigraphie nur in Kombination mit anderen klinischen und röntgenologischen Verfahren anzuwenden ist, wobei sie als Entscheidungshilfe für die Durchführung einer Angiographie von Bedeutung sein kann. Inwieweit eine nachgewiesene Nierenarterienstenose hämodynamisch wirksam ist, kann am sichersten durch die seitengetrennte Bestimmung des Reninspiegels im Nierenvenenblut nachgewiesen werden.

Nephroptosen
(Abb. 12)

Zum Nachweis lageabhängiger Funktions- oder Abflußstörungen bei Patienten mit Ren mobilis ist für die Funktionsuntersuchung im Stehen und Liegen die Gammakamera besonders geeignet, da die Funktionsszintigraphie nicht nur den Patienten wenig belastet und mit einer relativ geringen Strahlenbelastung verbunden ist, sondern weil Veränderungen nach Lagewechsel anhand der Computerauswertung auch objektiv zu beurteilen sind. Neben einer Abflachung der Phase II mit einem entsprechend verspäteten Kurvenmaximum und einem angehobenen Kurvenabschnitt der Phase III ist für die Auswertung der Vergleichsuntersuchungen eine Verschiebung der prozentualen Anteile der Einzelniere an der Gesamtfunktion von Bedeutung. Am häufigsten werden Funktionseinschränkungen in stehender Position bei Patienten mit Ptosis und gleichzeitiger ventraler Rotation der Niere gefunden (CLORIUS u. Mitarb. 1977b). Da Nephroptosen häufig mit einer orthostatischen Hypertonie einhergehen können, hat die im Stehen und Liegen durchgeführte Funktionsszintigraphie bei der Indikationsstellung zur Nephropexie eine besondere Bedeutung erlangt (BIANCHI u. Mitarb. 1976, CLORIUS u. Mitarb. 1978).

Nierentransplantation
(Abb. 13, 14, 15)

Postoperative nuklearmedizinische Funktionskontrollen des Transplantats ermöglichen die Identifizierung verschiedener urologischer und immunologischer Komplikationen. Bei guter Funktion der transplantierten Niere zeigt sich gegenüber der Untergrundradioaktivität eine OJH-Anreicherung um mehr als das 6fache und eine Blasenerscheinungszeit zwischen 3 und 6 Minuten (PABST u. HÖR 1978). Eine innerhalb der ersten 24 Stunden nach der Transplantation durchgeführte Initialuntersuchung ermöglicht es, eine akute Tubulusnekrose von einer später auftretenden akuten Abstoßung zu unterscheiden. Obwohl im Frühstadium bei der akuten Tubulusnekrose die Perfusion weniger stark als die tubuläre Funktion eingeschränkt ist, führen beide Erkrankungen praktisch zu den gleichen Veränderungen im Nierenfunktionsszintigramm: verminderte Anreicherung, verzögerter intrarenaler Transport und verspätete Ausscheidung der OJH in die Blase.
Anhand langfristiger Verlaufsuntersuchungen konnten CLORIUS u. Mitarb. (1979) zeigen, daß der Initialfunktion auch ein prognostischer Wert zuzuschreiben ist: Nieren, die unmittelbar nach Transplantation eine reduzierte OJH-Anreicherung, einen verlangsamten intrarenalen Transport und eine fehlende Radioaktivitätsausscheidung in die Blase aufweisen, zeigen gehäuft frühe, chroni-

◁ Abb. 12 Orthostatische Hypertension bei Ren mobilis rechts einer 32jähriger Patientin. TC: Kameraaufnahmen nach i.v.-Injektion von 2 mCi (74 MBq) ^{99m}Tc-Glucoendiolat im Liegen bei posteriorer Projektion (L, p.a.); im Stehen (S) bei posteriorer (p.a.), rechts (r.lat.) und links (l.lat.) lateraler Projektion (+: Markierung des Beckenkamms). OJH: Funktionsszintigraphie im Liegen und Stehen nach Injektion von je 270 µCi (10,0 MBq) ^{131}J-OJH mit Berechnung der seitengetrennten Funktionsanteile: im Liegen (L): regelrechte, seitengleiche Funktion (rechts 49%, links 51%); im Stehen (S): die unterhalb des Beckenkamms gelegene rechte Niere zeigt gegenüber links eine verringerte OJH-Aufnahme und eine verzögerte Ausscheidung mit entsprechender Abflachung der Zeitaktivitätskurve. Der Funktionsanteil rechts sinkt auf 39% gegenüber links 61% ab

Abb. 13 Initiale Untersuchung 24 Stunden nach Nierentransplantation bei einer 31jährigen Patientin mit regelrechter Perfusion und Funktion. OJH: Sequenzszintigraphie (oben) nach i.v.-Injektion von 200 µCi (7,4 MBq) ^{123}J-OJH mit regelrechter Anflutung und Stapelung und zeitgerechtem intrarenalem Transport; n.M.: nach Miktion erhöhter Restharn. Unten: vom Computer ausgegebene Zeitaktivitätskurve der Nierenregion (NTPL) und eines korrespondierenden Körperbereichs zur Darstellung der Gewebsaktivität (No). ^{99m}TcO$_4$: Perfusionsszintigraphie (oben) nach i.v.-Injektion von 7 mCi (260 MBq) ^{99m}TcO$_4$ mit guter Darstellung des Transplantats und der großen Gefäße. Unten: Perfusionskurve der transplantierten Niere (NTPL) mit ausgeprägtem initialem Gipfel und Untergrundaktivitätskurve (No) ▷

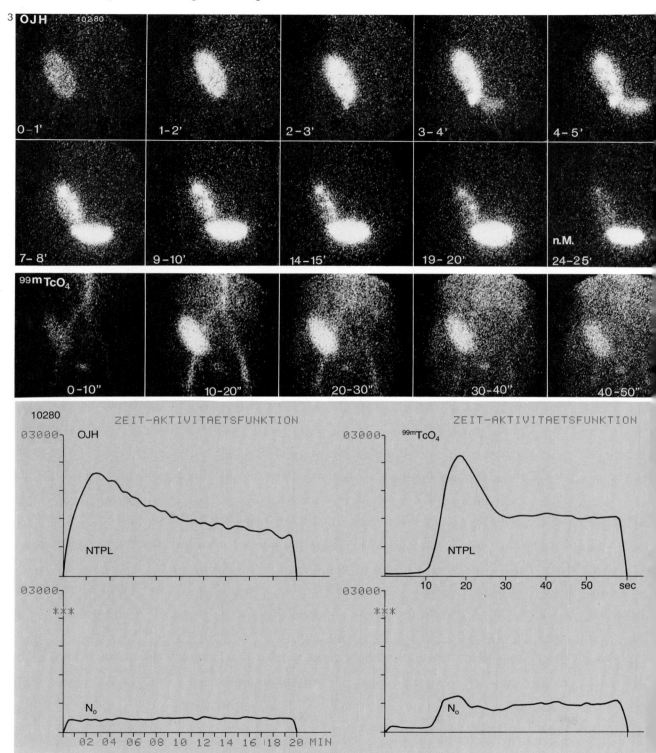

Abb. 14 Initiale Untersuchung 24 Stunden nach Nierentransplantation bei einer 27jährigen Patientin mit akuter Tubulusnekrose. OJH: Sequenzszintigraphie (oben) nach i.v.-Injektion von 200 µCi (7,4 MBq) ^{123}J-OJH; oben: gute Stapelung bei fehlendem intrarenalem Transport; unten links: Kletterkurve (NTPL) bei geringer Untergrundaktivität (No)

^{99m}TcO$_4$: Perfusionsszintigraphie nach i.v.-Injektion von 7 mCi (260 MBq) ^{99m}TcO$_4$; oben: ausreichende Darstellung des Transplantats und der großen Gefäße; unten rechts: Zeitaktivitätskurve der Niere (NTPL) mit regelrechtem, gut ausgeprägtem initialem Gipfel und unauffälliger Untergrundaktivitätskurve (No)

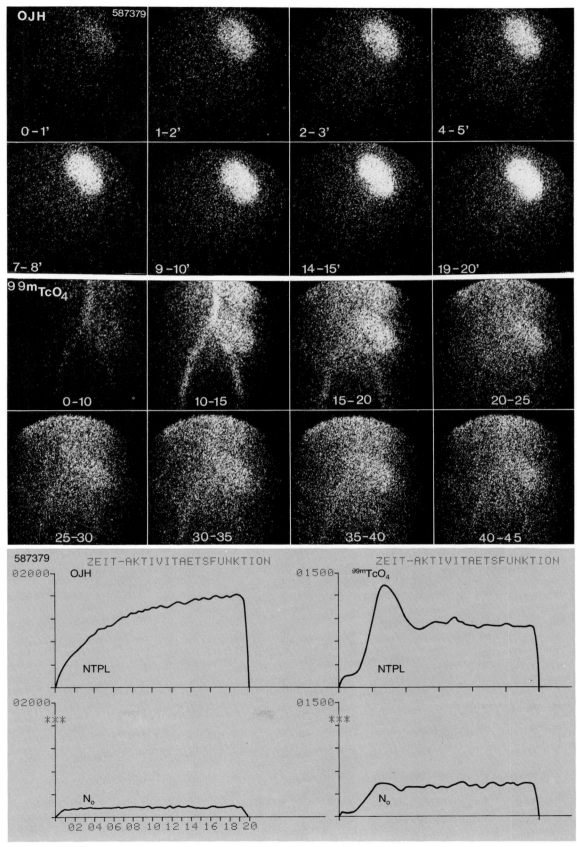

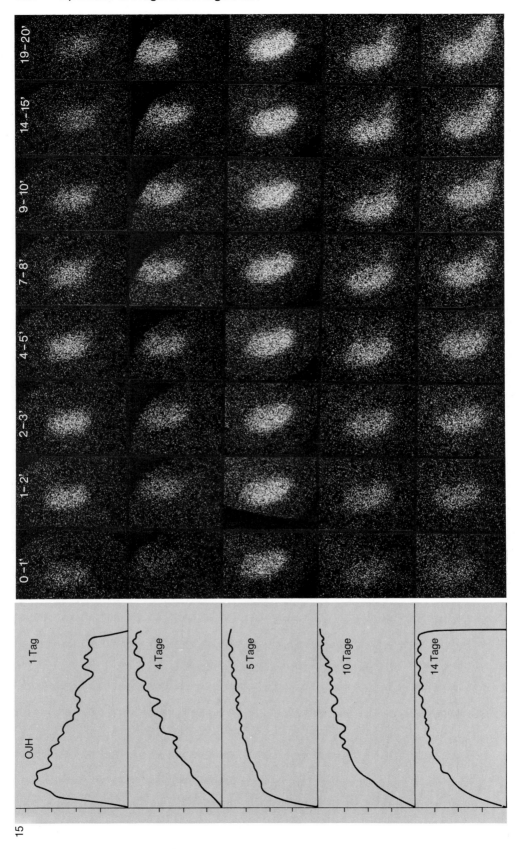

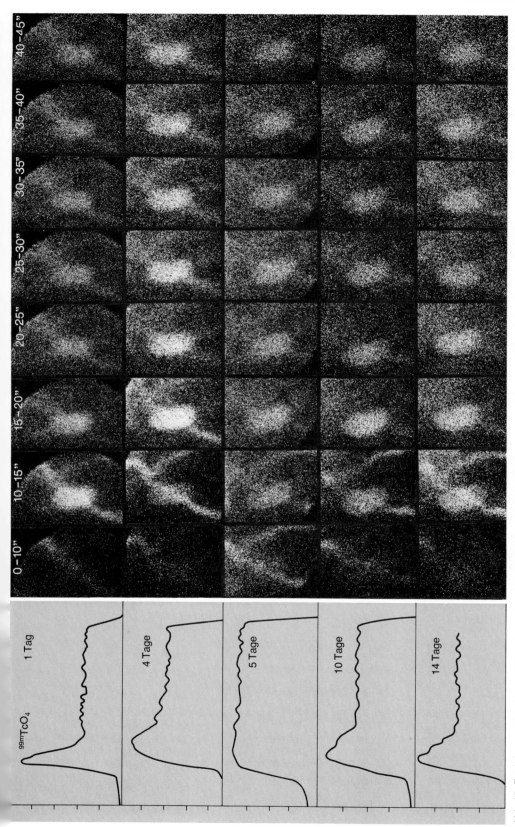

Abb. 15 Funktions- (oben) und Perfusions- (unten) Untersuchung bei 35jährigem Patienten 24 Stunden, 4, 5, 10 und 14 Tage nach Nierentransplantation. Aufnahmen nach i.v.-Injektion von 200 μCi (7,4 MBq) ^{131}J-OJH bzw. 7 mCi (260 MBq) ^{99m}Tc-Pertechnetat (TcO$_4$); Darstellung der Zeitaktivitätskurven mit der jeweiligen Serie von Szintiphotos.

1. Tag: Initialuntersuchung mit guter Funktion und Perfusion des Transplantats (wegen des liegenden Blasenkatheters ist die Blasenerscheinungszeit nicht zu bestimmen); 4. Tag: Massive Verschlechterung der Funktion bei geringerer Reduzierung der Perfusion: → akute Abstoßung; 5. Tag: Funktionsuntersuchung: fehlender intrarenaler Transport, Perfusionsuntersuchung: jetzt fehlender initialer Gipfel; → ausgeprägtes Bild der akuten Abstoßung; 10. u. 14. Tag: Nach Therapie deutliche Besserung von Funktion (Blasenerscheinungszeit 7–8 bzw. 4–5 Minuten p.i.) und Perfusion (wieder Ausbildung des initialen Gipfels in der Zeitaktivitätskurve)

sche Abstoßungen. Eine deutlich bessere Prognose haben dagegen Transplantate, bei denen in den initialen Perfusions- und Funktionsszintigraphien keine pathologischen Befunde zu erheben sind.

Die Bedeutung der nuklearmedizinischen Untersuchungsverfahren ist weniger in der differentialdiagnostischen Abklärung von Komplikationen nach Nierentransplantation zu sehen als vielmehr in der Verlaufskontrolle. Sie gewinnt besonders an Wert, wenn infolge einer Anurie oder bereits eingeleiteter Hämodialyse die Labordiagnostik zu falschen Werten führt. Auch chronische Abstoßungen sind nur anhand der sich langsam entwickelnden Kurvenabflachungen bei Verlaufskontrollen zu erkennen. Die Bestimmung der Clearance-Werte ist für einen objektiven Vergleich wertvoll.

Mikrokolloide werden in intravaskulären Fibrinablagerungen bei akuten und chronischen Abstoßungsreaktionen transplantierter Nieren gespeichert (GEORGE u. Mitarb. 1976). Durch die erhöhte Aufnahme von ^{99m}Tc-Schwefel-(S)-Kolloid innerhalb der ersten Stunde nach erfolgter Applikation kann so eine Abstoßung szintigraphisch nachgewiesen werden (KO u. WELLMAN 1977).

Bei freiwilligen, potentiellen Nierenspendern ist eine präoperative Funktionsabklärung durch eine seitengetrennte Clearance-Untersuchung einschließlich einer Funktionsszintigraphie neben den klinischen und radiologischen Untersuchungen angezeigt, um eine eventuell vorliegende Nierenerkrankung auszuschließen.

Da ^{99m}Tc-markierte Radiopharmaka aufgrund ihrer günstigeren physikalischen Eigenschaften höher dosiert werden können, sind sie bei Perfusionsuntersuchungen von transplantierten Nieren bevorzugt einzusetzen. Hierfür werden sowohl markierte Chelate wie ^{99m}Tc-DTPA als auch ^{99m}Tc-Pertechnetat verwendet. Während mit dem letzteren nur die erste Passage des Tracers und sein Eindringen in den Extravasalraum der Niere – wie es bei entzündlichen Prozessen anderer Organe bekannt ist – beurteilt werden kann, erlaubt die Verwendung renotroper ^{99m}Tc-markierter Verbindungen bei guter Nierenfunktion durch spätere Aufnahmen auch eine szintigraphische Darstellung der Niere und ihrer ableitenden Harnwege. Dadurch ist es möglich, urologische Komplikationen nach Transplantation wie Urinfisteln und Ureterobstruktionen nachzuweisen. Perfusionsuntersuchungen sind weiterhin geeignet, Thrombosen in den Arterien der transplantierten Niere nachzuweisen. Da jedoch schwere Abstoßungsreaktionen zu einem gleichen Bild führen, kann für die differentialdiagnostische Abklärung eine selektive Angiographie erforderlich sein. In diesem Fall jedoch ist der Perfusionsszintigraphie eine besondere Bedeutung als Screening-Test zuzuschreiben (O'REILLY u. Mitarb. 1979).

Strahlenbelastung

Die mit der Applikation radioaktiver Substanzen verbundene Strahlendosis ist von folgenden Faktoren abhängig:
1. Art der beim Kernzerfall emittierten Strahlen,
2. physikalische Halbwertszeit,
3. Konzentration in bestimmten »kritischen« Organen,
4. Verweildauer im Organismus (biologische Halbwertszeit).

Da die Biokinetik der Radiopharmaka von vielen Faktoren – insbesondere dem Krankheitsgesche-

Tabelle 3 Strahlenbelastung [Rad.] bzw. (mGy) bei Nierenfunktionsuntersuchungen mit normaler und eingeschränkter Nierenfunktion (nach *O'Reilly* u. Mitarb.)

		^{131}J-OJH	^{123}J-OJH	^{99m}Tc-DTPA	^{51}Cr-EDTA	^{111}In-DTPA**
Mittlere applizierte Dosis [mCi] (MBq)	Nierenfunktion	0,03 (1,1) (ING.)	0,25 (9,3) (Kamera)	0,50 (18,5)	10,0 (370)	0,10 (3,7)	0,10 (3,7)
Nieren	Norm.	0,003 (0,03)	0,025 (0,25)	0,012 (0,12)	0,16 (1,6)	0,001 (0,01)	0,03 (0,3)
	Path.	0,017 (0,17)	0,15 (1,5)	0,06 (0,6)	0,5 (5,0)	0,004 (0,04)	
Blasenwand	Norm.	0,05 (0,5)	0,45 (4,5)	0,2 (2,0)	1,3 (13)	0,005 (0,05)	0,29 (2,9)
	Path.	0,16 (1,6)	1,25 (12,5)	0,6 (6,0)	3,0 (30)	0,013 (0,13)	
Thyreoidea	Norm.	0,5 (5,0)	4,5 (45)	0,1 (1,0)	0,10 (1,0)	0,0002 (0,002)	
	Path.	1,4 (14,0)	12,5 (125)	0,2 (2,0)	0,17 (1,7)	0,0023 (0,023)	
Testes	Norm.	0,001 (0,01)	0,008 (0,08)	0,005 (0,05)	0,09 (0,9)	0,0004 (0,004)	0,002 (0,02)
	Path.	0,003 (0,03)	0,025 (0,25)	0,01 (0,1)	0,14 (1,4)	0,0026 (0,026)	
Ovarien	Norm.	0,001 (0,01)	0,01 (0,1)	0,01 (0,1)	0,14 (1,4)	0,0005 (0,005)	0,003 (0,03)
	Path.	0,004 (0,04)	0,03 (0,3)	0,02 (0,2)	0,22 (2,2)	0,003 (0,03)	
Ganzkörper	Norm.	0,001 (0,01)	0,005 (0,05)	0,003 (0,03)	0,08 (0,8)	0,0003 (0,003)	0,002 (0,02)
	Path.	0,003 (0,03)	0,025 (0,25)	0,01 (0,1)	0,15 (1,5)	0,0025 (0,025)	

* bei Erwachsenen
** Berechnungen nach *Kraus* u. *Petrausch* (pers. Mitt.)

Tabelle 4 Strahlenbelastung bei Nierenfunktionsuntersuchungen im Kindesalter [Rad.] bzw. (mGy) (nach *Roedler*)

Radiopharmakon	Alter (J)	Mittl. Appl. Dosis [µCi] (MBq)	Nieren	Ganzkörper	*Ovarien*	*Testes*
^{131}J-OJH	1	50 (1,85)	0,48 (4,8)	0,12 (1,2))		
	1	100 (3,7)	0,44 (4,4)	0,11 (1,1)		
	5	130 (4,8)	0,40 (4,0)	0,10 (1,0)		
	10	180 (6,7)	0,40 (4,0)	0,10 (1,0)		
	15	250 (9,3)	0,30 (3,0)	0,10 (1,0)		
^{99m}Tc-DTPA	1	700 (25,9)	0,27 (2,7)		0,23 (2,3)	0,12 (1,2)
	1	1500 (55,5)	0,22 (2,2)		0,16 (1,6)	0,19 (1,9)
	5	2200 (81,4)	0,20 (2,0)		0,15 (1,5)	0,26 (2,6)
	10	3000 (111)	0,20 (2,0)		0,15 (1,5)	0,33 (3,3)
	15	4300 (159)	0,22 (2,2)		0,14 (1,4)	0,10 (1,0)

hen – abhängig ist, sind alle berechneten Strahlendosen nur als Richtwerte anzusehen.
Durch den Einsatz kurzlebiger, nur γ-Quanten emittierender Radionuklide – wie z. B. ^{99m}Tc und ^{123}J – konnte in den letzten Jahren bei den meisten Untersuchungen die hiermit verbundene Energiedosis deutlich reduziert werden. Aufgrund der mit der kurzen physikalischen Halbwertszeit verbundenen organisatorischen Schwierigkeiten und der hohen Kosten ist es jedoch oftmals nicht möglich, die ^{131}J-OJH generell durch ^{123}J-OJH zu ersetzen. Bei der Verwendung des langlebigeren ^{131}J sollte daher in jedem Fall 30 Minuten vor Beginn der Nierenfunktionsdiagnostik die Schilddrüse blockiert werden, da sonst bei einer nicht vorhersehbaren Ausscheidungsverzögerung der markierten OJH infolge einer Dejodierung eine Speicherung des ^{131}J in der Schilddrüse erfolgt.
Einer erhöhten Strahlendosis sind die Organe ausgesetzt, die in unmittelbarer Nachbarschaft der mit Radioaktivität gefüllten Blase gelegen sind. Da hierbei die Strahlendosis nicht nur von der Miktion, sondern auch von individuellen topographisch-anatomischen Verhältnissen abhängig ist, sind hier keine exakten Berechnungen, sondern nur Schätzungen bzw. Angaben von möglichen Maximalwerten zu machen. Um die Strahlenbelastung der Ovarien so niedrig wie möglich zu halten, sollte nach allen Untersuchungen mit nierengängigen Radiopharmaka für eine sofortige und möglichst vollständige Blasenentleerung gesorgt werden.
Die mit den Nierenfunktionsuntersuchungen verbundenen Energiedosen sind in der Tab. 3 in Anlehnung der Angaben von O'REILLY u. Mitarb. (1979) zusammengestellt. Bei Kindern ist aufgrund der geringen Körper- und Organmasse die Strahlenbelastung bei gleicher Dosierung des Radiopharmakons höher als bei Erwachsenen. Um eine ausreichende Information durch eine genügend hohe Impulsrate zu gewährleisten, kann bei Säuglingen und Kleinkindern die für Erwachsene angegebene Dosierung pro Kilogramm Körpergewicht nicht immer eingehalten werden (Tab. **4**).

Bei Nierenfunktionsuntersuchungen in der Pädiatrie ist daher die Verwendung der ^{123}J-OJH besonders angezeigt.

Restharnbestimmung

Prinzip

Die in der Blase befindliche Radioaktivität wird vor und nach Blasenentleerung mit Hilfe eines aufgesetzten Detektors gemessen und das entleerte Harnvolumen bestimmt.

Methodische Grundlagen

Wird das Radiopharmakon nicht durch Blasenpunktion instilliert, sondern nach i.v.-Injektion über die Nieren in die Blase ausgeschieden, soll die Untersuchung erst 1,5–3 Stunden nach der Applikation erfolgen. Auch nach diesem Intervall muß damit gerechnet werden, daß bei normaler Nierenfunktion zwischen Blasenentleerung und 2. Messung bis zu 1,4 ml Harn aus den Nieren in die Blase gelangt sein können (PABST u. HÖR 1978). Voraussetzung für eine optimale Untersuchung ist ein initiales Blasenvolumen von mehr als 200 ml.
Technik: Nach vorausgegangener Isotopennephrographie oder nach Instillation von etwa 1 mCi (37 MBq) ^{99m}Tc-DTPA in die Blase erfolgt die Radioaktivitätsmessung oberhalb der Symphyse in definierter Geometrie. Nach der Entleerung der Blase wird die Messung wiederholt. Die Berechnung des Restharns (R) erfolgt dann nach der Formel:

$$V = \frac{N_2-N_0}{N_1-N_2} \cdot V$$

N_1 = Impulsrate vor Blasenentleerung,
N_2 = Impulsrate nach Blasenentleerung,
N_0 = Untergrundaktivität,
V = Harnvolumen.

Klinische Anwendung

Im Normalfall liegt die Menge des Restharns unter 1 ml (PABST u. HÖR 1978). Die Indikation zur Restharnbestimmung besteht bei allen Erkrankungen mit Verdacht auf Restharn. Da dieser jedoch auch mit anderen Verfahren ausreichend genau abgeschätzt werden kann, hat dieses Verfahren keine größere klinische Bedeutung erlangt.

Strahlenbelastung

Bei der Bestimmung des Restharns im Anschluß an eine Nierenfunktionsuntersuchung mit OJH entspricht die Strahlendosis den Werten, wie sie im Kap. Spezielle Röntgendiagnostik und Strahlenschutz dargestellt sind.

Radionuklidzystourographie

Prinzip

Ein radioaktiver Tracer wird durch einen Katheter oder durch suprapubische Punktion in die Blase instilliert, bis Harndrang auftritt. Sequenzaufnahmen mit der Gammakamera erlauben, die beim »vesikoureterorenalen« Reflux in die Nierenregion aufsteigende Radioaktivität zu messen.

Methodische Grundlagen

Neben der retrograden Harnblasenfüllung besteht auch die Möglichkeit, die Untersuchung im Anschluß an eine Nierenfunktionsszintigraphie mit OJH durchzuführen. Nachteilig hierbei ist meist die ungünstige Zählstatistik durch die relativ geringe Dosierung des i.v. zu applizierenden Tracers und die fehlende Kontrolle der Harnblasenfüllung.
Technik: Durch einen dünnen transurethralen Katheter werden 0,5–1 mCi (18,5–37,0 MBq) ^{99m}Tc und anschließend isotone Kochsalzlösung bis zum Maximum der Blasenkapazität instilliert (tonometrische Überprüfung oder Angabe von Harndrang). Nach Entfernung des Katheters und Aufsetzen des Patienten wird die Sequenzszintigraphie in Zeitabständen von 20 Sekunden mit der Gammakamera vor, während und nach Miktion durchgeführt. Zur Auswertung ist die ROI-Technik mittels eines Computers zu empfehlen, um semiquantitative Angaben über den Reflux zu erhalten.

Klinische Anwendung

Da durch die Radionuklidzystourographie morphologische Details nicht zu erkennen sind, ist der Vorteil dieses Verfahrens in erster Linie bei Kontrolluntersuchungen nach Antirefluxplastik zu sehen, da hier die Strahlendosis wesentlich niedriger

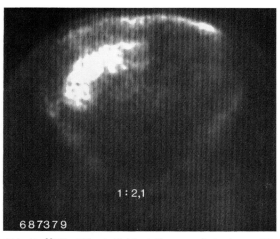

Abb. 16 ^{99m}Tc-Mikrokolloidszintigramm bei einem 30-jährigen Patienten mit akuter Abstoßungsreaktion der transplantierten Niere; Speicherquotient Knochen gegenüber Transplantat 1:2,1. Aufnahme 30 Minuten nach Injektion von 3 mCi (111 BMq) ^{99m}Tc-S-Kolloid (50 000 Impulse)

ist als bei entsprechenden radiologischen Verfahren. Nach SCHWARTZ u. Mitarb. (1977) sind mit Hilfe der Radionuklidzystourographie folgende Fragen bei der Refluxdiagnostik zu beantworten:
1. Besteht ein Reflux,
2. Seitenlokalisation,
3. Schweregrad,
4. Höhe des Refluxes im Harnabflußsystem,
5. Auslösung oder Verstärkung des Refluxes nach Miktion.

Strahlenbelastung

Bei 1 mCi (37 MBq) ^{99m}Tc und einer Verweildauer von 30 Minuten in der Blase ist mit einer Strahlendosis der Blasenwand von 30 mrd (0,3 mGy) und einer Gonadendosis von 5 mrd (0,05 mGy) zu rechnen (PABST u. HÖR 1978).

Statische Nierenszintigraphie

Szintigraphie mit renotropen Radiopharmaka

Prinzip

Um möglichst optimale Szintigramme zu erhalten, sind ausreichend hohe Impulsraten erforderlich. Dies setzt voraus, daß in den zu untersuchenden Organen während des Zeitraums der Aufnahmen keine Umverteilung der Radioaktivität erfolgt. Bewährt haben sich hierfür Substanzen, die in den Tubuluszellen der Nieren gespeichert und nicht

Tabelle 5 Energiedosis in [Rad.] bzw. (mGy) bei statischen Untersuchungen (nach *Roedler*)

	^{99m}Tc-DMSA	^{197}Hg-Chlormerodrin	^{67}Ga
Mittlere applizierte Dosis* [mCi] (MBq)	2,0 (74)	0,2 (7,4)	2,0 (74)
Nieren	1,50 (15)	2,4 (24)	
Leber			
Dickdarm			1,80 (18)
Ovarien	0,046 (0,46)	0,008 (0,08)	0,56 (5,6)
Testes	0,028 (0,28)	0,006 (0,06)	0,48 (4,8)
Knochenmark	0,075 (0,75)	0,02 (0,2)	1,18 (11,8)

* bei Erwachsenen

oder nur zu einem geringen Teil in das Nierenhohlraumsystem abgegeben werden. Raumfordernde Prozesse, die mit einem lokalen Parenchymausfall einhergehen, werden im Szintigramm als zirkumskripte Speicherdefekte, sog. »kalte Läsionen« abgebildet.

Methodische Grundlagen

Radioaktive Quecksilberverbindungen, wie ^{197}Hg Chlormerodrin, die zu einem hohen Maße und über einen längeren Zeitraum im distalen Tubulusepithel gestapelt werden, sind wegen der relativ hohen Strahlenbelastung und der ungünstigen Gammaenergie des ^{197}Hg heute durch renotrope Technetiumverbindungen wie z.B. Dimercaptosuccinat (DMSA) zu ersetzen (ENLANDER u. Mitarb. 1974). Gegenüber anderen renotropen ^{99m}Tc-Verbindungen zeichnet sich das DMSA nicht nur durch seine hohe Akkumulation in den Nieren, sondern auch durch die geringe renale Ausscheidung aus.

Technik: Bei Patienten mit normaler Nierenfunktion werden 2 Stunden und bei solchen mit eingeschränkter Funktion 4 und mehr Stunden nach i.v.-Injektion von 1–2 mCi (37–74 MBq) ^{99m}Tc-DMSA die szintigraphischen Aufnahmen mit der Gammakamera oder einem Szintigraphen angefertigt.

Klinische Anwendung

Seit Einführung der Sonographie und Computertomographie hat die Nierenszintigraphie zur morphologischen Beurteilung des Organs wie die Bestimmung von Größe, Form und Lage sowie den Nachweis von Parenchymdefekten an klinischer Bedeutung verloren (KAHN 1979). Neben der Darstellung einer Ren mobilis in verschiedenen Aufnahmepositionen im Rahmen einer Funktionsuntersuchung ist eine Indikation für die statische Szintigraphie mit renotropen Radiopharmaka in der Berechnung des seitengetrennten Anteils der Nierenfunktion zu sehen (MARISS u. THIEDE 1977, KAWAMURA u. Mitarb. 1978). Bei angeborenen Mißbildungen, wie z.B. Hufeisennieren, können funktionstüchtige Parenchymanteile szintigraphisch dargestellt werden.

Strahlenbelastung

Da für die morphologisch-szintigraphische Beurteilung der Nieren Radiopharmaka verwendet werden, die über einen längeren Zeitraum im Nierenparenchym verbleiben, ist hier das kritische Organ die Niere – insbesondere die Rinde – und somit weniger das harnableitende System. Wegen der damit verbundenen langen biologischen Halbwertzeit sind besonders hier ^{99m}Tc markierte Radiopharmaka wie z.B. DMSA anstelle Radioquecksilberverbindungen vorzuziehen (Tab. 5).

Für die Lokalisation der Ren mobilis und für die Berechnung des seitengetrennten Anteils der Niereneinzelfunktion kann die sonst üblicherweise applizierte Dosis von 2 mCi (74 MBq) ^{99m}Tc-DMSA reduziert und somit die Strahlenbelastung noch weiter verringert werden.

Szintigraphie mit ^{67}Ga (Gallium)

Prinzip

Aufgrund der hohen Affinität zu lysosomreichen Zellen wird die Szintigraphie mit ^{67}Ga-Citrat vorwiegend beim Staging von Morbus Hodgkin und Non-Hodgkin-Lymphomen eingesetzt. Da jedoch auch organbezogene Neoplasien und entzündliche Prozesse ^{67}Ga anreichern, findet es auch bei der allgemeinen Suche nach okkulten Herden Verwendung. Nicht geeignet ist es zur differentialdiagnostischen Abklärung von Tumoren unbekannter Genese. Da ^{67}Ga gegenüber dem gesunden Gewebe in pathologischen Prozessen vermehrt gespeichert wird, kommen diese auf dem Szintigramm mit positivem Kontrast zur Darstellung.

Methodische Grundlagen

Die Ausscheidung des ^{67}Ga über die Nieren und den Darm führt bei der Beurteilung der Szintigramme des Abdomens gehäuft zu falsch-positiven Resultaten. Die Aufnahmen werden daher erst 48 Stunden oder 72 Stunden nach der Applikation des Tracers angefertigt. Während etwa 30% der applizierten Radioaktivität an Plasmaeiweiß gebunden wird, verteilt sich der freie Anteil, soweit er nicht über die Nieren ausgeschieden wird, im gesamten Extrazellularraum. Bei entzündlichen Prozessen könnte neben der bekannten Einlagerung des Galliums in den Leukozyten eine extravasale Ablagerung der ^{67}Ga-Serumproteine zu einer positiven Darstellung der Entzündungsherde im Szintigramm führen. Dagegen findet bei den Neoplasien eine Anreicherung in den lysosomreichen Zellen statt. Der Mechanismus des Einbaus in die Zellen ist noch weitgehend unbekannt (HECK u. v. HOVE 1977). Die Beobachtung, daß Seminome mit ihrer lymphozytären Infiltration ^{67}Ga im höheren Ausmaß speichern als Teratome, findet hierin eine Erklärung (O'REILLY u. Mitarb. 1979).

Technik: 48 oder 72 Stunden nach i.v.-Injektion von 5 μCi (185 kBq) ^{67}Ga pro Kilogramm Körpergewicht erfolgen Aufnahmen mit der Gammakamera, nachdem durch einen Reinigungseinlauf die noch im Darmlumen befindliche Radioaktivität entfernt wurde. Bei der Suche nach okkulten, entzündlichen Prozessen kann bereits nach 3–6 Stunden das erste Szintigramm angefertigt werden (FEINE 1978). Die reguläre Speicherung von ^{67}Ga in der Leber beeinträchtigt jedoch meist die Beurteilung der rechten Niere.

Klinische Anwendung

Bei dem Nachweis von primären Tumoren des Urogenitaltraktes ist, wie SAUERBRUNN u. Mitarb. (1978) bei 127 Patienten zeigen konnten, die Tumorszintigraphie mit ^{67}Ga ohne klinische Relevanz. Dies trifft auch für Kinder mit Wilms-Tumoren zu. Die z.T. höhere Anreicherung des Tracers in den Metastasen der Urogenitaltumoren kann dadurch erklärt werden, daß diese oft eine höhere Proliferationsrate aufweisen als ihre Primärtumoren (SAUERBRUNN u. Mitarb. 1978). Bei dem Nachweis von Metastasen im Rahmen des Staging und der Verlaufskontrolle bekannter Urogenitaltumoren hat die ^{67}Ga-Szintigraphie eine gewisse Bedeutung erlangt.

Innerhalb der ersten 24 Stunden werden weniger als 15% des ^{68}Ga über die Nieren ausgeschieden. Ist nach 48 Stunden immer noch eine einseitig verstärkte Aufnahme bzw. eine zunehmende Speicherung bei Kontrollen zu verzeichnen, spricht dies für einen entzündlichen Nierenprozeß (PARK u. Mitarb. 1977). So werden sowohl bei Pyelonephritiden als auch bei Mikroabszessen in den Nieren positive Galliumszintigramme gefunden.

Strahlenbelastung

Die Strahlenbelastung ist im Knochenmark und Dickdarm mit über 1 rad (10 mGy) relativ hoch, so daß die Untersuchung nur nach strenger Indikationsstellung erfolgen sollte (s. Tab. **5**).

Knochenszintigraphie

Prinzip

Ein pathologisch veränderter Knochenmetabolismus führt sowohl bei positiver als auch bei negativer Calciumbilanz zu einem erhöhten Einbau osteotroper Radiopharmaka (bone seekers). Da morphologische Veränderungen an der Knochenstruktur erst im späteren Stadium auftreten und röntgenologisch nachweisbar werden, können durch die vermehrte Radionuklidaufnahme Knochenprozesse szintigraphisch früh erfaßt werden. Quantitative, absolute Aussagen über das Speicherverhalten anhand des Szintigramms sind nicht möglich, so daß die Auswertung vorwiegend auf dem Vergleich korrespondierender Skelettregionen beruht. Da lokale Knochenprozesse in der Regel szintigraphisch früher als röntgenologisch nachzuweisen sind, hat dieses Verfahren seine größte klinische Bedeutung bei der Suche nach Knochenmetastasen erlangt (BESSLER 1978).

Methodische Grundlagen

Für die Knochenszintigraphie werden heute nahezu ausschließlich ^{99m}Tc-Phosphor-Verbindungen eingesetzt. Besonders bewährt hat sich hierbei ^{99m}Tc-Methylen-Diphosphonat (MDP), da es neben der hohen Affinität zum Knochengewebe gegenüber anderen Polyphosphatverbindungen eine schnelle Elimination aus dem Blut und Weichteilgewebe über die Nieren aufweist (SUBRAMANIAN u. Mitarb. 1975). Die Aufnahmen erfolgen daher 2–3 Stunden nach Applikation des ^{99m}Tc-MDP. Um eine möglichst schnelle Ausscheidung des radioaktiven Tracers zu gewährleisten, empfiehlt sich eine ausreichende Hydratation des Patienten vor oder nach der Radionuklidapplikation. Gegenüber langlebigen osteotropen Radionukliden wie ^{85}Sr(Strontium) werden die kurzlebigen ^{99m}Tc-Phosphorverbindungen nicht in das Kristallgitter des Hydroxylapatits eingebaut, sondern nur an seiner Oberfläche bzw. der Hydratationshülle durch sog. Chemisorption gebunden. Als Ursache für die vermehrte Speicherung in pathologisch veränderten Knochenregionen wird von KRIEGEL (1978) eine Veränderung der elektrostatischen Kräfte an der Kristalloberfläche bzw. in der Hydratationshülle angenommen; zum anderen kann die infolge des vermehrten Knochenumbaus vergrößerte Oberfläche der Apatitstruktur ebenso zu einer erhöhten Einbaurate führen wie eine erhöhte lokale Durchblutung. Zeigt der Knochen z.B. infolge eines extrem langsamen Wachstums keinen perifokal gesteigerten Metabolismus, kann sich der pathologische Herd im Szintigramm durch eine fehlende Speicherung des osteotropen Radiopharmakons als sog. »cold bone lesion« darstellen.

Technik: 2–3 Stunden nach i.v.-Injektion von 10–15 mCi (370–555 MBq) ^{99m}Tc-MDP erfolgen die szintigraphischen Aufnahmen mit einer Gammakamera von den gewünschten Skelettregionen. Bei der Suche nach Knochenmetastasen empfiehlt sich die Ganzkörperszintigraphie mit einer entsprechenden apparativen Ausrüstung. Da bei Verwendung von ^{99m}Tc nur die dem Detektor zugewandte Seite mit ausreichender Auflösung abgebildet wird, sind Aufnahmen vom Rumpf in anteriorer und posteriorer Projektion anzufertigen.

Klinische Anwendung

Knochenmetastasen
(Abb. 17)

Nach einer Literaturzusammenstellung von SINTERMANN u. Mitarb. (1979) werden bei 50% aller an Prostatakarzinom erkrankter Patienten Knochenmetastasen gefunden; bei mehr als einem Drittel aller Erkrankten mit Metastasen waren diese röntgenologisch nicht erfaßbar. Am häufigsten waren die Metastasen in der Wirbelsäule zu finden (60% aller Patienten mit Knochenherden), dann folgten das Becken (57%), der Thorax (50%), die Extremitäten (38%) und der Schädel (14%) (PARK 1977). Mit fortschreitendem Tumorstadium und zunehmender Entdifferenzierung des Primärtumors steigt die Häufigkeit der Knochenmetastasen.

Die Knochenherde des Prostatakarzinoms zeichnen sich durch osteosklerotische Veränderungen und infolgedessen durch eine hohe Speicherung der osteotropen Radiopharmaka aus. Bei diffusen osteoblastischen Veränderungen können auch falsch-negative Szintigramme erhalten werden (KANE u. PAULSON 1977). Da falsch-positive Befunde durch traumatische, entzündliche oder degenerative Knochenläsionen erhoben werden können, muß für die Beurteilung der pathologischen Szintigramme der klinische und röntgenologische Befund hinzugezogen werden. Ist das Röntgenbild bei eindeutigen, zirkumskripten Speicherherden unauffällig, spricht dies für das Vorliegen okkulter Metastasen.

Die hohe Sensitivität der Knochenszintigraphie bedingt, daß sie bei der Verlaufskontrolle zum Nachweis von Knochenmetastasen an erster Stelle steht. Hierbei sind in den ersten 3–5 Jahren Kontrollszintigramme alle 6 Monate und später alle 12 Monate zu empfehlen. Da unter erfolgreicher Therapie die Rückbildung von Knochenmetastasen szintigraphisch besser als röntgenologisch er-

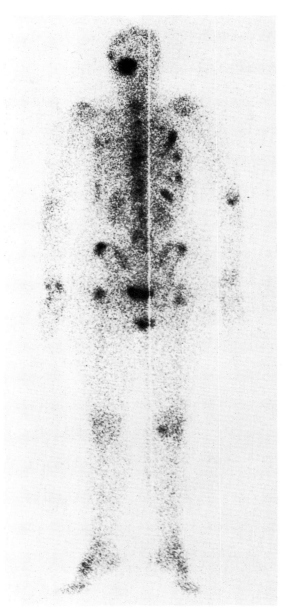

Abb. 17 Knochenganzkörperszintigraphie mit multiplen, z.T. intensiv speichernden Knochenmetastasen bei einem Patienten mit Prostatakarzinom. Aufname 2 Stunden nach i.v.-Injektion von 10 mCi (370 MBq) ^{99m}Tc-MDP in posteriorer Projektion

faßt wird, ist die Knochenszintigraphie auch für die Therapiekontrolle das Verfahren der Wahl.

Renale Osteopathie

Bedingt durch den sekundären Hyperparathyreoidismus wird bei Patienten mit chronischer Niereninsuffizienz oft eine ungewöhnlich hohe Einlagerung der osteotropen Radiopharmaka gefunden, die zu einer entsprechend guten szintigraphischen Darstellung des Skeletts führt. Die Bilder zeichnen sich durch eine hohe Speicherrate im Lumbosakralbereich sowie oft durch eine besonders gute Darstellung der langen Röhrenknochen, der Mandibula und des Kalvariums bei fehlender Nierendarstellung aus (FOGELMANN u. Mitarb. 1977).

Bei 90% aller untersuchten Hämodialysepatienten mit chronischem Nierenversagen fanden ØLGAARD u. Mitarb. (1976) pathologische Knochenszintigramme, die sie in drei Gruppen unterteilten:
1. symmetrisch erhöhte Speicherung in beiden Femurköpfen mit Ausdehnung bis zur Trochanterregion;
2. zusätzliche Speicherung in den proximalen Anteilen der Tibiaschäfte und
3. eine stark erhöhte Speicherung in den Femurköpfen und deutliche Vermehrung der Radioaktivität in den femuralen und tibialen Kondylen, dem Tarsus und den proximalen Teilen des Metatarsus.

Die Skelettszintigraphie erweist sich hier als ein empfindlicherer Nachweisparameter als die konventionelle Röntgendiagnostik und korreliert gut mit den histologischen Befunden (ØLGAARD u. Mitarb. 1976, NEYER u. Mitarb. 1978). Das Fehlen des wichtigsten Parameters für die Beurteilung von Skelettszintigrammen – der Vergleich korrespondierender Abschnitte – kann bei dem symmetrischen Auftreten der Befunde die Interpretation erschweren, so daß eine quantitative Computeranalyse hilfreich sein kann (DE GRAAF u. Mitarb. 1978).

Nierendarstellung mit osteotropen Radiopharmaka
(Abb. 18)

Da innerhalb von 4 Stunden nach der Applikation von ^{99m}Tc-Phosphorverbindungen etwa 25% der Radioaktivität über die gesunden Nieren ausgeschieden werden, kommen diese auf den entsprechenden Knochenszintigrammen meistens zur Darstellung. So können atypische Radioaktivitätsanreicherungen in den Nieren – wie asymmetrische Speicherung, einseitige Darstellung oder auch Speicherdefekte innerhalb der Nieren – auf eine Nierenerkrankung hinweisen (VIERAS u. BOYD 1975). Beidseitig verminderte oder lokal vermehrte Aufnahmen der Radioaktivität können

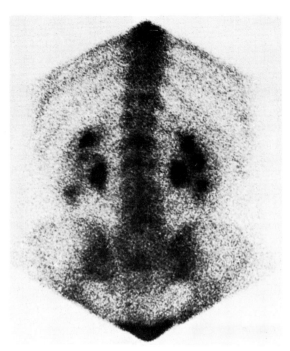

Abb. 18 Knochenszintigraphie 2 Stunden nach i.v.-Injektion von 10 mCi (370 MBq) ^{99m}Tc-MDP bei einer 70-jährigen Patientin mit unbekanntem Primärtumor: lokal vermehrte Radioaktivität in beiden Nierenbeckenkelchsystemen bei unauffälligem Befund im i.v.-Pyelogramm

durch nicht pathologische, passagere Ausscheidungsvariationen zum momentanen Zeitpunkt der szintigraphischen Aufnahmen bedingt sein. Auf der anderen Seite schließt eine normale Nierendarstellung im Knochenszintigramm eine Nierenerkrankung nicht aus (BIELLO u. Mitarb. 1976).

Strahlenbelastung

Bei der üblichen Dosierung von 10 mCi (370 MBq) ^{99m}Tc bei Erwachsenen beträgt die Strahlendosis des Skeletts 0,4 rad (4,0 mGy). Um die hohe Dosis der Blasenwand von 4,4 rad/10 mCi (44 mGy/370 MBq) zu reduzieren, sollte auf eine möglichst schnelle Blasenentleerung geachtet werden. Das gleiche trifft für die Ovarien zu, die mit 0,17 rad (1,7 mGy) gegenüber den Testes mit 0,12 rad (1,2 mGy) eine deutlich höhere Energiedosis aufnehmen.

Nebennierenszintigraphie

Prinzip

Radioaktiv markierte Cholesterinderivate werden als Precursor für Nebennierensteroidhormone in der Nebenniere gespeichert, so daß eine szintigraphische Darstellung des Organs möglich ist.

Methodische Grundlagen

In normalen Nebennieren wird ^{131}J-markiertes Cholesterol angereichert. Im Szintigramm zeigen sich jedoch relativ große Schwankungen von Größe, Form und Speicherverhalten. Die ebenfalls vorhandene Leberspeicherung kann die Beurteilung der rechten Nebennieren erschweren. Eine hypophysäre Stimulierung oder autonome Hyperplasie, wie z. B. Conn-Syndrom oder Cushing-Syndrom, führen ebenso zu einer verstärkten Speicherung wie hormonaktive Adenome. Da letztere durch die Gabe von Dexamethason in ihrem Speicherverhalten – im Gegensatz zur idiopathischen Hyperplasie – nicht beeinträchtigt werden, ist durch eine zweite Untersuchung nach Dexamethasonapplikation eine differentialdiagnostische Abklärung beim primären Hyperaldosteronismus möglich.

Technik: 1–2 mCi (37–74 MBq) ^{131}J-Cholesterol werden langsam innerhalb von etwa 5 Minuten intravenös appliziert. Szintigramme werden nach 24 Stunden (bei Überfunktion) und in den folgenden Tagen angefertigt, wobei zufriedenstellende Darstellungen der Nebennieren oft erst nach 8–12 Tagen p.i. erhalten werden. Zur Reduzierung der Strahlendosis in der Schilddrüse ist eine Prämedikation mit Lugolscher Lösung (über 3 Tage je 20 Tropfen) erforderlich.

Klinische Anwendung

Bedingt durch die guten Ergebnisse der Sonographie, Computertomographie und der angiographischen Darstellung der Nebennieren mit ihrer Möglichkeit der seitengetrennten Aldosteronbestimmung im Nebennierenvenenblut ist die Indikation zur Nebennierenszintigraphie stark eingeschränkt. ZECHMANN u. Mitarb. (1977) sehen eine solche bei der Seitenlokalisation und Differentialdiagnose hormonaktiver Nebennierenrindenprozesse (ggf. mittels Dexamethasonhemmtest) und bei der Lokalisation von Nebennierenrestgewebe nach bilateraler Adrenalektomie sowie bei dem Versuch, hormonaktive Metastasen von Nebennierenkarzinomen nachzuweisen.

Strahlenbelastung

Wegen der hohen Gonadendosis ist die Untersuchung bei jüngeren Frauen nur nach besonders strenger Indikationsstellung durchzuführen. Die mit der Untersuchung verbundene hohe Energiedosis in der Schilddrüse ist durch die Blockierung derselben zu vermeiden. Für 1 mCi (37 MBq) ^{131}J-Cholesterol beträgt die Ganzkörperdosis 0,9 rad (9 mGy), die der Leber 7 rad (70 mGy), der Nebennieren 49 rad (490 mGy) und die der Hoden 5 rad (50 mGy) bzw. der Ovarien 21 rad (210 mGy).

In-vitro-Diagnostik

Prinzip

Bei den nuklearmedizinischen In-vitro-Untersuchungen werden mit Hilfe von Radioaktivitätsmessungen Substanzmengen in Körperflüssigkeiten ermittelt, die aufgrund ihrer geringen Konzentration oder ihrer Zusammensetzung, wie z. B. bestimmte Serumproteine, laborchemisch nicht mit ausreichender Genauigkeit bestimmt werden können.

Methodische Grundlagen

Während bei der Aktivierungsanalyse die zu untersuchenden Proben mit thermischen Neutronen oder hochenergetischen Ionen aktiviert und die so erzeugten Radionuklide der verschiedenen Elemente gemessen werden, wird bei dem Radioimmunoassay (RIA) das Serum zusammen mit einem Radiopharmakon und einem hochspezifischen Antikörper inkubiert und das Bindungsgleichgewicht bestimmt. Die Ergebnisse werden anhand einer jeweils gleichzeitig erstellten Eichkurve ermittelt.

Bei dem Radioimmunoassay wird als spezifischer Bindungspartner ein Antikörper benötigt, der mit der zu untersuchenden und der entsprechenden radioaktiv markierten Substanz gleichermaßen einen Antigen-Antikörper-Komplex bildet. Wird bei gleichbleibender Konzentration des Antikörpers und des markierten Tracers die Konzentration der zu untersuchenden Substanz bzw. des entsprechenden Standards im Inkubationsmedium erhöht, vermehrt sich der freie Anteil der Radioaktivität gegenüber der, die am Antigen-Antikörper-Komplex gebunden ist.

Die Trennung der gebundenen und der freien Radioaktivität kann entweder durch Ausfällung des Proteinkomplexes oder durch die Isolierung des freien Tracers, z.B. durch Ionenaustausch oder Oberflächenadsorption, erfolgen.

Technik: Für alle klinisch relevanten Radioimmunoassays stehen heute kommerziell erhältliche »Kits« zur Verfügung, deren Handhabung sehr unterschiedlich ist, so daß hier auf Einzelheiten nicht eingegangen werden kann.

Klinische Anwendung

Bestimmung der Plasmareninaktivität

Für die Urologie hat besonders die Angiotensin-I-Untersuchung klinische Bedeutung erlangt, da nur hiermit die indirekte Bestimmung der Reninaktivität im Nierenvenenblut bei der differentialdiagnostischen Abklärung der Hypertonie mit ausreichender Genauigkeit möglich ist. Hierbei wird Angiotensin I gemessen, das infolge einer enzymatischen Reaktion des Plasmarenins aus dem Angiotensinogen entsteht. Die Angabe der Plasmaaktivität erfolgt in ng Angiotensin I, die pro Stunde bei 37 °C gebildet werden (PABST u. HÖR 1978). Da eine allgemein anerkannte Standardmethode noch nicht existiert, variieren die Normalwerte je nach Verfahren. Zusätzliche Stimulationstests wie die Gabe von 40 mg Furosemid oder mehrtägige Natriumrestriktion sowie mehrstündige Orthostase erweisen sich oft als nützlich.

Eine erniedrigte Plasmareninaktivität wird beim primären Aldosteronismus wie z. B. beim Conn-Syndrom gefunden. Bei renovaskulären oder -parenchymatösen Hypertonien, d. h. bei sekundärem Aldosteronismus, liegt dagegen eine erhöhte Enzymaktivität vor (HÖR u. PABST 1976).

Ein Nierenvenen-Renin-Quotient oberhalb von 1,5 wird bei Patienten mit einseitigen Nierenerkrankungen von den meisten Untersuchern als beweisend für die renale Genese des Hochdrucks angesehen. Durch die zusätzliche Bestimmung des seitengetrennten effektiven renalen Plasmaflusses mittels der ^{131}J-OJH-Clearance kann die präoperative Abklärung weiter verbessert werden (HELBER u. Mitab. 1979).

Bestimmung von Hormonen und spezifischen Plasmaproteinen

Der radioimmunologische Nachweis von Hormonen wie Aldosteron, Testosteron und Vasopressin kann für die urologische Diagnostik hilfreich sein. Von LANGE u. Mitarb. (1977) wird auf die Bedeutung des humanen Choriongonadotropins (HCG) und des onkofetalen Alpha-1-Fetoproteins (AFP) beim Management von Hodentumoren hingewiesen. Besonders bewährt hat sich die Kombination beider Radioimmunoassays bei der Verlaufs- und Therapiekontrolle der nichtseminomatösen Germinalzelltumoren.

Literatur

Barbour, G.L., C.K. Crumb, C.M. Boyd, R.D. Reeves, S.P. Rastogi, R.M. Patterson: Comparison of inulin iothalamate and ^{99m}Tc-DTPA for measurement of glomerular filtration rate. J. nucl. Med. 17 (1976) 317

Bessler, W.: Szintigraphische Untersuchungen von Knochen und Gelenken. In Hundeshagen, H.: Handbuch der medizinischen Radiologie. Springer, Berlin 1978

Bianchi, C., M. Bonadio, V.T. Andriole: Influence of postural changes on the glomerular filtration rat in nephroptosis. Nephron 16 (1976) 161

Biello, D.R., R.E. Coleman, R.J. Stanley: Correlation of renal images on bone scan and intravenous pyelogram. Amer. J. Roentgenol. 127 (1976) 633

Blaufox, M.D.: Evaluation of renal function and disease with radionuclides. In Polchen, E.J., V.K. McCready: Progress in Nuclear Medicine. Karger, Basel 1972

Breit, A.: Wertigkeit radiologischer Methoden, Niere – Leber – Pankreas. Thieme, Stuttgart 1975

Britton, K.E., N.J.G. Brown: The clinical use C.A.B.B.S. renography. Brit. J. Radiol. 41 (1968) 570

Britton, K.E.: Renal function studies with radioisotopes in dynamic studies with radioisotopes in medicine. Proc. Symp. Knoxville, Vol. I. IAEA, Vienna 1975 (p. 215)

Bueschen, A.J., L.K. Lloyd, E.V. Dubovsky, W.N. Tanxe: Radionuclide kidney function evaluation in the management of urolithiasis. J. Urol. (Baltimore) 120 (1978) 16

Clorius, J.H.: Deutung und Bedeutung des Isotopennephrogramms. Therapiewoche 27 (1977a) 6022

Clorius, J.H., M. Kjelle-Schweigler, P. Georgi, H.J. Sinn, K. Möhring: Position dependent renogram changes of the mobile kidney. Europ. J. nucl. Med. 2 (1977b) 67

Clorius, J.H., M. Kjelle-Schweigler, H. Ostertag, K. Möhring: (^{131}J) Hippuran renography in the detection of orthostatic hypertension. J. nucl. Med. 19 (1978) 343

Clorius, J.H., K. Dreikorn, J. Zelt, E. Raptou, D. Weber, K. Rubinstein, D. Dahm, P. Georgi: Renal graft evaluation with pertechnetate and J-131-hippuran. A comperative clinical study. J. nucl. Med. 20 (1979) 1029

Cohen, M.L.: Radionuclide clearance techniques. Semin. nucl. Med. 4 (1974) 23

Delaloye, B., A. Bischof-Delaloye: Endokrinologie. In Hundeshagen, H.: Handbuch der medizinischen Radiologie, Bd. XV/2. Springer, Berlin 1978 (p. 209)

Diffay, B.L., F.M. Hall, J.R. Corfield: The ^{99m}Tc-DTPA dynamic renal scan with deconvolutionsanalysis. J. nucl. Med. 17 (1976) 352

Doppelfeld, E., L. Weißbach: Untersuchungen zum Einfluß von Harnabflußstörungen auf die Ergebnisse der katheterlosen seitengetrennten Bestimmung der renalen Hippuran-Clearance. Akt. Urol. 10 (1979) 85

Emrich, D.: Nuklearmedizinische Diagnostik und Therapie. Thieme, Stuttgart 1976

Emrich, D.: Nuklearmedizin, Funktionsdiagnostik und Therapie, 2. Aufl. Thieme, Stuttgart 1979

Enlander, D., P.M. Weber, L.V. dos Remedios: Renal cortical imaging in 35 patients: Superior quality with ^{99m}Tc-DMSA. J. nucl. Med. 15 (1974) 743

Feine, M.: Das Mediastinum. In Hundeshagen, H.: Handbuch der medizinischen Radiologie, Bd. VX/2. Springer, Berlin 1978 (p. 335)

Fogelman, I., J.H. McKillop, J.T. Boyle, W.R. Greig: Absent kidney sign associated with symmetrical and uniformly increased upstake of radiopharmaceutical by the skeleton. Europ. J. nucl. Med. 2 (1977) 257

George, E.A., J.E. Codd, W.T. Newton, H. Haibach, R.M. Donati: Comperative evaluation of renal transplant rejection with radioiodinated fibrinogen, ^{99m}Tc-sulfur-kolloid and ^{67}Ga-citrate. J. nucl. Med. 17 (1976) 175

Graaf de, P., M. Schicht, EKJ. Pauwels, J. te Velde, J. de Graeff: Bone scintigraphy in renal osteodystrophy. J. nucl. Med. 19 (1978) 1289

Heck, L.L., E.D. von Hove: Scintimaging with oncophilic radiopharmaceuticals. In Wellman, H.N.: CRC Atlas of Scintimaging of Clinical Nuclear Medicine, Section I, Chapter 11. CRC-Press, Inc. 1977

Hecking, E., P. Pfannenstiel, H.U. Pixberg, C. Knick, H.P. Ammende, S. Stocker, P. Netter, Th. Philipp, P.E. Peters, P. Fliegel: Klinischer Wert der Nierensequenzszintigraphie mit ^{131}J-Hippuran und der Nierenperfusion mit ^{99m}Tc-Präparaten nach Computerverarbeitung. Fortschr. Röntgenstr. 123 (1975) 103

Heidenreich, P., B. Egger, G. Hör, K. Kempken, M. Oberdorfer, H. Huber: Klinische Anwendung nuklearmedizinischer Nierenclearance-Meßtechnik: Bestimmung der tubulären, glomerulären und seitengetrennten Nierenclearance im Verlauf von Nierenoperationen. In Höfer, R.: Radioaktive Isotope in Klinik und Forschung, Bd. XII. Urban & Schwarzenberg, München 1976 (p. 265)

Heinze, H.G., F. Eisenberger, K.J. Pfeifer, J.M. Zimmer: Wertigkeit der quantitativen Funktionsszintigraphie der Nieren in der Urologie. Fortschr. Röntgenstr. 126 (1977) 241

Helber, A., G. Bönner. W. Hummerich, G. Wambach, K.A. Meurer, K. Dvorak, V. Cent, A. Zehle, W. Kaufmann: Verbesserte Aussage des Nierenvenenreninquotienten durch gleichzeitige Bestimmung der ^{131}J-Hippuran-Clearance in der Diagnostik der renovaskulären Hypertonie. Klin. Wschr. 57 (1979) 13

Hör, G., H.W. Pabst: Nephrologie. In Emrich, D.: Nuklearmedizin, Funktionsdiagnostik und Therapie. Thieme, Stuttgart 1979

Hundeshagen, H.: Handbuch der medizinischen Radiologie, Bd. XV Nuklearmedizin, Teil 2 Diagnostik, Therapie, klinische Forschung. Springer, Berlin 1978

Kahn, P.G.: Renal imaging with radionuclids, ultrasound and computed tomography. Semin. nuclear Med. 9 (1979) 43

Kane, R.D., D.F. Paulson: Radioisotope bone scanning characteristic of metastatic skeletal deposits of prostatic adenocarcinoma. J. Urol. (Baltimore) 117 (1977) 618

Kawamura, J., S. Hosokawa, O. Yoshida, T. Fujita, Y. Ishii, K. Torizuka: Validity of ^{99m}Tc Dimercaptosuccinic acid renal uptake for an assessment of individual kidney function. J. Urol. (Baltimore) 119 (1978) 305

Ko, B.S.P., H.N. Wellman: Genitourinary and reproductive systems scintimaging. In Wellman, H.N.: CRC Atlas of Scintimaging of Clinical Nuclear Medicine, Section I, Chapter 9. CRC-Press, Inc. 1977

Kriegel, H.: Radiopharmaka in der Skelettszintigraphie. Nuklearmediziner 1 (1978) 6

Lange, S., J. Lange, Th. Newiger, K. zum Winkel, R. Nagel: Differenzierung renaler Abflußstörungen durch die Funktionsszintigraphie. Fortschr. Röntgenstr. 120 (1974) 330

Lange, P.H., K.R. Mcintive, T.A. Waldmann, T.R. Hakala, E.E. Fraley: Alpha-Fetoprotein and human chorionic gonadotropin in the management of testicular tumors. J. Urol. (Baltimore) 118 (1977) 593

Lingårdh, G.: Renal clearance investigations with ^{51}Cr-EDTA and ^{125}J-hippuran. Scand. J. Urol. Nephrol. 6 (1972) 63

Mariß, P., G. Thiede: Abschätzung der seitengetrennten Nierenfunktion mittels der ^{99m}Tc-DMSA-Aufnahme. Fortschr. Röntgenstr. 126 (1977) 442

Maxwell, M.H.: Cooperative study of renovascular hypertension. Current status. Kidney internat. 8 (1975) 153

Meade, R.C., J.D. Horgan, J.A. Madden: Comparison of methods for renogram evaluation. J. nucl. Med. 10 (1968) 40

Möhring, K., P. Georgi, L. Röhl, H. Sinn: Simultaneous split measurement of glomerular filtration rate (GFR) and effective renal plasma flow (ERPF) by ^{111}In-DTPA and ^{131}J-orthoiodohippurat infusionclearance following initial doubleisotop scintigraphy. In zum Winkel, K., et al.: Radionuclides in Nephrology. Thieme, Stuttgart 1975 (p. 309)

Mogensen, P., H. Bay-Nielsen, M. Egeblad, O. Munck: ^{131}J-hippuran renography for control of patients with ureterolithiasis. Scand. J. Urol. Nephrol. 10 (1976) 253

Neyer, U., G. Mähr, P.J. Ell, M. Meixner, F. Gloor: Die Knochenszintigraphie in der Diagnostik der renalen Osteopathie. Dtsch. med. Wschr. 103 (1978) 451

Nordyke, R.A., M. Tubis, W.H. Blahd: Use of radio iodinated hippuran for individual kidney function tests. J. Lab. clin. Med. 56 (1960) 438

Oberhausen, E.: Grundlagen der nuklearmedizinischen Clearancebestimmung. In Pfannenstiel, P., M. Pfannenstiel: Nuklearmedizinische Verfahren bei Erkrankungen der Nieren und ableitenden Harnwege. Schnetztor, Konstanz 1977 (p. 21)

Oberhausen, E.: Messung der getrenntseitigen Nierenclearance und der intrarenalen Transportzeit. NUC-Compact 3 (1971) 51

Oberhausen, E., A. Romahn: Bestimmung der Nierenclearance durch externe Gammastrahlenmessung. In: Radionuklide in Kreislaufforschung und Kreislaufdiagnostik. Schattauer, Stuttgart 1968 (p. 323)

Ølgaard, K., J. Heerfordt, S. Madsen: Scintigraphic skeletal changes in uremic patients on regular hemodialysis. Nephron 17 (1976) 325

O'Reilly, P.H., R.A. Shields, H.J. Testa: Nuclearmedicine in Urology and Nephrology. Butterworths, London 1979

Otnes, B., K. Rootwelt, W. Mathisen: A comparison between urography and radioisotope renography in the follow-up of surgery for hydronephrosis. Scand. J. Urol. Nephrol. 9 (1975) 50

Pabst, H.W., G. Hör: Nephrologie und Urologie. In Hundeshagen, H.: Handbuch der medizinischen Radiologie, Bd. XV/2. Springer, Berlin 1978 (p. 509)

Pabst, H.W., G. Hör, H. Kriegel: Einführung in die Nuklearmedizin. Fischer, Stuttgart 1976

Park, H.M.: Muscoskeletal scintimaging. In Wellman, H.: CRC-Atlas of Scintimaging for Clinical Nuclear Medicine, Section I, Chapter 10. CRC-Press, Inc. 1977

Park, H.M., A.E. Forry, R.L. Sagalowski: Localisation of ^{67}Ga in renal microabscesses. J. nucl. Med. 18 (1977) 313

Pixberg, H.U.: Nuklearmedizinische Nierendiagnostik. Med. Welt 25 (1974) 1457

Pixberg, H.U., J. Bahlmann, R. Kluge: Katheterlose Bestimmung der seitengetrennten Nierendurchblutung. Med. Klin. 66 (1971) 1015

Ramos, M., H. Rösler: Untersuchungen zur Lungen-Perfusion und Ventilation mit radioaktiven Edelgasen. In Hundeshagen, H.: Handbuch der medizinischen Radiologie, Bd. XV/2. Springer, Berlin 1978 (p. 265)

Roedler, H.D., A. Kaul, G.J. Hine: Internal Radiation Dose in Diagnostic, Nuclear Medicine. Hoffmann, Berlin 1978

Rösler, H.: Die Bestimmung der O-^{131}J-Hippursäure Total-Clearance als Grundlage einer quantitativen Radionephrographie. Dtsch. med. Wschr. 92 (1967) 881

Rohloff, R., B. Hast, B. Leisner, H.G. Heinze: Untergrundkorrektur bei der ^{131}J-Hippuran-Kamera-Funktionsszintigraphie zur seitengetrennten Funktionsbeurteilung der Nieren. Nucl. Med. 16 (1977) 199

Rosenthal, L., R. Mangel, A.R. Lisbon, Y. Lacourciere: Diagnostic applications of radiopertechnetate and radiohippuran imaging in postrenal transplant complication. Radiology 111 (1974) 347

Sauerbrunn, B.J.L., G.A. Andrews, K.F. Hübner: Ga-67 citrat imaging in tumors of the genito-urinary tract: Report of cooperative study. J. nucl. Med. 19 (1978) 470

Schwartz, K.-D., B. Salle, H. Meyer, U. Karsten, R. Dietrich: Die Miktionszystourographie mit ^{113m}In unter Einsatz der rechnergesteuerten Auswertung an der Szintillationskamera. Radiol. diagn. (Berl.) 18 (1977) 261

Sigman, E.M., C.M. Elwood, F. Knox: The measurement of glomerular filtration rate in man with sodium iothalamate ^{131}J (Conray). J. nucl. Med. 7 (1966) 60

Sintermann, R., H. Langhamer: Die klinische Bedeutung der Skelettszintigraphie in der Metastasendiagnostik des Prostatakarzinoms. Med. Welt 30 (1979) 929

Subramanian, G., J.G. McAffee, R.I. Blair, F.A. Kallfelz, F.D. Thomas: Technetium-99m-methylen diphosphonat – a superior agent for skeletal imaging: comparison with other technetium complexes. J. nucl. Med. 16 (1975) 744

Taylor, A., L.B. Talner, G. Davis: ^{99m}Technetium penicillamine scans: an index of differential renal function. J. Urol. (Baltimore) 120 (1978) 142

Texter, J., H. Haden: Scintiphotography in the early diagnosis of urin leakage following renal transplantation. J. Urol. (Baltimore) 116 (1976) 547

Treter, K.J., H.J. Nerdrum, O.K. Mjølnerød: The valve of radioisotope renography in the follow up of patients operated upon for hydronephrosis. J. Urol. (Baltimore) 114 (1975) 680

Vieras, F., C.M. Boyd: Diagnostic value of renal imaging incidental to bone scintigraphy with ^{99m}Tc-phosphate compounds. J. nucl. Med. 16 (1975) 1109

Weeden, R.P., H.I. Jernow: Autoradiographic study of cellular transport of hippuran-^{125}J in the rat nephron. Amer. J. Physiol. 214 (1968) 776

Weißbach, L., P. Brühl, B. Hünermann: Die seitengetrennte Nierenfunktionsuntersuchung als Indikationshilfe für organerhaltende Harnleiterkorrekturen. Akt. Urol. 7 (1976) 331

Wellman, H.: CRC Atlas of Scintimaging for Clinical Nuclear Medicine. CRC Press, Cleveland 1977

zum Winkel, K., M.D. Blaufox, J.L. Funk-Brentano: Radionuclides in Nephrology. Thieme, Stuttgart 1975

Winkler, C.: Isotopennephrographie und Sequenzszintigraphie in der Diagnostik der Pyelonephritis. Therapiewoche 23 (1973) 350

Zechmann, W., G. Bartsch, F. Skrabal, R. Buchsteiner: Nebennierenszintigraphie – klinische Erfahrung und Indikation. Helv. chir. Acta 44 (1977) 255

Sonographie und Computertomographie des Erwachsenen

Sonographie: *G. Hutschenreiter, P. Walz*
Computertomographie: *R. Günther, K. Klose*

Einleitung

Sonographie und Computertomographie (CT) nehmen heute einen festen Platz im Rahmen der urologischen Diagnostik ein (HUTSCHENREITER u. Mitarb. 1979). Das Verhältnis von konventioneller Röntgendiagnostik zu Ultraschall beträgt vom Umfang der Leistungen her 4:1, während die Computertomographie in wesentlich geringerem Maße eingesetzt wird. Die Bedeutung der Sonographie liegt in dem hohen diagnostischen Aussagewert bei fehlender Strahlenexposition und relativ günstigem Kosten-Nutzen-Verhältnis. In der Regel ist die Sonographie eine weiterführende, der konventionellen Röntgendiagnostik nachgeordnete, der Computertomographie jedoch vorgeschaltete Untersuchungsmethode. Die Sonographie ist in der Lage, Röntgenuntersuchungen zu ersetzen (Blasenrestharnbestimmung, Verlaufskontrollen bei Stauungsnieren); als Screening-Verfahren (Pädiatrie) kann sie jedoch auch der Röntgendiagnostik vorausgehen. Schädigungsfolgen diagnostisch applizierter Ultraschallwellen sind bisher nicht bekannt. Das Verfahren ist daher ohne Kontraindikationen.

Die Computertomographie ist ebenfalls ein nichtinvasives, diagnostisches Verfahren, jedoch mit Strahlenbelastung und höheren Kosten verbunden. Aus diesem Grund müssen strengere Auswahlkriterien zugrunde gelegt werden als bei der Sonographie. Die Vorteile der Computertomographie sind: hohes Auflösungsvermögen, Möglichkeit der Gewebedichtemessung und Erfassung funktioneller Abläufe durch intravenöse Kontrastmittelgabe. Aufgrund der systematischen Schnittführung und der anatomisch präzisen Darstellung ist die Computertomographie leichter zu interpretieren, weniger von der Erfahrung des Untersuchers und Untersuchungsbedingungen abhängig sowie problemloser zu reproduzieren als die Sonographie. Darüber hinaus liefert die Computertomographie häufig mehr pathologische Nebenbefunde als die Sonographie. Für den Erfahrenen bedeutet die Unabhängigkeit der sonographischen Schnittebene, die Beurteilbarkeit von Organbewegungen und Gefäßpulsationen wiederum einen Vorteil gegenüber der Computertomographie.

Das Ziel der Sonographie wie der Computertomographie ist es, die diagnostische Aussage zu verbessern und die invasiven diagnostischen Maßnahmen weitgehend zu reduzieren oder zu ersetzen.

Allgemeines
Ultraschall

Bei den gegenwärtig auf dem Markt verfügbaren Geräten besteht ein Trend zum Real-time-Scanner (schneller Bildaufbau). Mit diesen preiswerten Geräten können über 90% der sonographischen Fragestellungen befriedigend beantwortet werden. Das etwas bessere Auflösungsvermögen des Compoundscanners mit langsamem Bildaufbau ergibt für die Routinediagnostik keine entscheidenden Vorteile. Die Untersuchung mit diesen teuren Geräten ist Spezialindikationen vorbehalten, bei denen ein besonders gutes Auflösungsvermögen erwünscht ist (geringe Lymphknotenvergrößerung im Retroperitonealraum) oder bei Organen wie der Prostata, die ihrer anatomischen Lage wegen schlecht zugänglich sind.

Untersuchungstechnik: Die Untersuchung der Nieren erfolgt von dorsal in Bauchlage des Patienten. Zum Ausgleich der Lendenlordose wird ein Kissen unter den Bauch des Patienten geschoben. Dies ermöglicht eine bessere Applikation des Schallkopfes über den Nieren. Alle übrigen Organe werden von ventral untersucht, wobei sich der Patient in bequemer Rückenlage befindet. Die rechte Niere kann auch von ventral untersucht werden (Abb. 1 u. 2), während die linke Niere wegen der vorgelagerten Magenblase und linken Kolonflexur in der Regel von ventral nicht darstellbar ist. Hinter knöchernen Strukturen gelegene Organe können nicht abgebildet werden. Durch tiefe Inspiration wandert der obere Nierenpol aber so weit nach kaudal, daß er meist sichtbar wird. Unter Umständen muß durch Zwischenrippenräume hindurchgeschallt werden. Darmgasüberlagerung oder Kontrastmittel im Darm führen zu Artefaktbildung und machen wie beim Ausscheidungsurogramm eine Bildinterpretation oft unmöglich. In Abhängigkeit vom Zielorgan ist eine Vorbereitung des Patienten durch Abführen und die Gabe von Medikamenten gegen Meteorismus sinnvoll. Organe mit einer guten Schalleit-

Abb. 1 Längsschnitt (links) und Querschnitt (rechts) der rechten Niere von ventral (v) hinter der Leber (L); A = Arterie; reflexarmes Nierenparenchym (P); Mittelecho = Nierenbeckenkelchsystem und Hilusfettgewebe; CR = cranial; CA = kaudal; MED = medial; R = rechts, Normalbefund

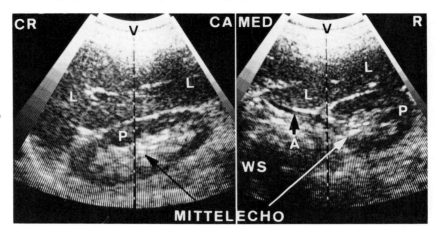

Abb. 2 Längsschnitt der rechten Niere von ventral, Markpyramiden (→) als echoarme Areale dürfen nicht mit Zysten oder gestauten Kelchen verwechselt werden, Normalbefund

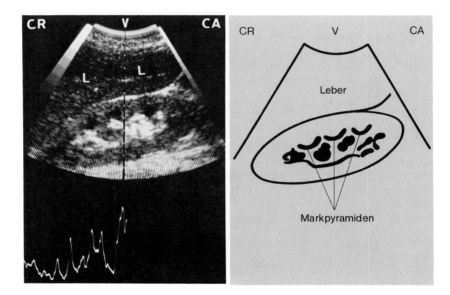

fähigkeit wie die Leber oder die flüssigkeitsgefüllte Harnblase sind nicht nur selbst sonographisch gut darstellbar, sondern dienen darüber hinaus als akustische Fenster, durch die dahintergelegene Organe gut eingesehen werden können. Zur Untersuchung der Organe des kleinen Beckens sollte daher die Blase gut gefüllt sein.

Computertomographie (CT)

Das Prinzip der Computertomographie besteht in der Erstellung überlagerungsfreier, anatomiegerechter Körperquerschnitte. Es handelt sich um ein Schichtverfahren, bei dem die Schwächung der ausgesandten fächerförmigen Röntgenstrahlung mit Hilfe eines Detektorsystems gemessen wird (HOUNSFIELD 1973). Bei den derzeitigen Geräten der III. Generation rotieren dabei Röntgenröhre und gegenüberliegender Detektorring um den Körper mit einer Abtastzeit von 1–10 s.

Aus den dabei anfallenden Daten (ca. 100000 bis 1000000) werden für jeden Punkt des Körpers mit Hilfe eines Computers spezifische Dichtewerte errechnet und mit einer Genauigkeit von etwa 0,5% in Sekundenschnelle auf einem Fernsehmonitor mit einer Bildmatrix von 256 × 256 (wahlweise 512 × 512) Bildpunkten wiedergegeben. Die Skala der Dichtewerte umfaßt einen Bereich von −1000 (Luft) über 0 (Wasser) bis +1000 (Knochen) und wird nach dem Erfinder der Computertomographie in Hounsfield-Einheiten (HE) angegeben. Die Anzahl der Einzelstrahlen, Detektoren und Projektionen beeinflußt neben der Schichtdicke (diagnostisch üblich sind 4 – 7 – 10 – 13 mm) wesentlich die Detailerkennbarkeit. Sie erreicht bei hochauflösenden Scanverfahren eine Kantenlänge von minimal 0,2 × 0,2 mm pro Bildpunkt. In Abhängigkeit vom Objektkontrast ergibt sich dadurch ein diagnostisches Auflösungsvermögen von 1–10 mm Objektdurchmesser.

Die Strahlenbelastung der Computertomographie ist in hohem Maße vom Gerätetyp und entscheidend vom angestrebten Auflösungsvermögen abhängig. Sie schwankt zwischen 0,5 und 10 rad bzw. 5 und 100 m Gy (Faktor 20!) Oberflächendosis für eine Untersuchung und ist damit der Strahlenbelastung beim i.v.-Urogramm oder Kolonkontrasteinlauf vergleichbar (MCCULLOUGH u. PAYNE 1978). Im Vergleich zur Nierenangiographie schneidet die Computertomographie bei mehr diagnostischen Erkenntnissen weit günstiger ab.

Die CT-Untersuchung erfordert keine besondere Vorbereitung. Der Patient sollte bei der Untersuchung nüchtern sein. Zur besseren Beurteilung pathologischer Prozesse wird der Darm durch perorale Kontrastmittelgabe (250–500 ml Gastrografin 2–5%) gefüllt. Intravenös verabreichtes Kontrastmittel in Form einer Tropfinfusion oder Bolusinjektion erlaubt eine exakte Abgrenzung von Gefäßen und gefäßreichen Prozessen, Raumforderungen und Pseudotumoren. Größere Gefäße (Aorta, V. cava, Nierenarterien, Nierenvenen) heben sich durch eine schnelle bolusartige Injektion des Kontrastmittels (50–100 ml Angiografin) optimal ab. Bei der Untersuchung des kleinen Beckens sollte neben dem Darm auch die Blase gut gefüllt, die Vagina mit einem Tampon markiert und das Rektum-Sigma unter Umständen durch eine rektale Kontrastmittelfüllung markiert sein. Die Blase kann sowohl positiv durch Urin oder Kontrastmittel als auch negativ durch Injektion von CO_2 kontrastiert werden.

Bewegungen des Patienten, Peristaltik von luftgefüllten Darmschlingen, Bariumreste im Darm und metallische Fremdkörper (z.B. Clips) schränken die Untersuchungen infolge von Artefakten ein.

Raumforderungen der Niere

Ultraschall

Tumoren des Nierenparenchyms ab 2 cm Durchmesser sind mit einer Treffsicherheit von 90–95% erkennbar, Zysten mit einer Treffsicherheit von 97–98% (MAKLAD u. Mitarb. 1977, LUTZ u. Mitarb. 1976, PITTS u. Mitarb. 1975, SMITH u. Mitarb. 1975, VOEGELI u. Mitarb 1980, WELTER u. Mitarb. 1980). Runde Begrenzung, fehlende Binnenechos und eine Schallverstärkung hinter der Zystenrückwand sind Schallcharakteristika der Nierenzyste (Abb. 3 und 4). Demgegenüber sind die Schallcharakteristika der soliden renalen Raumforderung (Abb. 5–8) in der Regel polyzyklische Begrenzung, Binnenechos als Beweis für den soliden Charakter und die fehlende Schallverstärkung an der Rückseite des Tumors. Große Nekrosen mit Einblutungen in einen Tumor erschweren mitunter die Interpretation eines Bildes, da solche Tumoren sonographisch zystisch erscheinen können. Kleine Tumoren können auch rund und glatt begrenzt sein (Abb. 6 u. 7). Besonders bei kleinen Prozessen ist die richtige, individuell jedem Patienten angepaßte Geräteeinstellung wichtig, um den Befund nicht zu übersehen.

Neben der Primärdiagnose zystisch oder solide erlaubt die Sonographie eine Aussage über die Größe des Tumors, fehlende oder beginnende Deformierung der Niere oder organüberschreitendes Wachstum. Eine Aussage über größere Nierenhiluslymphome ist möglich (Abb. 8), wohingegen ein Vorwachsen des Tumors in die Nierenvene oder die V. cava nur bei ausgedehntem Befall nachweisbar ist.

Raumfordernde Prozesse als Folge von angeborenen Fehlbildungen besitzen im Erwachsenenalter eine geringe Bedeutung (s. Kap. Sonographie des Kindes).

Computertomographie

Die Nieren sind im Computertomogramm gegenüber dem umgebenden retroperitonealen Fettgewebe scharf abgegrenzt (Abb. 9). Der Nierenhilus liegt ventromedial, Nierenarterien und -venen lassen sich meist in angrenzenden Schichten auffinden. Das Nierenparenchym ist homogen dicht (40 bis 60 HE, nach Kontrastmittel 60–120 HE). Nierenmark und -rinde kontrastieren sich durch schnelle, bolusartige, intravenöse Kontrastmittelinjektion kurzfristig voneinander. Bei der morphologischen Beurteilung der Nierenkelchendigungen ist die Computertomographie der Urographie unterlegen.

Computertomographische Kriterien der renalen Raumforderung sind: Vorwölbung der Organkontur, Verdrängung des Nierenhohlraumsystems und Dichteänderung. Zysten stellen sich im Computertomogramm als rundliche, glatt begrenzte, dünnwandige Gebilde (Wanddicke 1 bis 2 mm) mit homogener Wasserdichte dar (0 bis 15 HE) und sind ab einer Größe von 1 cm zu erkennen (Abb. 10 u. 11). Infolge des Partialvolumeneffektes lassen sich die Dichtewerte sehr kleiner Zysten jedoch nicht mehr exakt bestimmen. Die Absorptionswerte von Zysten können durch Infektion oder Einblutung ansteigen. Intravenöse Kontrastmittelgabe führt im Gegensatz zu soliden Tumoren nicht zu einer Dichteanhebung. Nekrotisch zerfallende Tumoren enthalten ebenfalls zystische Areale, die jedoch aufgrund des umgebenden Tumorgewebes als tumorzugehörig klassifiziert werden können (Abb. 12). Solide Nierenparenchymtumoren (Abb. 12–16), in der Regel Hypernephrome, sind ohne Kontrastmittel isodens oder weniger dicht als das normale Nierenparenchym. Nekrotische Areale und Einblutungen ergeben häufig jedoch ein gemischtes CT-Bild mit schwankenden höheren und niedrigeren Dichte-

Abb. 3 Querschnitt (links) und Längsschnitt (rechts) der linken Niere (N) von dorsal (D), 2 cm große Zyste (C) lateral am kaudalen Nierenpol, Schallverstärkung hinter der Zyste (→)

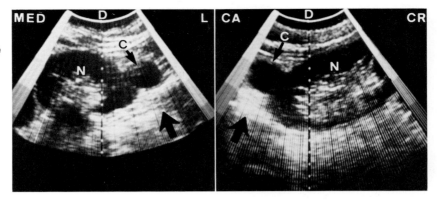

Abb. 4a IVP, Kompression der rechten Niere durch einen raumfordernden Prozeß

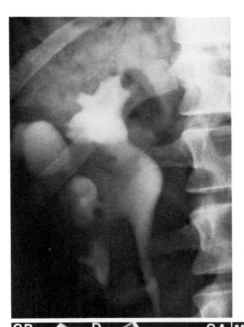

Abb. 4b Längsschnitt (links) und Querschnitt (rechts) der rechten Niere von dorsal, 10 cm große, echoleere Zyste (C) am kaudalen Pol der Niere (N) mit Schallverstärkung dahinter

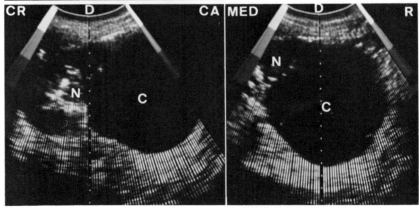

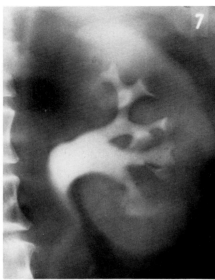

Abb. 5a IVP, unscharf begrenzte untere Kelchgruppe und Doppelkontur am kaudalen Nierenpol

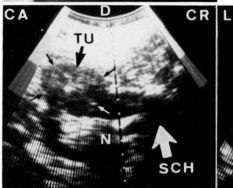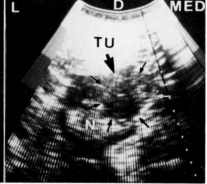

Abb. 5b Längsschnitt (links) und Querschnitt (rechts) der linken Niere von dorsal, 4 cm große, solide Raumforderung (TU), relativ glatt begrenzt, dem kaudalen Pol dorsal aufsitzend, deutliche Binnenechos, N = Niere, SCH = Schatten hinter der 12. Rippe

werten (35–75 HE). Je nach Grad der Vaskularisation kommt es bei Bolusinjektionen zu einer initialen kräftigen Kontrastmittelanreicherung.

Dem Hypernephrom sowohl morphologisch als auch von den Dichtewerten computertomographisch ähnlich sind: Nierenadenome, Metastasen, Nierenkarbunkel (Abb. **15**), Abszesse, xanthogranulomatöse Pyelonephritis. Die Diagnose kann dabei mitunter nur im Zusammenhang mit dem klinischen Befund gestellt werden. Die Dichtemessung führt in der Differentialdiagnose dieser Prozesse nicht weiter. Das Absorptionsverhalten ist jedoch von unschätzbarem Wert beim Angiomyolipom, durch dessen Fettanteil eine eindeutige Klassifizierung erfolgen kann (Abb. **16**).

Auch die nicht selten als Tumor imponierende renale Vakatfettwucherung bzw. Sinuslipomatose läßt sich computertomographisch an den Fettdichtewerten erkennen. Neben der Dichtemessung ist die intravenöse Kontrastmittelapplikation durch die klarere Tumorabgrenzung hilfreich. Bei renalen Pseudotumoren in Form einer hypertrophierten Bertinischen Säule beweist die Bolusinjektion den kortikalen Charakter des Prozesses durch eine der Nierenrinde identische Kontrastmittelanreicherung, ebenso bei fetaler Lappung (Abb. **17**). Urotheltumoren des Nierenbeckens unterscheiden sich von Hypernephromen nicht durch ihr Dichteverhalten, meist weisen sie nach Kontrastmittelinjektion nur eine diskrete Dichteanhebung auf. Nierenbeckentumoren sind jedoch seltener eine Indikation zur CT-Diagnostik. Neben der primären Tumordiagnostik der Nieren beantwortet die Computertomographie weitere wichtige extrarenale Fragen der regionären Lymphknoten- oder Lebermetastasierung sowie Kavathrombosierung (Abb. **18**). Die Empfindlichkeit der Computertomographie beim Hypernephromnachweis beträgt 88–95%, bei Zysten nahezu 100%.

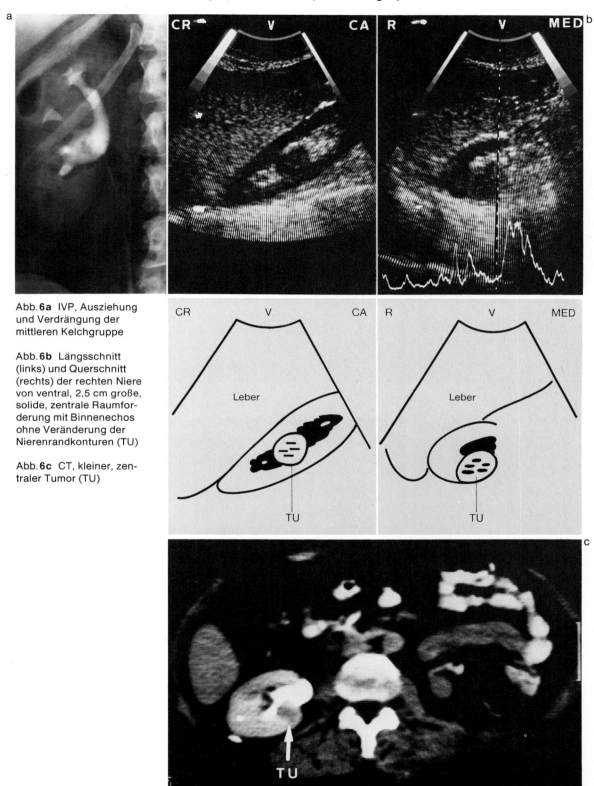

Abb. 6a IVP, Ausziehung und Verdrängung der mittleren Kelchgruppe

Abb. 6b Längsschnitt (links) und Querschnitt (rechts) der rechten Niere von ventral, 2,5 cm große, solide, zentrale Raumforderung mit Binnenechos ohne Veränderung der Nierenrandkonturen (TU)

Abb. 6c CT, kleiner, zentraler Tumor (TU)

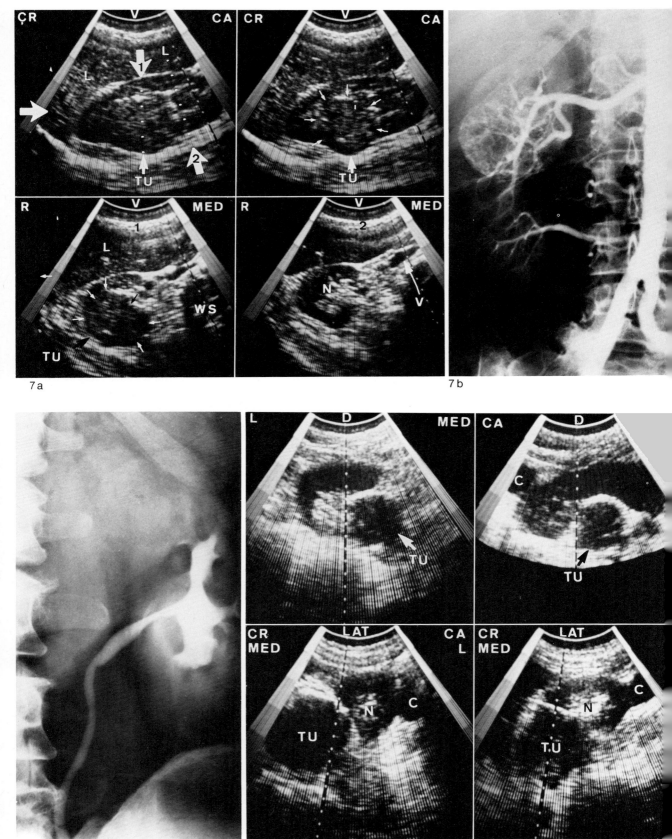

Abb. 9 Computertomogramm: Normalanatomie der Nieren nach Kontrastmittelbolusinjektion; R = Nierenrinde, M = Nierenmark, A = Aorta mit Abgang der rechten Nierenarterie, V = linke Nierenvene

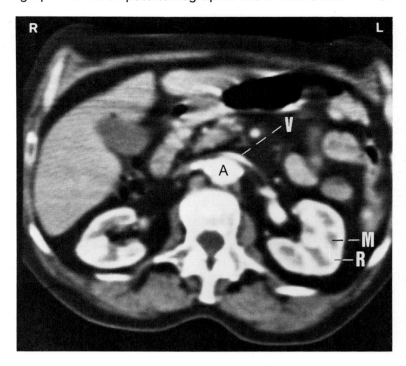

Abb. 10 Computertomogramm: Nierenzysten beidseits, rechts zwei kleinere, links eine große Zyste

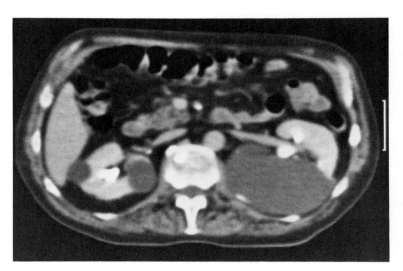

◁ Abb. 7a Längsschnitte (oben) und Querschnitte (unten) der rechten Niere von ventral, die Querschnitte links (1) und rechts (2) entsprechen den Pfeilmarkierungen oben links (▽, △), 5 cm große, runde, solide Raumforderung (TU) im mittleren Nierenanteil, geringe Vorbuckelung der dorsalen Nierenrandkontur (oben), Verdrängung der hellen Hilusechos nach ventral (links unten), normaler kaudaler Pol (rechts unten)

Abb. 7b Renovasographie, Tumor der rechten Niere mit pathologischen Gefäßen

◁ Abb. 8a IVP, Verdrängung des linken oberen Nierenpoles durch einen raumfordernden Prozeß nach lateral

Abb. 8b Oben: Querschnitt (links) und Längsschnitt (rechts) der linken Niere von dorsal, 4 cm große Raumforderung mit schwacher Echodichte im Hilusbereich (TU) entspricht Lymphomen. Unten: Schrägschnitte von lateral (LAT), polyzyklisch begrenzte, solide Raumforderung des kranialen Poles (TU), schallinhomogen (rechts), bei schwächerer Verstärkung fast echoleer und rund (links), kleine Zyste (C)

Spezielle urologische Diagnostik

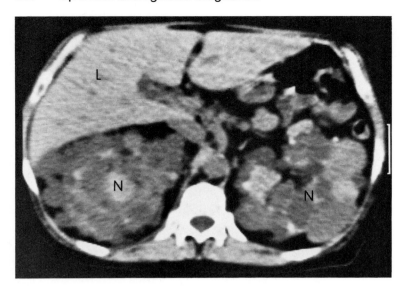

Abb. 11 Computertomogramm: Zystennieren beidseits (N) mit zahlreichen großen Zysten unterschiedlicher Dichte; L = Leber

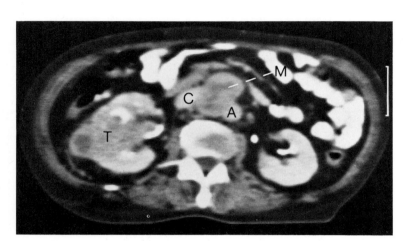

Abb. 12 Computertomogramm: Hypernephrom im mittleren Nierenanteil rechts (T) mit schwankenden Dichtewerten und nekrotischem Areal lateral, Metastasen (M) zwischen V. cava (C) und Aorta (A)

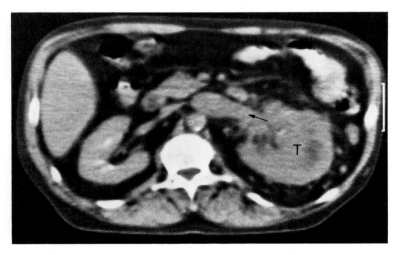

Abb. 13 Computertomogramm: ausgedehntes Hypernephrom links (T) mit Invasion der Nierenvene (→)

Abb. 14 Computertomogramm: Hypernephrom (T) mit perirenaler Blutung (→)

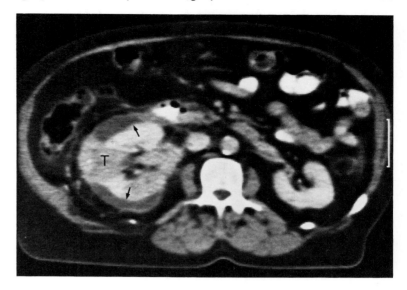

Abb. 15 Computertomogramm: kleines Hypernephrom (T), Leber (L), Aorta (A)

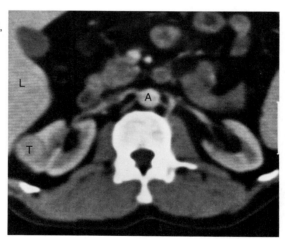

Abb. 16 Computertomogramm: Angiomyolipom der rechten Niere mit negativen Dichtewerten (–70 HE)

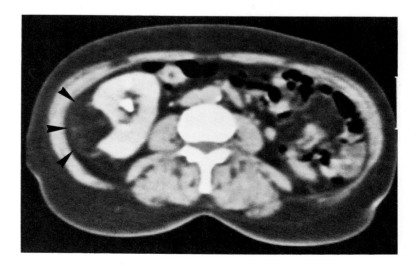

190　Spezielle urologische Diagnostik

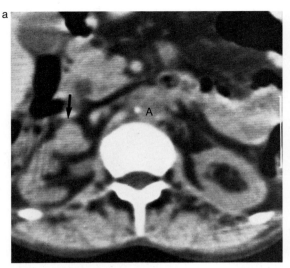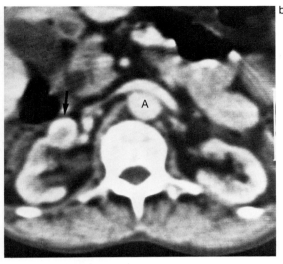

Abb. 17 Computertomogramm: Pseudotumor der rechten Niere mit Vorwölbung der Organkontur und rindenidentisches Kontrastmittelverhalten (→) **a** = vor, **b** = nach Kontrastmittelbolus

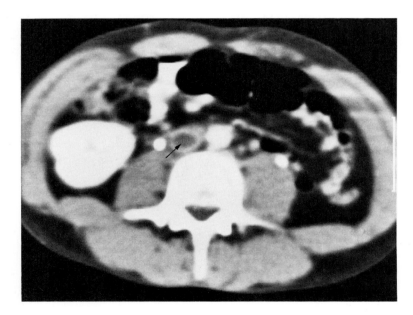

Abb. 18 Computertomogramm: Kavathrombose (→) nachgewiesen durch Kontrastmittel-Bolusinjektion

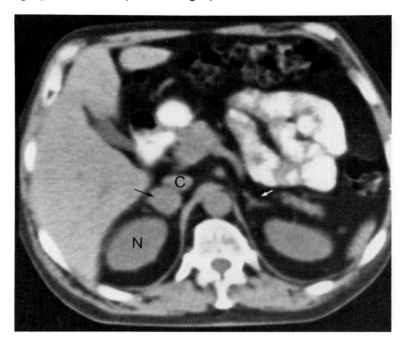

Abb. 19 Computertomogramm: Raumforderung zwischen rechtem oberem Nierenpol (N) und V. cava (C): Phäochromozytom (→); unauffällige linke Nebenniere (→ weiß)

Sonographie und Computertomographie: komplementäre Verfahren bei renalen Raumforderungen

Die Sonographie der Niere ist in der Lage, einen Großteil der renalen Raumforderungen eindeutig in zystisch oder solide einzuteilen. Bei soliden Prozessen oder unklaren Befunden mit gemischtem Echoverhalten sowie erschwerten Untersuchungsbedingungen wie Meteorismus, Adipositas und störender Rippenüberlagerung folgt die Computertomographie als weiterführende Maßnahme. Zur Beurteilung eines lokalen Rezidivs nach Nephrektomie ist die Computertomographie überlegen, wie auch bei der Klärung von Raumforderungen in dystopen oder dysplastischen Nieren. Zur Differenzierung von Vakatfettwucherung und Angiomyolipom hat sich das Verfahren als unübertroffen erwiesen. Niereninfarkte lassen sich ebenfalls gut abgrenzen. Die Vorteile der Computertomographie gegenüber der Sonographie im Nierenbereich sind unverkennbar (LEVITT u. Mitarb. 1978), sie sollten aber zu keiner kritiklosen Indikationsstellung führen. In schwierigen Fällen entscheidet in der Regel die Computertomographie.

Die Angiographie wird durch beide Verfahren weitgehend ersetzt. Sie ist nur noch indiziert bei Verdacht auf einen Prozeß der Nierengefäße und vor einer komplizierten Nierenteilresektion bei Tumoren.

Raumforderungen der Nebenniere

Ultraschall

Normale Nebennieren sind bei subtiler Untersuchungstechnik in 85% der Fälle sonographisch zu erkennen (SAMPLE 1978). Dabei ist die rechte Nebenniere wegen der konstanten Beziehung oberer Nierenpol – V. cava leichter aufzufinden als die linke. Im allgemeinen können adrenale Raumforderungen erst ab einer Größe von 2–2,5 cm sonographisch identifiziert werden. Schwierigkeiten entstehen durch Rippenartefakte und Darmgasüberlagerung. Interpretationsschwierigkeiten ergeben sich meist links, wo adrenale Prozesse nicht immer von Raumforderungen der Umgebung, insbesondere des Pankreas, zu unterscheiden sind. Die Sonographie ist der Computertomographie im Nebennierenbereich unterlegen.

Computertomographie

Die Nebennieren liegen beidseits ventral des oberen Nierenpoles: rechts kranial und ventromedial, links ventromedial. Das umgebende retroperitoneale Fettgewebe erlaubt eine ideale Abgrenzung des Organs. Vor der rechten Nebenniere liegt die V. cava, vor der linken liegen die Milzgefäße und der Pankreaskorpus- und Schwanzbereich. Während die rechte Nebenniere im Querschnitt häufig V- oder kommaförmig konfiguriert ist,

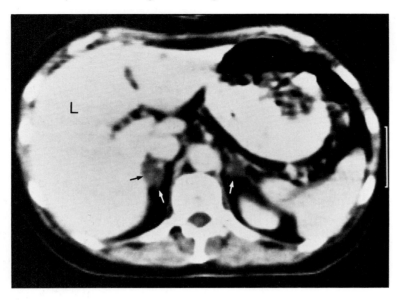

Abb. 20 Computertomogramm: bilaterale hypodense Nebennierenraumforderung: Cushing-Adenom beidseits (→), Leber (L)

zeigt die linke Nebenniere meist die Form eines umgekehrten »Y« oder »V«. Ihre Größe beträgt beidseits etwa 2–2,5×3 cm bei einer Dicke von 1 cm (Abb. 19).
Die Computertomographie ist bei ausreichendem retroperitonealem Fett in allen Fällen in der Lage, normale Nebennieren darzustellen. Eine Abgrenzung von Nebennierenmark und -rinde ist auch durch Kontrastmittelapplikation nicht möglich. Pathologische Prozesse der Nebennieren lassen sich computertomographisch mit hoher Sicherheit diagnostizieren (POULIADIS 1980). Die untere Nachweisgrenze liegt bei 0,5 cm Durchmesser.
Zu den computertomographisch faßbaren Prozessen zählen:
1. *Nebennierentumoren:*
   – Phäochromozytom (Abb. **19**),
   – Nebennierenadenom (Morbus Conn, Morbus Cushing [Abb. **20**], hormoninaktiv),
   – Zyste,
   – Myelolipom,
   – Ganglioneurom,
   – Nebennierenkarzinom,
   – Metastase;
   – selten: Teratom, Lipom, Myom, Sarkom;
2. *Nebennierenverkalkungen;*
3. *Nebennierenhyperplasien.*

Wegen der außerordentlichen Variabilität der Nebennierengröße ist eine Nebennierenhyperplasie schwierig zu diagnostizieren. Bevorzugte Methode in diesen Fällen ist die selektive Phlebographie mit Blutentnahme zur Hormonbestimmung.
Zysten sind durch wäßrige Dichtewerte (0 bis 15 HE) ohne Dichteanhebung nach Kontrastmittelgabe gekennzeichnet. Der hohe Steroid- bzw. Lipidgehalt bedingt niedrige bis negative Hounsfield-Einheiten bei Nebennierenadenomen, die im Gegensatz zu Zysten Kontrastmittel anreichern. Nebennierenkarzinome, Metastasen und Phäochromozytome weisen höhere Absorptionswerte auf, schwankend zwischen 20–60 HE mit starker Kontrastmittelanreicherung nach Bolusinjektion (Abb. **19**). Nekrotische Areale großer Tumoren bedingen unterschiedliche Dichtewerte. Das seltene Myelolipom läßt sich anhand negativer Absorptionswerte diagnostizieren.
Nicht immer ist bei ausgedehnten Nebennierentumoren computertomographisch der Ausgangspunkt des Prozesses klar: Ein invasiv wachsendes Nebennierenkarzinom ist computertomographisch mitunter nicht von einem invasiv wachsenden, vom oberen Nierenpol ausgehenden Hypernephrom zu unterscheiden.
Bei extraadrenalen Phäochromozytomen sollte der Computertomographie eine selektive, etagenweise Blutentnahme vorausgehen, um gezielt im suspekten Areal suchen zu können.

Stadienabklärung und Verlaufskontrolle maligner extrarenaler Tumoren
(Hoden, Prostata, Blase)

Ultraschall

Hodentumoren

Die sonographische Diagnostik erweist sich nur dann dem palpierenden Finger überlegen, wenn die Beurteilung durch Begleiterkrankungen des Skrotalinhaltes wie etwa einer Hydrozele oder

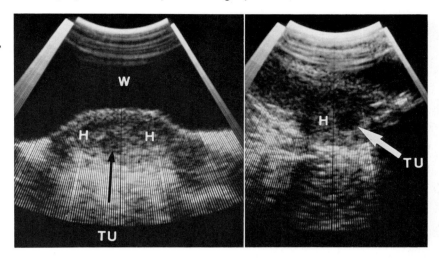

Abb. 21 Längsschnitt (links) und Querschnitt (rechts) durch einen Hoden, W = Wasservorlaufstrecke, H = Hodenparenchym, 2 cm großer Bezirk mit geringer Echointensität (TU = Hodentumor)

einer Epididymitis erschwert oder unmöglich ist (Abb. 21). Wichtig bei allen schallkopfnahen Zielorganen ist die Vorschaltung einer verformbaren Wasservorlaufstrecke mit dem Ziel der Überbrückung des Nahfeldes und zur besseren Ankopplung an das Skrotum.

Beim Hodentumor steht die sonographische Abklärung des T-Stadiums weniger im Vordergrund. Hingegen ist die Klassifizierung des N-Stadiums mit einer Empfindlichkeit von 80% möglich, während die Lymphographie mit 50–73% weniger zuverlässig ist (BURNEY u. KLATTE 1979, HUTSCHENREITER u. Mitarb. 1979). Lymphknoten mit einem kritischen Lymphknotenvolumen von über 1000 mm³ sind als metastasensuspekt anzusehen. Allerdings lassen sich Lymphknoten von 1 cm Durchmesser nur unter idealen Bedingungen bei schlanken Patienten erkennen (Abb. 22). Als echoarme Gebilde sind vergrößerte Lymphknoten ab 2 cm Durchmesser in unmittelbarer Nachbarschaft der großen Gefäße nachweisbar (Abb. 23). Ein besonders sorgfältiges Einstellen der verschiedenen Verstärkerfunktionen des Gerätes ist hierbei erforderlich, um nicht durch zu große Bildhelligkeit kleine Gebilde zu überstrahlen und damit unkenntlich zu machen.

Es muß hervorgehoben werden, daß das Lymphknotenstaging des Hodentumorpatienten bezüglich seiner Treffsicherheit eine Ausnahme bedeutet:
1. In der Regel handelt es sich um junge, schlanke Patienten, die sich für eine sonographische Untersuchung gut eignen.
2. Beim Hodentumor sind besonders die paraaortalen und mehr noch die hilären Lymphknotenmetastasen der Niere als erste Lymphknotenstationen von Interesse, beide Regionen lassen sich sonographisch gut beurteilen.

Sonographisch unzureichend beurteilbar sind jedoch die iliakalen und obturatorischen Lymphknoten. Zur Untersuchung des kleinen Beckens muß die Blase gefüllt sein, sie dient zum einen als akustisches Fenster, und zum anderen wird der Darm durch die Blasenfüllung nach kranial abgedrängt. Das ähnliche Schallmuster von Fettgewebe und Lymphknotenmetastasen erschwert die Abgrenzung beider in fettreicher Umgebung; dies gilt für das Becken in besonderem Maße. Die Schallverstärkung hinter der Blase führt zusätzlich dazu, daß kleine Gebilde überstrahlt und dadurch nicht erkennbar werden.

Im Rahmen der Stadienabklärung von Tumorpatienten wird beim Absuchen des Retroperitonealraumes in einem Untersuchungsgang auch die Leber untersucht. In Abhängigkeit vom Durchblutungsgrad und Anteil nekrotischer Anteile erscheinen Lebermetastasen echoarm oder heben sich vom normalen Leberparenchym durch eine stärkere Echointensität ab (Abb. 24).

Prostatakarzinom

Der rektal untersuchende Finger hat nicht nur den Nachteil, daß er nicht alle Teile der Prostata erfaßt und nicht selten zu kurz ist, auch die Konsistenzbeurteilung unterliegt einer großen Fehlerbreite.

Die Sonographie vermag Karzinom und Adenom mit einer Treffsicherheit von 86% (WESSELS u. Mitarb. 1980) zu unterscheiden und ist damit dem palpierenden Finger deutlich überlegen. Darüber hinaus läßt sich zuverlässig beurteilen, ob der Prozeß auf einen Lappen beschränkt ist, die Kapsel überschreitet oder die Samenblase infiltriert (WALZ u. Mitarb. 1980; Abb. 25 u. 26).

Die Schallcharakteristika des Prostataadenoms

194 Spezielle urologische Diagnostik

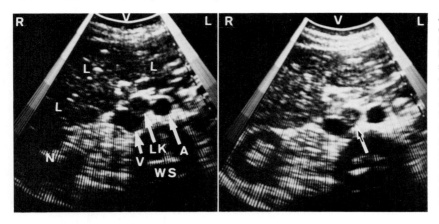

Abb. 22 Querschnitte durch den Oberbauch von ventral in Höhe des rechten Nierenhilus (N), zwischen Wirbelsäule (WS) und Leber (L) 2 echofreie Gebilde, die kreisrunde Aorta (A) und die ovale V. cava (V), vor der Vene 15 mm großes, rundes Gebilde (LK), das einem grenzwertig vergrößerten Lymphknoten entspricht, bei schwacher Verstärkung (links) fast echofrei, bei größerer Verstärkung (rechts) deutliche Binnenechos

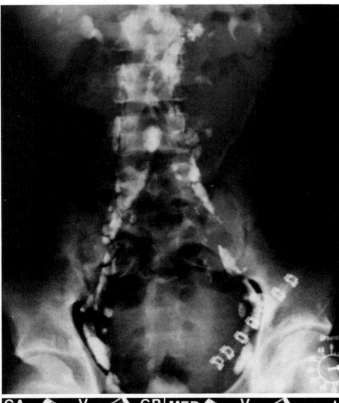

Abb. 23a Lymphangiographie und IVP, Z. n. Semikastration links wegen eines Hodentumors, lymphographisch keine Metastasen nachweisbar, nur reaktiv vergrößerte LKs, Verdrängung des linken Ureters nach lateral

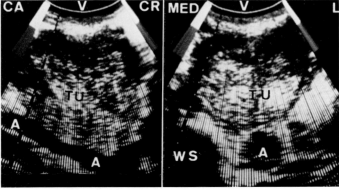

Abb. 23b Längsschnitt (links) und Querschnitt (rechts) durch den linken Mittelbauch von ventral, vor der Aorta (A), paravertebral (WS = Wirbelsäule) riesige metastatische Tumormassen (TU), ca. 7 cm im Durchmesser, mit hoher Echointensität

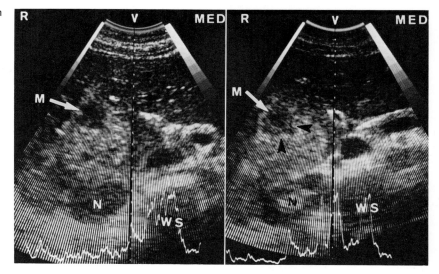

Abb. 24 Querschnitte durch Leber und Niere (N) von ventral, unregelmäßig begrenztes, echoarmes 3 cm großes Areal (M), das einer Lebermetastase entspricht

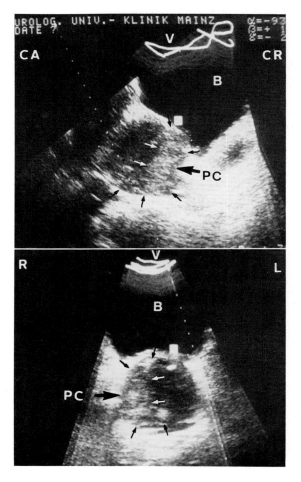

Abb. 25 Längsschnitt (oben) und Querschnitt (unten) von ventral durch Blase (B) und Prostata, helle, reflexreiche Bezirke im Bereich des rechten Prostataseitenlappens, basal, entsprechen einem nicht durch die Kapsel penetrierenden Karzinom (PC), durch Pfeile abgegrenzt gegen das dunklere, echoärmere, schallhomogene Adenomgewebe

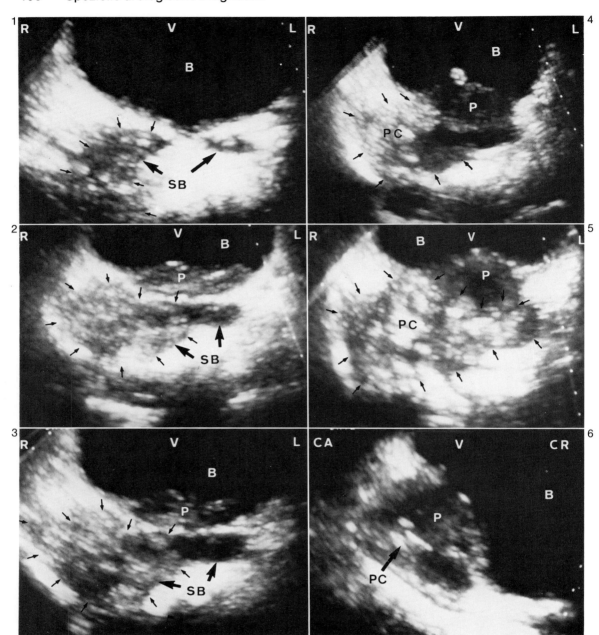

Abb. 26 Querschnitte (1–5 entspr. basal – apikal) und Längsschnitt (6) von ventral durch Blase (B), Samenblasen (SB) und Prostata (P), ausgedehntes Prostatakarzinom mit Kapseldurchbruch rechts
1 = Linke Samenblase unauffällig mit erhaltenem Winkel zwischen Samenblase und Blasenwand, rechte Samenblase von Tumor infiltriert, schallinhomogen mit hoher Reflexivität, dorsal nicht abgrenzbar (s. Pfeilmarkierung)
2–3 = Ausgedehnte Tumormasse rechts zwischen Samenblase (SB) und Prostata (P)

4–5 = Links glatte Kontur der intakten Prostatakapsel, rechts Kapsel massiv durchbrochen, Karzinom mit hoher Echointensität durch Pfeile markiert, ventral und links besonders bei 4 noch reflexarme, dunkle Adenomanteile
6 = Längsschnitt links paramedian, Karzinomgewebe (PC) reflexreich im Gegensatz zum reflexarmen Adenomanteil (P)

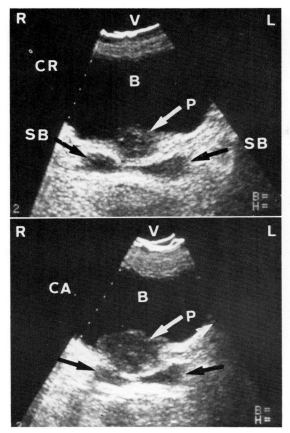

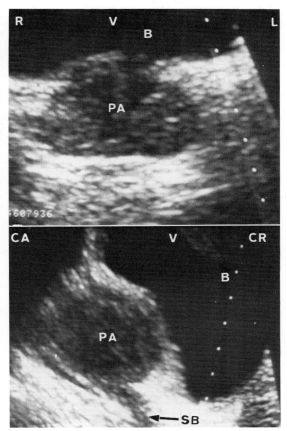

Abb. 27 Querschnitte von ventral durch Blase (B), Prostata (P) und Samenblasen (SB), Normalbefund, Samenblasen und Prostata mit vergleichbarem Echomuster, geringe Echointensität, symmetrisch erhaltene Winkel zwischen Samenblasen, Prostata und Blasenwand

Abb. 28 Querschnitt (oben) und Schrägschnitt (unten) in der Ebene der Samenblase (SB) von ventral durch Blase (B) und Prostata (PA). Das schallhomogene, echoarme Adenom ist glatt abgrenzbar gegen die Umgebung mit ihrer höheren Reflexivität. Kaudal hinter der Symphyse kommt es zur Schallauslöschung bzw. Schattenbildung

Abb. 29 Längsschnitt durch Blase (B) und Prostata, innerhalb des Adenoms (PA) kleine Areale mit hoher Echointensität, z. T. mit geringer Schattenbildung dahinter, die entzündlichen und narbigen Bezirken und kleinen Prostatasteinen (ST) bei Prostatitis entsprechen, verwechselbar mit Karzinomgewebe, nur durch Biopsie differenzierbar, rechts größerer Blasenstein mit Schallschatten (SCH)

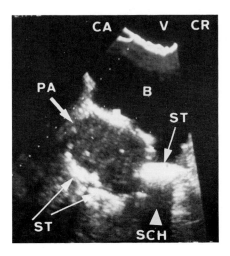

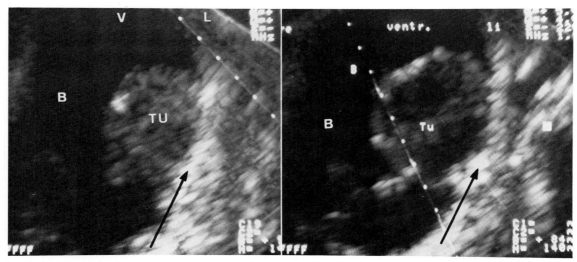

Abb. 30 Querschnitte der Blase von ventral, Blasentumor (TU) der linken Seitenwand mit breiter Basis, links schallhomogen, rechts weniger homogen, Blasenwand (→) sonographisch intakt, d.h. keine Unterbrechung der hellen Echozone unter dem Tumor

sind Schallhomogenität und geringe Echointensität sowie eine deutliche Abgrenzung des Organs durch die Kapsel (Abb. 27 u. 28). Demgegenüber zeichnet sich der Karzinomknoten durch eine hohe Echointensität aus. Die Kontinuitätsunterbrechung der Kapsel zeigt das infiltrierende Karzinomwachstum an.
Differentialdiagnostische Schwierigkeiten bestehen bei der Abgrenzung des Karzinoms zur Prostatitis (Abb. 29). Auch bei der Prostatitis finden sich Bezirke verstärkter Echointensität, nicht selten kleine Steine als sehr helle, reflexreiche Punkte mit einem kleinen Schallschatten. Im Zweifelsfall muß die Biopsie die Diagnose klären.
Bereits unter dem Abschnitt »Hodentumor« wurden die Einschränkungen der sonographischen Lymphknotendiagnostik im kleinen Becken genannt. Dies gilt beim Prostatakarzinom um so mehr, als es sich bei dieser Patientengruppe in der Regel nicht um schlanke, junge, sondern ältere, adipöse Patienten handelt.

Blasenkarzinom

Für die Primärdiagnostik des Harnblasenkarzinoms behalten die Zystoskopie und die Urinzytologie ihren bisherigen Stellenwert bei. Die Abklärung des T-Stadiums erfolgt zunehmend sonographisch oder mit Hilfe der Computertomographie.
Eine sonographisch intakte Blasenwand kann gut von einem infiltrierten Bezirk unterschieden werden (Abb. 30–32). Eine Differenzierung von oberflächlicher und tiefer Infiltration der Muskulatur erscheint mit Hilfe der verbesserten Bildqualität der transurethralen Sonographie möglich. Bei dieser Technik wird eine Ultraschallsonde durch den Schaft eines Zystoskops in die Blase eingeführt (Abb. 33 u. 34). Wie beim Prostatakarzinom ist auch beim Harnblasenkarzinom die Sonographie zur Abklärung des N-Stadiums bei Verwendung der transvesikalen Technik unzuverlässig, da die von viel Fett umgebenen obturatorischen und iliakalen Lymphknoten nur unzureichend erfaßt werden können.

Computertomographie

Die Bedeutung der Computertomographie bei Hoden-, Prostata-, Blasentumoren liegt nicht in der Primärdiagnose des Tumors; von Bedeutung ist computertomographisch nur beim Blasenkarzinom die Feststellung der lokalen Ausbreitung (T-Stadium) und bei allen 3 genannten Tumoren die Erfassung der regionären Lymphknoten (N-Stadium) und Lebermetastasen. CT-Kriterien der lokalen Tumorausbreitung beim Prostata- und Blasenkarzinom sind Konturunregelmäßigkeiten, Wandverdickungen, Aufhebung des Samenblasenwinkels und Fettinfiltration (Abb. 35 u. 36).
Das Prostatakarzinom läßt sich dichtemäßig nicht vom normalen Prostatagewebe unterscheiden. Ebenso sind höckrige Unregelmäßigkeiten der Drüsenoberfläche kein Charakteristikum eines Karzinoms, sondern auch bei einer Prostatahyperplasie zu finden (Abb. 35). Die Infiltration des periprostatischen und perivesikalen Fettgewebes wie auch die Aufhebung des Samenblasenwinkels sind Zeichen eines organüberschreitenden Tumorwachstums, sowohl bei der Prostata als auch bei der Blase (Abb. 36). Nur selten finden sich bei aus-

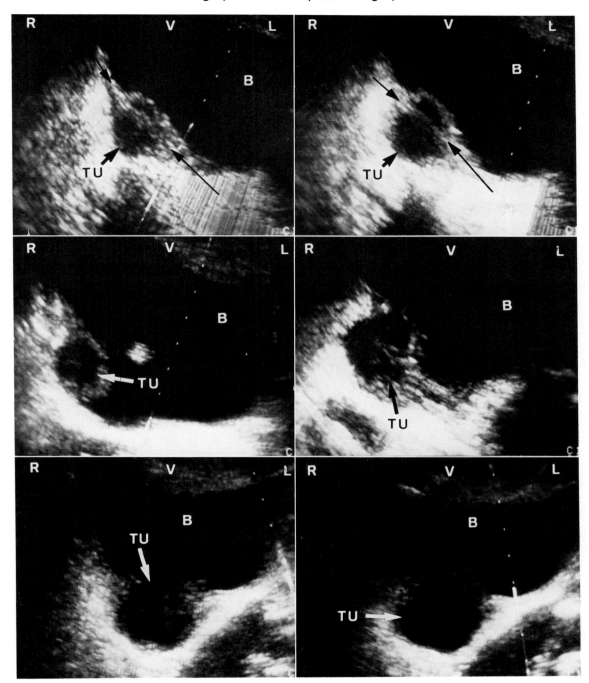

Abb. 31 Quer- und Schrägschnitte der Blase von ventral, infiltrierend wachsender Blasentumor (TU) oberhalb des rechten Ostiums
Oben: aufgelockerte Blasenwandstruktur (→ ←) noch erkennbar, zu beiden Seiten der Wand Tumorausdehnung, echoarm

Mitte und unten: Wandstruktur innerhalb des fast echofrei erscheinenden Tumors nicht mehr erkennbar, Tiefenausdehnung des Tumors 2 cm, bis ins perivesikale Fettgewebe

200 Spezielle urologische Diagnostik

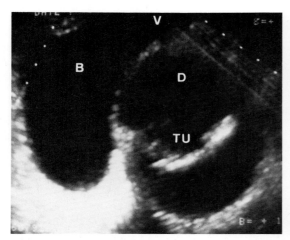

Abb. 32 Schrägschnitt der Blase (B) von ventral, großes Blasendivertikel (D) mit einem Divertikelkarzinom (TU), das als reflexreiche Sichel in das Divertikel vorragt

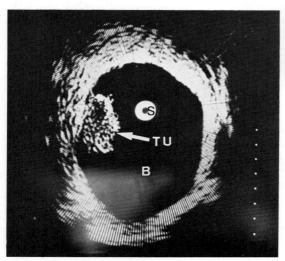

Abb. 33 Transurethraler Blasenquerschnitt, papillärer Blasentumor (TU) ohne Infiltration der Blasenwand (Stadium T_1), rotierende Schallsonde (S)

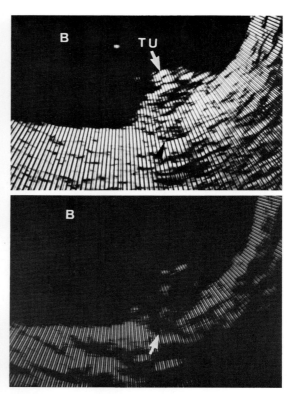

Abb. 34 Transurethraler Blasenquerschnitt, papillärer Blasentumor (TU) mit Infiltration der oberflächlichen Muskulatur (→, Stadium T_2), oben: hohe Schallverstärkung, unten: geringe Schallverstärkung

Abb. 35 Computertomogramm: knotige Vorwölbung der Prostata links dorsal bei Prostatakarzinom (→)

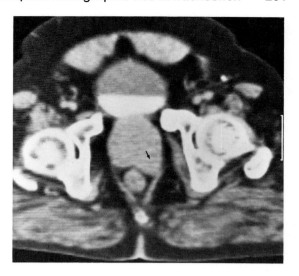

Abb. 36 Computertomogramm: ausgedehntes Blasenkarzinom mit Verdickung der Blasenwand (→) und Infiltration des perivesikalen Fettgewebes und Infiltration des Samenblasenwinkels (S = Samenblase)

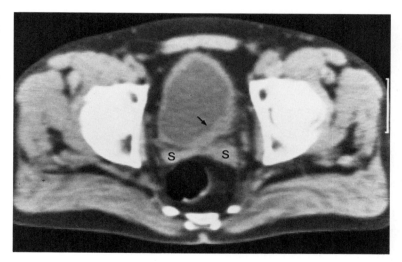

Abb. 37 Computertomogramm: ausgedehntes Divertikelkarzinom (T) der Blase, Divertikeleingang (→)

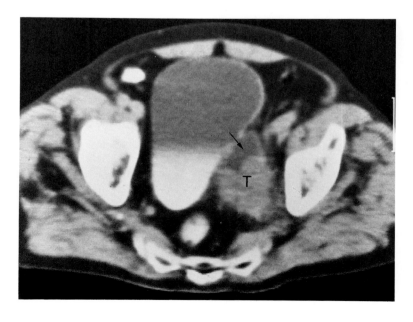

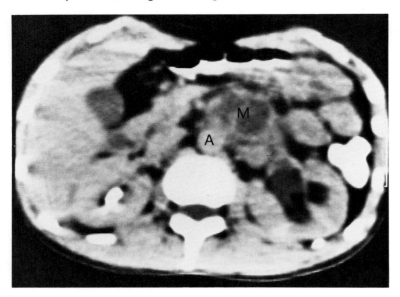

Abb. 38 Computertomogamm: paraaortale Lymphknotenmetastasen (M) bei Hodentumor

gedehnten Tumoren per continuitatem knöcherne Destruktionen des kleinen Beckens.
Blasentumoren, die an jeder Stelle der Wand entstehen können, machen sich als umschriebene Wandverdickungen bemerkbar (Abb. **36**), ein unspezifisches Zeichen allerdings und insbesondere nach transurethraler Blasentumorresektion nicht verwertbar. Versteckt in Blasendivertikeln sitzende Karzinome, die unter Umständen der Zystoskopie entgehen, können gelegentlich computertomographisch diagnostiziert werden (Abb. **37**).
Während die Computertomographie bei der lokalen Ausbreitung des Prostatakarzinoms (T-Stadium) keine klinische Bedeutung besitzt und der Sonographie eindeutig unterlegen ist, wird die Methode beim präoperativen Staging von Blasentumoren mit einer 89%igen Treffsicherheit als günstig beurteilt. Die Computertomographie ist jedoch beim Blasenkarzinom nicht imstande, die Invasionstiefe in der Blasenwand zu bestimmen. Es läßt sich lediglich feststellen, ob der Tumor über die Blasenwand hinauswächst.
Die Computertomographie vermag eine Metastasierung der regionären Lymphknoten aufzudecken (LACKNER u. Mitarb. 1979, LEE u. Mitarb. 1978, WALSH u. Mitarb. 1980). Der CT-Nachweis von Lymphknotenmetastasen setzt eine Größe von 1,5–2 cm voraus. Dadurch erklärt sich, daß normal große, jedoch metastatisch befallene Lymphknoten nicht entdeckt werden können.
Abgesehen von dieser generellen Einschränkung läßt die Computertomographie einen Befall der iliakal-internen Lymphknoten erkennen, die weder mit der bipedalen Lymphographie noch mit der Sonographie darzustellen sind. Die Paraaortal- und Nierenhilusregion sind computertomographisch (Abb. **38**) und sonographisch mit ähnlicher Treffsicherheit beurteilbar, während die Lymphographie im Nierenhilus versagt. Diskrepanzen kommen jedoch auch bei Sonographie und Computertomographie vor. Es liegt daher nahe, beide Verfahren zu kombinieren, um die Trefferquote zu erhöhen. Retrokrural hinter den Zwerchfellschenkeln liegende Lymphknotenmetastasen sind nur mit Hilfe der Computertomographie zuverlässig nachweisbar. Aufgrund ihrer hohen Empfindlichkeit von über 80% haben Sonographie und Computertomographie die Lymphographie bei der Suche nach pelvinen und paraaortalen Lymphknoten weitgehend verdrängt.
Bei der Differentialdiagnose paraaortaler Lymphome muß die retroperitoneale Fibrose (HAERTEL u. FUCHS 1979), die wie eine paraaortale Raumforderung erscheinen kann, mit einbezogen werden (Abb. **39**).
Abgesehen von den diagnostischen Möglichkeiten der Computertomographie soll ihre Rolle bei der Bestrahlungsplanung durch Anfertigung eines verzerrungsfreien Körperquerschnitts der Vollständigkeit halber nicht unerwähnt bleiben.

Verlaufskontrolle

Zur Verlaufskontrolle postoperativ, nach Strahlentherapie (Abb. **40**) oder nach medikamentöser Therapie ist die Sonographie aufgrund der bekannten Vorzüge hervorragend geeignet. Beim Harnblasenkarzinom und Prostatakarzinom liegt das Hauptinteresse in der Beurteilung des lokalen Tumorwachstums unter oder nach Therapie, während bei Verlaufskontrollen von Patienten mit Hodentumoren das regelmäßige Absuchen des Retroperitonealraumes nach Lymphknotenmetastasen und die Untersuchung der Leber im Vordergrund stehen. Demnach ist die Compu-

Abb. 39 Computertomogramm: retroperitoneale Fibrose (→), fehlende Abgrenzbarkeit von Aorta (A) und V. cava (C), Differentialdiagnostik zu paraaortalen Lymphomen, Harnstauungsniere rechts (→ schwarz)

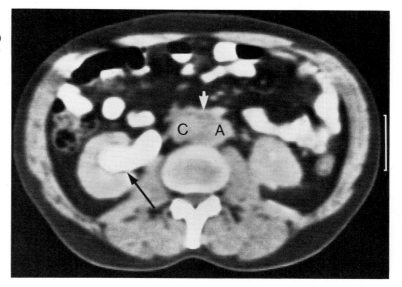

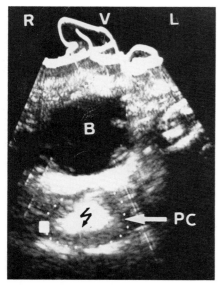

Abb. 40 Querschnitt durch Blase (B) und Prostata (PC) von ventral nach Bestrahlung eines Prostatakarzinoms, narbiger Umbau im Bereich der Herddosis (↯) als Areal mit hoher Echointensität erkennbar

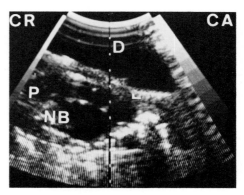

Abb. 41 Längsschnitt von dorsal durch eine Säuglingsniere, Nierenbecken (NB) deutlich erweitert, P = Parenchym, zur Überbrückung des nicht beurteilbaren Nahfeldes bei Geräten ohne Wasservorlauf Untersuchung wie hier durch einen Beutel NaCl-Lösung

Abb. 42 Längsschnitt (links) und Querschnitt (rechts) der linken Niere von dorsal, Nierenbeckenkelchsystem (K = Kelch) und Ureter (U) erweitert (Steinobstruktion)

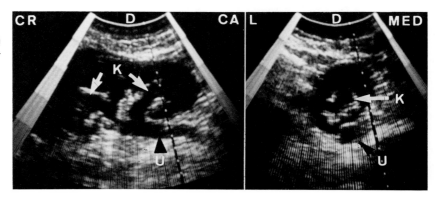

204 Spezielle urologische Diagnostik

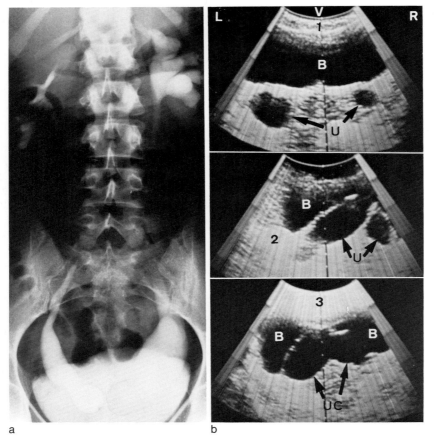

Abb. 43 a IVP, Ureterozelen und terminale Ureterdilatation beidseits

Abb. 43 b Querschnitte von ventral durch die Blase (B), von oben nach unten entsprechend von kranial nach kaudal Darstellung der dilatierten Ureteren (U) und der sich in die Blase vorwölbenden Ureterozelen (UC)

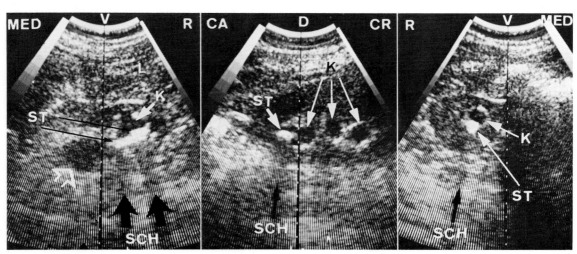

Abb. 44 Querschnitte von ventral (links und rechts) und Längsschnitt von dorsal (Mitte) der rechten Niere, dilatierte Kelche (K), Kelchsteine (ST) und diskrete Schatten (SCH) hinter den Steinen, erkennbar als Streifen geringerer Echointensität

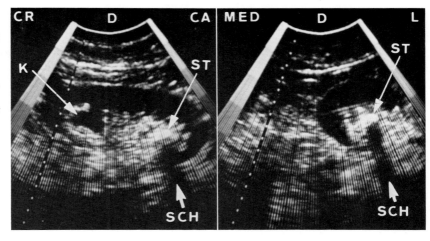

Abb. 45 Längsschnitt (links) und Querschnitt (rechts) der linken Niere von dorsal, knapp 1 cm großer echointensiver Bezirk im kaudalen Pol (ST = Stein) mit Schatten (SCH), gestauter Kelch (K) im kranialen Pol, Stein im Gegensatz zur Abb. 44 nicht von Flüssigkeit bzw. echofreiem Areal umgeben, d. h., der Stein füllt den Kelch aus

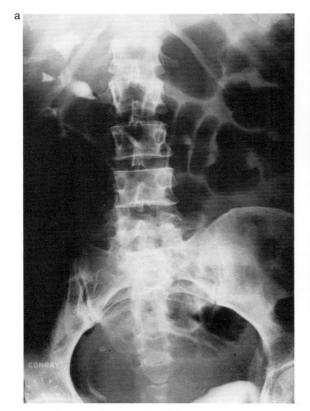

Abb. 46a IVP, stumme Niere links

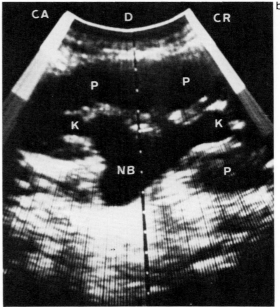

Abb. 46b Längsschnitt von dorsal der linken Niere, massive Dilatation von Nierenbecken (NB) und Kelchen (K), Parenchymdicke mit 2 cm normal (P)

tertomographie bei der Nachkontrolle von Hodentumoren vorzugsweise in Fällen mit sonographisch unsicheren Befunden oder technisch nicht durchführbarer Ultraschalluntersuchung indiziert.

Notfalldiagnostik

Die Sonographie ist wie kein anderes Verfahren aufgrund ihrer Vielseitigkeit und Wendigkeit in Organ- und Gefäßdiagnostik in Notfallsituationen einsetzbar. Im Gegensatz zu Röntgenkontrastmitteluntersuchungen ist das Verfahren unabhängig von der Nierenfunktion. Innerhalb weniger Minuten lassen sich oft wichtige differentialdiagnostische Fragen klären. Die Computertomographie wird in strittigen Fällen herangezogen oder in Bereichen eingesetzt, in denen sie eindeutig diagnostische Vorteile bietet.

Ultraschall

Stauungsniere, Ureterkolik

Bei Patienten mit einem druckschmerzhaften Nierenlager oder Koliken im Abdominalbereich läßt sich sonographisch rasch eine Harnabflußstörung feststellen. Während bei Obstruktionen im Bereich des Harnleiterabganges durch Stenosen oder Steine nur eine Ektasie des Nierenbeckens und der Kelche nachweisbar ist (Abb. **41**), läßt sich bei Obstruktionen im Harnleiterbereich nicht selten auch der erweiterte Harnleiterabgang darstellen (Abb. **42**). Distale Harnleitererweiterungen sind in der Regel schwer faßbar und nur bei ausgeprägter Dilatation, z. B. im Rahmen von Megaureteren, zu erkennen (Abb. **43**).
Die infizierte, dekompensierte, subpelvine Ureterstenose imponiert sonographisch als aufballoniertes, extrarenales Nierenbecken mit erweiterten Kelchen ohne proximale Ureterwerweiterung.
In der akuten Steinkolik ist die Kontrastmitteluntersuchung mit der Gefahr einer Fornixruptur verbunden; sie sollte daher erst im schmerzfreien Intervall nachgeholt werden. Zur Klärung der Differentialdiagnose genügt eine Abdomenübersichtsaufnahme, ergänzt durch eine Ultraschalluntersuchung. Große Nierenbeckensteine sind in der Regel durch einen hellen Reflex mit dahinterliegender deutlicher Schallauslöschung (Schallschatten) darstellbar, dagegen sind kleinere Kelch- und Ureterkonkremente oft nur schwer zu identifizieren (Abb. **44** u. **45**).
Schwierigkeiten bei der Bildinterpretation treten bei der Sonographie der Uratverstopfungsniere auf. Das mit Grieß gefüllte Hohlraumsystem stellt sich kaum echoleer und erweitert im Bereich des Mittelechokomplexes dar. Anderseits kommt es infolge der Ultraschalldurchlässigkeit des Grießes zu keiner Schallauslöschung hinter dem Nierenbecken. Sonographisch fällt lediglich eine Erweiterung des Mittelechokomplexes mit einer erhöhten Echodichte auf.
Bei Patienten mit urographisch stummer Niere kann sonographisch rasch unterschieden werden zwischen Normalbefund, vergrößertem und verkleinertem Organ mit oder ohne Stauung.

Nierenkarbunkel, paranephritischer Abszeß

Prozesse, die mit Hilfe der konventionellen Ausscheidungsurographie oft nicht oder nur indirekt dargestellt werden können wie Nierenkarbunkel oder paranephritischer Abszeß, sind sonographisch als pararenale, zystische Raumforderung oder intrarenale, solide Raumforderung erkennbar (Abb. **47**). Je nach Zusammensetzung und Verflüssigungsgrad kann eine Eiteransammlung rein zystisch (echofrei), bei dickrahmigem Eiter mit zahlreichem Zelldetritus und Sequestern solide wirken oder ein gemischtes sonograpisches Verhalten bieten. Die Atemverschieblichkeit läßt sich sonographisch leicht überprüfen.

Nierentrauma

Der Kontrastmittelaustritt bei Verletzung der Niere mit Zerreißung des Hohlsystems ist im Röntgenbild (i.v.-Urogramm) erkennbar. Urinextravasation, peri- und pararenales Hämatom (Abb. **48**) zeichnen sich sonographisch als flüssige Strukturen ab. Abhängig vom Ausmaß der Zerreißung sind Nierenverletzungen sonographisch durch die Aufhebung der normalen Ultraschallanatomie der Niere gekennzeichnet (Abb. **49**); eine Kontusion der Niere ohne Kontinuitätsunterbrechung des Nierenparenchyms läßt sich sonographisch im Gegensatz zur Ruptur mit Zerreißung des Nierenhohlraumsystems nicht differenzieren.
Als alleinige Zusatzdiagnostik ist die Sonographie beim Nierentrauma nicht ausreichend, um eine Entscheidung zwischen operativer und konservativer Therapie zu fällen. Sie ist gegebenenfalls durch ein Computertomogramm zu ergänzen, beim Erwachsenen unter Umständen auch durch eine Renovasographie und beim Kind durch eine Isotopenuntersuchung. Die radiologisch stumme Niere bei normalem Sonographiebefund kann auf eine Intimaverletzung der Nierenarterie hinweisen.

Sonographie und Computertomographie des Erwachsenen

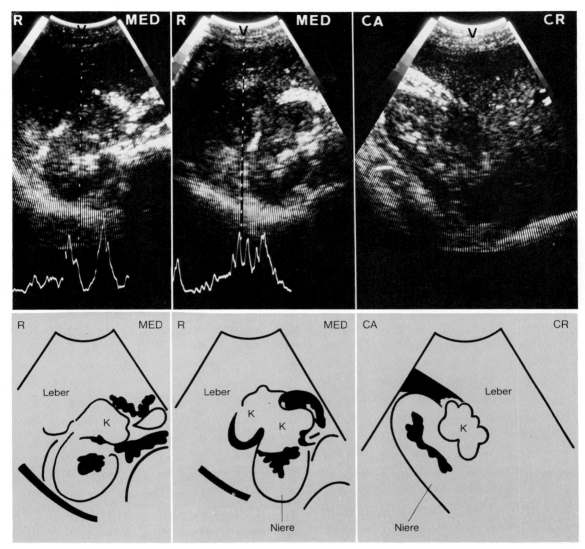

Abb. 47 Querschnitt (links und Mitte) und Längsschnitt (rechts) der rechten Niere von ventral, polyzyklische solide, schallinhomogene Raumforderung (K) zwischen Leber und Niere, Beziehung zur Niere im Längsschnitt (rechts) erkennbar, gegen die Leber schwer abgrenzbar (Nierenkarbunkel)

Abb. 48 Längsschnitt der rechten Niere (N) von dorsal, große, zystische Raumforderung dorsal der rechten Niere = Hämatom (H)

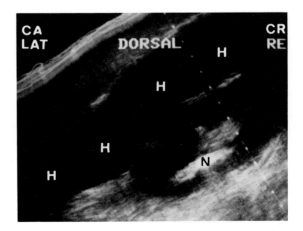

208 Spezielle urologische Diagnostik

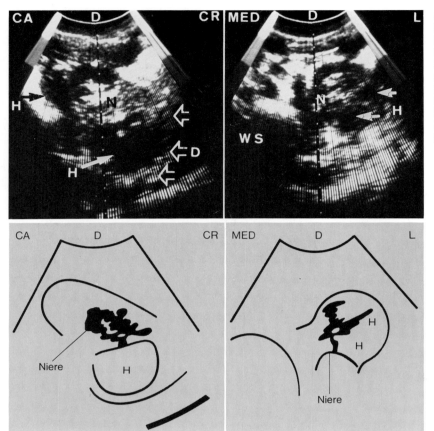

Abb. 49 Längsschnitt (links) und Querschnitt (rechts) der linken Niere (N) von dorsal, kein normales Echomuster der Niere mehr erkennbar, inhomogenes Muster mit Arealen stärkerer und geringerer Echointensität, perirenales Hämatom (H), ← D = Diaphragma

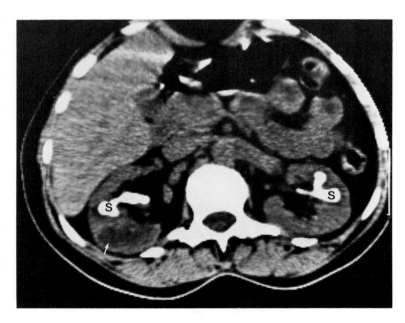

Abb. 50 Computertomogramm: Nierenbeckenausgußstein (S) beidseits, zusätzlich Nachweis gestauter Kelche rechts dorsal (→)

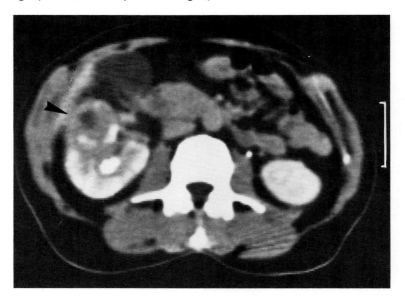

Abb. 51 Computertomogramm: Nierenkarbunkel mit zentraler Einschmelzung (→)

Computertomographie

Stauungsniere, Ureterkolik

Beide Krankheitsbilder sind eine Domäne der Sonographie und keine Indikation zur CT-Notfalldiagnostik. Die chronische Stauungsniere ist, wie auch der Nachweis von Nierensteinen, ein nicht seltener Nebenbefund bei der Computertomographie. Selbst wenig Kalk enthaltende Steine werden auf diese Weise entdeckt. Große Nierenbeckenausgußsteine sind nur dann eine Indikation zur computertomographischen Untersuchung, wenn es um eine präzise, präoperative Darstellung der Steinausdehnung und Steinlokalisation geht. Das Verfahren vermittelt einen ausgezeichneten räumlichen Eindruck, darüber hinaus erlaubt es die Beurteilung der Nierenparenchymdicke (Abb. 50) und ist deshalb eine operationstaktische Hilfe.

Nierenkarbunkel, paranephritischer Abszeß

Nierenkarbunkel (Abb. 51) und paranephritischer Abszeß weisen computertomographisch im Zentrum des Prozesses in unterschiedlicher Ausdehnung flüssige, wasserdichte Werte auf, meist umgeben von einem breiten, weichteildichten Randbezirk. Die exakte anatomische Ausbreitung eines ausgedehnten paranephritischen Abszesses wird mit der Computertomographie besser dargestellt als mit der Sonographie (Abb. 52).

Nierentrauma

Computertomographisch nachweisbare renale Traumafolgen sind (Abb. 53):

1. Organvergrößerung infolge Ödems,
2. inhomogene Parenchymdichte durch intrarenale Blutung,
3. Kontrastmittel- und Urinaustritt durch Ruptur,
4. peri- und pararenale Blutung.

Die Computertomographie besitzt in der Traumatologie der Nieren einen hohen Aussagewert (HAERTEL u. FUCHS 1979, BRAEDEL u. Mitarb. 1980). Zwar dürfte eine Nierenkontusion ohne größere Organläsion nur schwierig zu differenzieren sein, hingegen können ausgedehnte Verletzungen in der Regel anatomisch exakt identifiziert werden. Die Aussage betrifft nicht nur die Rupturlokalisation und das Ausmaß der Blutungen, sondern auch die Abgrenzung des noch funktionsfähigen Nierenparenchyms mit Hilfe einer Kontrastmittelinjektion (Abb. 53). Sonographisch unklare Befunde sollten computertomographisch überprüft werden, bei Verdacht auf eine Nierenhilusverletzung ist die Arteriographie indiziert.

Akute nichturologische Differentialdiagnosen

– Aortenaneurysma,
– Gallenwegsaffektionen,
– Pankreatitis,
– Appendizitis,
– Adnexitis,
– Ovarialzyste,
– Zystitis.

Durch die anatomisch enge Beziehung der ableitenden Harnwege zu den Nachbarorganen werden nicht selten auch in der Notfalldiagnostik nichturologische Differentialdiagnosen in die

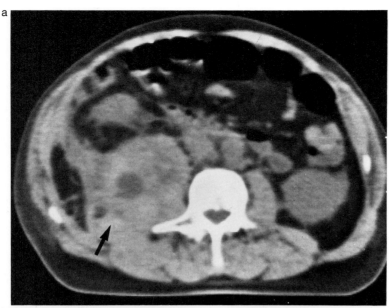
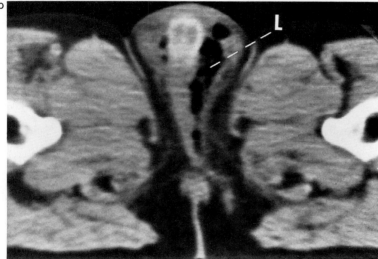

Abb. 52 Computertomogramm:
a Ausgedehnter retroperitonealer Abszeß (→) (Einschmelzungen, Psoasschatten nicht abgrenzbar)
b Ausdehnung des Abszesses bis ins Skrotum, Nachweis von Luft (L)

Abb. 53 Computertomogramm: Nierenruptur nach Schlittenunfall
a Oberer Nierenpol funktionslos; fehlende Kontrastmittelanreicherung im Nierenparenchym (N), perirenales Hämatom (→)
b Nierenbeckenruptur mit Kontrastmittelextravasation (→ schwarz) und ausgedehntem retroperitonealem Hämatom
c Kontrastmittelanreicherung im unteren Pol (N) beweist die Funktionstüchtigkeit dieses Anteils; ausgedehntes Hämatom (→)

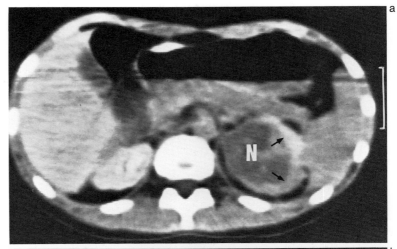
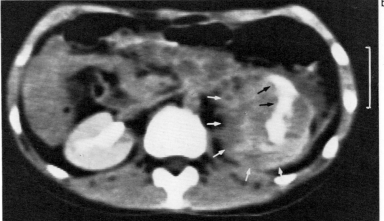
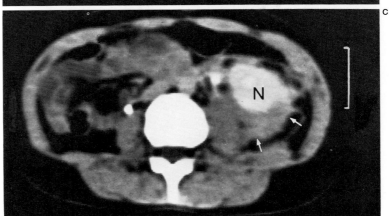

212 Spezielle urologische Diagnostik

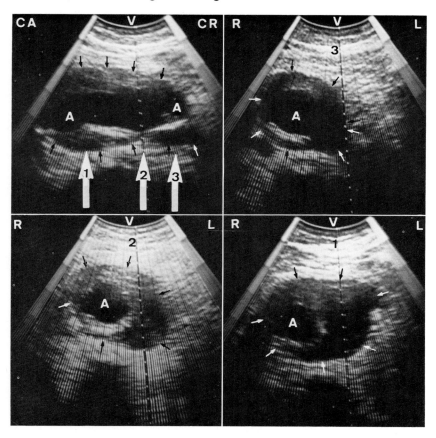

Abb. 54 Oben links: Längsschnitt der Aorta (A) von ventral, zentrales echofreies Band = Gefäß mit strömendem Blut, äußere Begrenzung durch Pfeile markiert einen großen aneurysmatischen Sack mit thrombosiertem Blut, echoarm
Rechts oben und unten: Querschnitte durch die Aorta und das Aneurysma von ventral, die Querschnittsnummern entsprechen den Nummern der Pfeile links oben, zentrales Gefäß (A) und aneurysmatischer Sack durch Pfeile markiert, die Nummern der Querschnitte entsprechen den numerierten Pfeilen im Längsschnitt

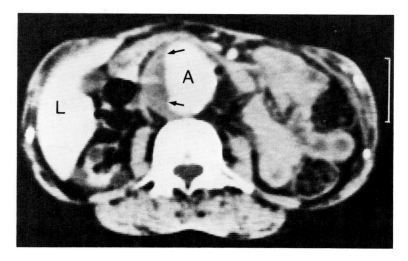

Abb. 55 Computertomogramm: großes Bauchaortenaneurysma (A), Wandthrombus (→), Leber (L)

Abb. 56 Querschnitte durch den rechten Oberbauch von ventral, Nierenbecken (NB) und Kelch (K) der rechten Niere sind erweitert, zusätzlich kleine, ventral gelegene Nierenzyste (C), rechts im Bild echofreies, zystisches Gebilde mit dorsaler Schallverstärkung, darin ein kleines Gebilde mit hoher Echointensität und dorsaler Schallauslöschung = Gallenblasenstein (ST) mit Schatten

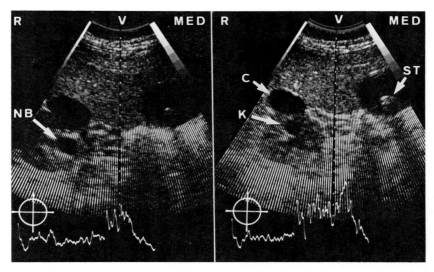

Abb. 57 Längsschnitte der rechten Niere von ventral. Links: vor einer Ureterotomie, Nierenbecken dilatiert (→). Rechts: 2 Wo. post operationem, Mittelecho geschlossen, keine Stauung mehr nachweisbar

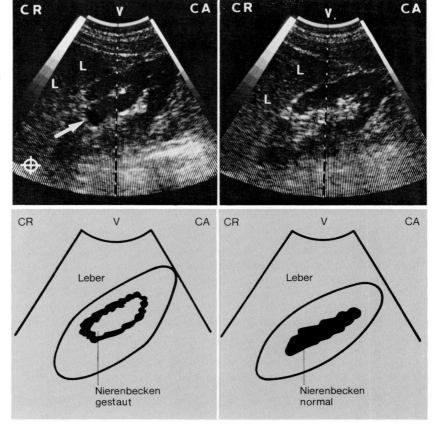

214 Spezielle urologische Diagnostik

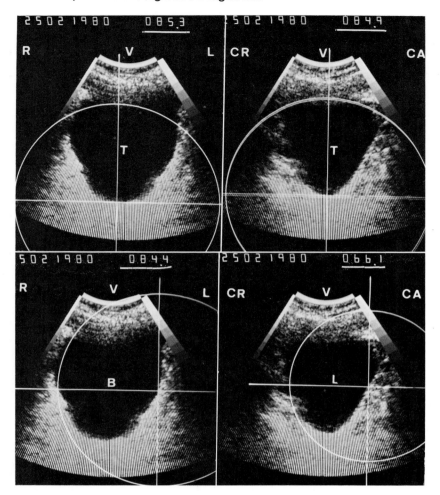

Abb. 58 Sonographische Restharnbestimmung; Querschnitte (links) und Längsschnitte (rechts) der Blase von ventral nach Entleerung, der Radius des variablen Meßkreises ist jeweils rechts oben im Bild in mm ablesbar, größte Tiefe (T) im Quer- oder Längsschnitt meßbar, größte Breite (B) im Querschnitt und größte Länge (L) im Längsschnitt meßbar, Berechnung des Restharnes $= 85 \times 84 \times 66/2 \cong 236$ ml

Überlegung miteinbezogen. Das Aortenaneurysma ist sonographisch (Abb. **54**) wie computertomographisch (Abb. **55**) leicht erkennbar. Die Prävalenz der Sonographie ist dabei unbestritten. Auch eine Gallensteinkolik kann mitunter ein klinisches Bild bieten, das eher einer Kolik des Nierenbeckensteines entspricht. In der flüssigkeitsgefüllten Gallenblase am Unterrand der Leber sind selbst kleinste Konkremente von 1–2 mm Größe sichtbar (Abb. **56**).

Größere Konkremente können auch vom unerfahrenen Ultraschalluntersucher kaum übersehen werden. Computertomographisch sind Gallensteine in der Regel Nebenbefunde, jedoch keine Indikation zur Untersuchung.

Differentialdiagnostisch abzugrenzen sind Pankreatitiden mit pararenalen Nekrosestraßen, die anatomisch-topographisch besser mit der Computertomographie dargestellt werden können.

Im Beckenbereich zählen die Adnexitis, die stielgedrehte Ovarialzyste, die Zystitis und die Appendizitis zum Spektrum der Differentialdiagnosen. Im Sonogramm ist eine Ovarialzyste ab einer Größe von 2 cm hinter und seitlich der Blase zuverlässig nachweisbar, während die anderen erwähnten Diagnosen sonographisch nicht geklärt werden können. Für die Computertomographie gelten dieselben Einschränkungen.

Parallel zur klinischen körperlichen Untersuchung, in wenigen Minuten durchgeführt, können sonographisch zahlreiche Diagnosen sofort gesichert werden. Wegen der Schmerzlosigkeit und leichten Verfügbarkeit der Sonographie gegenüber den aufwendigeren, insbesondere invasiven Untersuchungstechniken ist diese Methode daher als Screening-Methode in der akuten Notfalldiagnostik ideal geeignet.

Sonographie als Ersatz des Ausscheidungsurogramms

Nicht immer ist die Sonographie eine weiterführende, dem Urogramm nachgeschaltete Untersuchungsmethode, mintunter kann sie die Röntgenkontrastmitteluntersuchung bei verschiedenen Fragestellungen ersetzen. Sowohl aus Gründen der Kostenersparnis als auch der Strahlenbelastung kann postoperativ, z.B. nach einer Antirefluxoperation oder einer Nierenbeckenplastik, auf ein

Ausscheidungsurogramm verzichtet werden (Abb. **57**). Gegenüber der Beurteilung des Grades einer Harnabflußstörung ist die genaue Darstellung der Kelchmorphologie hier von sekundärer Bedeutung. Bezüglich der veränderten Reihenfolge, d.h. Sonographie vor der Ausscheidungsurographie bei der Abklärung urologischer Erkrankungen im Kindesalter, sei auf das Kap. Sonographie des Kindes verwiesen.

Ähnliches gilt auch für die diagnostische Abklärung des Harntraktes in der Schwangerschaft. Die Strahlenbelastung des Fetus mit ihren Schädigungsfolgen verlangt eine strenge Indikationsstellung zur Ausscheidungsurographie. In der Regel handelt es sich um fieberhafte oder septische Krankheitsbilder im Rahmen einer Harnabflußstörung. Mit dem zunehmenden Einsatz der Sonographie auch bei geringer Symptomatik werden gehäuft massive Harnabflußstörungen diagnostiziert, die aber noch kompensiert sind und deshalb keiner Therapie bedürfen. Die Kenntnis dieser sonographischen Befunde ist besonders wichtig, um überflüssige diagnostische Maßnahmen und ebenso unnötige therapeutische Konsequenzen zu vermeiden.

Größenbestimmung des Prostataadenoms

Für die Entscheidungen zwischen transurethraler Elektroresektion und suprapubischer Prostatektomie benötigt der Operateur das Volumen oder Gewicht der Prostata. Die rektale Beurteilung der Prostata ist sehr ungenau. Dies liegt nicht nur an dem der rektalen Untersuchung nicht zugänglichen Mittellappen, sondern mitunter auch an der fehlenden kranialen Abgrenzbarkeit.

Sonographisch läßt sich das Gewicht der Prostata mit der einfachen Formel: größte Breite × größte Tiefe × größte Länge × 0,5 mit einer Standardabweichung von ± 5% bestimmen (WALZ u. Mitarb. 1980). Die präoperative Größenbestimmung entscheidet in Abhängigkeit von den Fähigkeiten des Operateurs darüber, ob eine transurethrale Elektroresektion oder eine Prostatektomie durchzuführen ist, wobei die Grenze bei etwa 100 g liegt. Postoperativ läßt sich sonographisch nachprüfen, ob die Prostata vollständig ausreseziert wurde.

Die zuverlässige Größenbestimmung der Prostata macht eine präoperative Urethrozystoskopie überflüssig, mit deren Hilfe bisher die Differentialindikation zwischen den beiden Therapieformen des Prostataadenoms gestellt wurde.

Sonographische Restharnbestimmung

Die bisher verwendeten Methoden zur Ermittlung des Blasenrestharnes mittels Katheterisierung oder röntgenologisch durch das Restharnbild sind durch die sonographische Restharnbestimmung zu ersetzen. Mit der Formel: größte Länge × größte Breite × größte Tiefe × 0,5 kann der Restharn mit einem Fehler von ± 10% berechnet werden (Abb. **58**). Dieses Verfahren erspart dem Patienten nicht nur eine Katheterisierung oder eine Kontrastmittelinjektion, es ist wesentlich billiger und kann als nichtinvasive Methode nicht zu einer artefiziellen Keimeinschleppung in die Blase führen.

Punktionen

Ultraschallgesteuerte Punktionen

Tab. **1** zeigt eine Aufstellung der verschiedenen Indikationen zu ultraschallgesteuerten Punktionen aus diagnostischen und therapeutischen Gründen.

Tabelle **1** Indikationen zur Punktion

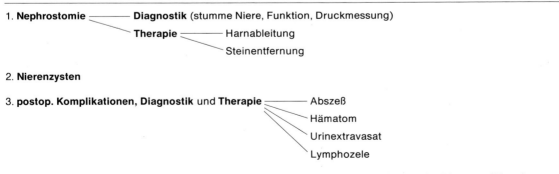

Technik: In der Schallstrahlebene wird die Zielregion unter sonographischer Sichtkontrolle der Nadel (Realtime) anpunktiert (Walz u. Mitarb. 1981). Zur diagnostischen Punktion von Tumoren oder Lymphomen wird primär die Franzén-Nadel zur Feinnadelaspirationszytologie verwendet, für alle anderen Punktionen eine 20 cm lange Nadel mit einem äußeren Teflonkatheter von 1,25 mm Durchmesser.

Soll eine perkutane Harnableitung erfolgen, wird die Nadel zurückgezogen und ein Führungsdraht nach der Seldinger-Technik eingeführt. Über den Führungsdraht können nach Aufdehnung des Stichkanals mit Dilatatoren aus Hartgummi oder Metall dickere Drainagen oder dickere Nephrostomiekatheter bis zum gewünschten Kaliber in das Nierenbeckenkelchsystem als Nephrostomie eingeführt werden. Die Spitze der Nephrostomie wird nach Möglichkeit in den proximalen Harnleiter plaziert.

Für kurzfristige Ableitungen bei septischen Harnstauungsnieren genügt eine 6–8-Charriere(2,0–2,7 mm)-Nephrostomie. Bei palliativer Dauerableitung wegen fortgeschrittenen Tumorleidens ist eine 12–14-Charriere(4,0–4,7 mm)-Nephrostomie zu empfehlen. Der Wechsel erfolgt 6–12mal wöchentlich, bei dünnerem Kaliber stets über einen J-Führungsdraht. Die Treffsicherheit der perkutanen Nephrostomie liegt bei 97%. Über bis zu 26 Ch. (8,7 mm) aufgedehnte Nephrostomiekanäle können Nierenbecken- und Kelchsteine mit einem transurethralen Instrument oder Spezialinstrumentarium zur Litholaparese entfernt werden.

CT-gesteuerte Punktionen

Die Indikationen zur CT-gesteuerten Punktion unterscheiden sich nicht grundsätzlich von denen der sonographischen Punktion (Haaga u. Mitarb. 1977). Da jedoch die perkutane Nephrostomie wie die perkutane Zysten-, Abszeß- oder Urinomdrainage sowohl unter Durchleuchtungs- wie unter Ultraschallkontrolle (Günther u. Mitarb. 1979, Hutschenreiter u. Mitarb. 1979, Hutschenreiter u. Alken 1980, Walz u. Mitarb. 1981) einfacher durchzuführen sind, beschränkt sich die Computertomographie auf die diagnostisch schwierigen Punktionen, wenn aufgrund der geringen Größe des Prozesses, ungünstiger Lokalisation oder der schlechten Differenzierbarkeit die Sonographie mißlingt.

Technik: Der Prozeß wird durch mehrere computertomographische Schichten exakt eingestellt. Bei der Nierenpunktion befindet sich der Patient in Bauchlage, bei der transabdominalen Lymphknotenpunktion in Rückenlage. Zur Gewinnung einer Aspirationszytologie reicht eine feine Nadel von 0,5–0,7 mm Durchmesser aus. Idealerweise wird die Nadel direkt in der Schichtebene auf den Prozeß zu vorgeführt. Geringe Gaben von Lokalanästhetika machen den Eingriff schmerzlos. Bei knöchernen Hindernissen infolge überlagernder Rippen wird der Prozeß schräg anpunktiert. Zur CT-gesteuerten Biopsie wird nach Lokalisation und Markierung mit einer 0,5 mm feinen Nadel eine True-Cut-Nadel parallel der Feinnadel eingeführt und Gewebe entnommen.

Literatur

Braedel, H.U., L. Rzehak, E. Schindler, M.S. Polsky, W. Döhring: Computertomographische Untersuchungen bei Nierenverletzungen. Fortschr. Röntgenstr. 132, I (1980) 49–54

Burney, B.T., E.C. Klatte: Ultrasound and computed tomography of the abdomen in the staging and management of testicular carcinoma. Radiology 132 (1979) 415–419

Günther, R., P. Alken, J.E. Altwein: Percutaneous nephropyelostomy using a fine-needle puncture set. Radiology 132 (1979) 228–230

Haaga, J.R., M.G. Zelch, R.J. Alfidi, B.H. Stewart, J.D. Daugherty: CT-guided antegrade pyelography and percutaneous nephrostomy. Amer. J. Roentgenol. 128 (1977) 621 bis 624

Haertel, M., W.A. Fuchs: Computertomographie nach stumpfem Abdominaltrauma. Fortschr. Röntgenstr. 131, 5 (1979) 487–492

Haertel, M., J. Bollmann, P. Vock, E. Zingg: Computertomographie und retroperitoneale Fibrose (Morbus Ormond). Fortschr. Röntgenstr. 131, 5 (1979) 504–507

Hounsfield, G.N.: Computerized transverse axial scanning (sonography) part I. Description of system. Brit. J. Radiol. 46 (1973) 1016–1019

Hutschenreiter, G., P. Alken: Postoperative Komplikationen: Die Bedeutung der Sonographie für ihre Diagnostik und Therapie. Z. Urol. Nephrol. 73 (1980) 407–414

Hutschenreiter, G., D. Weitzel: Sonographie: Eine wertvolle Ergänzung der urologischen Diagnostik. Akt. Urol. 10 (1979) 95–102

Hutschenreiter, G., P. Alken, K.F. Klippel: Ultraschallgesteuerte perkutane Nephrostomie. Urologe A 18 (1979) 157–163

Hutschenreiter, G., P. Alken, H.-M. Schneider: The value of sonography and lymphography in the detection of retroperitoneal metastases in testicular tumors. J. Urol. (Baltimore) 122 (1979) 766–769

Lackner, K., L. Weißbach, I. Boldt, K. Scherholz, G. Brecht: Computertomographischer Nachweis von Lymphknotenmetastasen bei malignen Hodentumoren. Fortschr. Röntgenstr. 130, 6 (1979) 636–643

Lee, J.K.T., R.J. Stanley, S.S. Sagel, R.G. Levitt: Accuracy of computed tomography in detecting intraabdominal and pelvic adenopathy in lymphoma. Amer. J. Roentgenol. 131 (1978) 311–315

Levitt, R.G., G.G. Geisse, S.S. Sagel, R.J. Stanley, R.G. Evens, R.E. Koehler, R.G. Jost: Complementary use of ultrasound and computed tomography in studies of the pancreas and kidney. Radiology 126 (1978) 149–152

Lutz, H., D. Lorenz, R. Petzoldt: Ultraschalldiagnostik raumfordernder Nierenprozesse. Dtsch. med. Wschr. 101 (1976) 1443–1447

Maklad, N.F., V.P. Chuang, B.D. Doust, K.J. Cho, J.E. Curran: Ultrasonic characterization of solid renal lesions: echographic, angiographic and pathological correlation. Radiology 123 (1977) 733–739

McCullough, E.C., J.T. Payne: Patient dosage in computed tomography. Radiology 129 (1978) 457–463

Pitts, W.R., E. Kazam, M. Gershowitz, E.C. Muecke: A review of 100 renal and perinephric sonograms with anatomic diagnosis. J. Urol. (Baltimore) 114 (1975) 21–26

Pouliadis, G.: Röntgenologische Diagnostik der Nebennieren. Thieme, Stuttgart 1980

Sample, W.F.: Adrenal ultrasonography. Radiology 127 (1978) 461–466

Seidelmann, F.E., W.N. Cohen, P.J. Bryan, S.P. Temes, D. Kraus, G. Schoenrock: Accuracy of CT staging of bladder neoplasms using the gas-filled method: report of 21 patients with surgical confirmation. Amer. J. Roentgenol. 130 (1978) 735–739

Smith, E.H., A.H. Bennett: The usefulness of ultrasound in the evaluation of renal masses in adults. J. Urol. (Baltimore) 113 (1975) 525–529

Voegeli, E., R. Kwasny, B. Hofer: Möglichkeiten und Grenzen der Sonographie und Angiographie bei renalen Raumforderungen. Fortschr. Röntgenstr. 132, I (1980) 55–62

Walsh, J.W., M.A. Amendola, K.F. Konerding, J. Tisnado, T.A. Hazra: Computed tomographic detection of pelvic and inguinal lymphnode metastases from primary and recurrent pelvic malignant disease. Radiology 137 (1980) 157–166

Walz, P.H., P. Alken, G. Hutschenreiter: Ultraschalluntersuchung von Prostata und Samenblasen. Ultraschall 1 (1980) 158–164

Walz, P.H., H. Riedmiller, P. Alken, G. Hutschenreiter: Technik und Fehlermöglichkeiten der percutanen Nephrostomie unter sonographischer Kontrolle. Akt. Urol., im Druck (1981)

Welter, G., K.R. Schmidt, K. Rothenberger, K.J. Pfeifer, H.F. Welter: Die Bedeutung der Sonographie für die Differentialdiagnostik von Pseudotumoren der Niere. Fortschr. Röntgenstr. 133 (1980) 621

Wessels, G., W. von Seelen, U. Scheiding: The application of pattern recognition in ultrasonic sectional pictures of the prostate (B-mode analysis). In Thijssen, J.M.: Ultrasonic Tissue Characterization. Stafleu's Scientific Publishing Co. 1980

Sonographische Untersuchungen des Kindes

D. Weitzel

Besonderheiten der sonographischen Untersuchung von Kindern

Bei der sonographischen Untersuchung von Kindern sind apparative, untersuchungstechnische und diagnostische Besonderheiten zu berücksichtigen.

Trotz fehlenden Untersuchungstraumas kann ein kooperatives Verhalten während der Exploration bei Säuglingen und Kleinkindern nicht vorausgesetzt werden. Es empfiehlt sich daher, Kinder dieser Altersstufen nach der Mahlzeit zu untersuchen, auf eine bequeme Lagerung zu achten und die Untersuchungszeiten möglichst kurz zu halten. Unter diesen Bedingungen ist eine Sedierung in der Regel nicht erforderlich. Grundsätzlich sind Geräte mit automatischem, schnellem Bildaufbau für die sonographische Diagnostik bei Kindern besser geeignet als Geräte mit manuellem Bildaufbau, obwohl diese aufgrund der Abtastung der Grenzflächen in verschiedenen Schallstrahlrichtungen in der Bildqualität Real-time-Geräten überlegen sind. Der Nachteil besteht darin, daß durch die Bewegung des Kindes oder der Organe während des Aufzeichnungsvorganges Konturverzeichnungen entstehen, die große Probleme aufwerfen. Vorteilhaft ist die Anwendung von Geräten mit einer Wasservorlaufstrecke, weil durch sie einerseits der diagnostisch nicht verwertbare Nahbereich des Senders außerhalb des Untersuchungsgebietes zu liegen kommt und andererseits eine optimale Ankopplung des Applikators an die fettarme Körperoberfläche des Kindes sichergestellt ist.

Art und Häufigkeit von Erkrankungen im Kindesalter unterscheiden sich wesentlich von den Gegebenheiten bei Erwachsenen. Im Vordergrund pädiatrischer Diagnostik steht das Erkennen von Harnwegsobstruktionen und -fehlbildungen, während nicht tastbare, maligne Raumforderungen außerordentliche Raritäten darstellen. Das unterschiedliche Erkrankungsrisiko und Aspekte des Strahlenschutzes, die beim wachsenden Organismus besonders berücksichtigt werden müssen, machen es verständlich, daß die sonographische Untersuchung von Kindern eine andere Funktion hat als die von Erwachsenen.

Untersuchung des oberen Harntraktes
Untersuchungstechnik

Die Nieren werden in der Regel von dorsal untersucht, wobei durch ein epigastrisch gelegenes Kissen ein Tiefertreten der Nieren erreicht wird. Ist dennoch der obere Nierenpol durch die Überlagerung der 12. Rippe nicht unmittelbar darstellbar, so wird in in den verschiedenen Atemphasen dieser Bereich einer Beurteilung zugänglich. Da jedes Organ in möglichst vielen Schnittebenen untersucht werden sollte, empfiehlt es sich, die Nieren zusätzlich über die Leber bzw. über die Milz von ventral darzustellen. Luftgefüllte Darmschlingen bzw. die Magenblase verhindern jedoch in der Regel eine vollständige Abbildung der Nieren von ventral (Abb. **1**).

Normale Nieren

Die Nieren treten sonographisch beidseits paravertebral in Erscheinung, wobei die Nierenachsen – bezogen auf die Wirbelsäule – nach kaudal leicht divergieren, bezogen auf die Körperoberfläche in etwa parallel verlaufen.

Das Nierenparenchym ist relativ schallhomogen und kann dadurch leicht einerseits von dem reflexreichen perirenalen Fettgewebe, andererseits von dem ebenfalls reflexreichen Sinus renalis abgegrenzt werden.

Der Mittelechokomplex entsteht an den Strukturen des Sinus renalis (ROSENFIELD u. Mitarb. 1979). Er verläuft im Längsschnitt bandförmig in der Mitte der Niere allseits umgeben von Parenchym, während er sich im Querschnitt als runde Fläche darstellt und nur im Hilusbereich medial randständig und dadurch strichförmig wird. Nur bei etwa 5% eines Normalkollektivs sind im Mittelechokomplex kleine Flüssigkeitsmengen nachweisbar, der in diesem Fall im Längsschnitt eine ovale und im Querschnitt eine V-Form annimmt. Die Form der Niere entspricht einem Ellipsoid. Lediglich im Säuglingsalter kann aufgrund persistierender Renkulifurchen eine höckrige Kontur vorliegen.

Neben der morphologischen Beurteilung der Niere ist im Kindesalter die morphometrische

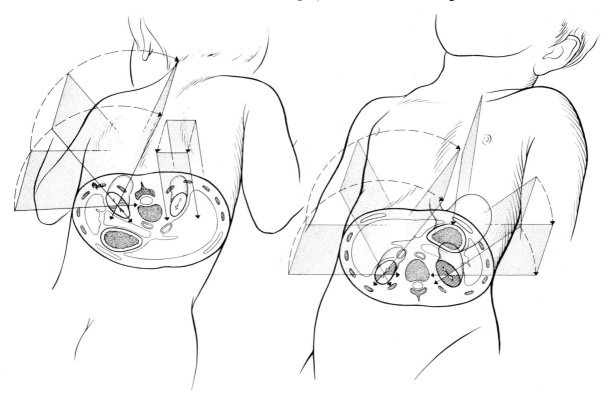

Abb. 1 Sonographische Darstellungsmöglichkeiten der Nieren in Rücken- und Bauchlage (aus *D. Weitzel:* Ultrasound Diagnosis. In *H. B. Eckstein, R. Hohenfellner, D. J. Williams:* Surgical Pediatric Urology. Thieme, Stuttgart 1977)

Analyse des Schallbildes von besonderer Bedeutung. Wie Abb. **2** zeigt, lassen sich in der optisch größten Längs- und Querschnittfläche dreidimensional die Durchmesser der Niere und des Mittelechokomplexes bestimmen. Die Parenchymdicke ist am sichersten vom dorsalen Rand des Mittelechokomplexes bis zur dorsalen Nierenkontur in Nierenmitte vermeßbar. Alle Nierenmeßwerte stehen in engem Zusammenhang mit der Körpergröße (Abb. **3**). Mittels der dreidimensionalen Nierendurchmesser ist über eine Ellipsoidformel das Nierenvolumen berechenbar (Abb. **4**) (WEITZEL 1977, 1978). Es korreliert am besten mit dem Körpergewicht (Tab. **1**).

Bei einer als Normvariante einzustufenden Aufspaltung des Mittelechokomplexes überschreitet die Tiefenausdehnung der sich im intrarenalen Abschnitt des Nierenbeckens ansammelnden Flüssigkeit 1 cm nicht.

Größenveränderungen der Nieren

Kleine Nieren können verursacht werden durch chronisch vaskuläre, glomeruläre und interstitielle Erkrankungen, durch Hypo- und Dysplasie. Die Möglichkeiten einer sonomorphologischen Differenzierung dieser Krankheitsbilder sind sehr begrenzt (Abb. **5**). Große Nieren ohne Veränderungen des Schallbildes finden sich bei einer floriden glomerulären oder interstitiellen Erkrankung, bei leukämischen Infiltraten und bei einseitiger Vergrößerung als Ausdruck einer kompensatorischen Hypertrophie.

Hiervon unterscheiden sich Harntransportstörungen (BRYAN 1975), Nierentumoren, Zystennieren (BEARMAN u. Mitarb. 1976, METREWELJ u. GARELL 1980, ROSENFIELD u. Mitarb. 1980, SUMMER u. Mitarb. 1978, THOMAS u. Mitarb. 1978) und akute Nierenvenenthrombosen (ROSE u. Mitarb. 1980), da zusätzlich zur Organvergrößerung eine charakteristische Veränderung des Schallbildes vorliegt.

Lageveränderungen der Nieren

Die Achsen der Nieren lassen sich sonographisch dreidimensional beurteilen. Ist die Achse der Niere – bezogen auf die Wirbelsäule – stärker konvergierend oder divergierend, so kann dies auf eine Verschmelzungsniere hinweisen. Diese Achsenveränderung ist jedoch auch bei retroperito-

220　Spezielle urologische Diagnostik

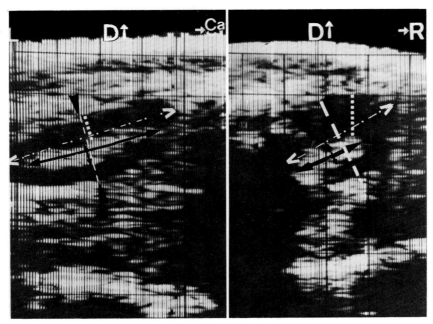

Abb. 2 Längs- und Querschnittsbild der normalen rechten Niere eines 10jährigen Jungen. Eingezeichnet sind die dreidimensionalen Meßstrecken der Niere und des Mittelechos sowie die Parenchymdicke (*Weitzel* 1978) (D = dorsal, Ca = kaudal, R = rechts)

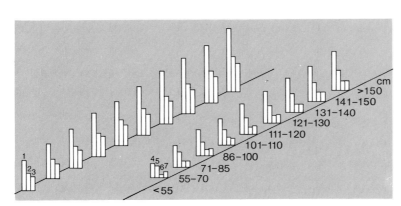

Abb. 3 Synoptische Darstellung der Mittelwerte der einzelnen Nierenmeßstrecken in Abhängigkeit von der Körpergröße (N = 206). Das Nierenwachstum verläuft parallel zur Zunahme der Körpergröße. Die Proportionen der Meßwerte untereinander bleiben im Verlaufe des Wachstums konstant.
1 = Länge, 2 = Breite,
3 = Tiefe, 4 = Mittelecho-(ME-)Länge, 5 = ME-Breite,
6 = ME-Tiefe, 7 = Parenchymdicke

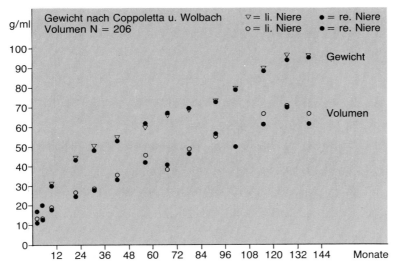

Abb. 4 Vergleich zwischen den Mittelwerten anatomischer Nierengewichte (*Coppoletta* u. *Wolbach* 1933) mit den Mittelwerten sonographischer Nierenvolumenbestimmungen (*Weitzel* 1978). Der parallele Kurvenverlauf bestätigt den engen Zusammenhang zwischen anatomischem Nierengewicht und sonographisch geschätztem Nierenvolumen

Sonographische Untersuchungen des Kindes 221

Abb. 5 Längs- und Querschnitt einer pathologisch kleinen Niere rechts bei einem 10jährigen Mädchen mit »stummer Niere« rechts im Ausscheidungsurogramm. Der schmale Parenchymsaum und die Reflexe im Parenchym sprechen für einen chronischen Umbauprozeß (LB = longitudinal, D = dorsal, CR = kranial, R = rechts)

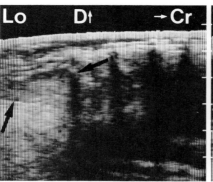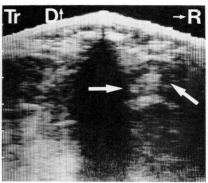

Tabelle 1 Mittelwerte und Standardabweichungen des Nierenvolumens für Körpergewichtsklassen (*Weitzel* 1978)

Körpergewichts-klassen		Volumen (ml)		Volumen (ml)
		lN	rN	lN + rN
unter 5 kg	n	17	17	17
	X	11,7	11,3	23,2
	s	3,7	3,5	6,7
5,0–7,4 kg	n	14	14	14
	X	15,9	13,8	29,9
	s	6,0	3,2	8,5
7,5–9,9 kg	n	11	11	11
	X	22,0	19,4	49,4
	s	6,7	4,9	11,4
10,0–14,9 kg	n	16	16	16
	X	29,3	28,5	57,8
	s	7,4	6,2	12,8
15,0–19,9 kg	n	21	21	21
	X	36,7	35,5	72,2
	s	8,3	9,2	16,3
20,0–24,9 kg	n	32	32	32
	X	49,6	48,4	98,8
	s	11,0	10,3	18,7
25,0–29,9 kg	n	32	32	32
	X	57,1	53,3	110,3
	s	12,1	10,7	21,3
30,0–39,9 kg	n	31	31	31
	X	62,9	62,6	123,2
	s	13,0	13,0	25,7
40,0–49,9 kg	n	19	19	19
	X	84,1	84,1	166,8
	s	24,4	26,8	50,2
über 50 kg	n	12	12	12
	X	102,2	96,5	198,6
	s	22,2	20,8	50,4
alle Körpergewichte	n	206	206	206
	X	49,5	47,8	96,9
	s	27,6	27,8	54,3

nealen Tumoren feststellbar, die darüber hinaus zu einer Distanzierung der Nieren zur Wirbelsäule führen können. Verlagerungen der Nierenachse in bezug zur dorsalen Körperoberfläche fallen vorwiegend bei extrarenal gelegenen, retroperitonealen Raumforderungen auf. Rotationsanomalien der Nieren sind leicht an der Achse des Mittelechokomplexes zu erkennen, da in diesem Fall das Mittelecho im Querschnittsbild in Nierenmitte nicht medial, sondern ventral bzw. dorsal randständig wird. Kann eine Niere paravertebral nicht abgebildet werden (Abb. **6**), so muß das gesamte Abdomen untersucht werden, insbesondere wenn die darstellbare Niere nicht kompensatorisch vergrößert ist. Die Kenntnis der normalen Nierenmaße erleichtert das Auffinden der dystopen Niere, deren Schallbild sich in der Regel erheblich von dem einer normalen Niere unterscheidet (Abb. **7**). Luftgefüllte Darmschlingen können die Darstellung der dystopen Niere verhindern.

Formveränderungen der Nieren

Multiple Raumforderungen in der Niere (Zysten, Tumoren) verursachen eine bucklige Kontur des Organs. Eine umschriebene Vorwölbung an einer Stelle weist auf eine Zyste oder einen Tumor hin. Differentialdiagnostisch kommt auch ein Parenchymbuckel in Betracht. Nebeneinanderliegende Zysten ohne erkennbares Parenchym sind typisch für eine multizystische Niere (Abb. **8**). Eine Verschmälerung an einem Pol kann sowohl durch eine destruierende Pyelonephritis (KAY u. Mitarb. 1979) als auch durch nicht achsengerechte Einstellung der Niere im Längsschnitt – also durch ein Artefakt – verursacht sein.

Veränderungen des Parenchyms

Das Auftreten von Reflexen im Nierenparenchym kann Ausdruck parenchymatöser Umbauprozesse sein, wobei eine Verbreiterung des Parenchyms für einen floriden, die Verschmälerung für einen chronischen Prozeß spricht (Abb. **5**). Treten im Parenchym zahlreiche Reflexe bei gleichzeitig ver-

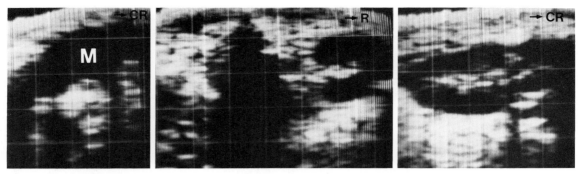

Abb. 6 Nierenaplasie links bei einem 7jährigen Mädchen. Auf dem linken Bild stellt sich im Längsschnitt die nach dorsal verlagerte Milz dar, auch im Querschnittsbild ist die linke Niere nicht erkennbar (Bildmitte), während der morphologische Befund der rechten Niere im Querschnitt und Längsschnitt (rechts) regelrecht ist. Die Bestimmung des Nierenvolumens sprach rechtsseitig eindeutig für eine kompensatorische Hypertrophie (M = Milz)

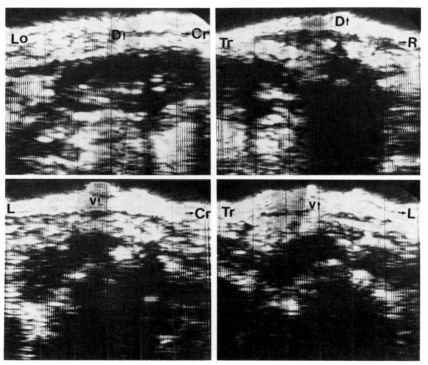

Abb. 7 Pelvin dystope Niere rechts bei einem 8jährigen Mädchen. Während sich die linke Niere von dorsal im Längs- und Querschnitt normal darstellt (obere Bildreihe), ist die dystope rechte Niere bei der Untersuchung von ventral nur als rechts paravertebral gelegene Raumforderung erkennbar (untere Bildreihe) (rN = rechte Niere, v = ventral, L = links)

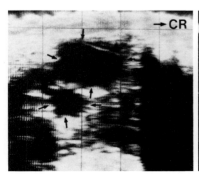 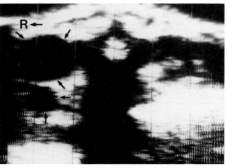

Abb. 8 Multizystische Niere rechts bei einem 3 Monate alten Säugling. Im rechten Nierenlager stellen sich im Längs- (linkes Bild) und Querschnitt (rechtes Bild) unterschiedlich große Zysten ohne erkennbares Nierenparenchym dar. Radiologisch bestand rechtsseitig eine Kontrastmittelausscheidungsinsuffizienz

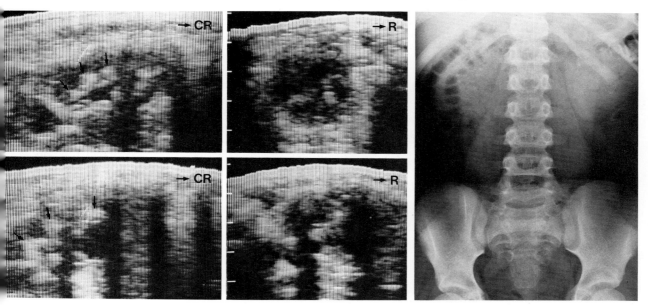

Abb. 9 Linke Niere (obere Bildreihe) und rechte Niere (untere Bildreihe) eines 12jährigen Jungen mit distaler tubulärer Azidose in Längs- (linke Bildseite) und Querschnitten (rechte Bildseite). Im Bereich des Nierenmarkes stellen sich zahlreiche helle Reflexe dar, die den in der Abdomenleeraufnahme erkennbaren Verkalkungen im Nierenparenchym entsprechen

minderter Schallschwäche in Erscheinung, so ist eine kleinzystische Nierenerkrankung in Erwägung zu ziehen. Ein ähnliches Schallbild jedoch einhergehend mit vermehrter Schallschwächung ist zu beobachten bei multiplen Lipomen, wie z. B. bei Morbus Pringle.
Auffallend helle Echokomplexe im Nierenparenchym mit und ohne Schallschatten sprechen für parenchymatöse Verkalkungen (EDELL u. ZEGEL 1978, Abb. 9). Eine Verbreiterung des Parenchymsaumes findet sich bei akuten glomerulären und interstitiellen Prozessen sowie bei leukämischen Infiltraten.

Veränderungen des Mittelechokomplexes

Wie oben erwähnt, lassen sich Rotationsanomalien der Niere an Lageveränderungen des Mittelechokomplexes erkennen. Bei schwerer Malrotation – insbesondere bei dystopen Nieren (Abb. 7) – ist der Mittelechokomplex nicht darstellbar. Auch für eine akute Abstoßungskrise soll das Fehlen des Mittelechokomplexes typisch sein. Ist der Mittelechokomplex im Längs- und Querschnitt zweigeteilt, d. h. im Querschnitt an zwei Stellen medial randständig, so kann dieser Befund Ausdruck eines zweigeteilten Nierenbeckens, einer Doppelniere mit Ureter fissus sowie einer Doppelniere mit Ureter duplex sein. Bei einer Zweiteilung des Mittelechokomplexes nur im Längsschnitt muß differentialdiagnostisch sowohl eine Parenchymbrücke als auch ein Nierentumor in Erwägung gezogen werden.
Stellt sich der Mittelechokomplex auffallend hell dar und verursacht eine Unterbrechung der Nierenkontur (Schallschatten), so ist dieser Befund beweisend für einen Nierenbeckenstein (Abb. 10; EDELL u. ZEGEL 1978). Eine deutliche Verbreiterung des Mittelechokomplexes findet sich bei der Lipomatose des Sinus renalis.
Zystennieren, aber auch multiple solide Raumforderungen in der Niere führen zu einer Aufsplitterung des Mittelechokomplexes (CUNNINGHAM 1979).
Die häufigste Ursache für Formveränderungen des Mittelechokomplexes ist eine Flüssigkeitsansammlung im intrarenalen Abschnitt des Nierenbeckens (BOINEAU u. Mitarb. 1975, BRYAN 1975, TRÖGER u. Mitarb. 1977). Bereits eine stärkere Diurese oder ein ampulläres Nierenbecken bewirken eine ovale Form des Mittelechokomplexes im Längsschnitt und eine V-Form im Querschnitt.
Eine sichere Abgrenzung von einer leichten Harntransportstörung ist nicht möglich. Bei einer mittelgradigen chronischen Harntransportstörung wird der Mittelechokomplex im Längsschnitt cförmig und im Querschnitt u-förmig (Abb. 11). Bei schweren Harntransportstörungen ist häufig der Mittelechokomplex nicht mehr darstellbar, so daß nur noch aufgrund der Form der Flüssigkeitsansammlung auf eine Hydronephrose geschlossen werden kann (Abb. 12). Bei überwiegend intra-

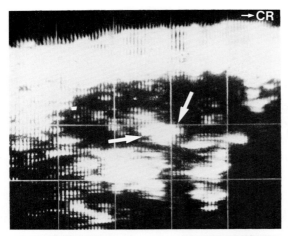

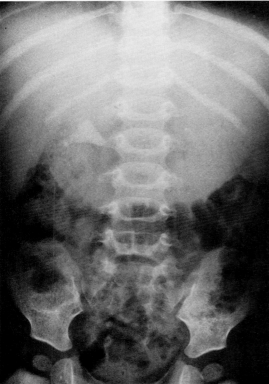

Abb. 10 Nierenbeckenstein rechts bei einem 8 Monate alten Säugling im Längsschnitt. Der auffallend helle Mittelechokomplex verursacht in seinem kranialen Abschnitt einen Schallschatten. Vergleiche Abdomenleeraufnahme des gleichen Patienten

renalen Hydronephrosen mit extrem erweiterten Nierenkelchen kann die Differentialdiagnose zu Zystennieren Schwierigkeiten bereiten.
Liegt in einem oder beiden Anteilen einer Doppelniere eine Harntransportstörung vor, so ist die Diagnose wesentlich leichter zu stellen als bei Doppelnieren ohne Abflußbehinderung. Die Veränderungen des Mittelechos entsprechen den bei der Harntransportstörung zuvor beschriebenen. Bei schwerer Harntransportstörung in einem Anteil kann die Differenzierung von einer Zyste Schwierigkeiten bereiten. Nicht damit zu verwechseln sind zystische Nebennierenprozesse, da diese zusätzlich eine Verlagerung der Nierenachse bewirken. Eine Aufspaltung des Mittelechokomplexes nur in einem umschriebenen Bereich findet man bei der Nierenbeckenkelchstenose. Eine Abgrenzung von einer parapelvinen Zyste ist nicht möglich.

Veränderungen der Atemverschieblichkeit der Niere

Die Atemverschieblichkeit der Niere ist aufgehoben bei einem peri- oder pararenalen Abszeß. Auch pleurale oder peritoneale Prozesse können zu einer Beeinträchtigung der Atemverschieblichkeit führen.

Veränderungen der Nierenumgebung

Eine Doppelkontur um die Niere ist beweisend für ein perirenales Hämatom oder einen perinephritischen Abszeß (BERGER u. Mitarb. 1980). Um die Doppelkontur nachweisen zu können, bedarf es einer differenzierten Apparateeinstellung. Nicht selten ist im Frühstadium der Erkrankung nur eine scheinbare »Nierenparenchymverdickung« evident.
Pararenale Raumforderungen (Tumoren, Abszesse, Blutungen) lassen sich zum einen direkt darstellen und bewirken zum anderen eine Verlagerung der Nierenachsen.
Megaureteren ab einer Dicke von 1–2 cm treten am unteren Nierenpol als schlauchförmige Gebilde in Erscheinung (Abb. **13**).

Diagnostik renaler Raumforderungen

Konsistenzbeurteilung und genaue Beschreibung der Ausdehnung stellen die wichtigsten Kriterien in der sonographischen Diagnostik von Raumforderungen dar (HÜNING 1970, SAMPLE u. Mitarb. 1977, SHKOLNIK 1977). Rein zystische Raumforderungen weisen neben Schallhomogenität eine verminderte Schallschwächung auf, hingegen sind

Abb. 11 Subpelvine Ureterstenose links präoperativ (obere Bildreihe) und 3 Monate postoperativ (untere Bildreihe) bei einem 12jährigen Mädchen im Längs- (linke Bildseite) und Querschnitt (rechte Bildseite). Durch die Abnahme des Nierenvolumens und die Verminderung der Aufspaltung des Nierenbeckens kann die Rückbildung der Harntransportstörung metrisch erfaßt werden

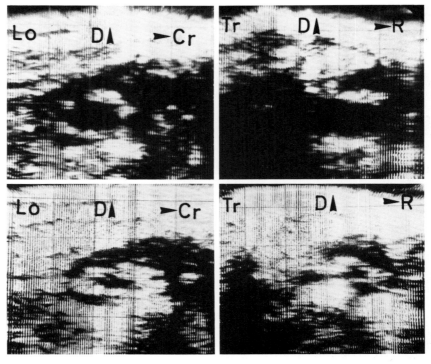

Abb. 12 Subpelvine Ureterstenose rechts im Längs- und Querschnitt bei einem 9jährigen Jungen mit radiologisch «stummer Niere» rechts. Sonographisch stellt sich im rechten Nierenlager eine große Flüssigkeitsansammlung dar ohne erkennbares Nierenparenchym

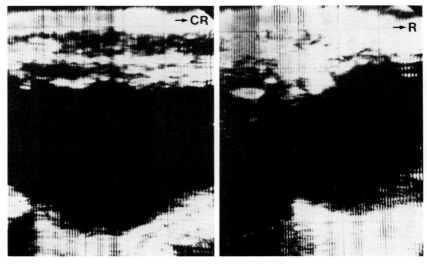

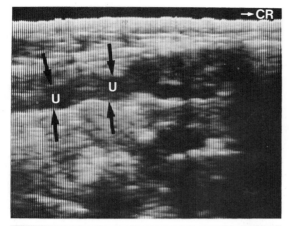

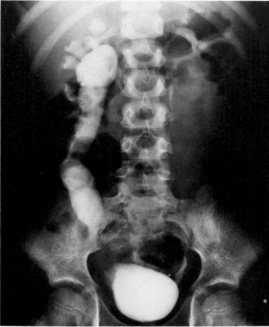

Abb. 13 Prävesikale Stenose rechts bei einem 5jährigen Mädchen. Im Längsschnitt erkennt man kaudal der rechten Niere den 1,5 cm dicken Ureter als schlauchförmiges Gebilde. Es besteht eine deutliche Diskrepanz zwischen dem weiten Ureter und dem nur sehr wenig aufgespaltenen Mittelecho. Diese entspricht auch dem urographischen Befund (U = Ureter)

solide Raumforderungen schallschwächend und schallinhomogen. Intensität und Anordnung der Reflexe in einer Raumforderung spiegeln deren makroskopischen Aufbau wider (Abb. **14**) und lassen gewisse Rückschlüsse auf die Ätiologie des Tumors zu. Am variabelsten ist das Schallbild von Eiter, das nur in den seltensten Fällen einer rein zystischen Raumforderung entspricht. Gelegentlich hilft die Nachuntersuchung des Patienten nach längerem Liegen weiter, da sich dann die Detrituspartikel sedimentiert haben. Ist eine eindeutige sonographische Differenzierung zwischen zystisch und solid nicht möglich, empfiehlt sich eine Feinnadelpunktion. Neben Abszessen bereiten insbesondere Tumoren mit großen Nekrosehöhlen Schwierigkeiten hinsichtlich der Konsistenzbeurteilung. Bei der Beschreibung der Ausdehnung des Tumors sollte berücksichtigt werden, ob
– der solide Tumor auf eine normal große Niere begrenzt ist,
– die Niere durch den Tumor wesentlich vergrößert ist, ohne daß Nachbarorgane oder die großen Abdominalgefäße durch den Tumor verlagert wurden,
– durch die Tumormasse eine Verlagerung der Nachbarorgane oder der Aorta, V. cava inferior und/oder V. porta eingetreten ist und schließlich
– ob eine Tumorinfiltration in Nachbarorgane, Metastasen oder Gefäßinfiltrationen vorliegen.

Besonderheiten der Untersuchung der Nieren von ventral

Aufgrund der Verlängerung des Schallweges bis zur Niere gelingt durch die Untersuchung der Nieren von ventral bei kleinen intrarenalen Raumforderungen eine Konsistenzbeurteilung häufig besser als von dorsal.
Der Nachweis einer Hufeisenniere ist nur durch Exploration der Nieren von ventral möglich, wobei sich die Parenchymbrücke vor der Wirbelsäule als eine Raumforderung darstellt, die direkt mit beiden Nieren in Verbindung steht.
Pelvin dystope und gekreuzt dystope Niere sind nur durch die Untersuchung von ventral nachweisbar.

Verlaufsdiagnostik von Nierenerkrankungen

Größenveränderungen der Niere stellen das wichtigste Kriterium in der sonographischen Verlaufsdiagnostik von Nierenerkrankungen dar (MOSKOWITZ u. Mitarb. 1980, WEITZEL 1978).
Besonders bewährt hat sich die Bestimmung des Nierenvolumens. Bei Harntransportstörungen verläuft die Nierenvolumenvermehrung in etwa

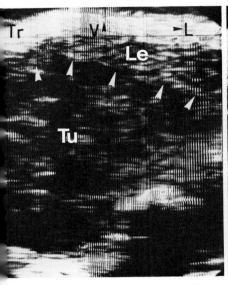 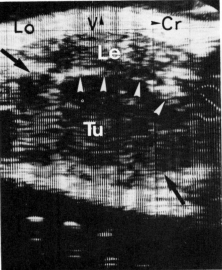 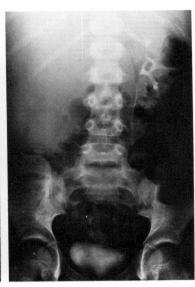

Abb. 14 Rechtsseitiger Wilms-Tumor bei einem 6jährigen Mädchen in Rückenlage untersucht. Es stellt sich eine solide Raumforderung im Bereich des rechten Nierenlagers dar, die die Leber nach links verlagert, über die Mittellinie geht und zu einer Kompression oder Infiltration der weder im Längs- (rechte Bildseite) noch im Querschnitt (linke Bildseite) darstellbaren V. cava inferior führt. Das Urogramm der Patientin ergab eine Kontrastmittelausscheidungsinsuffizienz der rechten Niere (Le = Leber, Tu = Tumor)

parallel mit der Tiefenausdehnung der intrarenalen Flüssigkeitsansammlung (Spalttiefe). Es empfiehlt sich, beide Meßwerte zur Verlaufsbeurteilung heranzuziehen. Wie Vergleichsuntersuchungen gezeigt haben, ist die morphometrische Verlaufsbeurteilung von Harntransportstörungen der radiologischen ebenbürtig (SUMMER u. Mitarb. 1978, WEITZEL u. Mitarb. 1977; s. Abb. 11). Nierenvolumenvermehrungen wie bei der akuten Pyelonephritis, bei glomerulären Erkrankungen sowie leukämischen Infiltraten lassen sich im Verlauf ebenso sicher verfolgen wie die Nierenvolumenverminderung bei destruierenden Pyelonephritiden (MOSKOWITZ u. Mitarb. 1980, WEITZEL 1980). Bei Wilms-Tumoren scheint die unter der zytostatischen und radiotherapeutischen Vorbehandlung einsetzende Volumenverminderung in einer Abhängigkeit zur Histologie des Tumors zu stehen (ALZEN u. Mitarb. 1980). Liegt ein perirenales Hämatom vor, so ist die Entwicklung seiner Tiefenausdehnung ein verläßliches Indiz für den Verlauf.

Lokalisationsdiagnostik zur perkutanen Zystenpunktion, Nierenbiopsie und Nephrostomie

Dank des maßstabsgerechten Schnittbildes ist die Sonographie eine hervorragende Hilfe bei der Durchführung perkutaner Eingriffe an der Niere (ZEIS u. Mitarb. 1976). Dabei wird entweder der zu punktierende Abschnitt der Niere auf der Haut des Patienten eingezeichnet, Punktionsrichtung und Punktionstiefe während der sonographischen Untersuchung festgelegt und dann die Punktion selbst ohne Ultraschallkontrolle durchgeführt, oder aber die Punktion erfolgt unter Ultraschallkontrolle durch einen Punktionskanal im Schallkopf. Unmittelbar nach Punktion ist feststellbar, ob ein perirenales Hämatom entstanden ist und wie es sich im weiteren Verlauf entwickelt. Die exakte Lokalisation und die bessere Überwachung haben die Sicherheit perkutaner Eingriffe an der Niere wesentlich erhöht. Zystenpunktionen, Nierenbiopsien und Nephrostomien können im Schulalter in Lokalanästhesie erfolgen, wobei zur Sedierung und Analgesie Atosil und Dolantin (je 1 mg/kg KG) verabreicht werden.

Untersuchungen des Unterbauches

Untersuchungstechnik

Die sonographische Untersuchung des Unterbauches erfolgt in Rückenlage. Die Harnblase sollte möglichst maximal gefüllt sein, da sie als »akustisches Fenster« zur Darstellung der Verhältnisse im kleinen Becken dient. Zur Beurteilung von Lymphknotenvergrößerungen empfiehlt sich eine antimeteoristische Vorbehandlung.

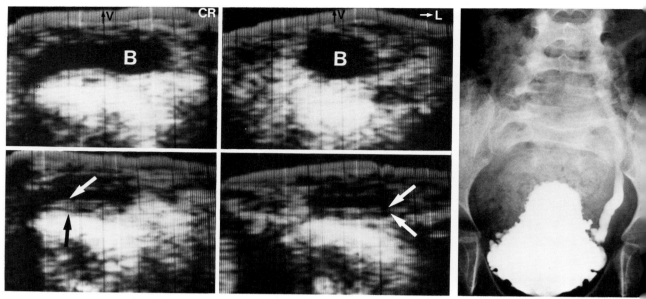

Abb. 15 5jähriges Mädchen mit neurogener Blase. Dargestellt sind Längsschnitte (linke Bildseite) und Querschnitte (rechte Bildseite) vor (obere Bildreihe) und nach Miktion (untere Bildreihe). Als Zeichen der infravesikalen Obstruktion finden sich eine Harnblasenwandverdickung und Restharn. Der im Miktionszystourethrogramm nachweisbare Reflux und die Pseudodivertikel lassen sich sonographisch nicht nachweisen (B = Blase)

Normaler sonographischer Unterbauchstatus

Die normal gefüllte Harnblase hat in etwa eine elliptische Form. Die Harnblasenwand ist glatt konturiert und maximal 0,5 cm dick. Nach restharnfreier Entleerung kann die Harnblase nicht mehr dargestellt werden. Dorsal der Harnblase sind beim Mädchen Uterus und Ovarien, beim Jungen die Prostata abbildbar. Die Länge des präpubertären Uterus beträgt 2,0–3,3 cm ($\bar{x}$ = 2,8 cm), die Breite 0,5–1,0 cm ($\bar{x}$ = 0,8 cm) (LIPPE u. SAMPLE 1978). Postpubertär ist der Uterus 5,0–8,0 cm ($\bar{x}$ = 6,7 cm) lang und 1,6–3 cm (im Mittel 2,5 cm) breit (LIPPE u. SAMPLE 1978). Das Volumen der Ovarien kann mit Hilfe einer Ellipsoidformel berechnet werden, wobei die Werte präpubertär zwischen 0,19 ml und 0,9 ml und postpubertär zwischen 1,8 und 5,7 ml liegen (LIPPE u. SAMPLE 1978). Normwerte der Prostatagröße liegen für das Kindesalter bisher nicht vor. Normale Darmabschnitte führen in Abhängigkeit vom Darminhalt zu einem variablen, meist nicht sicher deutbaren Schallbild. Nicht vergrößerte Lymphknoten entziehen sich der sonographischen Darstellung.

Veränderungen der Harnblase und Ureteren

Vermißt man in der optisch größten Längsschnittfläche die Länge und Tiefe der Harnblase, in der größten Querschnittfläche die Breite der Harnblase und setzt die ermittelten Werte in eine Ellipsoidformel, so läßt sich das Harnblasenvolumen schätzen. Da vor allem neurogen gestörte Blasen in ihrer Form deutlich von einem Ellipsoid abweichen, empfiehlt es sich grundsätzlich, bei der Restharnbestimmung eine Korrekturgröße mit anzugeben. Hierzu eignet sich am besten das Miktionsvolumen, das einerseits durch Subtraktion des Restharnvolumens vom Volumen vor Miktion berechnet und andererseits im Meßglas bestimmt werden kann. Der Vergleich zwischen berechnetem und gemessenem Miktionsvolumen erlaubt eine sichere Beurteilung des Schätzfehlers der Restharnbestimmung. Die Kenntnis des Schätzfehlers ist für Verlaufsuntersuchungen von entscheidender Bedeutung. Das Risiko, an einer Harnwegsinfektion zu erkranken, ist bei Kindern mit neurogen gestörter Blase wesentlich erhöht, wenn das Restharnvolumen 30% des Volumens vor Miktion übersteigt. Vesikoureteraler Reflux und infravesikale Obstruktion bei Mädchen führen in der Regel nur zu sehr kleinen Restharnmengen in der Größenordnung von 10–20 ml, während bei der infravesikalen Obstruktion der Jungen häufig große Restharnmengen auftreten. Zustände nach Harnröhreninstrumentierung und floride Harnwegsinfektionen gehen einher mit Restharnmengen, die diagnostisch nur sehr bedingt verwertbar sind.

Bei infravesikaler Obstruktion und neurogen gestörter Blase findet sich neben Restharn eine Verdickung der Harnblasenwand (Abb. 15). Eine

Abb. 16 Prävesikale Ureterstenose rechts bei einem 5jährigen Mädchen (gleiche Patientin wie Abb. 13). Die topographische Beziehung des Megaureters zur Harnblase ist im Längs- (linkes Bild) und Querschnitt (rechtes Bild) eindeutig nachweisbar, jedoch verhindert die Überlagerung mit lufthaltigen Darmschlingen eine vollständige Darstellung des Ureters im Längsschnitt

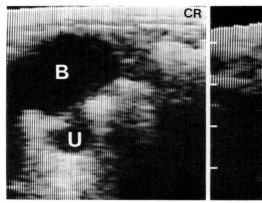
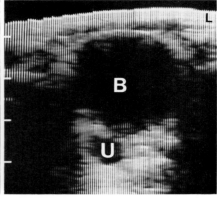

Harnblasenwandverdickung kann auch durch eine akute Zystitis verursacht werden.

Kleine Divertikel – wie man sie radiologisch bei der infravesikalen Obstruktion sieht – entziehen sich dem sonographischen Nachweis, während größere als zystische, paravesikal gelegene Raumforderungen leicht bei voller Blase dargestellt werden können. Nach Blasenentleerung verhindert die Darmüberlagerung in der Regel ihre Abbildung. Postoperative Blasenwandhämatome treten sonographisch als umschriebene Blasenwandveränderungen in Erscheinung, wobei die Ausdehnung des sich reflexreich darbietenden Hämatoms vermessen werden kann. Durch Tumoren bedingte Harnblasenwandveränderungen wurden bisher im Kindesalter nicht beschrieben.

Harnblasensteine verursachen einen hellen Reflex im Blasenlumen, der durch unterschiedliche Lagerung des Patienten verändert werden kann. Bei adäquater Einstellung ist auch der durch den Stein verursachte Schallschatten zweifelsfrei nachweisbar.

Eine Blasentamponade oder eine Pyozystitis bei ausgeschalteter Blase führen zu gleichmäßig verteilten Reflexen im Blasenlumen.

Megaureteren lassen sich dorsal der Harnblase als schlauchförmige Gebilde darstellen (Abb. 16), soweit sie nicht von lufthaltigen Darmschlingen überlagert sind. Besteht bei einem männlichen Neugeborenen gleichzeitig eine Harnblasenvergrößerung und eine beidseitige Harntransportstörung am oberen Harntrakt, so ist dieser Befund beweisend für eine schwere infravesikale Obstruktion (Abb. 17). Refluxive Megaureteren lassen sich nur vor der Miktion abbilden, nach der Miktion führen sie zu Restharn. Sonographisch können Megaureteren mit flüssigkeitsgefüllten Darmschlingen verwechselt werden.

Bei einer Ureterozele ist durch kontinuierliche Schnittflächenverschiebung nachweisbar, daß sich der distale Abschnitt des Megaureters in das Blasenlumen vorwölbt.

Diagnostik von Raumforderungen im Unterbauch

Hämatome im Spatium retropubicum treten als Raumforderungen ventral der Harnblase in Erscheinung, wobei das Schallbild in Abhängigkeit vom Alter des Hämatoms variieren kann. Flüssigkeitsansammlungen kranial der Blase, die dorsal bis maximal Blasenmitte reichen, können eindeutig als intraperitoneal identifiziert werden, insbesondere wenn Darmschlingen in der Flüssigkeit nachweisbar sind (Abb. 18). Differentialdiagnostisch sind hier Aszites und intraperitoneale Blutungen in Erwägung zu ziehen. Eine ähnliche Lokalisation hat der Douglas-Abszeß, der in seiner Ausdehnung den kranialen Blasenabschnitt nur geringfügig überschreitet. Raumforderungen zwischen Blasenfundus und Nabel, die in unmittelbarer Beziehung zur ventralen Bauchwand stehen, lassen in erster Linie an Urachusanomalien denken. Differentialdiagnostisch müssen bei die-

230 Spezielle urologische Diagnostik

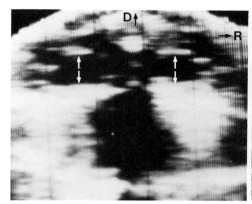
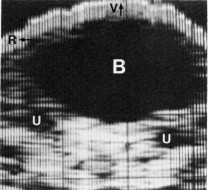
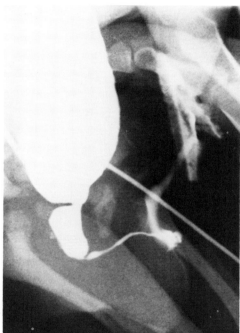

Abb. 17 4 Tage alter Junge mit Harnröhrenklappe. Der Querschnitt durch beide Nieren (rechtes Bild) zeigt beidseits eine Aufspaltung des Mittelechos. Im Querschnitt durch den Unterbauch erkennt man unter der großen Harnblase die beidseits erweiterten Ureteren als kreisförmige Gebilde. Das Miktionszystourethrogramm beweist die Diagnose einer Harnröhrenklappe

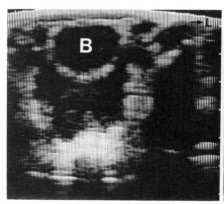
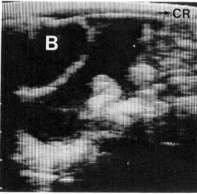

Abb. 18 Aszites bei einem 7jährigen Jungen. Im Querschnitt stellt sich die Flüssigkeitsansammlung dorsal der Harnblase dar (linkes Bild), während sie im Längsschnitt (rechtes Bild) den kranialen Abschnitt der Harnblase überschreitet. Ein gleicher Befund kann bei frischer intraperitonealer Blutung erhoben werden

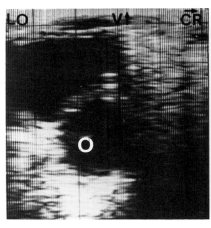 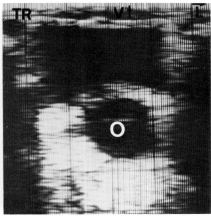

Abb. 19 Linksseitiges, zystisches Teratom bei einem 5jährigen Mädchen. Im kranialdorsalen Blasenabschnitt (linkes Bild) und im Querschnitt (rechtes Bild) links gelegen stellt sich eine zystische Raumforderung dar (O = Ovarzyste)

ser Lokalisation auch pathologische Darmprozesse, z.B. Meckelsches Divertikel, Morbus Crohn, in Erwägung gezogen werden. Große ovarielle Raumforderungen bilden sich ebenfalls in der Mittellinie ab, allerdings erstrecken sie sich von ventral bis dorsal.

Ein Hydrometrokolpos führt im Ultraschallbild zu einer zystischen Raumforderung dorsal der Harnblase, die nach kranial die Harnblase überragen und nach kaudal bis zum Beckenboden verfolgt werden kann. Tumoren des Uterus spielen in der Pädiatrie praktisch keine Rolle. Ihre sonographische Darstellung wurde bisher im Kindesalter nicht beschrieben.

Kleine ovarielle Raumforderungen kommen paravesikal zur Abbildung, während große ovarielle Raumforderungen als mittelständige Unterbauchtumoren in Erscheinung treten. Hinter rein zystischen Raumforderungen dieser Lokalisation verbergen sich vor der Pubertät in der Regel benigne Teratome (s. Abb. 19). Nach der Pubertät werden gelegentlich Follikelpersistenzzysten beobachtet, die nach einem Zyklus nicht mehr nachweisbar sind.

Schokoladenzysten rufen ein zystisch-solides Schallbild hervor. Das gleiche Schallverhalten können auch hochmaligne, ovarielle Raumforderungen zeigen.

Von der Prostata ausgehende Tumoren sind im Kindesalter außerordentlich selten. Rhabdomyosarkome, die von Prostata oder Uterus ihren Ursprung haben können, führen zu einer Verdrängung der Harnblase. Eine Organzuordnung ist aufgrund der Größe der Tumoren zum Zeitpunkt der Diagnosestellung in der Regel nicht möglich. Auch Lymphknotenpakete können zu einer Kompression der Harnblase führen. Im Unterschied zu Rhabdomyosarkomen, deren Schallbild sehr reflexreich ist, findet man in Lymphknotentumoren fast keine Reflexe.

Auch Darmerkrankungen müssen bei der sonographischen Diagnostik von Raumforderungen im Unterbauch in Erwägung gezogen werden. So sind bei Ileuszuständen starke Flüssigkeitsansammlungen in den Darmschlingen zu beobachten. Pathologische Darmwandverdickungen, wie man sie im Kindesalter vornehmlich bei Morbus Crohn und Invagination feststellen kann, führen zu einer Darstellung des Darmes, der im Längsschnitt dann einem tubulären und im Querschnitt einem kokardenförmigen Gebilde entspricht. Nicht selten findet man jedoch bei Morbus Crohn anatomisch kaum deutbare Konglomerattumoren. Typische sonographische Befunde stellen sich bei chronischer Obstipation mit Darmerweiterung ein: Es kommt zu einer Verdrängung der Harnblase durch den Darm, wobei in der Regel an der ventralen Rektum- und Sigmawand eine totale Reflexion der Ultraschallwellen eintritt (Abb. 20).

Verlaufsdiagnostik von Erkrankungen des Unterbauches

Die Verlaufsdiagnostik stützt sich vornehmlich auf die meßbaren Veränderungen des Schallbildes. Besonders bewährt haben sich sonographische Restharnbestimmungen.

Stellenwert der sonographischen Diagnostik in der pädiatrischen Urologie

Bleibt abschließend die Frage nach dem Stellenwert der Methode in der pädiatrisch urologischen Diagnostik. Da die Sonographie erst seit 10 Jahren in der Pädiatrie angewendet wird (HÜNIG 1970) und auch dies nur in wenigen Zentren, ist eine endgültige Beurteilung gegenwärtig nicht möglich, zumal die in der Anfangsphase erarbeiteten Erfahrungen angesichts der enormen apparativen Weiterentwicklungen bereits heute relativiert werden müssen. Erschwerend kommt hinzu, daß

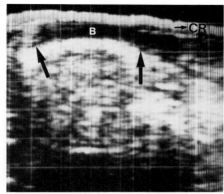
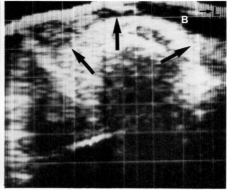

Abb. 20 5jähriges Mädchen mit chronischer Obstipation. Im Längsschnitt (rechtes Bild) und Querschnitt (linkes Bild) erkennt man die Verdrängung der Harnblase durch das Rektum, bei dem sich infolge des Schallschattens nur die ventrale Wand darstellt

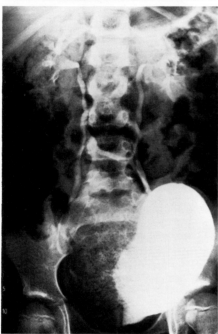

zu differenzieren ist zwischen den in der Methode begründeten Möglichkeiten und dem Erfahrungsstand des Untersuchers.

Aufgrund der in den letzten 7 Jahren gemachten Erfahrungen bewerten wir die Sonographie als eine Methode, die vor der radiologischen Diagnostik eingesetzt werden sollte. Unsere Beurteilung steht damit im Gegensatz zu der in der angelsächsischen Literatur vertretenen Ansicht, die sonographische Diagnostik sei erst nach eingehender radiologischer und nuklearmedizinischer Diagnostik durchzuführen (GATES 1978). Die unterschiedliche Beurteilung mag daher kommen, daß in den angelsächsischen Ländern bevorzugt Geräte mit manuellem Bildaufbau benutzt werden, während wir ausschließlich Geräte mit automatischem Bildaufbau verwenden, so daß wir kaum auf die Mitarbeit des Patienten während der Untersuchung angewiesen sind.

Aus folgenden Gründen erscheint es heute vertretbar und wünschenswert, die sonographische Untersuchung der radiologischen Diagnostik vorzuschalten:

1. Die Sonographie ist als atraumatische und risikolose Methode jedem Patienten zuzumuten und führt zu keiner Beeinträchtigung und zu keiner wesentlichen Verzögerung nachfolgender Diagnostik.
2. Sie erbringt vor allem auf der Basis eingehender klinischer Befunderhebung Erkenntnisse, die mitunter eine radiologische Diagnostik erübrigen können (WEITZEL u. Mitarb. 1977), die nicht selten eine radiologische Diagnostik erst rechtfertigen oder aber zu einer Präzisierung der an den Radiologen zu richtenden Fragen führen. Der großzügige Einsatz der Sonographie kann somit sowohl zu einer Verbesserung der Frühdiagnostik operationsbedürftiger Er-

krankungen führen als auch zu einer optimalen Ausrichtung des radiologischen Untersuchungsablaufes auf die Fragestellung (BOINEAU u. Mitarb. 1975, SHKOLNIK 1977, WEITZEL u. Mitarb. 1977).

3. Einen anderen Aspekt stellt die Verlaufsbeurteilung von Krankheitsprozessen und Therapieergebnissen dar. Die Risikolosigkeit der Methode erlaubt hier beliebig engmaschige Kontrolluntersuchungen, was zu einer größeren Sicherheit in der Beurteilung der Entwicklung, damit zu einer schonenderen Therapie und zu einem rationelleren Einsatz radiologischer Diagnostik führt.

Die Entwicklung differenzierter Indikationsschemata hinsichtlich des ausschließlichen Einsatzes der Sonographie bzw. ihrer gezielten Kopplung mit anderen morphologischen und funktionellen Verfahren ist noch Gegenstand prospektiver Untersuchungen.

Literatur

Alzen, G., P. Gutjahr, D. Weitzel: Ultraschalluntersuchungen von Wilms Tumoren Stadium II–IV während der präoperativen Therapie. Klin. Pädiat. 192 (1980) 117–122

Bearman, S.B., P.L. Hine, R.C. Sanders: Multicystic kidney: A sonographic pattern. Radiology 118 (1976) 685–688

Berger, L.A.: Gray scale ultrasound demonstration of ureterocele and hydroureter. Brit. J. Radiol. 52 (1979) 760–761

Berger, P.E., R.W. Munschauer, J.P. Kuhn: Computertomography and ultrasound of renal and perirenal diseases in infants and children. Pediat. Radiol. 9 (1980) 91–99

Boineau, F.G., J. Rothman, J.E. Lewy: Nephrosonography in the evaluation of renal failure and masses in infants. J. Pediat. 87 (1975) 195–201

Bryan, P.J.: Ultrasound in the diagnosis of congenital hydronephrosis due to obstruction of pelviureteric junction. Urology 5 (1975) 17–20

Coppoletta, J.M., S.B. Wolbach: Body length and organ weights of infants and children: study of body length and normal weights of more important organs of body between birth and 12 years of age. Amer. J. Path. 9 (1933) 55

Cunningham, J.J.: Nonobstructive fragmentation of central renal pyelocalyceal echo complex. Urology 13 (1979) 99 bis 101

Edell, S., H. Zegel: Ultrasonic evaluation of renal calculi. Amer. J. Roentgenol. 130 (1978) 261–263

Gates, F.: Atlas of abdominal ultrasonography in children. Churchill, London 1978

Harcke, H.T., J.L. Williams: Evaluation of neonatal renal disorders: A comparison of excretory urography with scintigraphy and ultrasonography. Ann. Radiol. 23 (1980) 109 bis 113

Harrison, N.W., C. Parks, T. Sherwood: Ultrasound assessment of residual urine in children. Brit. J. Urol. 47 (1976) 805–814

Hünig, R.: Ultraschalluntersuchungen am kindlichen Abdomen. Helv. paediat. Acta, Suppl. 24 (1970) 1

Hünig, R.: Ultrasonic diagnosis in pediatrics: The state of the art of ultrasonic diagnosis in pediatrics today. Pediat. Radiol. 4 (1976) 108–116 und 175–185

Kay, C.J., A.T. Rosenfield, K.J.W. Taylor, M.A. Rosenberg: Ultrasonic characteristics of chronic atrophic pyelonephritis. Amer. J. Roentgenol. 132 (1979) 47–49

Lippe, B.M., W.F. Sample: Pelvic ultrasonography in pediatric and adolescent endocrine disorders. J. Pediat. 92 (1978) 897–902

Metreweli, C., L. Garell: The echographic diagnosis of infantile renal polycystic disease. Ann. Radiol. 23 (1980) 103–107

Moskowitz, P.S., M. Barbara, A. Carrol, J.M. McCoy: Ultrasonic renal volumetry in children. Radiology 134 (1980) 61–64

Rose, J.S., J. McCarthy, H.C. Yeh: Ultrasound diagnosis of renal vein thrombosis in neonates. Amer. J. Roentgenol. 134 (1980) 35–38

Rosenfield, A.T., K.J.W. Taylor, A.G. Dembner, P. Jacobson: Ultrasound of renal sinus: New observations. Amer. J. Roentgenol. 133 (1979) 441–448

Rosenfield, A.T., M.H. Lipson, B. Wolf, K.J.W. Taylor, N.S. Rosenfield, E. Handler: Ultrasonography and nephrotomography in the presymptomatic diagnosis of dominantly inherited polycystic kidney disease. Radiology 135 (1980) 423–448

Sample, W.F., M.T. Gyepes, R.M. Ehrlich: Gray scale ultrasound in pediatric urology. J. Urol. 117 (Baltimore) 117 (1977) 518–526

Shkolnik, A.: B-Mode ultrasound and nonvisualizing kidney in pediatrics. Amer. J. Roentgenol. 128 (1977) 121–125

Summer, T., G.W. Friedland, B. Parker, J. Thomas, J. Crowe, M. Resnick: Preoperative diagnosis of unilateral multicystic kidney with hydropelvis. Urology 11 (1978) 519–522

Teele, R.L.: Ultrasonography of the genitourinary tract in children. Radiol. Clin. N. Amer. 15 (1977) 109–127

Thomas, J.L., T.E. Summer, J.E. Crowe: Neonatal detection and evaluation of infantile polycystic disease by gray scale echography. J. clin. Urol. 6 (1978) 342–344

Tröger, J., D. Weitzel, S. Blagojevic, E. Straub: Die Bedeutung der Ultraschalldiagnostik für die Feststellung und Verlaufsbeurteilung von obstruktiven Uropathien. Mschr. Kinderheilk. 125 (1977) 332–333

Weitzel, D.: Nierenvolumenbestimmungen im Kindesalter. In Kratochwil, A., E. Reinhold: Ultraschalldiagnostik. Thieme, Stuttgart 1978 (p. 183–184)

Weitzel, D.: Ultrasound Diagnosis. In Eckstein, H.B., R. Hohenfellner, D.I. Williams: Surgical Pediatric Urology. Thieme, Stuttgart 1977 (p. 57–60)

Weitzel, D.: Untersuchungen zur sonographischen Organometrie im Kindesalter. Habil., Mainz 1978

Weitzel, D.: Ultrasonic diagnosis in children with vesico-ureteric reflux. Ann. Radiol. 23 (1980) 99–102

Weitzel, D., J. Tröger, E. Straub: Renal sonography in pediatric patients: A comparative study between sonography and urography. Pediat. Radiol. 6 (1977) 19–26

Weitzel, D., J. Tröger, S. Blogejevic, E. Straub: Sonographie: Eine Screening-Methode für Harnwegsmißbildungen? Mschr. Kinderheilk. 125 (1977) 345–346

Zeis, P.M., D. Spigos, C. Samayo, V. Capek, L.C. Aschinberg: Ultrasound localisation for percutaneous renal biopsy in children. J. Pediat. 89 (1976) 263–265

Endoskopische Diagnostik

R. Hartung

Einleitung

Die blinde Untersuchung der Harnröhre und Blase mit Kathetern und Sonden aller Variationen wurde bekanntlich seit dem Altertum geübt.
Die Inspektion dieser Körperhöhlen unter optischer Kontrolle begann 1806, als PHILIPP BOZZINI (1779–1809) einen Lichtleiter vorstellte, der das Prinzip verfolgte, über eine gerade Röhre Licht von außen in das Innere einer Körperhöhle zu bringen, um diese zu erhellen.
Weitere Entwicklungen in der Zeit nach BOZZINI sind mit den Namen SEGELAS (1792 bis 1875), GRÜNFELD (1840–1912) und insbesondere aber mit MAXIMILIAN NITZE (1848–1906) verbunden.
NITZE stellte am 9. März 1879 ein in Zusammenarbeit mit dem Wiener Instrumentenmacher JOSEF LEITER konstruiertes Kystoskop vor, mit dem die eigentliche optische Endoskopie begann. Die entscheidende Neuerung seines Instrumentes waren das Einführen der Lichtquelle in die Blase sowie die Erweiterung des Gesichtsfeldes durch ein verbessertes optisches System.
Seither wurden Endoskop und Lichtquelle weiter verbessert und verfeinert, so daß wir heute über ein Instrumentarium verfügen, mit dem man bei Verkleinerung des Instrumentenkalibers, mit verbesserten Optiken verschiedener Winkelblickrichtungen und mit besonders starken Lichtquellen nicht nur diagnostisch eine bessere Orientierung in Blase und Harnröhre erfahren kann, sondern auch die Techniken der transurethralen endoskopischen Operationen verbessern konnte. Die Einführung des Kaltlichtes, wobei man Licht aus einem entsprechenden Generator über ein Glasfiberbündel in die Blase einstrahlen kann, sowie die Weiterentwicklung der optischen Systeme insbesondere durch den englischen Physiker HOPKINS (1964), der die Leistungsfähigkeit eines Linsensystems dadurch steigern konnte, daß Glaslinsen im bis dahin bekannten Zystoskop durch Luft und die Lufträume zwischen den Linsensätzen durch Glas ersetzt wurden (Abb. 1), waren wichtige Fortschritte.
Durch eine Verbesserung der Spülwasserversorgung mittels Zufluß und Abfluß am geschlossenen Instrument wurde zudem der Untersuchungsvorgang vereinfacht, um permanent unter guter optischer Kontrolle arbeiten zu können.

Die Endoskopie der Blase und Harnröhre gehört heute zu den diagnostischen Standarduntersuchungen in der Urologie, ebenso nehmen die endoskopischen Operationen in diesem Bereich einen Großteil im urologischen Krankengut ein. Trotz Verfeinerung und Verbesserung des Instrumentariums gehört aber die Anwendung ausschließlich in die Hand des darin Geübten, da sowohl die Durchführung der Untersuchung mit einem starren Instrument nicht unproblematisch sein kann, als auch die Beurteilung erfaßter Befunde Erfahrung verlangt, die nur der haben kann, der über Jahre mit diesem Eingriff vertraut ist.

Indikationen zur endoskopischen Diagnostik in der Urologie

Wie jeder instrumentelle Eingriff sollte die endoskopische Untersuchung der Blase und der Harnröhre zwar einerseits eine strenge Indikation haben, andererseits sollten aber grundsätzlich mögliche Komplikationen dieser Diagnostik nicht davon abhalten, diese Untersuchungen bei entsprechenden Befunden oder Symptomen durchzuführen.
Die folgende Zusammenstellung zeigt Beispiele klinischer Symptomatik sowie solche klinischer, röntgenologischer oder labordiagnostisch erfaßter Befunde, bei deren Vorliegen eine Urethrozystoskopie indiziert ist:
– jede auch nur einmalig aufgetretene Makrohämaturie,
– jede Mikrohämaturie,
– rezidivierender Harnwegsinfekt,
– klinisch oder röntgenologisch gestellter Verdacht auf einen Blasentumor,
– Verdacht oder Ausschluß von Tumorinfiltration aus Nachbarorganen (Dickdarm, Dünndarm, Adnexe, Uterus),
– Verlaufskontrolle nach transurethraler Blasentumorresektion,
– endoskopische Beurteilung der Harnleiterostien beim vesikoureteralen Reflux,
– Blasenentleerungsstörung mit Verdacht auf subvesikales Abflußhindernis (z. B. Prostataadenom, z. B. Blasenhalsstenose, Harnröhrenstriktur),

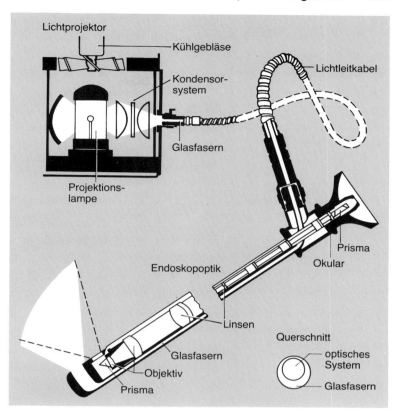

Abb. 1 Prinzip eines modernen Zystoskops (aus *Alken, C.-E., J. Sökeland:* Urologie. Thieme, Stuttgart 1979)

- Verdacht auf Blasenfistel,
- neurogene Blasenentleerungsstörung,
- Verdacht auf Urogenitaltuberkulose,
- Hämospermie,
- Verdacht auf Fremdkörpereinführung,
- Blasenhalsmessung als präoperative Maßnahme,
- besondere Beurteilung der Urethra bei Verdacht auf: Striktur, Tumor, Divertikel, Kondylomata, Fistel.

Kontraindikationen

Beim Zustand einer akuten eventuell eitrigen Urethritis, bei akuter Prostatitis und insbesondere bei akuter Epididymitis ist die Untersuchung nach Möglichkeit während des noch akuten Krankheitsverlaufs aufzuschieben oder, bei gebotener Dringlichkeit, nur unter antibiotischem Schutz durchzuführen, da eine örtliche oder sogar systemische Keimstreuung durch den Eingriff provoziert werden kann.

Bei Vorliegen einer akuten, hämorrhagischen Zystitis sehen wir keine grundsätzliche Kontraindikation für die Zystoskopie, zumal die Diagnostik damit vor Therapiebeginn abgeschlossen werden kann und nach durchgeführter antibiotischer Therapie keine erneute instrumentelle Diagnostik zur Beurteilung der Blutungsursache erforderlich ist. Im Einzelfall mag eine erhöhte Schmerzhaftigkeit bei dieser Untersuchung während des noch akuten Krankheitsbildes gegeben sein, in der Mehrzahl der Fälle zeigt sich jedoch auch hier eine unproblematische Durchführung.

Instrumentarium

Endoskope

Ein Urethroskop zur Untersuchung von Erwachsenen besteht aus einem Metallschaft zwischen 15,5 und 23,5 Ch. (Charrière) (5,2–7,8 mm Ø) und der dazugehörigen Optik. Der Schaft ist an seinem proximalen Ende gabelförmig geöffnet, um den Blick geradeaus und seitlich freizugeben. Sog. Miniaturzystoskope zur Untersuchung von Kindern haben eine Schaftdicke zwischen 8 und 11 Ch. (2,7–3,7 mm Ø).

Am distalen Ende befindet sich ein Adapter für die Fixierung der einzubringenden Optik sowie entweder seitlich angesetzte Hähne für Spülwasserzulauf und -ablauf oder ein bei 6 Uhr angebrachter Ansatz, der einen aufgesetzten Dreiwegehahn für Zulauf und Ablauf des Spülwassers vorsieht. Die einzusetzende Optik dichtet das Schaftende ab, Optiken mit verschiedenartig gewinkelten Blickrichtungen (0 Grad, 30 Grad, 70 Grad, 120 Grad) können während der Untersu-

236 Spezielle urologische Diagnostik

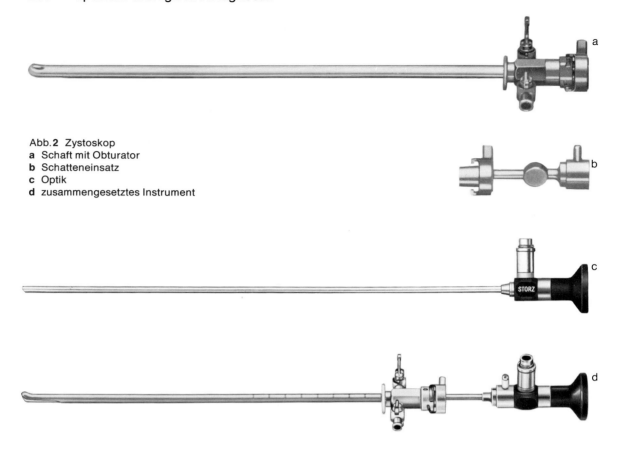

Abb. 2 Zystoskop
a Schaft mit Obturator
b Schatteneinsatz
c Optik
d zusammengesetztes Instrument

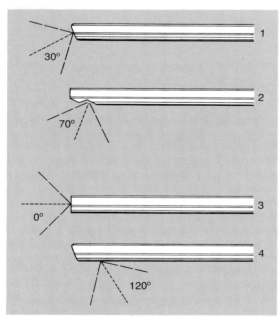

Abb. 3 Optiken
1 = Vorausoptik 30 Grad
2 = Steilblickoptik 70 Grad
3 = Geradeausblickoptik 0 Grad
4 = Rückblickoptik 120 Grad

chung am gleichen Schaft ausgewechselt werden. An der Optik selbst befindet sich ein Ansatz für das Glasfiberbündel zur Übertragung des Lichtes aus dem Lichtgenerator (Abb. 2 u. 3).

Aus diesen Anteilen setzt sich der Grundtyp eines Urethrozystoskops zusammen, mit dem man das Gros der Untersuchungen durchführt.

Zum unmittelbar notwendigen Zubehör gehört die Spülwasserversorgung, entweder über Anschluß an eine zentrale Spülwasseraufbereitung oder über einen Anschluß an ein vorgefertigtes Spülwasser. Die Spülwasseraufhängung erfolgt in der Regel ca. 80 cm über Symphysenhöhe. Zur Irrigation wird keimfreies Leitungswasser nach Filtrierung oder steriles, pyrogenfreies Wasser aus abgepackten Kanistern (5 und 10 Liter, Fresenius, Travenol) benutzt.

Zusätze zum diagnostischen Instrumentarium, Instrumentekombinationen

Zur retrograden Ureteropyelographie, zur Einführung eines Ureterkatheters oder zum Einlegen einer Zeiß-Schlinge müssen diese Sonden in Richtung auf die Harnleiterostien gut steuerbar sein. Hierzu wird der Arbeitseinsatz mit einem

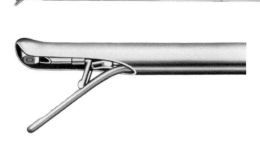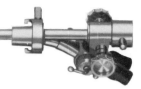

Abb. 4 Arbeitseinsatz mit Albarran-Lenksystem

Albarran-Lenkhebel ergänzt, um die jeweiligen Sonden bei ihrem Austritt aus dem Endoskop um einen variablen Winkel zwischen 0 Grad und 30 Grad zu kippen.

Ferner lassen sich mit einem Zystoskop kleine Zängchen kombinieren, um kleine Steine oder Fremdkörper zu entfernen, ebenso wie kleine Biopsiezangen, um Probeexzisionen zu entnehmen. Letztlich kann auch über das Albarran-Lenksystem eine Elektrokautersonde eingeführt werden, um eine minimale Blutung zu koagulieren. Alle anderen endoskopischen Instrumentenzusätze gehören zum operativen Instrumentarium, auf die im Kap. Transurethrale Operationstechnik eingegangen wird (Abb. 4).

Der Instrumententisch

Für die jeweilige Untersuchung ist der Instrumententisch individuell mit den gewünschten Gerätezusätzen vorzubereiten. Auf einem steril abgedeckten Tisch liegen neben dem Instrument sterile Handschuhe, Desinfektionslösung, sterile Tupfer, steril verpacktes Gleitmittel mit Lokalanästhetikum, Penisklemme (für die Untersuchung beim Mann). Die Vorbereitung des Tisches erfolgt unter den Maßnahmen der Asepsis durch die instrumentierende Schwester und muß auch vom untersuchenden Arzt so behandelt werden (Abb. 5).

Pflege und Wartung des Instrumentariums

Das endoskopische Instrumentarium für die Urologie besteht aus teueren Präzisionsinstrumenten, deren Pflege besonders sorgfältig durchgeführt werden sollte. Die Reinigung, Desinfektion und Sterilisation sieht folgende Punkte vor:
1. Nach Gebrauch wird das zerlegte Zystoskop für 30 Minuten zur Vorreinigung und Vordesinfektion in eine Reinigungs- und Desinfektionslösung (z.B. Helix) eingelegt.
2. Die weitere mechanische Säuberung erfolgt unter fließendem Wasser mit der Reinigungspistole und entsprechenden Bürsten.
3. 20 Minuten Einlegen in eine Lösung zur Naßsterilisation (z.B. Alhydex, das Alhydexbad wird wöchentlich erneuert).
4. Sterile Entnahme des Instrumentes mit der Instrumentenfaßzange aus dem Bad und Nachspülen mit Aqua dest. mit Natriumbisulfidzusatz zur Neutralisierung von Alhydex (8 g/4 l). Das Aqua dest. wird täglich erneuert.
5. Die so aufbereiteten Instrumente werden während eines Tages zwischen den verschiedenen Untersuchungsgängen in einem täglich neu zu sterilisierenden Kasten aufbewahrt.

Dampfsterilisation

Nach einer mehrfachen Benutzung während eines Tages erfolgt am Abend nach letztmaliger Anwendung eine besonders sorgfältige Reinigung des Instrumentes und eine manuelle Trocknung, indem Reinigungsösen durch die Instrumentenlumina gezogen werden, die Schäfte mit einem Metallputzmittel abgerieben werden und die Gewinde mit Ölen und Fetten bedeckt werden. Das auf diese Weise präparierte Instrument wird in eine Folie eingetütet und bei 120 °C dampfsterilisiert. Metallinstrumente können nach dieser Sterilisation nach 24 Stunden wieder benützt werden.

Die Aufbewahrung erfolgt in sterilen Boxen oder durch Einschweißen in Papierschlauchfolien (Abb. 6).

Die Durchführung der diagnostischen Urethrozystoskopie

Patientenvorbereitung

Neben der möglichen instrumentellen Traumatisierung von Blase und Harnröhre ist die Hauptgefahr der endoskopischen Diagnostik die der Infizierung des zu untersuchenden Patienten, so daß auf die Einhaltung der Maßnahmen der Sterilität besonders zu achten ist. Beim in Steinschnittlage auf dem Untersuchungstisch liegenden Patienten wird zunächst das äußere Genitale gereinigt. Beim

238 Spezielle urologische Diagnostik

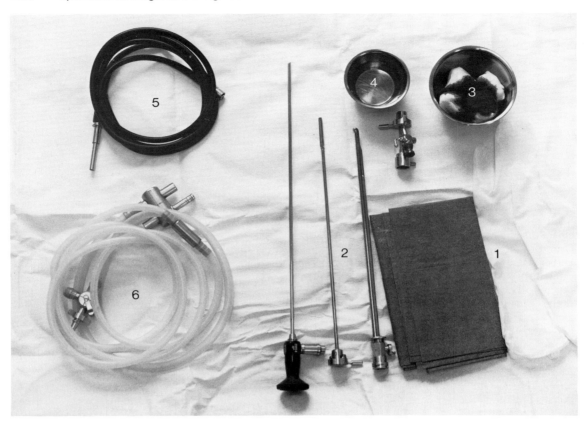

Abb. 5 Instrumententisch mit Abdeckschlitztuch (1), Zystoskop (2), Desinfektionslösung (3), Gleitmittel (4), Lichtkabel (5), Wasserzulauf- und ablaufschlauch (6)

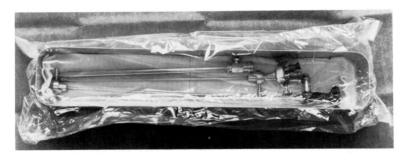

Abb. 6 Instrument in Papierschlauchfolien eingeschweißt

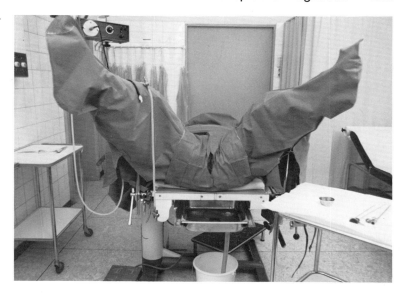

Abb. 7 Patient gelagert und abgedeckt zur Untersuchung

Mann erfolgt dies durch Reinigung des Penis nach Reposition der Vorhaut mit insbesonders gründlicher Reinigung der Glans durch dreimaliges Auftragen einer Desinfektionslösung (z. B. Betaisadona) (Abb. 7).

Bei der Frau erfolgt unter Spreizung der Labien eine Reinigung des Meatus externus urethrae durch dreimaliges Abwischen mit einem jeweils neuen, in Desinfektionslösung getränkten Tupfer.

Die Beine des Patienten werden mit sauberen, aber unsterilen Beinschützern abgedeckt. Die Abdeckung des Unterbauches und des Dammbereiches erfolgt mit einem sterilen Schlitztuch. Bei der Frau wird die Untersuchung immer ohne Anästhesie durchgeführt, beim Mann erfolgt sie in Lokalanästhesie nach Applikation eines in die Harnröhre instillierten und dort verweilenden Lokalanästhetikums; nur in besonderen Situationen ist beim Mann eine Allgemeinanästhesie erforderlich. Bei entsprechend durchgeführter Lokalanästhesie kann die Einführung des Instrumentes so schonend erfolgen, daß die Untersuchung nie unterbar schmerzhaft wird. Wir sind der Meinung, daß die Durchführung der Urethrozystoskopie auch beim Mann keine Indikation zu einer Allgemeinnarkose darstellt und umgekehrt den Arzt immer daran hält, besonders schonend und vorsichtig vorzugehen, um die Untersuchung nicht schmerzhaft zu gestalten. Beim in Allgemeinnarkose schlafenden Patienten kann dieses Geschick sicher nicht so gut erlernt werden. Die Gabe eines Spasmoanalgetikums (z. B. Baralgin i. v.) vor der Untersuchung kann im Einzelfall angezeigt sein.

Die Urethrozystoskopie beim Mann

Die ausschließliche Zystoskopie mit blinder Passage der Urethra gilt heute als verlassen; die Zystoskopie sollte besonders beim Mann immer im Zusammenhang mit einer Urethroskopie als kombinierte Zystourethroskopie durchgeführt werden. Die Beurteilung der Harnröhre kann beim Einführen des Instrumentes erfolgen (prograde Urethroskopie) oder beim Entfernen des Instrumentes aus der Blase (retrograde Urethroskopie).

Urethrozystoskopie mit prograder Urethroskopie

Der Meatus externus urethrae wird wegen der Scharfkantigkeit des Instrumentes immer mit dem an der Spitze durch den Füllstab abgedeckten Instrumentenschaft überwunden. Nach Passieren des Meatus wird der Füllstab entfernt und eine Geradeausblickoptik (0 Grad) eingeführt. Unter Spülwasserzufluß entfaltet sich die Harnröhre, und der Instrumentenschaft kann nun unter optischer Kontrolle den Weg durch die Harnröhre zur Blase nehmen.

Beim Vorschieben des Instrumentes sind Veränderungen in der Harnröhre wie Einengungen des Lumens, Divertikel sowie die Beschaffenheit der Schleimhaut zu beurteilen. In Übergang der bulbären zur membranösen Harnröhre stellt sich meist der dem Sphinkterbereich zuzuordnende Schleimhautwulst im Bereich des Diaphragma urogenitale dar, dann erkennt man den Colliculus seminalis und die sich entfaltenden Prostatalappen.

In der prostatischen Harnröhre können Größe und Gestalt der Prostata beurteilt werden. Bei genauer Betrachtung erkennt man den Utriculus prostaticus, die Ductus ejaculatorii sowie Veränderungen der Prostataschleimhaut wie submuköse Pigmenteinlagerungen (Abb. **8**).

Die Zystoskopie

Ist man in der Blase angelangt, so soll hier die Untersuchung mit einer abgewinkelten Vorausblickoptik weiter durchgeführt werden. Zunächst beginnt die Orientierung mit einer 30-Grad-Optik, wobei die Inspektion einem definierten Plan folgen sollte. Durch den Spülwasserzufluß muß die Blase ausreichend entfaltet sein. Trübungen durch Blut oder eingedickten Harn sind durch u. U. mehrmaliges Spülen zu beheben. Zunächst erfolgt die Betrachtung des Trigonums bezüglich seiner Lage und seines Schleimhautzustandes, dann werden die Ostien beidseits aufgesucht, ihre Form und ihre Beweglichkeit beurteilt. Gegebenenfalls ist bei Verdacht auf Ureter duplex nach zusätzlichen Ostien zu suchen. Bei der pathologisch nicht veränderten Blase ist das Aufsuchen der Ureterenwülste meist unproblematisch, unter Umständen kann hier die intravenöse Gabe von Indigo-Carmin im Sinne einer Chromozystoskopie die Ostiensuche erleichtern (Abb. **9**).

Nach der Beurteilung des Trigonumbereiches und der Ostien bds. erfolgt die Inspektion der Blasenseitenwand auf beiden Seiten und der Blasenhinterwand, wobei man wahlweise von rechts über Mitte nach links oder umgekehrt untersuchen kann und die Exkursionen des Instrumentes sich vom Boden zur Blasenkuppel hin bewegen. Die Inspektion des Blasendaches erfolgt durch Drehen des Instrumentes unter Umständen mit Entgegendrücken des Blasendaches durch abdominale Unterbauchimpression mit der freien Hand. Gegebenenfalls ist hier die Anwendung einer 70-Grad-Optik erforderlich, um alle Anteile des Blasendaches bis hin zum Blasenhals beurteilen zu können. Bei einem tiefen Recessus vesicae bzw. in Situationen mit einem großen Prostataadenom kann zur Beurteilung des trigonalen Bereiches und zum Aufsuchen der Ostien ebenfalls eine 70-Grad-Optik erforderlich sein. Vereinzelt ist zur Beurteilung des blasenhalsnahen Anteils am Blasendach bei entsprechenden pathologischen Verziehungen der Blase auch eine retrograde 120-Grad-Optik erforderlich.

Grundsätzlich aber ist zu sagen, daß jeder Bezirk der Blase mit der Variation der genannten Optiken, mit manueller Unterbauchimpression, mit variabler Blasenfüllung und bei Kopf- oder Bekkentieflage durch Kippen des Patiententisches einzusehen ist.

Einschränkungen ergeben sich nur bei verhinder-

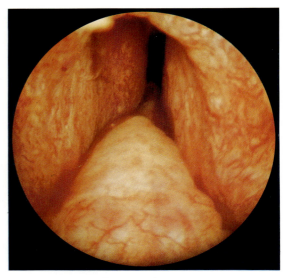

Abb. **8** Blasenhals: Prostataadenom

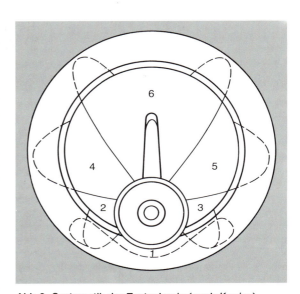

Abb. **9** Systematik der Zystoskopie (nach *Kneise*).
1–6 gibt die Reihenfolge der zu untersuchenden Regionen in der Blase an. Diese Folge dirigiert den Ablauf der Bewegungen des vom Untersucher geführten Zystoskops: vom Blasenboden (1) über Bereich rechtes Ostium (2) zum linken Ostium (3); dann über rechten Seitenwandbereich (4) zur linken Seitenwand (5) und zum Blasenscheitel (6)

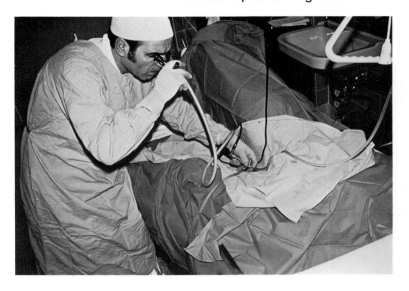

Abb. 10 Zystoskopie über Spionoptik bei Patienten mit der Unmöglichkeit der Steinschnittlage (Überlassung freundlicherweise von *G. Leusch*, Pforzheim)

ter Steinschnittlage des Patienten, etwa bei einer ausgeprägten Koxarthrose. Hier kann unter Umständen am liegenden Patienten das Instrument eingeführt werden, und der Untersucher kann durch eine aufgesetzte Spionoptik endoskopieren (Abb. **10**).

Wurde die Urethra nicht schon beim Einführen des Instrumentes beurteilt, so kann dies nun beim Entfernen desselben vorgenommen werden.

Retrograde Urethroskopie

Diese Untersuchung kann an die Zystoskopie, bei der das Instrument zunächst blind eingeführt wurde, angeschlossen werden. Das Zystoskop ist erneut mit einer Geradeausblickoptik (0 Grad) zu versorgen, und bei geringem Spülwasserzufluß wird das Instrument langsam nach außen gezogen, wobei wiederum die Anteile der Urethra beginnend von dem prostatischen über den membranösen, bulbären und freien Anteil der Harnröhre beurteilt werden müssen.

Die Durchführung der retrograden Urethroskopie hat den Nachteil, daß der untersuchte Patient mit einer gefüllten Blase vom Untersuchungstisch geht und dann bald Harndrang verspürt, wobei ein am Ende der Zystoskopie evtl. instilliertes Harnantiseptikum rasch die Blase wieder verlassen müßte.

Die Urethrozystoskopie der Frau

Die Beurteilung der Urethra bei der Frau erfolgt meist im Anschluß an die Zystoskopie, also als retrograde Urethroskopie. Zu beachten ist das Schleimhautprofil der Urethra, es erfolgt der Ausschluß eines Tumors, eines Divertikels oder einer Fistel. Da der Urethralkanal der Frau nur wenige Zentimeter lang ist und durch den Spülwasseraustritt am Meatus externus oft eine volle Entfaltung der Urethra schlecht möglich ist, ist die endoskopische Diagnostik etwas erschwert. Zu einer Verbesserung der diagnostischen Abklärung der weiblichen Harnröhre wurde von R. NICKEL ein sog. Harnröhrenadapter vorgestellt. Dieser Zystoskopadapter wird auf dem Zystoskopschaft vorgeschoben und leicht gegen den Meatus externus urethrae gedrückt, wodurch ein Abfließen des Spülwassers und damit ein Kollabieren der Harnröhre vermieden werden soll. So soll die Urethroskopie auch des distalen Anteils der weiblichen Harnröhre besser möglich sein (Abb. **11**).

Die isolierte Urethroskopie bei Mann und Frau

Steht eine alleinige Untersuchung der Urethra im Vordergrund, so wird diese bei Männern und Frauen mit einem vom Zystoskop gering verschiedenen Urethroskop durchgeführt. Diese Instrumente mit ovalem Schaft haben Dicken von 14, 16 und 20 Ch. (Durchmesser von 4,7 5,3 und 6,7 mm) und können mit einem Schafteinsatz mit 1–2 Sondenkanälen versehen werden. Am häufigsten wird eine 0-Grad-Optik benützt, 30 Grad sind ebenfalls möglich (Abb. **12**).

Endoskopie und Harnleiteruntersuchung

Bei entsprechender Indikation zur röntgenologischen Abklärung der oberen Harnwege kann eine retrograde Ureteropyelographie erforderlich werden. Zu diesem Zweck wird das Zystoskop mit

242 Spezielle urologische Diagnostik

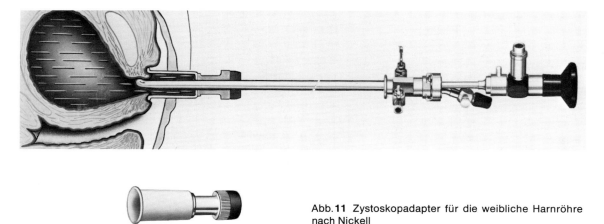

Abb. 11 Zystoskopadapter für die weibliche Harnröhre nach Nickell

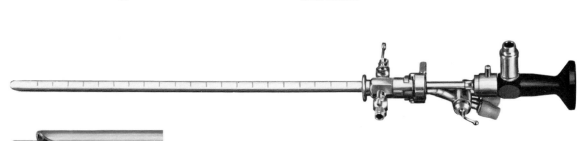

Abb. 12 Urethroskop 20 Ch. (6,7 mm Durchmesser)

einem Albarran-Lenksystem versehen, wodurch ein einzuschiebender Ureterenkatheter oder ein Ostiumaufsatzkatheter besser in oder auf das Harnleiterostium gelenkt werden kann, um die Kontrastmittelfüllung vorzunehmen. Das im Prinzip zunächst gleiche endoskopische Manöver erfordert eine Ureterensondierung oder das Einführen einer Uretersteinschlinge (z.B. Zeiß-Schlinge). Die geeigneten Optiken haben 30-Grad- und 70-Grad-Winkel. Auf Einzelheiten dieser Manipulationen am Harnleiter wird in den entsprechenden Kapiteln eingegangen (Abb. **13**).

Sonderform der diagnostischen Zystoskopie

Die »Kondomzystoskopie«

In Fällen mit großen Blasenfisteln (z.B. Blasen-Scheiden-Fistel, Blasen-Scheiden-Rektum-Fistel) ist eine gute endoskopische Untersuchung der Blase wegen der vergeblichen Bildung eines Hohlraums sehr erschwert oder unmöglich, da das Spülwasser permanent abläuft.

Hier bietet sich die Untersuchungstechnik der sog. Kondomzystoskopie an.

Durchführung: Ein transparentes Kondom wird an der Zystoskopspitze durch Anbinden fixiert. Das so armierte Zystoskop wird vorsichtig in die Blase eingeführt, der Spülwasserzufluß soll das Kondom entfalten. In dem so gebildeten Hohlraum kann dann endoskopiert werden, indem das Kondom der Blasenwand anliegt.

Das gleiche Vorgehen bietet sich in Fällen eines ausgeprägten vesikoureteralen Refluxes an, wenn die Einschwemmung von Spülwasser in den oberen Harntrakt nicht erwünscht ist.

Infektprophylaxe

Als entscheidende Maßnahme zur Vermeidung eines durch die Untersuchung verursachten Harnwegsinfektes gelten die eingangs geschilderten Maßnahmen der Antisepsis bei der Vorbereitung des Patienten. Als weitere Maßnahmen nach der Untersuchung werden empfohlen:
– Am Ende der Untersuchung Instillation eines lokal wirksamen Antibiotikums oder Antiseptikums über das Instrument in die Blase;
– Verabreichung eines Antibiotikums per os mit hohem Hohlraumspiegel;
– Hinweis auf vorübergehende vermehrte Flüssigkeitszufuhr.

Die beiden ersten Maßnahmen führen wir nur in Fällen durch, in denen eine besondere Infektgefährdung vorliegt, z.B. bei Diabetikern mit rezidivierendem Infekt.

Grundsätzlich ist aber immer auf die Einhaltung einer vermehrten Flüssigkeitszufuhr für einen Tag nach der Untersuchung hinzuweisen.

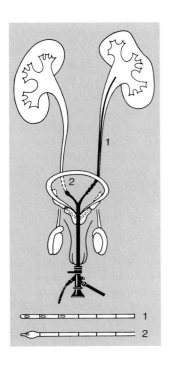

Abb. 13 Sondierung linker Ureter mit Ureterenkatheter (1). Retrograde Ureteropyelographie mit Chevassu-Katheter (2)

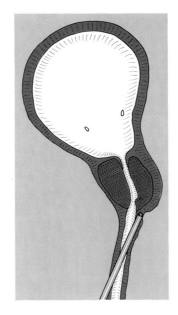

Abb. 14 Unterminierung der bulbären Urethra durch fehlerhaftes Einführen des Endoskops (Via falsa)

Komplikationen

Entscheidend für die schmerzlose Durchführung der Untersuchung und damit aber auch die Voraussetzung zur Verhinderung eines Traumas der Harnröhre oder Blase ist die Vermeidung jeglicher Kraftanwendung bei der Einführung des Instrumentes. Jeder Widerstand sollte nicht durch zusätzlichen Druck auf das Instrument überwunden, sondern nur unter optischer Kontrolle beurteilt werden. Eine »gewaltsame« Einführung des Instrumentes kann sehr rasch zu einer Perforation der Urethra mit Bildung einer Via falsa führen (Abb. **14**).
Bei unsachgemäßer Instrumentation können auch kleine Verletzungen der leicht vulnerablen Harnröhrenschleimhaut zu späteren Strikturen führen. Wir konnten wiederholt Harnröhrenstrikturen beobachten, die mit einer nur einmaligen, wohl »traumatischen Endoskopie« kausal in Zusammenhang gebracht werden konnten.
Verletzungen der Harnröhre bei der Frau durch unsachgemäße Zystoskopie kommen praktisch nicht vor, ebenso Verletzungen der Blase, die nur denkbar sind, wenn bei eingeschränkter optischer Orientierung untersucht wird. Hier kann es allerdings Verletzungen bei diagnostischen Untersuchungen geben, bei denen Zusatzgeräte an das normale Zystoskop adaptiert sind, wie z.B. ein Albarran-Lenkhebel, eine Biopsiezange usw.

Die Häufigkeit eines durch die Untersuchung verursachten Infektes hängt sicher von den Bedingungen der jeweiligen Klinik oder Praxis ab, insgesamt kann aber gesagt werden, daß die geschilderten, theoretisch möglichen Komplikationen bei Beachtung der Maßnahmen der Antisepsis und bei richtiger Handhabung des Instrumentes nie dazu veranlassen sollten, eine gerechtfertigt indizierte Untersuchung zu unterlassen. Ein geringes Brennen bei der Miktion nach der Untersuchung oder sogar das vorübergehende Auftreten einer Hämaturie gelten nicht als Komplikationen und sind eine oft unvermeidbare Folge. Der Patient ist auf das mögliche Auftreten dieser Symptomatik hinzuweisen. Selten ist die Verabreichung eines Spasmolytikums in diesem Zusammenhang erforderlich.

Das normale endoskopische Bild der Blase

Bei der endoskopischen Untersuchung der Blase sind die Beschaffenheit der Schleimhaut zu beurteilen, die Lage der Blase im kleinen Becken, die Elastizität der Wandanteile, die Lage und Form der Ostien sowie der Blasenausgang.
Die Ostien liegen in regelrechter Position meist

Spezielle urologische Diagnostik

2–3 cm vom Blasenausgang entfernt in einer gewissen lateralen Symmetrie. Das normale Ostium ist schlitzförmig oder flach vertieft, in der Ruhepause wirkt es geschlossen. Bei der Austreibung eines Harnjets öffnet sich das Ostium und kann sich schräg kranialwärts bewegen. Dieses Ostiumspiel kann an der nicht pathologisch veränderten Blase beobachtet werden, Abweichungen von Form und Beweglichkeit sind unter Umständen pathologischen Zuständen zuzuordnen.

Eine unveränderte Schleimhaut der Blase zeigt eine gelbrosafarbene Verfärbung mit geringer Gefäßzeichnung. Die Schleimhautzotten wirken überall glatt, durch Spülwasseranflutung läßt sich eine gewisse Beweglichkeit zwischen Schleimhaut und darunterliegender Muskulatur erkennen.

Mit dem Messen der Spülwasserzuflußmenge erhält man eine Orientierung über die Blasenkapazität. Die manuelle Impression der Blase läßt ihre Beweglichkeit im Bereich der Blasenkuppel erkennen. Schließlich ist die Weite des Blasenausgangs zu beurteilen und die Beschaffenheit des Übergangs der Blasenschleimhaut zur Urethra (Abb. **15**).

Erkrankungen der Blase und ihre endoskopische Diagnosestellung

Auf Einzelheiten der Pathogenese, Diagnostik und Therapie entzündlicher und tumoröser Erkrankungen der Blase und Harnröhre wird in den entsprechenden Kapiteln eingegangen. Einige Beispiele typischer Erkrankungen, deren Diagnosestellung sich immer aus der endoskopischen Untersuchung ergibt, seien hier aufgeführt (Abb. **16–26**).

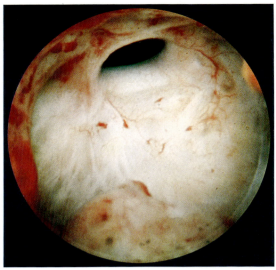

15

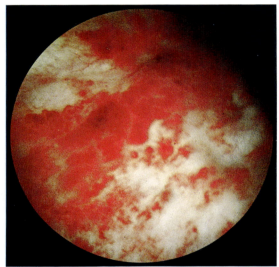

16

Abb. **15** Narbige Blasenhalsstenose, Zustand nach transurethraler Elektroresektion der Prostata. Bei 6 Uhr erkennt man den Colliculus seminalis, man blickt auf eine weißliche narbige Wand mit einer erheblich verkleinerten Blasenhalsöffnung

Abb. **16** Chronische hämorrhagische Zystitis

Abb. **17** Nekrotisierende, zum Teil ulzeröse Zystitis mit Fibrinbelägen bei Patienten mit einer Blasenfistel

Abb. **18** Cystitis granularis

Abb. **19** Cystitis nodularis

Abb. **20** Typisches Bild einer Balkenblase mit Pseudodivertikel bei Prostataadenom

Abb. **21** Blasenstein mit hämorrhagischer Zystitis

Abb. **22** Doppelostium eines Ureter duplex

Abb. **23** Refluxives Ostium (Stadiumform) bei vesikoureteralem Reflux

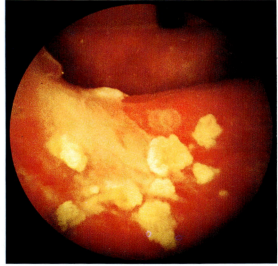

17

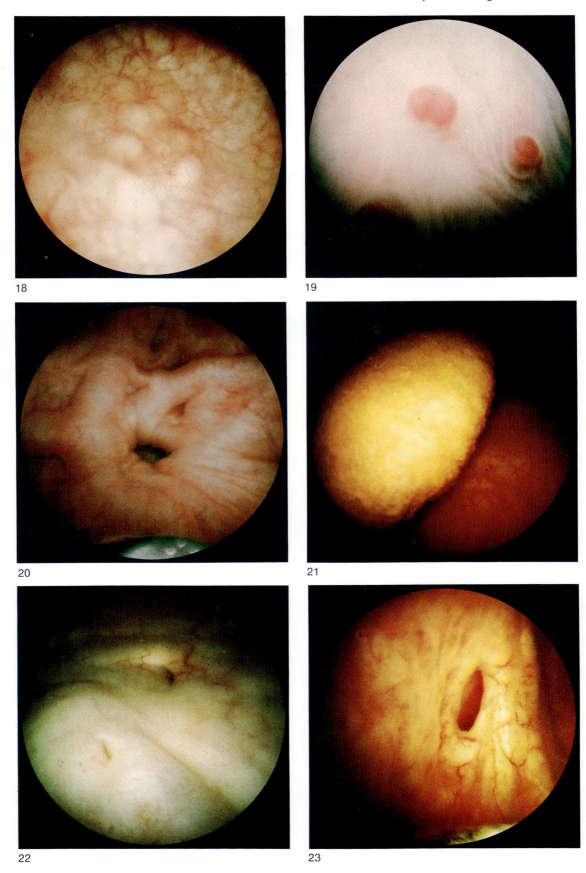

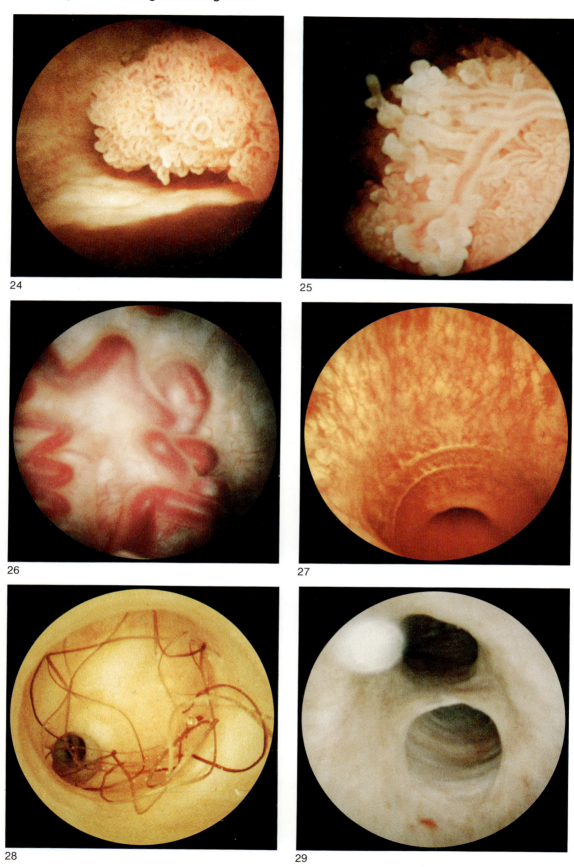

Das normale endoskopische Bild der Urethra des Mannes

An der männlichen Urethra unterscheidet man 3 verschieden lange Abschnitte: Pars prostatica, Pars diaphragmatica, Pars cavernosa. Die Pars prostatica durchsetzt exzentrisch die Prostata von der Basis bis zur Spitze. Ihr Lumen zeigt die Crista urethralis proximalis, die bis zum Colliculus seminalis reicht. Auf ihm erkennt man die punktförmigen Öffnungen der Ductus ejaculatorii und zwischen ihnen einen bis zu 10 mm tiefen Blindsack, den Utriculus prostaticus. Die Ausführungsgänge der Prostatadrüsenlappen münden mit 20 bis 30 Öffnungen z.T. auf dem Colliculus, z.T. in der Rinne an seiner rechten und linken Seite. Sie sind nur selten endoskopisch auszumachen. Der Colliculus seminalis setzt sich nach distal in die Crista urethralis distalis fort. In der Pars diaphragmatica im Bereich des Sphincter urethrae externus münden die Ausführungsgänge der Glandulae bulbourethrales Cowperi.

Die Pars cavernosa reicht vom sog. Bulbus der Fossa bulbi bis zur Fossa navicularis in der Glans penis. In diesem Anteil liegen an der dorsalen und seitlichen Wand der Harnröhre Buchten, die lacunae urethrales Morgagnii. Diese dringen schräg in die Schleimhaut ein und richten ihre Mündung gegen das Orificium urethrae externum. Im proximalen Teil der Urethra münden die Ausführungsgänge der Littréschen Drüsen ein. Die Schleimhaut zeigt insgesamt eine geringe Zottung und eine geringe Gefäßinjektion.

Das normale endoskopische Bild der Urethra der Frau

Die weibliche Harnröhre entspricht morphologisch dem proximalen Teil der männlichen Harnröhre vom Orificium urethrae internum bis zum Colliculus seminalis. Sie ist, mit der Vagina durch das Septum urethrovaginale verbunden, entsprechend in die Länge gewachsen. Normalerweise ist sie 4–5 cm lang, ihre Mukosa ist besonders reich an Venen, sie erscheint sehr zottig und faltig.

Erkrankungen der Urethra und ihre endoskopische Diagnosestellung

Der Nachweis einer Entzündung in der Harnröhre sowie die Entdeckung kleinerer Tumoren oder Kondylomata erfolgt ausschließlich endoskopisch. Der Nachweis einer Striktur, einer Fistelbildung oder eines Harnröhrendivertikels kann neben der endoskopischen Diagnosestellung je nach Größe des Befundes auch röntgenologisch erstellt werden. Einzelheiten von Pathogenese, Klinik und Therapie dieser Krankheitszustände sind wiederum den entsprechenden Kapiteln zu entnehmen. Die endoskopische Diagnostik dieser Erkrankungen ist deshalb besonders wichtig, da man hier immer die eigentliche Ursache »vor Augen« hat, die einer röntgenologischen Untersuchung aus Gründen der Projektion durchaus entgehen können. Allerdings ist auch das Gegenteil möglich, daß z.B. ein röntgenologischer Nachweis einer feinen Fistel endoskopisch nicht gelingt. Bei Verdacht auf Entzündung oder Tumor sollte deshalb immer urethroskopiert werden, bei Verdacht auf Striktur, Fistel oder Divertikel ist eine endoskopische und röntgenologische Untersuchung kombiniert durchzuführen (Abb. **27** bis **29**).

Dokumentation der endoskopischen Diagnostik

Befundbeschreibung

Die Beschreibung des endoskopischen Befundes ist nicht nur ein wichtiges Dokument im Rahmen einer aktuellen Diagnostik, sondern auch oft von entscheidender Bedeutung im Rahmen eines späteren Befundvergleichs. Da neben der objektiven Befunderkennung in vielen Fällen sicher auch manch subjektiver Eindruck des Untersuchers dokumentiert wird, sollte man bei der Beschreibung endoskopischer Diagnostik versuchen, eine gewisse Systematik beizubehalten. Es sollte eine präzise Angabe der Lokalisation, ein mit standardisierten Vergleichsgrößen (Stecknadelkopf, Erbse, Haselnuß, Walnuß, Pflaume, Mandarine) beschriebener Größenvergleich sowie das Aussehen der Veränderung (z.B. zottiger oder solider Tumor) nicht fehlen.

◁ Abb. **24** Papillärer Blasentumor

Abb. **25** Papillärer Blasentumor, Nahaufnahme

Abb. **26** Deutliche Varikosis im Bereich der Prostata: Seitenlappen

Abb. **27** Urethritis posterior

Abb. **28** Harnröhrenstriktur mit Haaren aus versenktem Hautlappen bei Zustand nach Harnröhrenplastik nach Johannson

Abb. **29** Via falsa in der hinteren Harnröhre, die obere Öffnung entspricht der eigentlichen Urethra, die untere Öffnung ist die Via falsa

Spezielle urologische Diagnostik

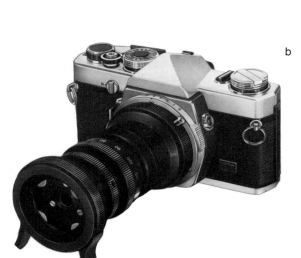

Abb. 31 **a** Endokamera mit automatischem Filmtransport, **b** Spiegelreflexkamera mit Spezialvarioobjektiv und Schnellkupplung zur Optik

◁ Abb. 30 Blasenschema mit Quadranten zur Befundeintragung

Befundskizze

Der Eintrag der Veränderungen in ein Blasenschema, auf dem die Blase in Quadranten eingeteilt ist, erleichtert die Beschreibung der Lokalisation in der Zuordnung zu den Ostien und gilt nach unserer Meinung als verläßliches Dokument für eventuelle spätere operative oder konservative Therapie.

Sowohl die Beschreibung des endoskopischen Befundes als auch das Anlegen der Skizze sollte unmittelbar nach Beendigung der Untersuchung durchgeführt werden (Abb. 30).

Fotodokumentation

Alle endoskopisch erfaßbaren Befunde lassen sich heute auch fotografisch gut dokumentieren. Hierfür stehen Spiegelreflexkameras in Kombination mit Elektronenblitzröhren zur Verfügung, um Bilder guter Qualität entstehen zu lassen. Ferner ist die Dokumentation endoskopisch erfaßter Befunde auch mit Sofortbildkameras mit geeignetem Spiegelreflexansatz und Spezialobjektiven möglich (Abb. **31**).

Die Mitbeobachtung der endoskopischen Diagnostik

Mitbeobachtung für Demonstration und Lehre

Die Beurteilung eines Befundes durch einen zweiten Arzt erfolgt in der Regel durch Übergabe eines Zystoskops, ohne daß der Patient dadurch beein-

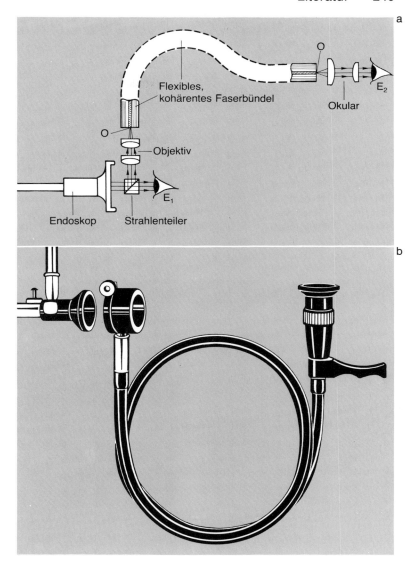

Abb. 32 a Prinzip eines flexiblen Beobachtungsansatzes (nach H. H. Hopkins), b handelsüblicher flexibler Beobachtungsansatz

trächtigt wird, wenngleich die Untersuchung sich verlängert.

Wird eine simultane Mitbeobachtung gewünscht, so erfolgt dies bei der Zystoskopie am geeignetsten mittels eines flexiblen Beobachtungsansatzes, der den Untersucher nicht behindert und die Demonstration eines Befundes, z. B. zu Lehrzwecken, erlaubt (Abb. **32**).

Die Mitbeobachtung durch den Patienten

Um dem Patienten selbst einen Befund in der Urethra oder Blase zu erklären, eignet sich ebenfalls der flexible Beobachtungsansatz, durch den der Patient selbst in »seine eigene Blase schauen« kann. Natürlich ist eine solche Demonstration nicht für jeden Patienten sinnvoll, in vielen Fällen hat sich diese Mitbeobachtung aber dadurch sehr bewährt, daß der Patient angesichts eines pathologischen Befundes der erforderlichen Therapie wesentlich einsichtiger gegenüberstand.

Literatur

Alken, C. E., J. Sökeland: Urologie, 8. Auflage. Thieme, Stuttgart 1979

Alken, C. E., W. Staehler: Klinische Urologie. Thieme, Stuttgart 1973

Bauer, K. M.: Die cystoskopische Diagnostik, Technik und typische Befunde. Schattauer, Stuttgart 1966

Gow, J. G., H. H. Hopkins: Handbook of Urological Endoscopy. Churchill-Livingstone, Edinburgh 1978

Greene, L. F., J. W. Segura: Transurethral Surgery. Saunders, Philadelphia 1979

Kneise, O., M. Stolze: Handatlas der Cystoskopie und Urethrocystoskopie. VEB Thieme, Leipzig 1955

Mauermayer, W.: Die transurethralen Operationen. Lehmann, München 1962

Reuter, H.-J.: Atlas der urologischen Endoskopie. Thieme, Stuttgart 1963; 2. Aufl. 1979 (Bd. I)

Urodynamische Untersuchungen

U. Jonas, J. Thüroff

Die Diagnostik der Störungen im Bereich des unteren Harntraktes ist komplex und geht weit über die urologische Routinediagnostik hinaus. So führt letztlich erst die Auswertung sämtlicher allgemeiner (Anamnese, klinische Untersuchung, Labor, Röntgen) als auch der speziellen urologisch-urodynamischen Untersuchungen (Harnflußmessung, Zystomanometrie, urethrales Druckprofil, funkionelle Röntgenuntersuchung) zur richtigen Diagnose. *Funktionelle Störungen* müssen mit *funktionellen Untersuchungen* diagnostiziert werden (Urodynamik, Miktionszystourethrogramm), diese jedoch ersetzen auf keinen Fall die Routinediagnostik (s.o.), die der urodynamischen Untersuchung vorausgeht.

Allgemeine Untersuchung

Anamnese

Wichtig ist die Erfassung eventuell bestehender Geburtstraumen bzw. erworbener oder angeborener neurologischer Mißbildungen bzw. Erkrankungen (Meningomyelozele, Multiple Sklerose, Morbus Parkinson), von Rückenmarktumoren, Unfällen oder Operationen im Bereich der Wirbelsäule oder des kleinen Beckens sowie urologischer (Prostata, Urethra) bzw. gynäkologischer (Hysterektomie, Plastiken) Voroperationen. Oft führt bereits die genaue Anamnese der *Miktionsgewohnheiten* bzw. *Miktionsauffälligkeiten* (Startverzögerung, Stakkatomiktion, Miktionsdauerverlängerung, Nachträufeln) sowie die Feststellung von Enuresis, Dysurie, Pollakisurie und Nykturie zur Erkennung charakterischer Krankheitsbilder.

Eine *gestörte Sensibilität,* ein fehlender oder gestörter Harndrang weist in Richtung einer neurogenen Störung. Wichtige Angaben sind die Einnahme von Medikamenten, insbesondere von Psychopharmaka oder neurotroper Pharmaka. Rezidivierende Infekte, Pyelonephritiden, Makrohämaturien müssen anamnestisch erfaßt werden. Letztlich muß eine genaue Sozial-, Sexual- und Familienanamnese erhoben werden.

Die Anamnese ist schwierig, da sie auf subjektiven Angaben beruht, sie erfordert Zeit und Erfahrungen und für den Patienten ein fühlbares Verständnis für seine eigene belästigende Situation. Patienten mit jahrelanger Miktionsstörung bzw. Inkontinenz, die bereits viele Ärzte aufgesucht hatten, sind kritisch gegenüber jeder weiteren Diagnostik und kommenden Therapie.

Status

Neben dem urologischen Allgemeinstatus mit klinischem Ausschluß einer mechanischen infravesikalen Obstruktion (z.B. Meatusstenose, Prostataadenom) und der gynäkologischen Untersuchung mit Inspektion und Palpation des äußeren Genitales können bereits der Elevationstest (Bonneyscher Handgriff)* bzw. der Streßtest* eine Streßinkontinenz vermuten lassen. Zuletzt sind eine basisneurologische Untersuchung mit Reflexprüfungen (Analreflex, Bulbokavernosusreflex) sowie Sensibilitätstests (Reithosenphänomen) unbedingt erforderlich.

Labor

Vor jeder urodynamischer Messung soll ein Harnwegsinfekt ausgeschlossen sein. Eine signifikante Bakteriurie sollte vor der Untersuchung behandelt werden, um Toxineinschwemmung durch die Instrumentierung zu verhindern und um Fehlinterpretationen infolge der Blaseninfektion zu vermeiden. Zur Routinediagnostik der Inkontinenz bei Frauen in der Postmenopause gehört die Bestimmung des Karyopyknotischen Indexes*, mit dem eine senile Atrophie der Urethra als Ursache der Inkontinenz aufdeckbar ist.

Spezielle adjuvante Untersuchungen

Die *Zystoskopie* deckt Fisteln, Tumoren, Entzündungen, ektope Harnleitermündungen, pathologische Veränderungen des Blasenhalses beziehungsweise der Urethra auf. Die Kapazität wird bestimmt und die Blasenmorphologie beurteilt. Das *Röntgen* informiert über Skelettanomalien und Spaltbildungen, die zur okkulten neurogenen Bla-

---

Mit * gezeichnete Begriffe: s. »Urodynamisches Lexikon«, S. 282.

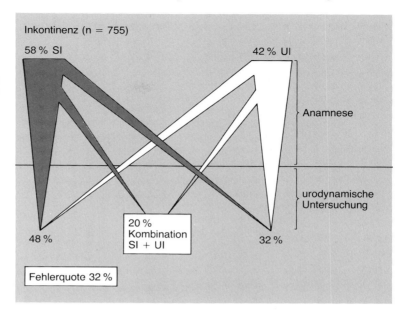

Abb. 1 Korrelation subjektiver Beschwerden mit objektiven urodynamischen Befunden. Anamnestische Hinweise auf eine Urge- (UI) order Streßinkontinenz (SI) führen in einem Drittel der Fälle zur Fehldiagnose, da eine Urgeinkontinenz unter der Symptomatik der Streßinkontinenz auftreten kann und umgekehrt. In 20% der Fälle werden Mischformen von Streß- und Urgeinkontinenz gefunden, N = 755 (aus *U. Jonas, H. Heidler, J. Thüroff:* Urodynamik. Enke, Stuttgart 1980)

se führen können, das *Ausscheidungsurogramm* über bestehende Doppelsysteme mit evtl. bestehenden ektopen Mündungen.

Das Urethrogramm weist auf Strikturen, Blasenhalsobstruktionen oder Meatusstenosen hin.

Diese Untersuchungstechniken sind jedoch *statische* Untersuchungen, die *nicht* in der Lage sind, funktionelle Veränderungen zu diagnostizieren. Dazu sind *Funktionsuntersuchungen* wie das Miktionszystourethrogramm oder die urodynamische Untersuchung erforderlich.

Das Miktionszystourethrogramm dient dazu, funktionelle oder morphologische Obstruktionen aufzudecken sowie den Miktionsablauf aufzuzeigen (s.u.). Die wichtigste Funktionsdiagnostik jedoch sind die *urodynamischen Untersuchungen*.

Urodynamische Untersuchungen

Urodynamische Untersuchungen können als Einzeluntersuchungen sowie als Kombinationsverfahren mit und ohne simultane Röntgendarstellung bzw. Videographie durchgeführt werden. Die wichtigsten Untersuchungsformen sind:
- Uroflowmetrie,
- Zystomanometrie,
- das urethrale Druckprofil.

Indikation

Die Indikation zur urodynamischen Abklärung ist bei jeder Form einer Funktionsstörung des unteren Harntraktes (Inkontinenz, obstruktive Miktionsstörungen (s. Kap. Physiologie der Harnblase) gegeben, da ihre Ursache durch die auf S. 250 beschriebenen Methoden nicht erkennbar ist. Ein Risiko durch die Untersuchung besteht nicht, jedoch soll sie dem Patienten zumutbar sein. Fragestellung und technische Ausrüstung bestimmen das Ausmaß der urodynamischen Messung.

Inkontinenz*

So ist die Indikation bei jeder Form der Inkontinenz (= Störung der Reservoirfunktion) gegeben, wenn (wie beschrieben) zuvor eine symptomatische Inkontinenz (akute Harnwegsinfektion, Tumor, Fremdkörper in der Blase und interstitieller Zystitis) ausgeschlossen worden ist.

Mit Anamnese und urologisch-gynäkologischer Standarduntersuchung allein gelingt es nicht, eine ausreichend exakte Differenzierung von aktiver und passiver Harninkontinenz zu erhalten. Die Diskrepanz zwischen Anamnese und endgültiger Diagnose macht dies deutlich (Abb. **1**). Diese Zahlen zeigen die Notwendigkeit einer urodynamischen Differenzierung der unterschiedlichen Inkontinenzformen: Je früher in dieser Stufendiagnostik die Therapie einsetzt, um so geringer ist die Quote des Therapieerfolges (Abb. **2**).

Störung der Entleerungsfunktion

Weiter besteht die Indikation zur Messung bei jedem Verdacht auf Störung der Entleerungsfunktion (Detrusorschwäche* oder infravesikale Obstruktion*), bei den klinischen Symptomen der langen Miktionsdauer, Strahlabschwächung, Startschwierigkeiten, Restharngefühl, triple voiding, Harnverhaltung, Pollakisurie, Nykturie, imperativem Harndrang mit Urgeinkontinenz,

252 Spezielle urologische Diagnostik

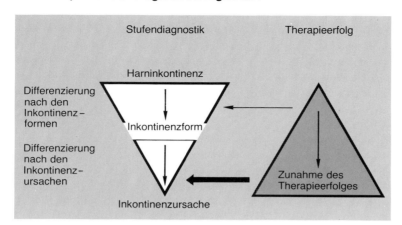

Abb. 2 Klassifikation und Abklärung der Ätiologie ermöglichen eine kausale und somit zunehmend erfolgreiche Therapie: Art – Form – Ursache der Inkontinenz (aus *U. Jonas, H. Heidler, J. Thüroff:* Urodynamik. Enke, Stuttgart 1980)

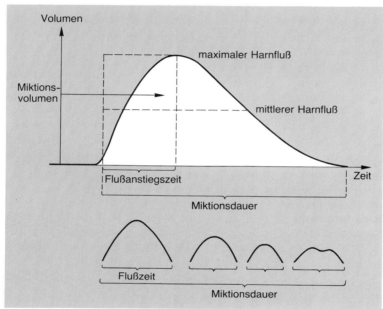

Abb. 3 Uroflowmeterie: Definition s. Tab. 1 (aus *U. Jonas, H. Heidler, J. Thüroff:* Urodynamik. Enke, Stuttgart 1980)

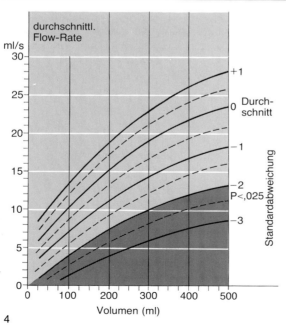
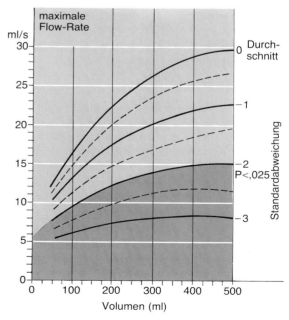

Enuresis sowie bei Restharn, bds. vesikoureteralem Reflux und Harnrückstauung (mit Entwicklung bis zum obstruktiven Megaureter). Auch hier wurde durch die angeführte Reihenfolge der diagnostischen Maßnahmen (Harnbefund, Urogramm, Miktionszystourethrogramm, Restharnbestimmung, Harnröhrenkalibrierung und Urethrozystoskopie) zuvor eine morphologische infravesikale Obstruktion als Ursache der angeführten Symptome und Befunde ausgeschlossen.

Urodynamische Meßparameter

Zur Erfassung einer gestörten Funktion des unteren Harntraktes sind Untersuchungen nötig, die verschiedene Parameter als Hilfsbefunde heranziehen. Damit kommt bereits zum Ausdruck, daß der Einzelbefund einer urodynamischen Untersuchung nicht so viele Rückschlüsse auf die gestörte Funktion zuläßt wie eine aus mehreren Meßdaten zusammengesetzte Untersuchung. Der Anzahl von Meßdaten sind jedoch aus praktischen Überlegungen Grenzen nach oben gesetzt. Wo liegen nun rationeller Einsatz und Umfang urodynamischer Meßdaten? Bei welchen Krankheitsbildern ist der Einsatz der gesamten zur Verfügung stehenden Palette nötig?

Tabelle 1 Uroflowmetrie: Definitionen

Harnfluß:	Flüssigkeitsvolumen, das in der Zeiteinheit durch die Urethra ausgeschieden wird (ml/s)
Miktionsdauer:	Zeit von Miktionsbeginn bis Miktionsende (s)
Flußzeit:	Zeit des eigentlichen Harnflusses (bei einzeitiger Miktion gleich Miktionsdauer) (s)
Maximaler Harnfluß:	Maximal gemessener Harnfluß während Miktion (ml/s)
Mittlerer Harnfluß:	Miktionsvolumen dividiert durch Flußzeit (ml/s)
Flußanstiegszeit:	Zeit von Flußbeginn bis Flußmaximum (s)
Miktionsvolumen:	Gesamtvolumen, das durch die Urethra ausgeschieden wird (ml)

◁ Abb. 4 Nomogramm zur Bewertung von durchschnittlicher und maximaler Harnflußrate. Der Normwert der Harnflußrate ist abhängig vom Miktionsvolumen. Bei gleichzeitiger Berücksichtigung der Normalverteilung werden sicher erniedrigte Harnflußraten in dem unteren, dunklen Feld nachgewiesen (nach *Siroky* u. Mitarb.) (aus *U. Jonas, H. Heidler, J. Thüroff*: Urodynamik. Enke, Stuttgart 1980)

Uroflowmetrie

Die Uroflowmetrie ist die Messung der Harnmenge (ml), die die Urethra in der Zeiteinheit (s) während der gesamten Miktion verläßt, die Harnflußrate wird demnach in der Einheit ml/s angegeben. Die Stärke des Harnflusses (Uroflow) ist vom Miktionsdruck (intravesikaler Druck bei der Miktion) und vom infravesikalen (urethralen) Widerstand abhängig. Tab. 1 faßt Untersuchungsparameter und Definitionen der Uroflowmetrie zusammen.

Untersuchungsbedingungen – Untersuchungsgang

Die Harnflußmessung ist eine *nicht*invasive Untersuchungstechnik, die Untersuchung sollte die Umstände einer ungestörten normalen Miktion möglichst gut imitieren. Demnach sollten die Meßgeräte nach Möglichkeit in einer Toilette eingebaut sein, um sowohl die Miktion im Sitzen als auch im Stehen zu ermöglichen. Die Registriereinheiten sollen außerhalb dieses Bereiches installiert und unbemerkt vom Patienten zu bedienen sein. Ein Miktionsvolumen von mindestens 150 ml ist erforderlich, um beurteilbare und aussagekräftige Harnflußkurven zu erhalten.

Normalbefunde

Die Normalkurve (Abb. 3) der Harnflußmessung zeigt eine Flußanstiegzeit* von nicht mehr als einem Drittel der gesamten Miktionsdauer*, im Durchschnitt somit nicht mehr als 5 Sekunden, anschließend ein Kurvenmaximum sowie einen Kurvenabfall, der halb so steil wie der Kurvenanstieg sein soll. Der maximale Harnfluß* muß beim Gesunden über 15 ml/s liegen, die Normgrenze ändert sich jedoch mit dem Miktionsvolumen, somit empfiehlt sich die Auswertung anhand eines Nomogrammes* (Abb. 4), in dem die Normwerte des Harnflusses in Korrelation zum Miktionsvolumen festgelegt sind. Weiterhin besteht eine Abhängigkeit der Normwerte von Alter und Geschlecht; diese anatomischen und altersphysiologischen Gegebenheiten müssen in die Beurteilung der Harnflußkurve mit einbezogen werden (Tab. 2).

Tabelle 2 Maximaler Harnfluß. Alters- und Geschlechtsabhängigkeit

Alter	Männer	Alter	Frauen
<40 Jahre	>22 ml/s	<50 Jahre	>25 ml/s
40–65 Jahre	>18 ml/s		
>65 Jahre	>13 ml/s	>50 Jahre	>18 ml/s

Indikation und Aussagekraft

Die Uroflowmetrie hat als nichtinvasive urodynamische Standardtechnik die Indikationsbreite einer Screening-Methode. Sie dient zur Aufdeckung pathologischer Harnflußwerte und Harnflußmuster, der übernormal hohe Harnfluß hat *keine* wesentliche Aussagekraft. Ein erniedrigter Harnfluß kann Folge einer infravesikalen Obstruktion* sowie einer Hypokontraktilität des Detrusors bzw. einer Kombination beider Krankheitsbilder entsprechen. Die verlängerte Flußanstiegszeit ist Hinweis auf einen erhöhten Harnröhrenwiderstand mit dekompensierter Blasenmuskulatur, ein flaches Plateau mit verzögertem Abfall der Harnflußrate deutet auf eine Harnröhrenstriktur hin, der intermittierende Harnfluß wird bei ineffektiver Miktion mit Bauchpresse wie auch bei Vorliegen einer Detrusor-Sphinkter-Dyssynergie gefunden (Abb. **5**). Die Uroflowmetrie sollte nicht überbewertet werden, sie gibt nur Hinweise auf die verschiedenen Krankheitsbilder, aufgrund der Uroflowmetrie *allein* läßt sich jedoch keine Diagnose sichern.

Zystomanometrie*

Die Zystomanometrie ist die Messung des intravesikalen Druckes bei kontinuierlicher Blasenfüllung und während der Miktion. Nach den Empfehlungen der International Continence Society ist die standardisierte Meßeinheit des Druckes in cm-Wassersäule, Angaben in mm-Quecksilbersäule sind nicht mehr gebräuchlich. Nach den SI-Einheiten (Système International d'Unités) soll nach Pascal (Pa) gemessen werden: 1 cm H_2O = 98,07 Pa. Diese Einheit jedoch erscheint für den praktischen Gebrauch ungeeignet. Mit der Zystomanometrie werden die Detrusorqualitäten beurteilt, die *Reservoirfunktion** und *Entleerungsfunktion* kennzeichnen. Tab. **3** gibt die Zusammenfassung der Untersuchungsparameter und Definitionen.

Technische Ausstattung

Ein Zystometer mit 2 Druckmeßkanälen muß als Grundausstattung zur Durchführung einer eindeutig beurteilbaren Zystomanometrie gefordert werden. Der 2. Druckmeßkanal, mit dem simultan zum intravesikalen Druck der intrarektale Druck als Korrelat des intraabdominellen Druckes registriert wird, ist zur Unterscheidung der intrinsischen Blasendrucksteigerung* (=Detrusorkontraktion) von einer extrinsischen Druckerhöhung* (erhöhter intraabdominaler Druck durch Bauchpresse, Husten usw.) unerläßlich. Handelsübliche Zystometer arbeiten mit Gas oder Flüssigkeit als Medium der Blasenfüllung (s.u.), die Druckmessung über elektronische Druckabnehmer ist anzustreben. Zur Kurvenregistrierung

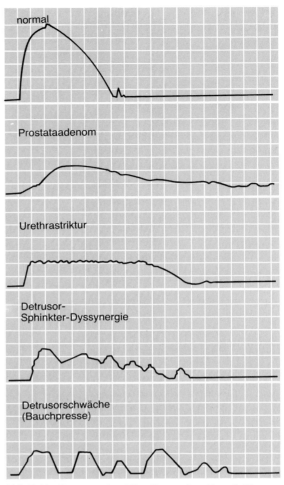

Abb. **5** Uroflowmeterie. Die Form der Harnflußkurve kann lediglich *Hinweise* auf die Ursache einer Harnstrahlabschwächung liefern: die Form der Harnflußkurve ist bei Prostataadenom und Urethrastriktur ähnlich. Auch die Miktion mit Bauchpresse kann anhand der Harnflußkurve *nicht* von einer Miktion bei Detrusor-Sphinkter-Dyssynergie unterschieden werden (nach *Melchior*) (aus *U. Jonas, H. Heidler, J. Thüroff:* Urodynamik. Enke, Stuttgart 1980)

Tabelle **3** Zystomanometrie: Definitionen

Restharn:	Urinmenge in der Blase nach Miktion (ml)
Maximale Blasenkapazität:	Volumen, bei dem der Patient starken Miktionsdrang verspürt (ml)
Effektive Blasenkapazität:	Maximale Blasenkapazität minus Restharn (ml)
Detrusorkoeffizient (Compliance):	Änderung des Blasenvolumens (ΔV) dividiert durch Änderung des Blasendruckes (Δp) vor dem ersten Harndrang (ml/cm H_2O)
Erster Harndrang:	Blasenvolumen bei erstem Empfinden eines Harndranges

stehen mechanische Schreiber, Fotoschreiber und Tintenstrahlschreiber zur Verfügung. Als Medium der Druckübertragung zwischen Blase und Druckabnehmer dient in der Regel das Medium der Blasenfüllung, lediglich bei der Verwendung eines Mikro-tip-transducer-Katheters* entfällt diese Notwendigkeit, da der elektronische Druckwandler direkt in den Katheter eingearbeitet ist. Die Katheterapplikation erfolgt transurethral oder suprapubisch, im allgemeinen ist der Zugang transurethral.

Untersuchungsbedingungen – Untersuchungsgang

Um vergleichbare Meßwerte zu erhalten, sind standardisierte Untersuchungsbedingungen erforderlich. So müssen der *Zugang* zur Blase (transurethral oder perkutan-suprapubisch) und die *Position* des Patienten (liegend, sitzend, stehend) festgelegt sein, die Referenzlinie des Nullpunktes der Druckregistrierung liegt in der Höhe der Oberkante der Symphyse.

Als *Füllmedium* wird Gas (CO_2) oder Flüssigkeit verwendet, bei Verwendung von Flüssigkeit ist die Einhaltung einer standardisierten Temperatur (22 °C oder 37 °C) erforderlich. Die *Füllung* erfolgt kontinuierlich, im Idealfall maschinell, da nur so eine exakte Einhaltung der standardisierten Einfüllgeschwindigkeit, unabhängig vom intravesikalen Druck, möglich ist. Die Füllgeschwindigkeit ist definiert: *langsame Füllung*: bis 10 ml/min, *mittelschnelle Füllung*: zwischen 10 ml/min und 100 ml/min, *schnelle Blasenfüllung*: Füllungsrate über 100 ml/min.

Um einen Kompromiß zwischen tolerabler Provokation bzw. Irritation und Untersuchungsdauer zu erzielen, wird eine mittlere Füllungsgeschwindigkeit zwischen 60 ml/min und 100 ml/min empfohlen.

Der *Untersuchungsgang* erfordert Harnentleerung und Restharnmessung am Anfang der Untersuchung. Nach Applikation der Meßsonden und Nullpunkteichung beginnt die *Füllungsphase* der Zystometrie entsprechend den standardisierten Bedingungen. Für die Interpretation der Meßkurve ist es erforderlich, daß der untersuchende Arzt selbst bei der Untersuchung anwesend ist und daß alle Befunde bzw. Beobachtungen unmittelbar auf der Meßkurve notiert werden (z.B. Harndrang, Husten, Sprechen, Bewegungen des Patienten). Die Untersuchung sollte ohne Narkose bzw. Sedativa durchgeführt werden, darüber hinaus sind sämtliche Pharmaka zu registrieren, die der Patient zum Zeitpunkt der Untersuchung einnimmt.

Während der Blasenfüllphase empfiehlt es sich, Provokationstests durchzuführen, für den klinischen Routinegebrauch kann auf aufwendigere Provokation verzichtet werden (Cholinergika, Eiswassertest), es genügen mechanische Provokationstests wie Husten, suprapubisches Klopfen, Provokation durch Bauchpresse. Diese Tests sollen bei Beginn der Füllung und jeweils nach 100 ml Blasenfüllung wiederholt werden.

Nach Erreichen der Blasenkapazität* (starker Harndrang) wird die Entleerungsphase mit Aufforderung des Patienten zur willkürlichen *Miktion* registriert. Dieser Teil der Untersuchung erfordert jedoch die Verwendung eines Flüssigkeitszystometers, bei der CO_2-Zystomanometrie kann die Entleerungsphase zur Diagnostik *nicht* ausgewertet werden (s. S. 267).

Normalbefunde

Die Normalwerte der urodynamischen Messungen sind von der Meßtechnik abhängig und unterliegen einer großen physiologischen Schwankungsbreite. Das wiederum unterstreicht die Notwendigkeit der Anwesenheit des untersuchenden Arztes bei der Messung sowie der ganzheitlichen horizontalen und vertikalen Beurteilung der Meßbefunde mit ihren Korrelationen und wechselseitigen Beziehungen. Trotzdem ist es möglich, anhand einer Reihe hinreichend genau definierter Normbereiche eine zystomanometrische *Normalkurve* zu charakterisieren (Abb. 6). Infolge der plastischen und elastischen Charakteristika der glatten Muskulatur folgt die Blasenfüllphase über einen weiten Bereich dem Gesetz von LA PLACE: Bei Zunahme der Blasenfüllung tritt nur eine minimale Erhöhung des intravesikalen Druckes auf, die sich mit den elastischen Elementen der Blasenwand erklären läßt. Als obere Normgrenze der Zunahme des Blasendruckes wurde ein Wert von 2,5 cm H_2O (245 Pa)/100 ml Flüssigkeit definiert, nach eigenen Erfahrungen kann ein Druckanstieg bis 4 cm H_2O (392 Pa)/100 ml Blasenfüllung noch als *normal* angesehen werden.

Der Quotient der Zunahme der Blasenfüllung pro Einheit des korrelierenden intravesikalen Druckanstieges wird als Detrusorkoeffizient* (Compliance = »Blasendehnbarkeit«) bezeichnet. Eine

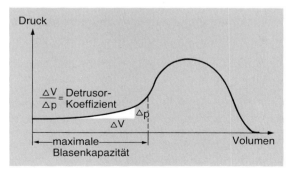

Abb. 6 Zystometrie: Definitionen s. Tab. 3 (aus *U. Jonas, H. Heidler, J. Thüroff*: Urodynamik. Enke, Stuttgart 1980)

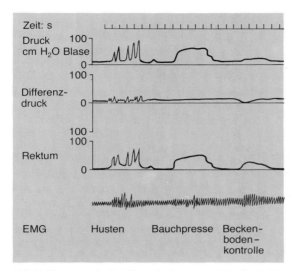

Abb. 7 Zystometrische Provokationstests. Extrinsische Erhöhung des intravesikalen Druckes durch Husten oder Bauchpresse. Kontrolle des willkürlichen Sphinktermechanismus durch aktive Beckenbodenkontraktion (aus *U. Jonas, H. Heidler, J. Thüroff*: Urodynamik. Enke, Stuttgart 1980)

Compliance von mehr als 25 ml/cm H_2O = 0,255 ml/Pa (= z.B.: 100 ml/4 cm H_2O oder 102 ml/400 Pa) ist normal. An der Grenze des plastischen Dehnungsbereiches der Harnblasenmuskulatur wird das Erreichen der Blasenkapazität durch eine rasche Erhöhung des intravesikalen Druckes in Verbindung mit zunehmendem Harndrang angekündigt. Die kaum dehnbaren kollagenen Elemente der Blasenwand sind für den abrupten Anstieg des intravesikalen Druckes verantwortlich. Die Angabe des *ersten Harndranges** ist von diagnostischer Bedeutung, er sollte nicht vor einer Blasenfüllung von 100 ml festgestellt werden, jedoch ist eine individuelle Schwankungsbreite entsprechend dem Alter, dem Geschlecht und den Untersuchungsbedingungen möglich. Während der *Füllphase** bleibt der Detrusor »stabil«, d.h., es kommt zu keinen Detrusorkontraktionen.
Der *erste Harndrang** ist im allgemeinen passager und läßt trotz weiterer Blasenfüllung spontan nach. Erst nach Erreichen der Blasenkapazität kommt es zum starken, nicht nachlassenden Harndrang und in der Folge zur Einleitung einer willkürlichen Miktion.
Auch unter Provokation bleibt im Normalfall der Detrusor stabil, d.h., es kommt nach Husten oder Bauchpresse *nicht* zur Detrusorkontraktion, deren Signifikanz oberhalb 15 cm H_2O (1,47 kPa) gegeben ist (Abb. 7).
Ist die Blasenkapazität erreicht, dann beginnt die *Entleerungsphase* mit Detrusorkontraktionen bzw. Bauchpresse bei simultaner Relaxation des Sphinkters bzw. ausschließlich durch Absenkung des urethralen Widerstandes (insbesondere bei der Frau) – s. Miktiometrie, S. 261.

Indikation – Aussagekraft

Die Indikation zur Zystometrie ist bei allen Formen der Blasenfunktionsstörungen gegeben: Enuresis, instabile Harnblase, Harninkontinenz, obstruktive Blasenentleerungsstörungen und neurologischer Erkrankungen mit Blasenfunktionsstörungen. Aus diesem Indikationsspektrum sind Blasenentleerungsstörungen infolge eindeutig *mechanischer* infravesikaler Obstruktionen wie z.B. Prostataadenom, Urethralstriktur, Meatusstenose auszuklammern. In diesen Fällen reicht zur Dokumentation des abgeschwächten Harnstrahles die (nichtinvasive) *Uroflowmetrie*. Ist das Krankheitsbild durch Voroperationen bzw. neurologische Begleiterkrankungen kompliziert oder ist eine eindeutige Diagnostik mit Hilfe eines 2-Kanal-Meßplatzes *nicht* möglich, dann ist die Indikation zur kombinierten Zystoflowmetrie mit Miktiometrie, eventuell auch mit Röntgen und EMG-Registrierungen angezeigt (s.u.).

Urethradruckprofil*

Meßgrößen sind der *intraurethrale Druck* (cm H_2O bzw. Pa) sowie die *funktionelle Urethralänge* (cm), bei gleichzeitiger Registrierung des intravesikalen Druckes ist der *Urethraverschlußdruck* errechenbar. Tab. 4 faßt Untersuchungsparameter und Definitionen zusammen.
Bei der Registrierung ist die simultane Aufzeichnung des intravesikalen *und* intraurethralen Druckes erforderlich, die alleinige Auswertung des Urethradruckes kann zu Fehlinformationen führen, daher ist mindestens ein 2-Kanal-Registriergerät notwendig. Die kontinuierliche Schreibung

Tabelle 4 Urethradruck: Definitionen

Maximaler Urethradruck:	Maximaldruck des Urethradruckprofils (cm H_2O bzw. Pa)
Maximaler Urethraverschlußdruck:	Maximaler Urethradruck minus Blasendruck (cm H_2O bzw. Pa)
Intravesikaler Druck:	Simultan gemessener Blaseninnendruck (cm H_2O bzw. Pa)
Funktionelle Urethralänge:	Strecke, auf der der Urethradruck den Blasendruck übersteigt (cm)
Totale Urethralänge:	Anatomische Urethralänge, klinisch und funktionell unbedeutend
Ruheprofil:	Harnröhrendruckprofilmessung in Ruhe
Streßprofil:	Harnröhrendruckprofilmessung bei intermittierender intraabdominaler Druckerhöhung (unter Husten oder Pressen)

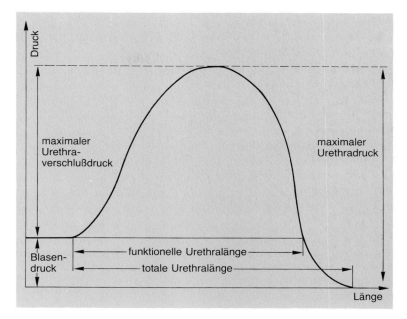

Abb. 8 Sphinkterometrie (Urethrometrie, Urethraprofil). Definitionen s. Tab. 4 (aus *U. Jonas, H. Heidler, J. Thüroff:* Urodynamik. Enke, Stuttgart 1980)

des Urethralprofils erfordert einen maschinellen Katheterrückzug, um somit die Druckverhältnisse der gesamten funktionellen Harnröhre aufzuzeichnen.

Untersuchungsbedingungen – Untersuchungsgang

Es kommen die gleichen standardisierten Untersuchungsbedingungen wie bei der Zystomanometrie zur Anwendung, als Medium sollte jedoch nur Flüssigkeit (bzw. der Mikro-tip-transducer-Katheter*) verwendet werden. So empfiehlt sich ein standardisiertes Blasenfüllungsvolumen von 100 ml beim Erwachsenen und 50 ml beim Kind. Auch der kontinuierliche (maschinelle) Rückzug muß mit einer standardisierten Geschwindigkeit erfolgen, entsprechend den verschiedenen Meßtechniken liegt die empfohlene Geschwindigkeit zwischen 2 cm/min und 10 cm/min (Perfusionstechnik*); beim Membrankatheter* bzw. Mikrotip-transducer-Katheter* sind Rückzugsraten von etwa 3 mm/s möglich.

Ruheprofil – Streßprofil

Beim *Ruheprofil* wird der Katheter bei entspanntem Patienten und oberflächlicher Atmung durch die Urethra gezogen und registriert somit die Druckverhältnisse im Bereich der gesamten funktionellen Harnröhre »in Ruhe« (Abb. **8**).

Zum *Streßprofil* erhöht der Patient kurzzeitig (im allgemeinen einmal pro Sekunde) durch Hustenstöße den intraabdominellen Druck auf Blase, Urethra und Beckenboden. Somit läßt sich die Kompetenz des Verschlußmechanismus bei extrinsischer Druckerhöhung prüfen (Abb. **9**).

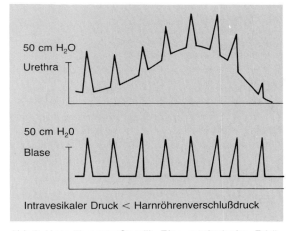

Abb. 9 Harnröhrenstreßprofil. Eine extrinsische Erhöhung des intravesikalen Druckes (Husten) wird durch simultane Erhöhung des urethralen Druckes kompensiert. Es kommt zu keinem Verlust des Harnröhrenverschlußdruckes unter Streßbedingungen: Normalbefund (aus *U. Jonas, H. Heidler, J. Thüroff:* Urodynamik. Enke, Stuttgart 1980)

Spezielle urologische Diagnostik

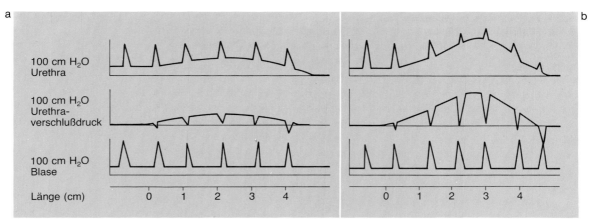

Abb. 10 a Streßinkontinenz bei hypotoner Urethra. Bei niedrigem Urethraverschlußdruck im Ruheprofil kann ein geringfügiges Absinken des Verschlußdruckes unter Streßbedingungen (Husten) zum Verlust eines positiven Druckgradienten führen (mittlere Kurve) (aus *U. Jonas, H. Heidler, J. Thüroff*: Urodynamik. Enke, Stuttgart 1980)

Abb. 10 b Streßinkontinenz bei mangelhafter Drucktransmission. Eine im Ruheprofil normotone Urethra kann durch reduzierte Drucktransmission unter Streßbedingungen (Husten) den positiven Verschlußgradienten verlieren (mittlere Kurve), wobei in diesem Beispiel sowohl der dynamische als auch der reflektorische Drucktransmissionsparameter reduziert sind, so daß über der gesamten Urethra beim Husten *kein* positiver Verschlußdruck aufrechterhalten werden kann (aus *U. Jonas, H. Heidler, J. Thüroff*: Urodynamik. Enke, Stuttgart 1980)

Eine Urethradruckmessung während Miktion ist *nicht* sinnvoll, da es bei Entleerung zu einer Vereinigung von Harnblase und Harnröhre im Sinne kommunizierender Gefäße und somit zu weitgehend identischen Druckverhältnissen kommt.

Indikation – Aussagekraft

Der Stellenwert der Sphinkteromanometrie ist umstritten, Durchführung und Interpretation sind schwierig, so daß diese Methode keinesfalls als Screening-Methode angesehen werden kann. Da das Urethraprofil während Miktion nicht durchführbar ist (s.o.), fehlt die Aussage über die physiologische *Druckabsenkung bei Harnentleerung*, so kann der Urethraverschlußdruck in Ruhe durchaus übernormal hoch sein, *ohne* daß bei Miktion eine Erhöhung des infravesikalen Widerstandes nachweisbar bleibt. Somit läßt sich mit der Messung des urethralen Druckprofils *keine* Diagnostik einer funktionellen infravesikalen Obstruktion* stellen. Dies geschieht indirekt mit der Messung des Harnfluß-Blasendruck-Koeffizienten bei Miktion (s. u.).

Streßprofil: Bei Vorliegen einer Streßinkontinenz wird der Urethraverschlußdruck durch extrinsische Druckerhöhung vorübergehend zu Null oder sogar negativ, das entstehende Druckgefälle zwischen Blase und Urethra führt zu unwillkürlichem Harnverlust. Es lassen sich zwei Formen der Verschlußinsuffizienz differenzieren (Abb. **10**):

1. Die im Ruheprofil hypotone Urethra, die unter Streßbedingungen keinen positiven Verschluß-Druck-Gradienten garantieren kann.
2. Die im Ruheprofil normotone Urethra, die infolge mangelnder Druckübertragung bei extrinsischer Druckerhöhung (Husten) den damit verbundenen intravesikalen Druckanstieg nicht mehr kompensieren kann. Über die proximalen 40% der funktionell wirksamen Urethra erfolgt die Druckübertragung auf die Urethra rein passiv (dynamische Drucktransmission*). Im distalen Anteil der Urethra kommt eine zusätzliche *aktive* (reflektorische) Druckübertragung hinzu, die als Beckenbodenhustenreflex der hier lokalisierten quergestreiften Muskulatur zugeschrieben werden muß (reflektorische Drucktransmission*). Insuffiziente Druckübertragungen können letztlich zum klinischen Bild der Inkontinenz führen.

Elektromyographie

Prinzipiell ist eine elektromyographische Untersuchung der glatten Detrusormuskulatur wie auch der quergestreiften Beckenboden- und Sphinktermuskulatur möglich, die Elektromyographie des Detrusors ist jedoch bisher für die klinische Routine *nicht* geeignet. Quantitative Analysen von Amplituden- und Frequenzspektrum der abgeleiteten Aktivitätspotentiale liefern für die einzelnen Muskelgruppen charakteristische Frequenz-

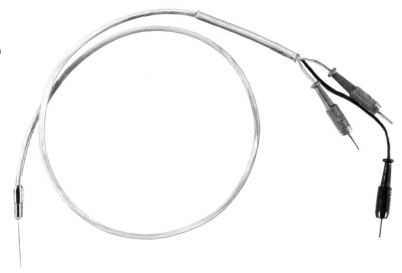

Abb. 11a Konzentrische bipolare EMG-Nadelelektrode (DISA) (aus *U. Jonas, H. Heidler, J. Thüroff:* Urodynamik. Enke, Stuttgart 1980)

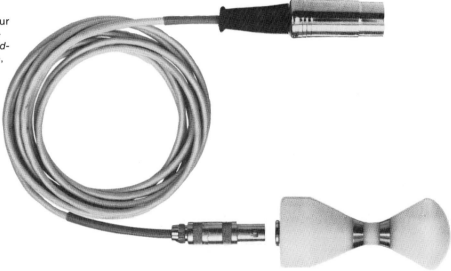

Abb. 11b Analstöpselelektrode zur Registrierung des Analsphinkter-EMG (DISA) (aus *U. Jonas, H. Heidler, J. Thüroff:* Urodynamik. Enke, Stuttgart 1980)

bereiche, innerhalb derer die höchste Energie abgegeben wird. Die Dauer dieser Potentiale liegt zwischen 5,5 ms (M. sphincter ext.) und 8 ms (M. levator ani).

Für den Routinegebrauch ist die semiquantitative EMG-Registrierung ausreichend, die im Rahmen einer urodynamischen Kombinationsuntersuchung einen zusätzlichen, simultan registrierbaren Parameter der Sphinkterfunktion (externer Sphinkter) liefert.

Technische Ausstattung
(Abb. **11**)

Die Ableitung der Potentiale kann über Oberflächenelektroden (Plattenelektroden, anal-plug) oder invasive Elektroden (Nadelelektroden, Drahtelektroden) erfolgen, die Registrierung der »Hüllkurve« kann über mechanische Schreiber (Frequenzlimit 60 Hz) erfolgen. Für genauere Analysen sind jedoch Photoschreiber bzw. Tintenstrahlschreiber erforderlich.

Die Applikation der Elektroden erfolgt im Bereich des Beckenbodens, möglichst nahe dem M. sphinkter urethrae externus. Die quergestreifte Beckenbodenmuskulatur kann mit gewissen Einschränkungen repräsentativ für den urethralen Schließmuskel angesehen werden (Abb. **12**).

Bei der Zystometrie werden neben der Ruheaktivität in der Blasenfüllungsphase die *Reflexaktivitäten* getestet (s. Abb. **7**): Bei Durchführung der Provokationstests kann der *Beckenbodenhustenreflex* mitgeprüft werden, ebenso beim Streßprofil. Darüber hinaus kann der *Bulbokavernosusreflex** durch mechanische oder elektrische Reizung von Glans/Penis bzw. Klitoris untersucht

260 Spezielle urologische Diagnostik

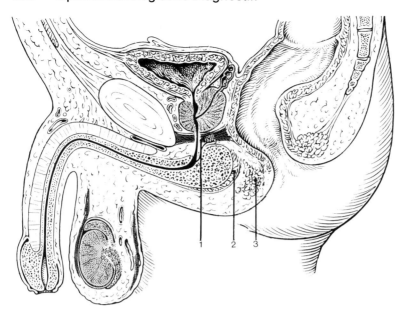

Abb. 12 EMG-Registrierung: Nadelposition: 1 = M. sphincter urethrae externus, 2 = M. bulbocavernosus, 3 = M. sphincter ani externus (aus *U. Jonas, H. Heidler, J. Thüroff:* Urodynamik. Enke, Stuttgart 1980)

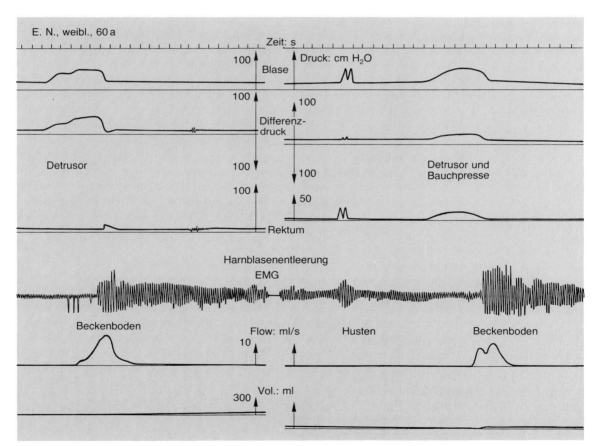

Abb. 13 Willkürliche Unterbrechung der Miktion (»Einhalten«). Eine willkürliche Miktion, sei sie durch alleinige Detrusorkontraktion (Diff) (links) oder durch Detrusorkontraktion mit assistierender Bauchpresse (R) (rechts) gekennzeichnet, kann durch aktive Betätigung des M. sphincter urethrae externus unterbrochen werden. Die Sphinkterkontraktion wird an der verstärkten Aktivität des Beckenboden-EMG ersichtlich (aus *U. Jonas, H. Heidler, J. Thüroff:* Urodynamik. Enke, Stuttgart 1980)

werden. Die willkürliche Aktivitätsantwort wird während der Zystometrie mehrfach durch Aufforderung des Patienten zum willkürlichen Aktivieren des Schließapparates (Einhalten) getestet. Von besonderer Bedeutung ist das Aktivitätsmuster des quergestreiften Sphinkters bei Miktion, hier sollte eine komplette ungestörte Miktion sowie eine willkürlich unterbrochene Miktion erfaßt werden.

Normalbefunde

Bei der semiquantitativen Auswertung ist die *Ruheaktivität* schwer beurteilbar, da die Aktivitätsänderungen bei den verschiedenen Funktionszuständen vergleichend erfaßt werden müssen. Dennoch ist die Beobachtung von Bedeutung, daß mit steigender Blasenfüllung die Ruheaktivität des quergestreiften Sphinkters zunimmt, sobald ein stärkerer Harndrang auftritt. Beim Husten wird als *Beckenbodenhustenreflex* simultan eine kurzzeitige, kompensatorische Aktivitätssteigerung des quergestreiften Muskels beobachtet. Bei Aufforderung zur willkürlichen Betätigung des Sphinktermechanismus (Einhalten) tritt eine deutliche Aktivitätsvermehrung ein, die den »reflektorischen Drucktransmissionsfaktor« zur Kontinenzerhaltung darstellt (s.o.). Während der normalen Miktion ist durch Relaxation des Sphinktermechanismus eine eindeutige Verminderung der Aktivitätspotentiale nachweisbar (stilles EMG) (Abb. **13**). Gleichbleibende, einschießende oder vermehrte Aktivitätsmuster sind als pathologisch anzusehen.

Indikation – Aussagekraft

Neurologische Erkrankungen mit assoziierten Blasenfunktionsstörungen stellen die Hauptindikation zur elektromyographischen Untersuchung der quergestreiften Sphinkter dar. Insbesondere infravesikale Obstruktionen* ohne erkennbare mechanische Ursache, die vorwiegend im Kindesalter den Verdacht auf eine funktionelle infravesikale Obstruktion ergeben, müssen mit Hilfe des EMG abgeklärt werden. Das semiquantitative Beckenboden-EMG erlaubt eine Aussage über die Intaktheit der somamotorischen Beckenbodeninnervation. Die EMG-Registrierung jedoch bereitet immer dann Schwierigkeiten, wenn eine herabgesetzte bis fehlende Aktivität im Sinne einer peripheren motorischen Läsion verifiziert werden soll, da das Fehlen der Aktivitäten als *Hinweis*, jedoch *nicht als Beweis* für eine Läsion des Nervus pudendus gelten kann. So dient das EMG im Prinzip dazu, vermehrte Aktivitäten auszuwerten, und stellt eine wertvolle Ergänzung zu den übrigen urodynamischen Parametern dar.

Röntgen

Die simultane Röntgenkontrolle bei urodynamischen Funktionsmessungen besitzt ihren Wert in der kontinuierlichen Bilddarstellung dynamischer Funktionsabläufe. Das Röntgen hat insbesondere im Durchleuchten mit Fernsehkette sowie in der Dolkumentation (Magnetband) seine entscheidende Bedeutung. Darüber hinaus lassen sich Einzelbilder mit der 70-mm- bzw 100-mm-Kamera festhalten. Wird die urodynamische Untersuchung am Röntgenplatz durchgeführt, dann erfolgt die Flüssigkeitszystomanometrie mit einem Gemisch aus 30%igem (300 g/l) Kontrastmittel und Kochsalz. Aus Gründen des Strahlenschutzes jedoch werden nur kurze, im allgemeinen standardisierte Phasen (Beginn der Füllphase, Erreichen der Blasenkapazität, Miktion) dokumentiert. Im Durchleuchtungsbild ist bei Einsatz der Bauchpresse auf das Tiefertreten der Blase, Zystozelenbildung* sowie auf vesikoureteralen Reflux zu achten. Der Vorteil der simultanen Röntgenuntersuchung ist die *Korrelation der Meßdaten* mit den morphologischen Veränderungen, somit können z.B. die verschiedenen Deszensusformen erkannt oder infravesikale Obstruktionen lokalisiert werden. Dies ist insbesondere in der Diagnostik funktioneller Urethraengen mit z.B. Detrusor-Beckenboden-Dyssynergie bzw. funktioneller Engstellungen der proximalen Urethra von Wert (Abb. **14**, **15**).

Miktiometrie

Die Miktiometrie stellt eine Kombinationsuntersuchung aus Zystometrie und Uroflowmetrie dar. Die Mindestausstattung ist ein *3-Kanal-Meßplatz* für Flüssigkeitszystometrie und Uroflowregistrierung. Eine zusätzliche Registrierung von EMG sowie der videographischen Kontrolle von Blase und Urethra ergibt letztlich die Möglichkeit, Ort und Ausmaß einer infravesikalen Obstruktion zu bestimmen.
Der Untersuchungsgang erfordert mindestens 2 Miktionsphasen, einmal möglichst ungestört, bei der zweiten soll durch willkürliche Unterbrechung der Miktion die Kompetenze des Sphinkters getestet werden.
Als *oberer Normwert* des intravesikalen Miktionsdruckes im Moment des maximalen Harnflusses* werden ± 75 cm H_2O (7,36 kPa) angesehen. Der maximale Harnfluß, der über 15 ml/s liegen soll, führt dann zu einem *normalen Widerstandskoeffizienten* (75 cm H_2O : 15 ml/s) von *weniger als 5* (cm H_2O/ml/s) bzw. weniger als 0,5 (kPa/ml/s), bei Nachweis eines höheren Widerstandskoeffizienten handelt es sich um eine Obstruktion (Abb. **16**).
Bei Vorliegen einer infravesikalen Obstruktion sind Lokalisation und Charakter dieser Obstruktion näher zu beschreiben. Bedeutung hat die Be-

262 Spezielle urologische Diagnostik

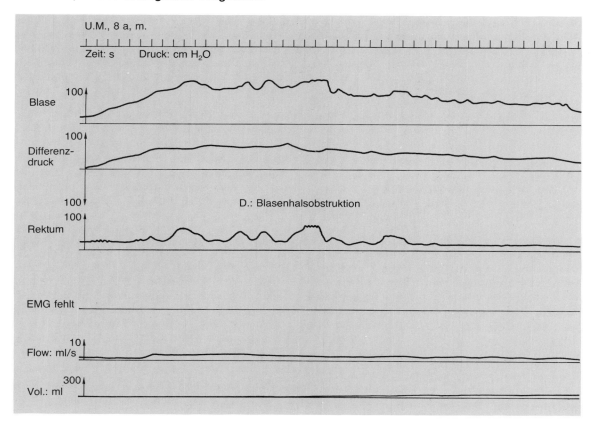

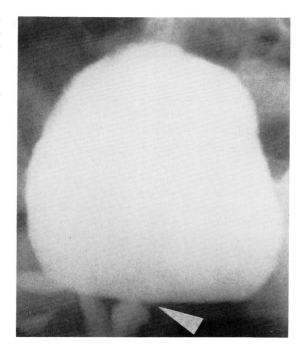

Abb. 14 Funktionelle Blasenhalsobstruktion. Videographischer Nachweis einer Blasenhalsenge im Miktionszystourethrogramm (Pfeil). Urodynamisch zeigt sich eine Miktionsphase mit schwachem Flow (Flow) trotz hohen intravesikalen Miktionsdruckes (B) (Detrusorkontraktion [Diff], assistiert durch Bauchpresse [R]) (aus *U. Jonas, H. Heidler, J. Thüroff:* Urodynamik. Enke, Stuttgart 1980)

Urodynamische Untersuchungen

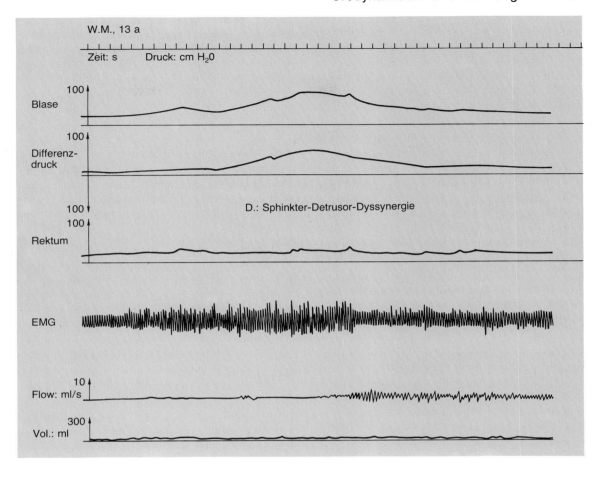

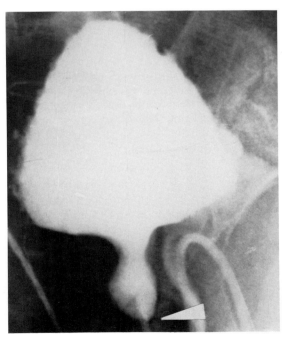

Abb. 15 Funktionelle Beckenbodenobstruktion (Sphinkter-Detrusor-Dyssynergie). Videographisch findet sich im Miktionszystourethrogramm eine Engstellung der Urethra auf Beckenbodenebene (Pfeil). Urodynamisch: Detrusorkontraktion mit Aufbau eines hohen intravesikalen Druckes. Bei gleichzeitig vermehrter Aktivität des Sphinktermechanismus (Beckenboden-EMG) kommt es zu keiner Spontanmiktion (Flow) (aus *U. Jonas, H. Heidler, J. Thüroff:* Urodynamik. Enke, Stuttgart 1980)

264 Spezielle urologische Diagnostik

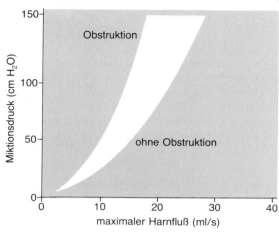

Abb. 16 Infravesikale Obstruktion. Der urodynamische Nachweis erfolgt durch Korrelation von maximaler Harnflußrate und Miktionsdruck: Bei einem Widerstandskoeffizienten von mehr als 5 (Miktionsdruck durch maximalen Harnfluß) muß eine infravesikale Obstruktion angenommen werden (nach *Abrahams*) (aus *U. Jonas, H. Heidler, J. Thüroff*: Urodynamik. Enke, Stuttgart 1980)

obachtung von unwillkürlichen Änderungen der Harnröhrenweite während Miktion, die mit charakteristischen Schwankungen des Widerstandskoeffizienten einhergehen: Bei niedrigem Miktionsdruck kommt ein höherer Harnfluß zustande und umgekehrt. Solch ein Befundmuster ist ein Hinweis für die funktionelle Natur der infravesikalen Obstruktion.

Indikation – Aussagekraft

Die Miktiometrie sollte stets im Anschluß an die Zystometrie durchgeführt werden. Besondere Bedeutung kommt der Objektivierung einer infravesikalen Obstruktion* zu. Soll eine funktionelle infravesikale Obstruktion nachgewiesen und lokalisiert werden, wie es bei Verdacht auf neurogene Blasendysfunktion häufige Fragestellung ist, so ist dies bei simultaner Registrierung des Beckenboden-EMG unter videographischer Kontrolle der Miktionsphase in der Regel zuverlässig möglich.

Apparative Ausstattung

Prinzip jeder Messung ist, mit möglichst geringem Aufwand die richtige Diagnose zu finden. Es soll nochmals betont werden, daß die urodynamische Untersuchung erst nach Anamnese, exakter klinischer Untersuchung (einschließlich neurologischem Status) und Ausschöpfung sämtlicher Zusatzdiagnostika (Labor, Röntgen) ergänzend eingesetzt werden soll. Die urodynamische Untersuchung ist eine Untersuchung des Arztes und *nicht der Praxishelferin*.

Uroflowmeter

Die wichtigsten Meßprinzipien sind:
- Prinzip der rotierenden Scheibe (Durchflußflowmetrie*) (DISA): Das Meßprinzip beruht darauf, daß eine schnell rotierende Scheibe entsprechend der Masse des auffallenden Urins abgebremst wird, das Ausmaß der Rotationsverlangsamung/Zeiteinheit ist proportional der Harnflußmenge (Abb. **17**).
- Die elektronische (nach von Garrelt) Waage* (Siemens): Diese Harnflußwaage ist eine elektronische Waage mit einem Dehnungsmeßstreifen. Entsprechend der Masse des einfallenden Harns werden über Widerstandsveränderungen der Harnfluß als Funktion der Zeit sowie das Gesamtgewicht des Harnes (Volumen) registriert (Abb. **18**).
- Prinzip der Gasverdrängung* (MEDA): Die Miktion erfolgt in einen geschlossenen Behälter. Die verdrängte Luft gelangt zu einer Meßzelle, die Strömungsgeschwindigkeit wird nach dem Anemometerprinzip* registriert; somit sind Aussagen über Harnfluß und Harnvolumen möglich (Abb. **19**).

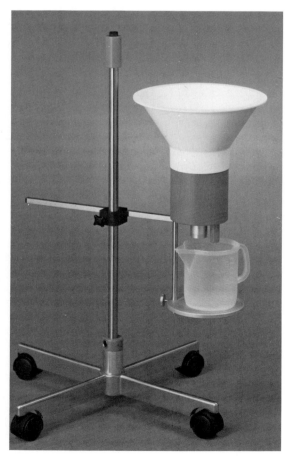

Abb. 17 Uroflowmeter nach dem Prinzip der rotierenden Scheibe (DISA) (aus *U. Jonas, H. Heidler, J. Thüroff*: Urodynamik. Enke, Stuttgart 1980)

Abb. 18 Uroflowmeter nach dem Prinzip der elektronischen Waage nach van Garrelt (Siemens) (aus *U. Jonas, H. Heidler, J. Thüroff:* Urodynamik. Enke, Stuttgart 1980)

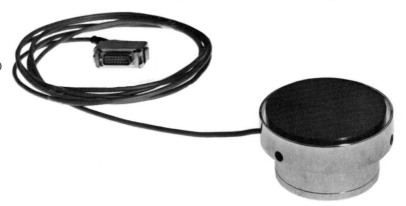

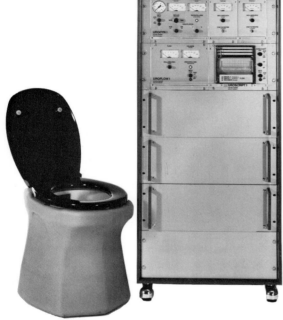

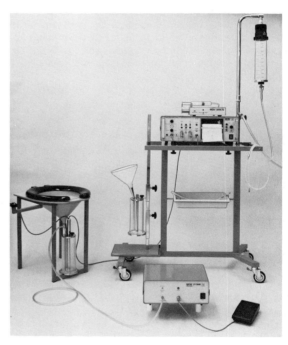

Abb. 19 Urodynamischer Meßplatz Typ I (Screening-Praxis): 2-Kanal-CO_2-Zystometer zur simultanen Registrierung von Blasendruck und Rektaldruck, Uroflowmeter nach dem Prinzip der Gasverdrängung (MEDA) (aus *U. Jonas, H. Heidler, J. Thüroff:* Urodynamik. Enke, Stuttgart 1980)

Abb. 20 Uroflowmeter nach dem Prinzip der kapazitiven Füllstandsmessung (WOLF) (aus *U. Jonas, H. Heidler, J. Thüroff:* Urodynamik. Enke, Stuttgart 1980)

266 Spezielle urologische Diagnostik

Typ ? wo	Einheit		Daten						
	CO_2	H_2O	Druck				Flow/Vol	EMG	Kinefluoroskopie Datenspeicher
			P_B	P_R	P_U	P_{Diff}			
III Zentrum	−	+	■	■	■	■	■	■	■
II Krankenhaus	−	+	■	■	■	■	■	■	
I Screening, Praxis	+	+	■				■		

Abb. 21 Urodynamische Meßplätze. Die Gaszystometrie kommt *nur* für den kleinen Meßplatz (Typ I) in Betracht, mit zunehmenden Anforderungen an den Meßplatz muß eine steigende Anzahl urodynamischer Parameter simultan registriert werden (Blasendruck, Rektaldruck, Urethraldruck, Differenzdruck, → z. B. Urethraverschlußdruck, Detrusordruck) (aus *U. Jonas, H. Heidler, J. Thüroff:* Urodynamik. Enke, Stuttgart 1980)

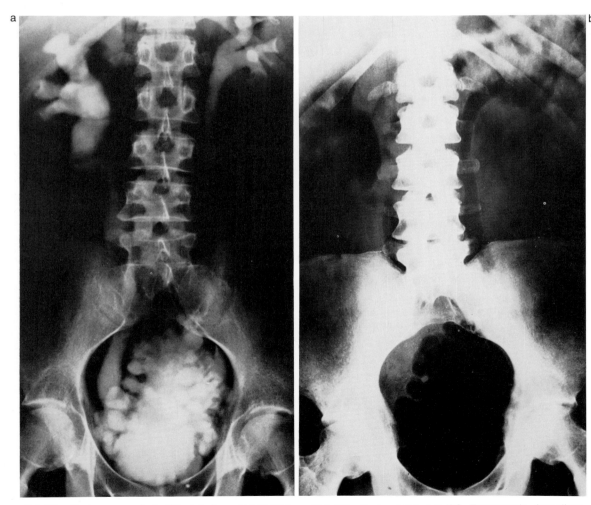

Abb. 22 a Zystogramm bei Flüssigkeitszystomanometrie. Divertikelblase mit vesikorenalem Reflux beidseits bei neurogener Reflexinkontinenz (aus *U. Jonas, H. Heidler, J. Thüroff:* Urodynamik. Enke, Stuttgart 1980)

Abb. 22 b Zystogramm bei CO_2-Zystometrie desselben Patienten. Ausreichende Darstellung der Divertikelblase und des vesikorenalen Refluxes durch Gasfüllung der ableitenden Harnwege (aus *U. Jonas, H. Heidler, J. Thüroff:* Urodynamik. Enke, Stuttgart 1980)

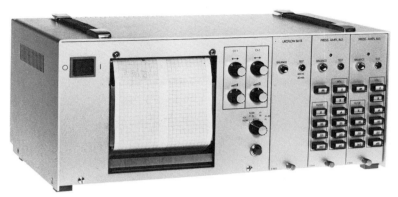

Abb. 23 Urodynamischer Meßplatz Typ I (Screening-Praxis) für Flüssigkeitszystometrie: 2-Kanal-Gerät zur simultanen Registrierung von Blasendruck und Rektaldruck, Registriereinheit für Uroflow und Miktionsvolumen (Siemens) (aus *U. Jonas, H. Heidler, J. Thüroff:* Urodynamik. Enke, Stuttgart 1980)

– Prinzip der kapazitiven Füllstandsmessung* (Wolf): Das Flowmeter arbeitet nach einem kapazitiven Meßprinzip. Das Volumen im Gefäß entspricht einer bestimmten Kapazität, die laufend elektronisch gemessen wird. Durch Differentiation dieser Meßwerte erhält man die Volumenveränderungen pro Zeiteinheit und somit den Flow (Abb. **20**).

Vergleichsmessungen mit den beschriebenen Systemen haben eine weitgehende Übereinstimmung der Ergebnisse bei einer Fehlerquote zwischen 8 und 10% ergeben. Diese Fehlerquote jedoch ist für den klinischen Routinegebrauch ohne Bedeutung.

Urodynamische Meßplätze

Entsprechend dem apparativen Aufwand lassen sich 3 Kategorien unterscheiden: Meßplatz Typ I (Screening, Praxis), Meßplatz Typ II (urologische Fachabteilung), Meßplatz Typ III (urodynamisches Zentrum) (Abb. **21**):

Meßplatz Typ I

CO_2-Zystometer

Das Interesse am CO_2-Zystometer ist dadurch begründet, daß für die Praxis eine Screening-Methode gebraucht wurde, mit der eine urodynamische Diagnostik der unteren Harnwege schnell, problemlos und wenig infektgefährdend durchgeführt werden kann (s. Abb. **19**):

Argumente *für* das Gaszystometer:
1. Durch die Verwendung von CO_2 statt Luft besteht keine Emboliegefahr.
2. Durch die geringe Viskosität des Gases ist eine schnellere Einströmgeschwindigkeit und somit eine Beschleunigung des Untersuchungsganges möglich.
3. Die Ergebnisse sind gut reproduzierbar.
4. Die einfach durchführbare Untersuchung nimmt bei Vorbereitung durch die Praxishelferin oder der MTA im allgemeinen weniger als 15 Minuten in Anspruch. Die Problematik steriler Wasseraufbereitung, steriler Druckelemente und Schlauchsysteme sowie der maschinellen Flüssigkeitsinfusion entfällt.
5. Wird die Untersuchung auf einem Röntgentisch durchgeführt, läßt sich die Blasenmorphologie grob beurteilen (Abb. **22**).

Argumente *gegen* das Gaszystometer:
1. Gas ist ein komprimierbares Medium, daher erfolgt eine trägere Druckübermittlung als bei der Wasserzystometrie, es können Informationsverluste bei kurz andauernden und schnell wechselnden Druckänderungen eintreten.
2. Das Gaszystometer dient nur zur Untersuchung der Blasenfüllphase, die wichtige Untersuchung der Miktionsphase (simultane Druck-Fluß-Messung) ist bei der Gaszystometrie *nicht* möglich, die Harnflußuntersuchung muß getrennt durchgeführt werden.
3. Die Messung des urethralen Druckprofils (Sphinkterometrie*) ist mit Gas nicht empfehlenswert, da die Ergebnisse schlecht reproduzierbar sind.
4. Durch das Gas kommt es zu einer Hyperämie der Blasenschleimhaut, daher ist eine Zystoskopie nach Durchführung der CO_2-Zystometrie mit Beurteilung der Blasenschleimhaut nicht mehr möglich.
5. Das Gaszystometer ist nicht ausbaufähig, so daß eine sukzessive Erweiterung der Meßeinheit wie beim Flüssigkeitszystometer nicht möglich ist.

Als Screening-Verfahren ist die CO_2-Zystometrie ausgezeichnet geeignet. Sie ermöglicht eine schnelle, wenig aufwendige Untersuchung, mit der in 80–85% der Fälle die Diagnose gestellt werden kann.

Flüssigkeitszystometer
(Abb. **23**)

Zur Flüssigkeitszystomanometrie können sämtliche sterile Flüssigkeiten wie Wasser, Kochsalz oder Kontrastmittel verwendet werden. Für eine Untersuchung am Röntgentisch empfiehlt sich die

Verwendung von Kontrastmittel, da die morphologische Beurteilung die registrierten Meßdaten wertvoll ergänzt (Refluxprüfung, Miktionszystourethrogramm).

Die der Kategorie I zugehörigen Wasserzystometer umfassen Verstärker, Schreiber und Manometer. Aus einem Vorratsbehälter fließt die Flüssigkeit über einen 2-Kanal-Katheter in die Harnblase ein (Kanal I: Blasenfüllung, Kanal II: simultane Druckregistrierung).

Ähnlich wie bei der Gaszystometrie ist ein 2. Kanal zur simultanen Rektaldruckmessung (intraabdominaler, extravesikaler Druck) erforderlich. Diese Druckregistrierung erfolgt über einen rektalen Ballonkatheter, der mit Flüssigkeit gefüllt ist. Die Abgleichung erfolgt in Relation zum Blasenruhedruck (pB = pR), eine Registrierung der Absolutwerte des Rektaldrucks ist *nicht* erforderlich. Bei der Wasserzystometrie empfiehlt sich die Untersuchung im Sitzen, da so simultan die Harnflußmessung (Miktiometrie) möglich ist, dazu ist letztlich ein 3-Kanal-Schreiber erforderlich (Kanal I: Blasendruck, Kanal II: Rektaldruck, Kanal III: Harnfluß).

Argumente *für* das Flüssigkeitszystometer:
1. Im Gegensatz zum Gas ist Wasser ein nicht komprimierbares Medium, die Trägheit ist dadurch weitaus geringer. Kurz andauernde und schnell wechselnde Druckänderungen lassen sich besser nachweisen.
2. Die Miktionsphase ist nur bei der Flüssigkeitszystometrie beurteilbar. Insbesondere die simultane Druck-Fluß-Registrierung erlaubt die genaue Diagnostik der Miktionsphase mit Einschätzung des infravesikalen Widerstandes* (Widerstandskoeffizient = Miktionsdruck/maximaler Harnfluß).
3. Urethrale Druckprofile (Sphinkterometrie*) sind reproduzierbar durchführbar.
4. Die Geräte lassen sich im Modulverfahren ausbauen und mit zusätzlichen Kanälen bestücken.
5. Nach einer Flüssigkeitszystometrie ist eine Zystoskopie durchaus möglich.

Argumente *gegen* das Flüssigkeitszystometer:
1. Eine exakte urodynamische Untersuchung erfordert elektronische Druckmanometer (die nicht bei allen Instrumenten zur Ausrüstung gehören).
2. Es ist eine sterile Wasseraufbereitung und die Sterilisation von Schlauchsystemen und Druckwandlern erforderlich.
3. Vor der Untersuchung ist eine Kalibrierung und eine Nullpunktabgleichung erforderlich.
4. Die Miktion auf dem Untersuchungstisch bzw. Untersuchungsstuhl bietet in der Praxis Probleme mit der Aseptik.
5. Zur kontinuierlichen, definierten Blasenfüllung ist ein Perfusor erforderlich, insbesondere da bei dünneren mehrlumigen Kathetern der Innenwiderstand des Katheters die Einfüllgeschwindigkeit stark drosselt.

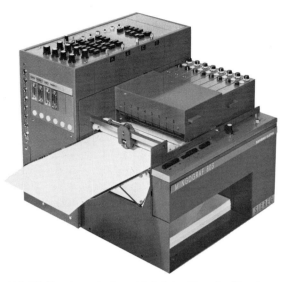

Abb. 24 Urodynamischer Meßplatz Typ II (Krankenhaus). Mehrkanalgerät zur simultanen Registrierung von Blasendruck, Rektaldruck, Differenzdruck, Harnflußrate, Miktionsvolumen und Sphinkter-EMG, mit einem 8-Kanal-Tintenstrahlschreiber, erweiterungsfähig zur Aufzeichnung weiterer Parameter (Siemens) (aus *U. Jonas, H. Heidler, J. Thüroff:* Urodynamik. Enke, Stuttgart 1980)

Meßplatz Typ II
(Abb. 24)

Als Medium sollte in dieser Meßplatzkategorie ausschließlich Flüssigkeit verwendet werden. Es ist mindestens ein 3-Kanal-Schreiber erforderlich: 1. Blasendruck, 2. Rektaldruck (alternierend Harnröhrendruck), 3. Harnfluß. Das Gerät sollte zur Registrierung des Differenzdrucks erweiterungsfähig sein: 1. Blasendruck – Rektaldruck = Detrusoreigendruck; 2. Urethraldruck – Blasendruck = urethraler Verschlußdruck. Zusätzlich sollte die Ausbaufähigkeit zur Simultanregistrierung der Muskelaktivitäten des externen Sphinkters (Beckenboden-EMG) gegeben sein.

In dieser Meßplatzkategorie sollten unbedingt elektronische Druckwandler Anwendung finden, weiterhin sollte die Blasenfüllung maschinell über eine Pumpe erfolgen (z. B. Rollenpumpe), um somit eine vom Blaseninnendruck unabhängige konstante Blasenfüllgeschwindigkeit zu garantieren.

Mit dieser Ausstattung sind folgende urodynamische Untersuchungen möglich:
– die Zystometrie (Blasenfüllphase),
– die Miktiometrie (Entleerungsphase),
– das urethrale Druckprofil.

Meßplatz Typ III

Dieser Meßplatz umfaßt die Einrichtung zur Simultanaufzeichnung sämtlicher Meßdaten: Bla-

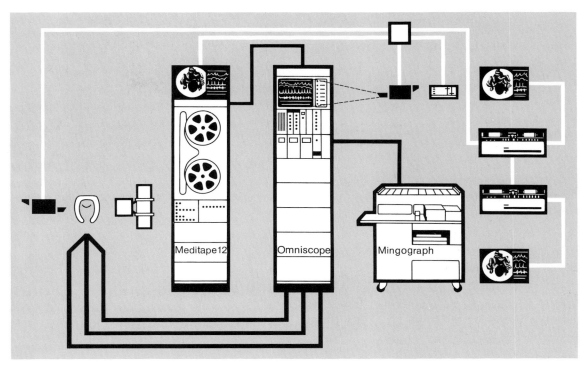

Abb. 25 Urodynamischer Meßplatz Typ III (urodynamisches Zentrum). Simultane Aufzeichnung von fluoroskopischem Bild und sämtlichen urodynamischen Meßparametern durch Mischung auf dem Fernsehschirm mit Dokumentation auf Videoband. Zusätzlich Dokumentation der Meßkurven auf Papier- und Magnetband sowie der röntgenologisch interessanten Phasen mit Hilfe der 100- (bzw. 70-)mm-Kamera (aus *U. Jonas, H. Heidler, J. Thüroff: Urodynamik. Enke, Stuttgart 1980*)

sendruck, Rektaldruck, Differenzdruck (Blase – Rektum bzw. Urethra – Blase) Urethraldruck, Harnfluß, Harnvolumen, EMG, EKG, Puls, Kinefluoroskopie, Datenspeicher.

Schon die Aufzählung dieser Meßdaten dokumentiert den Untersuchungsaufwand und die Tatsache, daß diese Meßplätze (Kostenaufwand ca. 300 000 DM) nur wenigen Zentren vorbehalten sein können. Allerdings kann ein Meßplatz Typ II durchaus so gestaltet sein, daß man ihn zur Kategorie III ausbauen kann.

Der hier beschriebene »große Meßplatz« (Abb. **25**) soll repräsentativ für diese Kategorie gelten, wobei jedoch vielerlei Modifikationen und Anpassungen an spezielle Fragestellungen möglich sind. Dieser Meßplatz besteht aus einer kombinierten Druck-Harnfluß-EMG-Meßeinrichtung, die über eine Videokette mit der Röntgeneinrichtung verbunden ist. Der Patient sitzt vor dem vertikal gerichteten Röntgentisch vor der Röntgenfernsehkette. Sämtliche Informationen wie Druck, Harnfluß, Harnvolumen, EMG u. a. werden auf Analogmagnetband gespeichert und auf einem Memory-Oszilloskop sichtbar gemacht. Dieses Bild wird von einer Fernsehkamera aufgenommen und über einen Videomischer zusammen mit dem Röntgenbild (die Blasenfüllung erfolgt mit Röntgenkontrastmittel) auf einem Kontrollmonitor vereinigt. Diese Doppelinformation aus Meßdaten und Morphologie wird auf Videoband gespeichert und später in den entscheidenden Phasen endgültig auf einem 2. Videoband dokumentiert. Die Meßkurve selbst wird zusätzlich mit Hilfe eines Tintenstrahl-Mehrkanalschreibers aufgezeichnet, der Kurve werden später Momentaufnahmen des Funktionsablaufes (100-mm-Röntgenkamera) zugeordnet (s. Abb. **14, 15**). Zur Untersuchung von Kindern läßt sich mühelos ein kommerziell erhältlicher Kindersitz auf dem Toilettenstuhl adaptieren.

Der Vorteil dieser Kategorie besteht darin, daß aufgrund der Datenspeicherung die Kurve audiovisuell abgespielt werden kann. Darüber hinaus führt die primäre Datenspeicherung zu einer Herabsetzung der Folgekosten (Schreibpapier), da letztlich nur die entscheidenden Phasen dokumentiert werden, sowie zur Reduzierung der Strahlenbelastung (Reproduktion des gespeicherten Röntgenbildes). Insbesondere die videographische Aufzeichnung des Mischbildes (Meßdaten und Morphologie) ermöglicht einen exakten Kurvenvergleich mit einer später wiederholten urodynamischen Messung.

Meßkatheter

Folgende Charakteristika der Meßkatheter müssen standardisiert sein:
- Anzahl der Lumina des Katheters,
- Typ des Katheters,
- Kathetergröße.

Anzahl der Lumina des Katheters

Da zur Zystometrie eine kontinuierliche Blasenfüllung mit simultaner Druckmessung erforderlich ist, ist zumindest ein 2-Kanal-Katheter erforderlich (Ausnahme: Technik nach Brown-Wickham, s.u.). Soll der transurethrale Zugang gewählt werden und wird anschließend die urethrale Druckprofilschreibung angestrebt, muß zumindest ein 3-Kanal-Katheter gewählt werden, um mit einem einmaligen Katheterisieren diese Meßmöglichkeiten auszuschöpfen. Da nur mit simultaner Messung von Blasen- und Urethradruck der wichtige Parameter des Urethralverschlußdruckes* feststellbar ist, wird der zusätzliche Meßkanal erforderlich.

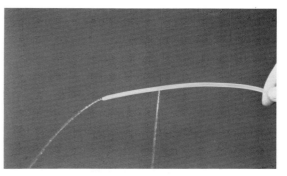

Abb. 26 Perfusionkatheter. Durch eine seitliche Katheteröffnung wird während des Rückzuges durch die Urethra perfundiert, wobei die Änderung des aufgewandten Perfusionsdruckes den Urethraverschlußdruck darstellt (nach *Brown-Wickham*) (aus *U. Jonas, H. Heider J. Thüroff:* Urodynamik. Enke, Stuttgart 1980)

Typ des Katheters

Es gibt prinzipiell 3 verschiedene Meßprinzipien:
1. *Perfusionskatheter:*
   a) Die Perfusionsmessung nach Brown-Wickham: Bei diesem Katheter wird über eine seitliche Katheteröffnung der Druck gegen einen konstanten (und auf Null kalibrierten) Perfusionsdruck registriert (Abb. **26**).
   b) Perfusionskatheter mit getrennten Perfusions- und Druckkanälen: Diese von Heidenreich-Beck beschriebene Meßtechnik perfundiert die Urethra über einen Führungskatheter, die Druckregistrierung erfolgt über eine gesonderte Druckmeßsonde, die den Führungskatheter (Perfusion) überragt (Abb. **27**).
2. *Membrankatheter*:. Die Druckmessung erfolgt über eine Druckkammer (abgedeckt durch eine Latexmembran) und ein wassergefülltes System, das die Druckmembran mit dem Druckelement verbindet. Die Vorteile dieser Technik sind neben dem Verzicht auf die Perfusion dadurch gegeben, daß (wie beim Tip-transducer-Katheter) statische Druckmessungen durchführbar sind. Die Handhabung des Membrankatheters ist jedoch dadurch kompliziert, daß eine spezielle Kalibrierung neben der elektronischen Abgleichung durchgeführt werden muß (Abb. **28**).
3. *Tip-transducer-Katheter**. Diese eleganteste Druckmessung erfolgt über ein im Katheter eingearbeitetes Druckelement, es wird also zwischen dem zu messenden Punkt und der Meßeinrichtung kein Medium geschaltet. Vorteile dieser Technik sind eine exakte und trägheitsfreie Druckübertragung. Nachteile sind neben den hohen Kosten und der hohen Empfindlichkeit eine gewisse Temperaturinstabilität (die bei der Zystometrie zur Blasenfüllung mit körperwarmer Flüssigkeit zwingt) und die relativ starre Konsistenz des Katheters. Insbesondere bei Kathetern mit 2 Druckabnehmern und einem Perfusionskanal ist dadurch die Untersuchung (bes. beim männlichen Patienten) erschwert (Abb. **29**).

Kathetergröße

Es sollte auf jeden Fall ein Katheter unter 10 Ch. gewählt werden.

Urodynamische Diagnostik

Schließmuskelschwäche – Streßinkontinenz*

Bei der Streßinkontinenz handelt es sich um einen passiven, unwillkürlichen Harnverlust bei extrinsischer Erhöhung des intravesikalen Druckes (Husten, Bauchpresse). Ursache ist eine Insuffizienz des Verschlußapparates. Der klinische Schweregrad wird in 3 Kategorien eingeteilt:
Grad 1: Harnverlust bei Husten, Niesen, Pressen, schwerem Heben;
Grad 2: Harnverlust bei Gehen, Bewegen, Aufstehen;
Grad 3: Harnverlust im Liegen.

Urodynamische Befundmuster

Zystomanometrie: In der Blasenfüllungsphase erfolgt bei Provokation durch Husten oder Pressen ein passiver Urinverlust, d.h. Detrusoreigenkon-

Abb. 27 Perfusionskatheter. Prinzip der offenen Messung des Urethraverschlußdruckes unter Perfusion, dabei stehen für Druckmessung und Perfusion 2 getrennte Kanäle zur Verfügung (nach *Beck-Heidenreich*) (aus *U. Jonas, H. Heidler, J. Thüroff:* Urodynamik. Enke, Stuttgart 1980)

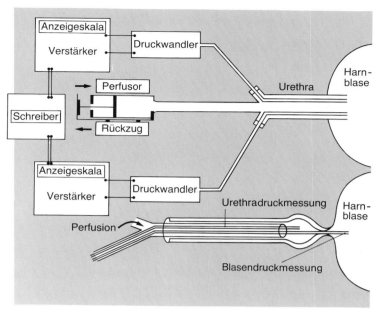

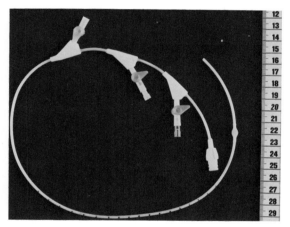

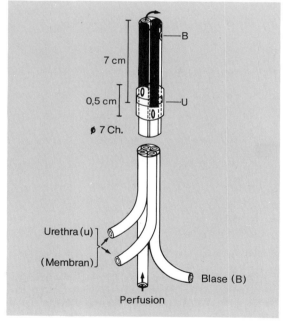

Abb. 28 7-Ch.-4-Kanal-Membrankatheter zur Zystometrie und Sphinkterometrie. Geschlossenes, wassergefülltes System zur Messung des Urethradruckes. Druckabnahme über einer mit einer Latexmembran abgedeckten Druckkammer, die über 2 Kanäle des Katheters luftfrei mit Wasser gefüllt werden kann (nach *Tanagho u. Jonas*) (aus *U. Jonas, H. Heidler, J. Thüroff:* Urodynamik. Enke, Stuttgart 1980)

272 Spezielle urologische Diagnostik

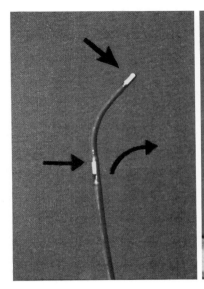
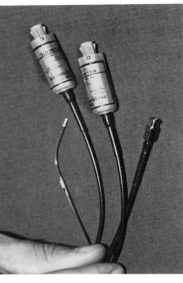

Abb. 29 Mikro-tip-transducer-Katheter. Die Druckwandlerelemente sind in den Katheter eingearbeitet, hier ein Katheter mit 2 Druckwandlern zur simultanen Messung von Blasen- und Urethradruck mit einem zusätzlichen Perfusionskanal zur Blasenfüllung (nach *Ulmsten*) (aus *U. Jonas, H. Heidler, J. Thüroff:* Urodynamik. Enke, Stuttgart 1980)

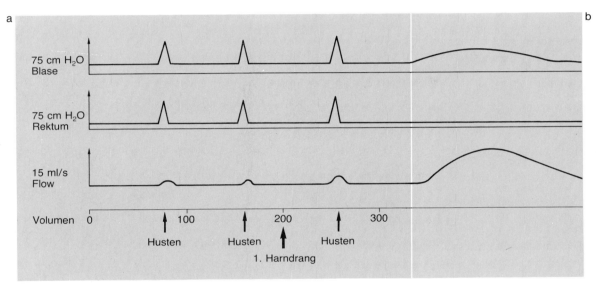

Abb. 30a u. b Streßinkontinenz (aus *U. Jonas, H. Heidler, J. Thüroff:* Urodynamik. Enke, Stuttgart 1980)
a Füllungsphase (Zystometrie): Abgang von geringen Harnportionen bei intravesikaler Druckerhöhung (Husten) **ohne** Nachweis von ungehemmten Detrusorkontraktionen

b Entleerungsphase (Miktiometrie): unauffällige Miktionsphase

traktionen und Harndrang sind im Zusammenhang mit dem Urinverlust *nicht* nachweisbar.

Miktiometrie: Etwa ⅓ der Patientinnen zeigen eine unbehinderte Miktion mit übernormal hohem Harnfluß bei niedrigem intravesikalem Miktionsdruck (Abb. **30**).

Urethradruckprofil: Bei der iatrogenen Streßinkontinenz des Mannes ist das maximal verkürzte bzw. fehlende funktionelle Urethradruckprofil der typische Befund.

Bei der Streßinkontinenz der Frau können anhand des Urethradruckprofils prinzipiell 2 Formen unterschieden werden (s. Abb. **10**):
1. die im Ruheprofil hypotone Urethra, die unter Streßbedingungen keinen positiven Verschlußdruckgradienten aufbauen kann;
2. die im Ruheprofil normotone oder hypotone Urethra, die unter Streß infolge mangelhafter Drucktransmission den positiven Gradienten des Verschlußdruckes verliert.

Streßinkontinenz der Frau

Wichtigste Ursache der Streßinkontinenz der Frau ist die Beckenbodenschwäche. Auslösende Faktoren sind Muskelüberdehnungen und -zerreißungen bei Entbindung sowie Veränderungen der topographischen Anatomie infolge eines Deszensus. Eine zusätzliche Rolle spielt der Östrogenmangel der Postmenopause.

Zur Therapieplanung ist an Zusatzdiagnostik die laterale Urethrozystographie mit Doppeltbelichtung von besonderer Bedeutung (Abb. **31**): Im seitlichen Strahlengang erfolgt eine Doppeltbelichtung der kontrastmittelgefüllten Harnblase im Stehen, die Urethra wird durch eine Metallkette oder einen kontrastgebenden Katheter markiert. Die erste Belichtung erfolgt in gelöster Haltung, beim zweiten Mal wird die Aufnahme unter maximaler Bauchpresse durchgeführt. Ein vorliegender *Deszensus* kann auf diese Weise als *vertikal* oder *rotatorisch* klassifiziert werden, eine *Zystozele* kann isoliert oder in Verbindung mit einem rotatorischen Deszensus beobachtet werden.

Zur Einschätzung der peripheren Östrogenwirkung in der Postmenopause hat sich die Bestimmung des kariopyknotischen Index* aus dem Urethralabstrich bewährt. Bei ausreichendem Östrogenspiegel findet man mehr als 70% Oberflächenzellen. Lassen sich weniger als 70% Oberflächenzellen nachweisen, ist eine Östrogensubstitution angezeigt.

Streßinkontinenz des Mannes

Die Streßinkontinenz ist beim Mann weitaus seltener, da sein infravesikaler Widerstand aus anatomischen Gründen höher ist als bei der Frau. Dabei ist zusätzlich mit steigendem Lebensalter in vielen Fällen ein Anstieg des infravesikalen Widerstandes zu erwarten (Prostataadenom). Als Ursache einer Streßinkontinenz kommen in erster Linie iatrogene Schädigungen des Verschlußmechanismus in Betracht (Prostatektomie, transurethrale Prostataresektion) sowie neurogene Läsionen im Sinne einer peripheren somatomotorischen Läsion (z. B. bei Rektumamputation).

Reizzustände der Harnblase: Pollakisurie, imperativer Harndrang (Urge), Dranginkontinenz (Urgeinkontinenz), Enuresis

Pathologische Reizzustände der Harnblase sind durch vermehrte sensorische Impulse (sensorische Urge-[Inkontinenz]) oder eine erhöhte motorische Detrusorstimulation (motorische Urge-[Inkontinenz]) charakterisiert. Die klinischen Schweregrade führen von der Pollakisurie über imperativen Harndrang bis zur Inkontinenz. Primäre oder idiopathische Reizzustände der Harnblase sind häufig, sie müssen streng von den symptomatischen Reizzuständen unterschieden werden.

Ursache für letztere sind:
– unspezifische und spezifische Entzündungen,
– infravesikale Obstruktionen,
– Tumoren von Prostata und Blase, Fremdkörper,
– Östrogenmangel in der Postmenopause,
– neurologische und psychiatrische Grunderkrankungen (Tab. **5**).

Urodynamische Befundmuster
(Abb. **32**)

Zystometrie: In der Füllungsphase der Zystometrie imponieren unwillkürliche Detrusorkontraktionen, die infolge extrinsischer Provokationen ausgelöst werden (Detrusorinstabilität) oder aber ohne zusätzliche Provokationen nachweisbar sind (Detrusorhyperreflexie). Diese Detrusorkontraktionen gehen mit einem Harndranggefühl einher, das klinische Bild wird bei erhaltener Kontinenz durch Reizblasensymptomatik mit Pollakisurie und imperativem Harndrang geprägt. In schweren

---

Tabelle **5** Ätiologie der Reizzustände der Harnblase (gesteigerte Motorik/Sensitivität)

---

unspezifisch entzündlich
interstitielle Zystitis
spezifisch entzündlich (Tbc, Bilharzia)
Fremdkörper (intravesikal/vaginal)
Tumoren (Blase/Prostata)
hormonell (Östrogenmangel)
obstruktiv (mechanisch/funktionell)
neurogen (obere neuromotorische Läsion)
psychogen
idiopathisch

274 Spezielle urologische Diagnostik

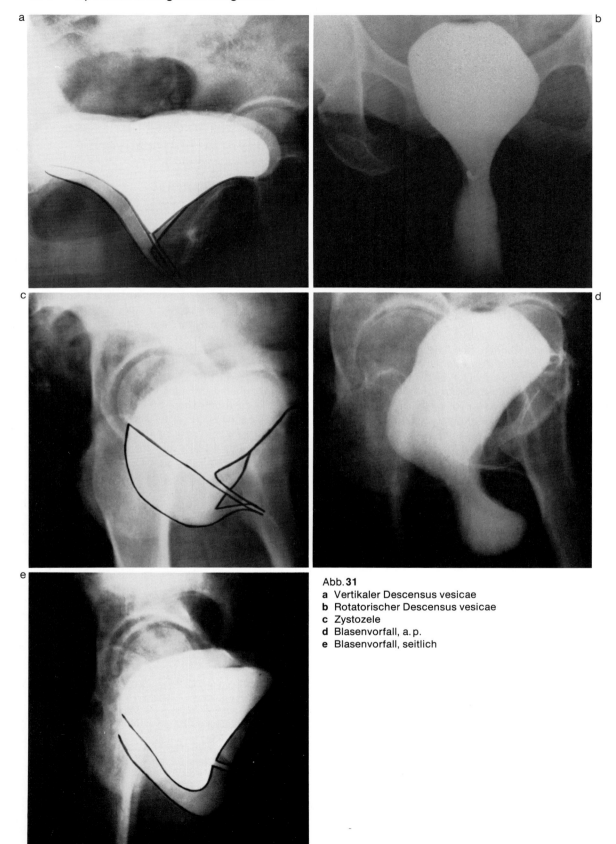

Abb. 31
a Vertikaler Descensus vesicae
b Rotatorischer Descensus vesicae
c Zystozele
d Blasenvorfall, a. p.
e Blasenvorfall, seitlich

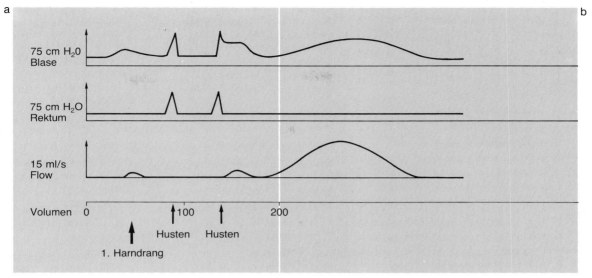

Abb. 32 a u. b Primäre Urgeinkontinenz (aus *U. Jonas, H. Heidler, J. Thüroff:* Urodynamik. Enke, Stuttgart 1980)
a Füllungsphase (Zystometrie): Verfrühter erster Harndrang bei ungehemmter Detrusorkontraktion mit unwillkürlichem Harnabgang, Provokation einer weiteren ungehemmten Detrusorkontraktion nach dem 2. Hustenstoß, verminderte Blasenkapazität

b Entleerungsphase (Miktiometrie): Verfrühte, unauffällige Miktionsphase

Fällen tritt als Folge der unwillkürlichen Detrusorkontraktionen ein Harnverlust auf (Urgeinkontinenz, Enuresis). Der erste Harndrang wird bei der zystometrischen Blasenfüllung typischerweise verfrüht angegeben, die Blasenkapazität ist reduziert. Bei den sensorisch-induzierten Reizzuständen der Harnblase finden sich als Pathologika allein der verfrühte erste Harndrang und die reduzierte Blasenkapazität. Unwillkürliche Detrusorkontraktionen sind definitionsgemäß *nicht* nachweisbar.
Miktiometrie: Bei *primären* Reizzuständen der Harnblase findet sich eine ungestörte Miktion. Ein *sekundärer* Reizzustand, z.B. Urgeinkontinenz infolge einer mechanischen oder funktionellen infravesikalen Obstruktion zeigt in der Miktionsphase die Charakteristika der Blasenentleerungsstörung (Abb. **33**).
Urethraprofil: Das Urethraprofil trägt wenig zur Diagnostik von primären Reizzuständen der Harnblase bei, es ist in der Regel unauffällig. Lediglich bei der Kombination von Urge- mit Streßinkontinenz zeigt das Urethrastreßprofil die Charakteristika der Sphinkterinsuffizienz.

Harnblasenentleerungsstörungen

Harnblasenentleerungsstörungen sind durch obstruktive Miktionsbeschwerden mit nachlassendem Harnstrahl, steigender Miktionsfrequenz und Einsatz der Bauchpresse bei der Miktion gekennzeichnet. Im Stadium der Dekompensation sind steigende Restharnmengen nachweisbar, Harnverhalt und Überlaufinkontinenz sind das Endstadium der Dekompensation. Als Ursache können urodynamisch infravesikale Obstruktionen (mechanisch/funktionell) und die Detrusorschwäche (primär/sekundär) unterschieden werden (Tab. **6**).

Tabelle 6 Ätiologie der Harnblasenentleerungsstörungen

1. **Mechanische infravesikale Obstruktionen**
   Meatusstenose
   Urethrastriktur
   Prostataadenom/-karzinom
   Blasenhalssklerose

2. **Funktionelle infravesikale Obstruktionen**
   neurogen
   psychogen
   idiopathisch («mitigierte neurogene Blase»)

3. **Detrusorschwäche**
   neurogen (untere neuromotorische Läsion)
   psychogen
   habituell
   sekundär (Detrusordekompensation infolge mechanischer/funktioneller infravesikaler Obstruktion)

276 Spezielle urologische Diagnostik

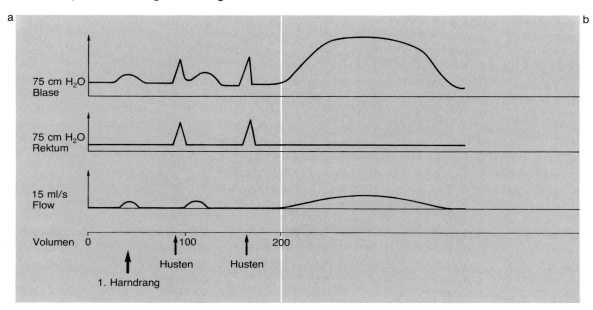

Abb. 33a u. b Sekundäre Urgeinkontinenz bei infravesikaler Obstruktion (aus *U. Jonas, H. Heidler, J. Thüroff: Urodynamik.* Enke, Stuttgart 1980)
a Füllungsphase (Zystometrie): Verfrühter erster Harndrang bei ungehemmter Detrusorkontraktion mit unwillkürlichem Harnverlust. Nach Hustenstoß (als Provokation) erneut ungehemmte Detrusorkontraktion mit unwillkürlichem Harnverlust, verminderte Blasenkapazität

b Entleerungsphase (Miktiometrie): Miktion mit schwachem Harnstrahl bei hohem Miktionsdruck als Ausdruck einer infravesikalen Obstruktion

Mechanische infravesikale Obstruktion

Die Diagnose einer mechanischen infravesikalen Obstruktion (Meatusstenose, Harnröhrenstruktur, Prostataadenom, Blasenhalssklerose) wird durch klinische Untersuchung, Röntgenuntersuchung (Miktionszystourethrogramm, Röntgenrestharn, retrogrades Urethrogramm), Endoskopie und Urethrakalibrierung (Bougie à boule) gestellt. Das Ausmaß der Harnstrahlabschwächung wird durch Uroflowmetrie bestimmt. Die Formanalyse der Harnflußkurve erlaubt nur vage Rückschlüsse auf die Ursache der intravesikalen Obstruktion. Eine verlängerte Flußanstiegzeit bei insgesamt abgeflachter Harnflußkurve ist Hinweis auf eine Obstruktion im Bereich der proximalen Urethra (z.B. Prostataadenom) mit Detrusordekompensation. Ein flaches Plateau mit verzögertem Abfall der Harnflußrate deutet auf eine Abflußbehinderung im Bereich der Harnröhre hin (Urethrastriktur). Der intermittierende Harnfluß wird bei ineffektiver Miktion mit Bauchpresse wie auch bei Vorliegen einer funktionellen infravesikalen Obstruktion (Detrusor-Sphinkter-Dyssynergie) gefunden.

Funktionelle infravesikale Obstruktion
(Abb. **34**)

Funktionelle infravesikale Obstruktionen werden durch dyssynerges Verhalten des Verschlußmechanismus während des Miktionsreflexes ausgelöst. Dabei muß das dyssynerge Verhalten des glattmuskulären M. sphincter internus (Detrusor-Blasenhals-Dyssynergie*) von der Dyssynergie des quergestreiften M. sphincter externus (Detrusor-Beckenboden-Dyssynergie*) (Abb. **35**) unterschieden werden. Vor der Diagnostik einer funktionellen infravesikalen Obstruktion ist das Vorliegen eines mechanischen infravesikalen Hindernisses auszuschließen.
Die Störung des Wechselspieles von Detrusorkontraktion und Urethra-Sphinkter-Relaxation bei der Miktion ist bei neurologischen Grunderkrankungen (z.B. Multiple Sklerose, Myelomeningozele) hinreichend erklärt. Schwieriger wird die Einordnung dieses Befundes bei fehlendem Nachweis einer neurologischen Störung. Der Begriff der »mitigierten neurogenen Blase« bzw. »isolierten neuromuskulären Blasenentleerungsstörung« umschreibt die fehlende Erklärung der Ursache.

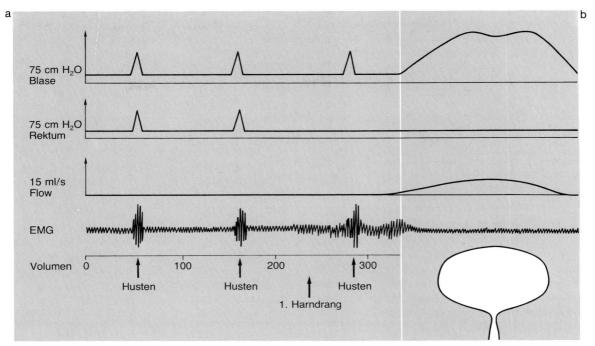

Abb. 34 a u. b Funktionelle Blasenhals- und Harnröhrenobstruktion (aus *U. Jonas, H. Heidler, J. Thüroff:* Urodynamik. Enke, Stuttgart 1980)
a Füllungsphase (Zystometrie): Unauffällige Zystometrie, im Beckenboden EMG regelrechte Reflexantwort beim Husten, bei Erreichen der Blasenkapazität erhöhte Ruheaktivität als Ausdruck des gesteigerten Harndranges

b Entleerungsphase (Miktiometrie): Reduzierter maximaler Harnfluß trotz erhöhten Miktionsdruckes, regelrechte Relaxierung des quergestreiften Sphinkters mit EMG-Stille. Im Miktionszystourethrogramm konstante Engstellung des Blasenhalses und der proximalen Urethra

Urodynamische Befundmuster

Zystometrie: Die Ursache einer gestörten Miktion kann prinzipiell nur in der Miktionsphase (Miktiometrie) aufgedeckt werden. Die Blasenfüllungsphase zeigt in der Regel uncharakteristische Befunde (s. Abb. **35**). Es kann jedoch eine sekundäre Detrusorinstabilität als Reaktion auf eine infravesikale Obstruktion nachgewiesen werden. Bei sekundär dekompensiertem Detrusor findet man eine deutlich erhöhte Blasenkapazität bei verspätetem oder fehlendem Harndrang.

Miktiometrie: Die Miktionsphase zeigt die Charakteristika der infravesikalen Obstruktion: Der Widerstandskoeffizient liegt über 5, d. h. trotz hohem intravesikalem Miktionsdruck resultiert nur ein schwacher Harnstrahl. Bei einer funktionellen Obstruktion des glattmuskulären M. sphincter internus (Detrusor-Blasenhals-Dyssynergie*) wird im Miktionszystourethrogramm die normale trichterförmige Öffnung des Blasenhalses bei Miktion vermißt (s. Abb. **34**), während der quergestreifte M. sphincter externus erschlafft ist (»stilles EMG«) und somit als Ursache der Obstruktion ausscheidet. Bei der funktionellen Obstruktion durch den quergestreiften M. sphincter externus läßt sich im Miktionszystourethrogramm die infravesikale Enge in Beckenbodenhöhe lokalisieren. Die proximale Urethra erscheint dabei zwiebelförmig erweitert, in ausgeprägten Fällen findet sich eine zweite, sekundäre Engstellung des Blasenhalses als Folge der Arbeitshypertrophie des Detrusor (s. Abb. 35).
Es lassen sich anhand der Aktivitätsmuster im Beckenboden-EMG zwei Formen der Beckenbodenobstruktion unterscheiden:
– Der *spastische Beckenboden** ist durch anhaltend vermehrte EMG-Aktivitäten während der Miktion charakterisiert.
– Die *Detrusor-Beckenboden-Dyssynergie** zeigt während der Miktion intermittierend einschießende Aktivitäten im EMG des M. sphincter externus, korrelierend dazu schwanken Miktionsdruck und Uroflow, wobei jeweils ein hoher Miktionsdruck mit einem niedrigen Uroflow korreliert und umgekehrt.

Urethraprofil

Bei rein funktionellen infravesikalen Obstruktionen ist ein unauffälliges Urethraruheprofil zu erwarten. Die erst während der Miktion durch dys-

278 Spezielle urologische Diagnostik

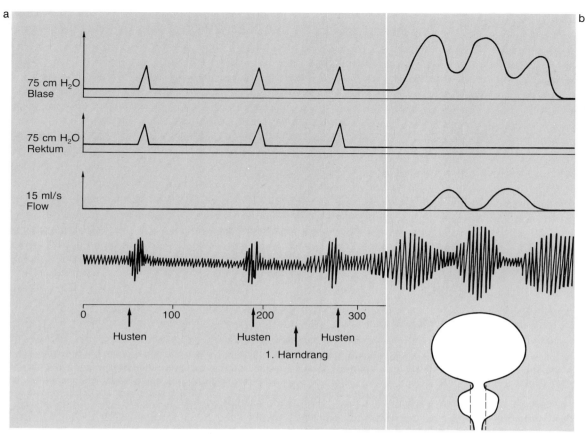

Abb. 35 a u. b Detrusor-Beckenboden-Dyssynergie (aus *U. Jonas, H. Heidler, J. Thüroff:* Urodynamik. Enke, Stuttgart 1980)

a Füllungsphase (Zystometrie): Unauffällige Zystometrie, im Beckenboden-EMG regelrechte Reflexaktivität beim Husten, bei Erreichen der Blasenkapazität erhöhte Ruheaktivität als Ausdruck des gesteigerten Harndranges

b Entleerungsphase (Miktiometrie): Bei Detrusorkontraktion »dyssynerge« Aktivitätsvermehrungen im Bereich des externen Sphinkters, dadurch erst verzögerte Miktion nach Ermüdung des Sphinktermechanismus. Bei wechselnder Aktivierung des externen Sphinktermechanismus unter der Miktion undulierender Harnstrahl, wobei jeweils ein hoher Miktionsdruck mit einem geringen Uroflow korreliert und umgekehrt. Im Miktionszystourethrogramm wechselnde Engstellung im Sphincter-externus-Bereich mit zwiebelförmiger Erweiterung der proximalen Urethra, andererseits weitgehend unauffälliges Harnröhrenbild

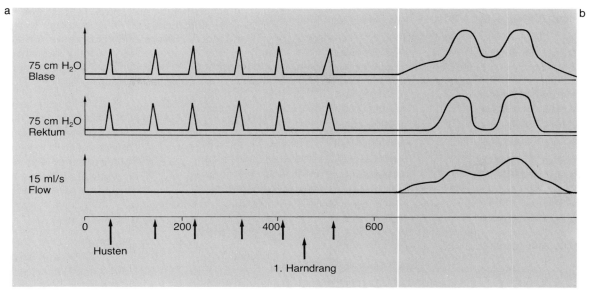

Abb. 36 a u. b Detrusorschwäche (aus *U. Jonas, H. Heidler, J. Thüroff:* Urodynamik. Enke, Stuttgart 1980)
a Füllungsphase (Zystometrie): Große Blasenkapazität, erster Harndrang spät

b Entleerungsphase (Miktiometrie): Initial geringer Harnfluß bei schwacher Detrusorkontraktion, die anschließend durch Bauchpresse unterstützt wird, dabei wellenförmiger Anstieg der Harnflußrate

synerges Verhalten des Verschlußmechanismus aufgebaute funktionelle infravesikale Obstruktion bleibt im Urethraruheprofil somit verborgen.

Detrusorschwäche
(Abb. 36)

Die Detrusorschwäche offenbart sich bei der Miktion durch schwache, oft unterbrochene Detrusorkontraktionen, die nicht geeignet sind, die Blase mit normalem Harnstrahl zu entleeren. Die Restharnbildung als Ausdruck der ineffektiven Miktion kann in der Folge auch unter Einsatz der Bauchpresse zur Miktion nicht verhindert werden. Das Endstadium dieses Zustandes ist die Überlaufinkontinenz*.

Die primäre Detrusorschwäche kann habituell, psychogen oder neurogen im Sinne einer unteren neuromotorischen Läsion bedingt sein.

Eine sekundäre Detrusorschwäche hat ihre Ursache in der muskulären Dekompensation des Detrusor infolge einer infravesikalen Obstruktion, wobei es sich wiederum um mechanische oder funktionelle infravesikale Obstruktionen handeln kann.

Urodynamische Befundmuster
(s. Abb. 36)

Zystometrie: Die Blasenkapazität ist in der Regel erhöht, der Harndrang verspätet oder gänzlich fehlend, im übrigen gilt auch für die Blasenentleerungsstörung infolge einer Detrusorschwäche, daß nur die Miktionsphase (Miktiometrie) die Differenzierung der Ursache einer gestörten Miktion erlaubt.

Miktiometrie: Bei einer primären Detrusorschwäche findet sich typischerweise eine Miktion mit flacher Detrusorkontraktion und geringem intravesikalem Druckanstieg, wobei nur ein schwacher Harnstrahl erzeugt wird. Die sekundäre Detrusorschwäche wird durch die Kennzeichen der infravesikalen Obstruktion charakterisiert: Infolge zunehmender Dekompensation des Detrusor kommt es nur zu einem extravesikalen Druckaufbau mit schwachem Flow. Nach Dekompensation mit maximaler Überdehnung der Blase und Überlaufinkontinenz ist die urodynamische Differenzierung zwischen primärer und sekundärer Detrusorschwäche unmöglich, wenn nicht eine mechanische Ursache der infravesikalen Obstruktion evident ist. Bei der neurogenen »schlaffen« Blase infolge einer Läsion des unteren motorischen Neurons bietet sich prinzipiell dasselbe zystomanometrische Bild. Unterscheidungsmerkmale sind ein nahezu völliges Fehlen von Detrusorkontraktionen (Detrusorakontraktilität) sowie das (bei einer kompletten Läsion) fehlende Harndranggefühl. Weitere Kriterien zur Unterscheidung einer unteren neuromotorischen Läsion von einer primären oder sekundären Detrusorschwäche liefern medikamentöse Stimulationstests des Detrusors.

Urethraprofil: Bei der primären Detrusorschwäche kann das Urethraprofil *keine* zusätzlichen Informationen liefern, es ist in der Regel normal.

Neurogene Blase

Das Problem der neurogenen Blasenentleerungsstörungen wird in Kap. Anomalien der Harnblase und Harnröhre, Neurogene Blasenentleerungsstörungen im Kindesalter, Neurogene Blasenentleerungsstörungen im Erwachsenenalter, Urologische Betreuung des Paraplegikers behandelt. Somit finden hier nur urodynamische Diagnostik und Differentialdiagnostik der verschiedenen typischen Formen Berücksichtigung.

Als »neurogene Blase« werden sekundäre Störungen von Reservoirfunktion oder Entleerungsfunktion der Harnblase aufgrund nervaler Läsionen bezeichnet. Diese Läsionen können die motorische und sensible Nervenversorgung von Detrusor- und Verschlußmechanismus isoliert oder gemeinsam betreffen. Nach Lokalisation der Läsion im »sakralen Miktionszentrum« (S2–S4) oder am peripheren Nerv selbst (periphere untere neuromotorische Läsion) oder im übergeordneten Kontrollzentrum bzw. den Verbindungsbahnen zu diesem (obere neuromotorische Läsion) können prinzipiell *schlaffe* und *spastische Lähmungstypen* unterschieden werden.

Die Klassifikation der einzelnen Läsionstypen nach neurologischen Kriterien mit Unterscheidung einer schlaffen Lähmung (untere neuromotorische Läsion) und einer spastischen Lähmung (obere neuromotorische Läsion) hat sich für die Praxis nur bedingt bewährt, da reine (und komplette) Läsionstypen im allgemeinen nicht vorkommen (Ausnahme: kompletter traumatischer Querschnitt) und inkomplette, gemischte Läsionen ein vielfältiges Bild bieten können.

Urodynamische Diagnostik

Urodynamische Funktionsuntersuchungen sind geeignet, Blasenfunktionsstörungen aufzudecken, zu beschreiben und nach Art und Ausmaß zu klassifizieren.

Dementsprechend hat die urodynamische Untersuchungstechnik insbesondere in der schwierigen Diagnostik neurogener Blasenfunktionsstörungen einen hohen Stellenwert, da sie eine differenzierte Erfassung der meisten Störungen der einzelnen Funktionsabschnitte des unteren Harntraktes erlaubt.

Die alleinige urodynamische Untersuchung ist *nicht* in der Lage, die Diagnose einer neurogenen Blasenfunktionsstörung zu erlauben, vielmehr werden jedoch mit Hilfe der verschiedenen urodynamischen Untersuchungstechniken *mosaikartige Befundmuster* erstellt. Die Ätiologie pathologischer Befunde ist dabei mit urodynamischen Techniken nicht zu klären. So sind urodynamisch dargestellte unwillkürliche Detrusorkontraktionen in der Füllungsphase der Zystometrie aufgrund einer akuten Zystitis kaum von einer Detrusorhyperreflexie bei Vorliegen einer neurogenen enthemmten Blase zu unterscheiden, wenn nicht weitere Informationen hinzugezogen werden. Der Urodynamiker sollte sich dementsprechend auf eine beschreibende Darstellung der erhobenen Befunde beschränken. Die Diagnose, die letztlich aus der Addition sämtlicher Befunde gestellt wird, basiert bei neurogenen Blasenfunktionsstörungen auf der *neurologischen Diagnostik,* für die die Blasenfunktionsstörung lediglich ein Symptom darstellt. Die urodynamischen Befunde sind dabei zur Klassifikation und Therapieplanung der urologischen Problematik der neurologischen Erkrankung (z.B. Multiple Sklerose) unentbehrlich. Bisweilen können die urologischen Symptome *erste und einzige Zeichen* einer neurologischen Erkrankung sein und über charakteristische urodynamische Befundmuster zur Diagnose der neurologischen Grunderkrankung leiten. Dies darf jedoch nicht zur Verwechslung von (urodynamischem) Befund und (neurologischer) Diagnose führen.

Obere neuromotorische Läsion (Reflexblase) (Abb. 37)

Die Symptomatik wird in der Regel durch die Inkontinenz (Reflexinkontinenz) geprägt, oft in Verbindung mit einer Blasenentleerungsstörung (Restharn bei funktioneller infravesikaler Obstruktion), eine Konstellation, die fast pathognomonisch für neurogene Blasenfunktionsstörungen ist. Je nach Kombination der viszeromotorischen und somatomotorischen Läsionen und dem Stadium der Kompensation/Dekompensation des Detrusor kann auch die Blasenentleerungsstörung im Vordergrund stehen.

Urodynamische Befundmuster

Das typische urodynamische Befundmuster der Reflexblase vereinigt die Charakteristika motorischer Übererregbarkeit des Detrusors mit denen der funktionellen infravesikalen Obstruktion.
Zystometrie: In der zystomanometrischen Füllungsphase sind unwillkürliche Detrusorkontraktionen nachweisbar (Detrusorhyperreflexie), dabei tritt teilweise ein ungewollter Urinverlust auf (Reflexinkontinenz). Für die spätere Therapie ist die Durchführung der Provokationstests wichtig, um mögliche Trigger-Mechanismen (suprapubisches Klopfen, perineales Reiben usw.) zur Auslösung des Miktionsreflexes aufzudecken. Die Blasenkapazität ist reduziert, bei Dekompensation des Detrusors kann sie allerdings normal oder auch erhöht sein. Der Blasenruhetonus ist erhöht, die Compliance* erniedrigt.
Miktiometrie: Die Miktionsphase kann durch die infravesikale Obstruktion mit erhöhtem Miktionsdruck bei reduziertem Harnstrahl gekennzeichnet sein.

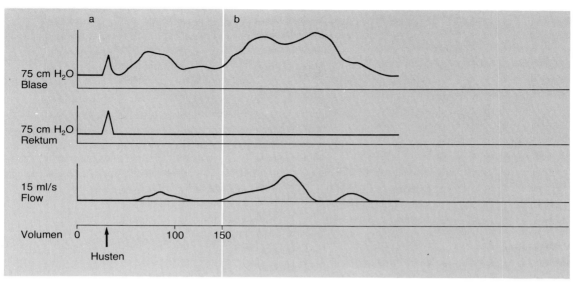

Abb. 37 a u. b Reflexinkontinenz mit infravesikaler Obstruktion (aus *U. Jonas, H. Heidler, J. Thüroff:* Urodynamik. Enke, Stuttgart 1980)
a Füllungsphase (Zystometrie): kein Blasenfüllungsgefühl, ungehemmte Detrusorkontraktionen über 75 cm H$_2$O (7,36 kPa) mit unwillkürlichem Harnabgang, reduzierte effektive Blasenkapazität
b Entleerungsphase (Miktiometrie): Schwacher undulierender Harnstrahl bei starker, wellenförmiger Detrusorkontraktion als Ausdruck der infravesikalen Obstruktion

Dabei handelt es sich um funktionelle infravesikale Obstruktionen, wobei in der Regel die entscheidende Enge auf Beckenbodenhöhe im Bereich des M. sphincter externus liegt. Das Beckenboden-EMG ermöglicht die Differenzierung zwischen Beckenbodenspastik* und Detrusor-Beckenboden-Dyssynergie*. Die Einleitung der Miktion geschieht unwillkürlich reflektorisch oder durch Trigger-Mechanismen, teilweise unterstützt durch Bauchpresse und Credé. Die Restharnbildung ist Zeichen einer unausgeglichenen Miktion, dabei wird eine Restharnmenge von mehr als 20% der Blasenkapazität als therapiebedürftig angesehen (Restharnquotient).
Urethraprofil: Das Urethraprofil kann keine weiteren diagnostischen Informationen liefern. Für die Therapieplanung dagegen ist die Länge der funktionellen Urethra dann von Bedeutung, wenn die Frage wiederholter transurethraler Sphinkterresektionen zu erörtern ist.

Untere neuromotorische Läsion (schlaffe Blase) (s. Abb. 36)

Ursache einer unteren neuromotorischen Läsion können angeborene (Myelomingozele) wie erworbene (Trauma, Tumor, Diskusprolaps, Operationen im kleinen Becken, Neurolues, diabetische Neuropathie) Schädigungen des peripheren motorischen Neurons sein, entscheidend ist die Lokalisation der Läsion im Kerngebiet des sakralen Miktionszentrums oder am peripheren Nerven.
Die Symptomatik wird in der Regel von der Blasenentleerungsstörung geprägt, die Inkontinenz tritt als Überlaufinkontinenz oder neurogene Streßinkontinenz (praktisch nur bei Frauen aufgrund der Kürze der funktionellen Urethra) bei schlaffer Lähmung des Sphinktermechanismus in Erscheinung. Sekundäre Schädigungen des oberen Harntraktes sind ebenfalls durch die z. T. sehr hohen extravesikalen Druckanstiege bei Miktion durch Bauchpresse zu erwarten.

Urodynamische Befundmuster

Das typische urodynamische Befundmuster der schlaffen Blase vereinigt die Charakteristika der motorischen Unerregbarkeit des Detrusors mit denen der Urethrahypotonie.
Zystometrie: In der zystomanometrischen Füllungsphase imponiert die große Blasenkapazität bei niedrigen intravesikalen Drucken und hoher Compliance. Detrusorkontraktionen sind in keinem Falle nachweisbar. Das Zystogramm zeigt eine große, glatt begrenzte Harnblase.
Miktiometrie: Die Miktion ist – wenn überhaupt – rein passiv durch Bauchpresse und Credé möglich, die Effektivität der Miktion hängt von der Balance zwischen passiver intravesikaler Druckerhöhung und infravesikalem Widerstand ab. Dabei kann unter kräftiger Bauchpresse bei rotatori-

schem Descensus vesicae infolge des »Quetschhahnphänomenes« durchaus eine passive infravesikale Obstruktion erzeugt werden.

Urethraprofil: Bei einer kompletten Läsion mit schlaffer Lähmung der urethralen Sphinktermechanismen findet sich ein hypotones Urethraruheprofil. Ein positiver Verschlußdruck unter Streßbedingungen kann z. T. durch passive Drucktransmission beim Husten (dynamischer Drucktransmissionsparameter) aufrechterhalten werden.

Urodynamisches Lexikon

Aktive Inkontinenz: s. Urgeinkontinenz

Aktivitätsantwort, willkürliche: myographische Aktivität bei willkürlicher Muskelkontraktion (Kommando: »Einhalten«)

Analreflex: reflektorische Kontraktion des M. sphincter ani bei Stimulation (z. B. Nadelstich) der perianalen Hautsensorik (Fremdreflex)

Anemometerprinzip: s. Gasverdrängung

Arbeitshypertrophie: Blasentrabekulierung infolge wiederholter unwillkürlicher, isometrischer Kontraktionen des Detrusors bei instabiler Blase oder chronischer Erhöhung des infravesikalen Widerstandes bei Miktion (Prostataadenom)

Beckenbodenspastik: fehlende Relaxation des Beckenbodens und des M. sphincter urethrae externus bei Miktion

Blase, akontraktile: »pelvic bladder«, inkomplette untere motorische Läsion, akontraktile Blase, Sensibilität erhalten

Blase, automatische: s. Reflexblase

Blase, autonome: s. Blase, schlaffe

Blase, schlaffe: komplette untere neuromotorische Läsion, autonome Blase

Blase, spastische: s. Reflexblase

Blase, ungehemmte: »uninhibited bladder«, inkomplette obere motorische Läsion

Blasendehnbarkeit: s. Detrusorkoeffizient

Blasendrucksteigerung, extrinsische: extravesikale intraabdominelle Druckerhöhung (Bauchpresse, Husten)

Blasendrucksteigerung, intrinsische: Detrusoreigenkontraktion

Blasenhals-Harnröhren-Obstruktion, funktionelle: mangelhafte Harnröhrendruckabsenkung während der Miktion infolge fehlender Hemmung der Sphinktermotorik

Blasenkapazität: s. Blasenkapazität, maximale; Blasenkapazität, effektive

Blasenkapazität, effektive: maximale Blasenkapazität minus Restharn (ml)

Blasenkapazität, maximale: Blasenfüllungsvolumen, bei dem der Patient starken Miktionsdrang verspürt (ml)

Blasenvorfall: ausgeprägter Descensus vesicae, wobei der Blasenboden im Introitus vaginae sichtbar wird

Bonneyscher Handgriff: s. Elevationstest

Bulbokavernosus-Reflex: Kneifen der Glans penis bzw. Klitoris führt zu einer reflektorischen Kontraktion des M. sphincter ani (Fremdreflex)

Compliance: Detrusorkoeffizient

Denervierungstest: s. Lapides-Test

Deszensus, rotatorischer: Senkung von Blase und proximaler Urethra bei insuffizientem Aufhängeapparat und Beckenbodenschwäche

Deszensus, vertikaler: Blasensenkung bei insuffizientem Ligamentum pubovesicale und Arcus praecervicalis

Detrusor-Beckenboden-Dyssynergie: vermehrter Tonus des externen Sphinkters bei willkürlicher Detrusorkontraktion infolge Stimulation der quergestreiften Sphinktermotorik

Detrusor-Blasenhals-Dyssynergie: vermehrter Harnröhrentonus bei willkürlicher Detrusorkontraktion infolge Stimulation der glattmuskulären Sphinktermotorik

Detrusor-Sphinkter-Dyssynergie: pathologisches Verhalten des urethralen Verschlußmechanismus bei Miktion: statt der synergen Relaxation des Sphinkters kommt es dyssynerg zu einer Aktivitätsvermehrung, die simultan zur Detrusorkontraktion verläuft, dadurch ist im allgemeinen die Mikion gestört oder verhindert

Detrusordekompensation: s. Detrusorschwäche, sekundäre

Detrusorinstabilität: unwillkürliche Detrusorkontraktionen in der Blasenfüllphase der Zystometrie mit einem Anstieg des intravesikalen Drucks von mehr als 15 cm H_2O (1,47 kPa)

Detrusorkoeffizient (Compliance): Blasenfüllungszunahme pro Blaseninnendruckanstieg (= $\frac{\Delta V}{\Delta P}$) vor dem 1. Harndrang (ml/cm H_2O oder ml/Pa), zur Beurteilung der Blasendehnungsfähigkeit

Detrusorschwäche, primäre: Miktion mit flacher Detrusorkontraktion, geringem intravesikalem Druckanstieg und schwachem Harnstrahl, eventuell assistiert durch Bauchpresse

Detrusorschwäche, sekundäre: Detrusordekompensation bei infravesikaler Obstruktion: schwacher Harnfluß bei Miktion mit assistierender Bauchpresse

Drucktransmission: s. dynamische Drucktransmission; reflektorische Drucktransmission

Durchflußflowmetrie: s. rotierende Scheibe

Dynamische Drucktransmission: passive Fortleitung des intraabdominellen Drucks auf die Urethra

Eiswassertest: Nachweis einer zentralen Enthemmung des intakten sakralen viszeromotorischen Reflexbogens (obere neuromotorische Läsion): Bei Instillation von etwa 100 ml Eiswasser in die Blase wird eine ungehemmte Detrusorkontraktion mit Ausstoß des Eiswassers provoziert (positiver Eiswassertest). Bei intakter zentraler Hemmung oder unterer neuromotorischer Läsion erfolgt keine Reaktion auf die Eiswasserinstillation

Elektromyographie: Ableitung von muskulären Aktivitätspotentialen (Oberflächenelektroden, invasive Elektroden) aus der perinealen Muskulatur, dem M. sphincter urethrae externus oder dem M. sphincter ani externus

Elevationstest: Klinischer Test zur Diagnose eines Descensus mit Streßinkontinenz: Der untersuchende Finger wird vaginal eingeführt und gegen die Urethra gepreßt, dadurch läßt sich beim Husten das Ausmaß der Senkung sowie der Streßinkontinenz beurteilen (Bonneyscher Handgriff)

EMG, stilles: deutliche Verminderung der Aktionspotentiale bei Miktion als Ausdruck der Relaxation des Sphinktermechanismus

Entleerungsfunktion: s. Entleerungsphase

Entleerungsphase: Blasenfunktion nach Erreichen der Kapazität bei subjektivem Harndranggefühl: Miktion (Entleerungsfunktion)

Fluoroskopie: Röntgendurchleuchtung unter Fernsehkontrolle

Flußanstiegszeit: Zeit vom Flußbeginn bis Flußmaximum (s)

Flußzeit: Zeit des eigentlichen Harnflusses (bei einzeitiger Miktion = Miktionsdauer) (s)

Füllphase: Blasenfüllung bis zur Kapazität zur Beurteilung der Reservoirfunktion

Füllstandsmessung, kapazitive: s. kapazitive Füllstandsmessung

Gasverdrängung: Harnflußmeßeinrichtung (MEDA), bei der die Strömungsgeschwindigkeit der durch den Harn verdrängten Luft nach dem Anemometerprinzip registriert wird

Harndrang, erster: Blasenfüllungsvolumen beim ersten Empfinden eines Harndranges

Harnfluß: Flüssigkeitsvolumen, das in der Zeiteinheit durch die Urethra ausgeschieden wird (ml/s)

Harnfluß, maximaler: maximal gemessener Harnfluß während Miktion (ml/s)

Harnfluß, mittlerer: Miktionsvolumen dividiert durch Flußzeit (ml/s)

Harnröhrentonus, verminderter: verminderter Harnröhrenverschlußdruck im Urethraruheprofil infolge Sympathikushypotonie, Läsion des Plexus hypogastricus oder fibröser Veränderungen

Hypersensibilitätstest: s. Lapides-Test

Inkontinenz: Störung der Reservoirfunktion mit unwillkürlichem Harnverlust

Intravesikaler Druck: Blaseninnendruck (cm H_2O oder Pa)

Intrinsic sphincter: glatter urethraler Schließmuskel, hauptsächlich sympathisch innerviert

Kapazitive Füllstandsmessung: Prinzip der Uroflowmetrie, wobei das Harnvolumen einer bestimmten Kapazität des Meßgefäßes entspricht, die elektronisch gemessen wird; durch Differentiation dieses Meßwertes erhält man die Volumenänderung pro Zeiteinheit und somit den Flow (Wolf)

Kariopyknotischer Index (KPI): Zelldifferenzierung in Oberflächenzellen, Intermediärzellen und Basalzellen im Urethralabstrich zur Beurteilung der peripheren Östrogenwirkung in der Postmenopause

Kinematographie: Filmaufzeichnung zur kontinuierlichen Röntgendokumentation funktioneller Phasen (z.B. Miktion) bei der urodynamischen Untersuchung

Lapides-Test (Hypersensibilitätstest, Denervierungstest): ein denerviertes Organ zeigt eine Überreaktion auf cholinerge Stimulation: Während der Zystometrie werden 0,25 mg Carbachol (1 Ampulle Doryl) subkutan injiziert. Kommt es zu einem intravesikalen Druckanstieg über 25 cm H_2O nach Injektion, so spricht dies für eine Detrusordenervierung; ist die Nervenversorgung dagegen intakt, verhindert eine zentrale Hemmung die Detrusorkontraktion; somit ist nur das positive Resultat verwertbar

Membrankatheter: Katheter zur Registrierung des Urethraldruckes: geschlossene Registrierung des statischen Druckes gegen eine Druckkammer, die mit einer Latex-Membran abgedeckt ist. Die Druckübermittlung erfolgt über ein geschlossenes, wassergefülltes System (Vygon)

Mikro-tip-transducer-Katheter: Die Druckmessung erfolgt über ein in den Katheter eingearbeitetes elektronisches Druckelement (Millar)

Miktiometrie: Kombinationsuntersuchung von Zystometrie und Uroflowmetrie zur Diagnostik des Miktionsablaufes

Miktionsdauer: Zeit vom Miktionsbeginn bis Miktionsende (s)

Miktionsdruck: intravesikaler Druck bei der Miktion (cm H_2O oder Pa)

Miktionsvolumen: Gesamtvolumen, das durch die Urethra ausgeschieden wird (ml)

Miktionszentrum: spinale Nervenzellkerne im sakralen Rückenmark von S2–S4 (motorische Blaseninnervation – N. pelvicus)

Millar-Katheter: s. Mikro-tip-transducer-Katheter

Neurogene Blase: sekundäre Störungen von Reservoirfunktion oder Entleerungsfunktion der Harnblase aufgrund nervaler Läsionen

Neuromotorische Läsion, obere: Lokalisation der Nervenläsion im übergeordneten Kontrollzentrum (zerebral) bzw. den Verbindungsbahnen (spinal) zu diesem (= oberhalb des »sakralen Miktionszentrums«)

Neuromotorische Läsion, untere: Lokalisation der Nervenläsion im »sakralen Miktionszentrum« (S2–S4) oder am peripheren Nerv

Nomogramm (Uroflowmetrie): Diagramm zur Bewertung der Harnflußrate in Korrelation zum Miktionsvolumen (maximaler Harnfluß, mittlerer Harnfluß

Obstruktion, intravesikale, funktionelle: funktionell wirksame Auslaßwiderstandserhöhung ohne morphologisches Substrat

Obstruktion, intravesikale, mechanische: morphologisch-fixierte Auslaßwiderstandserhöhung

Passive Inkontinenz: s. Streßinkontinenz

Pelvic bladder: s. Blase, akontraktile

Perfusionskatheter: Katheter zur urethralen Druckprofilmessung: Registrierung des urethralen Drucks gegen eine konstante Perfusion

Provokationstest: zystometrische Tests während der Blasenfüllphase wie Husten, Klopfen, Bauchpresse, Pharmaka, Eiswassertest, zum Ausschluß/Nachweis ungehemmter Detrusorkontraktionen oder passiver Harnverluste

Reflektorische Drucktransmission: reflektorische Kontraktion der Beckenmuskulatur und des M. sphincter urethrae externus bei intraabdomineller Druckerhöhung (Husten)

Reflexaktivität: myographische Aktivität bei Reflexauslösung (Husten, Bulbocavernosus-Reflex)

Reflexblase: spastische Blase, automatische Blase, komplette obere neuromotorische Läsion

Reflexinkontinenz: aktiver Harnverlust bei unwillkürlicher Blasenkontraktion ohne Harndrang infolge einer Schädigung des oberen motorischen Neurons

Reithosenanästhesie: Sensibilitätsstörungen mit Ausfall der Oberflächensensibilität im Bereich des äußeren Genitale, des Perineum, des Afters und der Umgebung infolge einer Läsion der sensorischen Nerven im Bereich des Conus medullaris

Reservoirfunktion: s. Füllphase

Restharn: in der Blase verbliebene Urinmenge nach Miktion (ml)

Rotierende Scheibe: Durchflußflowmetrie (DISA): Eine schnell rotierende Scheibe wird durch den Harn abgebremst, das Ausmaß der Rotationsverlangsamung pro Zeiteinheit ist proportional der Harnflußmenge

Ruheaktivität: myographische Aktivität in Ruhe

Ruheprofil: urethrale Druckprofilschreibung bei entspanntem Patienten mit oberflächlicher Atmung

Sphinkteromanometrie: s. Urethradruckprofil

Streßinkontinenz: passiver Harnverlust unter Belastung bei insuffizientem Harnröhrenverschluß

Streßinkontinenz I: Harnverlust bei Husten, Pressen, schwerem Heben

Streßinkontinenz II: Harnverlust beim Gehen, Bewegen, Aufstehen

Streßinkontinenz III: Harnverlust im Liegen

Streßprofil: Harnröhrendruckprofilmessung unter intermittierender intraabdomineller Druckerhöhung (Husten oder Pressen)

Streßtest: klinischer Test zur Provokation eines Harnverlustes unter Belastung: positiv bei Harnabgang simultan mit Belastung, ohne Harndrang und ohne gesteigerte Miktionsfrequenz oder Dysurie. Dieser Test hat keinerlei diagnostische Relevanz für die Klassifikation der Inkontinenzformen

Tip-transducer-Katheter: s. Mikro-tip-transducer-Katheter

Überlaufinkontinenz: passiver Harnverlust bei großen Restharnmengen und mangelhafter oder fehlender Blasenmotorik infolge einer Schädigung des unteren motorischen Neurons, einer Detrusorschwäche oder einer Detrusordekompensation

Uninhibited bladder: s. Blase, ungehemmte

Urethradruck, maximaler: Maximum des absoluten Druckes im Urethradruckprofil (cm H_2O oder kPa)

Urethradruckprofil: Druckmessung unter kontinuierlichem (maschinellem) Zurückziehen der Meßsonde durch die Urethra. Dabei wird der Druckverlauf innerhalb der funktionellen Urethra gemessen

Urethralänge, funktionelle: Urethraabschnitt, auf dem der Urethradruck den Blaseninnendruck übersteigt

Urethralänge, totale: anatomische Urethralänge, klinisch und funktionell unbedeutend

Urethraverschlußdruck, maximaler: Maximum des absoluten Urethradruckes minus Blaseninnendruck (cm H_2O oder kPa)

Urethrometrie: s. Urethradruckprofil

Urethrozystographie: laterales Urethrozystogramm mit Doppelbelichtung in Ruhe und unter Pressen

Urgeinkontinenz: aktiver Harnverlust bei gesteigertem Harndrang und nicht hemmbarer Blasenmotorik bei intaktem Harnröhrenverschluß

Urgeinkontinenz, primäre: ungehemmte Detrusorkontraktionen mit aktiver Inkontinenz ohne Anzeichen von Entzündung, Fremdkörper, Tumoren, infravesikalen Obstruktionen

Urgeinkontinenz, sekundäre: ungehemmte Detrusorkontraktionen infolge von Entzündungen, Fremdkörpern, Tumoren oder infravesikalen Obstruktionen

Uroflowmetrie (Harnflußmessung): Messung des Miktionsvolumens sowie der Harnmenge pro Zeiteinheit

Videographie: Magnetbandaufzeichnung zur kontinuierlichen Röntgendokumentation funktioneller Phasen (z.B. Miktion) bei der urodynamischen Untersuchung

Waage, elektronische (van Garrelt): elektronische Harnflußwaage mit Dehnungsmeßstreifen: Entsprechend der Masse des Harns wird über eine Widerstandveränderung der Harnfluß als Funktion der Zeit registriert (Siemens)

Widerstandskoeffizient: Quotient von Miktionsdruck und maximalem Harnfluß zur Einschätzung des urethralen Auslaßwiderstandes bei Miktion

Zystomanometrie: Messung des intravesikalen Drucks bei kontinuierlicher Blasenfüllung und während der Miktion

Zystozele: Senkung des Blasenbodens bei Beckenbodenschwäche und intaktem Ligamentum pubovesikale bzw. Arcus praecervicalis

Anhang: Beispiel für Untersuchungsprotokoll, Meßblatt sowie Tabelle der Durchschnittsnormwerte

Urodynamischer Untersuchungsbogen

Patient: .... lfd. Nr. .... ☐☐☐☐
eingewiesen von: .... Geb.-Datum: .... ☐☐☐☐☐☐
Untersuchungsdatum: .... Alter (Jahre) .... ☐☐
Geschlecht: 1 = männlich, 2 = weiblich .... ☐

Vorgeschichte

Urologische Operationen: 1 = nein, 2 = ja .... ☐
Chirurgische Operationen im kleinen Becken: 1 = nein, 2 = ja .... ☐
Gynäkologische Operationen: 1 = nein, 2 = ja .... ☐
Orthopädische Erkrankungen der WS: 1 = nein, 2 = ja .... ☐
Neurologische Erkrankungen: 1 = nein, 2 = ja .... ☐
Sonstige Erkrankungen: 1 = keine, 2 = D. mellitus, 3 = Tbc, 4 = Lues, 5 = sonstige venerische .... ☐
Partus Nr. .... ☐☐
1 = präpuberal, 2 = Geschlechtsreife, 3 = Postmenopause .... ☐

Symptomatik

1 = Harninkontinenz, 2 = Blasenentleerungsstörung, 3 = 1 + 2 .... ☐
Symptomdauer (Monate) .... ☐☐☐
Miktionsfrequenz .... ☐☐
Nykturie .... ☐☐
Stuhlgang: 1 = o.B., 2 = obstipiert, 3 = Diarrhoe, 4 = 2 + 3 .... ☐
Sexualfunktion: 1 = o.B., 2 = gestört .... ☐
Blasenfüllungsgefühl: 1 = normal (Harndrang), 2 = keines, 3 = vegetative Sensationen, 4 = Schmerzen, 5 = imp. Harndrang .... ☐
Blasenentleerungsgefühl: 1 = regelrecht, 2 = keines (Strahl wird nicht verspürt), 3 = Brennen (Dysurie, Algurie) .... ☐
Blasenentleerungsmodus: 1 = im Stehen, 2 = im Sitzen .... ☐
willkürlicher Start/Stop: 1 = ja, 2 = nein .... ☐
1 = leichte Entleerung, 2 = Bauchpresse, 3 = Credé, 4 = suprapubisches Klopfen, 5 = Einmalkatheter, 6 = Dauerkatheter, 7 = Zystostomie .... ☐
Harnstrahl: 1 = kräftig, 2 = abgeschwächt, 3 = Träufeln .... ☐
1 = kontinuierlich, 2 = unterbrochen .... ☐
Harninkontinenz: 1 = keine, 2 = selten, 3 = zeitweise, 4 = periodisch, 5 = regelmäßig .... ☐
1 = tags, 2 = nachts, 3 = tags und nachts .... ☐
1 = tröpfchenweise, 2 = im Strahl .... ☐
1 = unbemerkt (»Feuchtwerden«), 2 = dranghaft (»trotz Einhaltens«) .... ☐
1 = beim Husten/Lachen/Heben, 2 = beim Aufstehen/ Gehen/ Bewegen, 3 = im Liegen .... ☐
Wäsche-/Vorlagenwechsel-Frequenz .... ☐☐

Zystometrie (Blasenfüllungsgeschwindigkeit [ml/min]) .... ☐☐☐

Maximale Blasenkapazität (ml) .... ☐☐☐☐
Restharn (ml) .... ☐☐☐☐
Restharn (% der Blasenkapazität) .... ☐☐☐
Effektive Blasenkapazität (ml) .... ☐☐☐☐
Erster Harndrang bei (ml) .... ☐☐☐
Intravesikaler Ruhedruck (cm H$_2$O) bei 100 ml .... ☐☐
Inravesikaler Ruhedruck (Blasenkapazität) .... ☐☐☐
Compliance: $\frac{\Delta V}{\Delta P} = \frac{\quad - \quad (ml)}{\quad - \quad (cm\ H_2O)}$ .... ☐☐☐

286 Spezielle urologische Diagnostik

Unwillkürlicher Detrusor: 1 = nein, 2 = ja .... ☐
bei Blasenfüllung (ml) .... ☐☐☐
Druckamplitude (cm H₂O) .... ☐☐☐
Provokationstest: 1 = negativ, 2 = positiv .... ☐
Harnverlust: 1 = nein, 2 = passiv, 3 = aktiv, 4 = 2 + 3 .... ☐
bei Blasenfüllung (ml) .... ☐☐☐

Miktiometrie (1 = im Sitzen, 2 = im Stehen) .... ☐

Miktionsvolumen (ml) .... ☐☐☐☐
Flußzeit (s) .... ☐☐☐
Durchschnittsfluß (ml/s) .... ☐☐☐☐
Maximaler Harnfluß (ml/s) .... ☐☐
Miktionsdruck (cm H₂O) bei maximalem Fluß .... ☐☐☐
Widerstandskoeffizient (P/F) .... ☐☐☐☐
Flowkurventyp: 1 = glockenförmig, 2 = früher Gipfel, 3 = Plateau, 4 = Später Gipfel,
5 = undulierend, 6 = Stakkato .... ☐
Blasenentleerungstyp: 1 = willkürlicher Detrusor, 2 = willkürliche Urethraldruckabsenkung,
3 = unwillkürlicher Detrusor, 4 = unwillkürliche Urethraldruckabsenkung, 5 = Bauchpresse,
6 = Detrusor mit assistierender Bauchpresse .... ☐

Sphinkterometrie (Urethraprofil): Blasenfüllung (ml) .... ☐☐☐

Funktionelle Urethralänge (cm) .... ☐☐☐
Maximaler Urethradruck (cm H₂O) .... ☐☐☐
Intravesikaler Druck (cm H₂O) .... ☐☐
Maximaler Urethraverschlußdruck (cm H₂O) .... ☐☐☐
Urethradruckprofiltyp: 1 = distaler Gipfel, 2 = glockenförmig, 3 = Plateau, 4 = zweigipflig,
5 = proximaler Gipfel .... ☐
Arbeitsprofil: Maximaler Verschlußdruck bei »Einhalten« (cm H₂O) .... ☐☐☐

Streßprofil:

positiver Verschlußdruck beim Husten: 1 = ja, 2 = nein .... ☐
Urethrale Drucktransmission (% des intravesikalen Druckes):
distales Profilende (%) .... ☐☐☐
1 cm proximal des distalen Profilendes (%) .... ☐☐☐
2 cm proximal des distalen Profilendes (%) .... ☐☐☐
3 cm proximal des distalen Profilendes (%) .... ☐☐☐
4 cm proximal des distalen Profilendes (%) .... ☐☐☐
5 cm proximal des distalen Profilendes (%) .... ☐☐☐
proximales Profilende (%) .... ☐☐☐
am Profilgipfel (%) .... ☐☐☐

EMG (1 = Nadelelektrode, 2 = Anal plug, 3 = Drahtelektroden) .... ☐

Willkürliche Aktivitätsantwort (»Kneifen«): 1 = ja, 2 = nein .... ☐
Reflexantwort (Hustenreflex): 1 = ja, 2 = nein .... ☐
Ruheaktivität: 1 = unauffällig, 2 = vermindert, 3 = vermehrt .... ☐
Aktivität bei Miktion: 1 = vermindert (normal), 2 = gleichbleibend, 3 = vermehrt .... ☐

Röntgenergebnis

Zystogramm a. p.: 1 = rund, 2 = oval, 3 = birnenförmig, 4 = Christbaum .... ☐
1 = glatt, 2 = Trabekel, 3 = Divertikel, 4 = 2 + 3 .... ☐
Miktionszysturethrogramm:
Blasenhalsöffnung: 1 = regelrecht, 2 = gering, 3 = weit .... ☐
Urethra: 1 = unauffällig, 2 = Enge, 3 = Erweiterung, 4 = 2 + 3 .... ☐
Urethraenge: 1 = proximal, 2 = in Beckenbodenebene, 3 = distal .... ☐
Urethraerweiterung: 1 = proximal, 2 = distal .... ☐

Reflux: 1 = nein, 2 = rechts, 3 = links, 4 = beidseits .... ☐
Zystogramm lateral unter Pressen: 1 = unauffällig, 2 = vertikaler Deszensus, 3 = rotatorischer
Deszensus, 4 = Zystozele, 5 = 3 + 4 .... ☐
Urethrogramm: 1 = unauffällig, 2 = Striktur, 3 = Divertikel .... ☐
i.v. Urogramm: 1 = unauffällig, 2 = angeborene Anomalie, 3 = Stauung, 4 = Pyelonephritis,
5 = Steine .... ☐

Sonstige Befunde

Harnkultur: 1 = steril, 2 = infiziert .... ☐
Karyopyknotischer Index: 1 = unauffällig, 2 = vermindert .... ☐
Zystokopie: 1 = unauffälliger Befund, 2 = Zystitis, 3 = Trabekulierung, 4 = path. Ostien ..... ☐
Urethrakalibrierung: 1 = unauffällig, 2 = proximale Enge, 3 = distale Enge, 4 = Meatusstenose .... ☐

Diagnose

1 = Streßinkontinenz, 2 = Streß- und Urgeinkontinenz, 3 = Motorische Urgeinkontinenz,
4 = Sensible Urgeinkontinenz, 5 = Reflexinkontinenz, 6 = Überlaufinkontinenz .... ☐
1 = mechanische infravesikale Obstruktion, 2 = funktionelle infravesikale Obstruktion, 3 = primäre
Detrusorschwäche, 4 = sekundäre Detrusorschwäche (-dekompensation) .... ☐
1 = obere neuromotorische Läsion, 2 = untere neuromotorische Läsion, 3 = gemischte Läsion,
4 = sensible Läsion .... ☐

Therapie: 1 = konservativ, 2 = operativ, 3 = kombiniert .... ☐

konservativ: 1 = α-Sympatholytika, 2 = α-Sympathomimetika .... ☐
1 = Parasympatholytika, 2 = Parasympathomimetika .... ☐
1 = Spasmoanalgetika, 2 = Östrogene .... ☐
1 = Antispastika, 2 = zentraler Angriffspunkt .... ☐
1 = Nervenblockade, 2 = Blasendehnung, 3 = Elektrostimulation .... ☐
1 = Urinal, 2 = Penisklemme, 3 = Katheter, 4 = Vorlagen, 5 = vag. Hilfe .... ☐

Therapie

operativ: 1 = vaginale Plastik, 2 = Schlingenplastik, 3 = Suspensionsplastik, 4 = 1 + 2/3,
5 = artefizieller Spinkter .... ☐
1 = Blasenhalsinzision, 2 = Prostataresektion, 3 = 1 + 2, 4 = Spinkterotomie ext. Spinkter,
5 = Urethrotomia int., 6 = Meatotomie .... ☐
Rezidivoperation: 1 = nein, 2 = ja .... ☐

Therapieergebnis

Nachbeobachtungszeitraum (Monate) .... ☐☐☐☐
1 = geheilt, 2 = gebessert, 3 = unverändert, 4 = verschlechtert .... ☐

Meßblatt

Patient: ....

Blasenkapazität: .... ml

Restharn: .... ml

1. Zystometrie (Blasenfüllungsphase)

Detrusor: ☐ stabil (normal)
☐ instabil

Compliance (Blasendehnbarkeit): ☐ normal (>25 ml/cm H_2O)
☐ erniedrigt

Harninkontinenz: ☐ keine
☐ passiv (Husten, Pressen)
☐ aktiv (Detrusorinstabilität)

2. Miktiometrie (Blasenentleerungsphase)

Maximaler Harnfluß: .... ml/s (normal >15 ml/s)

Miktionsdruck: .... cm H_2O (normal <75 cm H_2O)

Blasenentleerungsmodus: ☐ Detrusorkontraktion
☐ Urethraldruckabsenkung
☐ Bauchpresse
☐ keine Spontanmiktion

Blasenentleerungsstörung: ☐ keine
☐ Detrusorschwäche
☐ infravesikale Obstruktion

Infravesikale Obstruktion: ☐ keine
☐ mechanisch
☐ funktionell (Blasenhals)
☐ funktionell (Beckenboden)

3. Sphinkterometrie (Urethraprofil)

Funktionelle Urethralänge: .... cm

Urethraverschlußdruck: .... cm H_2O

Drucktransmission unter Streß: ☐ normal
☐ erniedrigt

4. Zystogramm a.p.:

☐ normal
☐ Trabekel, Pseudodivertikel
☐ Christbaumblase
☐ große, glatte Blase
☐ vesikoureteraler Reflux re
☐ vesikoureteraler Reflux li

5. Zystogramm lateral:

☐ normal
☐ vertikaler Deszensus
☐ rotatorischer Deszensus
☐ Zystozele

6. Karyopyknotischer Index (Urethra):

☐ normal
☐ erniedrigt

Durchschnittsnormalwerte

Zystometrie:

Maximale Blasenkapazität	300–600 ml
Restharn	< 15% der Kapazität
Erster Harndrang	Füllung > 60% der Kapazität
Unwillkürliche Detrusorkontraktion	keine
Compliance	> 25 ml/cm H_2O (> 255 ml/kPa)

Miktiometrie*:

Maximaler Harnfluß	> 15 ml/s (S. 252, 253)
Mittlerer Harnfluß	> 7,5 ml/s (S. 252, 253)
Miktionsdruck	< 75 cm H_2O (< 7,36 kPa)

Urethraprofil:

Maximaler Urethraverschlußdruck	50 cm H_2O (4,90 kPa)
Funktionelle Urethralänge	2,5–3 cm bei der Frau 4–5 cm beim Mann

* kombinierte Untersuchung von Flowmetrie und Zystometrie

Literatur

Allert, M.L., F. Jelasic: Diagnostik neurogener Blasenstörungen durch Elektromyographie. Thieme, Stuttgart 1974

Bates, C.P., G.G. Whiteside, R. Turner-Warwick: Synchronous cine/pressure/flow/cystourethrography with special reference to stress and urge incontinence. Brit. J. Urol. 42 (1970) 714

Bates, C.P., W.E. Bradley, E. Glen, H. Melchior, D. Rowan, A. Sterling, T. Hald: First report on the standardisation of terminology of lower urinary tract function. Brit. J. Urol. 48 (1976) 39

Bors, E., A.E. Comarr: Neurological Urology. Karger, Basel 1971

Bradley, W.E., T.F. Fletcher: Innervation of the mammalian bladder. J. Urol. 101 (1969) 846

Brown, M., J.E.A. Wickham: The urethral pressure profile. Brit. J. Urol. 16 (1969) 211

Drouin, G., M. McCurry: Catheters for studies of urinary tract pressure. Invest. Urol. 8 (1970) 195

El-Badawi, A., E.A. Schenk: A new theory of the innervation of bladder musculature. Part. 1: Morphology of the intravesical innervation apparatus. J. Urol. 99 (1968) 585

Enhörning, G.: Simultaneous recording of intravesical and intraurethral pressure. A study on urethral closure in normal and stress incontinent women. Acta chir. scand. Suppl. 276 (1961) 1

Franksson, C., J. Petersen: Electromyographic recording from the normal human urinary bladder, internal sphincter and ureter. Acta physiol. scand. 29 (1953) 150

Fritjofsson, A., B. Harvig, M. Assmussen, U. Ulmsten: Eine neue Technik zur Messung des Druckprofils der Urethra. Verh. Ber. dtsch. Ges. Urol. (1976) 172–175

von Garrelts, B.: Analysis of micturition. Acta chir. scand. 112 (1956) 326

Glen, E.S., D. Rowan: Continuous flow cystometry and urethral pressure profile measurements with monitored intravesical pressure: a diagnostic and prognostic investigation. Urol. Res. 17 (1973) 97

Graber, P.: Static and dynamic pressure parameters in the closure of the bladder. In Lutzeyer, W., H. Melchior: Urodynamics. Springer, Berlin 1973

Hald, T.: Neurogenic Dysfunction of the Urinary Bladder. Virum Costers Bogtrykkeri, Kopenhagen 1969

Heidenreich, J., F. Melchert, B. Wendt, L. Beck: Die simultane Sphinctero- und Zystotonometrie mit Hilfe der Perfusion der Urethra zur Diagnose der Streßinkontinenz der Frau. Klin. Wschr. 50 (1972) 165

Heidler, H., U. Jonas, R. Hohenfellner: Neuere Erkenntnisse in der Urodynamik. Fortschritte in der gynäkologischen Urologie. 42. Gynäkologenbericht. Arch. Gynäk. 228 (1979) 296–306

Heidler, H., J. Wölk, U. Jonas: Urethral closure mechanism under stress conditions. Europ. Urol. 5 (1979) 110–112

Hutch, J.A., C.E. Shopfner: A new theory of the anatomy of the internal urinary sphincter and the physiology of micturition. VI. The base plate and enuresis. J. Urol. 99 (1968) 174

Ingelmann-Sundberg, A.: Urinary incontinence in women, excluding fistulas. Acta obstet. gynec. scand. 31 (1952) 266

Jonas, U., H. Heidler: Die isolierte neuromuskuläre (mitigierte) Blasenentleerungsstörung beim Kind. Akt. Urol. 10 (1979) 169

Jonas, U., H.J. Klotter: Study of 3 pressure recording devices: theoretical considerations. Urol. Res. 6 (1978) 119

Jonas, U., E. Petri: Urodynamic equipment for screening and office use: CO_2-Cystometrie. Urol. int. 32 (1977) 449

Jonas, U., E.A. Tanagho: Studies on vesicourethral reflexes. Invest. Urol. 12 (1975) 357

Jonas, U., U. Wenderoth: Urodynamisch-röntgenologische Kombinationsuntersuchungen: Erfahrungen mit 1000 Messungen bei Erwachsenen und Kindern. Elektromedica 47 (1979) 76

Jonas, U., H. Heidler, J. Thüroff: Urodynamik. Diagnostik der Funktionsstörungen des unteren Harntraktes. Enke, Stuttgart 1980

Jonas, U., E. Petri, P. Banse: Evaluation of urodynamic studies by computer. Urol. Res. 6 (1978) 141

Krane, R.J., C.A. Olsson: Phenoxybenzamine in neurogenic bladder dysfunction. II. Clinical considerations. J. Urol. 110 (1975) 653

Lapides, J.: Stress incontinence. J. Urol. 85 (1961) 291

Lapides, J., C.R. Friend, E.P. Ajemian, W.S. Rens: Denervation supersensitivity as a test for neurogenic bladder. Surg. Gynec. Obstet. 114 (1962) 241

Lutzeyer, W., H. Melchior: Urodynamics. Springer, Berlin 1973

Madersbacher, H.: Zur Diagnostik neurogener Blasenentleerungsstörungen. Urologe A 13 (1974) 276

Melchior, H.: Harninkontinenz: Diagnostik und Therapie. Therapiewoche 26 (1976) 5645

Melchior, H.: Klassifikation, Diagnostik und therapeutische Konsequenzen der Harninkontinenz. Therapiewoche 29 (1979) 9

Merrill, C.D.: The air coystometer: a new instrument for evaluating bladder function. J. Urol. 106 (1971) 865

Nathan, P.W.: Micturition reflexes in man. J. Neurol. Neurosurg. Psychiat. 15 (1952) 148

Palmtag, H.: Praktische Urodynamik. Fischer, Stuttgart 1977

Rossier, A., E. Bors: Urological and neurological observations following anaesthetic procedures for bladder rehabilitation of patients with spinal cord injuries. J. Urol. 87 (1962) 876

Siroky, M.B., C.A. Olsson, R.J. Krane: The flow rate nomogram. I. Development. J. Urol. 122 (1979) 665

Stockamp, K.: Alpha-Rezeptorenblocker und Harnblasendysfunktion. Schattauer, Stuttgart 1976

Tammen, H.: Miktiographie – Ein Beitrag zur Harnflußmessung. Urologe A 10 (1971) 140

Tanagho, E.A., U. Jonas: Membrane catheter: effective for recording pressure in lower urinary tract. Urology 10 (1977) 173

Tanagho, E.A., E.R. Miller: Initiation of voiding. Brit. J. Urol. 42 (1970) 175

Tanagho, E.A., E.R. Miller: Functional considerations of urethral sphincteric dynamic. J. Urol. 109 (1973) 273

Thüroff, J.W., E. Petri, U. Jonas: Cystometric and Radiological Findings in Male Incontinence, Proc. 9th Annual Meeting ICS, Rom 4–6 Oct. 1979 (p. 99) G. Guidotti Editore, Rom 1979

Turner-Warwick, R.: Clinical problems associated with urodynamic abnormalities with special reference to the value of synchronous cine/pressure/flow cystography and the clinical studies. In Lutzeyer, W., H. Melchior: Urodynamics. Springer, Berlin 1973

Zinner, N., A. Paquin jr.: Clinical urodynamics: I. Studies of intravesical pressure in normal human female subjects. J. Urol. 90 (1963) 719

Klinisch-chemische Diagnostik in der Urologie

W. Prellwitz

Neben den anamnestischen und klinischen Befunden nimmt die Bedeutung der Klinischen Chemie auch für die operativen Fächer trotz der Fortschritte physikalischer Untersuchungsmethoden (z.B. der Sonographie oder Computertomographie) zu.
Dies gilt nicht nur für die Unterstützung der Diagnose, sondern besonders auch für die Differentialdiagnose (z.B. für die Differenzierung der verschiedenen Ursachen der Urolithiasis), die Therapiekontrolle und die Früherkennung von Komplikationen.
Neben den allgemeinen Fehlerquellen klinisch-chemischer Untersuchungen sollen in diesem Kapitel die besonders für die Urologie interessierenden Methoden kritisch behandelt werden. In den folgenden Abschnitten werden die spezifischen Laboratoriumsbefunde bei entzündlichen und neoplastischen Erkrankungen diskutiert sowie die Untersuchungen bei Abstoßungskrisen nach Nierentransplantationen, bei Urolithiasis und bei Komplikationen, die speziell die Urologie betreffen, besprochen.

Allgemeine Fehlerquellen

Bei der Interpretation von Laboratoriumsbefunden sind insbesondere deren Abhängigkeit von Alter, Geschlecht und Tagesschwankungen zu berücksichtigen (Tab. **1, 2, 3**).
Wichtig sind außerdem die Abhängigkeit klinisch-chemischer Kenngrößen von der Körperlage (Tab. **4**) und von der Dauer der venösen Stauung bei Blutentnahme (Tab. **5**).
Störend für die Analytik ist außerdem die Hämolyse des Serums, die bei Vorhandensein von 100 mg/dl (1 g/l) freiem Hämoglobin die Werte für Harnstoff-N um 5%, die des Kaliums um 8%, des Kreatinins um 6% und die der Aktivität der sauren Phosphatase um 18% erhöht.
Der Einfluß von Medikamenten ist heute für die Beurteilung klinisch-chemischer Untersuchungen ebenfalls von erheblicher Bedeutung (Tab. **6**).
Besondere Fehler treten bei gerinnungsphysiologischen Untersuchungen auf, wenn Zitratblut aus liegenden Kathetern entnommen wird, die mit Liquemin zur Verhinderung einer Thrombosierung

Tabelle 2 Geschlechtsunterschiede verschiedener klinisch-chemischer Kenngrößen ($\bar{x} \pm 2\,s$)

	weiblich	männlich
Harnstoff		
mg/dl	26,4 ± 16,2	27,1 ± 9,0
mmol/l	4,40 ± 2,70	4,51 ± 1,50
Harnsäure		
mg/dl	4,5 ± 1,8	4,8 ± 2,0
µmol/l	267,6 ± 107,0	285,5 ± 118,9
Kreatinin		
mg/dl	0,77 ± 0,27	0,93 ± 0,22
µmol/l	68,0 ± 23,8	82,2 ± 19,4

Tabelle 1 Einflüsse des Alters auf verschiedene klinisch-chemische Kenngrößen. SI-Einheiten = graue Zeile

	Geburt	1–6 Jahre	6–16 Jahre	Erwachsene
Gesamteiweiß				
g/dl	5,13	5,1–5,6	6,0–6,8	7,4
g/l	51,3	51–56	60–68	74
Anorg. Phosphat				
mg/dl	4,8–7,7	3,5–6,4	3,0–6,0	2,4–4,5
mmol/l	1,55–2,48	1,13–2,06	0,96–1,93	0,77–1,45
Alk. Phosphatase				
U/l		120–550	100–450	60–200

Tabelle 3 Tagesschwankungen verschiedener klinisch-chemischer Kenngrößen

Bestimmung	8 Uhr	14 Uhr	20 Uhr	2 Uhr	5 Uhr
Plasmacortisol					
µg/dl	25	21	18	20	23
µmol/l	0,69	0,57	0,49	0,55	0,63
Eisen					
µg/dl	145	128	116	125	136
µmol/l	25,9	22,9	20,7	22,3	24,3
Kreatinin					
mg/dl	0,92	0,96	1,08	1,24	1,16
µmol/l	81,3	84,8	95,4	109,6	102,5
Gesamteiweiß					
g/dl	7,2	6,5	7,1	6,95	7,0
g/l	72	65	71	69,5	70

Tabelle 4 Mittelwerte klinisch-chemischer Kenngrößen in Abhängigkeit verschiedener Körperlagen

Bestimmung	liegend	20 Min. stehend Arm herabhängend	20 Min. stehend Arm horizontal in Herzhöhe haltend
Gesamteiweiß			
g/dl	6,63	7,65	7,30
g/l	66,3	76,5	73,0
Hämatokrit			
Vol.%	40,2	44,4	43,5
l/l	0,40	0,44	0,43
Calcium			
mval/l	4,90	5,10	–
mmol/l	2,45	2,55	–

Tabelle 5 Kaliumkonzentration im Serum (mval/l = mmol/l) bei venöser Stauung von 80 mm Hg (10,7 kPa)

Röhrchen 1 (2 Min.)	Röhrchen 2 (4 Min.)	Röhrchen 3 (6 Min.)	Röhrchen 4 (8 Min.)	Röhrchen 5 (10 Min.)
4,1	4,15	4,26	4,36	4,45

durchspült werden. Dabei ergeben sich aufgrund der Verunreinigung des Untersuchungsmaterials mit Liquemin folgende Befunde, obwohl die Patienten nicht mit Antikoagulantien behandelt werden:
PTT: stark verlängert,
Thromboplastinzeit nach Quick: stark vermindert,
Thrombinzeit: stark verlängert.
Bei dieser Befundkonstellation dürfen bei den entsprechenden Patienten keine therapeutischen Konsequenzen gezogen werden, ohne daß die Reptilasezeit bestimmt wird. Ist diese normal, handelt es sich um eine Liqueminverunreinigung des Untersuchungsmaterials, die eine Liqueminbehandlung vortäuscht.

Klinisch-chemische Untersuchungen

Urinuntersuchungen

Die normale Zusammensetzung des Urins ist in Tab. 7 angegeben.

Untersuchung der Proteinurie

Die sehr häufig verwendeten Streifenmethoden, auch wenn sie mechanisiert ausgewertet werden, sind Screening-Methoden und müssen bei positivem Befund durch quantitative Proteinbestimmungen ergänzt werden. Zu berücksichtigen ist, daß bei den Streifenmethoden bei alkalischen Urinen falsch-positive Ergebnisse auftreten. Gestört wird die Methode außerdem durch Medikamente (Chinidin). Freie L-Ketten werden bei der Streifenmethode nicht erfaßt.

Spezielle urologische Diagnostik

Tabelle 6 Einfluß von Medikamenten auf klinisch-chemische Parameter

Bestimmung	Erhöhung oder falsch-positive Werte durch		Abnahme oder falsch-negative Werte durch
Kreatinin	Vitamin C Clofibrat Colistin	Methyldopa Streptokinase Kanamycin	
Harnstoff	Etacrinsäure Gentamicin Kanamycin Methyldopa	Neomycin Thiacide Streptokinase	
Harnsäure	Thiazide Etacrinsäure Mercaptopurin	Methyldopa Nicotinsäure Vincristin	Allopurinol
Anorg. Phosphat	Alk. Antazida Heparin	Tetracycline Vitamin D	Insulin
Saure Phosphatasen	Androgene (bei Frauen) Clofibrat		Oxalat Östrogene
Alk. Phosphatasen	Allopurginol Androgene Insulin	Colchicin Methyldopa	Vitamin D
Calcium	Anabolika Androgene Thiazide Vitamin D	Östrogene	Heparin Insulin

Tabelle 7 Zusammensetzung des normalen Urins

Menge	1000–2000 ml/24 Std.	
pH	4,5–7,5	
Gesamtprotein	bis 100 mg/24 Std.	
IgG-Globulin	bis 3,0 mg/24 Std.	
IgA-Globulin	bis 2 mg/24 Std.	
L-Ketten	bis 3,0 mg/24 Std.	
Harnstoff	19–34 g/24 Std.	(316,3–566,1 mmol/24 Std.)
Harnstoff-N	8,8–15,8 g/24 Std.	(123,2–221,2 mmol/24 Std.)
Kreatinin	560–2100 mg/24 Std.	(4,95–18,58 mmol/24 Std.)
Harnsäure	300–1000 mg/24 Std.	(1,78–5,94 mmol/24 Std.)
Aminosäure-N	100–300 mg/24 Std.	(1,4–4,2 mmol/24 Std.)
Natrium	130–215 mval/24 Std.	(= mmol/24 Std.)
Kalium	50–100 mval/24 Std.	(= mmol/24 Std.)
Calcium	5–10 mval/24 Std. 100–200 mg/24 Std.	(2,5–5,0 mmol/24 Std.)
Magnesium	1,2–24 mval/24 Std.	(0,6–12 mmol/24 Std.)
Anorg. Phosphat	700–1500 mg/24 Std.	(22,4–48,0 mmol/24 Std.)
Chlorid	110–225 mval/24 Std.	(= mmol/24 Std.)

Quantitative Bestimmung

Die Proteine werden mit Perchlorsäure gefällt. Der Niederschlag wird mit Biuret-Reagenz gelöst und die Extinktion nach 20 Min. bei 546 nm im Photometer gemessen. Die Auswertung erfolgt mittels Eichkurve.

Die Probe nach Esbach sollte heute nicht mehr durchgeführt werden.

Vielfach wird heute für die klinische Beurteilung eine Differenzierung in die glomeruläre und tubuläre Proteinurie verlangt. Dazu wurden z.T. sehr aufwendige discelektrophoretische oder immunologische Untersuchungen angewandt, die sich jedoch in der Routine nicht durchsetzen konnten.

Bei der glomerulären Proteinurie werden vorwiegend Albumin, in Spuren IgG und 7-S-IgA-Globuline ausgeschieden. Bei tubulärer Proteinurie lassen sich besonders freie L-Ketten und IgA-Globuline nachweisen. Für die Routine hat sich zur Differenzierung der glomerulären und tubulären Proteinurie die quantitativ immunologische Bestimmung des Albumins und die radioimmunologische Bestimmung des β-2-Mikroglobulins bewährt (s. auch Funktionsuntersuchungen).

Untersuchung geformter Bestandteile im Urin

Die Ausscheidung von Leukozyten und Erythrozyten sollte in keinem Falle bei Verdacht auf eine Nierenerkrankung nur mit Hilfe des Sedimentes untersucht werden. Lediglich das Vorhandensein von granulierten, Leukozyten- oder Erythrozytenzylindern sollte durch die Untersuchung des Sedimentes geklärt werden.

Erythrozyturie

Als Screening-Test eignet sich nach eigenen Erfahrungen sehr gut der Sangur-Test (Boehringer Mannheim). Neben Erythrozyten werden damit auch freies Hämoglobin und Myoglobin nachgewiesen. Zur quantitativen Bestimmung der Erythrozytenausscheidung stehen mehrere Methoden zur Verfügung:

1. Addis-Count (nach Kerp u. Mitarb. 1956).

Der Patient muß morgens Urin lassen. Die Urinportion nach einer sich anschließenden dreistündigen Bettruhe wird für die Zählung gesammelt. 10 ml Urin werden 5 Min. bei 3000 U/min zentrifugiert, der Überstand dekantiert. Das Sediment wird in 1 ml Überstand aufgelöst und in der Neubauer-Kammer ausgezählt. Die Zellzahlen werden in 1 mm³ gezählt und durch Multiplikation mit 1000 pro 1 ml berechnet. Durch weitere Multiplikation mit dem Harnminutenvolumen erhält man die Zellzahl pro Min.

Normbereich: Erythrozyten 730 ± 550 Zellen pro Minute.

Da durch die Sammelmethode je nach pH-Wert des Urins und der Osmolalität eine gewisse Anzahl der Zellen zugrunde geht, haben wir eine andere Methode in die Routine eingeführt.

2. Zellzählung nach Straub u. John-Grafe 1974.

Diese Methode wird im frischgelassenen Mittelstrahlurin durchgeführt. Bei 400facher Vergrößerung werden in der Fuchs-Rosenthal-Kammer 4 große, diagonal angeordnete Quadrate ausgezählt. Die erhaltene Zellzahl wird mit 1250 multipliziert, um auf die Zahlen pro Milliliter Urin zu kommen.

Normbereich für Erythrozyten bis 10000 Zellen/ml Urin (bis $10 \times 10^6/l$).

3. Nach Hohenfellner (1980) sollte der erste Morgenurin nicht für die Zellzählung verwandt werden. Am besten eignet sich eine 2-Stunden-Portion (7–9 Uhr), die gesammelt und gemessen wird. Nach vorsichtiger Durchmischung wird dann die Zählung in einer Fuchs-Rosenthal-Kammer durchgeführt. Die Angaben erfolgen in Zellen pro Stunde.

Normbereich: bis 51000 Erythrozyten/Std.

Leukozytenausscheidung

Als Screening-Methode hat sich auch hier nach einer kooperativen Studie an 11 Zentren (1979) der Cytur-Streifentest (Boehringer, Mannheim) bewährt. Zwischen Kammerzählung und dem Streifen konnte in 90% der Fälle eine gute Übereinstimmung gefunden werden. Eine Verminderung der Reaktion (basierend auf der Esteraseaktivität bei Leukozyten) wird durch Ascorbinsäure, Albumin und Trichomaden bewirkt.

Quantitative Methoden

1. Addis-Count (nach Kerp u. Mitarb. 1956). Normbereich: 900 ± 620 Leukozyten/min.

Zu bedenken ist bei dieser Untersuchung, daß nach Beobachtungen von Triger u. Smith (1966) schon nach 3 Stunden bei Raumtemperatur besonders bei pH-Werten des Urins über 7,0 ein Großteil der Leukozyten nicht mehr nachweisbar ist.

2. Empfehlung nach Hohenfellner (1980). Wegen eines gewissen zirkadianen Rhythmus der renalen Leukozytenausscheidung sollte der erste Morgenurin nicht benutzt werden. Auch hier wird wie bei der Zählung der Erythrozyten eine 2-Stunden-Portion gesammelt und unzentrifugiert nach Durchmischung in der Fuchs-Rosenthal-Kammer ausgezählt. Berücksichtigt werden muß außerdem der Einfluß exogener Faktoren auf die renale Leukozytenausscheidung (erhöhte Leukozyturie z.B. nach Nikotingenuß, starker körperlicher Arbeit, starker psychischer Belastung).

Normbereich: bis 100000 Leukozyten/Std.

3. Zellzählung nach Straub u. John-Grafe (1974). Normbereich: bis 20000 Leukozyten/ml

Urin (bis $20 \times 10^6/l$). (Methode s. Zählung der Erythrozyten im Urin).

Eine besondere Bedeutung bekommt die quantitative Beurteilung der Leukozyturie einmal dadurch, daß bei der Therapie einer Pyelonephritis die Bakteriurie keine exakte Aussage gestattet. Hier ist die Leukozyturie als Parameter für die Aktivität einer Pyelonephritis von besonderer Bedeutung. Außerdem ist zu berücksichtigen, daß es durchaus eine bestimmte Anzahl sog. steriler Leukozyturien ohne mikrobiologischen Nachweis gibt. Bei der abakteriellen Leukozyturie müssen auch die Urogenitaltuberkulose, die Pilzinfektionen, die Trichomadeninfektion, die »Phenazetin-Niere« und die Gonorrhoe differentialdiagnostisch berücksichtigt werden.

Nitrittest

Der Nitritnachweis mit Hilfe des Teststreifens zeigt besonders bei gramnegativen Erregern bei 87% der Betroffenen eine Relation zur Keimzahl (FUCHS 1969). Bei grampositiven Keimen dagegen ist der Nitrittest nur in einem kleinen Prozentsatz der Fälle positiv.

Urinzytologie (s. Kap. Zytodiagnostik).

Diese Methode hat in der letzten Zeit an Bedeutung gewonnen. Besonders durch die ansteigende Häufigkeit des Blasenkarzinoms ist die Urinzytologie häufig die einzige, allgemein anwendbare und sichere Methode für eine Früherkennung und für die Kontrolle. Das methodische Rüstwerk der Urinzytologie sind heute die Phasenkontrastmikroskopie sowie die zytologische Beurteilung nach Methylenblaufärbung, speziell jedoch nach der Färbung von Papanicolaou, und die Test Simplets. Wesentlich für die exakte Durchführung und Interpretation der Urinzytologie ist neben der Erfahrung des Untersuchers die Entnahmetechnik (VIHKO 1979, DE VOOGT u. Mitarb. 1979).

Funktionsuntersuchungen der Niere

Clearance-Untersuchungen

Sie stellen quantitative Untersuchungen der verschiedenen Nierenfunktionen dar. Unter dem Begriff der Clearance versteht man die Plasmamenge in ml, die pro min (ml/s) durch die Nierenfunktion von einer Substanz gereinigt wird. Diese Plasma-Clearance wird nach folgende Formel berechnet:

$$\text{Clearance} = \frac{U \times V}{P} \times \frac{1,73}{O}$$

- U = Urinvolumen in ml/min,
- V = Konzentration der Substanz in mg/ml Urin,
- P = Konzentration der Substanz in mg/ml Serum,
- 1,73 = ideale Oberfläche (in m²), auf die jede Clearance-Untersuchung bezogen wird,
- O = Oberfläche des Patienten (in m²), die nach Dubois aus Größe und Körpergewicht des Patienten berechnet wird.

Die für die Clearance-Untersuchung benutzten Substanzen müssen folgende Bedingungen erfüllen:

1. Sie müssen frei filtrierbar sein und dürfen nicht an Proteine gebunden werden.
2. Die Plasmakonzentration und das Verteilungsvolumen der Substanz müssen konstant sein.

Man unterscheidet nach Art der verwendeten Substanzen zwischen einer endogenen und exogenen Clearance. Bei der ersten werden körpereigene Substanzen für die Untersuchung benutzt (z.B. endogenes Kreatinin), bei der zweiten Form wird die Untersuchung mit körperfremden Substanzen durchgeführt (z.B. mit Inulin, p-Aminohippursäure = PAH), ^{51}Cr-EDTA und ^{57}Co-Cyanocobalamin (Vitamin B_{12}).

Die Inulin- und PAH-Clearance wird heute kaum noch durchgeführt. Die wichtigsten Clearance-Formen sind heute die ^{51}Cr-EDTA-Clearance sowie die endogene Kreatininclearance.

Beide Clearance-Methoden geben Auskunft über die glomeruläre Filtration. Im allgemeinen kann man davon ausgehen, daß pro Lebensjahr die Clearance um 1,1 ml/min abnimmt.

Als häufigste Funktionsuntersuchung wird heute die endogene Kreatinin-Clearance durchgeführt. Nach Untersuchungen von SCHIRMEISTER u. Mitarb. (1964) und eigenen Beobachtungen (PRELLWITZ 1976) besteht bei genauer Beachtung der Versuchsbedingungen (24-Std.-Urin, Normalkost) zwischen Inulin- und Kreatinin-Clearance eine ausreichende Korrelation.

Der Normbereich der Kreatinin-Clearance liegt zwischen 90 und 140 ml/min (1,5–2,3 ml/s).

Die Reproduzierbarkeit der endogenen Kreatinin-Clearance ist nach eigenen Untersuchungen unter konstanten Bedingungen für klinische Fragestellungen ausreichend (Tab. **8**).

Muß zur Frage der Nephrektomie die Leistung beider Nieren getrennt untersucht werden, so kann eine seitengetrennte Clearance bei liegenden Ureterkathetern durchgeführt werden. Normal ist eine Seitendifferenz bis zu 15%.

Die Kreatinin-Clearance kann nach einer Formel auch aus der Konzentratin des Serumkreatinins geschätzt werden:

$$\text{Kreatinin-Clearance} = \frac{(140 - \text{Alter}) \times (\text{Gewicht in kg})}{72 \times \text{Serumkreatinin in mg/dl}}$$

Von entscheidender Bedeutung erscheint die Frage, ob die Serumkonzentration der harnpflichtigen Substanzen, speziell des Kreatinins, eine Aussage über die Funktion der Niere gestattet. Bei konstanter Muskelmasse ist das Serumkreatinin ein wesentlich besserer Parameter für die Nierenfunktion als der Harnstoff. Es besteht eine hyperbelförmige Abhängigkeit zwischen Serumkreatinin und Glomerulusfiltrat (Abb. **1**). Normale Harnstoff- und Kreatininwerte im Serum erlauben nach Untersuchungen von FUCHS (1969), SARRE

Tabelle 8 Reproduzierbarkeit der endogenen Kreatinin-Clearance

Patient	I	II	III
1. Tag	135 ml/min (2,25 ml/s)	75 ml/min (1,25 ml/s)	52 ml/min (0,86 ml/s)
2. Tag	128 ml/min (2,13 ml/s)	71 ml/min (1,18 ml/s)	55 ml/min 0,91 ml/s)
3. Tag	139 ml/min (2,32 ml/s)	78 ml/min (1,30 ml/s)	48 ml/min (0,80 ml/s)
4. Tag	126 ml/min (2,10 ml/s)	73 ml/min (1,21 ml/s)	47 ml/min (0,78 ml/s)
5. Tag	132 ml/min (2,20 ml/s)	73 ml/min (1,21 ml/s)	50 ml/min (0,83 ml/s)
Mittelwerte	132 ml/min (2,20 ml/s)	74 ml/min (1,23 ml/s)	50 ml/min (0,83 ml/s)
Abweichung	± 6 ml/min (0,1 ml/s)	± 3 ml/min (0,05 ml/s)	± 0,4 ml/min (0,0066 ml/s)

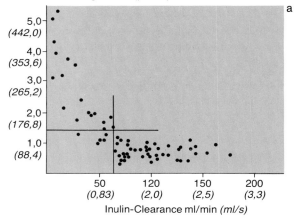

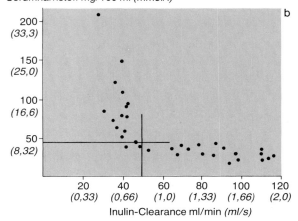

(1976) und SCHIRMEISTER u. Mitarb. (1964) und eigenen Beobachtungen keine exakte Aussage über den Funktionszustand der Niere. Erst bei einer Einschränkung der glomerulären Filtration unter 50 ml/min (0,83 ml/s) kommt es zu einer Azotämie, d. h. zu einer Retention der harnpflichtigen Substanzen. Lediglich im Stadium der Niereninsuffizienz korreliert der Serumkreatininspiegel mit der Filtrationsgröße ausreichend (BUCHBORN 1977).

Konzentrationsversuch nach *Vollhard*

Gelegentlich wird zur Untersuchung der Konzentrationsfähigkeit der Niere dieser Test noch durchgeführt. Dabei erhält der Patient einen Tag lang Trockenkost. Der Urin wird in 2–4-Std.-Portionen bzw. über Nacht gesammelt, gemessen und das spezifische Gewicht bestimmt. Der Aussagewert des Versuches wird erheblich gesteigert, wenn anstelle des sepzifischen Gewichtes die Osmolalität des Urins gemessen wird. Zwischen beiden Größen bestehen allerdings Differenzen, da Elektrolyte und andere Substanzen (Kreatinin, Harnstoff, Harnsäure) die Osmolalität und das spezifische Gewicht unterschiedlich beeinflussen. Im Normalfalle steigt das spezifische Gewicht bis auf 1,030–1,035 an, die Osmolalität bis auf 900–1200 mosm/kg (mmol/l).

Die Isosthenurie zeigt ein gleichbleibendes spez. Gewicht zwischen 1,012 und 1,015. Die Osmolalität liegt hierbei etwa in Höhe der des Plasmas bei 300 mosm/kg (mmol/l). Das bedeutet, daß die Niere weder verdünnen noch konzentrieren kann.

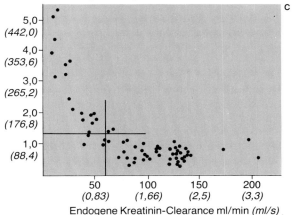

Abb. 1a–c Beziehungen zwischen der Konzentration der harnpflichtigen Substanzen und der Inulin- sowie Kreatinin-Clearance

Tabelle 9 Spezifisches Gewicht und Osmolalität bei Kontrollpersonen und Patienten mit Iso- und Hyposthenurie

	Kontrolle		Isosthenurie		Hyposthenurie	
	spezifisches Gewicht	mosm/kg mmol/l	spezifisches Gewicht	mosm/kg mmol/l	spezifisches Gewicht	mosm/kg mmol/l
Beginn des Versuchs ↓	1,010–1,012	200–300	1,012–1,015	250–300	1,010–1,012	200–300
Ende des Versuchs	1,030–1,035	900–1200	1,012–1,015	250–300	1,020–1,025	400–800

Bei der Hyposthenurie liegt das spez. Gewicht anfangs bei etwa 1,010–1,012, am Ende des Versuches bei etwa 1,020–1,025. Die Osmolalität liegt zwischen 300 und 800 mosm/kg (mmol/l). In diesem Falle kann die Niere trotz verminderter Flüssigkeitszufuhr den Urin nicht ausreichend konzentrieren (Tab. 9).

Tubuläre Funktionsuntersuchungen

Bestimmung des β-2-Mikroglobulins im Serum und Urin

Das β-2-Mikroglobulin hat ein Molekulargewicht von 11 800. Aufgrund seiner geringen Größe wird es glomerulär filtriert. In den proximalen Tubuli wird es zu mehr als 99,9% rückresorbiert und katabolisiert. Die Konstanz des Blutspiegels wird durch die hepatische Produktionsrate garantiert.

Normbereiche: Serum: 1,1–2,1 mg/l, Urin: 30 bis 370 μg/24 Std.
Bei glomerulären Schädigungen der Niere wird durch die verminderte glomeruläre Filtration der Serumspiegel des β-2-Mikroglobulins über 2,4 mg/l erhöht, während der Urinspiegel praktisch normal ist. Bei Störungen im proximalen Tubulusabschnitt ist dagegen der Serumspiegel normal, während aufgrund der mangelnden tubulären Rückresorption und Katabolisierung die Urinkonzentration des β-2-Mikroglobulins über 400 mg/24 Std. ansteigt. Die Berechnung der Transportmaxima für Glucose und p-Aminohippursäure wird hier nur als Möglichkeit der tubulären Funktionsuntersuchungen erwähnt, da sie praktisch nur von Nephrologen durchgeführt werden.

Elektrolytausscheidung

Die Ausscheidung von Natrium im Urin ist unter konstanten Bedingungen ein Maß für die Rückresorption im gesamten Tubulusbereich, da Na^+ in allen Tubulusabschnitten rückresorbiert wird. Die Kaliumausscheidung ist dagegen bei Sekretionsstörungen im distalen Tubulus vermindert (Normbereiche s. Tab. 7).

Säureausscheidung

Die gesamte Säureausscheidung im Urin setzt sich zusammen aus der Ausscheidung von H-Ionen (Titrationsazidität) und der von NH_4-Ionen. Normbereiche:
Gesamtsäureausscheidung: 30–80 mval/24 Std. (mmol/24 Std.), Titrationsazidität: 10–30 mval/24 Std. (mmol/24 Std.), NH_4-Ausscheidung: 20 bis 50 mval/24 Std. (mmol/24 Std.).
Nach Belastung mit 100–200 mval (mmol) Ammoniumchlorid über 3–4 Tage kommt es bei gesunden Probanden zu einer signifikanten Zunahme der Titrationsazidität und der NH_4-Ausscheidung auf das Zwei- bis Dreifache der Norm sowie zu einem Abfall des Urin-pH unter pH 5.

Spezialuntersuchungen im Urin

Oxalat

(s. Nephrolithiasis, Kap. Klinik und operative Therapie)
Bei der Methode nach KOHLBECKER u. Mitarb. (1979) wird die Bestimmung des Oxalatgehaltes im Urin mit Hilfe der Oxalatoxydase durch einfache pH-Messung durchgeführt. Das Enzym dekarboxyliert spezifisch Oxalat, wobei je Mol Oxalat zwei Mole CO_2 entstehen. Durch Diffusion des CO_2 in eine alkalische Pufferlösung in geschlossenen Reaktionsgefäßen erniedrigt sich der pH-Wert, der dann mit der Glaselektrode gemessen wird.
Normbereich: 219 ± 88 μmol/l bzw. 265 ± 149 μmol/24 Std.

Cystinurie (Screening-Methode)

Diese von KINOSHITA u. Mitarb. (1979) beschriebene Methode beruht auf der sog. Chiba-Reaktion: eine neutrale wäßrige Cystinlösung zeigt in Gegenwart von Nikkelionen und Natriumhydrogensulfit einen rapiden Farbumschlag nach dunkelbraun. Der Test ist bei Cystinkonzentration vom mindestens 50 μg/ml (mg/l) zuverlässig.

Harnsteinanalysen

Bei der chemischen Analyse wird eine möglichst homogene Probe des zu untersuchenden Harnsteins in Lösung gebracht. Aus dieser Lösung werden Calcium titrimetrisch, Oxalat, Phosphat, Magnesium, Ammonium,

Harnsäure und Cystin kolorimetrisch durch visuelle Farbvergleiche halbquantitativ bestimmt.
Aus den erhaltenen Werten kann die Zusammensetzung des Harnsteines ermittelt werden. Für diese Bestimmung hat sich bei uns der Reagenziensatz Merckognost der Fa. Merck bewährt.
Wenn notwendig, können selbstverständlich quantitative Untersuchungen mit Hilfe der Atomabsorption oder der in diesem Kapitel schon beschriebenen Analysen durchgeführt werden.

Die genaueste Analyse von Harnsteinen stellen heute die Röntgendiffraktometrie, die Infrarotspektroskopie sowie die Polarisationsmikroskopie dar.

Enzymaktivitätsbestimmungen

Bisher wurden etwa 30 verschiedene Enzyme im Urin nachgewiesen. Methodisch ergeben sich bei der Aktivitätsbestimmung im Urin jedoch schwerwiegende Schwierigkeiten:
1. Durch die erheblichen Schwankungen der Wasserstoffionenkonzentration im Urin kann es schnell zu irreversiblen Inaktivierungen von Enzymen kommen.
2. Die Elektrolytkonzentration hat nach zahlreichen Untersuchungen einen deutlichen Einfluß auf die Enzymausscheidung im Urin.
3. Da das Urinvolumen in weiten Grenzen schwanken kann, fehlt eine exakte Bezugsgröße. Als Kompromiß wurde vorgeschlagen, die Enzymaktivität pro 8-Std.-Urin (Sammelperiode 22–6 Uhr) anzugeben.
4. Im Urin lassen sich Enzyminhibitoren nachweisen, die nur zum Teil dialysabel sind. In den meisten Fällen handelt es sich dabei um Peptide.

Als Ursprung der Urinenzyme müssen heute die Nieren, die ableitenden Harnwege, das Blut und zelluläre Bestandteile des Urins wie Erythrozyten und Leukozyten angesehen werden. Der physiologische Zellumsatz im Nephron dürfte die Hauptmenge der Urinenzyme ausmachen.

Da eine Standardisierung der Enzymaktivitätsbestimmungen im Urin bisher nicht erfolgt ist, haben diese Methoden praktisch keinen Eingang in die Routine finden können (THIELE 1976).

Serumuntersuchungen

Kreatinin

Die Serumkonzentration des Kreatinins ist, abgesehen von der Nierenfunktion, lediglich von der Muskelmasse abhängig, nicht jedoch von der Ernährung.

Die Bestimmung erfolgt heute noch fast ausschließlich mit der unspezifischen Methode nach JAFFÉ. Nicht-Kreatinin-Chromogene wie Glucose, Lävulose, Ascorbinsäure, Pyruvat, Aceton, Acetessigsäure, Barbiturate, Clofibrat, Cholesterin, Methyldopa, Streptokinase und Kanamycin ergeben wie Kreatinin eine Farbreaktion mit Pikrinsäure im alkalischen Milieu. Deshalb liegen die Werte dieses »Gesamt«-Kreatinins, d.h. des Kreatinins und aller Nicht-Kreatinin-Chromogene im Serum höher als es der Konzentration des wahren Kreatinins entspricht. Spezifischer ist die Methode, bei der das Kreatinin nach Enteiweißung an Lloyds-Reagenz (Kaolin) adsorbiert wird mit anschließender Desorption. Die Nicht-Kreatinin-Chromogene werden dabei nicht gebunden und können so die Jaffésche Reaktion nicht stören.

In der neueren Zeit wurde eine spezifisch enzymatische Bestimmung des Kreatinins entwickelt. In Tab. **10** sind die Normbereiche des Kreatinins dargestellt.
Die von BÖRNER u. SZASZ (1979) ermittelten Werte für die enzymatische Methode zeigen praktisch bei Erwachsenen von 20–60 Jahren keine Altersabhängigkeit.
SZASZ u. Mitarb. (1979) konnten in einer anderen Arbeit nachweisen, daß bei zufriedenstellender Präzision des enzymatischen Verfahrens der Vergleich mit der Methode nach Absorption an Lloyds-Reagenz übereinstimmende Ergebnisse liefert.
Im Mittel liegen die Kreatininwerte im Serum, bestimmt mit der Methode nach JAFFÉ, um 10–12% über denen des wahren Kreatinins (enzymatische Bestimmung). Diese Differenz wird bei Anstieg der Kreatininkonzentration im Serum geringer.

Harnstoff

Für die Bestimmung des Harnstoffes existiert eine spezifisch enzymatische Bestimmungsmethode.
Harnstoff-N berechnet sich aus $\frac{\text{Harnstoff}}{2,14}$.
Normbereiche: 20–60 mg/dl (3,3–10 mmol/l) Harnstoff, 9,3–28 mg/dl (1,3–3,92 mmol/l) Harnstoff-N.
Bei der Interpretation ist zu berücksichtigen, daß die Harnstoffkonzentration abgesehen von der Nierenfunktion stark von der Proteinzufuhr abhängt (Tab. **11**). Ähnliche Abhängigkeiten werden bei der renalen Ausscheidung der Oxalsäure und des Calciums beobachtet, die nach Proteinzufuhr ansteigt (ROBERTSON u. Mitarb. 1979).

Tabelle **10** Normbereiche der Serumkreatininkonzentration unter Anwendung verschiedener Methoden

Jaffé-Reaktion	Absorption mit Lloyds-Reagenz	Enzymatische Methode
0,64–1,4 mg/dl	0,5–1,3 mg/dl	♀ 0,5–0,9 mg/dl (44,2–79,5 µmol/l)
53–123,7 µmol/l	44,2–114,9 µmol/l	♂ 0,55–1,1 mg/dl (48,6–97,2 µmol/l)

Spezielle urologische Diagnostik

Tabelle 11 Serumharnstoffkonzentration in Abhängigkeit von der Proteinzufuhr

Proteinzufuhr i.gr. pro kg Körpergew.	Harnstoff mg/dl	Harnstoff-N mg/dl
0,5	18,3 (3,04 mmol/l)	8,5 (3,04 mmol/l)
1,5	38,6 (6,4 mmol/l)	18,0 (6,4 mmol/l)
2,5	45,5 (7,5 mmol/l)	21,2 (7,5 mmol/l)

Harnsäure

Auch hier existiert eine spezifisch enzymatische Bestimmungsmethode.
Normbereiche: ♀: 2,4–5,7 mg/dl (142,7–339,0 μmol/l), ♂: 3,4–7,0 mg/dl (202,2–416,3 μmol/l).
Auch die Harnsäurekonzentration des Serums ist abhängig von der Ernährung (Tab. 12).

Tabelle 12 Abhängigkeit der Serumharnsäurekonzentration von der Ernährung

N	Normalkost	Purinfreie Formeldiät (3 Tage)
10	5,8 ± 0,6 mg/dl (344,9 ± 35,6 μmol/l)	4,1 ± 0,35 mg/dl (243,8 ± 20,8 μmol/l)
11	9,5 ± 1,0 mg/dl (565 ± 59,4 μmol/l)	7,2 ± 0,65 mg/dl (428,2 ± 38,6 μmol/l)

Elektrolyte

Die Bestimmung des Natriums und Kaliums kann emissionsphotometrisch erfolgen. Calcium und Magnesium sollten mit Hilfe der Atomabsorptionsspektrophotometrie ermittelt werden. Phosphat wird photometrisch bestimmt.
Normbereiche: Natrium: 135–155 mval/l (mmol/l),
Kalium: 3,5–5,5 mval/l (mmol/l),
Calcium: 4,5–5,0 mval/l (2,25–2,5 mmol/l),
Magnesium: 1,6–2,0 mval/l (0,8–1,0 mmol/l),
anorg. Phosphat: 2,4–4,5 mg/dl (0,77–1,45 mmol/l).

Entzündliche Erkrankungen der Nieren

Glomerulonephritis

Da es sich um ein nephrologisches Krankheitsbild handelt, wird hier nur eine Kurzdarstellung der Befunde gegeben. Auf die verschiedenen Formen der Glomerulonephritis wird in diesem Rahmen nicht eingegangen.
Die wesentlichen klinischen Befunde der akuten Glomerulonephritis sind Hypertonie, Ödembildung, Oligurie (80%), Lendenschmerzen (50%) sowie in 16% der Fälle Veränderungen des Augenhintergrundes.
Klinisch-chemische Befunde:
1. Hämaturie,
2. Nachweis von Erythrozytenzylindern,
3. Leukozyturie,
4. Proteinurie, die nur in sehr wenigen Fällen nicht nachweisbar ist,
5. Oligurie mit erhöhter Osmolalität des Urins (im Gegensatz zum akuten Nierenversagen),
6. normaler oder nur geringfügiger Anstieg der harnpflichtigen Substanzen im Serum,
7. Verminderung des Glomerulofiltrates (Abnahme der Kreatinin- oder ^{51}Cr-EDTA-Clearance),
8. Zunahme der Nierendurchblutung (Anstieg der PAH-Clearance),
9. hämatologische Befunde: Anämie, Leukozytose mit relativer Lymphozytopenie,
10. immunologische Befunde: Anstieg des Antistreptolysintiters, Antikörper gegen sog. M-Proteine, Nachweis zirkulierender Immunkomplexe, Nachweis des C-3-Nephritis-Faktors, Verminderung von Komplementtiter.

Pyelonephritis

Die primäre Form, bakteriell bedingt, wird fast ausschließlich bei Frauen beobachtet, die sekundären Formen, bedingt durch Obstruktionen der Harnwege, betreffen vorwiegend Männer (Tab. 13). Klinisch-chemische Befunde:
1. Leukozyturie,
2. Leukozytenzylinder (in 89% der Fälle),
3. Proteinurie,
4. Mikrohämaturie (in 65% der Fälle),
5. Leukozytose,
6. Erhöhung der Blutsenkungsgeschwindigkeit,
7. normale Konzentration der harnpflichtigen Substanzen im Serum,
8. Bakteriurie.

Tabelle 13 Relative Häufigkeit der primären und sekundären Pyelonephritis (aus *H. Sarre*: Nierenkrankheiten. Thieme, Stuttgart 1976)

	Frauen	Männer
Primäre Pyelonephritis (ohne Obstruktion der Harnwege)	56,3%	1,7%
Sekundäre Pyelonephritis (mit Obstruktion der Harnwege)	43,7%	98,3%

Chronische Verlaufsstadien der Glomerulonephritis und Pyelonephritis:
1. Stadium der vollen Kompensation:
   a) Verminderung der Clearance,
   b) Einschränkung der Konzentrationsfähigkeit der Nieren,
   c) normale Konzentration der harnpflichtigen Substanzen im Serum.
2. Stadium der kompensierten Retention:
   a) Verminderung der Clearance,
   b) isosthenurische Polyurie,
   c) mäßige Retention harnpflichtiger Substanzen.
3. Stadium der dekompensierten Retention:
   Die Übergänge der kompensierten zur dekompensierten Retention sind fließend.
   a) Weitere Einschränkung der Clearance-Leistung,
   b) isosthenurische Oligurie,
   c) starke Retention der harnpflichtigen Substanzen im Blut,
   d) Störung des Wasser-, Elektrolyt- und Säure-Basen-Haushaltes,
   e) Anämie.
4. Terminalstadium: Urämie.

Nephrotisches Syndrom

Dieses Syndrom ist charakterisiert durch eine starke Proteinurie. Es tritt bei folgenden Nierenerkrankungen auf:
Glomerulonephritis (membranös-proliferative Form), Pyelonephritis, Nierenvenenthrombosen, malignen Tumorerkrankungen, Amyloidosen (10% aller Fälle), Kollagenosen, Glomerulosklerosen, Schwangerschaftsnephropathie, exogenen Intoxikationen.

Klinisch-chemische Befunde:
1. Proteinurie ($<$ 3,5 g/24 Std.),
2. Hypoproteinämie,
3. charakteristische Veränderungen der Serumelektrophorese mit Verminderung der Albumin-, α-1- und der γ-Fraktion und starke Erhöhung der α-2- und β-Fraktion,
4. Hyperlipoproteinämie des Typs II und IV (Erhöhung der LDL und VLDL) mit starkem Anstieg der Serumkonzentrationen des Cholesterins, geringer Erhöhung der Triglyceride im Serum.

Entzündliche Erkrankungen der ableitenden Harnwege

(s. Kap. Unspezifische Entzündungen der Niere und oberen Harnwege)

Zystitis

Neben den klinischen Symptomen werden eine Proteinurie, Leukozyturie, Makrohämaturie und Bakteriurie beobachtet. Eine rein hämorrhagische Zystitis kann gelegentlich bei Endoxantherapie beobachtet werden. Die eosinophile Zystitis ist charakterisiert durch eine Proteinurie, Hämaturie sowie die Ausscheidung eosinophiler Leukozyten und Plasmazellen im Urin. Im Blut läßt sich eine Eosinophilie nachweisen.

Akute Prostatitis

Die Diagnose wird vorwiegend durch klinische Befunde gestellt. Fieber, Leukozytose und Linksverschiebung können bei der akuten Prostatitis vorhanden sein. In seltenen Fällen kommt es zu akutem Harnverhalten und Urosepsis.
Die Leukozytenzählung im Prostataexprimat ist nicht eindeutig verwertbar.

Chronische Prostatitis

Spezifische klinisch-chemische Befunde lassen sich hier nicht erheben.

Urethritis und Epididymitis

Auch hier kann die Diagnose nicht durch spezifische, klinisch-chemische Untersuchungen gestellt werden. Den Urinuntersuchungen kommt nur eine untergeordnete Bedeutung zu. Die sog. »4-Gläser-Probe« ist selbst bei quantitativer Auswertung (Leukozytenzahl, Keimzahl) in ihrer Bedeutung umstritten.
Neben den anamnestischen und klinischen Befunden müssen besonders Abflußbehinderungen am Blasenhals mit Hilfe der Uroflowmetrie, Infusions- und Urethrographie und Urethrozystoskopie abgeklärt werden.

Tubuläre Erkrankungen

Tubuläre renale Azidose

(Prellwitz 1976, Sommerkamp 1974)

Gemeinsame Charakteristika dieser Syndrome sind die metabolische Azidose bei einem neutralen pH des Urins.
Heute muß zwischen einer distalen und einer proximalen Form unterschieden werden (s. Nephrolithiasis, Kap. Klinik und operative Therapie).

Distale tubuläre Azidose (Typ I)

Sie stellt die häufigste und klassische Tubulusstörung dar. Ursache der distalen tubulären Azidose ist das Unvermögen der distalen Tubuluszellen, H^+-Ionen gegen ein Konzentrationsgefälle auszuscheiden. Ein H^+-Ionengradient zwischen Tubuluszelle und Urin kann somit nicht erzeugt werden. Die proximale Bicarbonatrückresorption ist nicht beeinträchtigt. Als Folge des insuffizienten distalen Natrium-Protonen-Austausches kommt es zu einem alkalischen Urin-pH sowie einer metabolischen Azidose mit Hyperchlorämie. Sekundär wird eine Hyperkalzurie sowie eine verminderte Ausscheidung von Zitrat beobachtet.

Die wesentliche Untersuchung ist hier die Ammoniumchloridbelastung.

Der Proband erhält 0,1 g NH_4Cl pro kg Körpergewicht. Anschließend wird im 4–5-Std.-Urin das pH bestimmt. Wird ein pH von 5,3–5,4 nicht erreicht, so liegt eine distale tubuläre Störung vor. Bei der inkompletten Form der distalen tubulären Azidose sind alle obengenannten Befunde mit Ausnahme der metabolischen Azidose nachweisbar.

Als Komplikation wird bei dem Typ I der tubulären Azidose praktisch immer eine Nephrolithiasis oder Nephrokalzinose beobachtet.

Proximale tubuläre Azidose (Typ II)

Diese Form ist seltener als die distale tubuläre Azidose. Ursache ist eine Störung der proximalen Bicarbonatrückresorption mit verminderter Nierenschwelle sowie erniedrigtem Transportmaximum für Bicarbonat. Trotz einer hyperchlorämischen Azidose wird ein alkalischer Urin ausgeschieden. Dies ist einmal auf den renalen Bicarbonatverlust zurückzuführen, zum anderen kommt es im distalen Tubulusteil zu einer Hemmung der Protonensekretion, verursacht durch »Überladung« des distalen Tubulussystems mit dem bicarbonatreichen, alkalischen Urin.

Bei der Ammoniumchloridbelastung wird im Gegensatz zu der distalen tubulären Azidose ein normal saurer Urin ausgeschieden, da die distale H^+-Ionensekretion intakt ist. Durch die NH_4Cl induzierte Azidose wird dabei die Konzentration des Bicarbonats im Blut unter den Wert der erniedrigten Nierenschwelle gesenkt, so daß das filtrierte Bicarbonat vollständig rückresorbiert werden kann.

Eine Nephrolithiasis bzw. Nephrokalzinose wird bei der proximalen tubulären Azidose selten beobachtet.

Abstoßungsreaktionen nach Nierentransplantationen

Die hyperakute Abstoßung erfolgt innerhalb von Minuten durch zirkulierende, präformierte Antikörper. Besondere klinisch-chemische Untersuchungen existieren hier nicht.

Die akute Abstoßungsreaktion erfolgt innerhalb der ersten 6 Wochen nach Transplantation.

Dabei werden neben allgemeinen klinischen Zeichen wie Unwohlsein und psychischen Veränderungen folgende Befunde erhoben:

1. Abnahme der Diurese bis zur Oligurie. Damit verbunden ist eine verminderte Natriumausscheidung im Urin mit Ödembildung (Gewichtszunahme und Abfall der Serumosmolalität).
2. Abnahme der endogenen Kreatinin-Clearance.
3. Leukopenie. JONTOFSON u. Mitarb. (1974) konnten zwischen der Zahl der Leukozyten im Blut und der endogenen Kreatinin-Clearance eine direkte Korrelation feststellen. Ursache der Leukopenie ist wahrscheinlich die Retention knochenmarkstoxischer Abbauprodukte des Azathioprins.
4. Proteinurie mit vorwiegender Ausscheidung tubulärer Proteine (freie L-Ketten):
   a) Zunahme der Ausscheidung von Fibrin-Fibrinogen-Bruchstücken (Splits) im Urin (MERRILL u. Mitarb. 1956);
   b) erhöhte Ausscheidung von Lysozym: $>1,5$ mg/l (TISCHENDORF 1975). Hierbei handelt es sich um ein bakteriolytisches Enzym. Es kommt zellgebunden unter anderem im Bürstensaum des proximalen Tubulus vor;
   c) Verminderung der renalen Ausscheidung von β-2-Mikroglobulin und gleichzeitiger Anstieg im Serum (BERNIER u. POST 1973). In der ersten Zeit nach der Transplantation ist die Serumkonzentration dieses Mikroglobulins hoch (>4 mg/l), während die renale Ausscheidung vermindert ist (<30 µg/24 Std.).

Bei Angehen des Transplantates kommt es zu einem Anstieg der renalen Ausscheidung und Verminderung des Serumspiegels. Bei Abstoßungskrisen wird die renale Ausscheidung wiederum vermindert, bei gleichzeitiger Erhöhung der Serumkonzentration. Bei der Beurteilung der Proteinurie ebenso wie des meist auftretenden Fiebers bei Abstoßungsreaktionen muß nach Untersuchungen von ALTROGGE u. Mitarb. (1979) bedacht werden, daß bei etwa 40% aller Patienten nach Nierentransplantationen Infektionskomplikationen mit Leukozyturie, Proteinurie und Fieber auftreten können. Bei nahezu 65% dieser Patienten ist die Ursache eine urologische Komplikation (passagere Urinfisteln). Auch zwischen Abstoßungskrisen, der Corticoiddosis und dem Auftreten von Infektionen bestehen enge Korrelationen.

Nach Untersuchungen von ZAZGRONIK u. Mitarb. (1979) kommt es unmittelbar nach den Nierentransplantationen zu einer Erhöhung des α-1-Antitrypsins im Serum. Am 10. postoperativen Tag normalisieren sich diese Werte bei Angehen des Transplantates.

Bei einer akuten Abstoßungskrise steigt dieses Protein im Serum wieder an.

Urolithiasis

(s. Kap. Klinik und operative Therapie)

Die Häufigkeit von Harnsteinen in Deutschland, England und den USA wird heute mit etwa 1‰ angegeben. In Tab. **14** ist die entsprechende Frequenz der verschiedenen Harnsteine aufgezeichnet. Am häufigsten werden Calciumoxalat- und Calciumphosphatsteine beobachtet. Etwa 40% der Steine sind monomineralisch, 60% sind Mischsteine mit 2 oder 3 Komponenten.
Die Häufigkeit metabolischer Störungen als Ursache der Urolithiasis ist in Tab. **15** dargelegt.

Idiopathische Hyperkalzurie

Die Angaben der Häufigkeit der idiopathischen Hyperkalzurie als Ursache der Urolithiasis schwanken in der Literatur von 10–45,6% (COE u. KAVALACH 1974, COE 1977, PAK u. Mitarb. 1975, PAK 1979, SADLOWSKI 1978). Klinisch-chemisch ist die idiopathische Hyperkalzurie wie folgt charakterisiert:
1. Normokalzämie,
2. Hyperkalzurie,
3. gelegentlich Hypophosphatämie,
4. Calcium-Kreatinin-Quotient (Konzentration in mg/dl) im 24-Std.-Urin ist nach HENDRY u. Mitarb. (1978) signifikant gegenüber Normalpersonen erhöht (Tab. **16**).

Nach Untersuchungen von COE (1973, 1974, 1977) und PAK (1974, 1975) müssen 2 Formen unterschieden werden:
a) Absorptive idiopathische Hyperkalzurie mit erhöhter intestinaler Calciumaufnahme. Die intestinale Absorption von Calcium wird durch die von Parathormon gesteuerte renale Synthese von Dihydroxycalziferol gesteuert. KAPLAN u. Mitarb. (1977) konnten in 21 Fällen eine erhöhte Konzentration von Dihydroxycalziferol im Serum messen (4,5 ± 1 ng/dl; 105 ± 23 pmol/l; Kontrollpersonen 3,4 ± 0,9 ng/dl). Andere Ursachen müssen jedoch auch in Betracht gezogen werden. Die Konzentration des Parathormons ist bei dieser intestinalen Form der Hyperkalzurie normal.
b) Renale Hyperkalzurie. Ursache hierfür ist eine gestörte tubuläre Rücksresorption des Calciums. Die Konzentration des Parathormons ist erhöht.

Hyperurikämie und Hyperurokosurie

Die Gicht ist in 5,7–10% der Fälle Ursache einer rezidivierenden Nephrolithiasis.
Auch bei Patienten mit einer Hyperurokosurie, die häufig ernährungsbedingt ist und die in den meisten Fällen eine normale Konzentration der Serumharnsäure aufweist, können Nierensteine

Tabelle 14 Häufigkeit metabolischer Störungen bei Patienten mit Nephrolithiasis

Ursachen	N	%	N	%
Unbekannt	93	20,2	8	24,4
Idiopathische Hyperkalzurie	95	20,7	15	45,6
Hyperurokosurie	67	14,6	3	9,0
Grenzwertige Hyperkalzurie	53	11,5	–	–
Hyperkalzurie und Hyperurokosurie	54	11,7	–	–
Hyperurikämie	26	5,7	3	9,0
Primärer Hyperparathyreoidismus	24	5,2	2	6,0
Renale tubuläre Azidose	17	3,7	–	–
Entzündliche Knochenerkrankungen	21	4,6	–	–
Schwammniere	7	1,5	–	–
Sarkoidose	3	0,7	–	–
Oxalurie	–	–	1	3,0
Cystinurie	–	–	1	3,0
Total N	460		33	
Literatur	Coe 1977		Hendry u. Mitarb. 1978	

Tabelle 15 Chemische Zusammensetzung von Harnsteinen

Ca-Oxalat	58,8%		
Ca-Phosphat	17,6%	66%	85%
Ca-Carbonat	–		
Ammonium-Magnesium-Phosphat	9,2%	15%	
Harnsäure	13,2%		10%
Cystin	0,4%	10%	2%
Org. Matrix (Eiweiß, Xanthin)	0,8%	9%	3%
Literatur	Jarrar 1979	Williams 1974	Hohenfellner u. Altwein 1977

Tabelle 16 Calcium-Kreatinin-Quotient (Konzentration in mg/dl) im 24-Std.-Urin bei gesunden Probanden und Patienten mit idiopathischer Hyperkalzurie (aus *M. Hendry* u. Mitarb.: Verh. Dtsch. Ges. Inn. Med. 84 [1978] 1266)

	Normalpersonen	Idiop. Hyperkalzurie	Signifikanz
Quotient	0,1009 ± 0,0392	0,1983 ± 0,0545	$p \leq 0,001$

beobachtet werden. Der obere Normbereich der täglichen Harnsäureausscheidung ist wegen der starken Abhängigkeit von der Ernährung außerordentlich schwer festzulegen.

Etwa 10% aller Patienten mit Calciumoxalatsteinen zeigen gleichzeitig eine erhöhte Ausscheidung von Harnsäure im Urin.

Primärer Hyperparathyreoidismus

Klinisch-chemische Diagnostik:
1. Erhöhung der Konzentration des Serumcalciums in 70–80% der Fälle. Dabei ist zu beachten, daß eine Anzahl von Erkrankungen eine Hyperkalzämie aufweist: maligne Tumoren, Hyperthyreosen, Sarkoidose, Hypervitaminose D, multiples Myelom, Östrogen- und Androgenbehandlung maligner Tumoren, orthopädische Operationen, Morbus Paget, primäre Knochentumoren, Milch-Alkali-Syndrom, Morbus Addison.
2. Erhöhung des ionisierten Calciums im Serum (Normbereich: 2,24 bis 2,64 mval = 1,12 bis 1,32 mmol/l).
3. Hyperkalzurie ($>$ 10 mval/Std., $>$ 200 mg/24 Std., $>$ 5 mmol/24 Std.).
4. Hypophosphatämie ($<$ 2,5 mg/dl = $<$ 0,80 mmol/l).
5. Hyperphosphaturie ($>$ 1500 mg/24 Std. = $>$ 48,4 mmol/24 Std.).
6. Erhöhung der Phosphat-Clearance (Normbereich: $10,8 \pm 2,7$ ml/min = $0,18 \pm 0,04$ ml/s).
7. Abnahme der TRP (tubuläre Rückresorption des Phosphates (Normbereich: 85–95%).
8. Phosphat-Exkretions-Index $\pm 0,09$ (Normbereich: $-0,09$ bis $+0,09$).
9. Erhöhung des Parathormonspiegels im Serum (Normbereich: $0,24 \pm 0,29$ μEqu/ml = mg Equ/l).

Von SCOTT u. Mitarb. (1964) wurde in 50–60% der Fälle mit primärem Hyperparathyreoidismus gleichzeitig eine Hyperurikämie beobachtet, in 5–25% der Fälle eine echte Gicht. Die Ursache ist unbekannt. Diskutiert werden die renale Insuffizienz oder eine genetische Relation zwischen Gicht und Hyperparathyreoidismus.

Tubuläre Azidose
(s. auch S. 299)

Von BACKMAN u. Mitarb. (1980) wurde bei 318 Patienten mit rezidivierenden Nierensteinen bei 60 von ihnen (= 19%) eine tubuläre Azidose gefunden. Davon hatten 26 Patienten (43%) den Typ I (distale tubuläre Azidose). Außerdem zeigten 13% der Patienten, fast ausschließlich solche mit tubulärer Azidose, zusätzlich eine tubuläre Proteinurie mit erhöhter Ausscheidung des β-2-Mikroglobulins ($>$ 370 μg/24 Std.).

Oxalurie

Normbereich: 219 ± 88 μmol/l.

Die Ursache der Oxalurie ist einmal die Oxalose, eine autosomal rezessive Erberkrankung.

Von CHADWICK u. Mitarb. (1973) wurde beim Morbus Crohn und nach Ileumresektionen eine Hyperoxalurie mit rezidivierender Nephrolithiasis beschrieben. Ursache ist eine gesteigerte Oxalatresorption, hervorgerufen durch die erniedrigte Konzentration von Gallensäuren im Jejunum.

Nach Untersuchungen von ROBERTSON u. Mitarb. (1979) an 85 Patienten mit rezidivierender Nephrolithiasis wurde festgestellt, daß diese Patienten einen höheren Anteil von Protein mit der Nahrung aufnahmen als Nichtsteinträger bzw. Patienten mit einmaliger Nephrolithiasis. Diese verstärkte Proteinaufnahme führte bei allen Patienten zu einer verstärkten renalen Ausscheidung von Oxalat (bis zu 0,1 mmol/24 Std.), von Calcium (bis zu 2 mmol/24 Std.) und der Harnsäure (bis zu 2 mmol/24 Std.). Die erhöhte Ausscheidung dieser 3 Risikokenngrößen für die Steinbildung korrelierte direkt mit der Proteinaufnahme.

Bei Vegetariern stellte die Arbeitsgruppe sowohl eine verminderte renale Ausscheidung von Oxalat, Calcium und Harnsäure als auch eine geringere Häufigkeit der Nephrolithiasis fest.

Klinisch-chemische Befunde bei Patienten mit den verschiedenen metabolischen Störungen bei Urolithiasis sind in Tab. **17** aufgeführt.

Zur Differenzierung der verschiedenen Störungen bei rezidivierendem Steinleiden wird heute der Calcium-Kreatinin-Quotient im Morgenurin und nach oraler Belastung mit 1 g Ca (4-Std.-Urin) häufig angewendet (Tab. **18**).

Nach oraler Calciumbelastung kommt es bei normalen Personen zu einem signifikanten Anstieg des Calcium-Kreatinin-Quotienten. Bei der renalen Hyperkalzurie ist der Quotient im Morgenurin gegenüber der Kontrolle signifikant erhöht. Nach Calciumbelastung steigt der Quotient gegenüber dem Morgenurin noch einmal statistisch signifikant an. Bei der intestinal-absorptiven Hyperkalzurie ist der Quotient im Morgenurin nicht gegenüber der Kontrolle verändert, zeigt jedoch nach Belastung einen statistisch gesicherten Anstieg gegenüber dem Morgenurin. Der primäre Hyperparathyreoidismus unterscheidet sich im Calcium-Kreatinin-Quotienten praktisch nicht von der renalen Hyperkalzurie. Die Patienten mit normokalzurischer Nephrolithiasis zeigen Befunde wie die Normalpersonen. Nach Untersuchungen von HOHENFELLNER u. ALTWEIN (1977) ist mit Hilfe des Kristallisationsquotienten:

$$\text{Kristallisationsquotient} = \frac{Ca^{2+} \times \text{Orthophosphat} \times \text{Oxalat}}{Mg^{2+} \times \text{Zitrat} \times \text{Pyrophosphat}}$$

erkennbar, welche Substanzen die Calciumoxalatsteinbildung fördern (Zähler) oder hemmen (Nenner).

Tabelle 17 Serum- und Urinwerte (X ± s) bei Kontrollpersonen und Patienten mit primärem Hyperparathyreoidismus, absorptiver und renaler Hyperkalzurie sowie normokalzurischer Nephrolithiasis (nach Pak u. Mitarb. 1974)

	Kontrolle	Primärer Hyperpara-thyreoidismus	Absorptive Hyperkalzurie	Renale Hyperkalzurie	Normokalzurische Nephrolithiasis
Ca					
mg/dl (Serum)	9,79 ± 0,50	**11,55** ± 0,79	9,84 ± 0,36	9,49 ± 0,67	9,62 ± 0,30
mmol/l	2,44 ± 0,12	2,88 ± 0,19	2,45 ± 0,08	2,36 ± 0,16	2,40 ± 0,07
Phosphat					
mg/dl (Serum)	3,76 ± 0,71	**2,71** ± 0,40	3,87 ± 0,52	3,74 ± 0,04	3,30 ± 0,40
mmol/l	1,21 ± 0,22	0,87 ± 0,12	1,25 ± 0,16	1.20 ± 0,01	1,06 ± 0,12
Ca					
mg/24 Std.-Urin	108 ± 42	**314** ± 105*	**234** ± 35*	**246** ± 47*	**163** ± 10*
mmol/24 Std.	2,69 ± 1,04	7,8 ± 2,65	5,8 ± 0,87	6,1 ± 1,17	4,06 ± 0,24
cAMP					
µmol/g Kreatinin	4,02 ± 0,70	8,58 ± 3,63	**3,22** ± 0,59*	6,17 ± 0,32	3,64 ± 0,69
Clearance Kreatinin					
ml/min	104 ± 20	82 ± 18	95 ± 19	91 ± 19	69 ± 9
ml/s	1,73 ± 0,33	1,36 ± 0,30	1,58 ± 0,31	1,51 ± 0,31	1,15 ± 0,15
Serum-Parathormon					
µg eq/ml (mg/eq/l)	0,42 ± 0,29	**1,82** ± 0,27*	0,28 ± 0,24	1,25 ± 0,65	0,41 ± 0,33

* Signifikant unterschiedlich gegenüber der Kontrollgruppe (p ≦ 0,001)

Tabelle 18 Calcium-Kreatinin mg/dl-Quotient (x̄ ± 2 s) im Morgenurin und nach oraler Calciumbelastung (1 g im 4-Std.-Urin) bei gesunden Kontrollpersonen und Patienten mit verschiedenen Formen der idiopathischen Hyperkalzurie, primärem Hyperparathyreoidismus und normokalzurischer Urolithiasis (nach Nelson u. Mitarb. 1978; Pak u. Mitarb. 1975)

	Normalgruppe	Renale Hyper-kalzurie	Intestinal-absorptive Hyperkalzurie	Primärer Hyperpara-thyreoidismus	Normokalz-urische Uroli-thiasis
Quotient (Morgenurin)	0,063 ± 0,025	0,179 ± 0,046	0,082 ± 0,013	0,142 ± 0,046	0,069 ± 0,01
Quotient Ca-Belastung	0,149 ± 0,052	0,274 ± 0,060	0,276 ± 0,034	0,254 ± 0,126	0,137 ± 0,020
Quotient (Morgenurin)	0,057 ± 0,027	0,180 ± 0,06	0,078 ± 0,021	0,160 ± 0,08	0,070 ± 0,025
Quotient Ca-Belastung	0,131 ± 0,035	0,300 ± 0,04	0,273 ± 0,076	0,290 ± 0,15	0,180 ± 0,085

Auch bei Anstieg des Calcium-Magnesium-Quotienten im Harn (Normbereich: 1–2,5) nimmt die Gefahr des Oxalatsteinrezidivs zu (77).
Nach Untersuchungen von LESKOVAR u. Mitarb. (1979) ist besonders der Quotient Calcium-Osmolalität im Urin bei Steinträgern erhöht.

Nephrokalzinosen

Bei diesem Krankheitsbild müssen zwei Formen unterschieden werden.

Chronische Hyperkalzämie und Hyperkalzurie

Diese Erkrankung ist mit Nierenfunktionsstörungen verbunden. Die Rückresorption von Natrium und die Wasserausscheidung im distalen Tubulus sind gestört. Häufig besteht eine hyposthenurische Polyurie. Neben einer allgemeinen Störung des Stoffwechsels der Tubuluszellen kommt es zu einer Ausfällung von Calcium im Parenchym und in den Tubuluslumen.
1. Erkrankungen, die zu einer vermehrten Calciummobilisation aus dem Knochen führen, wie Hyperparathyreoidismus, osteolytische Knochenmetastasen, multiples Myelom, Morbus Cushing, Morbus Paget, Vitamin-D-Überdosierung.
2. Erkrankungen mit vermehrter intestinaler Calciumresorption wie das Milchtrinkersyndrom, der Morbus Boeck und die idiopathische Hyperkalzämie.

Nephrokalzinose mit Normo- oder Hypokalzämie und Hyperkalzurie werden bei folgenden Erkrankungen beobachtet: distale, seltener proximale tubuläre Azidose, metabolische Azidose bei chronischer Niereninsuffizienz.

Markschwammniere

Charakteristisch ist die zystische Dilatation der Sammelrohre mit Kalkablagerungen.

Tumorerkrankungen

Allgemeine Befunde

Die Diagnose und Lokalisation maligner Tumoren ist praktisch ausschließlich klinischen, radiologischen und endoskopischen Untersuchungen vorbehalten. Bis heute existieren keine klinisch-chemischen und biochemischen Untersuchungen, die für einen malignen Tumor spezifisch sind.
Bevor auf die speziellen klinisch-chemischen Befunde bei urologischen Tumoren eingegangen wird, sollen hier kurz die verschiedenen klinisch-chemischen, hämatologischen und serologischen Befunde besprochen werden, wie sie bei vielen der Patienten mit unterschiedlichsten Karzinomen beobachtet werden können. Diese Symptome sind jedoch nicht nur für maligne Neoplasien charakteristisch, sie können auch bei anderen konsumierenden und chronischen Erkrankungen auftreten. Einige Befunde werden heute durch zelluläre oder humorale Immunreaktionen bei Tumorpatienten erklärt, da die Existenz tumoreigener Antigene gesichert ist.

Bei diesen unspezifischen Befunden handelt es sich im einzelnen um folgende:
1. Chronische Lebererkrankungen mit Erhöhung der Aktivität der alkalischen Phosphatase und der γ-GT sowie Veränderungen der Elektrophorese. Derartige Befunde werden besonders bei Nierenkarzinomen beobachtet (Stauffer-Syndrom).
2. Proteinurie und nephrotisches Syndrom. Dieser Befund ist häufig Ausdruck einer Schädigung der Glomerulusmembran durch Antigen-Antikörper-Reaktionen oder durch Präzipitation von Antigen-Antikörper-Komplexen. Dieses Symptom wird besonders bei Bronchuskarzinomen beobachtet.
3. Veränderung von Serumproteinen:
    a) In der Elektrophorese wird häufig eine Verminderung des Albumins, eine deutliche Erhöhung der α2-, eine geringere der β- und γ-Fraktion beobachtet (Tab. **19**);
    b) Erhöhung des Coeruloplasmins, Haptoglobulins und Fibrinogens.
4. Koagulopathien. Bei malignen Neoplasien werden Blutgerinnungsstörungen häufig beobachtet. Neben thrombozytopenischen Blutungen treten komplexe Koagulopathien besonders bei massiver Lebermetastasierung ein. Eine disseminierte intravasale Koagulopathie (Verbrauchskoagulopathie) wird gelegentlich bei Karzinomen des Magens, der Gallenblase, des Pankreas und der Bronchien beschrieben. Bei Prostatakarzinomen treten besonders primäre Hyperfibrinolysen auf.
Nachweis von Fibrin-Fibrinogen-Bruchstücken (Splits): Nach Untersuchungen von HEENE (1970) sind bei etwa 60% aller Karzinompatienten die Splits im Serum über 10 μg/ml (mg/l) vermehrt.
5. Enzymaktivitätserhöhung im Serum. Die häufig beschriebenen Aktivitätserhöhungen der LDH sowie der Aldolase und deren Isoenzyme im Serum haben die Diagnose, Differentialdiagno-

Tabelle **19** Elektrophoretische Veränderungen bei 143 Patienten mit verschiedenen malignen Tumoren (rel%)

	Albumin	Globulinfraktionen			
		α1	α2	β	γ
Kontrollen	55–64	2–4	7–10	8–12	14–20
Patienten	44–57	2–6	12–20	10–16	16–26

Tabelle 20 Serumkonzentration des Eisens und Kupfers sowie der Transporteiweiße Transferrin und Coeruloplasmin bei gesunden Probanden und Patienten mit malignen Neoplasien

	Eisen	Transferrin	Kupfer	Coeruloplasmin
Kontrollen	60–140 µg/dl 10,7–25,0 µmol/l	200–400 mg/dl 2,0–4,0 g/l	70–130 µg/dl 10,9–20,4 µmol/l	20–45 mg/dl 0,2–0,45 g/l
Patienten	34–100 µg/dl 6,0–17,9 µmol/l	160–280 mg/dl 1,6–2,8 g/l	90–235 µg/dl 14,1–36,8 µmol/l	30–68 mg/dl 0,3–0,68 g/l

se und Verlaufskontrolle der malignen Erkrankungen nicht verbessern können.

Lediglich bei Prostatakarzinomen bringt die Bestimmung der Aktivität der sauren Phosphatase und besonders des tartrathemmbaren Isoenzyms diagnostische und prognostische Hinweise. In der Zukunft kann die Konzentrationsbestimmung der sauren Prostataphosphatase mittels radioimmunologischer oder enzymimmunologischer Bestimmung zu einer möglichen Verbesserung der Diagnostik führen.

Bei der Aktivitätsbestimmung ist zu berücksichtigen, daß die Stabilität der sauren Phosphatase entscheidend abhängig vom pH-Wert des Serums ist. Nach Zugabe von 1 mg Natriumhydrogensulfat/ml Serum bleibt die Aktivität innerhalb von 5 Tagen praktisch konstant. Bei pH-Werten des Serums zwischen 7 und 7,35 kommt es schon nach relativ kurzer Zeit zu einer Abnahme der Aktivität bis auf 50% des Ausgangswertes. Wird die Konzentration der sauren Prostataphosphatase (RIA) bestimmt, sollte das Serum nicht angesäuert werden. Bei einem einmaligen Einfrieren bleibt die Konzentration etwa 3–4 Wochen unverändert.

6. Hämatologische Befunde:
  a) eine normochrome oder hypochrome Anämie wird vor allem bei fortgeschrittener Erkrankung beobachtet. In der Frühphase eines Tumorleidens ohne Metastasierung werden meistens normale hämatologische Befunde erhoben;
  b) hämolytische Anämie,
  c) Leukozytose in 10–20% der Fälle,
  d) Agranulozytose, besonders bei Metastasierungen in das Knochenmark,
  e) Thrombozytopenien in 5–10% der Fälle, besonders bei Metastasierungen in das Knochenmark,
  f) Thrombozytose: Nach Untersuchungen von MAYR u. Mitarb. (1973) und eigenen Beobachtungen werden Thrombozyten mit Werten über 400000/µl (400×10^9/l) bei etwa 16% aller Tumorpatienten beobachtet. An erster Stelle stehen dabei Karzinome der Nieren, des Intestinaltraktes, der Bronchien und der Mamma.
  g) Polyglobulie. Sie wird besonders bei Nierenkarzinomen und bei primärem Leberzellkarzinom beobachtet.

7. Spurenelemente:
  a) Hyposiderämie. Ähnlich wie bei akut entzündlichen Erkrankungen kommt es auch hier zu einem Abstrom des Eisens in das RES. Die Plasma-Eisen-Clearance und der Eisen-Turn-Over sind erhöht. Der Transferrinspiegel ist vermindert (Tab. **20**).
  b) Erhöhung der Serumkupferkonzentration. Hiebei handelt es sich vorwiegend um Fermentkupfer, d.h. an Coeruloplasmin gebundenes Kupfer.

Knochentumoren und Metastasen

a) Aktivitätserhöhung der alkalischen Phosphatase. Die sog. alkalischen Phosphatasen werden in den Leberzellen, den Mikrovilli der gallesezernierenden Organellen, im Dünndarm und in den Osteoblasten des Knochens gebildet. Eine immunologische Auftrennung dieser Isoenzyme ist wegen der Kreuzreaktionen leider nicht möglich. In der Routine werden heute vorwiegend die Polyacrylamidgelelektrophorese sowie die unterschiedliche Hemmung der einzelnen Isoenzyme durch Harnstoff und Phenylalanin benutzt.

Nach unseren Erfahrungen kann eine grobe Abschätzung der Isoenzymkonzentration durch die Hemmethode (Harnstoff, Phenylalanin) vorgenommen werden.

b) Erhöhung der Aktivität der sauren Phosphatase,
c) Hyperkalzämie und Hyperkalzurie (Tab. **21**),
d) Hyperphosphatämie und Hyperphosphaturie (Tab. **21**). Die Hyperkalzämie und Hyperkalzurie kann bei längerem Verlauf zu einer Nephrokalzinose und Nephrolithiasis führen.

Lebermetastasen

Etwa ein Drittel aller malignen Tumoren metastasiert in die Leber. Die klinisch-chemische Diagnostik ist auch hier sehr schwierig, da einerseits keine typischen Befunde erhoben werden, zum anderen ein erheblicher Teil des Parenchyms betroffen sein muß, ehe die Diagnose vermutet werden kann. Bei einem Großteil der Patienten mit ausgeprägten Lebermetastasen findet sich eine Erhöhung der Aktivitäten der mitochondralen GLDH und der SGOT im Serum neben deutlichen Akti-

Tabelle 21 Veränderung des Calcium- und Phosphathaushaltes bei Patienten mit Knochenmetastasen (nach Schermuly 1967)

	Kontrolle	Osteolytische Metastasen	Osteoplastische Metastasen
Serumcalcium			
mval/l	4,5–5	4,5–6,4	4,5–6,7
mmol/l	2,25–2,5	2,25–3,2	2,25–3,35
Urincalcium			
mval/d	5–10	10–18	8–15
mmol/d	2,5–5	5–9	4–7,5
Serumphosphat			
mg/100 ml	2,4–4,8	2,6–6,0	1,9–5,5
mmol/l	0,77–1,55	0,84–1,93	0,61–1,77
Urinphosphat			
mg/d	700–1500	200–1900	280–760
mmol/d	22,4–48	6,4–60,8	8,96–24,2
Alk. Phosphatase			
U/l	50–180	200–2100	150–700

vitätssteigerungen der alkalischen Phosphatase und der γ-Glutamyl-Transpeptidase.
Auch bei Lebermetastasen findet sich eine Erhöhung des α-1-Fetoproteins im Serum.

Ektopische paraneoplastische Endokrinopathien

Dabei handelt es sich um Krankheitsbilder mit Überfunktionszuständen auf dem Boden einer ektopen Hormonbildung durch Tumoren, die orthotope Endokrinopathien vortäuschen. Bei der Mehrzahl der paraneoplastisch sezernierten Hormone konnte die chemische und biologische Identität mit den orthotop gebildeten Hormonen nachgewiesen werden.
Bronchialkarzinome sind die häufigsten hormonbildenden Tumoren. Bei Patienten mit Nierenkarzinomen wurde bisher lediglich die ektope Bildung von Parathormon und Erythropoetin beschrieben.

Tumorassoziierte Antigene

In der immunologischen Diagnostik der Tumoren spielen heute folgende tumorassoziierte Antigene eine Rolle.

α-1-Fetoprotein

Chemisch handelt es sich um ein α-Glykoprotein, das in der fetalen Leber und im Dottersack gebildet wird. Im fetalen Serum läßt es sich in größerer Menge besonders gegen Mitte der Gravidität nachweisen, gegen Ende der Gravidität nimmt die Serumkonzentration ab. Die biologische Bedeutung dieses Proteins ist die eines Trägereiweißes für Östrogen. Mit radioimmunologischen Methoden wird eine Erhöhung des α-1-Fetoproteins bei folgenden Tumoren und Erkrankungen gefunden (Normbereich: 1,5–16 ng/ml [µg/l] Serum):
primäre Leberkarzinome: erhöht bei 80–100% der erwachsenen Patienten, maligne Teratome: erhöht bei 25% der erwachsenen Patienten, erhöht bei 75% der betroffenen Kinder, akute Hepatitis: erhöht bei 11% der Patienten, chronische Hepatitis: erhöht bei 20% der Patienten, Leberzirrhose: erhöht bei 27% der Patienten, Colitis ulcerosa und Enteritis regionalis: in einzelnen Fällen erhöht.

Karzinoembryonales Antigen (CEA)

Im Embryonalleben wird das CEA vorwiegend im Gastrointestinaltrakt und dem Pankreas gebildet. Im Serum gesunder Erwachsener ist es bis zu 2,5 ng/ml (µg/l) nachweisbar. Mit radioimmunologischen Erhöhungen wird eine Erhöhung des CEA bei folgenden Tumoren und Erkrankungen gefunden:
Kolonkarzinom ohne Metastasen: erhöht bei 45% der Patienten, Kolonkarzinom mit Metastasen: erhöht bei 88–96% der Patienten, Bronchuskarzinom: erhöht bei 67% der Patienten, Mammakarzinom: erhöht bei 45% der Patienten, Karzinome des Magens, Pankreas, Prostata, der Harnblase und der Ovarien; multiples Myelom, osteogenes Sarkom; benigne Polypen des Magen-Darm-Traktes; alkoholische Pankreatitis: erhöht bei 51% der Patienten, Colitis ulcerosa: erhöht bei 14% der Patienten, Enteritis regionalis: erhöht bei 19% der Patienten.
Aufgrund dieser Aufstellung ist zur Zeit die Bedeutung des CEA für die Diagnostik umstritten.

Nierenkarzinom

Die Domäne der Diagnostik des Nierenkarzinoms sind klinische und physikalische Untersuchungsmethoden.
Klinisch-chemisch finden sich bei diesen Patienten folgende Befunde:
Die BSG ist in etwa 60–70% der Fälle beschleunigt.
In 48–83% aller Patienten wird auch im Frühstadium eine schmerzlose Hämaturie beobachtet. Wegen der Bildung von Blutkoageln können gelegentlich kolikartige Schmerzen auftreten.
Bei 2–7% der Patienten wird eine Polyzythämie aufgrund einer Erhöhung des renalen Erythropoetins gefunden. Die Mehrzahl der Patienten zeigt jedoch, besonders im fortgeschrittenen Stadium, eine typische hypochrome Tumoranämie mit Hyposiderämie und Verminderung des Transferrins.
Die Bestimmung des α-1-Fetoproteins und Regan-Isoenzyms (Plazentaphosphatase) verbessert die

Tabelle 22 Befunde bei Patienten ($\bar{x} \pm S$) mit Nierenkarzinom (Stauffer-Syndrom), N = 40 (aus K. *Andrassy* u. Mitarb.: Klin. Wschr. 58 [1980] 91)

	Kontrollen	Patienten	% der signifikant patholog. Befunde bei Patienten
Alkalische Phosphatase (U/l)	<200	192± 106	40%
Hepat. alk. Phosphatase (U/l)	<78	127± 175	**75%**
Plazenta-alk. Phosphatase (U/l)	0	5	2,5%
γ-GT (U/l)	<28	44± 42	60%
Thrombinzeit (s)	18–25	22± 3	10%
Thrombinkoagulasezeit (s)	<22	34± 8	**95%**
Reptilasezeit (s)	<22	28± 8	55%
Thromboplastinzeit (%)	80–120	84± 21	35%
Lösliche Fibrinmonomere (% des Gesamtfibronogens)	<4	5,7± 16	**95%**
Splits (μg/ml = mg/l)	<4,5	5,4± 5,2	47,5%
Fibrinogen (mg/dl)	200–400	355± 150	47,5%
(g/l)	(2–4)	(3,55± 1,5)	

Diagnostik des Nierenkarzinoms nicht (LEHMANN 1975).
Etwa 10% aller Patienten zeigen bei Diagnosestellung eine Hyperkalzurie. Bestimmungen von Urinenzymaktivitäten zeigen bei Nierenkarzinomen keine verwertbaren Befunde.
STAUFFER beschrieb 1961 reversible Leberfunktionsstörungen mit und ohne Hepatospenomegalie beim Nierenkarzinom.
Klinisch-chemisch lassen sich hierbei Aktivitätserhöhungen der alkalischen Phosphatase und der γ-GT, eine Verminderung der Thromboplastinzeit nach Quick, eine Abnahme des Albumins und eine Erhöhung der α-2-Fraktion in der Serumelektrophorese beobachten.
Von ANDRASSY u. Mitarb. (1980) wurde eine erhöhte Aktivität der alkalischen Phosphatase und eine verlängerte Thromboplastinzeit nach Quick bei 18 von insgesamt 40 Hypernephrompatienten (= 45%) beobachtet (Tab. **22**).
Die Verlängerung der Thromboplastinzeit nach Quick ist nach Auffassung der Untersucher auf zirkulierende, monomere Fibrinkomplexe und Splits (Fibrin/Fibrinogen-Spaltprodukte) zurückzuführen. Erhöhte Fibrinmonomere wurden bei 38 von 40 Patienten gefunden. Die Fibrinolyse mit Verlängerung der Thrombinkoagulase- und Reptilasezeit war bei 19 Patienten gesteigert.
Nach Auffassung der Untersucher sprechen diese Befunde für eine latente, kompensierte Verbrauchskoagulopathie, deren Ursache in dem gefäßreichen Tumor liegen soll. Nach Nephrektomie normalisieren sich besonders Reptilase- und Thrombinkoagulasezeit.
Beide Untersuchungen werden bei Auftreten von Metastasen wieder pathologisch. Die Erhöhung der alkalischen Phosphatase beschränkt sich auf das hepatische Isoenzym, während das Plazentaisoenzym nur in einem Falle nachweisbar war.
Von DUNZENDÖRFER u. OHLENSCHLÄGER (1980) wurde bei Nierenkarzinomen im Serum eine signifikante Erhöhung der sog. »Akuten-Phase-Proteine« wie dem α-1-Glykoprotein und dem Haptoglobin beschrieben. Das α-1-Antitrypsin dagegen war in den meisten Fällen vermindert.

Wilms-Tumor

Bei dieser im Säuglings- und Kindesalter auftretenden Nierenmischgeschwulst wird im Gegensatz zum Hypernephrom nur in etwa 20% der Fälle eine Hämaturie beobachtet.
Andere spezifische, klinisch-chemische Untersuchungen existieren nicht.
Lediglich ABRAHAMOVA u. Mitarb. (1978) beschrieben bei 22 von 40 Patienten mit Wilms-Tumor (55%) eine erhöhte IgA-Konzentration im Serum. Bei diesen Patienten wurde eine häufigere Frequenz von HLA-Antigen des Lokus-A an Lymphozyten festgestellt (62,5%). Aufgrund von Verlaufskontrollen halten diese Autoren die Kombination erhöhtes Serum-IgA und Nachweis von HLA-Antigen für ein günstiges prognostisches Zeichen, da 72,7% dieser Patienten als praktisch geheilt angesehen werden konnten.

Tumoren des Nierenbeckens und des Harnleiters

Klinisch-chemisch kann bei diesen Patienten lediglich eine schmerzhafte Makrohämaturie beobachtet werden.

Blasentumoren

Bei einem Karzinom der Harnblase kann in 65–75% der Fälle eine Hämaturie nachgewiesen werden.
Sekundär wird häufig eine Harninfektion mit Leukozyturie, Proteinurie und entsprechenden mikrobiologischen Befunden beobachtet.

Die Urinzytologie spielt bei der Diagnostik des Blasenkarzinoms sowie der Tumoren des Nierenbeckens und des Urethers eine zunehmende Bedeutung. Selbstverständlich handelt es sich hierbei um eine Screening-Methode, die nur bei richtiger Technik und Erfahrung die Diagnostik bereichern kann. Bei dem Carcinoma in situ der Harnblase finden sich gut ausdifferenzierte abnormale Zellen, die größer sind als normale Epithelien. Der Kern dieser Zellen ist jedoch kleiner, hyperchromatisch und regelmäßig geformt (HOHENFELLNER u. ALTWEIN 1977, HOHENFELLNER 1980, DE VOOGT u. Mitarb. 1979, VÖLTER 1978).

Nach Untersuchungen von WEIDNER u. Mitarb. (1979) läßt sich das karzinoembryonale Antigen (CEA) im Urin nachweisen. Dieses Urin-CEA ist jedoch heterogen und wird auch als CEA-likeproteine bezeichnet. Wegen fehlender Standardisierung der Methode schwanken die Angaben über die Normbereiche erheblich. Im allgemeinen kann jedoch angenommen werden, daß bei Gesunden bis zu 2,3 ng/ml (µg/l) ausgeschieden werden. Bei Blasentumoren fanden WEIDNER u. Mitarb. in 70% der Fälle signifikant erhöhte Konzentrationen des Urin-CEA. Je entdifferenzierter der Tumor war, um so höher lagen die Werte. Nach Operationen normalisieren sich in 61% der Untersuchten diese Werte. Ein Wiederanstieg des Urin-CEA ging den klinischen Befunden eines Rezidives voraus.

Von DUNZENDÖRFER u. OHLENSCHLÄGER (1980) wurden erhöhte Serumspiegel des α-1-Glykoproteins und des Haptoglobins beschrieben. Die Serumwerte dieser »Akuten-Phase-Proteine« waren besonders hoch bei invasiven Blasenkarzinomen. Diese Untersuchungen stellen im Augenblick jedoch keine Bereicherung der Diagnostik dar.

Im fortgeschrittenen Tumorstadium werden die allgemeinen klinisch-chemischen Zeichen wie bei allen Karzinompatienten beobachtet: beschleunigte BSG, Tumoranämie, Hyposiderämie mit Verminderung des Transferrins sowie elektrophoretische Veränderungen. Häufig werden bei Blasenkarzinomen im fortgeschrittenen Stadium Zeichen der Azotämie beobachtet.

Prostatakarzinom

Dabei handelt es sich um ein nach dem 40. Lebensjahr häufig auftretendes Karzinom des Mannes.

Für die Diagnose spielen auch hier klinische bioptische Untersuchungen eine wesentliche Rolle.

Saure Phosphatasen

Saure Phosphatasen sind in praktisch allen menschlichen Geweben nachweisbar (BECKMANN 1967, HANKOR u. Mitarb. 1971, LAM u. Mitarb. 1973, WOODARD 1956), so im Blut, in den Erythrozyten, Thrombozyten, Leukozyten, der Milz, der Leber, Niere und dem Knochen, hier vorwiegend in den Osteoklasten.

In der Prostata ist die Enzymaktivität etwa um den Faktor 100 höher als in den Organen (GUTMAN u. GUTMAN 1938, WOODARD 1956). Die sog. sauren Prostataphosphatasen sind heterogen und bestehen aus zwei Isoenzymen und mehreren multiplen Formen (BATSAKIS u. Mitarb. 1970, SMITH u. LOLUTBY 1968). Der größte Teil des Enzyms ist im Drüsenepithel und im Sekret der Prostata nachweisbar. Die Kenntnisse über die Stoffwechselfunktion der sauren Phosphatasen sind begrenzt.

Aktivitätsbestimmungen

Im Serum gesunder Probanden stammt die Aktivität der sauren Phosphatasen vornehmlich aus den Erythrozyten und Thrombozyten, nicht jedoch aus der Prostata (BODANSKY 1972, ZUCKER u. BORELLI 1958, ZUCKER u. BORELLI 1959). Zur Differenzierung der verschiedenen sauren Phosphatasen wurde zuerst eine Reihe von Substraten untersucht, wie Phenylphosphat, p-Nitro-phenylphosphat, β-Glycerophosphat, α-Naphthylphosphat, β-Naphthylphosphat, Phenolphthaleinphosphat und Thymolphthaleinphosphat (BATSAKIS u. Mitarb. 1970, BODANSKY 1972, EWEN u. SPITZER 1976, FISHMAN u. Mitarb. 1953, LADENSON u. McDONALD 1978, LAM u. Mitarb. 1973, LUNG 1974, RICHTERICH u. Mitarb. 1962, ROY u. Mitarb. 1971, SODEMAN u. BATSAKIS 1979, WOODARD 1952, YAM 1974).

Die meisten dieser Substrate sind jedoch auch sensitiv gegenüber sauren Phosphatasen aus Nicht-Prostatagewebe, so daß eine spezifische Bestimmung der Aktivität der sauren Prostataphosphatase nicht möglich ist.

Als nächstes wurde versucht, spezifische Inhibitoren für die verschiedenen Gewebsphosphatasen zur Differenzierung einzusetzen. Heute wird praktisch nur noch das Na-tartrat verwendet. Es hemmt über 95% der Aktivität der Prostataphosphatase, während die der Erythrozyten und des Knochenmarks nicht beeinflußt wird. Auch die Phosphatase der Thrombozyten, Milz und Leber wird von Na-tartrat zu 70–85% gehemmt (Tab. **23**). Aus diesen Gründen ist es nicht korrekt, die tartrathemmbare saure Phosphatase als Prostataphosphatase zu definieren.

Bei der Interpretation erhöhter Serumaktivität müssen deshalb folgende Fehlermöglichkeiten beachtet werden:

1. Falsch-positive Aktivitäten werden bei jeder Hämolyse beobachtet. Bei der normalen Gerinnung des Blutes im Zentrifugenglas werden außerdem die Aktivitäten der sauren Phosphatase aus den Thrombozyten frei (LI u. Mitarb. 1973, ZUCKER u. BORELLI 1958, ZUCKER u. BORELLI 1959).

2. Außerdem ist heute eine Anzahl von Erkran-

Tabelle 23 Substrat- und Inhibitorspezifikat der sauren Phosphatasen aus verschiedenen Organen

Substrat	Erythro-zyten	Thrombo-zyten	Prostata	Milz	Leber	Knochenmark (Osteoklasten)
Phenylphosphat	(+)	(+)	+	(+)	(+)	(+)
p-Nitro-phenylphosphat	+	+	+	+	+	+
β-Glycerolphosphat	(+)	(+)	+	(+)	(+)	(+)
α-Naphthylphosphat	−	(+)	+	+	(+)	+
β-Naphthylphosphat	(+)	(+)	+	+	(+)	+
Phenolphthaleinphosphat	(+)	(+)	+	?	?	?
Thymolphthaleinphosphat	(+)	(+)	+	?	?	?
Tartrat-Inhibitor	0	+	+	+	+	0

+ = Aktivität oder Hemmung der sauren Phosphatasen der aufgeführten Organe
(+) = reduzierte Aktivität oder Hemmung der sauren Phosphatasen der aufgeführten Organe
− = keine Aktivität oder Hemmung der sauren Phosphatasen der aufgeführten Organe
? = keine vorliegenden Untersuchungen

Tabelle 24 Nicht-Prostataerkrankungen mit möglicher Aktivitätssteigerung der sauren Phosphatasen im Serum (nach *Lung* und *Sodeman*)

Knochen
Hyperparathyreoidismus (33%)
Morbus Paget (21%)
Knochenmetastasen (19%)
Osteogenes Sarkom (10%)
Osteoporose (4%)
Osteogenesis Imperfecta
Multiples Myelom

RES
Morbus Gaucher
Morbus Niemann Pick
Morbus Hodgkin
Retikulumzellkarzinom
Eosinophiles Granulom

Leber
Virushepatitis
Drogenikterus
Extrahepatische Cholestase
Zirrhose
Lebermetastasen (2%)

Niere
Akutes und chronisches Nierenversagen

Hämatologische und thromboembolische Erkrankungen
Thrombozytose
Polycythaemia
Chron. myeloische Leukämie
Chron. lymphatische Leukämie
Akute Lymphoblasten oder myeloische Leukämie
Thrombose

kungen bekannt (Tab. 24), bei denen im Serum Aktivitätserhöhungen der sauren Phosphatase beobachtet werden (HOCH-LIGETTI u. JARSEN 1976, LUNG 1974, SODEMAN 1974, SODEMAN u. BATSAKIS 1979).

Stabilität der sauren Phosphatasen im Serum

Die Aktivität der sauren Phosphatasen zeigt im Serum eine große Instabilität. Dabei ist der pH-Wert der entscheidende Faktor, weniger die Temperatur (BODANSKY 1972, DANIEL 1954, RICHTERICH u. Mitarb. 1962). Bei Zimmertemperaturen nimmt die Serumaktivität innerhalb von 2–3 Stunden erheblich ab. Die beste Methode zur Verhinderung dieser Aktivitätsverluste ist die Ansäuerung des Serums auf pH 6,0 (1 ml Serum + 20 μl 10%ige [1,7 mol/l] Essigsäure oder Zitronensäure). Bei Raumtemperaturen ist unter diesen Umständen die Aktivität über 24 Std., bei 4 °C über 3 Tage stabil.

Normbereiche: Die Serumaktivitäten der sauren Phosphatase sind bei Gesunden altersabhängig (KRAUS u. SITZMANN 1973, RICHTERICH u. Mitarb. 1962). In Tab. 25 sind die entsprechenden Werte aufgezeigt.
Die Normbereiche sind sehr stark abhängig von dem verwendeten Substrat. Aus diesem Grunde sind die Angaben der Normwerte in der Literatur

Tabelle 25 Normbereiche der Aktivität der sauren Phosphatasen im Serum von Kindern (aus *E. Kraus:* Pädiat. Prax. 12 [1973] 321)

Alter	Normbereich	Substrat
Neugeborene	10–58 U/l	P-Nitrophenylphosphat
bis 6 Monate	11–45 U/l	
6–12 Monate	11–35 U/l	
2–9 Jahre	10–29 U/l	
10–14 Jahre	10–27 U/l	
15 Jahre	11–22 U/l	

Tabelle 26 Normbereiche der Aktivität der gesamten und tartrathemmbaren Aktivität der sauren Phosphatasen im Serum

Gesamtaktivität	Tartrathemmbare Aktivität	Substrat	Literatur
4,5–14 U/l	0–4 U/l	P-Nitrophenylphosphat	Eigene Ergebnisse
0,5–5,0-King-Armstrong-U/dl	0–0,5-King-Armstrong-U/dl	Phenylphosphat	W. H. Fishman u. Mitarb.: J. Clin. Invest. 32 (1953) 1034
1,0–2,0-King-Armstrong-U/dl	0,1–0,35-King-Armstrong-U/dl	Phenylphosphat	W. B. Cook u. Mitarb.: J. Urol. 88 (1962) 281
1,2–2,5-King-Armstrong-U/dl	0–0,6-King-Armstrong-U/dl	Phenylphosphat	G. P. Murphy u. Mitarb.: Cancer 23 (1969) 1309
1–2,5 U/ml	–	α-Naphthylphosphat	A. W. Bruce u. Mitarb.: Brit. J. Urol. 51 (1979) 213
0,9–1,0-Bodansky-U/dl	–	β-Glycerolphosphat	
1–2,1 U/ml	–	Thymolphthaleinmonophosphat	
0–3 U/l	–	α-Naphthylphosphat	W. M. Boehme u. Mitarb.: Cancer 41 (1978) 1433
0,13–0,63 U/l	–	p-Nitro-phenylphosphate	
0,26–0,57 U/l	–	Thymolphthaleinmonophosphat	
0–0,8 U/l	–	Thymolphthaleinmonophosphat	J. E. Pontes u. Mitarb.: J. Urol. 119 (1978) 772
1,1–1,9-Bodansky-U/dl	–	β-Glycerolphosphat	
1–3 U/l	–	α-Naphthylphosphat	R. Khan u. Mitarb.: J. Urol. 117 (1977) 79
0,20–0,9 U/l	–	Thymolphthaleinmonophosphat	C. Little u. Mitarb.: Canad. med. Ass. J. 119 (1978) 259

zum Teil außerordentlich verwirrend. In Tab. 26 sind die verschiedenen Daten aufgezeigt.
Unterschiede der Serumaktivitäten zwischen Männern und Frauen werden nicht beobachtet (MAHAN u. DOCTOR 1979, RICHTERICH u. Mitarb. 1962). Im Plasma dagegen ist die Aktivität der sauren Phosphatase erheblich niedriger als im Serum (RICHTERICH u. Mitarb. 1962):
Plasma: Gesamtaktivität: 5,08 ± 3,5 U/l, Serum: Gesamtaktivität: 9,15 ± 4,4 U/l; Plasma: tartrathemmbare Aktivität: 0,32 ± 0,65 U/l, Serum: tartrathemmbare Aktivität: 1,84 ± 1,80 U/l.

Serumaktivität nach Prostatamassagen oder rektaler Untersuchung

Von SODEMAN u. BATSAKIS (1979) wurde diese Frage exakt untersucht. Dabei konnten 24 Std. nach Untersuchung der Prostata in folgenden Prozentsätzen Veränderungen der Serumaktivität beobachtet werden (Tab. **27**).
Im Gegensatz dazu beschrieb JOHNSON (1979), daß die Aktivität der tartrathemmbaren Phosphatase nach rektaler Untersuchung nicht verändert wird.

Zur sicheren Interpretation der Ergebnisse sollten jedoch nach den Untersuchungen von SODEMAN Aktivitätsbestimmungen der sauren Phosphatasen frühestens 48 Std. nach einer Untersuchung vorgenommen werden.

Serumaktivitäten der sauren Phosphatasen bei Patienten mit Prostatakarzinom

Im Jahre 1938 beschrieb GUTMAN als erster den Serumaktivitätsanstieg saurer Phosphatasen bei Patienten mit Prostatakarzinom. Von FISHMAN u. Mitarb. (1953), MATHES u. Mitarb. (1956) und MURPHY (1978) wurde dann die Tartrathemmung in die Routinediagnostik eingeführt.
In den letzten Jahren ist eine Vielzahl von Arbeiten über die Bedeutung der Serumaktivität der sauren Phosphatasen bei Prostatakarzinom publiziert worden (BATSAKIS u. Mitarb. 1970, BICHLER u. Mitarb. 1978, BODANSKY 1972, BRAUN u. Mitarb. 1974, BRUCE 1977, BYRNE 1977, CHU 1977, CHU u. Mitarb. 1978, COOK u. Mitarb. 1962, EWEN u. SPITZER 1976, FISHMAN u. Mitarb. 1953, GITTES u. CHU 1976, GITTES 1977, GUTMAN u. GUTMA 1938, HERGER u. SAUER 1941, JOHNSON u.

Tabelle 27 Aktivität der sauren Phosphatase im Serum nach Prostatamassage (aus *Sodeman* u. *Batsakis*: The Prostate. In: Urologic Pathology, hrsg. von H. Tannenbaum. Lea & Febiger 1979)

	Kontrollpersonen N = 98	Karzinom N = 25	Adenom N = 173
Keine Veränderung der Aktivitäten	54%	48%	70%
Anstieg der Aktivitäten im Serum	46%	48%	30%
Abfall der Aktivitäten im Serum	–	4%	–

Tabelle 28 Erhöhte Serumaktivitäten der gesamtsauren und tartrathemmbaren Phosphatasen (Zusammenfassung der Literatur)

Patientengruppe	Gesamtsaure Phosphatasen % erhöhte Aktivität	Tartrathemmbare Phosphatasen % erhöhte Aktivität
Benigne Prostatahyperplasie	2–7	0
Nichtinvasives Prostatakarzinom	5–10	5–12
Invasives Prostatakarzinom	10–30	2,4–40
Prostatakarzinom mit Knochenmetastasen	60–90	48–90

Tabelle 29 Gesamte und tartrathemmbare Aktivität der sauren Phosphatase im Serum von Patienten mit Prostatakarzinom

Diagnose	Patientenzahl	Erhöhte Gesamtsaure Phosphatase		Erhöhte Tartrathemmbare saure Phosphatase	
Metastasen	N	N	%	N	%
–	165	5	3	4	2,4
+	30	27	90	27	90
–	10	0	0	10	0
+	93	46	50	62	67
–	5	0	0	4	80
+	7	7	100	7	100
–	95	30	32	39	41
+	34	22	65	27	79
–	28	7	25	10	36
+	22	11	50	19	86
–	656	135	20,5	–	–
+	495	324	65,5	–	–
–	17	0	0	1	6
+	15	10	66	13	86
–	104	47	45	17	16
+	81	70	88	59	72

Mitarb. 1976, KURTZ u. WALK 1960, LADENSON u. MCDONALD 1978, LAM u. Mitarb. 1973, LEATHEM u. DINSDALE 1979, LI u. Mitarb. 1973, LUNG 1974, MATHES u. Mitarb. 1956, MEISSNER u. WEHNERT 1975, MORGAN 1974, MURPHY u. Mitarb. 1969, MURPHY 1978, NESBIT u. Mitarb. 1951, NOBLES u. Mitarb. 1957, PROUT 1969, REIF u. Mitarb. 1973, ROY u. Mitarb. 1971, SADLOWSKI 1978, SODEMAN u. BATSAKIS 1979, TOWSEND 1977, WEHNERT u. MEISSNER 1976, WOODARD 1952, YAM 1974).

Die Ergebnisse dieser Veröffentlichungen sind in Tab. 28 zusammengefaßt.

In Tab. 29 sind die Ergebnisse bei 1085 Patienten ohne und 777 Patienten mit Metastasen im Lymphknoten, Organen und Knochen aufgegliedert. BRAUN u. Mitarb. (1974) und FISHMAN (1953) konnten bei ihren Untersuchungen keine Differenz zwischen der gesamten und der tartrathemmbaren Enzymaktivität im Serum beobachten. COOK u. Mitarb. (1962), MATHES u. Mitarb. (1956) und NOBLES u. Mitarb. (1957) fanden dagegen einen höheren Prozentsatz erhöhter Serumaktivitäten der tartrathemmbaren sauren Phosphatasen im Vergleich zu der Gesamtaktivität sowohl im Serum von Patienten mit bzw. ohne Metastasen. MURPHY u. Mitarb. (1969) publizierten entgegengesetzte Ergebnisse.

VON COOK u. Mitarb. (1962) und LONDON u. Mitarb. (1954) beobachteten Patienten mit einer normalen Gesamtaktivität der sauren Phosphatasen im Serum und einer erhöhten tartrathemmbaren Aktivität.

In Tab. 30 sind die Ergebnisse der Sensitivität und Spezifität der sauren Phosphatasen bei metastasierenden und nichtmetastasierenden Prostatakarzinomen nach Untersuchungen von TOWSEND (1977) aufgezeigt. Die tartrathemmbare Aktivität zeigt dabei eine größere Spezifität auf Kosten der Sensitivität.

JOHNSON u. Mitarb. (1976) und NESBIT u. Mitarb. (1951) beschrieben eine Korrelation zwischen der erhöhten Serumaktivität der sauren Phosphatase und der Überlebenszeit von Patienten mit gesi-

Tabelle 30 Aktivität der Gesamt- und tartrathemmbaren sauren Phosphatasen mit Trennung von metastasierenden und nichtmetastasierenden Prostatakarzinomen (aus *R. M. Townsend*: Ann. clin. Lab. Sci. 7 [1977] 254)

	Gesamtsaure Phosphatase		Tartrathemmbare saure Phosphatase	
	% pos.	% neg.	% pos.	% neg.
Metastasenkarzinom	71	10	59	22
Nichtmetastasierendes Karzinom	47	57	17	87
Sensitivität	88%		73%	
Spezifität	55%		84%	

chertem Prostatakarzinom. Ohne Metastasen beträgt der Prozentsatz der Überlebenszeit nach 3 Jahren 66%, wenn bei der ersten Untersuchung die Aktivität der sauren Phosphatasen im Normbereich lagen. Dieser Prozentsatz sinkt auf 40, wenn bei der ersten Untersuchung die Aktivität der sauren Phosphatasen erhöhte Werte zeigte.

Der Anstieg der Aktivität der sauren Phosphatasen im Serum bei Prostatakarzinom ist sicher abhängig von der Größe des Karzinoms und dem Vorhandensein von Metastasen, obwohl im Prostatakarzinom das glanduläre Epithel spärlicher entwickelt ist. Es ist bekannt, daß die Enzymaktivität im malignen Prostatagewebe (8–280 U/mg Prostata) sehr viel geringer ist als in Drüsengeweben, die lediglich eine benigne Hypertrophie zeigen (522–2284 U/mg).

Die entscheidende Frage für die klinische Bedeutung der Aktivität der sauren Phosphatasen besteht darin, aus welchen Gründen Patienten selbst mit massiver Metastasierung normale Aktivitäten sowohl der gesamten wie der tartrathemmbaren Phosphatase zeigen können. Dabei werden folgende Punkte diskutiert:
1. Die Tumorzellen sind sehr undifferenziert und besitzen eine geringe Aktivität der sauren Phosphatasen.
2. Geringe Aktivitäten der Prostataphosphatase sind im Serum dieser Patienten nachweisbar, jedoch mit Hilfe der Enzymaktivitätsbestimmung nicht nachweisbar.
3. Die sauren Phosphatasen der Prostata werden im Serum inaktiviert. LONDON u. Mitarb. (1954) beschrieben eine Anzahl von Substanzen, die im Blut die saure Prostataphosphatase hemmen.
4. Die Invasion des Tumors in das Gefäß- und Lymphsystem ist nicht genügend ausgeprägt.
5. Im karzinomatösen Prostatagewebe ist die Syntheserate der sauren Phosphatasen vermindert.
6. Es gibt Hinweise dafür, daß ein zirkadianer Rhythmus bei Patienten mit Prostatakarzinom in bezug auf die Serumaktivitäten existiert (BATSAKIS u. Mitarb. 1970, SODEMAN u. BATSAKIS 1979). Aus diesem Grund ist es notwendig, bei Verdacht auf Prostatakarzinom die Aktivität der sauren Phosphatase mehrfach im Serum zu bestimmen.
7. Aktivitätsabfall der sauren Phosphatasen im Serum nach vorangehender antiandrogener Therapie.

Im Serum von Patienten unter antiandrogener Therapie normalisieren sich die Aktivitäten der sauren Phosphatasen relativ schnell. Bei Rezidiven dagegen kommt es zu einem erneuten Anstieg der Serumaktivitäten (BRAUN u. Mitarb. 1974, HUGGINS u. HODGES 1941, MATHES u. Mitarb. 1956, WATKINSON 1944). In Tab. 31 sind entsprechende Ergebnisse aufgezeichnet.

Tabelle 32 Normbereiche der Aktivität der sauren Phosphatasen im Knochenmark

Normbereiche	Substrate	Literatur
8–27 U/l	P-Nitrophenyl-phosphat	G. H. Jacobi u. Mitarb.: Verh. dtsch. Ges. Urol. 30 (1978) 395
0–3 U/l	α-Naphthyl-phosphat	R. Khan u. Mitarb.: J. Urol. 117 (1977) 79
1,1–1,9 Bodansky U/dl	β-Glycerol-phosphat	J. E. Pontes u. Mitarb.: J. Urol. 119 (1978) 772
0,1–1,1 Bodansky U/dl	β-Glycerol-phosphat	R. J. Veeneman u. Mitarb.: J. Urol. 117 (1977) 81
0,1–0,5 U/l	Thymol-phthalein-monophosphat	G. Yarrison u. Mitarb.: Amer. J. clin. Path. 66 (1976) 667
0–0,8 Bodansky U/dl	Thymol-phthalein-monophosphat	Y. W. Yesus u. H. M. Taylor: Amer. J. clin. Path. 67 (1977) 92

Tabelle 31 Erhöhte Aktivität der sauren Phosphatasen im Serum von Patienten mit Prostatakarzinom mit und ohne antiandrogene Therapie

Therapie	Metastasen	Erhöhte Gesamtaktivität			Aktivitätssteigerung der tartrathemmbaren sauren Phosphatasen		Literatur
		N	N	%	N	%	
−	−	165	5	3	4	2,4	J. S. Braun u. Mitarb.: Urology 13 (1974) 236
+	−	564	5	1	2	0,4	
−	+	30	27	90	27	90	
+	+	144	60	41,7	60	41,7	
−	−	10	5	50	8	80	G. Mathes u. Mitarb.: J. Urol. 75 (1956) 143
+	−	17	2	12	2	12	
−	+	6	4	66	6	100	
+	+	16	7	43	13	80	

Aktivität der sauren Phosphatasen im Knochenmark

Zahlreiche Untersucher bestimmten die Aktivität der sauren Phosphatase im Knochenmark, um eventuell eine bessere Stadieneinteilung des Prostatakarzinoms vorzunehmen, speziell um Knochenmetastasen frühzeitiger erkennen zu können (BICHLER u. Mitarb. 1978, BOEHME u. Mitarb. 1978, BRUCE u. Mitarb. 1979, CHUA u. Mitarb. 1970, DIAS u. BARNETT 1977, GITTES 1977, HERGER u. SAUER 1941, HOCH-LIGETTI u. JARSEN 1976, JACOBI u. Mitarb. 1978, KHAN u. Mitarb. 1977, KÖLLERMANN u. Mitarb. 1975, LADENSON u. MCDONALD 1978, LITTLE u. Mitarb. 1978, LUNG 1974, MEISSNER u. WEHNERT 1975, PONTES u. Mitarb. 1975, PONTES u. Mitarb. 1978, SADLOWSKI 1978, SEYMOUR u. Mitarb. 1977, SODEMAN u. BATSAKIS 1979, TOWSEND 1977, VEENEMANN u. Mitarb. 1977, YESUS u. TAYLOR 1977).

Die Aktivitätsangaben der sauren Phosphatasen im Knochenmark sind sehr unterschiedlich. Auch hier existiert wie im Serum das Problem der verwendeten Substrate. Demzufolge sind sehr unterschiedliche Normbereiche im Knochenmark publiziert (Tab. **32**).

In Tab. **33** sind vergleichende Untersuchungen der Aktivitätserhöhung im Serum und Knochenmark den Ergebnissen der Knochenbiopsie bzw. des Knochenscan gegenübergestellt. Mit Ausnahme von BRUCE u. Mitarb. (1979) beobachteten alle anderen Untersucher einen höheren Prozentsatz pathologischer Aktivitäten der sauren Phosphatase im Knochenmark im Vergleich zu den Serumaktivitäten. Im Stadium C (Metastasen im Lymphknoten und im Beckenraum) konnten trotz erhöhter Aktivitäten im Knochenmark zum Teil keine pathologischen Befunde bei der Knochenbiopsie bzw. dem Scan beobachtet werden. Im Stadium D (Knochenmetastasen) ergaben sich praktisch immer erhöhte Aktivitäten im Knochenmark und entsprechende Befunde in der Biopsie bzw. im Scan.

GURSEL u. Mitarb. (1974) fanden in allen untersuchten Fällen bei positiver Knochenbiopsie bzw. Scan oder Röntgenbefunden erhöhte Aktivitäten der Knochenmarksphosphatase, während die Serumaktivitäten häufig normal waren. Eine Anzahl von Autoren (CHUA u. Mitarb. 1970, PONTES u. Mitarb. 1975, PONTES u. Mitarb. 1978, VEENEMANN u. Mitarb. 1977, YARRISON u. Mitarb. 1976, YESUS u. TAYLOR 1977) ist deshalb der Meinung, daß die Erhöhung der Aktivität der sauren Knochenmarksphosphatase das früheste Anzeichen von Knochenmetastasen sei und deshalb bei diesen Patienten, auch bei Vorliegen einer negativen Biopsie oder eines negativen Scan, die Hochvolttherapie kontraindiziert sei (Tab. **34**).

Andere Autoren dagegen (BELVILLE u. Mitarb. 1978, BOEHME u. Mitarb. 1978, DIAS u. BARNETT 1977, HOCH-LIGETTI u. JARSEN 1976, JACOBI u. Mitarb. 1978, KHAN u. Mitarb. 1977, LITTLE u. Mitarb. 1978, SADLOWSKI 1978) sind der Meinung, daß die Aktivitätsbestimmung der sauren Phosphatasen im Knochenmark für die Früherkennung von Knochenmetastasen wertlos sei.

CHOE u. Mitarb. (1978) und HOCH-LIGETTI u. JARSEN (1976) beschrieben auch erhöhte Kno-

Tabelle 33 Erhöhte Aktivität der sauren Phosphatasen im Serum und Knochenmark von Patienten mit Prostatakarzinom

Stadium	N	Serumaktivität Erhöhung		Knochenmarkaktivität Erhöhung		Knochenserum oder Biopsie positiv		Literatur
		N	%	N	%	N	%	
A, B	41	10	12,2	3	6,5	–	–	A. W. Bruce u. Mitarb.:
C	15	4	26,6	1	6,7	–	–	Brit. J. Urol. 51 (1979) 213
D	11	9	**81,8**	6	**54,5**	–	–	
A, B	12	0	0	4	33	0	0	D. T. Chua u. Mitarb.:
C	6	5	83	6	100	0	0	J. Urol. 103 (1970) 462
D	10	9	**90**	10	**100**	10	**100**	
C	40	–	–	8	20	–	–	G. H. Jacobi u. Mitarb.:
D	31	–	–	16	**52**	–	–	Verh. dtsch. Ges. Urol. 30 (1978) 395
C	14	1	7	10	71	0	0	R. Khan u. Mitarb.:
D	11	8	**72**	8	**72**	5	45	J. Urol. 117 (1977) 79
B	6	0	0	3	50	0	0	Y. W. Yesus u. Mitarb.:
C	3	0	0	3	100	0	0	Amer. J. clin. Path. 67
D	2	2	**100**	2	**100**	2	**100**	(1977) 92

314 Spezielle urologische Diagnostik

Tabelle 34 Gesamtsaure Phosphatasen (aus E. O. Gursel u. Mitarb.: J. Urol. 111 [1974] 53)

	41 Patienten mit pos. Knochenbiopsie		32 Patienten mit pos. Knochenbiopsie pos. Röntgenbefund	
	Serum	Knochenmark	Serum	Knochenmark
Erhöht	31	41	27	32
Normal	9	0	5	0

Tabelle 35 Erkrankungen mit möglicher Aktivitätssteigerung der sauren Phosphatasen im Knochenmark

Thrombozytopenie
Akute und chron. lymphatische Leukämie
Akute und chron. myeloische Leukämie
Maligne Lymphome
Morbus Hodgkin
Myelom
Anämie
Polycythaemia vera
Karzinome der Lunge, Mamma, des Gastrointestinaltraktes
Melanom

Tabelle 36 Normbereiche der Konzentration der sauren Phosphatase im Serum (RIA-Methode)

N	Normbereich	Methode	Literatur
162	0,8–2,4 ng/0,1 ml (8–24 µg/l)	Double Antibody	B. K. Choe u. Mitarb.: Cancer treatm. Rev. 61 (1977) 201
200	0,5–7,2 ng/0,1 ml (5–72 µg/l)	Solid-Phase RIA	J. F. Cooper u. Mitarb.: J. Urol. 119 (1978) 388
50	1,5–6,6 ng/0,1 ml (µg/l) (15–66 µg/l)	Solid-Phase RIA	A. G. Foti u. Mitarb.: New Engl. J. Med. 297 (1977) 1357
226	0,75–4,45 ng/ml (µg/l)	Double Antibody RIA	D. Mahan u. B. P. Doctor: Clin. Biochem. 12 (1979) 10
96 (♂)	1,0–5,0 ng/ml (µg/l)	Double Antibody RIA	W. Prellwitz u. Mitarb.: im Druck 1981
98 (♀)	1,0–4,0 ng/ml (µg/l)		
53	1–10 ng/ml (µg/l)	Double Antibody RIA	P. Vihko u. Mitarb.: Clin. Chem. 24 (1978) 1915
212	1,2–5,7 ng/ml (µg/l)	Double Antibody RIA	New England Nuclear
197	0–2,0 ng/ml (µg/l)	Solid-Phase RIA	Mallinckrodt

Tabelle 37 Prozentsätze erhöhter Konzentrationen der sauren Prostataphosphatase im Serum von Patienten mit Prostatakarzinom (Bestimmung mittels RIA)

Stadium	N	Erhöhte Konzentration N	%	Literatur
I–II	44	20	43,5	J. F. Cooper u. Mitarb.: J. Urol. 119 (1978 b) 388
III–IV	65	62	95,4	
I	24	8	33	A. G. Foti u. Mitarb.: New Engl. J. med. 297 (1977) 1557
II	33	26	79	
III	31	22	71	
IV	25	23	92	
A	15	2	13	D. E. Mahan u. B. P. Doctor: Clin. biochem. 12 (1979) 10
B	34	9	26	
C	20	6	30	
D_1	16	5	31	
D_2	16	15	94	
A	26	2	8	New England Nuclear
B	34	7	21	
C	10	4	40	
D	28	24	86	

Tabelle 38 Konzentrationen der sauren Prostataphosphatase im Serum (Radioimmunoassay) bei gesunden Kontrollpersonen und Patienten mit benigner Prostatahyperplasie und Karzinom

Patienten	N	µg/l	Literatur
Kontrolle	162	8–24	B. K. Choe u. Mitarb.: Cancer Treatm. Rep. 61 (1977) 201
Prostatahyperplasie	11	5–40	
Prostatakarzinom lokalisiert	22	18–25	
metastasiert	21	55–100	
Kontrolle	53	0–10	P. Vihko u. Mitarb.: Clin. Chem. 24 (1978 b) 1915
Prostatahyperplasie	11	5–11	
Prostatakarzinom metastasiert	12	100–500	

chenmarksphosphatasen bei Patienten ohne Prostatakarzinom (Tab. 35). Bei diesen falsch-positiven Ergebnissen müssen, ähnlich wie im Serum, der Einfluß der Hämolyse und die Freisetzung der sauren Phosphatasen aus Thrombozyten berücksichtigt werden. Jacobi u. Mitarb. (1978) konnten eine Korrelation zwischen freiem Hämoglobin und der Aktivität der sauren Knochenmarksphosphatasen nachweisen.

Immunologische Untersuchungen der sauren Prostataphosphatasen

Flocks u. Mitarb. (1960) gelang es als ersten, Antikörper gegen menschliche Prostata zu gewinnen. Von Choe u. Mitarb. (1979) wurden zwei Isoenzyme der menschlichen sauren Prostataphosphatase isoliert und gereinigt.

Fußend auf diesen Untersuchungen wurden verschiedene radioimmunologische Tests zur Bestimmung der Konzentration der sauren Prostataphosphatase entwickelt: RIA-Kit von New England Nuclear, RIA-quant^{Tm}-Kit von Malinckrodt Nuclear sowie ein RIA-Kit von Serono. Ein Enzymimmunoassay der Behringwerke ist im Augenblick in Vorbereitung (Grenner u. Schmidtberger 1979, Prellwitz u. Mitarb. 1981).

Radioimmunoassay – Bestimmung der Konzentration der sauren Prostataphosphatase im Serum

Die Normbereiche der Konzentrationen der sauren Prostataphosphatase zeigen zum Teil erhebliche Schwankungen (Tab. 36). Ursache ist die unterschiedliche Reinigung der Prostataphosphatase und die Güte der Antikörper.

Foti u. Mitarb. (1975) untersuchten mit Hilfe radioimmunologischer Untersuchungen die Konzentrationen der Prostataphosphatase in anderen Geweben. Im Vergleich zu der Prostata (= 100%) lagen die Konzentrationen in allen Organen und Geweben unter 1%. Damit entfallen hier im wesentlichen die Fehlerquellen durch Mitbestimmung der sauren Phosphatasen aus den Erythrozyten und Thrombozyten.

In Tab. 37 ist der Prozentsatz erhöhter Konzentrationen der Prostataphosphatasen im Serum bei Patienten in den verschiedenen Stadien des Prostatakarzinoms dokumentiert.

Im Stadium I oder A (nicht tastbares Karzinom bei rektaler Untersuchung) beträgt der Prozentsatz erhöhter Konzentrationen im Serum 8–33. Im Stadium II oder B (lokalisiertes Karzinom) erhöht sich dieser Prozentsatz auf 21–79. Im Stadium III oder C (periprostatische Metastasen) zeigen 30–71% der Patienten erhöhte Serumkonzentrationen. Im Stadium IV oder D (Metastasen in Lymphknoten, Organen und Knochen) liegen bei 86–95,4% der untersuchten Patienten erhöhte Serumkonzentrationen vor. Mahan u. Doctor (1979) beobachteten im Stadium D_1 (Lymphknotenmetastasen) bei 31%, im Stadium D_2 (Fernmetastasen) bei 94% aller untersuchten Patienten erhöhte Serumkonzentrationen der sauren Prostataphosphatasen.

Choe u. Mitarb. (1977, 1979) und Vihko (1978b, 1979) beschrieben ebenfalls bei Patienten mit metastasierendem Prostatakarzinom in fast 100% der Fälle erhöhte Serumkonzentrationen der Prostataphosphatasen (Tab. 38).

Im Serum von Patienten mit benigner Prostatahyperplasie bzw. Nicht-Prostatakarzinomen (Tab. 39) sind die Konzentrationen der Prostataphosphatase normal (Choe u. Mitarb. 1979, Cooper u. Mitarb. 1978b, Vihko u. Mitarb. 1978b). Nur Foti u. Mitarb. (1977) fanden in 14% der Fälle mit benigner Prostatahyperplasie und in 17% der Fälle mit Nicht-Prostatakarzinomen erhöhte Serumkonzentrationen der Prostataphosphatase.

Tabelle 39 Konzentration der sauren Prostataphosphatase (RIA) im Serum von Patienten mit Prostataerkrankungen und Nicht-Prostataerkrankungen

Diagnose	N	Bereiche	Literatur
Kontrolle	162	0,8–2,4 ng/0,1 ml (8–24 µg/l)	B. K. Choe u. Mitarb.: Cancer
Benigne Prostatahyperplasie	11	0,8–2,4 ng/0,1 ml (8–24 µg/l)	Treatm. Rep. 61 (1977) 201
Nicht-Prostatakarzinome	10	1,2–2,4 ng/0,1 ml (12–24 µg/l)	
Kontrolle	200	0,5–7,2 ng/0,1 ml (5–72 µg/l)	J. F. Cooper u. Mitarb.: J. Urol.
Benigne Prostatahyperplasie	53	1,7–6,6 ng/0,1 ml (17–66 µg/l)	119 (1978b) 388
Nicht-Prostatakarzinome	90	1,3–7,3 ng/0,1 ml (13–73 µg/l)	
Kontrolle	50	1,5–6,6 ng/0,1 ml (15–66 µg/l)	A. G. Foti u. Mitarb.: New Engl. J.
Benigne Prostatahyperplasie	36	1,5–8,1 ng/0,1 ml (15–81 µg/l) (14% erhöht)	med. 297 (1977) 1557
Nicht-Prostatakarzinome	83	1,5–9,0 ng/0,1 ml (15–90 µg/l) (17% erhöht)	
Kontrolle	53	1–10 ng/ml (µg/l)	P. Vihko u. Mitarb.: Clin. Chem.
Benigne Prostatahyperplasie	11	1–10 ng/ml (µg/l)	24 (1978b) 1915

Tabelle 40 Prozentsatz der Patienten mit erhöhten Konzentrationen (RIA) und Aktivitäten der sauren Prostataphosphatase bei Prostatakarzinom

Stadium	N	Erhöhte Serumkonzentrationen		Erhöhte Serumaktivitäten		Literatur
		N	%	N	%	
I–II	44	20	45,5	2	4,5	J. F. Cooper u.
III–IV	65	62	95,4	30	46,0	Mitarb.: J. Urol. 119 (1978 b) 388
		>6,6 ng/0,1 ml (>66 µg/l)		>8,0 ng/0,1 ml (>80 µg/l)		
		N	%	N	%	
I	24	12	50	8	33	3	12	A. G. Foti u. Mit-
II	33	26	79	26	79	5	15	arb.: New. Engl.
III	31	25	81	22	71	9	29	J. med. 297
IV	25	24	96	23	92	15	60	(1977) 1357

In Tab. 40 sind Vergleichsuntersuchungen der Aktivität und Konzentration der sauren Phosphatasen im Serum angeführt (Cooper u. Mitarb. 1978b, Foti u. Mitarb. 1977). Dabei zeigt sich, daß der Prozentsatz erhöhter Konzentration der sauren Prostataphosphatase in allen Stadien des Karzinoms signifikant höher ist als die der Serumaktivitäten der sauren Phosphatase.

Aufgrund dieser Untersuchungen schätzt Carroll (1978) die Sensitivität des RIA auf 69%, die der Aktivitätsbestimmung auf 28%. Die Spezifität des RIA liegt demnach bei 62%, die der Aktivitätsbestimmung bei 96%. Die Konzentrationsbestimmung der sauren Prostataphosphatase im Serum ist demnach sensitiver als die Aktivität, jedoch nicht spezifischer.

Radioimmunoassay – Bestimmung der Konzentration der sauren Prostataphosphatasen im Knochenmark

Die Normbereiche im Knochenmark sind in Tab. 41 aufgezeigt.
Der Prozentsatz erhöhter Konzentrationen der Prostataphosphatasen im Knochenmark ist in Tab. 42 zusammengefaßt.
Cooper u. Mitarb. (1979) unterscheiden vier Konstellationstypen in bezug auf das Verhalten der Konzentration der sauren Prostataphosphatase im Serum und Knochenmark (Tab. 43).
Typ I umfaßte 73% der Patienten im Stadium A, 50% im Stadium B, 18% im Stadium C und 0% im Stadium D.
Typ II wurde in 27% aller Fälle im Stadium A, in 50% des Stadiums B, in 82% des Stadiums C und in 19% des Stadiums D beobachtet.
Der Typ III wurde neben dem Stadium D in 15% der Fälle dem klinischen Stadium B und in 38% der Fälle dem klinischen Stadium C zugerechnet.

Nach Cooper müssen diese Patienten des Stadiums B und C eigentlich dem Stadium D zugerechnet werden. Diese Arbeitsgruppe untersuchte 104 Patienten des Stadiums C des Prostatakarzinoms, die mit Hochvolttherapie behandelt wurden. Innerhalb von 5 Jahren zeigten 31% dieser Patienten (N = 33) alle Zeichen von Knochenmetastasen. Die klinische Stadieneinteilung war demzufolge bei 31% der untersuchten Patienten falsch.

Die Autoren sind der Meinung, daß nur durch die Konzentrationsbestimmung der sauren Phosphatasen im Serum und Knochenmark exakt zwischen Stadium C und D unterschieden werden kann. Dieser für die Klinik wichtige Punkt muß weiter untersucht werden, da nur in der frühzeitigen Differenzierung zwischen Stadium C und D (oder M_0 und M_1) der größte Nutzeffekt dieser Methode liegen könnte. Für die Stadien A oder I sowie B (II) wird die Konzentrationsbestimmung keine wesentlichen Vorteile für die Diagnostik bringen.

Enzymimmunoassay

Grenner u. Schmidtberger (1979) beschrieben einen Enzymimmunoassay (ELISA) zur Bestimmung der sauren Prostataphosphatase. Das entsprechende Marker-Enzym ist die Peroxidase.
Nach eigenen Untersuchungen (Prellwitz u. Mitarb. 1981) betragen die Normbereiche für Frauen im Serum 0–0,78 ng/ml (µg/l), für Männer 0–0,74 µg/ml (µg/l). Die Korrelation der Ergebnisse zwischen RIA und ELISA ist ausreichend. Im Serum von 100 Patienten mit Nicht-Prostatakarzinomen konnten lediglich in 2 Fällen erhöhte Konzentrationen der sauren Prostataphosphatase nachgewiesen werden.

Tabelle 41 Normbereiche der Konzentration der sauren Prostataphosphatasen (RIA) im Knochenmark

Normbereich	Methode	Literatur
2–12 ng/ml (µg/l)	Double Antibody RIA	W. D. Belville u. Mitarb.: Cancer 41 (1978) 2286
0,5–4,0 ng/0,1 ml (5–40 µg/l)	Double Antibody RIA	B. K. Choe u. Mitarb.: Cancer Treatm. Rep. 61 (1977) 201
4,7–15,5 ng/0,1 ml (47–155 µg/l)	Solid Phase RIA	J. F. Cooper u. Mitarb.: J. Urol. 119 (1978) 392

Tabelle 42 Prozentsatz erhöhter saurer Prostataphosphatasen (RIA) im Knochenmark bei Patienten mit Prostatakarzinom

Stadium	N	Erhöhte Konzentration N	%	Literatur
A	18	1	5,5	W. D. Belville u. Mitarb.: Cancer 41 (1978) 2286
B	35	0	0	
C	33	6	18	
D$_1$	16	4	25	
D$_2$	15	12	80	
Karzinom lokalisiert	8	0	0	B. K. Choe u. Mitarb.: Cancer Treatm. Rep. 61 (1977) 201
metastasierend	10	10	100	

Tabelle 43 Unterschiedliche Befundkonstellationen der Konzentration der sauren Prostataphosphatase im Serum und Knochenmark bei Patienten mit Prostatakarzinom (aus J. F. Cooper u. Mitarb.: J. Urol. 122 [1979] 498)

Befund- konstellation	Saure Prostataphosphatase Serum	Knochenmark
Typ I	normal (0,5–6,5 ng/0,1 ml) (5–65 µg/l)	normal (2,5–15 ng/0,1 ml) (25–150 µg/l)
Typ II	erhöht (6,5–30 ng/0,1 ml) (65–300 µg/l)	normal
Typ III	erhöht (50 ng/0,1 ml) (500 µg/l)	erhöht (50 ng/0,1 ml) (500 µg/l)
Typ IV	normal	erhöht

Alkalische Phosphatasen

Nach Untersuchungen von SCHWARZ u. YOUNG (1979) ist bei metastasierenden Prostatakarzinomen die Serumaktivität der alkalischen Phosphatase in etwa 50% der Fälle erhöht.

Isoenzym-BB der Kreatinkinase

Von FELD u. WITTE wurde 1977 im Serum von 9 bei insgesamt 19 Patienten (47%) das Isoenzym-BB der Kreatininkinase im Serum nachgewiesen.
Von KELLER u. WOLF (1980) wurden in der Seminalflüssigkeit von 51 Patienten CK-Aktivitäten zwischen 75 und 1000 U/l gemessen. Dabei handelt es sich ausschließlich um das Isoenzym CK-BB. Die Isolierung der CK-Isoenzyme im Prostategewebe zeigte ebenfalls lediglich eine CK-BB-Bande nach elektrophoretischer Auftrennung. Bei Patienten mit gesichertem Prostatakarzinom und erhöhten Aktivitäten der sauren Phosphatasen im Serum konnten die Autoren in keinem Falle erhöhte CK-BB-Aktivitäten im Serum nachweisen.
Ähnliche Befunde sind bei Patienten bekannt, die Erkrankungen von Organen mit hoher CK-BB-Aktivität haben, ohne daß im Serum die Aktivität des Isoenzyms CK-BB nachweisbar wäre (PRELLWITZ u. NEUMEIER 1976, PRELLWITZ u. Mitarb. 1978).

Immunglobuline

Nach Untersuchungen von DETURE u. Mitarb. (1978) ist bei Patienten mit Prostatakarzinom die Serumkonzentration des IgM-Globulins vermindert. Im Stadium A und B waren die Spiegel des IgG-Globulins herabgesetzt, während im Stadium C und D das IgA im Serum erhöht gefunden wurde.
ABLIN u. Mitarb. (1970) dagegen beschrieben insgesamt eine Abnahme des IgG-Serum-Globulins bei Patienten mit Prostatakarzinom.

»Akute-Phase-Proteine«

Die »Akute-Phase-Proteine« sind in einem hohen Prozentsatz der Patienten mit Prostatakarzinom nach den Untersuchungen von DUNZENDÖRFER u. OHLENSCHLÄGER (1980) erhöht, besonders das α-1-Glykoprotein, das α-1-Antitrypsin und das Haptoglobin.
Das Choriongonadotropin wird in der Literatur (GITTES u. CHU 1976, PROUT 1969) bei 5,8% aller Patienten mit Prostatakarzinom als erhöht beschrieben.
Nach ACEVEDO u. Mitarb. (1973) ist die renale Ausscheidung des nichtveresterten Cholesterins signifikant mit 1,2 mg/24 h (3,1 µmol/24 h) gegenüber Gesunden (0,65 ± 0,18 mg/24 h (1,7 ± 0,5 µmol/24 h) erhöht.

Außer den Bestimmungen der Konzentration bzw. der Aktivitäten der sauren und alkalischen Phosphatasen haben die übrigen Befunde in der Diagnose und besonders für die Verlaufskontrolle des Prostatakarzinoms keine allgemeine Bedeutung erlangt.

Im Spätstadium mit Metastasierung werden dann praktisch alle klinisch-chemischen Befunde beobachtet, wie sie auch bei anderen Karzinompatienten vorkommen.

Primäre Hyperfibrinolyse bei Prostatakarzinom

In seltenen Fällen kann es bei Patienten mit Prostatakarzinom zu einer primären Hyperfibrinolyse kommen. Darunter verstehen wir eine plötzliche und vollständige Aktivierung des Plasminogenproaktivatorkomplexes zu Plasmin. Die dafür verantwortlichen Fibrinokinasen stammen aus der Prostata.

Die Komplikation ist klinisch gekennzeichnet durch profuse Haut- und Schleimhautblutungen. Da das Plasmin nicht nur Fibrin und Fibrinogen zu den sog. Splits (Synonyma: Fibrinogen-Bruchstücke, Antithrombin VI), sondern auch besonders die Fraktionen II, V, VII und VIII spaltet, kommt es zu einem Abfall dieser Gerinnungsfaktoren.

Gerinnungsphysiologische Befunde

1. Verminderung des Fibrinogenspiegels im Plasma (< 150 mg/dl $\hat{=}$ 1,5 g/l),
2. starke Verlängerung der Reptilase- und Thrombinkoagulasezeit (> 100 s); beide Methoden eignen sich besonders zum Nachweis des Antithrombin VI,
3. starker Anstieg der Splits im Blut und Urin,
4. starke Verlängerung der PTT (partielle Thromboplastinzeit),
5. Abfall der Thromboplastinzeit nach Quick,
6. Verminderung der Gerinnungsfaktoren II, V, VII, VIII,
7. Nur geringe Abnahme der Thrombozytenzahlen im Blut.

Die geringe Abnahme der Thrombozytenzahlen bei starker Verlängerung der Reptilase- bzw. Thrombinkoagulasezeit eignet sich besonders gut zur differentialdiagnostischen Abgrenzung der Verbrauchskoagulopathie bzw. der sekundären Hyperfibrinolyse nach Verbrauchskoagulopathie. Bei diesen beiden zuletzt genannten Gerinnungsstörungen wird ein Thrombozytensturz mit Werten von meist unter 50000/µl (50×10^9/l) beobachtet.

Für die Kontrolle der Therapie mit Trasylol, E-Aminocapronsäure bzw. Humanfibrinogen sind folgende gerinnungsphysiologische Untersuchungen zu empfehlen:
1. Bestimmung des Fibrinogenspiegels,
2. Bestimmung der Reptilasezeit,
3. Bestimmung der PTT (partielle Thromboplastinzeit),
4. Bestimmung der Thromboplastinzeit nach Quick.

Hodentumoren

Bei diesen Tumoren muß zwischen germinalen (Seminomen, Teratomen, Embryonalkarzinomen, Chorionkarzinomen) und nichtgerminalen Tumoren (Leydig-Zell-Tumoren, Sertoli-Tumoren, Orchidoblastomen) unterschieden werden.

Klinisch-chemisch spielen hier lediglich der Konzentrationsanstieg des α-1-Fetoproteins im Serum und zum Nachweis throphoblastischer Anteile im Tumor das Choriongonadotropin im Urin eine Rolle. Hobson (1965) fand die Urinausscheidung des Choriongonadotropins in 90% der Fälle mit Chorionkarzinom, in 29% der Fälle mit Teratom und in 21% der Fälle mit Embryonalkarzinom erhöht. Douwes u. Truss (1978) fanden in 81% der Fälle von Teratomen eine erhöhte Urinausscheidung von Gonadotropin. Das α-1-Fetoprotein war in dieser Gruppe bei 76% der Patienten im Serum erhöht. Bei Seminomen dagegen war die Urinausscheidung des Choriongonadotropins normal, die Serumkonzentration des α-1-Fetoproteins lediglich in 8% der Fälle erhöht.

Präoperative Untersuchungen sowie klinisch-chemische Befunde bei Komplikationen

Für die Versorgung operativer Kliniken hat sich bei uns seit Jahren ein präoperatives Programm bewährt, das es gestattet, wesentliche, komplizierende Begleiterkrankungen zu erkennen. Zu diesem festen Untersuchungsprogramm des Blutes gehören:
1. Blutbild (Hb, Erythrozyten-Leukozytenzahl, Hämatokrit),
2. Thrombozytenzahlen,
3. Aktivitätsbestimmungen der SGOT und SGPT,
4. Bestimmung von Glucose und Gesamteiweiß,
5. Bestimmung von Kreatinin und Harnstoff,
6. Bestimmung von Na$^+$ und K$^+$ im Serum,
7. Gerinnungsphysiologische Untersuchungen: PTT, Thromboplastinzeit nach Quick und Thrombinzeit.

Für urologische Patienten müssen zusätzliche qualitative und quantitative Urinuntersuchungen durchgeführt werden. Zur richtigen Interpretation von klinisch-chemischen Befunden in bezug auf eine frühzeitige Erkennung von Komplikationen muß bedacht werden, daß nach jedem ope-

Tabelle 44 Ergebnisse der Thrombozytenzählung und der gerinnungsphysiologischen Untersuchungen bei 32 Patienten vor und nach abdominalen Operationen (unkomplizierter Verlauf)

	Präoperativ		1. Tag p. o.		2. Tag p. o.		3. Tag p. o.	
	x̄	Bereich	x̄	Bereich	x̄	Bereich	x̄	Bereich
Thrombo-zyten/μl	317 000	295 000 bis 360 000	321 000	321 000 bis 368 000	349 000	330 000 bis 404 000	331 000	310 000 bis 378 000
(G/l*)	(317)	(295–360)	(321)	(312–368)	(349)	(330–404)	(331)	(310–378)
PTT s	40	30–51	44	36–54	42	31–56	41	32–52
Quick %	97	84–100	62	50–78	59	46–74	60	42–70
Reptilasezeit s	13	9–15	13	9–17	15	10–21	14	11–19
Fibrinogen	310	260–355	362	315–430	397	346–460	394	352–474
mg/dl (g/l)	(3,1)	(2,6–3,55)	(3,62)	(3,15–4,30)	(3,97)	(3,46–4,60)	(3,94)	(3,52–4,74)
Faktor II %	95	85–100	64	55–82	59	50–76	60	48–76
Faktor VIII %	100	>100	>100	>100	>100	>100	>100	>100
Faktor X %	85	74–100	73	65–87	65	50–71	56	48–69
Faktor XIII %	90	85–100	70	62–78	58	50–69	66	58–73

* (G = Giga = 10^9/l)

Tabelle 45 Enzymaktivitäten und Gerinnungsfaktor V im Serum/Plasma bei Patienten mit klinisch und szintigraphisch gesicherter Lungenembolie (N = 18)

	CK-Gesamt U/l	CK-MB U/l	CK-BB* U/l	GOT U/l	GPT U/l	GLDH U/l	Faktor V %
x̄	57	2	0	483	189	118	47
Bereich	21–83	0–4	0	102–1013	56–348	41–253	27–89

* Untersucht mit der Präzipitationsmethode

rativen Eingriff sich bestimmte Laboratoriumsbefunde »physiologischerweise« verändern. So kommt es post operationem zu einem Anstieg der Serumaktivität der CK (Kreatinkinase) und der SGOT, abhängig davon, in welchem Umfang Muskulatur durch den Eingriff geschädigt wurde. Bei der Kreatinkinase handelt es sich dabei praktisch nur um den Anstieg des Isoenzyms CK-MM (PRELLWITZ u. Mitarb. 1978).
Auch bei gerinnungsphysiologischen Untersuchungen kommt es zu Veränderungen, speziell zu einer Abnahme der Thromboplastinzeit nach Quick und der Faktoren II, V, X. Der Faktor VIII verändert sich dabei nicht (Tab. 44).
Der Abfall des Faktors XIII ist ebenfalls als »physiologisch« zu betrachten. Sinkt dieser Faktor jedoch auf weniger als 30% der Norm ab, ist mit Störungen der primären Wundheilung zu rechnen. In derartigen Fällen sollte der Faktor substituiert werden.

Lungenembolie

Eine gefürchtete Komplikation nach Operationen ist heute trotz der Low-dosis-Prophylaxe nach wie vor die Lungenembolie. Neben den klinischen Zeichen der Dyspnoe, Tachykardie, des Blutdruckabfalles und den röntgenologischen Befunden lassen sich bei Lungenembolie aufgrund der akuten Rechtsherzbelastung bzw. Rechtsherzinsuffizienz folgende klinisch-chemische Befunde einer Leberstauung beobachten (Tab. 45):
1. Normale Aktivität der CK, wobei praktisch nur das Isoenzym CK-MM nachweisbar ist.
2. Anstieg der Aktivitäten der Transaminasen, wobei die Aktivität der SGOT höher ist als die der SGPT.
3. Starker Aktivitätsanstieg der mitochondralen GLDH.
4. Abfall des Faktors V.

Akuter Myokardinfarkt

Die klinische Symptomatik des akuten Myokardinfarktes kann der der Lungenembolie gleichen, außer daß die Patienten fast immer über einen starken retrosternalen Schmerz klagen. Im EKG ist ein Infarkt unter bestimmten Bedingungen (Linksschenkelblock) nicht immer als solcher zu diagnostizieren.
Die führenden klinisch-chemischen Befunde bei akutem Myokardinfarkt sind (PRELLWITZ u. NEUMEIER 1976, PRELLWITZ u. Mitarb. 1978):
1. Anstieg der Aktivität der CK (200–800 U/l).

2. Nachweis des Isoenzyms CK-MB, dessen Anteil in den ersten 48 Std. nach Beginn des Infarktes zwischen 6 und 20% der Gesamtaktivität der CK schwankt.
3. Aktivitätsanstieg der SGOT bis 300 U/l, wobei die Aktivität der SGPT meist normal ist.
4. Leukozytose.

Urosepsis mit Schock

Unter allen septischen Erkrankungen ist die Urosepsis mit 50–80% beteiligt (NABER 1979). Dieses Krankheitsbild ist nicht nur für den Urologen, sondern auch für die Internisten, Gynäkologen und Pädiater von besonderer Bedeutung.

Das Auftreten der Urosepsis ist allerdings nach urologischen Eingriffen, besonders an den unteren Harnwegen, mit 48–60% besonders hoch. Bei Patienten mit Urolithiasis wird die Sepsis in etwa 5% der Fälle beobachtet.

Der mikrobiologische Erregernachweis im Blut gelingt nur in 20–40% der Fälle. Zur Feststellung der ursächlichen Erreger kann der Keimnachweis im Urin herangezogen werden, da Urin- und Blutkulturen weitgehend übereinstimmen.

Durch die intensive Schockbekämpfung ist die Letalität der Urosepsis von ursprünglich 56 auf heute 15% gesunken.

Klinisch-chemische Befunde:
1. Leukozytose mit Linksverschiebung,
2. Metabolische Azidose (vorwiegend Lactatazidose),
3. Störungen des Wasser- und Elektrolythaushaltes (PRELLWITZ 1975, SCHUSTER 1977):
   a) Hyperkalzämie bedingt durch die Azidose und das Nierenversagen,
   b) Hyponatriämie,
4. Organschäden:
   a) Aktivitätssteigerungen der CK-MM als Zeichen der Schädigung der quergestreiften Muskulatur,
   b) Aktivitätssteigerungen der SGOT, SGPT, GLDH, γ-GT, alkalischen Phosphatase aufgrund der Leberschädigung im Schock,
   c) Anstieg der harnpflichtigen Substanzen im Serum, wobei bei diesen Patienten sehr häufig ein akutes Nierenversagen beobachtet wird.
5. Nach HEENE (1970) und eigenen Befunden ist eine der wesentlichsten Komplikationen der Urosepsis die intravasale Koagulopathie (Verbrauchskoagulopathie). Sie tritt in etwa 80% aller Fälle auf und ist gekennzeichnet durch:
   – Thrombozytensturz (Thrombozytenzahlen 0–50000/ul = 0–50 G/l),
   – starke Verminderung der Thromboplastinzeit nach Quick,
   – starke Abnahme der Gerinnungsfaktoren II, V, VII, VIII, X,
   – starke Verlängerung der PTT (partielle Thromboplastinzeit), Nachweis von Fibrinomeren,
   – normale oder leicht verlängerte Reptilasezeit,
   – normale oder leicht verlängerte Thrombinzeit,
   – normale oder leichte Verminderung der Fibrinogenkonzentration.

Nach Behandlung mit Liquemin (2500–3000 E/Std.) kommt es zu einem langsamen Anstieg der Thrombozytenzahlen und Gerinnungsfaktoren.

Da in einem hohen Prozentsatz der Patienten nach unterschiedlichen Zeitintervallen eine sekundäre Hyperfibrinolyse auftritt, müssen diese Patienten engmaschig (2–4stündlich) überwacht werden. Dabei haben sich folgende Untersuchungen als besonders geeignet gezeigt:
– Bestimmung der Reptilasezeit, da sie bei sekundärer Hyperfibrinolyse stark verlängert ist.
– Bestimmung der Thromboplastinzeit nach Quick zur Beurteilung der exogenen Gerinnungsfaktoren.
– Bestimmung der PTT zur Beurteilung des endogenen Gerinnungssystems.
– Bestimmung des Fibrinogens, um bei sekundärer Hyperfibrinolyse neben der Therapie mit Trasylol oder E-Aminocapronsäure auch eine notwendige Substitution mit Humanfibrinogen rechtzeitig zu erkennen und zu beginnen.

In Tab. **46** ist der typische Verlauf einer Verbrauchskoagulopathie mit sekundärer Hyperfibrinolyse aufgeführt.

Für die Beurteilung von Schwerkranken, besonders von Patienten im Schock, haben sich in der neueren Zeit verschiedene Parameter ergeben, die gewisse prognostische Hinweise beinhalten.

1. Lactatkonzentration im Blut. Mit Untersuchungen von JAHRMÄRKER (1977), WEIL u. ABDELMONEN (1970) und eigenen Beobachtungen konnte nachgewiesen werden, daß bei einem Anstieg des Blutlactates über 5 mmol/l die Überlebenschance von Patienten auf 50% absinkt. In unserem Krankengut haben wir bei Lactatkonzentrationen oberhalb 12 mmol/l eine Letalität von 100% beobachtet. Die Erhöhung des Lactates ist ein Zeichen der schweren Mikrozirkulationsstörung mit zellulärem Sauerstoffdefizit.
2. Kolloidosmotischer Druck (Normbereich 20,6 ± 3,9 mmHg ≙ 2,75 ± 0,52 kPa). Die prognostische Bedeutung des kolloidosmotischen Druckes wurde von den Arbeitsgruppen LUZ u. Mitarb. (1974), RACKOW u. Mitarb. (1976) und WEIL u. ABDELMONEN (1970) beschrieben. Bei Abfall des kolloidosmotischen Druckes unter 13,5 mmHg (1,80 kPa) betrug die Letalität fast 100% (Tab. **47**).
3. Osmolalität (Normbereich im Serum: 285 ± mosm/kg = mmol/l). Das Verhalten der Serumosmolalität klassifiziert die Dehydratation und Hyperhydratation nach ihrer hypotonen, isotonen und hypertonen Form. Normabwei-

Tabelle 46 Verbrauchskoagulopathie mit sekundärer Fibrinolyse

	16.00	22.00	8.00	10.00	11.00	16.00	22.00 h
Thrombozyten/µl	83 000	52 000		38 000		57 000	80 000
(G/l)*	(83)	(52)		(38)		(57)	(80)
Fibrinogen mg/100 ml	163	196	210	108	24	178	215
(g/l)	(1,63)	(1,96)	(2,10)	(1,08)	(2,4)	(1,78)	(2,15)
Thrombinzeit s	41	36	31	82	380	87	46
Reptilasezeit s	31	28	25	116	310	100	56
Quick %	27	36	55	14	10	28	51
Faktor II %	35	50	60	39	15	25	46

Liquemin

Trasylol

(sekundäre Hyperfibrinolyse)

* (G = Giga = 10^9/l)

Tabelle 47 Prognostische Bedeutung des kolloidosmotischen Drucks (COP) bei Patienten mit akuter kardiorespiratorischer Insuffizienz (aus *Weil* u. Mitarb.: Amer. J. Med. 64 [1978] 643)

COP mmHg (kPa)	Patienten N	Überlebende N	%	Verstorbene N	%
≤ 13,5 (≤ 1,80)	17	0	0	17	100
13,6–19,0 (1,81–2,53)	27	9	33	18	67
≥ 19,0 (≥ 2,53)	5	5	100	0	0

Tabelle 48 Osmolalität und renale Nierenfunktion (X ± S) bei Patienten mit akutem Nierenversagen (aus *Lawrence* u. *Weil:* Amer. J. Med. 51 [1971] 314)

	Gruppe I	Gruppe II	Signifikanz
N	10	26	
Letalität	80%	46%	
Serumkreatinin Harnstoff	ansteigend	abfallend	
Plasmaosmolalität mosm/kg (mmol/l)	298 ± 28	307 ± 34	—
Urinosmolalität mosm/kg (mmol/l)	305 ± 37	495 ± 181	P ≦ 0,005
Urin/Plasma Osmolalität	1,0 ± 0,14	1,67 ± 0,63	P ≦ 0,005
Clearance F. H_2O ml/min	0,0 ± 0,2	−1,0 ± 1,1	P ≦ 0,005

chungen der Serumosmolalität bezeugen daher eine Störung der Wasserverteilung.

Diese Regel hat lediglich zwei Ausnahmen. Bei der Azotämie ist der durch den erhöhten Harnstoffspiegel bedingte Osmolalitätszuwachs für Wasserverschiebungen nicht wirksam, da sich Harnstoff im Intra- und Extrazellulärraum gleichmäßig verteilt. Das gleiche gilt für Patienten mit erhöhtem Alkoholspiegel. Osmolalitätsmessungen sind über ihre Bedeutung für die Analyse von Störungen des Wasser- und Elektrolythaushaltes hinaus von prognostischer Bedeutung. LAWRENCE u. WEIL (1971) konnten zeigen, daß Veränderungen des osmotischen Harn-Plasma-Quotienten und der tubulären Rückresorption freien Wassers ein zuverlässiges Frühzeichen einer sich entwickelnden Schockniere darstellen (Tab. **48**). In dieser Untersuchung ist in der Gruppe I bei Patienten mit steigendem Serumkreatinin der Urin isoosmolar mit dem Plasma. Der Urin-Plasma-Quotient ist dabei 1,0. In der Gruppe II der untersuchten Patienten mit gleichbleibendem oder abfallendem Serumkreatinin beträgt dieser Quotient im Mittel 1,67, d.h., hier liegt eine normale Konzentrationsfähigkeit der Niere vor.

Die Arbeitsgruppe von LAWRENCE u. WEIL (1971) konnte weiterhin nachweisen, daß bei Patienten mit einer Hyperosmolalität über 350 mosm/kg (mmol/l) von mehr als 12 Stunden Dauer die Prognose extrem schlecht wird. Die Letalität steigt rapide auf etwa 90% an.

Literatur

Ablin, R.J., M.J. Gonder, W.A. Soanes: Serum proteins in prostatic cancer. J. Urol. 110 (1973) 238

Ablin, R.J., P. Bronson, W.A. Soanes, E. Witehbsky: Tissue- and species-specific antigens of normal human prostatic tissue. J. Immunol. 104 (1970) 1329

Abrahamova, J., A. Majsky, T. Fucikova, J. Kouteky: IgA-Immunglobuline und Antigen HLA-A1 beim Wilms-Tumor, Bedeutung für die Prognose der Erkrankung. Onkologie 1 (1978) 177

Acevedom H.F., E.A. Campbele, E.C. Saier, J.C. Frick, J. Merkow, D.W. Hayeslip, S.T. Bartok, R.C. Cracier, J.L. Hamilton: Urinary cholesterol. Cancer (Philad.) 32 (1973) 196

Altrogge, G., E. Dolc, H. Rosin, W. Wagner, D. Grabensee: Infektionen bei Patienten mit Nierentransplantation. Verh. dtsch. Ges. inn. Med. 85 (1979) 1207

Andrassy, K., H. Gärtner, W.H. Siede, E. Ritz, G. Liedasch, K. Möhring, R. Zimmermann, E. Matouschek: Stauffer's syndrome in renal cell carcinoma. Evedents for intravascular coagulation. Klin. Wschr. 58 (1980) 91

Backmann, U., B.G. Danielson, G. Johansson, S. Ljunghall, B. Wickström: Incidence and clinical importance of renal tubular defects in recurrent renal stone formes. Nephron 25 (1980) 96

Batsakis, J., R.O. Briere, S. Markel: Diagnostic Encymology. Amer. Soc. Clin. Path. Comm. Continuing Education, Chicago 1970

Beckmann, L.: Individual and organ-specific variations of human acid phosphatase. Biochem. Genet. 1 (1967) 145

Belville, W.D., H.D. Cox, D.E. Mahan, J.P. Olmot, B.T. Mittemeyer, A.W. Bruce: Bone marrow acid phosphatase by radioimmunoassay. Cancer (Philad.) 41 (1978) 2286

Bernier, G.M., R.S. Post: β-2-Microglobuline: A Marker of renal homograft survival. Transplantation 15 (1973) 176

Bichler, K.H., R. Harzmann, W. Heller, K. Wilms, K.H. Schmidt: Diagnostik ossärer Metastasen des Prostatakarzinoms. Akt. Urol. 9 (1978) 21

Bodansky, O.: Acid phosphatase. Advanc. clin. Chem. 15 (1972) 43

Boehme, W.M., R.R. Augspurger, S.F. Wallner, R.E. Donohue: Lack of usefulness of bone marrow enzymes and calcium in staging patients with prostatic cancer. Cancer (Philad.) 41 (1978) 1433

Börner, U., G. Szasz: Referenzwerte für Kreatinin im Serum, ermittelt mit einer spezifischen enzymatischen Methode. J. clin. Chem. clin. Biochem. 17 (1979) 679

Braun, J.S., H. Habig, D. Grüsemann: Die diagnostische Bedeutung der sauren Phosphatase im Serum beim Prostatacarcinom. Urologe A 13 (1974) 236

Bruce, A.W.: Carcinoma of prostate: a critical look at staging. J. Urol. 117 (1977) 319

Bruce, A.W., D.E. Mahan, A. Morales, A.F. Clark, W.D. Belville: On objective look aat acid phosphatase determinations. Brit. J. Urol. 51 (1979) 213

Buchborn, E.: Die Wertigkeit von Meßmethoden in der klinischen Diagnostik von Nierenerkrankungen. Verh. dtsch. Ges. inn. Med. 83 (1977) 630

Byrne, J.: Acid phosphatase reappraised. New Engl. J. Med. 297 (1977) 1398

Chadwick, V.S., K. Modha, R.H. Dowling: Mechanism for hyperoxaluria in patients with ileal dysfunction. New Engl. J. Med. 289 (1973) 172

Carroll, B.J.: Radioimmunoassay of prostatic acid phosphatase in carcinoma of prostate. New Engl. J. Med. 298 (1978) 912

Catane, R.: Prostatic cancer, Immunochemical detection of prostatic acid phosphatase in serum and bone marrow. N.Y. St. J. Med. 78 (1978) 1060

Choe, B.B., E.J. Pontess, N.R. Rose, M.D. Henderson: Expression of human prostatic acid phosphatase in a pancreatic islet cell carcinoma. Invest. Urol. 15 (1978) 312

Choe, B.K., E.J. Pontess, I. McDonald, N.R. Rose: Immunochemical studies of prostatic acid phosphatase. Cancer Treatm. Rep. 61 (1977) 201

Choe, B.K., N.R. Rose, M. Korol, E.J. Pontess: Immunoenzyme assay for human prostatic phosphatase. Proc. Soc. exp. Biol. 162 (1979) 396

Chu, T.M.: Enzyme markers in human prostatic carcinoma. Cancer Treatm. Rev. 61 (1977) 193

Chu, T.M., S.K. Shukla, A. Mittelman, G.P. Murphy: Comparative evaluation of serum acid phosphatase, urinary cholesterol, and androgens in diagnosis of prostatic cancer. Urology 6 (1975) 291

Chu, T.M., M.C. Wang, W.W. Scott, R.P. Gibbons, D.E. Johnson, J.D. Schmidt, S.A. Loening, G.R. Prout, G.P. Murphy: Immunochemical detection of serum prostatic acid phosphatase. Methodology and clinical evaluation. Invest. Urol. 15 (1978) 319

Chua, D.T., R.J. Veenema, F. Muggia, A. Graff: Acid phosphatase levels in bone marrow: value in detecting early bone metastasis from carcinoma of the prostate. J. Urol. 103 (1970) 462

Coe, F.L.: Treated and untreated recurrent calcium nephrolithiasis in patients with idiopathic hypercalcuria, hyperurocosuria or no metabolic disorder. Ann. intern. Med. 87 (1977) 404

Coe, F.L., A.G. Kavalach: Hypercalcuria and hyperurocosuria in patients with calcium nephrolithiasis. New Engl. J. Med. 291 (1974) 1344

Coe, F.L., J.M. Counterbury, J. Firpo, E. Reiss: Evidence for secondary hyperparathyreoidism in idiopathic hypercalcuria. J. clin. Invest. 52 (1973) 134

Cook, W.B., W.H. Fishman, B.G. Clard: Serum acid phosphatase of prostatic origin in the diagnosis of prostatic carcinoma. Clinical evolution of 2408 tests by Fishman-Lerner method. J. Urol. 88 (1962) 281

Cooper, J.F., A. Foti: A radioimmunoassay for prostatic and phosphatase. I. Methodology and rang of normal renale serum values. Invest. Urol. 12 (1974) 98

Cooper, J.F., A. Foti, H. Herschman: Combined serum and bone marrow radioimmunoassays for prostatic acid phosphatase. J. Urol. 122 (1979) 498

Cooper, J.F., A.G. Foti, P.W. Shank: Radioimmunochemical measurement of bone marrow acid phosphatase. J. Urol. 119 (1978a) 392

Cooper, J.F., A. Foti, H. Herschman, W. Finkle: A solid phase radioimmunoassay for prostatic acid phosphatase. J. Urol. 119 (1978b) 388

Daniel, O.: The stability of acid phosphatase in blood and other fluids. Brit. J. Urol. 26 (1954) 152

Deture, F.A., St.L. Deardourff, H.E. Kaufmann, Y.M. Centifanto: A comparison of serum-immunglobulins from patient with nonneoplastic prostatis and prostatic carcinoma. J. Urol. 120 (1978) 435

Dias, S.M., R.N. Barnett: Elevated bone marrow acid phosphatase: the problem of false positives. J. Urol. 117 (1977) 749

Douwes, F.R., D.Yu.F. Truss: Diagnostik und Therapie maligner Hodentumoren. Onkologie 1 (1978) 185

Drahowsky, D., U. Dunzendörfer, G. Ohlenschläger, I. Berger: Diagnostischer Wert radio-immunologischer alpha-1-Fetoproteinbestimmungen bei chronischen Hepatopathien und urogenitalen Tumoren. Krankenhausarzt 52 (1979) 914

Drucker, J.R., C.W. Moncure, C.L. Johnson, M.J.V. Smith, W.W. Koontz: Immunologic staging of prostatic carcinoma: three years of experience. J. Urol. 119 (1978) 94

Dunzendörfer, U., G. Ohlenschäger: Transferrin, C-3-complement, haptoglobin, plasminogen and alpha-2-microglobulin in patients with urogential tumors. Eur. Urol. 6 (1980) 232

Duve, D.: The lysosome in retrospect. In Dingle, L.J.T., H.B. Fell: Lysosomes in Biology and Pathology. North Holland Publ., Amsterdam 1969 (p.3)

Ewen, L.M., R.W. Spitzer: Improved determination of prostatic acid phosphatase (Sodium thymolphthalein monophosphate substrate). Clin. Chem. 25 (1976) 627

Feld, R.D., D.L. Witte: Presence of creatine-kinase-BB-isoenzyme in some patients with prostatic carcinoma. Clin. Chem. 23 (1977) 1930

Fink, D.J., R.S. Galen: Immunologic detection of prostatic acid phosphatase: Critique II. Hum. Path. 9 (1978) 621

Fishman, W.H., R.M. Dast, C.D. Bonner, W.F. Leadbetter, F. Lerner, F. Homburger: A new method for estimation serum acid phosphatase of prostatic origin applied to the clinical investigation of cancer of the prostate. J. clin. Invest. 32 (1953) 1034

Flocks, R.H., V.C. Ulrich, C.A. Patel, J.M. Opith: Studies on the antigenic properties of prostatic tissue I. J. Urol. 84 (1960) 134

Foti, A.G., H. Herschman, J.F. Cooper: A solid-phase radioimmunoassay for human prostatic acid phosphatase. Cancer Res. 35 (1975) 2246

Foti, A.G., H. Herschman, J.F. Cooper: Isoenzymes of acid phosphatase in normal and cancerous human prostatic tissue. Cancer Res. 37 (1977) 4120

Foti, A.G., H. Herschman, J.F. Cooper: Counterimmunoelectrophoresis in determination of prostatic acid phosphatase in human serum. Clin. Chem. 24 (1978) 140

Foti, A.G., J.F. Cooper, H. Herschman, R.R. Malvaez: Detection of prostatic cancer by solid phase radio-immuno-assay of serum prostatic acid phosphatase. New Engl. J. Med. 297 (1977) 1357

Foti, A.G., J.F. Cooper, H. Herschman, S.R. Sapon: The detection of prostatic cancer by radioimmunoassay: a review. Hum. Path. 9 (1978) 618

Fuchs, T.: Pyelonephritis. Boehringer, Mannheim 1969

Gittes, R.F.: Acid phosphatase reappraised. New Engl. J. Med. 297 (1977) 1398

Gittes, R.F., T.M. Chu: Detection and diagnosis of prostatic cancer. Sem. Oncol. 3 (1976) 123

Grenner, G., R. Schmidtberger: Enzymimmunologische Bestimmung der sauren Phosphatase. J. clin. Chem. clin. Biochem. 17 (1979) 156

Gursel, E.O., M. Resvan, F.A. Sy, R.J. Veenema: Comparative evaluation of bone marrow acid phosphatase and bone scanning in staging of prostatic cancer. J. Urol. 111 (1974) 53

Gutman, A.B., E.B. Gutman: An »acid« phosphatase occurring in the serum of patients with metastasing carcinoma of the prostate gland. J. clin. Invest. 17 (1938) 473

Gutman, A.B., E.B. Gutman: Acid phosphatase and functional activity of the prostate and preputial glands. Proc. Soc. exp. Biol. 39 (1938) 529

Hankor, J.S., L.E. Hammarstrom, S.U. Toolnid: Functional distribution of acid phosphatase in developing bone and teeth. J. dent. Res. 50 (1971) 1502

Heene, D.L.: Diagnostik der Gerinnungsstörungen im Schock. In Zimmermann, W., J. Staip: Schock, Stoffwechselveränderungen und Therapie. Schattauer, Stuttgart 1970

Hendry, M., U. Kuhlmann, P. Möhr: Häufigkeit metabolischer Störungen bei Patienten mit Nephrolithiasis. Verh. dtsch. Ges. inn. Med. 84 (1978) 1266

Herbert, F.K.: The estimation of prostatic phosphatase in serum and its use in the diagnosis of prostatic carcinoma. Quart. J. Med. 59 (1942) 221

Herger, C.C., H.R. Sauer: Relationship of serum acid phosphatase determination to presence of bone metastasis from carcinoma of prostate. J. Urol. 46 (1941) 286

Hobson, B.M.: The excretion of choriongonadotropin by men with testicular tumours. Acta endocr. (Kbh.) 49 (1965) 337

Hoch-Ligetti, C., F.J. Jarsen: Enzymes in peripheral and bone marrow in patients with cancer. Cancer (Philad.) 38 (1976) 1336

Hohenfellner, R.: Leukozytenzählung im Nativharn. Dtsch. med. Wschr. 105 (1980) 678

Hohenfellner, R., J.E. Altwein: Erkrankungen des Urogenitalsystems. In Groß, R., P. Schölmerich: Lehrbuch der Inneren Medizin, 5. Aufl. Schattauer, Stuttgart 1977 (p. 919)

Huggins, C., C.V. Hodges: Studies on prostatic cancer. I. The effect of castration of estrogen and of androgen injection on serum phosphatase in metastatic carcinoma of the prostate. Cancer Res. 1 (1941) 293

Jacobi, G.H., K.H. Kurth, J. Boos, R. Dennebaum: Stellenwert der Knochenmarkphosphatasen als »Staging« beim Prostatakarzinom. Verh. dtsch. Ges. Urol. 30 (1978) 395

Jahrmärker, H., R. Rackwitz, M. Heider: Azidose und Alkalose in der Intensivmedizin. In: INA-Schriftenreihe, Bd. VIII: Just, H., H.-P. Schuster: Intensivmedizin in der Inneren Medizin. Thieme, Stuttgart 1977 (p. 158)

Jarrar, K.: Rezidivrisiko für Harnstein durch Ca/Mg-Quotienten abschätzbar. Diagn. u. Intensivther. 12 (1979) 155

Johnson, E., G.R. Prout, W.W. Scott, J.D. Schmidt, R.P. Gibbons, G.P. Murphy: Clinical significance of serum acid phosphatase levels in advances prostatic carcinoma. Urology 8 (1976) 123

Johnson, Z.D., D. Costa, J.E. Kastro: Acid phosphatase after examination of the prostate. Brit. J. Urol. 51 (1979) 218

Jontofson, R., K. Junkers, H.J. Halbfaß, V. Heinze: Leukopenien nach Nierentransplantationen. Verh. dtsch. Ges. inn. Med. 80 (1974) 676

Kaplan, R.A., M.R. Hausler, L.J. Deftos, H. Bone, Ch.Y.C. Pak: The role of 1α-25-hydrox vitamin D in the mediation of intestinal hyperabsorption of calcium in primary hyperparathyreoidism and absorptive hypercalcuria. J. clin. Invest. 59 (1977) 756

Keating, F.R.: Diagnosis of primary hyperparathyreoidism. J. Amer. med. Ass. 178 (1961) 547

Keller, H., V. Wolf: Kreatin-Kinase-BB-Aktivitäten im Seminalplasma und Prostatagewebe. J. clin. Chem. clin. Biochem. 1980

Kerp, L., H. Merko, J. Frey: Über Methodik und diagnostischen Wert eines Zählverfahrens für geformte Harnbestandteile. Klin. Wschr. 34 (1956) 1147

Khan, R., B. Turner, M. Edson, M. Dolan: Bone marrow acid phosphatase: another look. J. Urol. 117 (1977) 79

Kiefer, H.C.: Measurement of phosphatases in biological fluids. Ann. clin. Lab. Sci. 7 (1977) 500

Kinoshita, K., M. Takemoto, H. Itatani, S. Yanhiku, T. Kotake, T. Sonoda: A new screening method for cystinuria. Urol. int. 24 (1979) 369

Kohlbecker, G., L. Richter, M. Buth: Determination of oxalate in urin, using oxalat-oxidase: comparison with oxalat decarboxylase. J. clin. Chem. clin. Biochem. 17 (1979) 309

Köllermann, M.W., D. Delling, P. Burchardt, H. Klosterhalfen: Erfahrungen mit der Beckenkammbiopsie beim Prostatakarzinom. Urologe 14 (1975) 57

Kraus, E., F.C. Sitzmann: Die saure Phosphatase im Serum bei Kindern. Pädiat. Prax. 12 (1973) 621

Kurtz, C.W., W.L. Walk: Limitation of prostatic acid phosphatase determination in carcinoma of prostatic. J. Urol. 83 (1960) 74

Ladenson, J., J. McDonald: Acid phosphatase and prostatic carcinoma. Clin. Chem. 24 (1978) 129

Lam, K.W., O. Li, C.Y. Li, L.T. Yam: Biochemical properties of human prostatic acid phosphatase. Clin. Chem. 19 (1973) 483

Lawrence, W.J., M.H. Weil: Water creatinine and sodium excretion following circulatory shock with renal failure. Amer. J. Med. 51 (1971) 314

Leathem, A., E. Dinsdale: Acid phosphatase as marker for carcinoma of prostate. Lancet 1979/1, 1029

Lehmann, F.G.: Regan-Isoenzym der alkalischen Phosphatase im Serum bei malignen Tumoren. Klin. Wschr. 53 (1975) 558

Leskovar, P., R. Hartung, J. Riedel, H. Schneider: Ist eine eindeutige Gruppierung der Steinpatienten und Gesunden allein anhand der Harnanalyse möglich? Krankenhausarzt 52 (1979) 942

Leukozytennachweis im Urin mit einem Teststreifen. Kooperative Studie an 11 Zentren. Dtsch. Med. Wschr. 104 (1979) 1236

Li, C.Y., R.A. Chuda, W.K.W. Lam, L.T. Yam: Acid phosphatase in human plasma. J. Lab. clin. Med. 82 (1973) 446

Little, C., A.M. Shojania, P.P. Green, B.H. Wernerman: Bone marrow acid phosphatase concentrations in individuals with prostatic carcinoma or other disorders. Canad. med. Ass. J. 119 (1978) 259

London, M., R. McHugh, P.B. Hudson: On low acid phosphatase values of patients with known metastatic cancer of the prostate. Cancer Res. 14 (1954) 718

Lung, T.Y.: Clinical significance of the human acid phosphatases. Amer. J. Med. 56 (1974) 604

Luz, P.L., M.H. Weil, V.Y. Liu, H. Schubin: Plasma volume prior to and following volume looking during schock complicating acute myocardial infarction. Circulation 49 (1974) 98

McDonald, I.: Human prostatic acid phosphatase III. Counterimmunoelectrophoresis for rapid identification. Arch. Androl. 1 (1978) 235

Mahan, D.E., B.P. Doctor: A radioimmune assay for human prostatic acid phosphatase-levels in prostatic disease. Clin. Biochem. 12 (1979) 10

Marberger, H.: Changes in serum acid phosphatases levels consequent to prostatic manipulation of surgery. J. Urol. 78 (1957) 287

Masood, S.: Quantitative determination of endogenous acid phosphatase activity in vaginal washings. Obstr. and Gynec. 51 (1978) 33

Mathes, G.S., G. Richmond, D.S. Sprunt: Use of L-tartrate in determining prostatic serum acid phosphatase. Report of 514 cases. J. Urol. 75 (1956) 143

Mayr. A.C., H.J. Dick, G.A. Nagel, H.J. Senn: Thrombozytose bei malignen Tumoren. Schweiz. med. Wschr. 103 (1973) 1626

Meißner, D., J. Wehnert: Die saure Gesamtphosphatase und die Prostataphosphatase in der urologischen Diagnostik. Z. Urol. 68 (1975) 485

Melick, R.A., P.H. Henneman: Clinical and laboratory studies of 207 consecutive patients in a kidney-stone clinic. New Engl. J. Med. 259 (1958) 307

Mercer, D.W.: Acid phosphatase isoenzymes in Gaucer's disease. Clin. Chem. 23 (1977 a) 631

Mercer, D.W.: Separation of tissue and serum acid phosphatase isoenzymes by ion-exchange column chromatography. Clin. Chem. 23 (1977 b) 653

Merrill, J.P., J.E. Murray, J.H. Harrison, W.R. Guild: Successful homotransplantation of the human kidney between identical twins. J. Amer. med. Ass. 160 (1956) 277

Moncure, Ch.W., G.R. Prout: Antigenicity of human prostatic acid phosphatase. Cancer (Philad.) 2 (1970) 463

Moncure, Ch.W., Ch.L. Johnson, M.J.V. Smith, W.W. Koontz: Immunological and histochemical evaluation of marrow aspirates in patients with prostatic carcinoma. J. Urol. 108 (1972) 609

Morgan, P.: Predictive value of acid phosphatase. Brit. J. Cancer 30 (1974) 190

Murphy, G.P.: Prostatic acid phosphatase: Where are we? Cancer J. Clin. 28 (1978) 258

Murphy, P., G. Reynoso, G.M. Kenny, J.F. Gaeta: Comparison of total and prostatic fraction serum acid phosphatase levels in patients with differentiated and undifferentiated prostatic carcinoma. Cancer (Philad.) 23 (1969) 1309

Naber, K.: Urosepsis. Diagnostik 12 (1979) 150

Nelson, J.H., H.W. Riemschneider, B. Pflug, W.K. Colutehouse, R.A. Rehm, H.A. Wiese, K. Kemple, Ch.C. Winter: Oral calcium tolerance and urinary cyclic AMP in urolithiasis. J. Urol. 12 (1978) 519

Nesbit, R.M., W.C. Baum, A.A. Mich: Serum phosphatase determination in diagnosis of prostatic cancer a review of 1150 cases. J. Amer. med. Ass. 145 (1951) 1321

Nilsson, T., J. Müntzing: The prognostic value of acid phosphatase and β-glururonidase activity in biopsy specimens from patients with reactivated prostatic cancer. Scand. J. Urol. Nephrol. 9 (1975) 205

Nobles, E.R., W.S. Kerr, Ch.H. Dutoit: Serum prostatic acid phosphatase levels in patients with carcinoma of the prostate. J. Amer. med. Ass. 164 (1957) 2020

Ozar, M.B., C.A. Isaac, W.L. Valk: Methods for the elimination of errors in serum acid phosphatase determination. J. Urol. 74 (1955) 150

Pais, V.M., A.W. Mangold, S.A Mahoney: Fractionation and purification of prostatic acid phosphatase. Invest. Urol. 12 (1974) 13

Pak, Ch.Y.C.: Kidney stones: various formes and treatment. Nephron 23 (1979) 142

Pak, Ch.Y.C., M. Ohata, E.C. Lawrence: The hypercalcurias: causes, parathyroid function and diagnostic criteria. J. clin. Invest. 54 (1974) 387

Pak, Ch.Y.C., R. Kaplan, H. Bone, J. Towsend, O. Waters: A simple test for the diagnosis of absorptive, resorptive and renal hypercalcuria. New Engl. J. Med. 292 (1975) 497

Pontes, J.E., S.W. Alcorn, J.A. Thomas, J.M. Pierce: Bone marrow acid phosphatase in staging prostatic carcinoma. J. Urol. 114 (1975) 422

Pontes, J.E., B.K. Choe, N.R. Rose, J.M. Pierce: Bone marrow acid phosphatase in staging of prostatic cancer: how reliable is it? J. Urol. 119 (1978) 772

Prellwitz, W.: Störungen des Wasser-Elektrolyt-Säure/Basen-Haushaltes. In Schölmerich, P., H.-P. Schuster, H. Schönborn, P.P. Baum: Interne Intensivmedizin. Thieme, Stuttgart 1975 (p. 253)

Prellwitz, W.: Klinisch-chemische Diagnostik, 2. Aufl. Thieme, Stuttgart 1976

Prellwitz, W., D. Neumeier: Such- und Schnellteste bei Herzerkrankungen und Kreislaufschock. Internist 17 (1976) 436

Prellwitz, W., W. Ehrenthal, W. Grimm, G.H. Jacobi, R. Dennebaum: Comparison of results of concentration of prostatic acid phosphatase in serum of control group and patients with prostatic and non-prostatic carcinoma. In W. Vogt: Neue, praktische Anwendungsgebiete des Enzym-Immunoassay in der Klinischen Chemie. Thieme, Stuttgart 1981

Prellwitz, W., S. Kapp, D. Neumeier, M. Knedel, H. Lang, D. Heuwinkel: Isoenzyme der Kreatin-Kinase: Verteilungsmuster in der Skelettmuskulatur und im Serum bei Erkrankungen sowie Schädigungen der Muskulatur. Klin. Wschr. 56 (1978) 559

Prout, G.J.: Chemical tests in the diagnosis of prostatic carcinoma. J. Amer. med. Ass. 209 (1969) 1699

Rackow, E., I.A. Fein, J. Leppo: Colloid osmotic pressure as a prognostic indicator of pulmonary edeme and mortality in the critically ill. Chest 72 (1976) 439

Reif, A.E., R.M. Schlesinger, C.A. Fischer: Acid phosphatase isoenzyme in cancer of the prostate. Cancer (Philad.) 32 (1973) 689

Richterich, R., J.P. Colombo, H. Weber: Ultramikromethoden im klinischen Labor, Bestimmung der sauren Phosphatase. Schweiz. med. Wschr. 92 (1962) 1496

Robertson, W.G., M. Peacock, P.J. Heyburn, F.A. Hanes, A. Rutherford, E. Clementson, R. Swaminathan, P.B. Clark: Should recurrent calcium oxalate stone formers become vegetarians? Brit. J. Urol. 51 (1979) 427–431

Romas, N.A., M. Tannenbaum: Immunologic detection of prostatic acid phosphatase, critique I. Hum. Path. 9 (1978) 620

Romas, N.A., N.R. Rose, M. Tannenbaum: Acid phosphatase: new development. Hum. Path. 10 (1979) 501

Romas, N.A., K.C. Hsu, Ph. Tomashefsky, M. Tannenbaum: Counter immunoelectrophoresis for detection of human prostatic acid phosphatase. Urology 12 (1978) 79

Roy, A.V., M.E. Brower, J.E. Hayden: Sodium thymolphthalein monophosphate: a new acid phosphatase substrate with greater specific for the prostatic enzyme in serum. Clin. Chem. 17 (1971) 1093

Sadlowski, R.W.: Early stage prostatic cancer investigated by pelvic lymph node biopsy and bone marrow acid phosphatase. J. Urol. 119 (1978) 89

Sarre, H.: Nierenkrankeiten, 4. Aufl. Thieme, Stuttgart 1976

Schermuly, W.: Kalzium- und Phosphatserumspiegel und Ausscheidung bei Knochenmetastasen in der Therapiewahl und Beurteilung bei Mammakarzinom. Ergebn. Labormed. 3 (1967) 4

Schirmeister, J., H. Willmann, H. Kiefer, W. Hallauer: Für und wider die Brauchbarkeit der endogenen Kreatinin-Clearance in der funktionellen Nierendiagnostik. Dtsch. med. Wschr. 89 (1964) 1640

Schüßler, B., H. Schmidt-Gollwitzer, K.J. Nevimi-Stichel: Anwendung eines hochsensiblen HCG-β-Radioimmunoassay zum Screening von α-CG-produzierenden Tumoren. Lab. Med. 2 (1978) 128

Schuster, H.P.: Die Wertigkeit der Meßmethoden in der klinischen Diagnostik. Erkrankungen durch Störungen des Säure-Basen-Elektrolyt- und Wasserhaushaltes. Verh. dtsch. Ges. inn. Med. 83 (1977) 691

Schwarz, K.M., D.S. Young, in Brown, S.S., F.L. Mitchell, D.S. Young: Cancer: chemical diagnosis of disease. Elsevier/North-Holland, Amsterdam 1979 (p. 1295)

Scott, J.T., A.St. Dixon, E.G.L. Bywaters: Association of

hyperuricaemia and gout with hyperparathyroidism. Brit. med. J. 1964/I, 1070
Seymour, E., J.H. Mandel, R.D. Schwenk, D.L. Warfield: Diagnostic use of bone marrow acid and alkaline phosphatases. Amer. J. clin. Path. 67 (1977) 92
Shulman, S., L. Mamrod, M.J. Gonder, W.A. Soanes: The detection of prostatic acid phosphatases by antibody reactions in gel diffusion. J. Immunol. 93 (1964) 474
Smith, J.K., L.K. Lolutby: The heterogenity of prostatic acid phosphatase. Biochem. Biophys. Acta 151 (1968) 607
Sodeman, T.M., J.G. Batsakis: The Prostate. In Tannenbaum, M.: Urologic Pathology. Lea & Febiger, Philadelphia 1979 (p. 129)
Sommerkamp, H.: Renale tubuläre Azidosen als Ursache der Harnsteinbildung. In: Fortschritte der Urologie u. Nephrologie, Bd. IV. Steinkopff, Darmstadt 1974 (p. 109)
Stauffer, M.H.: Nephrogenic hepatosplenomegaly. Gastroenterology 40 (1961) 694
Straub, E., U. John-Grafe: Zur Leukozytose im Harn. Z. Kinderheilk. 117 (1974) 159
Szasz, G., U. Börner, E.W. Busch, W. Bablok: Enzymatische Kreatininbestimmung im Serum: Vergleich mit Jaffe-Methoden. J. clin. Chem. clin. Biochem. 17 (1979) 683
Thiele, K.G.: Bestimmung von Enzymaktivitäten im Urin bei Nierenerkrankungen. Internist 17 (1976) 103
Tischendorf, S.W.: Lysozym in Nephrologie und Hämatologie. Lab.-Bl. 25 (1975) 70
Towsend, R.M.: Enzyme test in disease of the prostate. Ann. clin. Lab. Sci. 7 (1977) 254
Triger, D.R, J.W.G. Smith: Survival of urinara leucocytes. J. clin. Path. 19 (1966) 443
Veenemann, R.J., E.O. Gursel, N. Romas, W. Wechsler, J.K. Lattimer: Bone marrow acid phosphatase: prognostic value in patients undergoing radical prostatectomy. J. Urol. 117 (1977) 81
Vihko, P.: Characterization of the principal human prostatic acid phosphatase isoenzyme, purified by affinity chromatography and isoelectric focusing. Part. I. Clin. Chem. 24 (1978) 466
Vihko, P.: Human prostatic acid phosphatase. Purification of a minor enzyme and comparison of the enzymes. Invest. Urol. 16 (1979) 349
Vihko, P., M. Contturi, L.K. Korhonen: Purification of human acid phosphatase by affinity chromatography and isoelectric focusing. Part. I. Clin. Chem. 24 (1978 a) 466
Vihko, P., E. Sajanti, O. Jänne, L. Peltonen, R. Vihko: Serum prostate-specific acid phosphatase: development and validation of a specific radioimmunoassay. Clin. Chem. 24 (1978 b) 1915
Völter, D.: Bedeutung der Urinzytologie. Diagnostik 11 (1978) 392
de Voogt, H.J., T. Rather, M.E. Beyer-Boon: Praxis der Urinzytologie. Springer, Berlin 1979
Warren, R.J., W.D. Moss: An automated continuous monitoring procedure for the determination of acid phosphatase activity in serum. Clin. chim. Acta 77 (1979) 179
Watkinson, J.M., G.E. Delory, E.J. King, A. Haddow: Plasma and phosphatase in carcinoma of prostate and effect of treatment with silboestrol. Brit. med. J. 1944/II, 492
Wehnert, J., D. Meißner: Die Phosphataseaktivität im Blutserum beim Prostatakarzinom in Abhängigkeit vom Tumorstadium. Z. Urol. 69 (1976) 243
Weidner, W., G. Zacher, C.F. Rothauge, W. Krause: Blasentumor: Wert der CEA-Bestimmung im Urin. Diagnostik 12 (1979) 154
Weil, M.H., A.A. Abdelmonen: Experimental and clinical studies on lactate and pyruvate as indicators of the serversity of acute circulatory failure. Circulation 41 (1970) 989
White, D.R., G. Bannayan, J. George, D. Stears: Histiocytic medullary reticulosis with parallel increases in serum acid phosphatase and disease activity. Cancer (Philad.) 37 (1976) 1403
Williams, H.E.: Nephrolithiasis. New Engl. J. Med. 290 (1974) 33
Woodard, H.Q.: Factors leading to elevation in serum acid by glycerophosphatase. Cancer (Philad.) 5 (1952) 236
Woodard, H.Q.: Quantitative studies of beta-glycerophosphatase activity in normal and neoplastic tissues. Cancer (Philad.) 9 (1956) 352
Workman, P.: Inhibition of human prostatic tumour acid phosphatase by N,N-p-di-2-chloroethylaminophenol, N,N-p-di-2-chloroethylaminophenylphosphate and other difunctional nitrogen mustards. Chem. Biol. Interact. 20 (1978) 103
Yam, L.T.: Clinical significance of the human acid phosphatases. Amer. J. Med. 56 (1974) 604
Yarrison, G., B.F. Mertens, J.C. Mathies: New diagnostic use of bone marrow acid and alkaline phosphatase. Amer. J. clin. Path. 66 (1976) 667
Yesus, Y.W., H.M. Taylor: Diagnosis use of bone marrow acid and alkaline phosphatases. Amer. J. clin. Path. 67 (1977) 92
Zucker, M.B., J. Borelli: A survey of some platelet enzymes and functions: The platelets as the source of normal serum acid glycero phosphatase. Ann. N.Y. Acad. Sci. 75 (1958) 203
Zucker, M.B., J. Borelli: Platelets as a source of serum acid nitrophenylphosphatase. J. clin. Invest. 38 (1959) 148
Zazgornik, J., H. Kopsa, P. Schmidt, P. Pilz, B. Bahlke, H. Hysek: Die Bedeutung der α-1-Antitrypsinbestimmung im Serum nach Nierentransplantationen. J. clin. Chem. clin. Biochem. 17 (1979) 200

Zytodiagnostik

W. Leistenschneider

Das Aufgabengebiet der urologischen Zytodiagnostik umfaßt im wesentlichen 3 Bereiche:
- primäre Karzinomdiagnostik,
- Kontrolle behandelter Karzinome,
- Diagnostik entzündlicher Veränderungen.

Bei sachgemäßer Materialgewinnung, exakter technischer Weiterverarbeitung und zuverlässiger Diagnostik kann die Zytodiagnostik eine Sensitivität von annähernd 100% erreichen. Die einzelnen Verfahren belasten den Patienten nur gering, und wesentliche, weitere Vorteile sind ihr meist geringer finanzieller und besonders für die Materialgewinnung in Klinik oder Praxis in der Regel kleiner zeitlicher Aufwand.

Folgende Verfahren stehen derzeit zur Verfügung:
1. Exfoliativzytologie,
2. Lavage-Zytologie,
3. Aspirationsbiopsie,
4. Bürstenbiopsie.

Technik der Materialgewinnung

Exfoliativzytologie

Die Methode findet sowohl Anwendung in der Urinzytologie als auch bei der Diagnostik von Nierenzysteninhalt oder auch – allerdings unter streng begrenzter Indikationsstellung – von Hydrozelenflüssigkeit. Die *Exfoliativzytologie des Urins* verlangt den geringsten Aufwand der angegebenen Methoden, ist nichtinvasiv und ermöglicht den Nachweis abgeschilferter Zellen oder gelegentlich ganzer Zellverbände bei Tumoren oder entzündlichen Veränderungen. Zur Untersuchung am besten geeignet ist die *zweite Urintagesportion, und nicht der erste Morgenurin*, da dessen üblicherweise lange Verweildauer in der Harnblase zu degenerativen Zellveränderungen führt, die eine diagnostische Beurteilung fast unmöglich machen. 3 Proben à 10 ml an verschiedenen Tagen sind für eine zuverlässige Zytodiagnostik unbedingt erforderlich.

Die *Exfoliativzytologie aus Nierenzysten- oder Hydrozeleninhalt* verlangt ein invasives diagnostisches Vorgehen, kann aber ambulant durchgeführt werden! 10 ml Nierenzysteninhalt werden entweder intraoperativ anläßlich einer Nierenfreilegung oder mittels perkutaner Zystenpunktion, kombiniert mit Nephrozystographie, für die Zytodiagnostik gewonnen (ZELCH u. Mitarb. 1976, WETTLAUFER u. MODARELLI 1978).

Lavage-Zytologie

Die Methode basiert auf der zytologischen Untersuchung von Spülflüssigkeit aus Harnblase, Nierenbecken oder Harnleiter. Zur Spülung wird physiologische NaCl-Lösung verwendet. Der Vorteil dieser Lösung besteht darin, daß osmotisch nicht verändertes Zellmaterial in größeren Mengen, insbesondere auch größere Zellverbände, gewonnen werden können. Als Nachteil ist das stets notwendige invasive Vorgehen anzusehen. Eine Lavage sollte jedoch stets angewendet werden, wenn:

1. die Urinexfoliativzytologie kein suffizientes Ergebnis erbringt,
2. ein Dauerkatheter aus anderen Gründen bereits gelegt wurde,
3. eine Zystoskopie wegen Tumorverdacht erfolgt,
4. eine retrograde Urographie vorgenommen wird.

Bei der Harnblasenlavage wird die Blase (*Ausnahme: Schrumpfblase, Reflux!*) mit 150–200 ml physiologischer Kochsalzlösung forciert gespült. Nach Ablassen der Spülflüssigkeit werden 3 Portionen zu je 10 ml dekantiert und weiterverarbeitet. Die *Nierenbecken- und Harnleiterlavage* erfolgt gekoppelt mit der retrograden Pyelographie. Benötigt wird ein 5- oder 6-Ch. (1,7 bis 2,8 mm Durchmesser) Ureterenkatheter mit gebogener Spitze. Nach Kontrastmittelapplikation wird der Urinkatheter möglichst nahe an die suspekte Kontrastmittelaussparung herangeschoben. Befindet sich diese innerhalb eines Kelchhalses oder Endkelches, so genügt die Plazierung des Ureterkatheters in der Mitte des Nierenbeckens. Das Kontrastmittel wird vollständig abgesaugt. Anschließend werden nacheinander dreimal bis maximal je 5 ml physiologische Kochsalzlösung als sog. Bolus in das Nierenbecken oder den Harnleiter mit kräftigem Druck gespritzt, die abtropfende Spülflüssigkeit wird dann jeweils in 3 getrennten Reagenzgläsern aufgefangen. Die so erzeugte Spülung des verdächtigen Bezirkes unter Druck führt zum Ablösen von Einzelzellen und vor allem Zellverbänden. Wenn möglich, sollte die Läsion mit dem Ureterkatheter mehrfach kurz angestoßen werden, um die Zellabschilferung zu erhöhen.

Da bei der Harnleiterlavage häufig nur wenig Spülflüssigkeit über den Harn zurückfließt, muß in einem separaten Röhrchen unbedingt die dann in der Harnblase angesammelte Spülflüssigkeit aufgefangen und separat weiterverarbeitet werden (SEBESERI u. Mitarb. 1974, LEISTENSCHNEIDER u. NAGEL 1979).

Aspirationsbiopsie

Methode der Wahl ist die Aspirationsbiopsie nach Franzén (FRANZÉN u. Mitarb. 1960). Das Punktionsbesteck besteht aus einer zur Aspiration notwendigen 10-ml-Spritze, einem Führungsgerät und einer 22 cm langen Nadel mit einem äußeren Durchmesser von 0,6 mm (Abb. 1).

Die Aspirationsbiopsie nach Franzén dient in erster Linie (s. Kap. Tumoren der Prostata und Samenblase) zur Diagnostik von Prostatakarzinomen vor und während der Therapie, aber auch entzündlicher Prostataerkrankungen. Sie eignet sich darüber hinaus zur perkutanen Aspirationsbiopsie raumfordernder Prozesse der Niere (WETTLAUFER u. MODARELLI 1978) sowie von Metastasen in retroperitonealen Lymphknoten (ROTHENBERGER u. Mitarb. 1979, WEIN u. Mitarb. 1979). Infolge des heute hohen technischen Standards der Sonographie sollte die Steuerung der Aspirationsbiopsie der Niere oder retroperitonealer Lymphknoten unter Ultraschallkontrolle und nicht mehr Durchleuchtung (hohe Strahlenbelastung!) erfolgen!

Methode der transrektalen Aspirationsbiopsie der Prostata

Die Untersuchung erfolgt in Steinschnittlage. Außer Abführen ist eine spezielle Vorbereitung des Patienten nicht erforderlich. Rechtshänder nehmen das Führungsstück in die Innenfläche der linken Hand, und zwar so, daß der Ring eben die Zeigefingerspitze umgibt. Die Spritze mit aufgesetzter Kanüle liegt dann in der rechten Hand. Das Führungsstück wird mit *reichlich Gleitmittel* vorsichtig in das Rektum eingeführt. Mit der vom Ring umgebenen Zeigefingerspitze wird nun der suspekte Knoten aufgesucht. In dieser Position erfolgt das Einführen der Punktionskanüle in das Führungsstück. Die Kanüle wird nun bis etwa 1 cm in den suspekten Knoten vorgeschoben, und es wird dann 1 ml Luft injiziert. Anschließend wird der Kolben der Spritze bis zum Anschlag zurückgezogen, so daß der für die Aspiration notwendige Unterdruck entsteht. In dieser Stellung erfolgt nun ein mehrfaches, möglichst schnelles Hin- und Herbewegen der Nadel innerhalb des suspekten Bezirkes, was fächerförmig ausgeführt wird. Dabei darf kein Vakuumverlust entstehen! Bevor die Nadel aus der Prostata herausgezogen wird, muß zunächst der Druckausgleich erfolgen, indem der Spritzenkolben langsam losgelassen wird, bis er in die Normalposition von selbst zurückschnellt. *Bei Nichtbeachtung des Druckausgleichs kommt es zum Ansaugen des aspirierten Materials aus der Nadel in die Spritze, das dann für eine Weiterverarbeitung nicht mehr verwendet werden kann.* Nach Entfernung der Nadel wird diese kurz von der Spritze abgeschraubt, der Kolben nochmals bis zum Anschlag zurückgezogen, die Nadel wieder ange-

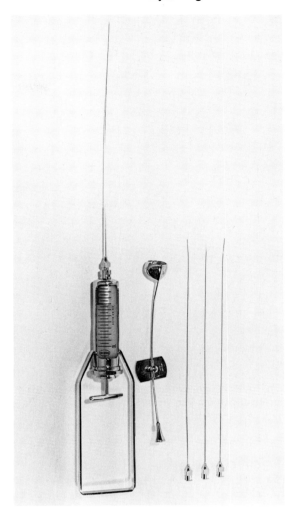

Abb. 1 Punktionsbesteck nach Franzén. Links zusammengesetzte Spritze mit aufgesetzter Punktionskanüle; in der Mitte Führungsstück mit Metallplatte zur Stabilisierung durch Mittel- oder Ringfinger; rechts 3 weitere Punktionskanülen

schraubt und dann unter Kolbendruck das in der Nadel befindliche Aspirat auf das Ende des bereitgestellten Objektträgers gespritzt. Das gewonnene Zellmaterial muß graugelblich bis grauweißlich aussehen. Da die Aspirationsbiopsie für den Patienten in den meisten Fällen kaum schmerzhaft ist, können mehrere Aspirationen pro Sitzung problemlos durchgeführt werden. Grundsätzlich sollten pro Lappen 2 brauchbare Aspirate gewonnen werden, so daß ein Punktionsbesteck mindestens 4 Aspirationsnadeln enthalten muß.

Bürstenbiopsie

Diese Methode (GILL u. Mitarb. 1973) eignet sich in erster Linie zur Diagnostik von Harnleitertumoren, -steinen und -entzündungen (GILL u. Mitarb. 1978), aber auch Tumoren des Nierenbeckens und hypernephroiden Nierenkarzinomen

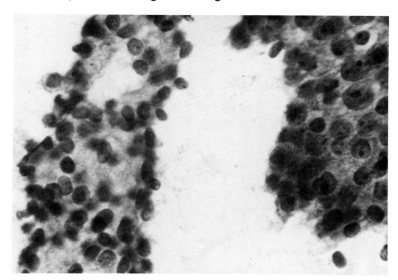

Abb. 2 Zytologisch nachgewiesenes Prostatakarzinom (im rechten Bildteil) neben unverdächtigem Prostataepithelverband im linken Bildteil. Das Karzinom ist gekennzeichnet durch deutliche Kernpolymorphie, Kernhyperchromasie und insbesondere deutlich prominenten Nukleoli. Nach zytologischen Kriterien liegt ein Grad-II-Karzinom vor. Vergr. 540mal Ölimm. (Papanicolaou-Färbung nach Feuchtfixierung)

mit Einbruch in das Nierenbecken (GILL u. Mitarb. 1973, 1976).

Die Bürstenbiopsie ist gegenüber der Nierenbecken- und Harnleiterlavage finanziell wesentlich aufwendiger, zudem in der Handhabung schwierig und außerhalb der USA nur wenig verbreitet.

Technik der Weiterverarbeitung

Diese beginnt bereits am Entnahmeort. 3 Reagenzgläser mit je 10 ml Urin, Spülflüssigkeit aus der Blase, Nierenzysten- oder Hydrozeleninhalt werden entweder mit 0,5 ml 10%igem Formalin oder gleicher Menge 96%igen Äthylalkohols versetzt. Das Material sollte möglichst am gleichen oder am nächsten Tag im zuständigen zytologischen Labor eintreffen, wo es zytopräparatorisch (Sedimentierung nach Zentrifugieren oder Zellkonzentration mit Filtertechnik, z.B. Millipore) verarbeitet und gefärbt wird! Falls diese Möglichkeit nicht besteht, muß wie folgt verfahren werden:

Am Entnahmeort Zentrifugieren der entnommenen Flüssigkeit mit 3000 Umdrehungen pro Minute 6 Minuten lang. Das so gewonnene Sediment wird auf das Ende eines Objektträgers plaziert, wie ein Blutausstrich ausgestrichen und mit Fixierspray fixiert. Das Aufsprühen muß sofort aus exakt 20–25 cm Distanz 4–5 Sekunden lang erfolgen, da das Material ansonsten autolytisch verändert und damit kaum noch beurteilbar wird.

Der Ausstrich ist nach einer Trocknungszeit von rund 30 Minuten ständig haltbar und versandbereit. Das so fixierte Material wird im zytologischen Labor entweder nach PAPANICOLAOU oder mit Hämatoxylin-Eosin gefärbt.

Alternativ besteht die Möglichkeit, Ausstriche nicht zu fixieren, sondern lediglich der Lufttrocknung auszusetzen. Derartige Präparate können dann jedoch nur nach May-Giemsa-Gruenwald gefärbt werden.

Prinzipiell muß die Frage, ob die Fixierung oder Lufttrocknung von Ausstrichen erfolgen soll, mit dem zuständigen zytologischen Institut oder Labor geklärt werden!

Die Weiterverarbeitung von aspiriertem Zellmaterial aus Prostata, Nieren oder Lymphknoten erfolgt in der Weise, daß das Material auf ein Ende eines Objektträgers aufgespritzt, ein zweiter Objektträger auf das Aspirat gedrückt und dann über die ganze Länge des ersten Objektträgers mit leichtem Druck verschoben wird, so daß das Aspirat sich gleichmäßig und dünn verteilt. Die Fixierung erfolgt wie angegeben.

Bei sachgemäßer Entnahme, Technik und Weiterverarbeitung des Materials liegt die Quote ungenügenden Zellmaterials unter 5%.

Spezielle urologische Zytologie

Zytologie des Prostatakarzinoms

Mittels Aspirationsbiopsie nach Franzén kann das Prostatakarzinom zytologisch nicht nur gesichert, sondern auch im Hinblick auf Malignitätsgrad und therapiebedingten Regressionsgrad beurteilt werden (ESPOSTI 1971, 1979, FAUL 1975, STAEH-

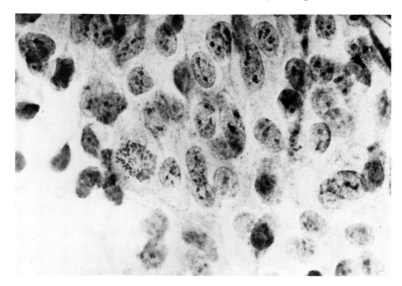

Abb. 3 Prostatakarzinom, Grad III im zytologischen Ausstrich: massive Kernpolymorphie und teils verklumptes Kernchromatin. Die Nukleoli sind stark prominent und im Gegensatz zum Grad-II-Karzinom meist entrundet. Meist ist mehr als 1 Nukleolus pro Zellkern nachweisbar. Vergr. 540mal Ölimm. (Papanicolaou-Färbung)

LER u. Mitarb. 1975, SPIELER 1976, LEISTENSCHNEIDER u. NAGEL 1980, BÖCKING 1980, MÜLLER u. Mitarb. 1980)

Primärdiagnostik

Entscheidende Kriterien für die zytologische Diagnose eines Prostatakarzinoms sind: prominente Nukleoli, vergrößerte Zellkerne und verdichtetes Kernchromatin (Abb. 2). Darüber hinaus kann zytologisch die Differenzierung in 3 verschiedene Malignitätsgrade (Grad I:III) anhand geringer, mäßiger oder starker Ausprägung folgender Parameter erfolgen: mittlere Kerngröße, Kerngrößenvariabilität, mittlere Nukleolengröße, Nukleolenvariabilität, Zell- und Kerndissoziation sowie Störung der Kernordnung (BÖCKING 1980, MÜLLER u. Mitarb. 1980; Abb. 3). Eine Differenzierung des Prostatakarzinoms nach seiner Gewebsarchitektur ist zytologisch im Gegensatz zur Histologie nicht möglich.

Therapiekontrolle

Ganz besonders indiziert ist die Aspirationsbiopsie zur *regelmäßigen Überwachung* des Therapieeffektes am Tumor. Speziell bei konservativ behandeltem Prostatakarzinom, insbesondere kontrasexueller Hormontherapie, Anwendung von Antiandrogenen, Estracyt, Zytostatika sowie Bestrahlung ist die Aspirationsbiopsie zur Überwachung des Therapieeffektes geeignet. Die niedrige Komplikationsrate der Methode mit unter 2% als Methode auch in der Therapiekontrolle und die geringe Belastung für den Patienten ermöglicht die gefahrlose, wiederholte Anwendung nach 3 oder 6 Monaten, was mit der erheblich komplikationsreicheren Stanzbiopsie nicht möglich ist.

Tabelle 1 Sensitivität der Aspirationszytologie in der Primärdiagnostik des Prostatakarzinoms

Autor(en)	Jahr	Sensitivität
Esposti	1966	90%
Egle u. Mitarb.	1976	97,5%
Epstein	1976	86,6%
Moller	1977	83%
Ackermann u. *Müller*	1977	68,9%
Kline u. *Neal*	1978	78%

Infolge unspezifischer Regressionszeichen sowohl am Zellkern als auch im Zytoplasma kann das Ausmaß der Regression zytologisch detailliert festgelegt werden (Abb. 4–7) (LEISTENSCHNEIDER u. NAGEL 1980a), und zwar in gleicher Weise, wie es DHOM vom Deutschen Prostatakarzinomregister zusammen mit ALKEN u. Mitarb. für die histologische Verlaufskontrolle angegeben hat (ALKEN u. Mitarb. 1975).

Unter Hormontherapie mit oder ohne Kastration ist 6 Monate, unter Estracyttherapie bereits 3 Monate nach Therapiebeginn eine definitive Aussage über den Therapieerfolg aufgrund zytologischer Kriterien möglich. Bei bestrahlten Patienten kann zytologisch 12 Monate nach Abschluß der Bestrahlung über Erfolg oder Mißerfolg geurteilt werden.

Bei zytologisch diagnostiziertem, schlechtem Regressionsgrad, d.h. Nachweis von noch reichlich Tumorzellen ohne stärkere Regressionszeichen, ist die Therapie zu diesen Zeitpunkten bereits als erfolglos anzusehen. Deshalb ist ein Wechsel auf eine andere Therapieform erforderlich, da ansonsten mit baldiger Progression in den meisten Fällen zu rechnen ist.

330 Spezielle urologische Diagnostik

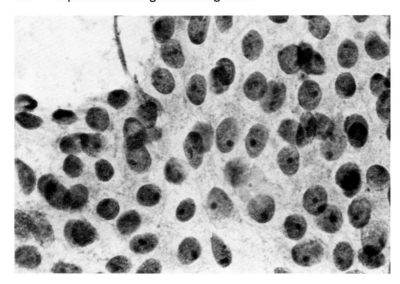

Abb. 4 Prostatakarzinom, Grad II, vor Therapie mit Kernpolymorphie, -hyperchromasie und deutlich prominenten meist runden Nukleoli. Vergr. 540mal Ölimm. (Papanicolaou-Färbung)

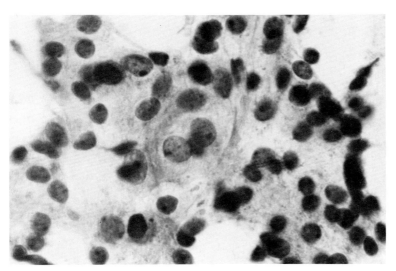

Abb. 5 Gleicher Fall nach Hormontherapie, 3 Monate später. Bereits zu diesem Zeitpunkt deutliche Zeichen der Tumorregression mit nunmehr lockerer Kernlagerung und überwiegend kleineren Zellkernen. Nukleoli nur vereinzelt noch etwas prominent, meist klein, zum Teil kaum noch erkennbar. Nach zytologischen Kriterien daher schon zu diesem Zeitpunkt deutliche Tumorregression. Die Therapie ist somit erfolgreich. Vergr. 540mal Ölimm. (Papanicolaou-Färbung)

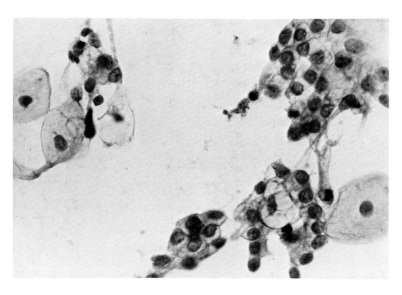

Abb. 6 Typische weitere Regressionszeichen bei hormonbehandeltem Prostatakarzinom in Form von Plattenepithelmetaplasien an beiden Bildrändern, die jedoch von normalen, unter Östrogeneinfluß veränderten Prostataepithelien stammen. Weiterhin Zytoplasmavakuolisierung und kleine Zellkerne (rechter unterer Bildrand!). Vergr. 540mal Ölimm. (Papanicolaou-Färbung)

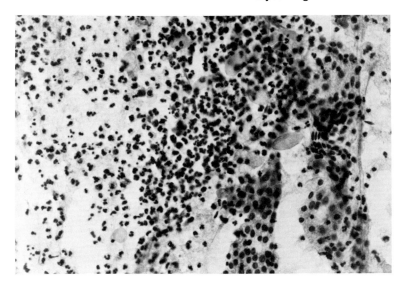

Abb. 7 Zytologisches Bild bei akuter eitriger Prostatitis: Linker Bildrand mit 2 Prostataepithelverbänden, die zum Teil von reichlich Leukozyten durchsetzt werden, die zudem über den übrigen Teil des Ausstrichs verstreut sind. Vergr. 400mal (Papanicolaou-Färbung)

Zytologie der Prostatitis

Die geringe Komplikationsrate der Aspirationsbiopsie nach Franzén ermöglicht ihren Einsatz in der weiterführenden Diagnostik entzündlicher Prostataerkrankungen.
Entscheidendes Indikationsgebiet für ihre Anwendung ist die therapieresistente, chronische bzw. chronisch-rezidivierende Prostatitis.
Eine Kontraindikation für die Biopsie stellen die Prostatakongestion sowie der akute Schub einer Prostatitis dar. Ein höheres Komplikationsrisiko besteht bei Rheumatikern und anderen Patienten mit abgeschwächter Immunitätslage (ESPOSTI u. Mitarb. 1975).
Zytomorphologisch lassen sich 6 Prostatitisformen differenzieren (STAEHLER u. Mitarb. 1975, LEISTENSCHNEIDER u. NAGEL 1980b):
a) akute eitrige Prostatitis,
b) abszedierende Prostatitis,
c) unspezifische, chronische Prostatitis,
d) chronisch-rezidivierende Prostatitis,
f) granulomatöse, unspezifische Prostatitis,
g) tuberkulöse Prostatitis.
Im zytologischen Ausstrich sind die Entzündungszellen teils über den Ausstrich verstreut, teils durchsetzen sie die Prostataepithelverbände. Während bei der akut-eitrigen und abszedierenden Prostatitis nur Leukozyten nachweisbar sind (s. Abb. 7), zeigen die chronische, chronisch-rezidivierende, granulomatöse und tuberkulöse Prostatitis ein buntes Entzündungszellbild (Abb. **8**) und zusätzlich histiozytäre Riesenzellen sowie Histiozytenhaufen bei granulomatöser Prostatitis. Die tuberkulöse Prostatitis zeigt darüber hinaus Epitheloidzellen, teils in Haufen, sowie reichlich amorphes Material im Ausstrich, entsprechend der für TBC typischen Nekrose.
Jede dieser Prostatitisformen kann sich hinter einer klinisch als therapieresistent und rezidivierend eingestuften Prostatitis verbergen. Am häufigsten wird jedoch die chronisch-unspezifische Prostatitis nachgewiesen. Hinter einer klinisch nachgewiesenen Prostatitis kann sich in bis zu 10% der Fälle durchaus auch ein Prostatakarzinom verbergen (ESPOSTI u. Mitarb. 1975).
Die besonderen Vorteile der zytologischen Prostatitisdiagnostik liegen in der sicheren Differentialdiagnose zwischen Prostatitis und Urethritis sowie unspezifischer und spezifischer Prostatitis mit klarer Klassifizierungsmöglichkeit und den sich daraus ergebenden kausalen Therapiemöglichkeiten.

Urinzytologie papillärer Harnblasentumoren

Die Urinexfoliativzytologie umfaßt ebenso wie die Prostataaspirationszytologie die 3 Bereiche: Primärdiagnostik papillärer Harnblasentumoren, Therapiekontrolle, Diagnose entzündlicher Veränderungen.

Primärdiagnostik

Papilläre Harnblasentumoren können grundsätzlich mit der Urinzytologie diagnostiziert werden. Die Sensitivität dieser Methode ist jedoch deutlich abhängig von verschiedenen tumoreigenen Faktoren, in erster Linie Differenzierungsgrad, Tumorstadium, Tumorgröße und -multiplizität.
Die zytomorphologisch zuverlässige Differentialdiagnose zwischen Atypien und sicherem Urothelkarzinom stützt sich im wesentlichen auf folgende Kriterien: Nukleolus, Chromatin, Kerngröße, Kernform, Zellpolarität, Nukleus-Nukleolus-Reaktion (DE VOOGT u. Mitarb. 1977).

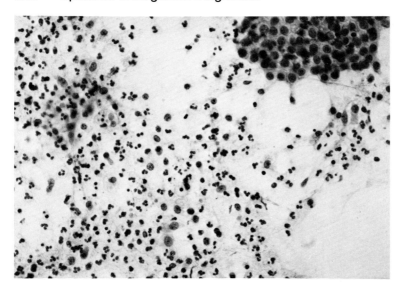

Abb. 8 Zytologisches Bild bei chronisch-rezidivierender Prostatitis: Rechter oberer Bildrand mit Prostataepithelverband, in den einzelne Entzündungszellen eingedrungen sind. Im übrigen Bild zahlreiche Entzündungszellen: Leukozyten, Lymphozyten, Histiozyten und Plasmazellen. Vergr. 400mal (Papanicolaou-Färbung)

Ein allgemein verbindliches Schema der Graduierung zytologisch diagnostizierter Zell- und Kernatypien besteht derzeit nicht. Am meisten verbreitet ist ein zytologisches Grading, an dasjenige von BERGKVIST u. Mitarb. (1965) oder PAPANICOLAOU (1954) anknüpfend.
Die Sensitivität – unabhängig von den genannten tumoreigenen Faktoren – wird in größeren, repräsentativen Serien mit 54,3–97,5% angegeben (Tab. 2).
Die Sensitivität in Beziehung zum Differenzierungsgrad ergibt für G_1- und G_2-Tumoren (WHO-Klassifikation) Raten zwischen 40 und 60%, für G_3-Tumoren jedoch 80 bis rund 90% (SARNACKI u. Mitarb. 1971, DE VOOGT u. Mitarb. 1977, RIFE u. Mitarb. 1979).
Beim *seltenen, echten Papillom* liegt die Sensitivität hingegen lediglich zwischen 0% (SARNACKI u. Mitarb. 1971, DE VOOGT u. Mitarb. 1977) und 22% (RIFE u. Mitarb. 1979). Bei diesen Tumoren (GO, WHO) besteht noch eine sehr feste interzelluläre Adhärenz mit entsprechend nur geringer Tendenz der Zellablösung in den Urin. Zudem ist eine morphologische Unterscheidung zwischen Papillomzellen und normalen Urothelien meist kaum möglich (MELAMED 1972, TWEEDDALE 1977).
Eine Sonderstellung nimmt das *Carcinoma in situ* ein. Hier erreicht die Urinexfoliativzytologie besonders hohe diagnostische Zuverlässigkeit (RIFE u. Mitarb. 1979). Seine in den Urin abgeschilferten Zellen weisen im Kern eindeutige Karzinomcharakteristika auf, sind jedoch überwiegend uniform und aufgrund des typischerweise verlorenen Zellzusammenhaltes einzeln über den Ausstrich verstreut (MELAMED 1972, TWEEDDALE 1977). Aufgrund des hohen Malignitätsgrades dieses makroskopisch nur schwer erkennbaren, früher oder später jedoch sicher infiltrativ wachsenden Karzinomtyps ist die Urinexfoliativzytologie in der *Frühdiagnose* der Zystoskopie und auch Biopsie überlegen (ZINCKE 1978).
Die Rate falsch-positiver Urinzytologien schwankt zwischen 3% und rund 20%. Eine zuverlässige Zahlenangabe ist nicht möglich, da in vielen Fällen mit primär allein positiver Zytologie die weitere klinische, regelmäßige Untersuchung später doch klinisch manifeste Blasentumoren ergibt, womit die Rate falsch-positiver Urinzytologie deutlich sinkt (RIFE u. Mitarb. 1979).
Urolithiasis, Entzündungen sowie Operationen können zu erheblichen Epithelalterationen und -atypien führen und die Rate falsch-positiver Karzinomdiagnosen erhöhen (TWEEDDALE 1977).

Tabelle 2 Sensitivität der Urinzytologie in der Primärdiagnostik des Harnblasenkarzinoms, unabhängig von Grad und Stadium

Autoren	Jahr	Sensitivität
Sarnacki u. Mitarb.	1971	54,3%
Schooness u. Mitarb.	1971	70,2%
Rathert u. Mitarb.	1978	97,5%
Esposti u. Mitarb.	1978	72,9%
Rife u. Mitarb.	1979	66,6%

Verlaufskontrolle

Eine bedeutende Rolle kommt der Urinzytologie in der Kontrolle behandelter Blasentumorpatienten zu.
In fast $1/5$ aller Fälle kann die Zytologie die Diagnose eines Blasentumorrezidivs früher als die Zystoskopie stellen.

Die Rate falsch-positiver zytologischer Befunde liegt in der Therapiekontrolle unter 5% (TYRKKÖ 1972, RATHERT u. Mitarb. 1978).
Bestrahlung und intravesikale zytostatische Therapie führen zu verschiedenen morphologischen Veränderungen an Zellkernen und Zytoplasma, die als Ausdruck der Regression aufgefaßt werden können (YAKSE u. HOFSTETTER 1980).
Wesentliche Veränderungen sind Zellvergrößerung, Kernvergrößerung, Vielkernigkeit und Zytoplasmavakuolen. Unter Bestrahlung kann es zu Vergrößerung und abnormer Form des Nukleolus kommen, wodurch die sichere Differenzierung zwischen Regression und echter Malignität erheblich erschwert sein kann (COWEN 1975, DE VOOGT u. Mitarb. 1977).
Ein Regressionsgrading, wie z.B. beim behandelten Prostatakarzinom, liegt für die urinzytologische Therapiekontrolle derzeit noch nicht vor.

Tabelle 3 Sensitivität verschiedener zytodiagnostischer Verfahren bei Nierenbecken- und Harnleitertumoren

Methode	Autor(en)	Jahr	Sensitivität
Exfoliativzytologie	Wiggishoff u. McDonald	1969	36%
	Sarnacki u. Mitarb.	1971	59%
	de Voogt u. Willenga	1972	45%
	Wagle u. Mitarb.	1974	31%
	Zincke u. Mitarb.	1976	43%
	Leistenschneider u. Nagel	1977	71%
Lavage-Zytologie	Leistenschneider u. Nagel	1979	80%
Bürstenbiopsie	Gill u. Mitarb.	1976 1978	100%

Urinzytologie entzündlicher Veränderungen

Neben unspezifischen, akut-eitrigen bzw. rezidivierenden Entzündungen können mittels Urinzytologie sowohl parasitäre Infektionen, wie Trichomoniasis, Bilharziose und Toxoplasmose, als auch virale Infektionen, insbesondere Zytomegalie, mit typischen Einschlußkörpern gesichert werden.
Die seltene Malakoplakie ist mittels Entdeckung der Michaelis-Guthmann-Körperchen ebenfalls urinzytologisch zu sichern (TWEEDDALE 1977, DE VOOGT u. Mitarb. 1977).

Zytodiagnostik von Nierenbecken- und Harnleitertumoren

Wie bei den papillären Harnblasentumoren ergibt sich auch für diesen Bereich eine hohe Korrelation zwischen Sensitivität und Tumorstadium bzw. -grad, indem die diagnostische Zuverlässigkeit mit zunehmendem Grad oder Stadium zumindest bei der Exfoliativ- und Lavage-Zytologie deutlich zunimmt (ZINCKE u. Mitarb. 1976, DE VOOGT u. Mitarb. 1977, LEISTENSCHNEIDER u. NAGEL 1977, 1979).

Exfoliativzytologie

Die kumulative Sensitivität dieser Methode erreicht lediglich Raten zwischen 31% und 59% (Tab. 3). Bei schlechtem Differenzierungsgrad (G_3) kann die Sensitivität jedoch bei rund 80% liegen (ZINCKE u. Mitarb. 1976). 3 Entnahmeproben à 10 ml erhöhen die Treffsicherheit der Methode.
Eine höhere kumulative Sensitivität kann mit der Exfoliativzytologie aus Urin erreicht werden, der durch einen an ein röntgenologisch verifiziertes tumorsuspektes Areal in Nierenbecken oder Harnleiter herangelegten Ureterkatheter gewonnen wird (ZINCKE u. Mitarb. 1976).

Lavage-Zytologie

Diese Methode ist der Exfoliativzytologie in der Gesamttreffsicherheit deutlich überlegen (s. Tab. 3), jedoch ebenfalls abhängig von Tumorgrad bzw. -stadium. Da bei Verdacht auf Nierenbecken- oder Harnleitertumor ohnehin meist die retrograde Pyelographie zur weiteren röntgenologischen Diagnostik erfolgt, bietet sich die Kombination beider Methoden zwingend an. Weiterer Vorteil der Lavage-Zytologie ist die Möglichkeit der Differenzierung auch entzündlicher Veränderungen im Bereich des Nierenbeckens. Mit antibiotischer Abschirmung der Patienten für 5 Tage nach dem Eingriff beträgt die Komplikationsrate lediglich 2,5% (Abb. **9** u. **10**).

Bürstenbiopsie

Von allen genannten Methoden erzielt die Bürstenbiopsie nach GILL u. Mitarb. (1973, 1976, 1978) mit 100% die höchste Sensitivität in der Diagnostik papillärer Tumoren in Nierenbecken und Harnleiter (s. Tab. 3). Letztlich handelt es sich hierbei um eine Methode, deren Höchstgrad an Sensitivität durch *kombinierte Anwendung von Zytologie und Histologie* erreicht wird, da das gewonnene Zellmaterial auch histologisch weiter verarbeitet wird. Unklar ist derzeit noch die Treffsicherheit bei Tumoren in schwer zugänglichen Kelchhälsen oder Endkelchen, da diese Areale mit der Bürste häufig kaum erreichbar sind.
Der diagnostischen Zuverlässigkeit stehen als Nachteile hoher finanzieller Aufwand und technisch schwierige Handhabung entgegen.

334 Spezielle urologische Diagnostik

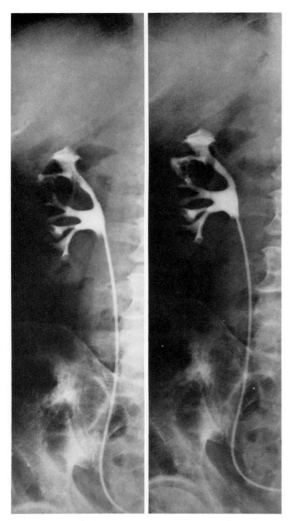

Abb. 9 Retrogrades Urogramm mit umschriebenen Kontrastmittelaussparungen der rechten oberen Nierenkelchgruppe. Damit Indikation für Lavage-Zytologie in gleicher Sitzung (s. Abb. 10)

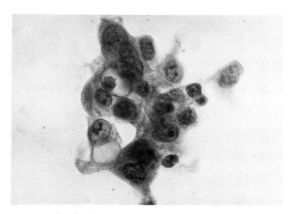

Abb. 10 Großer Tumorzellverband, gewonnen durch Lavage des Nierenbeckens (s. Abb. 9, gleicher Fall): deutlich polymorphe und irregulär gelagerte Zellkerne mit meist deutlich prominenten Nukleoli, teilweise mehr als 1 pro Zellkern. Vergr. 540mal Ölimm. (Papanicolaou-Färbung nach Feuchtfixierung)

Zytodiagnostik bei Nierenparenchymtumoren

Benigne Tumoren

Systematische Erfahrungen mit der Zytologie liegen bei diesen Tumoren, insbesondere bei *Adenom und Hamartom,* bisher nicht vor. Während der Urinexfoliativzytologie kaum Bedeutung zukommen kann, wird in Zukunft die ultraschallgesteuerte Aspirationsbiopsie für die Diagnose derartiger Tumoren zunehmend an Bedeutung gewinnen. Diese angiographisch oft wenig auffälligen, sonographisch aber als solide imponierenden Tumoren können zytologisch mit gezielter Aspirationsbiopsie präoperativ gesichert werden, was die Planung der Operation (Zugangsweg, evtl. Hypothermie) wesentlich verbessern helfen wird.

Hypernephrom

In der Diagnostik dieses Tumors spielt die Zytologie eine untergeordnete Rolle, da nach wie vor die Arteriographie in Kombination mit der Sonographie die diagnostischen Methoden erster Wahl sind mit hoher Zuverlässigkeit. Selbst bei Einbruch in das Nierenbecken sind Urinexfoliativzytologie wie auch Lavage-Zytologie diagnostisch unzuverlässig, da die Hypernephromzellen hinsichtlich Malignität zytomorphologisch nur sehr schwer einzuordnen sind (SEBESERI u. Mitarb. 1974, LEISTENSCHNEIDER u. NAGEL 1977, 1979). Wohl erreicht die *Bürstenbiopsie* bei Hypernephromen mit Einbruch in das Nierenbecken eine hohe diagnostische Treffsicherheit (GILL u. Mitarb. 1976), ist jedoch in diesem Stadium kaum mehr indiziert, da dann bereits Arteriographie und Sonographie die Diagnose in über 90% gesichert haben.

Literatur

Ackermann, R., H.A. Müller: Retrospective analysis of 645 simultaneous perineal punch biopsies and transrectal aspiration biopsies for diagnosis of prostatic carcinoma. Europ. Urol. 3 (1977) 29

Alken, C.E., G. Dhom, W. Straube, J.S. Braun, B. Kopper, H. Rehker: Therapie des Prostatakarzinoms und Verlaufskontrolle (III). Urologe A 14 (1975) 112

Bergkvist, A., A. Ljungqvist, G. Moberger: Classification of bladder tumours on the cellular pattern. Acta chir. scand. 130 (1965) 371

Böcking, A.: Cytology of prostatic carcinoma. Validity of diagnostic criteria. 7th Intern. congr. Cytol. München, 1980

Cowen, D.N.: False cytodiagnosis of bladder malignancy due to previous radiotherapy. Brit. J. Urol. 47 (1975) 405

De Voogt, H.J., G. Willenga: Clinical aspects of urinary cytology. Acta cytol. 16 (1972) 349

De Voogt, H.J., P. Rathert, M.E. Beyer-Boon: Urinary Cytology. Springer, Berlin 1977

Droese, M., H.J. Soost, C. Voeth: Zytodiagnostik des Prostatakarzinoms nach transrektaler Saugbiopsie. Urologe A 15 (1976) 13

Egle, N., P. Spieler, K. Bandhauer, F. Gloor: Die Bedeutung zytologischer Untersuchungen für die primäre Diagnostik und den klinischen Verlauf des Prostatakarzinoms. Akt. Urol. 7 (1976) 355

Epstein, N.A.: Prostatic biopsy: A morphological correlation of aspiration cytology with needle biopsy. Cancer (Philad.) 38 (1976) 2078

Esposti, P.L.: Cytologic diagnosis of prostatic tumours with the aid of transrectal aspiration biopsy. A critical review of 1100 cases and a report of morphologic and cytochemical studies. Acta cytol 10 (1966) 182

Esposti, P.L.: Cytologic malignancy grading of prostatic carcinoma by transrectal aspiration biopsy. Scand. J. Urol. Nephrol. 5 (1971) 199

Esposti, P.L., F. Edsmyr, B. Tribukait: The role of exfoliative cytology in the management of bladder carcinoma. Urol. Res. 6 (1978) 197

Esposti, P.L., A. Elman, N. Norlén: Complications of transrectal aspiration biopsy of the prostate. Scand. J. Urol. Nephrol. 9 (1975) 208

Faul, P.: Die klinische Bedeutung der Prostatazytologie und ihre diagnostischen Möglichkeiten. Münch. med. Wschr. 116 (1974) 15

Faul, P.: Prostata-Zytologie. Fortschritte der Urologie und Nephrologie. Steinkopff, Darmstadt 1975

Franzén, S., G. Giertz, J. Zajicek: Cytological diagnosis of prostatic tumours by transrectal aspiration biopsy. A preliminary report. Brit. J. Urol. 32 (1960) 193

Gill, W.B., C.T. Lu, M. Bibbo: Retrograde ureteral brushing. Urology 12 (1978) 279

Gill, W.B., C.T. Lu, S. Thomsen: Retrograde brushing: A new technique for obtaining histologic and cytologic material from ureteral, renal pelvic and renal calyceal lesions. J. Urol. (Baltimore) 109 (1973) 573

Gill, W.B., M. Bibbo, S. Thomsen, C.T. Lu: Evaluation of renal masses including retrograde renal brushing. Surg. clin. N. Amer. 56 (1976) 149

Jakse, G., F. Hofstetter: Intravesical Doxorubicin hydrochloride in the management of carcinoma in situ of the bladder. A preliminary report. Europ. Urol. 6 (1980) 103

Kline, T.S., H.S. Neal: Needle aspiration biopsy: A critical appraisal. Eight years and 3.267 specimens later. J. Amer. med. Ass. 239 (1978) 36

Leistenschneider, W., R. Nagel: Erfahrungen mit der Nierenbecken- und Harnleiter-Lavage-Zytologie. Urologe A 16 (1977) 320

Leistenschneider, W., R. Nagel: Lavage-Zytologie bei pathologischen Veränderungen in Nierenbecken und Harnleiter. Akt. Urol. 10 (1979) 35

Leistenschneider, W., R. Nagel: Cytological and DNA-cytophotometric monitoring of the effect of therapy in conservatively treated prostatic carcinomas. Scand. J. Urol. Nephrol. Suppl. 55 (1980a) 197

Leistenschneider, W., R. Nagel: Zytologisches Regressionsgrading und seine prognostische Bedeutung beim konservativ behandelten Prostatakarzinom. Akt. Urol. 11 (1980b) 263

Melamed M.R.: Diagnostic cytology of urinary tract carcinoma. A review of experience with spontaneous and carcinogen induced tumours in man. Europ. J. Cancer 8 (1972) 287

Moller, J.T.: Transrectal aspiration biopsy in prostatic disease. Int. Urol. Nephrol. 9 (1977) 235

Müller, H.A., E. Altenähr, A. Böcking, G. Dhom, P. Faul, H. Göttinger, B. Helpap, Ch. Hohbach, H. Kastendieck, W. Leistenschneider: Über Klassifikation und Grading des Prostatakarzinoms. Verh. Dtsch. Ges. Path. 64 (1980) 609

Parra, G., W. Seery, B. Khashu, A.T. Cole: Retrograde brushing: Improved technique using a catheter-tip deflector system. J. Urol. (Baltimore) 117 (1977) 693

Papanicolaou, G.N.: Atlas of Exfoliative Cytology. Commonwealth found. Harward University Press, Cambridge 1954

Rathert D., H. Rübben, W. Lutzeyer: Urinzytologie: Stellenwert in Diagnostik und Verlaufskontrolle des Blasenkarzinoms. Verh. dtsch. Ges. Urol. 29 (1978) 44

Rife, Ch.C., G.M. Farrow, D.C. Utz: Urine cytology of transitional cell neoplasmas. Urol. Clin. N. Amer. 6 (1979) 599

Rothenberger, K., N. Rupp, St. Feuerbach, E. Bayer-Pietsch: Lymphknoten-Metastasennachweis durch transabdominelle Feinnadelbiopsie. Verh. dtsch. Ges. Urol. 30 (1979) 65

Sarnacki, C.T., L.J.M. Cormack, W.S. Kiser, J.B. Hasard, Th.C. McLaughlin, D. Belovick: Urinary cytology and the clinical diagnosis of urinary tract malignancy: A clinicopathologic study of 1400 patients. J. Urol. (Baltimore) 106 (1971) 761

Schooness, R., M.G. Gamarra, R. Moore, G.P. Murphy: The diagnostic value of urinary cytology in patients with bladder carcinoma. J. Urol. (Baltimore) 106 (1971) 693

Sebeseri, O., E. Gretillat, R. Mayer, R. Tscholl: Die Aussagekraft der zytologischen Untersuchung von Nierenbeckenspülflüssigkeit bei Nierenparenchym- und Nierenhohlsystemtumoren. Verh. dtsch. Ges. Urol. 26 (1974) 103

Staehler, W., H. Ziegler, D. Völter: Zytodiagnostik der Prostata. Grundriß und Atlas. Schattauer, Stuttgart, 1975

Spieler, P., F. Gloor, N. Egle, K. Bandhauer: Cytological findings in transrectal aspiration biopsy on hormone- and radiotreated carcinoma of the prostate. Virchows Arch., Abt. A 372 (1976) 149

Tweeddale, D.N.: Urinary Cytology. Little, Brown & Co., Boston 1977

Tyrrkö, J.: Exfoliative cytology in the diagnosis and follow-up of urothelial neoplasmas. Scand. J. Urol. Nephrol. Suppl. 19 (1972) 1–45

Wagle, D.G., R.H. Moore, G.P. Murphy: Primary carcinoma of the renal pelvis. Cancer (Philad.) 33 (1974) 1642

Wein, A.J., E.J. Ring, D.B. Freimann, J.A. Oleaga, V.L. Cardiniello, M.D. Banner, H.M. Pollack: Applications of thin needle aspiration biopsy in urology. J. Urol. (Baltimore) 121 (1979) 626

Wettlaufer, J.N., R.O. Modarelli: Triple contrast percutaneous nephrocystography and analysis of cyst aspiration. Urology 12 (1978) 373

Wiggishoff, C.C., J.H. McDonald: Urinary exfoliative cytology in tumours of the kidney and ureter. J. Urol. (Baltimore) 102 (1969) 170

Zelch, J., A.F. Lalli, B.H. Stewart, J.D. Daughtry: Complications of renal cyst exploration versus renal mass aspiration. Urology 7 (1976) 244

Zincke, H.: Das Blasenkarzinom. Verhd. dtsch. Ges. Urol. 29 (1978) 177

Zincke, H., J.J. Aguilo, G.M. Farrow, D.C. Utz, A.U. Kahn: Significance of urinary cytology in the early detection of transitional cell cancer of the upper urinary tract. J. Urol. (Baltimore) 116 (1976) 781

Mikrobiologie für Urologen

W. Bredt

Wie zahlreiche Kapitel dieses Buches zeigen, spielen Infektionen in der praktischen Urologie eine erhebliche Rolle. Im Vordergrund der entsprechenden diagnostischen Bemühungen steht der Erregernachweis bei Bakterien, Parasiten und Pilzen, während serologische Verfahren sowie der Nachweis von Viren demgegenüber vorerst noch zurücktreten. In den letzten Jahren sind Empfindlichkeit und Zuverlässigkeit der mikrobiologischen Methoden in den Fachlaboratorien erheblich verbessert worden. Die Aussagekraft des Ergebnisses wird daher weitgehend von dem Zustand bestimmt, in dem das Material in die Hand des Mikrobiologen gelangt. Der behandelnde Arzt entscheidet durch die Art der *Entnahme* und des *Transportes* bereits über die Verwertbarkeit der mikrobiologischen Diagnose. Er kann weiterhin durch klinische Angaben bei der Einsendung (Verdachtsdiagnose, Entnahmelokalisation usw.) wesentlich dazu beitragen, daß das Material optimal untersucht und der Befund richtig interpretiert wird. Auch die Einordnung des mikrobiologischen Ergebnisses in das diagnostische Gesamtbild und vor allem seine Verwertung für die Therapie ist nur in Kenntnis aller klinischen Daten möglich. Diese Situation erfordert ein enge Zusammenarbeit.

Noch vor wenigen Jahren schien bei größerer Entfernung zum Fachlaboratorium vorübergehend eine Mikrobiologie »vor Ort« mit sofortiger Anlage des Materials und eventueller Weiterverarbeitung der Kultur die beste Lösung zu sein. Inzwischen sind die Transportmethoden so verbessert worden, daß Zeiten bis zu 24 Stunden häufig ohne wesentlichen Qualitätsverlust überstanden werden. Damit zeichnet sich eine Trendwende ab: Instrumentarium und Kenntnisse eines Fachlabors können jetzt auch über größere Entfernung hin vom behandelnden Arzt genutzt werden.

Die Industrie hat insbesondere für bestimmte Bereiche der Bakteriologie Verfahren und Hilfsmittel entwickelt, die in entsprechenden Laboratorien in großem Umfang genutzt werden, deren sich aber auch besonders die Urologen in zunehmendem Maße für eine Praxis-Bakteriologie bedienen. Im folgenden soll daher aus der Sicht des Mikrobiologen versucht werden, sowohl wesentliche Punkte zur Diagnostik zu skizzieren, als auch die Möglichkeiten und Grenzen mikrobiologischer Verfahren in der Hand des Urologen aufzuzeigen.

Untersuchung von Urinproben

Materialgewinnung

Beim *Mittelstrahlurin* (möglichst *Morgenurin*) ist auf saubere Entnahme durch entsprechende Instruktion von Patient und Hilfspersonal zu achten. Bei *Katheterurin* sind eventuell sog. Invaginationskatheter zu empfehlen. Bei unklaren Befunden und speziellen Indikationen sollte *Blasenpunktionsurin* oder Ureterenurin verwendet werden. Alle Urine sind in sterilen Gefäßen aufzufangen und aufzubewahren (BARRY u. Mitarb. 1975, HALLMANN u. BURKHARDT 1974, KÖNIGSHAUSEN u. ROSIN 1978, LINZENMEIER 1970).

Transport und Anlage

Urine sollten innerhalb von 2 Stunden nach Gewinnung auf Nährböden gebracht werden. Transport und Aufbewahren des nativen Urins ist gekühlt bis zu 24 Stunden möglich, sonst empfiehlt sich die Anlage auf den sog. *Eintauchnährböden* (Uricult, Urotube u. a.), die später gegebenenfalls auch zum Transport verwendet werden können. Diese Nährböden korrekt eintauchen, nicht nur übergießen! Nach 24 Stunden Bebrütung bei 37 °C: Ablesen der Keimzahl, grobe Beurteilung der Keimgruppe, feststellen, ob Mono- oder Mischkultur (bei dichtem Wachstum oft unmöglich), gegebenenfalls Differenzierung einleiten (s. dort). Nachteile des Eintauchverfahrens sind: keine mikroskopische Aussage, kein Hemmstoffnachweis, kein Nachweis empfindlicher Keime (z. B. empfindliche Streptokokkenarten, Gonokokken, Mykoplasmen, Chlamydien, Mykobakterien, vorgeschädigte Keime). Bei schwierigen Fällen (chronische Infekte, sog. »sterile« Urine usw.) sollte daher eine umfangreichere Diagnostik mit regulärer Anlage und Spezialuntersuchungen (s. dort) eingeleitet werden. Besondere Vorsicht ist bei »Sparversionen« von Eintauchnährböden (z. B. nur CLED-Agar) geboten. Beim eventuellem Versand zum Fachlabor für Differenzierung und Antibiogramm sollte keine Flüssigkeit mehr im Gefäß sein, da die Kulturen sonst verunreinigt und verschmiert werden. Die direkte Inokulation von Urin auf sog. Differenzierungssysteme (auf Selektivbasis) birgt auch in der Hand des Spezialisten erhebliche Fehlermöglichkeiten und sollte in der Praxis nicht vorgenommen werden (KRASEMANN u. Mitarb. 1978). Ähnliches gilt für die jetzt zunehmend auf den Markt kommenden Automaten. Der Versand mit sog. Keimzahlstabilisatoren, z.B. Borsäure, bleibt problematisch und wird nicht empfohlen.

Für die *reguläre Anlage* wird der unzentrifugierte Urin mit kalibrierter Öse (1 oder 10 µl) auf Blut- und Lactoseindikatorplatten aufgetragen. Der Hemmstoffnachweis erfolgt auf Agar mit Sporen von *Bacillus subtilis*. Flüssige Nährböden sind bei Mittelstrahlurin und Katheterurin sinnlos, bei Blasenpunktionsurin unter Umständen vertretbar. Bei Urinen ist keine routinemäßige anaerobe Anlage notwendig, nur bei entsprechender Indikation.

Mikroskopie

Bei Verdacht auf *Trichomonas vaginalis* ist die Mikroskopie von *frischem Nativmaterial* (Sediment) unbedingt erforderlich. Ebenso wird auch bei Infektion mit *Schistosoma haematobium* die Diagnose mikroskopisch anhand der Eier oder der bereits geschlüpften Mirazidien gestellt. Für alle übrigen Erreger: Einen Tropfen des frisch aufgeschüttelten Urins auf Objektträger geben, nicht ausbreiten, antrocknen lassen. Hitzefixieren (3mal durch Flamme ziehen), einfache Färbung mit Methylenblau oder nach Gram. Wichtige Punkte sind: Leukozyten (Hinweis auf Entzündung), Art und Menge der Erreger (Kokken, Stäbchen, Sproßpilze).

Bewertung der Befunde

Bei Mittelstrahlurin ist die bekannte Signifikanzgrenze (10^5/ml) im *Morgenurin* zu beachten. Bei Urinentnahme während des Tages und bei speziellen Indikationen gilt diese Grenze nicht absolut (BARRY u. Mitarb. 1975, HALLMANN u. BURKHARDT 1974, LINZENMEIER 1970). Der einmalige Nachweis eines Keimes aus korrekt gewonnenem Mittelstrahlurin in Monokultur und in signifikanter Keimzahl ist beim Mann mit ca. 95% Wahrscheinlichkeit als Beweis für eine entsprechende Infektion anzusehen, bei der Frau sind es nur etwa 80% (BARRY u. Mitarb. 1975) oder erheblich weniger (KUNZ u. Mitarb. 1975). Bei Diskrepanzen zwischen mikrobiologischem und klinischem Befund sollten daher Mittelstrahlurinkontrollen durchgeführt oder ein Blasenpunktionsurin oder Ureterenurin untersucht werden. Bei *Mehrfachinfektionen* im Mittelstrahlurin

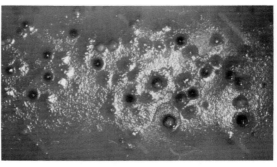

Abb. 1 Eintauchnährboden mit Mehrfachinfektion (3 oder mehr Keimarten). Da fast immer eine Verunreinigung vorliegt, muß die Untersuchung wiederholt werden

(Abb. 1) ist stets an eine mögliche Verunreinigung zu denken, *bei mehr als zwei Keimarten ist der Befund fast immer ohne klinische Relevanz*. Ausnahmen gibt es bei entsprechenden klinischen Verhältnissen (Dauerkatheter, Fisteln usw.). Bei allen zweifelhaften Mehrfachinfektionen sind Kontrollen dringend zu empfehlen.

Im Mittelstrahlurin werden fast immer, im Katheterurin werden häufig Keime der physiologischen Flora der vorderen Urethra (*Staphylococcus epidermidis*, vergrünende Streptokokken usw.) in niedriger Zahl gefunden. Auch im Blasenpunktionsurin können offenbar derartige Keimarten gelegentlich vorkommen, ein entsprechendes Gemisch ist stets verdächtig. Über den Wert von Kulturen, z.B. Eintauchverfahren, während der Therapie sind die Ansichten geteilt (KÖNIGSHAUSEN u. ROSIN 1978, RINGELMANN u. BREDT 1978, WALLENSTEIN u. RINGELMANN 1976). Ein positives Ergebnis nach bereits mehrtägiger Behandlung gibt bei korrekter Technik einen deutlichen Hinweis auf ein mögliches Versagen der Therapie. Umgekehrt schließt die negative Kultur allerdings unter diesen Umständen das Vorhandensein von Keimen, die nur im Wachstum gehemmt werden, nicht aus.

Das *Keimspektrum* bei *unkomplizierten Harnwegsinfektionen* ist weitgehend unverändert. Über die Hälfte der Infektionen wird von *Escherichia coli* hervorgerufen. Verschiebungen hin zu resistenteren Keimen (Klebsiellen, Enterobakter, Serratia, Proteusarten und Pseudomonasarten) finden sich vor allem in der urologischen Praxis und in entsprechenden Krankenhausabteilungen. Sie sind besonders bei bereits behandelten rezidivierenden Infekten, bei vorgeschädigten Patienten und nach instrumentellen Eingriffen zu beobachten. Diese Keime stammen in den meisten Fällen aus der eigenen Darmflora der Patienten (RINGELMANN u. BREDT 1978), gelegentlich aber auch aus äußeren Quellen (infizierte Kathetergleitmittel o.ä.).

Untersuchungen von allgemeinen Materialien

(Eiter, Abstriche und Punktate)

Materialgewinnung

Bei größeren Eitermengen sollte das Material vorzugsweise mit der Spritze aufgezogen werden, sonst ist ein Abstrich abzunehmen. Wundabstriche sollten möglichst aus der Tiefe der Läsion gewonnen werden, da sonst die Gefahr der Verunreinigung durch Sekundärflora besteht. Bei älteren Abszessen kann der Inhalt schon keimarm oder steril sein, ein Abstrich von der Abszeßwand kann hier mehr Erfolg bringen. An die Materialentnahme sollte stets *vor* Therapiebeginn gedacht werden.

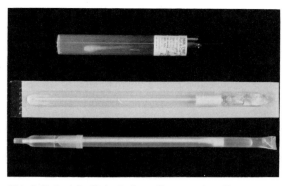

Abb. 2 Beispiele für halbstarre Transportmedien.
Oben: Mediumgefülltes Röhrchen (Port-a-cul), in das Abstrichtupfer gesteckt werden kann. Im noch farblosen Teil des Mediums liegen anaerobe Bedingungen vor.
Mitte und unten: Abstrichtupfer mit beigefügten Ampullen, aus denen das Transportmedium durch Druck zum Tupfer gebracht werden kann (Culturette, Culture Tube)

Transport

Wenn eine Verarbeitung innerhalb kurzer Zeit nicht möglich ist, wird Kühlung und gegebenenfalls Verwendung eines Transportmediums notwendig. Flüssiger Eiter: Gefüllte Spritze als Transportgefäß verwenden, sterilen Gummistopfen auf Nadel setzen oder notfalls Nadel umbiegen, sonst Material in entsprechendes Röhrchen (spezielle Arten mit Gummistopfen) mit Transportmedium spritzen (*auf* Transportmedium). Eiter- oder Wundabstriche mit Tupfern entnehmen, die anschließend mit Transportmedium benetzt werden können (z. B. Culturette, Culture Tube u. a.), oder sterilen Tupfer mit Holzstiel verwenden, in Transportmediumröhrchen stecken (z. B. Port-a-cul u. a.) und überstehenden Stiel abbrechen (Abb. **2**). Das Material sollte bis zum Versand oder bis zur Verarbeitung kühl lagern (+ 4 °C).

Anlage

Bei Abszessen, Wundeiterungen usw. ist stets eine *optimale Anlage* durchzuführen: Blutagar, zusätzlich Kochblut- oder Hämatinagar, Lactoseindikatoragar, anaerobe Anlage auf Spezialplatten (z. B. Hämatin-Cystin-Blut-Agar) sowie flüssige Nährböden (Herz-Hirn-Bouillon, Thioglykolat-Bouillon usw.), bei entsprechendem Verdacht auch Pilznährböden (s. dort). Bei den obengenannten Materialien ist die Verwendung von Eintauchverfahren bzw. das Aufbringen auf derartige Nährböden nicht zulässig.

Mikroskopie

Von den genannten Materialien sollte ein Grampräparat angefertigt werden. Bei Tupfern im Transportmedium sind die Präparate oft von minderer Qualität, daher sollte gegebenenfalls ein zweiter Tupfer ohne Medium mitgeschickt oder ein Abstrich direkt angefertigt, luftgetrocknet und dem Material beigefügt werden. Die Mikroskopie bringt wesentliche Information insbesondere über bereits vorgeschädigte oder kulturell nicht mehr anzüchtbare Keime (z. B. Anaerobier nach zu langem Transport) oder gibt Hinweise für zusätzlich einzusetzende Spezialnährböden bzw. Spezialverfahren.

Bewertung

Bei Materialien, die aus primär sterilen Bereichen entnommen wurden (Abszesse, Zysteninhalt usw.), ist in der Regel jede Keimart als Erreger anzusehen. Bei Abstrichen auf offenen Hautwunden oder aus *Bereichen mit physiologischer Besiedelung* (Urethra, Vagina, Analbereich bzw. benachbarten Arealen) muß anhand von klinischen Daten und Entnahmebedingungen, nach dem mikroskopischen Befund und nach den Ergebnissen der Kultur (*quantitative* Beurteilung) entschieden werden, welche der isolierten Keime jeweils an der Pathogenese beteiligt sein könnten (HALLMAN u. BURKHARDT 1974, RUCKDESCHEL 1978). Nur die als potentielle Erreger in Frage kommenden Arten werden dann vom Mikrobiologen weiter differenziert und auf ihr Resistenzverhalten geprüft. Aus diesem Grund sind *klinische Angaben auf dem Einsendungsschein* (vor allem auch die Entnahmelokalisation) außerordentlich wichtig. Nur so kann die unnötige und teure Differenzierung (mit Antibiogramm) bei physiologischen Keimen vermieden werden. Das *Keimspektrum* ist abhängig von der Art der Läsion. Bei Wundinfekten nach operativen Eingriffen finden sich meist Staphylokokken, Enterobakterien oder *Pseudomonas aeruginosa*. Bei hämatogen entstandenen oder fortgeleiteten Abszessen sind häufig Anaerobier beteiligt (s. dort).

Allgemeine Differenzierung »klassischer« Erreger

Absolute Voraussetzung für alle Differenzierungsschritte ist das Vorliegen einer *Reinkultur*. Falls die Zugehörigkeit zu einer Gruppe (grampositive bzw. gramnegative Kokken oder Stäbchen) nicht mit Sicherheit aus Koloniemerkmalen ersichtlich ist, muß anhand eines Grampräparates entschieden werden, das bei grampositiven Kokken zusätzliche Hinweise (Haufenkokken, Kettenkokken) geben kann. Bei Staphylokokken muß die Coagulasereaktion geprüft werden, bei Verdacht auf Enterokokken die NaCl-Resistenz zusammen mit der Aesculinspaltung oder anderen Reaktionen. Bei hämolysierenden Streptokokken sind serologische Verfahren oder zuverlässige Hilfsreaktionen (Gruppe A durch Bacitracin, Gruppe B durch den CAMP-Test) einzusetzen. Die große Gruppe der gramnegativen Stäbchen kann durch Oxydasereaktion und Glucosefermentierung grob in Enterobakterien und Nonfermenter unterteilt werden. Die Artbestimmung erfolgt durch biochemische Reaktionen (bunte Reihe). Bei jeder Differenzierung ist eine Reinheitskontrolle mitzuführen: Industriell vorgefertigte Systeme (Enterotube, API u.a.) sind hilfreich, ihre Begrenzungen und Fehler fallen jedoch meist nur dem Bakteriologen auf (s. Fehlerquellen), sie können daher falsche Sicherheit vortäuschen. Ihre Aussagekraft ist ohne Zusatzreaktionen häufig begrenzt. Eintauchnährböden sind für Differenzierungen nicht geeignet.

Spezielle Untersuchungsgänge

Neisseria gonorrhoeae

Die Materialgewinnung erfolgt unter den üblichen Voraussetzungen. Stets sollte ein Präparat angefertigt oder ein zweiter Tupfer entnommen werden. Der Transport erfolgt entweder in Transportmedium (z.B. Port-a-cul, Culturette, Amies Medium mit Kohlezusatz) oder nach Anlage auf speziellen Transportnährböden (Transgrow u.a.). In diesem Fall sollte, wenn möglich, zunächst 24 Stunden bei 37 °C in 5–10%iger CO_2-Atmosphäre bebrütet werden. Neisserien (Gono- oder Meningokokken) liegen mit großer Wahrscheinlichkeit vor, wenn die gewachsenen Keime im Oxydasetest positiv *und* im Grampräparat eindeutig gramnegativ sind (KELLOG u. Mitarb. 1976). Der Oxydasetest allein ist unzureichend! Die sichere Diagnose *Neisseria gonorrhoeae* kann nur durch biochemische (Spezialverfahren) oder serologische Identifizierung gestellt werden. Bei Anlage im mikrobiologischen Laboratorium sind hochwertige Nährböden (Blutagar, Kochblut, Selektivnährböden für Neisserien) zu verwenden, zusätzlich eine anaerober Nährboden und Lactoseindikatoragar, um auch andere Erreger zu erfassen. Bei Verdacht auf gonorhoische Urethritis muß stets auch an Trichomonas, Sproßpilze, Mykoplasmen, Chlamydien gedacht werden (s. unten). Die *Mikroskopie* spielt bei der Diagnose der Gonorrhoe eine wichtige Rolle. Die klassische eitrige Urethritis des Mannes kann häufig schon mit Hilfe des mikroskopischen Präparates als Gonorrhoe erkannt werden. Vorsicht bei gramlabilen Staphylokokken oder mikroskopisch ähnlichen Keimen (z. B. Acinetobacter, früher auch Mima genannt)! Wegen dieser Keime und wegen eventuell penicillinresistenter Stämme ist eine Kultur auch bei der männlichen Gonorrhoe unbedingt zu empfehlen. Die klassischen Fälle erscheinen jedoch primär meist beim Dermatologen. Bei eher unspezifischen Entzündungszeichen und Verdacht auf andere Erregerarten wird das Präparat ebenfalls hilfreich sein und vor allem bei längerem Transport oder stärkerer Mischflora eventuell noch Hinweise erlauben.

Mykobakterien

Für die Untersuchung auf Tuberkuloseerreger *(Mycobacterium tuberculosis, Mycobacterium bovis)* und sog. atypische Mykobakterien gelten einige Sonderregeln. Bei *Harnwegsinfekten* sollten 100 ml eines *konzentrierten Morgenurins* (am Vorabend Flüssigkeitszufuhr einschränken) untersucht werden. Bei anderen Materialien sind Transportmedien nicht notwendig, die Proben sollten jedoch möglichst gekühlt werden. Für *Urin* ist eine *mikroskopische* Untersuchung auf säurefeste Stäbchen nur bei besonderer Indikation angezeigt. Ein negativer Befund besagt wegen der oft niedrigen Keimzahl wenig, und im positiven Falle können saprophytäre Mykobakterien (z.B. *Mycobacterium smegmatis*) nicht ausgeschlossen werden. Bei anderen Materialien ist die Mikroskopie eher sinnvoll. Die Kultur (meist zwei bis drei Ansätze parallel auf Eiernährböden) wird 6–8 Wochen bebrütet.
Gelegentlich kann schon nach etwa 2 Wochen beginnendes Wachstum beobachtet werden. Die positive Kultur (mit biochemisch identifiziertem *Mycobacterium tuberculosis*) ist beweisend. Tierversuche (Meerschweinchen) sollten nur noch bei sehr keimarmen oder schwer bzw. nur einmalig zu gewinnenden Materialien angesetzt werden, nicht aber bei normalem Urin. Bei positiver Kultur sollte eine Resistenzbestimmung durchgeführt werden, die allerdings wiederum 4–6 Wochen benötigt (HALLMANN u. BURKHARDT 1974).

Anaerobe Bakterien

Aus dieser Gruppe sind für den Urologen besonders die gramnegativen sporenlosen Anaerobier

(Bacteroides, Fusobacterium) sowie anaerobe Kokken (Peptococcus und Peptostreptococcus) von Interesse, gelegentlich aber auch sporenbildende grampositive Stäbchen (Klostridien). Entsprechende Infektionen können hämatogen entstehen, gehen jedoch oft auch lokal von Bereichen mit entsprechender Flora aus (Genitaltrakt, Magen-Darm-Kanal). Die sporenlosen Stäbchen und anaeroben Kokken neigen zur Abszeßbildung, die Klostridien sind invasiver und können unter geeigneten Bedingungen foudroyante Infekte (Gasbrand) erzeugen. Anaerobier werden fast ausschließlich in tiefen Eiterungen gefunden. *Transport* und *Anlage* verlangen besondere Beachtung (s. oben bei Eiter) (FINEGOLD u. Mitarb. 1977). Meist liegen Mischinfektionen vor, bei denen die pathogene Bedeutung der einzelnen Keime z.T. noch nicht bekannt ist. Anaerobe Keime wachsen meist langsamer als aerobe Bakterien. Am häufigsten isoliert wird *Bacteroides fragilis*, der auch weniger sauerstoffempfindlich ist. Bei Harnwegsinfekten werden Anaerobier höchstens zu etwa 1% gefunden, meist liegen dabei besondere klinische Verhältnisse vor. Über ihre Rolle bei Infekten des männlichen Genitaltraktes lagen noch keine ausreichenden Daten vor. Therapeutisch wichtig ist die *Resistenz aller Anaerobier gegen Aminoglykoside*.

Mykoplasmen

Erreger der Mykoplasmagruppe, vor allem *Ureaplasma urealyticum*, sind teilweise normale Besiedler der Urethra und des Genitalbereiches. Als Erreger werden sie vorwiegend bei Infektionen des Genitalbereiches (z.B. Prostataurethritis) (WEIDNER u. Mitarb. 1978) gefunden. Bei Harnwegsinfektionen sind sie gelegentlich in Reinkultur zu finden, der Umfang ihrer Beteiligung an der Pathogenese ist hier noch nicht endgültig geklärt (RINGELMANN u. BREDT 1978). *Untersuchungsmaterial* ist bei Harnwegsinfekten Blasenpunktionsurin, bei Urethritis das Sekret oder ein tiefer Abstrich, bei Prostatitis Prostatasekret oder Massageurin, Ejakulat oder Biopsiematerial, bei sonstigen Infektlokalisationen Abstrichmaterial. Der *Transport* sollte in entsprechenden Transportmedien vorgenommen werden: bei flüssigem Material sollte eine bestimmte Menge (z.B. mit kalibrierter Platinöse) in flüssiges Transportmedium gegeben werden (WEIDNER u. Mitarb. 1978). Abstriche können entweder in flüssigem Medium ausgedrückt oder mit üblichem Transportmedium (s.o.) versandt werden. Bewährt haben sich besonders Transportmedien vom Röhrchentyp (s.o.). Urin kann direkt versandt oder in bestimmter Menge im Transportmedium verdünnt werden. Absprachen mit dem jeweiligen Laboratorium sind wünschenswert. Die *Mikroskopie* ist bei dieser Keimart wertlos. Die *Anlage* erfolgt auf festen Spezialnährböden, die in sauerstoffarmer oder -freier Atmosphäre 2–3 Tage bebrütet werden, sowie in flüssigen Indikatormedien. Für die *Bewertung* wesentlich ist die Art des Materials und vor allem die Keimmenge. Für Prostatasekret und Massageurin sind nach neueren Untersuchungen (WEIDNER u. Mitarb. 1978) 10000 bzw. 1000 Ureaplasmen pro ml (10^7 bzw. 10^6/l) als signifikant anzusehen. Für die Therapie ist die Resistenz dieser Keimgruppe gegen alle Penicilline und Cephalosporine (keine Zellwand!) wichtig. Wirksam sind Tetracycline und bei nachgewiesener *Ureaplasma-urealyticum*-Infektion Erythromycin. Bei Infektionen ist an eine Partnerbehandlung zu denken.

Chlamydien

Diese Erreger sind Bakterien, die obligat intrazellulär in Epithelzellen leben (SCHACHTER 1978). Früher wurden sie als große Viren, TRIC-Agent, Bedsonien u.a. bezeichnet. *Chlamydia trachomatis* verursacht in seinen verschiedenen Serotypen das Trachom, das Lymphogranuloma venereum, die Einschlußkonjunktivitis und – in urologischem Bereich – vor allem unspezifische Genitalinfekte. *Untersuchungsmaterial* sind Abstriche, die nicht nur Sekret, sondern vor allem Epithelzellen enthalten sollten. Der Transport muß in speziellen Transportmedien erfolgen (z.B. 0,25 mol/l Saccharose in phosphatgepufferter Kochsalzlösung). Kühlung während der Lagerung und des Transportes ist wichtig, ebenso ist eine Absprache mit dem untersuchenden Laboratorium notwendig. Bei Verwendung der für Eiter usw. üblichen Transportmedien geht nach unserer Erfahrung viel Zellmaterial verloren, obwohl sie im Prinzip geeignet erscheinen. Die Anlage wird nach aufwendiger Vorbehandlung des Materials auf speziellen Zellkulturen durchgeführt. Nach zwei Tagen können mikroskopisch charakteristische Einschlußkörperchen im Zellrasen nachgewiesen werden. Für die *Bewertung* vor allem negativer Befunde ist es wesentlich, daß Entnahme und Transport korrekt durchgeführt werden. Die direkte *Mikroskopie* des Untersuchungsmaterials ist nicht zu empfehlen, da die Ausbeute gering ist. Therapeutisch sind vor allem Tetracycline, aber auch Erythromycin und Sulfonamide wirksam.

Sproßpilze

Insbesondere bei allgemeiner oder lokaler Resistenzschwächung können diese sonst selten als Erreger auftretenden Keime schwere Infektionen verursachen. Meist handelt es sich um Angehörige der Kandida-Gruppe. Diese Keime sind bereits primär gegen alle antibakteriellen Substanzen resistent, ihrem Nachweis kommt daher erhebliche Bedeutung zu. *Untersuchungsmaterial* ist vor allem Blasenpunktionsurin (Harnwegsinfektion), sonst der Abstrich, Eiter usw. Der *Transport* sollte gekühlt erfolgen; Eintauchnährböden sind für das Wachstum von Kandida nur begrenzt geeignet. Bei entsprechender Kenntnis werden Sproßpilzinfektionen meist auch auf den üblichen bakteriologischen Medien erkannt. Bei speziellem klinischem Verdacht auf Mykose (z.B. therapieresistenter Infekt) sollte die Anlage neben den üblichen Nährböden für Bakterien auch Spezialagar (z.B. Sabouraud-Agar) umfassen. Die Bebrütung wird auf mindestens 48 Stunden ausgedehnt, verdächtige Kolonien werden weiter differenziert. Bei der *Bewertung* ist die Reinheit des Untersuchungsmaterials (Vorsicht bei Vaginalkeimen im Mittelstrahlurin) sowie die Keimzahl (im Katheterurin mindestens 10^3/ml) zu berücksichtigen. Das *mikroskopische Präparat* sollte Leukozyten zeigen. Bei begründetem klinischem und mikrobiologischem Verdacht auf Urogenitalmykose sollte mit den isolierten Keimen eine Resistenzbestimmung mit Antimykotika durchgeführt werden.

Blutkultur

Bei Verdacht auf kontinuierliche oder intermittierende septische Streuung aus lokalen Herden oder auf einen akuten Keimeinbruch in die Blutbahn, z.B. nach operativem Eingriff, muß der Erregernachweis versucht werden. Dies wird durch verschiedene Faktoren erschwert:
a) Die Keimzahl ist meist gering, sie kann unter Umständen unter 1 pro ml liegen.
b) Die ersten Symptome (Schüttelfrost, Fieber u.a.m.) treten meist erst mit einer gewissen Latenzzeit (ca. 15–45 Min.) auf. Zu diesem Zeitpunkt sind die Erreger häufig schon abgetötet oder in ihrer Zahl vermindert.
c) Die Bakterizidie des Blutes wirkt auf die Keime auch in vitro weiter, sie muß durch Verdünnung (daher nur kleine Probemenge, ca. 5 ml auf 50–100 ml Bouillon) und Hemmstoffe (z.B. Polyanetholsulfonat) aufgehoben werden.

Methode der Wahl ist die Beimpfung einer Blutkulturflasche, die anschließend sofort bei 37 °C bebrütet werden sollte. Dies kann zunächst in der Klinik oder Praxis geschehen. Nach ca. 8 Stunden bei 37 °C ist auch ein längerer Transport ohne Inkubation möglich. Die notwendigen Subkulturen (erstmals nach ca. 18 Stunden) sollten ausschließlich im mikrobiologischen Laboratorium durchgeführt werden, da erhebliche Kontaminationsgefahr besteht. Das Warten auf eine Trübung in der Blutkulturflasche ist nicht zulässig.

Aus den oben genannten Gründen gelingt ein Keimnachweis nicht immer, auch nicht bei hochakuten Krankheitsbildern (z.B. Urosepsis), die hohe Keimzahlen vermuten lassen. Indirekte Testverfahren, so z.B. der Endotoxinnachweis durch den Limulusassay, sind derzeit noch zu unzuverlässig.

Entnahmeschema (stets je eine aerobe und eine anaerobe Kultur): 4 Entnahmen über 24 Stunden verteilt; wenn sofortige Therapie geboten, vor Beginn Entnahme an 2 verschiedenen Stellen; nach bereits begonnener Therapie 6 Entnahmen über 48 Stunden, dabei die jeweilige Entnahme *vor* der nächsten Antibiotikagabe.

Antibiotikaresistenzbestimmung

Die Feststellung der Antibiotikaresistenz eines gezüchteten Erregers kann durch 3 Verfahren geschehen (THORNSBERRY u. Mitarb. 1977): den Agar-Diffusionstest, den Agar-Dilutionstest und den Röhrchenverdünnungstest. Die beiden letztgenannten Verfahren bestimmen direkt die minimale Hemmkonzentration, sie sind aufwendig, werden jedoch durch technische Hilfsmittel zunehmend anwendbarer. Derzeit werden sie überwiegend für lebensbedrohliche Infekte oder bei besonderen Indikationen eingesetzt. Das übliche Verfahren ist zur Zeit der standardisierte Agar-Diffusionstest mit Hemmhofmessung. Ausgehend von den in vivo erreichbaren Antibiotikakonzentrationen erlaubt er die Aussage über Empfindlichkeit (minimale Hemmkonzentration im therapeutisch relevanten Bereich), eingeschränkte Empfindlichkeit (minimale Hemmkonzentration im Bereich, der nur durch hohe Dosierung zu erreichen ist) oder Resistenz (minimale Hemmkonzentration über in vivo erreichbaren Konzentrationen). Seine Durchführung setzt standardisierte Bedingungen bei Agar-Schichtdicke, Art des Nährbodens, Plättchenbeschickung, Einsaat und Ablesung voraus. Weitere Voraussetzungen sind das Vorliegen einer Reinkultur sowie die Kenntnis der Hemmhofwerte des jeweiligen Antibiotikums bei der getesteten Keimart. Täglich müssen Standardkeime mit bekannter Empfindlichkeit als Kontrollen mitgeführt werden. Die Ablesung nichtstandardisierter Tests nach Augenmaß ist nicht mehr zulässig, ebenso die Überladung der Nährböden mit einer Überzahl von Antibiotikablättchen. Hinsichtlich der »Resistenzbestimmung« auf Eintauchnährböden gilt: »Orientierende Resistenzbestimmungen auf den Nährbodenträgern sind blanker Unsinn« (RUCKDESCHEL 1978).

Die meisten derzeit angebotenen Automaten zur Resistenzbestimmung arbeiten in flüssigen Medien mit oft nur einer Antibiotikakonzentration. Ihre Ergebnisse gleichen daher nicht dem Reihenverdünnungstest, sondern sind eher dem Agar-Diffusionstest gleichzusetzen.

Serologische Verfahren

Serologische Verfahren haben in der urologischen Mikrobiologie noch keine wesentliche Bedeutung gewonnen. Ihre Anwendung ist denkbar zum Erregernachweis und für die Lokalisation des Geschehens bei Harnwegsinfektionen. Die Vielfalt der möglichen Erreger oder ihrer Serotypen (z.B. Escherichia coli) erschwert ihre gezielte Suche durch den Nachweis entsprechender Antikörper ganz erheblich, und in den Fällen von Schleimhautinfektionen (z.B. Urethritis) sind die immunologischen Reaktionen meist von geringer Intensität. Bemühungen, Infektionen der oberen Harnwege von Zystitiden oder bloße Bakteriurie von echten Infekten abzugrenzen, haben sich wegen der genannten Schwierigkeit als wenig praktikabel erwiesen. Die Versuche, aus der Antikörperbeladung der ausgeschiedenen Bakterien im Urin auf die Infektlokalisation rückzuschließen, haben nach bisheriger Erfahrung keine eindeutigen Ergebnisse erbracht. Ein positiver Befund weist allerdings auf eine wahrscheinliche Auseinandersetzung mit dem betreffenden Keim hin. Diese Tatsache läßt das Verfahren für Spezialfälle (z.B. Überwachung von Transplantationspatienten) geeignet erscheinen (RIEDASCH u. Mitarb. 1978).

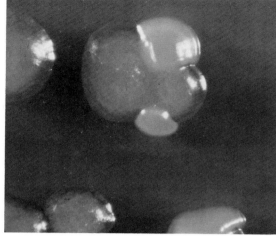

Abb. 3 Beispiel einer Kolonie (stark vergrößert) auf CLED-Agar, die aus 2 Keimarten besteht. Derartige Kolonien werden häufig nicht als Mischkultur erkannt und führen zu Fehldiagnosen

Viren

Die ätiologische Rolle von Viren im urologischen Bereich ist mit wenigen Ausnahmen (z.B. Zytomegalievirus) weitgehend unbekannt. Für Spezialfälle sind die Verfahren der Isolierung oder der Serologie anzuwenden.

Fehlermöglichkeiten

Folgende Fehler sind bei Anwendung mikrobiologischer Verfahren ohne ausreichende Fachkenntnisse häufiger zu erwarten:
- Falsches Gramverhalten der Keime sowie keimähnliche Artfakte durch schlechte Gramfärbung.
- Falsch-negative Kulturen durch überalterte (oft bei Eintauchnährböden) oder in ihrer Qualität nicht kontrollierte Nährböden. Vorsicht bei allzu preiswerten Angeboten!
- Falsch-negative Kulturen durch nicht nachgewiesene Hemmstoffe.
- Fehlbewertungen von physiologischen Keimen und Mehrfachinfektionen.
- Übersehen anspruchsvoller Erreger.
- Nichterkennen von Mischkulturen (Abb. 3).
- Übersehen von Sproßpilzen oder Verwechslung mit Bakterien.
- Ansetzen von Differenzierungsreaktionen mit Mischkulturen oder dafür nicht geeigneten Keimen (z.B. Kokken statt Stäbchen).
- Verwechslung oxydasepositiver Stäbchen mit Neisserien (alleinige Anwendung der Oxydasereaktion).
- Falsche, aber nicht als solche erkannte Differenzierungsmuster bei Verwendung von vorgefertigten Systemen (Pseudogenauigkeit, da abweichende Muster nicht erkannt werden).
- Fehlbestimmung des Resistenzverhaltens bei nicht standardisiertem Antibiogramm.

Die genannten Fehlermöglichkeiten beziehen sich nur auf den Bereich des Bakterien- oder Pilznachweises. Ähnliches gilt für serologische Schnellverfahren und für die zu erwartenden Virus-»Kits«.

Schlußbemerkung

Eine mikrobiologische Eigendiagnostik kann trotz aller vorgefertigten Hilfsmittel stets nur so gut sein wie die Fachkenntnisse des Anwenders. In den meisten Fällen wird sie daher über bestimmte Grundverfahren nicht hinausgehen können. Auf der anderen Seite steht heute ein umfangreiches Instrumentarium mikrobiologischer Verfahren zur Verfügung. Seine sinnvolle Nutzung durch eine intensive Zusammenarbeit zwischen Urologen und Mikrobiologen sollte das Ziel der weiteren Entwicklung sein.

Literatur

Barry, A. L., P. B. Smith, T. L. Gavan: Laboratory Diagnosis of Urinary Tract Infections. Cumitech 2, American Society for Microbiology, Washington 1975

Finegold, S. M., W. E. Shepherd, E. H. Spaulding: Practical Anaerobic Bacteriology. Cumitech 5, American Society for Microbiology, Washington 1977

Hallmann, L., F. Burkhardt: Klinische Mikrobiologie, 4. Aufl. Thieme, Stuttgart 1974

Kellogg, D. S., K. K. Holmes, G. A. Hill, S. Marcus, J. C. Sherris: Laboratory Diagnosis of Gonorrhea. Cumitech 4, American Society for Microbiology, Washington 1976

Königshausen, T., H. Rosin: Pyelonephritis. Diagnostik und Therapie in der Praxis. Dtsch. Ärztebl. 75 (1978) 1309

Krasemann, Ch., P. Brühl, M. Tentscher: Untersuchungen zur Brauchbarkeit eines neuen Nährbodensets bei der Identifizierung von Harnkeimen in Klinik und Praxis. Ärztl. Lab. 24 (1978) 346

Kunz, H.H., H.G. Sieberth, J. Freiberg, G. Pulverer, J.F. Schneider: Zur Bedeutung der Blasenpunktion für den sicheren Nachweis einer Bakteriurie. Vergleichende Untersuchungen von Blasenpunktions-, Katheter- und Mittelstrahlurin. Dtsch. med. Wschr. 100 (1975) 2252

Linzenmeier, G.: Die bakteriologische Untersuchung bei Harnwegsinfektionen. Urologe B., 10 (1970) 292

Riedasch, G., K. Möhring, E. Ritz, M. Reichenberg: Zur Lokalisationsdiagnostik von Harnwegsinfekten mit der Immunfluoreszenzmethode. Therapiewoche 28 (1978) 1990

Ringelmann, R., W. Bredt: Wandel des Erregerspektrums bei Harnwegsinfektionen. Internist 19 (1978) 175

Ruckdeschel, G.: Diagnostische Bewertung mikrobiologischer Befunde. Ärztl. Lab. 24 (1978) 297

Schachter, J.: Chlamydial infections. New Engl. J. Med. 298 (1978) 428, 490 und 540

Thornsberry. C., T.L. Gavan, E.H. Gerlach, J.C. Sherris: New Developments in Antimicrobial Agent Susceptibility Testing. Cumitech 6, American Society for Microbiology, Washington 1977

Wallenstein, F.A., R. Ringelmann: Erfolgsbeurteilung der Chemotherapie bei Harnwegsinfektionen anhand von Hemmstoffnachweis im Urin. Immun. Infekt. 4 (1976) 276

Weidner, W., H. Brunner, W. Krause, C.F. Rothauge: Zur Bedeutung von Ureaplasma urealyticum bei unspezifischer Prostato-Urethritis. Dtsch. med. Wschr. 103 (1978) 465

Entzündungen

Unspezifische Entzündungen der Nieren und der ableitenden Harnwege

R. Hubmann

Der komplexe Aufbau der Nieren und der ableitenden Harnwege, die komplizierte Entwicklungsgeschichte, spiegelt sich in den verschiedenen Krankheiten, besonders den bakteriellen Infektionen dieses Organsystems wider. Die unspezifischen Entzündungen mit ihren primären und sekundären Formen sind eines der häufigsten urologischen Krankheitsbilder. *Primär* können sie an jedem Punkt des Urogenitalsystems auftreten und nach proximal und distal auf weitere Abschnitte übergreifen. *Obstruktiv* und komplizierend kommen sie bei allen anderen obstruierenden urologischen Erkrankungen vor. Der Begriff *Harnwegsinfektion* umfaßt eine Reihe von Krankheitsbildern wie die akute und chronische Pyelonephritis, Zystitis und Urethritis, zum Teil unter Beteiligung der männlichen Adnexe.

Beim Mann bilden Nieren, ableitende Harnwege und männliche Adnexe funktionell eine Einheit, das Urogenitalsystem. Die Infektionen der einzelnen Organe weisen daher eine Reihe gleichartiger Symptome auf und bereiten so nicht selten diagnostische Schwierigkeiten hinsichtlich der Lokalisation des entzündlichen Geschehens.

Die zur Diagnostik und Behandlung notwendigen Instrumentationen oder Verweilkatheter bringen die Möglichkeit iatrogener Infektionen und lassen den Problemen des Hospitalismus besondere Bedeutung zukommen.

Von den *unspezifischen* sind die sog. *spezifischen* bakteriellen Entzündungen abzugrenzen, so die Tuberkulose, die Gonorrhoe, die Aktinomykose und die parasitären Erkrankungen.

Von Bedeutung für den Charakter der entzündlichen Erkrankungen sind der anatomische Aufbau und die Funktion der einzelnen Organe des Urogenitalsystems. Es setzt sich zusammen aus *parenchymatösen Organen* (Niere, Prostata, Hoden) und mit Übergangsepithel bzw. Schleimhaut ausgekleideten *Hohlwegen* (Nierenbecken, Harnleiter, Blase und Harnröhre). Symptomatik und Therapie unterscheiden sich daher häufig (Abb. **1**).

Aus pathogenetischer und therapeutischer Sicht ist eine weitere Unterteilung der bakteriellen Infektionen der Nieren und der ableitenden Harnwege in *primäre* und *obstruktive* Entzündungen notwendig. Bei regelrechten anatomischen und funktionellen Verhältnissen, also bei einer unbehinderten Urinentleerung, spricht man von einer primären Entzündung. Sie hat in ihrer akuten Verlaufsform eine gute, in ihrer chronischen Form eine schlechte Heilungstendenz. Bestehen Abflußbehinderungen im Bereich der ableitenden Hohlwege, die zu einer Harnstase in den proximalen Anteilen des Organsystems führen, so spricht man von einer obstruktiven Entzündung (Abb. **2**). Eine *obstruktive* Pyelonephritis bei Nierenbecken- oder Ureterstein oder eine Zystitis bei Prostataadenom mit Restharn heilen bei einer alleinigen Chemotherapie nicht aus. Nach Entfernung der Obstruktion heilt die Infektion in der Regel problemlos aus, vorausgesetzt es verbleiben keine stärkeren Organdestruktionen. Die Infektionsgefahr ist bei Harnabflußstörungen um so größer, je distaler das Abflußhindernis liegt (Abb. **3**).

Für die Beurteilung der Prognose und die Festlegung der Behandlungsdauer ist eine Unterscheidung der Verlaufsformen des jeweiligen Krankheitsbildes von Bedeutung, zum Beispiel zwischen einer *akuten* oder einer *chronischen* Zystitis oder Pyelonephritis. Die *akute* Form imponiert durch plötzlich und heftig einsetzende Symptome. Im *chronischen* Stadium sind die Beschwerden gering, die Symptome diskret. Besondere Bedeutung kommt zahlenmäßig und hinsichtlich Pathogenese und Therapie den »rezidivierenden« Harnwegsinfektionen (Reinfektionen) zu (s. S. 352).

Erreger

Bei den unspezifischen Infektionen der Nieren und der ableitenden Harnwege finden sich überwiegend gramnegative Bakterien der regelrechten oder fakultativ pathogenen Darmflora. Monoinfektionen mit Enterokokken (Streptococcus faecalis) und Staphylococcus aureus sind selten. Der letztere kann bereits als Saprophyt der normalen Harnröhre nachgewiesen werden (Hautflora). Bei Allgemeinerkrankungen treten gelegentlich Infektionen im Sinne einer Herdnephritis mit Typhus- und Paratyphusbakterien, Brucellen oder Hefen auf. Die metastasierende abszedierende Nephritis mit Staphylokokken ist unter der modernen Antibiotikatherapie sehr selten geworden. Bei den primären Entzündungen in der Allgemeinpraxis, bei Internisten oder Pädiatern überwiegen Erreger der Escherichia-coli-Gruppe (Escherichia coli, Citrobacter und Alcalescens dispar). In der urologi-

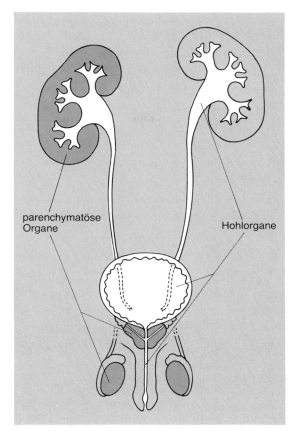

Abb. 1 Schematische Darstellung der parenchymatösen Organe und der Hohlorgane des Urogenitalsystems (aus R. Hubmann: Unspezifische Entzündungen des Urogenitalsystems. In C. E. Alken, W. Staehler: Klinische Urologie. Thieme, Stuttgart 1973)

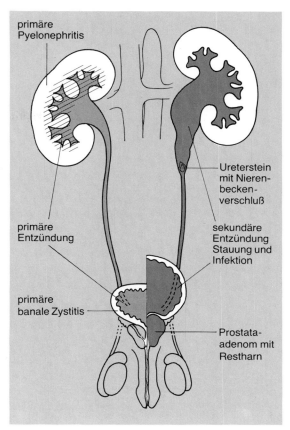

Abb. 2 Primäre und obstruktive Entzündungen (aus R. Hubmann: Unspezifische Entzündungen des Urogenitalsystems. In C. E. Alken, W. Staehler: Klinische Urologie. Thieme, Stuttgart 1973)

schen Fachpraxis und in den Kliniken lassen sich aus dem Urin relativ häufig Bakterien der Proteusgruppe (Proteus mirabilis, vulgaris, rettgeri und morgani sowie Providencia), Klebsiellen und Pseudomonas aeruginosa züchten. Von den Proteae ist Proteus mirabilis mit 75% aller Stämme am häufigsten vertreten (NAUMANN 1964, RITZERFELD 1975). Die Häufigkeit des Auftretens der verschiedenen Erregerspezies ist beim männlichen und weiblichen Geschlecht deutlich verschieden. Bei der Frau überwiegen die Escherichia-coli-Infektionen (Tab. 1).

Tabelle 1 Häufigkeit der Erreger bei Infektionen der Nieren und der ableitenden Harnwege (getrennt nach einem internistischen und einem mehr urologischen Untersuchungsmaterial)

Escherichia-coli-Gruppe	66–35%
Enterokokken	10–18%
Proteusgruppe	11–26%
Klebsiellen	4–30%
Pseudomonas aeruginosa	5–10%
Staphylococcus aureus	5–3%

Infektionen mit mehreren Bakterienspezies, sog. *Mischinfektionen*, lassen sich vorwiegend bei obstruktiven Entzündungen, zum Beispiel Ausgußsteinen oder Dauerkatheterträgern, beobachten. Nicht alle im Mittelstrahlurin nachzuweisenden Bakterien müssen ursächlich an der Entzündung beteiligt sein. Die Keimverteilung (signifikante Bakteriurie) in einer Großstadtklinik (1976) zeigen die Abb. **4a** u. **b**.

Epidemiologie

Die kindlichen Harnwegsinfektionen beginnen meist in den ersten Lebensmonaten. Eine asymptomatische Bakteriurie ist bereits bei 0,64–0,8% der Neugeborenen nachweisbar. Im ersten Lebensjahr weisen die Mädchen mit 5:1 am häufigsten eine symptomatische Harnwegsinfektion auf. Etwa die Hälfte dieser Kleinkinder zeigt einen vesikoureteralen Reflux (ABBOTT 1972). Im Vorschulalter findet sich der Hauptteil der Harnwegsinfektionen, dann nimmt die Häufigkeit bis zum Ende der Pubertät ab (STAMEY u. SEXTON 1975, MULHOLLAND 1978). Bei Schulkindern liegt die

348 Entzündungen

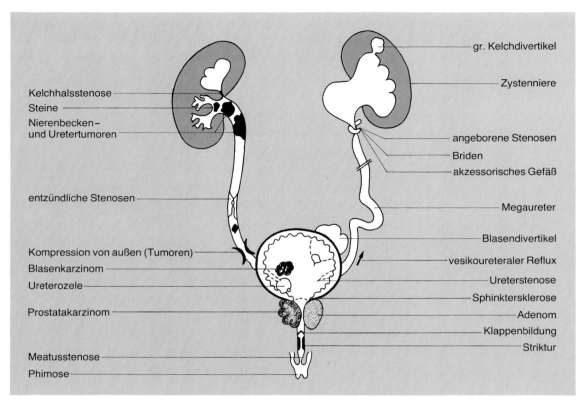

Abb. 3 Urologische obstruktive Erkrankungen, die eine bakterielle Entzündung der Harnwege ursächlich unterhalten können

Infektionsrate bei 1,7% für die Mädchen und 0,03% für die Jungen. Die Spontanheilungsrate der symptomatischen und asymptomatischen Bakteriurie ist relativ hoch, wenn auch die Frauen, die später wieder gehäufte Infektionen aufweisen, aus dieser Gruppe stammen. Bei den Kindern mit rezidivierenden Harnwegsinfektionen zeigen 35–50% pathologische Röntgenbefunde (VERRIER-JONES u. Mitarb. 1975). Pyelonephritische Narbenbildungen bei Kindern sind häufig mit einem vesikoureteralen Reflux vergesellschaftet, eventuell auch nur intermittierend. Unkomplizierte rezidivierende Harnwegsinfektionen hinterlassen seltener Narbenbildungen. Eine Hemmung des Nierenwachstums ist möglicherweise das erste Zeichen einer Pyelonephritis.

Bei 10–20% aller Frauen treten während des Lebens Harnwegsinfektionen auf. Die Mehrzahl hatte ihren ersten Entzündungsschub während der Kindheit. Die Spontanheilungsrate liegt bei 25% (ROCHA 1972). Die Infektionen verlaufen vielfach symptomlos. Die Rate der Harnwegsinfektionen beim männlichen Geschlecht ist nur in den ersten 3 Lebensmonaten relativ hoch (Harnröhrenklappen) und steigt erst mit dem 50. bis 60. Lebensjahr entsprechend der Entwicklung obstruktiver Komponenten an (Abb. **5**).

In der Literatur wird vielfach der hohe Anteil der Harnwegsinfektionen bei den sog. nosokomialen Infektionen beklagt. Die entsprechenden Untersuchungen erbrachten ausgehend von Bakteriurie und Resistenzlage in Kliniken bzw. bei der sonstigen Bevölkerung kontroverse Ergebnisse. Nach Herausnahme von urologischen Patienten und Dauerkatheterträgern konnte zum Teil kein Anstieg der Harnwegsinfektionen unter der Klinikbehandlung beobachtet werden (MULHOLLAND 1978, TELE u. ROCHA 1967). Andererseits konnte gezeigt werden, daß mit Antibiotika behandelte Patienten bereits mit sog. Hospitalkeimen in den Harnwegen zur Aufnahme kommen. Die Erreger gelangen durch Autoinfektion aus der eigenen veränderten Darmflora in die Harnwege (KNOTHE 1976, RINGELMANN u. Mitarb. 1977).

Pyelonephritis

Die Pyelonephritis, *definiert* als herdförmige bakterielle interstitielle Nephritis mit Beteiligung des Nierenbeckens, ist nach zahlreichen pathologisch-anatomischen Untersuchungen die häufigste Nierenerkrankung. Pyelonephritische Veränderungen konnten in 4,6–20% eines großen Sektionsmate-

Unspezifische Entzündungen der Nieren und der ableitenden Harnwege 349

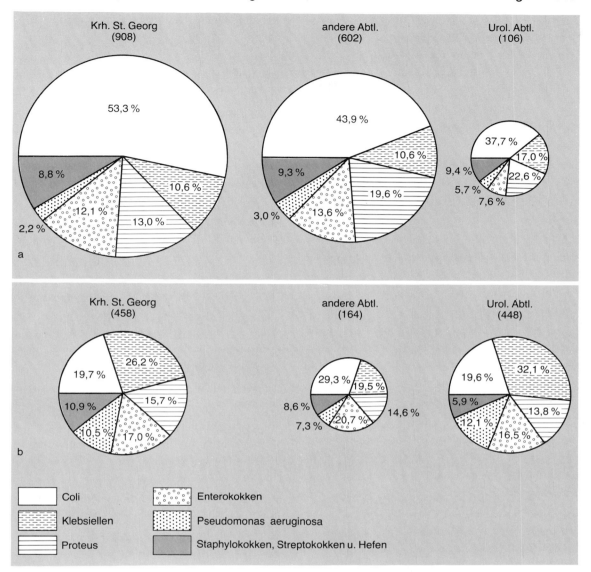

Abb. 4a Prozentuale Verteilung verschiedener Bakterienspezies bei Frauen eines Großstadtkrankenhauses insgesamt und unterteilt nach Urologischer Abteilung und anderen Abteilungen; Anzahl der Keime in Klammern

Abb. 4b Prozentuale Verteilung der verschiedenen Erregerspezies bei Männern

350 Entzündungen

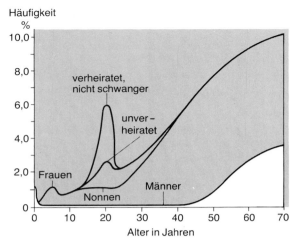

Abb. 5 Bakteriurie in der allgemeinen Bevölkerung nach *Mulholland*

rials nachgewiesen werden. Die Pyelonephritis stellt jedoch nur einen kleinen Prozentsatz der Dialysepatienten (BÜNGER 1978).

Pädiater und Internisten beschäftigten sich als erste mit der Klinik und Differentialdiagnose dieser Erkrankungen. Die »Kolizystitis« wurde von ESCHERICH bereits 1894 beschrieben. GÖPPERT prägte 1909 den Ausdruck »Pyelozystitis«, während bereits ein Jahr später THOMSEN sowie THIEMIG auf die regelmäßige Mitbeteiligung des Nierenparenchyms bei der »Pyelitis« aufmerksam machten. Dieser früher viel gebrauchte Ausdruck für fieberhafte bakterielle Erkrankungen der Harnwege ist irreführend und wird der Ausdehnung und Bedeutung des Krankheitsbildes nicht gerecht. Eine isolierte Pyelitis läßt sich klinisch und röntgenologisch kaum diagnostizieren.

Ätiologie und Pathogenese

Die pathogenen Keime bei der Pyelonephritis entstammen überwiegend der Darmflora. Prinzipiell kann die Bakterieninvasion auf vier verschiedenen Wegen erfolgen:
1. kanalikulär (aszendierend),
2. hämatogen (deszendierend),
3. per continuitatem,
4. lymphogen.

Der kanalikulär aszendierende Infektionsweg. Die aszendierend entstehenden Harnwegsinfektionen überwiegen zahlenmäßig bei weitem. Die hohe Beteiligung des weiblichen Geschlechts steht in enger Beziehung zur kurzen weiblichen Harnröhre. Eine pathologische Vulvabesiedlung läßt unter bestimmten Bedingungen die Bakterien über die Harnröhre in die Blase aufsteigen. Die Harnröhren- und auch Blasenschleimhaut sind regelrechterweise in der Lage eine Bakterieninvasion abzuwehren. Die aufsteigende Infektion bei obstruktiven Veränderungen der distalen Harnwege ist einfach zu erklären (s. rezidivierende Harnwegsinfektionen) (CATTELL u. Mitarb. 1974, STAMEY u. SEXTON 1975, WINBERG u. Mitarb. 1974). Die kanalikuläre Aszension von Keimen aus der Blase in die Niere setzt einen vesikoureterorenalen Reflux voraus. Es konnte auch gezeigt werden, daß in Gegenwart von Bakterien oder Bakterientoxinen Motilitätsstörungen des Harnleiters auftreten. Aszendierende Infektionen beim Mann nehmen ihren Ausgang häufig von einer chronischen Prostatitis.

Der hämatogene Infektionsweg. Er bietet hinsichtlich seiner Erklärung und experimentellen Nachahmung im Verlauf einer Bakteriämie keine Schwierigkeiten. Im Tierexperiment sind jedoch eine hohe Keimzahl und eine zusätzliche Schädigung der Niere zur Auslösung einer Pyelonephritis notwendig. Der hämatogene Infektionsweg hat praktisch keine große Bedeutung mehr, nachdem Bakteriämien bei Infektionen anderer Organe selten geworden sind. Bei gestauten Harnwegen können jedoch auch geringe Bakteriämien des normalen Lebens eine Pyelonephritis auslösen. Histologisch läßt sich nach 48 Stunden eine hämatogene von einer kanalikulär aszendierenden Infektion nicht mehr unterscheiden.

Das sog. Katheterfieber muß auch als hämatogene Infektion angesehen werden. Bei der Instrumentation der Harnröhre werden Schleimhautverletzungen gesetzt. Der primär oder sekundär (durch den Katheter) infizierte Urin wird bei der ersten Miktion durch die Schleimhautläsion in das Corpus cavernosum urethrae eingepreßt und führt zu einer akuten Pyelonephritis.

Infektion durch direkten Bakterieneinbruch. Die Entzündung wird durch Einbruch eines anderen intraabdominalen Entzündungsherdes in die Harnwege ausgelöst (z.B. Divertikulitis, paratyphlitischer Abszeß).

Der lymphogene Infektionsweg. Die Möglichkeit einer lymphogenen Infektion des Nierenparenchyms, ausgehend von einer Zystitis oder Adnexitis, über die gemeinsamen paraaortalen Lymphabflußwege ist sehr umstritten, genauso wie die retrograde Keiminvasion über Lymphbahnen des Kolons zu Lymphknoten am Nierenstiel.

Epidemiologie

In einzelnen Lebensabschnitten tritt die Pyelonephritis bevorzugt auf, wobei der Geschlechtsdisposition aus anatomischen und physiologischen Gründen (kurze weibliche Harnröhre, Zyklus und Geburten) eine gewisse Bedeutung zukommt (Abb. 6). Die primäre Pyelonephritis konnte bei Frauen in 56,3%, bei Männern dagegen nur in 1,7% der autoptisch analysierten Fälle nachgewiesen werden (BERNING u. RUGE 1959). Im Säuglingsalter, der Windelperiode, sind wiederum die Mädchen besonders gefährdet (Kotschmierinfektion). Eine weitere Häufung findet sich bei der geschlechtsreifen Frau und später im Senium, aus-

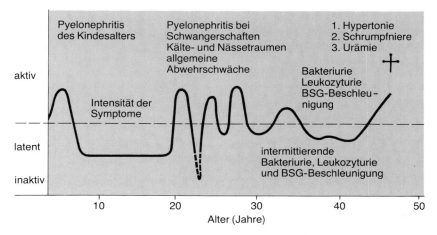

Abb. 6 Lebenslauf einer chronischen Pyelonephritis (aus R. Hubmann: Unspezifische Entzündungen des Urogenitalsystems. In C. E. Alken, W. Staehler: Klinische Urologie. Thieme, Stuttgart 1973)

gelöst durch das Auftreten und die Behandlung gynäkologischer Tumoren. Bei Männern überwiegt die sekundäre Pyelonephritis besonders in den späteren Lebensdezennien. Bezogen auf das gesamte Leben, ist die Häufigkeit bei beiden Geschlechtern dagegen gleich.

Im Sektionsmaterial wird die Pyelonephritis bei Diabetikern doppelt so häufig gesehen wie bei den übrigen Obduktionen. Sie ist außerdem eine ernste Komplikation der Schwangerschaft. Als weiterer prädisponierender Faktor für die Ausbildung einer bakteriellen interstitiellen Nephritis muß der Abusus phenazetinhaltiger Schmerzmittel angesehen werden. Auch der Abusus von Laxantien begünstigt über eine Hypokaliämie das Angehen einer Infektion. Auf die Bedeutung einer Entleerungsstörung der oberen Harnwege für die Pathogenese der Pyelonephritis wurde bereits hingewiesen. Der vesikoureterale Reflux ist vorwiegend innerhalb der ersten Lebensdezennien als Ursache einer chronischen Pyelonephritis von Bedeutung. Aber auch bei älteren Patienten muß danach gesucht werden.

Einteilung der Pyelonephritiden

Aus pathologisch-anatomischer Sicht liegt folgende Einteilung der verschiedenen Erscheinungsformen der Pyelonephritis nahe (Tab. **2**). Der jeweilige Infektionsweg ist aber für Diagnostik und Therapie von untergeordneter Bedeutung. Für die medikamentöse Behandlung hat sich eine später zu diskutierende Einteilung bewährt.

Primäre Infektion der Nieren

Akute Pyelonephritis

Die akute primäre Pyelonephritis tritt nicht selten nach Kälte- und Nässetraumen zusammen mit einer Zystitis auf. In 50% der Fälle sind beide Nieren betroffen.

Tabelle 2 Einteilung der Pyelonephritiden

A. Primäre Form
1. Akute Pyelonephritis
2. Rezidivierende Pyelonephritis
3. Chronische Pyelonephritis
   a) subakute Phase
   b) latente Phase
4. Metastatische abszedierende Pyelonephritis (Kokken)

B. Obstruktive Form
1. Akute obstruktive Pyelonephritis
2. Chronische obstruktive Pyelonephritis (bei *Abflußbehinderung* der Harnwege)

C. Pyelonephritis bei **prädisponierenden** pathologisch-anatomischen oder pathophysiologischen Faktoren

Diabetes mellitus
Abusus phenazetinhaltiger Schmerzmittel
Nierenhypoplasie
Arterielle Hypertension
Hypokaliämie
Gastrointestinale Erkrankungen
Bilharziose usw.

Pathologie und Histologie

Je nach Ausdehnung der Entzündung kann die Niere erheblich vergrößert sein. In der Kapsel und auf der Schnittfläche sind kleinere und größere gelbliche Eiterherde fleckförmig verteilt. Die Rinden-Mark-Grenze ist zum Teil unscharf. Streifenförmig ziehen die Herde vom Markkegel bis zur Rinde. Auch die Nierenbeckenschleimhaut weist häufig entzündliche Veränderungen auf. Histologisch finden sich, fleckförmig über die Nierenschnittfläche verteilt, streifige Leukozyteninfiltrationen im Interstitium. Die Tubuli sind im Bereich der Herde kollabiert oder destruiert. Die Sammelrohre enthalten Leukozytenzylinder. Die Glomerula werden erst in späteren Stadien betroffen.

Klinik

Das Erscheinungsbild der akuten Pyelonephritis ist nicht zu übersehen. Der plötzliche Beginn mit Abgeschlagenheit, Rückenschmerzen, Schüttelfrost und hohem remittierendem Fieber sowie Druck- und Klopfschmerz im Nierenlager, eine trockene Zunge und Brechreiz bei mehr oder weniger ausgeprägter Atonie im Intestinum legen die Diagnose nahe. Bakteriurie und pathologische Leukozyturie gelten als typisches diagnostisches Zeichen. Eine leichte Proteinurie fehlt selten. Beschleunigung der BSG und Leukozytose als Zeichen einer im Parenchym ablaufenden Entzündung werden selten vermißt. Ein erhöhter Blutdruck spricht mehr für einen akuten Schub einer chronischen Pyelonephritis. Eine begleitende Zystitis führt zur Pollakisurie und Brennen bei der Miktion. Kann bei einer optimalen Behandlung innerhalb von 1–2 Wochen keine Beseitigung der Bakteriurie und Leukozyturie erreicht werden, so ist nach einer Entleerungsstörung zu fahnden.

»Rezidivierende« Pyelonephritis

Die »rezidivierende« Pyelonephritis, oder korrekter definiert die mehrfach im Laufe eines Jahres auftretende Pyelonephritis durch *Reinfektionen,* wird über distale Harnwegsinfektionen ausgelöst. Das Krankheitsbild wird im Rahmen der rezidivierenden Zystitis besprochen (s. S. 367).

Chronische Pyelonephritis

Die chronische primäre Pyelonephritis entwickelt sich nach mangelhafter Behandlung einer akuten Erkrankung oder auch von Anfang an symptomenarm und schleichend. Der Beginn liegt nicht selten bereits in der Kindheit. Sie ist in 25% der Fälle einseitig manifestiert. Von einer chronischen Pyelonephritis spricht man im allgemeinen, wenn die Zeichen der Entzündung 2–3 Monate lang nachweisbar waren. Den Verlauf einer chronischen Pyelonephritis soll die Abb. **6** schematisch darstellen.

Pathologie und Histologie

Die Niere ist makroskopisch je nach Dauer der Erkrankung kleiner als normal. Die Oberfläche zeigt narbige Einziehungen im Wechsel mit höckrigen Vorwölbungen. Die Kapsel ist weißlich verdickt, schlecht abstreifbar und mit der Fettkapsel durch Narbenstränge verbacken. Je nach Ausdehnung der Erkrankung erscheint die Schnittfläche des Parenchyms weißlich verändert und die Rinde verschmälert. Die Kelche rücken aneinander und sind erweitert, die Kelchhälse starr. Das peripelvine Fettgewebe nimmt mit Atrophie des Nierengewebes zu. Mikroskopisch ist das Nierenparenchym herdförmig vorwiegend mit Plasmazellen und Lymphozyten infiltriert. Die Tubuli zeigen verschiedene Stadien der Destruktion. Die Glomerula bleiben relativ lange erhalten, fallen jedoch mit zunehmendem Untergang des Nierenparenchyms einer Destruktion und bindegewebigen Vernarbung zum Opfer. An anderen Stellen der Niere finden sich aber auch die Zeichen einer hochakuten Entzündung, so daß bei der chronischen Pyelonephritis in einer Niere alle Stadien der Entzündung nebeneinander zu beobachten sind. Relativ regelmäßig finden sich in der Umgebung narbig ausgeheilter Herde stark erweiterte, mit flachem Epithel ausgekleidete Tubuli. Es wird angenommen, daß es sich dabei um »Mikrostasen« handelt, die nach Ausheilung einer Pyelonephritis im Sinne eines Locus minoris resistentiae wirken und das Angehen von Reinfektionen erleichtern.

Klinik

Das klinische Erscheinungsbild der chronischen Pyelonephritis ist im allgemeinen durch seine Symptomenarmut gekennzeichnet. Auch die körperliche Untersuchung ergibt meist keinen Hinweis für die nicht selten schwere chronische Entzündung. Als typische Zeichen gelten ein allgemeines Krankheitsgefühl, Ermüdbarkeit, Inappetenz und Magerkeit, unbestimmte Schmerzen in beiden Nierenlagern, subfebrile Temperaturen oder rezidivierende Fieberschübe sowie die Trias einer dauernden oder intermittierenden Bakteriurie, Leukozyturie und BSG-Beschleunigung (BERNING u. PREVOT 1952). Die Intensität der einzelnen Symptome und der pathologischen Laborbefunde variiert je nachdem, ob sich die Erkrankung mehr in ihrer *subakuten* oder in ihrer *latenten* Phase befindet. In der letzteren verläuft sie häufig monosymptomatisch; die beiden anderen Zeichen der obigen Trias fehlen. Erst wiederholte Untersuchungen über einen längeren Beobachtungszeitraum lassen eine klare Abgrenzung des Krankheitsbildes zu, das ausgesprochen zu einem schubweisen Verlauf neigt. Akute Exazerbationen wechseln mit jahrelangen stummen Phasen, während denen der Entzündungsprozeß weiter fortschreitet und schließlich zu Schrumpfnieren, Hypertonie und Urämie führt. In den Intervallen klagen die Patientinnen mitunter nur über eine »empfindliche Blase«.

Häufig sind bei chronischen Verlaufsformen Entleerungsstörungen der ableitenden Harnwege nachzuweisen. Diese meist urologischen (und gynäkologischen) Grundleiden sind vor Beginn einer konservativen Behandlung der Entzündung mit auszuschließen.

Die wichtigsten *Komplikationen der chronischen Pyelonephritis* sind die renale Hypertonie, die Schrumpfniere sowie die Anämie und Urämie.

Das Endstadium der chronischen Pyelonephritis ist die *Schrumpfniere,* die bei doppelseitiger Ausbildung wie die chronische Glomerulonephritis durch Urämie zum Tode führt.

Die pyelonephritische Schrumpfniere ist allseits verkleinert. Der Parenchymsaum um die erweiterten, destruierten Kelche wird schmal, die Kelche rücken zusammen. Die Kelchhälse bleiben jedoch im Gegensatz zur angeborenen Zwergniere relativ lang (s. Abb. **10**). In manchen Fällen kann jedoch die Differentialdiagnose pyelonephritische Schrumpfniere oder Nierenhypoplasie mit aufgepfropfter Pyelonephritis schwierig sein. Eine hypoplastische Niere weist besonders bei Frauen fast immer eine chronische Pyelonephritis auf.

Diagnose

Die Sicherung der Diagnose einer akuten Pyelonephritis erfordert keinen besonderen technischen Aufwand; die der latenten Phase einer chronischen Pyelonephritis bietet jedoch erhebliche Schwierigkeiten und macht den Einsatz verschiedener spezieller Labor- und Röntgenuntersuchungen notwendig. Die diagnostischen Kriterien und die Untersuchungsmöglichkeiten wurden in der Tab. **3** zusammengestellt. Die Diagnostik bei Harnwegsinfektionen hat folgende Aufgaben:
1. den Nachweis einer Harnwegsinfektion (signifikante Bakteriurie und Pyurie),
2. Abklärung der Pathogenese (primär oder obstruktiv),
3. Lokalisation der Infektion usw.

Laborbefunde

Während für den Nachweis einer akuten oder subakuten Verlaufsform die orientierenden Laboruntersuchungen ausreichen, ist für die Diagnostik der latenten Phase der Entzündung oder für die Nachkontrollen einer ausgeheilten Pyelonephritis eine subtilere Technik mit quantitativen Methoden notwendig. Die Bakteriurie setzt wenige Stunden nach einer hämatogenen Infektion der Nieren ein. Der Nachweis stößt in quantitativer wie in qualitativer Hinsicht auch bei Verwendung von Mittelstrahlurin auf Schwierigkeiten, da eine Verunreinigung (Kontamination) mit der physiologischen Harnröhrenflora nicht völlig zu vermeiden ist. Die Urinkultur muß also auch bei fehlender Entzündung und steriler Entnahmetechnik nicht steril sein. Die Kontamination kann nur durch eine diagnostische Blasenpunktion verhindert werden. Die suprapubische Blasenpunktion ist bei alsbaldiger Anlage einer Keimzählung nicht routinemäßig notwendig. Die Zahl der sog. Mischinfektionen mit mehreren Erregerspezies ist allerdings bei Verwendung von Punktionsurin im Vergleich zum Mittelstrahlurin seltener.

Technik der Urinabnahme

Eine gezielte Urinabnahme kann nach 3 verschiedenen Methoden erfolgen. Sie haben den Sinn, bei der Frau möglichst wenig verunreinigten (kontaminierten) Blasenurin zu erhalten. Beim Mann soll außerdem eine Differenzierung der vesikalen und supravesikalen Infektionen von der Prostatitis und Urethritis ermöglicht werden.

Die Mittelstrahltechnik bringt für Urinstatus, bakteriologische Untersuchungen und die Beurteilung der zellulären Formelemente brauchbare Resultate. Ein aseptisch durchgeführter Katheterismus zur Urinentnahme ist bei Frauen, die eine korrekte Mittelstrahltechnik nicht durchführen können, vorzuziehen (z.B. Invaginationskatheter). Nur in Sonderfällen, insbesondere bei nephrologischen Fragestellungen, ist eine Blasenpunktion angebracht. Bei Männern sollte die erste Urinportion zur sog. Zwei- bzw. Drei-Gläser-Probe ebenfalls aufgefangen und untersucht werden. Das zweite Glas dieser Probe entspricht dann dem Mittelstrahlurin (s. auch S. 336). Eine Urinprobe, gewonnen durch einfache, nicht unterteilte Spontanmiktion in ein Tulpen- oder Spitzglas oder einen Einmalbecher sowie zu Hause entleerter Urin, ist für urologische Belange zur Untersuchung nicht verwertbar.

Die Mittelstrahltechnik soll die physiologische Harnröhren- und Vulvaflora sowie die entspre-

Tabelle 3 Diagnostische Maßnahmen bei Harnwegsinfektionen

Diagnostische Kriterien	Untersuchungsmethoden
Allgemeinreaktion	*Fieber*
	Leukozytose
	BSG-Beschleunigung
	Proteinurie
	(C-reaktives Protein)
Bakteriurie	Spezies
	Keimzahl
	Objektträgermethode *(Uricult)*
	orientierend Niturtest
	Antibiogramm
Leukozyturie	orientierend
	Teststäbchen (Cyturtest)
	Sediment in 2–3-Gläserprobe
	Kammerzählung im Nativurin
	semiquantitativ
	quantitativ nach Höffler
Leukozytenzylinder	Färbemethode im Sediment
Nierenfunktion	Serumkreatinin
	Isotopen-Clearance seitengetrennt
Morphologie	*Urogramm* mit Restharn
	Miktionszystourethrogramm
	Urethrogramm (retrograd)
	Kalibrierung der Urethra
	Uroflow, Zystometrie mit EMG
Instrumentelle Lokalisationstests	Blasenauswaschtest nach Fairley
	Ureterenkatheter

chenden zellulären Formelemente aus dem Untersuchungsmaterial fernhalten. Bei der Frau wird vor der Miktion die Vulva mit oder ohne Verwendung von Desinfektionsmitteln gereinigt. Die Miktion erfolgt dann mit auseinandergehaltenen Schamlippen. Die erste Harnportion wird verworfen, der nachfolgende Urin zur Untersuchung aufgefangen. (Sinngemäß muß auch bei der Abnahme von Katheterurin der erste ablaufende Urin verworfen werden, da während des Einführens des Katheters »physiologischer Harnröhreninhalt« in das Katheterauge gelangen kann.)
Beim Mann wird die Vorhaut zur Urinentnahme zurückgestreift. Die erste Harnportion von 10 bis 15 ml wird bereits aufgefangen und zur Untersuchung auf zelluläre Bestandteile gegeben. Der folgende Urin entspricht dem sog. Mittelstrahl. – Bei Kleinkindern kann der Urin direkt aufgefangen oder bei Knaben mit Klebebeuteln gewonnen werden.

Bakteriurie

Bei einer floriden Entzündung der Nieren oder der Blase lassen sich im Urin über 100 000 Keime pro Milliliter ($> 100 \cdot 10^6/l$) nachweisen (signifikante Bakteriurie). Finden sich weniger als 10 000/ml ($< 10 \cdot 10^6/l$) Bakterien, so ist eine Kontamination mit Harnröhrenflora oder eine sonstige Verunreinigung anzunehmen. Werte zwischen 10 000 und 100 000/ml ($10-100 \cdot 10^6/l$) bedürfen der Kontrolle. Die Keimzählung kann mit verschiedenen Methoden erfolgen. Die Anwendung von Tauchnährböden in Kombination mit einem kleinen Brutschrank hat sich für praktische Belange als brauchbarer Weg zur Erfassung der Keimzahl erwiesen. Es muß jedoch betont werden, daß mit dieser Technik Mykobakterien, Pilze, Trichomonaden und Mykoplasmen nicht erfaßt werden. Die Benetzung der Nährböden mit Urin sollte möglichst rasch nach der Harnentleerung erfolgen (4-Stunden-Grenze bei Aufbewahrung der Harnprobe im Kühlschrank). Diese Nährböden können gleichzeitig als Transportmedium für die Erstellung eines Antibiogramms verwendet werden. Die Anwesenheit von Antibiotika in der Urinprobe verändert den Aussagewert des Untersuchungsergebnisses. Fehlt die Möglichkeit einer Keimzählung, so muß für den Versand mit Urin gearbeitet werden, der durch Blasenpunktion gewonnen wurde. – Orientierend kann in der Praxis die Griessche Probe (mit Teststäbchen) durchgeführt werden. Sie spricht jedoch nicht auf alle gramnegativen Erreger an. Ein mit Methylenblau gefärbter Ausstrich des nativen Urins bzw. des Urinsediments wurde ebenfalls zur Orientierung verwendet.
Die qualitativen Urinuntersuchungen auf Bakterien durch Kultur (bunte Reihe) und Resistenzbestimmung (Antibiogramm) dienen der Differenzierung der vorliegenden Erregerspezies und der Feststellung ihrer Empfindlichkeit gegenüber den zur Verfügung stehenden Chemotherapeutika. Sie bilden die Grundlage für eine gezielte Behandlung der chronischen Harnwegsentzündungen.

Pathologische Leukozyturie

Der Nachweis einer pathologischen Leukozyturie ist durch einen Teststreifen oder die Inspektion des standardisierten Harnsediments mit der Angabe der Zahl der Leukozyten pro Gesichtsfeld möglich. In der latenten Phase einer chronischen Pyelonephritis sind Untersuchungen mit einer Zählkammer sinnvoll (Fuchs-Rosenthal-Kammer). Die Auszählung erfolgt in unsedimentiertem Urin, um die Fehlermöglichkeiten des Urinsedimentes auszuschalten. Für genauere Kontrollen wird nephrologischerseits die Zellausscheidung pro Zeiteinheit bestimmt (HÖFFLER 1977, STANSFELD 1975). – Bei der Leukozytenbestimmung in der Zählkammer am nativen Urin gelten mehr als 25 000 Leukozyten pro Milliliter ($> 25 \cdot 10^6/l$) als sicher pathologisch. Werte zwischen 10 000 und 25 000 Leukozyten/ml ($10-25 \cdot 10^6/l$) sind als verdächtig auf eine latente Infektion anzusehen.
Der Nachweis von Leukozytenzylindern (zum Beispiel mit einer Peroxydasefärbung) gilt weiterhin als pathognomonisch für eine Pyelonephritis. Die Untersuchung erfordert die Sedimentation größerer Harnvolumina als beim Standardsediment und ist damit technisch aufwendig.

Lokalisation der Infektion

Die diagnostischen Kriterien der Bakteriurie und Leukozyturie sind natürlich nicht spezifisch für eine Pyelonephritis, sondern bestehen auch bei einer Zystitis und Urethritis. Bei typischen Leukozytenzylindern handelt es sich entsprechend ihrer Form um Ausgüsse der Sammelrohre der Niere. Der Aussagewert der Antikörperbeladung (Antibody coating) von Harnkeimen zum Nachweis aus der Niere stammender Bakterien ist weiterhin stark umstritten (KÖLLERMANN u. Mitarb. 1978, SILVERBERG u. Mitarb. 1976, THOMAS u. Mitarb. 1974). Die Bestimmung von Antikörpertitern im Plasma der im Urin nachgewiesenen Keime gibt einen guten Anhalt für die Aktivität des entzündlichen Geschehens in der Niere, ist jedoch als diagnostische Routinemethode nicht praktikabel (WINBERG u. Mitarb. 1963). Mit dem sog. Blasenauswaschtest nach FAIRLEY u. Mitarb. 1967) ist eine Trennung der vesikalen von den supravesikalen Infektionen möglich. Noch invasiver ist das Einführen von Ureterenkathetern in die distalen Harnleiter unter entsprechender Vorbehandlung der Blase. Beides Methoden, die nur für wissenschaftliche Fragestellungen von Bedeutung sind.

Nierenfunktionsprüfung

Zum Bild der Pyelonephritis gehört weiterhin die Beeinträchtigung der Nierenfunktion. Charakteristisch ist eine schleichend einsetzende *Nierenfunktionsstörung,* die sich anfangs vorwiegend durch eine Schädigung des Nierenmarks manifestiert. Als erstes ist eine Einschränkung der Konzentrationsfähigkeit zu beobachten. Später entwickelt sich bei doppelseitigen chronischen Nephritiden eine Hypostenurie mit Harnkonzentrationen unter 1,012 bei guter Verdünnungsfähigkeit. Im weiteren Verlauf kann es insbesondere bei schweren Erkrankungen als Folge der Partialfunktionsstörungen durch die interstitielle Nephritis zu einer mangelhaften Rückresorption von Natrium, Kalium und Calcium, der sog. Salzverlustniere, kommen. Basenverluste und H^+ sowie NH_4^+-Bildungsstörungen führen zu einer Azidose.

Das Ausmaß der Nierenfunktionseinschränkung läßt sich mit der Isotopen-Clearance seitengetrennt genau festlegen und im weiteren Verlauf kontrollieren. Die PAH-Clearance sinkt bei fortgeschrittenen Fällen stärker ab als die Inulin-Clearance. Im Endstadium mit Retention harnpflichtiger Substanzen kommt es zu einer Phosphatretention, die im Zusammenhang mit dauernden Calciumverlusten das Bild der »renalen Osteopathie« entstehen läßt.

Die Bestimmung des Serumkreatinins zur orientierenden Festlegung des Grades der Nierenfunktionseinschränkung ist für die Chemotherapie von wesentlicher Bedeutung.

Röntgendiagnostik

Das intravenöse Urogramm mit Nierenleeraufnahme und das Miktionszystourethrogramm bilden die wichtigsten und ergiebigsten diagnostischen Maßnahmen zur Beurteilung der anatomischen und funktionellen Verhältnisse der Nieren und ableitenden Harnwege. Der Umfang der notwendigen Röntgenuntersuchung bei Patienten mit Harnwegsinfektionen ist schwer in ein festes Schema zu bringen. Kinder unter 5 Jahren sollten voll durchuntersucht werden, oberhalb des 10. Lebensjahres ist das Miktionszystourethrogramm bei fehlenden pyelonephritischen Veränderungen nicht mehr routinemäßig zu fordern, obwohl sog. »späte« Urethralklappen und Detrusor-Sphinkter-Dyssynergien vorhanden sein können. In den Altersgruppen zwischen 5 und 10 Jahren ist die Effektivität dieser Maßnahme noch nicht klar entschieden (GILLENWATER 1975). Weiterhin müssen alle Männer mit einer Bakteriurie und alle Frauen mit einer symptomatischen Pyelonephritis einer Röntgenuntersuchung unterzogen werden (Tab. **4**).

Die akute Pyelonephritis bietet röntgenologisch wenig. Die Kontrastmittelausscheidung kann auf

Tabelle **4** Klinische Indikationen für das Miktionszystourethrogramm (nach *Ebel*)

1. Bei Harnwegsinfektionen, wenn ein Urogramm indiziert ist
   männliche Säuglinge beim 1. Infekt
   ältere Knaben nach dem 1. Rezidiv
   Mädchen spätestens nach dem 2. Rezidiv
   Therapieresistenz
2. Enuresis nocturna et diurna ab 4. bis 5. Lebensjahr
3. Neurogene Blase
4. Miktionsstörungen
5. Anorektale Fehlbildungen

der betroffenen Seite, auch in umschriebenen Kelchgruppen, vermindert sein. Die Kelchhälse sind zum Teil enggestellt. Die Nierenbeckenschleimhaut weist gelegentlich eine feine Riffelung auf. Die chronische Form zeigt dagegen eine Vielzahl morphologischer und funktioneller Veränderungen. Plumpe, unscharf begrenzte Kelche gehen in atonische oder starre, weite oder sehr enge Kelchhälse über, die wiederum in ein atonisches Nierenbecken münden. Der Ureter weist keine typische Kontrastmittelspindel auf, er ist vom Nierenbecken bis zur Blase durchgehend gefüllt. Sind, vor allem bei einer sekundären Pyelonephritis, durch Papillennekrosen größere Gewebsanteile des Nierenmarks untergegangen, so kommt ein traubenförmig erweitertes Kelchsystem zur Darstellung. Im fortgeschrittenen Stadium erfolgt die Kontrastmittelausscheidung verspätet und vermindert, die Ausschüttung ist verzögert. Im Stehen bilden sich als Zeichen der Entleerungsstörung Kontrastmittelspiegel in den erweiterten Kelchen. Im Endstadium, der Schrumpfniere, ist der Parenchymsaum schmal, die Kelche rücken zusammen, die Nierenkonturen sind unregelmäßig (Abb. **7–12**).

Spezielle röntgenologische Untersuchungsmethoden zur Darstellung latenter Entleerungsstörungen, das Diureseurogramm mit Furosemid, das Miktionszystourethrogramm und die Kinematographie werden in den entsprechenden Abschnitten besprochen. Das Miktionszystourethrogramm zeigt neben dem vesikoureteralen Reflux Divertikel, Blasentrabekulierung und -größe sowie Restharn und Veränderungen am Blasenauslaß und an der Urethra.

Differentialdiagnose

Die Diagnostik der Pyelonephritis bereitet aus zwei Gründen häufig Schwierigkeiten: Einmal weisen Pyelonephritis, Zystitis und Urethritis sowie die entzündlichen Erkrankungen der männlichen Adnexe eine Reihe gleichartiger Symptome auf, da die beteiligten Organe anatomisch und funktionell eine Einheit, das Urogenitalsystem, bilden. Zum anderen neigt die Pyelonephritis aus-

356 Entzündungen

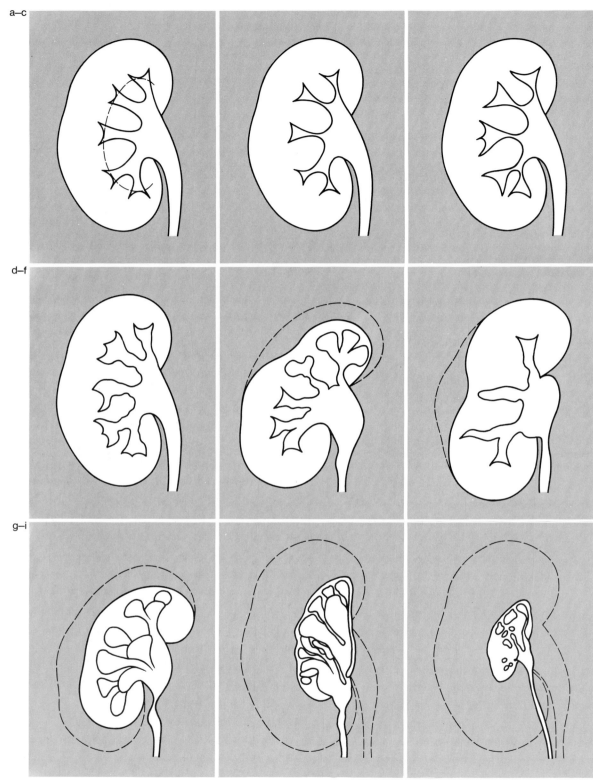

7

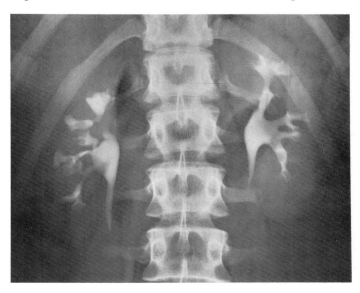

Abb. 8 Rezidivierende Pyelonephritis rechts, Urogramm. Deformierung der Kelchwinkel der oberen und mittleren Kelchgruppe rechts, frühes Stadium (aus *R. Hubmann*: Unspezifische Entzündungen des Urogenitalsystems. In *C. E. Alken, W. Staehler*: Klinische Urologie. Thieme, Stuttgart 1973)

◁ Abb. 7 a–i Schematische Darstellung der verschiedenen destruktiven Veränderungen des Nierenbeckenkelchsystems und des Nierenparenchyms bei der Pyelonephritis (nach *Laubenberger*) 1968
a Normales Pyelon
b Enggestellte Kelche und Kelchhälse, wie sie bei einer akuten Pyelonephritis beobachtet werden können
c Beginnende Abflachung der Papillen und Weiterstellung der Kelchwinkel
d Hypotone Formen des Nierenbeckenkelchsystems bei und nach pyelonephritischen Schüben
e–g Chronische Formen der Pyelonephritis mit Verplumpung der Kelche segmental und über die ganze Niere mit Reduktion des Nierenparenchyms in den befallenen Gebieten
h u. i Pyelonephritische Schrumpfniere

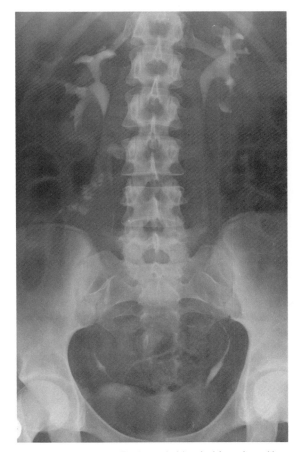

Abb. 9 Chronische Pyelonephritis beiderseits, Urogramm. Breite deformierte Kelchendigungen mit vorwiegend atonischen Kelchhälsen. Kreatinin im Serum 1,0 mg% (88,4 µmol/l), Isotopen-Clearance an der unteren Grenze der Norm (aus *R. Hubmann*: Unspezifische Entzündungen des Urogenitalsystems. In *C. E. Alken, W. Staehler*: Klinische Urologie. Thieme, Stuttgart 1973)

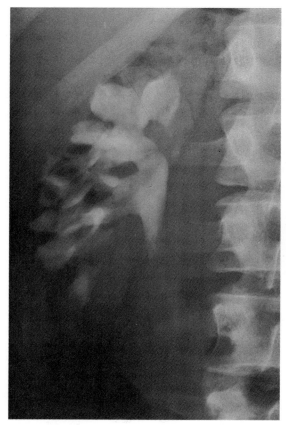

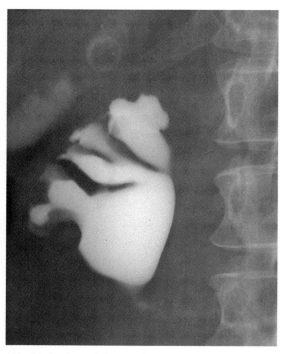

Abb. 11 Pyelonephritische Schrumpfniere mit ampullärem Nierenbecken

Abb. 10 Chronische Pyelonephritis bei segmentalem Megaureter und Reflux, Urogramm. Schwere Destruktionen aller Kelchgruppen (aus *R. Hubmann*: Unspezifische Entzündungen des Urogenitalsystems. In *C. E. Alken, W. Staehler*: Klinische Urologie. Thieme, Stuttgart 1973)

gesprochen dazu, mit einem atypischen Krankheitsbild zu verlaufen. Auch bei Sektionen werden häufiger entzündliche Veränderungen gefunden als vorher klinisch diagnostiziert waren.
Die Differentialdiagnose zwischen Urethritis und Prostatitis einerseits und Zystopyelonephritis andererseits ist bereits mit der 2- bzw. 3-Gläser-Probe relativ einfach zu treffen. Die Entscheidung, ob eine Zystitis mit einer latenten Pyelonephritis vergesellschaftet ist oder ob nur eine isolierte Zystitis vorliegt, kann Schwierigkeiten bereiten.
Nicht nur die chronische, sondern auch die akute Pyelonephritis verläuft auch bei Kindern gelegentlich unter verschiedenen »klinischen Masken«, die zu typischen Fehldiagnosen führen. Im Vordergrund stehen dabei:
1. ein fieberhaftes oder septisches Krankheitsbild ohne auf die Harnwege hinweisende Symptomatik,
2. ein paratyphöses oder zerebrales Bild (als larvierte Urämie),
3. eine Oberbauchsymptomatik wie bei der Pankreatitis oder Cholezystitis.

Die Symptomatik der latenten Verlaufsform wird auch häufig von den Zeichen anderer, vielfach sekundärer Erkrankungen der Pyelonephritis überdeckt, so zum Beispiel von den Zeichen einer renalen Hypertonie.
Sehr verdächtig auf eine Nierentuberkulose ist die sog. »sterile« Pyurie, meist vergesellschaftet mit einer vermehrten Erythrurie. Auch an Trichomonaden muß gedacht werden. Beim paranephritischen Abszeß fehlt im allgemeinen der pathologische Sedimentbefund. Typisch sind der verschleierte Psoasrandschatten und die schlechte Atemverschieblichkeit der Niere. – Die Papillitis necroticans ist, außer bei einer Harnstauungsniere, selten rein entzündlicher Genese. Sehr häufig findet sich jedoch eine Pyelonephritis und Papillennekrose bei Abusus phenazetinhaltiger Schmerzmittel und beim Diabetes mellitus. Für sie sind die intermittierenden Hämaturien typisch.
Nur selten wird, insbesondere bei Verlaufskontrollen, die Differentialdiagnose zwischen der Pyelonephritis und der Glomerulonephritis bzw.

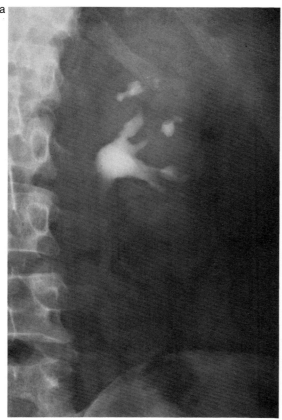 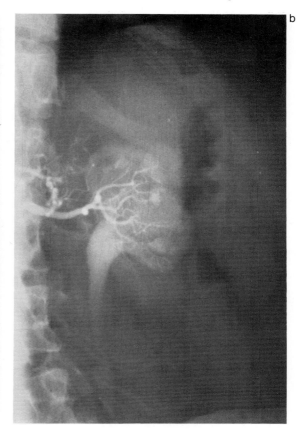

Abb. 12 Hypogenetische Pyelonephritis, kleine destruierte Kelche und Kelchhälse, relativ weit auseinanderstehend (aus R. Hubmann: Unspezifische Entzündungen des Urogenitalsystems. In C. E. Alken, W. Staehler: Klinische Urologie. Thieme, Stuttgart 1973)

der Nephrosklerose Schwierigkeiten bereiten. Charakteristisch für die Pyelonephritis ist die Unregelmäßigkeit und Asymmetrie der Symptome, auch fehlt die »große« Proteinurie und Zylindrurie (Tab. 5).

Die abszedierende Pyelonephritis – Nierenabszeß und -karbunkel

Die Ursache dieser selteneren Krankheitsbilder sind obstruktive Pyelonephritiden (aber auch primäre Pyelonephritiden mit gramnegativen Erregern), z.B. bei Nierenbecken- oder Kelchsteinen mit kompletter oder partieller Pyonephrose, vor allem bei Diabetes mellitus. Die metastatischen Kokkeninfektionen der Niere (und der Nierenhülle) werden seit der Einführung und breiten Anwendung der Antibiotika kaum noch beobachtet. Sie heilen ab, bevor die Diagnose gestellt wird. Der Ausgangspunkt der Kokkeninfektionen sind Abszesse im Bereich der Haut, der Atemwege und der Tonsillen sowie andere Abszeßbildungen im Körper (LUTZEYER u. LAVAL 1979).

Klinik

Die Allgemeinsymptome einer akuten Entzündung, wie Appetitlosigkeit, Schwäche und initialer Schüttelfrost, werden selten vermißt. Die Temperatur ist hochfebril bei ausgeprägter Leukozytose. Häufig wird auch starker Spontan- und Klopfschmerz im Nierenlager angegeben. Bakteriurie und Pyurie sind anfangs nachzuweisen, später jedoch nicht obligat vorhanden. Das Urogramm kann normale Verhältnisse ergeben. Nach stürmischem Verlauf in der ersten Woche heilt die metastatische Staphylokokkenpyelonephritis im Laufe der 2. Woche bei fehlender obstruktiver Komponente mit Restitutio ad integrum aus. Foudroyant verlaufende septische Krankheitsbilder werden meist bei gramnegativen Infektionen gesehen.

Geht die Erkrankung in die dritte Woche, so muß differentialdiagnostisch an die Entwicklung eines größeren Nierenabszesses oder Nierenkarbunkels (oder paranephritischen Abszesses) gedacht werden. Die Abszesse gehen möglicherweise von Glomerula aus und entstehen multizentrisch. Die Nierenkarbunkel sind meist keilförmig mit der

360 Entzündungen

Tabelle 5 Differentialdiagnose chronischer Nierenerkrankungen

	Chronische Pyelonephr.	Chronische Glomerulonephr.	Vaskuläre Nephrosklerose	Nierentuberkulose
Bakterien (10^5/ml) (10^8/l)	+	0	0	0 (spez. Kultur, Tierversuch)
Sediment				
Leukozyten	+++	(+)	0–(+)	++
Erythrozyten	(+)	+++	0–(+)	0–+++
Eiweißzylinder	0–(+)	+++	0–(+)	0–(+)
Leukozytenzylinder	+	0	0	(+)
Proteinurie	+	+++	0–(+)	(+)–+
BSG	++	0	0	(+)–++
Isosthenurie (1,010–1,012)	+–+++	(+)	0	+–++
Asymmetrische Befunde	+	0	0	+
Abnormes Pyelogramm	+	0	0	+
Hypertonie	(+)–++	++	+++	(+)
Ödeme	0	+	0	0
Lendenschmerz	(+)	0	0	(+)
Dysurie, Pollakisurie	+	0	0	++
Anämie	++	(+)	0	(+)

Spitze zum Hilus gerichtet und scheinen von einer Bakterienembolie in einen Arterienast auszugehen (VON NIEDERHÄUSERN u. WILDBOLZ 1964). Abszeß und Karbunkel lassen sich klinisch nicht voneinander trennen. Sind sie ausgedehnter, so kann im Urogramm, Ultraschallbild, der Angiographie und dem Computertomogramm eine Verdrängung der Kelche ähnlich einem gefäßarmen Tumor auftreten. Die Nierenabszesse kommen meist erst nach Durchbruch in die Nierenfettkapsel unter Ausbildung eines paranephritischen Abszesses zur Operation (Abb. **13** u. **14**).

Die Behandlung des umschriebenen Nierenkarbunkels kann unter Ultraschallkontrolle konservativ mit Antibiotika durchgeführt werden. Bei Durchbruch in die Nierenfettkapsel und Ausbildung eines paranephritischen Abszesses ist eine Freilegung des Nierenlagers mit Inzision und Drainage oder Enukleation des Abszesses notwendig.

Multiple Nierenabszesse mit gramnegativen Erregerspezies werden häufig auch bei septischen Harnstauungsnieren beobachtet.

Sonderformen der Pyelonephritis

Papillitis necroticans

Die Papillitis necroticans ist ein vielgestaltiges Krankheitsbild. Es kommt zur Nekrose und Demarkation mehrerer oder aller Nierenpapillen, die verkalken und abgestoßen werden (s. Abb. **16**). Pathogenetisch werden verschiedene Entstehungsmechanismen (infektiöser, angiopathischer und kompressiver Typ) diskutiert (ZOLLINGER 1966). Die Pyelonephritis spielt hinsichtlich der Ätiologie eine untergeordnete Rolle und tritt erst sekundär auf. Zwei Grundkrankheiten stehen im Vordergrund, der Diabetes mellitus und die interstitielle Nephritis durch Phenacetinabusus (Schmerzmittel). Gelegentlich werden Papillennekrosen auch bei eitrigen Harnstauungsnieren gesehen.

Klinik

Die Symptomatik entspricht der einer chronischen Pyelonephritis, mit Abgeschlagenheit, grauem Hautkolorit, Magerkeit, subfebrilen Temperaturen und Schmerzen in den Nierenlagern. Intermittierend treten Mikro- und Makrohämaturien, kolikartige Flankenschmerzen und Fieberschübe auf. Diese Symptome werden durch Sequestrierung und Abgang der Papillen ausgelöst. Das Krankheitsbild ist bei Frauen häufiger zu beobachten als bei Männern. Die Nierenfunktion ist deutlich eingeschränkt (SÖKELAND 1965).

Röntgenologisch sieht man bei der papillären Form typische Ringschattenbildungen (Abb. **15** u. **16**), bei der medullären Form Höhlenbildungen in den Papillen. Nach Defektheilung sind die Kelche plump und kolbig deformiert. – Die Behandlung sollte möglichst konservativ durchgeführt werden, da die Erkrankung meist doppelseitig auftritt. Nicht abgangsfähige, im Ureter eingeklemmte Papillensequester müssen operativ entfernt werden (Abb. **17**).

Zwei seltene Erkrankungen sind die **xanthoma-**

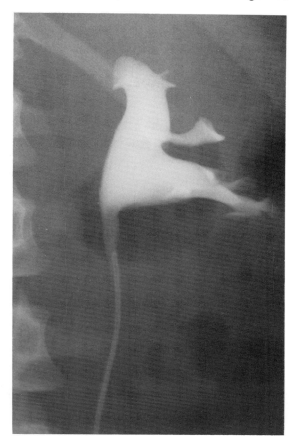

Abb. 13 Nierenabszeß nach längerer Behandlung. Das retrograde Pyelogramm zeigt eine Verdrängung der unteren Kelchgruppe links

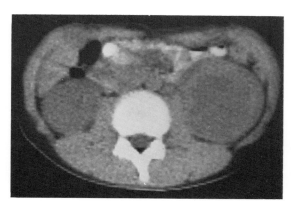

Abb. 14 Nierenabszeß (s. Abb. 13). Computertomogramm mit hypodensem Herd im unteren Nierenpol links; Ausräumung und Drainage

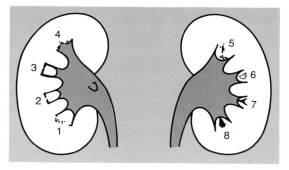

Abb. 15 Papillennekrosen, papilläre und medulläre Form (nach *Günther;* aus *R. Hubmann:* Unspezifische Entzündungen des Urogenitalsystems. In *C. E. Alken, W. Staehler*: Klinische Urologie. Thieme, Stuttgart 1973)

1 normale Kelchzeichnung, entzündliche Infiltration an der Rinden-Mark-Grenze; 2 beginnende Demarkation an den Kelchnischen; 3 sequestrierte Papillen, Ringschatten; 4 kolbig veränderter Kelch nach Papillenabgang; 5 und 6 normale Kelchzeichnung; konfluierende Marknekrosen ohne Verbindung mit dem Nierenbeckenkelchsystem; 7 Eindringen von Kontrastmittel in die Marknekrose; 8 Markhöhle und Schrumpfung der medullären Nekrose

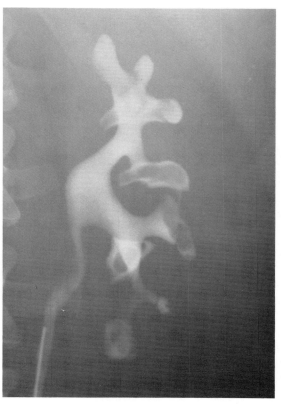

Abb. 16 Typische Papillennekrosen aller Kelche mit Ringschattenbildungen durch Aussparungen der nekrotischen Papillen. Aus der oberen Kelchgruppe sind die Papillen bereits abgestoßen

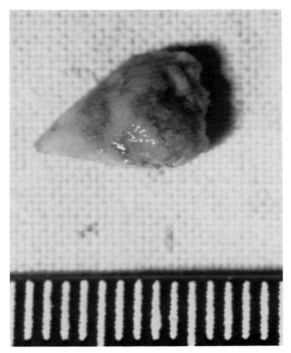

Abb. 17 Ausgeschiedene Nierenpapille bei Papillitis necroticans

töse und die **emphysematöse** Pyelonephritis. Bei der **xanthomatösen**, pseudotumorösen Pyelonephritis bildet sich einseitig, parapelvin in die Niere fortschreitend, ein Granulationsgewebe mit fettbeladenen Schaumzellen. Dieses erscheint auf der Schnittfläche gelblich wie ein Hypernephrom. Die Niere ist im Urogramm meist funktionslos und zeigt gelegentlich Verkalkungen. Auch das retrograde Pyelogramm läßt an einen Tumor denken. Als Erreger werden vorwiegend Staphylokokken und Bacterium proteus nachgewiesen. Das Krankheitsbild wurde auch bei Kindern beschrieben. Die Prognose ist nach Nephrektomie der betroffenen Seite günstig, wenn die andere Niere eine regelrechte Funktion aufweist (FAIRLEY u. Mitarb. 1975, SCHAINUCK u. Mitarb. 1968).

Die **emphysematöse** Pyelonephritis ist eine mehr akut nekrotisierende Entzündung mit glucosespaltenden Bakterien der Escherichia-coli-Gruppe. Als Grundkrankheit kommt in erster Linie ein Diabetes mellitus in Frage.

Obstruktive Pyelonephritis

Definition. Ein wichtiger ursächlicher Faktor für eine chronische Pyelonephritis (auch Zystitis und Urethritis) sind angeborene oder erworbene, morphologische und funktionelle Veränderungen der ableitenden Harnwege, die ein Abflußhindernis darstellen (s. Abb. **3**). Diese Entzündungsform wird als obstruktive (auch sekundäre oder komplizierte) Pyelonephritis bezeichnet. Für den operativ tätigen Urologen ist sie die häufigste und wichtigste Erscheinungsform der Pyelonephritis. Die Infektion ist im engeren Sinne dann nur Symptom einer anderen Grundkrankheit. Die Schwere der Krankheitsbilder und die Dringlichkeit des therapeutischen Vorgehens legen eine weitere Unterteilung der Verlaufsformen der obstruktiven Pyelonephritis nahe: Zu unterscheiden sind

1. die akute Harnstauung bei chronischer Pyelonephritis oder auch die akute Infektion einer gestauten Niere und
2. die chronische Pyelonephritis bei inkompletter Abflußbehinderung,
3. seltene Ursachen chronischer Harnwegsinfektion.

Akute obstruktive Pyelonephritis

Klinik

Beim akuten kompletten Verschluß einer infizierten Niere kommt es im allgemeinen zu einem dramatischen Krankheitsbild mit hohen Temperaturen, Schmerzen im Nierenlager und einem reduzierten Allgemeinzustand. Wird eine primär gestaute Niere plötzlich infiziert, so ist der Verlauf perakut. Das Fehlen von Antikörpern führt häufig nach kurzem Intervall zur Urosepsis. – Ist der Körper längere Zeit an die Infektion gewöhnt und werden gleichzeitig hohe Antibiotikadosen gegeben, so kann das entzündliche Geschehen auch blande verlaufen. Eine große, druckschmerzhafte Niere, eine stark beschleunigte BSG und eine hohe Leukozytose weisen auf die abszedierende, destruierende Pyelonephritis hin. Der Urinbefund kann bei komplettem Harnleiterverschluß unauffällig sein (Abb. **18**).

Therapie

In jedem Fall muß sofort notfallmäßig operativ oder instrumentell eingegriffen und die Niere entlastet werden. Die Drainage des Nierenbeckens ist bei eitrigen Prozessen, auch bei großlumigen Ureterenkathetern meist unzureichend, so daß eine rasche operative Entlastung der Niere anzustreben ist, eventuell mit Nierenfistelung. – Auch bei blandem Verlauf kann das Nierenparenchym in relativ kurzer Zeit zugrunde gehen. Der Endzustand ist die *Pyonephrose* bzw. Hydropyonephrose. Bei einem septischen Krankheitsbild mit toxischer Schädigung der anderen Niere kann auch im Zeitalter der Antibiotika gelegentlich eine sofortige Nephrektomie angezeigt sein.

Chronische obstruktive Pyelonephritis

Am häufigsten sind naturgemäß die inkompletten Entleerungsstörungen. Die Ausscheidungsfunk-

Unspezifische Entzündungen der Nieren und der ableitenden Harnwege

tion der Niere bleibt im begrenzten Umfang erhalten. Die Pyelonephritis, unterhalten und medikamentös kaum beeinflußbar durch eine Harnstauung, führt zu einer langsamen, fortschreitenden Zerstörung des Nierenparenchyms. Eine operative Sanierung der Harnwege ist nach Möglichkeit anzustreben, um möglichst viel intaktes Nierengewebe zu erhalten.

Die häufigste Ursache für persistierende kindliche Pyurien sind Fehlbildungen im Bereich der ableitenden Harnwege (s. Bd. II). Auch Steinbildungen werden im Kindesalter beobachtet. Besondere Bedeutung für die Unterhaltung einer chronischen oder rezidivierenden Pyelonephritis hat der vesikoureterale Reflux (s. Urologie des Kindesalters). Bei Erwachsenen, vorwiegend der älteren Lebensdezennien, sind es die peripheren Abflußbehinderungen, die eine Pyelonephritis ursächlich unterhalten. Je distaler das Abflußhindernis liegt, um so größer ist die Infektionsgefährdung. Bei den Frauen finden sich als Ursache überwiegend gynäkologische Tumoren und die Folgezustände nach ihrer Beseitigung, beim Manne altersbedingte Veränderungen am Blasenausgang (s. Entleerungsstörungen der oberen und unteren Harnwege).

Bei einer rezidivierenden oder schwer zu beeinflussenden Pyelonephritis muß in allen Altersgruppen eine andere, eventuell heilbare *Grundkrankheit*, wie Steine, Mißbildungen der oberen und unteren Harnwege, Harnleiterstenosen, Reflux, Prostatatumoren mit Restharn, Blasenkarzinome, Harnröhrenstrikturen usw., ausgeschlossen werden.

Seltene Ursachen einer chronischen Zystopyelonephritis zeigt die nachfolgende Tabelle **6**.

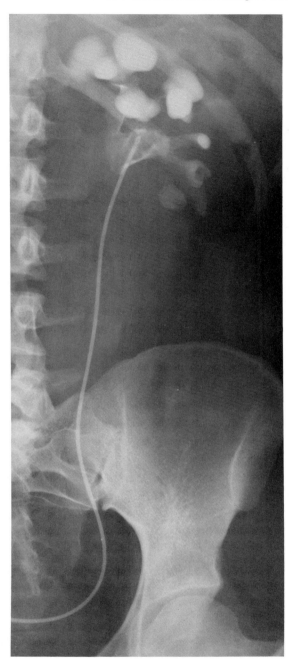

Abb. 18 Septisch obstruktive Pyelonephritis durch einen obturierenden Nierenbeckenstein (an der Spitze des Ureterenkatheters gelegen). Der Psoasrandschatten wird durch einen großen paranephritischen Abszeß verdeckt, der untere Nierenpol ist nach lateral verschoben (aus *R. Hubmann:* Unspezifische Entzündungen des Urogenitalsystems. In *C. E. Alken, W. Staehler:* Klinische Urologie. Thieme, Stuttgart 1973)

Tabelle 6 Seltene Ursachen einer chronischen Zystopyelonephritis

Niere
Nierenkelchzyste
Markschwammniere
Nephroptose
Nierenbecken- und Ureterdarmfistel (postoperativ)
Harnleiterknospen, blind endend
Harnleiterfissus mit Pendelharn
Ovarialvenensyndrom

Blase
Harnleiterstumpfempyem
Blasendivertikel (angeboren)
Sigmadivertikulitis mit Blaseneinbruch
Paratyphlitischer Abszeß mit Blaseneinbruch
Pyosalpinx mit Blaseneinbruch
Fremdkörper in Blase und Scheide

Die spezielle Diagnostik und operative Behandlung werden in den entsprechenden Abschnitten abgehandelt.

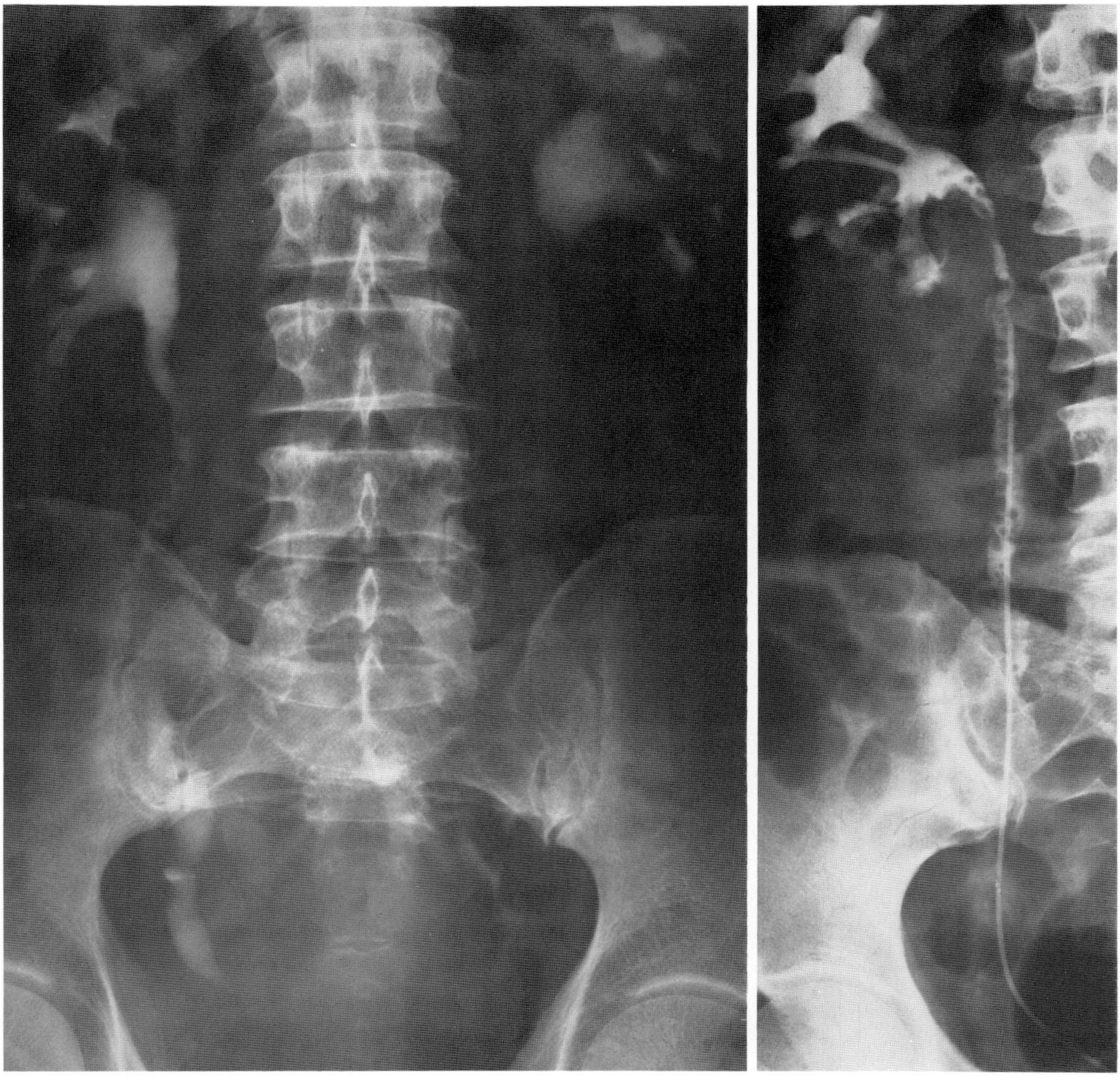

Abb. 19 Ureteritis cystica
a Urogramm
b Retrogrades Pyelogramm
(aus *R. Hubmann:* Unspezifische Entzündungen des Urogenitalsystems. In *C. E. Alken, W. Staehler:* Klinische Urologie. Thieme, Stuttgart 1973)

Ureteritis

Harnleiterschleimhaut und Muskulatur zeigen bei jeder Pyelonephritis entzündliche Infiltrationen, die sich jedoch funktionell nur in einer Atonie bemerkbar machen und keine Symptome hervorrufen. Eine isolierte bakterielle Entzündung des Harnleiters wird nur bei fortgeleiteten paraureteralen Prozessen zu beobachten sein.

Relativ selten ist bei der chronischen Pyelonephritis, aber auch spontan, eine sog. *Ureteritis cystica* nachweisbar. Es handelt sich um kleine, selten größere Zysten, die mit darmähnlichem Epithel ausgekleidet sind. Selten können diese Zysten so groß werden, daß sie eine Entleerungsbehinderung der oberen Harnwege verursachen (Abb. **19**). Längere Zeit in einem Ureterabschnitt ruhende infizierte oder auch sterile Steine können zu einer vernarbenden und später stenosierenden Periureteritis Anlaß geben. Artifizielle Perforationen des Harnleiters oder eine unzureichende Wunddrainage nach Ureterotomie führen zu ausgedehnten paraureteralen Urinphlegmonen.

Unspezifische Entzündungen der Blase

R. Hubmann

Zystitis

Ätiologie und Pathogenese. Bei den verschiedenen Formen der Zystitis handelt es sich vorwiegend um bakterielle Entzündungen mit gramnegativen oder seltener grampositiven Erregern in der gleichen Häufigkeit, wie sie auch bei der Pyelonephritis gefunden werden. Außerdem sind gelegentlich Trichomonaden, Amöben, Hefen, Shistosomen und Mykoplasmen nachzuweisen. Selten kommt es auch zu einem Herpes der Blasenschleimhaut. Auch *chemische Substanzen* können durch hohe Urinkonzentrationen zu einer Reizung mit hämorrhagischer Zystitis Anlaß geben, zum Beispiel bei Vergiftungen mit Terpentinöl, Cantharidin oder Wismut, Barium, Sublimat, Kalium chloricum und Methylalkohol. Ebenso kann das formalinspaltende Hexamethylentetramin bei sehr hohen Dosen eine Zystitis auslösen. *Physikalische Schäden* entwickeln sich nach Röntgen-Radium-Applikationen oder ultraharten Bestrahlungen.
Ähnlich der Pyelonephritis wird die akute Zystitis bei Frauen vorwiegend in den ersten Lebensdezennien (Zyklus, Geschlechtsfunktionen), beim Mann dagegen als »obstruktive« Zystitis (bei Prostataadenom) gesehen. Die Infektion erfolgt bei Mädchen und Frauen vorwiegend urethrogen aszendierend. Per continuitatem können die Erreger bei Entzündungen der Nachbarorgane oder durch Perforation von Abszessen (perityphlitischer Abszeß, Divertikulitis usw.) einwandern. Die Möglichkeit einer iatrogenen Infektion soll nicht verschwiegen werden.
Nach Verlauf und pathologisch-anatomischem Befund werden verschiedene Formen der Zystitis unterschieden.

Akute Zystitis
Definition

Bei den Begriffen akute und hämorrhagische Zystitis handelt es sich um eine klinisch-zystoskopische Definition. Es sind die ersten Phasen einer Entzündung mit Hyperämie und zum Teil petechialen Blutungen in die Mukosa. Die rezidivierende, meist subakute Zystitis, ist eine andere Verlaufsform (s.u.).

Klinik

Die Zeichen der akuten Verlaufsform sind Brennen beim Wasserlassen, imperativer Harndrang, Schmerzen im Unterbauch, Pollakisurie auch nachts und eine Hämaturie. Das Krankheitsgefühl ist gering, ebenso die Allgemeinreaktion des Organismus. Bei Frauen gehen häufig Kälte- und Nässetraumen voraus. Beim Mann ist eine akute unkomplizierte Zystitis sehr selten, so daß immer nach einer chronischen Prostatitis oder Restharn gesucht werden sollte.
Im Urin finden sich reichlich Leukozyten und Bakterien sowie bei der hämorrhagischen Form auch Erythrozyten. Die Proteinurie ist gering. Fieber, BSG-Beschleunigung und Leukozytose fehlen. – Weitere diagnostische Maßnahmen wie Instrumentationen und eine Zystoskopie sollten im akuten Stadium wegen ihrer Schmerzhaftigkeit unterlassen werden.

Differentialdiagnose

Differentialdiagnostisch muß an Steine oder Fremdkörper, eine Urethritis, Prostatitis oder perivesikale Entzündungen gedacht werden. Die 2-Gläser-Probe gibt Aufschluß über den Sitz einer Entzündung der distalen Harnwege. Eine Reizblase geht mit normalem Sedimentbefund einher und macht nachts keine Beschwerden. Die Symptome einer tuberkulösen Zystitis setzen nicht so abrupt ein wie die der akuten unspezifischen Verlaufsform, sind aber meist um so heftiger.

Therapie

Die akute Zystitis erfordert Bettruhe, feuchte Wärme und eine reichliche Flüssigkeitszufuhr. Bei starken subjektiven Beschwerden können Analgetika und Spasmolytika gegeben werden. Reizlindernd wirkt auch Pyridium, das auch in Kombination mit Chemotherapeutika im Handel ist. Durch die Applikation von Sulfonamiden, Nitrofurantoin oder auch Ampicillin kann der Krankheitsverlauf verkürzt werden. Die Heilungstendenz der blanden akuten Zystitis ist gut.

Chronische Zystitis

Die chronische Entzündung der Blase tritt ebenfalls in verschiedenen Verlaufsformen in Erscheinung. Sie begleitet regelmäßig mit mehr oder weniger stark ausgeprägten Symptomen eine chronische Pyelonephritis. Eine Restharnbildung durch ein distales Abflußhindernis, Deszensus oder neurogene Störungen muß ausgeschlossen werden, desgleichen Steine, Fremdkörper und andere obstruktive Komponenten. Die Schleimhaut ist blaßweißlich verändert, das Trigonum meist samtartig aufgelockert. Im subepithelialen Bindegewebe finden sich lymphoplasmozytäre Infiltrationen. Häufig sind vorwiegend am Blasenboden leicht erhabene Knötchen zu beobachten, bei denen es sich histologisch um Lymphfollikel handelt (Cystitis follicularis).

Ein fortgeschrittenes Stadium stellt die eitrige, fibrinösulzeröse Zystitis dar. Sie findet sich nicht selten bei großen Blasensteinen. Der Urin ist trübflockig, die Blasenschleimhaut ist aufgelockert und hochrot, zum Teil mit weißlichen Fibrinbelägen oder Inkrustationen bedeckt. An anderen Stellen finden sich flache Ulzerationen.

Klinik

Die Beschwerden sind bei der chronischen Zystitis sehr viel geringer als bei der akuten Verlaufsform oder fehlen ganz. Handelt es sich um eine sekundäre Entzündung, so wird das Erscheinungsbild von den Miktionsbeschwerden durch ein Prostataadenom oder andere periphere Entleerungshindernisse, einen Blasenstein oder einen Descensus uteri geprägt.

Im Urin finden sich im wechselndem Umfang Leukozyten und Bakterien. Eine Pneumaturie zeigt eine Fistelbildung zum Kolon an. Die Nierenfunktion ist bei einer isolierten Zystitis normal. Eine sterile Pyurie weist auf eine Tuberkulose hin. Im Urogramm fällt bei schweren, langdauernden Zystitiden, insbesondere bei der interstitiellen Zystitis mit Schrumpfungsneigung, eine prävesikale Harnleiterstauung mit abrupter Verengung der Harnleiter im intramuralen Anteil auf.

Therapie

Nach Ausschluß oder operativer Beseitigung anderer ursächlicher Erkrankungen ist im allgemeinen eine gezielte antibiotische Behandlung über 2–3 Wochen und eventuell bei Frauen eine nachfolgende Langzeitprophylaxe mit Nitrofurantoin, Nalidixinsäure und Pipemidsäure erforderlich. Es empfiehlt sich bei fortgeschrittenen Stadien eine systemische Behandlung mit ausreichenden Plasmakonzentrationen. Bei Infektionen mit Hefen haben sich Nystatininstillationen (Moronal) oder die Behandlung mit Ancotil bewährt.

Bestand die chronische Zystitis als Folge eines Tumors der Blase, der Prostata oder anderer obstruierender Veränderungen der distalen Harnwege, so heilt die Zystitis nach Epithelialisierung des Operationsgebietes meist spontan aus. Die zusätzliche antibiotische Therapie lindert eine unangenehme Symptomatik. Langwierig kann die Behandlung der chronischen Zystitis bei Frauen mit schwer einzustellendem Diabetes und bei stärkerer Altersinvolution (Östrogensubstitution) sein.

Bei der fibrinösen und nekrotisierenden Zystitis wurden Instillationen mit trypsinhaltigen Präparationen zur schnelleren Beseitigung von Fibrinbelägen und Nekrosen empfohlen. Eine lokale Behandlung mit Spülungen und Instillationen ist im übrigen nur initial, z. B. bei massiver Pyurie oder nach Steinentfernung, sinnvoll.

Der Dauerkatheterträger toleriert die obligate chronische Zystitis meist auffällig gut. Neben reichlicher Flüssigkeitszufuhr ist eine Katheterpflege durch tägliche mehrfache Blasenspülungen mit Clorina 0,2%ig, Polyvinylpyrrolidon-Jod-Komplexlösung (1:20 der Stammlösung von Betaisodona oder Braunol) oder Rivanollösung 0,05%ig sinnvoll. Lokale Antibiotikaanwendungen sind zu vermeiden. Bei stärkerer Symptomatik ist eine systemische Chemotherapie gelegentlich nicht zu umgehen.

Sonderformen der Zystitis

Cystitis granularis

Die Cystitis granularis wird vorwiegend bei Mädchen bis zur Pubertät, seltener bei geschlechtsreifen Frauen und sehr selten bei Knaben und Männern beobachtet. Eine Bakteriurie und Pyurie sind nicht obligat vorhanden.

Zur Ätiologie werden Harninfektionen, hormonelle Faktoren und ein allergisches Geschehen diskutiert. Interessant ist in diesem Zusammenhang die Beobachtung, daß zwei Drittel aller Mädchen bis zum 10. Lebensjahr beim Reinigungsbad einen urethrovesikalen Reflux aufweisen (RAEZ 1977). Möglicherweise liegen hier eine Infektionsquelle und die Gelegenheit zu chemischen Reizen vor.

Histologisch findet sich eine unspezifische Entzündung. Perivaskulär sind eosinophile Leukozyten, Lymphozyten und Plasmazellen zu beobachten. Zystoskopisch erkennt man besonders am Blasenboden granulationsartige Infiltrate und bis stecknadelkopfgroße Ödembläschen sowie eine Hypervaskularisation. Ein Drittel der Patienten weist einen entzündlichen vesikoureteralen Reflux auf.

Eine erfolgversprechende Therapie ist der Literatur nicht zu entnehmen. Die Empfehlungen reichen von einer Antibiotikabehandlung, Spülungen mit Oxychinolin 1% oder Silbernitrat 0,5%

bis zu operativen Maßnahmen wie der Urethrotomia interna. Eine Änderung der Badegewohnheiten ist zu empfehlen.

Interstitielle Zystitis und Ulcus simplex Hunner

Ätiologie und Pathogenese

Für dieses relativ seltene, aber langwierige Krankheitsbild wurden verschiedene Namen geprägt. Es kommt vorwiegend bei Frauen im 3.–4. Lebensjahrzehnt vor. Eine langdauernde Anamnese entsprechend einer chronischen Zystitis, tags wie nachts, mit fehlender Bakteriurie und Leukozyturie sowie negativer Zytologie muß den Verdacht auf eine beginnende interstitielle Zystitis lenken. Beweisend scheint das Auftreten von petechialen Schleimhautblutungen bei Überdehnung der Blase in Narkose zu sein. Eine abnehmende Blasenkapazität und Ulkusbildung folgen (MESSING u. STAMEY 1978).
Anfangs fällt die Diskrepanz zwischen dem geringen Lokalbefund, einem Ulkus am Blasendach, bei sonst weitgehend normaler Schleimhaut und den erheblichen Beschwerden auf. Es entwickelt sich dann über Jahre eine Schrumpfblase mit Insuffizienz der Ureterostien. – Mikroskopisch findet sich das Bild einer unspezifischen Zystitis mit submukösem Ödem und Hyperämie. Im Bereich des Ulkus überwiegen entzündliche Infiltrate mit eosinophilen Leukozyten, Lymphozyten und Plasmazellen. Es entwickelt sich eine fortschreitende Fibrose der Blasenwand mit Vermehrung kollagener Fasern. Der Nachweis von Immunglobulin bis in die äußersten Blasenwandstrukturen läßt an ein Autoimmungeschehen denken.

Klinik

Die Patientinnen klagen über eine langsam zunehmende Pollakisurie, auch nachts. Bei gefüllter Blase und am Ende der Miktion tritt ein erheblicher Schmerz oberhalb der Symphyse auf. Gelegentlich wird eine Hämaturie beobachtet. Zystoskopisch ist meist nur ein kleines, bis wenige Zentimeter großes Ulkus mit ödematösem Randwall, immer ohne Nekrosen, gelegentlich mit radial einstrahlenden Gefäßen zu erkennen. Eine Dehnung der Blase führt zu starken Schmerzen und Einrissen der Schleimhaut am Ulkus. Differentialdiagnostisch muß vor allem ein Blasenkarzinom (und eine Tuberkulose) ausgeschlossen werden.

Therapie

Konservative und operative Behandlungsmaßnahmen bleiben selten über längere Zeit erfolgreich. Blaseninstillationen mit verschiedenen Substanzen wurden empfohlen (Oxychlorosen Natrium 0,2–0,4%-Chlorpactin WCS-90, Dimethylsulfoxid, Silbernitrat, Jodophore Braunol [GLEASON 1978]). Blasenwandinjektionen (Cortison und Ontosein) scheinen die Kapazität zu verbessern. Eine vorsichtige Elektroresektion oder eine Denervierung der Blase führt in einem Teil der Fälle zur Ausheilung. Bei zunehmender Schrumpfblase bleibt nur eine supravesikale Harnableitung (MESSING u. STAMEY 1978).

Strahlenzystitis

Nach Bestrahlungsbehandlung, vor allem wegen weiblicher Genitalkarzinome, kommt es zu typischen Früh- und Spätveränderungen der Blasenschleimhaut mit Ausbildung zahlreicher Teleangiektasien. Es treten massive Blutungen oder scharf begrenzte Ulzera mit bakterieller Begleitinfektion auf. Eine Probeexzision zum Ausschluß von Tumorrezidiven ist zu empfehlen. Die Therapie ist langwierig. Neben Antibiotika- und Corticoidbehandlungen werden Lebertran- und Desitininstillationen angegeben. Bewährt hat sich auch eine Kombinationsbehandlung durch gleichzeitige Instillation von Procain, Cortison und Actihaemyl bzw. Actovegin (WAGENKNECHT 1976).

Dissezierende, gangränöse Zystitis

Sie wird sehr selten, gelegentlich bei langdauernden Cyclophosphamidbehandlungen, beobachtet. Sie kam früher auch bei Typhus und Diphtherie vor und führte zu schweren, großflächigen Blasenwandnekrosen. Diese sekundär infizierten Schleimhautnekrosen können auch noch Wochen nach Therapieende auftreten. Auch durch Instillation ungeeigneter (alkalischer) unverdünnter Lösungen werden Schleimhautnekrosen gesehen. Weitere seltene Formen der Blasenentzündung sind die Candidamykose, der Herpes, die Lues, die Malakoplakie und die Cystitis emphysematosa.

Rezidivierende Harnwegsinfektionen

Definition

Die häufigsten Harnwegsentzündungen in der urologischen Fachpraxis und in der Allgemeinpraxis sind die sog. »rezidivierende« Zystitis (Urethrozystitis, Urethralsyndrom) und Zystopyelonephritis des Mädchens und der Frau. – Der eingebürgerte Begriff »rezidivierende« Harnwegsinfektion ist aus pathogenetischer Sicht unkorrekt. Das Wort Rezidiv ist definiert als das erneute Auftreten der verschiedenen Infektionszeichen, ausgelöst durch denselben Erreger wie bei der vorhergehenden Erkrankung, also als eine unvollständige Ausheilung (Relaps). Als Reinfektion wird die erneute Erkrankung mit einem anderen Erreger (zum Beispiel auch ein Escherichia-coli-Stamm mit anderem Serotypus) bezeichnet. Die Mehrzahl der Rezidive tritt bereits nach 1–3 Wochen auf, während die echten Reinfektionen meist später beobachtet werden (McCabe u. Jackson 1965).

Ätiologie und Pathogenese

Die Mehrzahl der sog. rezidivierenden Harnwegsinfektionen sind Reinfektionen. Bei 85% der Patientinnen ist die Infektion auf die Blase begrenzt. Die Ursache der Reinfektionen können obstruktive Veränderungen der distalen Harnwege sein (Tab. 1). Bei einem Teil der Mädchen und Frauen liegt möglicherweise ein Defekt der lokalen Infektionsabwehr vor. Nachgewiesen wurde bisher nur eine besondere Adhärenz von Bakterien an den Epithelzellen der distalen Harnwege und der Vulva dieser Patientinnen im Vergleich zu denen gesunder Frauen (Eden 1978, Freeman u. Mitarb. 1975, Svanborg-Eden u. Mitarb. 1978).

Die rezidivierenden Infektionen haben überwiegend 2 Infektionsquellen:
1. bei der Frau die eigene Darmflora über eine pathologische Vulvabesiedlung,
2. beim Mann eine latente bakterielle Prostatitis.

Zu 60–80% gehören die Erreger zur Escherichia-coli-Gruppe (Cattell u. Mitarb. 1974). Reinfektionen mit resistenteren Bakterienstämmen und nur fakultativ vorhandenen Darmkeimen entwickeln sich aus einer durch Antibiotika veränderten Darmflora. Ein Effekt, der besonders durch Penicilline und Cephalotine ausgelöst wird (Knothe 1976). An verschiedene prädisponierende Faktoren durch internistische Erkrankungen (wie z.B. Diabetes mellitus) exogener und endogener Natur muß gedacht werden.

Winberg wies als erster darauf hin, daß eine pathologische Keimflora der Vulva am Meatus externus urethrae häufig zu Reinfektionen der Blase führt. Bis zum 3. Lebensjahr sind in der Vulvaflora reichlich Darmkeime nachweisbar, dann nur noch bei 10–15% der Kinder. Eine direkte Beziehung zwischen pathologischer Vulvaflora und nachfolgender Zystitis besteht allerdings nicht. Für ein Aufsteigen der Keime in die Harnwege sind noch andere Faktoren notwendig (Köllermann u. Scherf 1977, Winberg u. Mitarb. 1974, Winberg 1976). Von den verschiedenen obstruktiven Komponenten stehen die Meatus- und Urethrastenose bei den rezidivierenden Infektionen zahlenmäßig im Vordergrund. Seltener sind es Urethraldivertikel und atypische Hymenalfalten, die die Miktion stören und zum Aufsteigen von Harnröhren- und Vulvaflora führen. Turbulenzen in der proximal überdehnten und am Meatus narbig-engen Harnröhre spülen bei jeder Miktion Harnröhrenkeime in die Blase (Frick u. Mitarb. 1972). Ein weiteres rasches Aufsteigen der Infektion in die Niere setzt einen zusätzlichen vesikoureterorenalen Reflux voraus. Der Reflux als Ursache rezidivierender Pyelonephritiden findet sich vor allen Dingen bei jungen Mädchen.

Klinik

Die häufigste rezidivierende Harnwegsentzündung ist die (Urethro-)Zystitis des Mädchens und der Frau. Anamnestische Fragen sollten Aufschluß über die persönliche Hygiene, sexuelle Gewohnheiten (auftretende Infektionen nach Kohabitationen, am Wochenende oder im Urlaub), Masturbation und Antikonzeptionsmaßnahmen geben. Außerdem ist eine orientierende gynäkologische Untersuchung bei älteren Patientinnen sinnvoll. Die Indikation zu Röntgendiagnostik, Urogramm und Miktionszystourethrogramm muß bei den blanden Infektionen individuell gestellt werden (s. Pyelonephritis). Die Harnröhrenkalibrierung zur Feststellung einer Meatus- oder Harnröhrenenge erfolgt bei der Frau am einfachsten mit Olivensonden, Bougie à boule und nach Gujon. Die Harnröhre der Frau sollte für eine Knopfsonde Ch. 30 (Durchmesser 10 mm) durchgängig sein. Bei Mädchen gilt die Regel: Alter + 10 Ch. (Durchmesser Alter + 3,3 mm). Stenosen werden durch glatten Schnitt gespalten.

Therapie und Langzeitprophylaxe der rezidivierenden Infektionen

Die Behandlung einer floriden Entzündung hat mit Normdosen zu erfolgen. Bei der Gruppe von Patientinnen, die bei Fehlen oder trotz Beseitigung obstruktiver Veränderungen, kurzfristige Reinfektionen zeigen, ist eine Langzeitprophylaxe sinnvoll (Abb. 1). Das echte Rezidiv, als Zeichen der unvollständigen Ausheilung der Primärer-

Tabelle 1 Obstruktive Veränderungen als Ursache rezidivierender Infektionen

1. **Mädchen und Frauen**
    Meatusstenose
    Harnröhrenstriktur
    Harnröhrendivertikel
    Detrusor-Sphinkter-Dyssynergie
    Zystozele
    Strahlenzystitis
    Vesikoureteraler Reflux
    Ovarialvenensyndrom
    Senkniere mit Abflußbehinderung

2. **Knaben und Männer**
    Phimose
    Meatusstenose
    Harnröhrenstriktur
    Harnröhrendivertikel
    Prostatitis
    Prostatasteine
    Klappenbildungen der prostatischen Harnröhre
    Vesikoureteraler Reflux

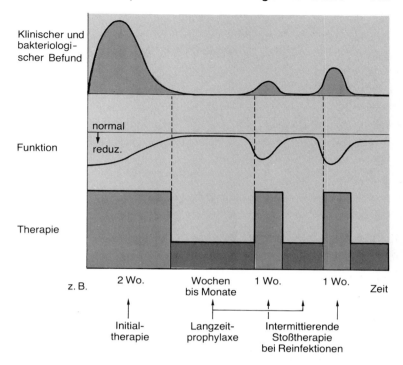

Abb. 1 Schematische Darstellung der Langzeitprophylaxe der chronisch rezidivierenden Zystopyelonephritis (nach *Fuchs*)

krankung, ist davon auszunehmen. Die Prophylaxe kann als Dauerapplikation verordnet werden oder bei exogener Auslösung der Reinfektionen, zum Beispiel nach Kohabitationen, auch als »Pille danach« oder als Wochenendtherapie (VOSTI 1975). Die Applikation erfolgt abends nach der letzten Miktion, um während der Nacht wirksame Harnkonzentrationen in der Blase zu unterhalten. Bewährt haben sich die Trimethoprim-Sulfonamid-Kombinationen und Nitrofurantoin. Ein schwächerer Effekt ist mit Methenamin unter Ansäuerung des Urins zu erzielen. Diese Medikamente führen nicht zu einer Verschiebung der physiologischen Darmflora (STAMEY u. Mitarb. 1977).

Die Häufigkeit der Reinfektionen bei Mädchen und Frauen konnte unter dieser über Monate gehenden Prophylaxe erheblich gesenkt werden (BAILEY 1971, FREEMAN u. Mitarb. 1975, LOHR u. Mitarb. 1977, NORMAND u. SMELLIE 1965, STAMEY u. Mitarb. 1977, STANSFELD 1975). Die Prophylaxe wird durch lokale antiseptische Maßnahmen unterstützt, zum Beispiel das mehrfach tägliche Einreiben der Vulva mit Salben oder Gel, die antiseptisch wirken (Jodophore) oder lokal wirkende Antibiotika enthalten.

Prognose

Die Hoffnung, mit modernen Medikamenten eine chronisch-rezidivierende Zystitis oder Pyelonephritis so zu stabilisieren, daß keine erneuten Reinfektionen auftreten, hat sich nicht erfüllt. Die

Tabelle 2 Langzeitprophylaxe der rezidivierenden Zystitis und Pyelonephritis

Nitrofurantoin	abends 50–100 mg (Kinder 2–2,5 mg/kg)
Trimethoprim-Sulfonamid-Kombination	abends 1 Tablette
Methenamin-Hippurat (Hiprex, Urotracton)	Urin pH 5–5,5 erforderlich

Erhaltung der Nierenfunktion hängt weitgehend von der Kooperation des Patienten oder der Eltern ab (Tab. **2**).

Allgemeinbehandlung bei unspezifischen Entzündungen der Harnwege

Die Allgemeinbehandlung der akuten primären Pyelonephritis besteht nach wie vor aus Bettruhe, physikalisch-diätetischen Maßnahmen wie feuchter Wärme, laktovegetabiler, kohlenhydratreicher Kost sowie einer reichlichen Flüssigkeitszufuhr von ungefähr 2 Litern eines gut verträglichen Getränks (Tee, Mineralwässer oder Obstsäfte). Ein spezieller urologischer Tee kann aus psychologischen Gründen verordnet werden. Sinn dieses Vorgehens ist, eine Durchspülung der Harnwege zur raschen Entfernung intrakanalikulär befindlicher Bakterien sowie eine Steigerung der Durchblutung und eine Verminderung der osmotischen Konzentration im Nierenmark zu erreichen. Eine Ansäuerung des Urins ist nur in der Infektionsprophylaxe von Bedeutung. Das saure Milieu bewirkt zwar einen gewissen bakteriostatischen Effekt, die Empfänglichkeit des Nierenmarks für bakterielle Entzündungen nimmt aber zu. Da alle antibakteriell wirksamen Substanzen hauptsächlich über die Niere ausgeschieden werden, entstehen so hohe Urinkonzentrationen, daß auch bei starker Diurese noch eine volle antibakterielle Wirksamkeit erhalten bleibt.

Eine zusätzliche antibakterielle Behandlung führt zu einer schnelleren und sicheren Ausheilung und vermindert die Gefahr des Übergangs in eine chronische Verlaufsform. Die zahlreichen hexamethylentetraminhaltigen Präparate haben keinen therapeutischen Wert. Die Farbstoffpräparate (Pyridium) werden durch ihren analgetischen Effekt besonders bei der akuten Zystitis als angenehm empfunden.

Antibakterielle Chemotherapie der unspezifischen Infektionen der Nieren und der ableitenden Harnwege

Grundlagen

Eine sinnvolle und rationale Behandlung verlangt neben einer exakten Diagnose nach Stadium und Lokalisation der Erkrankung die Kenntnis der pharmakologischen und antibakteriellen Eigenschaften der zu verwendenden Medikamente und die Kenntnis der ursächlichen Erreger sowie des Antibiogramms (Tab. **3**).

Lokalisation

Die Zystitis als typische Infektion eines mit Übergangsepithel ausgekleideten Hohlorgans ist besonders in ihrem akuten Stadium durch Medikamente, die nur eine wirksame Urinkonzentration ausbilden, gut zu behandeln. Eine chronische bakterielle interstitielle Nephritis erfordert für eine optimale Therapie ausreichend hohe Plasmakonzentrationen, um im Interstitium, dem Zentrum der Entzündung, antibakteriell wirksame Substanzkonzentrationen zu erzielen. Dementsprechend wird man sich auch bei einer schweren interstitiellen Zystitis nicht auf vorwiegend »harnwirksame« Substanzen verlassen, wenn auch eine Diffusion einzelner Chemotherapeutika in das Übergangsepithel anzunehmen ist.

Stadium der Entzündung

Die »blande« akute Zystitis und Pyelonephritis haben eine gewisse Spontanheilungsrate. Eine medikamentöse Behandlung mit Chemotherapeutika und Antibiotika führt jedoch zu einer schnelleren und sicheren Ausheilung und vermindert die Gefahr des Übergangs in eine chronische Verlaufsform (Gruppe I, Tab. **4**).

Bei akuten Infektionen wird man vor allem in der Praxis *ungezielt,* d.h. ohne Kenntnis der vorliegenden Erreger, behandeln müssen (Ampicilline, Trimethoprim-Sulfonamid-Kombinationen, Nitrofurantoin). Die chronischen, seit mehreren Monaten bestehenden Entzündungsprozesse erfordern grundsätzlich eine *gezielte* Chemothera-

Tabelle 3

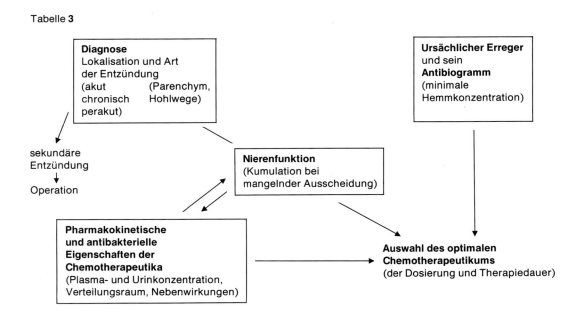

Tabelle 4 Einteilung der Harnwegsinfektionen nach Risiko und Therapieform

Gruppe I **Nichtobstruktive** Harnwegsinfektionen ohne röntgenologische Pyelonephritiszeichen a) Pyelonephritis b) Zystitis	*Therapie* Therapie kann mit wirksamen Urinkonzentrationen erfolgen
Gruppe II »**Urologische**« **obstruktive** Harnwegsinfektionen nach Operation a) ohne stärkere Destruktionen b) mit stärkeren Destruktionen	 Sollten mit wirksamen Plasmakonzentrationen erfolgen
Gruppe III **Chronische** bzw. rezidivierende, **nichtobstruktive** Pyelonephritis z.T. mit prädisponierenden Faktoren	Muß mit wirksamen Plasmakonzentrationen erfolgen
Gruppe IV **Distale** Harnwegsinfektionen, Prostatitis, Urethritis	Muß mit wirksamen Plasmakonzentrationen erfolgen
Gruppe V **Irreparable obstruktive** Harnwegsinfektion (z.B. inoperable Ausgußsteine)	Palliativ mit wirksamen Urinkonzentrationen, möglichst keine Antibiotika

pie nach vorheriger Bestimmung der Erreger und ihrer Empfindlichkeit gegenüber den zur Verfügung stehenden Medikamenten. Bei ihnen sind für die Initialbehandlung Breitbandantibiotika, vor allem Substanzen mit bakterizidem Wirkmechanismus zu bevorzugen (Gruppe II und III, Tab. 4).

Ausrichtung der Dosierung nach wirksamen Plasma- und/oder Urinkonzentrationen

Die Frage nach der Bedeutung der Chemotherapeutikakonzentrationen im Plasma und im Urin ist weiterhin nicht endgültig entschieden, eine Feststellung, die MAXWELL FINLAND bereits vor 20 Jahren auf einer Pyelonephritistagung gemacht hat. Arbeiten, die wirksame Urinkonzentrationen als allein ausreichend für die Behandlung aller Harnwegsinfektionen bezeichnen, sind anfechtbar (HÖFFLER 1978, NAUMANN 1978). Die bisherige Diskussion legt die in Tab. 4 aufgezeigte generelle Einteilung der Harnwegsinfektionen für eine Therapieempfehlung nahe. Chronische Infektionen des Nierenparenchyms mit röntgenologisch nachweisbaren Destruktionen bedürfen zur Behandlung suffizienter Plasmakonzentrationen (Gruppe II b und III), um eine ausreichende Diffusion der Chemotherapeutika an dem Entzündungsherd zu sichern. Diese beiden Gruppen umfassen die urologischen bzw. internistischen Problempatienten.

Die chronische Pyelonephritis läuft vorwiegend im Interstitium der Niere ab (bakterielle interstitielle Nephritis). Außerdem finden sich die Bakterien in den Tubuluslumina und den ableitenden Harnwegen. Innerhalb pyelonephritischer Infiltrate kann es durch Ausfall der gesamten Funktion der betroffenen Nephren nicht zu einer Anreicherung der Chemotherapeutika in den Tubuli kommen. Die Wirkung der hohen Urinkonzentrationen bleibt auf die in den Lumina der Harnwege befindlichen Bakterien beschränkt. (Angaben über den »Gewebsgehalt« eines Chemotherapeutikums im Homogenat normalen Nierengewebes haben keinen wissenschaftlichen Aussagewert) (HUBMANN 1968, NAUMANN u. HUBMANN 1968).

Pharmakokinetische Eigenschaften der Chemotherapeutika und Antibiotika

Die Ausbildung einer antibakteriell wirksamen Plasmakonzentration hängt vor allem von der Dosis, der Applikationsart, dem Verteilungsraum, der Resorptionsgeschwindigkeit und der renalen oder extrarenalen Ausscheidung eines Medikamentes ab. Derivate einer Grundsubstanz, wie zum Beispiel des Tetracyclins oder des Sulfanilamids, weisen ganz unterschiedliche pharmakologische Eigenschaften auf, die vor allem für die zu verabreichende Dosis von Bedeutung sind. Mit Nitrofurantoin sind keine wirksamen Plasmakonzentrationen zu erreichen. Unter Normdosen entstehen bei allen Chemotherapeutika weit höhere Urin- als Plasmakonzentrationen (Aminopenicilline zum Beispiel 1000fach).

Doppelseitige Pyelonephritiden gehen nicht selten mit einer *Einschränkung der Nierenfunktion* einher. Da die überwiegende Mehrzahl aller Chemotherapeutika und Antibiotika renal aus dem Körper eliminiert wird, entwickelt sich bei einer unzureichenden Ausscheidungsfähigkeit der Nieren und weiterer Applikation der Normdosis eine

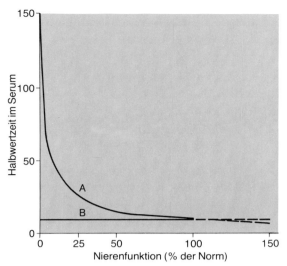

Abb. 2 Der Anstieg der Halbwertzeit von renal und extrarenal ausgeschiedenen Chemotherapeutika bei Einschränkung der Nierenfunktion (nach *Kunin*); A = renal ausgeschiedene Substanz, B = extrarenal ausgeschiedene Substanz

Kumulation des Medikamentes im Plasma mit der Möglichkeit des Auftretens toxischer Plasmakonzentrationen. Dieses Stadium wird erreicht, wenn weniger als ein Viertel der normalen Nierenfunktion vorliegt, also zu einem Zeitpunkt, an dem auch die harnpflichtigen Substanzen im Plasma ansteigen (Abb. **2**).
Bei manifester Niereninsuffizienz muß das Dosierungsintervall verlängert und die Dosis reduziert werden. Erfahrungswerte wurden für die wichtigsten Antibiotika und Chemotherapeutika erarbeitet. Für potentiell nephrotoxische Substanzen, wie Amikacin und Aminoglykoside, ist bereits bei eingeschränkter Nierenfunktion Vorsicht geboten. Die modernen Cephalosporine sind weitgehend atoxisch für den Nierentubulus.
Der *Wirkungsmechanismus* der Chemotherapeutika und Antibiotika ist entweder bakterizid, das heißt die Bakterien werden in einer bestimmten Entwicklungsphase abgetötet, oder bakteriostatisch, dann erfolgt nur eine Wachstumshemmung. Beide Vorgänge sind abhängig von der Medikamentenkonzentration. Bei Verwendung bakteriostatisch wirkender Substanzen muß die erforderliche antibakteriell wirksame Plasmakonzentration während des ganzen Tages aufrechterhalten werden.

Antibiogramm – Art und Empfindlichkeit der Erreger

Die in den Harnwegen pathogene Bakterienflora begrenzt die Zahl der für die Behandlung zur Verfügung stehenden Medikamente. Die überwiegende Mehrzahl der Zystitiden und Pyelonephritiden wird in der allgemeinen Praxis durch Bakterien der Escherichia-coli-Gruppe verursacht. Standen die Patienten vorher in klinischer oder urologischer Behandlung, so finden sich relativ häufig Keime der Proteusgruppe sowie Klebsiellen und Pseudomonas aeruginosa. – Für die Behandlung kommen also alle klassischen Penicilline in Normdosen und die Medikamente der Erythromycingruppe grundsätzlich nicht in Frage, da ihre Wirksamkeit auf die grampositiven Erreger beschränkt ist.
Die verschiedenen gramnegativen Bakterien weisen bereits innerhalb einer Spezies eine stark unterschiedliche Empfindlichkeit gegenüber antibakteriell wirksamen Medikamenten auf. Für die Auswahl des optimalen Antibiotikums ist daher in der Urologie die Kenntnis des ursächlichen Erregers und seines Antibiogramms, d. h. seiner Beeinflußbarkeit durch die zur Verfügung stehenden Antibiotika, notwendig.
Die Antwort auf die Frage, ob eine bestimmte Substanz sensibel oder resistent ist, ergibt sich aus der Korrelierung zweier Konzentrationsgrößen, dem »In-vitro-Hemmwert« als Ausdruck der antibakteriellen Aktivität einer antibiotischen Substanz und der »Wirkstoffkonzentration in vivo« als einer pharmakokinetischen Größe. Ist die zur (bakteriostatischen oder bakteriziden) Schädigung des Erregers benötigte Wirkstoffkonzentration niedriger als die in vivo am Ort der gewünschten Wirkung erreichbare Konzentration, so kann das Antibiotikum als »therapeutisch brauchbar« oder der Keim als »sensibel« beurteilt werden. Liegt dagegen die minimale Hemmkonzentration über den therapeutisch im Patientenorganismus erreichbaren Wirkstoffkonzentrationen, so ist die antibakterielle Voraussetzung für einen echten chemotherapeutischen Effekt nicht gegeben; der Erreger muß also in diesem Fall als »resistent« bezeichnet werden (Abb. **3**). Dabei sollte von der Resistenzbestimmung keine bindende Voraussage für den klinischen Erfolg der therapeutischen Bemühungen verlangt werden. Das Antibiogramm gibt nur einen Hinweis, ob ein antibakterieller Effekt auf den vorliegenden Erreger erwartet werden darf. Alle mikrobiologischen Bewertungsmethoden bleiben in ihrer Aussage auf diese direkte Wirkung zwischen Antibiotikum und Erreger beschränkt. Die einer In-vitro-Prüfung nicht zugänglichen körpereigenen Abwehrkräfte können dann zwar aus einer antibakteriell unwirksamen Substanz keine wirksame machen, wohl aber einen antibakteriellen Antibiotikaeffekt zum auch klinisch sichtbaren kurativen Erfolg steigern (NAUMANN u. HUBMANN 1968).
Die antibakterielle Chemotherapie ist ein Konzentrationsgeschehen am Wirkungsort. Im Plasma, im Urin und am Entzündungsherd sollten Substanzkonzentrationen erzielt werden, die die minimale Hemmkonzentration der vorliegenden Bakterien erreichen. Diese Minimalkonzentration

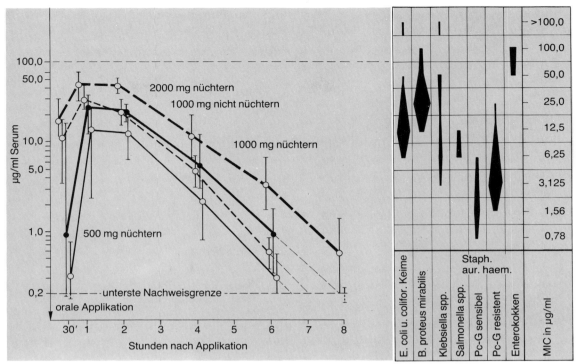

Abb. 3 Konzentrationen von Cephalexin nach einmaliger oraler Gabe im Vergleich zur antibakteriellen Aktivität in vitro gegenüber verschiedenen Erregerspezies (nach *Naumann*)

darf insbesondere bei den bakteriostatisch wirkenden Medikamenten, den Sulfonamiden und den wichtigsten Breitbandantibiotika, im Plasma und damit in der interstitiellen Flüssigkeit nicht unterschritten werden, da sonst die Bakterienvermehrung erneut einsetzt.

Für die Praxis sind Ampicilline, Trimethoprim-Sulfonamid-Kombinationen, Nitrofurantoin oder in begrenztem Umfang auch noch Sulfonamidmonotherapie bei allen akuten Zystitiden und Pyelonephritiden von besonderem Interesse. Die übrigen Antibiotika sollten chronisch rezidivierenden Erkrankungen und gefährdeten Patienten vorbehalten bleiben.

Die Sulfonamidkombinationen, die Nitrofurane, die Nalidixinsäure und die Pipemidsäure sind Chemotherapeutika im engeren Sinne. Die Antibiotika sind Substanzen, die von einem lebenden System gebildet werden, um das Wachstum und die Vermehrung eines anderen Organismus zu hemmen oder ihn abzutöten. Sie werden heute synthetisch oder halbsynthetisch hergestellt.

Die zu verabfolgende *Dosis* hat innerhalb der ersten Behandlungswoche mindestens der empfohlenen Normdosis zu entsprechen (vorausgesetzt, es besteht keine Niereninsuffizienz). Tritt innerhalb der ersten Woche keine Besserung der Pyurie und Bakteriurie ein, so sind bei empfindlichen Erregern Diagnose und Behandlungsindikation zu revidieren.

Für die *Dauer* der Therapie gibt es noch keine festen Regeln. Vergleichsuntersuchungen mit einer Therapiedauer von 3 Wochen bzw. 3–7 Tagen ergaben keinen Unterschied in der Rezidivhäufigkeit nach Absetzen der Therapie bei den blanden Infektionen der Gruppe I. Es konnte gezeigt werden, daß eine einzige Dosis von 3 g Amoxycillin bei Patienten mit blanden Zystitiden zur Keimfreiheit führte (FAIRLEY 1978). Generell sollte jedoch, soweit eine Pyelonephritis angenommen werden muß, eine etwa 10–14tägige Therapie durchgeführt werden.

Wenn eine Infektion trotz mehrmaliger Stoßbehandlung nicht zu beseitigen ist und der Patient keinerlei sonstige subjektive oder objektive Symptome einer floriden Harninfektion aufweist, sollte die Behandlung unter regelmäßiger Kontrolle des Patienten abgebrochen werden. Es ist bisher nicht erwiesen, daß bei diesen Patienten die chronische signifikante Bakteriurie gefährlicher ist als eine potentiell nephrotoxische Therapie.

Die Behandlung der *asymptomatischen Bakteriurie* ist nach wie vor Gegenstand von Diskussionen. Eine Behandlung ist bei Schwangeren und Kindern indiziert. Eine relative Indikation besteht bei allgemeiner Abwehrschwäche (hohes Alter, chronische Erkrankung, immunsuppressive Therapie) und beim Diabetes mellitus. In allen übrigen Fällen ist Zurückhaltung angebracht.

Chemotherapeutika

Die neueren *Sulfonamide* unterscheiden sich weniger hinsichtlich ihrer antibakteriellen Eigenschaften, sie zeigen jedoch ein sehr unterschiedliches pharmakokinetisches Verhalten, insbesondere in der renalen Ausscheidung und damit der Verweildauer im Organismus. Als charakteristischer Wert für die Verweildauer einer Substanz wird die Plasmahalbwertzeit (HWZ), die Zeit, in der die Plasmakonzentration von ihrem Höchstwert um 50% absinkt, angegeben. Die Sulfonamide werden in 3 Gruppen eingeteilt, die sog. Kurzzeitsulfonamide mit einer Halbwertzeit zwischen 3 und 10 Stunden, die Mittelzeitsulfonamide mit einer Halbwertzeit von 10–20 Stunden und die sog. Langzeitsulfonamide mit einer Halbwertzeit von über 20 Stunden (s. Tab. **5**). Zur Aufrechterhaltung einer ausreichend hohen, antibakteriell wirksamen, aber nicht toxischen Plasmakonzentration müssen daher bei jedem Präparat andere Dosierungen eingehalten werden.

Die Sulfonamide wirken bakteriostatisch. Sie haben ein relativ breites Wirkspektrum, wenn auch die primäre Resistenz vieler Bakterienspezies sehr groß ist. Außerdem bereitet die Aussagekraft der im Blättchentest gewonnenen Werte bei der Resistenzbestimmung gewisse Schwierigkeiten. Die Behandlungsindikationen bleiben auf wenige Erkrankungen begrenzt. Im Bereich der Harnwege sind es die akuten blanden Entzündungen (Gruppe I). Nebenwirkungen werden sehr selten beobachtet und bestehen vorwiegend in allergischen Reaktionen. Die Gefahr der Auskristallisation schlechtlöslicher Acetylderivate in der Niere ist bei den modernen Präparaten relativ gering. Kontraindiziert sind Sulfonamide bei Oligurie und Anurie, im ersten Trimenon und in den letzten Wochen einer Gravidität sowie bei Neugeborenen.

Von den rein synthetisch hergestellten Chemotherapeutika sind Nitrofurantoin, die Nalidixinsäure und die Pipemidsäure zu erwähnen. *Nitrofurantoin* hat ein breites Wirkspektrum bei relativ geringer primärer Resistenz und Resistenzentwicklung. Leider lassen sich keine wirksamen Plasmaspiegel erreichen. Es sollte daher bei einer chronischen Pyelonephritis nicht für eine Monotherapie verwendet werden. Resistent ist Pseudomonas aeruginosa. Die Nebenwirkungen sind in der Tab. **5** aufgeführt.

Die *Nalidixinsäure* weist ein gutes Wirkspektrum hinsichtlich der Coli- und Proteusgruppe auf. Die übrigen Erreger sind weitgehend resistent, so daß nur nach Antibiogramm gearbeitet werden kann. – Die Pipemidsäure scheint ebenfalls nur unzureichende Plasmakonzentrationen auszubilden. Für Hohlwegsinfektionen ist sie bei breitem Wirkspektrum jedoch gut einsetzbar.

Kombinationspräparate

Die Kombination des Folsäurehemmers Trimethoprim mit Sulfonamiden hat sich allgemein als sehr wirksam erwiesen. Beide Substanzen greifen an verschiedenen Punkten im Bakterienstoffwechsel ein und ergänzen sich zu einer bakteriziden Wirkung. 60–80% der Escherichia coli sowie 20–50% der Klebsiellen sind empfindlich, während Pseudomonas aeruginosa und Enterokokkenstämme weitgehend resistent sind. Das wechselnde Ansprechen auch der Proteae macht eine Resistenzbestimmung notwendig. – Eine neuere Substanzkombination, Tetroxoprim und Sulfadiazin, weist bei niedrigerer Dosierung ebenfalls eine gute antibakterielle Wirkung auf.

Antibiotika

Chloramphenicol und die klassischen Tetracycline sind die ältesten bekannten Breitbandantibiotika. Sie wirken durch Bakteriostase.

Chloramphenicol wird heute nur noch unter ganz bestimmten Indikationen eingesetzt. Die als seltene Nebenwirkung immer wieder beobachtete Panmyelopathie endet meist tödlich.

Die *Tetracycline* haben zwar ein breites Wirkspektrum, jedoch eine relativ große Primärresistenzrate. Pseudomonas- und die meisten Proteusstämme sind nicht zu beeinflussen. Das Hauptindikationsgebiet liegt bei den blanden Infektionen der Gruppe I und den Genitalinfektionen.

Die für Harnwegsinfektionen ätiologisch verantwortlichen Erreger stellen für die klassischen Penicilline, die Staphylokokkenpenicilline und die Macrolidantibiotika keine Indikation dar.

Aminopenicilline. Das erste Breitspektrumpenicillin mit bakterizidem Wirkmechanismus und besonderer Aktivität gegen gramnegative Erreger stellt *Ampicillin* dar. Es erfaßt Coli und coliforme Keime zu 50–80%, Proteus mirabilis zu 90% sowie alle Enterokokken. Gegenüber penicillinasebildenden Staphylokokken und Pseudomonas aeruginosa ist Ampicillin unwirksam. Nachteile sind eine schlechte enterale Absorption und eine relativ hohe Exanthemrate. Sein naher Verwandter, *Amoxycillin,* weist bei oraler Gabe eine sehr viel bessere Resorption auf.

Der Vorteil sollte nicht durch niedrigere Dosierung verschenkt werden (NAUMANN u. ROSIN 1978).

Ticarcillin, als Nachfolgepräparat des Carbenicillins, ist ebenfalls weitgehend atoxisch. Wesentlicher Einsatzbereich sind Indol-positive Proteusstämme, Enterobacter und Pseudomonas. Es kann, wie die folgenden Substanzen, nur intravenös verabreicht werden.

Gegen Pseudomonasstämme mit am wirksamsten erwies sich *Azlocillin*. Es kann jedoch Ticarcillin bei Indol-positiven Proteus und Enterobacter nicht ersetzen.

Mezlocillin ist dem Ampicillin ähnlich, hat jedoch ein breiteres Wirkspektrum und eine deutlich höhere antibakterielle Aktivität. – Die Differentialindikationen dieser 3 Substanzen sind mit dem Antibiogramm festzulegen. Als wertvoll erwiesen sich zum Teil die mögliche Dosisreduktion und die niedrigere Natriumzufuhr.

Von dem pseudomonaswirksamen Penicillin soll noch das ausschließlich für Zystitiden einsetzbare *Carindacillin* erwähnt werden. Mit der maximal verträglichen Dosis von 4 g oral sind keine wirksamen Plasmakonzentrationen zu erreichen.

Cephalosporine. Bei den Cephalosporinantibiotika stehen wir vor einer verwirrenden Vielfalt von Substanzen und Präparaten. Die vierte Folgegeneration dieser Substanzreihe ist mit Cefotaxim gerade (1979/80) eingeführt worden, mit Verbreiterung des Wirkspektrums auf Pseudomonas. Die Cephalosporine haben chemische, bakteriologische und pharmakologische Ähnlichkeit mit den Penicillinen. Sie verbinden die Grundeigenschaften des Ampicillins mit denen der penicillasestabilen Staphylokokkenpenicilline. Bevorzugt werden jetzt Substanzen mit hoher Betalactamasestabilität und langer Plasmahalbwertzeit. Eine komplette Lücke im Keimspektrum stellen vielfach neben Pseudomonas die Enterokokken dar. Indolpositive Proteae (mit Providencia) sind ebenfalls meist resistent, desgleichen Enterobacter, wobei Cefotaxim eine Ausnahme bildet (NAUMANN u. ROSIN 1978). Verschiedene, für die Praxis wesentliche Substanzen finden sich in der Tab. 5. Die Differentialindikationen bei den modernen Cephalosporinen werden vom Antibiogramm, den Applikationsformen und dem Preis wesentlich mitbestimmt.

Aminoglykoside. Von den Aminoglykosiden sind vor allem *Gentamicin* und *Tobramycin* von Bedeutung. Differentialindikationen bestehen nur in geringem Umfang. *Amikacin* sollte als Reservemedikament nicht routinemäßig eingesetzt werden. Das Wirkspektrum umfaßt, mit Ausnahme von Proteus mirabilis und Enterokokken, die in den Harnwegen vorhandenen Erreger. Grampositive Kokken sind nur wenig empfindlich. Tobramycin und *Sisomicin* sind bei Pseudomonasstämmen besonders wirksam. Eine sehr wechselnde Empfindlichkeit bis zur Resistenz weisen Serratia, Proteus rettgeri und Providencia auf.

Die pharmakokinetischen Parameter der Aminoglykoside, Gentamicin, Sisomicin, Tobramycin und Netelmycin unterscheiden sich nicht wesentlich. Amikacin muß deutlich höher dosiert werden (LODE 1979).

Von den Nebenwirkungen steht die Nephrotoxizität im Vordergrund. Außerdem ist im wechselnden Umfang eine deutliche Ototoxizität (1–3%) bekannt. Die Elimination ist eng an die Nierenfunktion gebunden. Eine instabile Nierenfunktion bei schweren Krankheitsbildern läßt neben den laufenden Serumkreatininkontrollen eine Bestimmung der Plasmakonzentration des Aminoglykosids sinnvoll erscheinen. Die Kombination mit Aminopenicillinen ist in diesen Fällen der mit Cephalosporinen vorzuziehen.

Die Therapiedauer ist allgemein auf 10–14 Tage zu begrenzen. Bis zum erneuten Einsatz eines anderen Aminoglykosids ist ein freies Intervall von 1–2 Wochen einzulegen. – Neuromuskuläre Blockaden, Allergien, hämatologische und hepatologische Nebenwirkungen sind sehr selten.

Die wichtigsten Nebenwirkungen der Chemotherapeutika und Antibiotika sind in Tab. 5 aufgeführt.

Potentiell nephrotoxische Substanzen

Von vielen Antibiotika ist die Möglichkeit einer tubulotoxischen Nierenschädigung bekannt. Gesichert ist die Nephrotoxizität bei überhöhtem Plasmaspiegel oder langdauernder Behandlung, zum Beispiel bei den Aminoglykosiden, Cephaloridin und Amphotericin B. Schwierig ist die Beurteilung der Kombinationsbehandlung moderner Cephalosporine mit Aminoglykosiden. Die Kombination von Cephalotin und Aminoglykosiden darf als nephrotoxisch gelten. Als Risikofaktoren müssen eine eingeschränkte Nierenfunktion, Exsikkose, Azidose (O_2-Mangelzustände), Septikämie und die gleichzeitige Gabe von Schleifendiuretika angesehen werden (LODE 1979, S. 81).

Fehler und Gefahren der antibakteriellen Chemotherapie

Die wichtigste Ursache für ein Versagen der antibakteriellen Therapie ist neben der Verwendung »unwirksamer« Medikamente eine zu *kurze* und zu *niedrig dosierte* Behandlung. Zu geringe Wirkstoffkonzentrationen fördern die Selektion resistenter Bakterien. Die prophylaktische Gabe von Chemotherapeutika und Antibiotika sollte nur über 2–3 Tage bei Operationen an stark infizierten Organen oder nach plastischen Eingriffen erfolgen (LANG 1978).

Allergische Nebenwirkungen sind nicht immer zu vermeiden. Toxische Schäden entstehen dagegen ausschließlich durch inadäquate Dosierung, insbesondere bei Nierenfunktionsstörungen. – Veränderungen der physiologischen Darmflora mit Zunahme fakultativ pathogener Bakterien müssen bei jeder Antibiotikatherapie in Kauf genommen werden. Sie treten in wenigen Tagen besonders bei Aminopenicillinen und Tetracyclinen auf und können zu Autoinfektionen der Harnwege mit resistenten Erregern führen. Im Extremfall kann eine ulzeronekrotisierende, pseudomembranöse Enterokolitis auftreten, einhergehend mit Durchfällen, Darmblutungen, Exsikkose und Kreislaufversagen. Meist handelt es sich dabei um Superinfektionen mit resistenten Bakterien. Eine weitere

Tabelle 5.1 Chemotherapeutika

	Handels-namen	Applikations-möglichkeit	Plasma-HWZ Std.	Tagesdosis[1] Erwachsene	Kinder[2] mg/kg/KG	Nebenwirkung (spezielle Indikationen)
Sulfonamide						
Kurzzeitsulf.						
Sulfisoxazol	Gantristin	oral, i.v.	6	4–6 × 1 g	100–150	kein Hexamethy-lentetramin gleich-zeitig geben; Allergi-sche Reaktionen, Stevens-Johnson-Syndrom
Sulfisomidin	Aristamid	oral, i.v.	7	4 × 1 g		
Mittelzeitsulf.						
Sulfamethoxazol	Gantanol Sinomin	oral	10	Initial-dosis 2 g Erhaltungs-dosis 1 g	1. Tg. 30 ab 2. Tag 25	
Sulfaphenazol	Orisul	oral	10			
Sulfamoxol	Tardamid Sulfuno	oral, i.v.	11			*selten:* Blutbildveränderun-gen, toxische oder allergische Nieren-schäden, Übelkeit *cave:* Neugeborene und letzte Schwanger-schaftswochen
Langzeitsulf.						
Sulfameth-oxypyridazin	Lederkyn Kynex Davosin		35	Initial-dosis 1 g Erhaltungs-dosis 0,5 g	s. Anleitung	
Sulfameth-oxydiazin	Durenat Bayrena	oral, i.v.	37			
Sulfadimethoxin	Madribon	oral, i.v.	41			
Sulfaperin	Pallidin	oral	41			
Weitere Chemotherapeutika						
Nitrofurantoin	Furadantin	oral, lokal				Übelkeit Allergie (Anämie, Hämolyse) Polyneuritis bei Niereninsuffizienz Lungenfibrose
	Furadantin retard	oral	0,5	0,3–0,4 g	5	
	Ituran Urolong					
	Uro-Tablinen	oral				
	Nitrofurantoin retard-ratiopharm.					
Hydroxymethyl-Nitrofurantoin	Urfadyne			0,64 g	3–5 –	
Nalidixinsäure	Nogram	oral	1,5	4 × 1 g	–	Allergie (nur gezielt) niedrige Plasma-spiegel
Pipemidsäure	Deblaston	oral		2 × 0,4 g	–	
Kombinations-präparate						
Folsäure-Hemmer und Sulfonamide						
Trimethoprim + Sulfamethoxazol	Bactrim Eusaprim Omsat Sulfacet TMS 480 Trimethoprim comp.-ratiopharm.	oral, i.v. oral	ca. 10	2 × 2 Tabl.	s. Anleitg.	Allergie, Hämopoese-schäden
+ Sulfadiazin	Triglobe	oral		1 × 1 Tbl.		
+ Sulfametrol	Lidaprim	oral		2 × 2 Tbl.		
+ Sulfamoxol	Supristol Nevin	oral		2 × 1 Tbl.		
Tetroxoprim + Sulfadiazin	Sterinor Tibirox	oral	ca. 6 bzw. 10	2 × 1 Tbl.		
Nitrofurantoin + Sulfadiazin (+ Pyridium)	Sulfa-Furadantin retard Urospasmon	oral oral	0,5 bzw. 10	2 × 2 Kaps. 3 × 1 Tabl.	–	Übelkeit Allergie s. Nitro-furantoin

Tabelle 5.2 Antibiotika 78c

	Handels-namen	Applikations-möglichkeit	Plasma HWZ Std.	Tagesdosis[1] Erwachsene	Kinder[2] mg/kg/KG	Nebenwirkung (spezielle Indikationen)
Chloramphenicol			2–3	(2–3 g)	50	aplastische Anämie cave: Neugeborene (Prostatitis)
Tetracycline						
Tetracyclin	Achromycin Hostacyclin Tetracyn	i.v., i.m. oral	2–8	1–1,5 g oral 0,5–0,75 g parenteral	20 (8–10 bei parenteraler Gabe)	Durchfall Enterokolitis bei Kindern Verfärbung der Zähne Lichterythem (Urethritis) (Prostatitis) (Mykoplasmen)
Oxytetracyclin	Terramycin Terravenös Macocyn	i.v., i.m. oral	9			
Chlortetracyclin	Aureomycin	i.v., i.m. oral	5,6			
Pyrrolidinomethyl-tetracyclin	Reverin	i.v., i.m.	7,9	2 × 275 mg	10	
Demethylchlor-tetracyclin	Ledermycin Declomycin	oral	17,7	2 × 300 mg	(6–12)	
Doxycyclin	Vibramycin Doxycyclinratiopharm.	oral, i.v.	15–22	Initialdosis 200 mg, Erhaltungsdosis 100–200 mg		
Minocyclin	Klinomycin	oral, i.v.		200 mg	4	
Aminopenicilline						
Ampicillin	Amblosin Binotal Penbristol Penbrock usw.	i.v., i.m.	1–1,5	3(–40) g	100	Allergie Durchfall Enterokolitis
Amoxycillin	Clamoxyl	oral		2–3(6) g	50	
Carindacillin	Carindapen	oral	1	4 g	–	(Pseudomonas-zystitis)
Ticarcillin	Aerugipen	i.v., i.m.	70 min	15–20 g	300–500	
Ureidopenicilline						
Azlocillin	Securopen	i.v.	75 min	6(–20) g	150–200	(Pseudomonas-Hospitalkeime)
Mezlocillin	Baypen	i.v.	50 min	6(–20) g	75 (200–300)	(Hospitalkeime)
Cephalosporine						
(Cephalothin)	Cephalotin Keflin	i.v., i.m.	0,5 bis 0,8	4(–24) g	40	
Cephalexin	Oracef Ceporex	oral	0,7	4 g	75–100	
Cefadroxil	Bidocef	oral	1–1,5	2(–4) g	50	
Cefradin	Sefril	oral, i.v.	0,5	4 g	25–100	siehe Text
Cefaclor	Panoral	oral	40 min	3 g	30–50	
Cephazolin	Elzogram Gramaxin Zolicef	i.v.	1,5	4(–6) g	50	
Cefamandol	Mandokef	i.v.	45 min	4(–12) g	50–100	
Cefuroxim	Zinacef	i.v.	70 min	2,25–4,5 g	30–100	
Cefoxitin	Mefoxitin	i.v.	55 min	6(–12) g		(+ Anaerobier)
Cefotaxim	Claforan	i.v.	70 bis 120 min	2–4 g		(+ Pseudomonas)
Aminoglykoside						
Gentamicin	Refobacin Garamycin Sulimycin	i.m., i.v.	1,5	3 × 40(–80) mg	2–4	nephro- und oto-toxisch cave: Nierenfunktions-störung
Dibekacin	Orbicin	i.m., i.v.	1,5	3 × 50(–75) mg		
Tobramycin	Gernebcin	i.m., i.v.	1,5	3 × 40(–80) mg		
Sisomicin	Extramycin	i.m., i.v.	1,5	3 × 40(–80) mg		
Amikacin	Biklin	i.m., i.v.	2	1,0(–1,5) g		

[1] nach *Walter* u. *Heilmeyer*, *Marget* u. *Kienitz* sowie Firmenprospekten
[2] für Kleinkinder gelten häufig andere Dosierungen

Gefahr der Chemotherapie ist die Verschleierung abszedierender Entzündungsprozesse.

Iatrogene Infektionen der Urogenitalorgane und ihre Prophylaxe

Die instrumentelle urologische Diagnostik ist mit der Möglichkeit einer iatrogenen Infektion der Harnwege verbunden. Die Keimverschleppung auf ein Minimum zu reduzieren, muß zu den Grundprinzipien jeder Instrumentation gehören. – Bei einer großen Zahl der urologischen Operationen ist dagegen eine aszendierende Infektion der Harnwege und der Niere nicht zu vermeiden. Die Prophylaxe der Keiminvasion bei der Diagnostik und die Möglichkeit der Suppression bei operativen Eingriffen sollen daher gesondert behandelt werden.

Infektionsprophylaxe bei diagnostischen Maßnahmen: Die Bakterieninvasion kann auf 3 verschiedenen Wegen erfolgen. Unter der Instrumentation werden die Bakterien der physiologischen Flora der vorderen Harnröhre in kleine Harnröhrenschleimhautverletzungen eingepreßt. Durch Verschleppen der Bakterien in die hintere Harnröhre und die Blase ist die Möglichkeit der Ausbildung einer Prostatitis, Epididymitis und Zystitis gegeben.

Instrumentelle Läsionen der Harnröhrenschleimhaut sind besonders gefährlich beim Vorliegen einer Zystitis. Mit der ersten Miktion nach dem Eingriff kann der infizierte Urin durch den relativ hohen Miktionsdruck (im Vergleich zum Venendruck) in die Harnröhrenschleimhaut und das Corpus cavernosum urethrae eingepreßt werden. Die Bakteriämie führt zum pyelonephritischen Schub mit Schüttelfrost und Fieber wenige Stunden nach der Instrumentation. Dieses Zustandsbild wurde früher als »Katheterfieber« bezeichnet (Abb. **4** u. **5**). Eine weitere Möglichkeit iatrogener Infektion ist natürlich auch durch unsaubere Instrumente und unsteriles Arbeiten gegeben. Die eingeschleppten Erreger erreichen nach wenigen Stunden hohe Keimzahlen im Urin. – Bei Harnstauung und Insuffizienz der Ureterostien steht außerdem der Weg offen für eine direkte kanalikuläre Aszension der Erreger in die Nieren als weitere Ursache des »Katheterfiebers«, d.h. der iatrogenen Pyelonephritis.

Prophylaxe

Wesentlich für die Prophylaxe einer iatrogenen Infektion bei Instrumentationen der Harnwege sind eine Vermeidung jeder brüsken Manipulation, eine peinliche Asepsis und zusätzliche antiseptische Maßnahmen.

Beim einfachen *Blasenkatheterismus,* zum Bei-

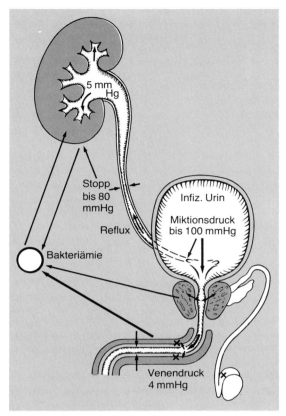

Abb. 4 Eintrittspforten der Bakterien nach Instrumentation der Harnwege, insbesondere unter der Miktion (x) (aus *R. Hubmann:* Unspezifische Entzündungen des Urogenitalsystems. In *C. E. Alken, W. Staehler:* Klinische Urologie. Thieme, Stuttgart 1973)

spiel der Restharnprüfung, ist ein weicher Mercier-Katheter Ch. 16–18 (5,3–6,0 mm Durchmesser) besonders beim Mann am schonendsten einzuführen. Die Passage des Katheters wird durch Instillation von reichlich Gleitmittel, 5–10 ml, wirksam unterstützt. Zur Asepsis trägt die Verwendung von Einmalkathetern, sterilen Handschuhen (sowie Abdecktüchern) und die vorherige Desinfektion der Glans penis und des Orificium externum urethrae mit einem Desinfektionsmittel (Polyvidon-Jod-Komplex, Betaisodona, Braunol, Merfen 1%) bei. Dem Gleitmittel, das einige Minuten vor der Instrumentation zu instillieren ist, sollte ein Lokalanästhetikum und ein Desinfizienz zur Abtötung der Harnröhrenflora zugesetzt werden. Die Verwendung von Einmalspritzen mit Gleitmittel (Instillagel) schaltet einen weiteren Weg der Keimverschleppung von Patient zu Patient aus. Durch Anlegen einer Penisklemme kann das Gleitmittel zum Erreichen einer ausreichenden Einwirkzeit von etwa 5 Min. in der Harnröhre gehalten werden. Jede instrumentelle Harnröhrenpassage muß mit einer derartigen Gleitmittel-

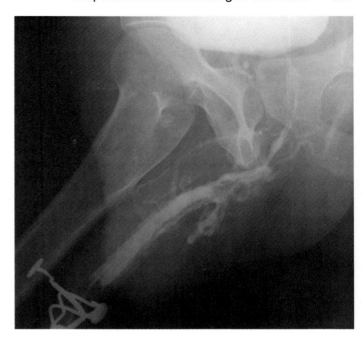

Abb. 5 Urethrogramm kurz nach einer Zystoskopie. Eindringen des Kontrastmittels durch Schleimhautläsionen in die abführenden Venenplexus des Corpus cavernosum urethrae (aus *R. Hubmann:* Unspezifische Entzündungen des Urogenitalsystems. In *C. E. Alken, W. Staehler:* Klinische Urologie. Thieme, Stuttgart 1973)

applikation eingeleitet werden. Im Anschluß an den Katheterismus kann als weitere antiseptische Maßnahme ein Lokalantibiotikum in die Blase instilliert werden, wie Kombinationen von Neomycin und Bacitracin.

Die gleichen Maßnahmen sind sinngemäß auch bei jeder *Zystoskopie* zu beachten. Sie sollte unter strenger Indikationsstellung als letzte diagnostische Maßnahme erfolgen. In verstärktem Umfang ist eine Asepsis (Abdeckung des Patienten, Handschuhe, saubere Schürzen oder Kittel) erforderlich. Die prograde Urethrozystoskopie mit Einführung des Instruments unter Sicht des Auges hilft, besonders dem Ungeübten, Schleimhautverletzungen zu vermeiden.

Die *retrograde Pyelographie* sollte einer besonders strengen Indikationsstellung unterliegen und nur durchgeführt werden, wenn mit allen anderen diagnostischen Maßnahmen (Infusionsurogramm, Schichtaufnahmen usw.) keine Abklärung des Krankheitsbildes möglich ist. Soll die Untersuchung bei einer bestehenden Zystitis erfolgen, so muß nach Einführen des Instruments die Blase ausgiebig gespült werden. Zur Vermeidung einer Keimverschleppung in die oberen Harnwege wird der Ureterenkatheter am zweckmäßigsten bis zum Eintreten der Katheteraugen in das Ureterostium mit steriler Flüssigkeit durchspült. Bei der Kontrastmittelinjektion ist eine Überspritzung des Nierenbeckens nicht nur zur Vermeidung von Fehldiagnosen durch unphysiologische Füllungsbilder, sondern auch aus Gründen der Asepsis unbedingt zu vermeiden (Anfangsdosis nicht über 2–3 ml eines 30%igen [300 g/l] Kontrastmittels).

Die retrograde Darstellung bei Entleerungshindernissen der oberen Harnwege ist zur Vermeidung einer septischen Harnstauungsniere möglichst erst kurz vor dem operativen Eingriff durchzuführen. Bei gefährdeten Patienten kann nach einer Instrumentation auch einmal eine kurzzeitige allgemeine Antibiotikaprophylaxe angezeigt sein. Besondere Bedeutung hat die Vermeidung iatrogener Infektionen bei Paraplegikern in den ersten Wochen nach dem Unfall. Vielfach wird ein intermittierender steriler Katheterismus oder ein suprapubischer Katheter dem Dauerkatheter vorgezogen.

Perioperative antibakterielle Chemotherapie

Viele urologische Eingriffe machen das Einlegen von Dauerkathetern, Nierenfisteln, Schienungsröhrchen und Wunddrainagen erforderlich. Mit Ausnahme der Wunddrainagen, die an sterile Auffangbeutel anzuschließen sind, führen diese Harnableitungen im Bereich der Blase trotz Verwendung geschlossener Ableitungssysteme innerhalb von 4–5 Tagen zu einer Aszension von Bakterien in die Harnwege. Die Keimaszension beim Dauerkatheterträger läßt sich durch eine geschlossene Dauerspülung mit Dreiwege-Katheter oder intermittierende Spülung mit Antibiotikalösung (Substanzen der Neomycin-Polymyxin-Reihe) oder Polyvidon-Jod-Komplex 1:25 bis 1:50 der Stammlösung (Braunol) bzw. Rivanol zurückhalten (HUBMANN u. MATZ 1977). Bei plastischen Operationen und vorübergehenden Nierenfisteln kann eine perioperative Prophylaxe über 2–3 Tage am besten mit Aminopenicillinen, die in hoher Konzentration im Urin ausgeschieden werden, erfolgen. Die Aminoglykosidantibiotika sollten erst nach Katheterentfernung zur Anwendung kommen.

Urosepsis und uroseptischer Schock

Als Urosepsis wird eine von den Harnwegen ausgehende Sepsis bezeichnet, wobei eine oder beide Nieren meist im Sinne einer schweren, z. T. abszedierenden Pyelonephritis beteiligt sind.

Ätiologie und Pathogenese

Die Bakteriämie entwickelt sich relativ häufig durch einen Harnleiterverschluß (z. B. einen Harnleiterstein) bei vorher bereits infizierten Harnwegen oder durch iatrogene, instrumentelle Infektionen (z. B. einen Schlingenversuch). Seltener wird eine Harnstauungsniere hämatogen spontan infiziert. Es entsteht die sog. septische Harnstauungsniere (septische obstruktive Pyelonephritis).
Die Eintrittspforte der Bakterien kann auch in einer Schleimhautläsion der Urethra liegen (Bougierung einer Striktur bei infiziertem Urin). Bekannt und gefürchtet waren früher die aszendierenden Infektionen der Harnstauungsnieren im Stadium III des Prostataadenoms mit Ostiuminsuffizienz (Urämosepsis, STAEHLER 1959). Besonders gefährdet sind Patienten, die immunsuppressive Substanzen erhalten, und solche mit Diabetes mellitus, hämatologischen Erkrankungen und Leberparenchymschäden.
Bei der Septikämie mit gramnegativen Bakterien (Escherichia coli, Proteus, Pseudomonas und Klebsiellen sowie Serratia) kommt es bei 30% der Patienten zu einem Endotoxinschock. Trotz moderner Behandlungsmaßnahmen liegt die Mortalität des septischen Schocks mit über 50% noch immer hoch. Die Endotoxine entstammen der Zellwand abgestorbener Bakterien.
Im Gegensatz zum kardialen und traumatischen Schock verursacht der *Endotoxinschock* anfangs eine periphere Vasokonstriktion, jedoch mit hohem Herzminutenvolumen. In den meisten Fällen folgt rasch ein Abfall des peripheren Widerstandes durch Eröffnung arteriovenöser Shunts bei weiterhin herabgesetzter peripherer Gewebsversorgung mit Sauerstoff und anderen Substanzen. Später eröffnet sich das Kapillarbett, die Vasokonstriktion der Venen bleibt jedoch bestehen. Das Blut fließt nicht zum Herzen zurück.
Die Hypoxie betrifft weniger das Herz und das Gehirn. Der Lactatabbau in der Leber ist jedoch beeinträchtigt. Die verminderte Nierendurchblutung führt anfangs zu Oligurie. Bei inadäquater Behandlung tritt zur Pyelonephritis noch eine akute Tubulusnekrose auf.
Regelmäßig läßt sich beim septischen Schock eine *Verbrauchskoagulopathie* nachweisen. Der Thrombozytenabfall ist typisch für den beginnenden septischen Schock. Später folgen gastrointestinale Blutungen. Auch die Lungen erfahren schwere Veränderungen durch Schock und Gerinnungsstörung. Die Folge der Gasaustauschstörung ist anaerober Stoffwechsel mit weiterer Zunahme der metabolischen Azidose.

Klinik

Das klinische Bild ist durch septisches Fieber mit vorwiegend nachmittags einsetzendem Temperaturanstieg auf über 39 °C und wiederholten Schüttelfrösten gekennzeichnet. Der Allgemeinzustand verschlechtert sich rasch. Es besteht eine hohe Leukozytose.
Bei foudroyantem Verlauf kann unter Temperaturabfall ein Kreislaufversagen eintreten, das auch unter intensiver Behandlung nicht immer abzufangen ist, der *uroseptische Schock*.
In der Frühphase des uroseptischen Schocks fallen neben Schüttelfrösten und Fieber eine ängstliche Unruhe, Somnolenz, Tachypnoe und Tachykardie sowie periphere Zyanose und Oligurie auf. Der Blutdruck liegt systolisch unter 100 mmHg (<13,3 kPa). Im EKG besteht der Verdacht auf einen Herzinfarkt. Die Thrombozyten sinken als Zeichen der Verbrauchskoagulopathie unter $100000/\mu l$ ($100 \cdot 10^9/l$). Es kann jedoch bis zu 10 Stunden dauern, bis der Kreislauf zusammenbricht. – In der Spätphase kommt es aufgrund der Blockierung der peripheren Kapillaren und Gerinnungsstörung zu Magen-, Darm- und Hautblutungen, Hämaturie, Ikterus, Lungen- und Hirnödem.
Bei einseitigen septischen Pyelonephritiden wurde gelegentlich auch eine toxische Schädigung der Kontralateralniere mit Anurie und nachfolgender Urämie beobachtet (renorenale toxische Anurie) (KARCHER u. VAHLENSIECK 1964). Pathologisch-anatomisch findet sich eine Tubulusnekrose.

Diagnose

Bei Verdacht auf eine Urosepsis muß parallel zur Suche nach der Sepsisursache eine Reihe von Laborwerten bestimmt und regelmäßig kurzfristig kontrolliert werden. Die Abnahme der Blutkultur ist nur im Fieberanstieg bzw. beim Schüttelfrost möglich. Die diagnostischen Maßnahmen sind in der folgenden Tab. **6** zusammengefaßt.

Therapie

Die Quelle der Sepsis muß soweit möglich operativ entlastet oder beseitigt werden (z. B. durch eine Nierenfistel evtl. Nephrektomie).

Tabelle 6 Diagnostik bei Urosepsis und uroseptischem Schock

1. *Blutbild, Thrombozyten*
2. *Gerinnungsstatus*
3. *Elektrolyte*
4. *Blutgase*
5. *Kreatinin, Harnstoff, Bilirubin*
6. *Blutkultur im Fieberanstieg*
7. *Urinkultur, Wundabstrich*
8. *Einfuhr- und Ausfuhrbestimmung stündlich*
9. *Zentrale Venendruckmessung*
10. *Puls, Blutdruck, Temperaturkontrolle*

Tabelle 7 Therapie der Urosepsis und des uroseptischen Schocks

Basisbehandlung:
1. *Beseitigung der Harnstauung*
2. *Antibiotika*
   Cefotaxin 2 × 4 g, evtl. komb. mit Azlocillin 3 × 5 g
3. *Glykosidtherapie mit rascher Aufsättigung*
4. *Diureseunterhaltung (80 ml/Std.)*
5. *Kreislaufsubstitution*
   niedermolekulare Dextrane, Albumin, Blut, Ringerlösung
6. *Azidosetherapie*
   Natriumbicarbonat, Trispuffer
7. *Corticoidgabe*
   Prednisolon 1–2 g je nach Ansprechen des Blutdrucks
8. *Heparingabe* (20 000 IE Dauertropf in 24 Std.)

Im Bedarfsfall:
9. *Sauerstoffzufuhr*
10. *Eröffnung des peripheren Kreislaufs*
    (Hydergin, Dehydrobenzperidol, 0,2–0,9 mg/Std.)
11. *Metamizol, physikalische Kühlung*
12. *Gammaglobulin, 2,5 g pro die*
13. *Aprotinin*
    initial 500 000 KIE
    4stündl. 200 000 KIE
14. *Dopamin*
    3 µg/kg/min

Als Allgemeinmaßnahmen haben sich Metamizol, Wadenwickel und eine Flüssigkeitszufuhr von mindestens 2–2,5 Litern sowie eine Glykosidtherapie bewährt. Unter dem Schüttelfrost kann Dolantin langsam in einer Einzeldosis von 25 mg intravenös gegeben werden.

Ohne Kenntnis der ursächlichen Erreger ist eine bakterizide Antibiotikatherapie mit breitem Wirkspektrum angezeigt, zum Beispiel Cefotaxim (Initialdosis 4 g). Die weiteren Dosen sind der Nierenfunktion anzupassen. Beim Verdacht auf eine Pseudomonassepsis ist die Kombination mit Azlocillin (Initialdosis 4 g) sinnvoll. Aminoglykoside sind wegen ihrer nephrotoxischen Komponente zu vermeiden. Die Diurese sollte so lange wie möglich mit Manitol oder Sorbit gefördert werden. Furosemid darf wegen seiner zusätzlichen Belastung der Tubuluszellen nur im Notfall versucht werden.

Beim **uroseptischen Schock** oder Endotoxinschock, zwischen denen im Experiment große Parallelen bestehen, sind neben der Antibiotikatherapie entsprechend der Schockphase eine Auffüllung des Kreislaufs und eine massive Corticoidgabe von 1–3 g Methyl-Prednisolon bis zum Ansprechen des Blutdrucks notwendig. Die Azidose ist auszugleichen. Eine alpha-adrenergische Blockade (Hydergin, Dehydrobenzperidol) beseitigt die periphere Vasokonstriktion, beta-adrenergische Stimulation erhöht das Herzzeitvolumen und den arteriellen Blutdruck. Die Messung des zentralen Venendrucks läßt Rückschlüsse auf die zirkulierende Blutmenge und die Herzleistung zu. Einer Verbrauchskoagulopathie ist mit Heparin vorzubeugen. Antifibrinolytika sind kontraindiziert. Eine sekundär auftretende Candidasepsis läßt sich mit Ancotil evtl. kombiniert mit Amphotericin behandeln (Tab. **7**).

Entzündungen der Nierenhüllen

Paranephritischer Abszeß

Ätiologie und Pathogenese. Der paranephritische Abszeß wurde früher überwiegend durch metastatische oder fortgeleitete Staphylokokkeninfektion ausgelöst. Der Infektionsmodus ist der gleiche wie bei der metastatischen Pyelonephritis (S. 359). Jetzt werden überwiegend Abszedierungen durch gramnegative Erreger bei infizierten Harnstauungsnieren beobachtet. Die Eiterung entsteht durch Einbruch eines Nierenrindenabszesses in die Fettkapsel. Als Phlegmonen können sie sehr groß werden und sich zum subphrenischen Raum, ins Retroperitoneum am M. psoas entlang bis zur Leiste und nach lateral zur Flanke (Trigonum Petiti) hin entwickeln.

Klinik. Vor der Antibiotikaära war der akute Beginn mit hohem Fieber, Schüttelfrost und Flankenschmerzen wie bei Staphylokokkeninfektionen typisch. Mit der raschen Anwendung von Antibiotika werden überwiegend schleichende Verläufe mit subfebrilen Temperaturen, hoher BSG und Leukozytose und uncharakteristischen Flankenschmerzen gesehen. Die Anamnese ist dann langdauernd. Die Diagnose bleibt unklar, bis eine fluktuierende Vorwölbung in der Flanke (Kostovertebralwinkel) zu tasten ist oder ein Reizsyndrom des M. psoas bzw. des Zwerchfelles auftritt. Bei einer akuten Pyelonephritis oder infizierten Harnstauungsniere überdeckt das Erscheinungsbild der Grundkrankheit die Symptome des paranephritischen Abszesses, so daß die Diagnose erst nach dem Röntgenbild oder intra operationem gestellt wird. Im Zweifelsfall kann eine Probepunktion angezeigt sein.

Diagnose. Bei der klinischen Untersuchung tastet man meist eine druckschmerzhafte Resistenz im Nierenlager. Die Muskulatur weist eine Abwehrspannung auf. Hat sich der Abszeß nach kranial entwickelt, so kann das Zwerchfell hochstehen, ein Pleurakuppenschmerz oder ein Pleuraerguß vorhanden sein. – Bei metastasierenden Prozessen ist der Urin frei von pathologischen Bestandteilen. Die Nierenfunktion wird nicht beeinträchtigt.

Sehr aufschlußreich ist das Veratmungspyelogramm (Abb. **6**). Die betroffene Niere erweist sich weniger atemverschieblich als die gesunde Seite. Der obere oder der untere Nierenpol können verdrängt sein. Bei sich kaudal entwickelnden Abszessen sind der Psoasrand und die Begrenzung des unteren Nierenweichteilschattens verdeckt (s. Abb. **18**). Die Wirbelsäule zeigt manchmal eine zum Abszeß hin konkave Skoliose. Computertomographie und auch Ultraschalluntersuchungen können bei der Diagnostik hilfreich sein. Differentialdiagnostisch muß an Abszeßbildungen, ausgehend von Entzündungen der Nachbarorgane, gedacht werden (Gallenblase, Leber, Wirbelkörper usw.).

Therapie. Die Behandlung besteht in der Inzision durch einen Flankenschnitt mit Freilegung der Niere und anschließender ausgiebiger Drainage. Eine Nephrektomie kann bei weitgehend zerstörter Niere erforderlich sein. Manchmal ist eine Gegeninzision im Unterbauch oder in der Leiste angezeigt. Eine bedeutsame Komplikation kann bereits zu Beginn oder nach der Abheilung des Abszesses eine Beeinträchtigung der Harnleiterpassage infolge Kompression oder narbiger Verwachsungen des oberen Ureters mit Nierenbeckenkelchektasie und nachfolgender Hydronephrose sein. Ein Kontrollurogramm nach 2–3 Monaten ist daher immer zu empfehlen.

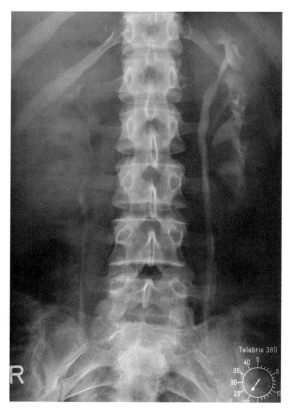

Abb. **6** Veratmungspyelogramm bei paranephritischem Abszeß. Fehlende Atemverschieblichkeit und Verdrängung der Nierenachse links

Perinephritis fibrosa, scleroticans oder fibrolipomatosa und die Paranephritis fibroplastica

Infolge chronischer, zum Teil jahrelanger Entzündung der Capsula propria wird die Niere mit derbem Narbengewebe umgeben. Häufig liegt bei dieser sog. Schwarten- oder Panzerniere auch noch eine chronische Pyelonephritis oder sekundäre pyelonephritische Schrumpfniere vor. In manchen Fällen ist die Genese nicht mehr zu klären. Erstreckt sich die Entzündung auch auf die Nierenfettkapsel, histologisch ähnlich der idiopathischen Retroperitonitis, so spricht man von einer *Paranephritis fibroplastica*. Der Prozeß kann auch auf das retroperitoneale Fettgewebe im Bereich des oberen Ureters übergreifen. Differentialdiagnostisch muß an eine Retroperitonitis »carcinomatosa« bei Pankreasschwanz- oder Magenkarzinom gedacht werden. Die Symptomatik ist vielgestaltig, die Diagnostik zum Teil schwierig. Bei der Perinephritis fibrosa kann eine Abtragung der Schwarten sehr gute klinische Ergebnisse bringen. Nicht selten finden sich ausgedehnte hohe Ureterstenosen, die eine Nephrektomie erforderlich machen.

Idiopathische Retroperitonitis fibroplastica (Morbus Ormond)

Definition. Bei der primären idiopathischen retroperitonealen Fibrose, wie sie von ORMOND 1948 erstmalig zusammenfassend beschrieben wurde, kommt es zu einer fibrotischen Umwandlung des retroperitonealen Fettgewebes. Die Erkrankung

Unspezifische Entzündungen der Blase 383

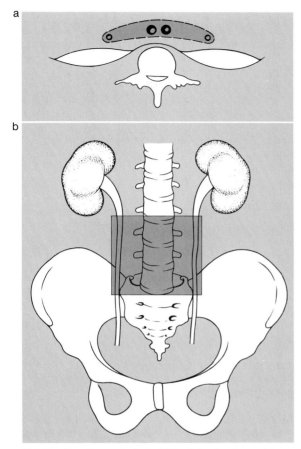

Abb. 7 a Der Querschnitt in Höhe L4 zeigt Aorta, V. cava und Ureteren, eingeschlossen von der Fascia pararenalis und der Fascia retrorenalis
b Der von der Retroperitonitis fibroplastica am häufigsten befallene Bezirk ist schraffiert dargestellt (nach Chisholm (aus R. Hubmann: Unspezifische Entzündungen des Urogenitalsystems. In C. E. Alken, W. Staehler: Klinische Urologie. Thieme, Stuttgart 1973)

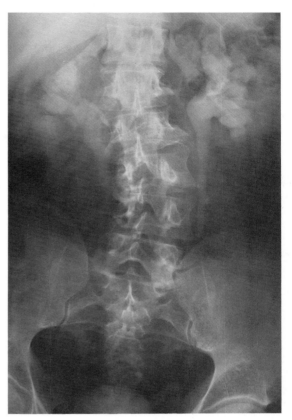

Abb. 8 Retroperitonitis fibroplastica, Urogramm; Einmauerung beider Ureteren in Höhe des 2.–3. Lendenwirbels und Ektasie der proximalen Harnwege (aus R. Hubmann: Unspezifische Entzündungen des Urogenitalsystems. In C. E. Alken, W. Staehler: Klinische Urologie. Thieme, Stuttgart 1973)

beginnt vorwiegend in Höhe des 3.–5. Lendenwirbels. Mit Fortschreiten dieser Veränderungen werden einer oder häufig beide Ureteren und ihre Nachbarorgane, wie die V. cava und der Ductus choledochus, komprimiert (Abb. 7–9). Seltener beginnt die Erkrankung im kleinen Becken.

Ätiologie und Pathogenese. Die Genese ist unklar. Neben der idiopathischen retroperitonealen Fibrose gibt es noch verschiedene sekundäre Fibrosen durch fortgeleitete Entzündungen wie bei der Perinephritis, z.B. durch die verschiedenen Formen der entzündlichen Darmveränderungen (Ileitis, Kolitis und Pankreatitis), durch Traumen (Hämatome, Urinextravasate), radiogene Veränderungen und bei Gefäßaneurysmen. Sehr selten ist die Ergotamin-induzierte retroperitoneale Fibrose zu beobachten. Ein ähnliches Erscheinungsbild kann eine diffuse Tumorinfiltration des Fettgewebes auslösen (Pankreas- und Magenkarzinom, Morbus Hodgkin). Vorwiegend werden Männer des 4.–6. Lebensjahrzehntes betroffen (s. WAGENKNECHT 1978).

Klinik. Das Beschwerdebild ist uncharakteristisch; neben wechselnden Flankenschmerzen dominieren die Zeichen der beginnenden Urämie, Gewichtsverlust, Inappetenz, Übelkeit und Verdauungsstörungen. Nur selten treten außerdem die Folgen einer Stenosierung der großen Gefäße, des Choledochus oder der Vasa spermatica auf.

Diagnose. Die BSG ist fast immer stark erhöht. Röntgenologisch findet sich als Frühzeichen eine Verziehung der Harnleiter im unteren Lendenbereich nach medial. Später sind Nierenbecken und oberes Ureterdrittel meist asymmetrisch stark erweitert. Ein Veratmungspyelogramm gibt Auskunft über die kraniale Ausdehnung der seitendifferent ausgebildeten fibrotischen Massen. Ein Kavogramm kann die Diagnostik vervollständigen.

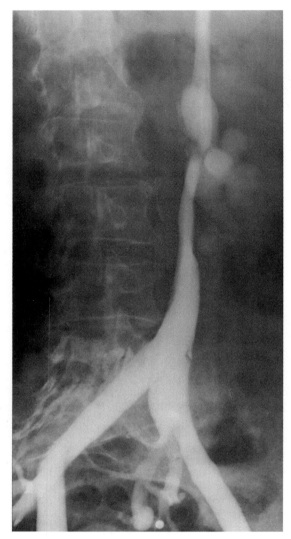

Abb. 9 Kavogramm mit gleichzeitigem Urogramm: Stenose der V. cava und Ureterstenose bei Retroperitonitis fibroplastica (aus *R. Hubmann:* Unspezifische Entzündungen des Urogenitalsystems. In *C. E. Alken, W. Staehler:* Klinische Urologie. Thieme, Stuttgart 1973)

Eine retrograde Darstellung der ableitenden Harnwege in Operationsbereitschaft ist des öfteren notwendig. Charakteristisch scheint zu sein, daß sich die Harnleiter trotz ausgedehnter Stenosierung noch gut sondieren lassen.

Therapie. Die Behandlung erfolgt in erster Linie operativ durch intraperitoneale Verlagerung der Ureteren auf längere Strecken. Auch andere Formen der Harnableitung können notwendig sein. Die primäre Cortisontherapie ist umstritten, postoperativ wird sie vielfach durchgeführt (WAGENKNECHT 1978).

Literatur

Abbott, G.D.: Neonatale Bacteriuria. Prospective study in 1460 infants. Brit. med. J. 1972/1, 267
Alken, C.-E., J. Sökeland: Urologie, 8. Aufl. Thieme, Stuttgart 1979
Anding, G., C.W. Faßbender, J. Sökeland: Die retroperitoneale Fibrose. Fortschr. Med. 12 (1971) 509
Bailey, R.R.: Prevention of urinary-tract infection with low-dose nitrofurantoin. Lancet 1971/ II, 1112
Bailey, R.R.: The relationship of vesico-ureteric reflux to pyelonephritis-reflux nephropathy. Clin. Nephrol. 1 (1973) 132
Barnett, G.R., G.D. Abbott: Localization of gram negative urinary tract infection by immunofluorescence in infants and children. N.Z.-Aust. Paediat. J. 14, 3 (1978) 143
Berning, H., R. Prevot: Die klinischen Verlaufsformen der Pyelonephritis. Ergebn. inn. Med. Kinderheilk. 3 (1952) 320
Berning, H., W. Ruge: Geschlechtsbedingte Unterschiede bei der Pyelonephritis. Münch. med. Wschr. 101 (1959) 2139
Brod, J.: Die Nieren. VEB Volk und Gesundheit, Berlin 1964
Brown, K.A., W.J. Straubitz, O.J. Oberkircher, W.C. Niesen: A review of retroperitoneal fibrosis. J. Urol. (Baltimore) 92 (1964) 323
Bünger, P.: Rationelle Therapie, speziell der Harnwegsinfektionen und Pyelonephritis. Therapiewoche 28 (1978) 8693
Cattell, W.R., M.A. McSherry, A. Northeast, E. Powell, H.J.L. Brooks, F. O'Grady: Periurethral enterobacterial carriage in pathogenesis of recurrent urinary infection. Brit. med. J. 1974/IV, 136
Chisholm, E.R., J.A. Hutch, A.A. Bolomey: Bilateral ureteral obstruction due to chronic inflammation of fascia around ureters. J. Urol. (Baltimore) 72 (1954) 812
Cohen, M.: The first urinary tract infection in male children. Amer. J. Dis. Child. 130 (1976) 810
Eden, C.S.: Attachment of Escherichia coli to human urinary tract epithelial cells. An in vitro test system applied in the study of urinary tract infections. Scand. J. Infect. Dis. Suppl. 15 (1978) 10
Egle, N.: Die Rolle der Hochdruckzone in der mittleren Urethra für das spontane Aufsteigen von Bakterien. Akt. Urol. 5 (1974) 127
Fahr, K., H.C. Oppermann, K. Schaerer, I. Greinacher: Xanthogranulomatous pyelonephritis in childhood. Report of three cases and a review of the literature. Pediat. Radiol. 8, 1 (1979) 10
Fairley, K.F.: The investigation and treatment of urinary tract infection. Med. J. Aust. 2 (1976) 305
Fairley, K.F., J.A. Whitworth, P. Kincaid-Smith, O. Durman: Single-dose therapy in management of urinary tract infection. Med. J. Aust. 2, 2 (1978) 75
Fairley, K.F., G.J. Becker, H.M. Butler, D.R.M. McDowall, D.W. Leslie: Diagnosis in the difficult case. Kidney Int. 8 (1975) 12
Fairley, K.G., A.G. Bond, R.B. Brown, P. Habersberger: Simple test to determine the site of urinary tract infection. Lancet 1967/II, 427
Fowler jr., J.E., T.A. Stamey: Studies of introital colonization in women with recurrent urinary infections. X. Adhesive

properties of Escherichia coli and Proteus mirabilis: lack of correlation with urinary pathogenicity. J. Urol. (Baltimore) 120 (1978) 315

Freeman, R.B., et al.: Long-term therapy for chronic bacteriuria in men. Ann. intern. Med. 83 (1975) 133

Frick, J., H. Madersbacher, H. Puschban: Zur Problematik der distalen Harnröhrenveränderung beim Mädchen. Urologe A, 11 (1972) 330

Gillenwater, J.Y.: Diagnosis of urinary tract infection: Appraisal of diagnostic procedures. Kidney Int. 8 (1975) 3

Gleason, D.M.: Female urologic disorders. In Devine, C.J., J.F. Stecker: Urology in Practice. Little, Brown & Co., Boston 1978

Gloor, F.: Pathologische Anatomie der Pyelonephritis. In Losse, H., M. Kienitz: Die Pyelonephritis. Thieme, Stuttgart 1966 (p. 56)

Günther, G.W.: Die Mark- und Papillennekrose der Niere, Pyelonephritis und Diabetes. Z. Urol. 41 (1948) 310

Günthert, E.A.: Infekt des unteren Harntrakts bei der Frau. Vergleichende bakteriologische Untersuchungen von K-Urin und Vaginalabstrich an 260 Fällen. Urologe A, 10 (1971) 231

Harding, B.K.M., A.R. Ronald: A controlled study of antimicrobial prophylaxis of recurrent urinary infection in women. New Engl. J. Med. 291 (1974) 597

Höffler, D.: Antibakterielle Therapie bei Niereninsuffizienz. Beecham Pharma, Rheindruck 1971

Höffler, D.: Antibiotikatherapie bei Niereninsuffizienz. Dtsch. med. Wschr. 101 (1976) 829

Höffler, D.: Nierenerkrankungen: Aussagewert von Harnbefunden. Diagnostik 10 (1977) 236

Höffler, D.: Harnspiegel versus Serumspiegel. Int. Symposion: Bakterielle Infektionen des Harntraktes, Wien 1978. Proceedings Internat. Symp. Aktuelle Fragen zur Behandlung bakterieller Infektionen des Harntraktes. P. Porpaczy, Egermann-Druck Wien (p. 15)

Höffler, D.: Arzneimitteldosierung bei eingeschränkter Nierenfunktion. Therapiewoche 29 (1979) 266

Hohenfellner, R.: Harninfektion und Menarche. Akt. Urol. 3 (1972) 41

Hubmann, R.: Klinische und experimentelle Untersuchungen zur Chemotherapie der unspezifischen Infektionen im Bereich des Urogenitalsystems. Fortschr. Med. 85 (1968) 679

Hubmann, R.: Elimination von Antibiotika und Sulfonamiden aus dem menschlichen Organismus. Int. J. clin. Pharm. 2 (1969) 154

Hubmann, R., K. Matz: Hospitalismusprophylaxe in der Urologie (Asepsis, Antisepsis bzw. Desinfektion). Urologie B, 17 (1977) 223

Karcher, G., W. Vahlensieck: Zur »iatrogenen aszendierenden, anurischen Pyelonephritis«. Urologe 3 (1964) 22

Klosterhalfen, H.: Über das sogenannte Ulcus simplex vesicae. Urologe 1 (1962) 293

Knothe, H.: Keimwandel unter Chemotherapie. Münch. med. Wschr. 118 (1976) 521

Köllermann, M.W., H. Scherf: Untersuchungen über die periurethrale Darmkeimbesiedelung bei urologisch gesunden Probanden und Patientinnen mit rezidivierenden Harninfekten. Verh. dtsch. Ges. Urol. 28 (1977) 56

Köllermann, M.W., H. Scherf, W. Sietzen: Die Behandlung vesikaler und supravesikaler Bakteriurien mit Nitrofurantoin. Int. Symposion: Bakterielle Infektionen des Harntraktes, Wien 1978. Proceedings Internat. Symp. Aktuelle Fragen zur Behandlung bakterieller Infektionen des Harntraktes. P. Porpaczy, Egermann-Druck Wien (p. 56)

Lang, E.: Prinzipielle Probleme der antibiotischen Operationsprophylaxe. Int. Symposion: Bakterielle Infektionen des Harntraktes, Wien 1978. Proceedings Internat. Symp. Aktuelle Fragen zur Behandlung bakterieller Infektionen des Harntraktes. P. Porpaczy, Egermann-Druck Wien

Lode, H.: Aminoglykosid-Antibiotika im aktuellen Vergleich. Schattauer, Stuttgart 1979

Lohr, J.A., et al.: Prevention of recurrent urinary tract infections in girls. Pediatrics 59 (1977) 562

Lutzeyer, W., K.U. Laval: Paranephric abscess: A changing concept. Europ. Urol. 5, 2 (1979) 81

McCabe, W.R., G.G. Jackson: Evaluation of factors influencing therapeutic response. In Kass, E.H.: Progress in Pyelonephritis. Davis, Philadelphia 1965

Marget, W., M. Kienitz: Praxis der Antibiotikatherapie im Kindesalter. Thieme, Stuttgart 1964; 2. Aufl. 1966

Messing, E.M., T.A. Stamey: Interstitial cystitis. Early diagnosis, pathology, and treatment. Urology 12, 4 (1978) 381

Mondorf, A.W., et al.: Effect of aminoglycosides on proximal tubular membranes of the human kidney. Europ. J. clin. Pharmacol. 13 (1978) 133

Mulholland, G.: Urinary tract infections. In Devine, C.J., J.F. Stecker: Urology in Practice. Little, Brown & Co., Boston 1978

Naumann, P.: Bakteriologische Aspekte der Pyelonephritis. Dtsch. med. J. 15 (1964) 434

Naumann, P.: Die Bedeutung der Antibiotikaspiegel im Serum und im Urin für die Behandlung von Harnwegsinfektionen. Int. Symposion: Bakterielle Infektionen des Harntraktes, Wien 1978. Proceedings Internat. Symp. Aktuelle Fragen zur Behandlung bakterieller Infektionen des Harntraktes. P. Porpaczy, Egermann-Druck Wien (p. 19)

Naumann, P., R. Hubmann: Zur antibakteriellen Therapie urologischer Infektionen. Urologe 5 (1966) 9

Naumann, P., R. Hubmann: Zur antibakteriellen Therapie urologischer Infektionen. Urologe 7 (1968) 16

Naumann, P., H. Rosin: Fortschritte in der antibakteriellen Chemotherapie. Internist 19 (1978) 664

Naumann, P., H. Rosin: Neue Antibiotika – Eigenschaften und Grundlagen ihrer Anwendung. Intern. Welt 4 (1979) 129

von Niederhäusern, W., E. Wildbolz: Die metastatischen Kokkeninfektionen der Niere und des Nierenlagers. In Alken, C.E., V.D. Dix, H.M. Weyrauch, E. Wildbolz: Handbuch der Urologie. Springer, Berlin 1964

Normand, I., J.M. Smellie: Prolonged maintenance Chemotherapy in the management of urinary infection in childhood. Brit. med. J. 1965/I, 1023

Ormond, J.K.: Bilateral ureteral obstruction due to envelopment and compression by an inflammatory retroperitoneal process. J. Urol. (Baltimore) 59 (1948) 1072

Raez, M.: Zur Ätiologie der Cystitis granularis. Nachweis eines Harnröhren-Blasen-Refluxes von Badewasser beim Baden und Waschen von kleinen Mädchen. Akt. Urol. 8 (1977) 151

Ringelmann, R., H. Opara, E. Matouschek: Reservoir von Erregern von Harnwegsinfektionen bei Patienten der Urologie. Immun. Infekt. 5 (1977) 58

Ritzerfeld, W.: Neue Antibiotika aus der Sicht des Bakteriologen (eine Übersicht). Urologe B, 15 (1975) 213–217

Rocha, H.: Epidemiology of urinary tract infection in adult. In Kaye, D.: Urinary Tract Infection and its Management. Mosby, St. Louis 1972

Sarre, H.: Nierenkrankheiten, 3. Aufl. Thieme, Stuttgart 1967; 4. Aufl. 1976

Schainuck, L.I., R. Fouty, R.E. Cutler: Emphysematous pyelonephritis: a new case and review of previous observations. Amer. J. Med. 44 (1968) 134

Schmiedt, E.: Hospitalismus in der Urologie. Verh. dtsch. Ges. Urol. 20 (1965) 326

Silverberg, D.S., et al.: Antibodycoated bacteria in the urine of preschool and school-aged girls with asymptomatic bacteriuria. Can. med. Ass. J. 115 (1976) 1091

Smellie, J.M.: Medical aspects of urinary infection in children. J.roy. Coll. Phycns Lond. 1 (1967) 189

Sökeland, J.: Papillennekrose und Schmerzmittelabusus. Urologe 4 (1965) 23

Staehler, W.: Klinik und Praxis der Urologie. Thieme, Stuttgart 1959

Stamey, T.A.: Urinary Infections. Williams & Wilkins, Baltimore 1972

Stamey, T.A., C.C. Sexton: The role of vaginal colonization with enterobacteriaceae in recurrent urinary infections. J. Urol. (Baltimore) 113 (1975) 214

Stamey, T.A., et al.: Prophylactic efficacy of nitrofurantoin macrocrystals and trimethoprim-sulfamethoxazole in urinary infections. New Engl. J. Med. 296 (1977) 780

Stansfeld, J.M.: Duration of treatment for urinary tract infections in children. Brit. med. J. 1975/III, 65

Svanborg-Eden, C., T. Sandberg, K. Stenqvist, S. Ahlstedt: Decrease in adhesion of Escherichia coli to human urinary tract epithelial cells in vitro by subinhibitory concentrations of ampicillin. A preliminary study. Scand. J. Infect. Dis. 6, Suppl. 1 (1978) 121

Teles, E., H. Rocha 1967: zit. nach G. Mulholland 1978

Thomas, V., A. Shelokov, M. Forland: Antibody-coated bacteria in the urine and the site of urinary-tract infection. New Engl. J. Med. 290 (1974) 588

Verrier-Jones, E. R., S. T. Meller, N. S. F. McLachlan, M. Sussman, A. W. Ascher, R. T. Mayon-White et al.: Treatment of bacteriuria in schoolgirls. Kidney Int. 8 (1975) 85

Vosti, K.: Recurrent urinary tract infections, prevention by prophylactic antibiotics after sexual intercourse. J. Amer. med. Ass. 231 (1975) 934

Wagenknecht, L. V.: Lokale Instillation bei Zystitiden. Urologe B, 16 (1976) 64

Wagenknecht, L. V.: Retroperitoneale Fibrosen. Thieme, Stuttgart 1978

Walter, A. M., L. Heilmeyer: Antibiotika-Fibel, 4. Aufl. Thieme, Stuttgart 1975

Wilhelm, J., K. Sack: Tierexperimentelle Studie zur Frage der Nephrotoxizität von Cephalotin und Cephalotin-Aminoglykosid-Kombinationen. Infection 3 (1975) 89

Williams, R. C., R. J. Gibbons: Inhibition of bacterial adherence by secretory immunoglobulin A: a mechanism of antigen disposal. Science 177 (1972) 697

Winberg, J.: Reinfection – Relapse: An Important Distinction in Management of Urinary Tract Infection. Editiones Roche 1976 (p. 143)

Winberg, J., et al.: Epidemiology of symptomatic urinary tract infection in childhood. Acta paediat. scand Suppl. 252 (1974) 3–20

Winberg, J., T. Bergström, B. Jacobsson: Morbidity, age and sex distribution, recurrences and renal scarring in symptomatic urinary tract infection in childhood. Kidney Int. 8 (1975) 101

Winberg, J., H. J. Anderson, L. A. Hanson, K. Lincolon: Studies of urinary tract infections in infancy and childhood: I. Antibody response in different types of urinary tract infection caused by coliform bacteria. Br. med. J. 1963/II, 524

Zollinger, H.: Niere und ableitende Harnwege. In Doerr, W., E. Kehlinger: Spezielle pathologische Anatomie. Springer, Berlin 1966

Zufall, R.: Ineffectiveness of treatment of the urethral syndrome in women. Urology 12 (1978) 337

Unspezifische Entzündungen der Harnröhre und männlichen Adnexe

R. Nagel, W. Leistenschneider

Urethritis

Definition

Entzündungen der Harnröhre, Prostata, Nebenhoden und Hoden, die nicht durch Tuberkulose, Lues oder Gonorrhoe hervorgerufen sind, werden als unspezifische Entzündungen dieses Bereiches definiert. Sie können akut oder primär chronisch verlaufen, ihre Ursache ist, wenn es sich nicht um mechanische Faktoren handelt (Fremdkörper, Steine, transurethrale endoskopische oder operative Eingriffe), oft unbekannt. Nach dem Erregermuster handelt es sich in erster Linie um bakterielle, virale oder mykotische Infektionen.

Ätiologie, Pathogenese und Klassifizierung

Die unspezifische Urethritis wird in den meisten Fällen durch Mikroorganismen hervorgerufen, deren Übertragung insbesondere beim Mann häufig durch Geschlechtsverkehr erfolgt. Ihre verschiedenen Formen mit den entsprechenden Erregern sind in Tab. 1 aufgeführt.

Bakterielle Urethritis

Sie ist die häufigste Form und in 50–70% der Fälle muß mit ihr gerechnet werden (SÖLTZ-SZÖTS u. THURNER 1967, PETER u. Mitarb. 1967, ROSSBERG 1968). Neben Staphylokokken und Escherichia coli werden auch Proteus sowie Enterokokken nachgewiesen (SÖLTZ-SZÖTS 1973, SIMON u. STILLE 1979). Die Infektion erfolgt meist durch Geschlechtsverkehr, insbesondere bei der Staphylokokkenurethritis. Da Escherichia coli normalerweise in der Urethra nicht vorkommen, bedeutet der Nachweis dieser Bakterien in der Harnröhre praktisch immer das Vorliegen einer echten Koliurethritis.

Die nichtgonorrhoischen Neisseriaformen können, wenn auch selten, in der gesunden Harnröhre ebenfalls nachgewiesen werden (MEYER-ROHN 1966), sind jedoch häufig Ursache der sog. »Pseudogonorrhoe«.

Trichomonadenurethritis

Sie befällt Mann und Frau und wird beim Manne stets, bei der Frau fast immer durch Geschlechtsverkehr übertragen. Die optimale Vermehrungstemperatur dieser Protozoenart liegt bei 37°C. Nur selten ist bei der Frau die extragenitale Infektion durch Handtücher oder Badewasser nachweisbar. Männer erkranken meist im 3. bis 4. Lebensjahrzehnt. Wiederholter Kontakt mit einer infizierten Sexualpartnerin gilt als wesentlicher prädisponierender Faktor. Bei rund 12% aller männlichen Urethritispatienten liegt eine Trichomonadeninfektion vor (SÖLTZ-SZÖTS 1973).

Mykoplasmenurethritis

Von ätiologischer Bedeutung ist lediglich Ureaplasma urealyticum (T-Mykoplasma) und nicht Mycoplasma hominis (LUDVIK u. SACHDEV 1967, BOWIE u. Mitarb. 1976, 1977, HOFSTETTER 1977). Das Ausmaß der Pathogenität von Ureaplasma urealyticum ist derzeit noch nicht bekannt, da diese Erreger durchaus häufig beim völlig Gesunden saprophytär in der Harnröhre vorkommen können (BLACK u. RASMUSSEN 1968, BOWIE u. Mitarb. 1977). Der Nachweis von Ureaplasma urealyticum in der männlichen Harnröhre ohne Urethritis steht in direkter Korrelation zur Zahl der Sexualpartner.

Chlamydienurethritis

Unter den viralen Urethritiden ist sie von besonderer Bedeutung im Gegensatz zu der sehr selte-

Tabelle 1 Häufigste Erreger der Urethritis

Typ	Erreger
I. Bakterielle Urethritis	Staphylokokken Escherichia coli
II. Trichomonadenurethritis	Trichomonas vaginalis
III. Mykoplasmenurethritis	Ureaplasma urealyticum
IV. Virusurethritis	Chlamydia trachomatis Herpes-simplex-Virus
V. Mykotische Urethritis	Candida albicans Actinomyces

nen Herpes-simplex-Urethritis. Eine Chlamydienurethritis, hervorgerufen durch Chlamydia trachomatis, kann in 30–50% aller unspezifischen Urethritiden vorliegen, aber nur bei 0–5% sexuell aktiver Männer ohne Urethritis (Bowie u. Mitarb. 1976, Holmes u. Kiviat 1978). Übertragungsweg ist meist der Geschlechtsverkehr. Bei Frauen mit Zervizitis ist häufiger mit Chlamydien zu rechnen (Rees u. Tait 1977).

Mykotische Urethritis

Hierbei kommt lediglich Candida albicans besondere pathogenetische Bedeutung zu. Diabetes mellitus, Gravidität und Ovulationshemmer gelten als prädisponierende Faktoren. Allgemein haben jedoch die Kandidainfektionen der Urethra zugenommen, wobei die Übertragung beim Mann meist durch den Geschlechtsverkehr erfolgt (Meyer-Rohn 1965, Söltz-Szöts u. Thurner 1967, Söltz-Szöts 1973). Breitspektrumantibiotika sowie lokale Antibiotikaanwendung in der Vagina und auch Corticosteroide erhöhen das Risiko der Kandidaurethritis, die im Rahmen einer generalisierten Kandidiasis jedoch in der Regel nicht vorkommt.

Klinik

Die Inkubationszeit liegt bei der unspezifischen Urethritis allgemein zwischen 7 und 14 Tagen. Die Symptome sind in der Regel ausgeprägt, spezifische Symptome werden jedoch vermißt. Wichtigstes Symptom ist *urethraler Ausfluß*, der wäßrig, glasig, weißlich, aber auch, ähnlich wie bei Gonorrhoe, durchaus gelblich-eitrig sein kann, insbesondere bei der Staphylokokkenurethritis und der akuten Form der Kandidaurethritis. Charakteristisch sind ferner Brennen und teils erheblicher Juckreiz in der vorderen Harnröhre sowie Pollakisurie und Algurie. Insbesondere, bei Kandida- und Herpesurethritis kann eine begleitende Balanitis vorliegen, bei der makroskopisch weißliche Beläge (Kandidiasis) bzw. feine Bläschen (Herpes) gefunden werden. Diese lassen sich oft auch im vordersten Anteil der Harnröhre von außen erkennen. Bei der Herpesurethritis können die Leistenlymphknoten dolent und vergrößert sein.

Diagnostik

Die Urethritis ist anhand der ausgeprägten subjektiven Symptomatik in der Regel leicht zu diagnostizieren. Abzugrenzen sind in erster Linie Gonorrhoe, Prostatitis und Spermatozystitis, die ähnliche Symptome aufweisen können. Die Diagnostik umfaßt folgende Schritte:
1. Untersuchung des äußeren Genitales und der Dammgegend,
2. rektale Palpation der Prostata,
3. Uroflowmetrie,
4. Miktionsurethrogramm.

Allein die äußere Untersuchung kann wichtige Hinweise auf die Genese der Urethritis geben, indem eine Meatusstenose, ein Harnröhrendivertikel sowie ein periurethraler Abszeß auf diese Weise eindeutig erkannt werden.

Der Erregernachweis erfolgt sowohl am Ausfluß als auch im Urin. Besteht urethraler Ausfluß, erfolgt ein Abstrich mit Gramfärbung als erster orientierender Hinweis auf eventuell bestehende Gonorrhoe oder Kandidiasis. Der Nachweis intrazellulärer Diplokokken ist noch nicht beweisend für eine Gonorrhoe und verlangt dafür die erforderlichen Spezialuntersuchungen.

Bei ausschließlich subjektiver Symptomatik und fehlendem urethralem Ausfluß wird ein Abstrich mit einem dünnen Watteträger aus dem Bereich der Fossa navicularis vorgenommen, der mikroskopisch und kulturell untersucht wird. Die *getrennte Untersuchung* von möglichst 10 ml des ersten Morgenurins und 10 ml von Mittelstrahlurin schließt sich an. Weist die Portion des Morgenurins deutlich mehr Leukozyten als die des Mittelstrahlurins auf, handelt es sich um eine Urethritis. Prostatourethritis, Prostatitis sowie Spermatozystitis werden differentialdiagnostisch mittels Viergläserprobe (Meares u. Stamey 1968) sowie zusätzlicher mikroskopischer und kultureller Ejakulatuntersuchung (Weidner u. Mitarb. 1979) abgegrenzt. Der exakte Erregernachweis bei nichtspezifischer Urethritis erfolgt mit der Viergläserprobe kulturell auf Mikroorganismen. Der Chlamydiennachweis kann auch serologisch erfolgen, die Herpes-simplex-Urethritis wird mittels Komplementbindungsreaktion gesichert.

Handelt es sich um eine therapieresistente oder anamnestisch lange bekannte Urethritis, so sind eine erweiterte Diagnostik mit Ausscheidungsurogramm, röntgenologischem Restharn, retrograder Urethrographie sowie die Zystourethroskopie unbedingt indiziert.

Therapie

Therapie der Wahl sind sowohl bei bakterieller als auch durch Chlamydien oder T-Mykoplasmen hervorgerufener Urethritis Tetracycline.

Für die Behandlung der *Kandidaurethritis* ist Nystatin (Moronal, Mycostatin) das Mittel der Wahl, das bei Beteiligung des äußeren Genitale zusätzlich lokal appliziert wird.

Die *Trichomonadenurethritis* wird mit Metronidazol (Clont) behandelt.

Die *Herpes-simplex-Urethritis* oder *andere Virusurethritiden* können lediglich symptomatisch therapiert werden.

Komplikationen der nichtspezifischen Urethritis

Unsachgemäße Behandlung der Urethritis, insbesondere lokale Therapie wie Ätzung oder Koagulation kann folgende Komplikationen hervorrufen:
1. Harnröhrenstriktur,
2. Periurethritis,
3. Kavernitis,
4. Prostatitis,
5. Epididymitis.

Mit zunehmender therapeutischer Zurückhaltung hat sich die Zahl derartiger Komplikationen eindeutig reduziert (SÖLTZ-SZÖTS 1973).
Insbesondere *Prostatitis* und *Epididymitis* können jedoch auch ohne traumatische Einflüsse im Rahmen einer lange Zeit unzureichend behandelten Urethritis auftreten.
Ebenso wie eine Urethritis infolge mechanischer oder chemischer Einflüsse exazerbiert, kann eine Urethritis auch primär infolge exogener Noxen entstehen und entsprechend als *mechanische Urethritis* bezeichnet werden. Ursachen sind insbesondere Fremdkörper, Steine, Traumen (Quetschurethritis) sowie iatrogene Einflüsse wie Katheterismus, Zystourethroskopie und transurethrale Resektion.
Chemische Substanzen, vor allem topisch angewendete Zytostatika, können eine chemische Urethritis auslösen.

Nichtspezifische Urethritis ohne Erregernachweis

Morbus Reiter

Dieses pathogenetisch noch ungeklärte Krankheitsbild ist definiert durch die Trias: Urethritis – Arthritis – Konjunktivitis. Die Erkrankung beginnt mit der Urethritis. In über 90% der Fälle kommt es innerhalb von einer bis zu 4 Wochen zur Mitbeteiligung der Gelenke, meist als Polyarthritis, und der Augen in Form der Konjunktivitis, gelegentlich aber auch Keratitis oder Ulcus corneae. Der Morbus Reiter verläuft häufig über Jahre rezidivierend.
Eine *spezifische Therapie* dieser Erkrankung ist nicht bekannt. Die Urethritis kann isoliert auf Tetracycline ansprechen.

Allergische Urethritis

Diese Urethritisform kann durch exogen in die Harnröhre gelangte Allergene entstehen, aber auch Teilsymptom einer generalisierten allergischen Erkrankung sein. Die Symptome ähneln denjenigen der mikrobiell bedingten Urethritis. Die Beschwerden treten in der Regel intermittierend auf.
Die Diagnose wird durch Ausschluß anderer Ursachen sowie den Nachweis von eosinophilen Granulozyten im Urinsediment oder Abstrich geführt. Die endgültige Sicherung der allergischen Urethritis kann nur durch Allergietest erfolgen. Die *Behandlung* erfolgt überwiegend symptomatisch.

Prostatitis

Definition

Die unspezifische Prostatitis ist eine in verschiedenen Formen auftretende, meist durch Mikroorganismen oder andere Noxen hervorgerufene Entzündung der Prostata mit typischen morphologischen Veränderungen.

Ätiologie und Pathogenese

Die unspezifische, bakterielle Prostatitis entsteht vorwiegend aszendierendkanalikulär, der hämatogene bzw. lymphogene Infektionsweg ist jedoch auch möglich. Die Keimaszension erfolgt kanalikulär aus der Urethra, den paraurethralen Drüsen oder der Cowperschen Drüse.
Drei wesentliche prädisponierende Faktoren begünstigen die Keimaszension aus diesen Gebieten:
1. Obstruktion,
2. Entzündung,
3. endourethrale Traumatisierung.

Die Obstruktion der Harnröhre infolge Stenose oder Striktur führt bei der Miktion zum Einpressen von Urin in die Prostatadrüsengänge, was röntgenologisch im Urethrogramm nachgewiesen werden kann (Abb. **1**). Die auf diese Weise hervorgerufene schlechtere Entleerung der prostatischen Gänge oder auch in die Prostata hineingepreßter infizierter Urin sind meist die Ursache der Prostatitis (Abb. **2**). Ebenso kann eine *intraprostatische* Obstruktion der Drüsengänge infolge Sekreteindickung in den Tubuli mit Bildung von Corpora amylacea oder sogar Prostatasteinen sowie Prostataadenomen infolge Kompressionseffekt auf die Tubuli zur *fokalen* oder auch *diffusen* Prostatitis führen. Eine Entzündung der Harnröhre kann in selteneren Fällen auch Ursache für eine Prostatitis (s. Abschnitt Urethritis!) sein.
Die Entzündung der Cowperschen Drüse, evtl. mit Zystenbildung, ist ebenfalls nicht selten Ursache der Prostatitis (JAKSE u. MARBERGER 1977).
Traumatisierungen der Harnröhre, insbesondere durch unsachgemäßen Katheterismus sowie endourethrale Operationen, können leicht zur Prostatitis führen.
Die Ätiopathologie der von TANNER u. MACDONNALD 1943 erstmals beschriebenen *granulomatösen Prostatitis* ist derzeit noch ungeklärt. Es wird angenommen, daß sie durch eine Kombination von Sekretstau und Infektion entsteht. Infolge

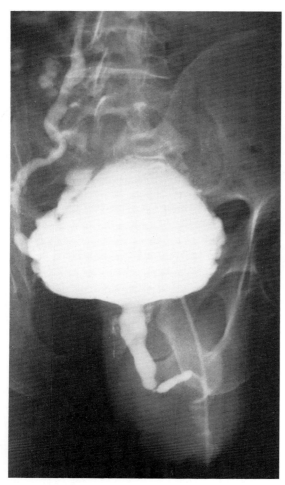

Abb. 1 Miktionsurethrogramm mit Darstellung einer Harnröhrenstriktur in der Pars bulbosa und Einpressung von Urin in die Prostata (Akkolade). Nebenbefund: vesikorenaler Reflux rechts, zahlreiche Pseudodivertikel der Harnblase

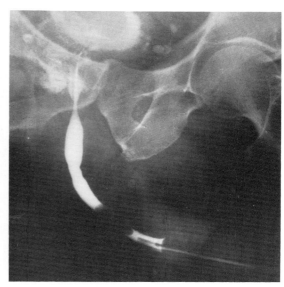

Abb. 2 Retrogrades Urethrogramm mit Darstellung von massivem Kontrastmittelübertritt in die Prostata bei chronisch-rezidivierender Prostatitis

Sekretstaus kommt es zum Einriß der Drüsengänge und Extravasation des Sekretes mit gegen dieses gerichteter nachfolgender Entzündung im Sinne der granulomatösen Fremdkörperreaktion. Der Nachweis von Bakterien ist typisch bei granulomatöser Prostatitis, ein spezifischer Erreger ist hingegen nicht bekannt.

Die *bakterielle Prostatitis* wird in erster Linie durch gramnegative Bakterien, vor allem Escherichia coli, Klebsiellen und Aerobakter hervorgerufen.

Grampositive Keime oder eine kombinierte Infektion mit gramnegativen und grampositiven Erregern kommen ebenfalls als Ursache der bakteriellen Prostatitis vor, wenn auch seltener (MEARES 1973, DRACH 1974, MOBLEY 1975, SCHIRMER 1977).

Staphylococcus epidermidis ist einer der häufigsten grampositiven Keime, der auch beim *Gesun-*

den im Prostatasekret nachgewiesen wird und oft harmlos saprophytär ist (DRACH 1974, MOBLEY 1975).

Bei morphologisch nachgewiesener Prostatitis kann der Nachweis von Erregern durchaus auch negativ sein (NIELSEN u. Mitarb. 1973, KOHNEN u. DRACH 1979).

Diese »sterile« Prostatitis wird häufig zufällig im Rahmen von Prostatabiopsien nachgewiesen. Bei 10–20% aller Prostatabiopsien, die wegen Verdacht auf Prostatakarzinom durchgeführt werden, ist histologisch oder zytologisch eine Prostatitis nachzuweisen, ohne daß klinische Hinweise darauf vorliegen (LEISTENSCHNEIDER u. NAGEL 1978, 1979). Meist handelt es sich um eine chronische Form. Granulomatöse sowie eitrige bzw. abszedierende Entzündungen können, wenn auch seltener, ebenso vorkommen (Abb. 3). Entsprechend den morphologischen Veränderun-

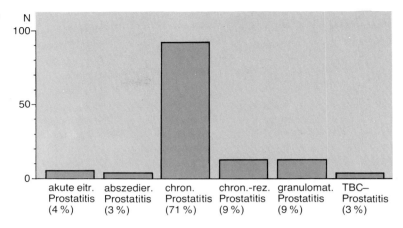

Abb. 3 Klassifizierung und Häufigkeit zytologisch nachgewiesener Prostatitis bei 129 Patienten (aus *Leistenschneider, W. u. Nagel, R.:* Akt. Urol. 9 [1978] 185)

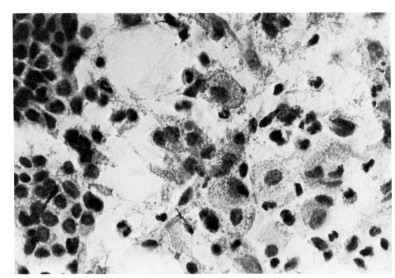

Abb. 4 Granulomatöse Prostatitis im zytologischen Ausstrichpräparat: linker Bildrand mit Prostataepithelverband, teils dissoziiert. In Bildmitte zahlreiche Histiozyten mit zytoplasmatischer Speicherung von schaumig-granulärem Material (Makrophagen!). Vergr. 540× Ölimm.

gen lassen sich im Exprimat lediglich Leukozyten oder Histiozyten (Makrophagen) nachweisen (Abb. **4**).

Die Bedeutung dieser *morphologisch nachweisbaren Prostatitis* ohne Symptomatik oder Erregernachweis ist unklar. Bei der meist vorliegenden chronischen Form handelt es sich möglicherweise um einen Restzustand nach klinisch bereits abgelaufener bakterieller Prostatitis oder aber auch transurethraler Resektion der Prostata, die durchaus Wochen oder Monate zurückliegen können. Die Reparationsvorgänge nach Infektion der Prostata können nämlich rund ein Jahr dauern (ELIASSON 1968).

Inwieweit autoimmunologische Vorgänge hier eine Rolle spielen, ist nicht geklärt. Die nicht selten nachzuweisenden Lymphozytenhaufen in sonst sterilem Prostatagewebe bzw. sterilem Gewebe einer Prostatahyperplasie scheinen auf immunologische Vorgänge hinzuweisen, deren Bedeutung jedoch noch nicht untersucht wurde.

Weiterhin ist unbekannt, in welchem Ausmaß andere Erreger als Bakterien, insbesondere Chlamydien, T-Mykoplasmen und Viren, eine nur morphologisch erkennbare Prostatitis verursachen. Zumindest werden Mykoplasmen als Erreger einer Prostatitis angesehen (HOFSTETTER u. SCHMIEDT 1972, WEIDNER u. Mitarb. 1979).

Antibakterieller Prostatafaktor

Bei diesem Faktor (PAF = prostatic-antibacterial-factor) handelt es sich um ein Zinksalz, dessen Erniedrigung im Prostatasekret wahrscheinlich pathogenetische Bedeutung bei der Entstehung einer Prostatitis zukommt. Der Zinkspiegel des Prostatasekretes ist bei Patienten mit Prostatitis signifikant niedriger als bei gesunden Kontroll-

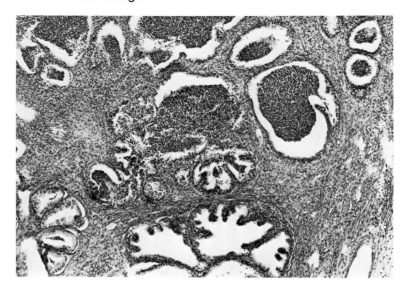

Abb. 5 Histologisches Bild bei akuter eitriger Prostatitis. Sowohl intraduktal als auch periduktal und stellenweise interstitiell massive leukozytäre Infiltration mit schwerer Zerstörung von mehreren Drüsengängen. Die Leukozytenhaufen füllen pfropfartig die Drüsengänge aus (Überlassung freundlicherweise von Prof. Dr. S. Blümcke, Berlin)

personen (FAIR u. Mitarb. 1976, 1979). Möglicherweise kommt dem Zinksalz eine Rolle in der Infektabwehr der Prostata zu. Die endgültige Bedeutung des antibakteriellen Prostatafaktors ist derzeit Gegenstand weiterer Untersuchungen, insbesondere auch die Frage nach der Möglichkeit einer Zinktherapie. Nach bisherigen Untersuchungen kann jedoch eine orale Zinktherapie den Zinkspiegel im Prostataexprimat nicht anheben (FAIR u. Mitarb. 1976).

Pathologie und Klassifizierung

Die unspezifische Prostatitis führt zu histo- oder zytologisch nachweisbaren Entzündungsmustern, die in verschiedenen Bereichen der Prostata lokalisiert sein können (NIELSEN u. Mitarb. 1973, LEISTENSCHNEIDER u. NAGEL 1978, 1979, KOHNEN u. DRACH 1979), und zwar: *intraduktal, periduktal, interstitiell (Stroma!) und diffus.*
Unter zusätzlicher Berücksichtigung der Entzündungszelltypen werden folgende Formen der *unspezifischen Prostatitis* abgegrenzt:
1. akute eitrige Prostatitis,
2. »abszedierende«,
3. »chronische« und »chronisch-rezidivierende«,
4. »granulomatöse«.

Die *akute eitrige Prostatitis* ist morphologisch durch reichlich intraduktale und teils periduktale Ansammlungen von Leukozyten und Mikroabszessen gekennzeichnet, während die abszedierende Form zusätzlich Einschmelzungen von Drüsen und Stroma aufweist (Abb. 5).
Die *chronische Prostatitis* ist gekennzeichnet durch Infiltration von Lymphozyten, Plasmazellen und Histiozyten sowohl periduktal als auch interstitiell im Stroma.
Die *chronisch-rezidivierende Prostatitis* breitet sich sowohl intraduktal als auch periduktal und interstitiell aus. Das Entzündungszellinfiltrat besteht aus Leukozyten, Lymphozyten, Plasmazellen sowie Histiozyten mit oft speichernden Makrophagen.
Bei zusätzlichem Nachweis von Epitheloidzellen und vielkernigen Riesenzellen mit Bildung von Granulomen ohne Nekrosen handelt es sich um eine *granulomatöse Prostatitis* (Abb. 6).

Klinik

Akute, eitrige Prostatitis

Das Krankheitsbild ist insbesondere bei bakterieller Genese in der Regel schwer: Hohes Fieber oft über 39 °C rektal, Schüttelfrost, Leukozytose, häufig mit Werten von über 20 000 μl (20×10^9/l), sehr starke Miktionsbeschwerden mit Pollakisurie, Algurie und Abschwächung des Harnstrahles bis zur akuten Harnverhaltung bestimmen das klinische Bild. Schmerzen in der Dammregion und im Lendenbereich sind nicht selten. Urethraler Ausfluß sowie initiale oder terminale Hämaturien sind nicht obligat.
Die rektale Palpation der Prostata ist in den meisten Fällen extrem schmerzhaft und deshalb oft nicht vollständig durchführbar, weist jedoch sofort auf die Diagnose hin.
Die *asymptomatische* Form der akuten eitrigen Prostatitis äußert sich klinisch oft lediglich durch die rektal palpable herdförmige oder diffuse Konsistenzvermehrung bis Induration der Prostata und wird dann erst bei der deshalb durchgeführten Biopsie diagnostiziert.

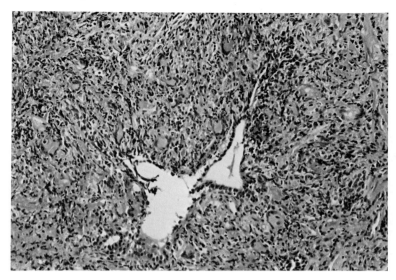

Abb. 6 Histologisches Bild bei granulomatöser Prostatitis. In der Umgebung eines Prostatadrüsenganges erhebliche entzündliche Reaktion mit Rundzellen und zahlreichen Riesenzellen vom Langhans-Typ. Im Gegensatz zur tuberkulösen Prostatitis fehlt die für diese typische Nekrose (Überlassung freundlicherweise von Prof. Dr. *S. Blümcke*, Berlin)

Abszedierende Prostatitis

Die klinische Symptomatik entspricht weitgehend derjenigen bei akut eitriger Prostatitis. Typisch ist jedoch die rektal palpable Fluktuation der Prostata. Gelegentlich kann es bei rektaler Untersuchung zur Spontanentleerung des Abszesses in das Rektum oder die Harnröhre und damit zur spontanen Besserung der klinischen Symptomatik kommen.

Auch die abszedierende Prostatitis kann asymptomatisch verlaufen, sich lediglich in Induration der Prostata äußern und dann als Infektionsfokus gelten.

Chronische und chronisch-rezidivierende Prostatitis

Die Klinik ist sehr variabel. Anamnestisch werden subfebrile Temperaturen in Intervallen angegeben. Rezidivierende, ziehende Schmerzen in der Leistenregion mit oder ohne Ausstrahlung in die Hoden kommen ebenso vor wie Miktionssymptome mit unterschiedlich ausgeprägter Abschwächung des Harnstrahles, mäßiger Pollakisurie und Algurie. Urethraler Ausfluß ist ein selteneres Symptom. Häufig äußert sich die chronische Entzündung der Prostata lediglich in rezidivierender Bakteriurie und Leukozyturie.

Bei *rektaler Untersuchung* ist die Prostata lokal oft induriert und mäßig druckdolent. Während der rektalen Palpation läßt sich nicht selten aus der Harnröhre grauweißlich bzw. glasig durchscheinendes Exprimat gewinnen. Sog. »Schneeballknirschen« bei rektaler Palpation in der Prostata weist auf Prostatasteine und damit auf eine typische Spätfolge langdauernder chronischer Prostatitis hin.

Eine Urogenitaltuberkulose ist differentialdiagnostisch in jedem Falle von chronischer Prostatitis unbedingt auszuschließen! Die chronische Prostatitis kann völlig symptomlos verlaufen und sich nur in einer Prostatainduration äußern, die dann bioptisch geklärt wird.

Granulomatöse Prostatitis

Vorwiegend sind Patienten im 5.–6. Lebensjahrzehnt betroffen. Pollakisurie verbunden mit Nykturie und Algurie sowie Abschwächung des Harnstrahles sind häufige Symptome. Bei *genauer Anamnese* werden nicht selten rezidivierende unklare Fieberschübe bzw. subfebrile Temperaturen angegeben.

Auffälligster Befund ist die *erhebliche Induration* eines oder – je nach Ausdehnung der Entzündung – beider Prostatalappen, die so ausgeprägt sein kann, daß palpatorisch der Verdacht auf ein Prostatakarzinom vorliegt (KELALIS u. Mitarb. 1965). Die sichere Diagnose kann dann nur mittels Prostatabiopsie gestellt werden. Die granulomatöse Prostatitis kann hochakut mit Fieber über 39 °C, Leukozytose, Bakteriurie und Leukozyturie beginnen. Bereits in diesem Stadium kann die Prostata induriert sein. Nach Abklingen der akuten Symptome ist die Induration weiter nachweisbar, so daß nun insbesondere wegen des Ausschlusses eines Prostatakarzinoms die Prostatabiopsie erfolgen muß. Da gelegentlich auch histologisch die Differentialdiagnose »granulomatöse Prostatitis – Prostatakarzinom« erschwert sein kann, muß, insbesondere wenn eine akut entzündliche Anamnese vorliegt, die Biopsie aber die Diagnose »Karzinom« erbringt, stets eine nochmalige Rücksprache zwischen Kliniker und Pathologen zwecks Absicherung der Diagnose erfolgen!

Die granulomatöse Prostatitis kann auch *klinisch völlig stumm* verlaufen und imponiert dann lediglich durch die karzinomverdächtige Induration der Prostata. Der Anteil der klinisch stummen, granulomatösen Prostatitis liegt in Biopsien oder OP-Präparaten von offenen Prostatektomien bzw. transurethralen Resektionen der Prostata zwischen 0,9 und 4% (TANNER u. McDONNALD 1943, KELALIS u. Mitarb. 1965, TOWFIGHI u. Mitarb. 1972, THYBO u. Mitarb. 1973, LEISTENSCHNEIDER u. NAGEL 1979).

Tabelle 2 Untersuchungsgang bei chronischer Prostatitis

Untersuchung von äußerem Genitale und Dammregion
Rektale Palpation der Prostata
Viergläserprobe für mikrobiologische Diagnostik
Ejakulat: Erregerkultur und Antibody-Coating
Ausscheidungsurogramm
Miktionsurethrogramm
Uroflowmetrie
Aspirationsbiopsie nach *Franzén* (bei Therapieresistenz)

Diagnostik

Akute eitrige Prostatitis

Die Diagnose stützt sich auf drei Parameter:
1. klinische Symptomatik (Fieber, Miktionsbeschwerden),
2. rektaler Palpationsbefund (hochgradige Druckdolenz),
3. Laborbefunde (Leukozytose, Leukozyturie, Bakteriurie).

Die Gewinnung von Prostataexprimat durch Prostatamassage sowie die Biopsie sind kontraindiziert. Die Keimisolierung und Resistenzbestimmung erfolgen aus der Urinkultur.

Abszedierende Prostatitis

Die Diagnostik stützt sich auf das klinische Bild und den rektalen Tastbefund. Bei länger bestehender abszedierender Prostatitis kommt es infolge Abkapselung des Prozesses zur Induration. Die deswegen indizierte Prostatabiopsie erbringt dann den sicheren Nachweis.

Chronische und chronisch-rezidivierende Prostatitis

Die Sicherung der Diagnose erfolgt mittels *Viergläserprobe* nach MEARES u. STAMEY 1968. Diese Untersuchung besteht in der fraktionierten Materialentnahme von:
a) erstem Spontanurin,
b) Mittelstrahlurin,
c) Prostataexprimat,
d) exprimathaltigem Urin.

Die einzelnen Portionen werden kulturell auf Mikroorganismen untersucht. Eine Ejakulatdiagnostik stützt die Diagnose (WEIDNER u. Mitarb. 1979) wie auch der Nachweis des Antibody-Coating von Bakterien mittels Immunfluoreszenz (RIEDASCH u. Mitarb. 1979).

Der Vergleich der Keimzahlen in den einzelnen Fraktionen der 4-Gläserprobe erlaubt eine Lokalisationsdiagnostik der Infektion. Bei nur geringem Keimnachweis im Mittelstrahlurin und deutlich höherer Keimzahl im Prostatasekret und Exprimaturin kann die Diagnose Prostatitis gestellt werden.

Bei fehlendem Keimnachweis, jedoch stark leukozytenhaltigem Prostataexprimat und Leukozyturie sowie therapieresistenter, chronischer Prostatitis mit oder ohne Induration der Prostata ist die bioptische Diagnostik mittels Aspirationsbiopsie nach FRANZÉN indiziert, sofern kein akuter fieberhafter Schub vorliegt.

Bei Verdacht auf chronische Prostatitis oder gesicherter Diagnose sind zusätzlich radiologische Untersuchungen und Uroflowmetrie erforderlich (Tab. 2).

Granulomatöse Prostatitis

Die Diagnostik entspricht derjenigen bei chronischer Prostatitis, nicht jedoch im akuten Schub mit Fieber. Die Sicherung der Diagnose erfolgt allein durch Prostatabiopsie.

Differentialdiagnose

Neben spezifischen Entzündungen der Prostata sind abzugrenzen:
– anogenitaler Symptomenkomplex,
– Urethritis,
– Entzündung der Cowperschen Drüse,
– Spermatozystitis (Vesikulitis),
– Prostatakarzinom.

Die Urethritis kann anhand des Resultates der Viergläserprobe und mit Abstrich aus der Fossa navicularis abgegrenzt werden.

Eine *Entzündung der Cowperschen Drüse* stellt sich radiologisch im Miktionsurethrogramm oder retrograden Urethrogramm durch Nachweis des Refluxes von Kontrastmittel in die Drüsengänge dar.

Der Ausschluß einer *Spermatozystitis oder Vesikulitis* ist schwierig. Rezidivierende Hämospermie und die isolierte Induration der Samenblase weisen auf sie hin. Meist liegt jedoch eine kombinierte Entzündung von Prostata und Samenblasen vor (ALYEA 1970), und es ist bisher noch nicht geklärt, ob eine Vesikulitis unabhängig von einer Prostatitis entstehen kann.

Das *Prostatakarzinom* wird durch die Biopsie differentialdiagnostisch abgegrenzt. In 10% der Fälle von chronisch unspezifischer Prostatitis im mittleren Lebensalter muß mit einem Karzinom gerechnet werden (ESPOSTI u. Mitarb. 1975).

Therapie

Die Behandlung der *bakteriellen Prostatitis* hat zwei theoretische Faktoren zu berücksichtigen:
a) pH des Prostatasekretes,
b) Lipidlöslichkeit und Ionisationsgrad des Antibiotikums.

Ist ein Antibiotikum lipidlöslich wie etwa Trimethoprim, so sind bei alkalischem pH des Prostatasekretes mehr als 90% der Trimethoprimmoleküle nicht ionisiert und wandern rasch aus der Prostata über die Lipidmembran in das Plasma zurück. Umgekehrt sind bei saurem pH des Prostatasekretes die Trimethoprimmoleküle ionisiert und können dann die Lipidmembran von der Prostata zurück in das Plasma nicht mehr überschreiten (FAIR u. Mitarb. 1979). Da nach FAIR u. Mitarb. (1979) der pH des Prostatasekretes bei über 8 liegen kann, ist in diesen Fällen Trimethoprim nicht wirksam. Dennoch ist die Anwendung der Kombination von Trimethoprim und Sulfoxazol (Bactrim, Eusaprim, Lidaprim) bei *chronisch-bakterieller Prostatitis* indiziert, da bei einer Behandlung über 12 Wochen in 40% eine Heilung erzielt werden kann (MEARES jr. 1978). Bei Therapieresistenz gegenüber dieser Kombinationsbehandlung sind Cephalosporine (Cephalexin, Ceporexin) indiziert, die hohe Serum- und Gewebespiegel in der Prostata erreichen können.

Bei *akuter eitriger Prostatitis* ist die kombinierte hochdosierte Therapie mit Ampicillin und Aminoglykosiden – Gentamycin (Refobacin), Tobramycin (Gernebcin) – bzw. eine Kombination von Cephalosporinen und Aminoglykosiden Therapie der Wahl. Wegen der meist vorliegenden Miktionsbeschwerden und der Gefahr des Einpressens von Urin in die entzündlich veränderten dilatierten prostatischen Gänge ist ein dünner Dauerkatheter 12, maximal 14 Ch. (4,0–4,7 mm Durchmesser) für 1–2 Tage erforderlich. Die Entleerung eines Prostataabszesses erfolgt entweder spontan oder operativ entweder durch transurethrale Resektion der Prostata oder Abszeßspaltung vom Rektum aus.

Die granulomatöse Prostatitis wird je nach Form wie eine akute oder chronische Prostatitis behandelt.

Bei therapieresistenter *chronischer oder granulomatöser Prostatitis* ist die transurethrale Elektroresektion der Prostata indiziert und führt zur Heilung (MEARES u. STAMEY 1972, SMART u. JENKINS 1973).

Die *T-Mykoplasmen-Prostatitis* spricht sicher auf Tetracycline an.

Methronidazol ist das Mittel der Wahl bei *Trichomonadenprostatitis*.

Die seltenen *Prostatamykosen* (Blastomykose, Histoplasmose, Kokzidiomykose) können mit Amphotericin-B oder 5-Fluoro-Cytosin beherrscht werden.

Unspezifische Epididymitis

Definition

Die unspezifische Epididymitis ist eine Entzündung des Nebenhodens, die in den meisten Fällen durch Mikroorganismen hervorgerufen wird. Sie stellt die häufigste Erkrankung des Nebenhodens dar. Betroffen sind in erster Linie Männer im Erwachsenenalter. Präpubertales Auftreten ist selten. Die Epididymitis tritt klinisch entweder als akute eitrige, abszedierende, schleichend chronische oder in Sonderform als granulomatöse Entzündung auf.

Ätiologie und Pathogenese

Krankheitserreger sind in erster Linie Escherichia coli, Proteus, Klebsiellen, Pseudomonas aeruginosa sowie Staphylokokken. Gramnegative Keime sind vorwiegend oberhalb des 35. Lebensjahres, Chlamydien unterhalb des 35. Lebensjahres die häufigsten Erreger (BERGER u. Mitarb. 1979).

Die Epididymitis entsteht meist kanalikulär, jedoch auch hämatogen bzw. lymphogen.

Die *kanalikulär* hervorgerufene Epididymitis hat überwiegend folgende Ursachen:
1. Prostatitis,
2. Urethritis,
3. Urinreflux in ein Vas deferens,
4. transurethrale Operationen.

Externe Traumen werden als zusätzliche Ursache der Epididymitis diskutiert, sind jedoch nicht allgemein akzeptiert. Bei fehlendem Keimnachweis sowie Fehlen pathogenetischer Faktoren wird die Epididymitis als *iodopathisch* bezeichnet (FURNESS u. Mitarb. 1971, BERGER u. Mitarb. 1979).

Die Häufigkeit der Epididymitis nach transurethraler Resektion der Prostata schwankt in größere Serien in der Literatur zwischen 4 und 15% in den letzten 45 Jahren (Tab. 3).

Tabelle 3 Häufigkeit der Epididymitis nach transurethraler Resektion der Prostata ohne präoperative Vasektomie

Autoren	Jahr	TUR (N)	Epididymitis (%)
Lynn u. Nesbitt	1948	300	4,0
Schmidt u. Hinman	1950	490	15,1
Holtgrewe u. Valk	1962	1812	6,1
Bandhauer u. Madersbacher	1969	1444	6,5
Bülow u. Frohmüller	1976	892	4,3

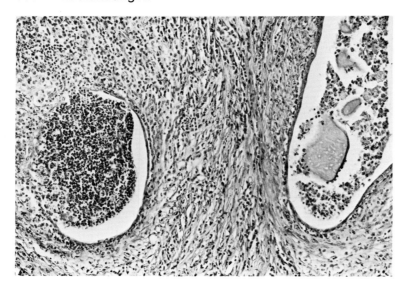

Abb. 7 Histologisches Bild bei akuter Epididymitis: teilweise Zerstörung eines Nebenhodenkanälchens infolge massiver leukozytärer Infiltration (linke Bildhälfte), die sich auch in das Interstitium ausgebreitet hat. Der Nebenhodentubulus in der rechten Bildhälfte ist, soweit abgebildet, noch intakt, zeigt jedoch im Lumen purulenten Inhalt (Überlassung freundlicherweise von Prof. Dr. *S. Blümcke*, Berlin)

Pathologie und Histologie

Morphologisch finden sich bei der akuten Epididymitis massenhaft leukozytäre Infiltrate in den Tubuli und im Stroma mit unterschiedlicher Ausbildung interstitiellen Ödems. Bei abszedierender Epididymitis lassen sich größere Einschmelzungsherde nachweisen. In den meisten Fällen kommt es zum Übergreifen der Entzündung auf den Hoden, der dann ebenfalls abszedieren kann (Abb. **7**).
Die *chronische Epididymitis* zeigt mikroskopisch überwiegend rundzellige Entzündungsinfiltrate aus Lymphozyten, Plasmazellen, aber auch Leukozyten und Histiozyten. Eine Sonderform der chronischen Epididymitis stellt das *Spermagranulom des Nebenhodens* dar. Dieses ist meist am oberen Nebenhodenpol lokalisiert und kann bis zu 3 cm groß werden. Es handelt sich hierbei um eine unspezifische granulomatöse Entzündung mit Makrophagen und Rundzellen als Reaktion auf aus zerstörten Tubuli ausgetretene Spermien.

Klinik

Akute Epididymitis

Die Erkrankung beginnt mit Fieber, Schmerzen sowie zunehmender Schwellung des Nebenhodens. Die Schmerzen breiten sich entlang des entsprechenden Samenstranges bis hin zur Leistengegend aus. Jedes der Symptome kann zunächst auch nur isoliert vorhanden sein. Symptome des Harnwegsinfektes mit Pollakisurie und Brennen bei der Miktion begleiten die Erkrankung.
Labormäßig lassen sich nachweisen: erhebliche Leukozytose mit Werten um 20000/µl (20×10^9/l), Leukozyturie und Bakteriurie.
Die äußere Untersuchung zeigt meist die deutliche Schwellung der betroffenen Skrotalhälfte. Die Skrotalhaut ist oft deutlich gerötet und ödematös verändert. Je nach Ausbreitung der Entzündung findet man eine starke Druckschmerzhaftigkeit im Nebenhodenkopf, -körper oder -schwanzbereich bzw. auch im gesamten Nebenhoden. Bei ausgeprägter Entzündung sind Nebenhoden und Hoden palpatorisch nicht mehr voneinander abgrenzbar und auch der gesamte Hoden ist äußerst druckdolent, so daß dann eine *Epididymorchitis* vorliegt. Meist ist der Samenstrang geschwollen und ebenfalls druckdolent. Im weiteren Krankheitsverlauf kann sich eine symptomatische Hydrozele entwickeln.

Abszedierende Epididymitis

Die abszedierende Epididymitis äußert sich durch die palpatorisch nachweisbare Fluktuation im Abszeßbereich. Meist greift die Entzündung auf den Hoden über, so daß dieser durch die Entzündung einschmelzen kann, was die Semikastration erforderlich macht (Abb. **8**).

Chronische Epididymitis

Sie äußert sich in wechselnd ziehenden Schmerzen im betroffenen Nebenhodenanteil mit oder ohne Hodenbeteiligung. Meist liegt ein rezidivierender Harnwegsinfekt vor. Palpatorisch findet sich eine umschriebene Induration und oft kappenförmige Verdickung des Nebenhodens verbunden mit Druckdolenz entweder im Nebenhodenkopf oder -schwanzbereich. Der Hoden ist in der Regel jedoch gut abgrenzbar.

Abb. 8 Op-Präparat von Semikastration wegen abszedierender Epididymitis mit sekundärer vollständiger Abszedierung des Hodens, dessen Schnittfläche rahmigen Eiter zeigt

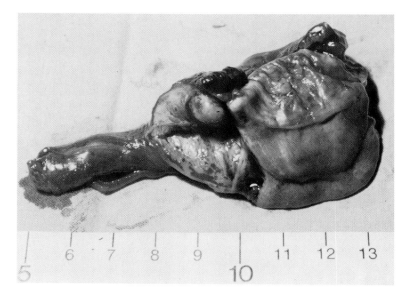

Spermagranulom

Das Spermagranulom stellt sich in der Regel als rundliche Verdickung im Bereich des Nebenhodenkopfes dar. Die Diaphaonoskopie ist negativ.

Diagnose und Differentialdiagnose

Sorgfältige Anamnese, subjektive Symptomatik und exakte Palpation sichern in über 90% die Diagnose der akuten oder chronischen Epididymitis. Die Sonographie ist eine wertvolle Zusatzdiagnostik (Abb. 9).
Ist die Epididymitis gesichert, so sind zur Klärung von Pathogenese und Differentialdiagnose folgende Untersuchungen unentbehrlich:
1. rektale Palpation der Prostata,
2. Ausscheidungsurogramm,
3. Miktionsurethrogramm.
Diese Untersuchungen geben Hinweise auf das Vorliegen einer Prostatitis, entzündlicher spezifischer oder unspezifischer Veränderungen im Harntrakt sowie Reflux von Urin in die Prostata oder die Vasa deferentia.

Differentialdiagnose

Differentialdiagnostisch sind folgende Erkrankungen vordringlich auszuschließen:
1. Bei akuter Epididymitis: Hodentorsion, Hodentumor, Orchitis, Nebenhodentuberkulose.
2. Bei chronischer Epididymitis: Hodentumor, Nebenhodentumor (Adenomatoidtumor, Karzinom), Nebenhodentuberkulose, Spermatozele.

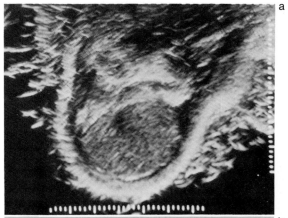
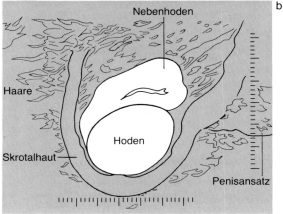

Abb. 9 a u. b Sonografischer Befund bei chronischer Epididymitis: im Longitudinalschnitt gut erkennbare Hyperreflexie und Vergrößerung des Nebenhodens. Der Hoden ist gut abgrenzbar und sonographisch unauffällig (s. b) (Überlassung freundlicherweise von Dr. C. Claussen und Dr. M. Friedrich, Berlin)

Therapie

Akute Epididymitis

Da die Erreger zunächst unbekannt sind, ist die hochdosierte antibiotische Therapie mit Kombination von Cephalosporinen und Aminoglykosiden Therapie der Wahl. Oxyphenbutazon hat sich als begleitende antiphlogistische Therapie bewährt. Bettruhe für 2–3 Tage mit Ruhigstellung und Hochlagerung des Skrotums durch Hodenkissen oder Suspensorium ergänzen die Behandlung. Im ganz frischen Stadium der akuten Epididymitis erfolgt die Infiltration des betreffenden Samenstranges mit 10 ml 1%igen Xylocains (»Samenstrangblockade«), was zur sofortigen Schmerzfreiheit führt. Bei persistierendem Lokalbefund und Fieber ist zunächst die Änderung der antibiotischen Therapie indiziert. Anstelle von Cephalosporinen werden Mezlocillin oder Azlocillin mit einem Aminoglykosid kombiniert oder auch als Monotherapie gegeben.

Die Erfolglosigkeit der konservativen Behandlung äußert sich im Vorbestehen der Skrotalschwellung und -rötung und persistierendem Fieber. Dann ist die *Epididymektomie* indiziert. Bei Übergang zur Abszedierung muß die *Semikastration* durchgeführt werden.

Der Erfolg der konservativen Therapie zeigt sich im Rückgang von Skrotalschwellung und -rötung der Skrotalhaut, die sich dann typischerweise runzelt und oberflächlich schuppig abschilfert. Nebenhoden und Hoden sind wieder voneinander abgrenzbar. Eine umschriebene indolente Induration und Vergrößerung des betreffenden Nebenhodenabschnittes bleibt in der Regel zeitlebens bestehen.

Chronische Epididymitis

Eine Therapie ist nur dann erforderlich, wenn rezidivierende Harnwegsinfekte und Schmerzen bestehen. Die Behandlung erfolgt antibiotisch mit Cephalosporinen oder der kombinierten Anwendung von Trimethoprim und Sulfoxazol bis zur Infektfreiheit. Bei erfolgloser antibiotischer Therapie ist die Epididymektomie indiziert. Die *asymptomatische Induration* verlangt keine Behandlung, wenn eine spezifische Ursache ausgeschlossen worden ist.

Literatur

Alyea, E.P.: Infections and inflammations of the prostate and seminal vesicles. In Campbell, M.F., J.H. Harrison: Urology, 3rd Ed. Saunders, Philadelphia 1970 (p. 555)

Bandhauer, K., H. Madersbacher: Früh- und Spätkomplikationen transurethraler Eingriffe an der Prostata. Urologe 8 (1969) 49

Berger, R.E., E.R. Alexander, J.P. Harnisch, C.A. Paulsen, G.D. Monda, J. Ansell, K.K. Holmes: Etiology, manifestations and therapy of acute epididymitis: A prospective study of 50 cases. J. Urol. (Baltimore 121 (1979) 750

Black, F.T., O.G. Rasmussen: Occurrence of T-strains and other mycoplasmata in nongonococcal urethritis. Brit. J. Dis. 44 (1968) 324

Bowie, W., J.F. Floyd, Y. Miller, E.R. Alexander, J. Homes, K.K. Holmes: Differential response of chlamydial and ureaplasma – associates urethritis to sulfafurazol and aminoclitols. Lancet 1976/II, 1276

Bowie, W.R., E.R. Alexander, S.P. Wang, J. Fload, D.S. Forsyth, H.M. Pollock, T.M. Buchanan, K.K. Holmes: Etiology of nongonococcal urethritis: Evidence for chlamydia trachomatis and ureaplasma urealyticum. J. clin. Invest. 59 (1977) 59

Bülow, H., H. Frohmüller: Traumatisierung der prostatischen Harnröhre als Epididymitisursache nach transurethraler Prostataresektion. Akt. Urol. 7 (1976) 77

Drach, G.W.: Problems in diagnosis of bacterial prostatitis: Gramnegative, grampositive and mixed infections. J. Urol. (Baltimore) 111 (1974) 630

Eliasson, R.: Biochemical analyses of human semen in the study of the physiology and pathophysiology of the male accessory genital glands. Fertil. and Steril. 19 (1968) 344

Esposti, P.L., A. Elman, H. Norlén: Complications of transrectal aspiration biopsy of the prostate. Scand. J. Urol. Nephrol. 9 (1975) 208

Fair, W.R., J. Couch, N. Wehner: Prostatic antibacterial factor. Identity and significance. Urology 7 (1976) 169

Fair, W.R., D.B. Crane, N. Schiller, W.D.W. Heston: A reappraisal of treatment in chronic bacterial prostatitis. J. Urol. (Baltimore) 121 (1979) 437

Furness, G., H. Kamat, Z. Kaminski, J.J. Seebode: The etiology of idiopathic epididymitis. J. Urol. (Baltimore) 106 (1971) 987

Gordron, H.L., D.H. Miller, W.E. Rawls: Viral studies in patients with non specific prostatourethritis. J. Urol. (Baltimore) 108 (1972) 299

Hofstetter, A.: Mycoplasmainfektionen des Urogenitaltrakts. Hautarzt 28 (1977) 295

Hofstetter, A., E. Schmiedt: Die bakterielle Prostata-Urethritis. Urologe A, 11 (1972) 80

Holtgrewe, H.L., W.L. Valk: Factors influencing the mortality and morbidity of transurethral prostatectomy: A study of 2015 cases. J. Urol. (Baltimore) 87 (1962) 450

Holmes, K.K., M.D. Kiviat: Nongonococcal urethritis. In: Campbells Urology, 4th Ed., Vol. I. Saunders Philadelphia 1978 (p. 547–556)

Jakse, G., H. Marberger: Harnröhrenverengung als Ursache von Harnwegsinfekten. Verh. dtsch. Ges. Urol. 28 (1977) 257

Kelalis, P.P., L.F. Greene, E.G. Harrison jr.: Granulomatous prostatitis. J. Amer. med. Ass. 191 (1965) 111

Kohnen, P.W., G.W. Drach: Patterns of inflammation in prostatic hyperplasia: A histologic and bacteriologic study. J. Urol. (Baltimore) 121 (1979) 755

Leistenschneider, W., R. Nagel: Bioptischer Nachweis (Histologie und Zytologie) entzündlicher Prostataerkrankungen bei 1130 Prostatapunktionen. Verh. dtsch. Ges. Urol. 28 (1977) 181

Leistenschneider, W., R. Nagel: Zytologische Diagnose und Klassifizierung entzündlicher Prostataerkrankungen. Akt. Urol. 9 (1978) 185

Leistenschneider, W., R. Nagel: The cytologic differentiation of prostatitis. Path. Res. Pract. 165 (1979) 429

Ludvik, W., K.S. Sachdev: Urogenitalfunktion durch PPLO. Wien. klin. Wschr. 79 (1967) 180

Lynn, J.M., R.M. Nesbitt: The influence of vasectomy upon incidence of epididymitis following transurethral prostatectomy. J. Urol. (Baltimore) 59 (1948) 72

Meares jr., E.M.: Bacterial prostatitis versus »Prostatosis«. A clinical and bacteriological study. J. Amer. med. Ass. 224 (1973) 1372

Meares jr., E.M.: Trimethoprim-sulfamethoxazole CTMP-SMXJ therapy of chronic bacterial prostatitis. In: Campbells Urology, 4th Ed., Vol. I. Saunders, Philadelphia 1978 (p. 526–531)

Meares, E.M., T.A. Stamey: Bacteriological localization patterns in bacterial prostatitis and urethritis. Invest. Urol. 5 (1968) 492

Meares jr., E. M., T. A. Stamey: The diagnosis and management of bacterial prostatitis. Brit. J. Urol. 44 (1972) 175

Meyer-Rohn, J.: Nichtgonorrhoische Urethritiden. In Gottron, H. A., W. Schönfeldt: Dermatologie und Venerologie, Bd. V/2. Thieme, Stuttgart 1965

Meyer-Rohn, J.: Die Empfindlichkeit von Neisseria, Gonorrhoae und anderer Arten der Neisseria-Gruppe gegenüber Antibiotika. Arch. klin. exp. Derm. 227 (1966) 634

Mobley, D. F.: Semen cultures in the diagnosis of bacterial prostatitis. J. Urol. (Baltimore) 114 (1975) 83

Nielsen, M. L., S. Asnaes, T. Hattel: Inflammatory changes in the non-infected prostate gland. A clinical, morphological and histological investigation. J. Urol. (Baltimore) 110 (1973) 423

Peter, M., J. Laszlo, E. Ujvary, B. Fazekas, G. Horvath, J. Both, B. Kiss: Investigations on the etiologic diagnosis of urethritis. Derm.-Vener. (Buc.) 12 (1967) 503

Rees, E., I. A. Tait: Chlamydia in relation to cervical infection and pelvic inflammatory disease. In Holmes, K. K., D. Hobson: Nongonococcal Urethritis and Related Oculogenital Infections. American Society for Microbiology, Washington 1977

Riedasch, G., E. Ritz, K. Möhring, U. Ikinger: Antibody-coated bacteria in the ejaculate: A possible test for prostatitis. J. Urol. (Baltimore) 118 (1979) 787

Roßberg, J.: Mycological diseases of male sexual organs with special respect to urethritis non gonorrhoica sive mycotica. Čs. Derm. 43 (1968) 168

Schirmer, H. K. A.: Zur Ätiopathologie der bakteriellen Prostatitis und ihrer enteralen Behandlung. Verh. dtsch. Ges. Urol. 28 (1977) 174

Schmidt, J. D., M. C. Patterson: Needle biopsy study of chronic prostatitis. J. Urol. (Baltimore) 96 (1966) 519

Schmidt, S. S., F. Hinman: The effect of vasectomy upon the incidence of epididymitis after prostatectomy, an analysis of 810 patients. J. Urol. (Baltimore) 63 (1950) 872

Simon, C., W. Stille: Antibiotika-Therapie in Klinik und Praxis. Schattauer, Stuttgart 1979

Smart, C. J., J. D. Jenkins: The role of transurethral prostatectomy in chronic prostatitis. Brit. J. Urol. 45 (1973) 654

Söltz-Szöts, J.: Sproßpilzinfektionen des männlichen und weiblichen Genitale. Zbl. Haut- u. Geschl.-Kr. 44 (1969) 545

Söltz-Szöts, J.: Urethritis non-gonorrhoica des Mannes. Diagnose und Therapie. Springer, Berlin 1973

Söltz-Szöts, J., J. Thurner: Zum Problem der gonorrhoischen und postgonorrhoischen Urethritis. Wien. med. Wschr. 117 (1967) 1030

Tanner, F. H., J. R. McDonnald: Granulomatous prostatitis: Histologic study of group of granulomatous lesions collected from prostate glands. Arch. Path. 36 (1943) 358

Thybo, E., D. Zdravkovic, M. Zdravkovic: Granulomatous prostatitis. Scand. J. Urol. Nephrol. 7 (1973) 111

Towfighi, J., S. Sadeghee, J. E. Wheeler, H. T. Enterline: Granulomatous prostatitis with emphasis on the eosinophilic variety. Amer. J. clin. Path. 58 (1972) 630

Weidner, W., H. Brunner, W. Krause, R. Pust: Ureaplasma urealyticum bei chronischer unspezifischer Prostato-Urethritis. Akt. Urol. 10 (1979) 1

Nosokomiale Infektionen

P. Brühl

Definition

Unter *Infektion* (von lat. inficio = etwas [Schädliches] hineintun) versteht man die Aufnahme von Bakterien und deren Festsetzung im Makroorganismus in Bereichen, wo sie als normale oder Standortflora *(Symbiose)* nicht vorkommen. Kommt es zur bakteriellen Dauerbesiedlung, spricht man zunächst nur von *Kolonisierung* (Abb. 1). An diese kann sich aber im weiteren Verlauf *Wachstum* und *Keimvermehrung* anschließen. Eine wichtige Voraussetzung hierfür ist die lokale oder allgemeine Empfänglichkeit des Makroorganismus. Die manifeste *Erkrankung* in Form einer lokalen Entzündung oder allgemeiner Symptome ist Zeichen von Abwehr- und/oder Schädigungsreaktionen. Diese können jedoch auch ausbleiben (asymptomatische Infektion). Die Entscheidung darüber, wann noch eine Kolonisation oder schon eine Infektion vorliegt, hängt u. a. von der Empfindlichkeit der Nachweissysteme ab.

Nosokomial (von gr. nosokomia = die Krankenpflege) sind solche Infektionen, die, unabhängig von Krankheitssymptomen, in kausalem Zusammenhang mit einem Krankenhausaufenthalt stehen (BGA-Richtlinie 1976). Synonyma sind »Krankenhausinfektion« und »infektiöser Hospitalismus«, ein Begriff, der deshalb schlecht gewählt ist, weil »infektiös« mit »übertragbar« oder »ansteckend« gleichgesetzt und damit auf eine Stufe gestellt wird mit Cholera, Pest und anderen Seuchen. Viele der im Krankenhaus erworbenen Infektionen sind aber im üblichen Sinne nicht ansteckend.

Pathophysiologie

Die meisten nosokomialen Infektionen werden durch Mikroorganismen verursacht, die zur *physiologischen* Körper- bzw. Darmflora des Menschen gehören und daher bei der Bevölkerung normalerweise als Saphrophyten vorkommen (Tab. 1).

Der Begriff des »pathogenen Mikroorganismus«, einseitig als Keim mit bestimmten obligat krankmachenden Eigenschaften aufgefaßt, ist in diesem Zusammenhang wertlos. Das Ereignis des Kontaktes mit Vertretern dieser Gruppe von Mikroorganismen ist zwar immer eine Voraussetzung, sehr selten jedoch der Hauptgrund für das Auftreten einer nosokomialen Infektion. Ihre Entstehung hängt einerseits von der *Art* und *Menge* der in einen Makroorganismus eingebrachten Keime und andererseits von dessen *Disposition* ab. Beide Faktoren stehen in wechselweiser Beziehung, weshalb bei gegebener Keimart und -zahl die nosokomiale Infektion vorzugsweise durch die Abwehrlage des Makroorganismus bestimmt wird. Eine Keimart mit relativ geringer schädigender Eigenschaft kann daher in hoher Keimzahl ebenso wirksam sein wie ein virulenter Stamm mit starken destruierenden Fähigkeiten in geringer Keimzahl. Die Erfahrung zeigt, daß ein Patient mit schlechter oder fehlender Resistenz durch praktisch jede Keimart infiziert werden und erkranken kann. Krankenhausinfektionen kommen erfahrungsgemäß in denjenigen Bereichen der Medizin vor, wo eingreifende diagnostische oder thera-

Tabelle 1 Systematik der gramnegativen Stäbchenbakterien, die als Erreger nosokomialer Infektionen in Frage kommen

Familie	Gattung	Wichtige Arten
Pseudomonadaceae	Pseudomonas	Pseudomonas aeruginosa
nicht sicher einer Familie zuzuordnen	Alcaligenes Achromobacter-Gruppe	
Enterobacteriaceae	Escherichia	Escherichia coli
	Citrobacter	Citrobacter freundii
	Klebsiella	Klebsiella pneumoniae
	Enterobacter	Enterobacter cloacae
		Enterobacter aerogenes
	Serratia	Serratia marcescens
	Proteus	Proteus vulgaris
		Proteus mirabilis
		Proteus morganii
		Proteus rettgeri
		Proteus inconstans

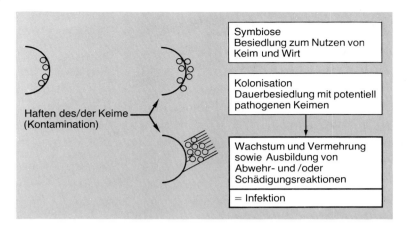

Abb. 1 Zum Infektionsbegriff (nach *Grossgebauer*)

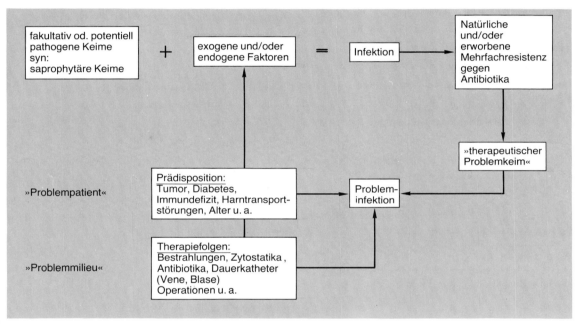

Abb. 2 Ursachen der Probleminfektion

peutische Maßnahmen durchgeführt und damit potentiell pathogene Keime auf empfängliche Patienten direkt oder indirekt übertragen werden können (Abb. 2).
Die Entwicklung der Asepsis und Antisepsis Ende des 19. Jh. war die Voraussetzung für eine invasive Diagnostik und Therapie. Bis dahin waren postinstrumentelle Infektionen (»Wundbrand«) die Regel und endeten meist tödlich. Die Fortschritte in der Bekämpfung des klassischen Hospitalismus galten jedoch zunächst nur dort für die *Urologie*, wo sie sich auf die allgemeine Krankenhaushygiene und die »offenen« chirurgisch-urologischen Operationen bezogen. Die Lehren der konventionellen *Aseptik* bezogen sich im wesentlichen auf die Verhütung der Wundinfektion im Operationssaal.
Sie konnten bis zum Ende des 2. Weltkrieges als ausreichend gelten und haben heute noch Gültigkeit. Bei der Entwicklung der Urologie zu einem Fach mit vielfältigen technisch-instrumentellen Möglichkeiten spielte jedoch die Keimfreiheit bei transurethralen Eingriffen eine wesentliche Rolle. Die *Antisepsis* war bereits eine der Voraussetzungen für die Einführung des Zystoskops in die urologische Diagnostik. Die moderne Medizintechnik hatte aber gerade in der Urologie eine Zunahme instrumenteller Eingriffe zur Folge. Die Entwicklung moderner Endoskope, die Verbesserung von Operationstechniken, der intra- und

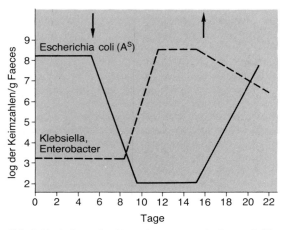

Abb. 3 Verhalten der Darmflora unter Aminopenicillin (nach *Knothe*)

Tabelle 2 Vergleich der Häufigkeit des Vorkommens verschiedener Keime bei Harnwegsinfektionen vor und nach Krankenhausaufnahme (nach *Brumfitt*)

Keimart	vor Krankenhausaufn. in %	nach Hospitalisation in %
Escherichia coli	90	59
Proteus spec.	5 (mirabilis)	16
Klebsiella: Enterobacter	2	9
Staphylococcus (aureus od. albus)	3	5
Pseudomonas aeruginosa		3
Streptokokken		7
Sonstige		1
(nach *Dutton* u. Mitarb.)		
Escherichia coli	14	1
Escherichia freundii	–	4
Klebsiella	1	9
Providencia	–	17
Proteus	8	57
Pseudomonas	2	11
Enterokokken	8	23
Escherichia coli (mehrfachresistent)	0	66
(nach *Erlanson*)		
mehrfachresistente Keime der Koligruppe	0	82

postoperativen Kontrollmethoden, die moderne Anästhesie, die Entwicklung des Bluttransfusionswesens, der Wasser- und Elektrolytbilanzierung sowie die Möglichkeit der Schockprophylaxe haben während der letzten 20 Jahre zu einer erweiterten Indikation operativer und diagnostischer Eingriffe nicht zuletzt beim *älteren* und auch beim ganz *jungen* Menschen geführt. Wegen des damit verbundenen hohen Risikos waren diese zuvor undenkbar. Diese Patienten sind und bleiben stärker infektionsgefährdet. Die Infektionsanfälligkeit steigt mit dem Umfang moderner Untersuchungs- und Behandlungsmethoden und ist um so höher, je *komplizierter* die technischen Hilfsmittel sind. Das nosokomiale Infektionsrisiko in der modernen Urologie ist linear abhängig von der Qualität und Quantität der transurethralen Untersuchungs- und Behandlungstechnik und von der Strenge in Asepsis und Antisepsis. Die Instrumentation mit möglicher Mikro- oder Makroverletzung setzt unabhängig von der Möglichkeit einer Keimaszension bei Überwinden der Urether-Blasen-Verbindung hämatogene und auch lymphogene Eintrittspforten für Erreger. Eine »prämorbide« pathophysiologische Beschaffenheit des Urogenitaltraktes ist aber von maßgeblicher Bedeutung für die Infektpathogenese.

Hier sind nicht zuletzt zwei ätiologische Faktoren hervorzuheben, die nicht immer in vollem Ausmaß beachtet werden. Es handelt sich einerseits um bereits bestehende lokale *Gewebsschädigungen* mit Harntransportstörungen und andererseits häufig um *Resistenzerniedrigung* infolge bereits bestehender Harnwegsinfektion oder aber systemischer Grunderkrankung.

Ein darmlumenwirksamer Selektionsdruck bestimmter antibakterieller Wirkstoffe, die im Krankenhaus zur Prophylaxe und Therapie besonders häufig angewendet werden, kann zur Dysbiose der einzelnen Darmabschnitte des unter Antibiotika stehenden Patienten und damit auch seiner kolonisierenden Flora führen (Abb. **3**). Eine biotische Enthemmung resistenter Erregerspezies infolge antibiotisch bedingter Störung in der Zusammensetzung der Mikroflora induziert zusätzlich Schädigungen von Abwehrmechanismen des Makroorganismus, so daß eine Disseminierung der Erreger zusätzlich propagiert wird (Tab. **2**).

Mikrobiologisches Erscheinungsbild nosokomialer Infektionen in der Urologie

Von allen nosokomialen Infektionen sind die *Harnwegsinfektionen* die häufigsten (Tab. **3**). Es liegt nahe, daß diese in der Urologie den breitesten Raum einnehmen. Der Darm ist das wichtig-

Tabelle 3 Häufigste krankenhauserworbene Infektionen (in % aller krankenhauserworbenen Infektionen) nach Angaben des Center for Disease Control 1977, Atlanta, Georgia, USA

Harnwegsinfektionen	40% ⎫
Wundinfektionen	25% ⎪ 84,5%
Atemweginfektionen	16% ⎬
Sepsis	3,5% ⎭
Infektionen der Haut und Subkutis	4,6%
Infektionen des weiblichen Genitales	2,8%
Infektionen im HNO-Bereich	2,5%
Gastrointestinalinfektionen	2,2%
Kardiovaskuläre Infektionen	1,3%
Zentralnervensysteminfektionen	0,3%

ste Erregerreservoir. Für den Infektionsmodus dürfte die vom Perineum bzw. von der Periurethralflora ausgehende aszendierende Infektion die größte Bedeutung haben. Schon die Häufigkeit einer Bakteriurie von nur 1% bei untersuchten gesunden und normal sauberen Frauen im Vergleich zu 6% bei unsauberen Frauen und 30% bei hospitalisierten Patientinnen spricht für die Bedeudung der Periurethral- bzw. Vaginalflora. Die kurze Urethra stellt zunächst einen ungenügenden Abschluß der »inneren Oberflächen« und damit eine physiologische Eintrittspforte für Erreger dar.

Es bestehen also enge Zusammenhänge zwischen dieser *Kolonisation* und nachfolgender endogener *(Auto-)Infektion* gerade bei Frauen. Die Verschiebung der Ökologie der Patientenflora unter antibakterieller Chemotherapie zugunsten von gegen das betreffende Antibiotikum resistenten patienteneigenen Mutanten manifestiert sich im Auftreten von anderen, beim Gesunden selten vorkommenden Keimen. Es handelt sich um potentielle Infektionserreger der Klebsiella-, Proteus- oder Pseudomonasgruppe, die aufgrund ihrer hohen natürlichen oder erworbenen Resistenz zur Ursache schwer therapierbarer »Probleminfektionen«

werden (s. Abb. 2). Dabei beobachtet man vor allem eine Häufung der (Mehrfach-)Erregerresistenz gegen verschiedene Chemotherapeutika, auch ohne daß eine Therapie mit entsprechenden Wirkstoffen durchgeführt wurde (Tab. 4). Hierfür wird die extrachromosomale, plasmidische oder *infektiöse Antibiotikaresistenz* verantwortlich gemacht. Diese Form der Resistenz wird durch sog. R-Faktoren oder Resistenzplasmide hervorgerufen (Abb. 4). Diese extrachromosomalen Elemente bestehen aus DNA und können Resistenzfaktoren gegen mehrere Antibiotika enthalten. Sie entstehen nicht durch Selektionsdruck, sondern sind Folgen eines Evolutionsprozesses während der Ära der Breitbandchemotherapie seit 1955. Diese Resistenz kann bei Kontakt von Erregern, die nicht der gleichen Spezies angehören müssen, von einem resistenten Erreger durch Konjugation über eine Plasmabrücke auf einen zuvor Empfindlichen übertragen werden. Dadurch können Resistenzeigenschaften en bloc von einer Bakterienzelle zur anderen übertragen werden.

Eine Untersuchung von Bakterienstämmen, die in Krankenhäusern isoliert wurden, und solchen, die von anderen Infektionen stammen, sowie der ökologischen Aspekte resistenter Bakterien aus Tierzuchtanstalten und aus unserer Lebensmittelkette oder solchen, die zwischen gesunden Personen der Stadt- und Landbevölkerung und in den Oberflächengewässern und -abwässern zirkulieren, erbrachte den Beweis, daß zwischen zwei Gruppen von Enterobakterien ein lebhafter Genaustausch stattfindet: Zwischen Escherichia coli – Klebsiella auf der einen und den sog. S-P-Stämmen, die auch Problemkeime genannt werden: Serratia, Proteus, Providencia, auf der anderen Seite (Abb. 5). Außerdem wurde ein aktiver »Resistenz-Transfer« auf Antibiotika wie Gentamycin, Tobramycin, K-Penicillin oder Kanamycin bei vielen klinisch isolierten Stämmen von Pseudomonas aeruginosa festgestellt. Fügen wir diesen Befunden die übertragbare Resistenz zwischen Staphylokokken und den neueren Befund eines ähn-

Tabelle 4 Häufigkeit einzelner Resistenzdeterminanten bei aus Urinproben isolierten Stämmen von Escherichia coli in % (nach *Knothe* 1974)

	Ambulant		Hospitalisiert		
Chemotherapeut.	*Bauer* (1969) USA	Frankfurt/M. (1972)	*Bauer* (1969) USA	Frankfurt/M. (1972)	Offenbach (1972)
Ampicillin	11	8	21,5	17	33
Tetracyclin	15	16	21,5	35	39
Chloramphenicol	<1	4	1,6	22	24
Cephalosporine	5,5	5,9	7,0	9	8
Gentamycin	0	0	0	<1	<1
Nitrofurantoin	<1	<1	<1	<1	<1
TMP/SMZ	–	<1	–	<1	<1
Nalidixinsäure	<1	<1	<1	<1	<1

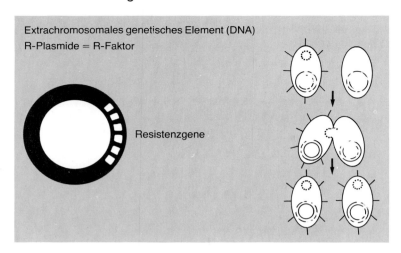

Abb. 4 Übertragung von Resistenzplasmiden durch Konjugation zwischen Donator- und Empfängerzelle (nach *Haschek*)

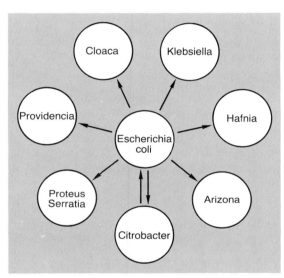

Abb. 5 Übertragungsmöglichkeiten von R-Faktoren auf Enterobacteriaceen und deren Entwicklung zu therapeutischen Problemkeimen

Tabelle 5 Prozentualer Anteil der chemotherapierten Patienten an der Gesamtpatientenzahl (nach *Scheckler* u. *Bennett*)

	Anzahl der untersuchten Patienten	Chemotherapierte Patienten	%
Med. Klinik	534	127	24
Chirurgie	449	170	38
Orthopädie	109	43	39
Urologie	*30*	*26*	*87*
Gynäkologie	88	28	32
Geburtshilfe	108	14	13
Neugeborene	137	4	3
Pädiatrie	82	42	51
Gesamt	1537	454	29

lichen Gen-Austausches bei Enterokokken hinzu, so läßt sich ableiten, daß die Mehrzahl der für die klinische Behandlung wichtigen Stämme einen Austausch übertragbarer Resistenzgene begünstigt. Bei darmgesunden, nichthospitalisierten Personen, die nachweislich über Monate hindurch keinen Kontakt mit Antibiotika hatten, lassen sich heute fast regelmäßig resistente Stämme von Escherichia coli feststellen. Bei 30–50% dieser Personen handelt es sich um Stämme, die einen R-Faktor besitzen. Allerdings sind Keimzahlen dieser Stämme – bezogen auf die Gesamtkeimzahl von Escherichia coli – meist niedrig und machen weniger als 1% des Gesamtanteils aus. Derartige Ergebnisse machen es deutlich, daß diese Bakterien, falls eine antibakterielle Therapie erfolgt, sofort selektiviert werden. Es ist so erklärlich, daß bei hospitalisierten Personen der Anteil R-Faktortragender Stämme wesentlich höher ist, und zwar sowohl bei Patienten ohne und mit einer eingeleiteten Chemotherapie (s. Tab. **4**). Bei einer Auswertung der im Schrifttum angegebenen epidemiologischen Befunde zeigt sich, daß der Resistenzanstieg bei Enterobakteriazeen mit dem Auftreten der R-Faktoren in Zusammenhang steht. Eine schon bei der urologischen Erstuntersuchung bestehende (spontane) Harnwegsinfektion findet sich bei einer großen Zahl von Kranken entsprechend der Dauer und individuellen Eigenart der jeweiligen urologischen Grundkrankheit und ihrer vorangegangenen ambulanten Behandlung. Die Häufigkeit solcher *prästationärer* Harnwegsinfektionen im urologischen Krankengut kann bis zu 100% reichen. Der prozentuale Anteil antibakteriell-chemotherapeutisch behandelter Patienten ist im urologischen Krankengut besonders hoch (Tab. **5**). Im *stationären* Bereich wird zudem häufig eine systemische Kombinationstherapie mit zwei oder mehr Wirkstoffgruppen durchgeführt, und der prozentuale Anteil der Dauer einer Antibiotikagabe an der stationären Behandlungszeit liegt in aller Regel über 50% (Abb. **6**). Bei aus *Urin*

Abb. 6 Beispiel für den prozentualen Anteil der Dauer einer antibakteriellen Chemotherapie während der operativen und konservativen stationären Behandlung urologischer Krankheitsbilder

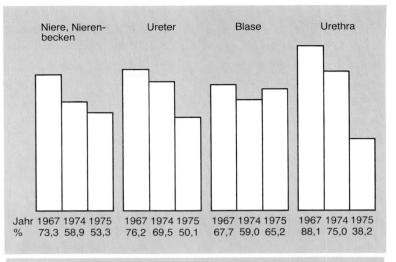

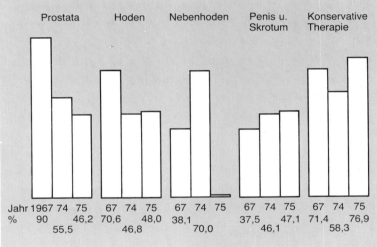

gezüchteten Escherichia-coli-Stämmen, die gegen einen oder mehrere antibakterielle Wirkstoffe resistent waren, konnten in 95% übertragbare R-Faktoren nachgewiesen werden. Ähnliche Ergebnisse liegen für Proteus-, Pseudomonas- und Klebsiellastämme, die sämtlich bei Harnwegsinfektionen aus Urinproben isoliert worden waren, vor. LEBEK konnte 1965 zeigen, daß unter In-vitro-Versuchsbedingungen, die den Verhältnissen bei Schmutz- und Schmierinfektionen angepaßt waren, im Urin kultivierte Keime oder Erreger an mit Urin verschmutztem Zellstoff oder in angefeuchteten Bakterienstaubproben genügend Reserveenergiestoffe für das Zustandekommen von R-Infektionen besitzen. Der Mechanismus der R-Infektion erweist sich dabei als relativ unempfindlich gegenüber pH-Änderungen oder Temperaturbedingungen. Somit ist auch außerhalb des Makroorganismus in der Umgebung des Kranken mit Bedingungen für eine übertragbare Antibiotikaresistenz zu rechnen, die überall dort erfolgen kann, wo Schmutz- und Schmierinfektionen möglich sind.

Die Kolonisation oder aber Infektion eines Patienten mit entsprechenden Keimen und die sekundäre Kontamination toter Gegenstände sind mitbestimmend für die Epidemiologie der nosokomialen Infektion in der Urologie, wobei davon ausgegangen werden muß, daß wiederholte *Nierenpassagen* eine größere Nierenpathogenität entsprechender virulenter Erreger zur Folge haben.

Epidemiologie

Der *Patient* ist die bedeutsamste *Infektionsquelle*. Er verbreitet über seine physiologischen und pathologischen Ausscheidungen Mikroorganismen, die vor allem ihm selbst (Autoinfektion) oder auch anderen gefährlich werden können (Tab. **6**). Bei einer solchen Kreuzinfektion liegt eine epidemische Krankenhausinfektion dann vor, wenn Infektionen mit einheitlichem Erregertyp in zeit-

Entzündungen

Tabelle 6 Durch gramnegative Bakterien ausgelöste Infektionen. Häufigkeit von Enterobacteriaceae und Pseudomonas aeruginosa (in %) (nach *Knothe*)

	Escherichia coli	Klebsiella-species	Enterobacter-species	Citrobacter	Proteus mirabilis	Proteus (Indolpositiv)	Pseudomonas aeruginosa
Med. Kliniken	–60	–30	1–5	–3	10–15	1–3	5–10
Chirurgie	–60	–35	5–10	–5	10–15	5	10–15
Pädiatrie	–60	–35	1–5	–3	10–15	1–3	5–10–15
Gynäkologie	–60	–30	1–15	–3	10–15	1–3	5–10
Intensivabteilungen	–60	–40	5–10	–5	15–20	5	10–20–25
Urologie	*–60*	*–40*	*5–15*	*–5*	*15–20*	*5–10*	*10–25*

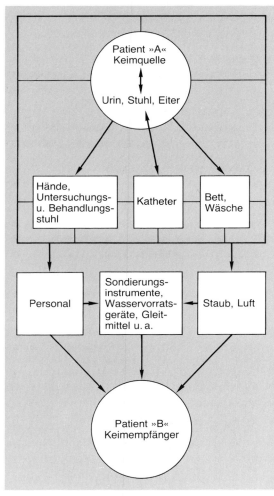

Abb. 7 Schema der Keimübertragung in der Urologie

lichem, örtlichem und kausalem Zusammenhang mit einem Krankenhausaufenthalt nicht nur vereinzelt auftreten (BGA-Richtlinie 1976). Das größte Keimreservoir ist neben dem *Darm* der *infizierte Harntrakt*. Die Gefährlichkeit eines keimstreuenden Patienten als Infektionsquelle steigt mit der Menge an Keimen, die er freisetzt. Bei Harnwegsinfektionen werden die betreffenden Krankheitserreger mit dem Urin in großen Mengen ausgeschieden. Diese Keimausscheidung von weit über 100 000/ml bzw. $10^8/l$ Urin ist nicht nur ein diagnostisches Kriterium. Es kommt ihr als Infektionsquelle auch eine epidemiologische Bedeutung zu. Vergleichsweise sind andere belebte Infektionsquellen wie *Personal* und *Besucher* von geringer Bedeutung. Das von *unbelebten Infektionsquellen* ausgehende Risiko steigt in dem Maße, in dem diese als solche unerkannt oder unberücksichtigt bleiben. Beim Nachweis von Mikroorganismen an Kathetern, Zystoskopen oder Gleitmitteln und den damit in Verbindung stehenden Infektionskomplikationen wird eindringlich die Bedeutung ungenügender oder fehlerhafter Sterilisation des *Instrumentariums* belegt. Andererseits konnte bei bakteriologischen Untersuchungen der in die Urethra eingeführten Katheterspitze in 50% ein positiver Befund erhoben werden. Die mangelhafte Desinfektion des äußeren Genitales vor transurethralen Eingriffen führt zur Kontamination des sterilen Instrumentars mit patienteneigenen Bakterien und unterstützt die *Autoinfektion* durch Einschiebekeime.

In der Abb. 7 ist der prinzipielle Mechanismus der Übertragung von Mikroorganismen in der Urologie schematisch dargestellt. Daraus geht hervor, daß im wesentlichen 2 *Übertragungswege* einen potentiellen Krankheitserreger von der Infektionsquelle an sein Infektionsziel gelangen lassen: Die *direkte* Übertragung durch Kontakt (primär sterile, aber während der Instrumentation rekontaminierte Katheter oder Endoskope) und die *indirekte* Übertragung, bei der zwischen Quelle und Ziel mindestens ein übertragendes Vehikel eingeschaltet ist. Diese Vehikel können *belebt* (z. B. Hände) oder *unbelebt* (z. B. unsteriles Instrumentarium, Spülwasser) sein. Im Einzelfall wird häufig nicht entschieden werden können, ob ein keimübertragendes Medium als Infektionsquelle (Vermehrung der Keime) oder nur als Vehikel (keine Vermehrung) gedient hat. Exogene, indirekt übertragene nosokomiale Infektionen sind in erster Linie auf Keime zurückzuführen, welche außerhalb des Makroorganismus eine gewisse Zeit ihre Lebensfähigkeit behalten und dadurch im Krankenhaus verbreitet werden können. Hier sind besonders Pseudomonasarten, Proteusarten, Klebsiella-, Serratia- und Enterobakterarten zu nennen, die sich entweder in einem Milieu ohne jeden Nährwert wie Gleitmittel, Aqua dest. u. a. vermehren können (Naß- oder Pfützenkeime) oder aber sich durch besondere Widerstandsfähigkeit gegenüber Austrocknung auszeichnen. Ihnen gemeinsam ist Anpassungsfähigkeit an ein verändertes Nährsubstrat.

Der *direkte Übertragungsweg* spielt insofern eine Rolle, als Autoinfektionen, die meist auf diesem Wege zustande kommen, einen Großteil der nosokomialen Infektionen ausmachen. Der Blasenverweilkatheter ist hierfür eine wichtige direkte (und auch indirekte) Keimstraße. Die *(indirekte)* Keimverbreitung in der Urologie hat durch die spezifisch-pflegerische Tätigkeit vor allem administrative Aspekte. Die Hand des Personals stellt den keimreichsten Verschleppungsweg dar. Dabei ist zu bedenken, welche Unmenge entsprechender Handgriffe im Rahmen der Grund- und vor allem der Behandlungspflege des urologischen Patienten absolviert werden, wobei der Berührung mit infektionstüchtigen Ausscheidungen eine zentrale Stellung einnimmt und die Möglichkeit eines Nacheinanderberührens der verschiedensten Gegenstände besteht. Umgebungsuntersuchungen in urologischen Untersuchungs- und Instrumentenräumen kamen zu dem Ergebnis, daß für jegliches im Raum stehende Instrumentarium eine potentielle Kontaminationsgefahr besteht. Das wird eindrücklich belegt durch den Nachweis harnwegspathogener gramnegativer Erregerspezies auf Untersuchungstischen zur Endoskopie, die einer urinogenen und fäkalen Keimverschmierung besonders ausgesetzt sind. Der nächstwichtigste Infektionsweg ist die Arbeitskleidung der Ärzte und des Assistenzpersonals, die unweigerlich mit dem keimhaltigen Bettzeug des Patienten und auch mit dem Patienten selbst in Berührung kommen. Der regelmäßige Nachweis entsprechender Erreger auch in der Raumluft demonstriert dabei die aerogene Verunreinigungsgefahr. Luftkeimmessungen zeigten, daß therapeutische und pflegerische Maßnahmen verschiedenster Art, wie Betten oder Lagern des Patienten, zu einer z.T. erheblichen Erhöhung der Luftkeimzahl führen können.

Eine epidemiologische Analyse nosokomialer Infektionen in der Urologie nach dem Maßstab der Häufigkeit des Vorkommens einer Harnwegsinfektion innerhalb eines Patientenkollektivs ist

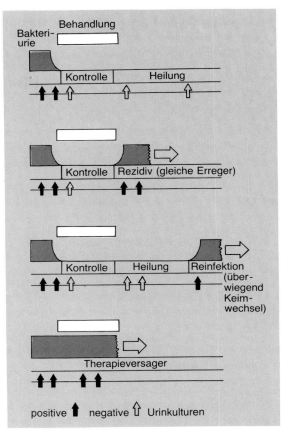

Abb. 8 Die Definition der Reinfektion, des Rezidivs, der Heilung- und der Therapieresistenz bei Harnwegsinfektionen

wegen der hohen Rate prästationärer Bakteriurien schwierig. Bei solchen Bakteriurien besteht die Möglichkeit der klinikvermittelten exogenen oder endogenen Superinfektion oder aber – nach Heilung – die Gefahr der Reinfektion, wobei überwiegend ein Keimwechsel (Wechselinfektion) nachgewiesen werden kann (Abb. **8**). Auffallend ist dabei eine Verschiebung zugunsten mehrfachresistenter gramnegativer Erregerspezies, die vor Krankenhausaufnahme selten noch überhaupt nicht im Urin nachgewiesen werden konnten (s. Tab. **2**). Klinisch interessant ist die Aussage, daß die Verdrängung des Keimspektrums durch Hospitalkeime in linearer Korrelation zu der Anzahl der operativen Eingriffe und der Dauer des Krankenhausaufenthaltes steht (Abb. **9**). Ebenso besteht eine Abhängigkeit ersten Grades zwischen der Wechselinfektionshäufigkeit und der Zahl der Eingriffe (s. Abb. **9**). Aber nicht nur iatrogene Maßnahmen können zu einer Infektion führen, sondern auch der Aufenthalt im Krankenhaus allein. Hierbei ließ sich je eine Exponentialfunktion sowohl für die Wechselinfektionshäufigkeit

408 Entzündungen

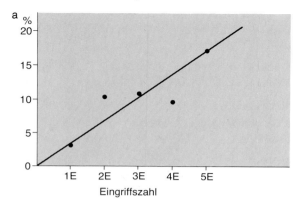

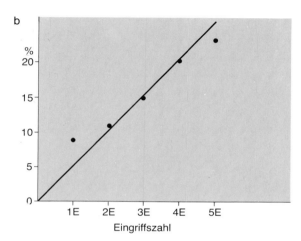

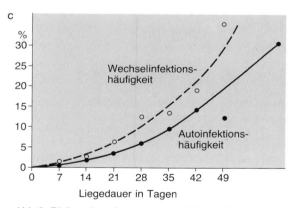

Abb. 9 Risiko einer iatrogenen Infektion (a) und einer Wechselinfektion (b) in Abhängigkeit von der Eingriffszahl und Wahrscheinlichkeiten für das Auftreten von Wechsel- und Autoinfektionen (c) in Abhängigkeit von der Liegedauer (nach *Hofstetter*)

als auch die Autoinfektionshäufigkeit errechnen (s. Abb. **9**). Aus all dem ergibt sich, daß epidemiologische Zusammenhänge nosokomialer Harnwegsinfektionen schwer zu beurteilen sind. Es darf auch nicht übersehen werden, daß mit der morphologischen und biochemischen Übereinstimmung von Stämmen einer Erregergattung an *verschiedenen* Fundorten nur die Möglichkeit, keineswegs aber der Beweis für eine Keimverschleppung gegeben ist. *Übereinstimmung* von Keimen aus den Harnwegen bei *verschiedenen* Patienten eines hospitalisierten Kollektivs ist kein Kriterium für eine Infektkette, da die in Frage stehenden Erregerspezies der modernen nosokomialen Infektion größtenteil im Darm ihren natürlichen Standort haben und damit eine Autoinfektion nicht sicher auszuschließen ist. Andererseits ist die für epidemiologische Zwecke exakte Keimbestimmung, Lysotypie und Serologie bei den meisten in Frage stehenden Keimen noch so unzureichend oder schwierig, daß die Verfolgung des Infektionsweges so gut wie unmöglich ist. Eine Epidemiologie der nosokomialen Harnwegsinfektion in der Urologie ist in ihrer Genese nur dann zu erfassen, wenn ein bei »Keimquelle« und »Keimempfänger« nachgewiesener Erreger neben biochemischer und morphologischer Übereinstimmung auch serologische Identität zeigt, diese auch bei entsprechenden Umgebungskeimen gesichert werden kann und zusätzlich auch ein übereinstimmendes Resistenzspektrum gegen antibakterielle Wirkstoffe berücksichtigt wird. Bei der häufigen Mehrfachresistenz ist das Resistogramm allein für epidemiologische Fragestellungen nicht verwertbar.

Spezielle ätiologische Aspekte

Eine *Traumatisierung* bei jeglicher Form von urologischer Instrumentation setzt hämatogene und auch lymphogene Eintrittspforten für eingeschobene exogene und auch kolonisierende Erreger. Das Einpressen von infiziertem Urin in das Corpus cavernosum urethrae durch Läsionen der zarten Urethralschleimhaut, insbesondere bei der ersten, einer traumatisierenden Instrumentation folgenden Blasenentleerung spielt eine wichtige Rolle. Gesunde Harnwege lassen sich bei vorsichtiger aseptischer Sondierung nicht ohne weiteres infizieren. Eine iatrogen induzierte Bakteriurie führt dabei selten zu einer Pyelonephritis. Je später die Nachkontrollen, um so zahlreicher sind die eingetretenen Spontanheilungen und um so tiefer die Infektionsrate. *Einschiebekeime* werden bei Gesunden mit intaktem Urogenitaltrakt meist bereits in den ersten Stunden nach dem Miktionsrhythmus und auch durch unbekannte antibakterielle Substanzen dezimiert und sind nach 72 Std. nicht mehr nachweisbar. Die Infekthäufigkeit nach Sondierung ist aber ohne Zweifel auch abhängig von den Bedingungen, welche die eingeschleppten Keime antreffen. Es überrascht daher nicht, daß je nach Berücksichtigung der Verteilung von *prädisponierenden Faktoren* im untersuchten Krankengut (Diabetiker, Schwangere, Hypertoniepatienten und ältere sowie geschwächte Patienten) und der Indikation zum Katheterismus (Harntransportstörung) im Schrifttum so unterschiedliche Infektionsraten nach Einmalkatheterismus von 1–29% angegeben werden. Bei transurethralen Operationen wird die Kontinuität des Harnwegsepithels instrumentell unterbrochen, venöse Sinus werden eröffnet. Es besteht eine Beziehung zwischen dem Auftreten von Keimen im Blut und der direkt über venösen Plexus intravaskulär oder retrovesikal absorbierten *Spülflüssigkeitsmenge*. Ausgedehnte *Nekroseflächen* erhöhen die postoperative Infektrate. In ca. 70% wird als prädisponierender Faktor einer nosokomialen Infektion die Katheterdrainage der Harnblase angesehen (Abb. **10**). Bei der Urinableitung durch *Harnröhrendauerkatheter* ist die Besiedlung des Periurethralmilieus durch patienteneigene Bakterien und die bakterielle Kontamination durch exogene Keime besonders zu berücksichtigen. Die mukopurulente Membran des Urethralschleims zwischen Katheter und Urethralwand und das Lumen eines Katheters stellen Schienen für die Infektion dar. Schwache Punkte in der Asepsis sind der Katheterkonus und das Plastikverbindungsstück eines Harnableitungssystems. Die Verunreinigung dieser Nahtstellen beim Auswechseln oder *Anspülen* von Ableitungssystemen ist leicht möglich. Durch die beim Anspülen aufgewendeten Drucke und zu großen Spülflüssigkeitsvolumina kann es zu einem direkten Einschwemmen von Erregern in das Gewebe kommen. Die Nieren sind bei der *retrograden Pyelographie* oder *Schlingenbehandlung* bzw. bei der Kontrolle der Durchgängigkeit von *Nierenbeckendrainagen* besonders gefährdet. Die Gefahren einer direkten Keimverschleppung in die oberen Harnwege bei vesikorenalem Reflux sind allgemein bekannt (cave retrograde Urethrographie).

Klinik nosokomialer Infektionen

Die Mehrzahl nosokomialer *Harnwegsinfektionen* wird nicht registriert, weil eine klinische Symptomatik fehlt und Urinkontrollen nicht mehr durchgeführt werden. Die Abgrenzung einer Kolonisation von einer asymptomatischen nosokomialen Bakteriurie ist bei nicht ausreichend empfindlichen Nachweissystemen der Infektsignifikanz nicht immer einfach. Die enge Beziehung der Harnröhre zu den männlichen Adnexen und Genitalorganen macht eine postinstrumentelle deszendierende *Prostatitis* oder aber *Epididymitis* verständlich. Von großer Bedeutung hierfür ist die *Urethritis*. Instrumentell gesetzte urogenitale Infektionen mit Enterobakteriazeen und Pseudomonaden stehen an der Spitze aller bakteriämi-

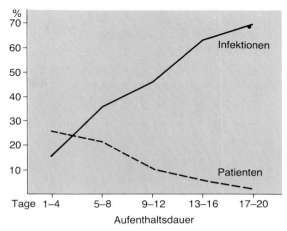

Abb. **10** Häufigkeit von Harnwegsinfektionen bei dauerkatheterisierten Patienten und prozentuale Verteilung des Patientengutes nach der Aufenthaltsdauer bis zu 20 Tagen, gegliedert in 5 Zeitklassen zu je 4 Tagen (nach *Kolb* u. *Rotter*)

schen Schockzustände, die mit hoher Letalität belastet sind. Als *Bakteriämie* werden intraoperative oder instrumentelle Ereignisse, die mit Schüttelfrost und mit septischen Temperaturen bei oft positiver Blutkultur einhergehen, bezeichnet (»Katheterfieber«). Sie sind die Manifestation einer direkten Keimeinschleppung in die Blutbahn.

Komplikationen bei nosokomialen Infektionen

Eine ernste Komplikation ist die *Urosepsis*. Wir verstehen hierunter eine vorwiegend durch gramnegative Keime hervorgerufene Allgemeininfektion, als deren Ursache in 60–70% der Fälle unmittelbar vorausgegangene iatrogene Maßnahmen wie transurethrale Eingriffe, vor allem aber Harnleitersondierungen oder Schlingenversuche bei Harnstauungsnieren in Frage kommen. Natürlich kommen Urosepsisfälle auch nach urologischen Schnittoperationen am infizierten harnableitenden System vor, wenn nach operativen Maßnahmen – wie Steinsanierung, Harnleiterneueinpflanzung oder anderen plastischen Korrekturen – die Harnableitung nicht sicher garantiert ist. Die *Diagnose der Urosepsis* läßt sich nur unter summarischer Bewertung unter Anbetracht diskreter diagnostischer Hinweise aus Anamnese, klinischem Befund sowie röntgenologischen und laborchemischen Resultaten stellen. In bis zu 80% der Fälle ist die Urosepsis von hämodynamischen Störungen begleitet. Die aus den Zellwänden der gramnegativen Bakterien freigesetzten Endotoxine haben zahlreiche Einflüsse auf den Organismus. Infolge massiver Freisetzung von Thrombokinase, Serotonin, Histamin, Kininen verschiedener Art und Prostaglandinen kann es innerhalb kurzer Zeit zum *septischen Schock* kommen. Die Endotoxine sind fähig, eine disseminierte intravasale Gerinnung entsprechend dem Sanarelli-Shwartzman-Phänomen auszulösen. Das Ergebnis der forcierten Gerinnungsabläufe können feinverteilte Fibrinablagerungen, generalisierte Mikrothrombosierungen in der Kreislaufperipherie und eine Blutung sein. Die massive Einschwemmung von Endotoxinen führt darüber hinaus zur temporären *Immunparalyse*. Der Schock geht frühzeitig mit Störungen der Mikrozirkulation einher. Damit sind schwerste Störungen in den parenchymatösen Organen wie der Leber, dem Gehirn und besonders der Niere verbunden. Es kommt zur zunehmenden *Oligurie* und konsekutiver *Sepsisurämie,* deren typische urologische Manifestation die sog. iatrogene, aszendierende, abszedierende *anurische Pyelonephritis* darstellt. Die Frühdiagnose ist die beste Möglichkeit, die hohe Mortalität zu senken. Die Überwachung durch ein Monitoring-System und die Therapie sind als Einheit anzusehen. Jede Verzögerung und die sog. »Grenzbeobachtung« sind bei der septischen Urologie gefährlich, da sich mit konservativen Maßnahmen meist keine Besserung erzielen läßt.

Beim uroseptischen Schock können weder operative Entlastungsmaßnahmen noch eine hochdosierte antibakterielle Chemotherapie den letalen Ausgang verhindern, wenn nicht sofort der Sepsisherd, nämlich die infizierte Niere, entfernt wird. Zusätzlich muß die Erhaltung der vitalen Funktionen durch allgemeintherapeutische Maßnahmen angestrebt werden. Im Vordergrund stehen hämodynamische Maßnahmen, die erregerspezifische Antibiotikatherapie und die Gabe von Immunglobulinen. In der Regel ist eine gezielte Antibiotikatherapie auf der Basis eines Antibiogramms nicht möglich. Aus vitaler Indikation muß sofort behandelt werden. Hierbei sollten die Höchstdosen der in der Tab. 7 angegebenen Wirkstoffe verabreicht und entsprechend der jeweiligen Nierenfunktion variiert werden.

Bei zu erwartender Gefährdung der Nierenfunktion ist bei Anwendung der Aminoglykosid-Antibiotika der Serumspiegelüberwachung besondere Aufmerksamkeit zu schenken. Ist ein solches Vorgehen nicht möglich, ist diese Antibiotikagruppe primär nicht anzuwenden und der primären Anwendung von Breitspektrumpenicillinen (Ticarcillin/Azlocillin oder Mezlocillin) *und* Cephalosporinen der Vorzug zu geben.

Spezielle Infektdiagnostik

Zur *Blutkultur* sollen wenigstens zwei kommerzielle Kulturflaschen mit geeigneter Nährlösung verwendet werden. Das Verhältnis von Blut zu Kulturmedium darf nie größer als 1:10 sein (z.B. 5 ml Blut auf 50 ml Kulturmedium). *Wiederholte*

Tabelle 7 Ungezielte Antibiotikatherapie in der septischen Urologie

Aminoglykosid – Antibiotika (Serumspiegelüberwachung bei schlechter Ausscheidung) Amicacin, Gentamycin, Tobramycin, Sisomycin Dibecacin

plus

Breitspektrumpenicillin Ticarcillin, Azlocillin

oder

Mezlocillin

oder

neues Cephalosporin Cefoxitin, Cefuroxim, Cephamandol, Cefotaxim

Doppelentnahmen sollen möglichst vor Einleitung einer antibakteriellen Chemotherapie, vor oder während eines Fieberanstiegs aus differenten Armvenen entnommen werden. Die entsprechenden Flaschen müssen nach Beschickung unmittelbar dem bakteriologischen Laboratorium zugeführt werden. Ist das nicht sofort möglich, sollte die Aufbewahrung bei 37 °C erfolgen. Dazu muß je eine der Blutkulturflaschen zur aeroben Bebrütung mit einer Nadel mit Wattestopfen belüftet werden, sofern nicht Spezialmedien zur Verfügung stehen. Zur Vermeidung einer Kontamination ist die *peinlichst sterile* Abnahme und Weiterverarbeitung des Blutes erforderlich: Waschen der Haut mit einer jodophorhaltigen alkoholischen Lösung, Abdecken der Umgebung, Handschuhe, Mund-Nase-Maske.

Bei *Urinproben* ist eine sekundäre Kontamination auszuschließen, damit die Statistik nosokomialer Infektionen nicht verfälscht wird. Daher ist beim *weiblichen Geschlecht* Katheterurin oder auch Blasenpunktionsurin vorzuziehen. Beim *Mann* genügt der Mittelstrahlurin. Unmittelbar nach Gewinnung der Urinproben sind Objektträgerkulturen anzulegen. Keimzahlen zwischen 1000 und 10 000/ml (10^6–10^7/l) können in Proben aus *Verweildrainagen* infektsignifikant sein, da die notwendige Verweildauer des Harns in der Blase zur Vermehrung der Keime zu *infektsignifikanten* Keimzahlen über 100 000/ml (10^8/l) nicht gegeben ist. In jedem Fall sollte hierbei eine Kontrolle des Untersuchungsergebnisses unter Einschluß einer quantitativen Beurteilung der *Leukozyturie* erfolgen. Echte Infektionsvorgänge können gerade hier bei fehlender klinischer Symptomatik nicht eindeutig von Prozessen der Kontamination und Kolonisation abgegrenzt werden. Diese Frage besitzt daher einen wissenschaftlichen und einen praktisch-klinischen Aspekt. *Eiter-* und *Punktionsflüssigkeiten* müssen auf schnellstem Weg dem Bakteriologen zugeführt werden. Bei *Watteträgern* ist darauf zu achten, daß sie ausreichend Untersuchungsmaterial enthalten und nicht eingetrocknet an die Untersuchungsstelle gelangen.

Verhütung und Bekämpfung

Hygienische Maßnahmen stellen im Gegensatz zu vielen anderen medizinischen Verfahren eine Prävention und keine Therapie dar. Die Desinfektion ist gezielte Entkeimung mit dem Zweck, die Übertragung bestimmter unerwünschter Mikroorganismen durch Eingriffe in deren Struktur oder Stoffwechsel unabhängig von ihrem Funktionszustand zu verhindern. Die Desinfektion hat alle grampositiven Bakterien, einschließlich der Tuberkuloseerreger, aber auch sämtliche gramnegative Mikroorganismen und Pilze mitzuerfassen. Bei der *Desinfektion von Flächen* wie Fußböden, Inventar, Behandlungseinrichtungen und Wänden ist zu beachten, daß die gleichzeitige mechanische Reinigung von mit Blut-, Sekret- und Eiweißresten verschmutzten Oberflächen darüber nicht vergessen werden darf.

Nach Möglichkeit ist die periodische Desinfektion mit der laufenden Reinigung in *einem* Arbeitsgang vorzunehmen (Tab. **8**). Es ist jedoch dabei zu beachten, daß Harnwegsinfektionen nicht durch Desinfektion des Fußbodens, sondern im wesentlichen durch Verbesserung pflegerischer Techniken bekämpft werden. Jegliches Bemühen, die Pflege und Behandlung des urologischen Patienten hygienegerecht durchzuführen, muß scheitern, wenn Ärzte und Assistenzpersonal die Grundregeln der Krankenhaushygiene nicht beachten. Die *Händedesinfektion* mit gebrauchsfertigen, alkoholischen Produkten vor und nach jedem Eingriff und jeder urologischen Grund- und Behandlungspflege ist unumgänglich. Die Art der Desinfektion richtet sich nach dem Anwendungsbereich (Tab. **9**). Generell – auch bei der sog. Katheterpflege – sind sterile *Handschuhe* zu fordern. *Einmalhandtücher*, textile oder aus Papier, sind die optimale Lösung des Handtuchproblems. Expositionsprophylaxe bedeutet, daß man

Tabelle 8 Flächendesinfektion

Anwendungsbereich	Verfahren
Fußboden	täglich desinfizieren »Zwei-Eimer-Methode«
Wände	soweit erreichbar 1mal wöchentl. abwaschen oder absprühen
Inventar	wöchentlich abwischen
Badewanne	nach jed. Gebrauch auswaschen bzw. ausscheuern, dann mit Leitungswasser ausspülen
Steckbecken, Urin-Flaschen, Thermometer, sept. Instrumentar u. ä.	einlegen, dann mit Wasser abspülen
Behandlungsliegen, -stuhl, -tisch usw.	nach jedem Patientenwechsel absprühen (tgl. mechanisch reinigen), da starke Kontamination mit infiziertem Urin möglich
Matratzen	nach jedem Patientenwechsel absprühen
Gummikittel und -schürzen	nach jeder Behandlung wechseln, absprühen u. dann waschen

jeden unnötigen Kontakt der bloßen Hände mit »unreinem« Material meidet. Nicht-Kontamination ist sicherer als jede Reinigung und Desinfektionsmaßnahme.

Jede transurethrale Instrumentation sollte wie eine aseptische Operation vorgenommen werden. Die *antiseptische* Behandlung der *Harnröhrenöffnung* dient der Prophylaxe einer Autoinfektion durch Rekontamination primärsteriler Instrumente. Die Anwendung von sterilem Einmalgleitmittel mit Anästhesiezusatz ist selbstverständlich. Gebrauchtes urologisches Instrumentarium ist prinzipiell als mikrobiell kontaminiert anzusehen. Unter den Kautelen der Antisepsis kann grob unterschieden werden in *Einmalartikel* und mehrfach einsetzbaren Instrumenten und bei letzteren in thermolabiles und thermostabiles Gerät. Infektiöse Abfälle (Einweginstrumente und Einwegartikel) sind in speziellen Vernichtungsbeuteln aus

Tabelle 9 Händedesinfektion

Anwendungsbereich	Verfahren	Produkt	Konzentration und Zeit
Vorwaschung	Hände und Arme waschen, nur die Nägel bürsten, abtrocknen mit Einmalhandtuch; keine »Dauerhändewaschbürste«	Flüssigseife (Wandspender)	nach Bedarf
Hygienische Desinfektion	Präparat gut in die Hände einreiben	alkohol. Händeantis. (Wandspender!)	3 ml/30 s
Chirurgische Desinfektion	Vorwaschen wie oben, 3mal einreiben, trocknen lassen	wie vor	3 × 5 ml/5 min

412 Entzündungen

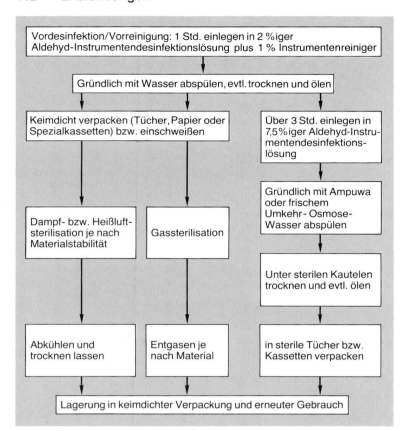

Abb. 11 Wiederaufbereitung urologischer Instrumente. Es sollten Mittel und Einwirkungszeiten gemäß DGHM-Liste verwendet werden

Plastikmaterial zu sammeln, im Autoklav zu sterilisieren und dann zu beseitigen.

Zur Instrumenten*wiederaufbereitung* (Abb. **11**) müssen diese unmittelbar nach Gebrauch in eine für die Instrumentenvordesinfektion geeignete Lösung eingelegt werden. Aufgrund der zu fordernden mikrobiziden Wirksamkeit ist der Einsatz aldehydischer Präparate zu fordern. Verschmutzende Rückstände sollen möglichst selbsttätig gelöst werden, so daß bei der Vordesinfektion in *einem* Arbeitsgang Desinfektions- und Reinigungsmittel kombiniert anzuwenden sind. Erst nach Vordesinfektion mit Reinigung wird das Gerät je nach Thermostabilität einer endgültigen Aufbereitung zugeführt. Das wichtigste chemische Sterilisationsverfahren in der Urologie ist die *Gassterilisation* mittels Äthylenoxyd. Die notwendige *Überprüfung* erfolgt mittels biologischer Indikatoren. Ist keine apparative Sterilisation möglich, kommt zur Abschlußdesinfektion (»Kaltsterilisation«) nur ein spezielles Instrumentendesinfektionsmittel, das sämtliche Mikroorganismen einschließlich sporenbildende abtötet und alle Viren (einschließlich Hepatitis-B-Virus) inaktiviert, in Frage. Die vorgeschriebenen Konzentrationen und Einwirkungszeiten sind zu beachten.

Sterilisierte Instrumente müssen, falls nicht eine unmittelbare Benutzung ansteht, über einen mehr oder weniger langen Zeitraum *steril gelagert* werden. Alle Lagerverfahren setzen voraus, daß das sterilisierte Instrumentarium zuvor steril verpackt wurde. Eine einmal geöffnete Packung ist nicht mehr steril. Indikatorstreifen und die Angaben des Sterilisationsdatums zeigen an, ob und wann der Inhalt einem Sterilisationsprozeß unterworfen wurde.

Besondere Beachtung verdienen *Spüllösungen* für die Blase und zur diagnostischen und operativen Endoskopie, da sie ein Nährboden für die genannten gramnegativen Problemkeime sein können. Sterilfilteranlagen bringen nur steriles Wasser bei laufender, protokollierter Wartung (d. i. periodischer Filterwechsel und Irrigatorsterilisation). Angebrochene Spüllösungen aus Einmalbehältnissen sind für die wiederholte Anwendung ungeeignet. Bei Flüssigkeiten aus offenen Irrigatorgefäßen ist in der Regel mit einer Verunreinigung der Spüllösung, der Irrigatorgefäße und auch der Schlauchverbindungen zu rechnen. Für die operative Endoskopie ist sterile, isoosmolare und pyrogenfreie Spülflüssigkeit in Einmalverpackung handelsüblich. Für die ökonomische apparative Herstellung entsprechender Lösungen sind problemorientierte Umkehrosmoseanlagen im Handel.

Die Verwendung *gebrauchsfertiger* steriler *Sets* als Einmalbesteck für Katheterismus und Katheterpflege bzw. Einmalabdecksysteme bei TURs ist sinnvoll. Bei den urologischen Untersuchungs- und Behandlungsmaßnahmen muß damit gerechnet werden, daß unsteriler Harn oder Spülflüssigkeit den Patienten, Instrumententisch oder die Umgebung verunreinigen und durchfeuchten. Im Gegensatz zu Textiltüchern bietet flüssigkeits- und bakterienundurchlässiges polyäthylenbeschichtetes Papier einen Schutz gegen Kontamination. Bei der transurethralen Resektion sollte eine Plastikabdeckung des Genitales, ein sog. Rektalschild, verwendet werden, so daß auch während der Operation eine rektale Untersuchung ohne Gefährdung der Sterilität möglich ist. Gummischürzen und Plastikschürzen stellen einen idealen Nährboden für Naßkeime dar. Sobald ein Schutz vor Durchfeuchtung erforderlich scheint, sollten Einmalschürzen verwendet werden.

Bei der *Katheterdrainage* der Harnblase darf der Verweilkatheter nicht in ein offenes Urinsammelgefäß eintauchen. Bei einem »geschlossenen System« wird der Urin über einen Ablaßhahn des Urinsammelgefäßes entleert, so daß die Verbindung zwischen Katheterpavillion und Konus des Ableitungssystems nicht unterbrochen werden muß. Die Harnstraße soll durch eine senkrecht positionierte Tropfkammer am Übergang vom Drainageschlauch zum Urinauffangbeutel unterbrochen werden. Ureterenkatheter bzw. Splinte sind über handelsübliche Spezialsysteme abzuleiten.

Zur Prophylaxe zu starker Fremdkörperirritation ist die Anwendung geeigneter Katheter wichtig. Beim Katheterismus und bei transurethraler Drainage der Harnblase soll ein Katheterlumen gewählt werden, das zwar ausreichende Durchlaufraten garantiert, aber kein größeres Kaliber als der Meatus aufweist. Ein idealer Dauerkatheter, der beim echten Dauergebrauch langfristig in der Blase verbleibt, soll geschmeidig, formstabil, chemisch inaktiv und korrosionsfrei sein. Er soll nicht inkrustieren und einen idealen Flow gewährleisten. Das Materialproblem wird allerdings oft überschätzt, die Bedeutung der Technik des Katheterismus und der täglichen *Katheterpflege* ebenso sicher unterschätzt. Wenn die Blase gut drainiert ist und der Harn klar abfließt, ist eine Blasenspülung meist nicht erforderlich. Bei stark infizierter Blase oder zur Blutungsprophylaxe nach TUR ist die geschlossene intermittierende oder Dauerspülung im geschlossenen System über doppelläufige Drainagen mit Fertiglösungen indiziert. Im Einzelfall ermöglicht die Zugabe eines *Antiseptikums* in das Spülwasserreservoir bei gegebener Indikation neben dem mechanisch reinigenden Effekt eine permanente bakterizide Oberflächenbehandlung. Mit einer *suprapubischen Blasendrainage* können verschiedene Infektprobleme der Harnröhre umgangen werden. Der Punktionskanal läßt sich leichter keimfrei halten. Eine Urethritis infolge Schleimhautirritation wird vermieden. Der schwache Punkt der Asepsis, die mukopurulente Membran des Urethralschleims, ist nicht mehr existent. Läsionen der Harnröhre beim Katheterismus als Folge des Katheters und Folgekomplikationen, wie Infektion und narbige Urethraeinengung, können vermieden werden. Das »Primum non nocere« erfordert vor allem aseptische Verhaltensweise bei Ärzten und Assistenzpersonal.

Baulich-funktionelle Maßnahmen

Wenngleich pflegerische Fehler zu den häufigsten Ursachen von Krankenhausinfektionen zählen, spielen baulich-funktionelle Gegebenheiten im Krankenhaus im Rahmen der Infektionsprophylaxe zusätzlich eine Rolle, da sie die Verhütung von Krankenhausinfektionen erleichtern. Da die Krankenhausplanung ein komplexes Geschehen ist, erscheint es notwendig, darauf hinzuweisen, daß der medizinischen Versorgung und der funktionellen Gestaltung des Krankenhauses der Vorrang vor architektonischen Lösungen gegeben werden muß. Dazu sollte ein stetiges Team-Gespräch zwischen Architekten, Ingenieuren, Verwaltung, Ärzteschaft (leitende Ärzte, Hygienebeauftragte), leitender Pflegekraft und Krankenhaushygieniker geführt werden. Es sind bestimmte Risikozonen zu berücksichtigen, die besonders vor Infektionen geschützt werden müssen, von denen aber auch bevorzugt Infektionen ausgehen können. Der TUR-Bereich hat als eine fachspezifisch abgegrenzte, selbständige Einheit zu gelten. *Die Hygiene im TUR-Saal* entspricht im wesentlichen der Aseptik in der Operationsabteilung (GIERHAKE 1973); daher darf der TUR-Bereich nicht in die allgemeine Verkehrsfläche integriert werden, dem Durchzugsverkehr dienen und von jedermann ebenso leicht wie andere Bereiche betreten werden können. Ob eine solche Einrichtung durch aufwendige lüftungstechnische Schleusen oder nur durch einen Raum mit zwei Türen (passive Schleusen) von übrigen Bereichen getrennt sein soll, ist Ansichtssache. Die Abtrennung soll hauptsächlich den Zutritt für abteilungsfremde Personen erschweren, so daß diese leichter unter Kontrolle gehalten werden können. Diese bedeuten zwar keine direkte Gefahr für den Patienten, sie können aber Funktionsabläufe und die Disziplin beim Personal erheblich stören. Der TUR-Raum sollte einen Neben- und auch Personalraum aufweisen. Leider sind in dieser Hinsicht TUR-Räume häufig nur »wenig modifizierte« Ambulanzräume. Nochmals ist zu betonen, daß weit mehr als bisher urologisch-hygienische Gesichtspunkte bei der Planung beachtet und Abteilungsärzte und die neuen Institutionen der Krankenhaushygiene (Krankenhaushygieniker, Hygienebeauftragter, Hygiene-Fachpflegekraft) frühzeitig bei der Planung beteiligt werden sollen, damit in funktioneller und hygienischer Hinsicht praktikable Lösungen gewährleistet werden können.

Antiinfektiöse Chemotherapie und Prophylaxe

Es gibt keine ernstzunehmende klinische Studie, die den Wert einer antibiotischen *Infektionsprophylaxe* bei transurethralen diagnostischen und therapeutischen Eingriffen belegt. Zum Problem der perioperativen Chemoprophylaxe bei Schnittoperationen soll hier nicht Stellung genommen werden. Antibiotika führen zu starken Veränderungen in der Zusammensetzung der physiologischen Flora des Patienten und der Erregerpopulation im Krankenhaus und begünstigen die Etablierung hochresistenter Stämme. Bei der *Antibiotikatherapie* nosokomialer Infektionen in der Urologie ist zu berücksichtigen, daß es sich häufig um Infektionen mit therapeutischen Problemkeimen bei Problempatienten handelt. Harntransportstörungen sind zu berücksichtigen, weil sonst antibakterielle Chemotherapie nur palliativ sein kann. Nierenfunktionsstörungen sind zur Verhinderung einer Kumulation zu berücksichtigen. Eine Chemotherapie sollte nur auf eine klare Indikation hin erfolgen, und die Probengewinnung, der Erregernachweis und das Antibiogramm müssen nach exakten Methoden vorgenommen werden. Das Erfordernis einer Fortführung der Therapie ist jeden Tag neu zu bedenken. Bei Hohlrauminfektionen der unteren ableitenden Harnwege ist es nicht notwendig, systemische bakterizide Wirkstoffspiegel zu erstreben. Es genügen reine Urinspiegel, die unmittelbar im Lumen wirksam sein sollen. Die »kosmetische« Negativierung der Urinkultur durch überwiegend lumenwirksame Substanzen, die keine resistenten Varianten induzieren, ist in solchen Fällen eine bessere Alternative als eine Therapie mit systemischen Wirkstoffen und darmlumenwirksamem Selektionsdruck. Besondere Aufmerksamkeit ist den Substanzen zu widmen, von denen bisher keine Resistenzplasmide bekannt sind. Die Therapie kann bis zum Vorliegen des Erregernachweises bzw. des Antibiogramms nur »kalkuliert« werden und sich an der empirischen Erregerhäufigkeit und an der aktuellen Resistenzlage in einem bestimmten Gebiet orientieren. Es ist zu berücksichtigen, daß ein R-Faktor meist Mehrfachresistenzen überträgt und damit die Therapiemöglichkeiten eingeengt sein können.

Der Hygienebeauftragte der Abteilung oder des Krankenhauses muß daher laufend den Stand der Resistenzen gegen Chemotherapeutika anhand der mikrobiologischen Befunde verfolgen und bei gehäuftem Auftreten erworbener Resistenzen Änderungen des chemotherapeutischen Vorgehens vorschlagen.

Aufgaben der »Hygienegruppe«

In Anlehnung an die Empfehlungen des Europarates hinsichtlich der Bekämpfung von Krankenhausinfektionen und an die in einigen Ländern in Krankenhäusern geübte Praxis nimmt die genannten Aufgaben am besten ein Team von Fachleuten und Mitgliedern des Personals, die sog. Hygienegruppe, wahr. Dieser gehören u. a. die Hygienefachschwester bzw. der Hygienebeauftragte sowie ein Vertreter der betroffenen Assistenzberufe an. Die Gruppe führt eine laufende Infektionsstatistik, sie normiert Desinfektions- und Sterilisationsverfahren sowie den Funktionsablauf bei sich häufig wiederholenden ärztlichen und pflegerischen Handlungen bis in kleine Details unter Berücksichtigung der Hygiene. Die Hygienegruppe stellt überdies Regeln über das Verhalten in Pflege- und Behandlungsräumen auf und legt diese »Normen« und Regeln schriftlich fest und versichert sich über deren Kenntnisnahme.

Die Hygienegruppe legt Richtlinien für die antiinfektiöse Chemotherapie und ggf. auch -prophylaxe fest und überwacht die Durchführung und auch Wirksamkeit der von ihr ausgearbeiteten Regeln. Zusätzlich sorgt sie für die problemorientierte Ausbildung und Fortbildung der Ärzte und der Assistenzberufe und auch des Reinigungspersonals.

Die Ergebnisse der Infektionsüberwachung können als Argumentations- und Entscheidungshilfe dienen, Hygienemaßnahmen, die als ungeeignet erkannt werden, aufzugeben oder durch bessere Methoden zu ersetzen. Die Infektionsüberwachung gibt uns die Basis für die Erfolgskontrolle von Hygienemaßnahmen; diese Kontrolle wird zur Verantwortungsgrundlage für die Einführung manchmal teurer Maßnahmen. Schließlich gibt uns die Infektionsüberwachung eine Basis für den Schutz des Patienten (und des Personals) vor Krankenhausinfektionen und Kontamination.

Das infektiologische Problem der urologischen Krankenhausabteilung besteht darin, daß sich dort äußerst potente Infektionsquellen in enger Nachbarschaft von empfänglichen und resistenzgeschwächten Infektionszielen befinden. Keimübertragende Ereignisse sind invasiv durch die fachspezifischen diagnostischen und therapeutischen Maßnahmen. Damit funktioniert die Keimübertragung reibungslos. Das richtige Maß zwischen Wünschbarem, Notwendigem und Möglichem in der Krankenhaushygiene zu erkennen, erfordert den vorurteilsfreien, ununterbrochenen Gedankenaustausch des Krankenhausarztes mit einem aufgeschlossenen Hygieniker. Nur eine solche Basis schützt vor falschen Schlußfolgerungen und überhöhten Kosten.

Literatur

Abdulla, W., G. Witzke, R. Frey: Der Endotoxinschock. Arzt im Krankenh. 3 (1980) 137–195

Brühl, P.: Epidemiologische Aspekte der Pyelonephritis in der Urologie. In Losse, H., M. Kienitz: Pyelonephritis, Bd. III. Thieme, Stuttgart 1972 (p. 185–195)

Brühl, P.: Hygienemaßnahmen in der Urologie. In: Burkhardt, F., W. Steuer: Infektionsprophylaxe im Krankenhaus. Thieme, Stuttgart 1980

Brühl, P.: Harndrainage (Stellungnahme einer internationalen Arbeitsgruppe zu aktuellen Fragen der Infektionsverhütung im Krankenhaus). Hyg. u. Med. 6 (1981) 13–14

Chodak, G. W., M. E. Plaut: Systemic and antibiotics for prophylaxis in urologic surgery: a critical review. J. Urol. (Baltimore) 121 (1979) 695–699

Daschner, F.: Infektionskontrolle in Klinik und Praxis; Antibiotika – Krankenhaushygiene. Witzstrock, Baden-Baden 1979 a

Daschner, F.: Epidemiologie krankenhauserworbener Harnwegsinfektionen. Münch. med. Wschr. 121 (1979b) 1359–1361

Daschner, F.: Krankenhausinfektionen in einem Universitätsklinikum. DMW 106 (1981) 101–105

Evans, A. T.: Nosocomial infections and the urologist. J. Urol. (Baltimore) 111 (1974) 813–816

Gierhake, F. W.: Aseptik. In Zenker, R., W. Deuscher, W. Schink: Chirurgie der Gegenwart, Bd. I/7: Allgemeine Chirurgie. Urban & Schwarzenberg, München 1973 (p. 1–18)

Haschek, H., P. Porpaczy: Neue Aspekte der antibakteriellen Chemotherapie von Harnwegsinfektionen. Med. Klin. 73 (1978) 1565–1569

Hofstetter, A.: Die klinikvermittelte Harnwegsinfektion. Münch. med. Wschr. 121 (1979) 1363–1366

Just, O. H.: Praxis der klinischen Hygiene in Anaesthesie und Intensivpflege. INA-Schriftenreihe Bd. IX. Thieme, Stuttgart 1977

Just, O. H.: Klinische Hygiene und Intensivtherapie-Patient. INA-Schriftenreihe, Bd. XVIII. Thieme, Stuttgart 1979

Knothe, H.: Die Epidemiologie der R-Faktoren. In: Holtmeier, H.-J., L. Weisbecker: Chemotherapie der Problemkeime. Thieme, Stuttgart 1974 (p. 17–29)

Knothe, H.: Eigenschaften der Chemotherapeutika und deren Einfluß auf die körpereigene Flora. Mschr. Kinderheilk. 125 (1977) 262–267

Knothe, H.: Durch gramnegative Bakterien ausgelöste Infektionen. Dtsch. Arzt 7 (1978) 51

Krebs, W., H. Wigert: Modell einer fachspezifischen Hygieneordnung für die Urologie in Klinik und Ambulanz. Z. Urol. 69 (1976) 733–741

Kuckei, H., J. Rödger: Hygiene im Krankenhaus. Anhang: Richtlinie für die Erkennung, Verhütung und Bekämpfung von Krankenhausinfektionen. Umwelt u. Medizin, Frankfurt 1980

Kunin, C. M.: Detection, prevention and management of urinary tract infections II. Lea & Febiger, Philadelphia 1974

Kunin, C. M.: Problems of antibiotic usage. Ann. intern. Med. 89 (1978) 802–805

Porpaczy, P.: Asepsis und Antisepsis in der Urologie. Egermann, Wien 1975

Rieger, H. J.: Haftung bei Krankenhausinfektionen. DMW (1980) 1172–1174

Schmiedt, E., A. Hofstetter: Der infektiöse Hospitalismus in der Urologie. Münch. med. Wschr. 115 (1973) 259–264

Steuer, W.: Krankenhaushygiene. Fischer, Stuttgart 1979

Wenzel, R. P.: CRC Handbook of hospital acquired infections. CRC Press, Boca Raton, Florida 1981

Spezifische Entzündungen des Urogenitaltraktes (einschließlich Parasitologie)

G. Rodeck

Zu den spezifischen Infektionen der Harnorgane zählen:
- Tuberkulose,
- Bilharziose,
- Echinokokkose.

Tuberkulose der Harnwege und Genitalorgane

Inzidenz und Epidemiologie

Von den genannten spezifischen Erkrankungen kommt der Urogenitaltuberkulose (UGT) die weitaus größte klinische Bedeutung zu, obwohl ebenso wie für alle anderen Manifestationen der Tuberkulose auch für die Urogenitaltuberkulose eine allgemein rückläufige Tendenz zu beobachten ist.

Die moderne Epidemiologie stützt sich auf statistisch-mathematische Berechnungen, mit deren Hilfe die Dynamik der Infektion erfaßt werden kann und prognostische Aussagen möglich werden (LOCK). Begriffe wie Infektionsrisiko, Erkrankungsrisiko und Superinfektion spielen hier eine wesentliche Rolle.

Das *Infektionsrisiko* wird bestimmt von der Infektionsrate, die dem Bevölkerungsanteil entspricht, der im Laufe eines Jahres mit Tuberkelbakterien infiziert oder reinfiziert wurde.

Im Jahre 1949 betrug das Infektionsrisiko in der Bundesrepublik Deutschland noch 6%, inzwischen hat es sich jährlich um 10% auf weniger als 0,1% reduziert. Dies wird insbesondere an der Infektionsrate im Kindesalter deutlich. Während noch 1950 die Kinder bis zum 4. Lebensjahr zu 90% infiziert waren, wurde dieser Prozentsatz 1960 erst bei den 12jährigen erreicht, und 1970 zeigten Kinder bis zum 13. Lebensjahr nur noch in 15% eine positive Tuberkulinreaktion.

In den meisten anderen europäischen Ländern liegt die Infektionsrate zur Zeit bei 0,5% mit einem jährlichen Rückgang um ca. 10%. Dagegen sind aus afrikanischen Ländern Infektionsraten von 2–3% bekannt, wobei der jährliche Rückgang nur etwa 1% beträgt.

Die Zahl der *Neuerkrankungen* aller Tuberkuloseformen hat sich in der Bundesrepublik im Verlauf von 20 Jahren (1953–1974) um 73% vermindert, wobei gewisse Unterschiede zwischen den einzelnen Ländern festzustellen sind. Diese erfreuliche Entwicklung in bezug auf Infektions- und Erkrankungsrisiko ist in erster Linie auf die Ausschaltung der bekannten Infektionsquellen durch wirksame Therapiemaßnahmen und bessere Seuchenhygiene zurückzuführen. *Dennoch ist eine völlige Ausrottung der Tuberkulose in absehbarer Zeit nicht zu erwarten.* Dies gilt insbesondere für die sekundären und Spätmanifestationen im Urogenitalbereich. Bezogen auf alle Neuzugänge aktiver Tuberkulosen in der Bundesrepublik im Jahre 1974 betrug der Anteil der Urogenitaltuberkulose 5,7%. Sie ist mit 30–40% die häufigste extrapulmonale Organtuberkulose (LUKAS 1977).

Auf 100 000 Einwohner der Bundesrepublik entfielen 1977 3 Neuzugänge an Urogenitaltuberkulose gegenüber 3,4 im Jahre 1974. Dies kennzeichnet den leicht rückläufigen Trend der letzten Jahre. Dabei ist aber zu berücksichtigen, daß ein nicht unbeträchtlicher Prozentsatz zu Lebzeiten nicht oder zu spät erkannt wird. Anläßlich einer Roundtable-Diskussion auf dem 2. Europäischen Kongreß für Urologie in Prag wurde mitgeteilt, daß in einem größeren Sektionsgut (1950–64) nur 26,5% der destruktiv chronischen Nierentuberkulose vorher bekannt waren. Ähnliche Beobachtungen werden auch von anderen Autoren bezüglich aller Tuberkuloseerkrankungen angegeben (POST u. SCHULZE-WARTENHOST 1979 sowie HARTUNG 1977).

In der *Geschlechtsverteilung* überwiegt das männliche Geschlecht in unserem Krankengut mit 53 zu 47%, in anderen Statistiken beträgt das Verhältnis 2:1.

Für die *Altersgruppierung* auf Bundesebene ergibt sich folgendes Bild:
  0–30 Jahre 14,7%,
  31–55 Jahre 60,5%,
  über 55 Jahre 24,8%.

Die Verschiebung des Erkrankungsalters in höhere Altersgruppen wird in einer Gegenüberstellung zweier Jahrgänge (1968 und 1978) des eigenen Krankengutes vom Sanatorium Sonnenblick bei Marburg besonders deutlich (Tab. **1**).

Die Ursache liegt in den Auswirkungen der BCG-Impfung und der wirksamen Chemotherapie, wodurch die Zahl der Tuberkulosen ganz allgemein und der sekundären Erscheinungsformen im besonderen in jüngeren Lebensjahren stark rückläufig ist.

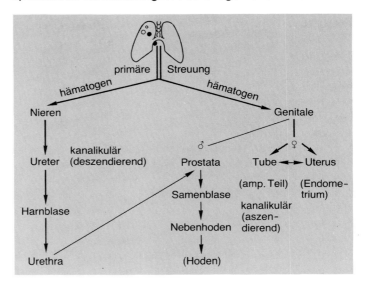

Abb. 1 Schematische Darstellung der Infektionswege des Urogenitaltraktes ausgehend von einem pulmonalen Primärkomplex (ca. 90%)

Tabelle 1 Unterschiede im Erkrankungsalter von Patienten mit Urogenitaltuberkulose in den Jahren 1968 und 1978 (Sanatorium Sonnenblick, Marburg)

Lebensalter	1968 N = 70	1978 N = 86
<30	14,3%	9,3%
31–50	61,4%	37,2%
51–65	11,4%	34,9%
>65	2,9%	18,6%

Zu erwähnen ist noch, daß Ausländer etwa das doppelte Erkrankungsrisiko im Vergleich zu der einheimischen Bevölkerung haben. Besonders gefährdet sind weiterhin Diabetiker, Langzeitcortisonbehandelte, Alkoholiker und Obdachlose.

Ätiologie und Pathogenese

Wir sprechen allgemein von einer Urogenitaltuberkulose, jedoch sollte bedacht werden, daß zwar die Urotuberkulose des Mannes in 70–90% mit einer Genitalturberkulose kombiniert ist, bei Frauen infolge der anatomischen Gegebenheiten aber nur in 6–8%.

Entsprechend der Empfehlung des Zentralkomitees zur Bekämpfung der Tuberkulose erscheint deshalb auch im Hinblick auf die Pathogenese folgende Unterteilung sinnvoll:
– Urotuberkulose bei beiden Geschlechtern,
– Genitaltuberkulose des Mannes,
– Genitaltuberkulose der Frau.

Nach einer Infektion mit **Mycobacterium tuberculosis**, seltener mit **Mycobacterium bovis** (1 bis 5%), extrem selten mit **Mycobacterium africanum** oder **avium** kommt es zur Ausbildung eines *Primärkomplexes* zumeist in der Lunge und den Lymphknoten des Lungenhilus (90%). Von hier aus kann es bei Progredienz des spezifischen Lymphoms zu einer hämatogenen Aussaat kommen, in deren Verlauf neben anderen Organen (Pleura, Knochen) auch beide Nieren, das weibliche Genitale und seltener auch die Prostata als genitoprimärer Herd des Mannes erfaßt werden.

Als erste klinische Manifestation kennzeichnet den Zeitpunkt der Streuung die **Pleuritis exsudativa,** die allerdings auch unmittelbar durch einen pleuranahen Lungenprozeß verursacht sein kann. Der **enteromesenteriale Primärkomplex** hat zumindest in den Regionen, wo die Rindertuberkulose praktisch ausgeschaltet werden konnte, als Streuherd wesentlich an Bedeutung verloren. In welcher Häufigkeit die Infektion bzw. Reinfektion der Harn- und Genitalorgane von einem anderen Sekundärherd, z.B. im Knochen (Spondylitis) und Gelenken, ausgeht, läßt sich nur schwer abschätzen.

Als weitere sehr seltene Möglichkeit muß die konnatale, hämatogen über die Nabelvene erworbene Nierentuberkulose diskutiert werden (DAEHLER 1969, HARTUNG 1977). Die primäre Ansiedlung und weitere Ausbreitung der spezifischen Erkrankung an den Harnwegen und Genitalorganen ist in Abb. **1** schematisch dargestellt.

Typisch für die Entwicklung von der hämatogenen Herdsetzung zum klinisch faßbaren Befund sind lange *Latenzzeiten*. In einzelnen Veröffentlichungen schwanken die Zeitangaben ganz erheblich, wobei verschiedene Faktoren zu berücksichtigen sind. Einmal mögen sich in den einzelnen Kollektiven verschiedene Zeitangaben in Abhängigkeit vom Zeitpunkt der Diagnosestellung und Krankheitsstadium ergeben, zum anderen ist die primäre Streuung nicht immer einwandfrei zu terminieren. Es werden Zeiträume zwischen 6 Mo-

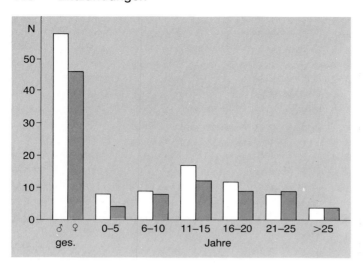

Abb. 2 Ermittelte Latenzzeiten bei 104 Patienten mit Urogenitaltuberkulose (58♂, 46♀) – Tuberkulosekrankenhaus Sonnenblick bei Marburg

naten und 30 Jahren angegeben. In einem Kollektiv rein konservativ behandelter Urogenitaltuberkulosen (1959–1968) konnte im eigenen Krankengut bei 104 Patienten (58 ♂, 46 ♀) der Zeitpunkt der pleuropulmonalen Affektion genau ermittelt werden. Es ergeben sich die in Abb. 2 dargestellten Relationen mit einer mittleren Latenzzeit von 15 Jahren (PAUL 1979). Neben den genannten Faktoren sind wohl die **Virulenz** der Tuberkelbakterien, d. h. ihre Vermehrungsfähigkeit und Neigung zur Generalisation, sowie die **Abwehrlage** des Organismus entscheidend (ZADOR 1969). Alter, Umwelteinflüsse und Reaktivierung ruhender Prozesse durch andere Erkrankungen und Gravidität müssen ebenfalls in Betracht gezogen werden.

Da seit Einführung der Chemotherapie eine deutliche Tendenz zur Verlängerung der Latenzzeiten beobachtet wird, ist es naheliegend, die unter Chemotherapie eingetretene Veränderung der Pathogenität und Virulenz der Tuberkelbakterien dafür verantwortlich zu machen (CARSTENSEN 1969).

Es besteht natürlich auch die Möglichkeit, daß infolge des selteneren Vorkommens weniger an eine Tuberkulose gedacht wird und dadurch die Diagnose verzögert wird. Hier sei die Beobachtung von JANCA (1977) angeführt, der bei Vergleich zweier Zeiträume von 1951–1955 und 1970–1974 einen deutlich höheren Anteil der schwereren Krankheitsstadien in der 2. Periode sah.

Pathologie

Urotuberkulose

Im Zuge der **hämatogenen Einstreuung** von Tuberkelbakterien in die Rindenzone beider Nieren kommt es zur Ausbildung von miliaren Tuberkeln, die in Abhängigkeit von zellulärer Immunreaktion, allgemeiner Abwehrlage und Disposition entweder unter Verlust der histologischen Spezifität vernarben oder zu Konglomerattuberkeln verschmelzen und in einer oder beiden Nieren einen Schwerpunkt bilden (UEHLINGER 1976). Diese in Verkäsung übergehenden Schwerpunktherde finden Anschluß an die Markzone und brechen entweder im Bereich der Papillenspitzen oder Kelchnische in das Hohlraumsystem durch und leiten die kanalikuläre Ausbreitung in das ableitende Harnsystem ein. Je nachdem, ob sich dieser Vorgang an einer oder mehreren Stellen der Niere abspielt, finden sich als klinisch faßbare Befunde im Röntgenbild mehr oder weniger ausgeprägte Destruktionen bzw. pathologische Hohlraumbildungen im Papillenbereich. Durch Verstopfung oder entzündliche Obstruktion vorgebildeter Engen (Kelchhälse) kann es zur Abschnürung einzelner Organabschnitte kommen, in denen sich die käsigen Nekrosemassen stauen und allmählich verkalken oder sich unter der Therapie reinigen und in einen »zystischen Hohlraum« umwandeln.

Die **kanalikuläre Ausbreitung** mit Herdsetzung in Ureter, Harnblase, Urethra und Prostata mit Ausbildung eines manifesten Befundes verläuft nicht gesetzmäßig. Einmal können wir schon bei relativ geringfügigem Befund an der Niere frühzeitig obstruierende Veränderungen am Ureterabgang oder im prävesikalen Abschnitt sowie ulzerös nodöse Veränderungen in der Harnblase erkennen, andererseits können der Ureter und die Harnblase trotz fortgeschrittenem Befund am zugehörigen Organ unauffällig sein.

Pathologisch-anatomisch kommt es unter der Bakteriurie zu umschriebenen oder mehr flächenhaften Infiltraten, die bei zirkulärer Anordnung im Ureter zu mechanisch wirksamen Stenosen oder infolge der Wandstarre zu funktionellen

Stauungszuständen führen, wodurch wiederum die Ausbreitung des spezifischen Prozesses in der Niere begünstigt wird. Die häufig vorhandenen Granulome finden sich vorwiegend in der Submukosa und Muskularis. Bemerkenswert ist, daß das Granulationsgewebe als Ausdruck jüngerer Entzündungsvorgänge von innen nach außen abnimmt, die Fibrose jedoch in der gleichen Reihenfolge zunimmt (RÖSNER, BÖGER, Urologe 1980). Ein kompletter Verschluß des Ureters führt zur spezifischen **Pyonephrose** (Abb. 3), die nicht selten mischinfiziert ist, oder im Verlauf von Jahren und Jahrzehnten zur **tuberkulösen Kittniere** (Abb. 4), soweit nicht bereits vorher die Nephrektomie erfolgte. Bemerkenswert ist, daß dieses Endstadium der Nierentuberkulose sich weitgehend symptomfrei entwickeln kann, so daß die Kittniere nicht selten ein Zufallsbefund ist.

In seltenen Fällen ist die **Pyelitis** bzw. **Ureteritis caseosa** durch Totalnekrose der Nierenbecken- oder Ureterschleimhaut mit anschließender Schrumpfung Ursache eines frühzeitigen Funktionsausfalls des betreffenden Organs. Dieses Ereignis ist zu vergleichen mit der Pleuritis und Pericarditis caseosa als Ausdruck einer hyperergisch-allergischen Antigen-Antikörper-Reaktion (UEHLINGER 1976).

An der Blase sind entzündliche Reizzustände mit funktioneller Minderung der Blasenkapazität zunächst die Regel. In diesem Stadium finden sich bullös ödematöse Veränderungen im Bereich des zur erkrankten Niere gehörenden Ostiums sowie einzelne oder mehrere umschriebene Hämorrhagien mit zentraler Knötchenbildung und Schleimhautulzeration. Die Blasenschleimhaut ist insgesamt irritabel und neigt zu Kontaktblutungen. Unter Chemotherapie sind diese Erscheinungen voll reversibel, jedoch kann sich bei entsprechend ausgedehntem Befund und gleichzeitiger Mischinfektion eine interstitielle Entzündung ausbilden, die in 4–6% eine irreversible **Schrumpfblase** zur Folge hat. Infolge der stark eingeschränkten Kapazität und der entzündlich bedingten Funktionsstörung der Ureterostien wird häufig ein Reflux in die zunächst nicht veränderte Niere beobachtet, wodurch deren Funktion im weiteren Verlauf ebenfalls beeinträchtigt sein kann.

Spezifische Veränderungen der **Urethra** sind in der Pars membranacea oder bulbosa lokalisiert und entwickeln sich meist in Verbindung mit einer Prostatatuberkulose.

Männliche Genitaltuberkulose

Im Zuge der initialen hämatogenen Streuung ist ein gleichzeitiger Befall von **Prostata, Samenblasen** und **Nebenhoden** grundsätzlich möglich, aber wohl doch sehr selten. Aufgrund klinischer Beobachtungen wird heute allgemein angenommen, daß die Ausbreitung der spezifischen Krankheitsprozesse von der kanalikulär, seltener hämatogen

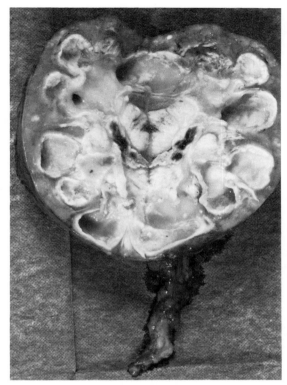

Abb. 3 Tuberkulöse Pyonephrose (Stadium III) bei vollständiger Obstruktion des Ureters. Das Ausmaß der Gewebszerstörung und die trotz monatelanger Vorbehandlung vorhandenen spezifisch tuberkulösen Gewebsveränderungen sind deutlich erkennbar

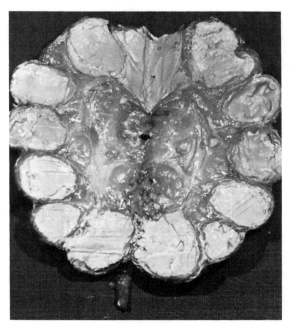

Abb. 4 Tuberkulöse Kittniere als Endstadium der Urotuberkulose. Das Nierenparenchym ist nahezu vollständig geschwunden

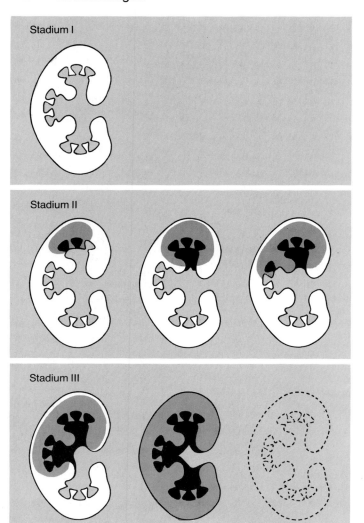

Abb. 5 Ausdehnung der spezifischen Veränderungen in der Niere nach der Basler Dreistadieneinteilung von *Elke, Rutishauser* und *Baumann*

infizierten Prostata als **genitoprimärem** Herd ausgeht. Im Einzelfall ist es kaum möglich, den Infektionsweg genau zu bestimmen. Die Tatsache aber, daß es eine isolierte Genitaltuberkulose gibt, beweist die Möglichkeit einer primären Herdsetzung in der Prostata, ebenso die Beobachtung ausgedehnter Prostatabefunde bei nur diskreten Veränderungen an den oberen Harnwegen.

Pathologisch-anatomisch finden sich in Abhängigkeit vom Infektionsmodus die Primärinfiltrate in den Azini oder im Interstitium der Prostata. Es kommt zur Ausbildung von **Konglomerattuberkeln** mit nachfolgender zentraler **Verkäsung und Kavernisierung.** Diese meist unregelmäßig begrenzten Hohlräume finden Anschluß an die Ausführungsgänge oder brechen direkt in die Harnröhre durch. Urethroskopisch zeigen sich dann golflochartige Öffnungen im Bereich des Colliculus seminalis, und bei retrograder Urethrographie füllen sich die pathologischen Hohlräume mit Kontrastmittel.

Die **kanalikuläre retrograde Ausbreitung** erfaßt Samenblasen, Ductus deferens und Nebenhoden. Für die kanalikuläre Herdsetzung am Nebenhoden spricht, daß sich fast immer zuerst Infiltrate an der Cauda epididymis ausbilden, die sich allmählich auch auf die übrigen Abschnitte des Nebenhodens ausbreiten. Ein Übergreifen auf den Hoden erfolgt sekundär per continuitatem im Bereich des Nebenhodenkopfes in ca. 80% (STEINHAUSER u. WURSTER 1975). Unter Einschmelzung kann das spezifische Infiltrat die Grenze des Nebenhodens durchbrechen, wobei es zu einer meist akut verlaufenden Entzündung im Skrotalbereich mit spontaner Perforation und Fistelbildung kommt. In diesem Stadium ist die kollaterale Entzündung so stark ausgeprägt, daß Hoden und Nebenhoden nicht mehr voneinander zu trennen sind. Diese Fisteln haben ohne Behandlung wenig oder nur intermittierend Neigung zum Spontanverschluß.

Genitaltuberkulose der Frau

Das weibliche Genitale wird gewöhnlich im Zuge der hämatogenen Aussaat primär erfaßt. Häufigster Ansiedlungspunkt ist mit 84% der ampulläre Teil der Tube und gleichzeitig in 60–70% das Endometrium des Corpus uteri (KELLER 1977). An der Tube kommt es je nach Verlaufsform zur klinisch latenten produktiven **Endosalpingitis tuberculosa** oder aber unter Entwicklung exsudativer Prozesse mit Nekrosen und Verkäsungen zur Pyosalpingitis. Dabei können Ovar, Uterus und anliegende Darmschlingen mit in den Konglomerattumor einbezogen sein.

Die **Endometritis tuberculosa** ist häufig in den oberflächlichen Schleimhautschichten (Functionalis) lokalisiert. Während der Menstruation kommt es zur Selbstreinigung, aber fast immer erfolgt von den Tuben oder der Schleimhautbasis ausgehend eine Reinfektion.

Im Gegensatz zum inneren Genitale (Tube, Uterus) ist das äußere Genitale (Portio, Vagina) extrem selten Ort spezifischer Entzündungsprozesse.

Klassifikation

Urotuberkulose

Das morphologische Substrat der Nierentuberkulose ist sehr vielgestaltig, dennoch sollte man versuchen, eine Einteilung in einzelne Stadien zu treffen, nicht zuletzt deshalb, um einheitliche Kriterien für den Therapieplan zu haben.

Dabei kann man klinische, röntgenologische und pathologisch-anatomische Befunde zugrunde legen. Zahlreiche Vorschläge sind gemacht worden und seit 1967 hat sich im deutschsprachigen Raum eine vereinfachte Klassifikation in 3 Stadien bewährt, wobei auf Grund der Röntgenbefunde auch das morphologische Korrelat mit berücksichtigt wird (ELKE u. Mitarb. 1967; Abb. **5**).

Da diese Einteilung im ersten Stadium nur die klinisch und röntgenologisch nicht faßbare tuberkulöse Nephritis bzw. parenchymatöse Nierentuberkulose berücksichtigt, das zweite Stadium aber sehr unterschiedliche Befunde von der eben erkennbaren ulzerösen bis großkavernösen Tuberkulose zusammenfaßt, sahen wir uns veranlaßt, eine Modifikation dieses Schemas unter gleichzeitiger Berücksichtigung der obstruktiven Veränderungen vorzunehmen. Wir schlagen folgende Enteilung und Charakteristik vor:

1. Parenchymatös-ulzeröses Stadium
Röntgen: Feine Destruktion der Kelchkonturen, kleine Papillenherde, angiographisch kein Befund (Abb. 6).
Pathologisch-anatomisch: Spezifische Infiltrate im Rindenparenchym der Niere mit Übergreifen auf Markzone und Anschlüsse an das Kelchsystem.

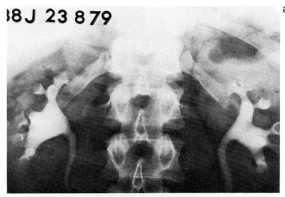

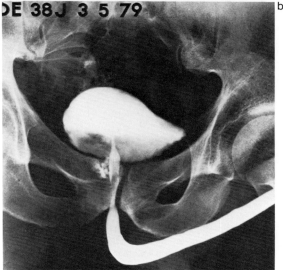

Abb. 6 Ausscheidungsurogramm (**a**) und retrogrades Urethrogramm (**b**) eines 38jährigen Patienten mit Stadium I der Urogenitaltuberkulose. Diskrete Destruktionen im Bereich der oberen und unteren Kelchgruppe links; umschriebene Kontrastübertritte rechts des Colliculus seminalis

Anmerkung: Ohne Einsatz der speziellen Bakteriologie bleibt dieses erste Stadium zumeist unerkannt. Im Urethrogramm hinweisender Befund.

2. Ulzerokavernöses Stadium
Röntgen: Schon auf der Leeraufnahme finden sich nicht selten unregelmäßig begrenzte kalkdichte Einlagerungen oder schalenförmige Verkalkungen in der Nierenregion (Abb. 7a).
Urographisch zeigt sich ein vielgestaltiges Bild von ulzerösen Papillendefekten über erbs- bis walnußgroße Kavernen an einzelnen oder mehreren Nierenkelchen bis zur kompletten Kelchhalsstenose und Abschnürung des zugehörigen Hohlraumabschnittes, wobei zumindest eine Kelchgruppe unverändert zur Darstellung kommt (Abb. 8). Verdrängung oder Aufspreizung von Kelchen bzw. ganzer Kelchgruppen deuten auf urogra-

422 Entzündungen

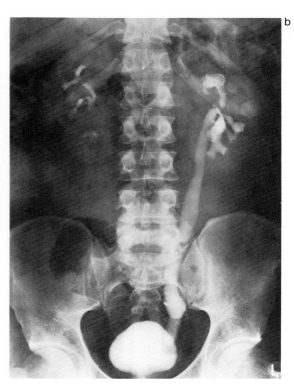

Abb. 7 **a** Nierenübersicht: Typische Verkreidungszone im Bereich des oberen Nierenpoles links bei einem 28jährigen Patienten (Differentialdiagnose: Kelchstein) **b** Ausscheidungsurogramm: Befund einer doppelseitigen Urotuberkulose mit Kelchhalsobstruktion und Destruktion der unteren Kelchgruppe rechts
Links: Inkomplette obere Kelchhalsstenose bei hochgradiger Schrumpfung des Nierenbeckens und Verlagerung der pyeloureteralen Übergangszone nach kranial und intrarenal. Mäßige Weitstellung der unteren Kelchgruppe infolge inkompletter unterer Kechlhalsstenose, Dilatation des linken Harnleiters infolge prävesikaler Stenose (Stadium II a, b und c)

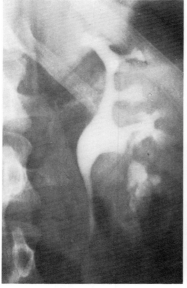 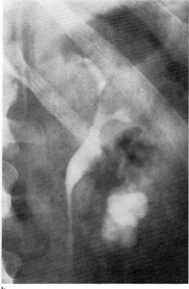 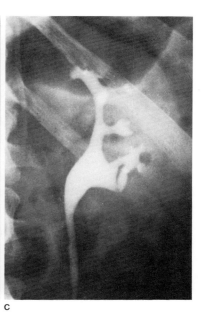

Abb. 8 a–c Entwicklung einer kompletten Kelchhalsstenose unter Chemotherapie im Verlaufe von 13 Monaten
a Am 31.3.77 Stadium II der Urotuberkulose mit intakter oberer und mittlerer Kelchgruppe; Kavernenbildung am unteren Pol bei inkompletter Kelchhalsstenose
b Am 1.9.1977 Zunahme der Kelchhalsobstruktion; Erweiterung der Kaverne
c Am 25.4.1978 komplette Kelchhalsstenose mit urographisch stummer Kaverne

Spezifische Entzündungen des Urogenitaltraktes

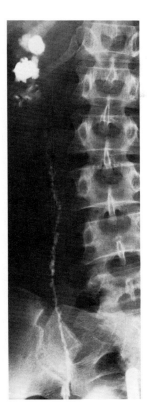

Abb. 9 Retrogrades Ureteropyelogramm mit Nachweis hochgradiger tuberkulöser Veränderungen im gesamten Ureterbereich und Totaldestruktion des Nierenhohlraumsystems (Stadium III)

phisch stumme Rindenkavernen hin, die nur angiographisch zu erfassen sind. Obstruktive Veränderungen an Kelchhals, pyeloureteralem Übergang und distaler Uretermündung bedingen mehr oder weniger ausgeprägte Stauungszustände der abhängigen Organabschnitte (s. Abb. 7b). Der Anteil an der Gesamtfunktion beträgt zumindest noch 20–30%. Die Harnblase kann in ihrer Kapazität eingeschränkt sein. Die Obstruktionen werden wie folgt bezeichnet:
a) Kelchhals,
b) pyeloureterale Übergangszone,
c) distaler Ureter und Ureterostium,
d) Schrumpfblase.
Angiographisch: Rarefizierung und Aufspreizung der Aa. interlobares, Kaliberschwankungen und Abbrüche an den Aa. arcuatae, Einschränkung der Parenchymdurchblutung an den spezifisch erkrankten Organabschnitten (s. Abb. 13).

3. *Stadium der total destruierenden Nierentuberkulose; tuberkulöse Pyonephrose und Kittniere*
Röntgen: Auf der Leeraufnahme normal konfigurierte, vergrößerte oder auch deutlich verkleinerte Niere mit oder ohne disseminierte bzw. großflächige Verkalkungen. Erst Stunden nach intravenöser Kontrastmittelgabe kommt es eventuell zur schwachen Darstellung einzelner erweiterter und unregelmäßig begrenzter Hohlraumabschnitte. Bei retrograder Füllung ist der Ureter in einzelnen Abschnitten oder im ganzen Verlauf hochgradig eingeengt und unregelmäßig konturiert. Die zur Darstellung kommenden Hohlraumabschnitte haben ihre ursprüngliche Form völlig verloren (Abb. 9).
Angiographisch: Stark verminderte bis vollständig aufgehobene Organdurchblutung, die sich abzeichnenden Gefäße sind hochgradig verengt und zeigen abnormen Verlauf und Gefäßabbrüche.
Eine einheitliche Klassifikation auf internationaler Ebene ist für kontrollierte klinische Studien zweifellos von großer Wichtigkeit. Hier könnte ein anläßlich der 2. Europäischen Urologentagung gemachter Vorschlag Diskussionsgrundlage sein (SKUTIL u. GOW 1977).

Symptomatik

Die Symptome der Urotuberkulose sind uncharakteristisch, ja sie können völlig fehlen. Es sollten anhaltende Pollakisurie und Algurie, therapieresistente Leukozyturie, Mikro- oder Makrohämaturie, Proteinurie sowie kolikartige Schmerzen oder dumpfes Schmerzgefühl im Nierenlager immer auch an eine Tuberkulose denken lassen.
Bei Auswertung der Anamnese von 480 Patienten des Sanatoriums Sonnenblick bei Marburg mit *Urotuberkulose* aller Schweregrade ergaben sich folgende Prozentzahlen für einzelne Symptome (Tab. 2).

Tabelle 2

Krankheitssymptome	♂ %	♀ %
Dysurie, Algurie, Pollakisurie	39,0	29,0
Mikro- bzw. Makrohämaturie	27,5	15,0
Uncharakteristische Rückenschmerzen	22,0	27,0
Ohne Symptome	14,5	14,7

Für die weibliche Genitaltuberkulose fanden sich bei Auswertung der anamnestischen Daten von 700 Patientinnen folgende Relationen (KELLER 1977):
Menstruationsanomalien 29,4%
abdominale Beschwerden 25,7%
primäre Sterilität 17,2%
Blutungen nach Menopause 5,7%
Amenorrhoe 3,5%
Fluor 3,0%

Diagnostik

Der allgemeine Rückgang der Tuberkulose hat dazu geführt, daß seltener die Möglichkeit einer spezifischen Erkrankung in Betracht gezogen wird. Sie wird nach wie vor häufig erst zufällig im Rahmen operativer Maßnahmen erkannt.
Zum Ausschluß oder zur Bestätigung der Verdachtsdiagnose Tuberkulose stehen folgende Untersuchungsmethoden zur Verfügung:

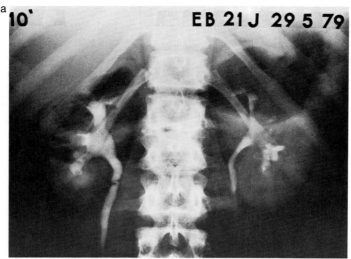
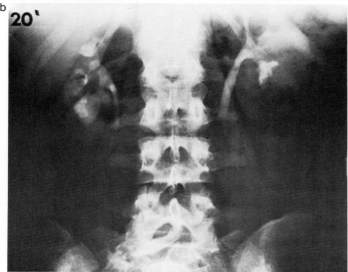

Abb. 10 Ausscheidungsurogramm 10 und 20 Minuten p.i.: Befund einer Kavernenbildung am unteren Pol rechts (**a**), die erst auf der späteren Kompressionsaufnahme (**b**) deutlich zur Darstellung kommt

1. *Anamnese und Allgemeinbefund:* Erhebung der Familien- und Eigenanamnese; tuberkulöse Vor- und Begleiterkrankungen (Pleuritis exsudativa, Lymphknoten-Tbc, Spondylitis-Tbc); Tuberkulinreaktion. Beachtung hinweisender Symptome.
   Palpationsbefund: beim Mann an Nebenhoden und Prostata (Samenblase); bei der Frau im Bereich der Adnexe.
2. *Bakteriologie:* Kultur und Tierversuch mit Resistenzbestimmung
   ♂: Mittelstrahlurin, Exprimaturin, Ejakulat.
   ♀: Mittelstrahl- bzw. Katheterurin, Menstrualblut, Abrasionsmaterial.
3. *Röntgen:* **Urogramm** mit Kompression, evtl. Infusionsurogramm und Schichtaufnahmen.
   Retrograde Uretero- und Pyelographie.
   Perkutane, antegrade Pyelographie.
   Angiographie zur weiteren Abklärung urographisch stummer Nieren und bei Verdacht auf Parenchymkavernen.
   Beim Mann: retrogrades **Urethrogramm** [Vesikulogramm].
4. *Sonogramm:* zur Differentialdiagnose raumfordernder Prozesse sowie Bestimmung von Lokalisation und Ausdehnung kavernöser Hohlräume. Kontrolle von Stauungszuständen.
5. *Nuklearmedizin:* Isotopennephrogramm und Funktionsszintigramm mit seitengetrennter Funktionsanalyse.
6. *Endoskopie:* zur Beurteilung des Blasenbefundes, gegebenenfalls Probeexzision.

Anamnese

Die Erhebung der früheren Anamnese und die Beachtung tuberkulöser Begleiterkrankungen sind im Hinblick auf die langen Latenzzeiten der

Urotuberkulose besonders wichtig. Pleuropulmonale oder extrapulmonale Tuberkulosevorerkrankungen finden sich in 40–60% der Erkrankten (KIRSCH 1966, ZADOR 1969, ALBESCU 1970).

Der **Tuberkulintest** (Mendel-Mantoux, Tine, Tubergen) fällt bei Vorliegen einer aktiven Urotuberkulose immer positiv aus. Die Infektion mit Mykobakterien führt zu einer Typ-IV-Reaktion der zellvermittelten Immunabwehr mit Entwicklung einer Überempfindlichkeit gegenüber Tuberkuloproteinen. Diese allergische Reaktion entwickelt sich in 3–12 Wochen, sie kann unter anderem bei Miliartuberkulose, Kachexie und Erkrankungen wie Grippe, Röteln und Morbus Hodgkin abgeschwächt sein.

Zur Technik: Die Testung erfolgt mit Alttuberkulin (AT), gereinigtem Tuberkulin (GT) oder einem gereinigten Tuberkulo-Protein-Derivat (PPD) entweder perkutan bei Säuglingen und Kleinkindern mit Salben oder Pflasterproben bzw. intrakutan bei Schulkindern und Erwachsenen. Bei der Testung nach Mendel-Mantoux stehen steigende Dosen von gereinigtem Tuberkulin zur Ermittlung eines Schwellenwertes oder bei den Stempeltests wie Tubergen und Tine-Test bestimmte Einzeldosierungen zur Verfügung (Tubergen 10 IG GT; Tine 5 IE AT).

Die Ablesung erfolgt in der Regel nach 3 Tagen. In seltenen Fällen kann auch eine Spätreaktion nach 7–8 Tagen auftreten. Der positive Test ist gekennzeichnet durch Hautrötung mit Induration, bedingt durch Rundzellinfiltrate. Er besagt nur, daß eine Tuberkuloseinfektion früher erfolgte oder zur Zeit eine Tbc-Erkrankung besteht. Die Intensität der Reaktion gibt keine Auskunft über den Aktivitätsgrad der zur Zeit manifesten Erkrankung.

Das *Allgemeinbefinden* ist auch bei fortgeschrittenen Organbefunden nur selten stärker beeinträchtigt. Die klinische Untersuchung schließt den **Tastbefund am Genitale** mit ein. Beim Mann ist auf indolente Nebenhodeninfiltrate, die evtl. auf den Hoden übergreifen, und auf Fistelöffnungen im Skrotalbereich zu achten. Der Ductus deferens ist vielfach verdickt und perlschnurartig verändert.

Bei der **rektalen Untersuchung** tastet man in diesen Fällen auf der entsprechenden Seite strangförmige Indurationen, die sich bis in die Region der Samenblase fortsetzen können, aber nur selten mit dem palpierenden Finger erreicht werden.

Die **Biopsie der Prostata** ist bei entsprechendem Tastbefund nur zum Ausschluß eines Karzinoms, nicht aber zur Sicherung einer Prostatatuberkulose indiziert. Ebenso ist die Punktion oder Biopsie eines Nebenhodeninfiltrates wegen der Gefahr der Fistelbildung abzulehnen.

Die Sicherung von 38 isolierten männlichen Genitaltuberkulosen im eigenen Krankengut erfolgte auswärts 35mal durch Histologie am gewonnenen Operationspräparat, wobei überwiegend eine Orchidektomie ausgeführt wurde und es in 6 Fällen zu lang anhaltenden Fisteleiterungen kam. An einem Kollektiv von 592 Männern, die wir im Zeitraum von 1971–76 wegen einer Urogenitaltuberkulose zu behandeln hatten, wurde an auswärtigen Krankenhäusern in 48% eine Operation am Genitale ohne tuberkulostatische Vorbehandlung, d.h. ohne Kenntnis des spezifischen Prozesses ausgeführt. Auch wurden präoperativ einfache Untersuchungen, die zur Klärung der Genese beigetragen hätten, wie das Urogramm oder retrograde Urethrogramm, unterlassen.

Die *Diagnose einer Urogenitaltuberkulose* kann nur durch den Nachweis von Tuberkelbakterien im Urin, Ejakulat und Menstrualblut oder aber histologisch durch Probeexzision aus der Blase und am Abrasionsmaterial (Endometrium) bzw. am Operationspräparat gesichert werden. Bei Ausscheidung von Tuberkelbakterien im Urin ist immer ein spezifischer Herd im Bereich der Harnwege (evtl. Prostata) anzunehmen, auch wenn sich hierfür weder klinisch noch röntgenologisch Anzeichen finden. Es gibt keine sog. Bakteriurie ohne Organerkrankung.

Das Mycobacterium tuberculosis zeichnet sich durch Festigkeit gegenüber Säuren, Laugen und Alkohol sowie hohen Lipoidgehalt aus. Mit Hilfe der speziellen **Ziehl-Neelsen-Färbung** erhalten die Tuberkelbakterien eine intensive Rotfärbung und sind als sog. säurefeste Stäbchen mikroskopisch nachweisbar. Verwechslungen mit den schnell wachsenden Smegmabakterien sind möglich. Der Nachweis säurefester Stäbchen im Urin hat nur dann einen diagnosesichernden Wert, wenn gleichzeitig ein sehr suspekter Röntgenbefund im Urogramm oder Urethrogramm vorliegt.

An 3 aufeinanderfolgenden Tagen werden jeweils ca. 100 ml des konzentrierten **Morgenurins** steril aufgefangen, und es werden drei Kulturen und 1 Tierversuch angelegt. Für den Nachweis einer isolierten oder begleitenden Genitaltuberkulose werden gleichfalls vom **Ejakulat** bzw. **Menstrualblut** Kulturen und ein Tierversuch durchgeführt. Die hohe Treffsicherheit der Kulturen (88%) berechtigt dazu, bei 3 Untersuchungen jeweils nur einen Tierversuch anzusetzen.

Weiterhin sind primäre Resistenzprüfungen im Hinblick auf den Therapieplan dringend zu fordern. Dabei ist zu beachten, daß die Primärresistenz bei den Ausländern mit 9,6% deutlich höher liegt als bei der einheimischen Bevölkerung (5,5%) (RADENBACH 1978). Sie liegt mit 18,7% bei jugendlichen Ausländern besonders hoch. In Großstädten ist die Resistenzrate im allgemeinen höher als in Kleinstädten und ländlichen Bezirken, ebenso muß mit einer Zunahme der Resistenz im Alter gerechnet werden. Bei Therapieversagen sind Typenbestimmungen unerläßlich.

Die **histologische Untersuchung** ist primär nur bei der weiblichen Genitaltuberkulose am Abrasionsmaterial des Uterus zu veranlassen. In den meisten anderen Fällen handelt es sich um Zufallsbefunde, sie sind daher nicht als Ergebnis einer gezielten Diagnostik zu betrachten. Auf die Sicherung der Diagnose durch Probeexzision aus der Harnblase

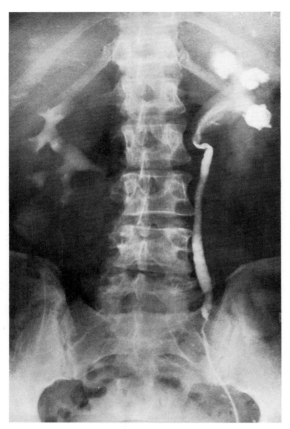

Abb. 11 Retrograde Ureterographie: Hochgradige Ausscheidungsinsuffizienz der linken Niere infolge langstreckiger Obstruktion des unteren Ureterdrittels

und Stanzbiopsie der Prostata wird weiter unten (S. 428) eingegangen.
In der *Röntgendiagnostik* der Urotuberkulose hat das **Ausscheidungsurogramm** absolut ersten Stellenwert. Die einzelnen Befunde wurden schon bei der Stadieneinteilung aufgeführt. Sie können recht uncharakteristisch sein, aber auch so typisch ausfallen, daß sie bereits zum hochgradigen Verdacht einer Urotuberkulose berechtigen. Destruktive Veränderungen im Bereich der Papillen und Kelchnischen können häufig erst durch besondere Untersuchungstechniken wie Infusionsurographie, Kompressionsaufnahmen, Spätaufnahmen und Sonographien richtig erkannt und beurteilt werden. Dies gilt auch für den Nachweis von Kavernen, die nur eine sehr schmale Verbindung zum übrigen Hohlraumsystem haben (Abb. 10).
Als besonders charakteristischer Befund kann gelten, wenn neben destruierenden Veränderungen an ein- oder mehreren Kelchgruppen, evtl. auch in Form von pathologischen Hohlraumbildungen, an den ableitenden Harnwegen obstruierende Veränderungen aufgrund schrumpfender Entzündungsvorgänge entstanden sind. In Kombination mit einer inkompletten oder kompletten Kelchhalsstenose kommt es besonders häufig zu einer intrarenalen Verlagerung des pyeloureteralen Übergangs (s. Abb. 7b). Bei Vorliegen eines derartigen Befundes werden die sofort einzuleitenden Harnuntersuchungen in hohem Prozentsatz den röntgenologischen Verdacht auf einen spezifischen Prozeß bestätigen.
Grundsätzlich sollten die Möglichkeiten der Ausscheidungsurographie voll genutzt werden, bevor die **retrograde Urographie** zur weiteren Befundabklärung herangezogen wird. Wir mußten immer wieder feststellen, daß entgegen dieser Regel ein- oder auch beidseitige retrograde Kontrastfüllungen vorgenommen wurden, wobei es infolge von Artefakten (Überspritzungseffekten) nicht selten zu Fehlbeurteilungen kam. Die **retrograde Ureterographie** ist unseres Erachtens bei der Tuberkulose nur dann indiziert, wenn es bei fortgeschrittener Ausscheidungsinsuffizienz der Niere darauf ankommt, den Zustand des Ureters zu beurteilen und die obstruktiven Veränderungen genauer zu lokalisieren (Abb. 11).
Die Möglichkeit mittels einer ultraschallgeleiteten perkutanen Punktion Urin aus dem gestauten Hohlraumsystem zur Untersuchung zu entnehmen und gleichzeitig eine **antegrade Pyelographie** vorzunehmen, könnte auch im Falle einer Ureterobstruktion bei Urotuberkulose zur weiteren Diagnostik genutzt werden. Es ist jedoch zu bedenken, daß immer die Gefahr einer Kaverneneröffnung besteht, deren Inhalt sich nach der Punktion in den perirenalen Raum ergießen kann. Deshalb kommt dieser Untersuchungstechnik vor allem in Verbindung mit der transkutanen Nephrostomie Bedeutung zu, wenn sich unter der Chemotherapie Obstruktionen der harnableitenden Wege entwickeln und es darauf ankommt, durch spätere rekonstruktive Maßnahmen funktionsfähiges Nierengewebe zu erhalten (Abb. 12).
Die **Renovasographie** gehört unseres Erachtens nicht primär zum diagnostischen Spektrum bei Urotuberkulose. Sie kann heute in der Differentialdiagnose raumfordernder Nierenprozesse und zur Erkennung urographisch stummer Rindenkavernen weitgehend durch die weniger belastende Sonographie ersetzt werden. Sie hat aber weiterhin ihre Bedeutung für die exakte Abgrenzung spezifisch veränderter Organbezirke und für die Beurteilung der Gefäßanastomie vor organerhaltenden Operationen. Sie ist nicht geeignet, das Stadium 1, also die parenchymatös-ulzeröse Form der Tuberkulose, zu sichern. In dem Stadium 2 und 3 sind in den tuberkulös befallenen Organabschnitten Gefäßaufspreizungen und Unregelmäßigkeiten sowie Gefäßabbrüche und Rindeninfarkte zu beobachten (Abb. 13). Die beschriebenen Gefäßveränderungen sind jedoch nicht spezifisch für Tuberkulose. Eine Unterscheidung gegenüber Stauungszuständen mit unspezifischer Entzündung ist vor allen Dingen dann nicht möglich, wenn das ganze Organ betroffen ist. Im Gegensatz

zur unspezifischen Pyelonephritis sind bei der Urotuberkulose häufig nur einzelne Organabschnitte betroffen, es können sich also neben hochgradig veränderten völlig normale Organabschnitte finden.

Im Fall der tuberkulösen Kittniere ist entsprechend dem Ausmaß der Gewebszerstörung das Gefäßsystem hochgradig reduziert und im Extremfalle bei vollständigem Schwund des Nierenparenchyms total obliteriert (Abb. 14).

Das **retrograde Urethrogramm** ist bei Tuberkuloseverdacht immer zu fordern. Der röntgenologische Befund einer Prostatatuberkulose reicht von ganz diskreten Kontrastdepots in Höhe des Colliculus seminalis bis zur sog. Vorblase bei käsigem Zerfall des gesamten Organs (Abb. **15a** u. **b**).

In Auswertung der sehr unterschiedlichen Befunde haben wir auch hier versucht, eine Einteilung in 3 Stadien zu treffen, die in einem Schema dargestellt sind (Abb. 16).

Zur Technik: Das Urethrogramm sollte möglichst auf einem Röntgentisch mit Bildwandlereinrichtung und Durchleuchtungsmöglichkeit angefertigt werden. Nach Harnröhrenanästhesie mit ca. 5 ml 0,4%iger Novesinlösung wird in leichter Beckenschräglage und maximaler Flektion des linken Hüftgelenkes ein spezieller Ballonkatheter in die vordere Harnröhre eingeführt, so daß der Ballon in die Fossa navicularis zu liegen kommt. Ein proximal vom Sulcus coronarius angebrachter Bindenzügel sorgt zusätzlich für die Streckung des Penis und damit der Harnröhre, und es werden nun 50 ml einer 30%igen körperwarmen Kontrastlösung aus 30–40 cm Höhe in rascher Tropfenfolge instilliert. Die Durchleuchtungskontrolle zeigt an, ob das Kontrastmittel in die Harnblase übertritt und die Pars prostatica ausreichend zur Darstellung kommt. Zur Dokumentation wird eine eingeblendete Röntgenaufnahme angefertigt. Es sei noch darauf verwiesen, daß bei dieser Untersuchung im höchsten Grad Asepsis zu wahren ist.

Obwohl das Urethrogramm für den Untersuchungsgang bei Verdacht auf Urogenitaltuberkulose unerläßlich ist, mußten wir feststellen, daß bei 520 Patienten nur in 1,5% vor der Heilstätteneinweisung eine urethrographische Befunderhebung durchgeführt wurde.

Die *Sonographie* nimmt heute als nichtinvasive Methode einen wesentlichen Platz in der Differentialdiagnose raumfordernder Nierenprozesse ein und hat damit auch eine Bedeutung für die Beurteilung tuberkulös veränderter Organe gefunden. Auf die Sonographie in Verbindung mit der gezielten Punktion oder temporären Ableitung pathologischer Hohlräume bzw. gestauter Organe wurde bereits weiter oben hingewiesen.

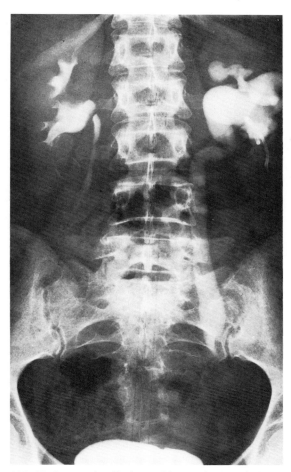

Abb. 12 Antegrade Pyelographie nach transkutaner Nephrostomie bei hochgradigem Stauungszustand der linken Niere infolge distaler Ureterobstruktion

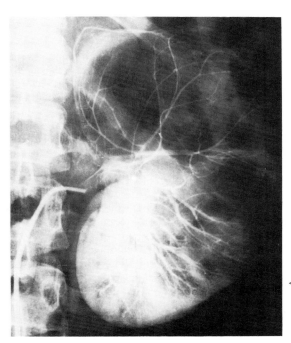

◁ Abb. 13 Selektive Renovasographie in der späten arteriellen Phase. Hochgradiger Parenchymschwund im Bereich der oberen Organhälfte infolge großräumiger Kavernenbildung. Aufspreizung und Rarefizierung der Gefäße

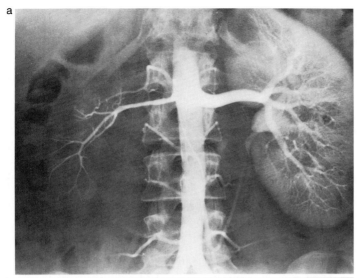
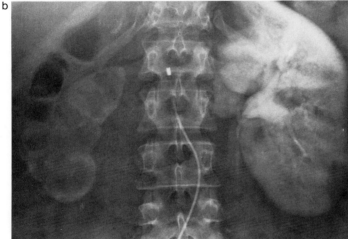

Abb. 14 a u. b Übersichtsangiographie (Etagenaortographie nach *Hettler*)
a Arterielle Phase: Starke Reduzierung des Kalibers der A. renalis und der Endarterien rechts. Verdacht auf Rindenkaverne am oberen Pol links
b Parenchymphase: Schrumpfung der rechten Niere mit weitgehender Reduzierung des Nierenparenchyms (Tbc-Kittniere)

Wichtige Informationen über die Gesamtfunktion bezogen auf die Altersnorm und den prozentualen Funktionsanteil der beiden Organe gibt die seitengetrennte *Isotopen-Clearance*. Jeder nicht stauungsbedingte Funktionsverlust entspricht bei der Nierentuberkulose dem Grad der Parenchymzerstörung (KÖNIG). Im Gegensatz zur unspezifischen Pyelonephritis kommt es zu keiner Besserung der Funktion nach Ausheilung des entzündlichen Prozesses. Darüber hinaus ist das Isotopennephrogramm in der Beurteilung beginnender Stauungszustände aussagekräftiger als das Ausscheidungsurogramm.

Auch in neueren Lehrbüchern ist die *Urethrozystoskopie* noch an erster Stelle der klinischen Untersuchungsmethoden genannt. Obgleich Blasensymptome bei Urotuberkulose häufig sind, sollten bei begründetem Verdacht erst alle anderen Methoden zur Anwendung kommen, bevor man zum Zystoskop greift. Erfolgt eine Urethrozystoskopie als erste Maßnahme, so wird sich der Untersucher wegen eines »papillären Tumors« im Ostiumbereich oder ulzerierender Veränderungen an anderen Stellen der Blasenschleimhaut häufig zu Probeentnahmen veranlaßt sehen, um den Tumorverdacht zu sichern oder auszuschließen. Der Zufallsbefund einer Tuberkulose führt dann zwar zur frühzeitigen Diagnose und in günstigen Fällen auch zum sofortigen Therapiebeginn, aber die Gefahren eines derartigen Vorgehens sind nicht zu unterschätzen. Wir fanden bei über 50% der mit gesicherter Tuberkulose zur Einweisung gelangten Patienten eine Mischinfektion, und in den meisten Fällen gingen eine oder mehrere instrumentelle Untersuchungen voraus. Die spezifisch entzündlich veränderte Schleimhaut ist außerordentlich irritabel. Das zeigt sich in der Neigung zu Kontaktblutungen, und eine eingebrachte bakterielle Infektion führt meist zur Verstärkung der Blasensymptome. Hinzu kommt, daß eine Mischinfektion häufig nur schwer zu therapieren ist. Eine besonders schwerwiegende Komplikation

Abb. 15 a u. b Retrograde Urethrographie
a Prostatatuberkulose (Stadium I)
b Prostatatuberkulose (Stadium II)

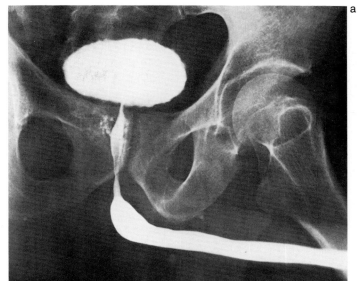

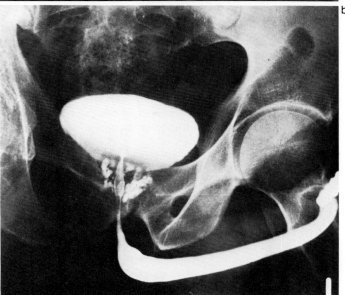

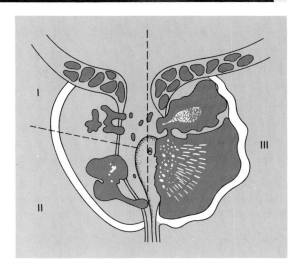

Abb. 16 Stadieneinteilung der Prostatatuberkulose nach dem Röntgenbefund

Tabelle 3 Differentialdiagnose der Urotuberkulose und männlichen Genitaltuberkulose

Niere:	Raumfordernde Prozesse:	Nierentumor, Nierenzysten, Kelchzysten und Divertikel, Nierenechinokokkus
	Kalkdichte Einlagerungen:	Urolithiasis, Nephrokalzinose, Schwammniere
	Unspezifisch entzündlich:	Pyelonephritis, nekrotisierende Papillitis (evtl. auch mit Verkalkungen)
Ureter:	Ureterstenosen anderer Genese:	
	a) angeboren:	Ureterabgangsstenose, prävesikale Stenose, Megaureter
	b) erworben:	iatrogen, Morbus Ormond, Tumoren (Metastasen) und Entzündung des Retroperitonealraumes
Blase:	chronische, unspezifische Zystitis, spezifische Zystitis (Lues, Bilharziose, Aktinomykose), übergreifende Entzündung von den Nachbarorganen (Divertikulitis, Morbus Crohn)	
Urethra:	Strikturen anderer Genese	
Männliches Genitale:	chronische, unspezifische Epididymitis, chronische, unspezifische Prostatitis (granulomatöse Prostatitis) und Prostatakarzinom	

stellt die Perforation einer tuberkulös erkrankten Blase nach Probeexzision dar. Wir sind der Meinung, daß eine Probeexzision, wenn überhaupt, nur aus dem fixierten Teil der Harnblase erfolgen sollte.

Differentialdiagnose

Aufgrund klinischer und röntgenologischer Befunde müssen vor Bestätigung einer Tuberkulose differentialdiagnostische Erwägungen angestellt werden. Die Tab. 3 gibt eine Übersicht über die in Betracht zu ziehenden Erkrankungen.

Therapie

Allgemeine Bemerkungen

Die Chemotherapie beginnt immer erst nach bakteriologischer oder histologischer Sicherung der Diagnose, in seltenen Fällen bereits nach dem mikroskopischen Nachweis säurefester Stäbchen in Verbindung mit sehr suspekten Röntgenbefunden.
Der Therapieplan umfaßt in Abhängigkeit vom jeweiligen Befund
1. die rein konservative Chemotherapie,
2. die kombinierte Chemo- und operative Therapie,
3. die Nachsorge.

Medikamentöse Therapie

Ziel der medikamentösen Therapie ist es, durch Kombination mehrerer Pharmaka in ausreichender Dosierung eine schnelle Reduzierung der Tuberkelbakterien am Ort der Erkrankung zu erreichen und eine Resistenzentwicklung zu vermeiden. Die Chemotherapie der urogenitalen Manifestation erfolgt grundsätzlich nach den gleichen Prinzipien wie bei allen anderen Formen der Tuberkulose. Nach neueren Untersuchungen bei Lungenkranken ist bereits nach 1 Woche eine Reduktion der vor Therapie vorhandenen Bakterienmenge auf 1/40 und nach der 2. Woche auf 1/200 erreicht. Nach 4–8 Wochen kann mit einer bakteriologischen Konversion gerechnet werden (Lock).

Obwohl eine primär ambulante Behandlung grundsätzlich möglich ist und in jüngster Zeit zunehmend propagiert wird (Heising 1979), empfehlen wir doch aus Gründen der besseren Therapiekontrolle und rechtzeitigen Erkennung von Nebenwirkungen und Sekundärbefunden, die initiale Therapiephase (6–12 Wochen) unter stationären Bedingungen in einer Fachklinik durchzuführen. Dies gilt besonders, wenn bereits beginnende Obstruktionen vorliegen. Die Dauer der Arbeitsunfähigkeit wird hierdurch im allgemeinen nicht verlängert.

Die primär ambulante Chemotherapie der Tuberkulose setzt Zuverlässigkeit und Einsicht der Patienten unbedingt voraus.

Die heute gebräuchlichsten Medikamente mit Dosisangabe, Wirkungsmechanismus, Applikationsart, Nebenwirkungen und Gegenanzeichen bei verschiedenen Erkrankungen sowie Interaktionen sind nach einer Zusammenstellung von E. Witte tabellarisch aufgeführt. Gleichzeitig werden Empfehlungen für die Kombination einzelner Antituberkulotika gegeben (Tab. 4–9).

Nach den Empfehlungen des Deutschen Zentralkomitees zur Bekämpfung der Tuberkulose sind folgende Basisuntersuchungen vor Therapiebeginn vorzunehmen (Tab. 10).

Für den Behandlungsbeginn (Initialphase) empfehlen sich als Mittel mit der höchsten Wirksamkeit und ohne Gefahr der Kreuzresistenz Isoniazid (INH) – Rifampicin (RMP) – Ethambutol (EMB) zur gleichzeitigen Verabreichung (Dreifachkombination).

Nach Möglichkeit sollen die einzelnen Medika-

Tabelle 4 Antituberkulotika

Abkürzung	Handelsname	Wirkung auf
INH	INH-Burgthal Isozid Neoteben Rimifon Tb-Phlogin Tebesium – s	Mykobakterien, *nicht* auf atypische Mykobakterien
RMP	Rifa Rimactan	Mykobaterien, mäßig auf atypische Mykobakterien
EMB	EMB-Fatol etibi Myambutol	Mykobatkerien und atypische Mykobakterien
SM	Dihydrostreptomycinsulfat–Heyl Streptomycinsulfat–Horm Streptothenat	Mykobakterien, gering bis mäßig auf atypische Mykobakterien
CM	Ogostal	Mykobakterien
PTH	Ektebin Peteha	Mykobakterien und gute Wirkung auf Mycobacterium kansasii
PZA	Pyrafat	Mykobakterien *außer* Mycobacterium bovis geringe Wirkung auf atypische Mykobakterien

Tabelle 5 Antituberkulotika. Dosis – Wirkungsmechanismus – Applikationswert

Generic name	Abkürzung	Dosis f. Erwachsene	Wirkung				Applikation
			intra-zellulär	extra-zellulär	bakt. zid	bakt. stat.	
Isoniazid	INH	5–8 mg/kg (0,3–0,6 g/d)	x	x	x		oral Infusion lokal
Rifampicin	RMP	7–10 mg/kg (0,45–0,6 g/d)	x	x	x		oral
Ethambutol	EMB	20–25 mg/kg (1,0–2,0 g/d)	x	x		x	oral Infusion lokal
Streptomycin Capreomycin	SM CM	(10–15 mg/kg (0,75–1,0 g/d)		x		x	i.m. Infusion lokal
Prothionamid	PTH	10–15 mg/kg (0,75–1,0 g/d)	x	x	x in hoher Dosis		oral
Pyrazinamid	PZA	bis 50 kg 1,5 g/d über 50 kg 2,0 g/d	x	x	x in saurem Milieu		oral

Tabelle 6 Kombinationen von Antituberkulotika

	1. Phase (dreifach) 3–4 Monate						2. Phase (zweifach) 7–15 Monate			
z.B.	INH	X	x	x	x	x	INH	RMP	EMB	PZA
	RMP	X	x		x		RMP	X		
	EMB	X		x		x	EMB	X	x	
	SM oder CM		x	x			PZA	x	x	x
	PZA				x		PTH	x	x	x	x
	PTH					x					

Therapie immer, falls möglich, nach Resistenzbestimmung, besonders in der 2. Phase

Tabelle 7 Antituberkulotika (Interaktionen mit adjuvanten Pharmaka)

Abkürzung	Medikament	Wirkung verstärkt	vermindert
INH	Alkohol	+	
	Hydantoine	+	
	Disulfiram	+	
RMP	Antikoagulantien		−
	Kontrazeptiva		−
	Digitoxin		−
	Glucocorticoide		−
	leberschädigende Stoffe	+	
	Sulfonylharnstoffe		−
EMB	keine Interaktionen bekannt		
SM	Cephalosporine	Nephrotoxizität	verstärkt
	Etacrynsäure, Furosemid	Nephro- und Ototoxizität	verstärkt
	Cyclopropan, Halothan, Methoxyfluron, Curareartige Mittel, Succinylcholinchlorid	Neuromuskuläre Blockade	verstärkt
PTH	Isoniazid (INH)	Psychosen, Pellagroide, Photodermatosen	treten vermehrt auf
PZA	Interaktionen nicht bekannt		

Tabelle 8 Antituberkulotika (Nebenwirkungen)

	INH	RMP	EMB	SM	CM	PTH	PZA
Magen/Darm	(+)	(+)	(+)			++	+
Leber	+	++				+	+
Niere				(+)	(+)		
Hämaturie außer Tbc	(+)						
Blutbildende Organe	(+)	(+)		(+)	(+)		(+)
Allerg. Reaktionen	(+)	(+)	(+)				
Fieber	(+)	(+)		(+)	(+)		
Photosensibilität							(+)
Exantheme	+	(+)		(+)			
Harnsäureerhöhung							++
N. cochlearis				+	+		
N. vestibularis				+	(+)		
N. opticus			(+)				
Neuromuskuläre Blockade				(+)	(+)		
Hypokaliämie				(+)	(+)		
Kopfschmerzen	(+)		(+)				
Psychische Störungen	(+)						
Krampfneigung	(+)						
Polyneuropathien	(+)						
Periorale Parästhesien				+			

(+) = selten   + = gelegentlich   ++ = häufiger vorkommend

Tabelle 9 Antituberkulotika (Gegenanzeigen)

Begleiterkrankungen	INH	RMP	EMB	SM	CM	PTH	PZA
Schwere Nierenschädigung und nephrotoxische Medikamente			x	x	x		
Schwere Leberschädigung und hepatotoxische Medikamente		x				x	x
Alkoholismus	x					x	
Psychosen	x					x	
Krampfanfälle	x						
Neuropathie (peripher, sensibel)	x						
Schädigung des N. cochlearis und des N. vestibularis				x	x		
Schädigung des N. opticus			x				
Hämaturie außer Tuberkulose	x						
Gravidität		x (1. Trimenon)		x	x	x (1. Trimenon)	

Tabelle 10 Untersuchungen vor Therapiebeginn (Basisuntersuchungen)

Anamnese	Magen-Darm-Krankheiten, Leber- und Nierenkrankheiten, Diabetes, Ohrenkrankheiten, Gleichgewichtsstörungen, Augenkrankheiten, Allergien, frühere Antibiotika- und Corticosteroidbehandlung, Alkoholkonsum, neurologisch-psychiatrische Erkrankungen, Frühgravidität
Befunderhebung	Allgemein körperliche Untersuchung
Labor- u. Funktionsuntersuchungen	Mikroskopische und kulturelle Untersuchungen auf Tbc, Resistenz- und Typenbestimmung; Blutbild und Harnstatus Im Serum: Bilirubin, GOT, y-GT, GPT, Kreatinin (bei Bedarf Kreatinin-Clearance); Kalium, Harnsäure Vestibularis- und Cochlearisprüfung Visus: Sehschärfe, Farbensehen, Gesichtsfeld

mente am Morgen zum Frühstück eingenommen werden. Wird dies nicht vertragen, so kann die jeweilige Dosis auf den Tag verteilt auch nach den Mahlzeiten verabreicht werden, INH und EMB auch parenteral.

Streptomycin (SM) – Capreomycin (CM) – Prothionamid (PTH) – Pyrazinamid (PZA) eignen sich zum Austausch gegen eines der zuvor genannten Medikamente. Streptomycin und Capreomycin sollten wegen ihrer additiven Toxizität nicht gleichzeitig eingesetzt werden.

Es sei noch besonders vermerkt, daß Streptomycin und Rifamipicin auch eine gute Wirkung auf unspezifische Infekte haben und daher besonders für die Behandlung von Mischinfekten geeignet sind. Spezielle Dosierungsempfehlungen ergeben sich:

1. *Bei eingeschränkter Nierenfunktion:*
   Hier ist bei einer Kreatinin-Clearance unter 60/ml/min eine Dosisreduzierung von Streptomycin, Capreomycin und Ethambutol entsprechend dem Grad der Funktionseinschränkung erforderlich (JUNGBLUTH 1970).

2. *Bei Lebererkrankungen:*
   Besondere Vorsicht ist bei Verabreichung von Rifampicin allein und in Kombination mit Isoniazid sowie von Prothionamid und Pyrazinamid geboten. Eine häufige Kontrolle der Leberfunktionswerte ist unbedingt notwendig.

3. *In der Schwangerschaft:*
   Isoniazid und Ethambutol können uneingeschränkt verabreicht werden, ebenso Rifampicin und Prothionamid, jedoch erst ab der 13. Schwangerschaftswoche. Absolute *Kontraindikation* besteht für Streptomycin und Capreomycin (JENTGENS 1973 und SCHEERER 1974).

Die Frage, ob eine Schwangerschaft bei Bekanntwerden einer Tuberkulose oder eine unter Therapie eingetretene Schwangerschaft unterbrochen werden sollte, muß trotz der für einige Medikamente im Tierversuch nachgewiesenen teratogenen Wirkung dahingehend beantwortet werden, daß nach heutigen Erkenntnissen hierfür keine Indikation besteht. Auch ist zu bedenken, daß der Schwangerschaftsabbruch nach dem 3. Monat ein erhöhtes Risiko hat.

Zu erwähnen ist noch der rasche Abbau der in den *Kontrazeptiva* enthaltenen Östrogene durch Rifampicin. Alle anderen Medikamente beeinflussen die volle Wirksamkeit der Ovulationshemmer nicht.

Zusatzmedikation von Corticosteroiden. Bei inkompletten Obstruktionen mit Stauungszuständen verschiedener Schweregrade sollten grundsätzlich in Kombination mit der *tuberkulostatischen* Chemotherapie Corticosteroide zum Einsatz kommen (STRAUSS 1966, RODECK 1976, JUNGBLUTH 1977, KOHOUT 1977). Je frischer der stenosierende Prozeß, um so eher ist eine Wirkung der Steroide zu erwarten.

Tabelle 11 Überwachung bei Behandlung mit Antituberkulotika

In der Initialphase:			Intervall
Blut:	INH	Blutbild	
	RMP-PTH-PZA	Bilirubin, SGOT, SGPT	
	EMB	Kreatinin, Harnstoff	4–6 Wochen
	SM-CM	Kreatinin, Harnstoff	
	INH+RMP	Leberwerte anfangs alle	2 Wochen
	Corticoide	Blutzuckerprofil, Na-K je	nach Verlauf
Urin:	Urinstatus		
	Tbc-Bakteriologie 1 Serie nach 3tägig. Med.-Pause		4–6 Wochen
Gewicht:	Zur Dosierung der Medikamente		monatlich
Augenarzt:	EMB Zentralskotom, zentrale Farbsehstörung		4–6 Wochen
HNO-Arzt SM – CM Hör- und Gleichgewichtsstörungen			2–3 Wochen
In der Stabilisierungsphase:			Intervall
INH, RMP, EMB, PTH, PZA	entsprechende Blutkontrollen und Urinstatus; EMB Augenarzt		4–6 Wochen
Tbc-Bakteriologie:	ab Entlassung 1 Urinkultur nach 3tägig. Med-Pause		2mal im Abstand von 6 Monaten dann
Röntgen:	nach Entlassung aus klinischer Behandlung Kontrollurogramm im		1. Jahr halbjährlich, danach 1mal jährlich über insgesamt 5 Jahre

Dosierungsempfehlung: Prednisolon oder Fluocortolon initial 50 mg/g, alle 5 Tage um 5 mg reduzieren. Falls der Erfolg nicht ausreichend ist, kann eine zweite Serie nach einer Pause von 3–4 Wochen verabreicht werden.

Kontrolluntersuchungen während der Therapie sind sowohl zur Beurteilung des Behandlungserfolges als zur Erkennung von unerwünschten Nebenwirkungen erforderlich. Um einen besseren Überblick über die erforderlichen Maßnahmen zu erhalten, sind diese sowohl für die Initialphase als für die sich daran anschließende Stabilisierungsphase in Tab. **11** aufgeführt.

Spezielle urologische Kontrollen

Wegen der Möglichkeit, daß sich unter der Therapie obstruierende Veränderungen verstärken oder ausbilden, müssen anfangs in kurzfristigen Abständen von 4–6 Wochen röntgenologische bzw. sonographische Kontrollen vorgenommen werden. Für das Urogramm genügt im allgemeinen eine Aufnahme 20 Minuten nach Injektion des Kontrastmittels, evtl. können weitere Aufnahmen bis zu 4 Stunden zur genaueren Lokalisation eines Abflußhindernisses angeschlossen werden.

Bei relativ schnell eintretenden Ureterabgangsstenosen kann die Aussage des Sonogramms infolge nur geringer Weitstellung des Nierenbeckenkelchsystems über den tatsächlichen Befund einer kompletten Obstruktion hinwegtäuschen. Dies ist insofern bedenklich, als der Zeitpunkt einer entlastenden Maßnahme wie transkutane Nephrostomie zur Vermeidung eines irreversiblen Nierenschadens versäumt werden kann. Auf den notwendigen Einsatz von Corticosteroiden bei inkompletten Stenosen wurde bereits hingewiesen. Diese Behandlung sollte jedoch grundsätzlich nur unter klinischen Bedingungen erfolgen.

Dauer der Chemotherapie

Durch zuverlässige Studien wurde bereits 1964, also vor Einsatz von Rifampicin und Ethambutol, sichergestellt, daß durch eine 2jährige Kombinationsbehandlung mit Isoniazid, Streptomycin und PAS die Rezidivquote bei 5jähriger Kontrolle auf 0,8% gesenkt werden konnte. Damit wurden auch Maßstäbe für die heute noch wirksamere Chemotherapie gesetzt.

Um festzustellen, inwieweit nach Einführung von Rifampicin und Ethambutol bei kürzerer Therapiedauer zumindest gleich gute Dauerergebnisse zu erzielen sind, wurden Studien in Frankreich, Indien, Ostafrika, Brasilien, Argentinien und Großbritannien (Literatur bei RADENBACH 1978) durchgeführt. Auf die Ergebnisse der einzelnen Studien soll hier nicht näher eingegangen werden, aber es läßt sich sagen, daß bei Anwendung maximaler Kombinationen mit einer Kurzzeittherapie (12 Monate) gleich gute Ergebnisse wie mit der bisherigen Langzeittherapie (24 Monate) erzielt werden können. Dabei sollte aber für die ersten 3–4 Monate eine Dreifachkombination gefolgt von einer Zweifachkombination unbedingt eingehalten werden. Die früher für die Schlußphase empfohlene Monotherapie entfällt heute vollständig. Ausnahmen von dieser Empfehlung machen allein Problemfälle, vor allem Patienten mit ausgedehnten Befunden und Begleiterkrankungen,

die eine maximale Durchführung der Chemotherapie einschränken.
Die Verabreichung von erhöhten Dosen an 2 Tagen in der Woche eignet sich zur kontrollierten Behandlung von unzuverlässigen Patienten (JUNGBLUTH 1977), hat sich aber wegen der verstärkten Nebenwirkungen bisher nicht durchsetzen können.

Die operative Therapie in Kombination mit der Chemotherapie

Operative Maßnahmen in der Behandlung der Urogenitaltuberkulose sind für sich allein niemals eine Alternative zur medikamentösen Therapie, sondern können immer nur Teil des gesamten Therapieplanes sein. Wegen der zu fordernden medikamentösen Vorbehandlung sollte es Ausnahme, aber nicht Regel sein, daß die spezifischtuberkulöse Erkrankung erst unter der Operation oder durch den histologisch-pathologischen Befund am Operationspräparat aufgedeckt wird.

In der Behandlung der Urogenitaltuberkulose gibt es keine ausgesprochen dringliche Operationsindikation. Ausnahmen von dieser Regel sind mischinfizierte Stauungszustände bei doppelseitigem Organbefall bzw. einer Einzel- oder funktionellen Restniere mit zunehmender Insuffizienz. Hier können naturgemäß zunächst nur entlastende *Palliativeingriffe* zur Anwendung kommen, um die Gefahr der Urämie und Urosepsis zu bannen. In allen anderen Fällen sollte der günstigste Zeitpunkt zur Operation, d.h. die medikamentös erreichte *stabile Konversion* abgewartet werden. Dieser Zeitpunkt wird im allgemeinen nach 3-4 Monaten erreicht. Eine objektive Kontrolle wäre durch die Bestimmung der spezifischen Antikörper (STRAUSS 1979) möglich, was sich jedoch wegen des hohen methodischen Aufwandes nicht allgemein durchgesetzt hat. Für die rekonstruierenden Eingriffe sollte noch eine Sicherungsphase von weiteren 2-3 Monaten hinzugerechnet werden.

Die operativen Maßnahmen bei Urotuberkulose sind dem jeweiligen Befund unter Berücksichtigung von Allgemeinzustand und Alter anzupassen und lassen sich in 4 Gruppen unterteilen:
1. *Radikale oder palliative Eingriffe zur lokalen Sanierung des tuberkulösen Prozesses:* Nephrektomie, partielle Nierenresektion, Kavernotomie und Drainage.
2. *Palliative Maßnahmen bei Harnstauung* infolge inkompletter oder kompletter Ureterobstruktion bzw. hochgradiger Schrumpfblase:
   a) *temporär:* transkutane oder operative Nephrostomie,
   b) *definitiv:* Ureterokutaneostomie bzw. transureterale Ureterokutaneostomie (TUUC).
3. *Rekonstruktive Operationen* zur Wiederherstellung normaler Abflußverhältnisse:
   a) Kalikoureterostomie,
   b) Pyeloureterostomie,
   c) Ureterozystoneostomie,
   d) Ureterolyse und temporäre Schienung,
   e) Urethrotomie bzw. Urethroplastik.
4. Erweiterungsplastiken der Harnblase.

Nephrektomie

Obwohl einerseits Einigkeit darüber besteht, daß die Nephrektomie nur im Stadium III, also bei total destruierter Nierentuberkulose, tuberkulöser Pyonephrose und Kittniere ausgeführt werden soll, ist die Diskussion über die Notwendigkeit einer Nephrektomie noch nicht endgültig abgeschlossen. Die Tatsache, daß mit der heutigen Chemotherapie nicht nur eine bakteriologische Konversion erreicht wird, sondern bei genügend langer Therapie auch ausgedehnte kavernöse Prozesse zur Ausheilung gebracht werden, hat dazu geführt, daß einige Autoren die Nephrektomie nicht oder nur sehr selten für erforderlich halten (HORNE 1975, LATIMER u. Mitarb. 1969, WECHSLER u. LATIMER 1975).

Möglicherweise steht hinter dieser Empfehlung die Sorge um die unberechtigte Entfernung funktionsfähigen Nierengewebes. Wir haben leider auch die Erfahrung machen müssen, daß die Nephrektomie vor der Heilstätteneinweisung vielfach ohne Beachtung der o.g. Regel nicht erst im Stadium II nach Vorbehandlung erfolgte, sondern aus Unkenntnis oder Ungeduld zu einem Zeitpunkt vorgenommen wurde, in dem die Möglichkeiten der konservativen Therapie nicht oder zumindest nicht ausreichend genutzt wurden.

Eine **soziale Indikation** zur Nephrektomie ist bei der hohen Wirksamkeit der Chemotherapie und raschen Erzielung einer bakteriologischen Konversion nicht mehr vertretbar.

Wir sind der Meinung, daß die Nephrektomie unter klarer Indikation nach wie vor ein Bestandteil des kombinierten Therapieplanes (Chemotherapie-Nephrektomie-Chemotherapie) bleiben sollte, und zwar aus folgenden Gründen:
Die Tendenz zur Verkürzung der Chemotherapie einerseits und andererseits die Empfehlung, symptomenfreie funktionslose Organe zu belassen, sind nicht miteinander vereinbar. Der Zeitpunkt, wann eine geschlossene tuberkulöse Pyonephrose ausgeheilt und auch langfristig nicht Ausgangspunkt einer Reaktivierung und Streuung sein kann, ist praktisch nicht zu bestimmen. Man wäre in jedem Falle veranlaßt, eine Langzeittherapie von wenigstens 2 Jahren durchzuführen. Durch eine Entfernung des tuberkulös veränderten und ohnedies wertlosen Organes könnten durch die Nephrektomie als »sanierende Maßnahme« günstige Bedingungen für eine Kurzzeittherapie von 12 Monaten geschaffen werden.

Das **operative Risiko** ist unter maximalen Bedingungen sehr gering anzusetzen. Wir haben bei über 300 Nephrektomien im Stadium II (1960 bis

1979) nur einen postoperativen Todesfall bei einer Risikopatientin und eine Nachblutung mit Revision am gleichen Tage erlebt. Wundheilungsstörung oder Fisteleiterung wurden niemals beobachtet. Das steht im Gegensatz zu den Beobachtungen an auswärts zumeist ohne Vorbehandlung ausgeführten Nephrektomien, hier lag die Quote für Wundheilungsstörung und Fisteleiterung bei 12%.

Das Endstadium der Urotuberkulose, die symptomlose **Kitt-** oder **Mörtelniere**, nimmt bezüglich der Operationsindikation eine Sonderstellung ein. Sie stellt gewissermaßen das Ergebnis eines Selbstheilungsvorganges dar, wobei die Gefäßversorgung stark reduziert bzw. völlig aufgehoben ist, so daß die Gefahr der hämatogenen Streuung sehr gering ist. Andererseits aber ist wegen der reduzierten Durchblutung die Wirkung der Chemotherapie auf noch aktive tuberkulöse Prozesse vermindert, so daß wir auch hier eine Operationsindikation sehen, sofern nicht hohes Alter und Begleiterkrankungen das operative Risiko erhöhen und die Lebenserwartung erheblich einschränken.

Zur Operationstechnik: Für die Ausführung der Nephrektomie speziell bei tuberkulös veränderten Organen ergeben sich nach unseren Erfahrungen folgende Empfehlungen: Als Zugang dient der Interkostalschnitt zwischen 11. und 12. Rippe, bei sehr großen Organen zwischen 10. und 11. Rippe, der im Bedarfsfalle nach ventrokaudal verlängert werden kann. Eine Eröffnung der Pleura sollte möglichst vermieden werden, ebenso des Peritoneums, weshalb wir im Gegensatz zur Tumornephrektomie das meist stark verschwielte Organ *innerhalb* der Fettkapsel am oberen Pol beginnend freipräparieren. So läßt sich auch die Grenze zur Nebenniere gut ausmachen und diese kann unbeschädigt bleiben. Ist der obere Pol allseitig mobilisiert, so wird der Nierenstiel unter vorsichtigem stumpfem und scharfem Vorgehen dargestellt und das übrige Organ mobilisiert. Es ist notwendig, den meist auf Fingerstärke erweiterten und in seiner Wand verdickten Harnleiter darzustellen, um diesen bei Abklemmen des Nierenstiels nicht mitzufassen. Infolge der abgelaufenen Entzündungsvorgänge ist der Nierenhilus so verschwielt, daß eine exakte Präparation und Ligatur der Gefäße nicht möglich ist. Wir empfehlen daher, den Nierenstiel mit dem Zeige- oder Mittelfinger zu umfahren und 2 kräftige abgewinkelte Klemmen in größtmöglichem Abstand anzulegen, und die Durchtrennung der Gefäße nahe der distalen Klemme vorzunehmen. Das Organ hängt dann am Ureter, der soweit nach distal freipräpariert wird, daß eine Vorlagerung im unteren Wundwinkel möglich wird. Da für das weitere Vorgehen die Nierenstielklemme stört, wird diese zuerst versorgt, wobei man zunächst noch unterhalb der Klemme das die Gefäße umschließende Fett- und Schwielengewebe vorsichtig zurückpräpariert und danach zwei kräftige Umstechungen (Vicryl 0 oder 1) vornimmt. Eine Entfernung der regionalen Lymphknoten ist selbst bei erheblicher Vergrößerung nicht notwendig, denn sie bilden sich selbst zurück und es wird ein unerwünschter Lymphfluß vermieden. Nach Einbringen einer Kompresse in das Nierenlager wird der Ureter bis in Höhe der Gefäßkreuzung freipräpariert, hier wird er zwischen zwei abgewinkelten Klemmen durchtrennt und das distale Ende durch Umstechung verschlossen. Das Herauslösen von lockeren Teilen der zunächst verbliebenen Nierenfettkapsel und nochmalige Blutstillung sowie das Einbringen einer Drainage von 20 Ch. und der exakte Wundverschluß schließen den Eingriff ab. Die Drainage wird nach 24–48 Stunden durch den Verband entfernt.

Die Entfernung des Ureterstumpfes in gleicher oder in einer späteren Sitzung ist weitgehend überflüssig geworden, da nur noch in ca. 25% spezifische Veränderungen am Ureter nachzuweisen sind, mit deren folgenloser Ausheilung unter der postoperativen Chemotherapie zu rechnen ist. Wir haben zu Beginn der 60er Jahre 3mal eine Ureterstumpfexstirpation ausgeführt, da wir annehmen mußten, daß hier ein therapieresistenter Herd vorlag.

Nierenteilresektionen und *Kavernotomien* haben nach allgemeiner Übereinstimmung heute kaum noch Bedeutung für die operative Behandlung der Urotuberkulose. Wir führen diese Maßnahmen nur in Verbindung mit rekonstruierenden Eingriffen in der pyeloureteralen Übergangszone aus. Polständige Kavernen kommen besonders bei langsam eintretenden Kelchhalsobstruktionen fast immer zur Reinigung und erfahren eine zystische Umwandlung. Der Grund für die Zurückhaltung gegenüber Nierenteilresektionen ist vor allem darin begründet, daß man in ca. 30–40% im resezierten Organabschnitt morphologisch keine Tuberkulose mehr nachweisen konnte (SEMB, RODECK). Dieser Prozentsatz ist in den letzten Jahren unter den Bedingungen einer noch wirksameren Chemotherapie sicher beträchtlich angestiegen. Im eigenen Krankengut wurde die Nierenteilresektion in den Jahren von 1959–1968 noch bei 31 Patienten ausgeführt. Dies entspricht bezogen auf die Zahl der insgesamt ausgeführten Operationen ca. 9%, im Zeitraum nach 1968 dagegen kam sie nur noch 9mal zur Anwendung (3%). Insgesamt mußte nur zweimal eine sekundäre Nephrektomie wegen progredienter Befunde ausgeführt werden. In anderen Statistiken beträgt der Anteil der Nierenteilresektion an den operativen Maßnahmen bei Urotuberkulose 7,3% (KERR u. Mitarb. 1970) bzw. 1,3% bezogen auf 762 Neuerkrankungen in den Jahren 1953–1969 (O'FLYNN 1970).

Im Fall eines perirenalen Abszesses nach **Perforation einer Kaverne** kann dieser unter Ultraschallkontrolle punktiert und abgesaugt werden. Auf diese Weise ist es auch möglich, große pol- oder mittelständige Kavernen zur Entleerung zu bringen und den Inhalt bakteriologisch zu untersuchen. Bei Beachtung hoher Asepsis ist unter gleichzeitiger Chemotherapie keine Mischinfektion oder Fistelbildung zu fürchten.

Palliative Maßnahmen bei Harnstauung infolge inkompletter oder kompletter Ureterobstruktion bzw. hochgradiger Schrumpfblase

In Ergänzung zur Chemotherapie sollten hier immer Corticosteroide zum Einsatz kommen. Bei Auswertung zweier Jahrgänge (1968 und 1978) waren bei 65 von 250 Patienten (26%) Harnleiterstenosen verschiedener Lokalisation nachzuweisen. Bei 22 Patienten (33,8%) konnte durch die Chemotherapie allein oder in Kombination mit Steroiden eine Besserung der Harnleiterstenosierung erreicht werden.

Insgesamt lagen bei den 65 Patienten 74 Stenosen vor, die sich im einzelnen wie folgt verteilten:
14 Stenosen im proximalen Ureterbereich=18,9%,
 9 Stenosen im mittleren   Ureterbereich=12,1%,
51 Stenosen im distalen   Ureterbereich=68,9%.

Im Interesse der Erhaltung funktionsfähigen Nierengewebes kommt es bei Vorliegen von Ureterobstruktionen vor allem darauf an, durch kurzfristige Röntgen- bzw. Sonogrammkontrollen den rechten Zeitpunkt für eine entlastende Maßnahme zu erfassen. Hier hat die unter Ultraschalleitung ausgeführte *transkutane Nephrostomie* die *operative Nephrostomie* weitgehend ersetzt (s. Abb. 12). Da besonders nach Beseitigung von Stauungszuständen mit einer raschen bakteriologischen Konversion zu rechnen ist, bestehen gegen die Ableitung des Urins in ein äußeres, geschlossenes System keine Bedenken.

Die definitive Restfunktion der Niere und der Zustand der ableitenden Harnwege entscheiden darüber, ob im weiteren Verlauf eine rekonstruktive Operation möglich ist oder aber eine definitive Harnableitung ausgeführt werden muß. Bei gut funktionsfähigem Zweitorgan kann es zweckmäßig sein, sekundär doch noch die Nephrektomie vorzunehmen, wenn die Funktion der geschädigten Niere unter 15% liegt.

Die *Durchzugs-* oder *Katheternephrostomie* kommt als definitive Maßnahme nur dann in Betracht, wenn es sich um eine Einzel- oder funktionelle Restniere mit langstreckigen Ureterobstruktionen handelt. Wenn irgend möglich, sollte die *Ureterokutaneostomie* (UC) zum Zwecke der einseitigen Ableitung oder die transureterale Ureterokutaneostomie (TUUC) bei Ableitung beider Harnwege zur Anwendung kommen. Die Tatsache einer zumindest einseitigen Ureterdilatation gestaltet die Ureterhautanastomose in der von uns modifizierten Technik mit Bildung und Einnähung eines breitbasigen Hautdreieckes problemlos. Eventuell kann die transureterale Anastomose in einer zweiten Sitzung erfolgen (Abb. 17).

Dank der Chemotherapie stellt die spezifische Genese der Erkrankung keine Kontraindikation für einen derartigen Eingriff dar. Dagegen hätten wir wegen der Gefahr einer aszendierenden unspezifischen Infektion Bedenken bezüglich einer Ureterosigmoidostomie. Wir haben sie bei Urogenitaltuberkulose niemals ausgeführt.

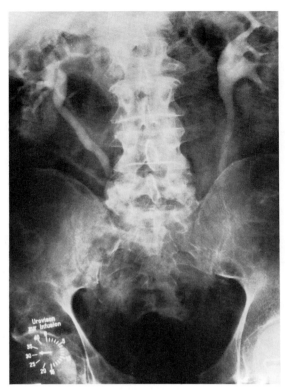

Abb. 17 Ausscheidungsurogramm nach transureteraler Ureterokutaneostomie (TUUC) bei hochgradiger Schrumpfblase

Rekonstruktive Operationen zur Wiederherstellung normaler Abflußverhältnisse

Derartige organerhaltende Operationen sind immer dann angezeigt und erfolgversprechend, wenn folgende Bedingungen erfüllt werden:
a) Restfunktion über 15%,
b) genügend lange antituberkulotische Vorbehandlung mit stabiler Konversion und weitgehender Inaktivierung spezifischer Gewebsveränderungen,
c) ausreichende Kapazität (über 200 ml) und ungestörte Funktion der Harnblase.

Die *Kalikoureterostomie* dient der Umgehung einer Ureterabgangsstenose in Verbindung mit hochgradiger Schrumpfung des Nierenbeckens. Voraussetzung ist aber, daß eine gute Kommunikation aller noch an der Funktion beteiligten Kelchabschnitte besteht (Abb. 18).

Anmerkung zur Technik: Der erweiterte untere Kelch wird durch Teilexzision des darüberliegenden Parenchyms freigelegt und nach Eröffnung derselben mit dem auf 2 cm längs inzidierten Ureter durch feinste Knopf-

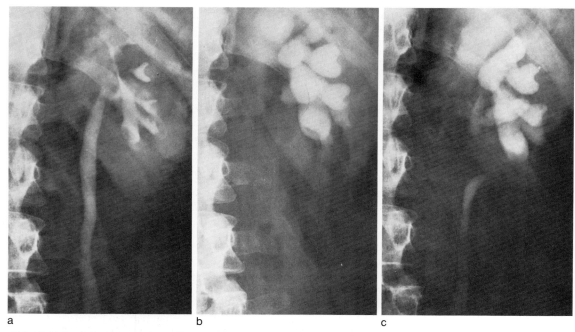

Abb. 18 Prä- und postoperativer Röntgenbefund einer Kalikoureterostomie
a Ausscheidungsurogramm mit beginnender oberer Kelchhalsstenose, Pyelonschrumpfung und intrarenaler Verlagerung des Ureterabgangs der linken Niere
b Kelchektasie bei zunehmender Obstruktion des Ureterabgangs 9 Monate später
c Zustand nach Kalikoureterostomie im Bereich der unteren Kelchgruppe

nähte anastomosiert. Zur Sicherung der Anastomose kann für 10–12 Tage eine innere oder transrenal herausgeleitete Schiene eingelegt werden. Um eine sekundäre Stenosierung zu vermeiden, sollte die Schnittfläche des Parenchyms nur gesäumt, nicht aber über der Anastomose vereinigt werden.

Die *Pyeloureterostomie* kommt evtl. in Kombination mit einer Polresektion in Frage, wenn der Ureterabgang stenosiert, das Pyelon aber erweitert ist. Für das operative Vorgehen ist entscheidend, ob der Ureterabgang noch extrarenal liegt oder aber z.B. bei Obstruktion des unteren bzw. oberen Kelchhalses intrarenal verlagert ist.
Im ersteren Falle entspricht das Vorgehen der Anderson-Hynes-Technik. Die Stenose wird reseziert und die Anastomose zwischen Nierenbecken und Harnleiter in typischer Weise angelegt. Dieser Idealfall findet sich leider nur selten, führt aber naturgemäß zu den besten Ergebnissen, wie im Falle eines 42jährigen Patienten (Abb. **19**).
Anderenfalls muß bei kompletter Kelchhalsobstruktion der untere Pol reseziert werden, um einen ausreichenden Zugang zu Pyelon und Ureterabgang zu erhalten (Abb. **20 a–c**). Beruht die Obstruktion nur auf der spitzwinkligen Verziehung des Ureterabgangs infolge narbiger Schrumpfung, so kann unter günstigen Umständen die Lösung dieser Narben allein wieder zu normalen Abflußverhältnissen führen. Gelingt dies nicht, so wird unter Umgehung des Ureterabganges eine Seit-zu-Seit-Anastomose zwischen Pyelon und Ureter angelegt, wie im Fall eines weiteren Patienten mit nachfolgender Ureterozystoneostomie (Abb. **21 a–c**).

Die Stenosen im mittleren Ureterbereich (12,1%) können nur durch Ureterolyse, Ureterotomie und temporäre innere Schienung operativ angegangen werden. Sie kommen nur selten isoliert vor.

Die weitaus größte Gruppe bilden die *Stenosen im distalen Ureterbereich* (69%). Hier kommen die **Bougierung** und **Ureterreimplantation** als therapeutische Maßnahmen zur Anwendung.

Wir haben die **Ureterdilatation** durch Bougierung aus folgenden Gründen nie ausgeführt: Frische Stenosen bilden sich meist unter der kombinierten Therapie mit Antituberkulotika und Corticosteroiden zurück. Bei distalen hochgradigen Stenosen ist das Ostium häufig bullös verändert und daher nur schwer sondierbar. Weiterhin besteht bei wiederholten endoskopischen Eingriffen und Sondierungen des Harnleiters zum Zwecke der Dilatation die erhöhte Gefahr einer Infekteinschleppung.

Einzelne Autoren (KERR u. Mitarb. 1970, O'FLYNN u. Mitarb. 1970) propagieren diese Methode und berichten über gute Erfolge. KERR u. Mitarb. teilen die Beobachtungen bis zu 12 Jahren nach der Ureterdilatation bei 34 Patienten mit.

Abb. 19a Spätaufnahme eines Ausscheidungsurogrammes mit Nierenbeckenkelchektasie bei fast kompletter Obstruktion im Bereich der pyeloureteralen Übergangszone; b Ausscheidungsurogramm nach Resektion der Stenose und Reanastomose zwischen Pyelon und Ureter; normale Abflußverhältnisse, spezifische Destruktionen der mittleren und oberen Kelchgruppe

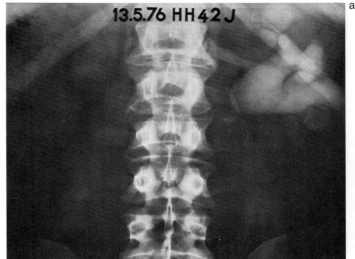
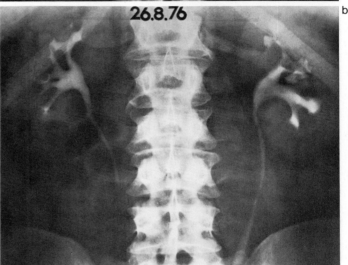

Insgesamt wurde 5mal die Nephrektomie wegen fortbestehender Stauung, Schmerzen und Hämaturie und einmal die Reimplantation sekundär ausgeführt. O'FLYNN u. Mitarb. haben die instrumentelle Dilatation bei 72 Patienten vorgenommen und geben in 82% Erfolge an.

Wir haben dagegen bei allen durch medikamentöse Therapie nicht beeinflußbaren Obstruktionen des distalen Ureters mit erheblicher Harnstauung, evtl. nach temporärer transkutaner Nephrostomie, die *Ureteranastomose* fast ausschließlich nach der extravesikalen Technik mit Bildung eines muskulären Schrägkanales ausgeführt (Abb. **22a u. b**).

Selbst bei langstreckigen Stenosen bis zu 10 cm ließ sich nach ausreichender Mobilisation der Blasenseitenwand eine insuffizienzsichere Anastomose ausführen, jedoch liegt in diesen Fällen die Refluxquote relativ hoch (Abb. **23a u. b**). Dennoch sollte nach unserer Meinung bei tuberkulös veränderten Blasen eine Boari-Plastik zur Überbrückung eines längeren Ureterdefektes nach Möglichkeit vermieden werden. Wir haben bei insgesamt 71 Ureterreimplantationen (1960–1979) nach der o.g. Technik mit temporärer Ureterschienung für 10–14 Tage nie eine Nahtinsuffizienz erlebt. Bei 43 Patienten wurde jeweils ein Stück des distalen Ureterendes entnommen und histologisch untersucht. Die entnommenen Ureterteilstücke waren in der Regel in ihrer Wand erheblich verdickt mit einem durchschnittlichen Gesamtdurchmesser von 0,8 cm. In 5% konnte noch eine spezifische Ureteritis nachgewiesen werden.

Im ersten Jahrzehnt wurden 5 **Sekundäroperationen** erforderlich, davon 3 Nephrektomien (2 außerhalb wegen Niederdruckreflux) und 2 Ureterrevisionen wegen fortbestehender Stauung.

Die Relation der im Verlauf von 20 Jahren ausgeführten Nephrektomien (N = 302) und Ureterozystoneostomien (N = 71) zeigt Abb. **24**. In Fünf-

440 Entzündungen

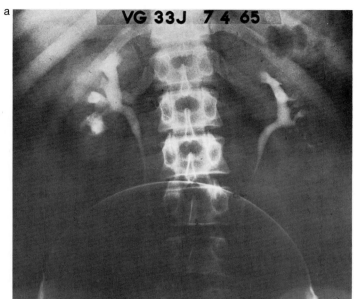
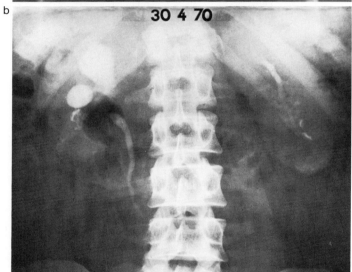
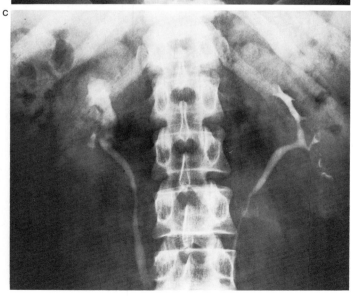

Abb. 20 a Kompressionsurogramm bei doppelseitiger kavernöser Nierentuberkulose mit inkompletter unterer Kelchhalsobstruktion; b Kontrollurogramm 5 Jahre später. Links unveränderter Befund, rechts kompletter Ausfall der unteren Kelchgruppe mit Verkreidungszone, Kelchektasie der mittleren und oberen Gruppe; c Befund 1 Jahr später nach unterer Polresektion und Pyeloureterostomie

Spezifische Entzündungen des Urogenitaltraktes 441

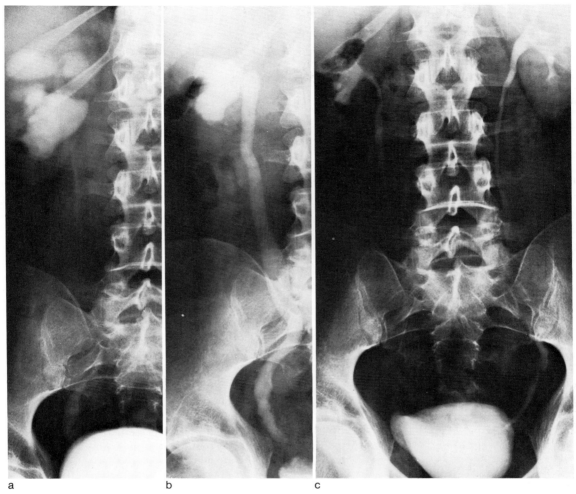

Abb. 21 **a** Nierenbeckenkelchektasie rechts bei inkompletter Obstruktion der pyeloureteralen Übergangszone. Beginnende Obstruktion im prävesikalen Bereich; **b** Zustand nach Pyeloureterostomie, Zunahme der prävesikalen Obstruktion; **c** Ausscheidungsurogramm nach zusätzlicher Ureterozystoneostomie

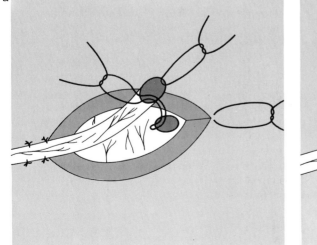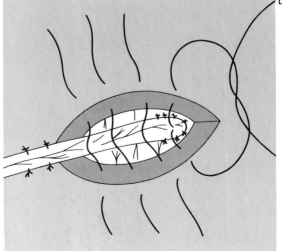

Abb. 22 **a** u. **b** Technik der extravesikalen Ureterozystoneostomie

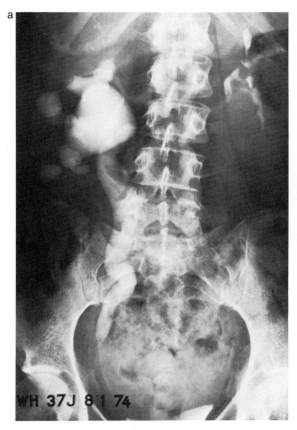

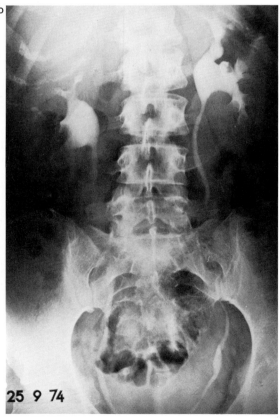

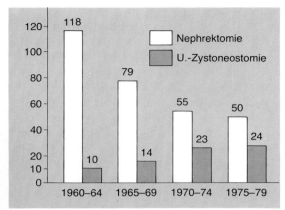

Abb. 24 Relation von Nephrektomie (N=302) und Ureterozystoneostomie (N=71) 1960–1979 (Tuberkulosekrankenhaus Sonnenblick, Marburg a. d. Lahn)

jahresgruppen aufgeteilt ist einmal ein deutlicher Rückgang der Nephrektomien, zum anderen ein relativer Anstieg der organerhaltenden Ureterreimplantationen festzustellen, was durch andere rekonstruierende Eingriffe in der pyeloureteralen Übergangszone (N = 7) noch unterstrichen wird.

Die Ergebnisse der Ureterreimplantationen sind im Hinblick auf verbesserte Abflußverhältnisse in Tab. **12** und für die Refluxrate in Tab. **13** aufgeführt. Insgesamt läßt sich sagen, daß in 95% die Abflußverhältnisse gebessert bzw. normalisiert werden konnten.

Bei 64 Patienten wurde ein oder mehrere Male ein Miktionszystourethrogramm zur Refluxprüfung ausgeführt. Nur in 9,4% war ein urodynamisch wirksamer Niederdruckreflux nachweisbar, was jedoch im Hinblick auf die in diesen Fällen schlechte Ausgangsposition mit langstreckigen Stenosen im Interesse einer Organerhaltung in Kauf genommen werden muß.

O'BOYLE u. Mitarb. (1976) teilen mit, daß in den Jahren 1956 bis 1962 12 direkte Reimplantationen, in den nachfolgenden Jahren 1962–1970 13 Boariplastiken und von 1970–1974 7 Reimplantationen mit Antirefluxplastik ausgeführt wurden. Während bei den direkten Reimplantationen und Boariplastiken in 56% Refluxe beobachtet wurden, trat nach 7 primären Antirefluxplastiken nur 1 Reflux (14,2%) auf.

Es wurde bereits darauf hingewiesen, daß für die Stenosen im mittleren Ureterbereich die **Ureterolyse** und Längsinzision des Harnleiters mit temporärer innerer Schienung geeignet ist.

Die klaffende Ureteröffnung wird mit anliegendem Peritoneum abgedeckt, wobei einige Situa-

◁ Abb. 23 a Ausscheidungsurogramm mit Harnstauung rechts bei hochgradiger distaler Ureterstenose; b Röntgenbefund nach Ureterozystoneostomie rechts

Spezifische Entzündungen des Urogenitaltraktes

Tabelle 12 Ureterreimplantationen; N = 71 (1960–79)

Zeitraum	N	p. o. Rö.-Kontrolle		
		∅	+	++
1960–64	10	1	1	9
1965–69	14		1	12
1970–74	23		1	22
1975–79	24		0	24
1960–79	71	1	3	67
	100%	1,4%	4,2%	94,4%

Ergebnisse von 71 Ureterreimplantationen bei Patienten des Tuberkulosekrankenhauses Sonnenblick bei Marburg/Lahn

∅ = ohne Erfolg   + = gebessert   ++ = gute Abflußverhältnisse

Tabelle 13 Ureterreimplantationen; Miktionszystourethrogramm bei 64 Patienten

Zeitraum	N	Reflux		
		∅	HD	ND
1060–64	8	6	1	1
1065–69	13	6	3	4
1970–74	21	17	3	1
1975–79	22	13	9	0
1960–79	64	42	16	6
	100%	65,6%	25%	9,4%

∅ = kein Reflux   HD = Hochdruckreflux   ND = Niederdruckreflux

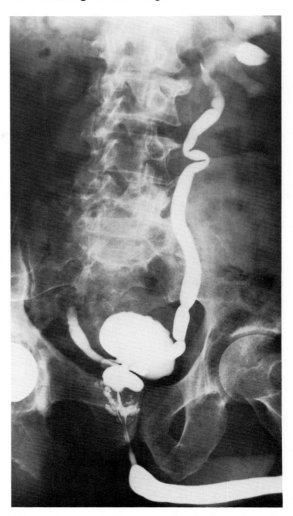

Abb. 25 Retrograde Urethrographie: Bulbäre Ringstenose, kavernöse Prostatatuberkulose, hochgradige Schrumpfung der Harnblase mit Bildung einer sogenannten Trigonumblase. Kurzstreckiger Ureterreflux rechts, ureterorenaler Niederdruckreflux links

tionsnähte zur Fixation ausreichend sind. Im Falle einer tuberkulösen Stenose wird infolge der fibrotischen Wandveränderungen mit einer Längenausdehnung von mehreren Zentimetern meist eine Kontinuitätsresektion und spannungslose End-zu-End-Anastomose nicht möglich sein.

Blasenerweiterungsplastiken

Vor Ausführung einer *Blasenerweiterungsplastik* muß sichergestellt sein, daß es sich nicht nur um eine funktionelle, sondern um eine **irreversible, interstitielle Schrumpfblase** handelt. Im allgemeinen ist dies erst nach einer längeren Behandlungsphase von minimal 6 Monaten zu entscheiden. In der konservativen Behandlung der Schrumpfblase beschränken wir uns neben der antituberkulotischen Therapie auf den gezielten Einsatz von Antibiotika zur Bekämpfung des meist vorhandenen unspezifischen Infektes. Zusätzlich können die quälenden Blasentenesmen durch Spasmoanalgetika gemildert werden. Häufige Instillationen erhöhen den Reizzustand der Blase und sollten unterbleiben. Ein Versuch mit Instillationen von Urostilloson über die Harnröhre ist gerechtfer-

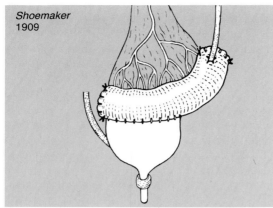
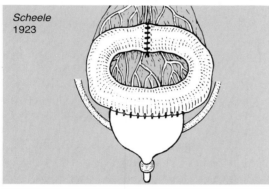
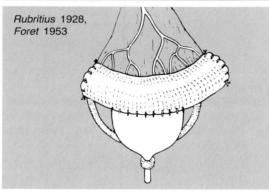

Abb. 26 Methoden der Ileozystoplastik

tigt, jedoch sollte auf unerwünschte Nebenwirkungen des beigefügten Anästhetikums (Schocksymptome) geachtet werden.

Prüfungen der Blasenkapazität unter Narkosebedingungen dienen keinesfalls der gewaltsamen Dehnung und sollten nur unter Durchleuchtungsbedingungen vorgenommen werden, da bei hochgradigen Schrumpfblasen häufig ein vesikoureteraler Reflux vorliegt, was meist schon bei der retrograden Urethrographie aufgedeckt wird (Abb. 25).

Die plastische Erweiterung der Harnblase ist indiziert, wenn die definitive Blasenkapazität unter 100 ml liegt und die Miktionsintervalle weniger als 1 Stunde betragen. Die Kreatininclearance sollte 15 ml/min nicht unterschreiten. Wir sind weiterhin der Meinung, daß im Fall beidseitig erhaltener Nierenfunktion immer, und im jüngeren Alter auch bei Einzelnieren, eine Erweiterung der Blasenkapazität unter Erhaltung normaler Harnentleerung anzustreben ist. Bei Patienten in höherem Alter (über 65 Jahre) mit Vorliegen von Begleiterkrankungen besteht die Alternative in einer Ureterokutaneostomie bzw. transureteralen Ureterokutaneostomie.

Für die Blasenerweiterungsplastik kommen in erster Linie ausgeschaltete Darmsegmente (Ileum, Ileozäkum und Kolonsigmoideum) zur Anwendung.

Schon Ende des vorigen Jahrhunderts wurden Ileumsegmente zur Erweiterung der Harnblase (MIKULICZ; RUTKOWSKI) und später auch zum Teil- oder Totalersatz des Harnleiters (SHOEMAKER 1911) benutzt. Die ringförmige Anlagerung (SCHEELE 1923), die transversale Position mit Blindverschluß der beiden Enden des Ileums und mittelständiger Anastomose (RUBRIZIUS 1928; FORRET 1952) und der sogenannte Cap- oder Cup-Patch (GOODWIN 1959) haben von den zahlreichen technischen Varianten am meisten Anwendung gefunden (Abb. 26).

Als **Vorteile** der *Ileozystoplastik* sind zu werten, daß in jedem Fall ein genügend langes Darmsegment zur Verfügung steht, um auch einen längeren Ureterabschnitt überbrücken zu können, weiterhin das nur geringe Risiko einer Nahtinsuffizienz im Bereich der Ileumreanastomose.

Als **Nachteile** sind anzuführen: Die ständige Peristaltik des angelagerten Darmabschnittes mit stärkerer Rückresorption von Urin, was besonders bei bereits vorhandener Nierenfunktionsschädigung zu Elektrolytverschiebungen und Azidose führt. Die Anastomose zwischen Ureter und Ileum kann meist nicht refluxsicher ausgeführt werden, auch besteht infolge der schleimigen Sekretion eine erhöhte Neigung zur Bildung von Konkrementen.

Nachdem das Zäkum erstmalig 1908 (VERHOOGEN) als Totalersatz der Harnblase benutzt wurde, haben STÖCKEL (1918) und BIRNBAUM (1920) als erste durch End-zu-Seit- bzw. Seit-zu-Seit-Anlagerungen eines isolierten Kolonsegmentes Blasendefekte geschlossen und die Kapazität erhöhen können. COUVELAIRE berichtete

1950 über 3 sogenannte Zäkozystoplastiken, eine Methode, die später durch ADAN (1956) und GIL-VERNET weiter ausgebaut wurde, die Sigmoidozystoplastiken gehen auf BISGARD (1943), McLEAN (1956) und MATHISEN (1956) zurück. Die Kolozystoplastik wurde später wegen der geringeren Schleimbildung, besseren Entleerung und der geringeren Ileusgefahr von SCHMIEDT befürwortet (Abb. 27).
OLANESCU berichtet 1967 über gute Erfahrungen bei 19 Kolozystoplastiken, wobei es sich 14mal um tuberkulöse Schrumpfblasen handelte.

Blasenerweiterungsplastiken sollten nur nach Abklingen der floriden Entzündung und Beherrschen der unspezifischen Infektion ausgeführt werden.

Zur Operationstechnik: Zur Anwendung kommen ca. 20–30 cm lange Segmente des terminalen Ileumabschnittes, ca. 15–18 cm lange Segmente des Kolonsigmoideums und das Ileozäkum, wobei die Durchtrennung des Ileums etwa 12 cm distal und die Durchtrennung des Colon ascendens ca. 16 cm proximal der Ileozäkalklappe erfolgt. Der Zugang geschieht über einen unteren medianen Längsschnitt. Entweder kann man zunächst das Peritoneum von der geschrumpften Blase ablösen oder aber als erstes das gewählte Darmsegment ausschalten und die Reanastomose des Darmes durch zweischichtige End-zu-End-Anastomose im Bereich des Ileums oder Sigma bzw. durch terminolaterale oder Seit-zu-Seit-Anastomose zwischen Ileum und Colon ascendens vornehmen.

Entgegen der früheren Empfehlung verschiedener Autoren (COUVELAIRE 1950, GIL-VERNET, CHARGI u. Mitarb., GOSALVEZ 1957) wird heute die Meinung vertreten, daß nicht eine radikale Resektion des Detrusors erforderlich ist, sondern so viel als möglich von der Blase erhalten werden soll (HANLEY 1959, SMITH u. Mitarb. 1977, ABEL u. GOW 1978). Wichtig ist, daß eine genügend breite Anastomose zwischen Darmsegment und Blase in einer der üblichen Modifikationen ausgeführt wird.
Bei Reanastomosen zwischen refluxiven Ureteren und dem angelagerten Darmsegment sollte auf jeden Fall eine Antirefluxplastik zur Anwendung kommen. Dies gilt auch für die Ileozäkoplastik mit Implantation des oder der Ureteren in das Ileumsegment, da die Ileozäkalklappe nur in 64% einen Reflux verhindert (ABEL u. GOW 1978). Die Extraperitonealisierung des gesamten Darmsegmentes ist nur selten möglich, jedoch sollte die Anastomose zur Harnblase immer extraperitoneal verlagert werden. Die Zahl der Urin- und Kotfisteln läßt sich durch sorgfältige Nahttechnik weitgehend vermeiden. Wir verwenden heute fast ausschließlich resorbierbares, synthetisches Nahtmaterial. Eine Drainage des Peritonealraumes ist gewöhnlich nicht erforderlich, dagegen sollte der extraperitoneale Raum ausreichend drainiert werden. Es empfiehlt sich, für 8–10 Tage die Harnblase durch einen Verweilkatheter abzuleiten, auch sollte grundsätzlich eine antibiotische Prophylaxe erfolgen.

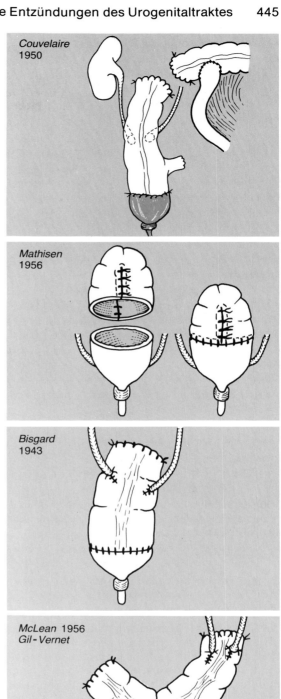

Abb. 27 Methoden der Kolozystoplastik

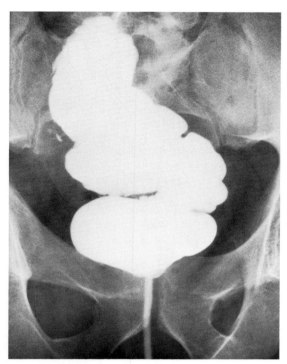

Abb. 28 Zystogramm bei Zustand nach Kolozystoplastik. Kapazität 300 ml

Im Falle von auftretenden Entleerungsstörungen muß geprüft werden, ob beim Mann eine Blasenhalsresektion und bei der Frau eine Urethrotomie erforderlich wird. Es ist zu bedenken, daß die vollständige Entleerung des angelagerten Darmsegmentes zumeist nur unter Betätigung der Bauchpresse möglich ist.

Die im *postoperativen Zeitraum* häufiger zu beobachtende Inkontinenz bessert sich gewöhnlich im Verlaufe von Wochen. Wegen der möglichen Rückresorption über das Darmsegment sollten die Miktionsintervalle nicht länger als 3 Stunden ausgedehnt werden. Das Auftreten von Störungen des Elektrolytgleichgewichtes und Säure-Basen-Haushaltes ist weitgehend von der Nierenfunktion abhängig und wird nicht entscheidend durch die Wahl des Darmsegmentes (Ileum oder Kolon) beeinflußt. Wegen der refluxsicheren Anastomose und dem besseren Entleerungsmodus bevorzugen wir heute die Kolozystoplastik, zumal durch die geringere Schleimbildung des Kolons auch die Gefahr einer Konkrementbildung gemindert wird (Abb. **28**).

In über 90% der erfolgreich durchgeführten Operationen kann mit einer wesentlichen Besserung der vorher unerträglichen Symptome gerechnet werden (ABEL u. GOW 1978). Bei Restnieren ist dieser belastende Eingriff jedoch nur gerechtfertigt, wenn keine erhöhte Operationsgefährdung durch hohes Alter und Begleiterkrankungen besteht.

Wir haben seit 1965 11 Ileozystoplastiken und 4 Kolozystoplastiken ausgeführt. Dabei handelte es sich 7mal um Einzel- bzw. funktionelle Restnieren. Das Durchschnittsalter lag bei 35 Jahren. Es wurden keine Urin- oder Kotfisteln beobachtet, aber bei den Ileozystoplastiken kam es 3mal zu rezidivierenden Steinbildungen. Die erreichte Blasenkapazität lag zwischen 200 und 300 ml mit einem Miktionsintervall von minimal 1 bis maximal 4 Stunden.

Therapie der männlichen Genitaltuberkulose

Unter 1707 Tuberkulosen des Urogenitaltraktes in den Jahren 1964 und 1971–1976 fanden wir bei 873 männlichen Patienten in 75,3% eine urogenitale Manifestation, in 20,4% eine Urotuberkulose und in 4,3% eine isolierte Genitaltuberkulose. Mit dem ein- oder beidseitigen Befall der Nebenhoden ist in über 50% der Urogenitaltuberkulosen zu rechnen. In einem Kollektiv von 127 männlichen Patienten mit Urogenitaltuberkulose aus den Jahren 1975 und 1976 fanden wir sogar in 61% eine Nebenhodentuberkulose, die als äußerlich erkennbare Manifestation häufig erst zur Diagnose der spezifischen Erkrankung des Urogenitaltraktes führte.

Wegen der Unsicherheit bezüglich der Genese einer infiltrativen Nebenhoden- und Hodenerkrankung wird vielfach die operative Freilegung ausgeführt, ohne die Möglichkeit einer spezifischen Erkrankung hinreichend abgeklärt zu haben. Die Sicherung von 38 isolierten männlichen Genitaltuberkulosen erfolgte 35mal histologisch am gewonnenen Operationspräparat, wobei überwiegend die Orchidektomie ausgeführt wurde.

Bedenklich stimmt, wenn man feststellt, daß in einem Kollektiv von 592 männlichen Patienten, die im Zeitraum von 1971–1976 zur Behandlung kamen, in 49% in auswärtigen Krankenhäusern eine Operation am Genitale ohne antituberkulotische Vorbehandlung, d.h. ohne Kenntnis des spezifischen Prozesses, und zwar in 40,4% die Orchidektomie, ausgeführt wurde.

Wir haben in den letzten 10 Jahren nur selten noch operative Maßnahmen am Genitale wegen Tuberkulose vorgenommen (Abb. **29**), da in etwa $\frac{2}{3}$ aller Fälle noch während der stationären Behandlung, d.h. also 3 Monate nach Behandlungsbeginn, mit einer totalen Rückbildung bzw. wesentlichen Besserung des Ausgangsbefundes am Nebenhoden zu rechnen ist. Unter der ambulant fortgeführten Therapie wird die Rückbildungsquote weiter erhöht.

Zusammenfassend ist folgendes zu sagen: Bei indurativ-entzündlichen Veränderungen des äußeren Genitales sollte nicht nur an einen Tumor, sondern immer auch an eine Nebenhodentuberkulose gedacht werden. Sie ist praktisch immer mit einer Prostatatuberkulose, häufig einer Uro-

Spezifische Entzündungen des Urogenitaltraktes

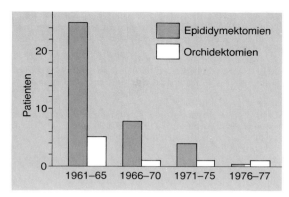

Abb. 29 Relation zwischen Epididymitis und Orchidektomien bei Genitaltuberkulose, N = 45 (Tuberkulosekrankenhaus Sonnenblick bei Marburg 1961–77)

Tabelle 14

Dauer der Arbeitsunfähigkeit	1968 N = 70	1978 N = 86
bis 2 Monate	11	30
2–6 Monate	13	4
über 6 Monate	19	13
Hausfrauen	21	17
Rentner	6	22

tuberkulose kombiniert, so daß vor operativen Maßnahmen zumindest ein Urogramm und Urethrogramm ausgeführt werden sollte. Dadurch kann die Zahl der diagnostischen Eingriffe wesentlich gesenkt werden.

In einem hohen Prozentsatz ist unter suffizienter Chemotherapie eine Rückbildung und Ausheilung des Genitalbefundes zu erzielen. Operative Maßnahmen an der Prostata und Samenblase sind ohnedies abzulehnen. Notwendige Operationen sollten daher erst nach mehrmonatiger medikamentöser Vorbehandlung ausgeführt werden, und bei jungen Patienten ist immer die Epididymektomie anstelle einer Orchidektomie anzustreben. Wundheilungsstörungen und Fistelbildung nach Eingriffen am Genitale sollten der Vergangenheit angehören.

Die Indikationen zu operativen Maßnahmen bei spezifischen Erkrankungen des weiblichen Genitales sind Angelegenheit des Fachgebiets der Gynäkologie und sollen daher in diesem Beitrag unberücksichtigt bleiben.

Nachsorge

Die Nachsorge und Betreuung der Patienten mit Urogenitaltuberkulose nimmt im Rahmen des gesamten Therapieplanes eine wichtige Stellung ein. Sie umfaßt die **medizinische** und die **soziale Rehabilitation**. Im Vergleich zu früheren Jahren ist hier eine deutliche Änderung festzustellen.

Die Dauer der Chemotherapie ist im Normalfalle von bisher 24 auf 12 Monate reduziert worden. Der Zeitraum für stationäre Behandlungen ist speziell für die Urogenitaltuberkulose bei Vergleich zweier Jahrgänge (1968 und 1978) von durchschnittlich 6,8 Monaten auf 4,3 Monate zurückgegangen. Die Dauer der Arbeitsunfähigkeit nach Entlassung aus klinischer Behandlung ergibt in den gleichen Beobachtungszeiträumen ebenfalls ein verändertes Bild, wie die Tab. **14** zeigt.

Aus dieser Aufstellung ist klar ersichtlich, daß heute 33% der Patienten schon 6–8 Wochen nach Entlassung aus klinischer Behandlung ihre Arbeit wieder aufnehmen, hinzurechnen müßte man praktisch die Hausfrauen, die ca. 20% des Gesamtkrankengutes ausmachen. Bleiben 15%, die mehr als 6 Monate arbeitsunfähig sind. Erstaunlich hoch ist der Anteil der Rentner mit 25%, was zum Teil durch die Verschiebung des Krankengutes in höhere Altersgruppen erklärt werden kann. Auch im Falle ambulanter Behandlung besteht in der initialen Phase *Arbeitsunfähigkeit*. Befürworter der ambulanten Behandlung führen an, daß die Arbeitsunfähigkeit wesentlich kürzer sei. Bedenkt man aber, daß der Zeitpunkt notwendiger operativer Maßnahmen während einer stationären Behandlung exakt bestimmt werden kann und diese noch im Rahmen des klinischen Aufenthaltes durchgeführt werden, so ergibt sich, daß gerade für diese Fälle die initiale stationäre Behandlungsphase bezüglich der Wiedereingliederung in den Arbeitsprozeß eher verkürzend als verlängernd wirkt.

Nach Abschluß der Therapie sollte noch für die Dauer von insgesamt 5 Jahren zunächst in halbjährlichen, danach in einjährigen Abständen eine laborchemische, bakteriologische und röntgenologische bzw. sonographische **Kontrolle** erfolgen. Dabei ist zu beachten, daß die Urotuberkulose auch nach Ausheilung Parenchymdefekte hinterläßt, so daß fortbestehende Hohlraumbildungen im Nierenparenchym oder bleibende Destruktionen nicht irrtümlich als Zeichen einer aktiven Erkrankung gewertet werden dürfen.

Unter **hygienischen** und **sozial-medizinischen Gesichtspunkten** läßt sich für die Urogenitaltuberkulose folgendes sagen:

Die *Ansteckungsgefahr* ist im Gegensatz zur offenen Lungentuberkulose bei offener Urotuberkulose gering (Lock 1977). Durch eingehende Belehrung und korrektes Verhalten der Patienten ist eine Infektionsausbreitung fast ausgeschlossen, zumal wie oben ausgeführt unter der Chemotherapie innerhalb weniger Wochen mit einer bakteriologischen Konversion zu rechnen ist. Die Frage, ob die Übertragung einer Genitaltuberkulose auf den Ehepartner möglich ist, muß dahingehend beantwortet werden, daß derartige Fälle nicht schlüssig bewiesen werden konnten.

Vom Zentralkomitee zur Bekämpfung der Tuberkulose wurden notwendige seuchenhygienische Maßnahmen wie Umgebungsuntersuchungen und Desinfektionsmaßnahmen in einem Merkblatt zusammengestellt.

Die *Schulfähigkeit* für Schüler, Lehrer und Kinderpflegeberufe ist nach § 45 des Bundesseuchengesetzes dann gegeben, wenn eine stabile Tb-Bakterienkonversion eingetreten ist und röntgenologisch die Tuberkulose zum Stillstand gekommen ist, was sich im allgemeinen bei der Lungentuberkulose leichter beurteilen läßt. Das gleiche gilt auch für die Berufe in der Lebensmittelbranche und im Gaststättengewerbe. Auch hier muß selbstverständlich die Zuverlässigkeit der Patienten in der Medikamenteneinnahme und Wahrnehmung regelmäßiger Kontrollen gesichert sein, was bei den ausgesprochenen Problemfällen wie Alkoholikern, Obdachlosen und Haltlosen nicht gewährleistet ist. Diese Probleme können nur durch eine enge Zusammenarbeit zwischen den behandelnden bzw. überwachenden Ärzten und den im Sozialdienst Tätigen gemildert werden.

Die *Lebenserwartung* wird heute durch eine richtig behandelte Urogenitaltuberkulose nur dann beeinträchtigt, wenn bereits zum Zeitpunkt der Diagnosestellung aufgrund der weit fortgeschrittenen Befunde eine Niereninsuffizienz bestand. Wir können heute davon ausgehen, daß in 95% aller Fälle nach relativ kurzer Behandlungszeit durch Chemotherapie, evtl. in Kombination mit operativen Maßnahmen, eine Heilung zu erzielen ist. Dennoch sollte auch heute der Urogenitaltuberkulose in Diagnostik, Therapie und Nachsorge die gebührende Beachtung geschenkt werden.

Literatur

Abel, J., J.G. Gow: Results of caecocystoplasty for tuberculous bladder contracture. Brit. J. Urol. 50 (1978) 511
Albescu, I.: Pathogenese und Therapie der UGT. Dtsch. med. Wschr. 95 (1970) 907
Bentley, P.G., D.R. Higgs: Peritoneal tuberculosis with ureteric obstruction mimicking retroperitoneal fibrosis. Brit. J. Urol. 48 (1976) 170
Bethge, H.: Diagnostik und konservative Therapie der Urogenitaltuberkulose. Prax. Pneumol. 31 (1977) 743
Bloom, S., H. Wechsler, J.K. Latimer: Results of a long-term study of non-functioning tuberculous kidney. J. Urol. 104 (1970) 654
Borthwick, W.M.: Present position of urinary tuberculosis. Brit. J. Urol. 42 (1970) 642
Carstensen, E.: Urogenitaltuberkulose, Ätiologie, Klinik und Therapie. Chirurg 40 (1969) 537
Cibert, J.: Bladder enlargement through ileocystoplasty. J. Urol. (Baltimore) 70 (1953) 600
Couvelaire, R.: J. Urol. méd. chir. 56 (1950) 381
Daehler, C.H.: Fünf Fälle von konnataler Tuberkulose. Beitr. Klin. Tuberk. 139 (1969) 40
Eisenberger, F.: Zu den diagnostischen Methoden der Urologie: Die differentialdiagnostische Bedeutung der Tuberkulose. Prax. Pneumol. 31 (1977) 342
Eisenberger, F., E. Schmiedt: Ergebnisse der konservativen und operativen Behandlung der Urogenitaltuberkulose. Münch. med. Wschr. 120 (1978) 553
Elke, M., G. Rutishauser, J. Baumann: Vorschlag einer einfachen Studieneinteilung der Nierentuberkulose aufgrund röntgenologischer und therapeutischer Grundsätze. Urologe A 6 (1967) 40
Elke, M., G. Rutishauser, A. Ferstl, F. Riedel: Zur Abklärung der Urogenitaltuberkulose (UGT): Pathogenese, diagnostische Tabelle, Röntgenpathologie, Stadieneinteilung und differentialdiagnostische Anmerkungen. Radiologe 16 (1976) 231
Flaum, J.: Zur Diagnostik und Therapie der Urogenitaltuberkulose. Prax. Pneumol. 32 (1978) 537
Forschbach, G.: Nichttuberkulöse Infektionen durch Mycobakterien. Internist 16 (1975) 393
Frey, K.W., H. Ingrisch: Nuklearmedizin und Pneumophysiologie. Prax. Pneumol. 31 (1977) 366
Gil-Vernet, I.M., R. Gosalvez: J. Urol. méd. chir. 63 (1957) 466
Goodwin, W.E., R.D. Turner, C.C. Winter: Results of ileocystoplasty. J. Urol. (Baltimore) 80 (1958) 461
Gow, J.G.: Genito-urinary tuberculosis. In Blandy, J.: Urology. Blackwell, London 1970 (p. 226)
Gow, J.G.: Results of treatment in a large series of cases of genito-urinary tuberculosis and the changing pattern of the disease. Brit. J. Urol 42 (1970) 647
Gow J.G.: Genito-urinary tuberculosis: a study of short course regimes. J. Urol. (Baltimore) 115 (1976) 707
Hanley, H.G.: Indications and early and late results of intestinocystoplasty. A review of 185 cases. J. Urol. (Baltimore) 82 (1959) 317
Hartung, W.: Die Pathologie und Pathogenese der extrapulmonalen Tuberkulose. Prax. Pneumol. 31 (1977) 702
Heising, J., J. Seiferth: Therapie der Urogenitaltuberkulose. Dtsch. med. Wschr. 103 (1978) 767
Horiuchi, S., Y. Hoshino: Study on use of isolated segment of ileum in urological plastic operation. J. Urol. (Baltimore) 114 (1975) 848
Horne, N.W., W.S. Tulloch: Brit. J. Urol. 47 (1975) 481
Janca: zit. bei V. Skutil, J.G. Gow 1977
Jentgens, H.: Antituberkulöse Chemotherapie und Schwangerschaftsabbruch. Prax. Pneumol. 27 (1973) 479
Jungbluth, H.: Tuberkulose-Chemotherapie bei Kranken mit vorgeschädigter Niere. Prax. Pneumol. 27 (1973) 175
Jungbluth, H.: Tuberkulosebehandlung heute. Med. Welt 28 (1977) 1371
Keller, L.: Genital- und Peritonealtuberkulose der Frau, Mammatuberkulose. Prax. Pneumol. 31 (1977) 757
Kerr, W.K., G.L. Gabe, N.W. Struthers, K.S.S. Peterson, H.S. Coutlhard, G.E. Greatrex, J. Cross, W.D. Wigle, M.J. Ashley: Prognosis in reconstructive surgery for urinary tuberculosis. Brit. J. Urol. 42 (1970) 672
Kirsch, E.: Die epidemiologische Bedeutung der extrapulmonalen Tuberkulose am Beispiel der Urotuberkulose. Z. Tuberk. 125 (1966) 381
Klein, U., F. Eisenberger, H.G. Heinze, J. Lissner, K.J. Pfeifer, R. Runte, W. Thym: Angiographie der Urotuberkulose. Radiologe 16 (1976) 240
Kohout, J.: Chemotherapie der Tuberkulose, 2. Aufl. Facultas, Wien 1977
Küss, R., M. Bitker, M. Camey, C. Chatelain, J.P. Lassan: Indications and early and late results of intestino-cystoplasty. J. Urol (Baltimore) 103 (1970) 53
Latimer, J.K., H. Wechsler, R.M. Ehrlich, K. Fukushima: Current treatment for renal tuberculosis. J. Urol. (Baltimore) 102 (1969) 2
Lock, W.: Die Tuberkulose in der Bundesrepublik Deutschland: Gegenwart und Zukunft. Prax. Pneumol. 31 (1977) 266
Lock, W.: Die Infektiosität der Tuberkulose aus internationaler Sicht. In Forschbach, G.: Fortbildung in Thoraxkrankheiten, Bd. VIII. Hippokrates, Stuttgart 1978
Lock, W.: Die Chemotherapie der Tuberkulose (Expertisen). Deutsches Zentralkomitee zur Bekämpfung der Tuberkulose
Lukas, W.: Epidemiologie der extrapulmonalen Tuberkulose. Prax. Pneumol. 31 (1977) 695
May, P., E. Schindler: Zur Behandlung tuberkulöser prävesicaler Harnleiterstrikturen. Urologe A 13 (1974) 1

Neumann, G.: Sozialmedizinische Aspekte der Tuberkulose. Prax. Pneumol. 31 (1977) 796

O'Boyle, P. J., E. M. Galli, J. G. Gow: The surgical management of tuberculous lower ureteric stricture. Brit. J. Urol. 48 (1976) 101

O'Flynn, D.: Surgical treatment of genito-urinary-tuberculosis. Brit. J. Urol. 43 (1970) 667

Olanescu, G., E. Popescu, F. Ivanovici, G. Calin: Kolocystoplastik zur Vergrößerung der Harnblasenkapazität. Urologe 6 (1967) 145

Osterhage, H. R., K. Haubensack: Stand und Behandlung der UGT. Urologe A 14 (1975) 1

Post, Ch., H. Schulze-Wartenhorst: Klinisch nicht erkannte Tuberkulosen im Obduktionsgut. Dtsch. med. Wschr. 104 (1979) 461

Radenbach, K. L.: Aktuelle Kurzzeit-Chemotherapie der Tuberkulose. Internist 19 (1978) 672

Radenbach, K. L.: Zum gegenwärtigen Stand der antituberkulösen Chemotherapie. Internist 14 (1973) 100

Roblejo, P. G., M. Malament: Late results of an ileocystoplasty: a 12-year followup. J. Urol. (Baltimore) 109 (1973) 38

Rodeck, G.: Operative Therapie der Urogenitaltuberkulose. Urologe 9 (1970) 1

Rodeck, G.: Klinik der Urotuberkulose. Radiologe 16 (1976) 248

Rodeck, G., E. Witte: Indikationen und Ergebnisse organerhaltender, operativer Maßnahmen bei Uro-Tuberkulose. Prax. Pneumol. 31 (1977) 748

Rodeck, G., E. Witte: Nierentuberkulose. In Losse, H., E. Roenner: Klinische Nephrologie, Bd. II. Thieme, Stuttgart (im Druck)

Schmiedt, E.: Erfahrungen in der operativen Behandlung der tuberkulösen Schrumpfblase. Urologe 4 (1965) 53

Shawket, T. N., M. Al-Waida: Hydatid cysts of the kidney. Brit. J. Urol. 46 (1974) 371

Shirley, S. W., S. Mirelman: Experiences with colocystoplasties, cococystoplasties and ileocystoplasties in urologic surgery: 40 patients. J. Urol. (Baltimore) 120 (1978) 165

Shoemaker, J.: Discussie op voord acht van J. M. van Dam over intraabdominale plastieken. Ned. T. Genneesk. (1911) 386

Skutil, V.: Spätergebnisse in der Behandlung der Urotuberkulose. Urologe 9 (1970) 17

Skutil, V., J. G. Gow: The report of round table discussion. Europ. Urol. 3 (1977) 257

Smith, R. B., van Cangh, D. G. Skinner, I. Kaufmann, W. E. Goodwin: Augmentation enterocystoplasty, a critical review. J. Urol. (Baltimore) 118 (1977) 35

Steinhauser, K., K. Wurster: Die Nebenhodentuberkulose im Wandel der Zeit. Urologe A 14 (1975) 6

Strauss, I., P. May: Zur Indikation operativer Behandlung der Urotuberkulose. Urologe A 18 (1979) 114

Sullivan, H., R. K. Gilchrist, J. W. Merricks: Ileocaecal substitute bladder: J. Urol. (Baltimore) 109 (1973) 43

Uehlinger, E.: Die Epidemiologie der Tuberkulose. Pneumologie 143 (1970) 221

Uehlinger, E.: Die pathologische Anatomie der Nierentuberkulose. Radiologe 16 (1976) 220

Wechsler, M., J. K. Latimer: An evaluation of the current therapeutic regimen for renal tuberculosis. J. Urol. (Baltimore) 113 (1975) 760

Wetterwald, F.: Aktueller Stand der Urogenitaltuberkulose. Ann. Urol. (Pews) 7 (1973) 69

Wong, S. H., W. Y. Lau: The surgical management of nonfunctioning tuberculous kidneys. J. Urol. (Baltimore) 124 (1980) 187

Zador, L.: Latenzzeit der urogentialen Tuberkulose und Primärinfektion. Urologe 8 (1969) 15

Bilharziose (Schistosomiasis) des Urogenitalsystems

Inzidenz und Epidemiologie

Von den parasitären Tropenkrankheiten führt die Bilharziose am häufigsten zu Veränderungen am Urogenitalsystem. Schätzungsweise sind 100 Mio. Menschen in aller Welt, vorwiegend aber in tropischen Ländern, von dieser spezifischen Erkrankung betroffen. Sie wird benannt nach dem deutschen Arzt THEODOR BILHARZ (1852–1862), der in Kairo lebte und 1852 das Schistosoma haematobium entdeckte.

In Anbetracht des weit verbreiteten Tourismus und der Entsendung von Industriegruppen in Entwicklungsländer sowie der zunehmenden Zahl von Studenten dieser Region in europäischen Ländern müssen auch wir die Bilharziose häufiger als Ursache chronischer und therapieresistenter Blasenentzündung in Betracht ziehen. Zur Dokumentation der unterschiedlichen Inzidenz seien die Zahlen von 3 Publikationen angeführt. Aus einer Mitteilung aus dem Sudan geht hervor, daß innerhalb von 2 Jahren 144 Fälle von Bilharziose in einem Krankenhaus zur Behandlung kamen (IBRAHIM 1978). Dagegen wurden im Zeitraum von 17 Jahren 1956–1973 in einer Pariser Klinik 125 Patienten (WAGENKNECHT 1974) und in einer deutschen Universitätsklinik während 5 Jahren 20 Bilharziose-Erkrankungen am Urogenitale beobachtet (BAUER u. DÖNGES 1966).

Häufigste Erreger der Blasenbilharziose ist das **Schistosoma haematobium** mit den Synonyma: Gynaecophorus haematobius, Blasenpärchenegel des Menschen. Es handelt sich um einen tropischen bzw. subtropischen Saugwurm, sog. Schistosomaphidae mit der Süßwasserschnecke (bulinus truncatus) als artspezifischen Zwischenwirt. Die Länge beträgt 10–20 mm, das Männchen ist 1–2 mm breit und hat die Fähigkeit, die Seitenränder zu einem Rohr zusammenzulegen, in welche das fadenförmige Weibchen aufgenommen wird. Das Schistosoma haematobium ist verbreitet in Nord- und Ostafrika, Nahost, vereinzelt auch in europäischen Mittelmeerländern (Abb. **30**).

Eine Untergruppe von Schistosoma haematobium ist das Schistosoma capence (Distomum capence Harley, 1864) mit geringerer Neigung zur Blasenhalsfibrose und ohne Hoden- und Nebenhodenbefall. Andere Arten wie das Schistosoma mansoni (SAMBON 1907) mit Vorkommen in Afrika und im nördlichen Südamerika und Schistosoma japonicum (KATSURADA 1904) sowie Schistosoma intercalatum (FISCHER 1934) sind vorwiegend Ursache der auch beim Menschen vorkommenden intestinalen und Leberschistosomiasis. Urogenitale Erkrankungen werden von diesen Erregern seltener hervorgerufen.

450 Entzündungen

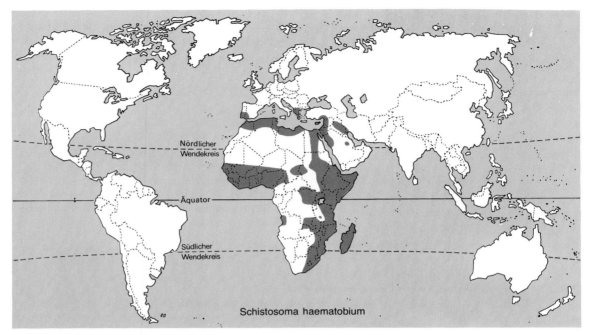

Abb. 30 Endemisches Vorkommen der Bilharziose in den afrikanischen Ländern

Für *Schistosoma haematobium* bietet der Mensch den einzigen Wirtsorganismus, der Zyklus ist in Abb. **31** dargestellt. Die vom Zwischenwirt **Bulinus truncatus** ausgeschiedenen **Zerkarien** dringen beim Baden in verseuchten Gewässern durch die intakte Haut in den menschlichen Organismus ein und entwickeln sich zu noch nicht geschlechtsreifen **Schistosomen**. An den Eintrittsstellen der Haut ist in ca. 50% eine allergische Reaktion in Form juckender Quaddeln bemerkbar. Auf dem Weg über das Kreislaufsystem wandern sie zu ihrem endgültigen Ansiedlungsort in die Venengeflechte des perivesikalen, perirektalen und hypogastrischen Raumes.

Die ersten **klinischen Symptome** wie Gliederschmerzen, Mattigkeit und Fieber treten nach 5–7 Wochen (sog. Inkubationszeit) auf. Für diese Symptome sind weniger die in den Venen lebenden und inzwischen zur Geschlechtsreife gelangten, etwa 10 mm langen Männchen und 15 mm langen Weibchen verantwortlich, sondern die in den Kapillaren in großer Zahl abgelagerten Eier. Die Weibchen legen pro Tag etwa 20–30 Eier, und diese Eianhäufungen können die venösen Kapillaren regelrecht verstopfen. Von den in den Eiern sich entwickelnden **Miraziden** werden ulzerogene Substanzen abgesondert, die im Wirtsgewebe Entzündungsherde verursachen. So gelangen die Eier ins Blaseninnere und werden zum Teil mit dem Urin ausgeschieden. Ein weiterer Teil wandert mit dem Blutstrom in andere Organe wie Leber und Lunge und ruft dort Krankheitserscheinungen hervor. Nur diejenigen Eier, die in warmes Süßwasser gelangen, können weiterleben und entwickeln sich in wenigen Minuten zur nächsten Larvengeneration der **Miraziden**. Sie haben nur eine begrenzte Lebensdauer von maximal 24 Stunden. In dieser Zeit können sie in den Zwischenwirt (Bulinus truncatus) eindringen und sich dort über 2 Generationen fadenförmiger Sporozoiden zu Zerkarien entwickeln. Der etwa 2 Monate dauernde Zyklus beginnt dann von neuem.

Eine direkte Übertragung von Mensch zu Mensch ist nicht möglich. Der Pärchenegel kann viele Jahre im Wirtsorganismus überleben. Eine Immunität wird nicht erworben.

Pathologie

Als primäre Veränderungen an der Blase finden sich in der Submukosa, vorwiegend im Bereich des Trigonum und in Nähe der Ostien, sog. **Bilharziome,** die im endoskopischen Bild wie Tuberkel imponieren. Es besteht auch Ähnlichkeit mit der unspezifischen Cystitis cystica oder granularis. In der weiteren Entwicklung bilden sich papillomatöse Infiltrate aus. An anderen Stellen finden sich sandkornähnliche Auflagerungen. Allmählich kommt es zu erheblicher Kapazitätsminderung der Harnblase, und durch Sklerosierung der distalen Ureterabschnitte entstehen Obstruktionen mit Harnstauung.

Durch unspezifische Sekundärinfekte (Escherichia coli, Staphylokokken) kann das Vollbild einer Urosepsis entstehen. Als weitere Komplikationen sind Steinbildungen, Blasenkarzinome (in

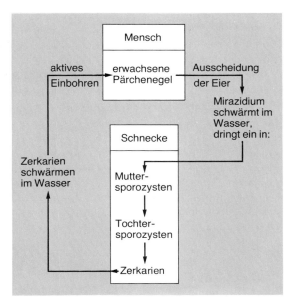

Abb. 31 Entwicklungszyklus des Schistosoma haematobium

50% Plattenepithelkarzinome) sowie Blasenhalsobstruktionen und spontane Blasenrupturen zu nennen. In einem Krankengut von 144 urogenitalen Bilharziosen im Sudan fanden sich in 31% Harnsteine, und zwar handelte es sich in 63,6% um Nieren-, in 27,3% um Ureter- und 9,1% um Blasensteine (IBRAHIM 1978). Die Entwicklung zum Blasenkarzinom ist offenbar davon abhängig, wie lange die Erkrankung unbehandelt bleibt. Während in einem der Ursprungsländer Ägypten der Harnblasenkrebs auf dem Boden einer Bilharziose 40% aller Karzinome ausmacht (EL TORAEI 1964) und bei 612 Patienten mit Blasenkarzinomen in 97% eine Bilharziose vorlag (ABOUL NAAR 1962), fanden sich in einem europäischen Krankengut von 125 urogenitalen Bilharziosen 4 Blasenkarzinome (WAGENKNECHT 1974).

Symptomatologie

Auf die Allgemeinerscheinungen bei Eintritt der Parasiten in den menschlichen Organismus wurde bereits hingewiesen. Die Einbeziehung der Harnblase in der Erkrankung ist durch sporadisch auftretende Mikro- und terminale Makrohämaturien sowie durch Pollakisurie und Zeichen der Urgeinkontinenz gekennzeichnet. Bis zum Auftreten der ersten Blasensymptome können 2 Monate bis zu 2 Jahren vergehen.

Im fortgeschrittenen Stadium verstärken sich die Symptome der chronischen Blasenentzündung infolge zunehmender Blasenschrumpfung mit Auswirkung auf die oberen Harnwege. Je nach Ausmaß der Harnstauung und sekundären bakteriellen Infektion charakterisieren Schmerzen, septische Fieberschübe und fortschreitende Niereninsuffizienz das schwere Krankheitsbild. Bei Befall der Prostataregion werden Schmerzen im Bereich der Dammregion angegeben und die Kranken klagen über Impotenz. Die hohe Inzidenz von Harnsteinen erklärt den häufig kolikartigen Schmerzcharakter auch im Bereich der oberen Harnwege.

Diagnostik

Bei Erhebung der *Vorgeschichte* sollte geklärt werden, ob in kürzer oder länger zurückliegender Zeit Reisen in Endemiegebiete unternommen wurden.

Für die Diagnostik kommen neben dem Direktnachweis der Erreger laborchemische und serologische Untersuchungen in Frage, die sich untereinander ergänzen.

Direktnachweis

Im frischgelassenen *Urin* gelingt zumeist der **direkte** Nachweis von Schistosomaeiern mit Endstachel oder **indirekt** durch den Mirazidienschlüpftest (MST). Er ist relativ einfach auszuführen, erfordert jedoch hinreichende Erfahrung in der Beurteilung.

Zur Technik: Die Gesamtportion eines frisch entleerten Harns wird mit der doppelten Menge chlorfreien, auf 32 °C erwärmten Wassers verdünnt und die Oberfläche unter einer hellen Lampe beobachtet, wobei man im positiven Falle die Bewegung der ausschwärmenden Mirazidien erkennen kann.

Labordiagnostik

Im **Blutbild** zeigt sich eine Leukozytose und Eosinophilie. Das **Alphafetoprotein** im Serum ist in 49,6% positiv, dennoch ist es nur begrenzt als Screening-Test geeignet, gleichzeitig ist die Unspezifität auch für andere Erkrankungen erwiesen (ALSABTI 1978).

Für die **Serodiagnostik** haben sich folgende Methoden bewährt:

a) **Bestimmung der Immunglobuline:** Wie bei den anderen Bilharzioseformen findet sich auch bei der Blasenbilharziose fast immer eine starke Erhöhung des IgE-Spiegels bis zum Vierzigfachen der Europäischen Norm (ENDERS u. Mitarb. 1974). Ein Zusammenhang zwischen klinischem Bild und Höhe des IgE-Spiegels besteht jedoch nicht (DESSAINT u. Mitarb. 1975).

b) **Hauttest:** Hierfür kommen entweder adulte Schistosoma-Mansoni-Würmer (ENDERS u. Mitarb. 1974) oder Antigene aus adulten Schistosoma haematobium (MCKAY u. Mitarb. 1973, C. FISCHER 1976) zur Anwendung. Als Flächenbegrenzung der Positivreaktion werden 1–1,2 cm^3 angenommen. Es besteht eine gute Übereinstimmung des positiven Hauttestes mit der Eiausscheidung sowie der indirekten Immunfluoreszenz (IF) und der indirekten Hämagglutination (IHA) (s. u.). Der Hauttest eignet sich deshalb gut für Untersuchungen zur Epidemiologie der Schistosomiasis.

c) **Zerkarienhüllenreaktion** (**CHR**): Diese Untersuchung basiert auf spezifischen Antikörpern ausgehend von Membranbildungen der im Serum enthaltenen Zerkarien. Die Zerkarienhüllenreaktion wird durch das Immunglobulin (IgG) bedingt und gilt als sehr empfindliche Methode, die jedoch auch bei Infektionen mit anderen Wurmarten positiv reagiert. Wegen der Infektionsgefahr ist größte Sorgfalt bei Ausführung des Testes angezeigt (ULMAY u. Mitarb. 1974).

d) **Zirkumovalpräzipitintest** (**COP**): Diese Reaktion besitzt hohe Empfindlichkeit und Spezifität (OLIVER-GONZALEZ 1954). Der Nachteil ist, daß die Reaktion erst nach 3 Tagen abgelesen werden kann. Wegen des Nachweises von Antikörpern im Liquor eignet sich diese Methode zur Diagnose der Bilharziose des Rückenmarkes (EL-DIN 1973).

e) **Agglutinationsmethoden**: Der CL-Test (Zerkarienantigene in Lipidemulsion) erbringt zusammen mit der Komplementbindungsreaktion (KBR) und der indirekten Immunfluoreszenz (IF) eine relativ sichere Diagnose (MCCARTEN u. Mitarb. 1975).

f) **Immunfluoreszenz** (**IF**): Hier kommen Zerkarien auch lyophilisiert oder Schnitte adulter Würmer zur Verwendung. Die Spezifität, Sensibilität und Reproduzierbarkeit dieser Methode ist relativ hoch (WILSON u. Mitarb. 1974).

g) **Komplementbindungsreaktion** (**KBR**): Diese Reaktion ist weniger sensibel als die Immunfluoreszenz und der Hauttest (WARREN u. Mitarb. 1973). Die Empfindlichkeit kann jedoch durch Verwendung aufbereiteter Antigene erhöht werden (DENIS u. Mitarb. 1972, TANAKA u. Mitarb. 1972).

Röntgendiagnostik

Urogramm: Der urographische Befund gibt zunächst keine Hinweise. Erst im fortgeschrittenen Stadium zeigt sich die rundliche, kapazitätsgeminderte Harnblase sowie ein- oder beidseitige Harnstauung infolge distaler Ureterobstruktionen. Während Konkrementbildungen in Niere, Ureter oder Harnblase uncharakteristisch sind, sollten schalenförmige Kalkablagerungen in der Blasenmuskulatur als Verdachtsmoment beachtet werden.

Das **Urethrozystogramm** (**UC**) und **Miktionszystourethrogramm** (**MCU**) gibt Aufschluß über eine Blasenhalsobstruktion sowie über den Grad der Blasenschrumpfung und Vorliegen eines vesikorenalen Refluxes.

Endoskopie

Die im Abschnitt Pathologie erwähnten Veränderungen der Blase sind endoskopisch nachweisbar. In den Frühstadien finden sich lediglich herdförmige oder diffuse **Hyperämien** sowie Schleimhautödeme und petechiale Blutungen. Später sind submuköse, tuberkelähnliche **Knötchen** neben papillären Veränderungen und **Sandbelag** der Schleimhaut erkennbar. Wandständige Inkrustationen ähnlich wie bei radiogener Blasenwandschädigung und freie Konkremente werden ebenfalls beobachtet. Auch ist daran zu denken, daß sich ein bioptisch nachgewiesenes Blasenkarzinom auf dem einer Bilharziose entwickelt haben kann.

In einem der von uns beobachteten Fälle konnte die Diagnose durch die **Probeexzision** aus veränderten Schleimhautbezirken gestellt werden (cave Blasenperforation!).

In der **Differentialdiagnose** steht die Tuberkulose an erster Stelle. Weiterhin sind unspezifische Zystitiden, insbesondere die Cystitis cystica und granularis sowie papilläre Blasentumoren zu nennen.

Prognose

Die Prognose ist auch hier davon abhängig, in welchem Krankheitsstadium die Therapie einsetzt und ob sie konsequent durchgeführt wird. Reinfektionen sind jederzeit möglich, wenn die verseuchten Gebiete nicht verlassen werden. Eine echte Ausheilung wird gewöhnlich erst nach mehreren Monaten erzielt. Spontanheilungen wie bei der Tuberkulose sind nicht zu erwarten; unbehandelt erliegen die Kranken der parasitären Intoxikation und den Folgen der schweren Veränderungen an den Harnwegen mit Urosepsis und terminaler Niereninsuffizienz.

Therapie

In der Behandlung der Bilharziose ist die medikamentöse Behandlung von der operativen Behandlung der Folgeerscheinungen an den Harnwegen zu trennen.

Medikamentöse Behandlung

Hier stehen mehrere Medikamente zur Verfügung deren Einsatz wegen ihrer Toxizität genau überwacht werden muß.

a) **parenteral**: Brechweinstein als 0,5%ige Lösung langsam i.v. 2–3 Stunden nach leichter Mahlzeit. Initial 40 mg (8 ml). Bei Verträglichkeit jeden 2. Tag um 20 mg (4 ml) steigern bis zur Maximaldosis von 140 mg (28 ml). Insgesamt 15 Injektionen.

Stibophen (Neo-Antimosan, Fuadin). Initial 1,5 ml i.m., dann jeden 2. Tag 4 ml bis zu einer Gesamtmenge von 100 ml.

b) **oral:** Lucanthon Hydrochlorid (Miracil D); Niridazol (Ambilhar); Metrifonat (Bilharcil). 25 mg pro kg Körpergewicht verteilt auf zwei Dosen für 5–10 Tage. Die Kuren können gegebenenfalls in 4wöchentlichen Abständen unter strenger Kontrolle der Cholinesterase wiederholt werden.

c) Sulfonamide und Antibiotika in peroraler oder parenteraler Anwendung zur Behandlung von Mischinfektionen.

Nach Verabreichung von Metrifonat (Bilharcil) wird über eine Heilungsrate von 50% und eine Reduktion der Eiproduktion in 94,5% berichtet (Arap Siongok u. Mitarb. 1978). Dort, wo weniger Erfahrung mit parasitären Erkrankungen vorliegt, wird man die Kranken zur Behandlung in Tropenmedizinische Krankenhäuser einweisen.

Operative Behandlung

Operative Maßnahmen dienen in erster Linie der Beseitigung von Obstruktionen mit Wiederherstellung normaler Harnabflußverhältnisse.

Bei **Blasenhalsobstruktionen** wird man zunächst eine suprapubische Harnableitung anlegen und nach medikamentöser Vorbehandlung die Blasenhalsresektion (TUR) vornehmen. Die Behandlung ein- oder beidseitiger **Ureterobstruktionen** richtet sich danach, ob sie bereits zum Zeitpunkt der Diagnosestellung bestanden oder sich trotz der eingeleiteten medikamentösen Therapie entwickelt haben. Hier besteht also eine gewisse Parallelität zur Urotuberkulose. Kommt es darauf an, mit Beginn der medikamentösen Behandlung die Stauungszustände der oberen Harnwege zu beheben, so wird man zunächst ein- oder beidseitige transkutane Nephrostomien anlegen und nach Abschluß der medikamentösen Behandlung eine Ureterozystoneostomie vornehmen. Im anderen Falle kann die Ureterozystoneostomie ohne vorherige Nephrostomie nach einer der üblichen Methoden ausgeführt werden.

Bei **Blasenkarzinomen** auf dem Boden einer Bilharziose gelten die gleichen Richtlinien wie für das Blasenkarzinom allgemein. Sofern noch keine Metastasierung nachzuweisen ist, kommt die Zystektomie evtl. nach Rö.-Vorbestrahlung mit Ersatzblasenbildung (Rektumblase, Interposition eines Darmsegmentes zwischen Ureteren und Urethra) oder eine innere bzw. äußere Harnableitung (Ureterosigmoidostomie, transureterale Ureterokutaneostomie, Ileum- bzw. Colon conduit) in Frage. Die genannten Methoden können auch erforderlich werden, wenn eine hochgradige Schrumpfblase, insbesondere in Kombination mit distalen Ureterobstruktionen vorliegt.

Allgemeiner Grundsatz sollte auch hier sein, belastende operative Eingriffe erst nach Beseitigung septischer Stauungszustände und Vorbehandlung der meist vorliegenden Mischinfektion vorzunehmen.

Um ein Behandlungsschema mit hoher Effektivität zu ermitteln, sind vergleichende multizentrische Studien erforderlich. Diese Problematik wurde von einer Arbeitsgruppe der WHO bereits diskutiert und Vorschläge ausgearbeitet (Bull. wed Hlth. Org. 1978).

Aus Nordnigeria wird über die Ergebnisse urographischer Kontrolluntersuchungen bei 69 Jungen im Alter von 7–17 Jahren (Puh u. Gilles 1979), die mit Schistosoma haematobium infiziert waren, berichtet. Von 22 Jungen mit urologischen Schäden konnten 18 nachuntersucht werden. Komplette Rückbildung von urographischen Befunden fand sich bei 5 Jungen, Besserung in 9 und keine Veränderung in 5 Fällen. 3 von ihnen hatten kongenitale Ureterabgangsstenosen.

22 von 42 Jungen mit primär normalem Urogramm wurden ebenfalls nachuntersucht. Nur in einem Fall entwickelte sich eine Kalzifikation in der Blasenwand, somit blieben die Befunde unverändert.

Dieser Bericht macht deutlich, daß obstruktive Veränderungen infolge Ödem oder Gewebsreaktion auf die Schistosomaeier potentiell durch die spezifische Chemotherapie zur Rückbildung gebracht werden können.

Prophylaxe

Für eine Prophylaxe ergeben sich verschiedene Angriffspunkte.

1. Die systematische Ausrottung aller als Zwischenwirte bekannter Arten von Süßwasserschnecken wäre sicher am wirkungsvollsten. Es stehen als Molluskizide verschiedene Präparate wie Bayluscid, Kupfersulfat und Pentachlorphenol zur Verfügung, auch wird nach biologischen Bekämpfungsmaßnahmen gesucht. Einer erfolgreichen Aktion stehen jedoch erhebliche organisatorische und auch finanzielle Probleme im Wege. Erschwerend kommt hinzu, daß durch künstliche Stauseen und Bewässerung weiter Gebiete neue Lebensräume für die Zwischenwirte der Bilharziose geschaffen werden.
2. Die Gewässer der in Frage kommenden Gebiete müßten vor Verunreinigung mit Kot und Urin infizierter Menschen und Tiere geschützt werden.
3. Der einzelne, insbesondere auch der Tourist, kann sich nur dadurch schützen, in dem er die Berührung mit verseuchten Gewässern meidet.

Kasuistik

Ein 21jähriger Gastarbeiter kommt am 21.1.1961 aus dem Jemen nach Deutschland. Seit November 1961 Pollakisurie und Brennen in der Harnröhre. Am 3.5.62 erfolgt die Einweisung unter dem Verdacht auf Urogenitaltuberkulose. Zu diesem Zeitpunkt im Ausscheidungsurogramm (Abb. **32**) Verplumpung des rechten Nierenhohlraumsystems,

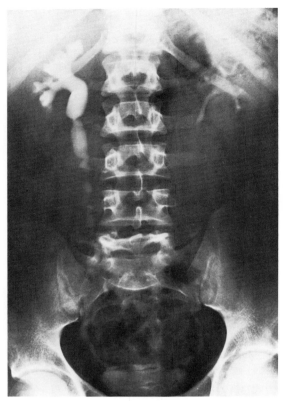

Abb. 32 Ausscheidungsurogramm eines 21jährigen Patienten mit multiplen Ureterobstruktionen infolge Bilharziose (s. Text)

multiple Ureterstenosen im oberen und mittleren Drittel, kein Hinweis für Destruktionen der Kelche, Blase und Urehtrogramm o. B.
Urin: Mikrohämaturie, vereinzelt Leukozyten, kulturell Staphylococcus albus. Tbc-Kultur und Tierversuch negativ.
Entlassung am 1.8.62. Weitere ambulante urologische Behandlung.
Laut Mitteilung eines auswärtigen Krankenhauses erfolgte dort am 11.9.62 unter dem Verdacht einer Nieren- und Harnleitertuberkulose die operative Freilegung. Hierbei fand sich die Niere im ganzen unverändert, der Harnleiter war aber auf Kleinfingerstärke verdickt und knotig infiltriert. Dieser wird bis in Höhe der Gefäßkreuzung freipräpariert, hier durchtrennt und die Nephrektomie ausgeführt. Auf der Schnittfläche zeigte die Niere mit Ausnahme einer mäßigen Dilatation der Hohlräume keine wesentlichen Veränderungen. Der Harnleiter wies makroskopisch mehrere Strikturen im Bereich knotiger Wandverdickungen auf.
Histologisch war in der Wand von Ureter und Nierenbecken eine bindegewebige Verdickung mit zahlreichen epitheloidzelligen Knötchen, die im Zentrum partiell verkalkte Eier von Schistosoma haematobium enthielten. Die Parasiteneier waren jeweils von vielkernigen Riesenzellen eingeschlossen, daneben fanden sich in der Umgebung der Granulome lymphozytäre und plasmazelluläre Infiltrate. Die Parasitengranulome waren auf Schleimhaut und Muskulatur begrenzt. Im Bereich der Niere waren keine parasitären Veränderungen nachweisbar.
Nachfolgend Behandlung mit Fuadin. Weiterer Verlauf unbekannt.
Dieses Beispiel zeigt die differentialdiagnostischen Schwierigkeiten zwischen spezifisch-tuberkulösen und spezifisch-parasitären Veränderungen im Bereich der Harnwege. Durch eine präoperative diagnostische Sicherung der Bilharziose wäre vielleicht der Organverlust vermeidbar gewesen.

Literatur

Aboul, Naar, A.L., M.E. Gazayerli, R.M. Fewzi, I. El Sibai: Arch. Un. int. Cancer 18 (1962) 528
Alsabti, E.A.K.: Serum alphafetoprotein (AFP) in bilharziasis. Brit. J. Urol. 50 (1978) 134
Arap Siongok, T.K., J.H. Ouma, H.B. Houser, K.S. Warren: Quantification of infection with schistosoma haematobium in relation to epidemiology and selective population chemotherapy. J. infect. Dis. 138 (1978) 856
Bauer, K.M., J. Dönges: Die Bilharziose des Urogenitalsystems. Urologe A 5 (1966) 282
Brown, H.W.: Blood flukes of man. In: Basic Clinical Parasitology. Appleton-Century-Crofts, New York 1975 (p. 239). Bull. Wld Hlth Org. 56 (1978) 361–369
Chevlen, E.M., H.K. Awrad, J.L. Ziegler, I. Elsebai: Cancer of the bilharzial bladder. Int. J. Radiat. Oncol. Biol. Phys. 5/7 (1979) 921
Dennis, D.T., H. Tanaka, S.W. De Ramos: Jap. J. exp. Med. 42 (1972) 445
Dessaint, J.P., M. Capron, D. Bout, A. Capron: Clin. exp. Immunol. 20 (1975) 427
El-Din, S.: Ain. Shams. Med. J. 24 (1973) 25
Elem, B.: Spontaneous rupture of the bladder associated with schistosomiasis haematobium. Brit. J. Urol. 49 (1977) 426
El-Toreaei, J.: Die Wiederherstellung des »natürlichen Weges« nach totaler Cystektomie durch eine neue Technik. Urologe 3 (1964) 17
Enders, B., Z. Shaker, O. Zwisler: Z. Tropenmed. Parasit. 25 (1974) 75
Fischer, C.: Diss., Marburg 1976
Ibrahim, A.: The relationship between urinary bilharziasis and urolithiasis in the Sudan. Brit. J. Urol. 50 (1978) 294
Koraitim, M.: Ein neues Konzept für die Blasenhalsobstruktion bei der Bilharziose: Theorie und Therapie. J. Urol. (Baltimore) 109 (1973) 393
McCarten, F.K. Nzelibe, L.A. Simonton, E.H. Fite: Exp. Parasit. 37 (1975) 239
McKay, D.A., K.S. Warren, J.A. Cook, P. Jorden: Amer. J. trop. Med. Hyg. 22 (1973) 205
Oliver-Gonzales, I.: J. infect. Dis. 95 (1954) 86
Pugh, R.N.H., H. Gilles: Malumfashi endemic disease research projekt. Ann. trop. Med. Parasit. 73 (1979) 191
Salth, S.Y., A. Voller, A.W. Woodruff: Serum immunoglobulin concentrations in human S. mansoni and S. haematobium infections in the Sudan, with special reference to the effect of chemotherapy. Tropenmed. Parasit. 29 (1978) 269
Scientific Working Group on Schistosomiasis: Epidemiology and control of schistosomiasis: present situation and priorities for further research. Bull. Wld Hlth Org. 56 (1978) 361
Shaker, Z.A., E.H. El-Raziky, F.M. Abou El-Ezz et al.: Serological diagnosis of schistosomiasis. Egypt. J. Bilharz. 3/2 (1976) 221

Umaly, R.C., S. Oelerich, J. Hess: Z. Tropenmed. Parasit. 25 (1974) 422
Wagenkencht, L.V.: Blasencarcinom bei urogenitaler Bilharziose.
Wang. S.H., W.Y. Lau: J. Urol. (Baltimore) 124 (1980) 187
Warren, K.S., T.K. Arap Siongok, H.B. Houser et al.: Quantification etc. J. infect. Dis. 138 (1978) 849
Warren, K.S., R.W. Kellermeyer, P. Jordan, A.S. Littell, J.A. Cook, J.G. Kagan, D.A. McKay: Amer. J. trop. Med. Hyg. 22 (1973) 189
Watts, S.D.M., A. Orpin, C. McCormick: Cysosomes and tegument pathology in the chemotherapy of schistosomiasis with 1,7 B (SCP-Aminophenoxy) Heptane. Parasitology 78 (1979) 287
Wellar, T.H., Schistosomiasis. In Hoeprich, P.D.: Infectious Diseases. Harper & Row, Hagerstown/Maryland 1977 (p. 658)
Wilson, M., A.J. Sulzer, K. Walls: Amer. J. trop. Med. Hyg. 23 (1974) 1072

Echinokokkose

Inzidenz

Als Erreger der Echinokokkose des Menschen ist der **Echinococcus granulosus** (Hundebandwurm) in der ganzen Welt verbreitet. Der **Echinococcus multilocularis** kommt endemisch in Mitteleuropa, hier vor allem in der Schweiz, in Süddeutschland, Österreich und Ostfrankreich, sowie in Mittelasien und in Nordamerika vor.
Im Republic Hospital und Medical City von Bagdad wurden im Verlauf von 10 Jahren (1964–74) 1346 Fälle von Hydatidenerkrankungen beobachtet, davon 57 (4,2%) mit Befall der Nieren (SHAWKET u. AL WAIDH 1974). Das Verhältnis von Frauen zu Männern beträgt 70:30%. Von den Autoren wird eine Aufstellung über das Vorkommen dieser Erkrankung in einzelnen Ländern aus dem Journal of the Indien Medical Association (1970) angeführt. Danach stehen Griechenland, Italien, Argentinien und Uruguay weit an der Spitze.
In der Schweiz wurden in der Zeit von 1956–69 352 gesicherte Erkrankungen des Menschen registriert (DROLSHAMMER u. Mitarb. 1973). Dabei handelte es sich in 64% um Echinococcus cysticus (Finnenstadium des Echinococcus granulosus), in 35% um Echinococcus alveolaris (Finnenstadium des Echinococcus multilocularis) und in 1% um nicht zu identifizierende Echinokokkusarten.
Im Verlauf von 5 Jahren (1972–77) wurden am Institut für Parasitologie in Zürich 169 Neuerkrankungen ermittelt. Damit ist die auf Echinokokkose weit häufiger als die Übertragung der Tollwut auf den Menschen.
Aus der Schweiz liegen auch Erhebungen an Schlachttieren vor, woraus ersichtlich ist, daß ca. 1,5% der über 3 Monate alten Rinder und 0,15% der Schafe von Echinococcus cysticus befallen sind (ECKERT 1970). In Süddeutschland wurde bei Rotfüchsen in 12,4% ein Befall mit Echinococcus alveolaris ermittelt.

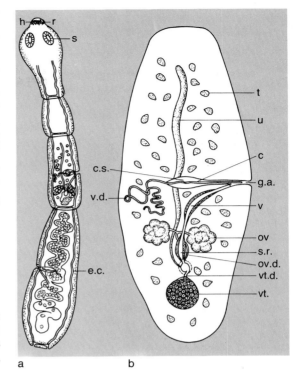

Abb. 33a u. b Echinococcus granulosus
a Längsschnitt des Hundebandwurms
b Querschnitt durch eine Proglottide
e. c. Ausscheidungskanal, h Hakenkranz, r Stirnhaken, s Saugnapf, t Hoden, u Gebärmutter, ov Eierstock, ov. d. Eileiter, g. a. Genitalatrium, v. d. Vas deferens, c. s. Zirrusbeutel, s. r. Samenkapsel, vt. d. Dottersackgang. Oben Längsschnitt, unten Querschnitt, reifes Segment

Epidemiologie

Für den Echinococcus granulosus ist der Hund wichtigster Endwirt. Als Zwischenwirt treten Rind, Pferd und als **Fehlwirt** der Mensch (Schmutzinfektion) auf. Der Echinococcus granulosus hat eine Länge von 3–6 mm und besteht aus 3 Proglottiden, deren reife Endglieder von Zeit zu Zeit abgestoßen werden (Abb. **33**). Die so an die Außenwelt gelangenden Eier werden von einem Zwischenwirt aufgenommen, wo sich im Magen-Darm-Kanal die **Onkosphära** entwickeln, welche die Darmwand durchdringen und über das Pfortadersystem in die Leber, evtl. auch über den rechten Ventrikel in die Lunge gelangen. Dort bildet sich innerhalb einiger Monate das Finnenstadium *Echinococcus* aus. Durch Sprossungen kommt es zur Entwicklung von Bandwurmkopfanlagen, den sog. **Protosceleces**. Der Kreislauf wird geschlossen, wenn empfängliche »Fleischfresser« Finnen mit ausgereiften Kopfanlagen aufnehmen.
Einen ganz ähnlichen Zyklus hat der Echinococcus multilocularis mit dem Finnenstadium *Echinococcus alveolaris*, der als adulter Bandwurm im Dünndarm des Rotfuchses parasitiert und eben-

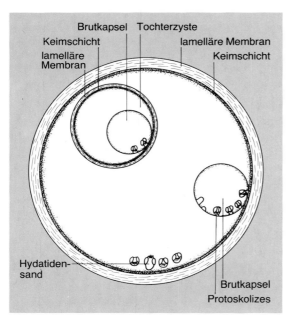

Abb. 34 Aufbau einer Hydatide mit zahlreichen Tochterzysten

falls auf Hund und Katze übertragbar ist. Als Zwischenwirte fungieren Waldmäuse und andere Nagetiere sowie der Mensch wiederum als **Fehlwirt**. Die Länge des Echinococcus alveolaris beträgt nur 1,1–3,7 mm, und die Proglottidenkette besteht aus 4 Gliedern.

Der Mensch ist für beide Echinokokkusarten empfänglich, wobei er als Zwischenwirt zu betrachten ist, aber eigentlich im Entwicklungszyklus keine Rolle spielt.

Die Infektion des Menschen erfolgt letztlich bei direktem Kontakt mit Bandwurmträger durch unmittelbare Aufnahme der Echinokokkuseier oder auf dem Umwege über verunreinigte Nahrungsmittel bzw. Trinkwasser.

Pathogenese

Die Pathogenese ist bei beiden Echinokokkusarten verschieden. Der **Echinococcus granulosus** bildet das ein- oder mehrkammrige, blasenartige Finnenstadium (Echinococcus cysticus) mit den sog. Hydatiden aus, die im Menschen bis zu Kindskopfgröße heranwachsen können und zahlreiche Tochterzysten enthalten (Abb. **34**). Die äußere Hülle besteht aus einer inneren zellulären Keimschicht und einer äußeren azellulären Kutikularschicht. In 66% finden sich die Zysten in der Leber einschließlich des sekundären peritonealen Befalls, in ca. 20% in der Lunge, seltener in anderen Organen, wie Niere (3%), Knochen (2%), Milz, Herz und ZNS, sehr selten in der Nebenniere. Bemerkenswert ist, daß bei 90% der Kranken jeweils nur ein Organ befallen ist. Für die Infektionen mit Echinococcus granulosus ist das häufigste Erkrankungsalter das 3. Lebensjahrzehnt (AKOVBIANTZ u. Mitarb. 1978).

Das Finnenstadium des **Echinococcus multilocularis** besteht aus vielen kleinen Blasen (Echinococcus alveolaris), es durchsetzt die Leber diffus wie Metastasen eines Malignoms. Die einzelnen Bläschen sind maximal haselnußgroß und weisen die gleiche Wandbeschaffenheit auf wie der Echinococcus cysticus. Auch hier wird fast immer zuerst die Leber befallen, von der sekundär auch Lunge und andere Organe erfaßt werden, die Niere aber wesentlich seltener als beim Echinococcus cysticus. Nach langer Inkubationszeit kommt es im 6. Lebensjahrzehnt am häufigsten zur klinischen Manifestation. Eine Übertragung von Mensch zu Mensch ist nicht möglich.

Spezielle Pathologie

Im Bereich des Urogenitalsystems können die Nieren primär, Ureter, Blase und Prostata dagegen häufiger sekundär befallen sein. Ausgehend von extrarenalen Eidepots können sich pararenale Zysten entwickeln, die lediglich verdrängend auf die Niere einwirken, sie selbst aber nicht durchdringen. Der primäre Nierenechinokokkus wird nur in etwa 3% aller Erkrankungen beobachtet.

Die sechshakige Larve (Oncosphaera) ist zunächst in der Nierenrinde lokalisiert und breitet sich durch Entwicklung der Finnenstadien (Echinococcus cysticus bzw. Echinococcus alveolaris) allseitig aus. Durch diese expansive Entwicklung bewirkt die bis kindskopfgroße Zyste eine Druckatrophie des benachbarten Nierengewebes. Bleibt sie auf das Nierenparenchym unter Vorwölbung der Nierenkapsel beschränkt, so wird sie als **geschlossen,** bei unmittelbarem Kontakt mit dem Kelchsystem **als pseudogeschlossen** bezeichnet. Eine **offene** Zyste liegt dann vor, wenn sie in das Kelchsystem eingebrochen ist. In seltenen Fällen kann die Niere von einer primär in Leber oder Pankreas lokalisierten Zyste ergriffen werden. Es bestehen dann meist erhebliche entzündliche Umgebungsreaktionen.

Kommt es zur Ruptur einer Zyste, meist einer Leberzyste, in den freien Bauchraum, so können sich unter anderem im Douglasschen Raum Tochterzysten bzw. Skolizes ansiedeln und zu einem retrovesikalen Konglomerattumor entwickeln (BAUER u. KRAUSE 1966).

Symptomatologie

Kleinere Echinokokkuszysten machen keine Symptome, größere sind durch Druckgefühl im Oberbauch gekennzeichnet. Gelegentlich kommt es zur **Mikro-** bzw. **Makrohämaturie**. Bei Durchbruch in das Kelchsystem verursachen die abgehenden Tochterzysten typische **kolikartige Schmerzen** mit Stauungserscheinungen. Je nach Ausdehnung der

Zyste können Funktionsschäden der befallenen Niere verursacht werden.
Ein Durchbruch in die freie Bauchhöhle ist durch schwere Allgemeinerscheinungen wie hohes Fieber, Schocksymptome und Peritonitis gekennzeichnet. Die sekundär entstehenden Zysten verursachen erst nach 2–8 Jahren Symptome, so auch die retrovesikalen Zysten (BROWN 1975). Sie bewirken Dysurie, Pollakisurie und Hämaturie, bei Infiltration des Blasenhalses auch Entleerungsstörungen, wobei die nach ventral verlagerte, gefüllte Blase über der Symphyse als prall-elastischer Tumor zu tasten ist.

Diagnostik

Bei Erhebung der **Anamnese** ist nach eine Aufenthalt in endemischen Gebieten und engem Kontakt mit Hunden zu fragen.
Im **Blutbild** häufige Eosinophilie, evtl. auch pathologische Werte im Leberprofil.
Als Screening-Untersuchung kommt heute der **Sonographie** eine große Bedeutung zu. Auch kleinere Zysten in Niere und Leber sind mit dieser Methode sicher zu erfassen, wobei zunächst nichts über die Ätiologie der Zysten ausgesagt wird. Seit Einführung der Sonographie in die Nierendiagnostik werden symptomlose raumfordernde Nierenprozesse in großer Zahl nachgewiesen. Mit Hilfe der **Szintigraphie** sind Speicherdefekte über 3 cm in Leber und Milz ebenfalls mit großer Sicherheit zu erkennen.

Röntgendiagnostik

Auf **Abdomenübersichts-** oder **Nierenleeraufnahmen** zeigen sich Echinokokkenzysten als scharf begrenzte homogene Rundschatten mit oder ohne Flüssigkeitsspiegel, die nicht selten von einem zarten Kalksaum begrenzt sind. Bei Befall der Lunge kommt es durch die Zysten zur Ausbildung von Kompressionsatelektasen, seltener auch zu Bronchiektasen.
Im **Ausscheidungsurogramm** sind meist die typischen Auswirkungen eines raumfordernden Prozesses mit Kelchabdrängung und Kelchektasie erkennbar (Abb. **35**). Im Falle einer offenen Zyste lassen sich auch Tochterblasen als rundliche Aussparung im Nierenbecken, in dem gestauten Ureter oder in der Harnblase nachweisen.
Das **Renovasogramm** ergibt einen gefäßfreien Organbezirk mit Kompression der Gefäße in den benachbarten Parenchymabschnitten (siehe Kasuistik). Auch hier kann der partielle Kalksaum einen wesentlichen diagnostischen Hinweis geben (s. Abb. **35**).
Im **Urethrozystogramm** fällt die Verdrängung der Blase nach ventral sowie die Veränderung des Blasen-Urethra-Winkels auf.

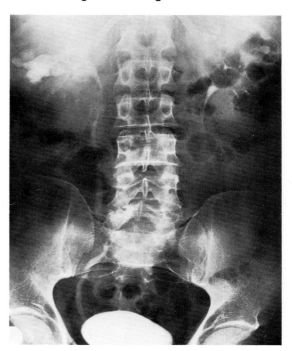

Abb. **35** Ausscheidungsurogramm mit Ausfall der oberen Kelchgruppe rechts. Kelchektasie der mittleren und unteren Gruppe. Rundliche Aussparungen im Bereich des Pyelons. Mäßiger Aufstau des rechten Harnleiters

Endoskopie

Nur bei bereits erfolgtem Durchbruch einer renalen Echinokokkuszyste sind evtl. die in die Blase gelangten Tochterblasen bzw. Skolizes als helle, durchscheinende Gebilde zu erkennen. Auf der Seite des Abgangs kann das Ostium noch leicht hämorrhagisch verändert sein. Dagegen ist bei Ausbildung einer retrovesikalen sekundären Zyste an der Blasenhinterwand meist ein bullöses Ödem infolge der übergreifenden Entzündung, ähnlich wie bei einer Sigmadivertikulitis oder Morbus Crohn, zu erkennen.
Durch **rektale Untersuchung** ist eine entsprechende Vorwölbung oberhalb der Prostata, bei bimanueller Palpation der verdrängende zystische Prozeß nachzuweisen.

Serologische Diagnostik

Zur Ergänzung der bisher genannten meist unspezifischen Untersuchungsmethoden können auch hier immunologische Tests herangezogen werden. Es kommen gereinigte Inhaltsstoffe fertiler Zysten, seltener aus Skolizes als Antigene zur Anwendung. Verschiedene Tests (indirekte Hämagglutination, Bentonet-Flockungstest, Immunreaktion, Komplementbindungsreaktion, Hauttest) geben für sich oder in Kombination mit den anderen eine diagnostische Aussage.

Die *indirekte Hämagglutination (IHA)* und *Bentonet-Flockungstest (BFT)* gelten als Methoden der Wahl bezüglich Einfachheit der Ausführung und Zuverlässigkeit. Für die indirekte Hämagglutination IHA gelten Titer über 1:400 und im Bentonet-Flockungstest 1:5 als positiv. Ca. 82% der Leberinfektionen geben positive serologische Befunde, während nur 33 bis 50% bei den Lungeninfektionen positiv verlaufen. Leberzirrhose, Lupusnephrose und multiple Myelome sind häufige Ursache falsch-positiver Ergebnisse.

Die *Immunelektrophorese (IE)* ist ebenfalls aussagekräftig, insbesondere ist der Nachweis von »arc 5« spezifisch für Echinococcus granulosus (YARZABAL 1974).

Die *Komplementbindungsreaktion (KBR)* ist im Vergleich zur indirekten Hämagglutination, Bentonet-Flockungstest und Immunelektrophorese weniger verläßlich, erlaubt jedoch eine Kontrolle des Operationserfolges (HESS u. Mitarb. 1974).

Der *Hauttest* nach CASONI konnte durch Verwendung des hitzestabilen Antigens aus fertiler Zystenflüssigkeit vom Schaf in seiner spezifischen Aussage wesentlich verbessert werden (WILLIAMS 1972) und entspricht den Ergebnissen der Immunelektrophorese (IE). Der Hauttest bleibt noch lange nach erfolgreicher Exstirpation von Zysten positiv.

RIA (Radioimmunassay; MUSIANI u. Mitarb. 1974) und *Elisa* (Enzymelinked-Immunosorbent-Assay; VAN WEEMEN u. SCHUURS 1971, ENGVALL u. PERLMANN 1971) haben als neuere Methoden auch Eingang in die parasitologische Diagnostik gefunden.

Therapie

Bislang galt als einzig erfolgversprechende Maßnahme die operative Entfernung der Zysten, was bei Echinococcus granulosus (Echinococcus cysticus) in hohem Prozentsatz zu dauerhaften Erfolgen führt. Ungünstiger sind die Aussichten einer radikalen Operation bei Befall mit Echinococcus multilocularis (Echinococcus alveolaris). Hier ist ebenso wie bei multilokulärem Befall mit Echinococcus cysticus die medikamentöse Zusatzbehandlung angezeigt.

Operative Therapie

Speziell für den Nierenechinokokkus kommt in Abhängigkeit von Ausdehnung und Lokalisation der Zysten entweder die **Nephrektomie** oder **partielle Nephrektomie** bzw. in günstigen Fällen die alleinige **Ausschälung der Zysten** in Frage. Wichtig ist, daß die Zysten unverletzt bleiben und bei organerhaltendem Eingriff weitere Zysten im Nierenhohlraumsystem bzw. den harnableitenden Wegen ausgeschlossen oder mitentfernt werden. Im Zweifelsfall ist bei voll funktionsfähigem Zweitorgan die Nephrektomie als radikale Methode zu empfehlen, besonders dann, wenn die Funktionsfähigkeit des befallenen Organs ohnedies stark eingeschränkt ist.

Die operative Entfernung *retrovesikaler Zysten* kann wegen der entzündlichen Umgebungsreaktionen mit Übergreifen auf Rektum und Sigma Schwierigkeiten bereiten.

Um die Gefahr der intraoperativen Verschleppung von Protoskolizes, Teilen der Germinalmembran, Brutkapseln und ganzen Tochterzysten zu vermeiden, empfiehlt es sich, einen Teil des Zysteninhaltes vorsichtig abzupunktieren und durch 10%ige Formalinlösung oder hypertone Kochsalzlösung (2%ig) zu ersetzen. Nach 5–10minütiger Einwirkung ist das infektiöse Material abgetötet (BROWN 1975).

Ist die radikale Entfernung der Zyste infolge Größe und entzündlichen Verwachsungen nicht möglich, so kommt nach vorheriger Formalin- oder Kochsalzinjektion die Eröffnung und breite Ableitung nach außen als sog. **Marsupealization** in Frage. Die Rezidivgefahr ist dann natürlich entsprechend größer.

Medikamentöse Therapie

Seit Einführung des Antihelminthikums *Mebendazol* (Vermox) ist auch die medikamentöse Behandlung der Echinokokkose aussichtsreicher geworden. Im Tierversuch wurde mit hohen Dosen des Medikamentes gute Wirkung auf das Finnenstadium des Echinococcus granulosus und Echinococcus multilocularis erzielt (HEALTH u. Mitarb. 1975; ECKERT u. POHLENZ 1976, 1978, KAMMERER u. JUDGE 1976). Mebendazol diffundiert in die Zysten und zerstört das Mikrotubulussystem, wodurch wiederum der Transport sekretorischer Granula gehemmt wird. Gleichzeitig wird die Absorption und Verdauung von Nährstoffen beeinträchtigt. Rezidive von nichtgeschädigten Keimschichtzellen sind möglich, daher sind entsprechend lange Beobachtungszeiträume und mehrere Behandlungszyklen erforderlich.

Es liegen inzwischen auch ausreichende Erfahrungen über klinische Anwendung von Mebendazol vor (BEKHTI u. Mitarb. 1977; AMMANN u. Mitarb. 1979; KERN u. Mitarb. 1979). In einzelnen Fällen wurden schwere allergische Reaktionen und seltener auch respiratorische Insuffizienzen beobachtet. Während der einzelnen Zyklen kann es zu Temperatursteigerungen kommen.

Von der Schweizer Arbeitsgruppe (AMMANN u. Mitarb. 1979) wird folgendes Behandlungsschema empfohlen:

initial: 3 Tage 1000 mg, 3 Tage 1500 mg;
nachfolgend: 30–40 mg/kg KG/Tag für die Dauer von 3 Monaten;
Verabreichung: in Tablettenform mit 500 mg Wirkstoffgehalt jeweils nach den Mahlzeiten.

Die Hamburger Arbeitsgruppe (KERN u. Mitarb. 1979) empfiehlt eine Initialdosis von 200 mg für 3

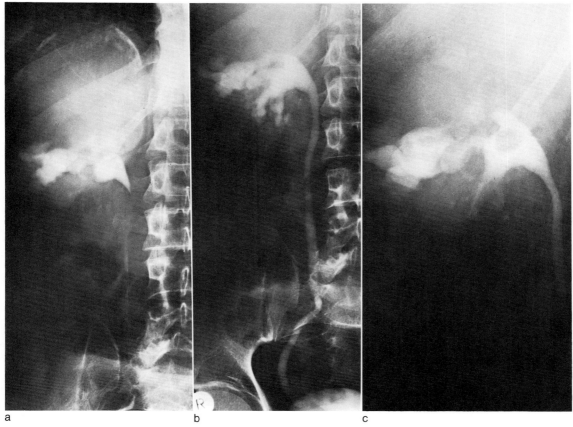

Abb. 36 a–c Befund einer großen Echinokokkuszyste am oberen Pol der rechten Niere
a Die homogene Verschattung am oberen Pol ist nach kranial durch eine kalkdichte Sichel begrenzt, der Ureter ist zu diesem Zeitpunkt zart dargestellt
b Kontrollurogramm nach kolikartigen Schmerzzuständen. Darstellung des nach kaudal verdrängten mittleren und unteren Kelchsystems. Deutliche Weitstellung des Harnleiters bis zum prävesikalen Bereich, hier rundliche Aussparung eben erkennbar.
c Zielaufnahme des Pyelons; im Bereich des Pyelons und der erweiterten Kelchabschnitte Kontrastmittelaussparungen (Skolizes)

Tage, danach 3–4000 mg/die für 30 Tage mit Wiederholung nach 3monatigem Intervall.
Mit beiden Schemen konnten gute Rückbildungen erzielt werden.

Eigene Beobachtung

Ein 37jähriger Patient verspürte 14 Tage vor der Klinikeinweisung heftige Schmerzen unterhalb des rechten Rippenbogens mit Ausstrahlung in den Rücken und zur Inguinalregion, die sich nach kurzem Intervall mehrfach wiederholten. Unter dem Verdacht einer akuten Cholezystitis bei Cholelithiasis erfolgte die Einweisung in die Chirurgische Klinik. Im Cholezystogramm bestätigte sich diese Diagnose. Gleichzeitig aber war eine sichelförmige Verkalkung unterhalb des rechten Zwerchfells aufgefallen, für die man zunächst keine eindeutige Erklärung hatte. Im Differentialblutbild Eosinophilie von 28%; BSG 22/38.
Das zur weiteren diagnostischen Abklärung veranlaßte Ausscheidungsurogramm ergab folgenden Befund (Abb. **36 a–c**):
Ausfall der oberen Kelchgruppe rechts, faustgroße homogene Verschattung am oberen Pol der rechten Niere mit kalkdichter, scharfliniger Begrenzung nach kranial. Ektasie der mittleren Kelchgruppe und unvollständige Darstellung der unteren Kelchgruppe, im Bereich des mäßig dilatierten Pyelons mehrere haselnußkerngroße Aussparungen; gute Darstellung des nicht dilatierten Harnleiters, links im ganzen unauffälliger Befund.
Das *selektive Renovasogramm* ergab eine normale Gefäßdarstellung der unteren Organhälfte, wobei die an der Grenze zur gefäßlosen oberen Organhälfte verlaufenden Gefäße zusammengedrängt erschienen. Inmitten des praktisch nichtdurchbluteten Organbezirkes fielen einige schwach konstrastierte, rundliche Fleckschatten auf, ebenso war wiederum die kalkschalenartige Begrenzung nach kranial deutlich sichtbar (Abb. **37**).

460 Entzündungen

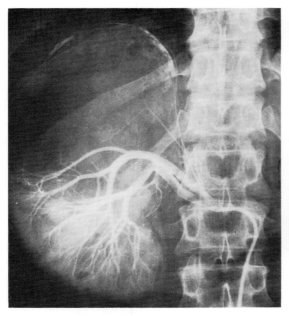

Abb. 37 Selektives Renovasogramm. Rechts gefäßloser Bezirk, im Bereich der oberen Organhälfte Abdrängung der Nierengefäße nach kaudal

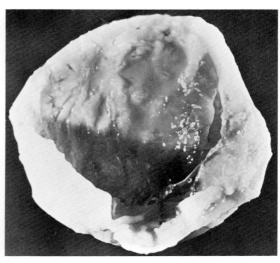

Abb. 38 Spontan abgegangene Hydatide

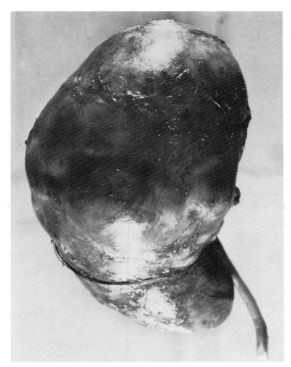

Abb. 39 Operationspräparat nach Nephrektomie bei großer Echinokokkuszyste

Aufgrund dieser Befunde war neben einem gefäßarmen Nierenparenchymtumor, einer großen polständigen Zyste oder einem Nebennierentumor in erster Linie an eine Echinokokkuszyste der Niere zu denken, zumal die ausgesprochene Eosinophilie durch keinen anderen Befund erklärt werden konnte.

Die Verdachtsdiagnose einer Echinokokkuszyste fand noch vor der geplanten Operation und vor Eingang serologischer Untersuchungsergebnisse durch Spontanabgang einer Hydatide nach erneuten kolikartigen Beschwerden ihre Bestätigung (Abb. **38**).

Die Operation ergab den Befund einer kindskopfgroßen, schalenförmig verkalkten Echinokokkuszyste der Niere. Wegen Vorliegens einer offenen Zyste mit Einbruch in das Nierenhohlraumsystem erfolgte im Interesse der radikalen Entfernung anstelle der zunächst geplanten Nierenteilresektion die Nephrektomie (Abb. **39**). Die Entlassung des Patienten erfolgte nach komplikationslosem Heilungsverlauf.

Literatur

Akovbianz, A., R. Ammann, J. Eckert: Gibt es eine Chemotherapie der Echinokokkose des Menschen? Schweiz. med. Wschr. 108 (1978) 1101

Ammann, R., A. Akovbiantz, J. Eckert: Chemotherapie der Echinokokkose des Menschen mit Mebendazol (Vermox). Schweiz. med. Wschr. 109 (1979) 148

Bartsch, G., E. Bodner, R. Buchsteiner Frick: Echinococcal cyst of the adrenal gland. Europ. Urol. 1 (1975) 240

Bauer, K.M., F. Krause: Die Echinococcosis im Bereich des Urogenitalsystems. Urologe 5 (1966) 189

Bekhti, A., J.P. Schaaps, M. Capron, J.P. Dessaint, F. Santoro, A. Capron: Treatment of hepatic hydatid disease with mebendazole: preliminary results in four cases. Brit. med. J. II, (1977) 1047

Birkhoff, J.D., B.L. McClennan: Echinococcal disease of the pelvis: urological complication, diagnosis and treatment. J. Urol. (Baltimore) 109 (1973) 473

Brown, H.W.: Extra intestinal larval tapeworms of man. In: Basic Clinical Parasitology. Appleton-Century-Crofts, New York 1975 (p. 195)

Capron, A., L.A. Yarzabal, A. Vernes, J. Fruit: Path. Biol. 18 (1970) 357

Drolshammer, I., E. Wiesmann, J. Eckert: Echinokokkose in der Schweiz. Schweiz. med. Wschr. 103 (1973) 1337

Eckert, J.: Echinokokkose bei Mensch und Tier. Arch. Tierheilk. 112 (1970) 443

Eckert, J., J. Pohlenz: Zur Wirkung von Mebendazol auf Metazestoden von Mesocestoides corti und Echinococcus multilocularis.

Eckert J., G. Barandun, J. Pohlenz: Chemotherapie der larvalen Echinokokkose bei Labortieren. Schweiz. med. Wschr. 108 (1978) 1104

Engvall, E., P. Perlmann: Immunochemistry 8 (1971) 871

Heath, D.D., S.B. Laurence: The effect of mebendazole and prazignantel on the cysts of Echinococcus granulosus, Taenia hydatigena and T. ovis. (1978)

Heath, D.D., M.J. Christie, R.A.F. Chevis: The letal effect of mebendazole on secondary Echinococcus granulosus cysticerci of Taenia pisiformis and tetrathyridia of Mesocestoides corti. Parasitology 70 (1975) 273

Hess, U., J. Eckert, A. Fröhlich: Schweiz. med. Wschr. 104 (1974) 853

Kammerer, W.S., D.M. Judge: Amer. J. trop. Med. Hyg. 25 (1976) 714

Kern, P., M. Dietrich, K.J. Volkmer: Chemotherapy of echinococcosis with mebendazole. Clinical observations of 7 patients. Tropenmed. Parasit. 30 (1976) 65

Kern, P., K.J. Volkmer, M. Dietrich: Klinische Beobachtung zur Chemotherapie der Echinokokkose mit Mebendazol. Verh. dtsch. Ges. inn. Med. 84 (1978) 969

Lüdin, C., K. Gyr, K. Karoussos: Therapy of alveococcosis in man. J. int. med. Res. 5 (1977) 367

Müller, B., A.J. Partridge: Über das Vorkommen von Echinococcus multilocularis bei Tieren in Südwürttemberg. Tierärztl. Umsch. 29 (1974) 602

Musiani, P., M. Piantelli, E. Arru, R. Pozzuoli: J. Immunol. 112 (1974) 1674

Neagu, V., P.C. Joanid: Juxtaresical hydatid cysts. Int. Urol. 4 (1978) 111

Vaidyanathan, S., M.S. Rao, S.K. Sharma, L.J. Rajendran, C.L. Subudi, K.M.K. Rao, V.V. Shirikhande, B.C. Bapna: Non-operative management of a pelvic hydatid cyst communicating with the bladder. J. Urol. (Baltimore) 121 (1979) 245

Van Weemen, B.K., A. Schuurs: FEBS Letters 15 (1971) 232

Williams, J.F. Trans. roy. Soc. trop. Med. Hyg. 66 (1972) 160

Yarzabal, L.A., J. Leiton, H.M. Lopez-Lemes: Amer. J. trop. Med. Hyg. 23 (1974) 662

Tumoren

Tumorimmunologie

K. F. Klippel

Allgemeiner Teil: Möglichkeiten der Immunabwehr

Zur Abwehr von Fremdantigenen stehen dem Organismus ein zelluläres und ein humorales System zur Verfügung, das sich jeweils in einen spezifischen und unspezifischen Teil gliedert. Der humoral spezifische Teil wird durch die Immunglobuline gebildet, sie stellen den Gesamtpool der spezifischen Antikörper dar; zum unspezifischen humoralen Teil gehören Serumfaktoren wie Komplement und Properdin. Den spezifisch zellulären Teil bilden die sog. T-Lymphozyten, den unspezifischen die Monozyten und Makrophagen.
Alle 4 Systeme stehen nicht isoliert nebeneinander, sondern sie bedingen sich gegenseitig und potenzieren sich in ihrer Abwehrfunktion (Abb. 1).
Die Bildung von Antikörpern wird durch die Hilfe von T-Lymphozyten (T-helper cells) begünstigt; Antikörperwirkung wird durch Komplement verstärkt, Monozyten und Makrophagen werden durch Antikörper und T-Lymphozyten aktiviert.
Aufbau des spezifischen Immunsystems. Es gibt zwei Arten von Lymphozyten, die T-Zellen (thymusabhängig) und die B-Zellen (Bursa-Äquivalent-abhängig). Aus der reifen T-Zelle entsteht nach Antigenkontakt der aktivierte T-Lymphozyt, der für zellvermittelte Immunreaktionen verantwortlich ist. Die B-Zellen wandeln sich nach Antigenstimulation in Plasmazellen um, um ihrerseits dann spezifische Antikörper zu synthetisieren (Abb. 2).
Immunglobuline. Träger der spezifisch humoralen Immunreaktion sind die Antikörper. Sie sind grundsätzlich aus 2 schweren (H-Ketten) und 2 leichten Polypeptidketten (L-Ketten) aufgebaut, die durch Disulfidbrücken miteinander verbunden sind. Die Struktur der schweren Ketten bestimmt die Zugehörigkeit zu den einzelnen Immunglobulinklassen: G, A, M, D, E.
Komplementsystem. Durch Aktivierung von Komplement wird erst eine volle Antikörperwirkung erreicht. Komplement ist ein Multifaktorensystem, das durch einzelne Enzymsubstratschritte aktiviert wird. Mittels des Komplementrezeptors (Fc-Stück) des Antikörpers wird die gesamte

	Spezifisch	Unspezifisch
Humoral	Antikörper	Komplement Properdin
Zellulär	T-Lymphozyten	Monozyten Makrophagen

Abb. 1 Die Immunabwehr verschiedener Systeme, die ineinander übergreifend, sich in ihrer Wirkung verstärken

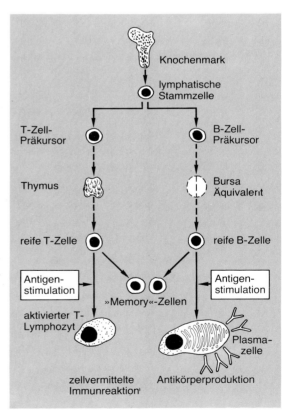

Abb. 2 Schematischer, vereinfachter Aufbau des Immunsystems

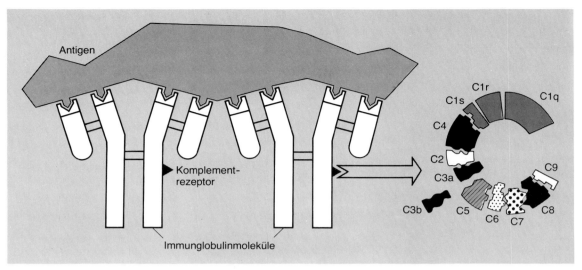

Abb. 3 Nach Antigen-Antikörper-Kontakt wird über den Komplementrezeptor des Fc-Stückes die gesamte Komplementkaskade von Faktor C1 bis C9 aktiviert (nach *Barandun*)

Komplementkaskade von Faktor C1 bis C9 aktiviert. Dies führt bei zellulären Antigenen zur Zytolyse. Zusätzlich können bestimmten Moleküle, die bei den einzelnen Aktivierungsschritten entstehen, die Opsonisierung und die Immunadhärenz fördern. Die Antigene werden spezifisch mit diesen Molekülen bedeckt und können aufgrund von Komplementrezeptoren an der Oberfläche von Phagozyten (und Lymphozyten) anhaften. Die hierdurch aktivierten Zellen eliminieren das Antigen durch Phagozytose (Abb. 3).

Zelluläres Immunsystem

T-Lymphozyten

Die T-Lymphozyten sind die Träger des spezifisch zellulären Immunsystems. Analog den Immunglobulinklassen des B-Zellsystems findet man innerhalb der T-Zellen ebenfalls Subpopulationen (s. Abb. **4**): So unterscheidet man T-Helferzellen, T-Supressorzellen, Mediatorsubstanzen-produzierende Zellen sowie zytotoxische Effektorzellen. Die T-Helferzelle wird dann benötigt, wenn Antikörper gegen sog. thymusabhängige Antigene gebildet werden. Seit Jahren ist bekannt, daß die Immunglobulinsynthese einer weiteren regulierenden T-Zelle unterliegt: T-Supressorzellen sind in der Lage, die Antikörpersynthese zu unterdrücken (Abb. **4**). Aktivierte T-Lymphozyten produzieren darüber hinaus Mediatorsubstanzen, diese Substanzen werden auch als *Lymphokine* bezeichnet:

a) Immuninterferon stimuliert die Produktion des Virus inhibitory proteins (VIP), das die Virusreduplikation in der Zelle blockieren kann (virale Onkogenese).
b) Zytotoxische Lymphozytenfaktoren können als fremd erkannte Zellen abtöten.
c) Lymphozytenaktivierende Faktoren führen zur Aktivierung und Mitreaktionen anderer, unspezifischer Lymphozyten.
d) Chemotaktische Faktoren attrahieren Phagozyten. Nachdem diese Zellen in den Ort der Antigenerkennung bzw. Abwehr eingewandert sind, entsteht das histologische Korrelat der Entzündung.
e) Der Makrophageninhibitions- sowie der makrophagenaktivierende Faktor verhindern das Auswandern attrahierter Zellen. Gleichzeitig wird der Zellstoffwechsel intensiviert, so daß Fremdantigene wesentlich aggressiver attakkiert und eliminiert werden können.

Die vierte T-Zellsubpopulation, die zytotoxischen Effektorzellen, sind für Reaktionen wie Transplantatabstoßung und Tumorzellelimination verantwortlich. Sie können ihre Wirkung ähnlich wie die B-Zellen nur dann entfalten, wenn ihnen T-Helferzellen bei der Antigenerkennung assistieren (Abb. **5**).

Eine weitere Subpopulation der Lymphozyten sind die K-Zellen (Killerzellen). Sie scheinen offenbar weder den B- noch den T-Zellen zuzugehören. K-Zellen sind in der Lage, zusammen mit spezifischen Antikörpern Zellyse einzuleiten. Zunächst werden die Oberflächenantigene der Fremdzelle von spezifischen Antikörpern erkannt und besetzt. Über den Fc-Rezeptor kann sich die K-Zelle an den von der Zelloberfläche abgewandten Fc-Teil des Immunglobulins anlagern und die Zelle zerstören. Dieser Vorgang wird als antikörperabhängige zellvermittelte Toxizität bezeichnet

466 Tumoren

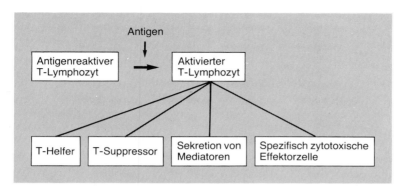

Abb. 4 Schema der T-Lymphozyten-Aktivierung nach Antigenkontakt

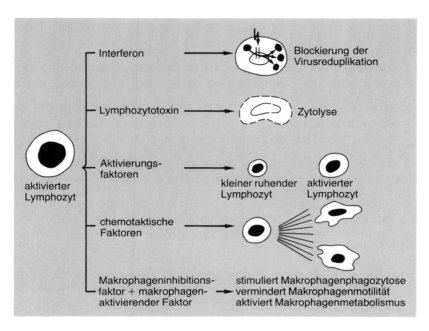

Abb. 5 Funktionell definierte Lymphokine, die nach Aktivierung von den Lymphozyten freigesetzt werden können

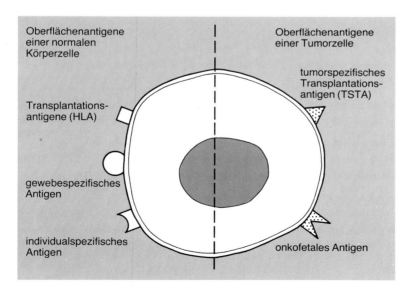

Abb. 6 Schema: »Normale« und »tumorspezifische« Antigene auf der Zelloberfläche

(antibody dependent cell-mediated cytotoxicity: ADCC).

Monozyten-Makrophagen-System

Die Monozyten entstammen den hämatopoetischen Stammzellen des Knochenmarks. Sessile Monozyten wandeln sich in Makrophagen um, im Bindegewebe sind sie als Histiozyten, in der Leber als von Kupffersche Sternzellen, in der Lunge als alveolare Makrophagen und in den Lymphknoten als freie und fixierte Makrophagen zu finden. Man hat zunehmend erkannt, daß ihnen nicht nur die Funktion der Phagozytose zukommt, sondern auch die Induktion einer spezifischen Immunreaktion nur in Gegenwart von Monozyten/Makrophagen möglich ist, unabhängig davon, ob es sich um eine humorale oder eine zellvermittelte Immunreaktion handelt. Monozyten/Makrophagen greifen in erheblichem Maße in den Eliminierungsprozeß von Fremdantigenen ein, sind also auch Effektorzellen, wenn ihnen zuvor durch aktivierte Lymphozyten entsprechende Signale vermittelt worden sind (armed Macrophages).

Tumorspezifische Antigene

Grundlage einer immunologischen Tumorüberwachung ist das Vorhandensein spezifischer Antigene auf der Oberfläche von Tumorzellen. Tumorzellen besitzen sowohl Antigene, die auch an normalen Körperzellen vorhanden sind, z.B. die Transplantationsantigene (HLA), gewebsspezifische und individualspezifische Antigene, zum anderen präsentieren Tumorzellen Antigene, die an normalen Körperzellen nicht nachweisbar sind (Abb. 6). Diese Antigene werden als tumorspezifische Antigene (TSA) bzw. tumorspezifische Transplantationsantigene (TSTA) bezeichnet. Zusätzlich können an manchen Tumorarten sog. onkofetale Antigene nachgewiesen werden, die man auch an der Oberfläche von Embryonalzellen findet. Diese Antigene entstehen in den Tumorzellen durch »retrogenetische Expression«, die durch Aufbrechen eines in der normalen Zelle verschlossenen genetischen Codes durch die beschleunigten Stoffwechselvorgänge in der Karzinomzelle bedingt sein soll.

Aus Tierversuchen konnten folgende Schlüsse gezogen werden:
1. Virusinduzierte Tumoren haben gemeinsame Antigendeterminanten. Diese Determinanten werden als gruppenspezifische Transplantationsantigene bezeichnet.

Tumoren, die durch ein chemisches Agens induziert worden sind, besitzen unterschiedliche Antigene, unabhängig vom histologischen Aufbau. Diese Antigendeterminanten werden als individualspezifische Transplantationsantigene bezeichnet.

Ausnahmen bestehen: Es können Kreuzreaktionen bei chemisch induzierten Tumoren vorkommen, viralinduzierte Tumoren können individualspezifische Antigene besitzen.
2. Die Immunogenität der Tumoren variiert stark. Es gilt die Regel, daß experimentell durch chemische oder virale Karzinogene erzeugte Tumoren stärker immunogen wirken als spontan entstandene Tumoren (POWELL u. Mitarb. 1975).

Mechanismen der Tumorzellabtötung

Tierexperimentell konnte gezeigt werden, daß Tumorzellen immunisierend wirken und durch das Immunsystem eliminiert werden können.
1. Spezifische Antikörper erkennen an den Tumorzellen die Oberflächenantigene. Durch Komplementaktivierung resultiert Zellyse (IRIE u. Mitarb. 1974). Diese Immunglobuline werden deswegen zytotoxische Antikörper genannt, weil sie fähig sind, mit Hilfe von Komplement die Lyse einzuleiten.
2. Fremdantigene werden durch spezifische zytotoxische T-Lymphozyten erkannt; die Zielzellen werden durch direkte Aktivierung zerstört (WYBRAN u. Mitarb. 1974).
3. Spezifische T-Lymphozyten, die Lymphokine produzieren, aktivieren Makrophagen, die ihrerseits Tumorzellen im Wachstum hemmen, bzw. abtöten (armed macrophages) (EVANS 1972, EVANS u. ALEXANDER 1972).
4. Spezifische, nicht zytotoxische Antikörper lagern sich an der Tumorzellenoberfläche an. Ihr Fc-Teil wird von K-Zellen erkannt, was zur Aktivierung dieser Zellen und zur Tumorzellzerstörung führt (HAKALA u. LANGE 1974, Abb. 7).

Möglichkeiten des Tumors, der Immunabwehr auszuweichen

Wird das Tumorwachstum tatsächlich durch das Immunsystem überwacht, so bedeutet die klinische Entstehung eines Tumors, daß maligne Zellen die Möglichkeit besitzen, der Immunabwehr auszuweichen.

Sneaking-through-(dilution-escape-) Phänomen

Verschiedene Autoren konnten im Tierexperiment zeigen, daß kleine Tumorzellinokula in der Lage sind, die Immunabwehr in syngenen und allogenen Empfängern zu unterlaufen, während ein größeres Tumorzellinokulum durch die immunologische Abwehr zerstört wird (BONMASSAR u. Mitarb. 1974). Dieser Mechanismus des Sneaking through (Durchschlüpfen) ist noch unge-

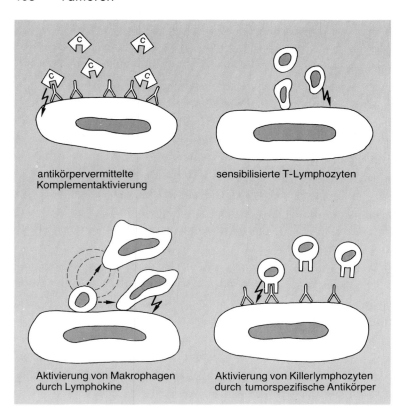

Abb. 7 Vier Mechanismen der Tumorzellabtötung: c = Komplement, ⚡ = Zellabtötung

klärt. Möglicherweise ruft ein kleines Tumorzellinokulum einen zu geringen antigenen Reiz hervor, um die Immunabwehr zu stimulieren. Mit den heutigen Erklärungsmöglichkeiten ist dieses Phänomen mit der immunologischen Überwachungstheorie noch nicht in Einklang zu bringen.

Antigenmodulation

Offenbar können maligne Zellen durch Veränderung ihres Antigenbestandes der Immunabwehr entkommen (AOKI u. JOHNSON 1972, FENYÖ u. Mitarbeiter. 1968). Es konnte nachgewiesen werden, daß während mehrerer Tierpassagen der Tumor seine Oberflächenantigene verlieren kann und deshalb immunologisch nicht mehr erkannt wird. Es existieren innerhalb einer Tumorzellpopulation Zellen mit unterschiedlich stark ausgeprägten, tumorspezifischen Antigenen. Durch das Immunsystem werden vor allem Zellen mit stark ausgeprägten Antigenen eliminiert, während Zellen mit nur wenigen tumorspezifischen Antigenen unerkannt bleiben und dadurch die Immunabwehr unterlaufen. Dieses Phänomen hängt offenbar von der Funktion eines intakten Immunsystems ab, Analogien sind von der Mikrobiologie her bekannt. Es ist allerdings nicht ganz geklärt, inwieweit die Oberflächenantigene einfach nur von Antitumorantikörpern maskiert werden und dadurch nicht mehr den zellulären Immunmechanismen zugänglich sind.

Immunsuppression durch den Tumor

Es scheint so zu sein, daß Tumoren das wirtseigene Immunsystem supprimieren können, so daß die Immunantwort gegen die Tumorantigene unterbleibt. Je größer die Tumormasse, um so schlechter ist offenbar die Immunantwort. Dies konnte u. a. durch Hauttestungen mit Dinitrochlorobenzol (DNCB) gezeigt werden (KLIPPEL u. Mitarb. 1978). Der Grund hierfür liegt möglicherweise einmal in der Invasion in das lymphatische Gewebe, zum zweiten in der Produktion bestimmter humoraler Substanzen, die die Immunantwort hemmen können. Immunsuppressiv wirkende Faktoren wurden tatsächlich im Serum von Tumorpatienten und im Medium von Tumorkulturen gefunden. In welcher Weise diese Substanzen auf das Immunsystem einwirken, ist noch unklar. Eine Möglichkeit scheint die Hemmung der Makrophagenfunktion zu sein (SYNDERMAN u. PIKE 1976). Interessant erscheint hier die Analogie zur Schwangerschaft, die das Modellbeispiel einer gelungenen Transplantation ist, da wahrscheinlich von embryonalen Zellen ebenfalls immunsuppressive Substanzen produziert werden, die zur Nichtabstoßung des Fetus führen, zum anderen im Rahmen der retrogenetischen Expression klinisch als Tumormakersubstanzen dienen (z. B. Alphafetoprotein, karzinoembryonales Antigen, Beta-HCG usw.).

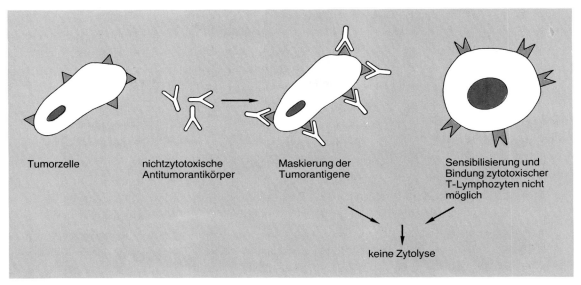

Abb. 8 Enhancement

Enhancement

Neben der Immunsuppression durch den Tumor haben Untersuchungen der letzten Jahre gezeigt, daß auch das Immunsystem selbst zur Förderung des Tumorwachstums beitragen kann (SNELL u. Mitarb. 1946). Die Tumorwachstumsförderung, die als immunologisches Enhancement bezeichnet wird, ist u. a. dadurch erklärbar, daß nichtzytotoxische Antitumorantikörper die Tumorantigene auf der Zelloberfläche maskieren (Abb. 8). Deshalb können Effektormechanismen, wie z. B. zytotoxische T-Lymphozyten und zytotoxische, komplementaktivierende Antikörper, nicht wirken. Die Folge ist weiteres Tumorwachstum.

Zentrale Blockade

Neben der Blockierung durch Maskieren der Tumorantigene direkt an der Tumorzielzelle, besteht auch die Möglichkeit der zentralen Blockade, des sog. »Blocking« (Abb. 9). In der Blutbahn zirkulierende, freie Tumorantigene können zytotoxische Antikörper durch Bildung von Antigen-Antikörper-Komplexen abfangen. Außerdem sind freie Tumorantigene als auch Antigen-Antikörper-Komplexe offenbar in der Lage, direkt die Lymphozytenaktivität zu lähmen. Möglicherweise geschieht dies durch Übermittlung eines Toleranzsignals, durch Kopplung der zirkulierenden Antigene an die spezifischen Antigenrezeptoren der Lymphozyten.

Immunstimulation

Nicht nur humorale, sondern auch zelluläre Mechanismen könne das Tumorwachstum fördern (Abb. 10). Während die Injektion einer großen Anzahl von Antitumorlymphozyten das Tumorwachstum deutlich hemmt, fördert die Injektion einer geringen Menge von Antitumorlymphozyten das Wachstum (FIDLER 1973, KALL u. HELLSTRÖM 1975, TREVES u. Mitarb. 1974). Der Mechanismus des als Immunstimulation bezeichneten Phänomens ist noch zu klären. Besonders am letztgenannten Phänomen zeigt sich, daß die Annahme, das Immunsystem sei ein wirkungsvoller Tumorantagonist, nur unter bestimmten Voraussetzungen gilt. Gerade am Beginn der Tumorneogenese sind nur wenige spezifische Lymphozyten vorhanden, die alleine das Tumorwachstum nicht hemmen können, sondern möglicherweise zur Verstärkung beitragen. Die Tatsache, daß die meisten Tumoren im Tierexperiment eine deutliche Immunantwort induzieren, darf nicht zur voreiligen Übertragung der gewonnenen Ergebnisse auf das Humansystem führen. Bei der klinischen Durchführung einer Tumorimmuntherapie sind strenge Kriterien an das sog. Immunmonitoring zu stellen (Tab. 1).

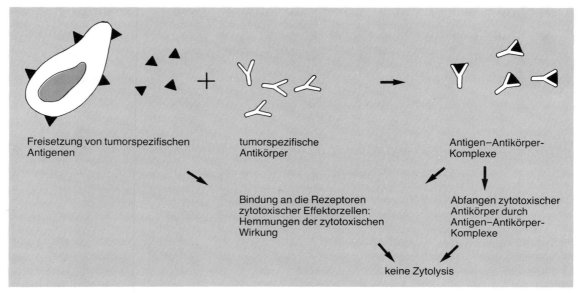

Abb. 9 Blocking = zentrale Blockade durch Antigen-Antikörper-Komplexe

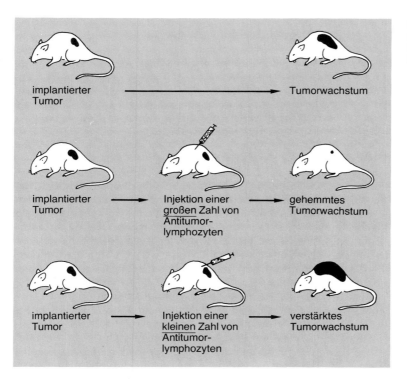

Abb. 10 Immunstimulation: paradoxes Phänomen des Tumorwachstums durch eine zu geringe Zahl von Antitumorlymphozyten

Tabelle 1 Förderung des Tumorwachstums durch immunologische Phänomene

Bedingt durch tumoreigene Mechanismen
Sneaking Through
Antigenmodulation
Immunsuppression durch den Tumor
Bedingt durch Immunmechanismen
Enhancement
Blocking
Immunstimulation

Untersuchungsmethoden zur Bestimmung der Immunreaktion

Die Prognose des Patienten ist nicht nur von Tumorart, -stadium und -grad, sondern auch von der Immunkompetenz des Patienten abhängig. Eine Reihe von Tests steht zur Verfügung, sowohl die unspezifische Immunitätslage als auch die spezifische Immunreaktionen gegen den Tumor zu bestimmen.

Ein immundiagnostischer Test ist nur dann sinnvoll, wenn die statistische Verteilung sich innerhalb klinisch definierter Patientengruppen unterscheidet. Da nicht alle beschriebenen Testverfahren im urologischen Bereich genügend diskriminant werden, sollen aus der Fülle der Testverfahren nur einige angeführt werden.

Hauttests

Unspezifische Hauttests

Im allgemeinen wird mit den Hauttestungen die zellvermittelte Immunität (CMI = cell mediated immunity) überprüft. Es sollen damit Immundefekte in Abhängigkeit von Tumorstadium und Prognose erfaßt werden.
Zwei Testtypen stehen zur Verfügung:
1. Recall-Antigene: Antigene, mit denen der Patient mit hoher Wahrscheinlichkeit bereits früher Kontakt gehabt hat, z.B. Mumps-, Candida-, Streptokokkenantigene usw. Da jedoch die Kontaktwahrscheinlichkeit und Intensität katamnestisch sehr schwer zu erfassen ist, fanden Hauttestungen mit
2. Neuantigenen weite Verbreitung (z.B. DNCB: Dinitrochlorobenzol, DNFB: Dinitrofluorbenzol, KLH=Key-hole-limpet-Hemocyanin usw.).

Der am meisten benutzte Parameter zur Erfassung der Immunkompetenz ist der Hauttest mit 2,4-Dinitrochlorobenzol (DNBC). Über 95% aller gesunden Personen zeigen eine positive Antwort innerhalb von 1–3 Wochen nach Sensibilisierung, die sich als Rötung und Induration der Haut zeigt. Es liegt keinerlei Information vor, ob die 5% der nichtreaktiven, DNBC-negativen Personen einer höheren Malignomrate unterliegen. Patienten mit urologischen Tumoren weisen in hohem Prozentsatz eine verminderte DNCB-Reaktivität auf, anerge Patienten haben eine ungünstigere Prognose. Interessanterweise wird eine solche Korrelation nicht bei den Recall-Antigenen gefunden. Dies bedeutet, daß die Immunantwort gegen Neuantigene, wie z.B. DNCB, ein besserer prognostischer Indikator ist.

Spezifische Hauttests

Makari-Hauttest. MAKARI (1975) benutzte Tumorhomogenate aus Karzinom-, Fibrosarkom- und Lymphomgewebe, präparierte 3 unterschiedliche Antigengruppen der Tumorpolysaccharide (TPS I, II, III, entsprechend der Histiogenese), entnahm dem Tumorpatienten Blut und versetzte es mit den Antigenfraktionen (I–III). Nach Schüttelkühlung wird dem Patienten unterschiedlich abgetiterte Lösung intradermal injiziert, das Erythem (TSTI: Tumor skin test index) gemessen und mittels einer Formel berechnet. Ein Index über 1,35 gilt als positiv. Der Anspruch des Tests, das Frühkarzinom, das Carcinoma in situ, zu erkennen, ist zur Zeit nicht bewiesen. Entzündliche Begleiterkrankungen lassen den Test in über 60% der Fälle falsch-positiv werden. Andererseits entwickelten 13 von 14 Patienten mit postivem Test später ein Malignom, so daß MAKARI u. HAYTON (1965) dem Test die Fähigkeit zuschreiben, präkanzeröse Läsionen zu entdecken. Doppelblindstudien (TEE 1973) erbrachten eine falsch-positive Aussage von 20%, etwa den doppelten Anteil der offenen Studien.

Trotz der Unwahrscheinlichkeit identische Antigene und »Antigenstärken« zu präparieren, der Schwierigkeit des objektiven Ablesens bei Hauttestungen, sollten solche immunodiagnostischen Ansätze verbessert und weiterhin kritisch mit wissenschaftlicher Methodik verfolgt werden.

Hautfenstertechnik (skin window technique). Hierbei wird auf eine skarifizierte Hautstelle ein histologischer Schnitt des eigenen Tumors unter eine Zellophanklarsichtbedeckung geklebt. Nach einer bestimmten Zeit wird die Infiltration des Tumorgewebes mit lymphozytären und monozytären Elementen histologisch bestimmt. Die Infiltration ist vor allem ein Maß der zellulären Immunantwort. Eine starke Infiltration weist auf eine gute Immunreaktion des Patienten gegen den eigenen Tumor hin.

Es gibt allgemein Hinweise, daß Hauttests auch in Zukunft eine gewisse Rolle für die Prognose und Behandlung des Krebses spielen werden, besonders wenn Reinantigene verfügbar sein werden. Solange noch keine In-vitro-Tests mit ähnlicher Korrelation zur Prognose des Tumorpatienten in der klinischen Routine praktikabel sind, wird man auf die sicheren, einfachen und billigen Hauttests nicht ohne weiteres verzichten können.

In-vitro-Untersuchungen

Untersuchung der T- und B-Zellfunktion

Die quantitative Bestimmung der T-Zellen erfolgt durch Inkubation der Lymphozyten in einer Schafserythrozytensuspension (JONDAL u. Mitarb. 1972). Diese Erythrozyten haben aus noch nicht geklärten Gründen die Fähigkeit, an der Oberfläche der T-Zellen zu haften und Rosettenstrukturen zu bilden. Dadurch ist es möglich, die Zahl der T-Lymphozyten unter dem Mikroskop auszuzählen.

B-Lymphozyten besitzen an ihrer Oberfläche Immunglobulinrezeptoren. Diese entsprechen den Immunglobulinen, die nach spezifischer Antigenstimulation durch die Plasmazelle produziert werden.

Mit Hilfe eines fluoreszenzmarkierten Antihumanimmunglobulins (z. B. vom Kaninchen) können die B-Zellen unter dem Fluoreszenzmikroskop identifiziert und quantitativ bestimmt werden (WINCHESTER u. Mitarb. 1975).

Die Funktion der Lymphozyten läßt sich in einfacher Weise durch Stimulation mit bestimmten pflanzlichen Extrakten, den sog. Mitogenen (Phythämagglutinin, Concanavalin A) bestimmen (HARTZMANN u. Mitarb. 1971). Mitogene sind in der Lage, Lymphozytenproliferation und Zellteilung hervorzurufen. Mitogen wird den Lymphozytenkulturen für einige Tage zugegeben und anschließend radioaktiv markiertes Thymidin zugefügt, das in die neu synthetisierte DNA eingebaut wird. Die Einbaurate des radioaktiven Thymidins ist ein Maß der Lymphozytenproliferation.

In entsprechender Weise kann man Lymphozyten und fremde Lymphozyten stimulieren (mixed lymphocyte culture, MLC). Patientenlymphozyten werden mit Fremdlymphozyten für mehrere Tage inkubiert, wobei die stimulierenden Zellen durch Mitomycin-C oder durch Bestrahlung in ihrer Mitosefähigkeit gehemmt sind (oneway MLC). Der Grad der Stimulierung wird wiederum durch den Einbau von radioaktivem Thymidin gemessen (HARTZMANN u. Mitarb. 1971, PEEK u. BACH 1973).

Antikörperabhängige zellvermittelte Zytotoxizität (antibody dependant cell mediated cytotoxicity: ADCC)

In diesem Testsatz wird die Aktivität der K-Zellen gemessen (HAKALA u. Mitarb. 1974). Patientenlymphozyten werden unspezifisch mit Mitogen stimuliert. Dabei kommt es auch zur Aktivierung der K-Zellpopulation. Diese Zellen werden anschließend mit Tumorzellen sowie mit Antitumorantikörpern inkubiert. Die Lyserate der Tumorzellen ist ein Maß für die Zahl und Aktivität anwesender K-Zellen.

Makrophagenfunktionstests

Ohne Zweifel ist es notwendig, die Makrophagenfunktion abzuklären, zumal sich gezeigt hat, daß Tumoren gewisse Faktoren sezernieren können, die die Makrophagenfunktion unterdrücken. So ist z. B. ihre Wanderungsfähigkeit zum Ort eines chemotaktischen Reizes hin bei gewissen Tumorpatienten vermindert (SYNDERMAN u. PIKE 1976). Getestet wird die Wanderungsfähigkeit in Chemotaxiskammern, die aus 2 durch einen permeablen Filter getrennten Anteilen besteht (WARD u. SCHLEGEL 1969).

Im Makrophagenaktivierungstest werden Makrophagen zusammen mit einem bestimmten Antigen inkubiert (POWELL u. Mitarb. 1975). Dabei werden Zellen aktiviert, wobei sie die Fähigkeit erlangen, am Glas der Petri-Schale zu haften. Dies erlaubt eine quantitative Auszählung der Zellen.

Im Makrophagenwanderungsinhibitionstest wird die Fähigkeit der Zellen überprüft, aus einer Glaskapillare auszuschwärmen (SOBORG u. BENDIXEN 1967). Patientenlymphozyten werden mit einem Antigen inkubiert. Diese reagieren daraufhin mit der Freisetzung von Lymphokinen in das Medium. Anschließend wird eine mit Makrophagen beschickte Kapillare dem Medium zugesetzt. Sind im Kulturmedium Lymphokine vorhanden, insbesondere der Makrophageninhibitionsfaktor (MIF), so wird die Auswanderung bzw. das Ausschwärmen der Makrophagen aus der Kapillare gehemmt.

Colony-Inhibitionstest

Tumorzellen werden in Agar-Gel auf den Boden einer Schale gebracht. Die neoplastischen Zellen proliferieren und bilden leicht erkennbare Kolonien. Um die immunologische Reaktion gegen den Tumor zu messen, werden zusätzlich Lymphozyten vom Tumorpatienten hinzugefügt und die Zahl der Tumorzellkolonien, die in Gegenwart der Lymphozyten gebildet werden, mit einer Kontrollschale ohne Lymphozyten verglichen (AOKI u. JOHNSON 1972).

Mikrozytotoxizitätstest

Tumorzellen werden mit radioaktivem ^{51}Chrom markiert und zusammen mit Patientenlymphozyten inkubiert. Besitzt der Patient spezifische zytotoxische Lymphozyten, so wird das Chrom durch Abtötung der Zellen in den Überstand freigesetzt. Die Intensität der Radioaktivität im Überstand ist ein Maß für die zytotoxische Aktivität der Lymphozyten und wird als Lyserate in Prozent angegeben (PEEK u. BACH 1973).

Onkofetale Antigene

Onkofetale Antigene sind Glykoproteine, die sowohl im fetalen als auch im malignen Gewebe gefunden werden (CONSTANZA u. NATHANSON 1974, MAKARI u. HAYTON 1965). Meist sind sie an der Zelloberfläche lokalisiert, können aber auch frei im Serum zirkulieren. Onkofetale Antigene sind in zahlreichen Tumoren beschrieben worden. Offensichtlich entstehen sie erneut aufgrund der malignen Transformation. Ihr Vorkommen unterstützt die Auffassung, daß Tumorzellen entdifferenziert sind und sich zu primitiven Zellen rückentwickeln können. Etwa 70% aller Patienten mit Tumoren im Verdauungstrakt besitzen Antikörper gegen karzinoembryonales Antigen (CEA). Bei Patienten mit massiv metastasierenden Tumoren werden Antikörper nicht gefunden, offenbar weil sie vom Antigen abgebunden werden. Dafür findet man hohe Spiegel von zirkulierendem karzinoembryonalem Antigen. Die Bestimmung des Antigens erfolgt mit Hilfe des Radioimmunassays. Sein Nachweis dient als diagnostische und prognostische Hilfestellung. Hohe Werte werden generell im fortgeschrittenen Tumorstadium gefunden. Jedoch entgehen kleine Tumoren oft der Diagnose und erhöhte CEA-Spiegel können u.a. auch bei entzündlichen Darmerkrankungen gefunden werden (BLOOM u. Mitarb. 1974).

Ähnliches gilt für Alphafetoprotein. Die Bestimmung erfolgt mit dem Radioimmunassay. Erhöhte Spiegel wurden vor allem bei Leber- und Hodentumoren gefunden (ADINOLFI u. Mitarb. 1975, CONSTANZA u. NATHANSON 1974, SMITH u. Mitarb. 1978).

Spezieller Teil: Angewandte immunologische Methoden

Hypernephrom

Zahlreiche Autoren versuchten mit verschiedenen Testmethoden die Immunkompetenz des Hypernephrompatienten festzustellen, insbesondere da bei der häufig zitierten Spontanremission von Metastasen nach Entfernung des Primärtumors immunologische Mechanismen diskutiert werden. Die Versuche einer Quantifizierung der Immunkompetenz (Immunostaging) sollten über die Prognose des Patienten sowie über Entscheidungshilfen während immunsupprimierender Therapie (Bestrahlung, Zytostase) Auskunft geben. Wenn man die unterschiedlichen Patientenkollektive zusammenfaßt, so ergibt sich, daß Hypernephrompatienten zwischen 26–50% ungenügend auf den DNCB-Test reagieren (CATALONA u. Mitarb. 1974, CATALONA u. Mitarb. 1975, DECENZO u. Mitarb. 1975, MORALES u. EIDINGER 1976b). Recall-Antigen-Tests fallen in 50–75% negativ aus; die Monozytenfunktionen waren in etwa 60% beeinträchtigt. Die Lymphozytenstimulationstests ergaben normale Werte beim lokalisierten Tumor, während die Patienten mit metastasiertem Tumor eine geringere Lymphozytenreaktivität aufwiesen (COLE u. Mitarb. 1976, DALY u. Mitarb. 1974). Andere Autoren bestätigten die allgemeine Depression der Lymphozytenstimulierbarkeit, fanden jedoch keine Korrelation zum Tumorstadium. Aufgrund seiner Plasmaaustauschversuche folgerte MCLAUGHLIN (1975), daß im Plasma von Hypernephrompatienten inhibitorische Faktoren die antigene Stimulation der Lymphozyten hemmen. Immunelektrophoretisch soll es sich um eine Peptidfraktion im Alpha-2-Globulin-Bereich handeln.

Während eine große Anzahl von Autoren über die Testung der unspezifischen Immunitätslage berichtet, sind die Angaben über spezifische Tests spärlicher und weniger einheitlich. ACKERMANN fand bei 13,4% der Patienten einen gegen das tumorassoziierte Antigen gerichteten Antikörper, der allerdings auch gegen andere Tumorzellen Aktivität zeigte (ACKERMANN 1975).

Dagegen konnte KJAER in 58% der Patienten eine spezifische Reaktivität der Leukozyten gegen den autologen Tumor, in 47% gegen allogene Tumorzellen und in 3% gegen normales Nierengewebe nachweisen. In seinem Kollektiv überlebten Patienten mit nachgewiesener gegen den Tumor gerichteter, zellvermittelter Immunreaktion signifikant länger als solche Patienten mit fehlender oder verminderter Reaktivität (KJAER 1976, KJAER u. CHRISTENSEN 1977). Klinisch interessant war die Isolation einer High-risk-Gruppe aus dem Patientenkollektiv, die primär ohne Fernmetastasen bei verminderter zellvermittelter Immunität nach 3 Jahren die gleiche Überlebenszeit wie die Gruppe aufwies, die primär metastasiert war. Dies bedeutet, daß bereits zum Zeitpunkt des Therapiebeginnes, bevor klinisch erkennbare Metastasen vorhanden sind, dem Arzt prognostische Parameter in die Hand gegeben werden können, die zu adjuvanten immunologisch begründbaren Therapieformen führen könnten.

Widersprüchlich zu KJAER sind die Ergebnisse von WRIGHT u. Mitarb. (1978), der zwar auch eine zellvermittelte Immunität (CMI) in 63% der Hypernephrompatienten feststellte, jedoch keine testabhängige Überlebenskorrelation fand.

Bei der Interpretation der Befunde muß man sich vor Augen halten, daß selbst bei strengster Standardisierung der Methodenbedingungen die Reproduzierbarkeit der Testergebnisse systemimmanent variiert, da einerseits die Antigenquelle stets uneinheitlich definiert bleibt, andererseits es sich bei den Lymphozyten um individuelle Einzeller handelt, die möglicherweise kurz vor der Entnahme aus dem Körper stimulierenden oder hemmenden Einflüssen (z.B. endogene Cortisonausschüttung) unterlagen und mit diesen Signalen in den Test gehen.

Deswegen testeten HEMSTREET u. Mitarb. (1978) Patientenlymphozyten gegen Tumorplasmamembranfraktionen, um relativ einheitliche Antigencharakteristika zu erhalten.

Zusammenfassend wurden von CARMIGNANI u. Mitarb. (1977) folgende Hypothesen formuliert:
1. Der Tumor produziert zytotoxische Faktoren, die die T-Lymphozyten hemmen.
2. Tumorentfernung führt zu Aufhebung der T-Lymphozyteninhibition, entweder durch Suppression der hypothetischen zytotoxischen Faktoren oder durch Beendigung der durch Antigenüberschuß bedingten immunologischen Abwehrlähmung.

Spezifische Tumordiagnostik

Die theoretisch faszinierende Vorstellung der hochspezifischen Tumorvisualisation durch ein an Antitumorantikörper gekoppeltes Radiopharmakon oder andere indirekt bildgebende Substanzen erscheint als der logische Weg zur Tumordiagnose. BELITSKY u. Mitarb. (1978) benutzten einen gegen humane Hypernephromzellen von der Ziege gewonnenen Jod-131-gekoppelten Antikörper zur Darstellung primärer Hypernephrome bei 6 von 7 Patienten. Die Arbeitsgruppe GOLDENBERG u. Mitarb. (1978) injizierte Jod-131-markierte Ziegenantikörper gegen karzinoembryonales Antigen und war in der Lage, bei 18 Patienten 10 Primärtumoren und 24 Metastasen durch Photo-scanning festzustellen. In der Gruppe der tumorgesunden Kontrollpatienten gab es keine falsch-positiven Ergebnisse.

Immuntherapie

Im Gegensatz zur Radio-, Chemo- und Hormontherapie zeichnet sich eine echte Immuntherapie dadurch aus, daß sie selektiv Tumorzellen vernichtet, ohne normale körpereigene Zellen zu schädigen. Außerdem hat sie den theoretischen Vorteil, daß nicht nur in Teilung befindliche Tumorzellen wie bei der Chemotherapie angegriffen werden, sondern jede Zelle, die das spezifische Tumorantigen aufweist. Voraussetzung hierzu ist das Vorhandensein eines tumorspezifischen Antigens.

Unspezifische Immunstimulation

BCG. MORALES u. EIDINGER behandelten 18 Patienten mit metastasierendem Hypernephrom durch BCG-Vakzine (Bacillus Calmette Guérin) (1976b). In 4 Fällen konnte eine Metastasenregression beobachtet werden, Knochenmetastasen blieben unbeeinflußt. Die Volumenregression betrug zwischen 30–60%. Bei keinem Patienten trat ein Tumorenhancement auf.
Transferfaktor: MONTES u. Mitarb. (1977) behandelten 10 Patienten mit disseminiertem Hypernephrom mit Transferfaktor als Immunstimulanz. 5 Patienten zeigten eine vorübergehende »Metastasenstabilisierung« für längstens 6 Monate.

Spezifische Immuntherapie

Bereits 1963 konnte die Arbeitsgruppe unter NAIRN u. Mitarb. (1963) nach Immunisation einer Patientin mit metastatischem Hypernephrom mit allogener mikrosomaler Tumorzellfraktion ein gemeinsames spezifisches Präzipitin gegen verschiedene individuelle humane Hypernephromzellen nachweisen. Der klinische Verlauf der Patientin wurde durch die Immunisation allerdings nicht beeinflußt.
Immunribonucleinsäure. Nach einer ersten Serie von ermutigenden Berichten in den Jahren 1976 bis 1978 über klinische Erfolge bei der Anwendung von Immun-RNA (I-RNA) kommen die Arbeitsgruppe RAMMING u. DE KERNION, PILCH, SKINNER u. Mitarb. zu realisitschen Daten in neueren Publikationen (RAMMING u. DE KERNION 1977, SKINNER u. Mitarb. 1976).
Schafe wurden mit humanen Hypernephromzellen immunisiert, deren lymphatisches Gewebe entfernt und daraus die I-RNA gewonnen, die unter der Vorstellung einer genetischen Immunantwortsignalübertragung den Patienten injiziert wurde.
Von 35 Patienten mit chirurgisch entferntem, fortgeschrittenem oder abgesiedeltem Tumor kam es bei 8 Patienten zu einer Teilremission. Während bis zu 4 Jahren postoperativ die immuntherapierte Patientengruppe eine geringere Absterberate aufwies, konnte nach 5 Jahren kein Unterschied mehr zu der unbehandelten Gruppe festgestellt werden.
Autologe Zellen. Vielversprechend scheinen die Ergebnisse von TYKKÄ u. Mitarb. zu sein (1978), die autologe, während der Operation gewonnene Tumorzellen zusammen mit einem Immunpotentiator (BCG, Candidaantigen) subkutan injizierten bei Patienten mit primärmetastasiertem Hypernephrom. Nach 5 Jahren überlebten in der prospektiv randomisiert angelegten Studie noch 24% der Patienten, in der unbehandelten Kontrollgruppe nur 4,3%.
Die Ohio-State-Cancer-Studie der Arbeitsgruppe NEIDHART u. Mitarb. bestätigt im wesentlichen die Ergebnisse von TYKKÄ u. Mitarb. Von 30 Patienten mit primär multipel metastasiertem Hypernephrom wiesen 7% eine komplette Remission, 7% eine Teilremission, 37% einen Status quo auf. Bei 50% der Patienten kam es zur Tumorprogression (NEIDHART u. Mitarb. 1980). Den Patienten wurden dabei autologe bzw. homologe Tumorzellantigenfraktionen injiziert.
Interferon. Anekdotisch soll nicht jener Fall unerwähnt bleiben, als ein 43jähriger Arzt nach Tumornephrektomie 1969 von seinem Onkel, der erfolgreich an einem Hypernephrom operiert wurde, eine Plasmatransfusion erhielt. Lungenmetastasen verschwanden daraufhin bei weiterem Wohlbefinden des Patienten. Bereits damals wurde dieser Effekt einer Interferon-ähnlichen Sub-

stanz zugeschrieben, die im Plasma des geheilten Patienten nachgewiesen wurde (HORN u. HORN 1971).

Nierenbecken- und Harnleitertumor

Die Unterscheidung zwischen einem röntgenologisch nichtschattengebenden Stein im Harnleiter- oder Nierenbeckentumor könnte durch ein neues Immunkontrastmittel erleichtert werden. Durch Kopplung eines Urothelkarzinomantikörpers mit einem Gallengangskontrastmittel beschrieb KLIPPEL (1980) ein Verfahren, das eventuell zur Indikationssicherheit der operativen Freilegung bei Verdacht auf das Vorliegen eines urothelialen Tumors in den ableitenden Harnwegen beitragen könnte.

Blasentumor

In Tiersystemstudien konnten spezifische Blasentumorantigene nachgewiesen werden. Vakzinationen gegen diese Antigene verhinderten effizient Tumorwachstum. BUBENIK konnte an einer humanen etablierten Blasenkarzinomzellinie (T_{24}) die Präsenz tumorspezifischen Antigens (TSA) in verschiedenen Testsystemen nachweisen (BUBENIK u. Mitarb. 1970a, BUBENIK u. Mitarb. 1970b).
In der Absicht, durch Immunisation von Kaninchen mit verschiedenen Blasenkarzinommembranantigenextraktpräparationen tumorspezifisches Antigen im Blasentumorgewebe nachzuweisen, was mißlang, entdeckten MONACO u. Mitarb. (1975) im Urin von Blasenkarzinompatienten bei Anwendung des Mikrokomplementfixationstestes, daß dieser in 100% bei Grad-III-Blasentumoren positiv wurde, in 62,9% bei einem gemischten Blasenkarzinompatientenkollektiv gegenüber 3,4% bei Normalpatienten. Die Weiterentwicklung dieser Methode würde einen erheblichen Fortschritt in der Frühdiagnostik des Blasenkarzinoms bedeuten.
Die tatsächliche Existenz eines spezifischen Humanblasenkarzinomantigens wird durch die Untersuchung von BLOOM (1977), der dazu ein xenogenes, von Kaninchen gewonnenes Antiserum benutzte, gestützt. Die Arbeitsgruppe um HOLLINSHEAD u. Mitarb. (1978) konnte tumorassoziierte Blasenkarzinomantigene gereinigt darstellen und sie als eine relativ stabile einfache Polypeptitfraktion mit einem geschätzten Molekulargewicht von etwa 40 000 Daltons identifizieren. In intradermalen Hauttestungen zeigten 78% der Patienten eine positive zelluläre Immunreaktion auf das blasentumorassoziierte Antigen, während die gleiche Patientengruppe nur in 53% auf Recall-Antigene reagierte. Diese Ergebnisse am Menschen bedeuten eine wesentliche Unterstützung ähnlicher im murinen System gewonnener Erkenntnisse, die zeigten, daß eine Immunisation syngener Tiere mit tumorspezifischen Transplantationsantigenen (TSTA) das Wachstum transplantierter Blasenkarzinome erheblich reduzierte (WAHL u. Mitarb. 1974).

Zellvermittelte Immunantwort

Seit 1970 BUBENIK u. Mitarb. (1970a, b) erstmals zeigten, daß Leukozyten von Blasenkarzinompatienten Blasentumorzellen in der Gewebskultur abtöten können, richtete sich das Interesse zahlreicher Untersucher auf die Erfassung zellulärer immunologischer Parameter, um zusätzliche Information für die Prognose des Patienten zu gewinnen. Außerdem glaubte man damals, ein gemeinsames Blasentumorantigen gefunden zu haben, da die Leukozyten eines Patienten mit Blasenkarzinom ebenfalls Zytotoxizität gegenüber Tumorzellen anderer Patienten mit Blasenkarzinomen aufwies. Dieser zytotoxische Effekt wurde als spezifisch für Blasenkarzinomzellen angesehen, da die gleichen Leukozyten nicht Zellen von normalem Blasenepithel oder Zellen anderer Tumorarten oder Fibroblasten abtöten (BUBENIK u. Mitarb. 1973). Weiterhin beschrieben BUBENIK u. Mitarb. einen Verlust der Zytotoxizität der Leukozyten, wenn in den Testansatz das Serum von Blasenkarzinompatienten hinzugefügt wurde. Die Ursache schrieb man blockierenden Antikörpern zu, die an die Antigene der Zelloberfläche gebunden seien, um so die Tumorzellen vor der Zytolyse der zytotoxischen Lymphozyten zu schützen, oder Antigenantikörperkomplexen zu, die die Antigenrezeptoren der zytotoxischen Lymphozyten besetzten und diese so unwirksam machten.
Im folgenden bestätigten andere Autoren das Vorhandensein einer zellvermittelten oder humoralen zytotoxischen Immunreaktion gegen Blasentumorzellen bei Blasenkarzinompatienten, teilweise in direkter, inverser Abhängigkeit vom Tumorstadium (BEAN u. Mitarb. 1974, BLOOM u. Mitarb. 1974, PERLMANN u. Mitarb. 1972, PERLMANN u. Mitarb. 1978, O'TOOLE u. Mitarb. 1972a, O'TOOLE u. Mitarb. 1972b).
Als ein wesentliches Nebenergebnis dieser Studien ergab sich, daß die dabei benutzten etablierten Zellinien von humanen Blasenkarzinompatienten (z.B. T_{24} etabliert von BUBENIK) sich ähnlich verhielten wie primäre Zellkulturen, die direkt vom jeweiligen Patienten gewonnen wurden. Dies scheint auch in Zukunft die weitere Verwendung von permanenten Zellinien zu immunologischen Studien zu rechtfertigen.
Bis die Arbeiten von TAKASUGI u. Mitarb. erschienen, glaubte man an die spezifische zytotoxische Reaktivität gegen Blasentumorzellinien durch spezifisch sensibilisierte Lymphozyten. TAKASUGI konnte in einer groß angelegten Studie diese Spezifität nicht bestätigen, insbesondere zeigten seine Resultate keinen Zusammenhang zwischen Zytotoxizität und Histiogenese des Tumors (TAKA-

SUGI u. Mitarb. 1974, TAKASUGI u. MICKEY 1976). Im weiteren Verlauf berichteten auch andere Autoren, daß die Zytotoxizität der Lymphozyten von Blasenkarzinompatienten doch nicht so spezifisch sei und sich im wesentlichen nicht von der Zytotoxizität der Lymphozyten von Patienten mit nichtmalignen Krankheiten unterschied (BEAN u. Mitarb. 1974, BLOOM u. Mitarb. 1974, HAKALA u. Mitarb. 1974).

Eine daraufhin eingerichtete kollaborative Studie über tumorspezifische Zytotoxizität ergab keine neuen Erkenntnisse. Blasenkarzinompatienten, normale Kontrollpersonen, Patienten mit anderen Karzinomen zeigten häufig eine tumorspezifische Reaktivität ihrer Lymphozyten gegen Blasentumorzellen, teilweise sogar häufiger als solche Patienten mit Blasenkarzinom (CATALONA u. Mitarb. 1975 b).

Ein 1974 stattgefundener Workshop, auf dem verschiedene Zytotoxizitätsassays unter Standardbedingungen verglichen wurden, brachte Ernüchterung, da die Ergebnisse der einzelnen Tests untereinander nicht reproduzierbar waren. Der Begriff der *natürlichen Zytotoxizität* kam auf, ein Phänomen, das auch dem Gesunden in einem gewissen Prozentsatz die Fähigkeit zuschreibt, unabhängig von der Histiogenese eines Tumors eine spezifische Zytotoxizität auszubilden.

Daraufhin entwickelten HAKALA u. Mitarb. (1976) ein titrierbares quantitatives Lymphozytenzytotoxizitätsassay, mit dem sie zeigen konnten, daß ähnlich wie die zytotoxische Chemotherapie eine immunologische quantifizierbare Tumorzielzellentötung durch die Lymphozyten erfolgt, d.h., eine gegebene Anzahl zytotoxischer Lymphozyten war in der Lage, z.B. 1000 Zielzellen auf 500 zu reduzieren, 500 Zielzellen wurden auf 250 reduziert usw. Die Infragestellung der tumorspezifischen Zytotoxizität erbrachte neben der Verbesserung der Testsysteme die Tatsache, daß es neben einer unspezifischen Zytotoxizität tatsächlich eine superimponierte spezifische Zytotoxizität der Lymphozyten zum mindesten bei unbehandelten Blasenkarzinompatienten gibt, die in ausgedehnten statistischen Analysen von BOLHUIS (1977) nachgewiesen wurde. Zu ähnlichen Ergebnissen kamen MOORE u. ROBINSON (1977) als auch VILIEN u. WOLF (1978), die zeigten, daß sowohl Blasentumorpatienten als auch Kontrollpatienten eine Zytotoxizität gegenüber histiogenetisch verschiedenen Tumoren hatten, daß aber die Blasentumorpatienten eine statistisch größere Zytotoxizität gegenüber einer Blasentumorzellinie aufwiesen auf dem Hintergrund einer unspezifischen, »natürlichen« Zytotoxizität.

Mit der Einführung eines adaptierten Chromium-51-Freisetzungs-Assays, bei dem der Isotopenmarker aus den markierten Tumorzellen nach Hinzufügen der Lymphozyten freigesetzt wird, konnten reproduzierbare Ergebnisse erzielt werden. Die Quintessenz aller vorausgehenden Studien war, daß positive oder negative lymphozytäre Reaktivität in vitro eine vollkommen unterschiedliche klinische Signifikanz erhält, je nach Stadium der Krankheit, der klinischen Bedingungen oder der Art der Therapie zum Zeitpunkt der Testung (PERLMANN u. Mitarb. 1978).

DNCB-Hauttests

Im Gegensatz zu den In-vitro-Tests sind die Ergebnisse der Hauttestungen insbesondere mit DNCB einheitlicher. In vielen klinischen Studien konnte gezeigt werden, daß im Durchschnitt etwa 60% der Blasenkarzinompatienten subnormal bzw. anerg auf den DNCB-Test reagieren. Im Patientengut der urologischen Klinik Mainz waren von 175 getesteten Blasenkarzinompatienten 5,5% »DNCB-anerg« (KLIPPEL u. Mitarb. 1978). 63% dieses anergen Patientenkollektives verstarben innerhalb eines Jahres nach Testung. Die Mortalität des »DNCB-positiven« Kollektives lag bei 12% im gleichen Zeitraum.

BOLTON u. Mitarb. (1976) überprüften beim Mammakarzinompatienten eine Batterie von Testanordnungen einschließlich der Lymphozytenstimulationstests und fanden den DNCB-Test als den »am besten diskriminierenden Test«. Auch hinsichtlich der Prognose beim zu zytektomierenden Patienten ist der DNCB-Test als Entscheidungsparameter hilfreich; DNCB-anerge Patienten sind in erhöhtem Maße für postoperative Komplikationen anfälliger.

SRCA-Test

s. Kap. Blasenkarzinom.

Immuntherapie

Unspezifisch

Bacillus Calmette Guérin (BCG). Neben unwirksamen Versuchen einer unspezifischen Immunstimulation mit dem Anthelmintikum Levamisol (SMITH u. Mitarb. 1978) instillierten MORALES u. Mitarb. BCG in die Blase bei gleichzeitiger dermaler Vakzination. Ihre Ergebnisse bei 9 Patienten beurteilten sie selbst als günstig (MORALES u. Mitarb. 1976). In einer zweiten Studie wurden mit gleicher Methodik 7 Patienten mit Carcinoma in situ der Blase behandelt, die im Mittel 22,6 Monate rezidivfrei blieben (MORALES 1980). Über ähnliche Ergebnisse berichten DOUVILLE u. Mitarb. bei 6 Patienten (1978). MARTINEZ-PINEIRO injizierte BCG-Vakzine direkt in den Blasentumor bei 2 Patienten und konnte beide Male objektive Tumorregression erreichen (MARTINEZ-PINEIRO u. MUNTAÑOLA 1977).

Key-hole-limpet-Hemocyanin (KLH). OLSSON u. Mitarb. untersuchten mittels KLH die immunologische Reaktivität von Blasenkarzinompatienten. In der Nachsorge dieser Patienten fanden sie, daß nach der Immunisation mit KLH eine signifikante Reduktion des Blasentumorrezidivs erreicht werden konnte. Während in einem Beobachtungszeitraum von 203 Monaten 7 Patienten 13 Rezidive entwickelten, zeigten sich nach der Immunisation mit KLH über einen Beobachtungszeitraum von 213 Monaten nur 4 Rezidive (OLSSON u. Mitarb. 1974). Aufgrund dieser Ergebnisse wurde eine kontrollierte prospektive randomisierte Studie von KLIPPEL u. GARDILIC (1979) initiiert, wobei den Patienten nach vorheriger KLH-intradermaler Immunisierung in zweiter Situng das KLH intratumoral bzw. intraläsional injiziert wurde. Während von 15 Patienten der unbehandelten Kontrollgruppe 13 ein Rezidiv entwickelten, zeigten 3 der 9 immunisierten Patienten ein Rezidiv (KLIPPEL u. GARDILIC 1979).

Spezifische, adoptive Immuntherapie

Bereits 1973 berichteten SYMES u. Mitarb. über die erfolgreiche intraarterielle, lokale Infusion mit blasentumorzellensensibilisierten, xenogenen Schweinelymphozyten bei fortgeschrittenen Stadien des Blasentumors. Von 17 Patienten zeigten 7 subjektive und objektive Tumorregressionserscheinung nach der intraarteriellen Lymphozyteninfusion (SYMES u. Mitarb. 1973).
Die gleiche Arbeitsgruppe berichtet über 31 Patienten mit invasivem Blasenkarzinom, die randomisiert entweder Radiotherapie oder intraarterielle Schweinelymphozyten, gefolgt von einer Radiotherapie als therapeutische Modalität erhielten. Bei einer Beobachtungszeit von etwa 3 Jahren schnitten die kombiniert behandelten Patienten schlechter ab. Inwieweit in diesem Therapiemodell unspezifische Effekte durch einfache Embolisation der Arterien durch die Schweinelymphozyten erreicht werden oder durch unspezifische immunologische Reaktion bedingt durch die xenogenen Lymphozyten, bleibt unklar. Auch erscheint eine nachfolgende lokale Radiotherapie nach vorhergehender Immunisierung aufgrund des immunsuppressiven Effektes als unlogisch.
Zusammenfassend muß gesagt werden, daß sämtliche Therapiestudien sowohl aufgrund ihrer geringen Fallzahl als auch unbefriedigender Randomisation und kurzer Nachbeobachtungszeit nicht überzeugen.

Prostatakarzinom

Bereits in den 20er Jahren verglichen PICCALUGA u. Mitarb. (1924) den »onkolytischen« Effekt verschiedener organischer Zellextrakte; die Prostatazellen zeigten immer einen sehr geringen Index: Sie waren nicht in der Lage, Zellen einer Zellkulturlinie abzutöten, während Milzzellen über 79% der Zellkulturen vernichteten. Die Konklusion dieser Studie bezüglich des Prostatakarzinoms war: Die immunologische Abwehr steht in umgekehrter Relation zum Alter; die physiologische Ausgeglichenheit zwischen Wachstum und Abtötung von Krebszellen wird zugunsten des Wachstums im Alter verändert.

Klinische immunodiagnostische Verfahren

Akute-Phasen-Proteine (APP)

Unter Akuten-Phasen-Proteinen versteht man das saure Alpha-1-Glykoprotein (AGP), das Haptoglobin (HP), das Alpha-1-Antitrypsin (AAT), das C-reaktive Protein (CRP), das Coeruloplasmin (PL) und das Alpha-1-Antichymotrysin (ACT).
In einer US-Veteranenstudie (SEAL u. Mitarb. 1978) an über 1300 Patienten mit Prostatakarzinom scheint sich eine allgemeine Korrelation zwischen der APP-Konzentration und dem Tumorstadium abzuzeichnen.
Das saure Alpha-1-Glykoprotein und das Haptoglobin wurden durch eine Östrogentherapie vermindert, während Coeruloplasmin und Alpha-1-Antitrypsin über den Normwert anstiegen. Östrogentherapie scheint die Akute-Phase-Protein-Antwort auf den Tumor zu unterdrücken. Zur Zeit ist das routinemäßige Anwenden des APP-Profiles als Krebs-Screening-Methode noch nicht zu empfehlen.

Gewebspolypeptidantigen (TPA)

Eine Polypeptidsubstanz mit antigenen Eigenschaften wurde von BJÖRKLUND u. Mitarb. (1973) identifiziert, die bei verschiedenen Tumoren als gemeinsames Antigen gefunden wurde. Dieses Antigen wird von den malignen Zellen freigesetzt. Es ist ein Teilbestand des endoplasmatischen Retikulums und der Zellmembran. Aminosäuren wie Leucin und Glutamin sind die Hauptstrukturen. Das Molekulargewicht bewegt sich um 20000 Daltons und wird über die Niere in den Urin ausgeschieden. 9 von 17 Patienten mit Prostatakarzinom (53%) zeigten erhöhte TPA-Titer im Serum, während normale Kontrollen dies nur in 3% aufwiesen.

Serumglobuline

Während ABLIN u. Mitarb. (1979) glaubten, ein spezifisches Globulinmuster beim Prostatakarzinompatienten feststellen zu können, wird dies von GURSEL u. WALZ verneint (GURSEL u. Mitarb. 1973, WALZ u. Mitarb. 1980).

Hauttests: DNCB

Abhängig vom Tumorstadium zeigen Patienten mit metastatischen Prostatakarzinomen in 73%

eine schlechte Reaktivität auf den Test, verglichen mit 30% bei lokoregionalem Tumor (BROSMAN u. Mitarb. 1975a). Während HUUS keine Abhängigkeit zwischen Ausfall des DNCB-Tests und dem Stadium der Krankheit fand, konnte er wohl eine verminderte Immunantwort im Kollektiv der Tumorträger gegenüber Gesunden finden. In der Studie von WALZ u. Mitarb. zeigten 79% der Patienten mit lokoregionärem Tumor eine normale Reaktion gegenüber 18% mit metastatischem Tumor (WALZ u. Mitarb. 1980).

Hormoneller Effekt auf die Immunität

Während THOMAS u. Mitarb. (1976) keinen Unterschied bei der immunologischen Evaluation der Patienten, die hormonelle Therapie erhielten, und solchen, die keine erhielten, fanden, erbrachten die Studien von CASTRO u. Mitarb. (1973) den gegenteiligen Effekt. Orchiektomierte Mäuse boten eine verbesserte Immunantwort im Sinne einer Immunopotenzierung, möglicherweise bedingt durch quantitative Veränderung in der Lymphozytenpopulation. In einer eigenen Studie am Patienten konnte ein ähnlicher Trend der zellulären Immunreaktivität nach 6 Monaten Östogentherapie erkannt werden (WALZ u. Mitarb. 1980).

Immuntherapie

ROBINSON u. Mitarb. (1978) injizierten BCG intratumoral bei Patienten mit metastatischem Tumor. 4 von 6 Patienten gaben eine klinische Verbesserung des Miktionsverhaltens an. GUINAN u. Mitarb. (1978) berichteten über 33 Patienten mit Prostatakarzinom, die adjuvant BCG Therapie erhielten, wobei die behandelte Gruppe 4 Monate länger lebte als die Kontrollgruppe mit einer mittleren Überlebenszeit von 26,6 Monaten.

Der Einfluß therapeutischer Maßnahmen auf die Immunabwehr

Die Abklärung des Immunstatus von Tumorpatienten bringt Probleme mit sich. Zwar ist aufgrund klinischer und experimenteller Untersuchungen ein progredienter Krankheitsverlauf mit einem schlechten Immunstatus und einer schlechten Prognose korreliert. Bei guter Immunreaktion muß zusätzlich differenziert werden, ob blockierende, das Tumorwachstum fördernde Antikörper vorliegen. Auch Antikörper gegen karzinoembryonales Antigen sind in dieser Weise zu interpretieren. Es muß bedacht werden, daß die immunologische Reaktionslage durch die Tumortherapie beeinflußt wird.

Einfluß der Operation

Der Operationsstreß ist mit zahlreichen funktionellen, biochemischen und hormonellen Veränderungen verbunden. Verschiedene Autoren wiesen postoperativ eine Suppression des humoralen und zellulären Immunsystems nach (PARK u. Mitarb. 1971, STADE u. Mitarb. 1975). Der Grad der Immunsuppression entspricht der Schwere des operativen Eingriffes. In kurzfristigen Abständen durchgeführte Mehrfachoperationen können eine stärkere und langfristige Immunsuppression hervorrufen. Es werden dafür die katabole Stoffwechsellage und die erhöhte Steroidausschüttung verantwortlich gemacht. Auch Anästhetika besitzen eine deutlich hemmende Wirkung auf das Immunsystem: Halothan, Lachgas oder Barbiturate verringern die Effektivität des humoralen und zellulären Immunsystems, den Komplementspiegel und die Phagozytose (KOENIG u. Mitarb. 1978). Auch hier ist das Ausmaß der Suppression von der Dauer der Narkose abhängig.

Einfluß der Bestrahlung

Im Gegensatz zu der relativ kurzfristigen Immunsuppression nach chirurgischen Eingriffen verursacht eine Strahlentherapie eine länger andauernde und stärker ausgeprägte Verschlechterung der Immunreaktion. Dies scheint hauptsächlich die Folge einer irreversiblen Schädigung der im Bestrahlungsfeld liegenden Knochenmarksreserve, der Lymphknoten und der durch das Bestrahlungsfeld zirkulierenden Lymphozyten zu sein. Darüber hinaus werden vom strahlengeschädigten Gewebe immunsuppressive Substanzen freigesetzt. Für die Entwicklung von Zweittumoren ist weniger die tumorazide Herddosis, sondern vielmehr die kanzerogene Streudosis in Betracht zu ziehen.

Einfluß der Chemotherapie

Zytostatika verursachen Veränderungen an Lymphozyten und Makrophagen in numerischer und funktioneller Hinsicht. Als klinischer Hinweis seien hierfür die häufigen Begleitinfektionen genannt. Auch Lymphopenie und Leukopenie sind bekannte klinische Erscheinungen. Die Dauer und die Schwere des induzierten Effekts hängen von der zytostatischen Substanz selbst ab, von der Dosis, dem Verabreichungsrhythmus und der Dauer der Behandlung. Die zytostatischen Medikamente wirken unterschiedlich stark auf die Lymphozyten und Phagozyten ein. Zyklophosphamid z.B. besitzt einen wesentlich stärkeren Effekt auf das Immunsystem als 6-Mercaptopurin und Azathioprin (LEMMEL u. Mitarb. 1971, POTEL u. BROCK 1972). Im Vergleich zur Radiotherapie ist die immunologische Schädigung durch Zytostatika ausgeprägter und mit einer höheren Morbidität verbunden. Nach Absetzen des Chemotherapeutikums erholt sich jedoch das Immunsystem rascher. Ähnlich dem bekannten Phänomen des hormonellen Rebound kann es 2–3 Wochen nach Beendigung der

Zytostatikatherapie zu einer immunologischen Überreaktion kommen.

Wie groß das Risiko ist, durch eine Zytostatikatherapie einen Zweittumor zu entwickeln, ist nicht mit Sicherheit vorhersehbar. Zytostatisch behandelte Nierentransplantatempfänger besitzen offenbar ein höheres Risiko, ein Neoplasma zu entwickeln (ADINOLFI u. Mitarb. 1975). Dies mag auch für immunsuppressiv behandelte Patienten mit Autoimmunerkrankungen zutreffen (TANNENBAUM u. SCHUR 1974). Die Erwartungshäufigkeit eines Sekundärmalignoms immunsuppressiv behandelter Patienten schwankt zwischen 20- und 10 000fach gegenüber der Normalbevölkerung.

Literatur

Ackermann, R.: Tumor associated antibodies against renal cell carcinomas detected by immunofluorescence. Europ. Urol. 1 (1975) 154–156

Adinolfi, A., M. Adinolfi, M.H. Lessof: Alpha-feto-protein during development and in disease. J. med. Genet. 12 (1975) 138–151

Albin, R.J., W.A. Soanes, M.J. Gonder: Serum proteins in prostatic cancer. Urol. int. 34 (1979) 339–349

Aoki, T., P.A. Johnson: Suppression of gross leukemia cell-surface antigens; a kind of antigenic modulation. J. nat. Cancer Inst. 49 (1972) 183–189

Bean, M.A., H. Pees, J.E. Fogh, H. Grabstald, H.F. Oettgen: Cytotoxicity of lymphocytes from patients with cancer of the urinary bladder: detection by a 3H-Proline microcytotoxicity test. Int. J. Cancer 14 (1974) 186–191

Belitsky, Ph., T. Ghose, J. Aquino, S.T. Norvell, A.H. Blair: Radionucleide imaging of primary renal-cell carcinoma by J-131 antitumor-antibody. J. nucl. Med. 19 (1978) 427–430

Björklund, B., V. Björklund, B. Wilklund: III: Clinical studies of 1483 Individuals with Cancer and Other Conditions. Immunological Technique for Detection of Cancer. Proc. Folksam Symposium, Bonniers, Sweden 1973 (p. 164)

Bloom, E.T.: Antigen on human transitional cell carcinoma detected by a xenogeneic antiserum. Urol. Res. 5 (1977) 141 bis 148

Bloom, E.T., R.C. Ossorio, S.A. Brosman: Cell mediated cytotoxicity against human bladder cancer. Int. J. Cancer 14 (1974) 326–329

Bolhuis, R.L.H.: Cellular microcytotoxicity in a human bladder cancer system: analysis of in vitro lymphocyte-mediated cytotoxicity against cultured target cells. Cancer Immunol. Immunother. 2 (1977) 245–256

Bolton, P.M., C. Teasdale, A.M. Mander, S.L. James, J.M. Davidson, R.H. Whitehead, R.G. Newcombe, L.E. Hughes: Immune competence in breast cancer. Cancer Immunol. Immunother. 1 (1976) 251–258

Bonmassar, E., L. Henconi, A. Goldin, G. Cudkowicz: Escape of small numbers of allogenetic lymphoma cells from immune surveillance. J. nat. Cancer Inst. 53 (1974) 475–479

Brosman, S., M. Hausman, S. Shacks: Immunologic alterations in patients with prostatic cancer. J. Urol. (Baltimore) 113 (1975a) 841–845

Brosman, S., M. Hausman, S.J. Shacks: Studies on the immune status of patients with renal adenocarcinoma. J. Urol. (Baltimore) 114 (1975b) 375–380

Brower, P.A., J.B. Dekernion, K.P. Ramming: Immune cytolysis of human renal carcinoma mediated by xenogeneic immune ribonucleic acid. J. Urol. (Baltimore) 115 (1976) 243–250

Bubenik, J., P. Perlmann, K. Helmstein, G. Moberger: Immune response to urinary bladder tumors in man. Int. J. Cancer 5 (1970a) 39–46

Bubenik, J., P. Perlmann, K. Helmstein, G. Moberger: Cellular and humoral immune responses to human urinary bladder carcinomas. Int. J. Cancer 5 (1970b) 310–319

Bubenik, J., M. Baresova, V. Viklicky, J. Jakonbkova, H. Sanierova, J. Donner: Established cell line of urinary bladder carcinoma (T24) containing tumor-specific antigen. Int. J. Cancer 2 (1973) 765–773

Carmignani, G., E. Belgrano, P. Puppo, P. Cornaglia: T- and B-lymphocyte levels in renal cancer patients: influence of preoperative transcatheter embolisation an radical nephrectomy. J. Urol. (Baltimore) 118 (1977) 941–943

Castro, J.E., P.B. Medawar, D.N.H. Hamilton: Orchiectomy as a method of immunopotentiation in mice. In: Immunopotentiation. Ciba Foundation Symposium, Vol. XVIII. Elsevier, Amsterdam 1973, 237–254

Catalona, W.J., P.B. Chretien, E.E. Trahan: Abnormalities of cell mediated immunocompetence in genitourinary cancer. J. Urol. (Baltimore) 111 (1974) 229–232

Catalona, W.J., J.K. Smoler, J.I. Harty: Prognostic value of host immunocompetence in urologic cancer patient. J. Urol. (Baltimore) 114 (1975a) 922–926

Catalona, W.J., R.K. Oldman, J.Y. Djien, R.B. Herberman, G.B. Cannon: Specificity of in vitro cellular cytotoxicity against transitional cell carcinoma cell line T-24. Surg. Forum 26 (1975b) 122–131

Cole, A.T., I. Avis, F.A. Fried, F. Avis: Cell mediated immunity in renal cell carcinoma – preliminary report. J. Urol. (Baltimore) 115 (1976) 234–238

Constanza, M.E., L. Nathanson: Carcinofetal antigens. Progr. clin. Immunol. 2 (1974) 191–224

Daly, J.J., C.A. Ahl, J.C. Lui: Specificity of cellular immunity to renal cell carcinoma. J. Urol. (Baltimore) 111 (1974) 448 bis 455

Decenzo, J.M., R. Allison, G.W. Leadbetter: Skin testing in genitourinary carcinoma: 2-year follow up. J. Urol. (Baltimore) 114 (1975) 271–273

Douville, Y., G. Pelouze, R. Roy, R. Charrois, A. Kibrite, M. Martin, C. Dionne, L. Coulonval, J. Robinson: Recurrent bladder papillomata treated with Bacillus Calmette-Guérin: a preliminary report. Cancer Treat. Rep. 62 (1978) 551–552

Evans, R.: Macrophages in syngeneic animal tumors. Transplantation 14 (1972) 468–473

Evans, R., P. Alexander: Cooperation of immune lymphoid cells with macrophages in tumor immunity. Nature (Lond.) 228 (1972) 620–622

Fashey, H.L.: Cancer in the immunesuppressed patient. Ann. intern. Med. 75 (1971) 310–312

Fenyö, E.M., E. Klein, G. Klein, K. Swiech: Selection of an immunoresistant maloney lymphoma sublime with decreased concentration of tumorspecific surface antigens. J. nat. Cancer Inst. 40 (1968) 69–89

Fidler, I.J.: In vitro studies of cellular-mediated immunostimulation of tumor growth. J. nat. Cancer Inst. 50 (1973) 1307–1312

Goldenberg, D.M., F. Deland, E. Kim, S. Bennett, F.J. Primus, J.R. Vannagell, N. Estes, P. Desimone, P. Raybarn: Use of radiolabeled antibodies to carcinoembryonic antigen for the detection and localisation of diverse cancers by external photoscanning. New Engl. J. Med. 298 (1978) 1384–1388

Guinan, P.D., T. John, V. Sahadevan, R. Crispen, V. Nagale, C. McKiel, R.J. Albin: Prostate carcinoma: Immunostaging and adjuvant immunotherapy with BCG. In: Workshop on Genitourinary Cancer Immunology, NCI, 49. U.S. Dept. of Health, Monograph 49 (1978) 355–363

Gursel, E.O., R.J. Megalli, R.J. Veenama: Serum immunoglobulins in patients with prostate cancer. Urol. Res. 1 (1973) 145–148

Hakala, T.R., P.H. Lange: Serum induced lymphoid cell mediated cytotoxicity to human transitional cell carcinomas of the genitourinary tract. Science 184 (1974) 795–797

Hakala, T.R., P.H. Lange, E.E. Frailey: Human cell mediated cytotoxicity estimated by lymphocyte titration. Cancer Res. 36 (1976) 2915–2922

Hakala, T.R., P.H. Lange, A.E. Castro, A.Y. Elliot, E.E. Frailey: Cell mediated cytotoxicity against human transitional cell carcinomas of the genitourinary tract. Cancer (Philad.) 34 (1974) 1929–1934

Hartzmann, R.J., M. Segall, M.C. Bach, F.H. Bach: Histocompatibility matching. VI. Miniaturization of the mixed leucocyte culture test: a preliminary report. Transplantation 11 (1971) 268–273

Hellström, I.: A colony inhibition (CI) technique for demonstration of tumor cell destruction by lymphoid cells in vitro. Int. J. Cancer 2 (1967) 65–68

Hemstreet, G.P., J.R. Dawson, H.F. Seigler: Tumor membrane lymphocyte stimulation assay in patients with renal cell carcinoma. Cancer Res. 38 (1978) 1447–1456

Hollinshead, A., H. Miller, K. Tanner, O. Lee, J. Mansia: Soluble cell membrane antigens associated with bladder cancer. Cancer Immunol. Immunother. 5 (1978) 81–93

Horn, L., H.L. Horn: An immunological approach to the therapy of cancer. Lancet 1971/II, 466–469

Huus, J.C., D. Kush, P. Poor, L. Persky: Delayed cutaneous hypersensitivity in patients with prostatic adenocarcinoma. J. Urol. (Baltimore) 114 (1975) 86–87

Irie, K., R. Irie, D.L. Morton: Evidence for in vivo reaction of antibody and complement to surface antigens of human cancer cells. Science 186 (1974) 454–456

Jondal, M., G. Holm, H. Wigzell: Surface markers on T- and B-lymphocytes I.A. large population of lymphocytes forming nonimmunic rosettes with sheep red blood cells. J. exp. Med. 36 (1972) 207–215

Kall, M.A., I. Hellström: Specific stimulatory and cytotoxic effects of lymphocytes sensitized in vitro to either alloantigens or tumor antigens. J. Immunol. 114 (1975) 1083–1088

de Kernion, J.A., K.P. Ramming: The therapy of renal adenocarcinoma with immune RNA. Invest. Urol. 17 (1980) 378 bis 381

Kjaer, M.: Prognostic value of tumor directed cell mediated hypersensitivity detected by means of the leucocyte migration technique in patients with renal carcinoma. Europ. J. Cancer 12 (1976) 889–898

Kjaer, M., V. Christensen: Ability of renal carcinoma tissue extract to induce leucocyte migration inhibition in patients with non metastatic renal carcinoma. Cancer Immunol. Immunother. 2 (1977) 41–49

Klippel, K.F.: Erste Erfahrungen mit einem antikörpergekoppelten Immunkontrastmittel bei Harnleiter- und Nierenbeckentumoren. Akt. Urol. 11 (1980) 295–301

Klippel, K.F., S. Gardilcic: Unspecific intralesional immunotherapy in bladder cancer patients. XVIII. Congrès of the SIU, Paris, 25th June 1979

Klippel, K.F., H.P. Walz, G. Kreutz, T.V. Moltke: DNCB-Test und Immunkompetenz. Münch. med. Wschr. 120 (1978) 1027–1028

Koenig, A., K.D. Koenig, H. Stoeckel: Anästhesie und Immunologie: eine Übersicht. Prakt. Anästh. 13 (1978) 415–429

Lemmel, E.M., E. Hund, M. Ziff: Differential effect of 6-mercaptopurine and cyclophosphamide on autoimmune phenomena in NZB mice. Clin. exp. Immunol. 8 (1971) 355–362

McLaughlin, A.P.: Immunkompetenz bei urologischen Krebserkrankungen. Akt. Urol. 6 (1975) 215–226

Makari, J.G.: The Makari Intradermal Test Instructions. Makari Research Laboratories, 223 South Dean Street, Englewood/New Jersey, USA 1975

Makari, J.G., T. Hayton: The tumor skin test: A five year follow-up study. Trans. N.Y. Acad. Sci. 28 (1965) 198–213

Martinez-Piñeiro, J.A., P. Muntañola: Nonspecific immunotherapy with BCG-Vaccine in bladder tumors. Europ. Urol. 3 (1977) 11–22

Monaco, A.P., I.J. Gozzo, R.M. Schlesinger, S.D. Codish: Immunological detection of human bladder carcinoma. Ann. Surg. 182 (1975) 325–331

Montie, J.E., R.M. Bukowski, S.D. Deodhar, J.S. Hewlett, B.A. Stewart, R.A. Straffon: Immunotherapy of disseminated renal cell carcinoma with transfer factor. J. Urol. (Baltimore) 117 (1977) 553–556

Moore, M., N. Robinson: Cell mediated cytotoxicity in carcinoma of the human urinary bladder. Cancer Immunol. Immunother. 2 (1977) 233–243

Morales, A.: Treatment of carcinoma in situ of the bladder with BCG. Cancer Immunol. Immunother. 9 (1980) 69–72

Morales, A., D. Eidinger: Bacillus Calmette-Guérin in the treatment of adenocarcinoma of the kidney. J. Urol. (Baltimore) 115 (1976a) 377–380

Morales, A., D. Eidinger: Immune reactivity in renal cancer: a sequential study. J. Urol. (Baltimore) 115 (1976b) 510–513

Morales, A., D. Eidinger, A.W. Bruce: Intracavitary Bacillus Calmette-Guérin in the treatment of superficial bladder tumors. J. Urol. (Baltimore) 116 (1976) 180–183

Nairn, R.C., I. Philip, T. Ghose, I.B. Porteous, J.E. Fothergill: Production of a precipitin against renal cancer. Brith. med. J. 5347 (1973) 1702–1704

Neidhart, J.A., S.G. Murphy, L.A. Hemik, H.A. Wise: Active specific immunotherapy of stage IV. Renal carcinoma with aggregated tumor antigen adjuvant. Cancer (Philad.) 46 (1980) 1128–1132

Olsson, C.A., R. Chute, N. Rao: Immunologic reduction of bladder cancer recurrence rate. J. Urol. (Baltimore) 111 (1974) 173–176

O'Toole, C., P. Perlmann, B. Uusgaard, G. Moberger, F. Edsmyr: Cellular immunity to human urinary bladder carcinoma I. Correlation to clinical stage and radiotherapy. Int. J. Cancer 10 (1972a) 77–91

O'Toole, C., P. Perlmann, B. Uusgaard, L.E. Almgård, B. Johannsson, G. Moberger, F. Edsmyr: Cellular immunity to human urinary bladder carcinoma II. Effect of surgery and preoperative radiation. Int. J. Cancer 10 (1972b) 92–98

Park, S.K., J.I. Brody, H.A. Wallace, W.S. Blakemore: Immunosuppressive effect of surgery. Lancet 1971/I, 53–55

Peek, A.B., F.H. Bach: A miniaturized mouse mixed leucocyte culture in serumfree and mouse serum supplemented media. J. immunol. Meth. 3 (1973) 147–163

Perlmann, P., C. O'Toole, B. Uusgaard: Lymphocyte – mediated tumor cell destruction in vitro. Some general principles and reactions in human urinary bladder carcinoma. Conference on immunology of carcinogenesis. Nat. Cancer Inst. Monog. 35 (1972) 223–229

Perlmann, P., M. Troye, G. Pape, H. Blomgren, B. Johansson: Cellular cytotoxicity in transitional cell carcinoma of the human urinary bladder – a summary. Urol. Res. 6 (1978) 207–209

Piccaluga, M.: Contributo allo studio dell'azione biologica dei raggi Röntgen sui tessuti normali e neoplastici. Boll. Soc. med.-chir. Pavia 1924

Potel, J., V. Brock: Zur Pharmakologie der chemischen Immunsuppression. Verh. dtsch Ges. Rheum., Z. Rheumaforsch. 31, Suppl. (1972) 339–357

Powell, A.E., A.M. Sloss, R.N. Smith, J.T. Mackley, C.E. Hubay: Specific responsiveness of leucocytes to soluble extracts of human tumors. Int. J. Cancer 16 (1975) 905–913

Prehn, R.T., in Smith, T., M. Landy: Immune Surveillance. Academic Press, New York 1970 (p. 457)

Ramming, K.P., J.B. de Kernion: Immune RNA therapy for renal cell carcinoma. Ann. Surg. 186 (1977) 459–461

Robinson, M.R.G., C.O. Rigby, R.C.B. Pugh, D.C. Dumonde: Prostate carcinoma: intratumor BCG immunotherapy. In: Workshop on Genitourinary Cancer Immunology, NCI 49. U.S. Dept. of Health, Monograph 49 (1978) 351–353

Rule, A.H., E. Straus, J. Vandevoorde, H.D. Janowitz: Tumor-associated CEA-reacting antigen in patients with inflammatory bowel disease. New Engl. J. Med. 287 (1972) 24–26

Seal, U.S., R.P. Doe, D.P. Byar, M.S. Corle, and the Veterans Administration Cooperative Urological Research Group: Response of serum haptoglobin to hormone treatment and the relation of pretreatment values to mortality in patients with prostatic cancer. Cancer (Philad.) 42 (1978) 1720–1729

Sjögren, H.O., I. Hellström, S.C. Bansal: Suggestive evidence that the »blocking antibodies« of tumor-bearing individuals may be antigen-antibody complexes. Proc. nat. Acad. Sci. (Wash.) 68 (1971) 1372–1375

Skinner, P.G., J.B. de Kernion, P.A. Brower, K.P. Ramming, Y.H. Pilch: Advanced renal cell carcinoma: treatment with xenogeneic immune ribonucleic acid and appropriate surgical resection. J. Urol. (Baltimore) 115 (1976) 246–250

Slade, M.S., R.L. Simmons, E. Yunis, L.J. Greenberg: Immunodepression after major surgery in normal patients. Surgery 78 (1975) 363–372

Smith, J.B., R.T. O'Neill: Alpha-feto-protein: Occurrence in germinal cell and liver malignancies Amer. J. Med. 51 (1971) 767–771

Smith, R., J. de Kernion, B. Baron, D.G. Skinner, I.J. Kaufman: Levamisole in the treatment of non-invasive and invasive bladder cancer: a preliminary report. J. Urol. (Baltimore) 119 (1978) 347–349

Snell, G.D., A.M. Cloudmann, E. Failor, P. Douglas: Inhibition and stimulation of tumor homoiotransplants by prior injections of lyophilizied tumor tissue. J. nat. Cancer Inst. 6 (1946) 303–307

Soborg, M., G. Bendixen: Human lymphocyte migration as a parameter of hypersensitivity. Acta med. scand. 181 (1967) 247–256

Symes, M.O., A.G. Ridell, R.C.C. Feneley, C.R. Tribe: The treatment of advanced bladder cancer with sensitized pig lymphocytes. Brit. J. Cancer 28 (1973) 276–281

Synderman, R., M.C. Pike: An inhibitor of macrophage chemotaxis produced by neoplasma. Science 192 (1976) 370–372

Takasugi, M., E. Klein: A microassay for cell-mediated immunity. Transplantation 9 (1970) 219–227

Takasugi, M., M.R. Mickey: Interaction analysis of selective and non selective cell-mediated cytotoxicity. J. nat. Cancer Inst. 57 (1976) 255–263

Takasugi, M., M.R. Mickey, P.I. Terasaki: Reactivity of lymphocytes from normal persons on cultured tumor cells. Cancer Res. 33 (1973) 2898–2902

Takasugi, M., M.R. Mickey, P.I. Terasaki: Studies on specificity of cell mediated immunity to human tumors. J. nat. Cancer Inst. 53 (1974) 1527–1536

Tannenbaum, H., P.H. Schur: Development of reticulum cell sarcoma during cyclophosphamide therapy. Arthr. and Rheum. 17 (1974) 15–18

Tee, D.E.H.: Clinical evaluation of the Makari tumor skin test. Brit. J. Cancer 28, Suppl. 1 (1973) 187–197

Terry, W.D., P.A. Henkart, J.E. Coligan, C.E. Todd: Structural studies of the major glycoprotein in preparations with carcino-embryonic antigen activity. J. exp. Med. 136 (1972) 200–204

Thomas, J.W., G. Jerkins, C. Cox, P. Lieberman: Defective cell-mediated immunity in carcinoma of the prostate. Invest. Urol. 14 (1976) 72–75

Treves, A.H., C. Carnaud, N. Tainin, M. Feldman, I.R. Cohen: Enhancing T-lymphocytes from tumor-bearing mice suppress host resistance to a syngeneic tumor. Europ. J. Immunol. 4 (1974) 723–727

Tykkä, H., K.J. Ovavisto, T. Lehtonen, S. Sarna, T. Tallberg: Active specific immunotherapy of advanced renal cell carcinoma. Europ. Urol. 4 (1978) 250–258

Vilien, M., H. Wolf: The specificity of the microcytotoxicity assay for cell mediated immunity in human bladder cancer. J. Urol. (Baltimore) 119 (1978) 338–342

Wahl, D.V., W.H. Chapman, I. Hellström, K.E. Hellström: Transplantation immunity to individually unique antigens of chemically induced bladder tumors in mice. Int. J. Cancer 14 (1974) 114–121

Walz P., G.H. Jacobi, K.F. Klippel: Prostatakarzinom: Stellenwert des DNCB-Tests und der Bestimmung der Serumproteine und Immunglobuline in der Routinediagnostik. Akt. Urol. 11 (1980) 379–385

Ward, P.A., R.J. Schlegel: Impaired leucotactic responsiveness in a child with recurrent infections. Lancet 1969/II, 344–347

Winchester, R.J., S.M. Fu, T. Hoffmann, H.G. Kunkel: IgG on lymphocyte surface: technical problems and the significance of a third cell population. J. Immunol. 114 (1975) 1210 bis 1212

Wright, G.L., P.F. Schellhammer, F.E. Rosato, R.J. Faulconer: Cell-mediated immunity in patients with renal cell carcinoma as measured by leucocyte migration inhibition test. Urology 12 (1978) 525–531

Wybran, J., I. Hellström, K.E. Hellström, H.H. Fudenberg: Cytotoxicity of human rosette-forming blood lymphocytes on cultivated human tumor cells. Int. J. Cancer 13 (1974) 515–521

Die Chemotherapie der urologischen Tumoren

F. Cavalli

Der genaue Platz der zytostatischen Chemotherapie im Behandlungsplan der urologischen Neoplasien ist heutzutage, außer bei den nichtseminomatösen Hodenmalignomen, noch weitgehend unklar. In den letzten Jahren ist aber dieses Thema erneut auf zunehmendes Interesse gestoßen. Ein Grund dafür ist die Entdeckung neuer Zytostatika, die bei den urologischen Neoplasien im Vergleich zu den früheren Substanzen eine größere Wirksamkeit gezeigt haben. Weitere Impulse kamen aus der immer stärker betonten Notwendigkeit einer multidisziplinären Krebsbehandlung, bei der sich durch die Einführung einer postoperativen Chemoprophylaxe (= adjuvante Chemotherapie) bei »radikal« oder »subradikal« operierten Patienten neue Perspektiven anzubahnen scheinen (Rossi u. Bonadonna 1979).

Einführung

Die moderne Onkologie zeichnet sich durch einen raschen, stetigen Wandel ihrer Therapieschemata aus. Dies beruht nicht zuletzt auf den methodologischen Ansätzen, die heutzutage bei der klinischen Forschung auf dem Gebiet der Chemotherapie befolgt werden.
Um wenn möglich jede Verwirrung zu vermeiden, sollen an dieser Stelle einige Grundsätze dieser Methodologie erwähnt werden.
Jede sachgemäß durchgeführte klinische Prüfung eines neuen Zytostatikums wird in 3 Stufen unterteilt, welche Phase I, II und III benannt werden.
Bei der **Phase I** geht es um die tierexperimentell gewonnenen Daten und ihre Anwendung beim Menschen. Aufgrund bekannter Umrechnungskoeffizienten wird zuerst eine Startdosierung ermittelt, die anschließend mit dem sog. Fibronacci-Schema progressiv erhöht wird (Schein u. Mitarb. 1970). Am Schluß wird damit die pharmakologisch optimale Dosierung für den Menschen vorgeschlagen. Für diese komplizierten Studien eignen sich nur spezialisierte Zentren: In Phase-I-Studien dürfen auch nur solche Fälle erfaßt werden, für die keine konventionelle Therapie mehr zur Verfügung steht. Diese Patienten dürfen aber auch keine allzu große Beeinträchtigung ihrer vitalen Funktionen aufweisen: Man läuft sonst Gefahr, bei der bekanntlich kleinen therapeutischen Breite der Zytostatika eine zu niedrige Dosierung als die optimale vorzuschlagen.

Bei den **Phase-II-Studien** wird die neue Substanz in der nun bekannten optimalen Dosierung bei den einzelnen Tumorarten angewandt in der Absicht, diejenigen Patienten herauszufinden, welche darauf ansprechen. In diesem Stadium der klinischen Erprobung ist man oft auf historische Kontrollen angewiesen, was heutzutage schwerwiegende methodologische Probleme aufwirft. Diese betreffen den Umstand, daß die klinische Prüfung neuer Substanzen durch die zunehmende Verbreitung der zytostatischen Therapieformen bei immer schwerer vorbehandelten Kranken vorgenommen wird. Da die meisten wenig chemosensiblen Tumoren (die urologischen Neoplasien gehören größtenteils dazu) nach einer zytostatischen Vorbehandlung recht häufig völlig chemoresistent werden, besteht immer wieder die Gefahr, eine »falsch-negative« Phase-II-Studie hervorzubringen. Werden dagegen nur zytostatisch unvorbehandelte Fälle ausgelesen, darf man umgekehrt die Gefahr einer »falsch-positiven« Studie nicht übersehen. Diese methodologische Problematik wurde erst kürzlich durch Rozencweig u. Muggia (1979) mit aller Schärfe unterstrichen. Die Schwelle der nützlichen Antitumorwirkung wird heute in Phase-II-Studien bei einem Ansprechen von 20% der behandelten Fälle festgesetzt. Bei einer zu kleinen Kasuistik kann aber das Erreichen einer solchen therapeutischen Schwelle eine Streubreite in der statistischen Signifikanz zwischen wenigen Prozenten und 60–70% mit sich bringen. Aus diesen Gründen wird heutzutage folgendes Vorgehen bei Phase-II-Studien empfohlen (Sylvester u. Staquet 1977): Man soll zuerst mit der neuen Substanz 14 Patienten behandeln. Spricht keiner auf diese Therapie an, so darf man annehmen, daß diese Substanz wirkungslos ist. Sprechen einzelne Fälle darauf an, so muß eine größere Phase-II-Studie mit ungefähr 40–50 Patienten durchgeführt werden, um den genauen Wirkungsgrad dieses Zytostatikums bei der betreffenden Neoplasie zu ermitteln. Solche Prüfungen sind meistens nur innerhalb kooperativer Gruppen möglich, wo sie am besten von vornherein mit einer Randomisation (z. B. versus »Standardbehandlung«) aufgebaut werden sollten.
Hat eine Substanz die Prüfung der Phase-II bestanden, dann muß in einer **Phase-III-Studie** ihr endgültiger Platz im Therapieplan der jeweiligen

Neoplasie definiert werden. Dazu muß sie meistens zuerst in eine Kombinationschemotherapie eingebaut werden, da heutzutage bei fast allen Tumorarten die Polychemotherapie als die Behandlung der Wahl gilt.

Wegen der vielen verschiedenartigen prognostischen Faktoren, die die Antitumorwirkung einer Polychemotherapie bestimmen, darf eine methodologisch erfolgversprechende Phase-III-Studie nur breit angelegt und auf randomisierte Weise durchgeführt werden. Als Faustregel soll man sich dabei an folgenden Grundsatz halten: Um einen 20%igen Unterschied in der therapeutischen Wirksamkeit verschiedener Polychemotherapien herauszufinden, muß man mit mindestens 100 auswertbaren Fällen pro Arm der randomisierten Studie rechnen. Eine solche Anzahl Fälle (200 auswertbare Fälle bei einem 2armigen, 300 bei einem 3armigen Protokoll usw.) kann nur innerhalb großer kooperativer Studien gesammelt werden. Es darf aber nicht verschwiegen werden, daß diese kooperativen Unternehmen, vor allem bezüglich einheitlicher Festlegung der Erfolgskriterien, auch Probleme mit sich bringen: Dies gilt insbesondere bei vielen urologischen Tumoren, bei denen die Definition objektiver, gut meßbarer Tumorparameter häufig schwierig ist. Das hohe durchschnittliche Alter der Patienten und die häufig beeinträchtigte Nierenfunktion sind weitere Schwierigkeiten, die bei der Durchführung von Phase-III-Studien bei urologischen Neoplasien angetroffen werden.

Zum Schluß dieser Einführung sollen noch einige **Grundsätze der modernen Polychemotherapie** aufgeführt werden: Jede Kombination verschiedener Zytostatika stellt einen Versuch dar, Substanzen mit verschiedenartigen Wirkungsmechanismen und Nebenwirkungen gleichzeitig anzuwenden, um eine Potenzierung der Antitumorwirkung aber nicht der Toxizität zu erreichen. Es ist bekannt, daß die einzelnen Medikamentengruppen einen verschiedenen Angriffspunkt im Zellteilungszyklus besitzen: So wirken z.B. Antimetaboliten (Methotrexat, 5-Fluorouracil usw.) vor allem während der Phase der DNA-Synthese, Spindelgifte (z.B. Oncovin, Velbe) während der Mitose, Antibiotikaderivate (z.B. Adriamycin, Bleomycin) möglicherweise vor allem während der Übergangsperiode zwischen DNA-Synthese und Mitose, während alkylierende Substanzen (z.B. Endoxan, Alkeran usw.) möglicherweise an keine bestimmte Phase des Zellteilungszyklus gebunden sind. Durch den gleichzeitigen Einsatz von Zytostatika mit unterschiedlichem Angriffspunkt soll deswegen bei der Polychemotherapie ein konzentrierter Angriff auf alle Tumorzellen, in welcher Phase des Zellteilungszyklus sie sich auch befinden, versucht werden. Abb. **1** stellt eine schematisierte Darstellung des Zellteilungszyklus dar. Gleichzeitig muß die Toxizität der Substanzen verschiedenartig sein, damit keine Addition der Nebenwirkungen entsteht. So enthält die bewährteste Kombination in der Behandlung nichtseminomatöser Hodentumoren drei Zytostatika, deren Toxizität sich vor allem an drei verschiedenen Organen manifestiert: Knochenmark bei Velbe, Haut und Schleimhaut bei Bleomycin, Nieren bei cis-Platin.

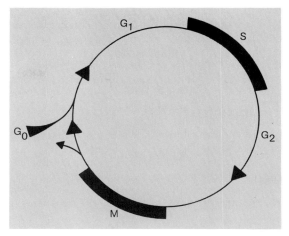

Abb. 1 Zellteilungszyklus
G_0 = ruhende Zellen; G_1 = präsynthetische Phase; S = Synthese; G_2 = prämitotische Phase; M = Mitose

In der Folge sollen nun kurz die verschiedenen urologischen Karzinome vor allem in chemotherapeutischer Hinsicht besprochen werden.

Hodenmalignome

Hodenneoplasien machen nur ca. 1% aller Malignome beim Mann aus: Trotzdem wird ihnen mit Recht eine große Bedeutung beigemessen, einerseits weil sie vor allem bei jungen Patienten auftreten, anderseits wegen der therapeutischen Möglichkeiten, die weit besser sind als bei den übrigen urologischen Tumoren.

Sehr selten entstehen germinale Tumoren auch außerhalb des urologischen Bereiches, vor allem im Mediastinum. Da diese genauso erfolgreich behandelt werden können wie die übrigen germinalen Neoplasien, muß jeder unklare mediastinale Tumor bei jungen Patienten auf diese Möglichkeit hin abgeklärt werden (FOX u. Mitarb. 1979, REYNOLDS u. Mitarb. 1979).

Das **Seminom** bleibt auch heutzutage weitgehend eine Domäne der Chirurgie und der Strahlentherapie. Zur Zeit wird aber die Frage geprüft, ob eine adjuvante Chemotherapie bei primär fortgeschrittenen Fällen der histologisch ungünstigen (anaplastischen) Variante dieses Tumors von Nutzen sein könnte. Die Chemotherapie, im allgemeinen mit alkylierenden Substanzen, wurde bis jetzt höchstens bei ausbestrahlten Fällen und mit geringem Erfolg angewandt. Laut neuesten

Berichten sollen aber metastasierende Seminome genauso gut wie die übrigen Hodenmalignome auf die heute übliche Polychemotherapie bei den nichtseminomatösen Hodentumoren ansprechen (EINHORN 1979).

Bei den **nichtseminomatösen Neoplasien** hat sich heute die Lymphadenektomie anschließend an die Orchidektomie weitgehend durchgesetzt. Eine mögliche Ausnahme bilden die sehr seltenen, reinen Choriokarzinome: Da diese sehr früh hämatogen metastasieren, muß die Lymphadenektomie in den meisten Fällen als überflüssig angesehen werden. Hier empfiehlt sich nach der Orchidektomie sofort mit der zytostatischen Behandlung zu beginnen (JACOBS u. Mitarb. 1979). Bei allen anderen Patienten mit histologisch negativen Lymphknoten (Stadium I) anläßlich einer optimal durchgeführten chirurgischen Ausräumung verzichtet man heutzutage meistens auf eine Nachbehandlung. Noch sehr umstritten ist der Wert einer adjuvanten Chemotherapie in den Fällen mit histologisch gesicherten, »radikal« operierten Lymphknotenmetastasen (Stadium II A). EINHORN u. DONOHUE (1979) vertreten zum Beispiel die Meinung, daß die fast 100%ige 2jährige Rezidivfreiheit in ihrem Krankengut bei Patienten, die eine optimale Polychemotherapie wegen einer »minimal metastasierenden« Krankheit erhielten, jede adjuvante Chemotherapie bei den Stadien II A als überflüssig erscheinen läßt und nur dafür spricht, daß solche Patienten nach der Lymphadenektomie sehr engmaschig nachkontrolliert werden sollten. Diese Ansicht wird aber lange nicht von allen Autoren geteilt. So z. B. führt die Gruppe am Memorial Sloan-Kettering Center in New York bei diesen Patienten seit einigen Jahren eine postoperative Chemotherapie durch (VUGRIN u. Mitarb. 1978). Die Resultate dieser und anderer nicht randomisierter Serien sind schwer zu deuten: Das National Cancer Institute der USA hat deswegen kürzlich eine randomisierte Studie aktiviert, die diese Fragestellung erneut untersuchen soll. Unklar bleibt auch der Wert der Radiotherapie gegenüber der alleinigen Lymphadenektomie in diesem Stadium.

Laufende Studien prüfen den Wert der alleinigen Chemotherapie im Vergleich zu der Kombination von Chemo- und Radiotherapie bei den Fällen, bei denen nach der Lymphadenektomie tumoröse Lymphknoten zurückgeblieben sind.

Bei den **primär inoperablen Fällen** (Stadium II C) und bei den Patienten mit Fernmetastasen (Stadium III oder Stadium III und IV, je nach Nomenklatur) ist die Polychemotherapie heutzutage die Behandlung der ersten Wahl. Zu den metastasierenden Fällen gehören auch solche, bei denen nach der Lymphadenektomie die Serum-Marker (Beta-HCG, Alpha-Fetoprotein, eventuell auch LDH) positiv bleiben ohne gleichzeitigen Nachweis anderer Tumormanifestationen. An dieser Stelle muß die große Bedeutung einer sequentiellen Bestimmung dieser Marker (*vor* der Orchidektomie, vor und nach der Lymphadenektomie) unterstrichen werden. Dabei dürfen linear abfallende Resultate bei einem sehr hohen präoperativen Wert vor allem beim Alpha-Fetoprotein, das mit 5 Tagen eine lange Halbwertszeit aufweist, nicht fälschlicherweise als positiv angesehen werden. Die Marker spielen eine große Rolle auch in der späteren Überwachung der tumorfreien Patienten: Nach der Operation sollten sie mindestens im ersten Jahr alle 2 Monate bestimmt werden. Wird dabei irgendwann ein pathologischer Wert festgestellt, muß man mit praktischer Sicherheit ein Rezidiv annehmen.

Der Wert der Chemotherapie bei den nichtseminomatösen Hodenmalignomen in metastasierendem Stadium ist heutzutage recht gut untersucht. Bereits 1976 konnte BRUNNER in einer retrospektiven Studie (83 Fälle) zeigen, daß eine »Heilung« (d. h. Rückfallsfreiheit während mindestens 3 Jahren) bei diesen Tumoren, selbst mit einer heute nicht mehr als optimal anzusehenden Chemotherapie, in ca. 15% der Fälle noch möglich war (BRUNNER 1978).

Um eine solche »Heilung« zu erzielen, muß aber die Chemotherapie eine vollständige Rückbildung aller meßbaren Tumorparameter (komplette Remission) oder dann eine solche Regression der Tumormasse erreichen, daß die restlichen Tumorherde durch Strahlentherapie und/oder Chirurgie (z. B. Entfernung isolierter Lungenmetastasen) vernichtet werden können.

Um dieses Ziel zu erreichen, wird heute die primäre Polychemotherapie beim metastasierenden Zustand fast so aggressiv gestaltet wie bei der Induktionsbehandlung der akuten Leukämien. Solche Therapien sind sicher nur in dafür speziell eingerichteten Zentren möglich.

Als Standardbehandlung gilt heute eine Polychemotherapie mit Velbe, Bleomycin und dem neuen Zytostatikum cis-Platin (diammine-dichloride-cis-platinum [II]; DDP). Die meistangewandte Form dieser Dreierkombination ist graphisch in Abb. **2** dargestellt. Ähnliche Resultate können mit dem Zusatz eines vierten Zytostatikums (Adriblastin) und der gleichzeitigen Reduktion der Velbedosierung erreicht werden (EINHORN u. WILLIAMS 1979, SONNTAG u. Mitarb. 1979). In der angewandten Dosierung (5–7 mg/m² an zwei nacheinanderfolgenden Tagen) verursacht Velbe meistens Symptome eines vorübergehenden paralytischen Ileus und schwere Leukopenien (ca. 50% der Patienten weisen für einige Tage weniger als 1000 Leukozyten/mm³ [1–10⁹/l] auf). Bleomycin, entweder als einmal wöchentliche Bolusinjektion während 12 Wochen gegeben oder 5 Tage lang in Dauertropfinfusion, ruft Stomatitiden, Fieberschübe und grippeähnliche Symptome auf. Gegen die zwei letztgenannten Nebenwirkungen helfen meistens Antipyretika, Prostaglandinhemmer und, wenn notwendig, Steroide.

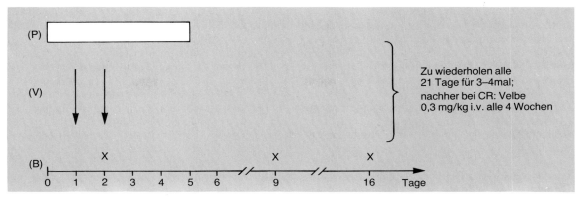

Abb. 2 Das »PVB«-Schema von *Einhorn* u. *Donohue*.
(P) = DDP 20 mg/m² täglich für 5 Tage (Tag 1–5).
(V) = Velbe 0,2 mg (0,15 mg)/kg i.v. am Tag 1 und 2.
Zu reduzieren bei vorheriger Radio- und/oder Chemotherapie↓.
(B) = Bleomycin 30 Einheiten i.v. wöchentlich bis zur Gesamtdosierung von 360 mg ×

Beim cis-Platin handelt es sich um ein besonderes Zytostatikum, da es eine der ganz wenigen anorganischen Substanzen ist, die in der Antitumortherapie zur Anwendung kommen. Es verursacht bei den meisten Patienten ein profuses Erbrechen, das meistens Stunden anhält und auf die konventionellen Antiemetika resistent ist. DDP ist nur wenig myelosuppressiv, dagegen ist seine Nephrotoxizität recht bedrohlich, wenn diese Substanz nicht optimal verabreicht wird (CAVALLI u. BRUNNER 1978). Dazu gehört vor allem eine forcierte Diurese vor, während und manchmal auch nach der Applikation des Medikaments. Dieses wird als Bolusinjektion oder als 1–6stündige Infusion verabreicht: Die Stabilität der Substanz ist nur gewährleistet, wenn dabei eine NaCl-haltige Infusionslösung gebraucht wird. Mit der Applikation der Substanz soll *nur* dann begonnen werden, wenn die Urinmenge des Patienten dank forcierter Diurese während 2 Stunden mindestens 150 cm³/Std. betragen hat. Reicht dazu die alleinige Hydrierung nicht aus, so sollen entweder Furosemide (20–40 mg) und/oder Mannitol (15–35 g bolus) eingesetzt werden: Dabei soll auch gleichzeitig die Infusionsmenge erhöht werden, damit ein »Austrocknen« des Patienten verhindert wird. Da nur geringfügige Fehler bei der Applikation von cis-Platin zu lebensbedrohlichen Niereninsuffizienzen führen können, empfiehlt es sich, eine solche Behandlung nur in den Händen eines erfahrenen Spezialisten durchführen zu lassen.

Mit der Einführung von DDP haben sich die Polychemotherapieresultate bei den nichtseminomatösen Hodentumoren deutlich gebessert: Mit der oben erwähnten Dreier- oder Viererkombination in verschiedenen Dosierungsschemata erreicht man heute in 50–60% der Fälle eine komplette Remission, in weiteren 20–30% gute partielle Remissionen (EINHORN u. DONHUE 1979, GOLBEY u. Mitarb. 1979, SEEBER u. Mitarb. 1979, SONNTAG u. Mitarb. 1979, STOTER u. Mitarb. 1979). Ca. ²/₃ dieser kompletten Remissionen halten nach 2 Jahren an, weswegen die Hoffnung auf eine definitive Heilung in diesen Fällen berechtigt ist (JACOBS u. Mitarb. 1979). Kleine Unterschiede zwischen den verschiedenen Studien lassen sich eher durch die verschiedenartige Zusammensetzung der behandelten Kollektive als durch geringfügige Unterschiede im Chemotherapieplan erklären. Als wichtigste Parameter für die Beurteilung der Tumorbiologie gelten das freie Intervall zwischen Orchidektomie und Auftreten von Metastasen, der Nachweis von Serum-Markern und die Lokalisation der Hauptmassen der Fernmetastasen (BRUNNER 1978).

Zur Zeit befaßt sich die klinische Krebsforschung auf diesem Gebiet mit folgenden Fragestellungen:
1. Können die jetzigen Resultate durch die Berücksichtigung weiterer, neuer Zytostatika (VP-16, Iphosphamide usw.) noch verbessert werden?
2. Sollte in geeigneten Fällen selbst beim Vorhandensein von Fernmetastasen die Tumorhauptmasse, wenn möglich, chirurgisch entfernt werden, damit zellkinetisch eine günstigere Situation für die Chemotherapie entsteht?
3. Ist nach Erreichen einer kompletten Remission eine Erhaltungstherapie notwendig? Und wenn ja, welche?

Diskutiert werden die Zusatzbestrahlung aller Lokalisationen, wo primär Metastasen vorhanden waren, und/oder die Anwendung von Polychemotherapien, die mit denen der Primärbehandlung nicht kreuzresistent sind.

Es ist auch nicht auszuschließen, daß in den nächsten Jahren die klinische Krebsforschung viele, heutzutage als standardisierte Verfahren geltende Methoden vollständig verändern wird. Es ist z.B. denkbar, daß modernere diagnostische Mittel (Ultraschalldiagnostik, Computertomogramme, neue Serum-Marker usw.) die diagnostische Bedeutung der Lymphadenektomie stark einschränken werden. Gleichzeitig könnte eine adjuvante Chemotherapie und/oder eine gezielter eingesetzte Radiotherapie mindestens das Ausmaß der chirurgischen Lymphknotenausräumung mit ihren bekannten Nebenwirkungen auf sexuellem Gebiet einschränken. Heute werden bereits klinische Studien diskutiert, die aufgrund einer sehr differenzierten Diagnostik den therapeutischen Wert der Lymphadenektomie verglichen mit der alleinigen Strahlentherapie bei nur klinisch nachgewiesenem Stadium II A prüfen sollen.

Jede neue Entwicklung auf einem Gebiet, wo heutzutage so gute Resultate erzielt werden, soll aber nur unter sehr kritischen Bedingungen und im Rahmen streng kontrollierter Studien erprobt werden.

Blasenkarzinom

Bei den oberflächlichen, wenig invasiven und wenig aggressiven Blasenkarzinomen steht immer noch die lokale Instillation von Zytostatika zur Diskussion: Die größte Erfahrung wurde mit Thio-Tepa gesammelt, etwas weniger häufig wurden Mitomycin-C (MISHINA u. Mitarb. 1975) und das Podophyllotoxin-Derivat VM-26 (RIDDLE u. WALLACE 1971) angewandt. Am M.D. Anderson-Hospital in Houston wird zur Zeit die Instillation von Cis-Platin geprüft, während in Europa z.Z. Adriblastin versucht wird.

Thio-Tepa wird meistens wöchentlich instilliert während 4 Wochen, wobei der Behandlungszyklus nach einer 4wöchigen Pause noch einmal wiederholt wird. Es konnte gezeigt werden, daß Therapieresultate mit 30 mg oder 60 mg pro Sitzung gleich sind (KOONTZ 1979). In $2/3$ der Fälle erreicht man mit Thio-Tepa eine komplette ($1/3$) oder partielle ($1/3$) Rückbildung des Tumors. Unklar bleibt aber, wie sich diese Rückbildung auf die Rückfallsrate und/oder auf die Überlebenszeit der Patienten auswirkt: Laut neuester Daten soll diese Behandlung keinen entscheidenden Einfluß auf die Langzeitprognose haben (KOONTZ 1979).

Ein völlig neuer Weg der Rückfallsprophylaxe wird zur Zeit mit dem Einsatz eines Vitamin-A-Derivates (13-cis-retinoin-Säure) diskutiert: Diese Substanz kann bekanntlich das Fortschreiten von oralen Leukoplakien zu Plattenepithelkarzinomen häufig verhindern. Eine Inhibition des Tumorwachstums konnte mit diesem Derivat auch bei verschiedenen tierexperimentellen, chemisch hervorgerufenen Blasenkarzinomen nachgewiesen werden (KOONTZ 1979). Vor allem das FANFT-induzierte Blasenkarzinom der Maus hat in den letzten Jahren die chemotherapeutische Forschung beim metastasierenden menschlichen Blasentumor stark gefördert, nachdem eine gute Korrelation der Ergebnisse zwischen diesen beiden Tumoren nachgewiesen werden konnte (SOLOWAY u. MURPHY 1979).

Von den »älteren« Zytostatika erreichen der Antimetabolit 5-Fluorouracil und die alkylierende Substanz Endoxan eine Tumorregression in ca. 40% der Fälle (DE KERNION 1977). Von den neueren Zytostatika werden Remissionsraten um 20 bis 25% mit VM-26, Adriblastin und Mytomycin-C (HAHN 1979) berichtet. Es soll noch einmal erwähnt werden, daß diese Angaben mit denjenigen der »älteren« Zytostatika kaum vergleichbar sind, da heutzutage viel strengere Maßstäbe bei der Erfolgsbeurteilung angewandt werden: Als Remission wird meistens nur eine Regression der meßbaren Tumormasse um 50% oder mehr akzeptiert. Sicher spielen bei den erzielten Therapieresultaten auch Selektionskriterien eine große Rolle: So konnten YAGODA u. Mitarb. (1976) zeigen, daß mit cis-Platin allein in einem unselektionierten Krankengut eine Remissionsrate von 36% zu erreichen war: Diese stieg auf 57%, sobald nur zytostatisch unvorbehandelte Fälle berücksichtigt wurden. Aufgrund dieser Daten und der noch zu besprechenden Ergebnisse der Kombinationschemotherapie scheint heute cis-Platin die wirksamste Einzelsubstanz in der Behandlung des Blasenkarzinoms zu sein.

Wie bei den meisten anderen Tumoren wird heute auch beim Blasenkarzinom rege nach möglichen Polychemotherapien gesucht. Während sich die Kombinationen Adriblastin/VM-26 und Adriblastin/Endoxan als nicht effektiver als die einzelnen Substanzen an sich erwiesen haben (RODRIGUEZ u. JOHNSON 1977, YAGODA 1977), wurden kürzlich Remissionsraten in der Größenordnung von 60% der behandelten Fälle mit den Kombinationen DDP/Endoxan und DDP/Adriblastin/5-FU gemeldet (CUMMINGS u. Mitarb. 1979, YAGODA 1979). Zur Zeit sind verschiedene Studien im Gange, die den Wert einer Kombination Adriblastin/Endoxan/DDP (CAP) untersuchen (HAHN 1979, YAGODA u. Mitarb. 1979). Aufgrund der vorläufigen Ergebnisse muß man als möglich erachten, daß sich diese Kombination als die heutzutage wirksamste erweisen könnte.

Die Erprobung verschiedener Kombinationschemotherapien, die noch höhere Remissionsraten und vor allem mehr komplette Remissionen erzielen könnten, ist sicher sinnvoll. Es wurde nämlich kürzlich bewiesen (CARTER 1978), daß Patienten, die mit einer Chemotherapie eine Remission erreichen, eine statistisch signifikant längere Überlebenszeit aufweisen als diejenigen, die auf die Behandlung nicht ansprechen. Es ist deshalb anzunehmen, daß wir in absehbarer Zeit über eine »gute« Chemotherapie beim Blasenkarzinom verfügen werden, so daß diese in den prognostisch ungünstigen Fällen von Anfang an als adjuvante Behandlung eingesetzt werden kann. Es ist zu hoffen, daß dadurch die jetzt entmutigenden 5jährigen Überlebensraten bei Stadien B (28–60%) und C (9–18%) deutlich verbessert werden können.

Hypernephrom

Die chemotherapeutischen Möglichkeiten beim metastasierenden Hypernephrom sind heutzutage sehr beschränkt.

Die früher propagierte Therapie einer additiven hormonalen Behandlung vor allem mit Gestagenen hat sich im großen und ganzen als praktisch unwirksam erwiesen (ALBERTO u. Mitarb. 1974, HAHN u. Mitarb. 1979). Es werden aber immer wieder Berichte veröffentlicht, nach denen man das Vorhandensein, mindestens in gewissen Fällen, von Hormonrezeptoren innerhalb des Tumorgewebes annehmen muß. Ob durch die Bestimmung dieser Hormonrezeptoren eine bessere Steuerung einer eventuellen Hormontherapie, wie im Falle des Mammakarzinoms, möglich sein wird, ist noch ungeklärt. Zur Zeit laufen verschiedene Studien, welche die Wirksamkeit von Tamoxifen, einem Östrogenrezeptorenblocker, in der Behandlung des Hypernephroms untersuchen (AL SARRAF 1979).

Unter den verschiedenen Zytostatika sind nur das Vinka-Alkaloid Velbe, der Antimetabolit 5-Fluorouracil, das Nitrosourea-Derivat Methyl-CCNU und das Alkylans Endoxan hinreichend in Monochemotherapie erprobt worden. Aufgrund der Literaturangaben muß man annehmen, daß Velbe mit 25% Remissionen am besten abschneidet. Unter dem Blickpunkt moderner Beurteilungskriterien aber ist diese Remissionsrate möglicherweise als zu hoch einzuschätzen. Immerhin entsprechen diese Angaben unserer Erfahrung, nach der wir gelegentlich mit Velbe doch eine objektiv meßbare Tumorregression feststellen konnten.

Im Gegensatz zu den anderen urologischen Karzinomen haben sich auch neuere Substanzen (Adriablastin, DDP, Dibromodulcitol, Mitomycin-C, Hexamethylmelamin, VP-16-213, usw) beim Hypernephrom als praktisch wirkungslos erwiesen.

Aufgrund präliminärer Daten (PRICE u. Mitarb. 1977) schien das neue Derivat DDMP (Diammino-Dichlorophenylmethyl-pirimidin) eine deutliche therapeutische Aktivität bei der Therapie dieser Tumorart zu besitzen: Diese Resultate konnten aber durch eine jetzt abgeschlossene Studie der EORTC (European Organisation for Research Treatment of Cancer) nicht bestätigt werden (ALBERTO u. Mitarb. 1980).

Wegen des Fehlens von positiven Resultaten in der Monochemotherapie ist man auf der Suche nach möglichen Polychemotherapien zu einer völligen Empirie verurteilt. Bis jetzt sind auch keine Kombinationschemotherapien bekannt, die eine nennenswerte Erfolgsquote aufgewiesen hätten. Wir haben selbst mit der Kombination Adriablastin/DDP unter 14 behandelten Fällen keine einzige Remission gesehen: Unseres Wissens wurden ähnlich negative Resultate bis jetzt mit anderen Polychemotherapien beobachtet, die sich als sehr aktiv, z.B. in der Behandlung des Blasenkarzinoms, erwiesen haben. Leider werden solche negativen Resultate meistens nicht publiziert.

Die jetzigen Resultate in der Chemotherapie des Hypernephroms sind derart enttäuschend, daß in den meisten Institutionen primär dazu übergegangen wird, Patienten direkt mit Substanzen zu behandeln, die sich noch in der Phase-II ihrer Entwicklung befinden. Folgende Substanzen werden zur Zeit weltweit versucht: PALA, m-AMSA, Vindesin. Brauchbare Resultate stehen noch aus.

Prostatakarzinom

Das Prostatakarzinom steht an zweiter Stelle in der Liste der Krebskrankheiten, die beim Mann zum Tode führen, und nur ungefähr in einem Drittel der Fälle kann zur Zeit der Diagnose eine kurative Chirurgie noch diskutiert werden (KLEIN 1979). Deswegen ist beim Prostatakarzinom eine systemische Therapie eine absolute Notwendigkeit: Leider ist heutzutage unser Wissen über »welche Therapie in welchem Stadium« immer noch sehr lückenhaft. Das Prostatakarzinom faßt nämlich in fast beispielhafter Weise die Schwierigkeiten zusammen, denen man bei der Durchführung einer systemischen Chemotherapie bei vielen urologischen Tumoren begegnet: Unklarheiten über das pathologische Staging im Einzelfall, Schwierigkeiten, die Therapieresultate objektiv zu erfassen, Unmöglichkeit, in vielen Fällen eine zytostatische Behandlung wegen der Einschränkung einiger vitaler Funktionen (z.B. Nieren, Knochenmark usw.) optimal zu dosieren. Die Klärung der genauen Wertigkeit vieler diagnostischer Untersuchungen (saure Phosphatase, Skelettszintigramm, partielle Lymphadenektomie usw.) sollte in nächster Zukunft etwas Klarheit auf diesem Gebiete schaffen (KLEIN 1979).

Zur Zeit bleiben die Orchidektomie und/oder die additive Östrogentherapie die Grundlage der systemischen Behandlung dieser Krankheit. Enttäuschend sind bis jetzt die Ergebnisse mit dem Östrogenrezeptorenblocker Tamoxifen ausgefallen (ALBERTO): Es ist aber denkbar, daß durch die Verbesserung der Meßmethodik der Androgenrezeptoren im Karzinomgewebe der Prostata es recht bald möglich sein wird, die hormonelle Therapie zielgerechter anzuwenden.

Eine eingehende Besprechung der rein hormonellen Behandlung fällt aus dem Rahmen dieses Kapitels. Es sei hier nur erwähnt, daß mit dem neuen Präparat Estracyt (eine Kombination von Stickstoff-Lost und einem Östrogen) bis zu 20% objektive und bis zu 40% subjektive Remissionen erreicht wurden (CAVALLI 1978): Der genaue Platz dieses kombinierten Moleküls im Behandlungsplan des Prostatakarzinoms bleibt auch weiterhin unklar.

Die Literaturangaben über die Wirksamkeit der

einzelnen Zytostatika in der Monochemotherapie dieser Neoplasie sind schwer zu deuten. Die heutigen Angaben sind kaum mit denen aus der älteren Literatur zu vergleichen. Aufgrund eines solchen Vergleiches würde man nämlich z.B. annehmen müssen, daß 5-Fluorouracil (in der älteren Literatur: 40% objektive Remissionen) dem neuen Zytostatikum Adriblastin (in der neuen Literatur 25% Remissionen) überlegen ist. Kürzlich zeigte aber ein randomisierter Vergleich der beiden Substanzen eine statistisch signifikante Überlegenheit von Adriblastin über 5-Fluorouracil (DE WYSS u. Mitarb. 1977). Beim Prostatakarzinom wie bei den meisten anderen Tumorarten sind aber bessere Ergebnisse von der Polychemotherapie, vor allem wahrscheinlich durch den Einschluß des Zytostatikums cis-Platin, zu erwarten. Die definitive Beantwortung vieler der uns heute beschäftigenden Fragen wird erst in den nächsten Jahren durch große kooperative, kontrollierte Studien möglich sein. Die klinische Forschung wird vor allem folgende Fragekomplexe beantworten müssen:

1. Wertigkeit einer optimalen Polychemotherapie gegenüber der »klassischen« hormonellen Behandlung bei jüngeren Patienten mit zum Teil aggressiv wachsenden Prostatakarzinomen.
2. Mögliche Kombination einer Hormono- und Chemotherapie: Wie beim Mammakarzinom sollte eine solche Strategie durch die Bestimmung der Hormonrezeptoren erleichtert werden.
3. Definition von Mono- oder Polychemotherapien, die relativ wenig aggressiv und deswegen auch bei älteren Patienten anwendbar sind. Dazu Festlegen der möglichen Reihenfolge dieser Behandlungen.
4. Klare Definition der Verlaufsparameter, damit »indolente« Fälle nicht zu früh einer aggressiven Kombinationschemotherapie unterzogen werden.

Peniskarzinom

Die Plattenepithelkarzinome sind in ihrer Empfindlichkeit auf Zytostatika sehr verschieden: Deswegen ist der Satz »Plattenepithelkarzinome sind zytostatikaresistent« heutzutage nicht mehr gerechtfertigt. Während Plattenepithelkarzinome der Lunge heutzutage noch als weitgehend chemotherapieresistent anzusehen sind, sprechen die histologisch ähnlich aussehenden Neoplasien des Hals-, Nasen- und Ohrentraktes in 70–80% der Fälle recht gut auf Zytostatika an. Diese Neoplasien werden zur Zeit mit einer Dreierkombination bestehend aus Bleomycin, Methotrexat und Cis-Platin behandelt.

Eine ähnliche Situation darf für die Plattenepithelkarzinome des Penis angenommen werden: Bei diesem seltenen Tumor ist aber die Fallzahl der vorliegenden Kasuistiken noch beschränkt, weswegen eine endgültige Beurteilung noch nicht gefällt werden kann. Immerhin ist es bekannt, daß Peniskarzinome in variablen Prozentsätzen auf eine Monochemotherapie mit einem der drei oben erwähnten Zytostatika ansprechen. Die wirksamste Substanz scheint zur Zeit cis-Platinum zu sein: In einer kleinen Serie von 6 fortgeschrittenen Fällen wurde kürzlich über ein deutliches Ansprechen bei 3 Patienten berichtet (YAGODA 1977). Genau wie bei den HNO-Tumoren wird aber auch bei den Plattenepithelkarzinomen des Penis das Therapieresultat mit der zytostatischen Behandlung durch die vorausgegangene Therapie (Bestrahlung und/oder Chirurgie) beeinflußt.

Zur Zeit ist eine Polychemotherapie vor allem bei nur palliativ operierten Fällen oder dann bei Patienten, die einen ausgedehnten Lymphknotenbefall aufweisen, indiziert. Möglicherweise sollte aber auch hier, wiederum wie bei den HNO-Tumoren, eine Polychemotherapie bei Diagnosestellung als erste Maßnahme erwogen werden: Es ist wahrscheinlich, daß dadurch das Ausmaß des chirurgischen Eingriffes reduziert werden könnte.

Zusammenfassung

Die Entdeckung neuer Zytostatika (z.B. Adriblastin und cis-Platin), ein besseres Verständnis für die entscheidenden prognostischen Faktoren und neuere Erkenntnisse auf dem Gebiet der Tumorbiologie haben in den letzten Jahren das Interesse für die zytostatische Chemotherapie auf dem Gebiet der urologischen Tumoren erneut geweckt. Viele der aufgeworfenen Fragen bedürfen aber noch einer klaren Beantwortung im Rahmen großangelegter kooperativer Studien. Diese werden zur Zeit noch teilweise dadurch erschwert, daß bei vielen urologischen Tumoren objektive Erfolgsparameter schwerer zu definieren sind als bei anderen Neoplasien. Diese methodologischen Probleme scheinen aber zur Zeit nicht unlösbar. Immerhin sollte vor einem verfrühten Enthusiasmus und einer unkritischen Anwendung von neueren und potentiell gefährlichen Polychemotherapien gewarnt werden.

Literatur

Alberto, P.: Phase II Studie mit Tamoxifen beim Prostatakarzinom. Eine SAKK-Studie (noch nicht veröffentlicht)

Alberto, P., H.J. Senn, K.W. Brunner, G. Martz: Hormone therapy of renal carcinoma alone and in association with cytostatic drugs. Cancer (Philad.) 33 (1974) 1266–1229

Alberto, P., R. De Jager, F. Cavalli, H.H. Hansen, A. Brugarolas: Phase II study of Diamino-dichlorophenyl-Methylpyrimidine (DDMP) with folinic acid (CF) protection and resene. Europ. J. Cancer 16 (1980) 1243–1247

Al Sarraf, M.: The clinical trial of tamoxifene in patients with advanced renal cell cancer. Proc. Amer. Soc. clin. Oncol. 20 (1979) 378

Brunner, K.W.: Stand der Chemotherapie und prognostische Faktoren beim Hodenkarzinom. In Georgij, A.: Verhandlungen der deutschen Krebsgesellschaft, Bd. I, 13. deutsche Krebstagung. Fischer, Stuttgart 1978 (S. 81–92)

Carter, S.K.: Chemotherapy and genitourinary oncology. I. Bladder Cancer, Cancer Treatm. Rev. 5 (1978) 85–105

Cavalli, F.: Die Chemotherapie der urologischen Karzinome. Helv. chir. Acta 45 (1978) 223–232

Cavalli, F., K.W. Brunner: Neue Substanzen in der onkologischen Therapie. Dtsch. med. Wschr. 103 (1978) 1087–1092

Cummings, K.B., W.U. Shipley, A.B. Einstein, S.J. Cutler: Current concepts in the management of patients with deeply invasive bladder carcinoma. Semin. oncol. 6 (1979) 220–228

De Kernion, J.B.: The chemotherapy of advanced bladder carcinoma. Cancer Res. 37 (1977) 2771–2774

De Wyss, W.D., M. Bauer, J. Colsky, R.A. Cooper, R. Creech, P. Carbone: Comparative trial of adriamycin and 5-fluorouracil in advanced prostatic cancer. Cancer Treatm. Rep. 61 (1977) 325–330

Einhorn, L.: Chemotherapy of metastatic seminoma. Proc. Amer. Ass. Cancer Res. 20 (1979) 6

Einhorn, L., J.P. Donohue: Combination chemotherapy in disseminated testicular cancer: the Indiana University experience. Semin. oncol. 6 (1979) 87–93

Einhorn, L.H., S.D. Williams: Cis-diamminedichloroplatinum (P) + Vinblastine (V) + Bleomycin (B) ± Adriamycin (ADR) in disseminated testicular cancer Proc. Amer. Soc. clin. Oncol. 20 (1979) 297

Fox, R.M., R.L. Woods, M.H.N. Tattersall, V.J. McGovern: Undifferentiated carcinoma in young men: the atypical teratoma syndrome. Lancet 1979/I, 1316–1319

Golbey, R., T.F. Reynolds, D. Vurgrin: Chemotherapy of metastatic germ cell tumors. Semin. oncol. 6 (1979) 82–86

Hahn, R.G.: Bladder cancer treatment: considerations for metastatic disease. Semin. oncol. 6 (1979) 236–239

Hahn, R.G., M. Bauer, J. Wolter, R. Creech, J.M. Bennet, G. Wampler: Phase II study of single-agent therapy with megestrol acetate, VP-16-213, cyclophosphamide and dianhydrogalactitol in advanced renal cell cancer. Cancer Treatm. Rep. 63 (1979) 513–515

Jacobs, E.M., F.M. Muggia, M. Rozencweig: Chemotherapy of testicular cancer: from palliation to curative adjuvant chemotherapy. Semin. oncol. 6 (1979) 3–13

Klein, L.A.: Prostatic carcinoma. New Engl. J. Med. 300 (1979) 824–833

Koontz jr., W.W.: Intravesical chemotherapy and chemoprevention of superficial, low grade, low stage bladder carcinoma. Semin. oncol. 6 (1979) 217–219

Mishina, T., K. Oda, S. Murata: Mitomycin C bladder instillation therapy for bladder tumors. J. Urol. (Baltimore) 114 (1975) 217–219

Price, L.A., B.T. Hill, J.H. Goldie: DDMP and selective folinic acid protection in the treatment of malignant disease. Clin. Oncol. 3 (1977) 281–287

Reynolds, T.F., A. Yagoda, D. Vugrin, R. Golbey: Chemotherapy of mediastinal germ cell tumors. Semin. oncol. 6 (1979) 113–116

Riddle, P.L., D.M. Wallace: Intracavitary chemotherapy for multiple noninvasive bladder tumors. Brit. J. Urol. 43 (1971) 181–184

Rodriguez, L.H., D.E. Johnson: Combination VM-26 and adriamycin for metastatic transitional cell carcinoma. Cancer Treatm. Rep. 61 (1977) 87–90

Rossi, A., G. Bonadonna: Current impact of adjuvant chemotherapy in resectable cancer. Cancer. Chemother-Pharmacol. 3 (1979) 7–16

Rozencwig, M., F.M. Muggia: The delta and epsilon errors in the assessment of cancer clinical trials. Proc. Amer. Soc. Clin. Oncol. 20 (1979) 321

Schein, P.S., R.O. Davis, S.K. Carter, J. Newman, D.S. Schein, D.P. Rall: The evaluation of anticancer drugs in man. Clin. Pharmacol. Ther. 14 (1970) 3–40

Seeber, S., M.E. Scheulen, R.B. Schilcher, C.R. Meier, C.G. Schmidt: Sequential combination chemotherapy with velbane-bleomycin (VB) and adriamycin-cis-platinum (ADM-DDP) in stage III testicular teratomas. Proc. Amer. Ass. Cancer Res. 20 (1979) 282

Soloway, M.S., W.M. Murphy: Experimental chemotherapy of bladder cancer. Systemic and intravesical. Semin. oncol. 6 (1979) 166–183

Sonntag, R.W., F. Cavalli, H.J. Senn, P. Alberto: Combined chemotherapy with or without radiotherapy in the treatment of testicular cancer. Cancer Treatm. Rep. 63 (1979) 1669–1674

Stoter, G., Th. Sleijfer, C.P.J. Vendrik, H. Schraffordt, A. Struyvenberg, Van Oosterom, Th.M. Brouwers, H.M. Pinedo: Combination chemotherapy with cis-diamminedichloro-platinum, vinblastine and bleomycin in advanced testicular non-seminoma. Lancet 1979/I, 941–945

Sylvester, R.J., M.J. Staquet: An application of decision theory to phase II clinical trials in cancer. In Tagnon, H.J., M.J. Staquet: Recent Advances in Cancer Treatment. Raven Press, New York 1977 (p. 1–12)

Vugrin, D., E. Cvitkovic, W. Whitmore et al.: Prophylactic chemotherapy of testicular germ cell carcinomas stage II following orchiectomy and retroperitoneal dissection. Proc. Amer. Ass. Cancer Res. 19 (1978) 352

Yagoda, A.: Future implications of phase II chemotherapy trials in ninety-five patients with measurable disease. Cancer Res. 37 (1977) 2775–2780

Yagoda, A., R.C. Watson, J.C. Gonzales-Vitale: Cis-diamminedichloro-platinum (II) in advanced bladder cancer. Cancer Treatm. Rep. 60 (1976) 917–919

Yagoda, A., R.C. Watson, W. Whitmore: Cis-platinum in bladder cancer. Proc. Amer. Soc. clin. Oncol. 20 (1979) 347

Parenchymatöse Nierentumoren

E. Schmiedt, U. Rattenhuber, W. Wieland

Gutartige wie bösartige Nierengeschwülste kommen in vielerlei Gestalt vor. Einen Überblick über die wichtigsten Tumorarten vermittelt Tab. **1**. Für klinische Zwecke genügt es, die
1. gutartigen Nierengeschwülste von den
2. Nierenkarzinomen,
3. dem embryonalen Adenosarkom (Wilms-Tumor),
4. den Nierensarkomen und den
5. in klinischer Hinsicht den Nierentumoren zuzurechnenden Nierenbeckengeschwülsten

zu unterscheiden.

Epidemiologie

Klinisch gutartige Nierentumoren sind selten. Bei der Autopsie werden allerdings häufig kleine Lipome, Fibrome und Rindenadenome, deren Zellen denen der Nierentubuli ähneln, gefunden. Außer den in Tab. **1** genannten gutartigen Tumoren des Nierenparenchyms kommen Hämangiome, Leiomyome, Chondrome, Lymphangiome und Neurofibrome vor. Die meisten dieser Geschwülste, die auch multipel auftreten können, sind klein und besitzen Durchmesser von wenigen Millimetern bis 1 oder 2 cm. Bindegewebsmischtumoren (Angiomyolipome bzw. Hamartoblastome) sind in etwa ⅔ der Fälle mit der tuberösen Hirnsklerose und einem Adenoma sebaceum der Gesichtshaut (Morbus Bourneville-Pringle) oder der Lindauschen Krankheit vergesellschaftet. Gutartige Geschwülste des Nierenparenchyms lassen sich, sofern man von den Angiomyolipomen absieht, in diagnostischer Hinsicht meist nicht von den bösartigen Nierengeschwülsten unterscheiden, so daß sie nahezu immer die gleiche Behandlung erfahren wie maligne Neubildungen. Multiple beidseitige Nierentumoren, zumal wenn diese mit einer geistigen Retardierung einhergehen, sprechen für einen Morbus Bourneville-Pringle oder einen Morbus Lindau (BENNINGTON u. BECKWITH 1975, BENNINGTON u. KRADJIAN 1967). Die häufigsten Nierengeschwülste sind die Adenokarzinome (80–85%), wobei beide Nieren etwa gleichhäufig befallen werden. In etwa 2% der Fälle werden diese Geschwülste gleichzeitig beidseits beobachtet, wobei es sich allerdings auch um eine Metastase der Gegenseite handeln kann.

In der Bundesrepublik Deutschland sind etwa

Tabelle **1** Überblick über die wichtigsten parenchymatösen Nierentumoren

I. *Tumoren des Nierenparenchyms*
A. Epitheliale Tumoren
1. Gutartige:
Adenom, Onkozytom (*Lieber* 1981)
2. Bösartige:
Adenokarzinom (sog. hypernephroides Nierenkarzinom, **Hypernephrom**, Grawitz-Tumor)

B. Mesenchymale Tumoren
1. Gutartige:
Fibrom, Myom, Lipom
2. Bösartige:
Fibrosarkom, Liposarkom, Myosarkom, Angioendotheliom, Hämangioperizytom, osteogenes Sarkom

C. Mischtumoren
1. Gutartige:
Angiomyolipom
2. Bösartige:
Embryonales Adenosarkom (Brich-Hirschfeld-**Wilms-Tumor**)

II. *Tumoren der Nierenkapsel*
A. Mesenchymale Tumoren
1. Gutartige:
Fibrom, Myom, Lipom
2. Bösartige:
Fibrosarkom, Myosarkom, Liposarkom

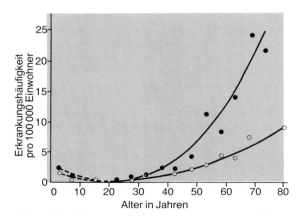

Abb. **1** Häufigkeit von Nierenkarzinom und Wilms-Tumor in Abhängigkeit von Alter und Geschlecht (nach *Bennington*)
o weiblich, ● männlich; — Nierenkarzinom, – – – Wilms-Tumor

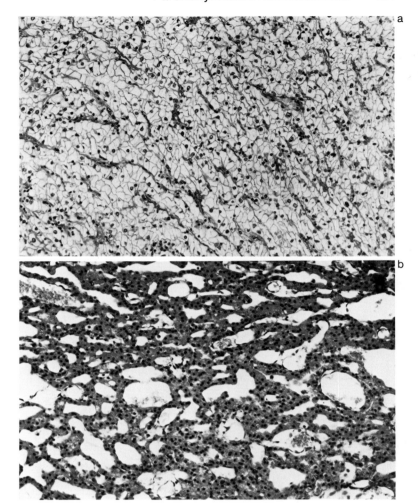

Abb. 2a u. b Adenokarzinom der Niere
a Hellzellige Adenokarzinomzellen
b Granulierte Adenokarzinomzellen

1–2% aller bösartigen Geschwülste beim Erwachsenen Nierenkarzinome, d. h. auf 100 000 Einwohner entfallen etwa 6 maligne Neubildungen der Nieren. Der Weltdurchschnitt bewegt sich zwischen 0,5 und 8,5 derartige Tumoren bezogen auf ebenfalls 100 000 Personen, wobei diese Malignome in Nordamerika und Nordeuropa (Schweden, Island) am häufigsten und in Afrika, Asien und Südamerika wesentlich seltener diagnostiziert werden. Es drängt sich daher hier die Vermutung auf, daß die fortgeschrittenere Diagnostik auf der nördlichen Halbkugel für die hier größere Zahl von Nierengeschwülsten verantwortlich zu machen ist, zumal zwischen der weißen und farbigen Bevölkerung der USA praktisch keine zahlenmäßigen Unterschiede festzustellen sind (TANNENBAUM 1971). Hinsichtlich der Geschlechtsverteilung werden bei Männern doppelt so häufig wie bei Frauen Nierengeschwülste gefunden, wenn auch die Anzahl der »weiblichen« Nierenmalignome in jüngster Zeit zuzunehmen scheint. Der Grund hierfür liegt möglicherweise in hormonellen und genetischen Ursachen. Wenn auch der Wilms-Tumor die häufigste Nierengeschwulst im Kindesalter ist, werden Adenokarzinome der Niere schon bei 6 Monate alten Säuglingen wie auch bei Jugendlichen unter 16 Jahren festgestellt. Der Häufigkeitsgipfel des Nierenkarzinoms liegt zwischen dem 50. und 70. Lebensjahr (Abb. **1**).

Ätiologie und Pathogenese
Die Ursachen der Entstehung des Nierenkarzinoms

Sie sind nach wie vor unbekannt. Als mögliche Ursache werden narbenbildende Prozesse in der Niere, Phenacetinabusus, besonders Zigarettenkonsum, Virusinfektionen und hormonelle Einflüsse – und da besonders Östrogene – diskutiert. Auch die berufliche Exposition gegenüber Cadmium und bei Frauen starker Kaffeegenuß werden als Karzinogene bei Nierenkrebs in Betracht gezo-

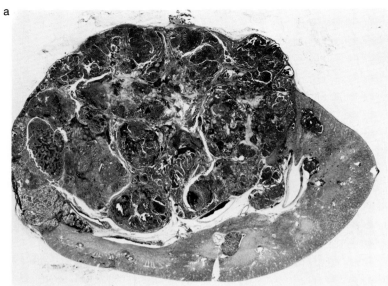

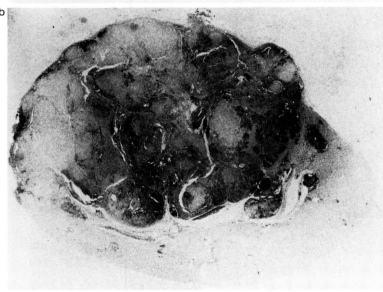

Abb. 3 a u. b Verteilung der Wachstumszonen am Gesamttumorquerschnitt eines Adenokarzinoms der Niere. Markierung des Nierenkarzinoms mittels postoperativer Perfusion mit ^{14}C-Thymidin. Wachsende Kompartimente des Tumors sind in der Autoradiographie schwarz markiert

gen. Können doch bei männlichen Goldhamstern durch Östrogene und bei Ratten durch das Polyomavirus wie auch durch Verabreichung von Dimethylamin Nierengeschwülste erzeugt werden (BLOOM 1972). Ferner sollen genetische Faktoren bei der Entstehung von Nierenneubildungen eine Rolle spielen können. Die dominant vererbbare Translokation zwischen den Chromosomen 3 und 8 soll mit einem hohen Nierenkrebsrisiko behaftet sein. Der Träger dieser genetischen Anomalie besitzt in jedem Lebensalter ein hohes Nierenkrebsrisiko, das im 59. Lebensjahr mit einer Häufigkeit von 87% kumuliert. Auch Cholesterol- und fettreiche Nahrung soll die Entstehung von Nierenmalignomen begünstigen. So können in den Tubuli von Nierenadenomen Cholesterolester nachgewiesen werden.

Während man früher glaubte, daß die Nierenkarzinome aus intrarenalen Nebennierenresten entstehen, weshalb der Ausdruck »Hypernephrom« geprägt wurde, herrscht heute die Ansicht vor, daß diese Geschwülste aus den Zellen der Nierentubuli oder aus Nierenadenomen entstehen.

Pathologie, Histologie, Klassifikation beim Nierenkarzinom

Makropathologie

Nierenkarzinome nehmen ihren Ausgang von der Nierenrinde und verdrängen das umgebende Nierengewebe, das Nierenbecken, die Kelche und die Blutgefäße. Die Oberfläche zeigt meist eine scharfe Abgrenzung, da diese Geschwülste anfänglich von einer bindgeweblichen Pseudokapsel umgeben sind. Neben der Hauptmasse des Tumors entwickeln sich Satellitenknoten (bis zu 10%) (BENNINGTON u. BECKWITH 1975). Auf der Schnittfläche erscheint der Tumor graugelblich und enthält hämorrhagische, gallertartige und zystische Bezirke neben nekrotischen Zonen. Verkalkungen finden sich im fibrotisch veränderten Geschwulstgewebe in etwa 15%. Die Tumorgröße erreicht in 72% der Fälle einen Durchmesser von 5–10 cm.

Histologie

Elektronenmikroskopische Untersuchungen weisen darauf hin, daß die Zellen des proximalen Tubulus der Ausgangspunkt der Histiogenese des Nierenkarzinoms sind (ERICSSON u. Mitarb. 1966). Mikroskopisch finden sich helle (klare) sowie granulierte und dunkle onkozytäre Adenokarzinomzellen, die im gleichen Tumor nebeneinander vorhanden sein können (Abb. 2). Die mikroskopischen Tumorstrukturen reichen von tubulär, papillär, zystisch bis zu solid und anaplastisch. Prognostische Bedeutung kommt vor allem dem Differenzierungsgrad zu. Hochdifferenziert (G_1) sind etwa 28%, mitteldifferenziert (G_2) 32% und niederdifferenziert (G_3) etwa 40% aller Nierenkarzinome (ANGERVALL u. WAHLQVIST 1978). Sarkomatoide und anaplastische Nierenkarzinome sind selten und erreichen eine Häufigkeit von 1,8–8,5% (RICHES u. Mitarb. 1951).

Nierenadenome

Das sog. Nierenrindenadenom kann morphologisch vom Adenokarzinom nicht eindeutig unterschieden werden. Auch kleine, zytologisch zunächst benigne Tumoren können infiltrativ wachsen und metastasieren. Das Nierenrindenadenom, auch wenn es im Querschnitt kleiner als 3 cm ist, muß daher stets als kleines Adenokarzinom im Frühstadium gewertet werden (KLINE u. VALENSI 1976).

Zellkinetik

Die Tumorzellproliferation ist in den Tumorrandbereichen, d.h. an der Grenze zum normalen Nierengewebe, in fokalen peripheren Zellpopulationen, in intrarenalen Metastasen sowie in unmittelbarer Nähe von Nekrosen besonders stark ausgeprägt. An der Proliferation nehmen hauptsächlich die sog. granulierten Tumorzellen bzw. die papillären und solid-tubulären Zellstrukturen teil. Zentrale und hochdifferenzierte Tumoranteile tragen nur in geringem Ausmaß zu Tumorwachstum bei (Abb. **3a** u. **b**; RABES u. Mitarb. 1979).

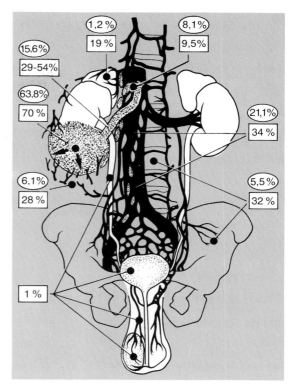

Abb. 4 Regionale Metastasierung beim Nierenkarzinom
☐ bei Autopsie (nach *Bennington*)
◯ bei Diagnosestellung im eigenen Krankengut (N = 429)

Metastasen

Das Nierenkarzinom kann direkt auf Nachbarorgane (30%) übergreifen oder sich über lymphogene, lymphohämatogene und hämatogene Metastasierungswege (40%) ausbreiten (RICHES u. Mitarb. 1951). Die lymphogene Metastasierung befällt hauptsächlich die Lymphgefäße am Nierenstiel, die regionalen, parakavalen, paraaortalen und die iliakalen Lymphknoten. Die lymphohämatogene Aussaat erfolgt über den Ductus thoracicus in den supraklavikulären Angulus venosus. Die hämatogene Metastasierung geschieht direkt über die Nierenvene und über pararenale sowie paravertebrale Anastomosen (BATSON 1942) (Abb. **4**). Retrograd ist die Tumorzellverschleppung über die Vv. spermaticae (testiculares) bzw. ovaricae vor allem links möglich. In 16% der Fälle sind ein Geschwulsteinbruch in die V. renalis und in 8% Tumorzapfen in der V. cava zu finden (SKINNER u. Mitarb. 1972). Zum Zeitpunkt der Diagnosestellung liegen bei 40–56% aller Nierenkarzinome bereits Metastasen vor (BENNINGTON u. KRADJIAN 1967). Selten (bis zu 2%) sind

Tumoren

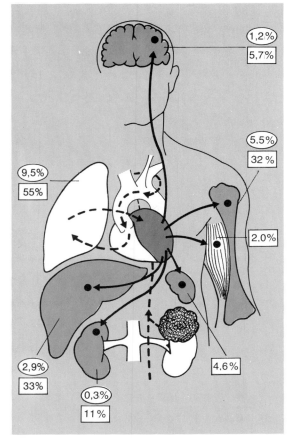

Abb. 5 Fernmetastasierung beim Nierenkarzinom
☐ bei Autopsie (nach *Bennington*)
◯ bei Diagnosestellung im eigenen Krankengut

Tabelle 2 TNM-Klassifizierung des Nierenkarzinoms

T_1	Kleiner Tumor ohne Vergrößerung der Niere. Begrenzte Kelchverformung, umschriebene Gefäßveränderungen umgeben von Parenchym
T_2	Ausgedehnter Tumor mit Verformung oder Vergrößerung der Niere, Kelch- oder Nierenbeckeneinbruch. Angiographisch ist die Kontinuität der Niere erhalten
T_3	Übergreifen auf das perirenale Fett, das peripelvine Fett, den Nierengefäßstiel
T_4	Übergreifen auf Nachbarorgane oder Bauchwand
N_0	Kein Nachweis für Lymphknotenbefall
N_1	Befall eines einzelnen homolateralen regionalen Lymphknotens
N_2	Befall kontralateraler, bilateraler oder multipler regionaler Lymphknoten
N_3	Fixierte regionale Lymphknoten (nur inoperativ beurteilbar)
N_4	Befall juxtaregionaler Lymphknoten
M_0	Kein Nachweis für Fernmetastasen
M_1	Solitärmetastasen in einem Organ
M_2	Multiple Metastasen in einem Organ
M_3	Metastasen in multiplen Organen
P_1	Tumor von Parenchym umgeben
P_2	Tumor erstreckt sich bis zur Kapsel und/oder infiltriert in das Nierenbeckenkelchsystem
P_3	Tumor erstreckt sich durch die Kapsel in das perirenale Fett, in das peripelvine Fett, in den Nierengefäßstiel
P_4	Tumor infiltriert Nachbarorgane und/oder ist an der Bauchwand fixiert
G_1	Niedriger Malignitätsgrad
G_2	Mittlerer Malignitätsgrad
G_3	Hoher Malignitätsgrad
V_0	Kein Tumoreinbruch in die Venen
V_1	Tumoreinbruch in die V. renalis
V_2	Tumoreinbruch in die V. cava

lediglich solitäre Hirn- oder Lungenmetastasen auffindbar (Abb. 5).

Klassifikation

Nach den Empfehlungen der UICC (1979) wird das Nierenkarzinom nach dem TNM-System einschließlich der V-Kategorien (für den Tumoreinbruch in die V. renalis und V. cava) klassifiziert. Weit verbreitet ist daneben die klinische Einteilung nach HOLLAND (1973) und ROBSON (1969, Tab. **2** und **3**).

Klinik des Nierenkarzinoms

Symptomatologie

Die – gewöhnlich – *schmerzlose Hämaturie* ist das häufigste Symptom eines Nierentumors (65%). Ebenso können *Flankenschmerzen* (60%) ein Initialsymptom sein. Nach unseren Erfahrungen sind diese jedoch ebenso ein Spätzeichen wie die Harnblutung, zu der es ja erst dann kommt, wenn der Tumor in das Hohlsystem eingebrochen ist (Tab. **4**). Bei den subjektiven Beschwerden kann es sich um einen dumpfen Schmerz im Rücken handeln, der durch eine Harnstauung infolge geschwulstbedingter Harnleiterkompression oder durch eine Blutung in das Nierengewebe zustande kommt. Der Schmerz kann kolikartig sein, wenn Blutkoagel oder Tumorbröckel in den Ureter eintreten. Gelegentlich entdeckt der Kranke selbst eine Geschwulst in der Lendengegend, ohne daß irgendwelche sonstigen Symptome vorliegen. Ebenso können *gastrointestinale Beschwerden*, wie sie beim Magen- bzw. Duodenalulkus oder bei einer Gallenblasenerkrankung vorkommen, die einzigen subjektiven Erscheinungen sein. Vielfach sind *subfebrile Temperaturen* sonst unbekannter Ursache das alleinige Zeichen für einen Nierentumor (6–13%). Ferner können *allgemeine Tumorsymptome* wie Inappetenz, Leistungsminderung, Müdigkeit, Gewichtsverlust (31–80%) sowie Knochenschmerzen, Spontanfrakturen, Atem-

Tabelle 3 Klinische Einteilung des Nierenkarzinoms nach J.M. Holland (1973) V.c. = V. cava inferior; A = Aorta abdominalis

Stadium I
(T_{1-2}, N_0, M_0, V_0)
Tumor innerhalb der Nierenkapsel

Stadium II
(T_3, N_0, M_0, V_0)
Tumorinvasion in das perirenale Fett

Stadium III
(T_{2-3}, N_{0-2}, M_0, V_{0-2})
Befall der regionalen Lymphknoten und/oder Einbruch in die Vena renalis oder Vena cava

Stadium IV
(T_{2-4}, N_{2-4}, M_{0-2}, V_{0-2})
Befall benachbarter Organe oder Fernmetastasen

Tabelle 4 Häufigkeit typischer Symptome beim Nierenkarzinom

	Riches (1951)	Grabstald (1964)	Mayo-Klinik (1970)	Wagle (1970)	Ruedi (1975)	Urolog. Univ.-Klinik München (1979)
Hämaturie (%)	62	59	32	39	63	67
Flankenschmerz (%)	50	40–50	24	35	49	34
Palpabler Tumor (%)	34	40–80	34	17	46	19
Trias (Tumor, Schmerz und Hämaturie) (%)	11	–	5	14	20	13
Fieber (%)	–	11–33	13	25	12	6
Gewichtsverlust (%)	–	33	22	45	53	26
Varikozele (%)	1,2	–	–	1,7	–	6
Hypertonie (%)	–	–	–	3,9	–	15
Keine Symptome (%)	4	33	21	8,6	–	11

beschwerden bzw. Reizhusten oder eine Lymphknotengeschwulst an der linken Halsseite (Virchowsche Drüse) sowie Metastasen in der Vagina der erste Hinweis auf das Vorliegen einer Nierengeschwulst sein.

Klinische Zeichen

Eine *Geschwulst in der Flanke* (35%) ist vielfach erst in Spätfällen zu tasten. Nierentumoren sind meist nur dann palpabel, wenn sie vom unteren Nierenpol ausgehen, da die Nieren, insbesondere die linke, ziemlich hoch in der Zwerchfellkuppel gelegen sind. So ist vor allem bei adipösen oder muskulösen Kranken eine beträchtliche Vergrößerung der Niere möglich, ohne daß dies bei der Untersuchung des Abdomens festzustellen ist.
Tumoreinbrüche oder eine Tumorthrombose der V. cava können zur *Varizenbildung in der Bauchwand* und zu *Ödemen der unteren Extremitäten* führen. Bei Verlegung der V. spermatica (testicularis) – vor allem links – durch Tumorzapfen oder durch geschwulstbedingte Kompression von außen kann akut eine *Varikozele* oder *Hydrozele* auftreten (6%; Abb. **6**). Hat der Tumor das Duodenum infiltriert, so kann es zu Bluterbrechen und Teerstühlen kommen.
Lungenmetastasen können der auskultatorischen wie perkultatorischen Untersuchung entgehen. Ein sicherer Zusammenhang zwischen Nierentumoren und Bluthochdruck konnte bisher nicht nachgewiesen werden (HOHENFELLNER u. Mitarb., Wiss. Ausst. Europ. Urol. Kongr., Athen 1980).
Knochenmetastasen geben sich vielfach durch Druckschmerz, eine tastbare Geschwulst oder eine Spontanfraktur zu erkennen.
Auf *Lebermetastasen* weisen knotige Resistenzen im rechten Oberbauch sowie gelegentlich auch ein Aszites hin. Blutungen oder Fluor aus der Vagina können auch durch eine Nierenkarzinommetastase verursacht sein, weshalb hier stets eine vaginale Untersuchung erforderlich ist.

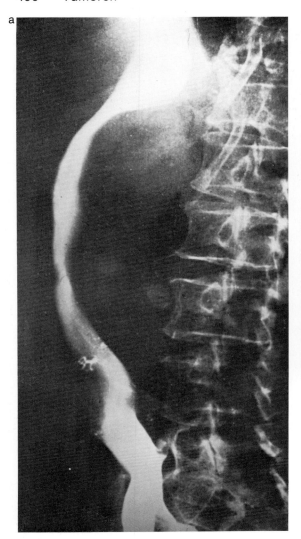
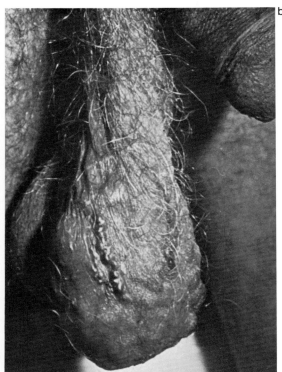

Abb 6a u. b Kavaobstruktion durch retrokavale Tumorenmassen mit konsekutiver Varikozele

Laborbefunde

Das wichtigste Zeichen eines Nierentumors ist die *Makro- oder Mikrohämaturie*. Auch wenige Erythrozyten im Harn verlangen eine genaue Abklärung der Blutungsursache. Bei etwa 4% aller Nierentumoren findet sich eine *Polyzythämie* (Polyglobulie) mit erhöhtem Plasmaerythropoetinspiegel, der sich nach der Tumornephrektomie normalisiert (ALTAFFER u. CHENAULT 1979, KVARTSTEIN u. Mitarb. 1973). Die Erythrozytenzahlen können jedoch wieder ansteigen, falls später Metastasen auftreten. In 30–40% der Fälle findet sich bei diesen Kranken eine *hyperchrome Anämie* (WAGLE u. SCAL 1970). Die globale *Nierenfunktion* ist im allgemeinen nicht beeinträchtigt, es sei denn, daß die kontralaterale Niere in irgendeiner Form vorgeschädigt und das noch funktionierende Parenchym der Tumorniere durch die Geschwulst weitestgehend zerstört ist, oder aber daß es sich um eine Solitär- bzw. Restniere handelt. Ferner kann eine *Hyperkalzämie* mit Sekundärerscheinungen an Muskeln, Herz und Gehirn vorliegen. Bei diesen Kranken kann aus der Nierengeschwulst eine parathormonähnliche Substanz isoliert werden. Die *BSG* ist in etwa 30% der Fälle mittelgradig bis stark erhöht (ANGERVALL u. WAHLQVIST 1978). Der Nachweis einer vermehrten *LDH-Aktivität* ist für die Tumordiagnostik nur bedingt brauchbar. Stets soll die *alkalische Serumphosphatase* bestimmt werden, da Werte über 180 U/l den Verdacht auf das Vorliegen von selbst röntgenologisch noch nicht nachweisbaren Knochenmetastasen erhärten können.

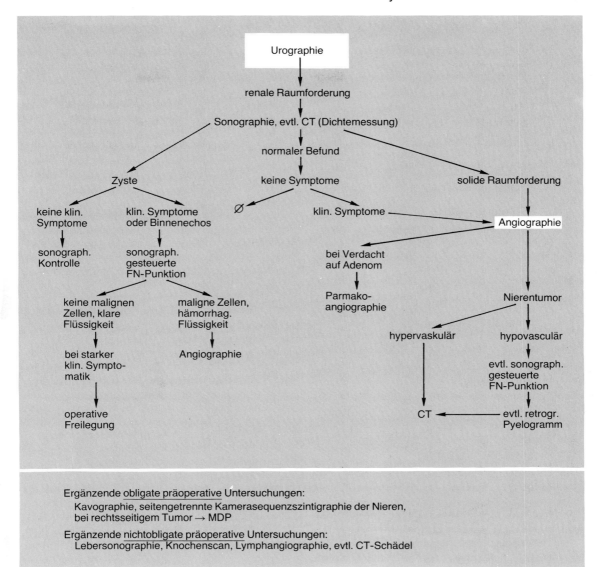

Abb. 7 Untersuchungsgang beim Nierenkarzinom

In bis zu 15% der Fälle bei malignen Nierengeschwülsten kann ein Stauffer-Syndrom (erhöhte alkalische Phosphatase, Hypalbuminämie, bei Alpha-2-Hyperglobulinämie und Hypoprothrombinämie) vorliegen.

Die Hypertonie sowie das Stauffer-Syndrom, die Hyperkalzämie und die Polyzythämie bezeichnet man als paraneoplastisches Syndrom (JAVADPOUR 1979, UTZ u. Mitarb. 1970).

Neben der bekannten Erythropoetinerhöhung werden bei Nierentumoren als paraneoplastische Endokrinopathien eine Vermehrung des Renins, des Gonadotropins, des plazentaren Lactogens, des Prolactins, des Enteroglucagons, insulinartige Aktivitäten der Corticosteroide, die zu einer Hypoglykämie führen können, sowie des Prostaglandins A diskutiert (JIMINEZ CRUZ u. Mitarb. 1978).

Röntgendiagnostik bei Nierentumoren

Die modernen radiologischen Untersuchungsmethoden haben zusammen mit Sonographie, perkutaner Zystenpunktion und nicht zuletzt Computertomographie die diagnostische Treffsicherheit bei Nierentumoren bis zu 98% gesteigert (LANG 1969, LANG 1971) (Abb. 7). Diese Untersuchungsverfahren geben Aufschluß über die Lokalisation, Größe und Art der vorliegenden Geschwulst sowie gegebenenfalls deren Operabilität.

1. Bereits eine *Abdomenübersichtsaufnahme* erlaubt anhand einer unregelmäßigen Randkontur oder einer Größenzunahme des Nierenschattens die Verdachtsdiagnose eines raumfordernden Prozesses im Bereich der Niere.

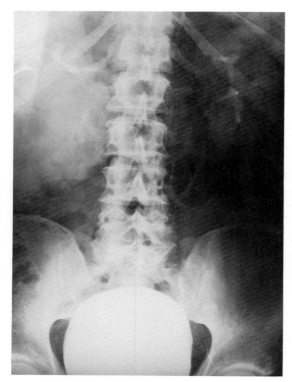

Abb. 8 Raumfordernder Prozeß im Bereich der rechten Niere (»spider-leg-deformity«)

2. Das *Urogramm* – am besten als Bolus- oder Infusionsurogramm (IUG) – ist die wichtigste radiologische Untersuchungsmethode und klärt bereits weitgehend die Ursache einer renalen Raumforderung. Die Merkmale hierfür sind einmal die Pelottierung eines oder mehrerer Kelche sowie deren unscharfe Begrenzung. Weitere Erkennungszeichen sind die Verdrängung, Ausziehung oder komplette Obliteration eines Kelches oder einer Kelchgruppe (sog. spider-leg-deformity; Abb. **8**).
3. Irreguläre Füllungsdefekte oder die völlige Obliteration des Nierenbeckens, die Deformierung oder der komplette Verschluß des Ureterabgangs, eine sekundäre Pyeloektasie, Verkalkungsschatten im Nierenbereich sowie eine anomale Position und Form des Nierenbeckens, wobei Kompressionen, Ausziehungen oder Dilatationen vorliegen können, können ebenfalls tumorbedingt sein.

Abgesehen von einem Nierentumor können derartige Füllungsdefekte auch von einem primären Nierenbeckentumor bzw. von Blutkoagula oder nichtschattengebenden Konkrementen herrühren. Weiterhin kann die Tumorniere vollständig verlagert und urographisch »stumm« sein. Abgesehen von diesen Merkmalen, die auf eine Raumforderung im Bereich der Niere hindeuten, gibt es eine ganze Reihe von Nierengeschwülsten, die keinerlei Veränderung im Urogramm aufweisen. Die exakte Differenzierung einer soliden oder einer zystischen Raumforderung im Bereich einer Niere allein mit Hilfe des Urogramms ist schwierig und vielfach unmöglich. Eine weitere Klärung ist in derartigen Fällen durch die Tomographie gegeben, wobei sich insbesondere Zysten von soliden Tumoren mit 95%iger Sicherheit unterscheiden lassen (CHYNN u. EVANS 1960).

Renovasographie

Die Angiographie der Niere ist, nachdem bei der Urographie und/oder Sonographie eine solide Raumforderung oder bei der Zystenpunktion hämorrhagischer Zysteninhalt bzw. suspekte Zellen entdeckt werden, im allgemeinen die nun folgende diagnostische Maßnahme, wenn auch eine Reihe von Autoren bei sicherem Sonographiebefund hierauf verzichtet (GOLDBERG u. POLLACK 1972, LEOPOLD u. Mitarb. 1973). Nierenkarzinome sind in den meisten Fällen stark vaskularisiert (BOIJSEN u. FOLIN 1961, FOLIN 1967). Der Tumor wird durch Äste der A. renalis, durch Kapselarterien und deren Aa. perforantes versorgt. Hat die Geschwulst die Kapsel bereits durchbrochen, so ist eine Blutversorgung aus Gefäßen, die von Lumbal- oder Interkostalarterien oder auch aus Ästen der A. suprarenalis stammen, möglich (Abb. **9**). Metastasen von Nierenkarzinomen weisen das gleiche Gefäßbild auf und sind in allen Körperregionen angiographisch meist gut erfaßbar. Jedoch lassen infolge des verschiedenartigen histologischen Aufbaus nicht alle parenchymatösen Nierengeschwülste die typischen pathologischen Gefäßbildungen erkennen (Tab. **5**, Abb. **10**). Um hierbei vor allem gegenüber gutartigen Nierenadenomen eine diagnostische Abgrenzung zu

Tabelle **5** Hypervaskularisierte Tumoren

1. Nierenkarzinome
2. Nierenadenom
   a) weniger vaskularisiert als Nierenkarzinome
   b) keine arteriovenösen Shunts
   c) normale Kontraktionsfähigkeit der Tumorgefäße bei der sog. Pharmakoangiographie mit Epinephrin
3. Leiomyome
   a) Vorhandensein von Gefäßen innerhalb des Tumors
   b) keine arteriovenösen Shunts
   c) Angiopharmakographie negativ
4. Angiomyolipome (Hamartome)
   a) dilatierte Tumorgefäße
   b) Korkenzieherarterien
   c) Gefäßaneurysmen
   d) Kontrastmittel auch in der späten venösen Phase enthalten
   e) quirlartige, sog. Onion-peel-Kontrastmittelrückstände in der venösen Phase
   f) Gefäßveränderungen häufig beidseits (Morbus Pringle-Bourneville)

Abb. 9 Versorgung eines Nierentumors durch extrarenale Gefäße

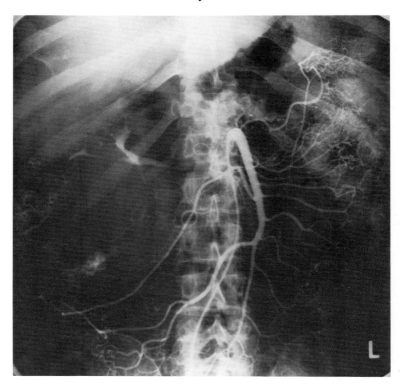

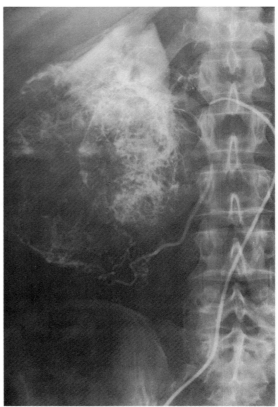

erzielen, kann die sog. Pharmakoangiographie nützlich sein, wobei nach arterieller Gabe von 0,5 µg Angiotensin pathologische Gefäße im Gegensatz zu normalen keinerlei Engstellung erkennen lassen (ABRAHAMS u. Mitarb. 1962, KAHN u. WISE 1968).

Kavographie

Um die Invasion einer Nierengeschwulst in die V. cava inferior auszuschließen, ist die Kavographie erforderlich. Diese Untersuchungsmethode ist für die exakte Planung des operativen Eingriffs wichtig (DORR u. Mitarb. 1973).
Das Vordringen des Tumors in die V. cava wird bei weniger als 10% der Nierenkarzinome gefunden, wobei die rechtsseitigen Nierentumoren wegen der rechts kürzeren V. renalis häufiger sind (SKINNER u. Mitarb. 1972). In manchen Fällen zeigt sich eine Verdrängung oder Pelottierung der V. cava durch größere Lymphknotenmetastasen. Bei urographisch stummen Tumornieren besteht in den meisten Fällen der Verdacht, daß bereits eine Tumorinvasion in die Nierenvene oder sogar Hohlvene erfolgt ist (Abb. **11**).

Abb. **10** Selektive Nierenangiographie bei rechtsseitigem Nierentumor ▷

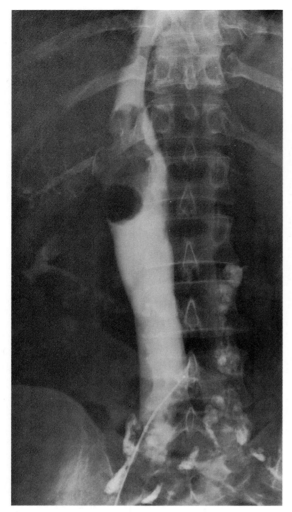

Abb. 11 Tumorzapfen in der V. cava

Die Angiographie der Nierengefäße ist für die Diagnostik eines Nierentumors die sicherste Methode. Allerdings ist sie meist nicht zur Feststellung des präoperativen Tumorstadiums geeignet, da sie nur ein zweidimensionales Bild vermittelt. Die angiographische T-Klassifizierung der Nierentumoren stimmt mit der histopathologischen T-Kategorie nur in 36–44% überein (BRACKEN u. JONSSON 1979, FUTTER u. Mitarb. 1979).

Lymphographie

Bei der sog. pedalen Lymphangiographie wird ein operativ freigelegtes Lymphgefäß mittels dünner Nadel kanüliert und je Fußrücken 3–6 ml Kontrastmittel (Lipiodol, Ethiodal) über einen Lymphographieinjektor innerhalb von ca. 2 Stunden injiziert (KINMOTH 1952). Sofort und nach 24 Stunden (Speicherphase) werden Aufnahmen veranlaßt, die die mit Kontrastmittel angefärbten Lymphknotengruppen der A. iliaca communis, der Aa. iliacae externae und die paraaortalen und parakavalen Lymphknoten zeigen. Die Lymphographie ist bei Tumoren des Urogenitaltraktes limitiert und wird von vielen Autoren wegen ihrer begrenzten Aussagekraft nicht mehr durchgeführt. Erst Füllungsdefekte von größer als 1 cm werden als sicher pathologisch, d.h. als Metastasen, angesehen (HIGGS u. MACDONALD 1968). In einer Reihe von Fällen können hier die transperitoneale Punktion der suspekten Lymphknoten und die zytologische Untersuchung des gewonnenen Punktats diagnostisch weiterhelfen. Manche Lymphknoten färben sich wegen vollständiger Tumordurchsetzung nicht mehr an. Eine präoperative Stadieneinteilung bei Nierentumoren mit Hilfe der Lymphographie ist daher nicht möglich.

Magen-Darm-Breipassage

Bei großen rechtsseitigen Nierentumoren wird vor allem im Falle von Bluterbrechen eine Magenbreipassage vorgenommen, um eine eventuelle Tumorinfiltration des Duodenums zu erkennen.

Lungenübersichtsaufnahme

Lungenübersichtsaufnahmen (in 2 Ebenen) sind zum Ausschluß der so häufigen Lungenmetastasen unerläßlich (55%). Bei suspekten kleineren Rundherden soll eine Thoraxdurchleuchtung mit anschließender Tomographie erfolgen. Als sicherstes Verfahren, auch zum Ausschluß kleiner metastatischer Rundherde, wird derzeit die Computertomographie der Lunge angesehen.

Kamerasequenzszintigraphie mit Jod-131-Hippuran

Dieses Untersuchungsverfahren wird nicht zur Tumorsuche oder Festlegung des Tumorstadiums, sondern zur Information über die seitengetrennte Nierenleistung benutzt (NORDYKE u. Mitarb. 1960, SCHLEGEL u. BAKULE 1970). Die Unterlassung dieser Untersuchung könnte, falls die Nierenleistung hauptsächlich von der tumortragenden Niere erbracht wird, nach der Tumornephrektomie eine chronische Hämodialyse erforderlich machen. In derartigen Fällen wird man aus der betreffenden Niere – sofern möglich – nur den Tumor entfernen, wobei dies in Hyothermie entweder mittels In-situ-Perfusion oder mit der sog. Work-bench-surgery-Technik mit anschließender Autotransplantation erfolgen kann.

Knochenszintigraphie mit Technetium 99 m

Bei Verdacht auf Knochenmetastasen soll, auch um präoperativ eine möglichst genaue Stadieneinteilung vornehmen zu können, eine Knochenszin-

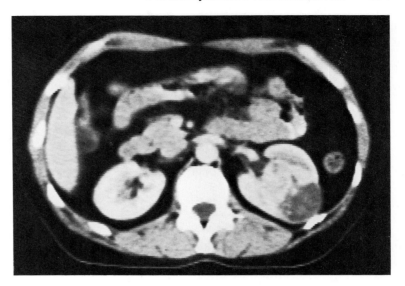

Abb. 12 Computertomogramm bei Nierentumor links

tigraphie mit Technetium 99 m durchgeführt werden. Meist handelt es sich beim Nierenkarzinom um osteolytische Metastasen besonders in der Wirbelsäule, obwohl auch periphere Knochenmetastasen nicht selten sind (bei Autopsien 32%) (JAVADPOUR 1979).

Hirnszintigraphie

Eine nuklearmedizinische Untersuchung des Gehirns oder besser ein kraniales Computertomogramm erfolgen präoperativ nur bei entsprechendem Verdacht (z.B. ständige Kopfschmerzen, Hirnstauungszeichen usw.).

Computertomographie (CT)

Die Größe, Form und Lage einer renalen Raumforderung kann vor allem in Hinsicht auf die anatomisch topographische Übersicht mit Hilfe des Computertomogramms am besten erfaßt werden (FRIEDMANN u. HEUSER 1978). Als nichtinvasive Methode kann sie, sofern hiernach die diagnostische Aussage eindeutig ist, vor der Renovasographie vorgenommen werden, die dann überflüssig ist (BREIT u. Mitarb. 1978, LEVINE u. Mitarb. 1979, STEPHENS u. Mitarb. 1977).
Voraussetzung für ein Computertomogramm ist das Vorliegen eines Urogramms, das stets als erste Untersuchung zu fordern ist, und dessen Stellenwert sich nicht geändert hat. Anhand des Urogramms werden die computertomographischen Schnittebenen festgelegt, wobei für eine Nierenuntersuchung im allgemeinen 10–14 8 mm dicke Schichten nötig sind. Nach neuen Ergebnissen an Scannern der 1. bis 3. Generation ist mit einer Oberflächendosis von 0,15 Gy (15 rd) pro Schnitt und mit einer Tiefendosis bis zu 50% zu rechnen (Abb. 12).
Aussagen über die Operabilität eines soliden Nierentumors sind mit Hilfe der Computertomographie möglich. Neben dem Tumornachweis als solchem können auch Absiedelungen entlang des Gefäßstiels sowie paraaortal bzw. parakaval, in die Leber und Nebenniere sowie Infiltration in Nachbarstrukturen im gleichen Untersuchungsgang erfaßt werden. Dadurch wird weitgehend eine Aussage über die Gesamtausdehnung des Tumors möglich. Der computertomographische Nachweis einer Geschwulst gelingt ab einer Größe von 1,5–2 cm Tumordurchmesser (Tab. **6**; BAERT u. Mitarb. 1978).

Sonographie (Ultraschalluntersuchung)

Der nächste diagnostische Schritt nach einer im Urogramm erkannten Raumforderung der Niere ist die Sonographie (SCHMOLLER u. Mitarb. 1979). Diagnostische Ultraschalluntersuchungen der Niere besitzen eine Sicherheit von nahezu 95% bei

Tabelle 6 Computertomographische Unterscheidung zwischen Nierenzyste und solidem Nierentumor

Solider Tumor	Zyste
Dichtemessung	Dichtemessung
H.E. größer als 20	H.E. 0–20
Kontur wellig und unscharf	Kontur glatt
Nach Kontrastmittelgabe Zunahme der Dichte	Nach Kontrastmittelgabe keine Zunahme der Dichte

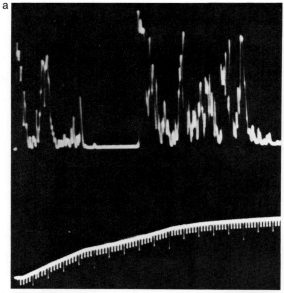
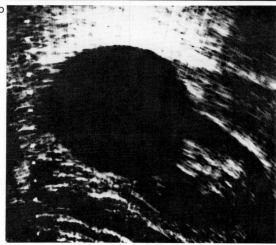
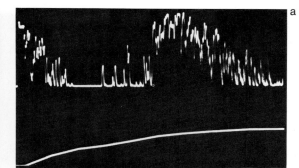
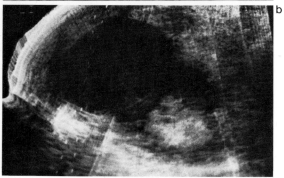

Abb. 14 a u. b Sog. A- und B-Scan bei Nierentumor
a Im Tumorbereich Nachweis von Echostrukturen niedriger
b Unregelmäßig begrenzte Raumforderung mit Binnenechos entsprechend dem Tumorgewebe

◁ Abb. 13a Sog. A-Scan bei Nierenzyste. Im Zystenbereich keine Echogebung entsprechend einer 0-Linie mit nachfolgender Echoverstärkung

Abb. 13b Sog. B-Scan bei Nierenzyste. Echofreier Raum entsprechend der Zystenflüssigkeit, scharfe Zystenwand und sog. Echoverstärkung in Schallrichtung

der Unterscheidung zwischen solider Geschwulst und zystischer Veränderung (Abb. 13a u. b, 14a u. b; HUTSCHENREITER u. WEITZEL 1979). Zur weiteren Diagnosesicherung kann ferner mit Hilfe der Sonographie die sog. ultraschallgesteuerte Feinnadelpunktion einer Raumforderung erfolgen (LALLI u. Mitarb. 1969). Durch Füllung der Zyste mit Röntgenkontrastmittel ist eine genaue radiologische Abgrenzung der Zystenwand möglich. Dieses komplikationsarme und den Kranken schonende Verfahren hat manche Operation erübrigt. Eine Operationsindikation besteht nur bei zytologischem oder laborchemischem Tumorverdacht (Fettzellen, hämorrhagisches Zystenpunktat, Erhöhung von LDH im Punktat, Tumorzellen). Unterstrichen sei, daß eine Tumorzellverschleppung nach Feinnadelbiopsie bisher nicht beobachtet wurde (LANG 1976).

Tabelle 7 Sonographische Unterscheidung zwischen Nierentumor und Nierenzyste

Tumor	Zyste
Polyzystische Begrenzung	Scharf begrenzt
Binnenechos	Echoleerer Raum
Fehlende Schallverstärkung auf der Rückseite des Tumors	Schallverstärkung an der Hinterwand
	Keine Binnenechos
	Auflösungsvermögen 2 cm

Fehlermöglichkeiten der Sonographie entstehen vor allem bei massiver Darmgasüberlagerung und durch im Magen-Darm-Trakt verbliebenes Kontrastmittel nach Magen-Darm-Breipassage und Kolonkontrasteinlauf. Deshalb sollte vor der beabsichtigten Untersuchung gründlich abgeführt und »entgast« werden. Anzumerken ist, daß immer häufiger während eines Routineoberbauchsonogramms zufällig symptomlose Nierentumoren entdeckt werden. Die kostensparende, nichtinvasive, schmerzlose und nichtstrahlenbelastende sonographische Untersuchung des Abdominalraums sollte deshalb in das jährliche Vorsorgeuntersuchungsprogramm aufgenommen werden.

Lebersonographie

Vor allem bei rechtsseitigen Nierentumoren kann dieser direkt auf die Leber übergegriffen haben, wobei dies auch angiographisch festzustellen ist. Zum Ausschluß intrahepatischer Metastasen wird in letzter Zeit die Lebersonographie benutzt, denn sie gewährleistet eine wesentlich größere diagnostische Treffsicherheit als die Leberszintigraphie, bei der sich Metastasen nur bei einem Durchmesser von mehr als 2 cm erkennen lassen.

Instrumentelle Untersuchungen beim Nierenkarzinom

Bei jeder rezidivierenden Mikrohämaturie, besonders aber bei einer schmerzlosen Makrohämaturie, ist die sofortige Urethrozystoskopie angezeigt. Damit läßt sich in den meisten Fällen die Blutungsquelle eruieren, zumindest aber die Seitendiagnose stellen. Diese Untersuchung sollte deshalb zum Zeitpunkt der Blutung durchgeführt werden, da infolge der vielfach intermittierenden Blutung bei Tumoren der Nieren und Harnwege eine Verzögerung der Urethrozystoskopie meist zum Verlust dieser wichtigen Information führt (SCHMIEDT 1973).

Differentialdiagnose beim Nierenkarzinom

Ausgehend von den drei Hauptsymptomen bei Nierentumoren
a) Hämaturie,
b) Schmerzen in der Lendengegend,
c) palpable Geschwulst in der Lendengegend
kommen folgende Differentialdiagnosen in Betracht (SCHMIEDT 1973).

Hydronephrose
a) Makrohämaturie selten,
b) Abklärung durch gezielte Röntgendiagnostik wie Infusionsurogramm und u. U. instrumentelle Ureteropyelographie, Sonographie und Computertomographie.

Polyzystische Nierendegeneration
a) Im Infusionsurogramm und Angiogramm bzw. Sonogramm und Computertomogramm vergrößerte Nieren mit ausgezogenen Kelchen und spinnwebartig angeordneten Nierengefäßen,
b) meist Hypertonie,
c) Beeinträchtigung der Nierenfunktion.

Solitärzyste der Niere
a) Bei entsprechender Größe hin und wieder Schmerzen durch Verdrängungserscheinungen,
b) meist keine Makro- oder Mikrohämaturie,
c) endgültige Abklärung mittels Sonographie, der gesteuerten sonographischen Feinnadelbiopsie der Zysten und des Copmutertomogramms (Dichtemessung).

Nierentuberkulose
a) Vielfach Symptome einer Reizblase,
b) oftmals sterile Pyurie und Nachweis von säurefesten Stäbchen,
c) Abklärung fast immer mittels Infusionsurogramm (typische Kalkeinlagerungen und Konfigurationen der Kelche) und Angiographie möglich.

Nieren- und Harnleitersteine
a) Akuter kolikartiger Schmerz,
b) Abklärung meist mittels Urogramm möglich.

Nierenbecken- und Harnleitertumoren
a) Öfters kolikartige Beschwerden,
b) Abklärung durch Infusionsurogramm und instrumentelle Ureteropyelographie,
c) zytologische Untersuchung des Urins und der Ureterspülflüssigkeit.

Nebennierengeschwülste
a) Keine Hämaturie,
b) hormonaktive Tumoren, deshalb entsprechende Erscheinungen wie Hirsutismus, Fettleibigkeit, Amenorrhoe.

Phäochromozytom und Neuroblastom
a) Vanillinmandelsäure und Katecholamine im Harn erhöht,
b) im Infusionsurogramm deutlich sichtbare Verdrängung der Niere als Ganzes ohne Veränderung des Nierenbeckenkelchsystems,
c) Hochdruckkrisen.

Chronische Pyelonephritis
a) Zystische Beschwerden,
b) Nachweis von Leukozyten und Bakterien im Harn,
c) im Urogramm oftmals typische destruktive Veränderungen.

Xanthogranulomatöse Pyelonephritis
a) Niere urographisch meist stumm,
b) Abklärung mittels selektiver Angiographie und instrumenteller Ureteropyelographie,
c) meist Harnwegsinfektion.

Nierenrindeninfarkte und multiple akute pyelonephritische Schübe
a) Narbenbildungen im Nierenparenchym,
b) oftmals kompensatorische Hypertrophie der nicht erkrankten Niere,
c) endgültige Abklärung mittels Renovasographie.

Therapie des Nierenkarzinoms
Operative Therapie

Eine Heilung des Nierenkarzinoms ist durch die radikale Tumornephrektomie mit Lymphadenektomie möglich, sofern keine multiplen Fernmetastasen vorliegen. Der Tumor wird en-bloc mit der perirenalen Fettkapsel, der Nebenniere, dem Harnleiter und den Spermatika- bzw. Ovarikagefäßen entfernt. Um eine Tumorzellausschwemmung zu verhindern, sollen primär die Nierenarterie sowie anschließend die Nierenvene unterbunden werden. Ist dies z.B. infolge multipler Nierengefäße oder wegen einer massiven Metastasierung im Nierenstielbereich nicht möglich, so müssen die Nierengefäße simultan abgeklemmt werden. Liegt bei einer derartigen Situation nur eine Nierenarterie vor, so kann diese präoperativ embolisiert werden.

Der operative Zugang erfolgt vorzugsweise über die transversale Oberbauchinzision oder über einen Paramedianschnitt, der bis zum 8. Interkostalraum reicht (Abb. 15). Im Anschluß an die Tumornephrektomie erfolgt die Lymphadenektomie vom Zwerchfell bis zur Abzweigung der A. ilica interna, wobei die parakavalen, paraaortalen, intervasalen Lymphknoten und eventuelle Tumorzapfen in der V. cava entfernt werden. Ob die radikale Lymphadenektomie die Prognose nach Tumornephrektomie verbessert, ist derzeit noch offen (EIDINGER 1978). Bei multiplen Fernmetastasen ist keine Indikation zur Tumornephrektomie mehr gegeben, es sei denn, daß Beschwerden, die mit dem Primärtumor in Zusammenhang stehen, eine Palliativnephrektomie erforderlich machen. Solitäre Lungen- und Knochenmetastasen, die sich 3 Monate nach radikaler Tumornephrektomie nicht vermehrt oder vergrößert haben, sollen ebenfalls radikal entfernt werden (MONTIE u. Mitarb. 1977). Lediglich bei Hirndrucksymptomatik sind solitäre Hirnmetastasen *vor* der Tumornephrektomie zu exstirpieren.

Bei Tumorbefall von Rest- und Solitärnieren oder auch beidseitigem Nierenkarzinom soll eine partielle Nephrektomie wegen der drohenden Niereninsuffizienz auch bei nicht sicherer Radikalität

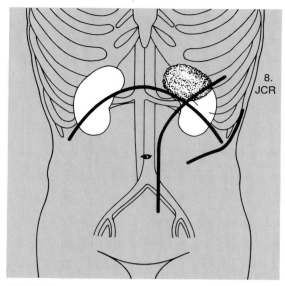

Abb. 15 Zugangswege bei der Tumornephrektomie

angestrebt werden. Die sog. Work-bench-surgery in Hypothermie mit anschließender Autotransplantation der Niere oder die hypotherme In-situ-Perfusion der Niere ermöglichen eine weitgehend radikale Tumorentfernung unter Erhaltung und differenzierter Abgrenzung des Nierenparenchyms (EISENBERGER u. Mitarb. 1977, RÖHL u. Mitarb. 1976).

In Einzelfällen wird man sich zur Tumornephrektomie von Solitär- oder Restnieren entschließen müssen und den Kranken anschließend einer Behandlung mit der chronischen Hämodialyse oder Peritonealdialyse unterziehen.

Komplikationen

Die postoperative Letalität beträgt durchschnittlich 3–6%. Die häufigsten Komplikationen sind Tumorembolien infolge losgelöster Tumorzapfen, Pneumonien, gastrointestinale Streßblutungen, Lungenembolien und Herzinfarkte.

Embolisationsbehandlung
Präoperative Embolisation

Die präoperative transfemorale Okklusion der A. renalis (in erster Linie mittels Ballonkatheter) kann durch eine Verminderung der Vaskularisation die Tumornephrektomie erleichtern. Außerdem wird die durch die notwendige Manipulation induzierte Tumorzellaussaat reduziert.

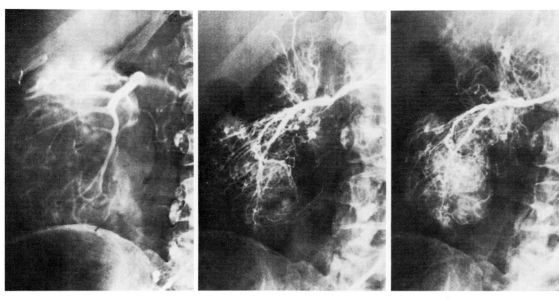

Abb. 16 Pat. H. M., 61 J. Lokal inop. Nierenkarzinom vor, 9 und 17 Monate nach Embolisation

Palliative Embolisation von lokal inoperablen und/oder metastasierten Nierenkarzinomen

Durch den Verschluß der Nierenarterie kann lediglich eine transitorische Tumorverkleinerung und eine Verringerung der Wachstumsgeschwindigkeit erzielt werden, da sich über Kapsel-, Hilus-, Lumbal- und Mesenterialgefäße ein nutritiver Kollateralkreislauf ausbilden kann (BISCHOFF u. Mitarb. 1977). Eine Stimulation immunologischer Vorgänge durch Embolisation ist bisher weitgehend spekulativ.

Gesicherte *Indikationen* zur Embolisation sind:
a) unstillbare Hämaturien,
b) Linderung raumforderungsbedingter Lokalsymptome,
c) Reduktion endokriner Tumoraktivität (Parathormon/Hyperkalzämie, Erythropoetin/Polyglobulie).

Zweifelhaft ist die Indikation bei Kranken mit multiplen Fernmetastasen, die subjektiv beschwerdefrei sind. Eine Lebensverlängerung ist hier ebenso wenig bewiesen wie nach operativer Entfernung des Primärtumors (JOHNSON u. Mitarb. 1975).

Als *Embolisat* werden derzeit Gewebekleber, Aminosäuregemische und Metallspiralen bevorzugt (Abb. **16**).

Nach Okklusion der Tumorniere entwickelt sich meist ein »Postembolisationssyndrom« mit Lokalschmerz, Temperaturerhöhung, Leukozytose und vorübergehendem Blutdruck- und Kreatininanstieg.

Die embolisationsbedingte Letalität beträgt ca. 3% (MARX u. Mitarb. 1978).

Die wichtigsten *Kontraindikationen* der Nierentumorembolisation sind Insuffizienz der kontralateralen Niere, Thrombosen und signifikante Harnwegsinfektionen bzw. Pyelonephritis.

Strahlentherapie
(Tab. **8**)

Einer der ersten, die eine Kombination von prä- und postoperativer Strahlentherapie mit der Tumornephrektomie empfahlen, war RICHES (1966).

Mit der präoperativen Bestrahlung kann eine zeitlich begrenzte Devitalisierung der Tumor-

Tabelle **8** Behandlungsschema von Nierentumoren

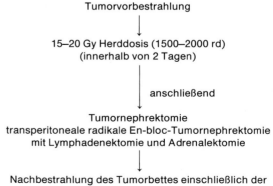

Tumorvorbestrahlung
↓
15–20 Gy Herddosis (1500–2000 rd)
(innerhalb von 2 Tagen)
↓
anschließend
↓
Tumornephrektomie
transperitoneale radikale En-bloc-Tumornephrektomie
mit Lymphadenektomie und Adrenalektomie
↓
Nachbestrahlung des Tumorbettes einschließlich der Lymphabflußwege
70 Gy Herddosis (7000 rd)
(innerhalb von 3 Wochen)

zellen erzielt und damit die mit einer intraoperativen Tumorzellausschwemmung verbundene Möglichkeit der Metastasierung verringert werden (RAFLA 1970). In letzter Zeit hat sich hierzu die sog. »Schlagbestrahlung« (präoperativ 15 bis 20 Gy innerhalb von 3 Tagen mit unmittelbar anschließender Operation) durchgesetzt (VON LIEVEN u. LISSNER 1977).
Strittig ist, ob die Vorbestrahlung letztlich bessere Ergebnisse zeitigt oder nicht. Der Nutzen der postoperativen Bestrahlung (bis zu insgesamt 70 Gy) dagegen hat eine gewisse Anerkennung gefunden. Die Fünfjahresüberlebensquote soll sich durch Operation und Nachbestrahlung bis zu 25% steigern lassen, während sichere Aussagen über die Bedeutung von Vorbestrahlung, Operation und Nachbestrahlung noch nicht gemacht werden können (VON LIEVEN u. LISSNER 1977).

Nebenwirkungen der Bestrahlung

Nebenwirkungen der Strahlentherapie betreffen vorwiegend den Magen-Darm-Trakt und machen sich durch Appetitlosigkeit, Übelkeit, Erbrechen und Diarrhoen bemerkbar. Dies kann in einigen Fällen zu Elektrolytverschiebungen und zur Malabsorption führen. Selten kommt es zu massiver Schleimabsonderung aus dem Darm und zu Darmblutungen. Strahlenschädigungen des Rückenmarks oder der verbliebenen Niere sind dank der heute üblichen Bestrahlungstechnik praktisch ausgeschlossen.

Chemotherapie

Die Behandlung mit den verschiedensten Zytostatika hat bisher enttäuscht (s. S. 487). Nierenkarzinome scheinen am ehesten auf DNA-blockierende, zystostatisch wirkende Substanzen vom Typ der Antimetabolite, z.B. mit 6-Mercaptopurin, Cytosinarabinosid oder Metothrexat, anzusprechen (TALLEY 1973, WOODRUFF u. Mitarb. 1967). 1944 wurde erstmals über östrogeninduzierte Nierenkarzinome bei syrischen Goldhamstern berichtet (EHRHARDT 1974). Weitere Beobachtungen, daß Nierentumoren bei Männern doppelt so häufig wie bei Frauen auftreten, daß Spontanremissionen von Metastasen vorzugsweise bei Männern vorkommen und daß schließlich die Überlebenszeit von Frauen mit Nierenkarzinomen die der Männer übertrifft, sprechen für eine hormonelle Beeinflussung des Wachstums von Nierenkarzinomen (BLOOM 1972). Lungenmetastasen können sich (bei 15–20%) zurückbilden, während die Rückbildung von Knochenmetastasen nur in Einzelfällen beobachtet wurde. Lokalrezidive scheinen hormonresistent zu sein.
Therapeutisch werden derzeit Progesteron und Androgene versucht. Die Resultate sind hinsichtlich der Remissionen enttäuschend, wobei differenzierte Zelltypen offenbar besser (bis zu 20%) anzusprechen scheinen. In jüngster Zeit wurde über Remissionen (bis zu 33%) bei metastasierenden Nierenkarzinomen nach Verabreichung von DNA-blockierenden Zytostatika, die mit Progesteron kombiniert werden, berichtet (SERVADIO 1979).

Immuntherapie

Unspezifische Immuntherapie

Seit vielen Jahren wird versucht, das Nierenkarzinom durch immunologische Mechanismen zu beeinflussen.
Die am häufigsten zur unspezifischen Immuntherapie verwandte Immunstimulantien sind die BCG-Vakzine. Gesicherte Behandlungsresultate stehen jedoch auch hier noch aus (EIDINGER 1978).

Aktive spezifische Immuntherapie

Hierbei werden mit Letaldosis bestrahlte und somit inaktivierte Tumorzellen einem Patienten intradermal mit unterschiedlichen Adjuvantien (PPD-Tuberkulin, Candidaantigen oder C-Parvum) injiziert.

»Adoptivimmunität«

Diese Form einer passiven Immunisierung besteht darin, daß dem Kranken Immunzellen (Immun-RNA oder Transferfaktor) übertragen werden. Mit dieser bisher am häufigsten angewandten Methode wurden in einigen Fällen deutliche Remissionen beschrieben.

Prognose und Ergebnisse

Etwa die Hälfte aller mittels Tumornephrektomie behandelten Kranken überlebt 5 Jahre. Hat die Geschwulst die Nierenkapsel, das perirenale Fettgewebe und Nachbarorgane ergriffen, oder ist sie in die V. renalis bzw. cava eingebrochen, so sind die Heilungsaussichten etwa ebenso ungünstig wie bei einer multiplen Metastasierung. Als prognostisch günstig sind alle Tumoren ohne Fern- und Lymphknotenmetastasen (Stadium I und II) einzustufen, wobei eine Fünfjahresüberlebensrate von 55–80% zu erwarten ist (eigenes Krankengut) (Abb. 17). Der Befall von regionalen Lymphknoten und der Einbruch in die V. renalis verschlechtern die Prognose auch bei radikaler Tumornephrektomie mit Lymphadenektomie erheblich, so daß bestenfalls mit Fünfjahresüberlebenszeiten von 10–22% gerechnet werden kann (ROBSON u. Mitarb. 1969, SKINNER u. Mitarb. 1972). Die chirurgische Behandlung der Solitärmetastasen in Lunge und Knochen erscheint nur dann sinnvoll, wenn postoperativ 3 Monate lang keine Tumorprogression nachweisbar ist. Bei allen prognostischen Überlegungen sollte berücksichtigt werden, daß das Adenokarzinom der Niere relativ lang-

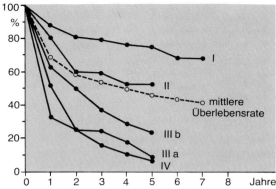

Abb. 17 Überlebensraten von 346 Patienten nach transperitonealer Tumornephrektomie mit Lymphadenektomie in Abhängigkeit vom Tumorstadium (eigenes Krankengut)

sam wächst, jedoch bei Diagnosestellung sehr groß sein kann und daß häufig Metastasen die ersten Symptome verursachen. Durchschnittlich vergehen zwischen Erstsymptom und Beginn der Behandlung ca. 1,8 Jahre (RICHE u. Mitarb. 1951, GRAHAM u. VYNALEK 1956).
Von besonderer Bedeutung für die Prognose ist der Malignitätsgrad der Nierengeschwulst (ANGERVALL u. WAHLQVIST 1978). Bei fortgeschrittenen Neubildungen handelt es sich meist um niederdifferenzierte Karzinome. Günstig sind hochdifferenzierte Tumoren selbst bei bereits eingetretener Fernmetastasierung (Dreijahresüberlebenszeit von 30–39%). Metastasen werden durchschnittlich nach einem freien Intervall von 14,1 Monaten entdeckt. Nach Erkennen der ersten Fernmetastase (postoperativ) ist eine rasche Tumorprogression und eine Überlebensdauer von lediglich 7–13 Monaten zu erwarten. Eine spontane Rückbildung von Nierenkarzinommetastasen konnten wir nicht beobachten. Spätmetastasen können noch 10–20 Jahre nach der Tumornephrektomie auftreten (KULSKI 1978; s. Abb. 17).

Prophylaxe

Die einzige sinnvolle und dabei nichtinvasive, relativ billige und nichtstrahlenbelastende Methode zur Früherkennung des Nierenkarzinoms ist nach unserem Dafürhalten die Oberbauchsonographie, der sich alle Personen nach dem 35. Lebensjahr jährlich einmal unterziehen sollten.

Literatur

Abrams, H. L. E. Biojsen, K.-E. Borgström: Effect of epinephrine on the renal circulation: angiographic observations. Radiology 79 (1962) 911–922

Altaffer, III, L. F., O. W. Chenault jr.: Paraneoplastic endocrinopathies associated with renal tumors. J. Urol. (Baltimore) 122 (1979) 573

Angervall, L., L. Wahlqvist: Follow-up and prognosis of renal carcinoma in a series operated by perifascial nephrectomy combined with adrenalectomy and retroperitoneal lymphadenectomy. Europ. Urol. 4 (1978) 13–17

Baert, A. L., G. Marchal, G. Wilms, W. van Dooren: Vergleich Computertomographie und Ultraschall bei Nierenerkrankungen. Röntgen-Bl. 31 (1978) 641–645

Batson, O. V.: The role of the vertebral veins in metastatic process. Ann. intern. Med. 16 (1942) 38

Bennington, J. L., J. B. Beckwith: Atlas of Tumor Pathology. Tumors of the Kidney, Renal Pelvis and Ureter. II. Ser., Fasc. 12. Armed Forces Institute of Pathology, Washington 1975

Bennington, J. L., R. Kradjian: Renal Carcinoma. Saunders, Philadelphia 1967

Bischoff, W., C. Thomas, E. Elsässer, A. Schnitzer: Wachstumsbeeinflussung experimenteller Nephroblastome durch Nierenarterienokklusion. Radiologe 17 (1977) 503–508

Bloom, H. J. G.: Hormone treatment of renal tumours: experimental and clinical observations. In Riches, E. W.: Tumours of the Kidney and Ureter. Saunders, Philadelphia 1972 (p. 311)

Boijsen, E., J. Folin: Angiography in the diagnosis of renal carcinoma. Radiologe 1 (1961) 173–191

Bracken, B., K. Jonsson: How accurate is angiographic staging of renal carcinoma? Urology 14 (1979) Nr. 1

Breit, A., U. Rohde, G. Moissl: Die Computertomographie in der urologischen Diagnostik, Möglichkeiten und Grenzen. Röntgenpraxis 31 (1978) 77

Chynn, K. Y., J. A. Evans: Nephrotomography in the differentiation of renal cyst from neoplasm: a review of 500 cases. J. Urol. (Baltimore) 83 (1960) 21–24

Cohen, A. J., F. P. Li, S. Berg, D. J. Marchetto: The hereditary renal-cell carcinoma associated with chromosomal translocation. New Engl. J. Med. 301 (1979) 592–595

Dorr, R. P., J. C. Cerny, P. Hoskins: Inferior venacavograms and renal venograms in the management of renal tumors. J. Urol. (Baltimore) 110 (1973) 280–281

Ehrhardt, H.: Onkologische Behandlungsmöglichkeiten von Nieren und Nierenbeckentumoren. 26. Tagung der Deutschen Gesellschaft für Urologie (p. 160–166)

Eidinger, D.: Immuntherapy for Genitourinary Cancer. Immuntherapy of Human Cancer. The University of Texas System Cancer Center. M. D. Anderson Hospital and Tumor-Institute. Raven Press, New York 1978

Eisenberger, F., F. J. Marx, E. Schmiedt: Die transfemorale Kanülierung der Nierengefäße. Urologe A, 16 (1977) 1–5

Ericsson, J. L. E., R. Seljelid, S. Orrenius: Comparative light and electron microscopic observations of the cytplasmic matrix in renal carcinomas. Virchows Arch. path. Anat. 341 (1966) 204

Folin, J.: Angiography in renal tumours: its value in diagnosis and differential diagnosis as a complement to Conventional methods. Acta radiol. Suppl. 267 (1967) 1–96

Friedmann, G., L. Heuser: Computertomographische Untersuchungen des Retroperitonealraumes. Internist 19 (1978) 586–593

Futter, N. G., J. P. Collins, W. G. Walsh: Inaccuracies in angiographic staging of renal cell carcinoma. Urology 14 (1979)

Goldberg, B. B., H. M. Pollack: Ultrasonic aspiration transducer. Radiology 102 (1972) 187–189

Grabstald, H.: Renal-Cell Cancer. II Diagnostic Findings. New York J. Med. 64: 2658–2671 (Nov.) 1964

Graham, J. B., W. J. Vynalek: Renal cell and transitional cell carcinomas in the same kidney. J. Urol. (Baltimore) 76 (1956) 137–141

Higgs, B., J. S. MacDonald: Lymphography in the management of urinary tract tumours. Brit. J. Urol. 40 (1968) 727–735

Holland, J. U.: Cancer of the kidney – natural history and staging. Cancer (Philad.) 32 (1973) 1030

Hutschenreiter, G., D. Weitzel: Sonographie: Eine wertvolle Ergänzung der urologischen Diagnostik. Akt. Urol. 10 (1979) 95–102

Jacobi, G. H., S. Abdel Hamid, Th. Philipp: Das Stauffer-Syndrom. Beitrag zum paraneoplastischen Leberdysfunktionssyndrom bei Nierenzellkarzinom. Urologe A, 15 (1976) 78

Javadopur, N.: Principles and Management of Urologic

Cancer. Waverly Press, Inc. Mt. Royal and Guilford Aves., Baltimore (1979)

Jiminez Cruz, J.F., Rioja Sanze, F. Garcia-Lopez: Les syndromes paraneoplastiques du cancer du rein. Ann. Urol. 12 (1978) 141–146

Johnson, D., K. Kaesler, M. Samuels: Is nephrectomy justified in patients with metastatic renal carcinoma? J. Urol. (Baltimore) 114 (1975) 27–29

Kahn, P.C., H.M. Wise jr.: The use of epinephrine in selective angiography of renal masses. J. Urol. (Baltimore) 99 (1968) 133–138

Kaufman, J.J., M.M. Mims: Tumors of the Kidney. Curr. Probl. Surg. pp. 1–44 (Feb.) 1966

Kionmonth, J.B.: Lymphangiography in man: a method of outlining lymphact trunks at operation. Clin. Sci. 11 (1952) 13–20

Kline, M.J., O.J. Valensi: Proximal tubulor adenomas of kidney with so-called oncocystic features: A clinico pathologic study of 13 cases of a rerely reported neoplasm. Cancer (Philad.) 38 (1976) 906

Kulski, M.: Conduite à tenir durant in cancer du rein avec metastases. Ann. Urol. 12, (1978) Nr. 4

Kvartstein B., R. Lindemann, W. Mathisen: Renal carcinoma with increased erythropoetin production and secondery polycythemia. Scand. J. Urol. Nephrol. 7 (1973) 178

Lalli, A.F., N. Peterson, J.J. Bookstein: Roentgen guided infarctions of kidneys and lungs. Radiology 93 (1969) 434–435

Lang, E.K.: The arteriographic diagnosis of primary and secondary tumors of the ureter and renal pelvis. Radiology 93 (1969) 799–805

Lang, E.K.: The Accuracy of roentgenographic techniques in the diagnosis of renal mass lesions. Radiology 98 (1971) 119–128

Lang, E.K.: Renal cysts: radiologic, biochemical and physiologic aspects. In Margulis, A.R., C.A. Cooding: Diagnostic Radiology. University of California and San Francisco 1976 (p. 258)

Leopold, G.R., L.B. Talner, W.M. Asher, B. Gosin, R.F. Gittes: Renal ultrasonography uptaded approach to the diagnosis of renal cyst. Radiology 109 (1973) 671–678

Levine, E., Kyo Rak Lee, J. Weigel: Preoperative determination of abdominal extent of renal cell carcinoma by computed tomography. Radiology 132 (1979) 395–398

Lieber, M.M., K.M. Tomera, G.M. Farrow: Renal oncocytoma. J. Urol. (Baltimore) 125 (1981) 481–485

von Lieven, H., J. Lissner: Strahlentherapie beim Adenokarzinom der Niere. Strahlentherapie 153 (1977) 245–256

Marx, F.J., F. Eisenberger, R. Bassermann: Komplikationen nach transfemoraler Nierentumorembolisation. Urologe A, 17 (1978) 79–84

Montie, J.E., B.E. Stewart, R.A. Straffon: The role of adjunctive nephrectomy in patients with metastatic renal carcinoma. J. Urol. (Baltimore) 117, (1977) 272–275

Mostofi, F.N.: Pathology and spread of renal cell carcinoma. In King jr., J.S.: Renal Neoplasia. Little, Brown and Comp., Boston 1967

Nordyke, R.A., M. Rubis, W.H. Blahd: Use of radioiodinated hippuran for individual kidney function tests. J. Lab. clin. Med. 56 (1960) 438–445

Ochsner, M.G., W. Brennan, H.S. Pond, E.H. Goodier: Renal Cell Carcinoma Review of 26 Years of Experience at the Ochsner Clinic. J. Urol. 110: 643–646 (Dec.) 1973.

Rabes, H.-M., P. Carl, O. Meister, U. Rattenhuber: Analysis of proliferative compartments in human tumors. I. Renal adenocarcinoma. Cancer (Philad.) 44 (1979)

Rafla, S.: Renal cell carcinoma. Natural history and results of treatment. Cancer (Philad.) 25 (1970) 26–40

Riches, E.W.: The place of radiotherapy in the management of parenchymal carcinoma of the kidney. J. Urol. (Baltimore) 95 (1966) 313–317

Riches, E.W., J.H. Griffiths, A.C. Thackray: Brit. J. Urol. 23 (1951) 297

Robson, C.J., B.M. Churchill, W. Anderson: The results of radical nephrectomy for renal cell carcinoma. J. Urol. (Baltimore) 101 (1969) 297

Röhl, L., K. Dreikorn, K. Möhring, H. Penholz: Behandlung eines hypernephroiden Karzinoms einer Solitärniere durch extrakorporale Tumorstirpation und Autotransplantation. Acta urol. 7 (1976) 203–207

Schlegel, J.U., P.T. Bakule: A diagnostic approach in detecting renal and urinary tract disease. J. Urol. (Baltimore) 104 1970 2–10

Schmiedt, E.: Die Nieren und Harnleitergeschwülste. In: Alken, C.E., W. Staehler: Klinische Urologie. Thieme, Stuttgart 1973

Schmoller, H., G. Kunit, J. Frick: Ultrasonic diagnosis of the retroperitoneal space. Europ. Urol. 5 (1979) 113–116

Servadio, C.: Chemotherapy of renal Adenocarcinoma. A Series of Workshops on the Biology of Human Cancer, Rep. Nr. 10, Technical Reports Ser. Vol. 49. International Union against Cancer (UICC) (1979)

Skinner, D.G., R.F. Pfister, R. Colvin: Extension of renal cell carcinoma into vena cava: the rationale for aggressive surgical management. J. Urol. (Baltimore) 107 (1972) 711–716

Stephens, D.H., P.F. Sheedy, R.R. Hattery, B. Williamson jr.: Diagnosis and evaluation of retroperitoneal tumors by computed tomography. Amer. J. Roentgenol. 129 (1977) 395–402

Talley, R.W.: Chemotherapy for adenocarcinoma of the kidney. Cancer (Philad.) 32 (1973) 1062

Tannenbaum, M.: Ultrastructural pathology of human renal cell tumors. Path. Ann. 6 (1971) 249

UICC, International Union against Cancer: TNM-Klassifizierung der malignen Tumoren und allgemeine Regeln zur Anwandlung des TNM-Systems. Springer, Berlin 1978

Utz, P.C., N.M. Warren, J.A. Gregg, J. Ludwig: Reversible hepatic dysfunction associated with hypernephroma. Mayo Clin. Proc. 45 (1970) 161

Wagle, D., D. Scal: Renal cell-carcinoma – a review of 256 cases. J. Surg. Oncol. 2, (1970) 23–32

Woodruff, M.W., W. Dattatraya, D.S. Gailani, R. Jones: The current status of chemotherapy for advanced renal carcinoma. J. Urol. (Baltimore) 97 (1967) 611

Die Tumoren des Nierenhohlsystems und des Harnleiters

E. J. Zingg

Inzidenz

Nierenbeckenkarzinome machen 4,5–9% aller malignen renalen Tumoren aus. Primäre Ureterentumoren sind selten: 0,8–1% aller Malignome im Urogenitaltrakt. Männer werden 2–3mal mehr als Frauen betroffen. Der Häufigkeitsgipfel liegt in der 5.–7. Lebensdekade, das Durchschnittsalter beträgt 64 Jahre. Kinder und Jugendliche sind sehr selten befallen (ABESHOUSE 1956, FRALEY 1978, STRONG u. PEARSE 1976).

Ätiologie

Zahlreiche ätiologische Faktoren werden diskutiert. Die beim Blasenkarzinom vermutete karzinogene Wirkung von *aromatischen Aminen* nach Exposition in entsprechenden Industriebetrieben kann beim Nierenbeckenkarzinom nur in wenigen Fällen nachgewiesen werden.
Die *chronische Entzündung* des Nierenbeckens bedingt Epithelveränderungen im Sinne von Metaplasien. Die häufigste Form ist die Pflasterzellmetaplasie, die aber nicht als Präkanzerose angesehen werden darf. Die Pflasterzellmetaplasie kann sich in seltenen Fällen bis zum Cholesteatom entwickeln.
Bei der *chronischen Harnstauung* sind im Nierenbecken histologisch ebenfalls häufig Plattenepithelmetaplasien nachweisbar, vor allem bei gleichzeitig bestehender Entzündung oder Steinbildung. In 100 Harnstauungsnieren fanden wir 42mal eine chronische Entzündung, 5mal eine Plattenepithelmetaplasie und 2mal Epithelatypien (ZINGG u. Mitarb. 1980). Hingegen entwickelte sich auch bei jahrelanger Stauung kein Nierenbeckenkarzinom. Ein Übergang von Pflasterzellmetaplasien bei chronischer Entzündung oder Stauung in einen Nierenbeckentumor ist bisher nicht bewiesen. Dysplastische Epithelveränderungen mit Atypien dagegen sind Präkanzerosen. Es darf angenommen werden, daß der chronische Reiz von Entzündung und Stein zumindest ein erhöhtes Risiko für eine Tumorbildung darstellt. Ähnlich wie in der Blase kann bei distalen Uretertumoren die *Bilharziose* verantwortlich gemacht werden.
PETKOVIK (1972) hat auf die *endemische familiäre Nephritis* in Jugoslawien hingewiesen, die gehäuft mit einseitigem und bilateralem (10%) Nierenbeckenkarzinom kombiniert ist. Die Ätiologie dieser familiären Nephritis ist nicht bekannt, als Ursachen werden Silikate, Schwermetallsalze, Viren wie auch genetische Faktoren und Autoimmunmechanismen diskutiert (PETKOVIC 1975).
Als Spätfolge nach *Thorotrastuntersuchung* des Nierenhohlsystems sind Karzinome und Sarkome bekannt geworden. Thorotrast war ein Röntgenkontrastmittel, das 20% Thoriumdioxid in kolloidaler Suspension enthielt. Es kam 1928 in Deutschland in den Handel. Wegen seines ausgezeichneten Kontrasteffektes und der exzellenten Toleranz wurde es in großem Rahmen in Deutschland, Skandinavien, USA und Japan verwendet. 1932 wurde es in den USA, 1936 in Frankreich verboten; trotzdem fand es noch bis Ende des Zweiten Weltkrieges Anwendung.
Das Thorium hat eine Halbwertszeit von 14 Milliarden Jahren. Thoriumdioxid als Kontrastmittel wird durch den menschlichen Organismus nicht ausgeschieden, sondern phagozytiert und durch die mesenchymalen Zellen gespeichert. Es führt daher nach einer gewissen Zeit zu einer Strahlenfibrose. Nach Latenzzeiten zwischen 15 und 40 Jahren kommt es zu malignen Tumoren, sowohl epithelialen wie auch mesenchymalen Ursprungs. In der Regel handelt es sich um Pflasterepithelkarzinome. Die Symptomatologie ist wenig ausgeprägt, die Infiltration frühzeitig, die Prognose schlecht. Im Röntgenbild findet man ein charakteristisches Bild (Abb. **1**). Jede Thorotrastniere bedeutet damit eine ernste Gefahr für ihren Träger; die Chance, an einem malignen Tumor der Niere zu erkranken, liegt bei etwa 50%.
Eine signifikante Häufigkeit von Nierenbeckentumoren findet man bei *Phenazetinabusus*. Karzinome im Nierenbecken kommen 88mal häufiger, Tumoren im Ureter 79mal häufiger vor als bei einem Vergleichskollektiv ohne Phenazetinabusus. 1965 haben HULTENGREN u. Mitarb. erstmals auf diesen Zusammenhang hingewiesen. Die Phenazetinmetaboliten 4-Acetoaminophenol und 2-Hydroxyphenitin sind eng verwandt mit aromatischen Aminen. Sie werden auf der Grundlage einer Dosisabhängigkeit ausgeschieden. Die Elimination erfolgt als Glucuronid. Infolge enzymatischer Wirkung von Bakterien im Harn soll die Verbindung Glucuronsäure-Metabolit gespalten

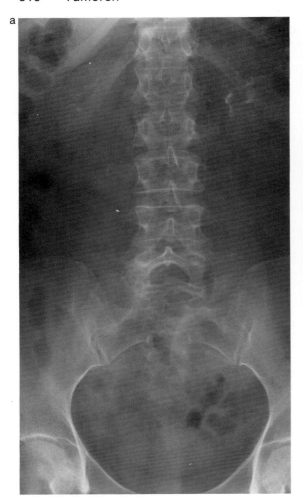
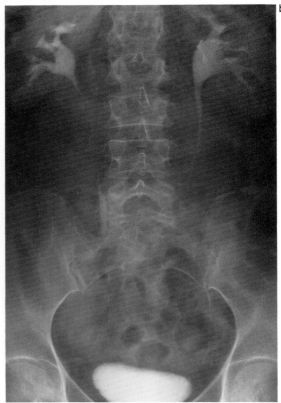

Abb. 1a u. **b** Thorotrastniere. Leeraufnahme und Ausscheidungsurographie. In der Leeraufnahme netzartige Zeichnung, die sich auf Nierenbecken und Kalizes projiziert

und der Metabolit aktiviert (MIHATSCH u. Mitarb. 1980, RATHERT u. Mitarb. 1975) werden.
Die Tumoren betreffen häufig jüngere Patienten und Frauen. Die mittlere Tumorinduktionszeit wird mit 22 Jahren angegeben. Auch Doppelkarzinome und Sarkome kommen bei Phenazetinabusern signifikant häufiger vor als im normalen Vergleichskollektiv. In 75% der Fälle ist die Tumorbildung mit einer Papillennekrose kombiniert. Das dominante Symptom ist die Makrohämaturie.
Patienten mit Phenazetinabusus, interstitieller Nephritis und Papillennekrosen sind regelmäßig auf entsprechende Tumorneubildungen zu kontrollieren. Die Urinzytologie erweist sich in der Erkennung dieser Malignome als ein rasches und elegantes diagnostisches Hilfsmittel (DALQUEN u. Mitarb. 1980).

Pathologische Anatomie

Topographie

Nierenbecken- und Uretertumoren können singulär oder multipel auftreten. In 23–27% der Fälle findet man multilokuläre Tumoren (KAPLAN u. Mitarb. 1951, MAZEMAN 1972, VOSS u. Mitarb. 1977). Der bilaterale Befall ist mit Ausnahme der Tumoren bei endemischer Nephritis mit 1–2% selten. Die Frage der multifokalen Entstehung der Malignome oder der zellulären Implantation wurde über Jahre diskutiert und ist noch nicht völlig abgeschlossen; die Hypothese der multifokalen Neubildung wird heute allgemein vorgezogen. Eine lymphogene Deszension kann als unwahrscheinlich abgelehnt werden. Dagegen darf die kanalikuläre, zelluläre Absiedelung noch nicht ausgeschlossen werden. Die Tumorneubildung erfolgt fast ausschließlich in kaudaler Richtung. Der

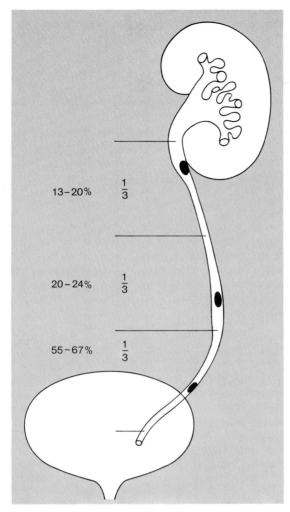

Abb. 2 Verteilung der papillären Tumoren im lumbalen und iliakalen und pelvinen Harnleiterabschnitt (nach *Hallnisen* u. Mitarb., *Mazeman*, *Voss* u. Mitarb.)

pelvine Ureteranteil ist beim primären Uretertumor wesentlich häufiger beteiligt als der iliakale oder lumbale Abschnitt (BABAIAN u. JOHNSON 1980, MATHIESEN u. SOEKELAND 1974, MAZEMAN 1972, VOSS u. Mitarb. 1977; Abb. 2).

Nierenbeckentumoren

80–90% der Nierenbeckentumoren sind papilläre und zum Teil solide Übergangszellkarzinome vom nichtinvasiven und invasiven Typ, 5–20% Pflasterepithelkarzinome.

Die Pflasterepithelmalignome findet man vor allem bei chronischen Entzündungen oder Urolithiasis; es ist ungewöhnlich, wenn diese Tumorform nicht von einer solchen chronischen Irritation begleitet ist (FRALEY 1978). Der Tumor befällt in gleicher Häufigkeit Frauen und Männer. Die invasive Tendenz ist groß, die Prognose schlecht, kaum ein Patient überlebt 4 Jahre (KINN 1979).

Adenokarzinome stellen eine Ausnahme dar; bis heute sind etwa 50 Fälle beschrieben worden, meist in Kombination mit Ausgußstein oder chronischem Infekt. Im histologischen Aufbau haben die Adenokarzinome des Nierenbeckens gewisse Ähnlichkeit mit Kolonkarzinomen. Auch die glanduläre Metaplasie im Nierenbecken gleicht der Kolonmukosa. Die Erklärung liegt darin, daß zwischen Harntrakt und Kloake eine enge embryonale Beziehung besteht.

Eigentliche *Papillome* (G_0) zeigen einen typischen Aufbau: schmaler bindegewebiger Stiel, Epithelüberzug von normaler Dicke und normalem Aufbau. Nach RICHIE u. Mitarb. (1979) weisen die seltenen Papillome (1–2%) auf eine ausgeprägte Proliferationstendenz des Urothels hin. In einem Viertel der Fälle findet man später ein Karzinom im Harntrakt. Falls mehrere Papillome vorkommen, muß in über 50% mit späterem invasivem Karzinom gerechnet werden. Es besteht daher wie beim papillären *Harnblasentumor* das Prinzip, daß jede papilläre Neubildung im Nierenbecken vorerst als potentielles Karzinom bewertet und entsprechend behandelt werden muß.

Primäre Carcinomata in situ im Nierenbecken und im Ureter stellen eine Rarität dar. Obwohl wahrscheinlich Urotheltumoren im Pyelon und Harnleiter eine Phase eines Carinoma in situ durchmachen, bevor es zum invasiven Wachstum kommt, sind Fälle von Carcinomata in situ nur als Zufallsbefund bei zytologischer Untersuchung von Nativharn entdeckt worden (KAHN 1979).

Zu den *nichtepithelialen Tumoren* im Nierenbecken zählen Hämangiome, Fibrome, Myxome, ausgehend vom subepithelialen Bindegewebe.

Der sog. *Nierenbecken- oder Ureterpolyp*, ein seltener mesenchymaler Tumor, darf nicht zu den papillären Malignomen gezählt werden. Es handelt sich um ein Fibroepitheliom ohne bösartige Potenz; die jüngere Altersgruppe ist vorwiegend betroffen. Die Fibroepitheliome finden sich meist im oberen Ureterdrittel (im Gegensatz zum papillären Tumor im distalen Harnleiterdrittel). Radiologisch handelt es sich um lange, schmalgestielte, glattbegrenzte, wurmartige Aussparungen im Urogramm. Eine Obstruktion fehlt in der Regel. Die Fibroepitheliome werden durch lokale Exzision entfernt.

Klassifikation

Die Klassifikation der Nierenbeckentumoren sollte ebenfalls nach einer gemeinsamen internationalen Klassifikation erfolgen. Allein mit einer einheitlichen Einteilung läßt sich das wegen der relativen Seltenheit der Tumoren bescheidene Krankengut der einzelnen Kliniken vergleichen. In der von der UICC herausgegebenen TNM-Klassifikation der malignen Tumoren werden

aber die Urotheltumoren von Nierenbecken und Ureter nicht aufgeführt.
In Anlehnung an die Einteilung der Blasenmalignome haben BENNINGTON u. BECKWITH 1975 folgende Klassifizierung vorgeschlagen:
Stadium I (0 oder T_A): papilläres Karzinom der Schleimhaut ohne Invasion;
Stadium II (A oder T_1): Tumorinfiltration in die Lamina propria;
Stadium III (B oder T_2): Tumorinfiltration in die Muskularis (bzw. über die Muskularis hinaus in die intrarenale Portion des Nierenbeckens);
Stadium IV (C oder T_3): Tumorinfiltration in das Nierenparenchym.
Für die Klassifikation sind neben Infiltration und Metastasierung auch Histologietyp und Differenzierungsgrad von Bedeutung. Mit höherem Malignitätsgrad finden sich häufiger Tumoren, die in bezug auf lokales Wachstum und Lymphgefäßbefall weiter fortgeschritten sind. Nierenhohlsystemtumoren weisen gegenüber Harnleitertumoren statistisch signifikant einen höheren Malignitätsgrad auf.

Uretertumoren

In über 90% handelt es sich um Urothelkarzinome, 20% dieser Tumoren weisen Metaplasien vom Pflasterepithel und glandulärem Typ auf. Pflasterepithelkarzinome machen 8%, Adenokarzinome und undifferenzierte Karzinome je 1% aus (Tab. 1). Nichtepitheliale Tumoren im Harnleiter sind sehr selten, einzelne Fälle von Leiomyosarkom sind beschrieben worden, die Prognose ist ungünstig.
Unter *sekundären Uretertumoren* verstehen wir die Ureterbeteiligung bei Einwachsen von Tumoren aus Zervix, Kolon und retroperitonealen Lymphomen. In der Regel führen diese Tumoren zu einer Harnleiterkompression und infiltrieren kaum je Adventitia oder Tunica muscularis.
Metastasen im Ureter sind selten. Prädilektionsstelle ist der distale Harnleiter (Tab. **2**). Bis heute sind etwa 150 Fälle bekannt geworden.

Tabelle 1 Uretertumoren: primär (nach *Richie* u. Mitarb.)

Epitheliale Tumoren		
Maligne	Urothelkarzinom	70%
	Urothelkarzinom mit Metaplasien	20%
	Pflasterepithelkarzinom	8%
	Adenokarzinom	1%
	Undifferenziertes Karzinom	1%
Gutartig	Papillom (Fibroepitheliom)	1%
Mesenchymale Tumoren		
Maligne	Leiomyosarkom	
Benigne	Fibroepitheliom	
	Leiomyom	
	Angiom	

Tabelle 2 Uretertumoren: Sekundär (Metastasen im Harnleiter)

Sitz des Primärtumors	
Mammakarzinom	10 Fälle
Kolon-/Rektumtumoren	7 Fälle
Zervixkarzinom	6 Fälle
Prostatakarzinom	6 Fälle
Blasenkarzinom	6 Fälle
Retroperitoneale Lymphome	5 Fälle
Verschiedene	6 Fälle

Klassifikation

Die Klassifikation der Uretertumoren gleicht derjenigen der Nierenbeckentumoren: Stadium I oder 0 (T_A) = keine Tumorinfiltration, Stadium II oder A (T_1) = Tumoren mit Infiltration in Submukosa, Stadium III oder B (T_2) = Tumoren mit Einwachsen in die Muskularis und Stadium IV oder C (T_3) = Tumoren mit Befall der Adventitia.

Metastasierung

Die lymphogene Metastasierung der Nierenbeckentumoren erfolgt in die paraaortalen und parakavalen Lymphknoten. Komplizierter liegen die Verhältnisse beim Harnleiter (Abb. **3**). Der lumbale Bereich drainiert in die paraaortalen und parakavalen Lymphonodi, der iliakale Abschnitt in die Lymphonodi iliaci, das untere Harnleiterdrittel in die paravesikalen Lymphknoten, in die Obturatoriagruppe (Voss u. Mitarb. 1977) und in die externen und internen Lymphonodi iliaci.
Lokoregionäre Rezidive sind häufig und treten in der Regel frühzeitig nach operativer Exstirpation des Primärtumors auf: In 36% der Fälle sind innerhalb von 6 Monaten, in 58% innerhalb von 12 Monaten und in 76% innerhalb von 2 Jahren Lokalrezidive nachzuweisen (MAZEMAN 1972).
Fernmetastasen bei der Erstdiagnose sind mit 1–2% selten und betreffen vor allem Knochen, Lunge und Leber (MAZEMAN 1972). Die hämatogene Metastasierung erfolgt frühzeitig: in 58% der Fälle innerhalb eines Jahres, in 75% innerhalb von 2 Jahren nach der Operation.

Symptomatologie

Das vorherrschende Symptom ist die *Makrohämaturie*. Sie ist in 70–80% der Fälle Initialsymptom (BLOOM u. WALLACE 1971, MAZEMAN 1972, Voss u. Mitarb. 1977). Durch vorübergehende Blockierung der oberen Harnwege infolge Koagulabildung kann es zur akuten *Nierenkolik* kommen (Abb. **4**). Bei genauer Erhebung der Anamnese geben die Patienten oft an, daß zuerst die Hämaturie und erst anschließend die Kolik aufgetreten sei (differentialdiagnostisch wichtig: bei der Steinkolik zuerst Schmerz dann Blutung (ZINGG 1978).

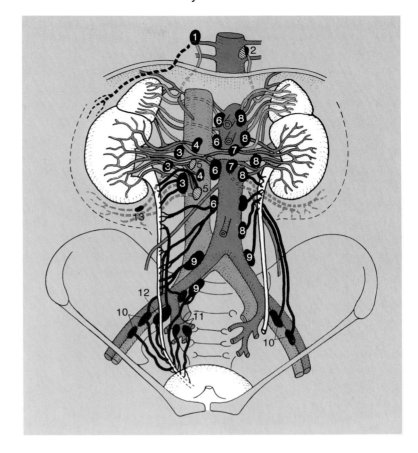

Abb. 3 Lymphabfluß der Nebennieren, Niere, Nierenkapsel, Ureteren (nach *Kubik*)
1/2 supradiaphragmale Nodi lymphatici
3 laterokavale Nodi lymphatici
4 präkavale Nodi lymphatici
5 retrokavale Nodi lymphatici
6 lumbale intermediäre Nodi lymphatici
7 präaortale Nodi lymphatici
8 paraaortale Nodi lymphatici sin.
9 Nodi lymphatici iliaci comm.
10 Nodi lymphatici iliaci ext.
11 Nodi lymphatici iliaci int.
12 mediale und intermediale Nodi lymphatici iliaci ext.

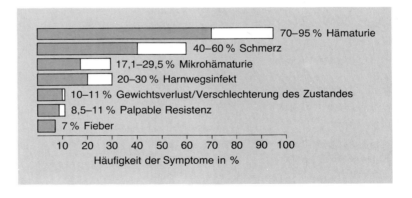

Abb. 4 Prozentuale Häufigkeit der Symptome bei den Urotheltumoren der oberen Harnwege (nach *Abeshouse, Bloom, Mazeman, Voss*)

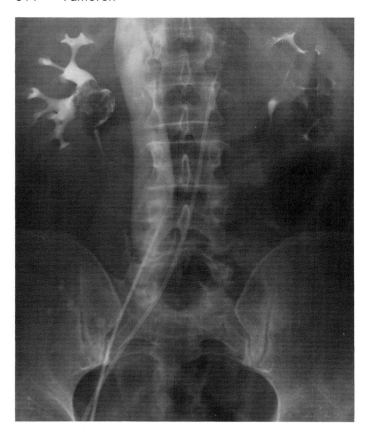

Abb. 5 Nierenbeckenkarzinom rechts. Kombination von Ausscheidungsurogramm und Kavogramm. In der rechten Niere große Raumforderung im Nierenbecken ohne Obstruktion der Kelche. Histologisch papilläres Nierenbeckenkarzinom mit oberflächlicher Infiltration, Differenzierungsgrad I

Neben der Kolik wird auch häufig der dumpfe Flankenschmerz als Folge der zunehmenden Obstruktion wegen Tumorverlegung angegeben. Kolik und Flankenschmerz stellen nach der Makrohämaturie das zweitwichtigste Symptom dar. Die palpable Resistenz ist Folge der Harnstauung mit Vergrößerung der Niere oder dann Zeichen eines infiltrativ wachsenden und damit bereits fortgeschrittenen Tumors. Palpable infiltrative Urotheltumoren weisen meist eine stark beschleunigte Blutsenkung auf.
Paraneoplastische Syndrome beim Urotheltumor der Niere sind ungewöhnlich. Wenige Fälle von Hyperkalzämie oder erhöhtem Choriongonadotropinspiegel (BOURNE u. Mitarb. 1964, BRADY u. Mitarb. 1968, MANDELL u. Mitarb. 1978) sind beschrieben worden.
Der häufig niedrigere Malignitätsgrad von Harnleitertumoren bedeutet ein langsames Wachstum mit zunehmender Stauung der oberen Harnwege bis zum Funktionsausfall der Niere. In knapp einem Drittel der Fälle ist die beteiligte Niere urographisch stumm. Die Prognose ist in diesen Fällen ungünstig (DUFOUR 1970, McDONALD u. PRIESTLEY 1944). Eine klinisch manifeste Niereninsuffizienz findet man in 13% der Patienten (LEISTENSCHNEIDER u. NAGEL 1977).
Keines der oben erwähnten Symptome ist für einen Urotheltumor typisch. Wiederum gilt auch hier das Prinzip, daß jede Hämaturie so lange tumorverdächtig ist, bis das Gegenteil bewiesen wurde. Die häufig atypische Symptomatologie führt zur verzögerten Diagnostik mit ihrer folgenschweren Konsequenz (NAGEL u. Mitarb. 1971). Die Latenzzeit zwischen initaler Hämaturie und Diagnostik beträgt in 40% der Patienten mehr als 3 Monate, in 26% mehr als 6 Monate und in 23% der Kranken gar mehr als 8 Monate (MAZEMAN 1972).

Diagnostik

Die Urotheltumoren können mit Urographie, durch Endoskopie und retrograde Pyelographie sowie Zytologie diagnostiziert werden. Die anderen Untersuchungsmethoden wie Angiographie, Lymphographie und Ultraschalluntersuchung sind von sekundärem Interesse und ihr Wert diskutabel. Die Computertomographie dürfte für differentialdiagnostische Belange bei größeren infiltrativen Tumoren und Verdacht auf Lymphknotenmetastasen zum Einsatz gelangen.
Der Nierenbecken- und Kalixtumor zeigt urographisch im typischen Fall eine randständige, nicht lageabhängige Aussparung (Füllungsdefekt) (Abb. **5**). Die Veränderung ist oft besser in der Frühaufnahme zu erkennen. Der kranial gelegene

Nierenhohlsystemanteil kann dilatiert sein. Selten findet sich eine durch infiltrativ wachsenden Tumor hervorgerufene Stenose, die einer Tuberkulose täuschend ähnlich sieht. Der Tumor kann urographisch ferner als multiple Defektbildung, als Stenose am pyeloureteralen Übergang auftreten oder zur funktionslosen Niere führen.

Die Diagnostik der *Harnleitertumoren* ist schwierig, diese Neoplasmen werden im Urogramm oft übersehen. Der Grund liegt darin, daß der Harnleiter vielfach nicht auf seiner ganzen Länge kontrastgefüllt sichtbar ist, trotzdem wird das Urogramm als unauffällig beurteilt. Gerade im distalen, vom Tumor häufig befallenen Abschnitt bestehen Gefäßimpressionen durch Beckenstammgefäße und Überlagerungen durch das Iliosakralgelenk; Tumoren können der Diagnostik hier entgehen. Bei kritischer Evaluation fanden BATATA u. Mitarb. (1975) in 46% der Fälle den Ureter auf der Tumorseite nicht in der ganzen Länge sichtbar, in 34% eine ungeklärte Harnstauung und in 19% einen Füllungsdefekt ohne Obstruktion. Verdachtsmomente für einen Uretertumor sind damit bei subtiler diagnostischer Beurteilung des Urogramms in der Mehrzahl der Fälle vorhanden (ALMGARD u. Mitarb. 1973, GEERDSEN 1979).

Der Harnleitertumor stellt sich im typischen Fall in 2 Varianten dar: als Aussparung mit Dilatation (Abb. **6**) oberhalb und unterhalb der Raumforderung bei beidseitig konvexem Abbruch des Kontrastmittels (Weinbecherform = pathognomonisch für den Tumor) oder seltener als unregelmäßige Stenose beim infiltrativen Karzinom (Abb. **7**).

Während mittels Urographie die sichere Diagnose Tumor oder der Befund Tumorverdacht in 40 bis 60% der Fälle erhoben werden kann, erzielt man mit der retrograden Pyelographie in etwa 90% den sicheren Nachweis des Tumors (BLOOM u. WALLACE 1971, MAZEMAN 1972; Tab. **3**).

Die *Endoskopie* ist als Zusatzuntersuchung von großer Bedeutung: Bei gesichertem Nierenbecken- oder Uretertumor können allfällige multifokale Herde in der Blase nachgewiesen werden. Andererseits muß bei lateralisiertem papillärem Blasentumor im Ostiumbereich an einen Tumor der oberen Harnwege gedacht werden.

Die *renale Angiographie* ist nur bei fortgeschrittenem Nierenbeckentumor mit Einbruch in das Nierenparenchym oder bei palpablem Tumor mit Invasion gegen die Körperstammgefäße von gewissem Wert zur Beurteilung von Tumorgröße und Gefäßversorgung. Bei ausgedehnten, rechtsseitigen Tumoren empfiehlt sich die Kavographie zum Nachweis einer allfälligen Infiltration. Die *Computertomographie* vermag auf nichtinvasivem Wege ebenfalls die Tumorausdehnung im Retroperitonealraum, insbesondere in retro- und präkavale Bereiche, aber auch eine mögliche Beteiligung der V. cava bildgebend darzustellen.

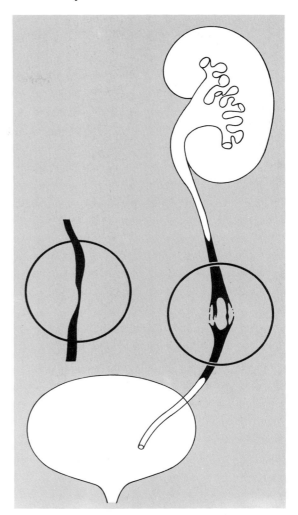

Abb. **6** Darstellung des Uretertumors im Röntgenbild: Aussparung mit Dilatation oberhalb und unterhalb der Raumforderung links oder unregelmäßige Stenose rechts

Tabelle **3** Vergleich der diagnostischen Treffsicherheit von intravenöser Urographie und retrograder Pyelographie beim Uretertumor (nach *Mazeman*)

	Urographie (N = 1096)	Retrograde Pyelographie (N = 659)
Normales Bild	2,4%	0,5%
Abnormes Bild ohne Zeichen von Tumor	28%	10%
Tumorverdacht	36% } 58%	34% } 86%
Sicherer Tumor	22%	52%
Keine Angabe	11%	3,5%

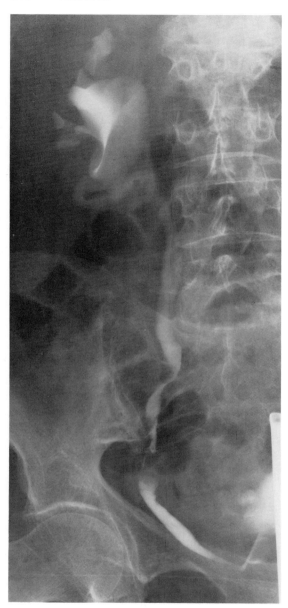

Abb. 7 Ureterkarzinom rechts im distalen Drittel. Retrograde Darstellung der oberen Harnwege rechts mittels Chevassu-Sonde. Raumforderung im pelvinen Harnleiterabschnitt, irreguläre Begrenzung

Spezielle diagnostische Probleme

In etwa 30% der Fälle findet man bei Tumoren im Harnleiter und am pyeloureteralen Übergang eine urographisch funktionslose Niere. Da in 8% aller Urotheltumoren zudem eine Steinbildung vorhanden ist (MAZEMAN 1972), ergeben sich entsprechende diagnostische Probleme: Die Harnstauung kann als Folge einer Urolithiasis aufgefaßt und falsch beurteilt werden. Retrograde Pyelographie, Lavage-Zytologie von Nierenbecken und Harnleiter führen zur Diagnose. Schwierigkeiten bestehen auch bei multifokalen Tumoren mit sekundärem Befall der Blase im Ostiumbereich und stummer Niere im Urogramm. Hier ist gelegentlich eine *anterograde Pyelographie*, d. h. eine perkutane Nierenbeckenpunktion mit Füllung von Pyelon und Ureter notwendig.

Zytologie

Die zytologische Untersuchung nach selektiver Spülung des Nierenbeckens (Lavage-Zytologie) oder nach mechanischer Gewinnung von Material aus Ureter und Nierenbecken mittels aufgerauhtem, bürstenartigem Ureterenkatheter zeitigt eine hohe diagnostische Trefferquote (BROWN u. Mitarb. 1973, GILL u. Mitarb. 1973, MERTEL u. GULLOTTA 1974, SEBESSERI u. Mitarb. 1974). Insbesondere stellt die Lavage-Zytologie eine Bereicherung in der präoperativen Diagnostik von Nierenbecken- und Harnleitertumoren dar. Falsch-positive Ergebnisse bei nichttumorbedingten Kontrastmittelaussparungen (Harnsäuresteine, Blutkoagula, entzündliche Veränderungen) sind äußerst selten (LEISTENSCHNEIDER u. NAGEL 1977). Auch die zytologische Untersuchung des Nativharns bei Nierenbeckentumoren weist eine hohe Treffsicherheit auf, sofern bestimmte methodische Voraussetzungen erfüllt sind. Die Zytologie mag daher als Vorsorgeuntersuchung bei Risikopatienten (Nierenveränderungen bei Phenazetinabusern, familiäre endemische Nephritis) in Frage kommen.

Differentialdiagnose

Charakteristika der *Nierenbeckentumoren* sind Raumforderung im Nierenhohlsystem, lokale Stauung, Hämaturie und Schmerz. Differentialdiagnostisch kommen in erster Linie röntgennegative Konkremente in Betracht. Weit seltener sind tuberkulöse Narben, Leukoplakie, chronische xanthomatöse Pyelonephritis, Cholesteatom, chronische Pyelonephritis und nichtepitheliale Tumoren. Bei den *Harnleitertumoren* stehen wiederum die nichtschattengebenden Steine im Vordergrund der differentialdiagnostischen Überlegungen. In absteigender Häufigkeit sind aufzuführen: Strahlenschäden, unspezifische und tuberkulöse Stenosen, Endometriose, Bilharziose sowie von außen komprimierende Prozesse bei retroperitonealer Fibrose, gynäkologische Tumoren, Malignome des Retroperitonealraumes, Lymphknotenmetastasen und Darmtumoren. Die Diagnostik vor allem der infiltrativ wachsenden Ureterentumoren vermag gelegentlich erhebliche Schwierigkeiten zu bereiten.

Tabelle 4 Häufigkeit der Rezidivtumoren im Ureterstumpf nach Nephrektomie

Kimball u. Ferris 1934	58%
Kinder u. Wallace 1962	46%
Newman u. Mitarb. 1967	45%
Bloom u. Wallace 1970	40%
Strong u. Mitarb. 1976	30%

Therapie

Die Grundlagen unserer therapeutischen Überlegungen sind folgende: Beim Urotheltumor der oberen Harnwege handelt es sich um einen oft multifokalen Tumor, der bei tiefer Wandinfiltration frühzeitig Lymphgefäßeinbrüche aufweist und in die Lymphknoten metastasiert. Lokoregionäre Metastasen sind häufig, Fernmetastasen eher selten. Der Uretertumor weist eine schlechte Prognose auf, weil das Malignom die dünne Ureterwand rasch durchwächst, bald Anschluß an den reichen lymphatischen Plexus findet und zudem wegen diagnostischer Schwierigkeiten spät entdeckt wird (RICHIE u. Mitarb. 1979). Das therapeutische Prinzip besteht in der Entfernung von Niere, Harnleiter und Ureterostium mit entsprechender Blasenwandmanschette.

Technik

Die Nephroureterektomie kann von 2 Inzisionen oder von einem einzigen Zugang aus durchgeführt werden. Bei 2 Inzisionen wird durch eine Lumbotomie die Niere freigelegt und der Nierenhilus durchtrennt. Dann wird der Harnleiter möglichst weit nach distal mobilisiert und die Niere mit dem freigelegten Ureter in die gebildete lumbale Tasche gelegt. Da man eine separate Entfernung von Niere und Harnleiter vermeidet, um nicht eine Ausschwemmung maligner Zellen zu riskieren, wird der Harnleiter nicht durchtrennt. Man verschließt den lumbalen Zugang, der Patient wird umgelagert und dann der distale Harnleiter und die Blase von einem suprapubischen Längsschnitt oder Paramedianschnitt aus dargestellt.
Bei der erweiterten thorakoabdominalen Inzision (SKINNER 1977) wird ebenfalls die Niere abgesetzt. Vom gleichen Zugangsweg aus können auch der distale Ureter und die Blase dargestellt werden. Zudem erlaubt dieses Vorgehen eine radikale Lymphadenektomie. Bei der Entfernung des Harnleiterostiums genügt es nicht, lediglich die Uretermündung zu resezieren. Die Blase sollte durch eine separate Inzision eröffnet und eine mindestens 1 cm breite Wandmanschette um das Ostium herum mitreseziert werden.
Bei infiltrativ wachsenden Tumoren sind die regionären Lymphknoten frühzeitig befallen, man findet in 54–58% der Tumoren mit Infiltration in die tiefe Muskelschicht bereits regionäre Metastasen in den entnommenen Lymphknoten (BATATA u. Mitarb. 1975, CUMMINGS u. CORREA 1975, VOSS u. Mitarb. 1977). 90% der von Tumor befallenen metastatischen Beckenlymphknoten liegen auf der Seite des Tumors, 60% der paraaortalen positiven Lymphknoten sind ebenfalls ipsilateral des Tumors. Die extensive Lymphadenektomie ist daher die logische Erweiterung der Nephroureterektomie. Dabei erlaubt nur der thorakoabdominale Zugang eine genügende Übersicht: Von lumbal oder extraperitoneal her ist eine exakte Lymphadenektomie nicht verläßlich möglich (SKINNER 1978). Das radikale Vorgehen mit transabdominaler Nephroureterektomie und der Resektion einer Blasenwandmanschette, Nebenniere und regionären Lymphknotenmetastasen weist eine Fünfjahresüberlebensrate von 84% auf; dieses Ergebnis ist signifikant besser als die 51% Fünfjahresüberlebenszeit nach einfacher Nephrektomie in der Vergleichsserie des gleichen Autors.
Obwohl der Tumor lediglich das Nierenbecken befällt, haben zahlreiche Untersuchungen ergeben, daß mit der alleinigen Nephrektomie in 42 bis 47% Tumorrezidive im zurückgelassenen Harnleiter auftreten (MAZEMAN 1972, SCHABER u. NAGEL 1974; Tab. 4). Nach Nephrektomie und subtotaler Ureterektomie unter Belassen des distalen Harnleiterabschnittes mit Ostium findet man in 24–30% der Fälle Rezidive in diesem Bereich. Bei subtotaler Ureterektomie mit Zurücklassen lediglich des Ostiums sind noch immer in 22% spätere Ostiumrezidive vorzufinden. Ureterstumpfrezidive haben zudem eine schlechte Prognose mit einer Mortalität von über 70% (STRONG u. PEARSE 1976). Die erweiterte Nephroureterektomie mit Lymphadenektomie ist damit bei Nierenbeckentumoren die Methode der Wahl.
Die postoperativen Komplikationen nach Nephroureterektomie sind recht beträchtlich (17 bis 32%); kardiovaskuläre und thromboembolische Störungen sind häufiger als lokale technische Komplikationen wie Fistelbildung und sekundäre Wundheilungsstörung (MAZEMAN 1972, WAGNER u. WASSENBERG 1980). Die Operationsmortalität liegt zwischen 5,6 und 7,8% (MAZEMAN 1972, WAGNER u. WASSENBERG 1980).

Organerhaltende Therapie

Seit 1903, vor allem wieder seit 1945 wird die Frage der organerhaltenden Therapie beim Uretertumor diskutiert (VEST 1945). Als Begründung wird die Möglichkeit des kontralateralen Tumorbefalles und die im Gegensatz zum Nierenbeckentumor eher reduzierte Rezidivfrequenz bei Harnleiterneoplasmen angegeben. Die bisherige Erfahrung zeigt, daß eine Organerhaltung bei Urotheltumoren des Nierenbeckens nicht angezeigt ist. Die Rezidivgefahr ist zu hoch. Bei gut differenzierten umschriebenen Harnleitertumoren im distalen Anteil kann eine segmentäre Ureterresektion in Frage kommen. Vorbedingung sind gesichertes Fehlen eines Tumors im Nierenhohlsystem, Möglichkeit einer adäquaten peroperativen Histologie durch einen sehr geübten Untersucher und die Beherrschung der chirurgischen Probleme für die Anastomosierung nach Ureterdefekten (BABAJAN u. JOHNSON 1980). Umschriebene Tumoren im mittleren Harnleiterabschnitt können reseziert und der Ureter End-zu-End vereinigt werden. Distale Uretertumoren werden entfernt und der Harnleiter neu in die Blase eingepflanzt. Bei ausgedehnter Ureterresektion wird die Autotransplantation vorgeschlagen.

Absolute Indikationen zur konservativen Behandlung lokalisierter Harnleitertumoren sind: anatomische und funktionelle Einzelnieren, Niereninsuffizienz, beidseitiger Tumorbefall, endemische Nephropathie und evtl. Tumorbefall bei Phenazetinabusern.

Nachbestrahlung

Größere Erfahrungsberichte über den Wert der Nachbestrahlung beim Urotheltumor der oberen Harnwege fehlen. Bisher sind keine statistisch auswertbaren Studien, sondern nur beschränkte Fallberichte veröffentlicht worden (BLOOM u. Mitarb. 1970, BRADY u. Mitarb. 1968). VOSS u. Mitarb. (1977) empfehlen nach Nephroureterektomie ohne Lymphadenektomie die Nachbestrahlung, ebenso nach Nephroureterektomie und Lymphadenektomie mit lymphdrüsenpositiver Histologie. BATATA u. Mitarb. (1975) schlagen eine Nachbestrahlung von 6000 rad (60 Gy) Tumordosis bei Tumoren der Stadien B, C und D_1 vor. Gerade bei multifokalen ausgedehnten Tumoren mit Lokalisation in Nierenbecken und Ureteren jedoch stößt die Nachbestrahlung auf Schwierigkeiten, da die große Feldausdehnung zu vermehrten Komplikationen führen kann.

Chemotherapie

Bisher sind nur einzelne Fallberichte bekannt geworden. Die Resultate sind nicht überzeugend (VON EYBEN 1979).

Therapieresultate

Die Fünfjahresüberlebensrate liegt für alle Urotheltumoren der oberen Harnwege zwischen 40 und 65% (CUMMINGS u. CORREA 1975, RICHES u. Mitarb. 1951, SCHABERT u. NAGEL 1974, VOSS u. Mitarb. 1977).

Die Aufschlüsselung ergibt keine statistisch signifikanten Unterschiede zwischen Nierenbecken- und Uretertumoren. Entscheidend für die Prognose

Tabelle 5 Uretertumoren. Korrelation zwischen Überlebenszeit (5 Jahre) und klinischem Stadium bzw. Differenzierungsgrad

	Bloom u. Wallace	Batata u. Mitarb.
Histologiegrad		
G I	83%	78%
G II	52%	50%
G III	18%	–
Stadium (Infiltration)		
Mukosa	62%	91%
Lamina propria		
Muskularis	50%	43%
Paraureteral	33%	23%

ist das Ausmaß der Infiltration und damit auch der histologischen Differenzierung: nichtinfiltrierend wachsende Tumoren mit dem Differenzierungsgrad I und II zeigen eine Fünfjahresüberlebenszeit von über 80%, infiltrativ wachsende Tumoren ohne Durchbruch durch alle Wandschichten eine solche zwischen 40 und 50% (Tab. 5). Entdifferenzierte Karzinome mit Infiltration weisen eine schlechte Prognose mit einer Fünfjahresüberlebenszeit von 15–20% auf.

Zusammenfassung in Stichworten

– Urotheltumoren der oberen Harnwege sind seltene Malignome und betreffen die höhere Altersgruppe.
– In einem Viertel der Fälle handelt es sich um multifokale Tumoren.
– Die Hämaturie ist das wichtigste Symptom.
– In 30% der Fälle ist durch Tumorobstruktion die entsprechende Niere urographisch funktionslos (schlechtes prognostisches Zeichen).
– Die totale Nephroureterektomie und die Blasenwandresektion mit Lymphnodulektomie ist im Prinzip die Methode der Wahl.
– Die Operationsmortalität liegt zwischen 3 und 8%.
– Organerhaltende Operationen sind nur bei hochdifferenzierten umschriebenen papillären Uretertumoren gerechtfertigt; zudem oft indiziert bei Einzelniere, Niereninsuffizienz und bilateralem Tumorbefall.
– Die Prognose hängt weitgehend vom Differenzierungsgrad und vom Infiltrationsausmaß des Tumors ab.

Literatur

Abeshouse, B. S.: Primary benign and malignant tumors of the urethra. Amer. J. Surg. 91 (1956) 237

Almgard, L. E., D. Freedman, A. Ljungqvist: Carcinoma of the ureter with special reference to malignancy grading and prognosis. Scand. J. Urol. Nephrol. 7 (1973) 165

Babaian, R.J., D.J. Johnson: Primary carcinoma of the ureter. J. Urol. (Baltimore) 123 (1980) 357

Batata, M.A., W.F. Whitmore, B.S. Hilaris, N. Tonita: Primary carcinoma of the ureter: a prognostic study. Cancer (Philad.) 35 (1975) 1626

Bennington, J.L., J.B. Beckwith: Tumours of the kidney, renal pelvis and ureter. In: Atlas of Tumor Pathology, 2. Ser./Fasc. 12. Armed Forces Institute of Pathology, Washington 1975

Beyer-Roon, E., H.R.J. Cuypers, H.J. De Voogt, J. Brussee: Cytological changes due to urinary calculi. Brit. J. Urol. 50 (1978) 81

Bloom, H.J.G., D.M. Wallace: Spezielle Strahlentherapie maligner Tumoren. In Zuppinger, A., E. Krokowski: Handbuch der medizinischen Radiologie, Bd. XIX/3. Springer, Berlin 1971

Bloom, N.A., R.A. Vidone, B. Lytton: Primary carcinoma of the ureter: A report of 102 new cases. J. Urol. (Baltimore) 103 (1970) 590

Bourne, H.H., R.E. Tremblay, J.S. Ansell: Stupor hypercalcemic and carcinoma of the renal pelvis. New Engl. J. Med. 271 (1964) 1005

Brady, L.W., J. Gislason, D.S. Faust, I. Kazem, J.A. Davis: Radiation therapy. A valuable adjunct in the management of carcinoma in the ureter. J. Amer. med. Ass. 206 (1968) 2871

Brown, R.C., Ch.E. Hawtrey, E.E. Pixley: Brush biopsy of the renal pelvis. A preliminary report. Amer. J. Roentgenol. 119 (1973) 779

Cummings, K.B., R.J. Correa: Renal pelvic tumors. J. Urol. (Balimore) 113 (1975) 158

Dalquen, P., J. Fasel, M.J. Mihatsch, M. Rist, G. Rutishauser: Phenacetinabusus IV. Sind zytologische Harnuntersuchungen in der Tumorvorsorge bei Phenacetinabusern erfolgsversprechend anwendbar. Schweiz. med. Wschr. 110 (1980) 302

Dufour, B.: Remarques sur 56 cas de tumeurs pyélo-calicielles. J. Urol. Néphrol. 76 (1970) 161

von Eyben, F., W. Mattsson, I. Glifberg, C. Lindholm: Chemotherapy of advanced transitional cell carcinoma of the renal pelvis: report of 3 cases treated with vinblastin and chloroethylcyclohexyl-nitrosaurea. J. Urol. 121 (1979) 367

Fraley, E.G., D. Skinner, J.B. Dekern: in Genitourinary Cancer. Saunders, Philadelphia 1978

Geerdsen, J.: Tumours of the renal pelvis and ureter. Scand. J. Urol. Nephrol. 13 (1979) 287

Gill, W.B., C.T. Lu, S. Thomsen: Retrograde burshing: A new technique for obtaining histologic and cytologic material from ureteral, renal pelvic and renal caliceal lesions. J. Urol. (Baltimore) 109 (1973) 573

Golde, D.W., M. Schanbelan, B.D. Weintraub: Gondotropin-secreting renal carcinoma. Cancer (Philad.) 33 (1974) 1048

Hertel, E., U. Gullotta: Die transurethrale Bürstenbiopsie zur zytologischen Diagnostik von Tumoren des Nierenbeckens und des Harnleiters. Verh. dtsch. Ges. Urol. 26. Tagung 1974 (pp. 196–198)

Hultengren, N., C. Lagergren, A. Ljungqvist: Carcinoma of the renal pelvis in renal papillary necrosis. Acta chir. scand. 130 (1965) 314

Kaplan, J.H., J.R. McDonald, G. Thompson: Multicentric origin of papillary tumors of the urinary tract. J. Urol. (Baltimore) 66 (1951) 792

Khan, A.U., G.M. Farrow, H. Zicke, D.C. Utz, L. Greene: Primary carcinoma in situ of the ureter and renal pelvis. J. Urol. (Baltimore) 121 (1979) 681

Kinder, C.H., D.M. Wallace: Recurrent carcinoma in the ureteric stump. Brit. J. Surg. 50 (1962) 202

Kinn, A.C.: Squamous cell carcinoma of the renal pelvis. Scand. J. Urol. Nephrol. 14 (1979) 77

Kubik, S., W. Wirth: Histology, anatomy and lymphography appearance. In Viamonte jr., M., A. Rüttimann: Atlas of Lymphography. Thieme, Stuttgart 1980 (p. 1–16)

Leistenschneider, W., R. Nagel: Erfahrungen mit der Nierenbecken- und Harnleiter-Lavage-Zytologie. Urologe A, 16 (1977) 230

McDonald, J.R., J.T. Priestley: Carcinoma of the renal pelvis. J. Urol. (Baltimore) 51 (1944) 245

Mandell, J., M.C. Magee, F.A. Fried: Hypercalcemia associated with uroepithelial neoplasms. J. Urol. (Baltimore) 119 (1978) 488

Mathiesen, B., J. Soekeland: Zur organerhaltenden Therapie von Nierenbecken- und Harnleitertumoren. Urologe 13 (1974) 248

Mazeman, E.: Les tumeurs de la voie excrétrice urinaire supérieure. Rapport principal: Ass. Franç. d'Urol. 66e. Session, Paris 1972

Mihatsch, M.J., et al.: Phenacetinabusus III. Maligne Harnwegtumoren bei Phenacetinabusus in Basel 1963–1977. Schweiz. med. Wschr. 110 (1980) 255

Nagel R., K. Stieber, P. Schabert: Nierenbecken und Harnleitertumoren. Klinik, Therapie, Prognose. Med. Mschr. 25 (1971) 159

Newman, D.M., L.E. Allen, W.N. Wishard: Transitional cell carcinoma of the upper urinary tract. J. Urol. (Baltimore) 98 (1967) 322

Petkovic, S.D.: A plea for conservative operation for ureteral tumors. J. Urol. (Baltimore) 107 (1972) 220

Petkovic, S.D.: Epidemiology and treatment of renal pelvic and ureteral tumors. J. Urol. (Baltimore) 114 (1975) 858

Rathert, P., H. Melchior, W. Lutzeyer: Phenacetin: A carcinogen for the urinary tract? J. Urol. (Baltimore) 113 (1975) 653

Riches, E.W., I.H. Griffiths, A.C. Thackray: New growths of the kidney and ureter. Brit. J. Urol. 23 (1951) 297

Richie, J.P., G. Withers, R.M. Ehrlich: Ureteral obstruction secondary to metastatic tumors. Surg. Gynec. Obstet. 148 Nr. 3 (1979) 355

Schabert, O., R. Nagel: Therapie und Prognose primärer Nierenbecken- und Harnleitertumoren. Verh. dtsch. Ges. Urol. 26. Tagung 1974 (pp. 184–187)

Sebeseri, O., et al.: Die Aussagekraft der zytologischen Untersuchung von Nierenbeckenspülflüssigkeit bei Nierenparenchym- und Nierenhohlsystemtumoren. Verh. dtsch. Ges. Urol. 26. Tagung 1974 (pp. 103–104)

Skinner, D.G.: Considerations for management of large retroperitoneal tumors: use of the modified thoracoabdominal approach. J. Urol. (Baltimore) 117 (1977) 605

Skinner, D.G.: Technique of nephroureterectomy with regional lymph node dissection. Urol. clin. N. Amer. 5, Nr. 1 (1978) 252

Strong, D.W., H.D. Pearse: Recurrent urothelial tumors following surgery for transitional cell carcinoma of the upper urinary tract. Cancer 38. Nr. 5 (1976) 2173

Strong, D.W., H.D. Pearse, C.V. Hodges: The ureteral stump after nephroureterectomy. J. Urol. (Baltimore) 115 (1976) 654

Vest, S.A.: Conservative surgery in certain benign tumors of the ureter. J. Urol. (Baltimore) 53 (1945) 97

Voß, T., P. Hermanek, S. Chlepas, M. Fischer: Klinische Pathologie und Therapie der Urotheltumoren des Nierenhohlsystems und Harnleiters. Urologe 16 (1977) 93

Wagner, W., J. Wassenberg: Die urothelialen Tumoren der oberen Harnwege. Urologe A, 19 (1980) 72

Wirth, W., S. Kubik: Lymphography, Röntgen, Anatomy. In Viamonte jr., M., A. Rüttimann: Atlas of Lymphography. Thieme, Stuttgart 1980 (p. 19–83)

Zingg, E.J.: Urotheltumoren der oberen Harnwege. Dtsch. Ärztebl. 75 (1978) 357

Zingg, E.J., J. Boedeker, Th. Ricklin: Klinische Befunde zur Pathophysiologie der Harnwegsobstruktion. Urologe A, 19 (1980) 4

Maligne Tumoren der Harnblase

E. J. Zingg

Inzidenz

Das Blasenkarzinom macht 3,5% aller Krebstodesfälle aus und ist das häufigste Karzinom im Harntrakt (Abb. **1**). 1976 starben in den USA 9 673 Patienten wegen eines Blasentumors; man rechnet 1980 mit 35 000 neuen Blasenkarzinomfällen. Die Mortalität beträgt in der Gesamtbevölkrung 10 pro 100 000; beim männlichen Geschlecht in der Altersgruppe der 70jährigen jedoch 120 pro 100 000 (Grossmann 1979, Silverberg 1979).
Männer sind häufiger betroffen als Frauen; das Verhältnis liegt bei 3:1 (England und Wales 3,6:1, Japan 2:1, Farbige in den USA 1,6:1). Eine familiäre Häufung ist nicht bekannt. In den letzten beiden Dekaden konnte in den USA und in den industrialisierten Regionen Europas eine Zunahme der Blasentumorfälle registriert werden. Allgemein ist eine relative Vermehrung der Blasenkarzinome bei Frauen zu beobachten.
Das Blasenkarzinom ist ein Tumor der höheren Altersklasse. Das Durchschnittsalter beträgt beim Mann 66,6, bei der Frau 69,6 Jahre (Waterhouse 1974; Tab. **1**). Lediglich 5% der Tumoren werden bei Personen unterhalb von 40 Jahren diagnostiziert.

Tabelle 1 Alters- und Geschlechtsverteilung

	Männer	Frauen
Durchschnittsalter (Jahre)	66,6	60,6
95% zwischen (Jahre)	**45–86**	**46–89**
Kinder unter 15 Jahren	0,1	0
Verhältnis Mann : Frau	75,4%	24,6%
Prozentualer Anteil aller Karzinomfälle	4,3%	1,5%

Ätiologie

Seit Ludwig Rehn 1895 auf den Zusammenhang zwischen papillären Blasentumoren und Exposition mit Anilinfarbstoffen hinwies, wird die Frage möglicher exogener und endogener Karzinogene im Harn geprüft (Tab. **2**).

Tabelle 2 Ätiologie des Blasenkarzinoms

Mögliche exogene Karzinogene

1. Industrielle Karzinogene:	2-Aminonaphthalin (β-Naphthylamin) 4,4-Diaminodiphenyl (Benzidin) 4-Aminodiphenyl 4-Nitrodiphenyl
2. Phenacetinmetaboliten:	N-Acetyl-p-Aminodiphenyl
3. Süßstoffe:	Saccharin Cyclamat
4. Zytostatika:	Cyclophosphamid Chlornaphazin
Endogene Karzinogene:	Metaboliten des Tryptophanstoffwechsels Nitrosamine Tabak

Schistosomiasis

Chronische Entzündung

Exogene Karzinogene

Zu den exogenen Karzinogenen gehören die aromatischen Amine, die aus Intermediärprodukten und Verunreinigungen in der Farbstoff-, Textil-, Leder- und Gummiindustrie entstehen: Alphanaphthylamin und Paraaminodiphenyl. In einer Minderzahl (5–10%) von Patienten, welche in den oben erwähnten Industrien arbeiten, müssen Karzinogene im Harn für das Auftreten von Blasentumoren verantwortlich gemacht werden. Dafür spricht z.B. die Beobachtung bei 503 Männern, die in ihrem Betrieb über lange Zeit Paraaminodiphenyl ausgesetzt waren und bei denen 35 (7%) ein Blasenkarzinom entwickelten (Koss u. Mitarb. 1969). Die notwendige Expositionszeit beträgt etwa 2 Jahre, die Latenzzeit 18–45 Jahre. Bei einer Tätigkeit in entsprechenden Betrieben und Exposition gegenüber den erwähnten Karzinogenen wird der Blasentumor nach der geltenden Ordnung als Berufskrankheit anerkannt.
Eine gesicherte Beziehung zwischen Auftreten von Blasenkarzinom und *Zigarettenkonsum* ist nicht eindeutig bewiesen. Einerseits wird eine direkte exogene karzinogene Wirkung in Betracht gezo-

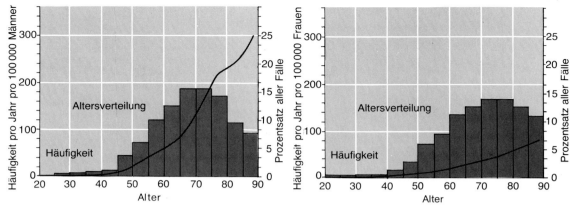

Abb. 1 Blasenkarzinom: Häufigkeit und Altersverteilung

Abb. 2 Vereinfachtes Schema des Tryptophanstoffwechsels. Die karzinogen wirkenden Ortoaminophenole 3-Hydroxikynurenin und 3-Hydroxi-Anthranilinsäure werden zu Nicotinsäure abgebaut. Bei Rauchern vermutet man, daß der Abbau zwischen Stufe III und Stufe IV blockiert ist

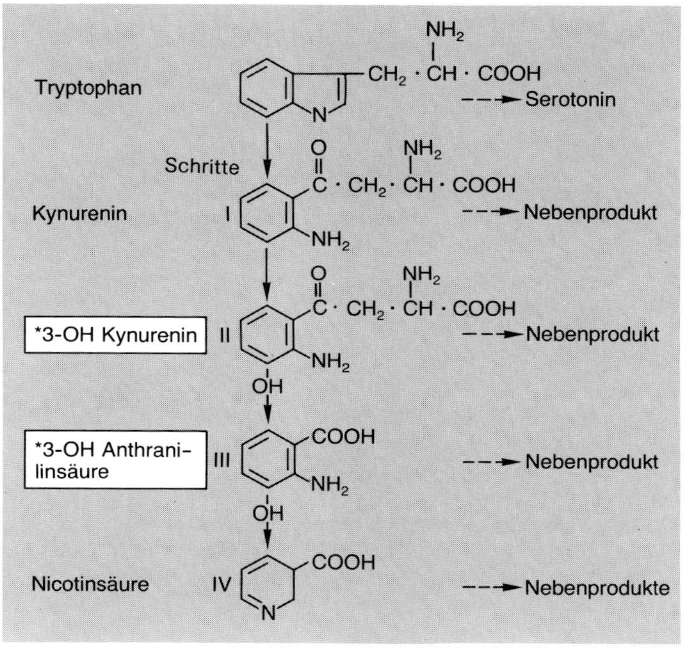

gen, indem kleine Mengen von Alpha- und Beta-Naphthylamin in Zigarettenrauch nachgewiesen werden. Der Urin von starken Zigarettenrauchern enthält verschiedene Tryptophanmetaboliten, nämlich Orthoaminophenole. Das Zigarettenrauchen scheint den Abbau dieser Tryptophanmetaboliten in Nicotinsäure zu blockieren (O'Flynn und Mitarb. 1975) (Abb. **2**). Damit häufen sich endogene Karzinogene an. Die Verhältnisse sind noch nicht vollständig geklärt. Gesamthaft ist aber das Risiko der Blasenkarzinomentstehung bei Zigarettenrauchern 2–5mal höher als bei Nichtrauchern.

In den letzten Jahren wurde der Frage der Karzinombegünstigung durch *künstliche Süßstoffe* (Saccharin, Cyclamat) große Beachtung geschenkt. Ratten, welche in utero und später einer saccharinhaltigen oder cyclamathaltigen Diät ausgesetzt sind, weisen einen signifikant höheren Blasenkarzinombefall auf als Vergleichstiere. In neueren epidemiologischen Untersuchungen finden sich aber keine Hinweise, daß Süßstoffe schwerwiegende Risikofaktoren für die Entstehung von Blasentumoren beim Menschen sind (Morrison u. Cole 1976). Es ist allerdings zu bedenken, daß bei blasentumorfördernden, berufsbedingten Noxen z. B. die Latenzzeiten 30–50 Jahre betragen. Trotz Mangel an objektivem Beweis für eine karzinogene Wirkung von Süßstoffen sollte zumindest bei Nichtdiabetikerkindern und bei schwangeren Frauen ein exzessiver Konsum vermieden werden.

Nierenbeckentumoren finden sich 77mal, Uretermalignome 89mal und Blasentumoren 7mal häufiger bei *Phenazetinabusern* als bei einem Vergleichskollektiv. Abbauprodukte von Phenazetin, z.B. das N-Acetyl-p-Aminophenol, müssen der Gruppe der exogenen Karzinogene zugerechnet werden (MIHATSCH u. Mitarb. 1980).

Die karzinogene Wirkung einzelner *Zytostatika* ist tierexperimentell bewiesen. Klinisch sind die meisten Zweittumoren in Zusammenhang mit der Anwendung von Cyclophosphamid (Endoxan) beschrieben worden. Die bisher bekannt gewordenen 12 Fälle mit sekundärem Blasenkarzinom standen über Jahre unter Endoxanbehandlung bei einer Gesamtdosis zwischen 6 und 145 g.

Endogene Karzinogene

Eine höhere Tumorrezidivquote ist bei Patienten mit Blasentumoren und abnormem Tryptophanstoffwechsel festzustellen (YAGODA 1980). Während bei Rauchern der Abbau des Tryptophan zu Nicotinsäure gestört sein kann und dadurch Orthoaminophenole entstehen, sollen gewisse Orthoaminiphenole endogenen Ursprungs sein und auch aus dem Abbau der Aminosäure Tryptophan stammen. Tierversuche weisen in die gleiche Richtung (MORRISON u. BRUING 1980). Für den Abbau ist das Vitamin B_6 (Pyridoxin) notwendiges Koenzym. Allfällige Zusammenhänge zwischen Pyridoxinmangel und Blasenkarzinomentstehung werden diskutiert.

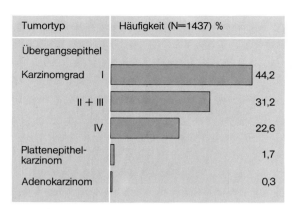

Abb. 3 Histologie des Blasenkarzinoms (nach *Miller* u. *Jacobi*)

Chronische Entzündungszustände in der Blase vermögen die Entstehung von Tumoren zu begünstigen. Patienten mit Querschnittsläsionen und Katheterdrainagen über Jahre weisen in 40–80% Pflasterzellmetaplasien auf und entwickeln in 5–10% ein Pflasterzellkarzinom; diese Inzidenz ist wesentlich höher als beim gesunden Vergleichskollektiv (KAUFMAN u. Mitarb. 1977, O'FLYNN u. Mitarb. 1975). Die chronische Irritation mag eine ursächliche Rolle für die gehäufte Karzinomentstehung bei der extrophierten Blase spielen. Bei der Schistosomiasis (Bilharziose) der Blase besteht ebenfalls mit 10% eine erhöhte Karzinomquote. 40% der Blasentumoren in Ländern mit endemischer Bilharziose sind zudem Pflasterzellkarzinome. Als auslösender Faktor wird die chronische Entzündung bei Schistosoma haematobium angesehen, wobei dieser Organismus die Eier in der Submukosa von Blase, Ureter und Samenblase deponiert (O'FLYNN u. Mitarb. 1975).

Als fördernder Faktor der Tumorentstehung wird ferner die *Urinstase* angeschuldigt. Bei Patienten mit Harnabflußstörungen sind Tumoren signifikant häufiger anzutreffen; bei Patienten mit einem klinisch relevanten Blasendivertikel besteht ebenfalls ein erhebliches Risiko, daß sich ein Tumor entwickelt (JACOBI u. ALTWEIN 1977).

Die Karzinogentheorie hat ihre wesentliche Bedeutung für die Therapie und die Prognose. Die karzinogene Wirkung des Harns erstreckt sich auf den ganzen Urothelbereich von Nierenkelch bis Urethra. Der induzierte Tumor wird sich daher nicht nur an einer isoliert umschriebenen Stelle, sondern multifokal gleichzeitig oder zeitlich gestaffelt entwickeln. Nach Entfernen des sichtbaren Tumors geht aber die karzinogene Wirkung weiter, die Rezidivquote ist erwartungsgemäß hoch.

Tabelle 3 Einteilung der Blasentumoren

Primäre Blasentumoren

1. Epitheliale Tumoren
   Papillome
   Übergangszellkarzinome (Urothelkarzinome)
   Pflasterzellkarzinome
   Adenokarzinome
   Undifferenzierte Karzinome
2. Mesenchymale Tumoren
   Benigne Tumoren: Fibrom, Myxom, Leiomyom, Hämangiom, Neurofibrom, Neurinom, Phäochromozytom usw.
   Maligne Tumoren: Leiomyosarkom, Fibrosarkom, Osteochondrosarkom, Rabdomyosarkom (Sarcoma botryodes), retikuloendotheliale Tumoren

Sekundäre Blasentumoren

1. Infiltrierende Tumoren aus: weiblichem Genitale, Prostata, Dickdarm
2. Tumormetastasen: Magenkarzinom, Hautmelanom, Mammakarzinom, Bronchuskarzinom

Abb. 4 Vergleich schematischer Aufbau eines Papilloms und eines papillären Karzinoms T$_1$, G$_{1-2}$

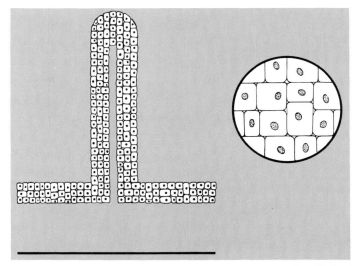
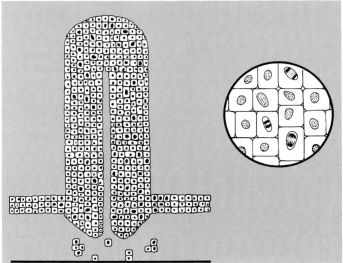

Pathologische Anatomie
Allgemeine Einteilung

99% aller Blasentumoren sind primäre Tumoren, davon 96% epithelialen und 3% nichtepithelialen Ursprungs (Tab 3). 1% sind Tumoren, die von außen in die Blase einwachsen, sekundäre Tumoren, vor allem ausgehend von Prostata, Dickdarm, weiblichem Genitale und Rektum (JACOBI u. Mitarb. 1979).
Metastasen in der Blase sind selten und stammen vorwiegend von Melanomen der Haut, von Bronchus-, Magen- und Mammatumoren.
Die epithelialen Tumoren unterteilen wir in Urothelkarzinome, Pflasterzellkarzinome und Adenokarzinome (Abb. 3). Mit über 80% machen die papillären Urotheltumoren die Mehrzahl der Karzinome aus, bis zu 20% davon weisen Pflasterzellmetaplasien auf.

Uroheltumoren

Die Uroheltumoren weisen verschiedene Differenzierungsgrade auf: 45% sind gut, 30% mäßig und 25% wenig differenziert (Abb. 3).
Das sog. *gutartige Papillom* stellt eine Ausnahme dar und macht weniger als 3% aller Blasentumoren aus. Histologisch handelt es sich dabei um einen schlanken, verzweigten, papillären Tumor mit zartem bindegewebigem Stiel, der von einem normalen Übergangsepithel von 3–6 Zellagen überdeckt ist. Das Epithel weist keine Variation in Kerngröße, keine Hyperchromasie oder mitotische Aktivität auf (Abb. 4).
Die überwiegende Mehrzahl der epithelialen Blasengeschwülste muß aufgrund von biologischem Verhalten, klinischem Verlauf als maligne klassifiziert werden. FRIEDMAN u. ASH haben bereits 1957 dafür plädiert, alle papillären Tumoren der Blase als Karzinome zu bezeichnen, da man histologisch nicht sicher zwischen echten Papillomen und papillären Karzinomen unterscheiden könne.

In der Klassifizierung der UICC ist der Terminus »gutartiges Papillom« nicht mehr vorgesehen; der Tumor wird jedoch als Neubildung des Stadiums T_A, Grad 0 bezeichnet (UICC 1979).

Pflasterzellkarzinom

Diese Tumorform steht in Beziehung zu chronischen Reiz- bzw. Entzündungszuständen der Blase. Hauptsächlichste Patientengruppen, die Pflasterzellkarzinome entwickeln, sind Paraplegiker mit Katheterdrainagen und Bilharzioseträger. Während diese chronischen entzündlichen Reize Anlaß zu Pflasterzellkarzinomen geben können, darf die einfache Pflasterzellmetaplasie in der Blase nicht als Präkanzerose angesehen werden. Das Geschlechtsverhältnis Mann : Frau beträgt beim Pflasterzellkarzinom 1:1. Der Tumor ist in der Regel unifokal, solide. Er weist eine starke Wachstumstendenz und frühzeitige Metastasierung auf. Im Zeitpunkt der Diagnose befindet er sich oft bereits in invasivem Stadium. Alarmierende Leitsymptome sind selten. Die Prognose ist ungünstig, die Fünfjahresüberlebenszeit beträgt 11% (JOHNSON u. Mitarb. 1976).

Adenokarzinome

Mit 0,5–2% aller Blasentumoren stellt das Adenokarzinom eine Rarität dar. Wir unterscheiden verschiedene Formen:
1. Das primäre Adenokarzinom mit Ausgangspunkt in metaplastischen glandulären Epithelabschnitten. Der Tumor ist vorwiegend in Vertex und Blasenseitenwand lokalisiert, kann theoretisch aber überall in der Blase vorkommen.
   Die Adenokarzinome sind kaum strahlenempfindlich. Sie weisen in der Regel eine schlechte Prognose auf. Das Wachstum ist solitär, lokal destruierend, infiltrativ. Eine besonders bösartige Variante stellt das Siegelzellkarzinom dar. Therapie der Wahl ist die erweiterte radikale Zystektomie.
2. Das *Urachuskarzinom* hat seine Lokalisation in Vorderwand und Blasenvertex. Ausgangspunkt sind Drüsenzellen, die nach der Involution des Urachus übrig bleiben. Das Wachstum ist vorwiegend intramural. Bei fortgeschrittenen Fällen läßt sich suprasymphysär bis auf Nabelhöhe die Infiltration tasten. Endoskopisch erkennt man eine rötliche Tumormasse im Blasenvertex. Die Therapie besteht bei umschriebenen Fällen in der erweiterten Blasenteilresektion mit En-bloc-Entfernung von Nabel, medianen Partien der vorderen Bauchwand und Peritoneum (O'FLYNN u. Mitarb. 1975). Die Prognose ist schlecht, die Überlebensrate beträgt etwa 10%.
3. *Adenokarzinome bei Blasenextrophie:* Etwa 30% der Patienten mit Blasenextrophie ent-

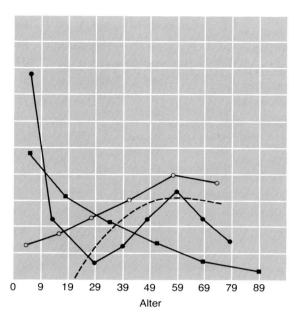

Abb. 5 Altersverteilung der malignen mesenchymalen Tumoren; ○—○ Leiomyosarkom, ■—■ Rhabdomyosarkom, ●—● Fibrosarkom, – – – Osteochondrosarkom

wickeln Blasenkarzinome, drei Viertel davon Adenokarzinome. Die Tumoren entstehen typischerweise erst nach etwa 30 Jahren. Als Ursache wird die chronische Irritation der Blasenplatte angesehen. Interessant ist die Tatsache, daß auch nach Aufbauplastik der Blase die Tumorentstehung im späteren Alter gehäuft vorkommt. Als Ursache wird ein embryonaler Defekt in der Blase in Form von glandulären Metaplasien angenommen, die unter chronischem Reiz oder unter Wirkung von Karzinogenen sich zum Tumor entwickeln.

Nichtepitheliale Tumoren

Seltene Tumoren der mesenchymalen Reihe sind: Leiomyosarkom, Rhabdomyosarkom, Fibrosarkom, Osteochondrosarkom. Das Fibrosarkom hat zwei Häufigkeitsgipfel: Kindheit und 6. Lebensdekade (Abb. **5**). Das Leiomyosarkom ist sehr selten bei Kindern anzutreffen, das Rhabdomyosarkom hingegen am häufigsten im 1. Lebensjahrzehnt und wird dann als Sarcoma botryoides bezeichnet.
Der erste Fall eines *Leiomyosarkoms* wurde 1875 publiziert. Der Tumor macht weniger als 0,7% aller Blasengeschwülste aus. Eine Altersbevorzugung besteht nicht. Das Sarkom zeigt ein rasches invasives Wachstum und erreicht frühzeitig die Nachbarorgane. Metastasen sind sehr ungewöhnlich. Hauptsymptom ist die Hämaturie. Bei umschriebenen Tumoren in der Frühphase kann eine Teilresektion durchgeführt werden, bei größeren Sarkomen ist die radikale Zystektomie mit Lymphadenektomie notwendig. Der Tumor ist

nicht strahlensensibel, die Prognose ist ungünstig.
Das *Rhabdomyosarkom* (s. S. 691) ist unter der Bezeichnung Sarcoma botryoides ein Tumor des Kleinkindesalters. Beim Erwachsenen ist es sehr selten. Ausgangspunkt ist die Muskulatur des Blasenbodens. Der Tumor zeigt ein rasches infiltratives Wachstum. Die lymphogene und hämatogene Dissemination geschieht frühzeitig. Kardinalsymptome sind Harnwegsobstruktion und Dysurie; die Hämaturie ist eher selten. Die Prognose war früher trotz radikaler Zystektomie ungünstig. Heute wird eine Kombinationsbehandlung empfohlen: möglichst frühzeitig radikale Tumorexzision, anschließende Radiotherapie und Chemotherapie mit mehreren Zytostatika (Cyclophosphamid, Actinomycin D, Vincristin).

Morphologie der Tumoren

Makroskopisch imponieren die Blasentumoren gewöhnlich als papilläre Formen, seltener als solide Malignome oder als exulzerierende Karzinome (Abb. **6**). Solide und exulzerierte Typen sprechen für einen entdifferenzierten, rasch infiltrativ wachsenden Tumor und sind prognostisch ungünstig. Der papilläre Tumor zeigt auch bei invasivem Wachstum weniger häufig Einbrüche in das Lymphsystem als solide Tumoren (PROUT 1980).

Lokalisation der Tumoren in der Blase

Bevorzugter Sitz der papillären Blasentumoren bei der Erstmanifestation stellen Seitenwand, Hinterwand und Trigonum dar (Tab. **4**).

Tabelle 4 Lokalisation der Tumoren in der Blase

	Kretschmer u. Mitarb. (1934)	Mostofi (1956)	Royce u. Ackermann (1951)
Seitenwand	41,9%	47%	37,9%
Trigonum	27,4%	21%	14,9%
Blasenhals	5,9%	(eingeschlossen im Trigonum)	2,2%
Hinterwand	10,9%	18%	19%
Blasendach	7,5%	6%	9%
Vorderwand	6,3%	8%	7,5%

Tumoren im Blasenvertex und an der Vorderwand sind mit 6–9% selten. Zwischen Lokalisation und Prognose besteht eine gewisse Beziehung. Tumoren am Blasenhals und an der Vorderwand werden wegen ihrer versteckten Lage bei der Zystoskopie gerne übersehen und erst später in einem prognostisch ungünstigeren Stadium entdeckt (JACOBI u. Mitarb. 1979).

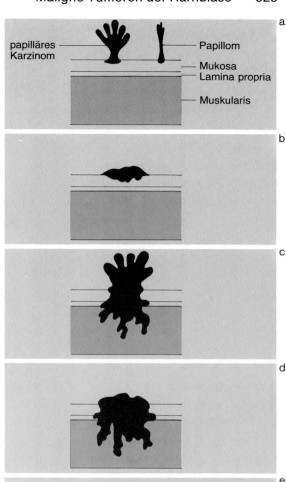

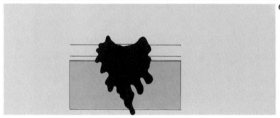

Abb. 6a–e Morphologische Formen der Blasentumoren
a Papilläres Karzinom
b Solides Karzinom
c Infiltrierendes papilläres Karzinom
d Infiltrierendes solides Karzinom
e Exulzeriertes infiltrierendes Karzinom

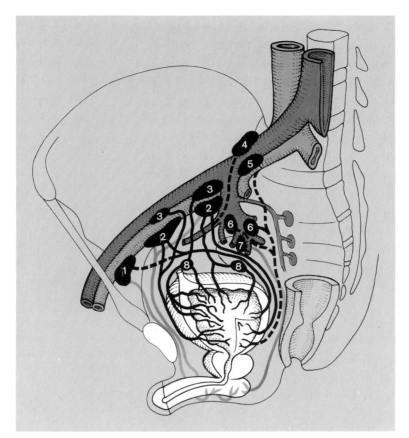

Abb. 7 Regionäre Lymphknotenstationen der Harnblase (nach *Kubik*)
1   Nodi lymphatici
2/3 Nodi lymphatici iliaci ext.
4/5 Nodi lymphatici iliaci comm.
6/7 Nodi lymphatici iliaci int.
8   Paravesikale Lymphknoten

Tumorwachstum in der Blase

Die Schleimhaut der Blase besteht aus einem mehrreihigen, 5–7 Reihen umfassenden Übergangsepithel (Abb. 7). Zwischen Schleimhaut und Muskelschicht liegt die sog. Tunica propria oder Lamina propria aus lockerem Bindegewebe mit Gefäßen und Lymphspalten. Anschließend folgt die Muskelschicht, dann perivesikales Fettgewebe mit zahlreichen Lymphspalten, Lymphknoten und Blutgefäßen.

Der *Lymphabfluß* in der Blase ist für die Beurteilung der Metastasierung wichtig: Von der vorderen Blasenwand aus bestehen Verbindungen zu den Nodi lymphatici vesicales anteriores und laterales, diese wiederum stehen in Verbindung mit der Iliaca-externa-Gruppe (FUCHS 1968; Abb. 7). Aus der Hinterwand erfolgt der Abfluß in die Nodi lymphatici vesicales posteriores und laterales und von dort in die Gruppe der Nodi lymphatici der A. iliaca externa. Einzelne Gefäße schließlich verlaufen direkt in die Nodi lymphatici glutaei superiores und inferiores und in die Lymphknoten der Obturatoriagruppe.

Die *Ausbreitung eines Blasenmalignoms* kann in kompakter massiger Form oder finger- bzw. tentalkelartig erfolgen. Diese letzte Infiltrationsart ist typisch für undifferenzierte Tumoren (Abb. 8).

Von wesentlicher Bedeutung ist die Feststellung: Je tiefer die Tumorinvasion in die Blasenwand ist, um so häufiger der Einbruch in Blut- und Lymphgefäße. Karzinome der Mukosa und der Tunica propria weisen in 4%, Karzinome mit Einbruch in die Muskularis in 55% und Tumoren mit Anschluß an das perivesikale Fettgewebe in 85% Gefäßeinbrüche auf (COOLING 1959; Tab. 5). JEWETT u. STRONG veröffentlichten 1946 ihre Untersuchungen an Autopsiepräparaten: Blasenkarzinome in der Submukosa zeigten weder Lymphknoten- noch Fernmetastasen, Tumoren mit Einbruch in die Muskularis hatten bereits in 7% Lymphknoten- und in 7% Fernmetastasen und bei Befall des perivesikalen Fettgewebes fanden sich in 37% Lymphknoten- und in 62% der Fälle Fernmetastasen, letztere vor allem in Leber, Lunge und Skelett (Tab. 6). Diese Untersuchungen von JEWETT u. STRONG führten zur Erkenntnis, daß das Tiefenwachstum über das weitere Schicksal des Tumorträgers entscheidet, und waren Ausgangspunkt für die erste allgemein anerkannte Klassifikation der Blasenmalignome.

Entsprechend dem beschriebenen Lymphabfluß aus der Blase finden sich die ersten Lymphknotenmetastasen in den regionären Lymphknoten, d.h. in den Nodi lymphatici vesicales anteriores laterales und posteriores (FUCHS 1968). Als nächste Sta-

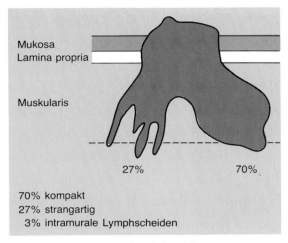

Abb. 8 Tumorinfiltration (nach *Jacobi*)

Tabelle 5 Häufigkeit von Gefäßeinbrüchen bzw. Fernmetastasen in Abhängigkeit von der Tumorinfiltration (nach *Cooling*)

Infiltration	Tumoreinbrüche in Gefäße	Metastasen
Mukosa (N = 23)	4%	9%
Muskularis (N = 29)	55%	27%
Perivesikal (N = 98)	86%	68%

Tabelle 6 Häufigkeit der lymphogenen bzw. hämatogenen Metastasierung in Abhängigkeit von der Tumorinfiltration (aus *H. J. Jewett* u. *G. H. Strong*: J. Urol. 55 [1946] 366)

Infiltration	Lymphknotenmetastasen		Fernmetastasen	
Submukosa	0/3	0%	0/3	0%
Muskularis	1/15	7%	1/15	7%
Perivesikales Fettgewebe	33/89	37%	55/89	62%
			Leber	26/89
			Lunge	18/89
			Skelett	11/89

tion werden die Lymphknoten entlang der A. iliaca interna, die Nodi lymphatici der Obturatoriagruppe befallen. Erst dann erfolgt die Absiedelung in den juxtaregionären Lymphknoten entlang der A. iliaca communis.
Fernmetastasen findet man in 12–16% bei der Diagnosestellung; Leber, Lunge, Knochen und Peritoneum sind Prädilektionsstellen (SULMONI u. Mitarb. 1973). 37% der Fernmetastasen betreffen ausschließlich Knochenmetastasen.

Biologie des Blasenkarzinoms

Multifokales Wachstum

Das Übergangsepithel der Blase weist eine ausgeprägte Proliferationstendenz auf. Von Brunnsche Zellnester, Cystitis cystica und normale Pflasterzellmetaplasie haben keine präkanzeröse Bedeutung. Nicht verhornende Pflasterzellmetaplasien in Trigonun und Blasenhals findet man in 46% der Frauen und in 7% der Männer (WIENER u. Mitarb. 1979), meist bei Blasen mit chronischer Entzündung, aber auch in nichtentzündlich veränderter Mukosa. Während die nichtverhornende Pflasterzellmetaplasie ohne Atypie eine normale Epithelvariante darstellt – bei älteren Frauen und Männern in 82% bzw. 28% am Blasenboden und Blasenausgang (SCHUBERT u. Mitarb. 1981) –, handelt es sich bei atypischen Formen mit Verhornung um eigentliche Präkanzerosen.
Atypie und Dysplasie sind ebenfalls Präkanzerosen (Abb. **9**). Die Hyperplasie unterscheidet sich vom normalen Epithel durch ihre vermehrten Zellschichten, die Dysplasie weist eine Kernpolymorphie bei erhaltener Zellschichtung auf. Das *Carcinoma in situ* (Abb. **10**) schließlich zeigt eine ausgeprägte Zellatypie mit Anaplasie, fehlender Schichtung, Zellpolymorphie, jedoch ohne Infiltration der Lamina propria. Charakteristisch sind Auflockerung des Zellverbandes (Abschilferung, positive Zytologie!), Rundzellinfiltrate in der Lamina propria. Das Blasenkarzinom beginnt – solitär oder multifokal – als kleiner oder größerer Bezirk mit atypischer Epithelproliferation; entweder als papilläre oder als flache, nichtinvasive Veränderung im Sinne des Carcinoma in situ. Bei der Betrachtung der Tumorentwicklung sind Zeitfaktor und Lokalisation in der Blase zu beachten. Die proliferativen präkanzerösen Veränderungen entwickeln sich sowohl gleichzeitig, aber auch zeitlich gestaffelt zugleich mit einem schon makroskopisch eindeutigen Blasenkarzinom (FRIEDELL u. Mitarb. 1980). Atypien und nichtinvasive Karzinome können neben einem invasiven Karzinom bestehen oder diesem vorausgehen. Sorgfältige Untersuchungen von Blasen nach Zystektomie wegen Tumor zeigten deutlich, daß auch in makroskopisch unauffälligen Blasenschleimhautanteilen solche präneoplastische Veränderungen (Hyperplasie, Dysplasie, Carcinoma in situ) vorkommen (FARROW u. Mitarb. 1977, MELICOW 1952; Abb. **11**). Ähnliche Ergebnisse fanden sich bei transurethralen Biopsien endoskopisch unauffällig aussehender Blasenschleimhautbezirke bei gleichzeitigem Tumor (COOPER u. Mitarb. 1977, HENEY u. Mitarb. 1978, JAKSE u. Mitarb. 1980, SCHADE u. SWINNEY 1968, SKINNER u. Mitarb. 1974, SOLOWAY u. Mitarb. 1978, WALLACE u. Mitarb. 1979). Unter Berücksichtigung von Differenzierungsgrad und Infiltrationsstadium des be-

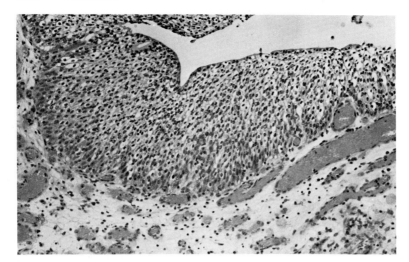

Abb. 9 Hyperplasie der Blasenschleimhaut: Zellschichtung erhalten, Verdickung des Epithels, Lamina propria intakt (Pathol. Institut der Universität Bern)

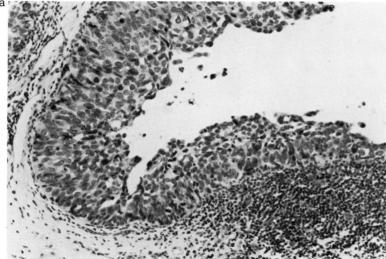

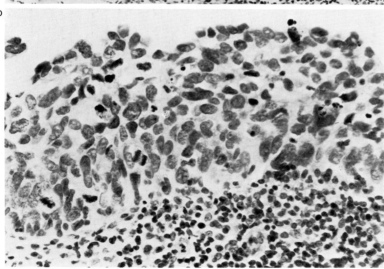

Abb. 10a u. b Carcinoma in situ. Ausgeprägte Zellatypie mit Anaplasie, fehlende Zellschichtung, Zellpolymorphie; keine Infiltration der Lamina propria (Pathol. Institut der Universität Bern)

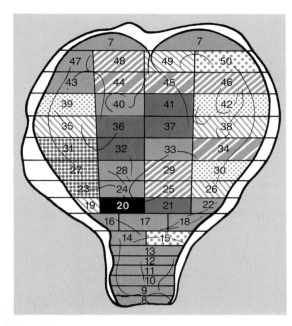

Legende

Epithel unauffällig

++

sog. Carcinoma in situ

Epithelatypien +

++/+++

papillärer Tumor

+/++

+++

invasiv wachsendes Karzinom

Abb. 11 Histologische Aufarbeitung eines Zystektomiepräparates (Mapping): Neben dem makroskopisch sichtbaren, invasiven Karzinom multiple Blasenschleimhautanteile mit wechselnd ausgeprägter Dysplasie und eigentlichem Carcinoma in situ. Diese histologischen Veränderungen machen deutlich, daß die alleinige umschriebene Entfernung des sichtbaren Tumors (Elektroresektion, Blasenteilresektion) nicht genügt (Präparat aus dem Pathol. Institut der Universität Bern)

Tabelle 7 Schleimhautbiopsien bei oberflächlichen papillären Tumoren. Zusätzliche Schleimhautveränderungen deuten auf ein erhöhtes malignes Potential des oberflächlichen Tumors hin. Die Prognose verschlechtert sich wesentlich bei Carcinoma in situ, indem dort in 83% später mit einem invasiv wachsenden Karzinom zu rechen ist (aus A. F. Althausen u. Mitarb.: J. Urol. 116 [1975] 575)

Schleimhautveränderungen in Tumornähe		Entwicklung eines *invasiven Karzinoms* innerhalb 5 Jahren	
Normal	(N = 41)	3/41	7%
Atypie	(N = 25)	9/25	36%
Carcinoma in situ	(N = 12)	10/12	**83%**

kannten Tumors, bei Unterscheidung zwischen Erst- und Rezidivtumor sowie unter der Voraussetzung einer guten endoskopischen Technik mit Biopsie aus suspekten Schleimhautbezirken und normaler Mukosa nach bestimmtem Schema vor jeder anderen Manipulation finden sich in 25% der Primärtumoren und in über 50% bei Rezidivtumoren zusätzliche Atypien und Carcinomata in situ (JAKSE u. Mitarb. 1980). Je entdifferenzierter der sichtbare Tumor, desto größer ist die Wahrscheinlichkeit dieser proliferativen präkanzerösen Schleimhautveränderungen. Gehäuftes Auftreten der Mukosaatypien im tumornahen Bereich steigert die Wahrscheinlichkeit einer späteren Entwicklung von invasiven Karzinomen (ALTHAUSEN u. Mitarb. 1976; Tab. 7).

Die Untersuchungen zeigen, daß nicht nur die maligne Potenz des sichtbaren papillären Tumors, sondern auch diejenige der restlichen Blase bestimmend für die spätere Prognose sind. Sichtbarer Tumor und zusätzliche Schleimhautveränderungen müssen in die Therapieüberlegungen miteinbezogen werden. Die erwähnte proliferative Tendenz der Blasenschleimhaut bei Urothelkarzinomen gilt nicht unbedingt für solide, infiltrativ wachsende Karzinome, Pflasterzellkarzinome oder Adenokarzinome. Es besteht daher die Hypothese, daß zwei pathogenetisch verschiedene Formen von Blasentumoren unterschieden werden können: Tumoren vom papillären Typ (Urothelkarzinome) im abnormen Urothel und Tumoren im umschriebenen, lokalisierten, atypischen Schleimhautbereich mit normaler restlicher Blasenmukosa (CUMMINGS 1980).

Die simultane Tumorentwicklung oder das multifokale Wachstum beschränkt sich nicht nur auf die Blase, sondern kann auch andere Teile des Harntraktes umfassen. In 8,5% der Fälle, die wegen ausgedehnten papillären Blasentumoren zystektomiert wurden, fanden sich auch Carcinomata in situ im distalen Harnleiter (SHARMA u. Mitarb.). Bei gleichzeitiger Entfernung von Urethra und Blase lassen sich in der Harnröhre in 4,5% Carcinomata in situ und in 8% deutliche Dysplasien nachweisen (SCHELLHAMMER u. WHITMORE 1976).

Rezidivhäufigkeit

Bei nichtinfiltrierenden papillären Urotheltumoren wird die Rezidivfrequenz zwischen 50 und 70% angenommen. Die Rezidive können sowohl einen anderen Malignitätsgrad als auch ein anderes Infiltrationsstadium im Vergleich zum Primärtumor aufweisen. In 10–20% läßt sich ein höheres Infiltrationsausmaß (BARNES u. Mitarb. 1977), in 20% eine zunehmende Entdifferenzierung feststellen (DEAN 1954). Je maligner der Primärtumor in bezug auf Stadium und histologische Differenzierung, desto schlechter ist die Prognose des späteren Rezidivs. Rezidive bei papillären Grad-III-

Tumoren weisen eine Letalität von 62%, bei multifokalen, soliden, invasiven Grad-III-Tumoren sogar von 95% auf (CUMMINGS 1980).

Chromosomenveränderungen

Zytogenetische Untersuchungen bei papillären Blasentumoren zeigen Chromosomenabnormitäten, die sonst nur bei soliden Tumoren vorkommen. Sog. *Markerchromosomen* sind abnorme Formen, die nicht mit der morphologischen Verteilung der Karyotypen übereinstimmen. Tumoren mit nachgewiesenen Markerchromosomen haben eine signifikant höhere Tendenz zum Rezidiv (FALOR u. WARD 1978), sie zeigen eine erhöhte Wahrscheinlichkeit zum späteren invasiven Wachstums (SANDBURG 1977).
80% der Tumoren im Stadium T_1 sind diploid und weisen eine niedrige Proliferationsrate auf. Die meisten infiltrierenden Tumoren der Stadien T_2, T_3 sowie die Carcinomata in situ sind aneuploid, ihre Proliferationsquote ist groß. Die Chromosomendefekte (Polyploidie, Markerchromosomen) korrelieren mit der Tumorprogredienz (GRANBERG-OEHMEN u. Mitarb. 1980). Zytophotometrische Verfahren zur Bestimmung der Polyploidie dürften sich insbesonders für die Einstufung von Grad-II-Tumoren von Wert erweisen.

Wirt-Tumorbeziehung

Ein wichtiges Problem bildet die Identifizierung derjenigen oberflächlichen, noch nicht invasiven Blasentumoren, die später rasch infiltrativ wachsen und sich metastatisch ausbreiten. 70% der Patienten mit oberflächlichen papillären Karzinomen zeigen wie erwähnt später einen Rezidivtumor, 10–20% davon mit einem niedrigen histologischen Differenzierungsgrad und damit schlechter Prognose. Die histologische Untersuchung führt nicht weiter, weder lichtmikroskopisch noch elektronenoptisch kann eine sichere Voraussage über das weitere biologische Verhalten des papillären Urotheltumors im individuellen Fall gemacht werden.
Die Prognose eines Blasentumors ist nicht nur vom Tumorstadium und der Tumorart, sondern auch von der Immunkompetenz des Patienten abhängig. Der heute meist benutzte Parameter zur Erfassung der Immunkompetenz ist der Hauttest mit Dinitrochlorbenzol (DNCB-Test).
95% der gesunden Bevölkerung zeigt eine positive Antwort nach Sensibilisierung mit DNCB. Eine DNCB-Anergie bei Blasentumorträgern ist in der Regel mit einer schlechten Prognose und einer Evolution des Karzinoms verbunden.
Das normale Urothel trägt an seiner Oberfläche die gleichen *AB0-Antigene* wie die Erythrozyten. Das Fehlen von AB0-Blutgruppenantigenen auf der Zelloberfläche von Urothelkarzinomen ist mit einem niedrigen Differenzierungsgrad des Tumors korreliert (KAY u. WALLACE 1961). Tumoren ohne AB0-Oberflächenantigene weisen später häufig ein invasives Wachstum auf.
Die Blutgruppenantigene sind weitgehend aus Kohlenhydraten aufgebaut. Sie sind in der Formalinfixation stabil, das Gewebe kann noch später auf AB0-Antigene untersucht werden. Der Nachweis erfolgt mit dem sog. SRCA-Test (specific red cell adherence-test; ALROY 1978, DAVIDSOHN 1972). Der SRCA-Test gelingt auch an Tumorzellen, die mittels exfoliativer Zytologie gewonnen wurden (SADOUGHI u. Mitarb. 1980).
Bei positivem SRCA-Test kann mit einer niedrigen Rezidivquote oder zumindest mit größerem zeitlichen Intervall zwischen Behandlung des Primärtumors und Auftreten des Rezidivs gerechnet werden. Ein negativer SRCA-Test deutet auf einen Tumor mit Tendenz zur Invasion hin (DECENZO u. Mitarb. 1975, LANGE u. Mitarb. 1978, RIECHIE u. Mitarb. 1980, WEINSTEIN u. Mitarb. 1979). Bei Carcinomata in situ fehlen meist die Isoantigene. Zur Zeit bestehen allerdings Einschränkungen in der Interpretation des SRCA-Tests. Falsch-negative Tests deuten daraufhin, daß Blasenkarzinome mit fehlenden Isoantigenen sich nicht unbedingt in invasive Karzinome entwickeln müssen. Der SRCA-Test ist aber hilfreich in der Abschätzung der Wahrscheinlichkeit eines späteren invasiven Wachstums (CUMMINGS 1980), insbesondere gibt er Anhaltspunkte über das maligne Potential bei hochdifferenzierten, nichtinfiltrierenden Urothelkarzinomen.

Tumormarker

Der Spiegel des karzinoembryonalen Antigens im Serum ist bei Patienten mit Karzinomen der Stadien T_3 und T_4 in 30%, der CEA-Wert im Urin in 80% erhöht. Während der erhöhte Serumwert für Metastasen spricht, ist der erhöhte Urinspiegel nicht spezifisch für Blasentumoren; positive erhöhte Antigenspiegel finden sich auch bei Harnwegsinfekten. Die Bestimmung des CEA-Tumormarkers in Urin und Serum bringt eine gewisse Beziehung zum klinischen Stadium, ist allerdings nicht vergleichbar mit der Situation bei gastrointestinalen Tumoren.

Klassifikation der Blasentumoren

Allgemeine Bemerkungen

JEWETT u. STRONG wiesen 1946 auf die Beziehung zwischen Infiltrationsausmaß eines Blasentumors und Prognose hin. Anhand ihrer Untersuchungen teilten sie die infiltrierenden Karzinome in 3 Gruppen ein: Gruppe A mit Beschränkung des Karzinoms auf Mukosa und Lamina propria, Gruppe B mit Infiltration der Muskelschicht und Gruppe C schließlich mit Einbruch in das perive-

Tabelle 8 Vergleich der verschiedenen Blasentumorklassifikationen

1946 Jewett-Strong	1952 Jewett	1952 Marshall		1979 Klinisch	1979 Pathologisch
		0	Kein definitiver Tumornachweis	T_0	P_0
			Carcinoma in situ	T_{is}	P_{is}
A	A	A	Papillärer Tumor ohne	T_a	P_a
			Invasion der Lamina propria	T_1	P_1
B	B_1	B_1	oberflächliche } Muskelinvasion	T_2	P_2
	B_2	B_2	tiefe	T_{3a}	P_{3a}
C	C	C	Invasion ins Fettgewebe	T_{3b}	P_{3b}
		D_1	Invasion benachbarter Organe	T_{4a}	P_4
			Pelvine Lymphknoten	N_{1-3}	
		D_2	Fernmetastasen	M_1	
			Lymphknoten oberhalb der Aortenbifurkation	N_4	

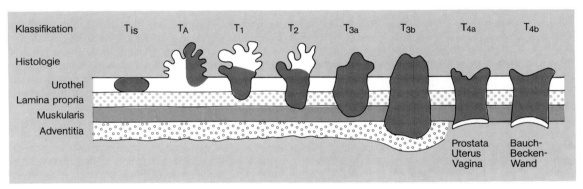

Abb. 12 Darstellung des T-Stadiums der TNM-Klassifikation

sikale Fettgewebe. Die Jewettsche Klassifikation wurde 1952 von MARSHALL ergänzt und später durch die UICC erweitert, differenziert und verbessert (Tab. 8). Das Ziel bestand darin, dem Kliniker in der Therapieplanung zu helfen, Anhaltspunkte für die Prognose zu geben, die Auswertung der Therapieergebnisse zu verbessern und den Informationsaustausch zu erleichtern (RÜBBEN u. Mitarb. 1979b).

Die UICC-Klassifikation für die urologischen Tumoren der Niere, Blase, Prostata, Hoden und Penis *(TNM-Klassifikation)* wurde 1974 veröffentlicht, die Richtlinien wurden 1979 überarbeitet und neu festgelegt (UICC 1979). Sie sollen für mindestens 10 Jahre gelten und nur dann geändert werden, wenn sich grundlegend neue diagnostische oder therapeutische Kriterien erarbeiten lassen. Die TNM-Klassifikation berücksichtigt lediglich epitheliale Tumoren (Urotheltumoren, Pflasterzellkarzinome, Adenokarzinome). Die kleine Gruppe der gutartigen Papillome kann unter der Bezeichnung T_A, Grad G_0 subsumiert werden.

In der TNM-Formel für Harnblasenkarzinome bedeuten:
T: Infiltrationstiefe des Tumors,
N: Ausdehnung der Lymphknotenmetastasierung,
M: Ausdehnung der Fernmetastasierung.

Um einen Blasentumor nach der Formel TNM einteilen zu können, müssen bestimmte Untersuchungsverfahren vorangegangen sein. Folgendes diagnostisches Minimalprogramm ist für das Blasenkarzinom festgelegt:

T-Kategorie: Klinische Untersuchung, Ausscheidungsurographie, Zystoskopie, bimanuelle Untersuchung in Narkose, Biopsie oder transurethrale Resektion.

N-Kategorie: Klinische Untersuchung, Ausscheidungsurographie, Lymphographie.

M-Kategorie: Klinische Untersuchung und radiologische Maßnahmen (Thoraxaufnahme); bei fortgeschrittenen Karzinomen werden Isotopenuntersuchungen empfohlen.

T-Stadium

Mit der T-Kategorie wird das klinische Tumorstadium bezeichnet und zwar per definitionem vor Einleiten einer Therapie (Abb. 12). T_{is} bedeutet Carcinoma in situ, T_A = Tumor auf Mukosa beschränkt, T_1 = Einbruch in die Lamina propria, T_2 = Einbruch in die oberflächliche Muskelschicht, T_{3a} = tief muskulär infiltrierendes Karzinom, T_{3b} = Einbruch in die Adventitia, T_{4a} = Infiltration in Nachbarorgane und T_{4b} = Infiltration in Bauchdecken und Beckenwand. Die T-Klassifikation übernimmt somit die von JEWETT u. STRONG (1946) und später von MARSHALL (1952) eingeführte Unterteilung in eine oberflächliche und eine tiefe muskuläre Infiltration. In den letzten Jahren begegnet diese Aufteilung der muskulären Infiltration zunehmender Kritik (PROUT 1980, SKINNER 1977). So ist die Fünfjahresüberlebenszeit nach kombinierter Therapie mit Zystektomie und Radiotherapie bei Tumoren mit oberflächlicher und mit tiefer muskulärer Infiltration identisch (BREDAEL u. Mitarb. 1980, RICHIE u. Mitarb. 1975, WHITMORE u. Mitarb. 1977). Jede muskuläre Infiltration ist mit einer reduzierten Überlebenschance verbunden. Die Tiefe der muskulären Infiltration sei weniger wichtig als die entscheidende Tatsache der Infiltration in die Muskelschicht überhaupt. Die klinische Unterscheidung zwischen T_2 und T_{3a}, d.h. zwischen oberflächlicher und tiefer Muskelinfiltration, ist einer Fehlerquote von über 40% unterworfen (MURPHY 1978, PROUT 1980).

Insgesamt ist die klinische Klassifikation schwierig, die globale Genauigkeit liegt etwa bei 50 bis 60%. Der geübte Untersucher vermag die Unterscheidung in nichtinfiltrierende und tief infiltrierende Tumoren in $4/5$ dieser Fälle durchzuführen. Die Tumorgruppen der Infiltrationsstadien T_2 und T_{3a} werden mehrheitlich unterbewertet, die Stadien T_{3b} und T_4 eher überwertet. Mehrere Faktoren beeinträchtigen die Genauigkeit des klinischen Stagings: frühere Elektroresektionen, entzündliche Blasenwandveränderungen, Vorbestrahlung, zusätzliche Tumoren im kleinen Becken (gynäkologische Karzinome, Prostataadenom; MURPHY 1978, WHITEMORE 1980).

N-Stadium
(Abb. 13)

Gemäß TNM-System unterscheiden wir regionäre Lymphknoten (Beckenlymphknoten unterhalb der Verzweigung der A. iliaca) und juxtaregionäre Lymphknoten (Leistenlymphknoten, Lymphknoten der A. iliaca communis und paraaortale Nodi lymphatici.

Nach der TNM-Klassifikation bedeuten:

N_x: Minimalerfordernisse der Abklärung nicht erfüllt,
N_0: kein Nachweis für Befall der regionären Lymphknoten,

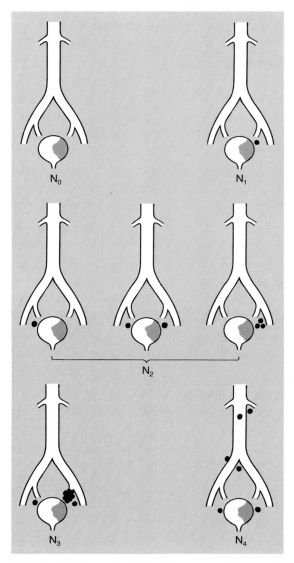

Abb. 13 Darstellung des N-Stadiums der TNM-Klassifikation

N_1: Befall eines einzelnen homolateralen regionalen Lymphknotens,
N_2: Befall kontralateraler oder bilateraler oder multipler regionärer Lymphknoten,
N_3: fixierte regionäre Lymphknoten,
N_4: Befall juxtaregionärer Lymphknoten.

M-Stadium

Metastasen zeigen in 5% ein maligneres und in 20% ein weniger malignes Bild als der Primärtumor. Die Metastasierung erfolgt vorwiegend lymphogen. Prädilektionsstellen sind Leber, Lunge, Knochen, Gehirn (SULMONI u. Mitarb. 1973).

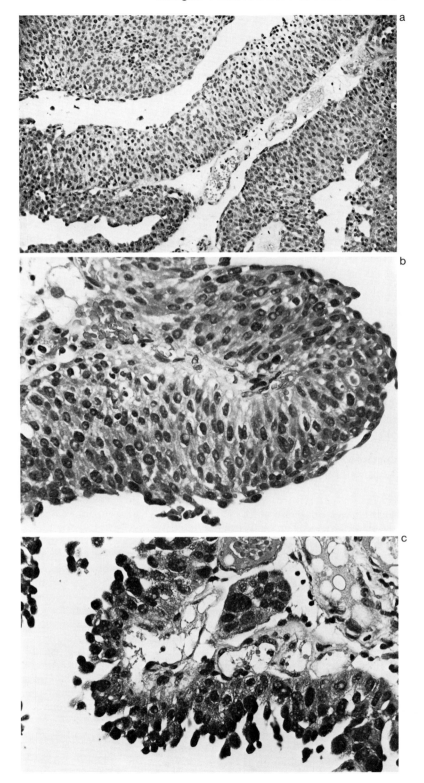

Abb. 14 a Papillärer Tumor Grad I
b Papillärer Tumor Grad II
c Papillärer Tumor Grad III
(Pathol. Institut der Universität Bern)

Der histologische Differenzierungsgrad

Aufgrund von Zellvermehrung, Verringerung der Zellabstände, Störung der Zellpolarität, Veränderung der Zellschichtung, Polymorphie, Zunahme und Abnormität von Mitosefiguren und Auftreten von Riesenzellen wird der Differenzierungsgrad festgestellt (Abb. **14**). Für die Prognose eines Blasentumors ist der Differenzierungsgrad von entscheidender Bedeutung. Wenig differenzierte Tumoren neigen zu frühzeitigem infiltrativem Wachstum, zu vorzeitiger Lymphogener und hämatogener Metastasierung und haben entsprechend eine wesentlich schlechtere Prognose. Tumoren von gleichem Infiltrationsausmaß, aber verschiedener histologischer Differenzierung müssen gesondert betrachtet werden. BARNES u. Mitarb. (1977) stellen z.B. nach transurethralen Elektroresektionen von Tumoren des Stadiums T_1 und hoher Differenzierung eine Fünfjahresüberlebensrate von 85%, bei niedriger Differenzierung (G_3) eine solche von lediglich 25% fest.

Carcinoma in situ

Die morphologischen Charakteristika eines Carcinoma in situ in Haut, Nasopharynx, Vagina und Zervix sind schon seit 1932 bekannt. 1952 beschrieb MELICOW das Carcinoma in situ der Blase. Dieses nimmt heute eine Sonderstellung bei den Blasentumoren ein. Es handelt sich um eine karzinomatöse Veränderung der Blasenschleimhaut, wobei die Zellveränderungen alle Charakteristika eines malignen Tumors aufweisen. Das Karzinom bricht aber nicht in die Lamina propria ein und zeigt auch kein exophytisches Wachstum. Makroskopisch ist der Tumor kaum zu identifizieren und weist nur uncharakteristische Veränderungen wie Rötung, lachsfarbene Verfärbung der Mukosa oder leichte Verdickung der Schleimhaut auf.

Histologisch sind die Zellveränderungen typisch: große Zellkerne mit hohem Chromatingehalt, prominente Nukleoli, erhöhte mitotische Aktivität. Die Zellagen der Mukosa sind vermehrt, die Zellanordnung ist unregelmäßig, es fehlen die interzellulären Verbindungen.

Das Carcinoma in situ kann in verschiedenen Formen vorkommen: als primäres Carcinoma in situ, d.h. als eigenständige Tumorveränderungen der Schleimhaut, unabhängig von sichtbaren papillären oder soliden Karzinomen, in unmittelbarer Nähe eines makroskopisch eindeutigen Karzinoms, als Tumorbegleitveränderung an anderen weit entfernten Stellen des Übergangsepithels von Blase, Urethra und Ureter.

Bei den *primären Formen* sind Blasenboden, Trigonum und Blasenhals Predilektionsstellen. In 60% findet man einen Befall des distalen Ureters, in 40% eine urethrale Ausbreitung (FARROW u. Mitarb. 1977). Ein Drittel dieser Fälle zeigt zudem eine Infiltration in periurethrale prostatische Drüsengänge. *Sekundäre Formen* verschlechtern die Prognose des sichtbaren Tumors und verlangen radikale Therapiemaßnahmen.

Symptomatologie. Im Vordergrund stehen Dysurie, Pollakisurie, Nykturie und stechende suprapubische Schmerzen. Eine Mikrohämaturie ist die Regel, die Makrohämaturie ist selten. Begleitveränderungen wie Prostataadenome, Prostatitis, Harnröhrenstrikturen maskieren oft die Symptome des Carcinoma in situ. Die Symptome können über viele Monate dauern. Männer in der 6. und 7. Lebensdekade sind bevorzugt befallen; in der Vorgeschichte findet sich nicht selten eine Prostatektomie. Die Diagnose wird in diesen Fällen besonders gerne verpaßt, da die uncharakteristische Symptomatologie auf Spätstörungen der Prostataoperation zurückgeführt wird (FARROW u. Mitarb. 1976, FARROW u. Mitarb. 1977).

Diagnose. Die wichtigste, aussagekräftigste diagnostische Untersuchung ist die exfoliative Blasenzytologie. Carcinomata in situ zeigen anaplastische Zellveränderungen mit fehlenden Interzellularverbindungen. Zellabschilferungen sind häufig, die Zytologie ist in 76–100%, durchschnittlich in über 95% der Fälle positiv (JAKSE u. Mitarb. 1980). Endoskopisch weisen uncharakteristische Rötungen, lachsfarbene fleckige Schleimhautveränderungen auf die Möglichkeit eines Carcinoma in situ hin. Zur definitiven Diagnostik sind Quadrantenbiopsien mit der Biopsiezange indiziert.

Therapie. Alter und Zustand des Patienten, Ausmaß der Läsion, Beschwerdebild und persönliche Wünsche des Kranken beeinflussen den Therapieplan im individuellen Fall. Die Radiotherapie ist ohne Erfolg (WHITMORE u. Mitarb. 1977). Bei normaler Blasenkapazität, kleineren Läsionen ist die intravesikale Chemotherapie mit Thio-Tepa oder Adriblastin möglich. Die Remissionsquote beträgt bis zu 90% (FARROW u. Mitarb. 1977). Vor allem mit Adriblastin lassen sich zumindest vorübergehende Stabilisationen erreichen (EDSMYR 1975, EDSMYR u. Mitarb. 1980, JAKSE u. Mitarb. 1980). Langzeitergebnisse sind noch nicht bekannt.

Im Falle von ausgedehnten Läsionen, reduzierter Blasenkapazität, Mitbeteiligung von Ureter und Urethra ist die radikale Zystektomie mit Urethraentfernung (inklusive Meatus urethrae externus) notwendig (UTZ u. Mitarb. 1980). Die alleinige Elektroresektion oder Koagulation stellt eine ungenügende Behandlungsform dar.

Symptomatologie

Die *Hämaturie* ist das Kardinalsymptom eines Blasentumors und stellt in bis zu 80% der Fälle das Initialsymptom dar. In absteigender Häufigkeit findet man *Brennen bei der Miktion, Pollakisurie, Rückenschmerzen, suprapubische Schmerzen* und Zeichen der Tumorinfiltration. Mit zunehmendem Größenwachstum des Tumors kommt es zur Invasion in die umgebenden Strukturen: Obstruktion der Ureteren mit Stauung der oberen Harnwege, Kompression der Beckenstammgefäße mit Einflußstauung, Infiltration der Nerven im Beckenbereich und entsprechende Schmerzen sowie Metastasierung in die pelvinen Lymphknoten mit Lymphblockade.

Jede schmerzfreie *Makrohämaturie* spricht für einen Tumor im Harntrakt. Werden solche Makrohämaturien nach ihrem Ursprungsort aufgeschlüsselt, ergibt es sich, daß fast 40% aller Blutungen aus der Blase stammen, wobei in etwa 15% der Fälle ein Blasentumor Blutungsquelle ist (LEE u. DAVIS 1953, ZINGG u. SULMONI 1972). Die erste Blutung ist allerdings nur selten bedrohlich und wird daher vom Patienten, aber auch vom Arzt oft wenig ernst genommen. Ist die Hämaturie mit zystischen Beschwerden vergesellschaftet, so wird sie gerne als Ausdruck einer hämorrhagischen Zystitis bagatellisiert. In diesen Fällen ist die Gefahr groß, daß die Patienten bei der nächsten Hämaturie den Arzt nicht mehr aufsuchen, so daß die erste diagnostische Nachlässigkeit eine lange Verzögerung der Tumorentdeckung zur Folge haben kann. Die Gefahr ist um so größer, als gerade die intermittierende Makrohämaturie mit längeren blutungsfreien und symptomlosen Intervallen für den Blasentumor charakteristisch ist, wobei in der Zwischenzeit das Harnsediment vollkommen unauffällig sein kann.

Die *Dysurie* oder das Syndrom »Zystitis« ist in 30% erstes Symptom eines Blasentumors. Anfänglich sind die Beschwerden nicht sehr ausgeprägt: gehäufte Miktionsfrequenz tagsüber, leichtes Brennen beim Wasserlassen in der Harnröhre und Stechen nach der Miktion. Früher oder später gesellt sich ein unspezifischer Harnwegsinfekt hinzu. Dann wird die Symptomatik ausgeprägter: Pollakisurie, imperativer Harndrang, Blasentenesmen und unwillkürlicher Harnabgang.

Im Gegensatz zu Blutung und zystischen Beschwerden, die leider keine eigentliche Frühsymptome sind, weisen die weiteren Zeichen des Blasenkarzinoms fast stets auf einen fortgeschrittenen infiltrierenden Tumor hin. Stauungen des Harnleiters und Entleerungsbehinderung der oberen Harnwege im Urogramm sprechen für ein infiltratives Tumorwachstum im Bereiche von Trigonum und Ureterenostien und sind mit einer schlechten Prognose verbunden (BARTOLO u. Mitarb. 1980, GREINER u. Mitarb. 1977, WHITMORE 1980). Lymphknotenmetastasen im kleinen Becken und entlang der Iliakalgefäße können durch Blockierung der pelvinen Lymphbahnen zu einer asymmetrischen Schwellung der unteren Extremität führen. Eine Infiltration der pelvinen Nervenstämme (Plexus sacralis) ist mit lanzinierenden Schmerzen verbunden. Bei sehr fortgeschrittenen inoperablen Karzinomen mit Befall des gesamten kleinen Beckens, bei denen der Ausgangspunkt des Tumors gelegentlich schwierig zu bestimmen ist, kann es zum Durchbruch ins Rektum mit vesikorektaler Fistel, in die Vagina mit vesikovaginaler Fistel oder in beide Nachbarorgane mit Bildung einer Tumorkloake kommen.

Diagnostik

Allgemeine Bemerkungen

Unsere diagnostischen Bemühungen gehen dahin, möglichst weitgehende Kenntnisse über die Charakteristika des vorhandenen Blasentumors zu erhalten: Lokalisation in der Blase, klinisches Stadium, Zelltyp, Differenzierungsgrad, lymphatische oder venöse Dissemination.

Wichtigste Untersuchungsmethoden sind die Zystoskopie mit Biopsie, die bimanuelle Untersuchung der Blase und ihrer Umgebung in Narkose und die Ausscheidungsurographie. Lymphographie, Beckenangiographie, Doppelkontrastzystographie und Stufenzystogramm sind Zusatzuntersuchungen, die nur in ausgewählten Fällen ihre Anwendung finden. Schwierigkeiten bestehen bei der Beurteilung der Tiefeninfiltration und insbesondere der Lymphknotenaussaat. Auch mit neuesten Verfahren (Computertomographie, Ultraschalluntersuchung) bestehen Fehlerquoten von bis zu 40%.

Endoskopie

Die Blase als Hohlorgan ist der Inspektion mit dem Auge leicht zugänglich. Die Endoskopie sollte als Urethrozystoskopie durchgeführt werden; eine allfällige Tumoraussaat in der Urethra, vor allem in der prostatischen Harnröhre ist nur so zu erfassen. Mit der Endoskopie erlangen wir Kenntnisse über makroskopischen Aspekt des Tumors, Lokalisation in der Blase, insbesondere in bezug auf Ureterenostien und Blasenhals, Veränderungen der Schleimhaut in der Tumorumgebung, multilokuläres Tumorwachstum, Starre der Blasenwand als Zeichen der Tumorinfiltration.

Biopsie (transurethrale Elektroresektion, Cold-punch-Biopsie oder Knipsbiopsie)

Die Biopsie des Tumors kann in Form einer Knipsbiopsie mit der Zange oder als transurethrale Elektroresektion erfolgen. Bei kleinen und mittelgroßen Tumoren ist die Biopsie gleichbedeutend mit transurethraler Resektion des Neoplasmas. Tumormasse, Tumorränder und Tumorbasis werden in separaten Fraktionen zur histologischen Untersuchung eingesandt. Damit gelingt es einigermaßen zuverlässig, die Infiltrationstiefe in Lamina propria, Muskularis oder perivesikale Bereiche zu unterscheiden.

Handelt es sich um ausgedehnte, größere Anteile

536 Tumoren

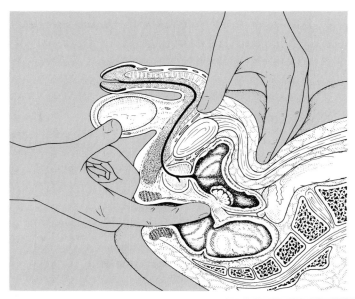

Abb. 15 Bimanuelle Palpation in Narkose: Bestimmung des klinischen Stadiums bei Blasentumoren. Entscheidend ist nicht die Tumorgröße, sondern ob vor bzw. nach der transurethralen Elektroresektion eine Wandinfiltration vorliegt oder ob der Tumor bereits primär gegenüber Beckenwand und Nachbarorganen fixiert ist

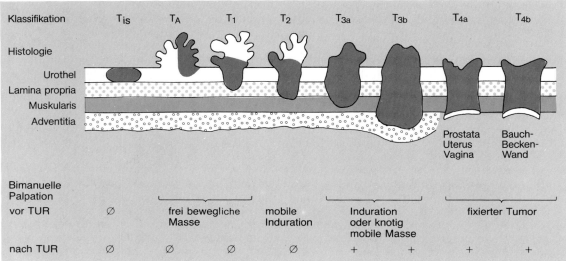

Abb. 16 Interpretation der Untersuchungsergebnisse bei bimanueller Untersuchung vor und nach Elektroresektion

der Blase umfassende Tumoren, so besteht die Biopsie in der Entnahme einer Gewebsprobe, wenn möglich aus der Tumorbasis, zur Feststellung des histologischen Typs und des Differenzierungsgrades. Eine weitergehende Resektion ist in diesen Fällen nicht möglich.

Die bioptische Klärung der Blasentumorsituation beschränkt sich nicht nur auf den eigentlichen, makroskopisch umschriebenen Tumorbereich. Allfällige zusätzliche Schleimhautveränderungen (Ödem, Rötung, lachsfarbene Verfärbungen, Auflockerung der Schleimhaut), die Atypien, Dysplasien oder Carcinomata in situ entsprechen können, spielen für die Beurteilung der Prognose und für den Therapieplan eine wesentliche Rolle und müssen erfaßt werden. Daher sollen bereits vor der allfälligen Resektion des sichtbaren Tumors makroskopisch unklare Schleimhautveränderungen in den übrigen Blasenabschnitten mit der Knipszange biopsiert werden. Fehlen derartige Veränderungen, müssen auch im Bereiche der nichtsuspekten normalen Mukosa nach Schema Gewebsproben entnommen werden: Die Biopsien erfolgen in der Regel aus Vorder- und Seitenwand, der Hinterwand, dem Blasenvertex, dem Trigonum und dem Blasenhals (ALTHAUSEN u. Mitarb. 1976, JAKSE u. Mitarb. 1980, SOLOWAY 1980, WALLACE u. Mitarb. 1976).

Bimanuelle Untersuchung in Narkose

Die bimanuelle Palpation der Blase und ihrer Umgebung in Anästhesie und Muskelrelaxation ist ein einfaches und zuverlässiges Verfahren zur gro-

ben Unterscheidung oberflächlicher oder tief infiltrativ wachsender Tumoren (Abb. 15).
Technik: Patient in Steinschnittlage, Allgemeinanästhesie, Muskelrelaxation. Blase und Umgebung werden zwischen dem Finger im Rektum oder Vagina und der Hand auf dem unteren Abdomen geprüft. Feststellung von palpablen Massen in der Blase, Beweglichkeit von Blasenwand und von Prostata. Der Geübte vermag in etwa 80% der Fälle die Unterscheidung zwischen oberflächlichem und tief infiltrierendem Tumor vorzunehmen (MARSHALL 1956, PROUT 1980). Gewisse Kriterien bei der bimanuellen Untersuchung sind für die Einordnung des Tumors in ein bestimmtes klinisches Stadium wichtig. (Abb. 16)

1. *Befund:* bimanuelle Palpation vor der Elektroresektion: gut bewegliche Resistenz in der Blase, Blasenwand nicht infiltriert.
   Palpation nach der Elektroresektion: kein tastbarer Tumor mehr.
   Bedeutung: Tumor des Stadiums T_A oder T_1, beginnende Infiltration in die oberflächlichen Muskelschichten nicht sicher auszuschließen.
2. *Befund:* bimanuelle Palpation vor der Elektroresektion: Verdickung der Blasenwand, Wand weniger gut beweglich, infiltriert.
   Palpation nach der Elektroresektion: kein tastbarer Tumor mehr.
   Bedeutung: Infiltration in die muskuläre Blasenwand; das genaue Ausmaß (pT_2/pT_{3a}) ist nicht sicher festzulegen.
3. *Befund:* bimanuelle Palpation vor der Elektroresektion: Tumormasse in der verdickten, jedoch noch gegenüber der Umgebung frei beweglichen Blasenwand. Palpation nach der Elektroresektion: weiterhin tastbarer Tumor oder verdickte Blasenwand.
   Bedeutung: Tumor mit perivesikalem Wachstum.
4. *Befund:* bimanuelle Palpation ergibt eine große Tumormasse, Blasenwand starr, gegen die Beckenwand oder die Nachbarorgane fixiert.
   Bedeutung: Tumor mit Infiltration in der Umgebung).

Fehlerquellen bei der bimanuellen Untersuchung (Abb. 17): Untersuchung bei nicht entleerter Blase, unvollständige Muskelerschlaffung. Tumoren am Blasenhals sind schwierig zu tasten. Malignome am Blasenvertex können der Palpation entgehen, falls nicht mit der Gegenhand der ganze Unterbauch abgetastet wird.

Ausscheidungsurographie

Die Ausscheidungsurographie ist bei der Blasentumordiagnostik die urologische Basisuntersuchung (Abb. 18). Wir vermeiden die Anwendung einer äußeren Kompression, da nach tumorbedingter Stase in den oberen Harnwegen gesucht wird. Frühaufnahmen der Blase lassen gelegentlich unregelmäßige Tumorkonturen erkennen.

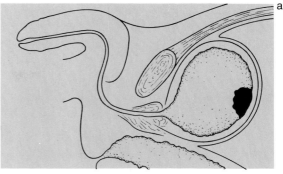
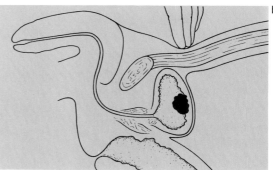
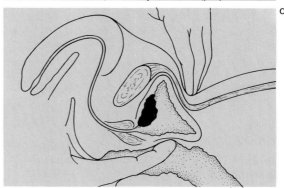
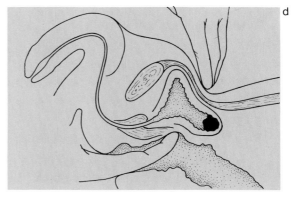

Abb. 17 Fehler bei der bimanuellen Untersuchung in Narkose (nach *J. Blandy*). Bei voller Blase (**a**) läßt sich ein kleinerer Tumor auch mit Infiltration nicht tasten. Eine ungenügende Muskelerschlaffung (**b**) erlaubt keine sichere Abtastung der Blasenwand. Tumoren im Bereiche des Blasenhalses (**c**) liegen hinter der Symphyse und können der Palpation entgehen ebenso Tumoren im Blasenvertex (**d**), sofern nicht der ganze Unterbauch in die Palpation miteinbezogen wird

538 Tumoren

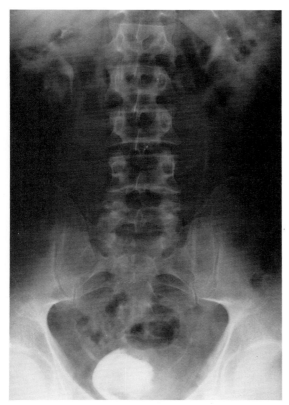

Abb. 18 Ausscheidungsurographie. Großer infiltrativ wachsender Tumor der linken Blasenseitenwand mit Infiltration des Ureterenostiums und Stauung der oberen Harnwege links

Spätaufnahmen sind von Bedeutung für die Lokalisation einer tumorbedingten vesikalen, aber auch ureteralen Abflußbehinderung. Bei papillären Blasentumoren soll darauf geachtet werden, daß das Nierenbeckenkelchsystem und der Harnleiter genau und exakt zur Darstellung kommen, da papilläre Tumoren sekundäre Manifestationen eines primären Nierenbeckenkarzinoms sein können. Eine Stauung des oberen Harntraktes bei ipsilateralem Tumor spricht für ein infiltratives Karzinom.

Zytologie
(s. S. 326)

Die zytologische Untersuchung spielt bei der Blasentumordiagnostik eine entscheidende Rolle. Als Basisuntersuchung, vor allem in der Vorsorgeuntersuchung gefährdeter Patienten wird der Nativharn untersucht; für die gezielte Diagnostik und die Tumornachkontrolle ist die exfoliative Zytologie besser geeignet.

Wichtigste Anwendungsbereiche: Vorsorge bei gefährdeten Patienten (Arbeiten in entsprechenden Industriebetrieben, Phenazetinabusern), Diagnose primärer Carcinomata in situ, Feststellung von Begleitveränderungen (Carcinomata in situ) bei hochdifferenzierten Tumoren, Nachkontrolle nach Elektroresektion oder Blasenteilresektion. Die Treffsicherheit der zytologischen Untersuchung liegt zwischen 78 und 96% positiven Befunden bei zystoskopisch nachgewiesenen Tumoren und bei 89–98% Genauigkeit in der Nachkontrolle von postoperativ tumorfreien Fällen. Je entdifferenzierter der Tumor, desto eher gelingt der zytologische Nachweis. Hochdifferenzierte Tumoren (G_1) sind in der Nativzytologie in der Regel negativ, G_2-Tumoren in 40–50% positiv, G_3-Tumoren in 89–96% positiv (EPOSITI u. Mitarb. 1970, JAKSE u. Mitarb. 1980). Die Spülzytologie hat eine deutlich bessere Trefferquote.

Bei oberflächlichen papillären, wahrscheinlich hochdifferenzierten Blasentumoren ist vor Biopsie und Elektroresektion eine zytologische Untersuchung der Blasenspülflüssigkeit vorzunehmen. Eine positive Zytologie mit Karzinomzellen stammt dann nicht vom hochdifferenzierten Tumor, sondern von makroskopisch evtl. nicht sichtbaren Begleitveränderungen der Schleimhaut (Carcinoma in situ). Das weitere Vorgehen und auch die Prognose werden entscheidend verändert (FRIEDELL u. Mitarb. 1980). Damit erhöht die Kombination von Zytologie mit Zystoskopie und Biopsie die Wahrscheinlichkeit, dysplastische Epithelveränderungen oder Carcinomata in situ frühzeitig zu entdecken (JAKSE u. Mitarb. 1980).

Lymphographie

Die Lymphographie erlaubt die Darstellung der juxtaregionären Lymphknoten (N_4). Regionäre Lymphknotenmetastasen lassen sich nicht erfassen, daher ist keine Frühdiagnostik primärer Lymphknotenstationen möglich. Der beschränkte Stellenwert der Lymphographie wird offensichtlich. Von der UICC wird zur Klassifikation der Lymphknotenmetastasierung die Lymphographie allerdings noch immer als obligatorische Untersuchung gefordert.

Die Trefferquote der Lymphographie für den Nachweis von Metastasen in den juxtaregionären Lymphknoten (N_4) liegt bei 80%, wobei etwa 5–10% falsch-positive und 10–15% falsch-negative Beurteilungen zu erwarten sind.

Karzinome im Stadium T_3 und T_4, mit Differenzierungsgrad G_3, Durchmesser über 4 cm und Stauung im Urogramm weisen in hohem Prozentsatz (60–80%) regionäre und juxtaregionäre Lymphknoten auf. In derartig gelagerten Fällen ist die Lymphographie indiziert. Bei juxtaregionärem Lymphknotenbefall ist eine kurative chirurgische Therapie nicht mehr möglich. Mit positivem Lymphographiebefund steigt zudem die Wahrscheinlichkeit hämatogener Fernmetastasen stark an: TURNER (1976) fand bei positivem Lymphographienachweis in 33% klinisch und in 56% autoptisch gesicherte Fernmetastasen.

Angiographie

Die selektive Füllung der Beckenstammgefäße bringt eine Darstellung der zuführenden Blasenarterien und auch des Blasentumorgefäßsystems. Die Methode hat die anfänglichen Erwartungen nicht erfüllt. Bei kritischer Evaluation zeigt es sich, daß nur bei fortgeschrittenen Tumoren mit Infiltration der Blasenwand und der Umgebung präzise Angaben über das Infiltrationsausmaß zu erhalten sind; dagegen ist das Verfahren ungenügend bei Karzinomen der Stadien T_1, T_2 und T_{3a} (LANG 1980). In Kombination mit der Lymphographie kann die diagnostische Treffsicherheit infiltrativer Tumoren etwas verbessert werden (MURPHY u. Mitarb. 1979).

Ultraschalluntersuchung

Im Sonogramm führen Harnblasentumoren je nach Lokalisation und Ausdehnung zu verschiedenartigen morphologischen Veränderungen (Abb. 19). In das Blasenlumen vorwachsende papilläre Tumoren sind mit Ausnahme der Lokalisation am Blasenhals und an der Vorderwand sonographisch ab einer Größe von 2–2,5 cm als polypoide, in das Blasenlumen hineinragende Masse nachzuweisen. Tumoren mit Ausbreitung in die Blasenwand sind demgegenüber schwieriger zu erfassen, da die Diagnose erst bei Vorliegen einer meist asymmetrisch konfigurierten und verdickten Blasenwand gestellt werden kann. Da nur ein sehr diskreter Impedanzunterschied zu den angrenzenden pelvinen Weichteilen vorliegt, ist eine beginnende perivesikale Tumorinfiltration nicht nachzuweisen. Zudem lassen derartige Befunde keine Unterschiede gegenüber entzündlichen oder postoperativen Veränderungen zu. Tief infiltrierende Karzinome sind erst in fortgeschrittenen Stadien bei Vorliegen einer Blasenwanddestruktion sowie Verbreiterung des perivesikalen Raumes durch Tumor oder iliakale Lymphknotenmetastasen festzustellen (TRILLER u. FUCHS 1980). Neuere technische Verfahren mit intravesikal angebrachtem Schallkopf bringen gewisse Verbesserungen der Tumordarstellung; die Geräte sind aber erst seit kurzem im Handel.

Axiale Computertomographie

Die Computertomographie stellt in der Hand des erfahrenen Radiologen eine Bereicherung der Blasenkarzinomdiagnostik dar und hat bereits eine erstaunlich hohe Aussagekraft erreicht. Der Klini-

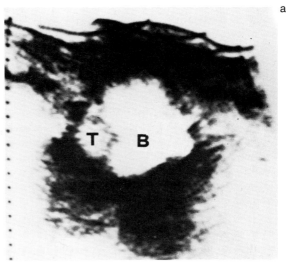

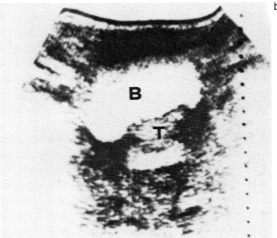

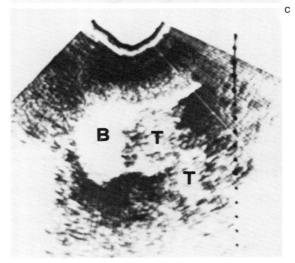

Abb. 19a–c Ultraschalluntersuchung: Harnblasenkarzinom
a Randständig der rechtsseitigen Blasenwand aufsitzendes intraluminal wachsendes ca. 3×3 cm großes Karzinom (T); Transversalschnitt
b Breitbasige Infiltration und Deformation der linksseitigen Blasenwand bei mural sich ausdehnendem Harnblasenkarzinom (T); Transversalschnitt
c Blasenkarzinom (T) mit intraluminalem, muralem und extramuralem Wachstum; Transversalschnitt

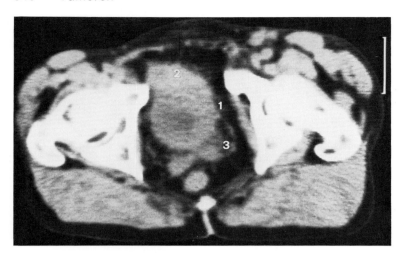

Abb. 20 Axiale Computertomographie beim infiltrierenden Blasenkarzinom. Kriterien der Organüberschreitung: 1 = Verlust der Konturschärfe der Blasenwand, 2 = Verdichtung des perivesikalen Fettgewebes, 3 = Obliterierung des Harnblasen-Samenblasen-Winkels (Aufnahme des Instituts für diagn. Radiologie, Universität Bern)

ker sollte dem Röntgenologen möglichst genaue anamnestische Angaben liefern und den optimalen Zeitpunkt für die Untersuchung festlegen. Vorgängige diagnostische (Elektroresektion) oder therapeutische Maßnahmen (Blasenteilresektion, Radiotherapie) bedingen Blasenwandveränderungen, die Anlaß zu computertomographischen Fehldeutungen geben. Bei den oberflächlichen Tumoren bestehen im Gegensatz zu den fortgeschrittenen keine eindeutigen röntgenologischen Kriterien, um die Invasionstiefe der Blasenwand zu bestimmen. Computertomographisch kann nur entschieden werden, ob ein Karzinom auf die Blasenwand beschränkt ist oder ob es die Organgrenze überschritten hat. Kriterien der Organüberschreitung sind: Verlust der Konturschärfe der Blasenwand, Verdichtung des perivesikalen Fettgewebes und Obliterierung des Harnblasen-Samenblasen-Winkels. In einer eigenen Serie (VOCK u. Mitarb. 1981) konnte der Tumornachweis in der Blasenwand erbracht werden, wobei aber eine Differenzierung in T_A, T_1, T_2 und T_{3a} nicht möglich ist. Tumoren des Stadiums T_4 lassen sich genau erfassen. Die Computertomographie erlaubt entgegen der Lymphographie einen Lymphknotenbefall durch den Tumor im kleinen Becken mit einer Genauigkeit von etwa 80% nachzuweisen (Abb. **20**).

Therapie
Übersicht

Bei der Behandlung der Blasentumoren lassen sich grundsätzlich zwei Therapieprinzipien unterscheiden:
1. *Behandlung in kurativer Absicht:* Der Tumor wird in seiner ganzen Ausdehnung entfernt oder zerstört und die Proliferationstendenz, d.h. die Rezidivbildung, durch eine adjuvante Behandlung bekämpft.
2. *Verfahren in palliativer Hinsicht:* Bei nichtoperablen, fortgeschrittenen Tumoren besteht das therapeutische Ziel darin, die hauptsächlichen Beschwerden zu lindern, die Lebensqualität zu verbessern.

Der die Behandlung leitende Arzt übernimmt eine große Verantwortung. Die primäre Therapie beeinflußt entscheidend den weiteren Verlauf der Tumorkrankheit. Das Ziel der ersten therapeutischen Maßnahme ist die Vernichtung des gesicherten Tumors. Unvollständige Behandlungen, auch mehrfach wiederholt, beinhalten die Gefahr des lokalen Rezidivs, der Implantationsmetastasierung, der frühzeitigen lymphogenen und hämatogenen Streuung.

Für die Behandlung steht eine Reihe von Verfahren zur Verfügung, die einzelnen Methoden können sowohl kurativ wie auch palliativ eingesetzt werden:

Operative Maßnahmen

– Transurethrale Elektroresektion,
– Blasenteil- oder Segmentresektion,
– totale Zystektomie mit Harnableitung.

Radiotherapie

– Perkutane Radiotherapie (Kobalt/Betatron),
– intrakavitäre Radiotherapie (Radiogold, Radiokobalt),
– interstitielle Radiotherapie (Tantalum, Radiumseeds).

Chemotherapie

– Systemische Chemotherapie,
– intravesikale Chemotherapie.

Andere Maßnahmen

– Überdruckbehandlung nach HELMSTEIN (1972),
– Formalininstillation,

- Embolisation der Beckenstammgefäße,
- Immunotherapie,
- Kryochirurgie.

Therapie der oberflächlichen Blasentumoren

(T_a, T_1, T_2)

Oberflächliche papilläre Tumoren metastasieren selten; die Prognose ist mit einer Fünfjahresüberlebenschance um 70% gut. Die Therapiemethode der Wahl ist die transurethrale Elektroresektion. Die Angaben über die Größe der Tumoren, welche noch reseziert werden können, sind unterschiedlich. Ein in der Resektionstechnik nicht sehr geübter Operateur sollte Tumoren mit einem Basisdurchmesser von mehr als 4 cm nicht mehr transurethral angehen.

Technik

Ein gezieltes schulmäßiges Vorgehen ist Voraussetzung für den Erfolg. Die Resektion erfolgt in Allgemeinnarkose und Muskelrelaxation. Zuerst wird der Tumor bis auf das Niveau der Blasenwand reseziert. Dann erfolgt die Entfernung der Tumorbasis mit Muskulatur, evtl. mit gezielter Perforation. Das Gewebsmaterial wird in verschiedenen Portionen separat zur histologischen Aufarbeitung eingeschickt. Biopsien aus der Tiefe der Resektionsflächen und aus den Randgebieten beenden die Operation. Zusätzlich, wenn irgend möglich vor der Elektroresektion, erfolgt die Knipsbiopsie der verdächtigen und der übrigen Schleimhautbezirke in der Blase.

Problem: Nachresektion

Ergibt die histologische Untersuchung noch Tumorreste in den Randgebieten oder in der Basis oder zeigt die histologische Untersuchung einen Differenzierungsgrad G_3, so empfiehlt sich 8-10 Tage nach dem Ersteingriff die Nachresektion. Da sich nach der primären Elektroresektion eine perivesikale Narbenbildung einstellt, kann die Nachresektion die ganze Tiefe der Blasenwand umfassen und bis in das perivesikale Gewebe vordringen. Bei erneutem histologischem Nachweis eines Karzinoms auch im Nachresektat ist die Indikation zur radikalen krebschirurgischen Therapie im Sinne der totalen Zystektomie gegeben.

Problem: Blasentumor und Entleerungsstörungen der Blase

Blasenentleerungsstörungen, z.B. in Folge eines Prostataadenoms, führen zu verlängerter Verweildauer des Harns in der Blase; die Tumorrezidivquote ist erhöht. Findet sich ein Prostataadenom, so ist die gleichzeitige Elektroresektion von Blasentumor und Adenom erlaubt. Ein vermehrtes Auftreten von papillären Tumoren in der ausresezierten Prostataloge nach gleichzeitiger Elektroresektion von Blasentumor und Prostata konnte nicht beobachtet werden (GREENE u. YALOWITZ 1972).

Die Frage, ob eine Traumatisierung von Blasenschleimhautanteilen während einer Elektroresektion die Absiedelung von papillären Tumoren begünstigt, wird diskutiert. Nach Elektroresektion finden sich mehr Rezidive an der Blasenhinterwand (Trauma durch Instrument) und am Blasendach (Trauma durch Gasblasen) (PAGE u. Mitarb. 1978, WELDON u. SOLOWAY 1975). Eine endgültige Beurteilung ist heute noch nicht möglich.

Problem: adjuvante Chemotherapie

Die Rezidivquote oberflächlicher papillärer Blasentumoren liegt zwischen 50 und 70%. Die intravesikale Applikation eines Chemotherapeutikums (Thio-Tepa, Adriblastin, Epodyl) vermag diese Rezidivquote zu beeinflussen, die rezidivfreien Intervalle werden wahrscheinlich verlängert.

Gut differenzierte papilläre Ersttumoren benötigen keine adjuvante Chemotherapie. Hingegen ist diese Metaphylaxe bei Tumoren des Differenzierungsgrades G_2 und G_3 sowie bei Rezidivtumoren indiziert.

Besondere Beachtung verdienen papilläre Tumoren des Differenzierungsgrades G_3 sowie oberflächliche Karzinome mit zusätzlichen Schleimhautveränderungen in der Umgebung im Sinne von Dysplasie und Carcinoma in situ. Die alleinige Elektroresektion des sichtbaren Tumors genügt nicht. Eine zusätzliche Nachbehandlung mit intravesikaler Adriblastinapplikation ist notwendig. Falls das zusätzliche multifokale Carcinoma in situ nach 3-6 Monaten persistiert, muß die Zystektomie erfolgen.

Problem: Nachbestrahlung

Eine perkutane Radiotherapie nach Elektroresektion oberflächlicher papillärer Tumoren wird nur von wenigen Autoren empfohlen (HABEGGER u. Mitarb. 1980, MARBERGER u. Mitarb. 1972). Oberflächliche, gut differenzierte Karzinome sind wenig strahlensensibel. Die Rezidivquote kann durch eine Radiotherapie nicht verringert werden, um so mehr, als Schleimhautdysplasien und Carcinomata in situ auf eine Radiotherapie nicht ansprechen. Die kombinierte Radiotherapie und Elektroresektion der Blasentumoren bringen keine überzeugenden Erfolge (JACOBI u. Mitarb. 1979).

Nachbehandlung

Nach Elektroresektion oberflächlicher Tumoren der Blase sind regelmäßige endoskopische Kontrollen unentbehrlich: 3mal jährlich Endoskopie

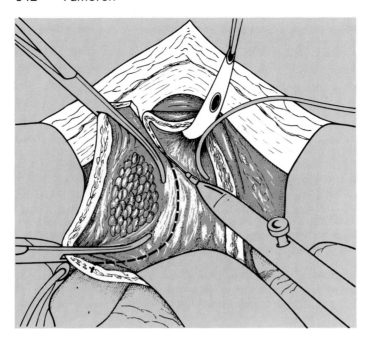

Abb. 21 Blasenteilresektion bei Tumor der linken Blasenseitenwand mit Infiltration des Ostiums. Die Blase ist eröffnet, der rechte Harnleiter mit einem Pflaumerkatheter intubiert, der linke Harnleiter 6 cm oberhalb der Einmündung in die Blase abgesetzt. Die linke Blasenseitenwand ist mobilisiert, und der Tumor wird weit im Gesunden reseziert

Tabelle 9 Resultate der Therapie oberflächlicher Blasenkarzinome T_A, T_1). Fünfjahresüberlebenszeit nach *transurethraler Elektroresektion*

Autor	Patientenzahl	Fünfjahresüberleben
Green u. Mitarb. 1973	100	80%
Williams u. Mitarb. 1977	167	72%
Barnes u. Mitarb. 1977	64	73%
O'Flynn u. Mitarb. 1975	126	62%

mit zytologischer Untersuchung der Blasenspülflüssigkeit über 2 Jahre, dann während 3 Jahren halbjährliche endoskopische und zytologische Kontrollen.

Resultate

Die Fünfjahresüberlebenszeit bei oberflächlichen Tumoren des Stadiums T_A und T_1 (Tab. **9**) mit guter Differenzierung (G_1) und nicht gestörter Abwehrlage des Organismus (positiver SRCA-Test, positiver DNCB-Test) beträgt 62–85%. Mit zunehmender Entdifferenzierung des Tumors (G_3) sinkt die Fünfjahresüberlebenschance auf 15 bis 25% (BARNES u. Mitarb. 1977).

Therapie der infiltrativen Blasentumoren
(Stadium T_3, T_4)

Falls ein Blasentumor die Muskelwand oder das perivesikale Gewebe in engen Grenzen infiltrierte, könnte er im Prinzip durch eine einfache, erweiterte Elektroresektion oder Blasenteilresektion entfernt werden. Die Erfahrung lehrt, daß bei muskulär und perivesikal infiltrierenden Tumoren auch bei adäquater lokaler Entfernung die Prognose ungünstig ist. Der Grund liegt darin, daß ein erheblicher Prozentsatz dieser infiltrativ wachsenden Malignome über Gefäß- und Lymphspalten eine weite intramurale und perivesikale Ausbreitung erfährt und eine dessiminierte Metastasierung aufweist. Lediglich ausgewählte Patienten mit einem gut differenzierten, wenig infiltrierenden Tumoren sind noch Kandidaten für eine umschriebene Therapie. Malignome des Infiltrationsstadiums T_2 (evtl. T_{3a}) können durch eine radikale Elektroresektion in zwei Sitzungen angegangen werden. Solitäre invasive Tumoren im beweglichen Anteil der Blase lassen sich noch mittels Teilresektion entfernen. Alle anderen tief infiltrierenden Tumoren (T_{3b}, T_4), jeder invasive Tumor (T_{3a}, T_{3b}, T_4) mit konkomitierender Atypie oder Carcinoma in situ und jedes niedrig differenzierte Rezidiv nach konservativer Behandlung eines Primärtumors sollten durch eine radikale Zystektomie mit Harnableitung in Kombination mit Radiotherapie behandelt werden.

Die Blasenteilresektion oder Segmentresektion

Das Prinzip der Blasenteilresektion besteht darin, den gesamten tumortragenden Anteil der Blasenwand mit perivesikalem Fettgewebe und regionären Lymphknoten zu entfernen (Abb. **21**). Liegt der Tumor in der Nähe des Harnleiterostiums, so wird dieses reseziert und der Harnleiter neu implantiert. Die restliche Blase wird zum Hohl-

Tabelle 10 Resultate der Blasenteilresektion

Autor	Patientenzahl	Operationsletalität	Stadium T_1	Stadium T_2, T_{3a}	Stadium T_{3b}
Marshall	115	6,5%	63%		22%
Resnick	102	2%	59%	45%	22%
Evans	47	0%	69%	31%	0%
Utz	187	3%	68%	44%	29%
Masina	72	8,5%	82%	50%	38%
Magri	104	9,6%	80%	38%	26%
Long	42	7%	73%	33%	9%
Richie	88	6,7%	58%	36%	0%
Cox	59		61%	27%	17%
Jewett	133		58%	30%	16%
Novick	50	0%	67%	53%	17%

organ geschlossen. Dank der guten Regenerationsfähigkeit der Blasenwandschichten erhält die Blase wieder eine genügende Kapazität. Die Vorteile des Verfahrens sind offensichtlich: nach der Operation kontrollierte Miktion per vias naturales und fehlende Potenzstörung. Schlüssel zum Erfolg ist die exakte kritische Selektion der Patienten.

Die Blasenteilresektion wird heute nur noch bei einer Minderzahl von Patienten durchgeführt, ihr Anteil bei der operativen Blasentumorbehandlung liegt zwischen 4,8% (ALTWEIN u. Mitarb. 1980) und 6% (UTZ u. FARROW 1977).

Die *Indikation* beschränkt sich im Prinzip auf Solitärtumoren mit hohem oder mäßigem Differenzierungsgrad, wobei die Tumorfreiheit der näheren Umgebung und der übrigen Blase durch vorher durchgeführte Biopsien histologisch bewiesen sein muß. Bei schlecht differenzierten Tumoren ist die Wahrscheinlichkeit begleitender Schleimhautatypien oder Carcinomata in situ sehr groß, entsprechend beträgt die Rezidivquote nach Teilresektion in diesen Fällen nahezu 100% (SCHOBORG u. Mitarb. 1979). Folgende Situationen sind für die Teilresektion geeignet:
- umschriebene solitäre Tumoren am Blasenvertex,
- Blasendivertikeltumoren,
- umschriebene infiltrierende Karzinome im Bereiche des Ostiums mit Stauung der oberen Harnwege, jedoch ohne Infiltration von Blasenhals und Prostata,
- Patienten mit oberflächlichen papillären Tumoren, bei denen aus technischen Gründen (Koxarthrose) eine Elektroresektion nicht möglich ist.

Die Operationsletalität liegt bei 2%. In 10–20% der Blasenteilresektionen sind Implantationsmetastasen festgestellt worden (HOLLANDS 1950, SKINNER 1980). Sie beruhen auf einer Verschleppung von karzinomatösem Material während des operativen Eingriffs. Eine Vorbestrahlung mit 1200–1600 rad (12–16 Gy) wird daher empfohlen (SKINNER 1980, VAN DER WERF-MESSING 1975).

Resultate
(Tab. **10**)

Unter Berücksichtigung der eingangs erwähnten Indikationen liegt die Fünfjahresüberlebenschancen von Tumoren im Stadium T_1 zwischen 58 und 82%, im Stadium T_2 und T_3 zwischen 30 und 53% und im Stadium T_{3b} zwischen 0 und 18%. Vergleicht man diese Ergebnisse mit den Resultaten nach transurethraler Elektroresektion oder totaler Zystektomie, so entsprechen die Ergebnisse bei T_1-Tumoren denjenigen der Elektroresektion, bei T_2- und T_3-Malignomen den Resultaten nach Zystektomie. Es muß aber in Betracht gezogen werden, daß die Auswahl der Fälle in bezug auf Lokalisation, Tumorstadium und Histologiegrad im Krankengut bei der Teilresektion wesentlich günstiger liegt als in demjenigen bei der totalen Zystektomie.

Die totale Zystektomie

Wir unterscheiden die einfache Zystektomie, die radikale Zystektomie und die erweiterte radikale Zystektomie mit Lymphadenektomie. Unter einfacher Zystektomie versteht man die alleinige Exstirpation der Harnblase *(Palliativeingriff)*. Radikale Zystektomie bedeutet Entfernung von Blase, männlichen oder weiblichen Adnexen, d.h. Prostata, Samenblasen einerseits, Uterus, Ovarien, vordere Vaginalwand und Urethra andererseits. Bei der erweiterten radikalen Zystektomie mit Lymphadenektomie werden neben der Blase mit Adnexen die Beckenfaszie und die regionären sowie Teile der juxtaregionären Lymphknoten entfernt. Die Zystektomie kann in einer oder zwei Sitzungen durchgeführt werden, d.h. mit gleichzeitiger Harnableitung oder als gesonderter Eingriff nach einer Harnderivation.

Indikation zur totalen Zystektomie

Im Prinzip muß die Blase dann entfernt werden, wenn der Einzeltumor nicht im Gesunden reseziert, multiple Tumoren nicht durch eine Elektro-

544 Tumoren

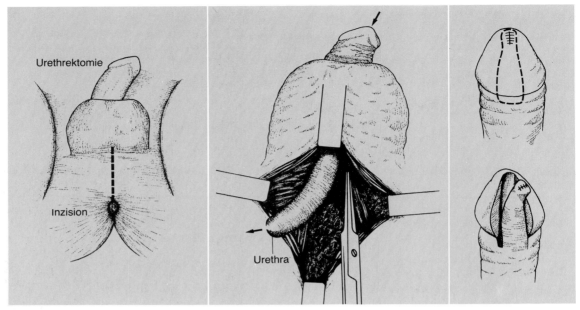

Abb. 22 Totale Urethrektomie. Entfernung der gesamten Harnröhre unter Einbezug von Meatus urethrae externus

resektion saniert oder falls die Blase ihrer Reservoirfunktion verlustig gegangen ist. Bei der Zystektomie in kurativer Absicht handelt es sich um eine geplante, häufig primäre Behandlungsform. Die Zystektomie soll nicht als Verfahren der letzten Wahl, wenn alle anderen Maßnahmen versagt haben, in Betracht gezogen werden.

Indikationen

- Multilokuläre, nicht oder wenig infiltrierende papilläre Tumoren mit niedrigem Differenzierungsgrad (G_3),
- Tumoren mit zusätzlichen und multilokulären Carcinomata in situ, nachdem ein Therapieversuch mit Adriblastin sich nach 3–6 Monaten aufgrund von Biopsien und/oder Spülzytologie als erfolglos erwiesen hat,
- multiple, rasch rezidivierende papilläre Tumoren, die mit konservativen Maßnahmen (transurethrale Elektroresektion in mehreren Sitzungen, intravesikale Chemotherapie) nicht mehr beherrscht werden können,
- infiltrierende Karzinome der Stadien T_3 und T_4
  - bei Basisdurchmesser von über 3 cm,
  - bei multifokaler Lokalisation in der Blase,
  - bei Tumoren im nicht beweglichen Blasenanteil (Blasenhals, Blasenboden, Trigonum); Ausnahme: Tumor Stadium T_{3a}, bei dem nach Elektroresektion die Tumorgrundbiopsie negativ ist,
  - bei Tumoren mit Infiltration der Prostata,
  - bei Rezidivtumor nach Radiotherapie,
  - nach mehrfacher Elektroresektion oder Blasenteilresektion, wenn der Rezidivtumor einen Differenzierungsgrad G_2 oder G_3 aufweist.

Die *Indikation* zur Zystektomie in *palliativer Absicht* besteht bei karzinomatösen Schrumpfblasen mit schweren subjektiven Beschwerden; bei massiver Blasenblutung, sofern die Harnableitung allein oder andere konservative Maßnahmen weder Blutung noch Dysurie beherrschen können.

Lymphadenektomie

Bei gesicherten multiplen regionären Lymphknotenmetastasen ist die Prognose infaust; auch bei einer aggressiven, radikalen chirurgischen Behandlung kombiniert mit Radiotherapie besteht keine Heilungsmöglichkeit. Die Vorbestrahlung derartiger Lymphknotenmetastasen zeigt keinen Einfluß auf die Überlebenszeit. Dagegen bestehen Anhaltspunkte, daß mit einer Zystektomie und Entfernung von Beckenlymphknoten eine Heilung erzielt werden kann, sofern die Metastasen nur in 2–3 Lymphknoten vorhanden sind (DRETLER u. Mitarb. 1973, LAPLANTE u. PRICE 1973, RICHIE u. Mitarb. 1975b, WHITMORE 1980).
Die meisten Patienten mit Lymphknotenmetastasen im kleinen Becken haben allerdings schon okkulte Organmetastasen und sterben an der disseminierten Erkrankung trotz therapeutischer und/oder chirurgischer Sanierung im Lokalbereich. Bei multiplen Lymphknotenmetastasen (Stadium T_2–T_4, N_{2-3}, M_0) nähert sich die Fünfjahresüberlebensrate der Operationsmortalität der radikalen Zystektomie. Falls bei intraoperativer Schnellschnittuntersuchung multiple bilaterale Lymphknotenmetastasen nachzuweisen sind,

Tabelle 11 Fünfjahresüberlebenszeit beim Blasenkarzinom. Vergleich der verschiedenen Therapieverfahren bei *infiltrierenden* Blasentumoren

Autor	Therapie	T_2	T_3	T_{3b}
Goffinet u. Mitarb. 1975	Radiotherapie	43%	35%	25%
Edsmyr 1975	Radiotherapie	31%	21%	
Cummings 1976	Radiotherapie		36%	
Bartolo u. Mitarb. 1980	Radiotherapie	38%	28%	
Cordonnier 1974	einfache Zystektomie		40%	31%
Wajsman 1975	einfache Zystektomie		32%	
Long 1972	einfache Zystektomie	31%		10%
Brice 1965	radikale Zystektomie		14%	
Pearse 1978	radikale Zystektomie		50%	20%
Whitmore u. Mitarb. 1977	radikale Zystektomie		16%	
Miller 1977	Radiotherapie u. Zystektomie (5000 rad = 50 Gy)		46%	
Van der Werf-Messing 1975	Radiotherapie u. Zystektomie (4000 rad = 40 Gy)		50%	
Whitmore u. Mitarb. 1977	Radiotherapie u. Zystektomie (4000 rad = 40 Gy)		40%	
Wallace u. *Bloom* 1976	Radiotherapie u. Zystektomie (4000 rad = 40 Gy)		33%	

sollte von einer geplanten erweiterten Zystektomie abgesehen werden. Der Eingriff kann durch eine palliative Harnableitung abgeschlossen werden. Eine anschließende Nachbestrahlung mit palliativer Zielsetzung ist möglich (KURTH 1979).

Ureterektomie, Urethrektomie

Da im distalen Harnleiter in 10% der Fälle ebenfalls Tumorherde, zumindest Atypien, Dysplasien oder Carcinomata in situ zu finden sind, müssen die distalen 6 cm des Harnleiters bei der Zystektomie zusätzlich reseziert werden. Ähnliche Verhältnisse liegen in der Harnröhre vor: In 12–18% lassen sich gleichzeitig mit dem Blasenkarzinom Atypien, Dysplasien, Carcinomata in situ nachweisen. Bei papillären Blasenkarzinomen mit Aussaat in der prostatischen Urethra ist die Indikation zur gleichzeitigen Urethraentfernung gegeben (Abb. 22). Wird die Urethra belassen, so sind regelmäßige Kontrollen mit Lavage-Zytologie empfehlenswert. Spätere Blutungen aus der Harnröhre verlangen sofortige zytologische Untersuchungen und Urethrographie. Beim geringsten Verdacht auf ein papilläres Karzinom ist die totale Urethrektomie inkl. Resektion von Meatus urethrae externus und Fossa navicularis nachzuholen. Diese sekundäre Urethrektomie wird in etwa 7–10% aller Patienten notwendig (SCHELLHAMMER u. WHITMORE 1976).

Operationsletalität

Die Operationsletalität der radikalen Zystektomie liegt zwischen 2 und 10%. Die Lymphadenektomie verlängert wohl den Eingriff, erhöht aber die Letalität nicht wesentlich.

Kombinationsbehandlung: radikale Zystektomie und Radiotherapie

Die Basis für eine integrierte Behandlung in Form von Zystektomie und Radiotherapie bildete die Erkenntnis, daß die Radiotherapie einerseits und die Chirurgie andererseits allein nur eine limitierte Zahl von Blasenkarzinompatienten heilte. So betrugen 1965 die Fünf- bzw. Zehnjahresüberlebenszeiten oberflächlich infiltrierender Blasentumoren 47 bzw. 29%, diejenigen infiltrierender Karzinome 14 bzw. 6,6%. Immerhin ließ sich im Verlaufe der Zeitperiode 1965–1973 eine zunehmend bessere Überlebenschance nach alleiniger totaler Zystektomie feststellen, wahrscheinlich bedingt durch bessere Vorbereitung der Patienten, subtilere Operationstechnik, moderne Anästhesieverfahren und erweiterte Erfahrung in der postoperativen Betreuung (Tab. 11). Biologische Studien ergaben, daß eine exponentielle Beziehung zwischen Strahlendosis und überlebender Zellfraktion besteht, d. h., daß auch kleine Strahlendosen bis zu 90% der Zellpopulation zerstören. Damit genügen Vorbestrahlungsdosen von 2000 bis 4000 rad (20–40 Gy). Ferner wurde nachgewiesen, daß nur oxygenierte Zellen nicht radioresistent sind und daß schließlich in vorbestrahltem Gewebe seltener lokale Implantationsmetastasen auftreten. Die experimentellen Untersuchungen lassen sich nicht unbedingt auf die Klinik übertragen, das Konzept ist aufgrund der heutigen Resultate wahrscheinlich aber richtig. 1969 wies WHIT-

Tabelle 12 Präoperative Radiotherapie und totale Zystektomie. Fünfjahresresultate bei *infiltrierenden* Karzinomen der Stadien T_3 und T_4

Autor	Vorbestrahlung (rad [Gy]/Wochen)	Intervall Radioth.-Op	Patientenzahl	Fünfjahresüberl.	T-Reduktion	Tumorfrei im Op-Präparat	Fünfjahresüberl.
Whitmore u. Mitarb. 1977	2000 (20)/1	2 Tage	52	40%	12/52 (23%)	1/52	?
Whitmore u. Mitarb. 1977	4000 (40)/4	46 Tage	50	34%	22/50 (44%)	7/50	?
Wallace u. *Bloom* 1976	4000 (40)/4	4 Wochen	77	42%	36/77 (47%)	23/77	?
v. d. *Werf-Messing* 1975	4000 (40)/4	0–40 Tage	141	45%	96/141 (68%)	42/141 (30%)	59%
Prout 1976	4500 (45)/4½	4–8 Wochen	67	36%	38/66 (58%)	21/66 (32%)	43%
Miller 1979	5000 (50)/5	47 Tage	40	53%	22/30 (73%)	13/30 (32%)	69%

Tabelle 13 Resultate der Vorbestrahlung und totalen Zystektomie. Fünfjahresüberlebenszeit in Beziehung zum Tumorstadium

Autor	T_2	T_{3a}	T_{3b}	T_4	Operationsmortalität	Dosis RT rad (Gy)
Reid u. Mitarb. 1976	64%	34%		26%	13%	2000 (20)
Whitmore	44%	45%	25%		11%	4000 (40)
Whitmore	50%	64%	50%		9%	2000 (20)
van der *Werf-Messing* 1975	48%	44%		29%		4000 (40)
Wallace u. *Bloom* 1976		33%			7,8%	4000 (40)
Miller u. *Johnson* 1973		51%				5000 (50)

more in einer Pilotstudie mit 4000 rad (40 Gy) Vorbestrahlung und Zystektomie eine verbesserte Fünfjahresüberlebenszeit in den Stadien von T_{3a} und T_{3b} von 37% nach (WHITMORE 1969). Seither sind zahlreiche Ergebnisse derartiger Kombinationsbehandlungen bekannt geworden:

1. Die Vorbestrahlung führt in 35–50% der Fälle zu einer wesentlichen Verkleinerung oder sogar zum Verschwinden des Tumors; man spricht von einer T-Reduktion (PROUT u. Mitarb. 1979, VAN DER WERF-MESSING 1975, WHITMORE 1980). Die Fünfjahresüberlebenszeit der Patienten mit T-Reduktion ist signifikant besser als bei Kranken ohne T-Reduktion (PROUT 1976, VAN DER WERF-MESSING 1975; Tab. 12). Nach 2000 rad (20 Gy) Vorbestrahlung fehlte in 4,6%, nach 5000 rad (50 Gy) in 16% der Zystektomiepräparate der vorher histologisch nachgewiesene Tumor (WHITMORE u. Mitarb. 1977).
2. Mit der Vorbestrahlung lassen sich lokale Rezidive im kleinen Becken weitgehend vermeiden: 4–12% lokale Rezidive nach Vorbestrahlung gegenüber 30–40% derartige Rezidive nach alleiniger radikaler Zystektomie.
3. Die Häufigkeit der Fernmetastasen wird ebenfalls durch die Vorbestrahlung günstig beeinflußt (SKINNER 1980).

Verschiedene Kombinationsmöglichkeiten sind für Vorbestrahlung und Zystektomie möglich:
– präoperative Bestrahlung mit 2000 rad (20 Gy) und anschließend erweiterte radikale Zystektomie mit Lymphadenektomie und Harnableitung innerhalb 2–7 Tagen,
– Vorbestrahlung mit 4000–4500 rad (40–45 Gy) und 6 Wochen später erweiterte Zystektomie und Harnableitung,
– Verfahren in zwei Sitzungen mit Harnableitung und Staging-Lymphadenektomie in der ersten Phase, dann Radiotherapie (4500 rad) (45 Gy) und nach einem Intervall von 4–6 Wochen radikale Zystektomie.

Resultate

Als determinierende Faktoren haben sich das Infiltrationsausmaß des Tumors und der histologische Differenzierungsgrad erwiesen (Tab. 13). Je tiefer der Tumor infiltriert, um so mehr reduziert sich die Überlebenschance. Dank der Kombinationsbehandlung können die Fünfjahresergebnisse der alleinigen Radiotherapie und Zystektomie der Tumorstadien T_3 von 17–23% auf über 40% verbessert werden (MILLER 1977, REID u. Mitarb. 1976, WALLACE u. BLOOM 1976, WHITMORE 1980).

In neueren Studien beträgt die Fünfjahresüberlebenszeit nach Kombinationstherapie von T_{3a}- und T_{3b}-Tumoren 51% (MILLER u. JOHNSON) bzw. 62% (CHAN u. JOHNSON 1978).

Bei der Beurteilung der Resultate müssen aber gewisse Probleme in Betracht gezogen werden: Befriedigende Therapieerfolge stellen sich nur bei Patienten mit einer T-Reduktion ein. In der

Behandlungsserie von CHAN u. JOHNSON (1978) beträgt die Überlebenszeit von T_{3a}- und T_{3b}-Tumoren 62%; in den Fällen mit einer T-Reduktion jedoch 75%, ohne T-Reduktion nur 55%. Das letztere Ergebnis läßt sich auch heute mit einfacher Zystektomie ohne Radiotherapie bei T_2- und T_3-Tumoren erzielen. Die Annahme wird diskutiert, daß die Verbesserung der Therapieresultate lediglich dank besserer Operationstechnik, moderner prä- und postoperativer Behandlung und agressivem Verhalten mit der Lymphadenektomie erzielt werden konnte. Vielleicht bedeutet die präoperative Radiotherapie lediglich eine gewisse Selektion von Patienten, nicht aber eine echte Therapiehilfe. Die Frage muß in neuen prospektiven Studien geklärt werden (CATALONA 1980, CHAN u. Mitarb. 1979, RADWIN 1979, SKINNER 1980). Zur Zeit sollte aber auf die Vorbestrahlung nicht verzichtet werden, sind doch die Resultate zumindest bei Fällen *mit* T-Reduktion ermutigend.

Die Harnableitung

Mit der Zystektomie wird die Harnblase entfernt, ein Harnreservoir steht nicht mehr zur Verfügung. Damit ergibt sich die Notwendigkeit der Harnableitung. Ein idealer Ersatz der Harnblase ist nicht möglich. Im Verlaufe der letzten 100 Jahre ist eine Vielzahl von Methoden der Harnderivation entwickelt worden. Nur wenige haben sich bisher bewährt: Ileum conduit, Colon conduit, Harnleiter-Darm-Implantation, kutane Ureterostomie.

Ileum conduit

Das Prinzip besteht darin, daß ein Segment des terminalen Ileums aus der Kontinuität ausgeschaltet wird (Abb. **23**). Beide Harnleiter werden in das orale Ende dieses Ileumsegmentes eingepflanzt, der Darmabschnitt seinerseits im rechten Unterbauch an die Haut gebracht. Das Ileumsegment dient nicht als Reservoir, sondern hat lediglich Transportfunktion. Das Segment verlängert einerseits den Verbindungsweg zwischen Hautoberfläche und Niere und hat andererseits den großen Vorteil, daß Stenosen an der Hautimplantationsstelle seltener auftreten als bei direkter Implantation des Harnleiters in die Haut.
Das Verfahren wurde 1950 von BRICKER in die Therapie eingeführt. Seine *Vorteile* sind: standardisierte Technik, praktisch fehlende Resorption von Harnbestandteilen durch das Ileumsegment, gute Adaptation des Darms an die Haut. Die *Nachteile* bestehen darin, daß eine äußere Harnderivation besteht und der Patient gezwungen ist, ständig einen Urinbeutel zu tragen.
Resultate: Die Operationsletalität liegt bei Karzinompatienten, d.h. bei Harnableitung nach Zystektomie wegen Blasentumor zwischen 2 und 5%. Das Verfahren ist auch bei älteren Patienten über

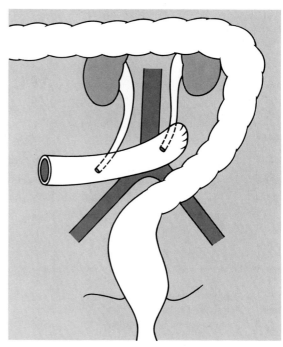

Abb. 23 Ileum conduit. Ausschaltung einer Dünndarmschlinge

70 Jahre möglich (ZINGG u. Mitarb. 1980). Die Patienten wechseln den Harnbeutel, der 5–7 Tage klebt, selbständig. Die soziale Wiedereingliederung bereitet in der Regel keine Schwierigkeiten. Bei allen Harnableitungen entscheidet sich das spätere Schicksal der Patienten, sofern nicht determiniert durch das Karzinom, in den oberen Harnwegen. Langzeituntersuchungen ergeben in 10 bis 20% der Patienten nach Ileum conduit im Laufe der Jahre pyelonephritische Veränderungen, etwa 10% der Kranken entwickeln Steine im Harntrakt.

Colon conduit

Das operative Grundprinzip beim Colon conduit ist das gleiche wie beim Ileum conduit: Ausschaltung eines Sigmasegmentes aus der Kontinuität (Abb. **24**). Die Harnleiter werden am oralen Ende eingepflanzt, der Kolonabschnitt an die Haut gebracht. Im Gegensatz zum Ileum conduit kann bei der Uretereinpflanzung in den Dickdarm eine Antirefluxplastik vorgenommen werden. Damit verringert sich die Gefahr des aufsteigenden Infektes.
Die Verwendung eines Dickdarmsegmentes bietet gegenüber dem Ileum conduit folgende Vorteile: Im Dickdarm wird der Darminhalt vor allem durch Längskontraktionen in einer Richtung transportiert, eine eigentliche Peristaltik fehlt. Das isoperistaltische Kolonsegment ermöglicht daher eine optimale Harndrainage. Die gute Blutversorgung des Kolons erlaubt die Ausschaltung extrem kurzer Darmsegmente. Die ureterointe-

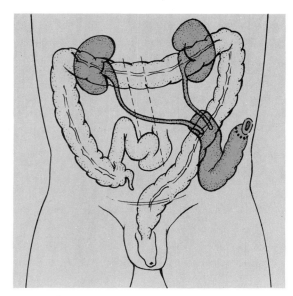

Abb. 24 Colon conduit. Schematische Darstellung des auszuschaltenden Sigmasegmentes

stinale Anastomose kann refluxsicher erfolgen. Stomaprobleme sind selten. Der Conduit liegt extraperitoneal und kann bei Zweiteingriffen wie ein retroperitoneales Organ behandelt werden. Da er relativ kurz und übersichtlich ist, ist er ähnlich der Blase gut endoskopisch zugänglich. Wegen der seltenen Stomastenosen und in der Regel kurzen Conduitlänge sind metabolische Störungen kaum anzutreffen.

Im Falle von ausgedehnten postaktinischen Schädigungen von Dünndarm und Sigma kann auch das Colon transversum als Conduit benützt werden (HOHENFELLNER 1977).

Die Operationsmortalität beträgt 10–13%. Erste Langzeitergebnisse weisen eine geringere Rate von Pyelonephritis und Steinbildung in den oberen Harnwegen auf.

Die Harnleiter-Darm-Implantation (Ureterosigmoidostomie)

Die Harnleiter-Darm-Implantation in den geschlossenen Darm feierte schon 1951 ihren 100. Geburtstag und ist jetzt über 130 Jahre alt, nachdem *1851* SIMON die erste Ureterorektostomie vorgenommen hat. Die Harnableitung in den Darm oder die Ureterosigmoidostomie ist zugleich eine der wenigen Operationen, die sich im Verlaufe der Jahrzehnte, im Wandel der Indikationen, im Wandel der Techniken und nicht zuletzt der biochemischen Erfahrungen »höchstes Lob und tiefste Verdammnis im Wechsel gefallen lassen mußte« (LUTZEYER 1977).

Entscheidend für den späteren Verlauf sind strikte Indikation, subtile Operationstechnik, spätere laufende Überwachung des Patienten und vor allem kritische *Patientenselektion*. Bei vorgeschädigtem oberem Harntrakt durch pyelonephritische Veränderungen, bei Stauung der Harnleiter ist die Harnleiter-Darm-Implantation kontraindiziert. Infolge gestörter Nierenfunktion entfallen wichtige Regulationsmechanismen, so daß metabolische Störungen nicht kompensiert werden können und sich eine metabolische Azidose einstellt. Bei dilatierten Harnleitern ist zudem die Antirefluxplastik erschwert, aufsteigende Infekte treten gehäuft auf.

Eine Harnleiter-Darm-Implantation in einen entzündlich veränderten oder radiogen vorgeschädigten Darm führt sehr oft zur Stenose. Eine Bestrahlung nach Ureterosigmoidostomie darf nicht geplant werden. Seitens des Intestinaltraktes sind weiter insuffizienter Analsphinkter, Divertikulose oder Divertikulitis und andere Darmerkrankungen als Kontraindikationen anzusehen. Die anale Kontinenz für Urin muß präoperativ sorgfältig geprüft werden. Nur bei genügender Reservoirfunktion des Enddarmes und voller Kontinenz des Sphinkters sind später gute funktionelle Ergebnisse zu erwarten.

Technik: Die Ureter-Darm-Implantation erfolgt heute meist mittels transsigmoidaler Implantation und submuköser Tunnelierung nach Ausschneidung eines Muskularisstückes an der Durchtrittsstelle der Darmwand (HOHENFELLNER u. Mitarb. 1967, MARSHALL 1956).

Die Implantation im Sigma und die Fixation des Dickdarmes spielen eine wichtige Rolle. Knickungen des Harnleiters sowie Zugbeanspruchung der Anastomose unter der Darmperistaltik können zur Stenosierung führen (SPENCE u. Mitarb. 1975, WALZ u. ALKEN 1980, ZINCKE u. SEGURA 1975).

Die Operationsletalität liegt bei 7%. Eine genaue Überwachung der Patienten über Jahre ist notwendig. Der Kranke muß die Notwendigkeit dieser lebenslangen regelmäßigen Kontrollen einsehen. Bei Auftreten von Komplikationen muß eine andere Form der Harnableitung durchgeführt werden.

Elektrolytstörungen im Sinne der hyperchlorämischen Azidose und Hypokaliämie sind bei korrekter Patientenselektion nicht häufig (7%).

Die renale Spätmortalität beträgt 2%. Progrediente Pyelonephritiden sind in 16%, eine Zunahme der Ureterdilatation in 9% zu beobachten (MARBERGER 1977).

Ein Viertel der Kranken entleert in Intervallen von 3–5 Stunden gemeinsam Stuhl und Urin und ist vollständig kontinent. Eine vollständige gesellschaftliche Integration ist möglich. In etwa 30% der Patienten ist die Harn- und Stuhlentleerung häufiger, das Intervall beträgt 2 Stunden, eine volle Wiederaufnahme der Arbeit ist möglich. Die restlichen Patienten haben frequente Stuhlentleerungen und sind in Arbeit und Freizeit in ihrer Aktionsfähigkeit eingeschränkt. Eigentliche anale Inkontinenz ist bei sorgfältiger präoperativer Selektion der Patienten selten.

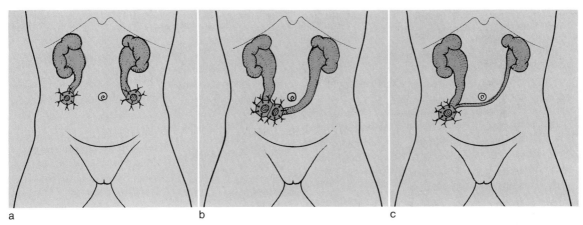

Abb. 25 a–c Kutane Ureterostomie
a Separate Ableitung beider Harnleiter
b Der linke Harnleiter wird neben dem rechten in die Haut implantiert
c Transureteroureterostomie

Eine späte und seltene Komplikation nach der Harnleiter-Darm-Implantation ist das *Kolonkarzinom*. Dieser Tumor entwickelt sich an der Stelle der Ureter-Darm-Anastomose, erscheint 20 oder mehr Jahre nach der Harnableitung und wurde bisher vor allem bei Patienten mit Blasenextrophie beobachtet. Das Auftreten einer Obstruktion des oberen Harntraktes nach symptomfreiem Intervall sollte den Verdacht auf ein sekundäres Karzinom wecken und erfordert eine volle urologische und gastroenterologische Untersuchung.

Die kutane Ureterostomie

Wie im Begriff enthalten, wird der Harnleiter direkt mit der Haut verbunden. Dabei können die beiden Harnleiter einzeln an die Haut gebracht werden, gemeinsam in einem einzigen Stoma im Mittelbauch enden oder der eine Harnleiter in Form einer Transureteroureterostomie in den zweiten Ureter eingepflanzt und dieser mit der Haut verbunden werden (Abb. 25).

Die *Vorteile* des Verfahrens liegen darin, daß für die ganze Harnableitung die physiologische Auskleidung der Harnwege, das Urothel zur Verfügung steht. Es ist nicht notwendig, organfremde Oberflächenepithelien zu benützen. Komplikationen wie Schleimproduktion, Resorption von Elektrolyten, Stenosen an Ureter-Darm-Verbindungen fehlen.

An der Ureter-Haut-Implantationsstelle hingegen besteht auch bei bester operativer Technik die Gefahr der späteren Narbenbildung mit Stenose. Daher eignet sich das Verfahren im Prinzip nur dann, wenn dilatierte Ureteren, welche zusätzlich noch eine bessere Gefäßversorgung aufweisen, mit der Haut anastomosiert werden.

Die doppelläufige kutane Ureterostomie ist eine Harnableitung der letzten Wahl. Die Transureteroureterostomie mit kutanem Ende ist nur dann möglich, falls die ganze Länge der Ureteren benützt werden kann. Im Falle von Blasenkarzinomen mit multilokulärer Ausdehnung und Carcinomata in situ im distalen Harnleiter reicht die Ureterlänge für diese Form der Derivation oft nicht. Ebenfalls kontraindiziert ist das Verfahren bei Strahlenschädigung der distalen Ureterabschnitte.

Chemotherapie

Systemische Chemotherapie

Die systemische Chemotherapie bei Patienten mit Blasentumoren wird bislang in der Regel dann durchgeführt, wenn andere Maßnahmen wie Chirurgie oder Bestrahlung versagt haben. Meistens befindet sich der Tumor in einem fortgeschrittenen Stadium, und der Patient ist in schlechtem Allgemeinzustand.

Die bisherigen Ergebnisse sind nicht vielversprechend. Bisher wurden meist medikamentenorientierte Phase-I- und -II-Studien durchgeführt bei kleinen Fallzahlen. Zudem waren die Gruppen uneinheitlich in bezug auf Tumorstadium, Zytostatikakombinationen und Dosierung. Größere prospektive Serien mit Phase-III-Studien sind noch nicht veröffentlicht.

Die Mehrzahl der Untersuchungen bezieht sich auf 5-Fluoro-Uracyl, Cyclophosphamid, Mitomycin C, Adriamycin und Cis-Platinum.

Cis-Platinum scheint in der Therapie metastasierender Blasentumoren die beste Wirkung zu zeigen; Teilremissionen mit objektiver Tumorverkleinerung in 33–47% wurden veröffentlicht (YAGODA 1980).

Am besten untersucht ist die Wirkung von *Adriamycin*. Die anfänglichen Erfolge von 35–55% partiellen und totalen Remissionen konnten später nicht bestätigt werden. Die Remissionen treten in-

nerhalb von 2–3 Applikationen auf, dauern in der Regel 3–5 Monate, dann kommt es zum erneuten Tumorwachstum. Dosislimitierend ist die kardiale Toxizität des Medikamentes.
Bei der systemischen Monotherapie kann in etwa 30% mit objektiven partiellen Remissionen gerechnet werden; offenbar spielt aber die Art des Chemotherapeutikums keine entscheidende Rolle. Heute stehen Kombinationstherapien mit dem Medikament Methotrexat, Adriamycin und cis-Platinum im Vordergrund.

Lokale Chemotherapie

Im Gegensatz zur systemischen Chemotherapie hat die lokale, intravesikale Applikation von Chemotherapeutika bei oberflächlichen papillären Tumoren eine breite Anwendung gefunden. Die Behandlung kann in kurativer und prophylaktischer Absicht erfolgen. Die wichtigsten Medikamente sind Thio-Tepa, Bleomycin, Adriamycin und Epodyl.

Thio-Tepa (Triäthylenäthiophosphamid) ist ein polyvalentes alkylierendes Agens. Seine primäre Wirkung erfolgt über Bruch der zellulären Verbindungen im Gewebe des Urothelkarzinoms (WEAVER u. Mitarb. 1980).
Die Indikation zur *therapeutischen* Anwendung ergibt sich bei multilokulären, papillären Urotheltumoren ohne Infiltration. Die Dosis beträgt 40–80 mg pro Instillation, aufgelöst in Aqua dest. Instillation in die leere Blase, Kontaktzeit wenn möglich 2 Stunden. Thio-Tepa mit einem Molekulargewicht von 186 wird von der Blasenwand zu 30% resorbiert; die Resorptionsquote ist bei Entzündungen, nach Elektroresektion und ausgedehnten Tumoren größer. Schwere lokale Reaktionen (Zystitis) und allgemeine Schädigungen (Knochenmarkdepression, Oligozoospermie) (ZINGG u. Mitarb. 1980) sind möglich.
Die Instillation erfolgt einmal wöchentlich während eines Monates. Zeigt die anschließende Endoskopie einen Rückgang der Tumoren, werden nochmals 4 Instillationen in wöchentlichem Abstand appliziert. Die bisherigen Resultate bei einer kurativen Therapie sind einheitlich: in einem Drittel der Fälle totale Remission der Tumoren, in einem weiteren Drittel deutlicher Rückgang von Größe und Zahl der Neoplasmen, in einem Drittel kein Therapieerfolg.
Thio-Tepa-Applikation in *prophylaktischer Absicht:* Trotz zahlreicher Untersuchungen an einem größeren Krankengut liegen noch keine konklusiven Ergebnisse vor. Während von einzelnen Untersuchern keine Verlängerung des tumorfreien Intervalls festgestellt werden konnte (SCHULMANN 1980), zeigen multinationale prospektive Studien eine leichte Verringerung der Rezidivquote. Die intravesikale Instillation wird wenige Tage nach der Elektroresektion durchgeführt, Applikation mit monatlichen Instillationen von 40–80 mg. Über die Dauer der prophylaktischen Applikationsart bestehen heute noch keine Richtlinien.
Epodyl (Ethioglucid) ist ein alkylierendes Mittel und wird vor allem in England in kurativer Absicht angewendet. Die 1%ige, wässerige Lösung wird in die leere Blase instilliert und 1 Stunde in Kontakt mit der Blasenmukosa belassen. Die Applikation erfolgt wöchentlich. Infolge höherem Molekulargewicht ist die Resorption durch die Blasenwand geringer. Die komplette Remissionsquote bei multiplen, oberflächlichen papillären Tumoren beträgt 50–70% (COLLEEN u. Mitarb. 1980, RIDDLE 1973). Allerdings ist der Anwendungsbereich in Folge einer hohen chemischen Zystitisrate beschränkt.
Adriamycin ist eines der potentesten antineoplastischen Medikamente für die intravesikale Applikation (Dosis: 50 mg auf 30 ml NaCl). Die Absorptionsquote durch die Blasenschleimhaut ist niedrig; Nebeneffekte wie Stomatitis, Nausea, Myokardschaden sind selten. Der wichtigste Anwendungsbereich ist die Therapie des multifokalen Carcinoma in situ. Nach bisherigen Ergebnissen liegt die Remissionsquote bei 70% (EDSMYR 1975, EDSMYR u. Mitarb. 1980, MELLONI u. PAVONE-MACALUSO 1980); die Rezidivrate kann innerhalb 2 Jahren um etwa 30% gesenkt werden.

Palliative Maßnahmen
Physikalische Therapie

1972 veröffentlichte HELMSTEIN ein Verfahren der palliativen Tumorverkleinerung. Mit Hilfe eines großen, maximal dehnbaren Ballons in der Blase wird der intravesikale Druck so weit erhöht, daß er den diastolischen arteriellen Druck übertrifft. Durch den dilatierten, unter Druck stehenden Ballon werden die exophytisch wachsenden Tumoren komprimiert, die Blutversorgung in Mukosa, Lamina propria und Tumor vermindert oder unterbrochen. Durch Anwendung des Überdruckes über mehrere Stunden (Epiduralanästhesie)

Tabelle 14 Palliative Maßnahmen beim fortgeschrittenen Blasentumor (nach *Kurth*)

Symptom	Behandlung
Hämaturie	transurethrale Elektrokoagulation, transurethrale Elektroresektion, Formalininstillation (1%, 2%), Embolisation der Aa. iliacae internae, Überdruckverfahren nach Helmstein, Radiotherapie (2 × 1000 rad = 2 × 10 Gy)
Schmerz (lokal) (Metastasen)	gezielte Radiotherapie von Knochenmetastasen, Analgetika (Brompton Mixture), palliative Harnableitung bei Dysurie und Tumorschrumpfblase

kommt es zu konsekutiven Nekrosen der Tumoren (Tab. **14**).

Indikation: Palliative Verfahren bei großen exophytischen Karzinomen des Stadiums T_1, bei fortgeschrittenen Tumoren der Stadien T_4 mit Hämaturie.

Andere physikalische Verfahren wie die Hyperthermiebehandlung oder Kryochirurgie konnten sich in der Blasentumorbehandlung bisher nicht durchsetzen. Ob die Koagulation der Tumoren mit Laser einen Therapiefortschritt darstellt, muß abgewartet werden.

Andere Maßnahmen

Inoperable Blasenkarzinome sind Tumoren, welche die Organgrenzen weit überschritten haben, die Beckenwand infiltrieren und/oder in Nachbarorgane infiltrieren. Regionäre und juxtaregionäre Lymphknotenmetastasen sind die Regel, die disseminierte Streuung hat wahrscheinlich bereits stattgefunden, obgleich sie oft noch nicht klinisch nachzuweisen ist. Diese Karzinome stellen den behandelnden Arzt vor schwer zu lösende Probleme. Im Vordergrund stehen Schmerz, Dysurie, Pollakisurie, Hämaturie. Das therapeutische Ziel besteht darin, die hauptsächlichsten Beschwerden zu lindern, die Lebensqualität etwas zu verbessern (Abb. **26**).

Die *massive Hämaturie* stellt ein wesentliches Problem dar. Mit einer Hochvoltbestrahlung in Form einer Einzeldosis von 1000 rad (10 Gy), evtl. 2–3mal appliziert im Abstand von 3–4 Wochen, kann die Blutung oft kontrolliert werden (CHAN u. Mitarb. 1979).

Die einfache *Ligatur der A. iliaca interna* hat sich zur Behandlung der profusen Blutung nicht bewährt. Nach kurzem blutungsfreiem Intervall stellt sich meist bald wieder nach entsprechender Kollateralbildung eine Hämaturie ein.

Ein weiteres Verfahren stellt die *selektive Embolisierung* der A. iliaca interna beidseits dar. Der palliative Effekt ist meist auch nur vorübergehend. Als Nebenerscheinungen können Schmerzzustände im Glutealbereich auftreten (Verschluß der A. glutaea superior).

Intravesikale Formalininstillation

Die persistierende Blasenblutung nach Bestrahlung bringt schwerwiegende therapeutische Probleme. Die Ligatur der A. iliaca wie deren Embolisation führen selten zum Ziel, da die Blutung diffus über die ganze Schleimhaut verteilt ist. Die Instillation von 1%igem und 2%igem Formalin führt zu Ödem, Hyperämie und oberflächlichen Nekrosen. Die oberflächlichen Blutgefäße werden thrombosiert. Die Tiefe der chemischen Nekrose ist parallel zur Verweildauer des Formalins. Bei der Formalinstillation müssen gewisse Empfehlungen beachtet werden:

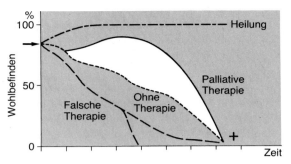

Abb. **26** Zielvorstellung bei der palliativen Therapie: Verbesserung der Lebensqualität und weniger Verlängerung der Überlebenszeit

- Ausschluß eines Refluxes mit Zystogramm vor der Behandlung. Sonst Gefahr der Nierenschädigung mit Anurie;
- forcierte Diurese während der Instillation mit Furosemid und vermehrtem Flüssigkeitsangebot;
- Limitierung des Blasendruckes auf 15 cm H_2O (1,5 kPa) während der Instillation;
- Verwendung einer 1–2%igen Formalinlösung ohne Alkoholzusatz, da Alkohol die nekrotisierende Wirkung von Formaldehyd zu verstärken scheint;
- Limitierung der Instillationsdauer auf 10 Minuten;
- Spülung der Blase nach der Instillation mit physiologischer Kochsalzlösung.

Nach Instillation sistiert die Blutung in 80–90% der so behandelten Patienten.

Schmerzbekämpfung

Umschriebene lokale Knochenschmerzen infolge Metastasen können durch eine palliative Radiotherapie bekämpft werden. Als Medikament mit analgetischer und sedierender Wirkung beim terminalen Blasenkarzinom hat sich die »*Brompton Mixture*« bewährt. Die Einnahme kann in einem 4-Stunden-Rhythmus erfolgen. Die Schmerzbehandlung kann auf ambulanter Basis durch den Patienten selbst gesteuert werden.

Ultima ratio zur Schmerzbekämpfung und Beherrschen des Blasenkarzinoms stellt die supravesikale Harnableitung dar. Gelegentlich sistiert die Hämaturie spontan, sobald der Harn die Schleimhaut nicht mehr benetzt. Auch die z.T. unerträglichen Beschwerden in Form von Tenesmen und Spasmen gehen rasch zurück.

Der schicksalhafte Verlauf des inkurablen fortgeschrittenen Blasenkarzinoms kann auch durch palliative Radiotherapie, Versuch einer aggressiven Chirurgie oder Harnableitung nicht beeinflußt werden (Tab. **15**). Man sollte darauf verzichten, mit aufwendigen Therapieverfahren den von vornherein erfolglosen Versuch einer Lebensver-

Tabelle 15 Behandlungsergebnisse beim fortgeschrittenen inkurablen Blasentumor (nach *Silber* u. Mitarb.). Die durchschnittliche Überlebenszeit liegt bei 6 Monaten, unabhängig von der vorgenommenen Therapie. Harnableitung und Radiotherapie, Radiotherapie bzw. Harnableitung allein verlängern die durchschnittliche Überlebenszeit nicht

1. *Harnableitung* 32 Patienten	(Ileal conduit) Durchschnittliche Überlebenszeit Längste Überlebenszeit	6,3 Monate 29 Monate
2. *Harnableitung* und Radiotherapie 30 Patienten	Durchschnittliche Überlebenszeit Längste Überlebenszeit	8,5 Monate 57 Monate
3. *Radiotherapie* 8 Patienten	Durchschnittliche Überlebenszeit Längste Überlebenszeit	5,2 Monate 12 Monate
4. *Keine Therapie* 20 Patienten	Durchschnittliche Überlebenszeit Längste Überlebenszeit	6,5 Monate 36 Monate

längerung zu unternehmen. Der Kranke sollte die wenigen verbleibenden Monate nicht unter Spitalverhältnissen, sondern zu Hause verbringen können. Die physische und psychische Betreuung des Patienten mit inkurablem Blasenkarzinom stellt für den Arzt, das Pflegepersonal und die Angehörigen eine sehr schwere Aufgabe dar.

Schlußbemerkungen

Das Blasenkarzinom, ein oft multilokulärer Tumor mit hoher Rezidivquote, ist im frühen Stadium bei fehlender Infiltration durch eine adäquate Behandlung heilbar. Mit Infiltration der muskulären Blasenwand verschlechtert sich die Prognose rasch. Vordringlich ist die Frühdiagnostik. Jede unabgeklärte Makrohämaturie und jede therapieresistente Zystitis sind so lange tumorverdächtig, bis das Gegenteil bewiesen ist. Die primäre Behandlung ist meist ausschlaggebend. Die Therapie des Blasenkarzinoms gehört in die Hand desjenigen erfahrenen Facharztes, der die verschiedenen Möglichkeiten der chirurgischen Therapie beherrscht, und der dank seiner guten Kooperation mit den anderen Fachrichtungen (Radiotherapie, Chemotherapie) eine Kombinationsbehandlung koordinieren kann.

Literatur

Alroy, I.: Jsoanliqens A., Band H in urinary bladder carcinomas following radiotherapy. Cancer (Philad.) 41 (1978) 1739

Althausen, A.F., G.R. Prout, J.J. Daly: Non-invasive papillary carcinoma of the bladder associated with carcinoma in situ. J. Urol. (Baltimore) 116 (1976) 575

Altwein, J.E., T. Klotz, G.H. Jacobi: Stellenwert der Blasenteilresektion zur Therapie des Blasentumors. Akt. Urol. 11 (1980) 351

Barnes, R.W., A.L. Dick, H.L. Hadley, O.L. Johnston: Survival following transurethral resection of bladder carcinoma. Cancer Res. 37 (1977) 2895

Barnes, R.W., H. Hadley, A. Dick, O. Johnston, J. Dexter: Changes in grade and stage of recurrent bladder tumors.

Bartolo, C.C., M.A. Parsons, J.L. Williams: Treatment of infiltrating bladder carcinoma. Brit. J. Urol. 52 (1980) 107

Bredael, J.J., B.P. Croker, J.F. Gleen: The curability of invasive bladder cancer treated by radical cystectomy. Europ. Urol. 6 (1980) 206

Brice, M., in: Fifth National Cancer Conference Proceedings. Lippinøcott, Philadelphia 1965

Bricker, E.M.: Symposium on clinical surgery: bladder substitution after pelvic evisceration. Surg. Clin. N. Amer. 30 (1950) 1511

Catalona, W.J.: Guest editorial: bladder carcinoma. J. Urol. (Baltimore) 123 (1980) 35

Chan, R.C., R.B. Bracken, D.E. Johnson: Single dose pelvis megavoltage irradiation for palliative control of haematuria of ureteral obstruction. J. Urol. (Baltimore) 122 (1979) 750

Chan, R.F., D.E. Johnson: Integrated therapy for invasive bladder carcinoma. Experience with 108 patients. Urology 12 (1978) 549

Colleen, S., A. Ek, S. Hellsten, C.E. Lindholm: Intracavitary Epodyl® for multiple non-invasive highly differentiated bladder tumours. Scand. J. Urol. Nephrol. 14 (1980) 43

Cooling, C.I., in Wallace, D.M.: Tumors of the Bladder, Vol. II: Neoplastic Disease at Various Sites. Livingstone, Edinburgh 1959

Cooper, Th.P. et al.: Randone mucosal biopsies in the evaluation of patients with carcinoma of the bladder. J. Urol. (Baltimore) 117 (1977) 46

Cummings, K.B.: Carcinoma of the bladder: predictors. Cancer (Philad.) 45 (1980) 1849

Davidsohn, I.: Early immunologic diagnosis and prognosis of carcinoma. Amer. J. clin. Path. 52 (1972) 517

Dean, A.L.: A restudy of the first 1400 tumors of the Bladder Tumor Registry, Armed Forces Institute of Pathology. J. Urol. (Baltimore) 71 (1954) 571

Decenzo, J.M., P. Howard, C.E. Irish: Antigenic deletion and prognosis of patients with a transitional cell bladder carcinoma. J. Urol. (Baltimore) 114 (1975) 874

Dretler, S.P., B.D. Ragsdale, W.F. Leadbetter: The value of pelvic lymphadenectomy in the surgical treatment of bladder cancer. J. Urol. (Baltimore) 109 (1973) 414

Edsmyr, F., in Cooper E.H., R.E. Williams: The Biology and Clinical Management of Bladder Cancer. Blackwell, London 1975

Edsmyr, F. et al.: Publikation Farmitalia, 1980

Emmott, R.C., N. Javadpour, S.M. Bergman, T. Soares: Correlation of the cell surface antigens with stage and grade in cancer of the bladder. J. Urol. (Baltimore) 121 (1979) 37

Epositi, P.L., G. Moberger, J. Zajicek: The cytologic diagnosis of transitional cell tumours of the urinary bladder. Acta Cytol. (Balt.) 14 (1970) 145

Essed, E., J.L. Mulder: Reliability of lymphography as a diagnostic aid in the planning of treatment for bladder carcinoma. Urol. Res. 7 (1979) 93

Falor, W.H., R.M. Ward: Prognosis in early carcinoma of the bladder based on chromosomal analysis. J. Urol. (Baltimore) 119 (1978) 44

Farrow, G.M. et al.: Clinical observation on sixty nine cases of in situ carcinoma of the urinary bladder. Cancer Res. 37 (1977) 2794

Farrow, G. M., D. C. Utz, C. C. Rife: Morphological and clinical observations of patients with early bladder cancer treated with total cystectomy. Cancer Res. 36 (1976) 2495

Friedell, G. H., G. G. Parija, G. K. Nagy, E. A. Soto: The pathology of human bladder cancer. Cancer (Philad.) 45 (1980) 1823

Friedman, N. B., J. E. Ash, in: Tumors of the Urinary Bladder. Armed Forces Institute of Pathology, Washington 1957

Fuchs, W. A.: Die Lymphographie bei Harnblasentumoren. Radiologe 8 (1968) 180

Goffinet, D. R., M. J. Schneider, E. J. Glatstein, H. Ludwig, N. R. Dunnick, M. A. Bagshaw: Bladder cancer: results of radiation therapy in 384 patients. Radiology 117 (1975) 149

Goodwin, W. E., A. P. Harris, J. J. Kaufman, J. M. Beal: Open, transcolonic uretero intestinal anastomosis: a new approach. Surg. Gynec. Obstet. 97 (1953) 295

Granberg-Oehmen, I., B. Tribukait, H. Wijkström, T. Berlin, L. G. Collste: Papillary carcinoma of the urinary bladder. A study of chromosomal and cytofluorometric DNA-Analysis. Urol. Res. 8 (1980) 87

Greene, L. F., P. A. Yalowitz: The advisability of concomitant transureteral. Excision of vesical neoplasm and prostatic hyperplasia. J. Urol. (Baltimore) 107 (1972) 445

Greene, L. F., K. A. Hanash, G. M. Farrow: Benign papilloma or papillary carcinoma of the bladder. J. Urol. (Baltimore) 110 (1973) 205

Greiner, R., C. Skaleric, P. Veraguth: Int. J. Radiat. Oncol. Bio. Phys. 2 (1977) 1095

Grossmann, H. B.: Current therapy of bladder carcinoma. J. C. E. Urol. 18 (1979) 13

Habegger, R., H. Toggenburg, H. P. Brand, K. Bandhauer: Ergebnisse der transurethralen Tumorresektion beim Blasenkarzinom. Akt. Urol. 11 (1980) 201

Helmstein, K.: Treatment of bladder carcinoma by hydrostatic pressure technique. Brit. J. Urol. 44 (1972) 434

Heney, N. M., J. Daly, G. R. Prout, P. T. Nieh et al.: Biopsie of apparantly normal urothelium in patients with bladder carcinoma. J. Urol. (Baltimore) 120 (1978) 559

Hohenfellner, R., in Zingg, E., R. Tscholl: Die supravesikale Harnableitung. Erfahrungen mit dem Colonconduit. Huber, Bern 1977 (p. 45)

Hohenfellner, R., C. Planz, H. D. Wulff et al.: Die transsigmoidale Ureterosigmoidostomie (Sigma-Rektum-Blase): Operationstechnik und Gesamtkaliumbestimmung. Urologe 6 (1967) 275

Hollands, F. G.: The results of diathermy treatment of vilous papilloma of the bladder. Brith. J. Urol. 22 (1950) 342

Jacobi, G. H., J. E. Altwein: Divertikeltumoren der Harnblase. Akt. Urol. 11 (1977) 243

Jacobi, G. H., H. E. Jacobi, Hermanns, J. E. Altwein: Prognose des Harnblasenkarzinoms. Thieme, Stuttgart 1979

Jakse, G., F. Hofstädter, H. Marberger: Wert der Harnblasenzytologie und Quadrantenbiopsie bei oberflächlichen Blasenkarzinomen. Akt. Urol. 11 (1980) 309

Jakse, G., F. Hofstädter, G. Leitner, H. Marberger: Carcinoma in situ der Harnblase. Urologe A, 19 (1980) 93

Jewett, H. J., G. H. Strong: Infiltrating carcinoma of the bladder: Relation of depth of penetration of the bladder wall to incidence of local extension and metastases. J. Urol. (Baltimore) 55 (1946) 366

Johnson, D. E., M. B. Schoenwald, A. G. Ayala, L. S. Miller: Squamous cell carcinoma of the bladder. J. Urol. (Baltimore) 115 (1976) 542

Kaufman, J. M., B. Fam, S. C. Jacobs: Bladder cancer and squamous metaplasia in spinal cord injury patients. J. Urol. (Baltimore) 118 (1977) 967

Kay, H. E., D. M. Wallace: A and B antigens of tumors arising from urinary epithelium. J. nat. Cancer Inst. 26 (1961) 1349

Koss, L. G., M. R. Melamed, R. E. Kelly: Further cytologic and histologic studies of bladder lesions in workers exposed to pareamiodiphenyl: progress report. J. nat. Cancer Inst. 43 (1969) 233

Koss, L. G., J. Nakanishi, L. F. Selwynz: Non papillary carcinoma in situ and atypical hyperplasia in cancerous bladders. Urology 9 (1977) 442

Kretschmer, H. L., et al.: Cancer of the bladder: A study bases on 902 epithelial tumours of the bladder in the carcinoma. Registry of the american urological association. J. Urol. (Baltimore) 31 (1934) 423

Kurth, K. H.: Chemotherapie urologischer Malignome. In: Beiträge zur Onkologie, Bd. I. Karger, Basel 1979

Lang, E. K.: Angiography in the diagnosis and staging of pelvic neoplasms. Radiology 134 (1980) 353

Lange, P. H., C. Limas, E. E. Fraley: Tissue blood – group antigens and prognosis in low-stage transitional cell carcinoma of the bladder. J. Urol. (Baltimore) 119 (1978) 52

Laplante, M., M. Price: The upper limits of hopeful application of radical cystectomy for vesical carcinoma: Does nodal metastasis always indicate incurability? J. Urol. (Baltimore) 109 (1973) 261

Lee, L. W., E. Davis: Gross urinary hemorrhage: a symptom, not a disease. J. Amer. med. Ass. 153 (1953) 782

Lutzeyer, W., in Zingg, E., R. Tscholl: Die supravesikale Harnableitung. Ureterosigmoidostomie. Huber, Bern 1977 (p. 206)

Marberger, H., M. Marberger, A. Decristofero: Int. Urol. Nephrol. 4 (1972) 35

Marberger, M., in Zingg, E., R. Tscholl: Die supravesikale Harnableitung. Erfahrungen mit der Harnleiterdarmimplantation. Huber, Bern 1977 (p. 210)

Marshall, V. F.: The relation of the preoperative estimate to the pathologic demonstration of the extent of vesical neoplasmes. J. Urol. (Baltimore) 68 (1952) 714

Marshall, V. F.: Symposium on bladder tumors: current clinical problems regarding bladder tumors. Cancer (Philad.) 9 (1956) 543

Martz, G., in: Brunner K. W., G. A. Nagel: Internistische Krebstherapie. Springer, Berlin 1976

Melicow, M. M.: Histological study of vesical urothelium. Intervening between gross neoplasmas in total cystectomy. J. Urol. (Baltimore) 68 (1952) 261

Melloni, D., M. Pavone-Macaluso, in Pavone-Macaluso M., P. H. Smith, F. Edsmyr: Bladder tumors and other topics in urological oncology. Intravesical treatment of superficial urinary bladder tumors with adriamycin. Plenum Press, New York 1980 (p. 317)

Mihatsch, M. J. et al.: Phenacetinabusus. III. Maligne Harnwegstumoren bei Phenacetinabusus in Basel 1963–1977. Schweiz. med. Wschr. 110 (1980) 255

Miller, L. S.: Bladder cancer. Cancer (Philad.) 39 (1977) 4973

Miller, L. S., D. E. Johnson in: Seventh National Cancer Conference Proceedings. Lippincott, Philadelphia 1973

Morrison, A. S., J. E. Bruing: Artificial sweeteuers and cander of the hower urinary tract. New. Engl. J. Med. 302 (1980) 537

Morrison, A. S., P. Cole: Epidemiology of bladder cancer. Urol. Clin. N. Amer. 3 (1976) 12

Mostofi, F. K.: A study of 2678 patients with initial carcinoma of the Bladder. J. Urol. (Baltimore) 75 (1956) 480

Murphy, J. P.: Developments in preoperative staging of bladder tumors. Urology 11 (1978) 109

Murphy, W. M., et al.: Normal urothelium in patients with bladder cancer. Cancer (Philad.) 44 (1979) 1050

Novick, A. C., B. H. Stewart: Partial cystectomy in the treatment of primary and secondary carcinoma of the bladder. J. Urol. (Baltimore) 116 (1976) 570

O'Flynn, J. D., J. D. Smith, J. S. Hanson: Transurethral resection of the assessment and treatment of vesical neoplasma. Europ. Urol. 1 (1975) 38

Olsson, Ca., R. W. de Vere White, in Javadpour, N.: Principles and Management of Urologic Cancer. Cancer of the Bladder. Williams & Wilkins, Baltimore 1979 (p. 337)

Page, B. H., V. B. Levison, M. P. Curwen: The site of recurrence of non-infiltrating bladder tumors. Brit. J. Urol. 50 (1978) 237

Prout, G. R.: The surgical management of bladder carcinoma. Urol. Clin. N. Amer. 3 (1976) 149

Prout, G. R., P. P. Griffin, W. U. Shipley: Bladder carcinoma as a systemic disease. Cancer (Philad.) 43 (1979) 2532

Prout, G. R.: Classification and staging of bladder carcinoma. Cancer (Philad.) 45 (1980) 1832

Radomski, J. L., D. Greenwald, W. L. Hearn, N. L. Block:

Nitrosamine formation in bladder infections and its role in the etiology of bladder cancer. J. Urol. (Baltimore) 120 (1978) 48

Reid, E.C., J.A. Oliver, I.J. Fishman: Preoperative irradiation and cystectomy in 135 cases of bladder cancer. Urology 8 (1976) 247

Richie, J.P., R.D. Blute, J. Waisman: Immunologic indicators of prognosis in bladder cancer: importance of J. Urol. (Baltimore) 123 (1980) 22

Richie, J.P., D.B. Skinner, J.J. Kaufman: Radical cystectomy for carcinoma of the bladder: 16 years experience. J. Urol. (Baltimore) 113 (1975a) 186

Richie, J.P., D.G. Skinner, J.J. Kaufman: Radical cystectomy for carcinoma of the bladder: 16 years of experience. J. Surg. Res. 18 (1075b) 276

Riddle, P.R.: The management of superficial bladder tumours with intravesical Epodyl. Brit. J. Urol. 45 (1973) 84

Royce, R.K., L.V. Ackermann: J. Urol. (Baltimore) 65 (1951) 66

Rübben, H., H.H. Dahm, W.V. Kelft, W. Lutzeyer: TNM-Klassifikation maligner Blasentumoren. UICC 1979, Urologe A, 18 (1979a) 238

Rübben, H., J. Bubenzer, K. Bökenkamp, W. Lutzeyer, P. Rathert: Grading of transitional cell tumours of the urinary tract by urinary cytology. Urol. Res. 7 (1979b) 83

Sadoughi, N., A. Rubenstone, J. Mlsna, I. Davidsohn: The cell surface antigens of bladder washing specimens in patients with bladder tumors. J. Urol. (Baltimore) 123 (1980) 19

Sandberg, A.A.: Chromosome markers and progression in bladder cancer. Cancer Res. 37 (1977) 2950

Schade, R.O.K., J. Swinney: Pre-cancerous changes in bladder epithelium. Lancet 1968/II, 943

Schellhammer, P.F., W.F. Whitmore: Transitional cell carcinoma of the urethra in men having cystectomy for bladder cancer. J. Urol. (Baltimore) 115 (1976) 56

Schoborg, T.W., J.L. Sapolsky, W.C. Lewis: Carcinoma of the bladder treated by segmental resection. J Urol. (Baltimore) 122 (1979) 473

Schubert, G.E., M. Pavković, L. Kirchhoff: Metaplastische und proliferative Prozesse der Blasenschleimhaut im höheren Lebensalter. Urologe A 20 (1981) 196

Schulmann, C.C., in: Bladder Tumors and Other Topics in Urological Oncology. Plenum Press, New York 1980

Scharma, T.C., M.R. Melamed, W.F. Whitmore: Carcinoma of the ureter in patients with bladder carcinoma treated by cystectomy. Cancer (Philad.) 26 (1970) 583

Silber, I., W.T. Bowles, J.J. Cordonnier: Cancer (Philad.) 23 (1969) 586

Silverberg, E., in: Statistical and Epidemiological Data in Urologic Cancer. American cancer society, 1979

Skinner, D.G.: Current state of classification and staging of bladder cancer. Cancer Res. 37 (1977) 2838

Skinner, D.G.: Current perspectives in the management of high grade invasive bladder cancer. Cancer (Philad.) 45 (1980) 1866

Skinner, D.G., J.P. Richie, P.H. Cooper, J. Waisman, J.J. Kaufman: The clinical significance of carcinoma in situ of the bladder and its association with couvert carcinoma. J. Urol. (Baltimore) 112 (1974) 68

Soloway, M.S.: The management of superficial bladder cancer. Cancer (Philad.) 45 (1980) 1856

Soloway, M.S., W. Murphy, M.K. Rao, C. Cox: Gerial multiple-site biopsies in patients with bladder cancer. J. Urol. (Baltimore) 120 (1978) 57

Spence, H.M., W.W. Hoffmann, V.A. Pate: Exstrophy of the bladder. I. Long-team results in a series of 37 cases treated by ureterosigmoidostomy. J. Urol. (Baltimore) 114 (1975) 133

Sulmoni, A., J. Spiess, D. Hauri: Die Metastasierung des Blasenkarzinoms. Helv. Chir. Acta 40 (1973) 463

Triller, J., W.A. Fuchs: Abdominale Sonographie. Thieme, Stuttgart 1980

Turner, R.K.: The value of lymphography in the management of bladder cancer. Brit. J. Urol. 48 (1976) 579

UICC: TNM. Klassifikation der malignen Tumoren, 3. Aufl. Springer, Berlin 1979

Utz, D.C., G.M. Farrow: J. contin. Educ. Urol. 19 (1977) 32

Utz, D.C., K.A. Hanash, G.M. Farrow: The plight of the patients with carcinoma in situ of the bladder. J. Urol. (Baltimore) 103 (1970) 160

Utz, D.C., S.E. Schmitz, D.D. Fugelso, G.M. Farrow: The plight of the patients with carcinoma in situ of the bladder. Cancer (Philad.) 32 (1973) 1075

Utz, D.C., C.C. Farrow, J.W. Rife, H. Seguera, M.D. Zicke: Carcinoma in situ of the bladder. Cancer (Philad.) 45 (1980) 1842

Vock, P., W.A. Fuchs, M. Haertel, P. Karrer, M.C. Bishop, E. Zingg: Computed tomography in staging of carcinoma of the urinary bladder. Brit. J. Urol.

Vock, P., M. Haertel et al.: Computer tomography in staging of bladder tumours. Brit. J. Urol. in press

Wahren, B.: Tumor markers in urology: aids in cancer diagnosis and management. Urol. Res. 7 (1979) 57

Wallace, D.M., H.J.G. Bloom: The management of deeply infiltrating (T3) bladder carcinoma: Controled trial of radical radiotherapy versus preoperative radiotherapy and radical cystectomy. Brit. J. Urol. 48 (1976) 587

Wallace, D.M.A. et al.: The role of multiple mucosal biopsies in the management of patients with bladder cancer. Brit. J. Urol. 51 (1979) 535

Walz, P.H., Alken, P.: Der Einfluß anatomischer Normvarianten des Sigmas auf die Spätergebnisse der Ureterosigmoidostomie. Akt. Urol. 11 (1980) 161

Waterhouse, J.A.H.: Cancer Handbook of Epidemiology and Prognosis. Churchill-Livingstone, Edinburgh 1974

Weaver, D., N. Khare, J. Haigh, E. Adelstein, G. Ross: The effect of chemotherapeutic agents on the ultrastructure of tansitional cell carcinoma in tissue culture. Invest. Urol. 17 (1980) 288

Weinstein, R.S., J. Alroy, G.M. Farrow, I. Davidsohn: Blood group isoantigen deletion in carcinoma in situ of the urinay bladder. Cancer (Philad.) 43 (1979) 661

Weldon, T.E., M.S. Soloway: Susceptibility of urothelium to neoplastic cellular implantation. Urology 5 (1975) 824

van der Werf-Messing, B.H.: Carcinoma of the bladder T3 NX MO. Treated by preoperative irradiation followed by cystectomy. Cancer (Philad.) 36 (1975) 718

Whitmore, W.F.: The treatment of bladder tumors. Surg. Clin. N. Amer. 49 (1969) 349

Whitmore, W.F.: Integrated irradiation and cystectomy for bladder cancer. Brit. J. Urol. 52 (1980) 1

Whitmore, W.F., M.A. Batata, B.S. Hilaris et al.: A comparative study of two preoperative radiation regimens with cystectomy for bladder cancer

Whitmore, W.F., M.A. Batata, M.A. Ghoneim, H. Grabstald, A. Unal: Radical cystectomy with or without prior irradiation in the treatment of bladder cancer. J. Urol. (Baltimore) 118 (1977) 184

Wiener, D.P., L.G. Koss, B. Sablay, S. Freed: The value and significance of Brunn's Nests, cystitis cystica and squamous metaplasia in normal bladders. J. Urol. (Baltimore) 122 (1979) 317

Williams, J.L., J.C. Hammonds, N. Saunders: T1 bladder tumours. Brit. J. Urol. 49 (1977) 663

Yagoda, A.: Chemotherapy of metastatic bladder cancer. Cancer (Philad.) 45 (1980) 1879

Yoshida, O., R.R. Brown, G.T. Ryan: Cancer (Philad.) 25 (1970) 773

Zincke, H., J.W. Segura: Ureterosigmoidostomy: critical review of 137 cases. J. Urol. (Baltimore) 113 (1975) 324

Zingg, E., A. Sulmoni: Chemotherapy in superficial neoplasis of the bladder. S. Afr. med. J. 46 (1972) 916

Zingg, E., B. Bornet, M.C. Bishop: Urinary diversion in elderly patients. Europ. Urol. (1980) 347

Das Urethralkarzinom beim Mann

E. J. Zingg

Inzidenz

Das Urethralkarzinom des Mannes ist ein seltener Tumor. Der erste Fall wurde 1834 von THIAUDIERRE beschrieben. 1939 stellten KREUTZMAN u. COLOFF 148 Fälle zusammen, 1951 MCCREA 239 Fälle. KAPLAN u. BULKLEY sammelten 1967 221 Patienten und RAY u. Mitarb. gaben 1977 eine Gesamtdarstellung dieses Tumors. Bis heute dürften etwa 450 Fälle publiziert worden sein.

Obwohl die männliche Harnröhre mit 21 cm deutlich länger ist als die weibliche und zudem Tumoren im Harntrakt des Mannes häufiger vorkommen als bei der Frau, sind die Karzinome der männlichen Harnröhre signifikant seltener als diejenigen der weiblichen Urethra. HOTCHKISS u. AMELAR (1954) fanden auf 67 480 Spitaleinweisungen im Bellevue-Hospital, New York, 1 Fall von Urethralkarzinom; auf 2016 männliche urologische Patienten einen neuen Urethraltumor.

Der Tumor kann Patienten in jedem Lebensalter befallen (13–91 Jahre), der Häufigkeitsgipfel liegt bei 58 Jahren. Die meisten Patienten sind älter als 50 Jahre.

Pathologische Anatomie

Anatomisch wird die Harnröhre eingeteilt in eine Pars prostatica, Pars membranacea und Pars spongiosa. Klinisch unterscheidet man eine Pars prostatica, eine Pars bulbomembranacea und eine Pars pendulans (Abb. 1). Die Tumoren im Bereiche der Pars pendulans und des Meatus urethrae externus werden als Karzinome der vorderen Harnröhre, die Malignome der Pars bulbosa, membranacea und prostatica als Karzinome der hinteren Harnröhre bezeichnet.

Die häufigste Tumorlokalisation liegt in der bulbomembranösen Harnröhre mit 59% aller Fälle, dann folgen die Tumoren in der penilen Urethra

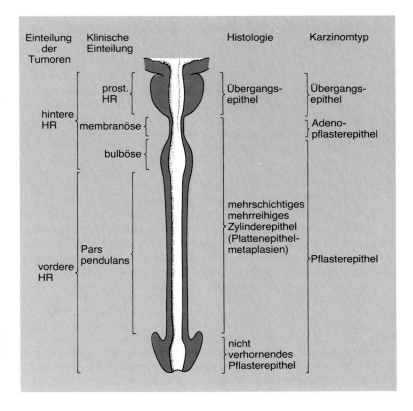

Abb. 1 Anatomische und histologische Einteilung der männlichen Harnröhre (HR) und ihrer Tumoren

Tabelle 1 Lokalisation der Harnröhrenkarzinome (nach *Ray*)

Pars prostatica	7%
Pars bulbomembranosa	59%
Pars pendulans	34%

(34%), und am seltensten sind die primären Karzinome im prostatischen Anteil (7%; Tab. **1**).
Die Pars prostatica wird von einem typischen Urothel ausgekleidet, die membranöse, bulböse und penile Harnröhre dagegen von einem mehrschichtigen bis mehrreihigen Zylinderepithel. In der Fossa navicularis und am Meatus urethrae externus findet sich ein nicht verhornendes Plattenepithel; Plattenepithelmetaplasien können aber in der ganzen männlichen Harnröhre vorkommen und als Fokus für entsprechende Karzinome dienen.
Seitlich und dorsal der Harnröhre im Diaphragma urogenitale liegen die paarigen *Cowperschen Drüsen*, deren Ausführungsgänge die Fascia diaphragmatis durchbrechen und im Boden der bulbösen Harnröhre münden. Die zahlreichen *Glandulae urethrales* oder *Littréschen Drüsen* finden sich entlang der Pars spongiosa urethrae in der Lamina propria. Die Ausführungsgänge münden in den Epithelnischen. Entsprechend der Anordnung von Epithel, Drüsen und Drüsenausführungsgängen gliedern sich auch die Karzinomtypen: Am häufigsten ist das Pflasterepithelkarzinom mit 74% der Fälle, Urotheltumoren machen 19% und Adenokarzinome 4% aus (Tab. **2**). Die Plattenepitheltumoren verteilen sich auf die Pars pendulans und vor allem die Pars bulbomembranosa; Urotheltumoren liegen vorwiegend im prostatischen Urethraabschnitt, die Adenokarzinome ausgehend von Drüsenschläuchen der Cowperschen Drüsen in der Pars bulbomembranacea.
Primäre Carcinomata in situ sind wenig bekannt und müssen als Zufallsbefunde angesehen werden (BETTENDORF u. HEINE 1980). Im Gegensatz dazu finden sich im Rahmen der multifokalen Blasentumoren gehäuft auch Carcinomata in situ in der prostatischen Urethra (s. S. 529).
Die Pflasterzellkarzinome weisen meist einen niedrigen Differenzierungsgrad auf (BLOOM u. WALLACE 1971, SULLIVAN u. GRABSTALD 1978), in der Serie von STAUBITZ u. Mitarb. (1955) zeigten 23 von 32 Fällen einen Differenzierungsgrad III oder IV nach BRODERS.

Tumorwachstum

Das Karzinom der männlichen Harnröhre gewinnt rasch Anschluß an die großen Gefäßräume des Corpus spongiosum, an die periurethralen Strukturen und an die in der Urethra sehr zahlreichen Lymphgefäße.
Per continuitatem infiltrieren die Tumoren der bulbomembranösen Harnröhre in das Perineum, in Prostata, Skrotum und bilden oft einen großen, zusammenhängenden Tumorkomplex. Die *lymphogene Streuung* von Tumoren der vorderen Urethra erfolgt in die oberflächlichen und tiefen inguinalen Lymphknoten und ausnahmsweise in die Nodi lymphatici iliaci externi. Die Lymphdrainage aus der Glans penis geschieht über die tiefen inguinalen Lymphknoten und die Nodi lymphatici iliaci externi (HAND 1970; Abb. **2**). Aus der hinteren Harnröhre drainieren die Tumoren in die externen iliakalen, obturatorischen und hypogastrischen Lymphknoten. Generell ist das Drainagegebiet der vorderen Harnröhrentumoren im inguinalen Bereich, dasjenige der hinteren Tumoren in den Beckenlymphknoten. Ausnahmen sind jedoch häufig: Bei Hautinfiltration im Bereiche von Perineum und Penis werden auch inguinale Lymphknotenherde befallen.
Obwohl die Harnröhre von reich vaskularisiertem spongiösem Gewebe umgeben ist, sind *hämatogene Metastasen* selten. Die hauptsächliche Lokalisation betrifft Lunge, Leber und Knochen. Ohne Therapie beträgt die durchschnittliche Überlebenszeit von Urethralkarzinomen 3 Monate (1 Woche bis 15 Monate) (KAPLAN u. BULKLEY 1967).

Klassifikation der Tumoren

Im Rahmen der UICC sind bisher in der Urologie lediglich die Tumoren des Nierenparenchyms, der Blase, der Prostata und des Hodens klassifiziert worden. Für Nierenbecken-, Ureter- und Urethrakarzinome liegen noch keine Vorschriften vor. RAY u. Mitarb. schlugen 1977 folgende Klassifikation vor, die in der angelsächsischen Literatur zur Zeit hauptsächlich angewendet wird:

Tabelle 2 Vergleich von Lokalisation und Karzinomtyp (nach *Ray*)

	Lokalisation			
Typ	Pars pendulans	Pars bulbomembranosa	Pars prostatica	Gesamt
Pflasterepithelkarzinom	29%	43%	2%	74%
Übergangsepithelkarzinom	3%	4,5%	13%	20,5%
Adenokarzinom		4,5%		4%

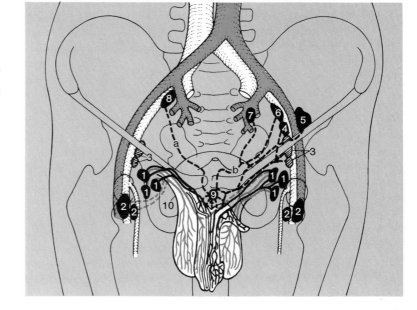

Abb. 2 Lymphabflußwege von Penis, Urethra, Skrotum (nach *Kubik*)
1 Nodi lymphatici inguinales superficiales
2 untere inguinale Nodi lymphatici
3 tiefe inguinale Nodi lymphatici
4 Nodus lymphaticus lacunaris med.
5 Nodus lymphaticus lacunaris
6 Nodi lymphatici iliaci ext.
7 Nodi lymphatici iliaci int.
8 Nodi lymphatici interiliaci
9 Nodus lymphaticus vor Symphyse

0 = Tumor auf Mukosa beschränkt (Carcinoma in situ),
A = Tumorinfiltration in die Lamina propria,
B = Tumorinfiltration in das Corpus spongiosum oder in die Prostata,
C = Tumorinfiltration direkt per continuitatem in Gewebsstrukturen außerhalb des Corpus spongiosum (Corpora cavernosa, Muskulatur, Faszien, Haut, Skelett),
D_1 = regionäre Lymphknotenmetastasen,
D_2 = Fernmetastasen.

Tumoren der hinteren Harnröhre sind häufiger in einem fortgeschrittenen, infiltrativen Stadium (Tab. 3).

Ätiologie

Für die Entstehung eines Urethralkarzinoms beim Mann dürfte der chronische Reiz über Jahre eine wichtige Rolle spielen. In der Vorgeschichte der meisten Patienten findet man denn auch venerische Erkrankungen, Urethritiden, Strikturen mit vielfacher Instrumentation und Dilatation. Vor allem die Harnröhrenstriktur im bulbomembranösen Bereich wird in 24–72%, in den meisten Publikationen in mehr als 50% der Fälle als Ursache für die Karzinomentstehung angesehen. Daher erklärt sich die Tatsache, daß die häufigste Strikturlokalisation mit der häufigsten Karzinomlokalisation übereinstimmt (KAPLAN u. BULKLEY 1967, KREUZMAN u. COLOFF 1939, MCCREA u. FURLONG 1951, RAY u. Mitarb. 1977, ZASLOW u. PRIESTLEY 1947). Die Inzidenz vorausgegangener venerischer Erkrankungen wird mit 37–44% angegeben.

Tabelle 3 Vergleich von Tumorlokalisation und Tumorstadium (nach *Ray* 1977)

	Lokalisation		
Stadium	vordere Harnröhre	hintere Harnröhre	Gesamt
A	4%	4%	8%
B	17%	4%	21%
C	–	26%	26%
D	17%	26%	43%

Tabelle 4 Symptomatologie

	Kaplan u. *Bulkley* 1967	*Ray* u. Mitarb. 1977
Obstruktion	**47%**	**57%**
Palpabler Tumor	**39%**	**65%**
Periurethraler Abszeß	31%	
Urethralfistel	20%	22%
Urethralausfluß	22%	

Symptomatologie

Die wichtigsten Symptome sind Obstruktion bei der Miktion, palpabler Tumor, periurethrale Abszesse und Urethralfisteln sowie blutig seröser Urethralausfluß (Tab. 4). Hämaturie und Hämatospermie sind eher selten. Tumoren der vorderen Harnröhre verlaufen symptomärmer als Malignome im hinteren Urethralabschnitt.

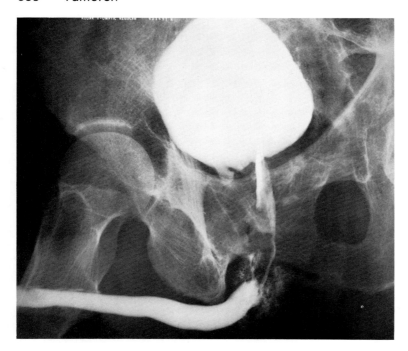

Abb. 3 Urethrographie bei Urethrakarzinom. Ausgedehntes Urethralkarzinom. Zustand nach posttraumatischer Urethrastriktur und zahlreichen Bougierungsbehandlungen

Diagnostik

Entscheidend ist die Tatsache, daß die Diagnose nur dann gestellt wird, wenn man an die Möglichkeit eines Urethralkarzinoms denkt. Eine Reihe von benignen Erkrankungen wie Strikturen, Paraurethralabszesse, Fistelbildungen, aber auch Prostatitiden machen identische Symptome wie ein Urethralkarzinom.

Tumoren in der Fossa navicularis zeigen sich als Ulkus, als blumenkohlartige, weiche, aus der Harnröhre prolabierende Massen oder lediglich als umschriebene Induration der Glans penis. Bei Karzinomen im penilen Anteil tastet man eine derbe, oft schlecht abzugrenzende Infiltration. Karzinome schließlich im bulbomembranösen Abschnitt imponieren als Infiltration meist mit Fisteln, chronischen Abszessen. Bei der rektalen Palpation greift die Induration auf die Prostata über.

Die zytologische Untersuchung von Urethralsekret oder die Lavage-Zytologie weist eine sehr hohe Trefferquote auf. Nach RAY u. GUINAN (1979) fand sich lediglich ein falsch-negativer Befund. Die *Urethrographie* ist nicht für das Karzinom absolut typisch (Abb. 3). Sie läßt aber das Ausmaß der Läsion mit Stenosierung, Fistelbildung, Abszeßhöhlen erkennen. Der sichere Tumornachweis erfolgt dann mit Urethroskopie und Biopsie.

Differentialdiagnostisch sind Urethrastrikturen mit Komplikationen (Fisteln, Abszesse), Tuberkulose der Harnröhre und Fremdkörper in Erwägung zu ziehen.

Therapie

Für die therapeutischen Belange werden Tumoren der vorderen Harnröhre von denjenigen der hinteren Urethra unterschieden.

Karzinome der vorderen Harnröhre

Für Karzinome der vorderen Harnröhre stehen chirurgische Maßnahmen im Vordergrund. Oberflächliche papilläre Tumoren am Meatus und in der Fossa navicularis lassen sich noch unter Sicht exzidieren. Die Rezidivgefahr ist groß, regelmäßige Kontrollen sind notwendig. Oberflächlich umschriebene, nichtinfiltrierende Tumoren vom Typ Urothelkarzinom oder Pflasterzellkarzinom können durch eine sorgfältige Elektroresektion entfernt werden. Anschließend empfiehlt sich eine Chemotherapie mit 5 Fluoro-uracil Crème (4mal täglich 1 Applikation über 2 Wochen) (KONNAK 1980).

Bei umschriebenen invasiven Malignomen bewährt sich die Penisteilamputation, wobei der Penis 2 cm proximal der noch palpablen Induration abgesetzt werden muß. Bei größeren infiltrativen Läsionen besteht die Indikation zur radikalen Penisamputation mit perinealer Urethrostomie. Die totale Emaskulation mit Entfernung von Penis, Skrotum und Testes sollte lediglich bei sehr ausgedehnten Läsionen mit Befall des Skrotums durchgeführt werden.

Bei adäquater chirurgischer Resektion sind die lokalen Rezidive eher ungewöhnlich (KAPLAN u. BULKLEY 1967, MARSHALL 1957, RAY u. GUINAN 1979).

Tabelle 5 Resultate: Fünfjahresüberlebenszeit in Abhängigkeit von Karzinomtyp und Karzinomlokalisation (aus B. Ray u. Mitarb.: J. Urol. 117 [1977] 591)

Typ	Lokalisation			
	Pars pendulans	Pars bulbo-membranosa	Pars prostatica	Gesamt
Pflasterepithelkarzinom	12/27 (44%)	4/40 (10%)	0/1 (0%)	16/68 (24%)
Übergangsepithelkarzinom	1/3 (33%)	0/4 (0%)	4/13 (31%)	5/20 (25%)
Adenokarzinom		1/4 (25%)		1/4 (25%)

Die *Radiotherapie* hat in der Behandlung der vorderen Harnröhrentumoren enttäuscht. Lediglich bei Frühläsionen in der Fossa navicularis kann auch eine Hochvoltbestrahlung versucht werden.

Lymphadenektomie

Palpable inguinale Lymphknoten sprechen für inguinale Lymphknotenmetastasen. Im Gegensatz zum Peniskarzinom und zum Karzinom der weiblichen Urethra, wo palpable inguinale Lymphknoten häufiger durch die Infektion und weniger durch Tumorstreuung bedingt sind, weisen palpable vergrößerte inguinale Lymphknotenherde beim männlichen Urethrakarzinom auf Metastasen hin. Die Frage der prophylaktischen inguinalen Lymphadenektomie ist noch nicht gelöst. Nach RAY u. GUINAN (1979) entsprechen die Resultate der prophylaktischen Lymphknotenausräumung denjenigen der Lymphadenektomie *nach* Auftreten der inguinalen Metastasen. Die Tendenz besteht daher, bei freien Inguines den Patienten alle 2–3 Monate zu kontrollieren und erst mit sekundärem Auftreten von Lymphknotenmetastasen die Lymphadenektomie durchzuführen. Primär palpable Lymphknotenherde werden mittels Feinnadelbiopsie abgeklärt und bei positivem zytologischem Befund durch Lymphonodulektomie entfernt. Im Falle von ausgedehnten, chirurgisch nicht radikal zu resezierenden Lymphknotenmassen in den Inguines ist eine Hochvoltbestrahlung indiziert.

Karzinome der hinteren Harnröhre

Oberflächliche Läsionen im *prostatischen Urethralanteil* lassen sich durch eine sorgfältige transurethrale Elektroresektion entfernen. Diese Fälle sind sehr selten, meistens handelt es sich hier schon um Tumoren mit Infiltration in Prostata und membranöse Harnröhre. Eine radikale Prostatektomie ist dann ungenügend, die vordere Beckenexenteration mit Harnableitung unumgänglich. Die Prognose ist allerdings auch mit dieser aggressiven Therapie ungünstig.
Karzinome *im bulbomembranösen Abschnitt* der Harnröhre können in Ausnahmefällen reseziert und die Harnröhre End-zu-End wieder vereinigt werden. Meist sind die Tumoren bei der Diagnose derart fortgeschritten, daß nur ein sehr aggressives Vorgehen noch gewisse Aussicht auf Erfolg bietet. Die bisherigen Resultate sind allerdings wenig befriedigend. Mit totaler Zystektomie, Penisamputation bzw. Emaskulation, bilateraler Lymphadenektomie der Beckenlymphknoten und Harnableitung mit Ileum conduit konnten MARSHALL u. Mitarb. (1960) in 4 von 5 so operierten Fällen ein günstiges Resultat erzielen. In einer anderen Serie starben von 10 derart radikal operierten Patienten 4 in der postoperativen Phase. 5 der 6 überlebenden Kranken starben am Tumor innerhalb 10 Monaten bis 3½ Jahren. Lediglich ein Patient (10%) überlebte 6 Jahre, allerdings mit Lungenmetastasen (RAY u. GUINAN 1979).
Die Radiotherapie bringt ähnliche schlechte Ergebnisse wie die radikale Chirurgie. In der Serie von MANDLER u. POOL (1966) überlebte lediglich einer von 15 Patienten. Gewisse palliative Effekte bei großen konfluierenden Tumoren im Perineum und Inguinalbereich sind möglich (GRABSTALD 1973, HOTCHKISS u. AMELAR 1954, RICHES u. CULLEN 1951).
Unter Berücksichtigung der relativ günstigen Resultate mit Vorbestrahlung und radikaler Chirurgie beim Blasenkarzinom wird das gleiche Vorgehen beim hinteren Harnröhrenkarzinom des Mannes vorgeschlagen (SULLIVAN u. GRABSTALD 1978).
Eine Zusammenstellung der Resultate verschiedener veröffentlichter Serien ist aus der Tab. 5 zu entnehmen: Die Prognose der Tumoren der vorderen Harnröhre ist mit 43% 5 Jahre Überlebenszeit signifikant besser als diejenige der hinteren Urethra mit 14% (KAPLAN u. BULKLEY 1967, KING 1964, MARSHALL 1957, MILSTOC 1971, MULLIN u. Mitarb. 1974, RAY u. GUINAN 1979, ZASLOW u. PRIESTLEY 1947). Für die Prognose entscheidend scheinen nicht nur der Sitz des Karzinoms, sondern auch das Infiltrationsausmaß zu sein: 5 Jahre Überleben von 100% im Stadium A, 80% im Stadium B, 17% im Stadium C und 20% im Stadium D (RAY u. Mitarb. 1977).

Das Urethralkarzinom der Frau

E. J. Zingg

Inzidenz

Das Urethralkarzinom bei der Frau ist zweimal häufiger als der Harnröhrenkrebs beim Mann; es macht weniger als 0,016% aller gynäkologischen Tumoren und 0,7% aller weiblichen Genitaltumoren aus (ROGERS u. BURNS 1969).
Der erste Fall eines weiblichen Urethralkarzinoms wurde 1883 von BOIVIN und DUGES beschrieben. 1970 stellte ZEIGERMAN 768 Fälle von primären Urethralkarzinomen zusammen; heute dürften über 1000 Fälle veröffentlicht worden sein.
Das Patientenalter bei der Diagnosestellung liegt zwischen 29 und 90 Jahren, das Durchschnittsalter beträgt 50–64 Jahre. Der Tumor befällt somit meist ältere Kranke in der Menopause. Auffallend ist die Tatsache, daß weiße Frauen mit 84% wesentlich häufiger betroffen werden als farbige mit 16% (RAY u. GUINAN 1979).

Pathologische Anatomie

Das proximale Drittel der weiblichen Harnröhre wird von einem Übergangsepithel ausgekleidet, die distalen zwei Drittel von einem Plattenepithel (Abb. 1). Der Epithelüberzug in der Nähe des Meatus urethrae externus gleicht dem Vaginalepithel. Die paraurethralen Drüsen liegen entlang der ganzen Harnröhre, gehäuft aber in der Nähe der inneren Harnröhrenöffnung. Die Drüsengänge bauen sich aus geschichtetem Zylinderepithel auf, worin herdförmig schleimproduzierende Drüsen eingelagert sind.
Die Epithelverhältnisse widerspiegeln die Häufigkeit der verschiedenen Karzinomtypen. Das Pflasterzellkarzinom liegt mit >70% aller Tumoren weit an der Spitze, gefolgt vom Urothelkarzinom mit 10–15% und dem Adenokarzinom mit 13–16%. Als Einzelfälle sind Melanome und Sarkome der Urethra bekannt geworden (Tab. 1), die Prognose ist durchwegs ungünstig.

Tumorwachstum

Das Karzinom beginnt als oberflächlich ulzerierte Induration oder als papillärer Tumor. Später, mit zunehmendem Größenwachstum kann das Malignom blumenkohlartig aus der Harnröhre hervortreten. Die Ausbreitung *per continuitatem* erfolgt in die vordere Vaginalwand, in Vulva und Blasenhals. Bei ausgedehnten Läsionen kommt es zum Zerfall mit Fistelbildung zwischen Urethra und Vagina. Die Unterscheidung Vaginaltumor oder ausgedehnter Urethraltumor wird dann schwierig.
Die *Lymphdrainage* aus den verschiedenen Harnröhrenanteilen ist noch wenig untersucht (Abb. 2). Tumoren im vorderen Urethraldrittel metastasieren in die inguinalen Lymphknoten, Tumoren der mittleren und hinteren Urethra vorwiegend in die Beckenlymphknoten (Abb. 3). Je nach Autor sind bei der Diagnosestellung in 20–57% der Fälle bereits Lymphknotenmetastasen festzustellen. Dabei liegen ähnliche Verhältnisse vor wie beim zerfallenden Peniskarzinom, indem die häufig vergrößerten inguinalen Lymphknoten mehr durch den Infekt und weniger durch die Tumorabsiedelung bedingt sind. Zwischen Tumorgröße und Lymphknotenmetastasierung besteht keine Korrelation, dagegen zwischen Tumorlokalisation und Lymphknotenmetastasen: Bei der Diagnose weisen etwa 14% der vorderen Harnröhrentumoren und 30% der Gesamtharnröhrentumoren Lymphknotenmetastasen auf (ANTONIADES 1969, CHU 1973).
Fernmetastasen sind selten, obwohl der Tumor bei seiner Infiltration rasch Anschluß an spongiöses Gewebe findet (GUINN u. AYALA 1970, MONACO u. Mitarb. 1958, RICHES u. CULLEN 1951, STAUBITZ u. Mitarb. 1955). Hämatogene Metastasen finden sich in Lunge, Leber, Knochen und Gehirn.
Ohne Therapie verlaufen die Urethralkarzinome der Frau in 12–18 Monaten deletär. Bei erfolgloser Behandlung sterben 75–80% der Patientinnen innerhalb eines Jahres, 94% innerhalb von 2 Jahren (RUCH u. Mitarb. 1952).

Tabelle 1 Karzinome der weiblichen Urethra: Verteilung der histologischen Typen (nach *Ray*)

Pflasterepithelkarzinom	70%
Übergangsepithelkarzinom	15%
Adenokarzinom	13%
Undiff. Karzinom	2%

Abb. 1 Anatomische und histologische Einteilung der weiblichen Urethra und ihrer Tumoren

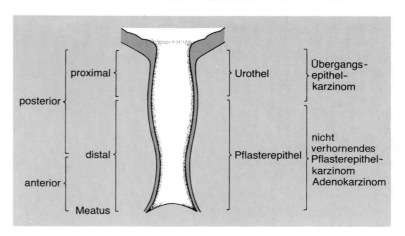

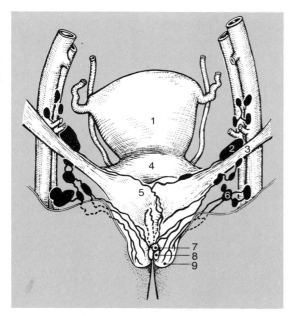

Abb. 2 Lymphdrainage der weiblichen Harnröhre
1 Uterus
2 Nodi lymphatici iliaci ext.
3 Leistenband
4 Blase
5 Symphyse
6 Nodi lymphatici inguinales
7 Klitoris
8 Labium minus
9 Labium majus

Tabelle 2 Vergleich: Lokalisation und histologischer Typ (nach Ray u. Guinan)

Typ	Lokalisation		
	Tumor vordere Harnröhre	Tumor gesamte Harnröhre	Gesamt
Pflasterepithelkarzinom	30%	43%	73%
Übergangsepithelkarzinom	6%	3%	9%
Adenokarzinom	6%	10%	16%

Ätiologie

Sichere ätiologische Faktoren sind beim weiblichen Urethralkarzinom nicht bekannt. Der Tumor betrifft in der Regel Verheiratete und Multipara. Chronische Entzündung, Traumata werden als begünstigende Ursachen vermutet. Diskutiert wird auch, ob die Caruncula urethrae als präkanzeröse Veränderung anzusehen sei. Die Koexistenz von Harnröhrenkarzinom und Caruncula urethrae ist gesichert: In 2,4% der Karunkula konnten Karzinome nachgewiesen werden (MARSHALL u. Mitarb. 1960), andererseits fanden sich bei 504 Fällen von Harnröhrentumoren lediglich 5mal gleichzeitige Karunkula (McCREA 1960). Da die Carunculae urethrae viel häufiger sind als Harnröhrentumoren, die kleinen Fallzahlen (FAGAN u. HERTIG 1955) keine statistische Auswertung erlauben, ist ein Zusammenhang dieser beiden pathologischen Veränderungen der weiblichen Harnröhre unwahrscheinlich.

Klassifikation

Im Gegensatz zur männlichen Urethra können bei der weiblichen Harnröhre keine genau zu lokalisierenden Abschnitte unterteilt werden. GRABSTALD u. Mitarb. (1966) machten daher den Vorschlag, die weiblichen Urethraltumoren in solche der vorderen (=distalen) Harnröhre und solche ohne genaue Lokalisation (= Tumoren der Gesamtharnröhre) einzuteilen. Die vorderen Tumoren beschränken sich auf den Meatus und das vordere Urethraldrittel. Sofern mehr als das vordere Drittel befallen ist oder keine genaue Abgrenzung festgestellt werden kann, spricht man von Gesamturethratumoren. Nach RAY u. GUINAN (1979) sind 46% der Karzinome vordere Urethraltumoren, 54% Gesamturethraltumoren (Tab. 2).

Da die UICC bisher keine Klassifikation ausgearbeitet hat, verwendet man heute weitgehend die von RAY u. GUINAN (1979) modifizierte Einteilung nach GRABSTALD u. Mitarb. (1966).

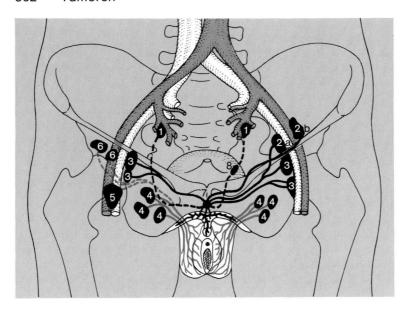

Abb. 3 Lymphabfluß aus Vestibulum vaginae und Vulva und aus Glans und Corpus clitoridis. Gestrichelte Linien bedeuten inkonstante Lymphbahnen (nach *Kubik*)
1 Nodi lymphatici iliaci int.
2a Nodus lymphaticus lacunaris med.
2b Nodus lymphaticus lacunaris lat.
3 tiefe inguinale Nodi lymphatici
4 oberflächliche inguinale Nodi lymphatici
5 untere inguinale Nodi lymphatici
6 laterale Nodi lymphatici iliaci ext.
7 präsymph. Nodus lymphaticus
8 paravesikale Nodi lymphatici

0 = Tumor auf Schleimhaut beschränkt (Carcinoma in situ),
A = Tumorinfiltration in die Lamina propria,
B = Tumorinfiltration in die Tunica muscularis,
C = Tumoreinbruch per continuitatem in periurethrale Bereiche, Infiltration in Blase, Vagina, Labien, Klitoris,
D_1 = regionäre Metastasen (Inguina, Beckenlymphknoten),
D_2 = Fernmetastasen.

Eine differenzierte, heute ebenfalls gebräuchliche Klassifikation stammt von CHAU (CHAU u. GREEN 1965, TAGGART 1972). Sie unterscheidet 4 Stadien (Abb. **4**):
Stadium I = Tumor in der distalen Hälfte der Harnröhre,
Stadium II = Tumor in der gesamten Harnröhre mit Infiltration in den periurethralen Bereich ohne Befall von Vulva oder Blasenhals,
Stadium III a = Tumor mit Befall von Urethra und Vulva,
Stadium III b = Tumor mit Befall der Vaginalschleimhaut,
Stadium III c = Tumor mit Befall von Urethra und Blasenhals,
Stadium IV a = Tumor mit Infiltration in Parametrium oder Parakolpium,
Stadium IV b = Metastasen: inguinale Lymphknoten, pelvine Lymphknoten, paraaortale Lymphknoten, Fernmetastasen.

Symptomatologie

Der Urethraltumor bei der Frau macht keine charakteristischen Symptome. Das klinische Bild ist abhängig von Lage und Größe des Tumors, von der lokalen Infektion, der Obstruktion und der Tumorinfiltration. Im Vordergrund stehen Blutung und Dysurie (BLATH u. BOEHM 1973, STAUBITZ u. Mitarb. 1955). Neoplasien mit Einwachsen in die Vulva sind gekennzeichnet durch die Kontaktblutung, blutigen Urethralausfluß und Hämaturie (53–81%). Weitere, häufige Symptome sind Dysurie, Pollakisurie, erschwerte Miktion infolge Obstruktion (BRACK u. DICKSON 1958). In fortgeschrittenen Fällen läßt sich die Tumormasse palpieren. Spätsymptome sind Gewichtsverlust, Anorexie, Beckenschmerzen, paraurethrale Abszesse und Fistelbildung. Patienten mit Urethraltumoren werden vom Urologen wie auch vom Gynäkologen gesehen. Läsionen in der vorderen Harnröhre und am Meatus äußern sich gewöhnlich mit gynäkologischen Symptomen (Kontaktblutungen) und werden klinisch leicht diagnostiziert; in 84% der Fälle von TURNER u. HENDRY 1980 innerhalb 3 Monate nach Beginn der Beschwerden.

Diagnose

Ganz allgemein sind die weiblichen Urethratumoren der Inspektion und Palpation zugänglich. Malignome im vorderen Abschnitt prolabieren als weiche, bei Berührung sofort blutende Masse. Im hinteren Urethralanteil tastet man die infiltrativen Herde, woraus sich die ungefähre Ausdehnung des Karzinoms ergibt. Entscheidende Untersuchungen sind die Urethroskopie mit Biopsie, die bimanuelle Untersuchung in Narkose, die vaginale Exploration und die zytologische Untersuchung des Urethralausflusses. Für die Ergänzung des klinischen Stagings wird von den meisten Au-

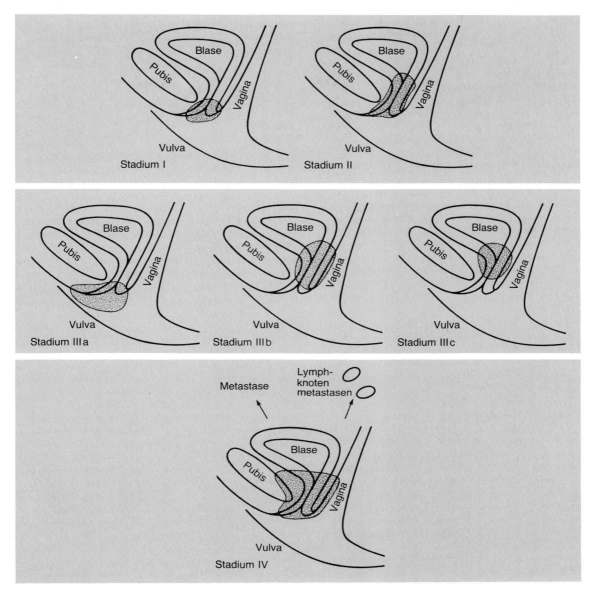

Abb. 4 Klassifikation nach *Chau*

toren die routinemäßige Vornahme einer Ausscheidungsurographie, zumindest einer Beckenübersichtsaufnahme (Knochenläsion) und einer Lymphangiographie empfohlen.
Differentialdiagnostisch sind die Caruncula urethrae, der Urethralpolyp, der Urethralschleimhautprolaps, die Condylomata accuminata und die Varikosis in Betracht zu ziehen. In allen Verdachtsfällen ist die Biopsie dringend indiziert.

Therapie

Im Verlauf der letzten 80 Jahre ist eine ganze Reihe verschiedener Therapieformen in Anwendung gebracht worden. Bis etwa 1920 standen chirurgische Maßnahmen wie Exzision, partielle Urethrektomie im Vordergrund. Die Resultate waren unbefriedigend. Dann wurde die Radiotherapie in Form der konventionellen Behandlung und später der interstitiellen Therapie eingeführt. Obwohl die Tumoren der weiblichen Urethra besser auf die Strahlentherapie ansprechen als männliche Urethralkarzinome, sind die Resultate nicht sehr günstig. In den letzten Jahren wird die Kombinationstherapie (Vorbestrahlung, chirurgische Exzision) empfohlen.
Die kleinen Fallzahlen der Publikationen, die verschiedenartigen, selten konsequent durchgeführten Behandlungsformen erlauben keinen eindeutigen Schluß über die heute optimale Behandlungsform. Aufgrund der Ergebnisse zeichnet sich das Bild ab, daß bei kleineren Tumoren der vorderen

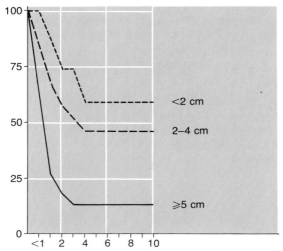

Abb. 5 Überlebenszeit in Abhängigkeit von der Tumorgröße (nach *Bracken* u. Mitarb.)

Tabelle 3 Resultate: 5 Jahre überleben

Autoren	Patienten	vordere Harnröhre	gesamte Harnröhre	Gesamt
Fricke u. *McMillan* 1949	34			44,1%
Staubitz u. Mitarb. 1955	27	36%	20%	33%
Fagan u. *Hertig* 1955	8			50%
Grabstald 1973	85	32%	9%	16%
Grabstald u. Mitarb. 1966				
Desai u. Mitarb. 1973	16	40%	17%	31%
Peterson u. Mitarb. 1973	47	57%	21%	38%
Chu 1973	22	64%	0%	32%

Harnröhre die Radiotherapie die besten Ergebnisse bringt; daß bei fortgeschrittenen Tumoren der Gesamturethra die kombinierte Behandlung (Radiotherapie, Operation) vorzuziehen ist.
Entscheidend ist die Tatsache, daß das weibliche Urethralkarzinom in der Regel ein lokales Geschehen bleibt. Fernmetastasen sind selten. Nach BRACKEN u. Mitarb. (1976) resultieren die Mißerfolge in der lokalen Tumorkontrolle bei 33 von 71 Patienten (46%): in 64% nach alleiniger Chirurgie, in 46% nach alleiniger Radiotherapie und in 22% nach kombinierter Therapie konnte der Tumor lokal nicht beherrscht werden. Die lokalen Rezidive treten innerhalb von 2 Jahren auf (CHU 1973); der Zweiteingriff zur Behandlung des lokalen Rezidivs hat nur noch eine geringe Heilungschance von 10%.

Therapie der Malignome der vorderen Harnröhre.
Bei nicht oder wenig infiltrierenden Tumoren der Stadien 0, A und B sind die Resultate mit der Radiotherapie und der Chirurgie identisch. Oberflächliche Tumoren der vorderen Harnröhre mit anteriorer Ausbreitung weisen nach interstitieller Radiotherapie eine Fünfjahresüberlebenszeit von 64% auf (CHU 1973). Die Miktion ist kontrolliert.
Bei infiltrativen Karzinomen der Stadien C und D_1 sollte nach präoperativer Radiotherapie die vordere Exenteration mit Entfernung von Blase, Urethra, Vaginalwand, Uterus, Adnexe und pelvinen Lymphknoten durchgeführt werden. Eine prophylaktische inguinale Lymphonodulektomie ist nicht notwendig.

Therapie der Tumoren der Gesamtharnröhre.
Obwohl einige Fälle der klinischen Stadien 0, A und B mit interstitieller und externer Radiotherapie geheilt wurden, stellen diese guten Resultate doch nur Ausnahmen dar. In allen Fällen der ausgedehnten Urethralkarzinome ist eine aggressive Therapie notwendig, wobei wiederum die kombinierte Behandlung (Vorbestrahlung, vordere Beckenexenteration und Harnableitung) empfohlen wird. In einer Zusammenstellung verschiedener Therapieformen ergibt sich eine Fünfjahresüberlebenszeit der Karzinome der vorderen Harnröhre von 32–100% (Durchschnitt 47%), Tumoren der Gesamturethra 0–21% mit einem Durchschnittswert von 11% (Tab. 3).
Zwischen Tumorgröße und Überlebenszeit besteht ein gewisser Zusammenhang. Nach BRACKEN u. Mitarb. (1976) überleben 60% der Patienten mit Tumoren von einem Durchmesser von weniger als 2 cm, 46% mit Tumoren von 2–4 cm Durchmesser und 13% mit Karzinomen über 4 cm (Abb. 5).
Adenokarzinome scheinen eine etwas bessere Prognose aufzuweisen als Plattenepithel- und Urotheltumoren (ZEIGERMAN u. GORDON 1970).

Literatur

Antoniades, J.: Radiation therapy in carcinoma of the female urethra. Cancer (Philad.) 24 (1969) 70
Bettendorf, U., M. Heine: Carcinoma in situ der Urethra. Urologe A, 19 (1980) 104
Blath, R. A., F. H. Boehm: Carcinoma of the female urethra. Surg. Gynec. Obstet. 136 (1973) 574
Bloom, H. J. G., D. M. Wallace: Tumors of the urinary tract. In Zuppinger, A.: Handbuch der medizinischen Radiologie, Bd. XIX/3. Springer, Berlin 1971
Brack, C. B., R. J. Dickson: Carcinoma of the female urethra. Amer. J. Roentgenol. 79 (1958) 472
Bracken, R. B. et al.: Primary carcinoma of the female urethra. J. Urol. (Baltimore) 116 (1976) 118

Chu, A.M.: Female urethral carcinoma. Radiology 107 (1973) 627

Desai, S., J.A. Libertino, L. Zinman: Primary carcinoma of the female urethra. J. Urol. (Baltimore) 110 (1973) 693

Fagan, G.E., A.T. Hertig: Carcinoma of the female urethra: review of the literature; report of eight cases. Obstet. and Gynec. 6 (1955) 1

Fricke, R.E., J.T. McMillan: Radium therapy in carcinoma of the female urethra. Radiology 52 (1949) 533

Grabstald, H.: Tumors of the urethra in men and women. Cancer (Philad.) 32 (1973) 1236

Grabstald, H., B. Hilaris, U. Henschke, W.F. Whitmore: Cancer of the the female urethra. J. Amer. med. Ass. 197 (1966) 835

Guinn, G.A., A.G. Ayala: Male urethral cancer: Report of 15 cases including a primary nulanoma. J. Urol. (Baltimore) 103 (1970) 176

Hand, J.R.: Surgery of the penis and urethra. In Campbell, F., J.H. Harrison: Urology, Vol. III/Sect. 16. Saunders, Philadelphia 1970

Hotchkiss, R.S., R.D. Amelar: Primary carcinoma of the male urethra. J. Urol. (Baltimore) 72 (1954) 1181

Kaplan, G.W., G.J. Bulkley: Carcinoma of the male urethra. J. Urol. (Baltimore) 98 (1967) 365

King, L.R.: Carcinoma of the urethra in male patients. J. Urol. (Baltimore) 91 (1964) 555

Konnak, J.W.: Conservative management of low grade neoplasms of male urethra: preliminary report. J. Urol. (Baltimore) 123 (1980) 175

Kreutzman, H., P. Coloff: Primary carcinoma of the male urethra. Arch. Surg. 39 (1939) 513

Mandler, J.I., T.L. Pool: Primary carcinoma of the male urethra. J. Urol. (Baltimore) 96 (1966) 67

McCrea, L.E.: A new technique for correction of retroversion-flexion of the uterus by the vaginal route. In Youssef, A.F.: Gynecological Urology. Thomas, Springfield 67 (1960) 485

McCrea, L.E., H.J. Furlong: Primary carcinoma of the male urethra. Urol. Surg. 1 (1951) 1

Marshall, F.C., A.C. Uson, M.M. Melicow: Neoplasma and caruncles of the female urethra. Surg. Gynec. Obstet. 110 (1960) 723

Marshall, V.F.: Radical excision locally extensive carcinoma of the deep male urethra. J. Urol. (Baltimore) 78 (1957) 252

Milstoc, M.: New pathologic aspects of primary carcinoma of the prostatic urethra. J. Amer. Geriat. Soc. 19 (1971) 80

Monaco, A.P., J.B. Murphy, W. Dowling: Primary cancer of the female urethra. Cancer (Philad.) 11 (1958) 1215

Mullin, E.M., E.E. Anderson, E.F. Paulson: Carcinoma of the male urethra. J. Urol. (Baltimore) 112 (1974) 610

Peterson, D.T., M.B. Dockerty, D.C. Utz, R.E. Symmonds: The peril of primary carcinoma of the urethra in women. J. Urol. (Baltimore) 110 (1973) 72

Ray, B., P.D. Guinan: Primary carcinoma of the urethra. In Javadpour, N.: Principles and Managements of Urologic Cancer. Williams & Wilkins, Baltimore 1979

Ray, B., A.R. Canto, W.F. Whitmore: Experience with primary carcinoma of the male urethra. J. Urol. (Baltimore) 117 (1977) 591

Riches, E.W., T.H. Cullen: Carcinoma of the urethra. Brit. J. Urol. 23 (1951) 209

Rogers, R.E., B. Burns: Carcinoma of the female urethra. Obstet. and Gynec. 33 (1969) 54

Ruch, R.M., J.B. Frerichs, A.N. Arneson: Cancer of the female urethra. Cancer (Philad.) 5 (1952) 748

Staubitz, W.J., L.M. Carden, O.J. Oberkircher, M.H. Lent, W.T. Murphy: Management of urethrae carcinoma in the female. J. Urol. (Baltimore) 73 (1955) 1045

Sullivan, J., H. Grabstald: Management of carcinoma of the urethra. In Skinner, D.G., J.B. de Kernion: Genitourinary Cancer. Saunders, Philadelphia 1978 (S. 419)

Zaslow, J., J.T. Priestley: Primary carcinoma of the male urethra. J. Urol. (Baltimore) 58 (1947) 207

Zeigerman, J.H., S.F. Gordon: Cancer of the female urethra. A cuseable disease. Obstet. and Gynec. 36 (1970) 785

Tumoren der Prostata und Samenblasen

G. H. Jacobi

Prostatakarzinom

Epidemiologie

Vier Informationsquellen können für epidemiologische Analysen beim Prostatakarzinom herangezogen werden: Autopsiestatistiken, Mortalitätsstatistiken, regionale bzw. nationale Krebsregister sowie Feldstudien über extrinsische Einflüsse wie Umwelt- bzw. geographische, sozioökonomische oder infektiöse Faktoren.

Altersprävalenz, Inzidenz/Morbidität

Da die entsprechenden Angaben teils auf Krankenhaus-Krebspopulationen, teils auf Angaben aus Krebsregistern beruhen, liegen Interpretationsschwierigkeiten bei überregionalen und internationalen Vergleichen auf der Hand. In der Bundesrepublik besteht, im Gegensatz zu anderen westlichen Industrienationen, weder eine Meldepflicht noch ein nationales Krebsregister; das Prostatakarzinomregister (Homburg/Saar) ist eine Erfassungsstelle pathologisch-anatomischer Daten. Auf die Interpretationsgrenzen und Verzerrungen von Zahlenvergleichen durch Adjustierung *aller* Länder auf *eine* Standardpopulation (UICC) sowie auf die mögliche Bezugnahme verfügbarer Daten auf die entsprechende Landesbevölkerung hat NAGEL (1974) kritisch hingewiesen.

Das Prostatakarzinom ist ein »Alterskrebs« (höchste durchschnittliche Altershäufigkeit aller Karzinome), mit einem überregionalen Gipfel in der 7. bis 8. Lebensdekade. Die Erkrankungsgefährdung fällt mit der Phase abnehmender Lebenserwartung zusammen (Abb. **1**). So fand WATERHOUSE (Krebsregister Birmingham) eine Inzidenz von 20/100 000 bei den 55jährigen mit Anstieg auf 500/100 000 bei 85jährigen (WATERHOUSE 1974). Wird das latente Prostatakarzinom in diese Betrachtung mit einbezogen, so liegt bei den 70- bis 90jährigen autopsierten Männern ohne klinisch manifest gewordenes Prostatakarzinom die Rate bei 27–45% (BABA u. JACOBI 1980). Für das klinisch manifeste Prostatakarzinom stellt sich in einer doppellogarithmischen Anordnung von jährlicher Inzidenz und Lebensalter eine *lineare* Korrelation dar (Abb. **2**), deren Kurvensteilheit die Altersprävalenz gegenüber anderen Malignomen markiert (MILLER 1980).

Im jugendlichen Alter ist das Prostatakarzinom eine Rarität. SHIMADA u. Mitarb. dokumentieren in einer Sammelstatistik 16 Fälle mit Primärdiagnose zwischen dem 1. und 20. Lebensjahr und weisen auf das aggressive Metastasierungsverhalten dieser vorwiegend undifferenzierten und anaplastischen Tumoren hin (SHIMADA u. Mitarb. 1980).

Fehlende Phosphatasereaktion und primäre Hormonresistenz lassen bei diesen jugendlichen Prostatakarzinomen auf ein im Vergleich zum Prädilektionsalter unterschiedliches biologisches Verhalten des Karzinoms schließen (WEITZNER u. Mitarb. 1980).

Da für Inzidenzberechnungen zum Teil unterschiedliche Bezugsgrößen wie etwa Gesamtpopulation, männliche Bevölkerung global oder aufgeschlüsselt nach Altersgruppen, Krankenhauspopulationen oder gar die Gesamtheit der Prostataerkrankungen herangezogen werden, können geographische oder rassische Morbiditätsunterschiede oder -verschiebungen nur als approximativ angesehen werden (BABA u. JACOBI 1980, FRANKS 1973, NAGEL 1974, WYNDER u. Mitarb. 1971). Nach dem statistischen Landesamt Hamburg ist die Anzahl an Neumeldungen von 370 im Jahre 1971 auf 451 im Jahre 1976 angestiegen (KNIPPER 1979); nach den Inzidenzberechnungen des Krebsregisters Baden-Württemberg (1977) rangiert das Prostatakarzinom unter den bösartigen Neubildungen des Mannes an 2. Stelle, jenseits des 70. Lebensjahres ist es das häufigste männliche Malignom und erreicht mit 522/100 000 das Maximum (ALTWEIN u. JACOBI 1980).

Eine nationale Morbiditätsstatistik liegt für die BRD nicht vor. Nach umfassenden Übersichten (BABA u. JACOBI 1980, DOLL u. Mitarb. 1966, FRANKS 1973, NAGEL 1974, SEGI u. Mitarb. 1965, SEGI u. Mitarb. 1969, WATERHOUSE 1974, WYNDER u. Mitarb. 1971) stellt sich das geographische Bild folgendermaßen dar: In Japan, wo das latente Prostatakarzinom in gleicher Häufigkeit wie in anderen Ländern gefunden wird, ist die Inzidenz des klinisch manifesten Tumors statistisch signifikant geringer. Die klinische Inzidenz (bezogen auf die Anzahl männlicher hospitalisierter Patienten) liegt in Japan zwischen 0,26 und 0,93%, in den

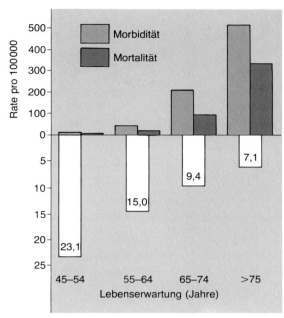

Abb. 1 Gegenüberstellung von Morbidität/Mortalität und Lebenserwartung in den Prävalenzaltersgruppen für das Prostatakarzinom (nach *Nagel*)

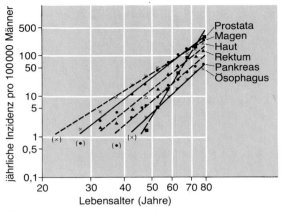

Abb. 2 Doppellogarithmische Anordnung von jährlicher Tumorinzidenz und Lebensalter: steilste lineare Korrelation für das Prostatakarzinom (aus *Miller, D. G.*: Cancer [Philad.] 46 [1980] 1307–1315)

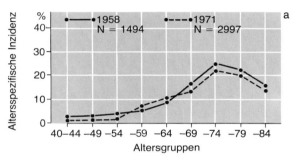

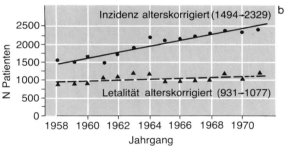

Abb. 3 a u. b Alters- und jahrgangsspezifische Inzidenz des Prostatakarzinoms in Schweden

a Die Inzidenz bezogen auf die entsprechenden Altersgruppen ist für 1958 und 1971 weitgehend identisch bei ungefährer Verdopplung der absoluten Häufigkeit

b Stetige Zunahme der alterskorrigierten Inzidenz zwischen 1958 und 1971 bei etwa gleichbleibender Letalität

(aus *Baba, S.* u. *G. H. Jacobi:* Akt. Urol. 11 [1980] 277 bis 285)

Vereinigten Staaten um 20%; beim inzidentellen, bei der Prostatektomie überraschenderweise gefundenen Karzinom nimmt Japan mit 5,3% eine ähnliche Stellung wie andere Länder ein. Die Häufigkeit des klinisch manifesten Karzinoms wurde ebenfalls in der jüdischen Bevölkerung als niedrig beobachtet (1,7% bei Juden gegenüber fast 20% bei der nichtjüdischen Bevölkerung). In den Vereinigten Staaten beträgt die Inzidenz 78 bei nichtweißer und 46 bei der weißen männlichen Bevölkerung (pro 100 000 pro Jahr). Weitere Länder mit deutlich geringerem Erkrankungsrisiko sind China und Korea: Vergleicht man das Prostatakarzinom innerhalb der Rangliste aller Malignome in einem Krebsregister, so ist es in Südkorea mit 0,5% 20mal seltener vertreten als in den Vereinigten Staaten (SEEL 1980).

Absolut gesehen nimmt die Inzidenz in den letzten Jahren in den westlichen Industrienationen zu (KNIPPER 1979, TRASTI u. Mitarb. 1979). KNIPPER (1979) führt für die BRD hierzu das Früherkennungsprogramm an, TRASTI u. Mitarb. (1979) haben in Schweden, wo die Erkrankungszahl von 1494 (1958) auf 2329 (1971) anstieg (Abb. 3), die Forcierung der Suchmethoden unter weitestgehender Integration der Feinnadelbiopsie hierfür verantwortlich gemacht. Ob jedoch hier über die Inzidenzerhöhung hinaus ein erhöhtes echtes Krankheitsrisiko wie etwa beim Bronchialkarzinom vorliegt, oder ob die verbesserte Diagnostik und die zahlenmäßige Zunahme der Risikoaltersgruppen hierfür verantwortlich sind, wird von NAGEL (1974) in Frage gestellt.

568 Tumoren

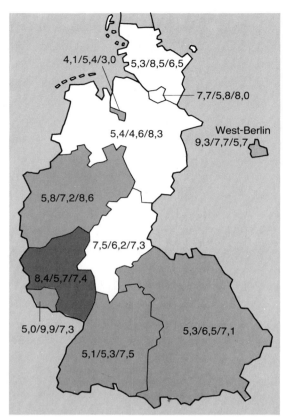

Abb. 4 Mortalitätsraten (pro 100 000 Einwohner) in der Bundesrepublik Deutschland für die Altersgruppe zwischen dem 35. und 64. Lebensjahr; zugrunde gelegt sind die Angaben der Todesbescheinigungen der Jahre 1955/1965/1975 (nach *Frentzel-Beyme* u. Mitarb.): helle Bezirke – Bundesländer mit variabler Mortalität; graue Bezirke – Bundesländer mit steigender Mortalität; dunkle Bezirke – Rheinland-Pfalz und West-Berlin mit fallender Mortalität (aus *Baba, S.* u. *G. H. Jacobi*: Akt. Urol. 11 [1980] 277–285)

Mortalität

Die oben dargestellten geographischen und rassischen Unterschiede bezüglich der Morbidität betreffen ebenfalls die Mortalität, von der in den meisten Ländern in den letzten Jahren eine Zunahme berichtet wird (SEGI u. Mitarb. 1969). In den USA ist von diesem Trend jedoch ausschließlich die nichtweiße Bevölkerung betroffen. In der BRD liegen den entsprechenden Mortalitätsziffern die Angaben der Todesbescheinigungen zugrunde, wodurch die Verwertbarkeit eingeschränkt ist. In Abb. **4** sind die Mortalitätsraten pro 100 000 Einwohner der Altersgruppe zwischen dem 35. und 64. Lebensjahr für die einzelnen Bundesländer der Jahre 1955, 1965 und 1975 aufgeführt (FRENTZEL-BEYME u. Mitarb. 1979). Unter Zugrundelegung dieser Daten ergibt sich im Vergleich mit den Mortalitätsraten von Japan für einen vergleichbaren Zeitraum und vergleichbare Altersgruppen ein Mortalitätsunterschied

vom *Faktor 10* (BABA u. JACOBI 1980). In unserem Lande lag das Prostatakarzinom nach den Angaben des Statistischen Bundesamtes 1978 mit 10,3% aller männlicher Krebssterbefälle auf Platz 3 (vgl. Schweiz: 11,3%; VAN DER LINDE 1978), 1979 starben hieran 7600 Männer, was einer Zunahme gegenüber dem Vorjahr von 1,9% entspricht.

Ätiologie

Die offensichtliche Signifikanz von Umweltfaktoren in der Beurteilung der Ätiologie des Prostatakarzinoms spiegelt sich wider im Phänomen der modernen Völkerwanderung: Polen und Japaner, die in die USA emigriert sind, sterben signifikant häufiger am Prostatakarzinom als ihre Landsleute in der Heimat (BABA u. JACOBI 1980, NAGEL 1974). Zwar scheint die androgene Stimulation des Prostataepithels für die Ausbildung eines Karzinoms cofaktoriell notwendig (FRANKS 1973), jedoch fanden sich in den Populationen mit niedriger Prostatakarzinominzidenz keine von anderen Populationen unterschiedlichen Androgenstoffwechselsituationen (BABA u. JACOBI 1980, WYNDER u. Mitarb. 1971). Auch die Untersuchungen über das Prostatakarzinomrisiko in Abhängigkeit vom soziökonomischen Status, von der Vita sexualis, von viralen und anderen infektiösen Einflüssen und von genetischen Faktoren ergaben keine schlüssigen Hinweise auf ein karzinogenes Risiko (Übersichten bei BABA u. JACOBI 1980, WYNDER u. Mitarb. 1971, ZEIGEL u. Mitarb. 1977). RAVICH geht schließlich so weit, daß er die geographischen Unterschiede im Erkrankungsrisiko lediglich als statistisches Mißverständnis betrachtet und statt dessen Virusinfekte und die Situation der frühkindlichen Zirkumzision bei verschiedenen ethnischen Gruppen als ausschlaggebend diskutiert (RAVICH 1978).

Biologie des Prostatakarzinoms

Zum Teil spiegelt sich die variierende biologische Potenz des Prostatakarzinoms bereits in den epidemiologischen Besonderheiten der geographischen und altersmäßigen Bevorzugung wider. Weitere Charakteristika, die später zumindest teilweise die Bereiche der Therapierbarkeit und Prognose beeinflussen, sind die hormonellen Wechselwirkungen, die Heterogenität und Multiplizität der Morphogenese sowie die Freisetzung von Phosphatasen als Markersubstanzen.

Endokrinologie

Normales, aber auch malignes Prostatawachstum steht zumindest cofaktoriell unter testikulären Hormonstimuli und somit unter einem komplexen hypothalamisch-hypophysären Regelkreis (s. Kap. Endokrinologie und Wachstum der Prostata). Ob Testosteron oder der aktivere Metabolit

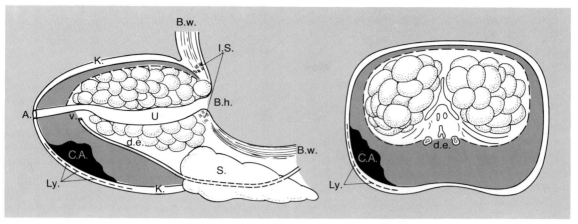

Abb. 5 Schematischer Längsschnitt und Querschnitt einer Prostata mit Ursprungslokalisation des Prostatakarzinoms (C.A.) innerhalb der peripheren Drüsenzone (mattgraue Fläche); A. = Apex; B.h. = Blasenhals; I.S. = interner Sphinkter; B.w. = Blasenwand; S. = Samenblase; K. = wahre Kapsel der Prostata; v. = Verumontanum (Colliculus seminalis); U. = Urethra; d.e. = Ductus ejaculatorii; Ly. = infiltrierende Karzinomzellen in Lymphgefäßen der Prostatakapsel (aus *Kirchheim, D. u. C. V. Hodges:* Urologe 5 [1966] 69–81)

Dihydrotestosteron letztlich das prostatogene Zielhormon darstellt, inwieweit das Östrogenangebot, die prostatische Verwertung von Zink, intrazelluläre Steroidrezeptorsysteme, das Adenylcyclasesystem als *second messenger*, hypophysäres Prolactin oder adrenale, im physiologischen Status eher weniger prostatabezogene Steroide unter den besonderen Bedingungen des Alterns ein karzinomfähiges Milieu schaffen, ist derzeit trotz mannigfaltiger tierexperimenteller und klinischer Informationen unklar. Sicherlich wäre es heute verfrüht, die Karzinogenese der Prostata mit einer Hormonstörung zu verknüpfen; die therapeutischen Erfolge durch Maßnahmen des Androgenentzugs werden dem Verständnis über die biologische Potenz des Prostatakarzinoms nur teilweise gerecht. Etwa ab dem 50. Lebensjahr, also in der Periode des größten Prostatakarzinomrisikos, erfährt das männliche Endokrinium physiologisch erklärbare, aber im Hinblick auf die Entwicklung eines hormonabhängigen Malignoms heute noch nicht interpretierbare qualitative und quantitative Veränderungen. Erklärbar durch eine Reduktion der Leydig-Zell-Funktion im Alter kommt es zu einer graduellen Abnahme des Plasmatestosterons, obwohl deutliche intra- und interindividuelle Schwankungen beobachtet werden. Auch das aktivere Dihydrotestosteron, adrenale Androgene sowie die gonadotrope Testosteronstimulierbarkeit nehmen beim alternden Manne ab, während die peripheren Östrogenspiegel ansteigen.

Zusammen mit dem Anstieg steroidbindender Globuline entsteht als Endresultat ein signifikanter Anstieg des *Östrogen-Testosteron-Quotienten*, eines Parameters, der in der Vergangenheit bereits unter dem Terminus »Östrogen-Androgen-Imbalanz« in Überlegungen der Pathogenese von Prostatatumoren eingegangen ist. Nach dem überwältigenden Teil des derzeitigen Wissensstandes (s. Kap. Endokrinologie und Wachstum der Prostata) jedoch ist das auslösende Moment in der Prostatazelle selbst zu suchen, wobei komplexe biochemische, immunologische und genetische Faktoren zusammenwirken können (COFFEY u. ISAACS 1979).

Formale Pathogenese

Die zur Zuordnung der Tumorentstehung in der Prostata von LOWSLEY (1912), HUGGINS (1948), FRANKS (1954), HUTCH (1970), GIL VERNET (1968) und MCNEAL (1972) eingeführten Einteilungen der Prostata in verschiedene Lappen (BOUFFIOUX 1979) sind als mehr oder weniger willkürliche morphologische Unterteilungen anzusehen und lassen sich unter funktionellen, ultrastrukturellen und histochemischen Gesichtspunkten heute nur schwer halten. Vielmehr erscheint es unter der Differenzierung von Morphokinese, Drüsenmorphologie, Ursprung und Histochemie letztlich nur sinnvoll, eine *periurethrale Mantelzone* von einer *peripheren Zone* (Glandula prostata propria) zu unterscheiden, wobei letztere in eine intermediäre *Pars cranialis* und eine äußere *Pars caudalis* unterteilbar ist. Etwa 95% aller Karzinome entstehen in der peripheren Drüsenzone und nehmen erst sekundär durch zentralwärts gerichtetes Wachstum den hyperplasietragenden periurethralen Drüsenteil ein (Abb. 5). Morphogenetische Wechselwirkungen zwischen der benignen Prostatahyperplasie und dem Karzinom oder die Betrachtung der benignen Prostatahyperplasie als eine Präneoplasie sind ohne ausreichende Basis. Bei gleicher Altersprävalenz für beide Konditionen besteht eine einfache Koinzidenz: HØLUND (1980)

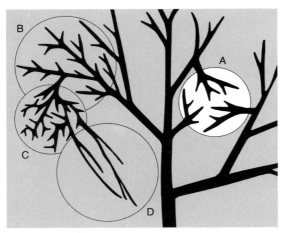

Abb. 6 Mögliche Morphogenese (Modell) des Prostatakarzinoms aus der atypischen glandulären Proliferation (prämaligne Hyperplasie); A = benigne Prostatahyperplasie (»Prostataadenom«); B = atypische glanduläre Proliferation; C = hochdifferenziertes Karzinom; D = wenig differenziertes Karzinom (aus *McNeal, J.E.*, in *Coffey, D.S., J.T. Isaacs:* Prostate Cancer. UICC, Genf 1979)

beobachtete bei 78% aller Patienten mit präklinischem, latentem Prostatakarzinom ebenfalls eine benigne Prostatahyperplasie. Prostatakarzinome treten häufig multifokal auf. GAYNOR (1938) fand bei 191 Autopsiefällen in 85% Befall eines Lappens (inklusiv multiple Herde), in 5% Karzinombefall von mehr als einem Lappen (inklusiv Kapselinfiltration) und in 10% Befall der gesamten Prostata mit Kapselpenetration.

Die herdförmige, teils diffuse Karzinomentstehung innerhalb der *Prostata propria* deutet auf eine generalisierte Umwandlungsbereitschaft des Organs hin, die bereits viele Jahre vor der klinischen Manifestation des dann fortgeschrittenen Karzinoms beginnt. Anhand von Datenvergleichen unterschiedlich sensitiver Autopsietechniken läßt sich die Wachstumslatenz vom fokalen Mikrokarzinom bis zum manifestationsfähigen lokal fortgeschrittenen Tumor auf 20 Jahre errechnen (BOUFFIOUX 1979). Nach Untersuchungen von MCNEAL (1979) sowie HARBITZ u. HAUGEN (1972) entsteht das Prostatakarzinom auf dem Boden eines hochaktiven und sekretionstüchtigen Epithels. Vielfach finden sich atypische glanduläre Proliferationen und latente Karzinomherde nebeneinander. In Abb. **6** ist die mögliche Morphogenese des Karzinoms aus der prämalignen Hyperplasie schematisch dargestellt.

Markersubstanzen

Phosphatasen, ubiquitäre Hydrolasen kommen in der karzinomatösen Prostata in verschiedenen Zellkompartimenten vor: Lysosomal, dem Golgi-Apparat zuzuordnen, sowie eher unspezifische sekretorische Phosphatasen. Ihre prostataspezifische Funktion, insbesondere die offenbar höhere Aktivität der sauren Phosphatase im Prostatakarzinom im Vergleich zur benignen Hyperplasie, ist unbekannt. Die Intensität der histochemischen Reaktion scheint nicht direkt gekoppelt zu sein mit der Dignität der Prostatazelle (AUMÜLLER 1979). Frühere Berichte über eine verminderte Aktivität der sauren Phosphatase im Karzinomgewebe (MARBERGER u. Mitarb. 1956) lassen sich erklären durch die Schwierigkeit der Trennung des enzymaktiven Gewebes von inaktivem Stroma. Ein eindeutiger Zusammenhang zwischen der Bildung und Freisetzung von Phosphatasen und der Androgenabhängigkeit des Karzinoms ist derzeit ebensowenig nachweisbar, wie das Verhalten der Serumphosphatasen ein Maßstab für die Hemmwirkung einer Therapie auf das Karzinomwachstum sein muß. Ebenfalls erscheint das Prostatakarzinom bezüglich seiner Phosphataseaktivität heterogen, denn im Stadium der Fernmetastasierung korreliert die Serumaktivität nicht mit dem Grad des Skelettbefalls. In Abb. **7a** ist die Saure-Phosphatase-Reaktion in normalem und neoplastischem Drüsengewebe eines radikalen Operationspräparates dargestellt.

Von den anderen im Prostatakarzinom untersuchten Markerenzymen liegen die meisten Daten über die Aminopeptidase vor (AUMÜLLER 1979, KIRCHHEIM u. HODGES 1966). Es wird angenommen, daß die Aminopeptidaseaktivität bei der Karzinominvasion in das umgebende Stroma eine Rolle in der extrazellulären Proteolyse spielt (AUMÜLLER 1979). KIRCHHEIM u. HODGES (1966) fanden für das Karzinom im Vergleich zur benignen Prostata ein fast völliges Fehlen der Aminopeptidasereaktion in histochemischen Untersuchungen (Abb.

Tabelle 1 Klassifizierung des Prostatakarzinoms. Prostatakarzinomregister Homburg/Saar (aus *Dhom, G.:* Verh. Ber. Dtsch. Ges. Urol. Springer, Berlin 1981 [p. 9])

	N	%
I. Gewöhnliches Prostatakarzinom	6601	97,7
A. *Uniformes* Prostatakarzinom		
1. Hochdifferenziertes Adenokarzinom	924	13,67
2. Wenig differenziertes Adenokarzinom	1057	15,64
3. Kribriformes Karzinom	470	6,95
4. Solides, undifferenziertes Karzinom	526	7,78
B. *Pluriformes* Prostatakarzinom		
1. Hoch und wenig differenziertes Adenokarzinom	463	6,85
2. Kribriformes und solides Karzinom	408	6,04
3. Kribriformes Muster in anderen Typen	1707	25,26
4. Andere Kombinationen	1046	15,48
II. Seltene, spezielle Karzinome	157	2,3
1. Endometrioides Karzinom	8	0,12
2. Urotheliales Transitionalzellkarzinom	126	1,87
3. Plattenepithelkarzinom	14	0,21
4. Verschleimendes Karzinom	9	0,13
Gesamt	6758	100%

Abb. 7 **a** Querschnitt der Prostata eines Operationspräparates nach radikaler Prostatektomie mit intensiver Saure-Phosphatase-Reaktion im normalen und neoplastischen Drüsengewebe. Die infiltrierenden phosphatasepositiven Krebszellen in den Lymphgefäßen der Kapsel sind deutlich sichtbar (Pfeile); die Reaktion ist nur schwach in den Ductus ejaculatorii (d. e.) erkennbar **b** Querschnitt der Prostata eines Operationspräparates nach radikaler Prostatektomie mit histochemischem Nachweis einer Aminopeptidasereaktion (AP); in den inneren Bezirken der Prostata ist die Formation von Hyperplasieknoten erkennbar; die umrandete Zone auf der linken Seite stellt das peripher wachsende Karzinom dar, welches AP-negativ ist. Die restlichen normalen und hyperplastischen Drüsen sind stark AP-positiv (aus *Kirchheim, D.* u. *C. V. Hodges:* Urologe 5 [1966] 69–81)

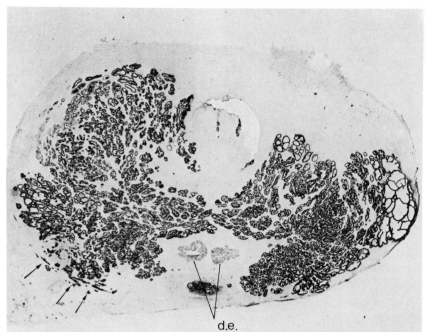

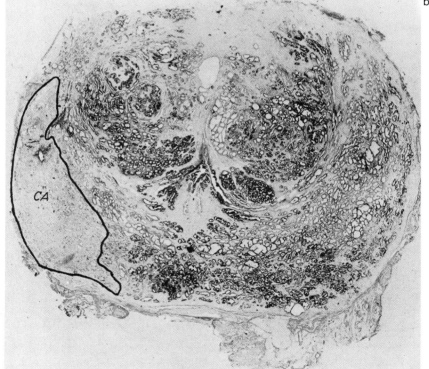

Tabelle 2 Übersicht über die wichtigsten »Grading-Systeme« beim Prostatakarzinom

Grading-System	Grad	Histologische bzw. histologische plus zytologische Parameter
Gleason 1966 –histologisch–	1	dichte, separate uniforme Drüsen
	2	uniforme aufgelockerte Drüsen
	3	Drüsen variierend in Form und Verteilung, scharf begrenzt, papillär, kribriform
	4	infiltrierend, verschmolzene Drüsen, solid, dunkel oder hellzellig
	5	infiltrierender anaplastischer Tumor und/oder »Comedocarcinom«
Mayo-Klinik 1969 –histologisch/zytologisch–	1–4	in Abhängigkeit von der Struktur der Azini und Zellen, dem Zytoplasma und den Kerncharakteristika, der Mitoseaktivität und der Stromainvasion
Mostofi 1975 –histologisch/zytologisch–	1–4	in Abhängigkeit vom Grad der Zellkernpleomorphie, der Zellkerngröße und der Drüsendifferenzierung
Dhom 1976 –histologisch–	1	hochdifferenziert
	2	wenig differenziert
	3	kribriform
	4	solide/anaplastisch
Gaeta 1978 –histologisch/zytologisch–	1	große bis mittegroße regelmäßige Drüsen, uniforme normalgroße Zellen
	2	mittelgroße bis kleine Drüsen, mäßiger Anteil Stroma, leichter Pleomorphismus, Nukleoli prominent
	3	kleine Azini, Verlust der drüsigen Organisation, kribriforme und szirrhöse Muster, ausgeprägter Pleomorphismus, azidophile Nukleoli
	4	keine Formation von Drüsen, kleine/große, uniforme/pleomorphe Zellen mit signifikanter Mitoseaktivität
UICC 1979 –histologisch–	1	hoher Grad,
	2	mittlerer Grad,
	3	geringer Grad der Differenzierung oder Entdifferenzierung
WHO (in Bearbeitung)* –histologisch/zytologisch–	1	hochdifferenziertes Adenokarzinom mit geringer Kernanaplasie
	2	wenig differenziertes Adenokarzinom ohne oder mit einzelnen kribriformen Herden und mäßiger Kernanaplasie
	3	kribriformes und solides Karzinom mit starker Kernanaplasie

* siehe auch Kap. Zytodiagnostik

7b). Die Wertigkeit dieser Befunde im Hinblick auf die biologische Aktivität des Prostatakarzinoms ist noch nicht klar.
Die tumorimmunologischen Aspekte beim Prostatakarzinom sind im Kap. Tumorimmunologie und auf S. 612 dargestellt.

Pathologische Anatomie

Tumortypen

Unter dem Prostatakarzinom werden gemeinhin das vom drüsigen Anteil des Organs seinen Ursprung nehmende Adenokarzinom sowie die anaplastischen Tumoren verstanden. Rund 98% aller Prostatakarzinome sind solche von MOSTOFI u. PRICE (1973) und DHOM (1981) als »*gewöhnliche Prostatakarzinome*« klassifizierte Tumoren (Tab. 1). Während MOSTOFI u. PRICE innerhalb dieser Gesamtgruppe entsprechend den morphologischen Erscheinungsmustern rein deskriptiv (mikroazinär, klein, groß, papillär, adenozystisch, kribriform, solid, medullär) in weitere Formen subklassifizieren, hat sich in Deutschland eine Grobeinteilung in Tumoren mit *uniformem* und *pluriformem* Muster mit weiterer Berücksichtigung des drüsigen Differenzierungsgrades durchgesetzt (DHOM 1981, KASTENDIECK 1980a). Zu den seltenen, *speziellen Karzinomen* gehören das Urothelkarzinom, das Plattenepithelkarzinom sowie endometrioide und verschleimende Karzinome, die im Deutschen Prostatakarzinomregister Homburg/Saar zusammen nur 2,3% ausmachen (DHOM 1981). Das Urothelkarzinom, von seiner Biologie her durch früheres Auftreten, normale alkalische Phosphatase, fehlende osteoplastische Metastasen sowie fehlendes Ansprechen auf eine Hormontherapie vom Adenokarzinom zu unterscheiden (RHAMY u. Mitarb. 1973), tritt gleich häufig entweder mit oder ohne Harnblasenbeteiligung auf und kann entweder als rein vom Übergangsepithel ausgehender Tumor oder kombiniert mit einem gewöhnlichen Prostatakarzinom auftreten (DHOM u. MOHR 1977).
Neben den von der Harnblase auf die Prostata übergreifenden oder primär in der prostatischen Harnröhre entstehenden Urothelkarzinomen sind noch die intraduktal im Bereich periurethraler Drüsen oder auf dem Boden einer Reservezellhyperplasie entstehenden Urothelkarzinome der Prostata zu erwähnen (DHOM u. MOHR 1977). Bei

Tumoren duktalen Ursprungs können, insbesondere wenn papilläre und kribriforme Muster nachweisbar sind, die Übergänge zum endometrioiden Karzinom des Utriculus prostaticus fließend sein (DUBE u. Mitarb. 1973). Bezüglich der Klinik, des Krankheitsverlaufes, der Therapierbarkeit und der Prognose haben KOFLER u. SCHMIDBAUER (1977) 11 Parameter angegeben, die das Übergangszellkarzinom der Prostata vom Adenokarzinom diskriminieren.

Die ausgesprochen seltenen Plattenepithelkarzinome der Prostata stellen eine für dieses Organ ungewöhnliche Tumordifferenzierung dar, und es ist fraglich, ob diese bereits primäre Plattenepithelkarzinome darstellen oder sich erst sekundär metaplastisch aus Adenokarzinomen – etwa nach Östrogentherapie – entwickelt haben (KASTENDIECK u. ALTENÄHR 1974).

Differenzierungs-, Atypie- und Malignitätsgrad

Die mehr oder weniger ausgeprägte Wegentwicklung des Prostatakarzinoms von seinem drüsigen Mutterboden läßt sich am Grad der im Karzinom verbliebenen drüsigen *Ausdifferenzierung* (Drüsenarchitektur, Stromaverhalten) sowie an der zellulären *Atypie* (Anaplasie) des Epithels ableiten.

Diese beiden histologischen bzw. zytologischen Parameter bestimmen das Ausmaß der *Malignität*, beurteilbar an den Kriterien der Invasion und Metastasierung. Im klinischen Jargon hat unter dem Schlagwort »Grading« eine durch die verschiedenen gebräuchlichen Klassifikationssysteme hervorgerufene Vermischung stattgefunden. Eine Auswahl der zum Teil nebeneinander gebräuchlichen Gradeinteilungen ist in Tab. **2** angegeben. Das System von GLEASON (1966) unterscheidet 5 Grade, wobei nicht wie bei den anderen Einteilungen jeweils der schlechtest differenzierte Anteil den Ausschlag gibt *(a potiori)*, sondern die unterschiedlich differenzierten Tumoranteile sich zu einer Gradsumme addieren. Die Graduierungssysteme der Mayo-Klinik (aus MURPHY u. WHITMORE 1979), das System von MOSTOFI (1975) und GAETA (aus MURPHY u. WHITMORE 1979) basieren sowohl auf histologischen als auch auf zytologischen Parametern (s. Tab. **2**). Im Sinne einer Vereinfachung liegen der UICC (1979) nur noch 3 histologische Grade zugrunde. Derzeit ist in Deutschland die Einteilung nach DHOM (1976) am weitesten verbreitet. Nach diesem im Deutschen Prostatakarzinomregister (Homburg/Saar) etablierten System wird unterschieden in ein hochdifferenziertes Adenokarzinom (G_1), ein wenig differenziertes Adenokarzinom (G_2), ein kribriformes Karzinom (G_3) und ein anaplastisches solides Karzinom (G_4), wie in Abb. **8** dargestellt. Weiterhin wird, wie bei KASTENDIECK (1980b), unterschieden in *uniforme* und *pluriforme* Karzi-

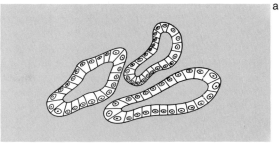
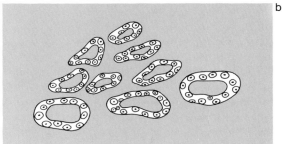
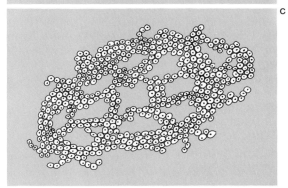
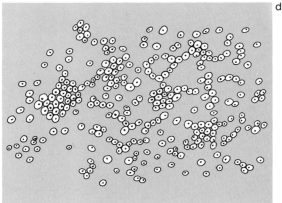

Abb. 8 a–d Schematische Darstellung der 4 Hauptdifferenzierungsgrade des Prostatakarzinoms nach dem Deutschen Prostatakarzinomregister Homburg/Saar (aus *Dhom, G.,* in *Marberger, H.* u. Mitarb.: Prostatic Disease, Progr. Clin. Biol. Res., Vol. VI. Liss, New York 1976)
a Hochdifferenziertes Adenokarzinom
b Wenig differenziertes Adenokarzinom
c Kribriformes Karzinom
d Anaplastisches Karzinom

nommuster. 45% aller gewöhnlichen Prostatakarzinome sind uniform (s. Tab. 1), bei den pluriformen Prostatakarzinomen überwiegen diejenigen mit kribriformem Muster, kombiniert mit anderen Differenzierungsgraden. Vergleicht man die Häufigkeiten der uniform hochdifferenzierten Karzinome und die malignen Rein- oder Mischformen (uniform wenig differenziert, kribriform, solide, undifferenziert sowie pluriforme Karzinome mit wenig differenzierten, kribriformen oder soliden Anteilen), so sind letztere mit 68,5% aller im Deutschen Prostatakarzinomregister erfaßten Prostatakarzinome 5mal häufiger vertreten als das Karzinom des geringsten Malignitätsgrades (s. Tab. 1).

Bei der Weiterentwicklung des Grading ist eine Einbeziehung histologischer *und* zytologischer Kriterien, wie sie bei MOSTOFI (1975) und GAETA (aus MURPHY u. WHITMORE 1979) in Tab. 2 bereits angegeben sind, anzustreben. Im Sinne einer weitest möglichen Reproduzierbarkeit (einfache Durchführbarkeit und objektive Definition der zu graduierenden morphologischen Kriterien), bestmöglicher Charakterisierung der Tumormalignität und klinischer Wertigkeit (therapeutische und prognostische Relevanz) ist derzeit eine Expertengruppe um eine internationale WHO-Vereinheitlichung bestrebt. Dieses bereits praktizierte Grading ist im Kap. Zytodiagnostik charakterisiert.

Tumorquantität, -lokalisation, -manifestation

Untersucht man radikale Operationspräparate pathohistologisch mittels Stufenschnittechnik, so lassen sich neben der Bestimmung von Tumorvolumen, Lokalisation, Fokalität und Heterogenität der Differenzierungsgrade ebenfalls das Verhalten Karzinom versus Hyperplasie, präkanzeröse Epithelveränderungen, zytologische Therapieeffekte, aber auch Korrelationen zwischen klinischen und morphologischen Befunden aufzeigen. Hierzu ist Biopsiematerial in nur sehr begrenztem Umfang aussagekräftig, da der Punktionszylinder lediglich einer Momentaufnahme des Gesamttumorgeschehens gleichkommt (Abb. **9**). In einer solchen klinisch-pathologischen Vergleichsuntersuchung konnten BYAR u. MOSTOFI (1972) in 45% ausschließlich periphere, in 52,5% kombiniert peripher und zentral wachsende und nur bei *einem* von 208 Fällen ausschließlich ein sich zentral entwickelndes Karzinom nachweisen. 85% aller Tumoren zeigten extensives Wachstum und waren multifokal nachweisbar. KASTENDIECK u. Mitarb. konnten mit der gleichen Technik darüber hinaus eine noch genauere morphologische Charakterisierung und Quantifizierung vornehmen: 80% vorwiegende Tumorausdehnung innerhalb des mittleren Drüsenabschnittes sowie apikal, 92% Invasion oder Penetration der äußeren Kapsel, 28% unifokal, 52% mindestens bifokal, 26% uniformer und 74% pluriformer Tumoraufbau (KASTENDIECK u. Mitarb. 1976, KASTENDIECK u. Mitarb. 1980). Ein kleines Karzinom mit Befall von höchstens 10% der Prostata wurde in 16%, ein mittelgroßes Karzinom mit bis zu 50%igem Organbefall in 58% und ein großes Karzinom mit mehr als 50%igem Organbefall in 26% der Fälle nachgewiesen (KASTENDIECK u. Mitarb. 1981).

Nur selten findet sich ein Prostatakarzinom in einer ansonsten völlig normalen Drüse; wie vorher erwähnt, sind Karzinompatienten ebenfalls im Prävalenzalter für die benigne Prostatahyperplasie. Außerdem finden sich nicht selten sklerosierend atrophische Bezirke, eine chronische Prostatitis oder Prostatainfarkte, postatrophische Hyperplasien, Metaplasien sowie atypische irreguläre Epithelproliferationen, die als Dysplasie bezeichnet werden können (DHOM 1981, FRANKS 1973, HARBITZ u. HAUGEN 1972, KASTENDIECK 1980a, MCNEAL 1979).

Es ist fraglich, ob letztere eindeutig als präkanzeröse Veränderungen anzusehen sind, der Begriff »Carcinoma in situ der Prostata« wird von DHOM (1981) entschieden abgelehnt.

Für den Kliniker wichtig zu unterscheiden sind neben dem primär sich lokal manifestierenden Karzinom die Tumoren, die sich entweder bei lokal unauffälligem Befund primär aufgrund von Fernmetastasen manifestieren oder erst vom Pathologen zufällig im Operationspräparat einer benignen Prostatahyperplasie entdeckt werden. Abgesehen von mannigfaltigen klinischen Klassifikationsversuchen (KASTENDIECK 1980a) und von der gelegentlichen Vermischung der Begriffe »latent«, »okkult« und »inzidentell«, ist heute folgende Begriffsbestimmung üblich:

Klinisch manifestes Karzinom: Prostatakarzinom, das entweder ausschließlich lokal oder gleichzeitig lokal und durch seine Fernmetastasen in Erscheinung tritt.

Okkultes Karzinom (occultus = versteckt): Prostatakarzinom, das sich primär nicht lokal, sondern durch seine Metastasen klinisch manifestiert.

Inzidentelles Karzinom (incidere = unvermutet stoßen auf): Klinisch unvermutetes, vom Pathologen im Operationspräparat einer benignen Prostatahyperplasie zufällig entdecktes Prostatakarzinom.

Latentes Karzinom (latens = heimlich, verborgen): Prostatakarzinom, das sich zu Lebzeiten der Diagnose entzogen hat und erst bei der Obduktion entdeckt wird.

Es waren die letzten beiden Tumorerscheinungsbilder (»Pathologenkrebs«), auf deren Basis in der Vergangenheit behauptet wurde, sie seien klinisch nicht in Erscheinung getreten, seien daher »stumm«, »ruhend« und damit als harmlose Sonderformen anzusehen. Dieser Interpretation ist aus pathologisch-anatomischer Sicht nicht zuzustimmen; aus klinischer Sicht ist zwar das latente, erst autoptisch gefundene Prostatakarzinom für

Abb. 9 a–c Vergleich eines Prostatakarzinoms im radikalen Operationspräparat (**a, c**) und in der Stanzbiopsie (**b**): Divergenz von Lokalisation, Tumorvolumen und Differenzierungsgrad

a Holoptischer Flächenschnitt des Ektomiepräparates mit multifokalem (●●●) Tumor; größter Karzinomherd rechts dorsolateral peripher; v = ventral; d = dorsal

b Nichtrepräsentativer Tumorausschnitt im Stanzzylinder: weniger kompakte und quantitativ mäßig viele Verbände eines uniform glandulären Prostatakarzinoms (Pfeile); H.E., Vergrößerung 45mal

c Bild aus dem kompakten rechtsseitigen Tumorherd des Ektomieausschnittes mit sehr dichten Verbänden eines glandulären (G) und kribriform strukturierten Prostatakarzinoms (Cr); H.E., Vergrößerung 50mal

(aus *Kastendieck, H.:* Pathologe 2 [1980] 31–43)

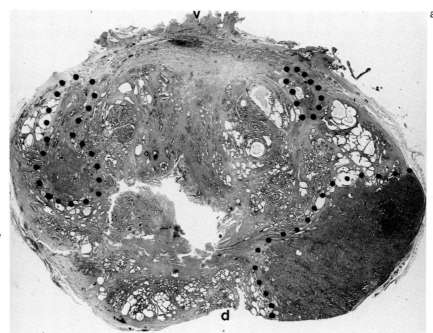

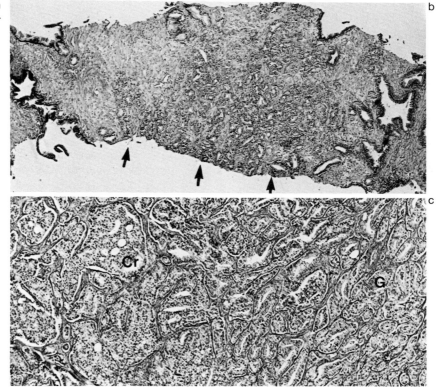

den Patienten logischerweise harmlos und klinisch ohne Konsequenz, da der Patient bereits tot ist, beim inzidentellen Karzinom kann eine klinische Konsequenz sehr wohl entstehen (s. u.).

Das autoptisch verifizierte Prostatakarzinom kann nicht uneingeschränkt als »latent« bezeichnet werden. So waren in der Untersuchung von KAHLER (1939) 35% aller klinisch verfehlten Karzinome allein durch die Routineautopsie (einzelner Prostataschnitt) oder als fortgeschrittenes Karzinom bereits makroskopisch erkennbar. Nach dieser Untersuchung war die autoptische Karzinomdiagnose in nur 15,4% klinisch verfehlt und nur zusätzlich durch die Stufenschnittechnik pathohistologisch als unifokales echtes latentes Mikrokarzinom möglich. Bei GAYNOR (1938) hatten bereits 15% aller autoptisch verifizierten Karzinome mehr als einen Lappen oder die gesamte Prostata bis zur Kapsel befallen, in 34% war eine Infiltration in die äußere Kapselschicht nachweisbar. KAHLER (1939) spricht in diesem Zusammenhang treffender nicht vom klinisch inapparenten, sondern vom *klinisch verfehlten* (»hidden«) Prostatakarzinom, RICH (1935) nennt diese Karzinome *klinisch nicht erkannt* und führt an, daß 56% dieser Fälle aus der Medizinischen Klinik (!), nur zu 18,5% aus der Urologischen Klinik kamen.

Nach morphologischen Kriterien betrachtet, fand DHOM (1981) in einem unselektionierten Autopsiegut bei 36,4% aller Männer älter als 45 Jahre ein latentes Karzinom, in einem Drittel der Fälle waren die Karzinomherde größer als 1 cm, und von 115 gesondert analysierten latenten Karzinomherden war immerhin in 42% das Bild eines wenig differenzierten oder kribriformen oder soliden Karzinoms deutlich.

Ob letztlich der latente Tumorherd als beginnendes Karzinom *(incipient carcinoma)* aufzufassen ist und ob der fokale Befund als Vorläufer einer diffusen Manifestation zu verstehen ist (HALPERT u. Mitarb. 1963), ist nicht vollständig geklärt. Das latente Karzinom ist trotz jahrelang gedrosselten Wachstums in Regionen mit hoher Inzidenz der Karzinommanifestation progredienzfähig (DHOM 1981). In Japan, einem Land mit identisch hoher Häufigkeit des latenten Karzinoms, scheint nur nach Auswanderung in »Risikoländer« eine Progredienz einzusetzen (BABA u. JACOBI 1980).

Das *inzidentelle Karzinom* hat als einziges klinisches Merkmal das Versagen der rektalen Palpation zu seiner Erkennung. SIGEL nennt als mögliche Ursachen für das Entgehen eines Tumors bei der rektalen Palpation die Prostatakongestion, hinter der sich der harte Knoten verbirgt, die nicht palpierbare ventrale Tumorausbreitung, die atrophische Karzinomform mit kleiner fibrotischer Drüse, die weiche gallertige Karzinomvariante sowie eine mögliche unwissentliche Östrogenvorbehandlung (SIGEL 1963). Die Inzidenz beträgt, bezogen auf Prostatektomien wegen benigner Hyperplasie, bei MOSTOFI 6–21% (MOSTOFI u. PRICE 1973), bei RUMMELHARDT in einer Sammelstatistik von 6500 Prostatektomien 5,6% (RUMMELHARDT 1976) und im Deutschen Prostatakarzinomregister 10,3% (DHOM u. HAUTUMM 1975). Die Häufigkeit, bezogen auf die Gesamtgruppe klinisch manifester Karzinome, variiert von Statistik zu Statistik stark, in der *Mainzer Prostatakarzinom-Kartei* finden sich bis 1978 unter 568 histologisch verifizierten Karzinomen 108 inzidentelle Tumoren (19%), das entspricht 5,4% aller Prostatektomien bei benigner Hyperplasie. Die Benennung des inzidentellen Prostatakarzinoms geschieht nach der amerikanischen Klassifikation als *Stadium A*, nach dem TNM-System der UICC als T_0. Bereits frühzeitig ließ sich feststellen, daß das T_0-Karzinom von seiner biologischen Potenz her und bezüglich der Prognose keinen einheitlich zu bewertenden Tumor darstellt. Bezogen auf die unterschiedliche Überlebenszeit wurde das T_0-Karzinom in eine fokale bzw. diffuse Form unterteilt (JEWETT 1975, VARKARAKIS u. Mitarb. 1970). DHOM u. HAUTUMM (1975) konnten zeigen, daß nur 29,8% dieser Tumoren als echte Mikrokarzinome anzusehen sind (Befall von weniger als 10% des Resektates), wohingegen in 48,2% mehr als 10% des Ektomievolumens vom Karzinom eingenommen werden und in 15,6% das gesamte Operationsmaterial vom Tumor durchsetzt ist.

Aus dieser Statistik geht ebenfalls hervor, daß nur 41,8% dieser Tumoren ein uniform hochdifferenziertes Bild bieten und allein 44% einen pluriformen, teils wenig differenzierten und kribriformen Aufbau zeigen. DHOM u. HAUTUMM diskutieren das hochdifferenzierte fokale T_0-Karzinom als am ehesten biologisch dem latenten Karzinom entsprechend und rechnen bei den größeren Karzinomen eines geringeren histologischen Differenzierungsgrades mit einem höheren Malignitätspotential. Diese Einstellung konnte im nachhinein von vielen Autoren anhand der Prognose bestätigt werden; resultierend hieraus liegt heute eine Reihe auf morphologischen Gesichtspunkten basierender Unterteilungsprinzipien des T_0-Karzinoms vor, wobei durchweg 2 Hauptparameter berücksichtigt sind, das Ausmaß des karzinombefallenen Organvolumens und der Differenzierungsgrad (Tab. 3). Es besteht eine gute Korrelation zwischen beiden Parametern; je geringer der Differenzierungsgrad, um so größer der Organbefall. Nach einer Sammelstatistik von SHELDON u. Mitarb. (1980) über 448 T_0-Karzinome sind rund 60% hochdifferenziert und 70% herdförmig, 40% mittel- bis wenigdifferenziert und entsprechend 30% multifokal oder diffus wachsend. Die Dunkelziffer des inzidentellen Prostatakarzinoms liegt auf der Hand, eine vollständige histologische Aufarbeitung des gesamten Hyperplasie-Operationspräparates ist routinemäßig kaum möglich. Wird die Stufenschnitttechnik für das gesamte Material angewandt, so steigt die Inzidenz des T_0-Karzinoms von 6 auf 21%, d. h. routinemäßig wird nur jedes 3. bis 4. T_0-Karzinom diagnostiziert (DENTON u. Mitarb. 1965).

Eine Hilfe für den Pathologen ist daher die fraktionierte Einsendung von TUR-Material.

Tabelle 3 Auswahl verschiedener Unterteilungsprinzipien des klinischen Zufallkarzinoms der Prostata (inzidentelles Prostatakarzinom)

Autor	Jahr	Stadium	Definition
1. *Varkarakis* u. Mitarb.	1970	fokal	Tumorvolumen $<12\%$
		diffus	Tumorvolumen $\geqq 40\%$
2. *Jewett*	1975	A_1	fokal
		A_2	diffus
3. *Dhom* u. *Hautumm*	1975	0–I	Befall $<10\%$ des Op.-Präparates
		0–II	Befall $>10\%$ des Op.-Präparates
		0–III	Karzinom im gesamten Material
4. *Khalifa* u. *Jarman*	1976	fokal	1–3 Herde
		diffus	>3 Herde
5. *Boxer* u. Mitarb.	1977	A_1	fokal, hochdiff., $\leqq 3$ TUR-Schnitte
		A_2	mehr Tumorvolumen oder wenig differenziert
6. *Donohue* u. Mitarb.*	1977	A_1	fokal, hochdifferenziert
		A_2	$>50\%$ des Resektates befallen oder wenig differenziert
7. *de Vere White* u. Mitarb.*	1977	0	fokal
		A	diffus, wenig differenziert
8. *Golimbu* u. Mitarb.	1978	A_2	>5 TUR-Schnitte oder wenig differenziert
		A_1	alles was weniger als A_2 ist
9. *Catalona, Scott*	1978	A_f	fokal
		A_1	nur 1 Lappen befallen
		A_2	multifokal oder diffus
10. *McCullough*	1978	A	hochdifferenziert, $\leqq 3$ mikroskopische Herde
		B_2	mehr Organvolumen befallen oder alles was schlechter als hochdifferenziert ist
11. *Golimbu* u. Mitarb.*	1979	A	fokal, hochdifferenziert, $\leqq 5$ TUR-Schnitte $\leqq 3$ separate mikroskopische Herde
		B_2	diffus, multifokal, wenig differenziert
12. *Sheldon* u. Mitarb.	1980	A_f (fokal)	$\leqq 3$ TUR-Schnitte
		A_l (lokalisiert)	>3 TUR-Schnitte in 1 von 4 Resektionsquadranten oder in 2 benachbarten Quadranten
		A_2 (diffus)	Karzinom in 2 nicht benachbarten Quadranten
13. Johns-Hopkins-Klassifikation (*Cantrell* u. Mitarb.)	1981	A_1	G_1 oder *Gleason* <5 oder $<5\%$ *Karzinombefall*
		A_2	G_{2-3} oder *Gleason* >5 oder $>5\%$ *Karzinombefall*

* aus Sheldon, C. A. u. Mitarb.: J. Urol. (Baltimore) 124 (1980) 626–631

Invasion, Metastasierung

Das Prostatakarzinom hat 2 lokale Ausbreitungsrichtungen, die primär zentrale in Richtung periurethrales Drüsengebiet und Harnröhre und die periphere, wobei die echte Prostatakapsel und die Denonvillierssche Faszie zunächst eine Barriere bilden. Ein morphologisches Charakteristikum ist die frühe Stromainvasion, die, falls eine deutliche Kernanaplasie nicht besteht, als diagnostische Hilfe gilt. Über den Einbruch in Lymphkanäle und Blutgefäße kommt es zur Fernmetastasierung. Während allenthalben die Invasion in sog. perineurale Lymphscheiden als lokal ungünstiges prognostisches Zeichen gewertet wird, werden solche von RODIN u. Mitarb. (1967) zumindest beim Menschen in Frage gestellt. Demgegenüber gibt es ultrastrukturelle Hinweise für das Vorhandensein eines eigenen intraprostatischen Lymphabflußsystems, über welches das Karzinom Anschluß an die perikapsulären Lymphplexus und die regionären Lymphknoten erhält (FURUSATO u. MOSTOFI 1980). Die Infiltration in die Samenblasen ist durchweg mit einer Kapselüberschreitung verbunden, 95% aller großer Tumoren (Karzinombefall von mehr als der Hälfte der Drüse) haben ebenfalls bereits die Organgrenze überschritten (KASTENDIECK u. BRESSEL 1980). Bei Samenblaseninfiltration steigt die Rate der Lymphknotenabsiedlung um das 9fache an, in $^2/_3$ dieser Fälle ist die Tumordifferenzierung im Lymphknoten mit derjenigen im Primärtumor identisch (KASTENDIECK u. Mitarb. 1980).

Das Prädilektionsorgan für die Fernabsiedlung ist das Skelettsystem, wobei Beckengürtel, Wirbelsäule und knöcherner Thorax gewöhnlich am frühesten befallen sind. Dieser Metastasierungsweg erklärt sich durch die primäre Drainage der periprostatischen Venenplexus in das sakrospinale

Abflußgebiet. Im späteren Stadium können ebenfalls die Lunge und die Leber befallen sein, im Endstadium praktisch alle Organe. Bei 100 Patienten mit Weichteilmetastasen fanden MERTZ u. CERNY (1978) den Befall der Lunge mit 27% am häufigsten, gefolgt von Leber (24%) und extrapelvinen Lymphknoten (21%). Obwohl die erste Lymphknotenstation die obturatorischen und die internen iliakalen Lymphknoten sind, können extrapelvine Absiedlungen das erste Zeichen einer Lymphknotenmetastasierung sein, wie BUTLER u. Mitarb. (1971) für die linke supraklavikuläre Lymphknotengruppe zeigen konnten.

Pathologisch-anatomische Klassifikation

Eine klinisch relevante morphologische Einteilung des lokalen Tumorwachstums geschieht in der Regel an Biopsiematerial, mit besserer Aussagekraft jedoch am radikalen Operationspräparat. Neben der Gradeinteilung (s.o.) interessieren den Kliniker die Invasion oder Penetration der Prostatakapsel, die Infiltration in die Samenblasen sowie der mögliche metastatische Befall der regionären Lymphknoten im Falle der pelvinen »Staging-Lymphadenektomie« (s.u.). In den letzten Jahren ist man um eine Etablierung des von der UICC aufgestellten postoperativen histopathologischen Einteilungsprinzips beim Prostatakarzinom bestrebt:

$pTis$ = präinvasives Karzinom,
pT_o = keine Evidenz für einen Primärtumor bei histologischer Untersuchung des Resektates,
pT_1 = einzelner oder multiple Karzinomherd(e),
pT_2 = ausgebreitetes Karzinom mit oder ohne Ausdehnung bis zur Kapsel,
pT_3 = Tumor mit Invasion über die Kapsel hinaus *und/oder* mit Invasion der Samenblasen,
pT_4 = Tumor mit Invasion der benachbarten Organe,
pT_x = Tumorinvasion kann nicht bestimmt werden.

Die pathohistologische Klassifikation der regionären und juxtaregionären Lymphknoten (pN) richtet sich nach der klinischen Klassifikation des TNM-Systems (s.u.). Wenn auch dieses definierte System nicht uneingeschränkt akzeptabel erscheint – DHOM (1981) lehnt zumindest für das Adenokarzinom die Existenz eines pTis-Tumors ab –, so bildete es doch die Basis für andere Unterteilungsschemata. KASTENDIECK übernimmt die Kategorie pT_1, nimmt bei pT_2 auch die Tumoren mit Invasion der Kapsel hinzu, wobei er eine Untergruppe (pT_{2-3}) mit fokaler minimaler Kapselpenetration abgrenzt und für den klinischen Gebrauch als »kleines« T_3-Karzinom bezeichnet (KASTENDIECK u. BRESSEL 1980, KASTENDIECK u. Mitarb. 1981). Dementsprechend ist das pT_3-Karzinom durch eine *deutliche* Kapselpenetration charakterisiert. Anhand histologischer Großflächenschnitte und der Stufenschnittmethode fand sich bei 165 radikalen Prostatektomiepräparaten folgende Verteilung:
pT_1-7%; pT_2-22%; pT_3 gesamt-71,5%; pT_{2-3}-23,0%; pT_3-48,5% (KASTENDIECK u. BRESSEL 1980).

Bei solch aufwendiger Untersuchungstechnik müssen zwangsläufig bezüglich der Tumorausbreitung und des Differenzierungsgrades gegenüber der Klassifizierung anhand von Biopsiematerial deutliche Unterschiede evident werden. In Abb. **10** ist ein solches Beispiel gegeben; im bioptisch gewonnen Stanzzylinder findet sich ein uniform glanduläres Prostatakarzinom, im Operationspräparat anaplastische stark atypische Anteile und kribriforme Proliferationsmuster. Pathohistologisch war hier, im Gegensatz zum klinischen Befund und zum Biopsiematerial, eine ausgedehnte Penetration der Kapsel nachweisbar.

Klinik des Prostatakarzinoms
Ausbreitungsstadien

Bei der prätherapeutischen Beurteilung der lokalen Ausdehnung des Prostatakarzinoms befinden wir uns trotz verbesserter bildgebender Techniken wie Ultraschallsonographie oder Computertomographie in einer Grauzone, die durch eine hohe Rate der Stadienunterschätzung *(understaging)* von global 72% (JEWETT 1956) belegt ist, wenn ein pathologisch-anatomischer Vergleich zugrunde gelegt wird. Da aber die klinisch-pathologische Diskrepanz des Tumorstadiums nur für die wenigsten Patienten prospektiv klinische Relevanz haben wird, da in den meisten Fällen eine Radikaloperation nicht angestrebt werden kann, gilt es, mit klinischen und apparativ-technischen Mitteln im Rahmen der Eingangsdiagnostik die Tumorerkrankung weitestmöglich zu klassifizieren. Das Ziel ist hierbei dreifach:

1. eine patientenorientierte und tumorbezogene Einteilung in verschiedene Therapiegruppen,
2. eine stadienbezogene Beurteilung der Prognose und
3. die hieraus resultierende Möglichkeit multizentrischer Vergleiche.

Die ersten Anfänge einer Stadieneinteilung beim Prostatakarzinom gehen zurück auf WHITMORE (1956). Die Unterteilung in *Stadium A* (incidental carcinoma), *Stadium B* (der kleine tastbare Knoten), *Stadium C* (das kapselüberschreitende Karzinom) und *Stadium D* (das metastasierte Karzinom), später von der VACURG[*] geringfügig ab-

---
[*] Veterans Administration Cooperative Urological Research Group.

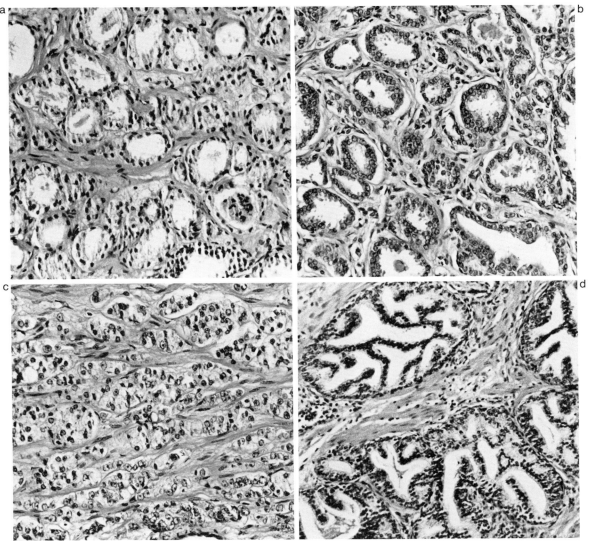

Abb. 10 Völlig abweichende histologische Differenzierung des Prostatakarzinoms im Biopsiezylinder (a) und im radikalen Prostatektomiepräparat (b–d): in der Biopsie uniform glanduläres Prostatakarzinom mit reifem Strukturmuster, im Prostatektomiepräparat typisches nicht differenziertes Karzinom mit teils reifen glandulären Strukturen (b), teils anaplastischen Karzinomverbänden mit hoher zellulärer Atypie (c) sowie kribriformen Proliferationsmustern (d); H.E., Vergrößerung 250mal (b) und 180mal (d) sowie 100mal (a, c). Es handelt sich hier also um den exemplarischen Fall eines »bioptischen Undergrading« (aus *Kastendieck, H.:* Pathologe 2 [1980] 31–43)

gewandelt und als *Stadien I–IV* benannt (BYAR 1973), wurde daraufhin vom *Amerikanischen Komitee der Krebsklassifizierung* in wiederum abgewandelter Form übernommen (COPELAND 1965) und in der Folge als amerikanisches Stadiensystem fortentwickelt und weltweit angewandt. Nach weiterer Unterteilung der Stadien A–D stellt sich das amerikanische System heute wie in Tab. **4** angegeben dar (MURPHY u. Mitarb. 1980). Darüber hinaus hat die *Union Internationale Contre le Cancer* (UICC) eine Tumorklassifikation entwickelt, die auf der Basis des lokalen Befundes (*T*), des Lymphknotenstatus (*N*) und der Fernmetastasierung (*M*) das Prostatakarzinom weitestgehend klassifiziert (s. Kap. Klassifikation urologischer Tumoren). In Abb. **11a** ist die Prostatakarzinomklassifikation nach der UICC in der neusten Form von 1979 dargestellt. Erst durch die Gruppierung verschiedener T-, N- und M-Kategorien zusammen mit dem Differenzierungsgrad und möglichen klinischen Risikofaktoren wäre eine *klinische Stadieneinteilung* eines individuellen Prostatakarzinoms möglich, was derzeit von der UICC noch nicht angegeben wird. In Tab. **4** ist die TNM-

Tabelle 4 Gegenüberstellung des derzeitigen amerikanischen Stadiensystems beim Prostatakarzinom und der UICC-Klassifikation (TNM-System) (nach *Murphy* u. Mitarb.)

Amerikanisches System	TNM-System (UICC 1979)
Stadium A inzidentelles Karzinom A_1 fokal A_2 diffus	*Kategorie* T_0, N_0, M_0 kein tastbarer Tumor pT_0 fokal pT_0 (m) multifokal
Stadium B begrenzt auf die Prostata B_1 kleiner palpabler Knoten B_2 großer Tumor oder multiple	*Kategorien* T_{1-2} N_0, M_0 T_1 intrakapsulärer Tumor, umgeben von normaler Drüse T_2 Tumor auf Drüse beschränkt, Kontur deformiert seitl. Sulzi und Samenblasen nicht befallen
Stadium C begrenzt auf periprostatisches Gebiet C_1 ohne Samenblasenbefall (<70 g) C_2 mit Samenblasenbefall (>70 g)	*Kategorien* T_{3+4}, N_0, M_0 T_3 kapselüberschreitend, mit oder ohne Befall seitl. Sulzi *und/oder* der Samenblasen T_4 fixierter Tumor oder Ausbreitung auf benachbarte Strukturen
Stadium D metastasierendes Karzinom D_1 pelvine LK-Metastasen oder Ureterobstruktion mit Hydronephrose D_2 Skelett- oder Weichteilmetastasen oder juxtaregionäre LK-Metastasen	*Kategorien* T_{0-4}, N_{1-4}, M_0 oder T_{0-4}, N_{0-4}, M_1 N_{1-3} Befall regionärer Lymphknoten M_1 Fernmetastasen N_4 Befall juxtaregionärer Lymphknoten

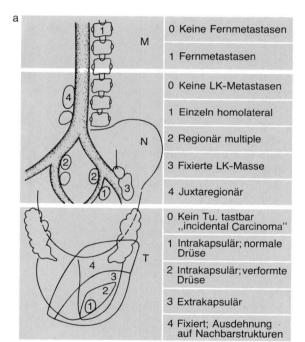

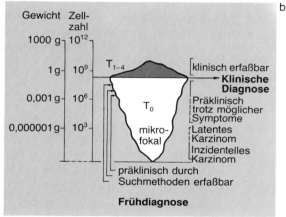

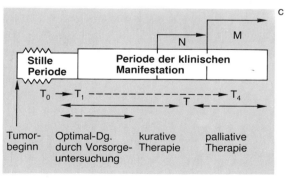

Abb. 11 a Klassifikation des Prostatakarzinoms nach dem TNM-System (UICC 1979)

b »Eisberg-Situation« beim Prostatakarzinom: Der klinisch faßbare Tumoranteil wird durch rektale Palpation als T_{1-4} kategorisiert; präklinische Tumoren (nicht palpabel = T_0) sind zu Lebzeiten des Patienten das inzidentelle Karzinom, in der Autopsie das latente Karzinom, das bei strenger Definitionsauslegung weder klinisch durch Symptome in Erscheinung getreten ist, noch bei rektaler Palpation zu Lebzeiten entdeckt worden wäre. Suchmethoden im Sinne der Vorsorgeuntersuchung setzen in der Tumorsituation am Übergang vom präklinischen zum so eben klinisch erfaßbaren (T_1) Karzinom an

c Der rektal nicht palpable Tumor (Kategorie T_0) ist, obwohl symptomlos (»stille Periode«), möglicherweise Ausgangspunkt für ein sich später klinisch manifestierendes Karzinom; die Übergänge können fließend sein, die Entwicklung geht von T über N zu M (aus *Jacobi, G. H.*: Palliativtherapie des Prostatakarzinoms. Zuckschwerdt, München 1980)

Abb. 12 a u. b Holoptische Schnitte durch radikale Prostatektomiepräparate (Überlassung freundlicherweise von Priv.-Doz. Dr. H. Kastendieck, Abteilung für Pathologie, Allgemeines Krankenhaus, Hamburg-Harburg)
a Großes Prostatakarzinom mit Befall von mehr als 50% des Organvolumens, nur zentrale rechtslaterale Zone tumorfrei; klinische Stadiendiagnose T_3, N_x, M_0; lokale Stadienübereinstimmung im Operationspräparat, jedoch in der Lymphadenektomie Tumorbefall pelviner Lymphknoten der linken Seite (pN_2)
b Multifokales Prostatakarzinom mit peripherem abgrenzbarem Tumorknoten rechts (als Stadium T_{1-2} diagnostiziert); außerdem 2 nicht palpierte Tumorbezirke der Gegenseite, daher klinisches »Understaging«, pathohistologische Klassifizierung als pT_3

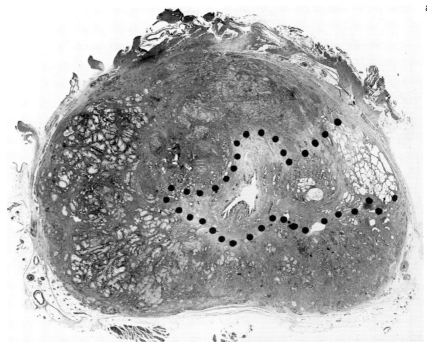

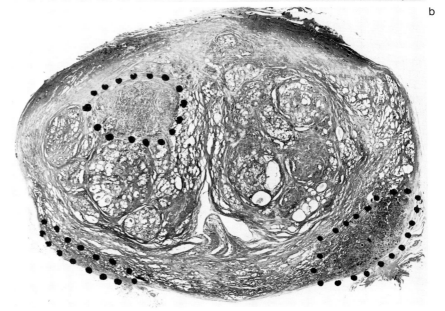

Tabelle 5 Symptome beim Prostatakarzinom nach *Barnes* (1940) und der Mainzer Prostatakarzinom-Kartei (1980)

Symptom	Barnes N = 664 %	Mainzer Prostata- karzinom-Kartei N = 800 %
Miktionssymptome		65
Dysurie	42	
Strahlabschwächung	40	
Pollakisurie/Nykturie	39	
akuter Harnverhalt	24	14
Hämaturie	13	7
Symptome des oberen Harntraktes (obstr. Nephropathie, Urämie)		8
Symptome von seiten der Fernmetastasen	15	11
Lokaler Schmerz (Blase, Rektum, Perineum)	15	
ohne Symptome		5,5
klinische und/oder laborchemische Tumorkonstellation (Karzinomsuche)		4,4

Klassifikation dem amerikanischen Stadiensystem gegenübergestellt.

Der rektale Palpationsbefund, auf dem die Charakterisierung der T-Kategorie beruht, kann, wie oben dargestellt, nur den klinisch erfaßbaren Tumoranteil wiedergeben. Da der rektal nicht palpable Tumor (T_o) jedoch Ausgangspunkt eines sich klinisch manifestierenden Karzinoms sein kann (Abb. **11c**), also fließende Übergänge vom nicht tastbaren bis hin zum metastasierenden Karzinom möglich sind (WHITMORE 1973), ergibt sich für das Prostatakarzinom, wie bei den meisten anderen Tumoren, eine sog. »Eisberg-Situation« (Abb. **11b**). So war bei dem in Abb. **12a** dargestellten ausgedehnten Karzinom die klinische Stadiendiagnose $T_3 N_x M_o$ gestellt worden, bei der pathohistologischen Aufarbeitung des Operationspräparates ergab sich für den Lokalbefund eine Stadienübereinstimmung (pT_3), jedoch fanden sich regionäre Lymphknotenmetastasen (pN_2); der in Abb. **12b** dargestellte Fall wurde durch die rektale Palpation des rechten peripheren Tumorknotens klinisch als Kategorie T_{1-2} charakterisiert, bei der pathohistologischen Untersuchung des Operationspräparates ergab sich jedoch ein pT_3-Karzinom mit 2 nicht palpierten Tumorherden des linken Prostatalappens.

Die Minimalerfordernisse für eine TNM-Klassifizierung des Prostatakarzinoms sind im Kap. Klassifikation urologischer Tumoren wiedergegeben.

Symptomatik

Eine für das Prostatakarzinom spezifische Symptomatik gibt es nicht; nur eine konsequente, geeignete Suchmethoden ausnutzende Vorsorgeuntersuchung (s.u.) ist in der Lage, das präklinische Prostatakarzinom, also ein sehr frühes Tumorstadium, beim noch sich gesund fühlenden Manne im Prostatakarzinomrisikoalter zu erfassen (s. Abb. **11**). Die möglichen Symptome lassen sich unterteilen in solche bedingt durch den lokalen Tumor (Miktionssymptome, Symptome des oberen Harntraktes) sowie in solche von seiten der Fernmetastasen. Zum Zeitpunkt der Erstdiagnose finden sich obstruktive Miktionsbeschwerden bei 40–65% aller Patienten, Beschwerden von seiten des oberen Harntraktes (obstruktive Nephropathie, Urämie) finden sich bei 8% sowie Symptome seitens primärer Fernmetastasen in 11–15% (Tab. **5**). Bei nur rund jedem 20. Patienten wird das Prostatakarzinom im symptomfreien Status diagnostiziert. Bei primären Metastasensymptomen stehen die teils lokalisierten, teils diffusen Skelettschmerzen im Vordergrund, gefolgt von Ödemen der unteren Extremität und des Skrotums bei lymphabflußbehindernder ausgedehnter Lymphknotenmetastasierung. Jeder Patient im prostatakarzinomfähigen Alter mit unklaren Kreuzschmerzen, einer spontan oder nach Minimaltrauma aufgetretenen Wirbelkörper- oder Oberschenkelhalsfraktur gehört zumindest klinisch auf ein Prostatakarzinom hin abgeklärt. Im lokal sehr fortgeschrittenen Stadium kann es zu Defäkationsbeschwerden, bei Infiltration der prostatischen Harnröhre oder des Blasenbodens zur Makrohämaturie kommen. Im Generalisationsstadium finden wir, wenn auch meist sehr spät, die typischen Symptome der Tumorkrankheit. Auswirkungen auf den oberen Harntrakt hat das Prostatakarzinom, im Gegensatz zur benignen Prostatahyperplasie (s. Kap. Prostataadenom und Blasenhalsobstruktion), meist nur einseitig, bei postrenalem Nierenversagen liegt in der Regel zusätzlich eine ausgedehnte pelvine und retroperitoneale Lymphknotenmetastasierung vor. Auf die mit der obstruktiven Nephropathie zusammenhängenden pathophysiologischen Veränderungen wird im Kap. Prostataadenom und Blasenhalsobstruktion ausführlich eingegangen.

Diagnostik
Klinische Untersuchung

Besteht von seiten der Symptome und des Alters der Verdacht auf ein Prostatakarzinom, so erfolgt zunächst eine gewissenhafte körperliche Untersuchung mit Inspektion und Palpation des äußeren Genitale, Palpation des Abdomens sowie der Lymphknotenregionen. Ebenfalls dazu gehört eine Groborientierung über den Skelettstatus.

Psychologisch gesehen toleriert der Patient die wichtigste Untersuchung, die rektale digitale Palpation, am besten, wenn diese ans Ende des Untersuchungsganges gestellt wird. Die rektale Palpation kann entweder bei stehendem und vornüber gebeugtem Patienten, im Bett in Seitenlagerung oder in Knie-Ellbogen-Lage durchgeführt werden. Hierbei wird mit dem Zeigefinger die gesamte Ampulla recti ausgetastet, die Größe, Form, Oberflächenbeschaffenheit und Abgrenzbarkeit der Prostata nach kranial und lateral beurteilt. Das Prostatakarzinom imponiert in der Regel als mehr oder weniger große holzharte Induration mit höckriger Oberfläche und oft fehlender Abgrenzbarkeit gegenüber den Samenblasen. Im fortgeschrittenen Stadium sind die seitlichen Sulzi verstrichen, die Prostata lateral nicht vom Becken abgrenzbar, die aufliegende Rektumschleimhaut nicht verschieblich und das Darmlumen mehr oder weniger starr eingeengt. Auf die Maskerade des Tumors bei der Palpation durch unterschiedliche Wachstumsrichtung, Karzinomtyp oder koinzidente benigne Hyperplasie wurde auf S. 576 hingewiesen. Differentialdiagnostische Schwierigkeiten kann eine granulomatöse Prostatitis machen, ebenso können eine alte Prostatatuberkulose, Prostatasteine oder eine sklerosierende senile Prostataatrophie Prostataverhärtungen hervorrufen. Durch die rektale Palpation läßt sich vorläufig das lokale Ausbreitungsstadium (T-Kategorie) angeben (s. Abb. **11a**). Man sollte sich jedoch bereits bei der rektalen Palpation im klaren darüber sein, daß in 4 von 5 Fällen die Lokalausbreitung unterschätzt wird (KASTENDIECK u. BRESSEL 1980); dies betrifft vor allem die Diskriminierung zwischen dem Stadium T_1 und T_2, aber auch die Frage nach der Kapselüberschreitung des Karzinoms (T_3). Bei fehlendem Nachweis einer Fernmetastasierung (s.u.) sind 45–50% aller Karzinome lokal der Kategorie T_3 und T_4 zuzuordnen (BIERSACK u. Mitarb. 1979, JACOBI u. Mitarb. 1981d, McCULLOUGH 1978).

Biopsie

Während es früher in vielen Fällen bei der rektalen Palpation blieb (»Fingerdiagnose« Prostatakarzinom) – in der *Mainzer Prostatakarzinom-Kartei* findet sich vor Inbetriebnahme der Urologischen Klinik eine histologische Verifizierung in nur 54,7% (JACOBI u. Mitarb. 1981d) –, gehört die bioptische Abklärung des Tastbefundes heute zum akzeptierten urologischen Standard.

Vorweg ist zu betonen, daß weder die biopsiebedingten Komplikationen noch die hochgespielte Vermutung einer iatrogen induzierten Metastasierungstendenz zur Mißkreditierung der bioptischen Verifizierung des Prostatakarzinoms berechtigt (s.u.).

Prinzipiell stehen 4 Biopsiewege zur Verfügung: transrektale Punktion, perineale Punktion oder offene Biopsie, transurethrale Resektionsbiopsie. Am weitesten verbreitet sind die perineale Stanzbiopsie sowie die transrektale Stanzbiopsie und Aspirationsbiopsie. Bei der Stanzbiopsie wird sich heute überwiegend der Trucut-Nadel (Travenol) bedient, mit der mittels eines kerbentragenden Trokars durch einen Punktionsschaft ein oder mehrere Punktionszylinder aus dem suspekten Prostatabezirk entnommen werden (Abb. **13a u. b**).

Neuerdings steht ein solches Prinzip mit bedienungsleichtem 3-Ring-Handgriff zur Verfügung (Histocan, Braun-Melsungen).

Das Prinzip der transrektalen Aspirationsbiopsie geht zurück auf FRANZÉN u. Mitarb. (1960). Hierbei wird mit einer wesentlich dünneren flexiblen Nadel (sogenannte Feinnadelbiopsie) über ein am Zeigefinger armiertes Führungssystem Zellmaterial aspiriert (Abb. **13c**). Die exakte Technik der Materialgewinnung, Konservierung und Aufarbeitung bei der Aspirationsbiopsie ist im Kap. Zytodiagnostik angegeben. Die Prostatabiopsie ist eine sensitive Untersuchungsmethode, ihre Treffsicherheit liegt bei 80–90% (LUTZEYER u. SCHIFFER 1970). Die Übereinstimmung der zytologischen Diagnose bei der Aspirationsbiopsie und der histologischen Diagnose bei der Stanzbiopsie erreicht heute in geübter Hand bis 97% (EGLE u. Mitarb. 1976). Nur gelegentlich, wenn die Biopsie bei nicht eindeutig karzinomatösem Palpationsbefund mehrfach negativ ist, kann in einem Drittel der Fälle durch die transurethrale Resektionsbiopsie das Karzinom doch bestätigt werden (DENTON u. Mitarb. 1967). In der jeweils geübten Hand sind beide Stanzbiopsieverfahren gleichermaßen treffsicher. Das etwas bessere Abschneiden der perinealen Biopsie bezüglich Komplikationen geht zugunsten der Nachblutung und des Post-Biopsie-Fiebers. Mögliche Komplikationen sind neben der Keimeinschwemmung vom Darm her mit Fieber, Schüttelfrost (in Einzelfällen wurde sogar eine Urosepsis beschrieben), die Nachblutung aus dem Stichkanal, Hämorrhoidal-

584 Tumoren

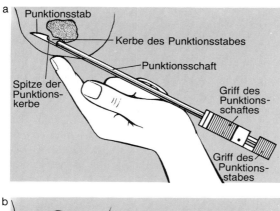

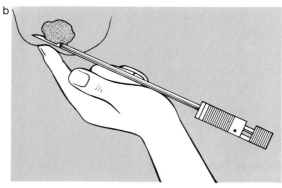

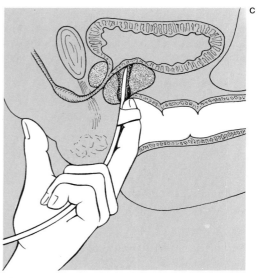

Abb. 13 Technik der transrektalen bzw. perinealen Prostatastanzbiopsie (**a** u. **b**) mittels Trucut-Nadel und der transrektalen Aspirationsbiopise (**c**) mittels Franzén-Nadel; weitere Erläuterungen s. Text (nach *Altwein* u. *Fritsche* u. *Deutschmann*)

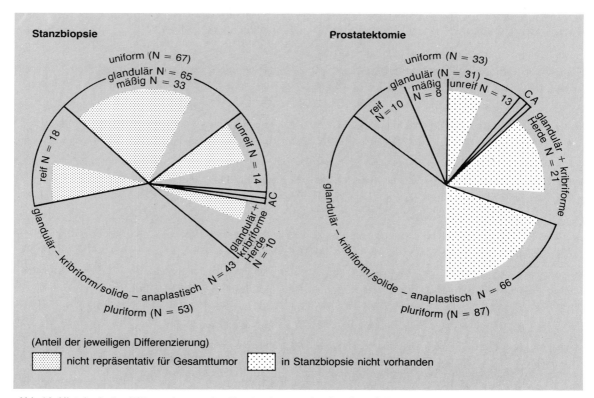

Abb. 14 Histologische Differenzierung des Prostatakarzinoms im Biopsie- und Operationsmaterial; im Kollektiv der uniformen Muster je ein kribriformes (C) und anaplastisches (A) Karzinom; markierte Abschnitte innerhalb der einzelnen Sektoren stellen den Anteil der nicht übereinstimmenden Fälle der jeweiligen histologischen Differenzierungsgrade dar (aus *Kastendieck, H.:* Pathologe 2 [1980] 31–43)

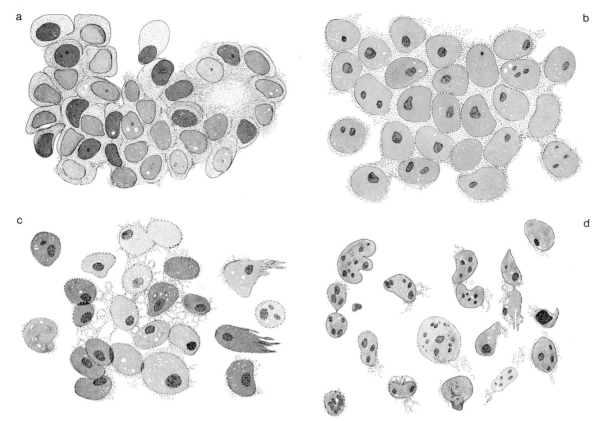

Abb. 15 Halbschematische Darstellung exfoliativzytologischer Befunde eines hochdifferenzierten (a), mitteldifferenzierten (b), niederdifferenzierten (c) und anaplastischen Prostatakarzinoms (d) (aus *Faul, P.* u. *M. Praetorius:* Urologe A 12 [1973] 259–267)

blutungen, Perforation der Harnblase, Blasentamponade, Makrohämaturie sowie Einschwemmung von gerinnungshemmenden Substanzen mit nachfolgender Koagulopathie.

Ob eine antibiotische Darmvorbehandlung mit schwer resorbierbaren Chemotherapeutika, Rektumeinläufe, Spülungen mit Nebacetinlösung, lokale Keimreduktion durch Zystomyacine die Infektkomplikation vermindern, ist Spekulation (KÖLLERMANN u. Mitarb. 1975a, ORESTANO u. Mitarb. 1971). Auch die vor der Biopsie begonnene orale Antibiotikaprophylaxe vermag Bakteriämie und Fieber nicht zu verhindern (RUEBUSH u. Mitarb. 1979). Insgesamt liegt die Komplikationsrate bei der perinealen Biopsie zwischen 4,4% und 8,3% (HELL u. Mitarb. 1971, MAKSIMOVIĆ u. Mitarb. 1971), bei der transrektalen Stanzbiopsie zwischen 4% und 16% (KÖLLERMANN u. Mitarb. 1975b, HELL u. Mitarb. 1971, MAKSIMOVIĆ u. Mitarb. 1971). Offenbar läßt sich durch Allgemeinnarkose in einzelnen Fällen die Komplikationsrate verringern (MAKSIMOVIĆ 1971), AY u. Mitarb. (1971) berichten jedoch auch für die ambulant durchgeführte Biopsie ohne Narkose eine Komplikationsrate im unteren Bereich.

Die Entscheidung der Frage ob Stanzbiopsie oder Aspirationsbiopsie richtet sich weniger nach der Treffsicherheit als nach den lokalen Gegebenheiten für eine gute Verarbeitung und Beurteilung der Zytologie (s. Kap. Zytodiagnostik).

Die häufige Feststellung, die Biopsie erbringe letzendlich durch die Verifizierung des Karzinoms nicht nur die Artdiagnose, sondern gebe darüber hinaus auch entscheidende Informationen über den Differenzierungsgrad und damit die maligne Potenz des Tumors, ist für letzteres nicht mehr uneingeschränkt akzeptierbar. Da die Biopsie nur einen kleinen Tumorausschnitt repräsentiert, ist der so gewonnene Differenzierungsgrad bei den pluriform gebauten Karzinomen nicht repräsentativ. Die Würzburger Arbeitsgruppe konnte anhand eines großen Untersuchungsgutes zeigen, daß bei bioptisch als uniform hochdifferenziert imponierenden Karzinomen die Übereinstimmung im Prostatektomiepräparat nur 33% war, bei bioptisch als uniform wenig differenzierten Tumoren nur 23% (MÜLLER u. Mitarb. 1980); bei den in der Biopsie uniform differenzierten Karzinomen waren im Prostatektomiepräparat 72% mit pluriformem Muster und damit von potentiell höherem Malignitätsgrad. KASTENDIECK fand, im Glauben an ein hoch bis mäßig differenziertes uniformes Karzinom in der Stanzbiopsie, beim späteren Vergleich des Operationspräparates in mehr als der Hälfte der Fälle einen unterschätzten Differenzierungsgrad, was in Abb. 14 dargestellt ist (KASTENDIECK 1980b). Die Treffsicher-

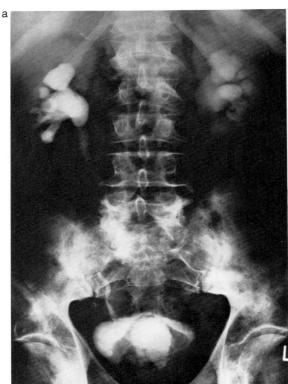

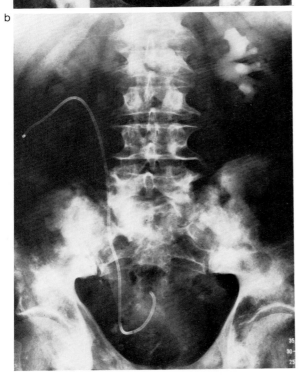

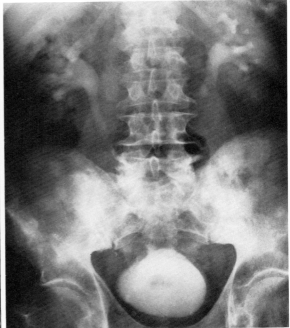

Abb. 16 Unterstützende Diagnostik und Therapiekontrolle durch IV-Urogramm: Patient B.F., 71 Jahre: im Dezember 1977 neu diagnostiziertes ossär metastasierendes Prostatakarzinom, Stadium $T_4\ N_x\ M_1$

a IVP bei der Eingangsdiagnostik 2 Stunden nach Kontrastmittelgabe; Harnstauung bds., stark endovesikal entwickeltes Prostatakarzinom, Metastasierung der abgebildeten Skelettanteile

b Selber Patient 7 Monate nach Orchiektomie bds., Östrogentherapie, perkutaner Nephrostomie rechts mit konsekutiver, in der Harnblase versenkter Ureterschiene; Status nach palliativer lokaler Radiotherapie; Rückgang der Einflußstauung links, re. Niere weiterhin massiv funktionseingeschränkt, beginnende Sklerosierung mit Verkalkung der Skelettmetastasen des Beckengürtels; jetzt: Phosphatasen im Normbereich, Serumkreatinin von vormals 3,2 mg% (283 μmol/l) auf 1,7 mg% (150 μmol/l) abgefallen

c IV-Urogramm 14 Minuten nach Kontrastmittelgabe beim selben Patienten 19 Monate nach Therapiebeginn: seitengleiche Kontrastmittelausscheidung nach Entfernung der rechtsseitigen Ureterschiene; sklerosierte Beckengürtelmetastasen durch Umwandlungsprozesse deutlicher sichtbar (bioptisch kontrolliert); weitgehende Normalisierung der zystographischen Phase mit zystoskopischem Nachweis eines völligen Rückgangs der Infiltration des Karzinoms in den Blasenboden; Serumphosphatasen und Serumkreatinin im Normbereich; der Patient lebt derzeit 3½ Jahre nach Therapiebeginn (aus *Jacobi, G.H.*: Palliativtherapie des Prostatakarzinoms. Zuckschwerdt, München 1980)

heit des tatsächlichen Differenzierungsgrades ist wahrscheinlich mit der Aspirationsbiopsie besser, da hier im Zellausstrich nach fächerförmiger Aspiration ein größeres Prostatavolumen repräsentiert ist (Abb. **15**). In palpatorisch sehr zweifelhaften Fällen können die Stanzbiopsie und die Aspirationsbiopsie ohne weiteres in einem Arbeitsgang kombiniert durchgeführt werden (ACKERMANN u. MÜLLER 1977).
Die Frage nach dem Metastasierungsrisiko durch die Prostatabiopsie stellt sich folgendermaßen dar (JACOBI u. Mitarb. 1981b): Schon normalerweise werden Tumorzellen ohne jegliche Manipulation in die periphere Blutzirkulation ausgeschwemmt; Tumorzellen sind in 30% im Armvenenblut, in 42% im regionalen Venenblut nachweisbar. Nur ein verschwindender Teil ausgeschwemmter Tumorzellen führt zur Metastasierung, da sie häufig nicht teilungsfähig sind und zugrunde gehen. Außerdem spielt eine Reihe von Faktoren (Tumorzellquantum; mechanische, hämodynamische, immunbiologische Mechanismen) für das »Angehen« einer Metastase eine Rolle. Wir konnten an einem nachkontrollierten Untersuchungsgut nach Serienbiopsien zeigen, daß innerhalb von 10 Jahren nach 491 transrektalen Biopsien bei insgesamt 135 Patienten mit durchschnittlich 4 Biopsien pro Patient in 17,8% Skelettmetastasen nachweisbar wurden; hierbei korrelierte der Metastasennachweis weder mit der Anzahl der Biopsien, noch war eine zeitliche Korrelation bestimmbar; vielmehr war die Metastasierung in den einzelnen Fällen vorprogrammiert durch nicht in die Therapie einbezogene Lymphknotenmetastasen oder einen *a priori* schlechten Differenzierungsgrad (JACOBI u. Mitarb. 1981b).

Lokale und lokoregionäre Abklärung

Der Wert der *intravenösen Urographie* liegt in der Darstellung des oberen Harntraktes und kann bei vornehmlich asymmetrischen Stauungszeichen die Diagnose eines T_{3-4}-Tumors mit Extension in Richtung des Blasenbodens, der Samenblasen und der intramuralen Harnleiteranteile nahelegen; eine solche Situation liegt zum Zeitpunkt der Tumordiagnose in bis zu 27% der Fälle vor (FERGUSSON 1973). Ein normales Urogramm schließt jedoch weder ein lokoregionär fortgeschrittenes Tumorstadium noch lymphogene Absiedlungen aus. Das Routineurogramm wird ggf. durch Spätaufnahmen komplettiert, ebenfalls durch das Zystogramm und die Röntgenrestharnprüfung (Abb. **16**). Das Zystogramm kann bereits Hinweise auf eine Blasenbodeninfiltration des Karzinoms, die Abdomenübersichtsaufnahme im Rahmen des IVP kann Hinweise auf das Vorliegen einer ossären Metastasierung geben (Abb. **17**). Die Röntgendarstellung der Harnröhre erscheint zur Stadienabklärung, wenn auch karzinomtypische Erscheinungskriterien berichtet wurden (WONG u. Mitarb. 1975), wenig hilfreich. HABEGGER u. BANDAUER (1978) sehen eine Indikation zur *Urethrographie* eher vor geplanter TUR. Die *Vasovesikulographie*, gelegentlich noch zum Ausschluß der Tumorausdehnung T_3 vor der Radikaloperation routinemäßig eingesetzt, wird dieser Aufgabe in mehr als ⅓ der Fälle nicht gerecht

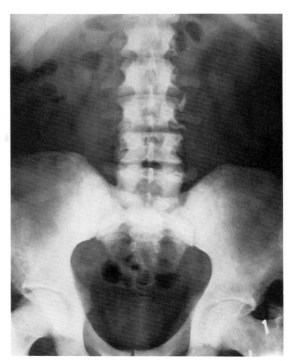

Abb. **17** Beispiel einer Skelettmetastasierung ohne Symptomatik primär diagnostiziert im Rahmen des Urogramms. Patient D.F., 66 Jahre; rektal im Rahmen der Vorsorgeuntersuchung Diagnose eines Prostatakarzinoms Stadium T_2; im Rahmen des routinemäßig durchgeführten Urogramms zeigt sich bereits auf der Abdomenübersichtsaufnahme eine diffuse symmetrische Metastasierung des gesamten Beckengürtels und der dargestellten Wirbelsäule (sog. *Eburnisation*); Serumphosphatasen massiv erhöht, keine Knochenschmerzen

(FIEDLER u. Mitarb. 1977); MAYOR u. Mitarb. (1963) haben bereits früher wegen insgesamt unbefriedigender Ergebnisse kritisch zur Vasovesikulographie Stellung genommen. Die *Urethrozystoskopie*, von vielen Urologen noch im Rahmen der Stadienabklärung routinemäßig eingesetzt und bei der UICC noch in der Liste der Minimalerfordernisse zur Stadienabklärung vertreten, erscheint ebenfalls von sehr begrenztem Aussagewert. Sie erfordert nicht selten eine Narkose, die einzige Zusatzinformation in bezug auf die lokale Stadienabklärung ergibt sich aus dem möglichen Nachweis eines Tumoreinbruchs in die Harnröhre, den Blasenhals oder das Trigonum, also aus der möglichen Zuordnung zur T_4-Kategorie. Zudem sind im Frühstadium der Organüberschreitung die endoskopischen Befunde ohne Biopsie wenig spezifisch (BOUFFIOUX 1979). FERGUSSON (1973) fand bei 112 Prostatakarzinompatienten in 6% mit klinisch lokalem Tumor und in 42% mit ausgedehntem Karzinomwachstum endoskopisch Hinweise auf eine Organüberschreitung.
Mit der *Ultraschallsonographie* haben wir heute

eine nichtinvasive patientenschonende und beliebig wiederholbare Methode zur primären Festlegung der lokoregionären Tumorausdehnung und zur Verlaufskontrolle in der Hand (s. Kap. Sonographie und Computertomographie beim Erwachsenen). In speziell gelagerten Fällen, z.B. als letzter diagnostischer Schritt vor der Radikaloperation oder zur exakten Kontrolle des Therapieerfolges bzw. zur Prüfung einer möglichen Therapieumstellung (s. Abb. **31**, S. 618), kann auch die *Computertomographie* des kleinen Beckens und Retroperitoneums notwendig werden; eine routinemäßig durchzuführende »notwendige diagnostische Maßnahme« (AMMON u. Mitarb. 1979) ist die aufwendige, teure und patientenbelastende CT-Untersuchung jedoch nicht (s. Kap. Sonographie und Computertomographie beim Erwachsenen).

Die größte Grauzone bei der erweiterten lokoregionären Abklärung liegt zweifelsohne in der Festlegung des Lymphknotenstatus (N-Kategorie). Am weitesten verbreitet ist die *Lymphographie*, eine invasive, mit einer Komplikationsrate von 2% behaftete (FUCHS 1965) und zudem ungenügend sensitive wie spezifische Methode. Aufgrund inkonstanter Anzahl von Beckenlymphknoten, Lymphknoteninvolution und besonders durch segmentales Überspringen einzelner Lymphknoten durch efferente Gefäße muß ein unterschiedlicher Metastasierungsweg erwartet werden (SCHUBERT u. Mitarb. 1979).

Mit der pedalen Lymphographie werden die Lymphknoten im A.-iliaca-interna-Bereich unvollständig oder nicht dargestellt; damit entgeht die erste Lymphknotenstation beim Prostatakarzinom, die obturatorische Lymphknotengruppe, der Diagnostik. Aus einer Sammelstatistik von 375 Fällen mit Lymphographie und darauffolgender histologischer Verifizierung nach Lymphadenektomie ergibt sich eine globale Treffsicherheit der Lymphographie von 72,7% bei 24,9% falschnegativen und 31,9% falsch-positiven Resultaten (BOUFFIOUX 1979). Aus großen Einzelserien von ZINGG u. Mitarb. (1974) und RUMMELHARDT u. FUSSEK (1970) ergeben sich für die Lymphographie 26% falsch-positive und 39% falsch-negative Resultate, damit eine Sensitivität von 61,2%, eine Spezifität von 74,4%. Bei einer globalen lymphographisch-histologischen Übereinstimmung von 80% deckte die Lymphographie bei 69% derjenigen Patienten, die trotz normaler Skelettszintigraphie erhöhte Serumphosphatasen hatten, korrekt eine Lymphknotenmetastasierung auf (LIEBNER u. STEFANI 1980). Die mangelhafte Spezifität geht vor allem auf Kosten lymphatischer Systemerkrankungen. In letzter Zeit wird in Fällen, in denen für die weitere Therapiestrategie die Beurteilung des Lymphknotenstatus zwingend ist, die Lymphographie von der Ultraschallsonographie und der Computertomographie allmählich verdrängt. Auf das Auflösungsvermögen beider Methoden wird im Kap. Sonographie und Computertomographie beim Erwachsenen eingegangen.

Die korrekteste Untersuchungsmethode des Lymphstatus ist die *pelvine Lymphadenektomie*. Vorausgesetzt alle regionären Lymphknoten würden entfernt und das gesamte Operationspräparat einer korrekten histologischen Untersuchung unterzogen, so wäre es theoretisch ein Staging-Verfahren mit 100%iger Sensitivität und Spezifität. Um auch Mikrometastasen darzustellen, ist ein aufwendiger Untersuchungsgang (z.B. das 6-Punkte-Protokoll des Rosewell-Park-Memorial-Institute) notwendig, eine Voraussetzung, die nur in den seltensten Fällen gegeben ist (MURPHY u. Mitarb. 1980). Aber auch technisch-operativ beinhaltet die pelvine »Staging-Lymphadenektomie« einige Kontroversen. Von seiten der behandelnden Operateure reicht das Spektrum von der mehr radikalen Lymphknotendissektion mit Entfernung von bis zu 90 Lymphknoten unter Einschluß der präsakralen und lateralen sakralen LK und von der Fossa obturatoria kranialwärts bis zum Promontorium (GOLIMBU u. Mitarb. 1979) bis hin zu den Urologen, die bei Patienten mit extrem hohem oder extrem niedrigem Risiko einer Lymphknotenmetastasierung den Eingriff für überflüssig halten (FREIHA u. Mitarb. 1979). Wenn bei intrakapsulärem frühem Karzinom und normalen Serumphosphatasen in nur 7% (FREIHA u. Mitarb. 1979), bei Patienten mit kapselüberschreitendem Karzinom eines geringen Differenzierungsgrades mit bereits erhöhten Serumphosphatasen aber in mehr als 90% mit tumorpositiven Lymphknoten zu rechnen ist, so wäre die pelvine Lymphadenektomie in diesen Fällen eine nur schwer zu rechtfertigende »Über-Abklärung«. Der zu erwartende Lymphknotenbefall in Relation zur lokalen Tumorausbreitung geht aus Tab. **6** hervor. Nur wenige Daten weisen darauf hin, daß die pelvine Lymphadenektomie über ihren stadienabklärenden Charakter hinaus möglicherweise auch einen kurativen Effekt hat. BARZELL u. Mitarb. (1977) konnten zeigen, daß Patienten mit entfernten positiven Lymphknoten von weniger als 3 cm³ Tumorvolumen nach Radiotherapie mit einer gleich guten Fünfjahresüberlebensrate zu

Tabelle **6** Sammelstatistik (N = 638) über die Korrelation von klinischem Stadium (T_{0-4}) zum pathohistologischen Nachweis von Lymphknotenmetastasen (pN > 0) (nach *Murphy* u. Mitarb.)

Klinisches Stadium	Tumor-positive Lymphknoten	
	E. Carlton (N = 295)	R. Correa (N = 343)
A_1 (T_0)	0%	0%
A_2 (T_0)	18%	24%
B_1 (T_1)	11%	15%
B_2 (T_2)	22%	38%
C (T_{3+4})	33%	47%

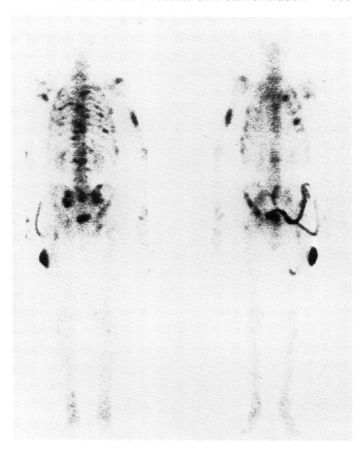

Abb. 18 Fallbeispiel einer diffusen, multilokulären Skelettmetastasierung im Skelettszintigramm 6 Jahre nach Therapiebeginn. Patient P. K., 61 Jahre: vor 6 Jahren Diagnose eines Prostatakarzinoms, Stadium $T_3 N_x M_0$; Behandlung durch lokale Hochvoltbestrahlung (6800 rd $\hat{=}$ 68 Gy); in der Kontrollbiopsie 2 Jahre nach Radiotherapie weiterhin persistierendes nur wenig regressives Prostatakarzinom; jetzt Orchiektomie bds., Östrogentherapie; 6 Jahre nach Diagnosestellung und 4 Jahre nach Einleitung der gegengeschlechtlichen Behandlung Auftreten von Skelettschmerzen und Diagnose der Skelettmetastasierung durch Ganzkörperskelettszintigraphie.
Links: Aufnahmetechnik von dorsal.
Rechts: Aufnahmetechnik von ventral.
Beachte die artifizielle Aktivitätsanreicherung an der linken Hand (Injektionsstelle des Radionukleids) und an der linken Beckenseite (isotopengefüllter Dauerkatheter) (Überlassung freundlicherweise von Prof. *Hahn*, Institut für Klinische Strahlenkunde [Nuklearmedizin] der Universität Mainz)

rechnen haben wie vergleichbar behandelte Patienten ohne Lymphknotenmetastasen. Ähnliche Ergebnisse liegen von der Mayo-Klinik vor; bei begrenztem intrapelvinem Lymphknotenbefall sind die Fünf- und Zehnjahresüberlebensraten nach Lymphadenektomie und radikaler Prostatektomie identisch mit der Prognose bei Patienten ohne Lymphknotenmetastasen, jedoch wird die Prognose mit zunehmender Anzahl befallener Lymphknoten schlechter (ZINCKE u. Mitarb. 1981). Bevor jedoch der mögliche kurative Effekt einer pelvinen Lymphadenektomie nicht anhand großer Patientenserien belegt ist, behält dieser Eingriff seinen stadienabklärenden Charakter, bedarf daher einer engen Indikationsstellung, die sich bei fehlenden Fernmetastasen auf die Fälle beschränkt, die bei negativem Lymphstatus (pN_0) einer Radikaloperation oder lokalen Hochvoltbestrahlung unter kurativer Zielsetzung zuführbar wären. Die operativen Voraussetzungen und Komplikationen sind auf S. 595–596 dargelegt.
Außer der Lymphographie und der pelvinen Lymphadenektomie haben andere vermeintlich lokal stadienabklärende Maßnahmen (pelvine Arteriographie, Phlebographie, Kavernosographie, Prostataszintigraphie) keine klinische Bedeutung.

Fernabklärung

Die Abklärung auf Fernmetastasen (M-Kategorie) beschränkt sich entsprechend der Metastasenprädilektion gewöhnlich zunächst auf das Skelettsystem und die Lunge. Die höhere Sensitivität, aber geringere Spezifität der Ganzkörperskelettszintigraphie gegenüber der Röntgenabklärung bildet die Grundlage für den komplementären Einsatz beider Verfahren.
Nach einer Sammelstatistik von SINTERMANN u. LANGHAMMER (1979) haben von 1626 Prostatakarzinompatienten 45,3% einen positiven Skelettszintigrammbefund und immerhin 37% dieser Patienten mit szintigraphisch positivem Befund gleichzeitig einen negativen Röntgenbefund. Die geringere Sensitivität des Röntgen erklärt sich dadurch, daß in der Knochenspongiosa erst bei einem Substanzverlust von 30–50% und einer Herdgröße von mindestens 1,5 cm metastatische Destruktionen sichtbar werden (REY u. Mitarb. 1978). Die geringere Spezifität der Ganzkörperskelettszintigraphie geht zugunsten von entzündlich-degenerativen Veränderungen, Systemerkrankungen, Traumen und Morbus Paget (Abb. **19**).
Abb. **18** zeigt typische Befunde bei diffus ossär metastasierendem Prostatakarzinom mit dem Beckengürtel, den proximalen Femures, der Wir-

590 Tumoren

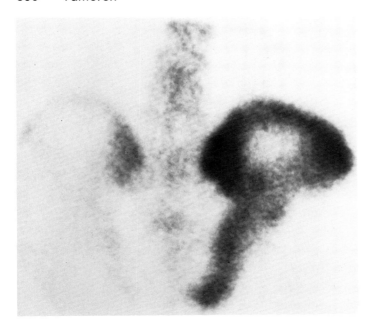

Abb. 19 Fallbeispiel zur skelettszintigraphischen Differentialdiagnose *Metastasierung – Morbus Paget.* 58jähriger Patient mit inzidentellem Prostatakarzinom (Kategorie T_0). Bei einseitigen Schmerzen des Beckengürtels wird die Ganzkörperskelettszintigraphie durchgeführt, welche das typische Bild eines asymmetrischen Morbus Paget ergibt; Beckenkammbiopsie aus der befallenen Beckenseite tumornegativ, Serumphosphatasen im Normbereich (Überlassung freundlicherweise von Prof. *Hahn*, Institut für Klinische Strahlenkunde [Nuklearmedizin] der Universität Mainz)

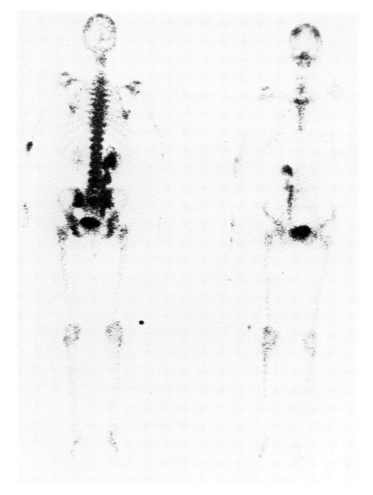

Abb. 20 Fallbeispiel für die orientierende Nierendiagnostik beim Prostatakarzinom durch Ganzkörperskelettszintigraphie: T_3-Prostatakarzinom des rechten Seitenlappens; im Skelettscan keine ossären Metastasen; deutlicher Isotopenaufstau rechts mit ektatischem Harnleiter und Nierenbeckenkelchsystem; durch die Ganzkörperskelettszintigraphie wurde ein Urogramm entbehrlich (Überlassung freundlicherweise von Prof. *Hahn*, Institut für Klinische Strahlenkunde [Nuklearmedizin] der Universität Mainz)

belsäule und dem knöchernen Thorax als Prädilektionsorte. Mit den neueren Radioisotopen und modernen Kamerasystemen ist die Strahlenbelastung innerhalb einer Grenze, die routinemäßig im Rahmen der Eingangsdiagnose sowie als Verlaufskontrolle die Ganzkörperskelettszintigraphie erlaubt. Da sowieso im Rahmen der Eingangsdiagnostik das IV-Urogramm mit Abdomenübersichtsaufnahme vorliegt und meist präoperativ oder im Rahmen der stationären Aufnahme ein Thoraxröntgen veranlaßt wird, können hiermit bereits Hinweise auf eine Skelettmetastasierung gegeben sein (s. Abb. **17**), so daß sich der routinemäßige Ganzkörperröntgenstatus erübrigt. Lediglich zur differentialdiagnostischen Einkreisung fraglicher szintigraphischer Befunde hat heute noch die Röntgenabklärung im Sinne von selektionierten Aufnahmen, gegebenenfalls mit gezielter Tomographie, einen Platz. Schwierigkeiten können sich in seltenen Fällen für die Beurteilung der Ganzkörperskelettszintigraphie dann ergeben, wenn eine generalisierte symmetrische Metastasierung das gesamte Skelettsystem befallen hat (AMMON u. Mitarb. 1979). In diesem Fall (sog. »Superscan«) haben die Metastasen praktisch die gesamte Radioisotopenmenge gespeichert, die gewohnte Anfärbung der Nieren bleibt aus, was für die Diagnose hilfreich sein kann (SY u. Mitarb. 1975). Die Tatsache der Nukleidanfärbung der Nieren bei der Skelettszintigraphie kann ebenfalls nutzbringend verwertet werden. Zumindest für die Verlaufskontrolle ist nach WAHNER u. Mitarb. (1977) die Beurteilung des oberen Harntraktes anhand der Ganzkörperskelettszintigraphie ausreichend. Die Einteilung des Szintigramms in mehrere »Nierentypen« erlaubt die Diagnose von stummen Nieren und Hydronephrosen sowie von tumorunabhängigen Nierenpathologika (Abb. **20**). Die Forderung der Nierensequenzszintigraphie als eine notwendige diagnostische Maßnahme (AMMON u. Mitarb. 1979) ist abzulehnen.
Andere szintigraphische Methoden der Metastasensuche wie Leberszintigraphie, Hirnszintigraphie, Lymphszintigraphie sowie der direkte Metastasennachweis mit ^{67}Gallium oder der direkte Tumornachweis mit ^{65}Zink (BÜLL 1979) haben keinen routinemäßigen Platz im Prostatakarzinom-Abklärungsprogramm; allenfalls die Szintigraphie der Leber und des Hirns ist, wenn gezielt und nach laborchemischem oder klinischem Verdacht eingesetzt, vertretbar. Insgesamt ist sowohl in bezug auf die Patientenbelastung als auch in bezug auf eine vertretbare Kosten-Nutzen-Relation als auch auf der Basis einer sinnvollen klinischen Relevanz eine routinemäßige, eher tumorbezogene Diagnostik zugunsten einer patientenbezogenen individuellen Abklärung zu verdrängen.
In den letzten Jahren wurden zur Früherfassung, also zur »präszintigraphischen« Darstellung von Skelettmetastasen, in die offene Skelettdiagnostik große Erwartungen gesetzt. Ungezielt durchgeführte Beckenkammbiopsien sollten histologische (Knochenkompakta), zytologische (Knochenmarksaspirat) und laborchemische (Knochenmarksphosphatasen) Frühinformationen über eine beginnende Skelettmetastasierung geben. Der morphologische Metastasennachweis im Knochenbioptat hat versagt, er liegt bei negativem Knochenscan nach KÖLLERMANN u. Mitarb. (1975b) bei 5,4%, nach NELSON u. Mitarb. (1973) bzw. im eigenen Untersuchungsgut bei 3,5–3,6%. Selbst bei bereits szintigraphisch verifizierter Metastasierung beträgt die Rate falsch-negativer Biopsieergebnisse nach einer Sammelstatistik von 232 Patienten global 63,8%.
Die Bestimmung der sauren Phosphatase im Knochenmark kann höchstens aussagekräftig sein, wenn radioimmunologische Bestimmungen angewandt werden (BOEHME u. Mitarb. 1978, JACOBI u. Mitarb. 1979b); ob unter diesen Bedingungen allerdings die Untersuchung von Knochenmark derjenigen von Serum überlegen ist, ist derzeit noch unklar.

Labordiagnostik

Neben der Erfassung unspezifischer laborchemischer Parameter wie Urinstatus, Serumwerte der Nierenfunktion und allgemeine Serumtumorparameter steht mit der Aktivitätsbestimmung der durch Tartrat hemmbaren Fraktion der sauren Phosphatasen (sog. *Prostataphosphatase*) ein mit Einschränkungen spezifischer Prostatakarzinom-Tumormarker zur Verfügung (s. Kap. Klinischchemische Diagnostik in der Urologie).
Die *Aktivitäts*bestimmung ist mit einer durch Temperaturlabilität und vorangegangener Prostatamanipulation bedingten Fehlerquote behaftet, die durch *Konzentrations*bestimmungen (radioimmunologische Methoden) umgangen wird. Jedoch konnte die anfängliche Vermutung, daß mit immunologischen Bestimmungsmethoden eine frühe Diskriminierung des manifesten vom klinisch inapparenten Karzinom möglich sei, nicht bestätigt werden (BAUER u. Mitarb. 1981, HUBER u. Mitarb. 1981, JACOBI u. Mitarb. 1981b). Die Treffsicherheit für Patienten mit kleinem Primärtumor (T_1-Kategorie) ist mit 30% relativ gering (BAUER u. Mitarb. 1981), auf der anderen Seite können bei benigner Prostatahyperplasie falschpositive Werte in rund 20% auftreten (HUBER u. Mitarb. 1981). Für die Verlaufskontrolle während der Therapie sind die radioimmunologisch bestimmten Serumphosphatasen den Untersuchungen mit der konventionellen Methode überlegen, eine beginnende Tumorprogression zeichnet sich laborchemisch früher und markanter ab. Für die Praxis gilt, daß jede deutliche Erhöhung der sauren Serumphosphatase verdächtig auf eine Metastasierung ist, auch wenn diese röntgenologisch oder szintigraphisch noch nicht nachweisbar ist.

Die Phosphatasenerhöhung ist aber keinesfalls an eine ossäre Metastasierung gebunden, auch große Primärtumoren oder ausgedehnte Lymphknotenabsiedlungen können die Serumkonzentration erhöhen. Andererseits sind normale Phosphatasenwerte kein Garant für fehlende Fernmetastasen, eine gewisse Korrelation zwischen dem Ansprechen auf eine Therapie und dem Abfall primär erhöhter Phosphatasen besteht.

Die alkalische Phosphatase ist beim Prostatakarzinom von deutlich geringerer Sensitivität, die Spezifität kann durch Bestimmung des knochenspezifischen Isoenzyms verbessert werden.

Andere unspezifische Tumormarker bei Prostatakarzinompatienten wie Isoleucin im Urin, Hydroxyprolin im Urin, karzinoembryonales Antigen im Urin oder Plasma, Polyamine im Urin, LDH im Plasma, Complement C_3 oder Transferrin im Prostataexprimat haben keinen Eingang in die Laborroutinediagnostik gefunden (JACOBI 1979 b, GRAYHACK u. Mitarb. 1980).

Vorsorgeuntersuchung

Die Einführung der Vorsorgeuntersuchung als Screening-Methode oder sog. »onkologische Filteruntersuchung« (VAN DER LINDE 1978), von C. E. ALKEN 1971 entscheidend mitbeeinflußt, fußt unter anderem auf zwei Erkenntnissen:
1. Das Prostatakarzinom ist im Frühstadium heilbar, wird aber, da symptomlos, höchstens zufällig erkannt.
2. Die rektale Palpation, *die* Untersuchung, welche Einfachheit und Treffsicherheit in sich vereint, gehörte früher nicht zur medizinischen »Statusroutine« (ALKEN 1979).

Wenn in der DDR eine Prostatakarzinomfrühdiagnose global in weniger als 10% erreicht wird, bei Armeeangehörigen mit regelmäßigen Untersuchungen aber in bis zu 50% (SCHNEIDER 1977), und in den USA radikal operierbare Frühkarzinome nur in 5–10% zur Diagnose kommen, bei Berufssoldaten oder ehemaligen Militärangehörigen mit regelmäßigen Kontrolluntersuchungen diese Rate bei 40–50% liegt (HODGES 1971, SCOTT 1967), dann betont wohl ALKEN mit Recht, daß es sich hier um kein speziell bundesdeutsches, sondern um ein internationales Problem handelt (ALKEN 1979).

Folgende Kriterien sollten idealerweise für eine Vorsorgeuntersuchung zutreffen: *Annehmbarkeit und Untersuchungswilligkeit,* d.h., die Untersuchung muß schnell, schmerzlos und nichtinvasiv sein; *Einfachheit, Zuverlässigkeit,* d.h. Reproduzierbarkeit bei verschiedenen Untersuchern; *Sensitivität* und *Spezifität* (möglichst wenig falschnegative und falsch-positive Resultate) sowie *Wirtschaftlichkeit,* d.h. eine vertretbare Kosten-Nutzen-Relation (VAN DER LINDE 1978).

Entgegen anderen Meinungen (KROKOWSKI 1978) sind diese Voraussetzungen bei der Krebsvorsorge des Mannes weitestgehend gegeben. Daß jedoch 10 Jahre nach Einführung der Vorsorgeuntersuchung noch kein eindeutiger Trend hin zu früheren, also kurativ behandelbaren Karzinomstadien zu verzeichnen ist, liegt daran, daß heute höchstens 20% derjenigen 9 Millionen der zur Vorsorge anspruchsberechtigten deutschen männlichen Bevölkerung die Untersuchung ausnutzen (KNIPPER 1979). Die hieraus zu ziehende Konsequenz ist die forcierte Information des Laien durch alle zur Verfügung stehenden Medien (LUTZEYER u. SCHIEFER 1970); die Beteuerung »es kostet dich nichts« und »es tut nicht weh« reicht hierfür nicht aus. Vielmehr muß eine Reihe von Barrieren überwunden werden, damit der sich scheinbar gesund Fühlende (in Österreich heißt die Vorsorgeuntersuchung treffender *Gesundenuntersuchung*) den jährlichen Weg zum Arzt findet.

Außer der regelmäßigen rektalen Palpation kann weder die Aspirationszytologie noch die Exprimatzytologie der Prostata (BURCHARDT u. Mitarb. 1973a, SCHIFFER 1970) als Suchmethode angesehen werden; die immunologische Phosphatasenkonzentrationsbestimmung hat ebenfalls eine zu geringe Aussagekraft, »in bezug auf die Frühdiagnose des Prostatakarzinoms bleibt das billigste und zuverlässigste Hilfsmittel nicht etwa die Nadel in des Patienten Armvene, sondern vielmehr der behandschuhte Finger des Arztes« (KIESLING u. WATSON 1980).

Therapie des Prostatakarzinoms
Intentionen, Strategien, Modalitäten

Das heutige Behandlungskonzept beim Prostatakarzinom basiert auf einer teils empirisch-deduktiven, teils auf den Ergebnissen von Therapiestudien ruhenden Strategie und den sich hieraus individuell ableitenden Therapieformen. Die moderne Behandlungsstrategie beim Prostatakarzinom hat sich heute an folgenden 3 Fragen zu orientieren:
1. Liegt ein noch auf die Prostata beschränktes Karzinom vor, das einer Therapie unter kurativer Zielsetzung zugänglich ist, oder ist das Prostatakarzinom als lokoregionär zu klassifizieren und damit zwar noch keine Systemerkrankung, aber kurativ nicht mehr uneingeschränkt beeinflußbar?
2. Erfordert die systemische Ausbreitung mit der metastasenbedingten Allgemeinsymptomatik eine palliative Therapie, die lediglich die Ziele der Tumoreindämmung und damit der Verbesserung der Lebensqualität verfolgt?
3. Gehen die unter den ersten beiden Punkten postulierten Therapiestrategien konform mit einer akzeptablen, das Alter und den Allgemeinzustand berücksichtigenden Indikation? Wird innerhalb der geplanten Behandlungsstrategie den individuellen Bedürfnissen und Erfordernissen des Patienten – ethisch vertretbar und für den Therapeuten forensisch ausreichend abgesichert – Rechnung getragen?

Wenn auch die verschiedensten Therapieformen, die sich innerhalb der 3 genannten Behandlungsstrategien verwirklichen lassen, vom Glauben, der Erfahrung und den harten Daten aus Therapiestudien in unterschiedlichem Ausmaß abhängen, so unterliegt doch die Strategie, die einer sorgfältigen Planung bedarf, allgemein anerkannten onkologischen Behandlungsprinzipien nach dem Motto: »Der lokale Tumor bedarf der lokalen Attacke, die disseminierte Tumorkrankheit der systemischen Therapie« (HOHENFELLNER 1979).

Bei der näheren Betrachtung der oben angegebenen 3 Hauptfragestellungen muß weiterhin unterschieden werden in 2 Therapieorientierungsmaßstäbe: Die *tumor*orientierte Therapie (Tumorstadium und -differenzierungsgrad) sowie die *patienten*orientierte Therapie (palliative oder kurative Zielsetzung).

Zu 1: Das kapselbegrenzte Karzinom (T_{0-2}, N_0, M_0) ist durch die radikale Prostatektomie heilbar, insbesondere wenn die vorausgegangene pelvine Lymphadenektomie Lymphknotenmetastasen ausgeschlossen hat. Inwieweit die pelvine Lymphadenektomie bis zum Stadium N_2 auch einen kurativen Effekt haben kann, bleibt weiteren Untersuchungen vorbehalten. Ebenso kann bei gleicher Patientenselektion sowohl die externe, d.h. lokale Hochvoltbestrahlung, als auch die interstitielle Radiotherapie durch Spickung kurativ sein. Bei lokoregionärer Ausdehnung (T_{3-4}, N_{1-3}, M_0) kann die lokale Attacke durch Ausdehnung des Bestrahlungsfeldes (extended field) erweitert werden, wodurch das Therapieziel womöglich das der reinen Palliation überschreitet.

Zu 2: Als systemische Therapieformen stehen die ablative (Orchiektomie) und additive (Östrogene) Hormontherapie als klassische Behandlungsformen zur Verfügung. Weitere kontrasexuelle Maßnahmen sind die Anwendungen von Gestagenen, Antiandrogenen und Antiprolactinen. Chemotherapeutika und Hormon-Zytostatika-Assoziate gelten ebenfalls als systemische Palliativtherapeutika.

Zu 3: Die unter 1. und 2. aufgeführten Therapieformen haben sich zu orientieren:

a) *Radikaloperation:* An der Operabilität, der Risikoabwägung in bezug auf die Harninkontinenz, an der Signifikanz der zu erwartenden Impotenz, dem biologischen Alter und der noch verbleibenden Lebenserwartung.
b) *Kastration:* An der individuellen Bedeutung der sexuellen Potenz.
c) *Östrogene/Antiandrogene:* Am Risiko kardiovaskulärer Komplikationen sowie an der sexuellen Potenz.
d) *Andere rein palliative Maßnahmen:* An der Frage, ob eine Lebensverlängerung oder die Verbesserung der Qualität des noch verbleibenden Lebens als Maxime zu gelten haben.
e) *Bei allen Therapieformen:* An der Frage der ethischen Vertretbarkeit (ist der Therapeut von der Effektivität der Therapieform selbst überzeugt?) und an der Frage, ob eine Aufklärung individuell notwendig bzw. sinnvoll erscheint.

Prinzipiell kommen die genannten Therapiemodalitäten als Monotherapie, als Kombinationsbehandlung (z.B. adjunktiv) oder als sequentielle Therapieformen in Betracht. Vom onkologisch-therapeutischen Standpunkt aus ist es jedoch nicht sinnvoll, *a priori* eine lokale Therapiemodalität, mit kurativem Ziel eingesetzt, mit einer als definitiv zu geltenden systemischen Therapie zu kombinieren.

Beispiel: Lokale Hochvoltbestrahlung beim Prostatakarzinom im kurablen Stadium plus Kastration, es sei denn, daß vergleichende Studien die Kombination als effizienter im Vergleich zu *einer* Therapieform alleine bewiesen hätten.

Daß jedes Prostatakarzinom kombiniert behandelt werden müsse (BURCHARDT u. Mitarb. 1973b), kann heute nicht aufrechterhalten werden.

Kurative Therapie

Radikaloperation

Die erste radikale Prostatektomie wurde von H.H. YOUNG im Jahre 1904 durchgeführt, und er nannte diesen Eingriff entsprechend seiner Radikalität *Prostatovesikulektomie*. Seither werden die Begriffe »radikale Prostatektomie« und »totale Prostatektomie« wechselweise für die Entfernung der tumortragenden Prostata, der Samenblasen, der Ampulle des Ductus deferens mitsamt des Blasenhalses benutzt.

Die operativ-technischen Variationen betreffen den Zugangsweg (perineal oder retropubisch) und die Technik der vesikourethralen Anastomose, die für die Kontinenzerhaltung ausschlaggebend ist (ZOEDLER u. LIMBACHER 1977). Generell sind der perineale und der retropubische Zugangsweg in der geübten Hand gleichermaßen zufriedenstellend; die Bevorzugung der einen oder anderen Methode ist gewöhnlich eine Frage der Ausbildung und persönlichen Erfahrung. Die Operationstechnik der radikalen retropubischen Prostatektomie ist in Abb. **21** vereinfacht dargestellt.

Indikationen: Die radikale Prostatektomie wird in der Regel dem organbegrenzten Karzinom (T_{0-2}, pN_0, M_0) vorbehalten. Eine Reihe von Autoren hält jedoch auch noch das begrenzt kapselüberschreitende Karzinom (BOXER u. Mitarb. 1977, KASTENDIECK u. BRESSEL 1980, TOMLINSON u. Mitarb. 1977) oder gar das lokoregionär fortgeschrittene Karzinom (T_{3-4}, N_{1-2}) für radikal erfolgreich operierbar (ZINCKE u. Mitarb. 1981). ZOEDLER (1973), FIEDLER u. Mitarb. (1977) und FROHMÜLLER (1982) u.a. sind hingegen die Verfechter der Operation im Frühstadium. Da mit weiterem Karzinomfortschritt einerseits Operationsmortalität und Spätkomplikationen steigen und die definitiven Heilungschancen sinken, andererseits aber eine Gruppe von Patienten mit frü-

594 Tumoren

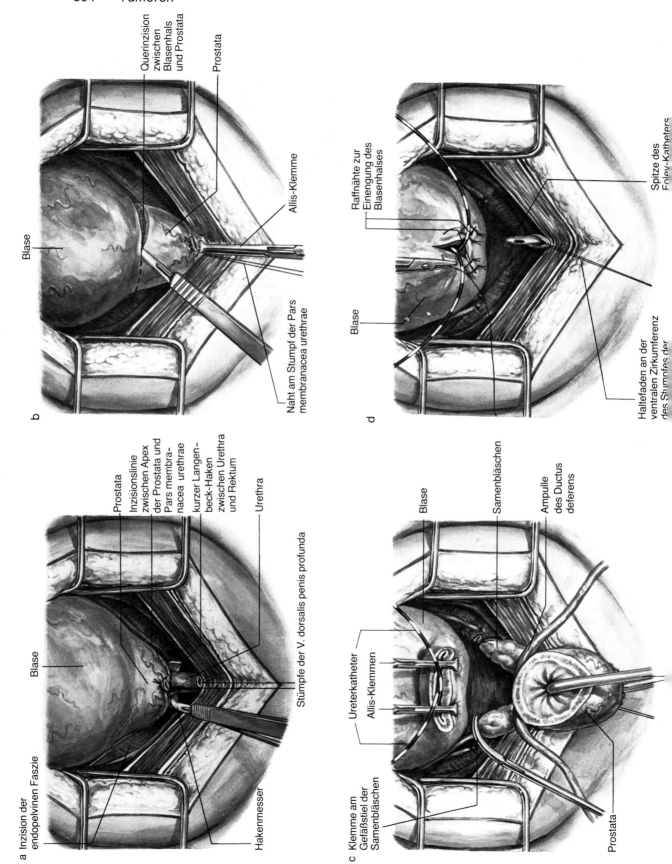

hem gut differenziertem Karzinom nach konservativer Therapie der Radikaloperation vergleichbar lange überleben, also der Operation *quoad vitam* nicht bedurften, kann die Indikation der radikalen Prostatektomie folgendermaßen zusammengefaßt werden: Überwiegen die Risikofaktoren, am Tumor zu sterben, diejenigen Risiken, die durch die Operationsmorbidität oder -mortalität gegeben sind, so ist die radikale Prostatektomie erstrebenswert. Ein solcher tumorbezogener Risikofaktor ist nach den umfangreichen Untersuchungen von Schröder, Belt und Mostofi an einem bis 20 Jahre postoperativ nachverfolgten Krankengut die Kernpleomorphie (Schröder 1979). Da statistisch einwandfrei vergleichbare Kontrollstudien (Radikaloperation versus keine Behandlung) nicht zur Verfügung stehen und ethisch, forensisch und nach onkologisch-therapeutischen Prinzipien auch nicht vertretbar sind, bleibt die Einstellung zur Radikaloperation, basiert auf der Tatsache, daß die Zahl derjenigen Patienten, die am Tumor versterben, nach Radikaloperation geringer ist als nach konservativer Therapie.

Komplikationen: Die Operationsmortalität liegt bei bis zu 1%, die intraoperativen Komplikationen sind Rektumverletzung mit Kotfistel, Nachblutungen oder Anastomoseninsuffizienzen mit Urinfistel. Spätkomplikationen sind die sexuelle Impotenz (bis zu 100%), die Harninkontinenz (1–12,5%), die Harnröhrenstriktur (0–5%) sowie die Sphinktersklerose (5%) (Boxer u. Mitarb. 1977, Frohmüller 1982, Fiedler u. Mitarb. 1977, Tomlinson u. Mitarb. 1977, Zincke u. Mitarb. 1981, Zoedler u. Limbacher 1977, Schröder 1979, Jewett 1980).

Die Frage nach der Möglichkeit einer radikalen Prostatektomie nach vorangegangener lokaler Hochvoltbestrahlung erscheint problematisch. Maßgebliche Faktoren sind die applizierte Strahlendosis und das Zeitintervall zwischen der Radiotherapie und der Radikaloperation. Carson u. Mitarb. (1980) sowie Gill u. Mitarb. (1974) rechtfertigen dieses Vorgehen anhand guter Frühergebnisse: keine Mortalität, kein zunehmendes Inkontinenzrisiko. Trotz gelegentlicher Bedenken scheint ebenfalls die radikale Prostatektomie nach vorangegangener transurethraler Prostataresektion die Operationstechnik sowie die postoperative Komplikationsrate nicht signifikant zu beeinflussen (Bass u. Barrett 1980, Goodwin 1952). Über die Radikaloperation nach stadienreduzierender Östrogentherapie (*»Downstaging«*) wurde ebenfalls berichtet (Scott u. Boyd 1969).

Die Kompliktionsrate bei der radikalen Prostatektomie spiegelt sich in der Größe der persönlichen Operationsserie des einzelnen wider (Jewett 1980).

Staging-Lymphadenektomie: Sie ist indiziert, wenn das Alter und der Allgemeinzustand des Patienten, die fehlende Fernmetastasierung, das bisher anhand klinischer Untersuchung und bildgebender Techniken negativ verlaufene Lymphostaging und die noch lokale Begrenzung des Karzinoms (maximal T_3) eine Therapie unter kurativer Zielsetzung möglich erscheinen lassen (s. S. 588). In Abb. **22** sind die Dissektionsgrenzen von der Bifurkation der großen Gefäße bis zum inneren Leistenring und zur Fossa obturatoria dargestellt. Neben der kompletten Lymphknotenresektion ist eine intensive pathohistologische Aufarbeitung notwendig (Grossman u. Mitarb. 1980), selektive Lymphknotendissektionen aus Standardgebieten erscheinen unzureichend. Eventuell makroskopisch bereits suspekte Lymphknoten bedeuten nach entsprechender pathologischer Schnellschnittbestätigung bereits das Ende des Eingriffes, ein kurativer Effekt für die Lymphadenektomie bei Tumorbefall ist derzeit noch zu wenig untermauert. Der mediane Zugang hat sich gegenüber dem inguinalen durchgesetzt, das extraperitoneale Vorgehen bedeutet gegenüber dem transperitonealen Zugang eine Verringerung der postoperativen Morbidität und Spätkomplikationen (Freiha u. Salzman 1977). Ist eine radikale Prostatektomie geplant, so wird innerhalb desselben Eingriffs die pelvine Lymphadenektomie vorangestellt. Ebenfalls kombiniert werden kann die Lymphadenektomie mit nachfolgender interstitieller Radiotherapie (s.u.). Eine weitere Indikation ist

---

◁ **Abb. 21** Illustration der radikalen retropubischen Prostatektomie beim Prostatakarzinom; Status nach pelviner »Staging«-Lymphadenektomie; das Bindegewebe ist bereits von der Dorsalfläche der Symphyse entfernt, die lateralen Anteile der Fascia endopelvica inzidiert und die tiefe dorsale Penisvene ligiert und durchtrennt (Überlassung freundlicherweise von Prof. Dr. *H. G. W. Frohmüller*, Direktor der Urologischen Klinik u. Poliklinik der Universität Würzburg)
  a Ein rechtwinkliger kurzer Langenbeck-Haken ist zwischen hinterer Harnröhre und Rektum zum Schutz des letzteren plaziert; die membranöse Harnröhre wird an ihrer Verbindung mit dem Apex der Prostata disseziert
  b Querinzision zwischen dem Blasenhals und der Prostata, wobei letztere mit einer Allis-Klemme in Richtung Symphyse vorgezogen wird
  c Nachdem die Prostata vom Blasenhals komplett separiert ist und nach kaudal gezogen wird, werden die Samenbläschen sichtbar, allseits mobilisiert und kranial an ihrem Gefäßstiel abgesetzt. Beide Harnleiterostien werden durch Ureterenkatheter intubiert
  d Verschluß des Blasenhalses auf Kleinfingerweite; Anastomose des rekonstruierten Blasenhalses mit der Zirkumferenz des Stumpfes der membranösen Harnröhre

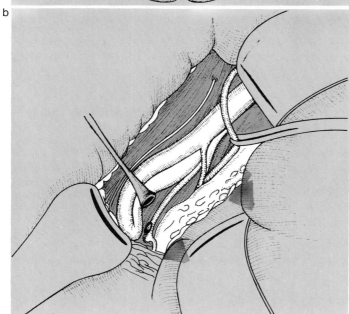

Abb. 22 a Operationsgrenzen bei der pelvinen Lymphadenektomie
b Operationsbefund nach radikaler Lymphadenektomie der rechten Seite (nach *Cockett* u. *Koshiba*)

die geplante lokale Hochvoltbestrahlung, die frühestens 3 Wochen nach der Operation eingeleitet werden sollte.

Bei exakter Patientenselektion besteht keine Operationsmortalität, frühe postoperative Komplikationen sind Lymphorrhoe, Lymphzysten, Penis- und Skrotalödem, Lymphstau der unteren Extremitäten, pelvine Abszesse sowie Lungenembolien (vor allem nach vorangegangener Lymphographie). Chronische Penoskrotal- und Beinödeme sind die signifikantesten Spätkomplikationen (LIESKOVSKY u. Mitarb. 1980). Frühe Komplikationen treten je nachdem, ob die Lymphadenektomie mit der Radikaloperation oder mit der lokalen Hochvoltbestrahlung verknüpft wurde, in 17 bis 33% bzw. 12–24% auf (KURTH u. Mitarb. 1977a, LIESKOVSKY u. Mitarb. 1980). Protrahierte Lymphabflußstauungen als Spätkomplikation werden in 40% der Fälle beobachtet, wenn eine lokale Radiotherapie angeschlossen wurde, dagegen in nur 10% bei Kombination der Lymphadenektomie mit der radikalen Prostatektomie (LIESKOVSKY u. Mitarb. 1980). Sekundäre Wundheilungsstörungen sowie ein durch Lymphverlust bedingter Eiweißmangel lassen sich bei transperitonealem Zugang durch Verzicht einer Beckendrainage und Offenlassen des parietalen Peritoneums reduzieren (GROSSMAN u. Mitarb. 1980).

Transurethrale Elektroresektion

Der therapeutische Wert der transurethralen Elektroresektion beim Prostatakarzinom ist begrenzt auf lediglich 2 Situationen:
1. kurativ im Falle einer TUR bei Prostatahyperplasie und gleichzeitig mitentferntem unifokalem hochdifferenziertem inzidentellem Karzinom (Kategorie T_0),
2. lokal-palliativ als Beseitigung der infravesikalen Obstruktion beim klinisch manifesten Karzinom (s. u.).

Die sog. »radikale transurethrale Prostatektomie«, wie sie mittels sog. Tiefendenaturierung durch Großflächenelektrode als eine kurative Therapie des Prostatakarzinoms angegeben wurde (ARNHOLDT 1973, SACHSE 1976), kann aus pathologisch-anatomischer Sicht keinen Anspruch auf Radikalität erheben. Entsprechend der Invasionstendenz, der lokoregionären Ausbreitung und dem bereits häufigen Befall der Samenblasen und der ersten Lymphknotenstation (s. S. 576) bietet die TUR keine mit der offenen Prostatovesikulektomie vergleichbare Radikalität. Abgesehen davon ist es auch technisch nicht möglich, das gesamte über die Hyperplasie hinausgehende Prostatagewebe vollständig zu entfernen, ohne mit dem Rektum und dem Plexus prostaticus in Konflikt zu kommen. Entsprechend sind bisher keine statistisch verwertbaren Spätergebnisse der sog. »radikalen transurethralen Prostatektomie« publiziert; der TUR kann deshalb kein Platz in der kurativen Therapie des klinisch manifesten Prostatakarzinoms zugeordnet werden (BANDHAUER 1982).

Anders verhält es sich beim unifokalen inzidentellen Karzinom: Mit der vorangegangenen TUR der benignen Prostatahyperplasie kann im Falle eines gut differenzierten und unifokalen Zufallskarzinoms von Tumorausrottung ausgegangen werden. Nach alleiniger TUR ist die Sterbequote am Karzinom praktisch null (CORREA u. Mitarb. 1974, MONTGOMERY u. Mitarb. 1961), die Zehnjahresüberlebensrate liegt zwischen 57 und 71% (HANASH u. Mitarb. 1972, HEANEY u. Mitarb. 1977). Noch 15 Jahre nach alleiniger TUR liegt die Überlebensrate mit 29% so hoch wie die am Lebensalter und der Erhebungsperiode adjustierte statistische Lebenserwartung (HANASH u. Mitarb. 1972); die adjuvante Hormontherapie verbessert die Überlebenschance nicht (CORREA u. Mitarb. 1974). Damit kann die alleinige TUR beim unifokalen gut differenzierten T_0-Karzinom als kurativ angesehen werden. Demgegenüber sterben mit multifokalem oder diffusem wenig differenziertem Zufallskarzinom 4–5mal mehr Männer am Tumor, die Fünfzehnjahresüberlebensrate liegt bei 15%, ein Viertel dieses Patientengutes hat bereits präexistente Lymphknotenmetastasen, und 62% erleben nach TUR eine Tumorprogression (CORREA u. Mitarb. 1974, SHELDON u. Mitarb. 1980). Daher ist das Belassen des Patienten bei der alleinigen TUR eine inadäquate Therapieform; GOLIMBU u. Mitarb. (1978) schlagen demnach das multifokale wenig differenzierte T_0-Karzinom dem Stadium T_2 zu und empfehlen die Radikaloperation.

Lokale Radiotherapie

Strahlenempfindlichkeit, Strahlenquellen: Prostatakarzinome sind entgegen anfänglichen Zweifeln nach den heute vorliegenden Berichten und einer 15jährigen Erfahrung strahlensensibel. Dabei scheinen sie dem allgemeinen strahlenbiologischen Gesetz, daß die Sensibilität auf ionisierende Strahlen abhängig ist vom Grad der Zellproliferation und damit höher ist bei undifferenzierten Karzinomen, nicht zu gehorchen. Folgende Gründe sind hierfür zu diskutieren (FRANKE u. Mitarb. 1980): Ein Teil der als hochdifferenzierte Karzinome eingestuften bestrahlten Tumoren sind, bedingt durch die Biopsiediagnose, in Wirklichkeit pluriforme und wenig differenzierte Karzinome und täuschen das bessere Ansprechen hochdifferenzierter Tumoren vor; wenig differenzierte und anaplastische Karzinome haben gewöhnlich ein größeres Tumorvolumen und damit eine verminderte Sauerstoffversorgung. Wird die Bestrahlung mit einer Hormontherapie kombiniert (BECKER u. Mitarb. 1981, BURCHARDT u. Mitarb. 1973b, FRANKE u. Mitarb. 1973), so hat letztere nicht reproduzierbar am Therapieeffekt teil, und zwar um so mehr, je ausgedehnter der hochdifferenzierte Karzinomanteil ist.

Die radiotherapeutische Ansprechbarkeit des Prostatakarzinoms hängt neben dem zu bestrahlenden Tumorvolumen weiterhin ab von der applizierten Strahlendosis sowie von dem Zeitintervall zwischen Radiatio und Therapiebeurteilung. Die relativ langsame Tumorregression nach Bestrahlung ist erklärbar durch die teilweise nur subletale Schädigung der Tumorzellen und durch den unterschiedlichen kinetischen Zellzyklus der meist pluriformen Karzinome unterschiedlicher Differenzierungsgrade. Über die Erhöhung der Radiosensibilität des Prostatakarzinoms durch zusätzliche Behandlung mit elektronenaffinen Stoffen (z. B. Misonidazol) ist derzeit wenig bekannt. Seit den radiotherapeutischen Anfängen beim Prostatakarzinom mit Radiumeinlagen in die prostatische Harnröhre (PASTEAU 1911), der perkutanen konventionellen Röntgenbestrahlung im 200-kV-Bereich (WIDMANN 1934) und der Injektion von Radiogold-Kolloidlösung in die freigelegte Prostata (FLOCKS 1952) haben sich die Techniken und Bestrahlungsquellen kontinuierlich verbessert.

Mit den modernen Telekobaltgeräten, Linear- und Kreisbeschleunigern sowie durch Anwendung schneller Neutronen können unter relativer Schonung des Nachbargewebes hohe Strahlungsdosen am Karzinomherd appliziert werden. Je nach Tumorvolumen, Feldgröße und technischer Ausrüstung stehen die Rotationsbestrahlung, die Pendelbestrahlung oder die Mehrfelderapplikation zur Verfügung. Durch Prozeßrechner er-

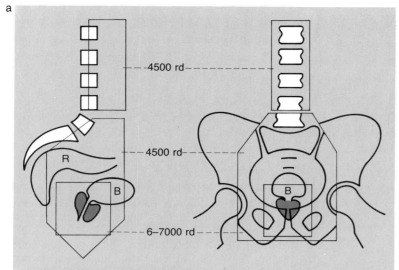
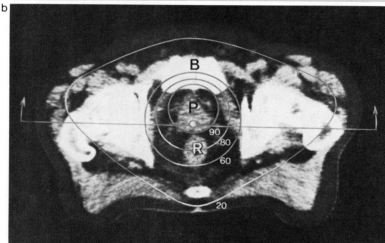
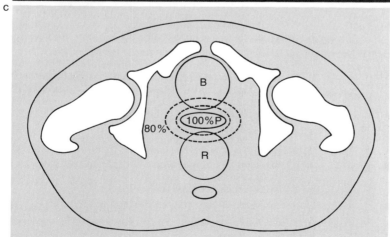

Abb. 23 a–c Radiotherapie des Prostatakarzinoms
a Wahl der Bestrahlungsfelder bei Prostatabestrahlung, Beckenbestrahlung und Bestrahlung der abführenden Lymphwege mit der entsprechenden Dosisbelastung
b Computertomogramm bei lokalisiertem Prostatakarzinom; eingezeichnet die mit einem Prozeßrechner ermittelte prozentuale Dosisverteilung für eine Bewegungsbestrahlung
c Isodosenverteilung bei perkutaner Pendelbestrahlung des Prostatakarzinoms; während das Karzinom 100% der eingestrahlten Dosis erhält, werden Randgebiete des Rektums und der Blase noch mit 80% der Tumordosis belastet
(aus *Jacobi, G. H.* u. *R. Hohenfellner:* Chirurg 52 [1981] 561–569 und *Ammon* u. Mitarb., Springer, Berlin 1979)

mittelte Dosisverteilungen, computerunterstützte Feldeinstellung sowie die Ausnutzung der Ultraschallsonographie und der Computertomographie zur Bestrahlungsplanung (Abb. **23 b**) wird die Therapieeffizienz verbessert und die Komplikationsrate vermindert (AMMON u. Mitarb. 1977, LEE u. Mitarb. 1980).

Bestrahlungsmodalitäten, Indikationen: Der kurative Wert der Bestrahlung beim Prostatakarzinom wird gemessen an folgenden Parametern: völlige Ausrottung des Karzinoms (sog. lokale Tumorkontrolle); Überlebenszeit bzw. Todesrate mit/am/ohne Tumor; Komplikationsrate.

Der radikal tumorausrottende Effekt der Radiotherapie wurde durch Autopsie an anderer Ursache verstorbener und vorbestrahlter Prostatakarzinompatienten belegt, temporäre bzw. partielle Tumorregressionen werden durch wiederholte Biopsien verifiziert (s. u.). Geht man von der Situation bei der Radikaloperation aus, so erscheint es falsch, bei lokal wieder manifest werdendem Karzinom nach Radiotherapie von einem *Rezidiv*tumor zu sprechen; vielmehr handelt es sich eher um einen *Residual*tumor.

Folgende Bestrahlungsmodalitäten stehen zur Verfügung:
- externe, sog. perkutane, lokale Radiotherapie,
- interstitielle Strahlentherapie,
- simultane, externe und interstitielle Bestrahlung als Kombinationstherapie.

Kürzlich wurde ebenfalls über die primäre perkutane Schlagbestrahlung (1000 rd ≙ 10 Gy), gefolgt von pelviner Lymphadenektomie und interstitieller Radiojodtherapie mit gutem Erfolg berichtet (SHIPLEY u. Mitarb. 1980). Während die genannten Bestrahlungsformen eine kurative Zielsetzung beinhalten, ist es offenbar bei persistierendem Tumor nach externer Bestrahlung noch möglich, durch eine sekundäre interstitielle Radiotherapie zumindest einen palliativen Effekt zu erreichen (GOFFINET u. Mitarb. 1980). Im gleichen Sinne ist die Bestrahlung quasi als *ultima ratio* (sog. »Salvage-Radiation«) bei lokalem Rezidiv nach totaler Prostatektomie zu verstehen (BAGSHAW 1980). Als potentiell kurativ wird von GILL u. Mitarb. (1980) die kombinierte Vor- und Nachbestrahlung des kleinen Beckens plus Radikaloperation angesehen.

Bei der *interstitiellen Strahlentherapie* (sog. Prostataspickung) handelt es sich um ein Verfahren, bei dem an der operativ freigelegten Prostata mittels eines speziellen Applikatorsystems Radioisotopenkapseln direkt in den Karzinomherd eingebracht werden. Als umschlossene Radionukleide werden Jod (^{125}I), Gold (^{198}Au) oder Iridium (^{192}Ir) verwandt (CARLTON u. Mitarb. 1972, COURT u. CHASSAGNE 1977, GOFFINET u. Mitarb. 1980, GUERRIERO u. Mitarb. 1980, SHIPLEY u. Mitarb. 1980, WANNENMACHER u. Mitarb. 1979, WHITMORE u. Mitarb. 1979). Diese erlauben, je nach ihrer Halbwertszeit, eine protrahierte Strahlenapplikation mit abnehmender Dosisleistung. Radiojod hat gegenüber Radiogold eine fast 25fach längere Halbwertszeit und bietet bei einer 5fach geringeren Halbwerttiefe eine lang anhaltende, gegenüber dem Nachbargewebe schonende Strahlungswirkung (WANNENMACHER u. Mitarb. 1979). Die Technik der Prostataspickung ist in Abb. **24** dargestellt. Der Vorteil der interstitiellen gegenüber der externen Radiotherapie besteht vor allem in der höheren Tumordosis und dem durch den operativen Eingriff bekannten Lymphstatus. Wegen des Operationsrisikos ist eine elektive Indikationsstellung notwendig. Der Hauptnachteil liegt in den strahlenschutz-spezifischen Maßnahmen und Bestimmungen, die in Deutschland für diese Therapieform nicht bundeseinheitlich geregelt sind.

Die anfänglich ausschließlich angewandte *externe Bestrahlung* der tumortragenden Prostata setzte als Indikation einer Behandlung unter kurativer Zielsetzung das lokal begrenzte oder höchstens die Kapsel mäßiggradig überschreitende Karzinom (Stadium T_{0-3}) voraus. Mittlerweile wurde unter Einschluß des periprostatischen Bindegewebes und der regionalen Lymphknoten das Bestrahlungsfeld auf das kleine Becken ausgedehnt (BAGSHAW u. Mitarb. 1977, KELLY u. Mitarb. 1976, PISTENMA u. Mitarb. 1979, SCHUBERT u. Mitarb. 1979, VAN DER WERF-MESSING 1978), so daß auch T_4-Tumoren noch im Bereich hoher Isodosen liegen (s. Abb. **23 a**).

Schließlich kann das Bestrahlungsfeld die paraaortalen und parakavalen Lymphknotengruppen mit einschließen *(extended field)*, wodurch bei fraglich kurativem Effekt die Komplikationsrate deutlich erhöht wird (PISTENMA u. Mitarb. 1979).

Komplikationen: Neben akuten, einige Wochen nach Therapieende meist abklingenden lokalen Beschwerden wie Zystitis, Proktitis mit Durchfällen sowie Penis- und Beinödemen treten im begrenzten Umfange Dauerschäden auf (Tab. **7**). In Abhängigkeit vom Bestrahlungsfeld der Prostata bzw. des kleinen Beckens, der Strahlendosis und der Strahlenart wurden chronisch-intestinale Spätkomplikationen in 2–10% beobachtet. Unter Berücksichtigung anamnestischer Schwierigkeiten ist eine sexuelle Impotenz in rund 20% der Fälle zu erwarten, eine Harninkontinenz tritt praktisch nicht auf. In einzelnen Fällen wurden Harnröhrenstrikturen beobachtet, dies jedoch vorwiegend, wenn die Bestrahlung bei liegendem Dauerkatheter durchgeführt worden war (JACOBI u. Mitarb. 1979a). Bei der Großfeldbestrahlung unter Einschluß der juxtaregionären Lymphknoten berichten PISTENMA u. Mitarb. (1979) über eine 3–5mal höhere intestinale Komplikationsrate, wobei in den neueren Behandlungsserien durch Veränderungen der Strahlendosis und des Bestrahlungsintervalles sowie Änderung der Operationstechnik zugunsten der extraperitonealen Lymphadenektomie wieder akzeptable Komplika-

600 Tumoren

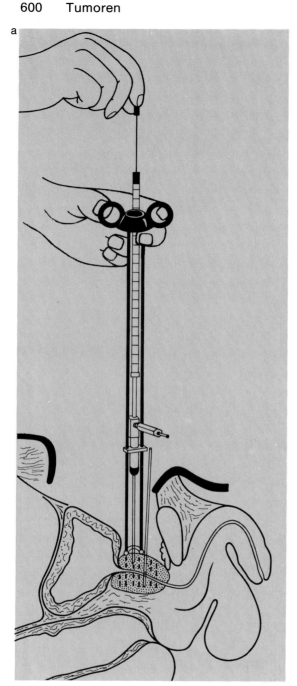

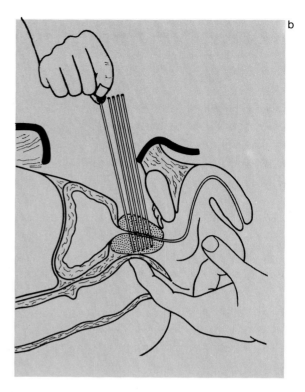

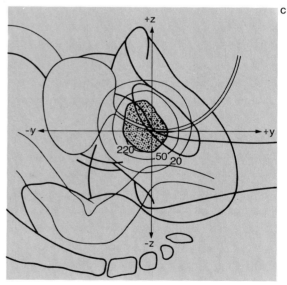

Abb. 24 Technische Situation bei der interstitiellen Strahlentherapie des Prostatakarzinoms
a u. b Durchstechen des Zielvolumens mit Hohlnadeln mittels Mick-Applikator nach operativer Freilegung der tumortragenden Prostata

c Isodosen bei interstitieller Strahlentherapie im seitlichen Strahlengang
Man beachte insbesondere den steilen Dosisabfall gegenüber den kritischen Organen Harnblase und Rektum
(aus *Wannenmacher, M.* u. Mitarb.: Dtsch. Ärztebl. 20 [1979] 1371–1378)

Tabelle 7 Spätmorbidität nach lokaler Radiotherapie des Prostatakarzinoms

Autor		chronisch intestinal	Harninkontinenz	sexuelle Impotenz	Urethrastriktur
Prostata-/Beckenbestrahlung					
Ray u. Mitarb.	1973[a]	9%	?	30%	?
Burchardt u. Mitarb.	1973	2%	?	+Orchiekt.	?
Hill u. Mitarb.	1974[a]	5–24%	?	?	?
Mollenkamp u. Mitarb.	1975	5%	?	23%	?
Sewell u. Mitarb.	1975[b]	0%	?	47%	?
Alken u. Mitarb.	1977	?	0%	20%	?
v. d. Werf-Messing	1978	5%	?	?	1%
Jacobi u. Mitarb.	1979	2%	0%	19%	4%[c]
Großfeldbestrahlung					
Pistenma u. Mitarb.	1979	3–10–67%[d]	?	?	?
kombinierte externe und interstitielle Radiotherapie					
Guerriero u. Mitarb.	1980	20%	1%	5%	?

[a] aus Schröder u. Mitarb.: Urologe A 15 (1976) 67–72
[b] aus Jacobi u. Mitarb.: Akt. Urol. 10 (1979) 291–299
[c] Dauerkatheter während Radiatio
[d] Abhängig von Bestrahlungsdosis und -intervall sowie trans- bzw. extraperitonealem Zugang bei Lymphadenektomie

tionsraten beobachtet wurden; ähnliches gilt für die kombinierte externe und interstitielle Radiotherapie (GUERRIERO u. Mitarb. 1980).

Beurteilungsverfahren, Prognose: Die Erfahrungen über Therapieversager nach Bestrahlung in Form der lokalen Tumorpersistenz oder -progression sowie der Fernmetastasierung zwingen nach Radiotherapie unter kurativer Zielsetzung zu einer programmierten Nachsorge (KURTH u. Mitarb. 1977b). Die unzureichende Exaktheit der prätherapeutischen Stadienzuordnung bei fehlendem operativen Lymphostaging und die geringe Zuverlässigkeit der rektalen Palpation gerade bei der durch Strahlenfibrose indurierten Prostata lassen regelmäßige Nachkontrollen unter Einschluß der Ganzkörperskelettszintigraphie und der serienmäßigen Biopsie notwendig erscheinen. Auf der Basis wiederholter rektaler Palpationen alleine ist es nicht möglich, den bestrahlten Prostatakarzinompatienten als geheilt zu bezeichnen; nach Radiotherapie reicht die Rate falschnegativer Palpationsbefunde von 10–40%, die der falsch-positiven Befunde von 20–69% (CARLTON u. Mitarb. 1972, JACOBI u. Mitarb. 1981a, MOLLENKAMP u. Mitarb. 1975). Nach Sammelstatistiken (JACOBI u. Mitarb. 1979a, KURTH u. Mitarb. 1977b, SCHRÖDER u. Mitarb. 1976) und größeren Einzelserien (ALKEN u. Mitarb. 1977, NACHTSHEIM u. Mitarb. 1978, GUERRIERO u. Mitarb. 1980, JACOBI u. Mitarb. 1979a, KOPPER u. Mitarb. 1981, VAN DER WERF-MESSING 1978) ist mittlerweile anhand von etwa 600 Patienten gut belegt, daß bei 50 bis 60% aller ausschließlich durch lokale Bestrahlung behandelter Prostatakarzinome 1½ bis 2 Jahre nach Therapie kein Karzinomgewebe bioptisch mehr nachweisbar ist. Da die strahlenbedingte Tumorregression protrahiert verläuft und Monate anhalten kann, ist eine bioptische Kontrolle unmittelbar oder nur einige Monate nach Radiotherapie (KELLY u. Mitarb. 1976) ohne Aussagewert für die Therapieeffizienz. Angaben über Biopsiebefunde ohne zeitliche Korrelation zur Strahlentherapie sind ebensowenig für die Beurteilung der Radiotherapieeffizienz verwertbar wie Regressionsraten bei Patienten, die zusätzlich zur Radiotherapie simultan kontrasexuell behandelt worden waren (BECKER u. Mitarb. 1981, FRANKE u. Mitarb. 1973).

Nach morphologischen Kriterien reagiert das Prostatakarzinom nicht uniform auf eine Bestrahlung. ALKEN u. Mitarb. konnten unter Zugrundelegung der Regressionsgrade nach DHOM drei Verlaufstypen mit kontinuierlich fortschreitender Regression, keiner Regression sowie temporärer Regression (Abb. 25a) unterscheiden, ohne daß eine eindeutige Korrelation zum primären Differenzierungsgrad des Karzinoms ersichtlich gewesen wäre (ALKEN u. Mitarb. 1977).

Im Krankengut der Mainzer Urologischen Klinik war eine signifikant höhere Rate definitiver Tumorkonversionen (Regressionsgrad 0–2 nach DHOM) zu beobachten, wenn primär gut differenzierte Karzinome bestrahlt wurden (Abb. 25b). Nach diesen Ergebnissen erscheint der Zeitpunkt 2 Jahre nach Radiotherapie von klinischer Relevanz, da fast 90% aller überhaupt nach Radiotherapie im Sinne einer Ausrottung reagierenden Tumoren innerhalb dieses Zeitraums bioptisch negativ werden oder einen ausgezeichneten Regressionsgrad zeigen (JACOBI u. Mitarb. 1981a). Der bioptische Nachweis von wenig regressivem Tumorgewebe 2 Jahre nach Radiotherapie korreliert mit einer hohen Rate späterer Fernmetastasierung, so daß das Biopsieergebnis 2 Jahre nach Radiotherapie für die Indikation zur Einleitung einer systemischen Folgetherapie hilfreich ist. Die von KAGAN u. Mitarb. (1977) und VAN DER WERF-MESSING (1978) in Frage gestellte maligne Potenz des nach Bestrahlung noch bioptisch gefundenen Residualtumors läßt sich heute klinisch wie expe-

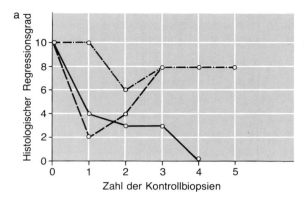

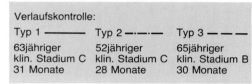

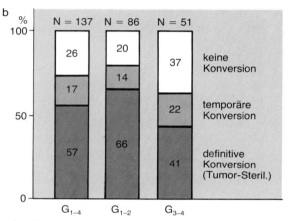

Abb. 25a Histologische Verlaufstypen des Prostatakarzinoms nach externer Strahlentherapie
Typ 1 – kontinuierlich fortschreitende Regression, bis kein Tumor in der Biopsie mehr nachweisbar (20 Fälle);
Typ 2 – keine deutliche Regression, Karzinom persistierend in der Biopsie nachweisbar (12 Fälle);
Typ 3 – zunächst temporäre Regression, dann erneutes Tumorwachstum und Persistenz (6 Fälle)
Regressionsgrade nach *Dhom* (aus *Alken, C.E.* u. Mitarb.: Urologe A, 16 [1977] 272–278)

Abb. 25b Einfluß des initialen Tumordifferenzierungsgrades (Biopsie) auf den Biopsiebefund nach Radiotherapie; G_{1-4} Gradeinteilung nach *Dhom* (1976); *keine Konversion* entspricht Typ 2, *temporäre Konversion* dem Typ 3, *definitive Konversion* dem Typ 1 aus Teil **a** der Abbildung (aus *Jacobi, G.H.* u. Mitarb.: Verh. dtsch. Ges. Urol. Springer, Berlin 1981 [p. 185])

rimentell folgendermaßen beantworten: Patienten mit biopsiekontrolliertem Residualtumor oder Tumorprogression haben bezüglich der Überlebensrate eine schlechte Prognose (PILEPICH u. Mitarb. 1980), Patienten mit tumor-negativer Biopsie 2 Jahre nach Radiotherapie überleben signifikant länger als solche mit positiver Biopsie (JACOBI u. Mitarb. 1981a), 5 Jahre nach Therapie leben noch 88% aller Patienten mit bioptisch kontrollierter Tumorregression (BECKER u. Mitarb. 1981). Elektronenmikroskopische und immunhistochemische Untersuchungen an bestrahltem Prostatakarzinomgewebe haben deutlich gezeigt, daß der Residualtumor die für erneutes Tumorwachstum und Metastasierung notwendige Stoffwechselaktivität behalten kann (KIESLING u. Mitarb. 1979, MAHAN u. Mitarb. 1980). Damit sind solche Patienten als Bestrahlungsversager zu betrachten und einer systemischen Folgetherapie zuzuführen (ALKEN u. Mitarb. 1977, JACOBI u. Mitarb. 1981a, KELLY u. Mitarb. 1976, KURTH u. Mitarb. 1977b, NACHTSHEIM u. Mitarb. 1978).

Die Frage des Vergleiches der kurativen Effizienz von lokaler Radiotherapie versus Radikaloperation auf der Basis der Überlebenszeit ohne Tumor ist heute noch nicht abschließend beurteilbar. Zwar sind die Zehn- und Fünfzehnjahresüberlebensraten nach radikaler Prostatektomie mit 40–60% bzw. 30–50% denen der Radiotherapie nicht signifikant überlegen, eine definitive Tumorausrottung erscheint zumindest bei dem noch organbegrenzten Karzinom jedoch häufiger durch die radikale Prostatektomie gegeben.

Systemische Palliativtherapie
Endokrinoprive Maßnahmen

Basierend auf den hormonellen Wechselwirkungen der Hypothalamus-Hypophysen-Gonadenachse einerseits und der Prostata als Zielorgan andererseits sowie entsprechend den Stimuli, denen die Prostata im hierarchisch gegliederten Hormonhaushalt des Mannes ausgesetzt ist, besteht das Hauptanliegen hormoneller Manipulationen in der Suppression des der Prostata zur Verfügung stehenden Testosterons. Während die *ablative* kontrasexuelle Therapie auf die Ausschaltung der primären, sekundären und tertiären Hormonquellen (Hoden, Nebennieren, Hypophyse) zielt, bewirkt die *additive* Hormonbehandlung über eine periphere Testosteronsenkung hinaus eine prostatische Stoffwechselalteration. Die Entwicklung der systemischen, ablativen und additiven Hormonmanipulationen als Palliativtherapie des Prostatakarzinoms ist in Tab. **8** aufgezeigt. Eng verknüpft mit dieser schrittweisen Entwicklung war die Erforschung und teilweise Aufklärung des peripheren Hormonmilieus und des Steroidstoffwechsels der Prostata (Kap. Endokrinologie und Wachstum der Prostata).

Tabelle 8 Entwicklung der systemischen, ablativen und additiven Hormonmanipulationen als Palliativtherapie des Prostatakarzinoms (aus *Jacobi, G. H.*: Palliativtherapie des Prostatakarzinoms. Zuckschwerdt, München 1980)

Jahr	Therapiemaßnahme	Autor	Heutige Aktualität*
1893–96	Orchiektomie	*Ramm, White, Bruns, Cabot*	+
1941	Östrogene	*Huggins* u. *Hodges, Huggins* u. Mitarb.	+
1945	Adrenalektomie	*Huggins* u. *Scott*	–
1949–50	Gestagene	*Gutierrez, Trunnel* u. *Duffy*	(+)
1950	Testosteron	*Trunnel* u. *Duffy*	–
1953	Hypophysektomie	*Scott*	(+)
1958	Radiogene Hypophysenausschaltung	*Fergusson*	–
1966	Antiandrogene (Cyproteronacetat)	*Scott* u. *Schirmer*	+
1969	Kryochirurgische Hypophysenausschaltung	*Murphy* u. Mitarb.	(+)
1970	»Chemische« Adrenalektomie (Aminoglutethimid)	*Hughes* u. *Burley*	?
1975	Antiprolactine (Bromocriptin)	*Coune* u. *Smith*	?
1978	Chemische Hypophysenausschaltung (Alkohol)	*Levin* u. Mitarb.	?
1980	Antiöstrogene (Tamoxifen)	*Glick* u. Mitarb.	?

* + = noch aktuell
 – = nicht mehr aktuell
(+) = begrenzt aktuell
 ? = derzeit noch nicht beurteilbar

Orchiektomie: Der wirkungsvollste Androgenentzug besteht in der bilateralen Orchiektomie. Nach der *Epididymoorchiektomie* (»radikale Orchiektomie«: Entfernung von Hoden, Nebenhoden und Anteilen des distalen Samenstranges) kommt es zu einem raschen Testosteronabfall im Serum um 80–90%. Bei der *subkapsulären*, sog. plastischen Orchiektomie nach RIBA (1942) wird lediglich das Hodenparenchym entfernt unter Belassung der Tunica albuginea, der Nebenhoden und der intakten Samenstränge als tastbarer Skrotalinhalt. Aufgrund eines gelegentlichen Wiederanstiegs der Serumtestosteronwerte nach vorangegangener subkapsulärer Orchiektomie sowie gestützt auf den Nachweis extratestikulärer Leydig-Zellen der Tunica albuginea und des Funiculus spermaticus wurde diese Form der Kastration als weniger wirksam angesehen (HARTUNG u. MAUERMAYER 1979). Tierexperimentelle Untersuchungen (TACKER u. Mitarb. 1980) sowie Testosteronverlaufskontrollen beim Prostatakarzinompatienten erbrachten mit den Untersuchungen von SENGE u. Mitarb. (1978) den Beweis, daß die subkapsuläre Orchiektomie bei technisch guter Durchführung mit kompletter Entfernung des Hodenparenchyms hinsichtlich der Suppression des Serumtestosterons der Kastration als gleichwertige Behandlungsmethodik gegenübergestellt werden kann.

Andere operativ-endokrinoprive Maßnahmen: Aufgrund einer erhöhten Urinausscheidung von 17-Ketosteroiden längere Zeit nach vorangegangener Orchiektomie wurde eine vikariierende adrenale Androgenproduktion angenommen und die *Adrenalektomie* propagiert. Weder die 17-Hydroxy- noch die 11-Ketoderivate der 17-Ketosteroide, beide androgen wenig aktive bis inaktive Steroidmetaboliten, sind repräsentativ für die Sekretion androgen wirksamer Steroide, so daß im Normalfalle die Nebennierenrinde nach Wegfall der testikulären Testosteronquelle die für das Prostatakarzinom notwendige Androgenität aufrechtzuerhalten nicht in der Lage ist. Demnach ist Plasmatestosteron beim kastrierten Patienten mit HCG nicht stimulierbar, eine adrenale Androgenkompensation tritt nicht ein (FRICK u. BARTSCH 1976).

Die therapeutische Idee bei der *Hypophysektomie* liegt in der Ausschaltung des adrenocorticotropen Hormons ACTH. Entsprechend der offenbar fehlenden »kompensatorischen« Beeinflussung der Androgenität durch die Nebennierenrinde nach vorangegangener Kastration haben sowohl die bilaterale Adrenalektomie als auch die Hypophysektomie bis auf gelegentlich kurz anhaltende Besserungen von Metastasenschmerzen enttäuscht (JACOBI 1980, SCOTT u. Mitarb. 1980).

Östrogentherapie: Östrogene bewirken peripher neben einer Suppression des luteinisierenden Hormons (LH) und einem damit verbundenen dosisabhängigen Testosteronsturz bis auf Kastrationswerte eine Zunahme der Testosteronbindung an Serumproteine, eine Prolactinstimulierung, eine Alteration des hepatischen Steroidabbaus und haben Einflüsse auf das retikuloendotheliale System und den Immunstatus. Daneben wird die testikuläre Androgenogenese direkt gestört. Auch hier ist die 17-Ketosteroidausscheidung nicht, wie früher vermutet (KLOSTERHALFEN 1962), ein Gradmesser verbliebener Testosteronproduktion.

Der Kastrationseffekt, insbesondere der Testosteronabfall im V.-spermatica-Blut, ist abhängig vom Östrogenpräparat (natürliche, synthetische Östrogene), der Darreichungsform (oral, intramuskulär) sowie von der Dosis (ALTWEIN u. BANDHAUER 1976, FUKUTANI u. Mitarb. 1979, SHEARER u. Mitarb. 1973).

Die äquieffektiven Östrogendosen sind, unter Zugrundelegung von Diäthylstilböstrol als dem am besten untersuchten Östrogenpräparat, in Tab. 9 zusammengefaßt. Intraprostatisch kommt es nach Östrogentherapie zu einer Verminderung der Testosteronaufnahme und Verstoffwechslung, weiterhin zu einer Abnahme der Androgenrezeptorbindung und Hemmung der Nuclein-

Tabelle 9 Äquieffektive Östrogendosen in der Therapie des metastasierenden Prostatakarzinoms für tägliche *orale* Verabreichung (aus *Altwein, J. E.* u. *G. H. Jacobi:* Urologe A, 19 [1980] 350–357)

	Substanz	Präparate	Dosis
Bezugsgröße	Diäthylstilböstrol	Östrogen-Holzinger Lingualtabletten*	3 mg
Vergleichsgrößen	Chlorotrianisen	Merbentul	24 mg
	Äthinylöstradiol	Gynolett / Lynoral / Progynon-M	0,2 mg
	Fosfestrol	Honvan-Tabletten	360 mg
	natürliche, konjugierte Östrogene	Oestro-Feminal / Presomen-Dragees / Tranannon	7,5 mg

minimale parenterale Wirkdosis für Diäthylstilböstrol: 0,25 mg intramuskulär täglich

* in der BRD heute aus dem Handel

säuresynthese (JACOBI 1980). Aus dem vielschichtigen Wirkmechanismus für Östrogene resultiert ihre mitunter noch günstige Wirkung beim metastasierenden Prostatakarzinom nach vorangegangener Kastration.

Gestagene: Sie verbinden teilweise die periphere und intraprostatische Wirkung der Östrogene mit einer geringeren Rate kardiovaskulärer Komplikationen (s. u.). So hat *Chlormadinon* bei starker gestagener Aktivität keine adrenale Wirkkomponente, während *Megestrol* die Nebennierenrindenfunktion deutlich hemmt. *Medroxyprogesteron* hemmt ebenfalls die Ausschüttung von FSH; wird die relative antiandrogene Potenz von Cyproteronacetat (Androcur) gleich 100 gesetzt, dann erreicht *Chlormadinon* (Gestafortin) einen Wert von 10 und Medrogeston (Prothil) nur noch einen Wert von 2 (MENON u. WALSH 1979).

Antiandrogene: Flutamid, ein nichtsteroidales Antiandrogen, hat neben seiner blockierenden Androgenwirkung an der Prostata (Hemmung der Rezeptorbindung und Zellkerntranslokation) eine hemmende Wirkung auf den normalen Steroidrückkopplungsmechanismus auf hypothalamischer Ebene und stimuliert damit die Gonadotropin- und Testosteronsekretion, weshalb der therapeutische Effekt der Substanz fragwürdig erscheint.
Der Vorteil von *Cyproteronacetat,* einem synthetischen ^{21}C-Steroid, liegt neben seiner antiandrogenen Wirkung in seinem zusätzlichen Progesteroneffekt. Durch letzteren kommt es über die Beeinflussung des hypothalamischen Rückkopplungsmechanismus zur Hemmung der Gonadotropinausschüttung und damit zu einer Verminderung der Testosteronsynthese. Die kombinierte antiandrogene und antigonadotrope Wirkung begründen den therapeutischen Effekt beim Prostatakarzinom. *Spironolacton* hemmt die Androgenbiosynthese auf testikulärer Ebene, *Aminoglutethimid* bewirkt durch Enzymblockade eine Hemmung der adrenalen Steroidsynthese (sog. »pharmakologische Adrenalektomie«). Jedoch ist mit keiner der genannten Substanzen der Androgenspiegel auf Kastrationswerte zu senken. Weder die genannten Androgenbiosynthesehemmer noch die reinen 5α-Reduktasehemmer verdienen die Bezeichnung Antiandrogen, da dieser Terminus für diejenigen Substanzen vorbehalten ist, welche die Androgenrezeptorbindung und -zellkerntranslokation hemmen. Gar das gesamte Therapieprinzip der gegengeschlechtlichen Behandlung als »Antiandrogentherapie« zu bezeichnen, wäre per definitionem falsch.

Antiprolactine: Das Hypophysenhormon Prolactin zeigt im Tierexperiment vielfach dokumentierte direkte prostatische als auch indirekte coadrenale und cotestikuläre Wirkungen auf das Prostatawachstum (JACOBI 1980). Während beim Menschen eine Stimulation der Testosteronsynthese nicht besteht, wurde jedoch eine fördernde Wirkung auf die Testosteronaufnahme in das Prostatakarzinom sowie eine Veränderung des Androgenstoffwechsels nachgewiesen (JACOBI 1980).
Das Therapieprinzip für Antiprolactine, die auf hypothalamisch-hypophysärer Ebene die Prolactinsekretion hemmen, beruht außerdem auf der vielfältigen Beobachtung, daß die meisten synthetischen Östrogene sowie natürliches Östradiol, aber auch im geringeren Maße bestimmte Gestagene sowie Cyproteronacetat, nach Langzeittherapie eine prolongierte Serumprolactinerhöhung induzieren. Diese Prolactinstimulation läßt sich durch Prolactinhemmer bei adjunktiver Verabreichung im Rahmen einer Östrogentherapie *a priori* verhindern, sekundär wird der erhöhte Prolactinspiegel gesenkt.
Einen zusätzlichen Einfluß auf die Plasmaspiegel von Testosteron und Gonadotropinen hat die adjunktive Antiprolactingabe (Bromocriptin, Lisurid) nicht (JACOBI 1980). Antiöstrogene vom Typ des Tamoxifen sind derzeit ebenfalls in der Erprobung (GLICK u. Mitarb. 1980).

Klinischer Stellenwert der endokrinen Therapie

Entsprechend der mehr als 40 Jahre zurückreichenden klinischen Erfahrung und basierend auf aussagekräftigen Therapiestudien ergibt sich für die endokrine Behandlung im Gesamttherapiekonzept beim Prostatakarzinom folgender Stellenwert (ACKERMANN u. FROHMÜLLER 1978, ALTWEIN 1979a, ALTWEIN u. JACOBI 1980, ALTWEIN 1981, BERRY u. Mitarb. 1979, BOUFFIOUX 1979, BYAR 1973, HOHENFELLNER 1979, JACOBI 1980, JACOBI u. Mitarb. 1980, FROHMÜLLER u. Mitarb. 1981, MENON u. WALSH 1979, MICHIGAN u. CATALONA 1977, NAGEL 1976, POPELIER 1973, SCOTT u. Mitarb. 1980, SMITH 1980, SCHENCK u. NEUMANN 1978): Alle Eingriffe in den Hormonstoffwechsel des Mannes beim Prostatakarzinom haben rein

palliativen Charakter, *Hormontherapie = Palliativtherapie!*
Die klinischen Ergebnisse nach Östrogentherapie sind nur interpretierbar unter Hinzuziehung der *Art des Östrogens,* seines Einsatzes *vor,* gemeinsam *mit* oder *nach* Kastration, seiner *Dosierung,* seiner Verabreichungs*sequenz,* seines Einsatzes bei verschiedenen klinischen *Tumorstadien* und histologischen *Differenzierungsgraden* sowie unter Berücksichtigung der hormonabhängigen, eindeutig demonstrierten kardiovaskulären *Morbidität* und *Mortalität.* Entscheidende Stütze der palliativen Behandlung des metastasierenden Prostatakarzinoms war und ist die Hormontherapie. Durch ihre Anwendung läßt sich eine im Einzelfall oft dramatische symptomatische Besserung des Kranken und eine meßbare Regression von Primärtumor und Metastasen erreichen, objektivierte komplette Remissionen sind Raritäten. Die Überlebenszeit des Tumorkranken kann offenbar durch kontrasexuelle Maßnahmen nicht verlängert werden. So konnten EMMET u. Mitarb. (1960) feststellen, daß die Zehnjahresüberlebensrate von Patienten mit noch lokalisiertem Prostatakarzinom bei alleiniger Kastration 26% und bei zusätzlicher Östrogenbehandlung lediglich 10% betrug. Für das metastasierende Prostatakarzinom wurde durch alleinige Orchiektomie eine Zehnjahresüberlebensrate von 3%, für eine zusätzliche Östrogentherapie 8% erzielt.
Die VACURG*-Studien (BYAR 1973) machten deutlich, daß die Überlebenszeit beim Prostatakarzinom durch eine *verzögerte,* der Krankheitsprogression *angepaßte* Hormongabe nicht verringert wird. Diese wichtige Beobachtung und die steigende Zahl asymptomatischer oder minimalsymptomatischer Patienten mit Metastasen, die erst nach sorgfältiger Stadienabklärung entdeckt werden, begründet die immer akzeptiertere Empfehlung (ALTWEIN 1979a, ALTWEIN u. JACOBI 1980, ALTWEIN 1981, HOHENFELLNER 1979, JACOBI 1980, MENON u. WALSH 1979, SCOTT u. Mitarb. 1980, SMITH 1980), die kontrasexuellen Maßnahmen so lange zurückzustellen, bis der Patient Tumorbeschwerden entwickelt oder aber bis bedrohliche Auswirkungen der Tumorprogression offenbar werden. Symptome des progressiven Tumorwachstums sind ossäre Metastasenschmerzen, Anämie, obstruktive Miktionsbeschwerden und Harnstauungsniere. Im Gegensatz zu den vielfach verbreiteten vorwiegend *tumorbezogenen* Behandlungsschemata (*welche* Therapieform bei *welchem* Tumorstadium?) sind heute flexiblere *patientenorientierte* Behandlungskonzepte zu empfehlen, die sich in einer »*Schritt-für-Schritt-Therapie*« an der Lebensqualität und somit den individuellen Bedürfnissen des Patienten zu orientieren haben (HOHENFELLNER 1979). Bislang war es weitgehend üblich, die sog. Standardhormontherapie (Orchiektomie, gefolgt von hochdosierter Honvan-Infusionstherapie über etwa 10 Tage, gefolgt von einer monatlichen Langzeit-Östrogeninjektionstherapie) mit der Diagnose »metastasierendes Prostatakarzinom« einzuleiten und ohne Unterbrechung *usque ad finem* beizubehalten. Die derzeit vorliegenden Ergebnisse lassen allerdings eine Relativierung dieses »Alles-oder-Nichts-Prinzips« angezeigt erscheinen. Zum einen ist die Östrogenwirkung offenbar nur auf einen im Durchschnitt 4–6 Jahre anhaltenden Zeitraum begrenzt (Abb. **26**), so daß es in der Situation der sog. sekundären Hormonresistenz (s. u.) an weiterhin effektiven Therapieformen gerade in einem Zeitraum höchster Notwendigkeit mangelt. Weiterhin ist aus sowohl retrospektiven Erhebungen als auch prospektiven Therapiestudien deutlich geworden, daß beim metastasierenden Karzinom die Langzeitöstrogenbehandlung zusätzlich zur Kastration gegenüber der alleinigen Kastration keinen lebensverlängernden Effekt hat (Abb. **27**). Die primäre Einsparung der Standardöstrogentherapie jedoch hat den Verzicht einer signifikanten östrogenbedingten Morbidität und Mortalität zur Folge. Östrogennebenwirkungen wie Kochsalz- und Wasserretention, Störungen des Fett- und Eiweißstoffwechsels und erhöhte Neigung der Thrombozytenaggregation bedingen eine hohe Rate kardiovaskulärer Komplikationen und eine therapiebedingte Mortalität, die je nach Östrogendosis die Karzinommortalität übersteigen kann (Abb. **28**).
Die Frage nach dem tumorbedingten Mortalitätsrisiko derjenigen Patienten mit verzögerter, angepaßter Östrogentherapie im Vergleich zu den seit Diagnose östrogenexponierten Patienten wurde in der 2. VACURG*-Studie beantwortet. Beim nichtmetastasierten Karzinom entwickelten Patienten mit Östrogentherapie unter »verzögerter Dringlichkeit« zwar im Verlauf von 5 Jahren in 60% der Fälle Metastasen, jedoch verschlechterte dieser erst beim Auftreten von Symptomen oder Tumorprogression verspätete Östrogentherapiebeginn die Lebenserwartung des Patienten nicht (ALTWEIN 1979a).
Weiterhin bestimmen *klinische Risikofaktoren* die gegengeschlechtliche Differentialtherapie (BERRY u. Mitarb. 1979):
– Harnstauung des oberen Harntraktes/Urämie,
– Geschwindigkeit der Metastasenprogredienz,
– ausgeprägte Schmerzen von seiten ossärer Metastasen,
– Auftreten einer Pleurakarzinose,
– Anämie im Verlauf einer Skelettmetastasierung.
Weitere Faktoren, die bei der Aufstellung einer Therapieleitlinie Berücksichtigung zu finden haben, sind die bisher dokumentierten objektivierten Therapieerfolge der Antiandrogene, Gesta-

---

* Veterans Administration Cooperative Urological Research Group

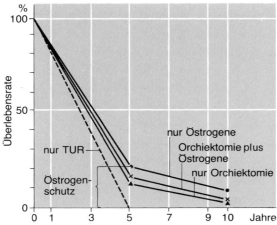

Abb. 26 Fünfjahresüberlebensraten von 858 Patienten mit metastasierendem Prostatakarzinom (ohne G_1) unter 4 verschiedenen Behandlungsmodalitäten (gezeichnet nach einer Statistik der Mayo-Klinik; *Emmett* u. Mitarb. 1960) (aus *Altwein, J. E.* u. *G. H. Jacobi:* Urologe A, 19 [1980] 350–357)

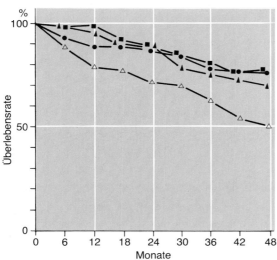

Abb. 28 Kardiovaskuläre Sterblichkeit (tumorunabhängig) bei Patienten mit lokalisiertem Prostatakarzinom in der zweiten Phase-III-Studie der VACURG*; Behandlung erfolgte randomisiert mit Placebo, 0,2 mg versus 1 mg versus 5 mg Diäthylstilböstrol; ■—■ = Placebo; ●—● = Cyren 0,2 mg; ▲—▲ Cyren 1,0 mg, △—△ Cyren 5,0 mg (aus *Byar, D. P.:* Cancer [Philad.] 32 [1973] 1126–1130)

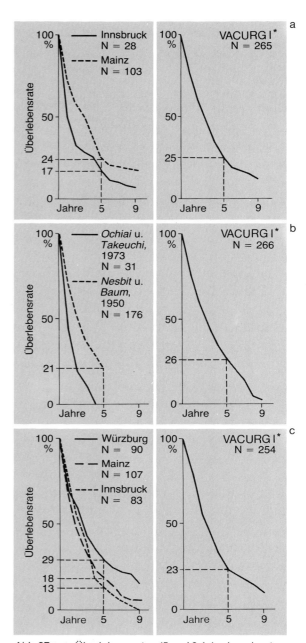

Abb. 27 a–c Überlebensraten (5 und 9 Jahre) nach retrospektiver Analyse (links) und prospektiver Therapiestudie (rechts) bei 1403 Patienten mit metastasierendem Prostatakarzinom behandelt durch (nach *Frohmüller* u. Mitarb.)
a Langzeitöstrogene alleine
b Orchiektomie alleine
c Orchiektomie plus Langzeitöstrogene

---

* 1. Studie der Veterans Administration Cooperative Urological Research Group

gene und Antiprolactine sowie ihre bezüglich der Östrogennebenwirkungen eventuell bestehenden Vorteile.

Eine mehr oder weniger völlige Ablehnung der Östrogentherapie (KLOSTERHALFEN 1962, KLOSTERHALFEN 1970) sollte einer eher elektiven Indikation weichen: Kardiovaskuläre Risikofaktoren wie Herzinfarkte oder thromboembolische Geschehen in der Anamnese, manifeste Herzinsuffizienz, schwere Hypertonie oder Leberfunktionsstörungen bedeuten, individuell unterschiedlich, relative oder absolute Östrogenkontraindikationen.

Andere Nebenwirkungen lassen sich durch geeignete Gegenmaßnahmen entweder verhindern oder mildern (Tab. 10). Die mit 95% quasi regelmäßig auftretende Gynäkomastie nach monatlicher i.m. Injektion von 80–100 mg Depotöstrogen (ACKERMANN u. FROHMÜLLER 1978) läßt sich durch Prolactinunterdrückung mit Bromocriptin oftmals verhindern (JACOBI 1980). Am weitesten verbreitet ist jedoch die prophylaktische Radiotherapie des Drüsenkörpers, fälschlicherweise als Mamillenbestrahlung bezeichnet. ZINGG u. HEINZEL konnten durch Röntgenbestrahlung mit einer Herddosis von 800 rd ($\hat{=}$ 8 Gy) eine Gynäkomastie verhindern, wenn die Bestrahlung *vor* dem Einsatz der Östrogene durchgeführt worden war; war die Bestrahlung *nach* Entwicklung der Gynäkomastie eingesetzt worden, so kam es zwar zu einer deutlichen Verminderung der Druckdolenz, am kosmetisch störenden Bild der Gynäkomastie änderte sich jedoch nichts (ZINGG u. HEINZEL 1968). Nach den Angaben von ROST u. Mitarb. (1977) war die Erfolgsrate nach einer reduzierten Oberflächendosis von 600 rd ($\hat{=}$ 6 Gy), fraktioniert über 2 Wochen appliziert, deutlich geringer. Das am weitesten verbreitete Behandlungsschema ist die prophylaktische Bestrahlung mit 1200 rd ($\hat{=}$ 12 Gy) in 1–2tägig aufeinanderfolgenden Fraktionen von 200 rd ($\hat{=}$ 2 Gy), gefolgt von einer 2–3wöchigen Verzögerung des Östrogentherapiebeginns. MAUERMAYER u. Mitarb. sehen demgegenüber einen Vorteil in der prätherapeutischen prophylaktischen Mammaentfernung (sog. *Andromastektomie*), da der Eingriff gleichzeitig mit der Orchiektomie unter Ausnutzung derselben Narkose durchführbar ist und keine Wartezeiten im Hinblick auf den Beginn der Östrogentherapie entstehen (MAUERMAYER u. Mitarb. 1978). Nach langanhaltender Östrogentherapie mit gleichzeitiger über-physiologischer Prolactinstimulierung (s.o.) kann es ebenfalls zur Ausbildung von Mammakarzinomen kommen (BÜLOW u. Mitarb. 1973), wobei in Einzelfällen die Abgrenzung gegenüber einer Metastasierung aus dem Prostatakarzinom problematisch ist (DRELICHMAN u. Mitarb. 1980).

Die Ergebnisse über den Einsatz von *Cyproteronacetat* sind aufgrund folgender Umstände bisher nur schwer interpretierbar oder vergleichbar: teils orale, teils i.m.

Tabelle 10 Nebenwirkungen der Östrogentherapie des Prostatakarzinoms (aus *Altwein, J.E.* u. *G.H. Jacobi*: Urologe A, 19 [1980] 350–357)

Nebenwirkung	Gegenmaßnahmen
Potenz- und Libidoverlust	–
Gynäkomastie	Radiatio, Antiprolactine
Psychische Veränderungen	–
Kardiovaskuläre Komplikationen (Thrombose)	Thrombozytenaggregationshemmer
Störungen der Nebennierenfunktion	–
Störungen der Erythropoese	–
Störungen des Fett- und Eiweißstoffwechsels	–
Temporäre Leberfunktionsstörungen	–
Salz-Wasser-Retention	Saluretika

Applikation; verschiedene Dosierungen; teils vorbehandelte, teils neudiagnostizierte Fälle; Patienten mit erworbener Hormonresistenz (s.u.); teils Monotherapie, teils Kombination mit Kastration; inkonstante Erfolgsparameter; inkonstante therapeutische Zielsetzung (palliativ im asymptomatischen, symptomatischen oder Endstadium).

Aus einer Literaturzusammenstellung über die orale Verabreichung von durchschnittlich 200 mg/Tag fällt bei bisher unbehandelten Prostatakarzinomen insbesondere der Effekt von Cyproteronacetat bezüglich der deutlichen Reduktion der lokalen Tumormasse auf; weitere günstige Therapieeffekte sind die Beeinflussung ossärer Metastasenschmerzen, der Miktionsbeschwerden, der Serumphosphatasen und des Allgemeinbefindens (JACOBI 1981). Die simultane Kombination von Cyproteronacetat mit der Kastration läßt sich entsprechend den Einzeleffekten beider Therapien nicht begründen, entsprechende Untersuchungsergebnisse sind nicht interpretierbar.

Bei der Cyproteronacetat-Injektionsbehandlung konnten JACOBI u. Mitarb. sowie ROST u. Mitarb. bei ⅘ aller Patienten eine deutliche Regression des lokalen Tumors beobachten, was sich auch histologisch in einem hohen Prozentsatz verifizieren ließ (JACOBI u. Mitarb. 1980, JACOBI 1981).

Unter Ausschluß der sexuellen Impotenz, die praktisch regelmäßig unter Cyproteronacetat auftritt, ist die Nebenwirkungsrate mit ca. 20% gegenüber den Östrogenen deutlich geringer, was insbesondere zugunsten der kardiovaskulären Komplikationen geht. Die dabei vergleichbar gute Therapieeffizienz von Cyproteronacetat, gemessen an einer Standardöstrogenlangzeitbehandlung, wurde anhand einer multizentrischen Therapiestudie belegt und läßt in Zukunft dieses Antiandrogen als sinnvolle Alternative im palliativen Spektrum erscheinen.

Die Ergebnisse über den Einsatz von *Gestagenen* sind vorwiegend beschränkt auf kleinere Fallzahlen (BOUFFIOUX 1979, POPELIER 1973). Partielle Tumorregressionen, symptomatische Besserungen mit Beeinflussung von Metastasenschmerzen sowie Normalisierung der Serumphosphatasen wurden berichtet. BOUFFIOUX beziffert mit 40–55% die Rate objektiver Therapieeffekte mit Medroxyprogesteronacetat nur geringfügig unterhalb der von Östrogenen bei besserer Verträglichkeit (BOUFFIOUX 1979). POPELIER konnte ebenfalls für Chlormadinonacetat nach oraler Verabreichung bei bisher unbehandelten Prostatakarzinompatienten einen Therapieeffekt nachweisen (POPELIER 1973).

Nach dem derzeitigen Stand einer Therapiestudie der EORTC* sind bezüglich der Tumorprogression, der tumorbedingten Mortalität sowie der behandlungsbedingten Toxizität tägliche Dosen von 200 mg Medroxyprogesteronacetat gegenüber 250 mg Cyproteronacetat gegenüber 3 mg Stilböstrol vergleichbare Therapeutika (ALTWEIN 1981).

Da verschiedene natürliche und synthetische Östrogenpräparationen zu einer raschen prolongierten Prolactinüberstimulation des Prostatakarzinoms führen, wurde der adjunktive Einsatz von *Antiprolactinen* gerechtfertigt. Bei dieser auf den Prostatastoffwechsel sich auswirkenden Prolactinerhöhung sind Honvan (360 mg oral/Tag oder 1,2 g i.v./Tag) zu Estradurin (80 mg i.m./Monat) oder Progynon-Depot (100 mg i.m./Monat) äquieffektiv. Androcur in einer wöchentlichen Dosis von 300 mg i.m. oder in entsprechender oraler Dosierung ruft eine geringere Prolactinerhöhung hervor. Unabhängig von der Höhe der Prolactininduktion, der Dauer und dem auslösenden Östrogen bzw. Antiandrogen wird mit den Prolactininhibitoren Bromocriptin (Pravidel) oder Lisurid (Dopergin) ein rascher Prolactinabfall auf subnormale Werte erreicht. Der klinische Einsatz von Bromocriptin in einer tgl. Dosis von einschleichend 2,5–15 mg als Kombinationsbehandlung zusätzlich zu einer dosisreduzierten Östrogentherapie erbrachte beim fortgeschrittenen Prostatakarzinom folgende Ergebnisse (JACOBI 1980):

1. Eine drastische im Durchschnitt 4 Monate während Besserung der ossären Metastasenschmerzen, wobei im Stadium der Hormonresistenz (s.u.) dieser Therapieeffekt dem Antiprolactin zuzuschreiben ist;
2. Eine Verhinderung der östrogen-prolactin-vermittelten Gynäkomastie;
3. In mehr als der Hälfte der Fälle eine partielle, in Einzelfällen eine komplette Regression, gemessen am Rückgang ossärer Metastasen und des lokalen Tumors;
4. Insgesamt eine deutliche Verbesserung der Lebensqualität.

Für die Bewertung der additiven und ablativen kontrasexuellen Therapie des metastasierenden Prostatakarzinoms lassen sich entsprechend der oben genannten Therapiestrategien sowie unter Zugrundelegung möglicher klinischer Risikofaktoren die folgenden Therapierichtlinien formulieren (ALTWEIN 1979a, ALTWEIN u. JACOBI 1980, ALTWEIN 1981, BERRY u. Mitarb. 1979, BYAR 1973, HOHENFELLNER 1979, JACOBI 1980, MENON u. WALSH 1979, SCOTT u. Mitarb. 1980).

Patienten mit ossären Metastasenschmerzen (Analgetikabedarf)

1. Im allgemeinen sollte zunächst die Orchiektomie alleine oder die »medikamentöse Kastration« durch Cyproteronacetat (Androcur) intramuskulär kombiniert mit dem Antiprolactin Bromocriptin (Pravidel) durchgeführt werden.
2. Erst bei Schmerzpersistenz schließt sich unter Fortführung der Bromocriptin-Behandlung die hochdosierte Honvan-Therapie (4 Ampullen à 300 mg/500 ml Lävulose/Tag i.v.; Tagesdosis 1,2 g, Gesamtdosis 12 g in 10 Tagen) an.
Unter Fortführung der Bromocriptin-Zufuhr wird die Östrogen-Intervalltherapie (Estradurin 40–80 mg i.m. alle 4 Wochen, Progynon-Depot 50–100 mg i.m. alle 4 Wochen) aufgenommen. Bei niederdifferenzierten oder anaplastischen Karzinomen ist Estramustinphosphat (s.u.) vorzuziehen.
3. Wenn Östrogene nach Symptompersistenz oder klinischem Relaps nach alleiniger Kastration angewendet werden, sollte die Dosis von 3 mg Diäthylstilböstrol oder deren Äquivalent (s. Tab. **9**) nicht überschritten werden. Eine parenterale Östrogenbehandlung ist der oralen Verabreichung vorzuziehen, da die Einnahmezuverlässigkeit *(Patienten-Compliance)* bei nur maximal 70% liegt (ACKERMANN u. FROHMÜLLER 1978).

Patienten mit asymptomatischer Fernmetastasierung

1. Die Östrogentherapie sollte nicht angewendet werden, bevor Symptome oder Allgemeinzustand des Kranken dies erfordern: angepaßte Hormontherapie.
Bei »biologisch jungen« Patienten mit einer Lebenserwartung von mehr als 10 Jahren bietet sich zunächst eine zytostatische Behandlung an (s.u.).
2. Patienten mit einer eingeschränkten Lebenserwartung (»biologisch alt«) erhalten eine primäre Nicht-Östrogentherapie, wobei entsprechend dem kardiovaskulären Risiko zunächst Antiandrogene (Androcur) oder Gestagene Anwendung finden. Erst bei Tumorprogredienz schließt sich die Orchiektomie an, gefolgt von den Therapiemöglichkeiten, wie sie für das symptomatische fernmetastasierte Prostatakarzinom angegeben sind.

Patienten mit tumorspezifischen klinischen Risikofaktoren

1. Die erfolgreichste Behandlung der Stauung des oberen Harntraktes ist die primäre Orchiektomie (MICHIGAN u. CATALONA 1977).
2. Nachgewiesene Pleurakarzinose oder deutliche Anämie im Gefolge einer Skelettmetastasierung werden auch bei Symptomfreiheit behandelt wie das schmerzhafte Prostatakarzinom.
3. Die Urämie läßt sich durch sofortige Kastration plus hochdosierte Östrogentherapie plus adjunktive Antiprolactintherapie nach vorange-

---

* European Organization of Research on the Treatment of Cancer

gangener Harnableitung (s.u.) zumindest beim bisher nicht hormonmanipulierten Patienten günstig beeinflussen. In diesem akut lebensbedrohlichen Zustand ist vom Prinzip der »Schritt-für-Schritt«-Therapie abzuweichen.

Spezielle endokrine Therapieindikationen

1. Bei Tumorpersistenz nach Radiotherapie oder Tumorrezidiv nach Radikaloperation ist eine schrittweise, dem Krankheitsverlauf angepaßte Therapie der sofortigen konventionellen Therapie überlegen, es sei denn, der Patient sei in die Kategorie des schmerzhaften Karzinoms einzureihen.
2. Bei objektivem Fehlen des weiteren Ansprechens auf eine einmal eingeschlagene Hormontherapie ist nach einer parenteralen normaldosierten Östrogenbehandlung der Behandlungsversuch mit einem anderen Hormonpräparat oder die Dosissteigerung wenig erfolgreich. Hier ist die Indikation für eine Sekundär- bzw. Tertiärtherapie mit Zytostatika gegeben (s.u.).

Die hier erläuterten Modellvorstellungen beruhen auf der Tatsache, daß mit der Östrogentherapie zugleich der Beginn der Östrogenresistenz eingeleitet wird und damit Gefahr besteht, den therapeutisch wirksamen Zeitraum, gemessen an der Erkrankungsdauer, zu verkürzen. Insgesamt wird bei einer solchen Therapiestrategie den individuellen Erfordernissen des Patienten, d.h. der Lebensqualität, mehr Rechnung getragen als der objektivierbaren Tumorregression. Für den Patienten mit metastasierendem Prostatakarzinom ist die Qualität der verbleibenden Lebenserwartung wichtiger als die meßbare Regression einer Metastase im Skelettszintigramm oder die zweifelhafte Lebensverlängerung.

Hormonresistenz (endokrine Autonomie)

Es waren die Inauguratoren der Hormontherapie selbst, die einige Jahre nach primärer Hormontherapie mit dem Problem der Hormonresistenz konfrontiert wurden und zur Ausschaltung sekundärer und tertiärer Hormonquellen Veranlassung sahen (s. Tab. **8**). Klinisch zeigt sich der Rückgang der hormonellen Ansprechbarkeit am erneuten Wachstum des lokalen Tumors, an der Reaktivierung peripherer Metastasen und dem erneuten Positivwerden von Serumtumormarkern mit einem oft raschen Verfall des vorher Erreichten und Abgleiten des Patienten in das Finalstadium (»Hormonrelaps«). Dieser sekundären Hormonresistenz ist eine primäre Hormonunempfindlichkeit gegenüberzustellen, eine Situation, in der das Tumorgeschehen initial von hormonellen Manipulationen unberührt bleibt, d.h. endokrin autonom wächst. Initial sprechen lediglich 60% aller Prostatakarzinome auf eine kontrasexuelle Therapie an. Bei der Analyse möglicher Indikatoren für eine Hormonresistenz ist der Tumordifferenzierungsgrad der am besten charakterisierte Parameter. Entsprechend den auf S. 570–574 dargelegten Charakteristika und Verteilungen der Tumordifferenzierung haben sich bereits bei der Primärdiagnose die meisten Prostatakarzinome morphologisch, graduell mehr oder weniger ausgeprägt, von ihrem Ursprungsgewebe wegbewegt und lassen ebenfalls biologische Veränderungen der Hormonsensibilität und der damit verbundenen Stoffwechselcharakteristika (»biochemisch entgleist«) erwarten.

Das Phänomen der *primären Hormonresistenz* läßt sich heute am besten intrinsisch durch das Nebeneinander sensibler und unsensibler Karzinomzellklone erklären, wobei durch Androgenentzug der sensible Tumorteil getroffen wird, der resistente, autonome Anteil ungehindert weiterwächst. Das Resultat ist die Heranzüchtung eines vollends autonomen »verwilderten« Karzinoms.

Für die *sekundäre Resistenz* wurden außerdem extrinsische Faktoren verantwortlich gemacht. Aufgrund gewisser palliativer Therapieerfolge durch Adrenalektomie und einer erhöhten Urinausscheidung von 17-Ketosteroiden bei Hormonrelaps wurde eine kompensatorische androgene Nebennierenaktivität angeschuldigt. Hierbei handelt es sich jedoch um unspezifische Effekte bei konsumierender Erkrankung und massiv reduziertem Allgemeinzustand. Dementsprechend konnte gezeigt werden, daß im Hormonrelaps weder das periphere, noch das in den Nebennierenvenen bestimmte Serumtestosteron, noch die adrenalen Metaboliten erhöht sind (JACOBI 1980).

Eine andere Hypothese über den Mechanismus der erworbenen Hormonresistenz gründet sich auf die durch Langzeitöstrogentherapie hervorgerufene protrahierte vermehrte Prolactinausschüttung mit fortwährender Prostatastimulation. Diese Theorie führte zum therapeutischen Einsatz von Prolactininhibitoren zusätzlich zur Östrogentherapie. Im anderen Extrem wird vereinzelt wegen der möglichen prolactinbedingten Stimulation der Nebennierenrinde eine Östrogentherapie abgelehnt oder bestenfalls unter gleichzeitiger Nebennierenhemmung (Cortison, Aldactone) toleriert (KLOSTERHALFEN 1970).

In den meisten Fällen liegt nicht, wie vielfach bezeichnet, eine »Östrogen«-Resistenz vor, sondern eine globale Insuffizienz aller kontrasexuellen Maßnahmen (*endokrine Resistenz* bzw. *Autonomie*).

Je nach klinischer Manifestation haben STONE u. Mitarb. dieses Phänomen eingeteilt in Parameter der *objektiven Tumorprogression* (Vergrößerung des Primärtumors um mehr als eine T-Kategorie; Vergrößerung des Tumors um mehr als 50% seines Volumens; Erhöhung der Serumphosphatasen; neues Auftreten von Skelettmetastasen) und in einen *symptomatischen Hormonrelaps* (Auftreten von ossären Metastasenschmerzen) (STONE u. Mitarb. 1980).

Zu vervollständigen ist die objektive Tumorprogression weiterhin durch die Parameter der Mas-

Tabelle 11 Chemotherapieprotokolle des NPCP* beim metastasierenden Prostatakarzinom (aus *Beckley, S.* u. Mitarb.: Scand. J. Urol. Nephrol. Suppl. 55 [1980] 151–162)

Patientengruppen	Protokoll Nr.	Therapie in randomisiertem Vergleich
Hormonresistenz	100	5-Fluoruracil vs. Cytoxan vs. Standardtherapie
	300	Cytoxan vs. DTIC vs. Procarbazin
	700	Cytoxan vs. Me-CCNU vs. Hydroxyharnstoff
Operations- und Bestrahlungsversager	200	Estracyt vs. Streptozotocin vs. Standardtherapie
	400	Estracyt plus Stereocyt (LEO 1031) vs. Stereocyt
	800	Estracyt vs. Vincristin vs. Estracyt plus Vincristin
Unbehandelt	500	Östrogene (DES) oder Kastration vs. Östrogene plus Cytoxan vs. Estracyt plus Cytoxan
Unter Östrogen stabile Tumorkrankheit	600	Östrogene (DES) fortgesetzt vs. Östrogene plus Cytoxan vs. Östrogene plus Estracyt

sen- und Aktivitätszunahme von Skelettmetastasen im Szintigramm, erstes Auftreten von Fernmetastasen, Neuauftreten oder Zunahme von Lymphknotenmetastasen. In mehr als der Hälfte der Fälle war die sekundäre endokrine Resistenz rein symptomatisch, bei der objektiven Resistenzentwicklung überwog das neue Auftreten von asymptomatischen Skelettmetastasen; sind die Resistenzerscheinungen nach alleiniger Östrogentherapie aufgetreten, so ist mit der verspäteten Orchiektomie keine durchgreifende objektive oder subjektive Besserung zu erwarten (STONE u. Mitarb. 1980). Demgegenüber läßt sich nach auf Dauer erfolgloser Orchiektomie mit Östrogengaben das symptomatische Metastasenstadium noch über Monate günstig beeinflussen (KLUGO u. Mitarb. 1981).
Die zentrale Frage, *welche Östrogenpräparation* verbindet in *welcher Dosierung* zu *welchem Zeitpunkt* eingesetzt und in *welchen Zeitintervallen* verabreicht, das geringste kardiovaskuläre Risiko mit einem adäquaten Therapieeffekt bei minimaler Resistenzinduktion, ist heute noch ungeklärt.

Chemotherapie

Nimmt man Therapieversager nach radikaler Prostatektomie oder lokaler Hochvoltbestrahlung mit den primär oder sekundär hormonunempfindlichen fortgeschritten Prostatakarzinomen zusammen, so kann man davon ausgehen, daß 60 bis 80% aller einmal diagnostizierter Prostatakarzinome zu irgendeinem Zeitpunkt ihres Krankheitsverlaufes einer über die konventionelle Hormontherapie hinausgehenden systemischen Behandlung bedürfen. Erst seit 1972 haben organisierte kooperative Gruppen systematische Anstrengungen zur Beantwortung folgender zwei Kardinalfragen unternommen:
1. Welche Chemotherapeutika haben überhaupt einen Effekt beim Prostatakarzinom (Phase-II-Studien); d.h., ist das Prostatakarzinom ein Signaltumor für Zytostatika?
2. Sind wirksame Zystostatika besser als die bisherige Standardtherapie (kontrollierte randomisierte Phase-III-Studien)?

Dabei wurde die Chemotherapie anfänglich ausschließlich im fortgeschrittenen, metastasierten Krankheitsstadium, d.h. bei Therapieversagen nach endokriner Therapie, eingesetzt. Ein Nachteil dieser Entwicklung war, daß weitgehend medikamentös »ausgereizte« Prostatakarzinompatienten in solche Chemotherapiestudien aufgenommen wurden. Ein weiteres Problem bot die Frage nach den Kriterien der Ansprechbarkeit auf die Chemotherapie. Hierbei wird derzeit am zweckmäßigsten auf die Empfehlungen der amerikanischen Prostatakarzinomgruppe NPCP* (SCHMIDT u. Mitarb. 1980) hingewiesen. Anhand des umfangreichen Krankengutes dieser Gruppe konnte gezeigt werden, daß die im Verlaufe einer Chemotherapie stabil bleibende Tumorkrankheit einem Therapieerfolg gleichkommt (SLACK u. Mitarb. 1980).
Bisher wurde eine Reihe von Chemotherapeutika beim Prostatakarzinom eingesetzt, die sich bei anderen Neoplasien bewährt haben (Cyclophosphamid, 5-Fluoruracil, Vincristin u.a.m.), sowie neuere zytotoxische Substanzen. Hiervon gesondert zu beurteilen ist Estramustinphosphat (Estracyt), ein Östrogen = N-Lost-Assoziat, welches speziell für das Prostatakarzinom entwickelt wurde. Nach dem derzeitigen Stand ist die Chemotherapie nur unter Berücksichtigung ihres zeitlichen Einsatzes innerhalb des Tumorgeschehens, der angewandten Substanzen (Mono- bzw. Polychemotherapie) und der Kombination mit endokrinen Maßnahmen zu beurteilen.
Primäre Chemotherapie: Nach den Untersuchungen des NPCP* (Tab. **11** u. **12**) ist beim bisher unbehandelten Prostatakarzinom zwar die Rate partieller Remissionen nach kontrasexuellen Maßnahmen höher als nach Chemotherapie, jedoch

---

* National Prostatic Cancer Project

Tabelle 12 Ansprechraten von 604 Patienten in den Protokollen des NPCP (aus *Beckley, S.* u. Mitarb.: Scand. J. Urol. Nephrol. Suppl. 55 [1980] 151–162)

Therapie	Protokoll	Ansprechen* (%)			Gesamt
		PR	SD	P	N
5-Fluoruracil	100	12	24	64	33
Cytoxan		7	39	54	41
Standardtherapie		0	19	81	36
Cytoxan	300	0	26	74	35
DTIC		4	24	72	55
Procarbazin		0	13	87	39
Cytoxan	700	0	50	50	12
Me-CCNU		7	29	64	14
Hydroxyharnstoff		0	0	100	13
Estracyt	200	6	24	70	46
Streptozotocin		0	32	68	38
Standardtherapie		0	19	81	21
Estracyt u. Stereocyt	400	2	11	87	54
Stereocyt		0	13	87	62
Estracyt	800	7	13	80	15
Vincristin		0	7	93	14
Estracyt u. Vincristin		7	7	86	15
DES o. Kastration	500	22	43	35	23
DES u. Cytoxan		17	78	6	18
Estracyt u. Cytoxan		10	60	30	20

Protokoll 600 nicht abgeschlossen

*PR = partielle Remission
SD = stabiler Tumor
P = Progression

sind nach Endoxanbehandlung kombiniert mit Östrogen oder Estracyt die Raten für stabile Tumorkrankheit und Tumorprogression niedriger. Durch orale 5-Fluoruracilbehandlung läßt sich das ansonsten unbehandelte symptomlose Stadium M_1 oder N_{1-3} in einem Großteil der Fälle stabil halten (ORESTANO u. Mitarb. 1979). Weitere Ergebnisse, welche die Überlegenheit der initialen Chemotherapie gegenüber anderen Therapieformen belegen, liegen derzeit nicht vor. Der Stellenwert der Chemotherapie als adjuvante Maßnahme, kombiniert mit der radikalen Prostatektomie oder der lokalen Hochvoltbestrahlung unter kurativer Zielsetzung (Protokoll 900 bzw. 1000 des NPCP) wird derzeit untersucht (SCHMIDT u. Mitarb. 1980).
Zytostatika als Sekundär- oder Tertiärtherapie:
Die Chemotherapie des Prostatakarzinoms nach Versagen anderer Therapieformen *(Sekundärbehandlung)* ist heute noch als Domäne dieser Therapieform anzusehen. Aus der Reihe der geprüften Substanzen im Stadium der endokrinen Autonomie, nach Versagen der Radiotherapie, bei Rezidiven nach Radikaloperation oder nach stabiler Tumorkrankheit unter Hormontherapie (s. Tab. 11) haben sich Cyclophosphamid, 5-Fluoruracil und Estracyt am besten bewährt (BECKLEY u. Mitarb.

1980, LEISTENSCHNEIDER 1979, NAGEL u. KÖLLN 1977, SCHMIDT u. Mitarb. 1980).
Kommt es unter einer sekundär eingesetzten Chemotherapie zur Tumorprogression, so werden in mehrarmigen Therapiestudien in der Regel die zu prüfenden Substanzen ausgetauscht *(crossing-over).*
LEISTENSCHNEIDER u. NAGEL haben bei 20 Patienten, die auf die konventionelle endokrine Therapie wie auch auf Estracyt resistent geworden waren, den Wert von Cyclophosphamid und 5-Fluoruracil als *Tertiärtherapie* geprüft (LEISTENSCHNEIDER u. NAGEL 1980c). Hiermit konnte noch in über 50% der Fälle eine deutliche Schmerzreduktion erreicht werden, so daß allein diese vorübergehenden Erfolge eine solche Therapieform rechtfertigen. Bei einer solchen sequentiellen Chemotherapie kann sich die myelodepressive Toxizität addieren, so daß insbesondere Patienten mit vorangegangener Beckenbestrahlung gefährdet sind.
Estramustinphosphat (Estracyt): Beim therapeutischen Prinzip dieser Substanzkombination wurde davon ausgegangen, daß das phosphorylierte Östrogen durch seine Prostataaffinität das angekoppelte Zytostatikum (Stickstoff-Lost) im Prostatakarzinom anreichert.
Bei schneller Verstoffwechslung des Östrogenan-

teils sind die entsprechenden Nebenwirkungen geringer als bei der konventionellen Östrogentherapie; die Tatsache, daß Estracyt gerade bei endokrin resistenten Tumoren noch wirksam ist, unterstützt den zytotoxischen Therapieeffekt dieses Therapeutikums. Zusätzlich kommt es nach Estrazyt zu einem Testosteronabfall, Angaben über Gynäkomastie und Impotenz schwanken beträchtlich.

Die größten Erfahrungen über Estracyt liegen in Deutschland von der Arbeitsgruppe um NAGEL vor (LEISTENSCHNEIDER 1979, LEISTENSCHNEIDER u. NAGEL 1980a, NAGEL u. KÖLLN 1977). In einer ersten Studie wurde in hohem Prozentsatz Schmerzbesserung bei ossären Metastasen beobachtet, die objektiven Erfolge betrafen Rückgang der Stauung des oberen Harntraktes und der infravesikalen Obstruktion sowie Regression von Weichteilmetastasen (NAGEL u. KÖLLN 1977). Auf der Basis dieser Untersuchungen konnte das Medikament in Deutschland registriert werden. In weiteren Untersuchungen konnten LEISTENSCHNEIDER u. NAGEL bei Patienten mit Fernmetastasen eine objektive Remission von 87% nachweisen, wenn Estracyt die erste Therapieform war (LEISTENSCHNEIDER 1979, LEISTENSCHNEIDER u. NAGEL 1980a); wurde Estracyt nach erfolgloser kontrasexueller Therapie eingesetzt, so sank zwar die objektive Remissionsrate auf 35%, jedoch profitierte fast jeder 2. Patient subjektiv von Estracyt als Sekundärtherapie. Wurde Estracyt beim bisher unbehandelten statt beim durch Östrogene vorbehandelten Karzinom eingesetzt, so fanden KÜSS u. Mitarb. (1980) ebenfalls höhere objektive und subjektive Ansprechraten. Die Therapieerfolge dieser Substanz im Vergleich oder in Kombination mit anderen Chemotherapeutika sind in Tab. **12** wiedergegeben.

Estracyt wird entweder intravenös in einer täglichen Dosis von 300–450 mg über 2–3 Wochen und danach oral appliziert oder initial oral (560 bis 840 mg/Tag) in 2–3 Dosen verabreicht. Bei unsachgemäßer Injektionstechnik besteht die Gefahr der Thrombophlebitis. Abgesehen von den uneinheitlich berichteten Nebenwirkungen wie sexuelle Impotenz und Gynäkomastie treten Leberfunktionsschädigungen, Nausea und Erbrechen, Thrombophlebitis und gastrointestinale Symptome in durchschnittlich 40–50% der Fälle auf. Da es sich um eine relativ teure Therapieform handelt, wird empfohlen, Estracyt bei nachgewiesenem schlechtem oder fehlendem Therapieeffekt 3 Monate nach Therapiebeginn abzusetzen (LEISTENSCHNEIDER 1979).

Polychemotherapie: Die Ergebnisse über zytostatische Mehrfachkombinationen im klassischen onkologischen Sinne sind für das Prostatakarzinom spärlich. Mit begrenztem Erfolg wurden bei kleinen Patientengruppen Adriamycin, BCNU, Cyclophosphamid, Estracyt, Nitroso-Harnstoff, Methotrexat, cis-Platinum und andere eingesetzt (IHDE u. Mitarb. 1980, MADAJEWICZ u. Mitarb. 1980, PRESANT u. Mitarb. 1980).

Primäre endokrin-zytostatische Kombinationstherapie: Basierend auf der Vorstellung, daß das Prostatakarzinom aus einer Mischung primär hormonsensibler und resistenter Zellklone zusammengesetzt ist, wird neuerdings die primäre Kombinationstherapie kontrasexueller Maßnahmen zusammen mit Chemotherapeutika empfohlen. Ob hier ein Wirksynergismus erwartet werden kann (MERRIN 1980), ist zu bezweifeln (TANNOCK 1980); eher addieren sich beide Therapieformen, wobei die Chemotherapie den undifferenzierten und anaplastischen Tumoranteil, die endokrine Therapie den hochdifferenzierten Anteil trifft. Auf die Kombination von Orchiektomie plus Östrogene plus cis-Platinum als Initialtherapie sprachen ⅔ aller fernmetastasierten Patienten objektiv an (MERRIN 1980). Wurde statt cis-Platinum Cyclophosphamid plus 5-Fluoruracil gegeben, so lag die objektive Remissionsrate am lokalen Tumor bei 84%, an den Skelettmetastasen bei 64%, subjektive Besserung wurde in 64–72% beobachtet (MUKAMEL u. Mitarb. 1980).

Auch hier erscheint trotz gutem Erfolg die Beurteilung solcher Therapieformen noch verfrüht.

Immuntherapie

(s. auch Kap. Tumorimmunologie)

Es gibt Hinweise dafür, daß die Prostatakarzinomzelle eine dem Wirt immunogene Antigenität besitzt. Einige dieser sog. tumorassoziierten Antigene sind fetalen Ursprungs, andere können onkogene virusinduzierte Antigene repräsentieren. Zwar produzieren sowohl benigne wie maligne Prostataepithelien an der Antigenität gemessen unterschiedliche Isoenzyme der sauren Phosphatase, es ist jedoch derzeit noch unklar, ob diese Enzyme als Zielstrukturen für zytotoxische Wirkmechanismen fungieren können. Auf der anderen Seite ist die wirtseigene zellvermittelte Immunkompetenz bei vielen Prostatakarzinompatienten supprimiert, und eine Reihe teils unspezifischer Faktoren wie Alpha$_2$-Globuline, zirkulierende AG-AK-Komplexe oder nicht weiter charakterisierte »Serumblocker« werden ursächlich ins Feld geführt. Dagegen haben humorale Immunparameter wie z.B. die Immunglobuline als Prognostikatoren beim Prostatakarzinom versagt (WALZ u. Mitarb. 1980). Weiterhin erscheint es erwiesen, daß die diversen endokrinen kontrasexuellen Maßnahmen die Immunkompetenz des Wirtes invers beeinflussen (ACKERMANN 1981) und letztere bei progressivem Prostatakarzinomwachstum im Hormonrelaps weiter unterdrückt ist. Als Index hierfür gilt die DNCB-Reaktion (WALZ u. Mitarb. 1980). ABLIN u. Mitarb. (1979) weisen auf den Einfluß hin, den Östrogene auf spezifische und unspezifische Parameter der zellulären und humuralen Immunantwort ausüben. Obwohl nach den heute vorliegenden immunbiologischen Kenntnissen über das Prostatakarzinom eine Immuntherapie, falls experimentell fundiert und auf kontrollierte Studien ausgelegt, durchaus erfolgversprechend sein könnte, liegen reproduzierbare Therapieergebnisse derzeit nicht vor (CATALONA 1980). Die bisher berichteten Resultate über eine aktive Immuntherapie (intraprostatische BCG-Injektion) und den immunbiologischen Einfluß der Kryochirurgie auf den Verlauf des Prostatakarzinoms lassen eine klinisch relevante Schlußfolgerung nicht zu (CATALONA 1980). Das gleiche gilt auch derzeit noch für die passive Immuntherapie mit Patientenserum oder Prostatakarzinomzellen bzw. Zellprodukten sowie Immunstimulantien oder Immuninterferon (KLIPPEL u. Mitarb. 1979).

Spezielle Schmerztherapie

Lokale Metastasenbestrahlung: Lokalisierte Schmerzen, die durch isolierte, genau umschriebene Metastasen ausgelöst werden, können durch lokale externe Hochvoltbestrahlung zumindest über einen begrenzten Zeitraum kupiert werden. Gleichzeitig können die Metastasen verkalken, so daß auch statische Probleme wie die Gefahr pathologischer Frakturen kontrolliert werden. Es ist jedoch sicherzustellen, daß die Schmerzen nicht mobilisationsbedingte Folge einer pathologischen Fraktur sind; in diesem Fall gewährt die chirurgische Frakturstabilisierung, evtl. mit Nachbestrahlung, oder ggf. nur die Immobilisation des betroffenen Skelettabschnittes durch Mieder, Schienen oder Gipsbett bereits häufig völlige Schmerzfreiheit (MARBERGER 1979).

Schmerztherapie mit offenen Radionukleiden: Ziel ist die Verabreichung einer ausreichenden Strahlendosis im erkrankten Gewebe mit Konzentration der radioaktiven Substanz durch selektive Skelettanreicherung. Die Behandlung erfolgte primär mit Radiophosphor (^{32}P), wobei versucht wurde, die Knochenaffinität durch eine Vorbereitung mit Testosteron oder Parathormon zu steigern. Die spezifischere Anreicherung von Strontium (^{89}Sr) in Knochenmetastasen macht eine hormonelle Vorbereitung überflüssig. Gute Ergebnisse wurden von der Essener Arbeitsgruppe berichtet (FIRUSIAN u. Mitarb. 1976). Im Mainzer Krankengut trat bei ⅕ der Patienten 1–5 Tage nach Verabreichung von Strontium weitgehend Schmerzfreiheit ein (KUTZNER u. Mitarb. 1978). Wegen der nur einige Monate anhaltenden Schmerzlinderung, der zweifelhaften Effektivität bei nochmaliger Radionukleidgabe, den stationären und ambulanten Problemen bezüglich der Radioaktivitätsdauerausscheidung ist eine strenge Indikationsstellung notwendig. Zuvor sollten die Palette hormoneller Maßnahmen sowie Analgetika zum Einsatz kommen. Radionukleide mit kürzerer Halbwertszeit (z.B. Yttrium) sind derzeit in der Erprobung.

Tabelle 13 Symptomatische Schmerztherapie (aus *Marberger, M.,* in *Jacobi, G.H., J.E. Altwein:* Beiträge zur Onkologie, Bd. I. Karger, Basel 1979)

Analgetikum kombiniert mit (Wechsel alle 3 Wochen)	mildpotentem Neuroleptikum
Leichtere Schmerzen	
Paracetamol, 1–3 g oral/Tag	Thioridazon
Acetylsalicylsäure 3–6 g/Tag oral	(Melleretten, 3 × 1 Drg./Tag oder
Mefenaminsäure, 2–4 × 250 mg/Tag oral	Melleril ret. 30 mg morgens
Pyrazolonderivate 0,2–0,3 g/Tag oral	60 mg abends)
oder Mischpräparate	
Mittlere u. schwere Schmerzen	
Tilidin-HCl (Valoron N) 150–300 mg/Tag oral	Levomepromazin (Neurocil 2–3 ×
Pentazocin (Fortalidon-Kapseln o. Fortral Supp., 3 × 50 mg/Tag)	25 mg/Tag oral)

Analgetika: Durch Kombination einfacher Analgetika mit einem mildpotenten Neuroleptikum lassen sich Karzinomschmerzen über längere Zeit ausgezeichnet kupieren. Dabei sollte die Analgetikakombination (Tab. **13**) in mehrwöchigen Abständen gewechselt werden, um eine Gewöhnung zu vermeiden. Mit zunehmenden Schmerzen müssen jedoch oft stärker wirksame Analgetika (Tilidin-HCl oder Pentazocin) in oraler oder transrektaler Applikationsform verabreicht werden. Terminal sind Narkotika oder Cocktails aus Opiaten und Neuroleptika uneingeschränkt indiziert.

Nervenblockaden: Umschriebene Schmerzen im Becken-, Damm-, Gesäß- und Thoraxbereich können wirkungsvoll durch Leitungsanästhesie vorübergehend ausgeschaltet werden. Zur Anwendung kommen die Sakralblockade, die Blockade des lumbalen Grenzstranges oder die Ausschaltung segmentaler Schmerzen durch gezielte Blokkade von Interkostalnerven.

Neurochirurgische Schmerztherapie: Ischialgiforme Schmerzen, unter Umständen mit neurologischen Ausfällen, die die Folge umschriebener Kompression des Rückenmarks durch Metastasen im Periduralraum sind oder nach Zusammenbruch eines Wirbelkörpers auftreten, erfordern mitunter notfallmäßig die Laminektomie, evtl. mit entsprechenden Stabilisierungsmaßnahmen und Nachbestrahlung.

Mit den bisher genannten schmerztherapeutischen Möglichkeiten haben sich Eingriffe wie Hypophysektomie, Chordotomie oder Kommissurotomie heute erübrigt.

Lokale Palliativtherapie

Transurethrale Elektroresektion

Die transurethrale Elektroresektion eines Prostatakarzinoms zur Entfernung obstruierender Tumoranteile ist bei Harnretention eine wertvolle Therapieform, wenn auch die lokale Hochvoltbestrahlung, zwar zeitlich verzögert, einen ähnlichen Effekt hat. Von der Resektion einer benignen Prostatahyperplasie mitunter abweichende Konditionen sind die in den meisten Fällen nicht sichtbare Resektionsgrenze der Kapselfasern, die größere Blutungsneigung sowie die höhere Gefahr einer postoperativen Inkontinenz wegen Infiltration und der damit verbundenen Starre der gesamten hinteren Harnröhre. Auf die Möglichkeit der Tumorzellausschwemmung mit Propagation der Fernmetastasierung durch die TUR wurde hingewiesen (BANDHAUER 1982), jedoch ist der Wert einer Östrogenschutztherapie vor und während des Eingriffes (Honvan-Infusionsbehandlung) in seiner Wertigkeit umstritten. Ebenfalls nicht schlüssig beurteilbar sind derzeit die immunbiologischen Auswirkungen der TUR auf das Tumorgeschehen.

Kryotherapie

Die Kryochirurgie des Prostatakarzinoms ist bei den solcherart behandelten, vorwiegend kapselüberschreitenden und infravesikal obstruierenden Tumoren rein palliativer Natur (M.A. REUTER u. H.-J. REUTER 1979). Die postoperative Mortalität beträgt entsprechend der meist zugunsten höherer Lebensalter vorliegenden Patientenselektion 4 bis 5%, die Erfolgsquote je nach zugrundegelegten Kriterien 15–75%, die Rate signifikanter postoperativer Komplikationen rund 10% (BOUFFIOUX 1979, M.A. REUTER u. H.-J. REUTER 1979, SCHOENENBERGER u. HAURI 1980). Während SCHOENENBERGER u. HAURI den palliativen Charakter der Kältechirurgie beim Prostatakarzinom hervorheben und die sog. »Kryoprostatektomie« ablehnen (SCHOENENBERGER u. HAURI 1980), glauben andere mit dem perinealen Zugangsweg und exakterer Plazierung der Kältesonde eine kontrollierte tumorausrottende Methode für die Kategorien T_1 und T_2 in Händen (RIGONDET u. LE PIVERT 1977). Ebenfalls erscheinen die möglicherweise günstigen Effekte der Kryochirurgie auf das immunologische Tumorabwehrsystem (»Kryoimmuntherapie«) derzeit klinisch zu wenig untermauert (BOUFFIOUX 1979).

Supravesikale Harnableitung

Mit der modernen ultraschallgesteuerten perkutanen Nephrostomie ist heute eine komplikationsarme und effektive Technik zur Behebung der postrenalen Niereninsuffizienz beim Prostatakarzinom gegeben (s. Abb. **16**, S. 586). Anders als beim Blasenkarzinom, bei dem die Urämie mitunter die letzte Chance eines schmerzlosen Lebensendes darstellt, sollte beim Prostatakarzinom, bei dem noch eine effektive Therapiereserve und damit *quoad vitam* eine entsprechend günstige Prognose besteht, die Indikation weit gestellt werden. FALLON u. Mitarb. (1980) haben die Wertigkeit der Nephrostomie bei 100 urologischen Tumorpatienten analysiert; Prostatakarzinompatienten hatten hierbei von der Harnableitung den größten Profit, in 73% kam es zu einer deutlichen Verbesserung der Lebensqualität zum Teil mit Schmerzfreiheit, normalisierter Nierenfunktion und einer sozialen Wiedereingliederung.

Beurteilungskriterien der Therapie, Prognose

Von ausschlaggebender Bedeutung für die Beurteilung des Therapieerfolges ist die Frage nach dem lokalen Ansprechen des Primärtumors sowie nach der Fernmetastasierung. Für den deutschen Sprachraum haben vor allem LEISTENSCHNEIDER u. NAGEL (1980b), BANDHAUER (1979) sowie FAUL u. Mitarb. (1978) auf die zentrale Bedeutung zytologischer Kontrolluntersuchungen unter einer eingeschlagenen Therapie hingewiesen.

Bei 201 Patienten mit konservativ behandeltem Prostatakarzinom und 500 Aspirationsbiopsien in der Nachbeobachtungsperiode wurde zytologisch anhand einer Regressionsgraduierung eine gute Korrelation zur klinischen Prognose ermittelt; so hatten 85% der Patienten ohne zytologisch verifizierbare Regressionszeichen eine klinisch pro-

Tabelle **14** Histologische Regressionsgrade bei 201 mit Östrogenen behandelten Prostatakarzinomen – Prostatakarzinomregister Homburg/Saar (aus *Dhom, G.:* Verh. Ber. Dtsch. Ges. Urol. Springer, Berlin 1981 [p. 9])

Regressionsgrad	Reine Adenokarzinome	Pluriforme Karzinome	Gesamt
sehr gute Regression (0–2)	45 = 64,3%	23 = 17,7%	68 = 33,8%
mäßige, aber deutliche Regression (4–6)	10 = 14,3%	33 = 25,4%	43 = 21,4%
keine oder nur geringe Regression (10–8)	10 = 14,2%	49 = 37,7%	59 = 59,3%
anfangs gute, später geringe Regression	5 = 7,2%	26 = 19,2%	31 = 15,5%
Gesamt	70 (34,8%)	131 (65,2%)	201 (100%)

Tabelle 15 Beurteilung der Therapieeffektivität anhand von 4 Erfolgsstufen (nach *Bandhauer*)

Erfolgsstufe	Parameter
I.	kein lokales Tumorwachstum in der Zytologie gute Regression normale Serumphosphatasen keine Metastasen nachgewiesen
II.	lokales Tumorwachstum in der Zytologie keine Regression erhöhte Serumphosphatasen keine nachgewiesenen Metastasen
III.	Fernmetastasen
IV.	Tod am Tumor

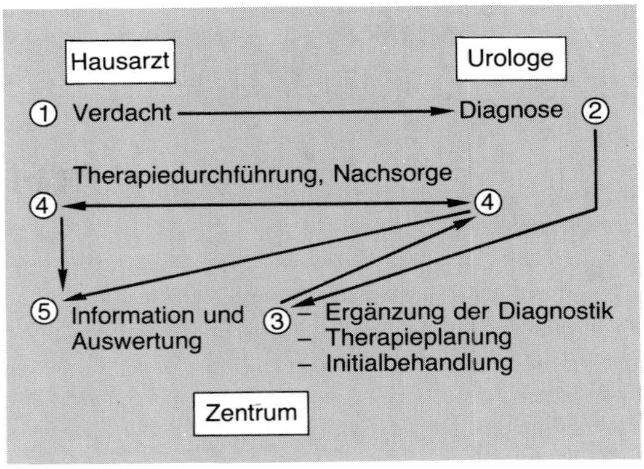

Abb. 29 Modellvorstellung einer kooperativen Diagnostik, Therapieplanung und Tumornachsorge bei Patienten mit Prostatakarzinom (aus *Schreml, W.*, in *Jacobi, G. H., J. E. Altwein:* Chemotherapie urologischer Malignome. Karger, Basel 1979)

gradiente Tumorerkrankung (LEISTENSCHNEIDER u. NAGEL 1980b). Die zytologische Verlaufskontrolle war der palpatorischen Beurteilung deutlich überlegen. In der Beurteilung der histologischen Regressionsgrade (Tab. **14**) korreliert nach DHOM (1981) das Therapieansprechen auf eine Östrogenbehandlung mit dem primären Tumortyp: 64% aller reinen Adenokarzinome zeigt eine sehr gute Regression, hingegen nur 17% aller primär pluriformen Karzinome. Auf die Bedeutung des zytologisch bestimmten Differenzierungsgrades im Hinblick auf die Überlebenszeit haben FAUL u. Mitarb. hingewiesen (1978).
In der Kombination von zytologisch verifizierter Regression, Serumparametern und der Ganzkörperskelettszintigraphie empfiehlt BANDHAUER (1979) ein für die Klinik sinnvolles und jederzeit reproduzierbares Beurteilungsschema, das in Tab. **15** wiedergegeben ist. Auf die prognostische Aussagekraft der Biopsie nach Radiotherapie wurde auf S. 601 hingewiesen.
Während innerhalb der Verlaufskontrolle anhand serienmäßig durchgeführter Skelettszintigramme die Karzinomprogression vom Stadium M_0 zum Stadium M_1 problemlos ist (FITZPATRICK u. Mitarb. 1978), erscheint die Quantifizierung des Skelettbefalles problematisch und von Untersucher zu Untersucher nur schwer reproduzierbar (HOVSEPIAN u. BYAR 1975). Insbesondere die Regression und das gleichzeitige Auftreten anderer Skelettmetastasen (sog. »mixed response«) ist von zweifelhafter Prognoseeinschätzung.
Die durchweg gute Prognose, die bei einem beträchtlichen Teil der Prostatakarzinomkranken beobachtet wird, hat in den letzten Jahren zu einer gewissen Unterschätzung dieser Krebsart und zu einer Tendenz des »therapeutischen Nihilismus« geführt. Unter Zugrundelegung aller morphologischen, klinischen und differentialtherapeutischen Parameter kann aber nur beim früh erkannten, lokalisierten und damit lokal behandelbaren Prostatakarzinom eine, gemessen an anderen Krebsarten, sehr gute Prognose erwartet werden. Wenn aber bereits rund 60% aller Prostatakarzinome zum Zeitpunkt der Primärdiagnose fernmetastasiert sind, erübrigt sich das Problem einer halbherzigen Therapie und Nachsorge.

Tumornachsorge beim Prostatakarzinom

Bei der Betreuung eines Prostatakarzinomkranken sind von Anbeginn der Diagnose in der Regel die folgenden ärztlichen Partner beteiligt: der Hausarzt, der niedergelassene Urologe, der Urologe im regionalen Krankenhaus sowie der Klinikarzt im »Zentrum«. Jeder dieser Partner muß auf die Behandlungsstrategie für den einzelnen Patienten eingeschworen sein, um eine konsequente Durchführung, Überwachung, ggf. Therapieumstellung und Therapieauswertung sicherzustellen (SCHREML 1979). Mehr als ¾ aller Vorsorgeuntersuchungen werden derzeit von Ärzten für Allgemeinmedizin und von Internisten bewältigt (KNIPPER 1979), die Langzeitöstrogentherapie ist fast völlig in den Händen von Hausärzten und niedergelassenen Urologen. Jedoch ist sowohl bei der palliativen Langzeitmedikation als auch bei der regelmäßigen Kontrolluntersuchung ehemals unter kurativer Zielsetzung lokal behandelter Patienten eine Rückkopplung zwischen den Praxiskollegen und der Fachklinik, die die Initialbehandlung eingeleitet haben, notwendig (Abb. **29**). Nur in einem solchen Kooperationskonzept ist es möglich, für das Prostatakarzinom neue Therapiestrategien zu entwickeln und zu gegebener Zeit ihre Effizienz zu überprüfen.

Prostatasarkom

Inzidenz, Altersprävalenz

Je nach statistischer Bezugsgröße und Selektion des Krankengutes macht das Prostatasarkom 1% bis 1‰ aller Prostatamalignome aus (MACKENZIE u. Mitarb. 1968, MELICOW u. Mitarb. 1943, MOSTOFI u. PRICE 1973, SEILER 1946, SIEGEL 1963, SCHMIDT u. WELCH 1976). In diese vage Morbiditätsstatistik geht die aus der Literatur zu entnehmende unsichere Zuordnung in Fällen von ausgesprochen anaplastischen Tumoren, Prostata-Harnblasen-Kollisionstumoren und Lymphosarkomen bzw. malignen lymphatischen Systemerkrankungen ein. Aus weltweiten kasuistischen Mitteilungen und regionalen Bestandsaufnahmen kann geschlossen werden, daß das Prostatasarkom, im Gegensatz zum Karzinom, offenbar keine regionalen Prävalenzen zeigt (BETTONI 1923, BRANDESKY 1932, EHRHARDT 1934, KOLLIAS 1973, MELICOW u. Mitarb. 1943, SEILER 1946, VEIL 1908). Das Prostatasarkom ist eher ein Malignom der Jugend, obwohl es vom Neugeborenenalter (s. Kap. Tumoren im Kindesalter) bis zum hohen Senium vorkommen kann (LOWSLEY u. KIMBALL 1934, MOSTOFI u. PRICE 1973, SEILER 1946). Als Richtschnur mag das 50. Lebensjahr gelten – *vorher:* Sarkom, *nachher:* Karzinom (STIRLING u. ASH 1939). Entsprechend großen Sammelstatistiken dürften heute 300–400 Fälle publiziert sein (LOWSLEY u. KIMBALL 1934, MELICOW u. Mitarb. 1943, SEILER 1946, STIRLING u. ASH 1939). Etwa 30% der Fälle werden in der ersten Lebensdekade diagnostiziert (LOWSLEY u. KIMBALL 1934, MELICOW u. Mitarb. 1943, MOSTOFI u. PRICE 1973, SEILER 1946), 50–75% vor dem 40. Lebensjahr (KHOURY u. SPEER 1944, MELICOW u. Mitarb. 1943, MOSTOFI u. PRICE 1973, SEILER 1946, STIRLING u. ASH 1939).

Pathologie

Die Altersprävalenz des Prostatasarkoms für junge und jugendliche Patienten würde die embryogene Ursprungstheorie (FITZPATRICK u. STUMP 1960, LOWSLEY u. KIMBALL 1934, MELICOW u. Mitarb. 1943) unterstützen, wiewohl die Ätiologie unbekannt ist. Die pathologisch-anatomische Nomenklatur ist meist nicht uniform, ja verwirrend; die vielfältigen Typisierungskriterien sind uneinheitlich, die verschiedenen deskriptiven Interpretationen dadurch schwer vergleichbar (MELICOW u. Mitarb. 1943, STIRLING u. ASH 1939).
MELICOW u. Mitarb. (1943) bezweifeln daher sogar die Authentizität eines Teils der im Weltschrifttum erschienenen primären Prostatasarkome und führen differentialdiagnostisch anaplastische Karzinome sowie sekundäre Tumoren der Harnblase und des periprostatischen Beckenbindegewebes an.
Klassifikation: Das mesodermal entspringende Prostatasarkom nimmt seinen Ausgang zu 60% vom Bindegewebe (Fibrosarkom), zu 10% von der muskulären (Myosarkom), zu 10% von der lymphfollikulären Kom-

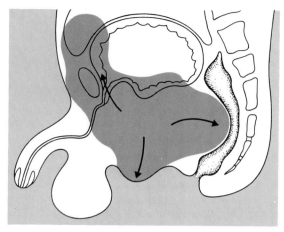

Abb. 30 Schematische Darstellung der Ausbreitungsrichtungen des Prostatasarkoms (s. Pfeile): perineal, rektal, symphysär-abdominal

ponente (Lymphosarkom) der Prostata (MELICOW u. Mitarb. 1943). Weitere 20% der Fälle sind *pleomorphe* Sarkomtypen (Angio-, Myxo-, Chondro-, neurogene Sarkome u.a.m.). Demgegenüber klassifiziert MELICOW die erstgenannten als *isoplastische* Sarkomtypen und unterteilt die Fibrosarkome je nach Erscheinungsform in Spindelzell- oder Rundzellsarkome, die Myosarkome je nach formaler Pathogenese in Leio- oder Rhabdomyosarkome (MELICOW u. Mitarb. 1943). Während STIRLING u. ASH (1939) ein primäres Lymphosarkom der Prostata eher in Frage stellen und MELICOW u. Mitarb. (1943) die Prostata in weniger als 1% als primär extra-lymphonodalen Herd beim malignen Lymphom ansehen, berichten SMITH u. DEHNER (1972) über ein Krankengut von 81 Prostatasarkomen, wobei jeder 3. Tumor ein sekundäres Sarkom vorwiegend lymphogenen Ursprungs war und unter 55 primären Prostatasarkomen sich jedes 6. als ein Lymphosarkom herausstellte. Während Rhabdomyosarkome die vorher dargelegte globale Altersprävalenz des Prostatasarkoms nachvollziehen (KHOURY u. SPEER 1944, SMITH u. DEHNER 1972), treten Lymphosarkome und Leiomyosarkome eher nach dem 40. Lebensjahr auf (FITZPATRICK u. STUMP 1960, SCHMIDT u. WELCH 1976, STIRLING u. ASH 1939). Das sog. *Karzinosarkom,* ein Kollisionstumor mit karzinomatösen und sarkomatösen Elementen, ist sehr selten, die histologische Diagnose problematisch (Abgrenzung gegen Spindelzellsarkom) und nach MOSTOFI u. PRICE (1973) nur gerechtfertigt, wenn knorplige oder knöcherne Anteile vorliegen.

Lokales Wachstum

Prostatasarkome tendieren ungleich den Prostatakarzinomen zu raschem extensivem lokoregionärem Wachstum (Abb. **30**). Hauptexpansionsrichtungen sind nach perineal, rektal und symphysär-abdominal. Im Gegensatz zum Karzinom wird beim Sarkom eine frühe Invasion der Harnröhre und des Blasenbodens beobachtet. Zum Zeitpunkt der Diagnose haben ¾ der Fälle bereits die Organgrenze überschritten und auf Nachbarstruktur übergegriffen (LOWSLEY u. KIMBALL 1934, SEILER 1946): 72% Harnblase, 24% Rektum. Bei Knaben erscheint die Wachstumsgeschwindigkeit und damit die lokoregionäre Extension sowie Fernmetastasierung rascher als in späteren Lebensabschnitten.

Metastasierung

Prostatasarkome metastasieren vornehmlich hämatogen, nach Sammelstatistiken werden Fernabsiedlungen in 40% beobachtet (LOWSLEY u. KIMBALL 1934, SEILER 1946, STIRLING u. ASH 1939): Lunge (16–52%), Skelett (7–23%), Leber (16–25%). Lymphknotenmetastasen werden in 20–44% der Fälle angegeben. Im Gegensatz zum Prostatakarzinom zeigt die eher osteolytische Skelettmetastasierung beim Sarkom keine Bevorzugung bestimmter Regionen (MELICOW u. Mitarb. 1943, MOSTOFI u. PRICE 1973, SEILER 1946), im Endstadium können praktisch alle Organe befallen sein.

Klinik

Symptome

Die Symptomatik entwickelt sich beim jungen Patienten meist stürmisch, beim älteren Manne eher protrahiert. Im Vordergrund steht die Schmerzsymptomatik von seiten des extensiv wachsenden Tumors (tiefer Becken- und Dammschmerz, obstruktive Miktionsbeschwerden, Defäkationsbeschwerden, palpabler Unterbauchtumor). Hinzu kommen Ödeme im Genitalbereich und der unteren Extremität. Unter Berücksichtigung der Alterspävalenz und der lokalen Ausbreitungstendenz kann die Symptomatik zwar charakteristisch sein, ist aber unspezifisch. Die genannten Symptome und der meist stürmische Verlauf führen bei Knaben relativ früh zur Verdachtsdiagnose. Im späteren Leben läßt sich die Anamnese bei jedem 5. Patienten auf mehr als 1 Jahr zurückverfolgen; bezüglich des Sarkomtyps ließen sich bei 10 von 68 Patienten mit Anamnesedauer länger als 1 Jahr keine Unterschiede aufzeigen (SEILER 1946).
Jede akute Harnretention, jeder palpable Prostata-»Tumor« im Knaben- und jungen Mannesalter ist prostatasarkomverdächtig.
Die frühe Invasion der Harnröhre und des Blasenbodens führt mitunter zur Makrohämaturie als Erstsymptom. Gewöhnlich treten Symptome von seiten der Fernmetastasen erst nach der lokalen Symptomatik im fortgeschrittenen Krankheitsverlauf auf.

Abklärung

Trotz bevorzugter Altersgruppe und augenfälliger Symptomatik wurde in den frühen Jahren die Diagnose präoperativ nur selten, oft erst bei der Obduktion gestellt (FITZPATRICK u. STUMP 1960). Einfachstes Diagnostikum ist die rektale Palpation. Die sarkomatöse Prostata kann gigantische Ausmaße annehmen, so daß nicht selten die digitale Untersuchung erschwert ist. Anders als beim Karzinom ist die sarkomatöse Prostata eher weich, elastisch, balloniert (Differentialdiagnose: Abszeß) und von glatter Oberfläche; der Tumor kann jedoch in Konsistenz je nach Zell- bzw. Bindegewebsanteil variieren (MELICOW u. Mitarb. 1943). Je nach Ausbreitungsrichtung des Sarkoms bietet sich die transrektale oder perineale Stanzbiopsie zur Verifizierung an. Auch die Feinnadelbiopsie mit zytologischer Untersuchung wurde angewandt. Insbesondere bei Makrohämaturie, und wenn es um die Frage der Harnblaseninfiltration geht, ist die Urethrozystoskopie angezeigt.
Mit der Ultraschalltomographie und der Computertomographie läßt sich die lokoregionäre Ausbreitung des Prostatasarkoms objektivieren; diese Verfahren sind auch für die Verlaufskontrolle unter Therapie hilfreich (Abb. **31**). Das Urogramm, eventuell mit Spätaufnahmen, deckt Stauungen des oberen Harntraktes oder eine renale Metastasierung, die in bis zu 25% der Fälle beobachtet wird, auf (LOWSLEY u. KIMBALL 1934, STIRLING u. ASH 1939). Durch die entsprechenden röntgenologischen und szintigraphischen Verfahren (s. Kap. Spezielle Röntgendiagnostik und Strahlenschutz) wird die Suche nach Fernmetastasen komplettiert. Serumtumormarker des Prostatakarzinoms (s. S. 570) gelten für das Prostatasarkom nicht.

Differentialdiagnose

Während im Kindes- und Jugendalter die Diagnose heute rasch zu stellen ist, können beim älteren Patienten differentialdiagnostische Erwägungen in bezug auf den Lokalbefund zu einer Diagnoseverschleppung führen: Karzinom, Prostataabszeß, granulomatöse Prostatitis, Tuberkulose, syphilitische Gummata, Echinokokkuszysten. Nach einer Sammelstatistik von STIRLING u. ASH (1939) war in einem Viertel der Fälle die Diagnose prätherapeutisch nicht angegeben, in einem weiteren Viertel lautete die Diagnose entweder Prostatatumor oder Prostatasarkom. Häufiger als die präoperative Diagnose Prostatasarkom war die Fehldiagnose Prostataabszeß oder Prostatitis, gefolgt von der falschen Beurteilung der Erkrankung als Prostatahyperplasie oder als primärer Blasentumor.
In einer Zusammenfassung von SEILER (1946) von 50 Prostatasarkompatienten mit angegebener präoperativer Diagnose fand sich in nur 8% die richtige Artdiagnose, dagegen doppelt so häufig die Angabe »Prostatatumor bzw. -karzinom«. Ein Drittel der Fälle lief als Prostataabszeß, Perinealabszeß oder Prostatitis, ein Viertel der Fälle als Prostatahypertrophie, gefolgt von den Fehldiagnosen Tuberkulose, Samenblasenzyste, Perizystitis u. a. m.

Therapie

Abgesehen vom kindlichen Rhabdomyosarkom der Prostata, das durch eine integrierte multimodale Therapie (Radikaloperation, Polychemothe-

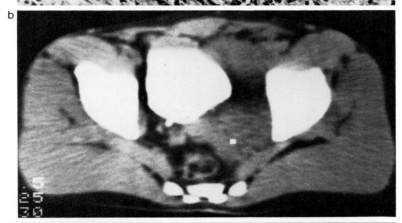
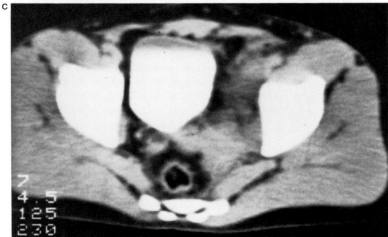
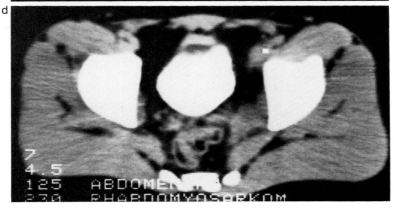

Abb. 31 Fallbeispiel eines Prostatasarkoms. 21jähriger Mann mit plötzlich aufgetretenen Kohabitationsbeschwerden und Hämospermie; rektal vorwiegend linksseitiger, nach lateral und kranial schlecht abgrenzbarer prall-elastischer Prostatatumor; Histologie in transrektalem Stanzbioptat: Rhabdomyosarkom der Prostata, teils solid kleinzellig, teils spindelzellig formiert (**a**); bei ausgedehnter pelviner Lymphknotenmetastasierung Polychemotherapie als Palliativmaßnahme mit 6 Zyklen *Cy*clophosphamid, *V*incristin, *A*driamycin und DT*IC* (CYVADIC-Schema) nach *Gottlieb* u. Mitarb. (1975); Teilremission kontrolliert anhand des Computertomogramms vor Therapie (**b**), nach 2 Monaten (**c**) und nach 6 Monaten (**d**); Patient lebt 11 Monate nach Primärdiagnose und lehnt Radikaloperation nach Chemotherapie-»Downstaging« ab (Überlassung der Histologie freundlicherweise von Priv.-Doz. Dr. *Schneider*, Pathologisches Institut, Computertomogramme von Prof. Dr. *Günther,* Institut für Klinische Strahlenkunde der Universität Mainz)

rapie, Nachbestrahlung) günstig zu beeinflussen ist (s. Kap. Tumoren im Kindesalter), sind die bisher in der Literatur angegebenen Therapievorschläge uneinheitlich, ihre Erfolge schwer interpretierbar und meist unter dem Zwang *ut aliquid fiat* für den individuellen Fall zu verstehen.

Für das Leiomyosarkom wird im noch lokalisierten Stadium die radikale Prostatektomie mit Nachbestrahlung vorgeschlagen (SIEGEL 1963).

MACKENZIE u. Mitarb. (1968) haben anhand einer Literaturübersicht über 9 Patienten mit Myosarkom berichtet, die 3 Jahre nach Prostatektomie bzw. pelviner Exenteration und Nachbestrahlung überlebten.

Dagegen gelten Fibrosarkome eher als radioresistent (MELICOW u. Mitarb. 1943). Sollte aufgrund des begrenzten Lokalbefundes sowie fehlender Fernmetastasen eine Therapie mit kurativer Zielsetzung möglich erscheinen, so ist die radikale Prostatektomie (evtl. radikale Zystoprostatektomie mit Lymphadenektomie und Harnableitung) mit Nachbestrahlung und eventueller adjunktiver Chemotherapie zu diskutieren. Bezüglich der zytotoxischen Substanzen bleibt mangels ausreichender Erfahrung lediglich die Anwendung von Substanzkombinationen (Abb. **31**), wie sie als Polychemotherapie für andere Organsarkome bekannt sind (BLUM u. Mitarb. 1980, GOTTLIEB u. Mitarb. 1975, SKINNER 1980).

SKINNER behandelt i.v. oder durch intraarterielle Adriamycinperfusion, gefolgt von Radiotherapie, Radikaloperation und adjunktiver Polychemotherapie (SKINNER 1980).

Ebenfalls wird man sekundäre lymphogene Sarkome der Prostata systemisch entsprechend der Primärerkrankung behandeln. In weit fortgeschrittenen Fällen bleibt lediglich die Beschränkung auf palliative Behandlungsprinzipien und die Behebung der Harnobstruktion. Die Palliativtherapie erfolgt entsprechend den Möglichkeiten wie beim Prostatakarzinom mit Ausnahme von gegengeschlechtlichen Maßnahmen.

Prognose

Folgende Parameter sind hilfreich für die prognostische Beurteilung des Prostatasarkoms: Alter, Sarkomtyp, Dauer der Anamnese, Art der Lokalmanifestation, Ausmaß der Fernmetastasierung.

Von den 40 von STIRLING u. ASH (1939) recherchierten Fällen überlebte nur ein Patient das erste Jahr nach Diagnosestellung, und es starben in diesen frühen Jahren mehr Patienten an Harnobstruktion und Infektion als am metastatischen Tumorleiden. SCHMIDT u. WELCH fanden bei jungen Patienten (<27 Jahre) eine mittlere Überlebenszeit von 7,5 Monaten (4–10 Monate), bei älteren Patienten (>57 Jahre) hingegen eine bessere Prognose mit mittlerer Überlebenszeit von 2 Jahren (1 Monat bis 8 Jahre) (SCHMIDT u. WELCH 1976). In der prognostisch besseren Gruppe fanden sich ausschließlich Leiomyo- und Lymphosarkome. Ebenso berichteten FITZPATRICK u. STUMP über eine Überlebenszeit von 1–3 Jahren bei einem Viertel der Patienten mit Leiomyosarkom (FITZPATRICK u. STUMP 1960). Unter den von MACKENZIE u. Mitarb. berichteten 19 Sarkompatienten mit mindestens 3jähriger Überlebenszeit waren 9 Myosarkome sowie 10 Fibrosarkome, Lymphosarkome und pleomorphe Sarkome (MACKENZIE u. Mitarb. 1968). Über die Chance einer Dauerheilung beim Prostatasarkom ist, abgesehen vom kindlichen Rhabdomyosarkom (s. Kap. Tumoren im Kindesalter), heute wenig bekannt; bei ausreichender Beobachtungszeit stirbt praktisch jeder Patient am Tumorleiden (SEILER 1946).

Andere Tumorformen der Prostata

Neben den auf S. 572 und in Tab. **1** aufgeführten seltenen speziellen Karzinomen der Prostata, die rund 2,5% aller Prostatakarzinome ausmachen, und dem Karzinosarkom (S. 616) gibt es als ausgesprochene Rarität noch das Melanom der Prostata. Bevor die Diagnose eines primären Melanoms der Prostata gestellt wird, sollte der Metastasencharakter des Tumors ausgeschlossen werden. Die Prostata als Metastasenherd anderer Organkarzinome ist ebenfalls eine Rarität.

Samenblasentumoren

Tumoren der Samenblasen sind sehr selten, ihre klinische Diagnostik schwierig, die Therapie uneinheitlich in der Beurteilung.

Inzidenz

Bisherige Informationen stützen sich auf Einzelkasuistiken und kleinere Sammelstatistiken (JUNGHANS 1930, MCCREA 1948, SAIDINEJAD 1970, SCHEINAR u. Mitarb. 1980), so daß bisher höchstens 80–100 Fälle publiziert sind. Anders als beim Prostatakarzinom dominieren jüngere Lebensalter (20–50 Jahre).

Pathologie

Samenblasentumoren können ausgehen vom Drüsenepithel (Karzinome) und vom myofibroplastischen Stroma (Sarkome). Gutartige, in Samenblasenzysten sich entwickelnde Adenome sollen vorkommen (DAMJANO u. APIĆ 1974); mesenchymale Tumoren, meist Leiomyosarkome, sollen noch seltener sein als Adenokarzinome (BUCK u. SHAW 1972). Das Adenokarzinom ist tubulär aufgebaut und durch papilläre Strukturen gekennzeichnet.

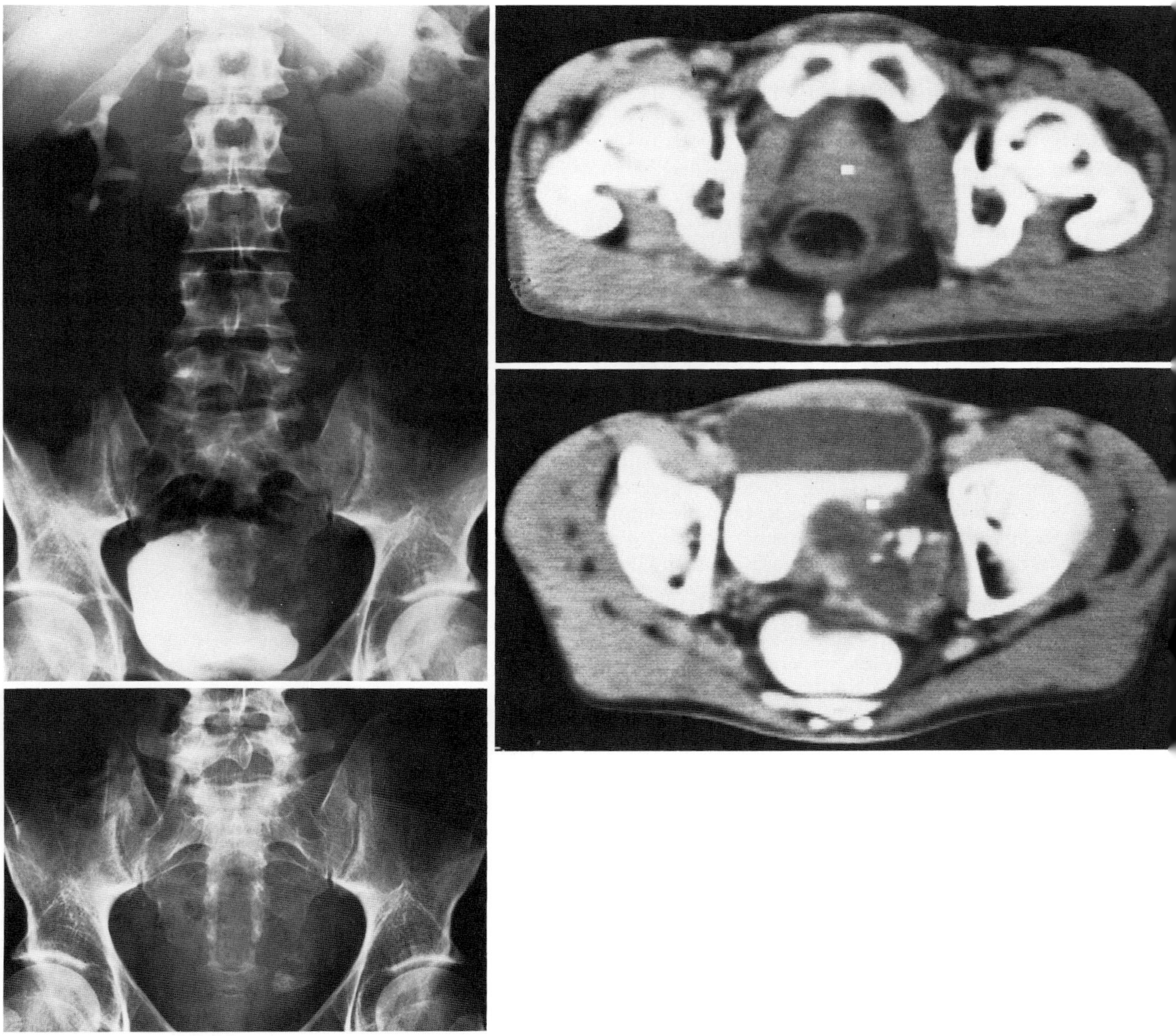

Abb. 32 Fallbeispiel eines Samenblasenkarzinoms. 39-jähriger Mann mit allgemeinen Tumorzeichen, als einzige urologische Symptome Flankenschmerz links und Dysurie; rektal tennisballgroßer derber Tumor kranial der normalen Prostata im Samenblasenbereich links tastbar; im IVP »stumme Niere« links und im Zystogramm Kontrastmittelaussparung der linken Blasenseitenwand (**a**); in der Beckenübersichtsaufnahme pelvine Verkalkung links (**b**); zystoskopisch gigantisches bullöses Ödem im Trigonum links und an der linken Seitenwand ohne eigentlichen Tumornachweis; Histologie von transrektalem Stanzbioptat und tiefer transurethraler Blasenbodenresektion: mitteldifferenziertes Adenokarzinom der Samenblase mit Nekrosen; im Computertomogramm unauffällige Prostata (**c**), Tumor von der linken Samenblase ausgehend, am knöchernen Becken adhärent, Harnblase und Rektum pelottierend (**d**); der Patient verstarb nach lokaler Hochvoltbestrahlung (7000 rd ≙ 70 Gy) 4 Monate nach Diagnosestellung in der Tumorkachexie (Überlassung der Computertomogramme freundlicherweise von Prof. Dr. *Günther*, Institut für Klinische Strahlenkunde der Universität Mainz)

Die histologische Diagnose wird erhärtet durch den Zusammenhang des Tumors mit Drüsenstrukturen der Samenblase (SCHEINAR u. Mitarb. 1980).

Besonders bei undifferenzierten Geschwülsten bleibt manchmal die Antwort offen, ob es sich um primäre Samenblasentumoren oder sekundär übergreifende Tumoren des *Spatium rectovesicale* handelt (Prostata, Residuen des Müllerschen Ganges, Nervenganglien, pelvines Fettgewebe, Metastasen im Douglasschen Raum aus dem Gastrointestinaltrakt). So hat MCCREA (1948) die bis dato publizierten Fälle nur zur Hälfte als histologisch gesicherte Adenokarzinome der Samenblase anerkannt.

Klinik

Das Beschwerdebild ist uncharakteristisch, differentialdiagnostische Erwägungen sind zahlreich, Fehldiagnosen bzw. Überraschungsdiagnosen werden bei den meisten berichteten Fällen deutlich.

Mögliche Symptome: Dysurie, perinealer Druckschmerz, Defäkationsbeschwerden, Hämospermie, in fortgeschrittenen Stadien Makrohämaturie, Symptome des oberen Harntraktes bei Aufstau, tastbarer Tumor (KREUTZ u. BANDHAUER 1978, MCCREA 1948, SCHEINAR u. Mitarb. 1980).

Abklärung

Wird durch die Symptomenkonstellation zusammen mit dem rektalen Palpationsbefund, einer möglichen Harnstauungsniere mit oder ohne Harnblasenpellotierung klinisch bzw. röntgenologisch der Verdacht auf einen Samenblasentumor gestellt, so können die Urethrozystoskopie, Vesikulographie, Ultraschallsonographie, Computertomographie oder die bimanuelle Palpation in Narkose die Differentialdiagnose einkreisen (Abb. 32). Weiterhin konnten GOLDSTEIN u. WILSON durch selektive Angiographie der mittleren Äste der A. iliaca interna den Ursprungsort eines solchen Tumors sichern (GOLDSTEIN u. WILSON 1973).

Die morphologische Verifizierung kann durch transrektale Stanz- oder Aspirationsbiopsie histologisch bzw. zytologisch erfolgen. Zum Ausschluß eines von der Prostata übergreifenden sekundären Malignoms erscheint es sinnvoll, gleichzeitig Biopsiematerial aus der Prostatabasis ungezielt zu gewinnen. Die endgültige Diagnose wurde bisher meist erst am Operationspräparat gestellt (SCHEINAR u. Mitarb. 1980). Aus dem bisher Gesagten läßt sich ein festes Abklärungsschema nicht ableiten, eine Stadienklassifizierung wird bisher nicht angegeben.

Therapie

Da die definitive Diagnose mit rein klinischen und apparativen Mitteln selten gestellt wird, werden bisher konstante Therapieempfehlungen vermißt. Mehr oder weniger ausgedehnte Vesikulektomie (extra/transvesikal, perineal, ischiorektal), lokale Radiotherapie oder Chemotherapie wurden als Behandlungsformen angegeben. Da die Samenblase eine androgenabhängige Geschlechtsanhangsdrüse darstellt, kann, wie beim Prostatakarzinom, bei Adenokarzinomen der Samenblase eine kontrasexuelle Therapie erwogen werden; ausreichende diesbezügliche Erfahrungen fehlen.

Prognose

Daten über Überlebens- bzw. Heilungsraten liegen nur gelegentlich vor, da Beobachtungsverläufe fehlen. Allgemein gilt jedoch der Samenblasentumor als prognostisch ungünstig, die meisten Patienten überlebten nur 1–2 Jahre.

Literatur

Ablin, R.J., G.R. Bruns, P.D. Guinan, H. Al Sheik, I.M. Bush: Modulatory effects of oestrogen on immunologic responsiveness. Europ. Urol. 5 (1979) 359–368

Ackermann, R.: Immunologische Veränderungen unter einer Hormontherapie. In Altwein, J.E., G. Bartsch, G.H. Jacobi: Antihormone – Bedeutung in der Urologie. Zuckschwerdt, München 1981 (p. 259)

Ackermann, R., H. Frohmüller: Clinical experience with estradurin. In Rost, A., U. Fiedler: II. Int. Symposium on the Treatment of Carcinoma of the Prostate. Berlin, 1978 (p. 130)

Ackermann, R., H.-A. Müller: Retrospective analysis of 645 simultaneous perineal punch biopsies and transrectal aspiration biopsies for diagnosis of prostatic carcinoma. Europ. Urol. 3 (1977) 29–34

Alken, C.E.: Frühdiagnose und Therapie des Prostatakarzinoms in Frage gestellt? Dtsch. Ärztebl. 11 (1979) 702–706

Alken, C.E., G. Dhom, B. Kopper, H. Rehker, R. Dietz, S. Kopp, M. Ziegler: Verlaufskontrolle nach Hochvolttherapie des Prostatacarcinoms. Urologe A, 16 (1977) 272–278

Altwein, J.E.: Hormontherapie des Prostatakarzinoms. In Beiträge zur Onkologie, Bd. I: Jacobi, G.H., J.E. Altwein: Chemotherapie urologischer Malignome. Karger, Basel 1979a (p. 78)

Altwein, J.E.: Urologie. Enke, Stuttgart 1979b

Altwein, J.E.: Aktuelle Aspekte der Hormontherapie des Prostatakarzinoms. Helv. chir. Acta 48 (1981) 391–395

Altwein, J.E., K. Bandhauer: Langzeituntersuchungen der testikulär-hypophysären Wechselbeziehung beim Prostatakarzinom. Akt. Urol. 7 (1976) 101–108

Altwein, J.E., G.H. Jacobi: Hormontherapie des Prostatakarzinoms. Urologe A, 19 (1980) 350–357

Ammon, J., J.-H. Karstens, P. Rathert: TNM-orientierte radiologische Behandlungsplanung beim Prostata-Karzinom. Urologe A, 16 (1977) 73–82

Ammon, J., J.-H. Karstens, P. Rathert: Urologische Onkologie. Radiologische Diagnostik und Strahlentherapie. Springer, Berlin 1979

Arnholdt, F.: Radikale, transurethrale Elektroresektion des Prostatakarzinoms. Urol. int. (Basel) 28 (1973) 50–55

Aumüller, G.: Prostate Gland and Seminal Vesicles. In Möllendorf, W., W. Bargmann: Handbuch der mikroskopischen Anatomie des Menschen, Bd. VII/6. Springer, Berlin 1979

Ay, R., L. Ivancevic, F. Orestano: Erfahrungen in der ambulan-

ten, transrektalen Prostatabiopsie mit der TRU-CUT-Nadel. Akt. Urol. 2 (1971) 11–13
Baba, S., G.H. Jacobi: Epidemiologie des Prostatakarzinoms. Akt. Urol. 11 (1980) 277–285
Bagshaw, M.A.: External radiation therapy of carcinoma of the prostate. Cancer (Philad.) 45 (1980) 1912–1921
Bagshaw, M.A., D.A. Pistenma, G.R. Ray, F.S. Freiha, R.L. Kempson: Evaluation of extended-field radiotherapy for prostatic neoplasm: 1976 progress report. Cancer Treat. Rep. 61 (1977) 297–306
Bandhauer, K.: Histological grading of prostatic carcinoma and its clinical evaluation. Europ. Urol. 5 (1979) 225–228
Bandhauer, K.: Has TUR a place in prostate cancer management? In Jacobi, G.H., R. Hohenfellner: International Perspectives in Urology, Vol. III: Prostate Cancer. Williams & Wilkins, Baltimore 1982
Barnes, R.W.: Carcinoma of the prostate. A comperative study of modes of treatment. J. Urol. (Baltimore) 44 (1940) 169 bis 176
Barzell, W., M.A. Bean, B.S. Hilaris, W.F. Whitmore jr.: Prostatic adenocarcinoma: Relationship of grade and local extent to the pattern of metastases. J. Urol. (Baltimore) 118 (1977) 278–282
Bass, R.B., D.M. Barrett: Radical retropubic prostatectomy after transurethral prostatic resection. J. Urol. (Baltimore) 124 (1980) 495–497
Bauer, H.-W., H. Göttinger, G. Grenner, F. Dati: Enzyme immunoassay for the prostate-specific acid phosphatase (E.C. 3.1.3.2.). Urol. Res. 9 (1981) 21–24
Becker, H., H. Klosterhalfen, H.D. Franke, E. Altenähr: Behandlungsergebnisse einer kombinierten endokrinen und radiotherapeutischen Behandlung beim Prostatacarcinom im Stadium C. Verh. dtsch. Ges. Urol. Springer, Berlin 1981 (p. 181)
Beckley, S., Z. Wajsman, N. Slack, A. Mittelman, G.P. Murphy: The chemotherapy of prostatic carcinoma. Scand. J. Urol. Nephrol. Suppl. 55 (1980) 151–162
Berry, W.R., J. Laszlo, E. Cox, A. Walker, D. Paulson: Prognostic factors in metastatic and hormonally unresponsive carcinoma of the prostate. Cancer (Philad.) 44 (1979) 763 bis 775
Bettoni, I.: Ueber einen eigenartigen Fall von Sarkom der Prostata. Z. Urol. 17 (1923) 106–115
Biersack, H.-J., G. Wegner, W. Distelmaier, U. Krause: Bedeutung der Vorsorgeuntersuchung beim Prostatakarzinom. Dtsch. Ärztebl. 17 (1979) 1143–1148
Blum, R.H., J.M. Corson, R.E. Wilson, J.S. Greenberger, G.P. Canellos, E. Frei III: Successful treatment of metastatic sarcomas with cyclophosphamide, adriamycin, and DTIC (CAD). Cancer (Philad.) 46 (1980) 1722–1726
Boehme, W.M., R.R. Augspurger, S.F. Wallner, R.E. Donohue: Lack of usefullness of bone marrow enzymes and calcium in staging patients with prostatic cancer. Cancer (Philad.) 41 (1978) 1433–1439
Boos, J.: Der klinische Wert der offenen Skelettdiagnostik zur Stadienabklärung des Prostatakarzinoms. Diss. Mainz, 1979
Bouffioux, Chr.: Le cancer de la prostate. Acta urol. belg. 47 (1979) 201–470
Boxer, R.J., J.J. Kaufman, W.E. Goodwin: Radical prostatectomy for carcinoma of the prostate: 1951–1976. A review of 329 cases. J. Urol. (Baltimore) 117 (1977) 208–213
Brandesky, W.: Primäre Prostatasarkome. Wien. med. Wschr. 82 (1932) 182–193
Buck, A.C., R.E. Shaw: Primary tumours of the retrovesical region with special reference to mesenchymal tumours of the seminal vesicles. Brit. J. Urol. 44 (1972) 47–50
Büll, U.: Nuklearmedizinische Diagnostik beim Prostatakarzinom. In Beiträge zur Urologie, Bd. I: Göttiner, H.: Diagnostik und Therapie des Prostatakarzinoms. Karger, Basel 1979 (p. 79)
Bülow, H., H.-K. Wullstein, G. Böttger, F.H. Schröder: Mamma-Carcinom bei oestrogenbehandeltem Prostata-Carcinom. Urologe A, 12 (1973) 249–253
Burchardt, P., E. Altenähr, H. Kastendieck: Cytologische und histologische Diagnose beim Prostatakarzinom. Urologe A, 12 (1973a) 256–258
Burchardt, P., H.D. Franke, H. Klosterhalfen, R. Zimmer: Nebenwirkungen der Hochvolttherapie des Prostatacarcinoms. Urologe A, 12 (1973b) 254–255
Butler, J.J., C.D. Howe, D.E. Johnson: Enlargement of the supraclavicular lymph nodes as the initial sign of prostatic carcinoma. Cancer (Philad.) 27 (1971) 1055–1063
Byar, D.P.: The Veterans Administration Cooperative Urological Research Group's studies of cancer of the prostate. Cancer (Philad.) 32 (1973) 1126–1130
Byar, D.P., F.K. Mostofi, Veterans Administration Cooperative Urological Research Group: Carcinoma of the prostate: Prognostic evaluation of certain pathologic features in 208 radical prostatectomies examined by the step-section technique. Cancer (Philad.) 30 (1972) 5–13
Cantrell, B.B., D.P. de Klerk, J.C. Eggleston, J.K. Boitnott, P.C. Walsh: Pathological factors that influence prognosis in stage A prostatic cancer: The influence of extent versus grade. J. Urol. (Baltimore) 125 (1981) 516–520
Carlton jr., C.E., F. Dawoud, P. Hudgins, R. Scott jr.: Irradiation treatment of carcinoma of the prostate: A preliminary report based on 8 years of experience. J. Urol. (Baltimore) 108 (1972) 924–927
Carson III, C.C., H. Zincke, D.C. Utz, R.E. Cupps, G.H. Farrow: Radical prostatectomy after radiotherapy for prostatic cancer. J. Urol. (Baltimore) 124 (1980) 237–239
Catalona, W.J.: Immunbiology of carcinoma of the prostate. Invest. Urol. 17 (1980) 373–377
Cockett, A.T.K., K. Koshiba: Manual of Urologic Surgery. Springer, Berlin 1979
Coffey, D.S., J.T. Isaacs: Prostate Cancer. A Series of Workshops on the Biology of Human Cancer, Vol. 48, Rep. No. 9. UICC, Genf 1979
Copeland, M.M.: American Joint Committee on cancer staging and end results reporting: Objectives and progress. Cancer (Philad.) 18 (1965) 1637–1640
Correa jr. R.J., R.G. Anderson, R.P. Gibbons, J.T. Mason: Latent carcinoma of the prostate – why the controversy? J. Urol. (Baltimore) 111 (1974) 644–646
Court, B., D. Chassagne: Interstitial radiation therapy of cancer of the prostate using iridium 192 wires. Cancer Treat. Rep. 61 (1977) 329–330
Damjano, J., R. Apić: Cystadenoma of seminal vesicles. J. Urol. (Baltimore) 111 (1974) 808–809
Denton, S.E., S.H. Choy, W.L. Valk: Occult prostatic carcinoma diagnosed by the step-section technique of the surgical specimen. J. Urol. (Baltimore) 93 (1965) 296–298
Denton, S.E., W.L. Valk, J.M. Jacobson, R.C. Kettunen: Comparsion of the perineal needle biopsy and the transurethral prostatectomy in the diagnosis of prostatic carcinoma: an analysis of 300 cases. J. Urol. (Baltimore) 97 (1967) 127–129
Dhom, G.: Pathology and classification of prostatic carcinoma. In Marberger, H., H. Haschek, H.K.A. Schirmer, J.A.C. Colston, E. Wittkin: Prostatic Disease, Progr. Clin. Biol. Res. Vol. VI. Liss, New York 1976 (p. 111)
Dhom, G.: Pathologie des Prostata-Carcinoms. Verh. dtsch. Ges. Urol. Springer, Berlin 1981 (p. 9)
Dhom, G., B. Hautumm: Die Morphologie des klinischen Stadiums 0 des Prostatacarcinoms (incidental carcinoma). Urologe A, 14 (1975) 105–111
Dhom, G., G. Mohr: Urothel-Carcinome in der Prostata. Urologe A, 16 (1977) 70–72
Doll, R., P. Payne, J. Waterhouse: Cancer Incidence in Five Continents, A Technical Report, UICC. Springer, Berlin 1966
Drelichman, A., M. Amer, E. Pontes, M. Al-Sarraf, V.K. Vaitkevicius: Carcinoma of the prostate metastatic to breast. Urology 16 (1980) 250–255
Dube, V.E., G.M. Farrow, L.F. Greene: Prostatic adenocarcinoma of ductal origin. Cancer (Philad.) 32 (1973) 402–409
Egle, N., P. Spieler, K. Bandhauer, F. Gloor: Die Bedeutung zytologischer Untersuchungen für die primäre Diagnostik und den klinischen Verlauf des Prostatakarzinoms. Akt. Urol. 7 (1976) 355–361
Ehrhardt, W.: Karzinosarkom der Prostata (Kollisionstumor). Zbl. allg. Path. path. Anat. 59 (1934) 355–364
Fallon, B., L. Olney, D.A. Culp: Nephrostomy in cancer patients: To do or not to do? Brit. J. Urol. 52 (1980) 237–242

Faul, P., M. Praetorius: Die cytologische Diagnose des Prostatacarcinoms und seine verschiedenen Malignitätsgrade. Urologe A, 12 (1973) 259–267

Faul, P., E. Schmiedt, R. Kern: Die prognostische Bedeutung des zytologischen Differenzierungsgrades beim östrogenbehandelten Prostata-Carcinom. Urologe A, 17 (1978) 377 bis 381

Fergusson, J.: Prostatic Cancer: some Aspects of Diagnosis. XVI. Congress Int. Ges. Urol., Bd. I. Doin, Paris 1973 (p. 53)

Fiedler, U., W. Brosig, A. Rost: Ergebnisse der radikalen perinealen Prostatektomie. Urologe A, 16 (1977) 56–60

Firusian, N., P. Mellin, C.G. Schmidt: Results of ^{89}Strontium therapy in patients with carcinoma of the prostate and incurable pain from bone metastases: a preliminary report. J. Urol. (Baltimore) 116 (1976) 764–768

Fitzpatrick, J.M., A.R. Constable, T. Sherwood, J.J. Stephenson, G.D. Chisholm, E.P.N. O'Donoghue: Serial bone scanning: The assessment of treatment response in carcinoma of the prostate. Brit. J. Urol. 50 (1978) 555–561

Fitzpatrick, T.J., G. Stump: Leiomyosarcoma of the prostate: Case report and review of the literature. J. Urol. (Baltimore) 83 (1960) 80–83

Franke, H.D., P. Burchardt, R. Zimmer: Ergebnisse der Strahlenbehandlung von nicht radikal operierten Prostata-Karzinomen. Röntgen-Bl. 26 (1973) 431

Franke, H.D., A. Heß, G. Langendorff, H.-D. Borchers: Die kombinierte Behandlung des Prostata-Carcinoms im Stadium C mit Megavoltbestrahlung und schnellen Neutronen (DT, 14 MeV). Urologe A, 19 (1980) 341–349

Franks, L.M.: Etiology, epidemiology, and pathology of prostatic cancer. Cancer (Philad.) 32 (1973) 1092–1095

Franzén, S., G. Giertz, J. Zajicek: Cytological diagnosis of prostatic tumours by transrectal aspiration biopsy: A preliminary report. Brit. J. Urol. 32 (1960) 193–196

Freiha, F.S., J. Salzman: Surgical staging of prostatic cancer: Transperitoneal versus extraperitoneal lymphadenectomy. J. Urol. (Baltimore) 118 (1977) 616–617

Freiha, F.S., D.A. Pistenma, M.A. Bagshaw: Pelvic lymphadenectomy for staging prostatic carcinoma: Is it always necessary? J. Urol. (Baltimore) 122 (1979) 176–177

Frentzel-Beyme, R., R. Leutner, G. Wagner, H. Wiebelt: Krebsatlas der Bundesrepublik Deutschland. Springer, Berlin 1979

Frick, J., G. Bartsch: Hormonal status in prostatic disease. In Marberger, H., H. Haschek, H.K.A. Schirmer, J.A.C. Colston, E. Witkin: Prostatic Disease. Progr. Clin. Biol. Res. Vol. VI. Liss, New York 1976 (p. 143)

Fritsche, L., S. Deutschmann: Prostatapunktionsnadel. Z. Urol. 69 (1976) 271–274

Frohmüller, H.G.W.: Radical prostatectomy in Europe: Trends and future perspectives. In Jacobi, G.H., R. Hohenfellner: International Perspectives in Urology, Vol. III: Prostate Cancer. Williams & Wilkins, Baltimore 1982

Frohmüller, H., R. Ackermann, J. Altwein, G. Bartsch, G. Jacobi: Kontroverse Aspekte der endokrinen Therapie des fortgeschrittenen Prostata-Carcinoms. Verh. dtsch. Ges. Urol. Springer, Berlin 1981 (p. 162)

Fuchs, W.A.: Lymphographie und Tumordiagnostik. Springer, Berlin 1965

Fukutani, K., K. Isurugi, H. Ishida, M. Yokoyama: Effects of estrogens on the testosterone levels of peripheral and spermatic vein blood in patients with prostatic cancer. J. Urol. (Baltimore) 122 (1979) 624–627

Furusato, M., F.K. Mostofi: Intraprostatic lymphatics in man: Light and ultrastructural observations. Prostate 1 (1980) 15–23

Gaynor, E.P.: Zur Frage des Prostatakrebses. Virch. Arch. path. Anat. 301 (1938) 602–652

Gill, W.B., J.E. Marks, F.H. Straus, H.O. Sylora, H.M. Diamond: Radical retropubic prostatectomy and retroperitoneal lymphadenectomy following radiotherapy conversion of stage C to stage B carcinoma of the prostate. J. Urol. (Baltimore) 111 (1974) 656–661

Gill, W.B., H.W. Schoenberg, J.J. Banno, H.G. Sutton, F.H. Straus: Sandwich radiotherapy (3,000 and 4,500 rads) around radical retropubic prostatectomy for stage C prostatic carcinoma. Urology 16 (1980) 470–475

Gleason, D.F.: Classification of prostatic carcinomas. Cancer Chemother. Rep. 50 (1966) 125–128

Glick, J.H., A. Wein, K. Padavic, W. Negendank, D. Harris, H. Brodovsky: Tamoxifen in refractory metastatic carcinoma of the prostate. Cancer Treat. Rep. 64 (1980) 813–818

Goffinet, D.R., A. Martinez, F. Freiha, D.M. Poolers, D.A. Pistenma, D. Cumes, M.A. Bagshaw: ^{125}Iodine prostate implants for recurrent carcinomas after external beam irradiation: Preliminary results. Cancer (Philad.) 45 (1980) 2717 bis 2724

Goldstein, A.G., E.S. Wilson: Carcinoma of the seminal vesicle – with particular reference to the angiographic appearances. Brit. J. Urol. 45 (1973) 211–212

Golimbu, M., P. Morales, S. Al-Askari, J. Brown: Extended pelvic lymphadenectomy for prostatic cancer. J. Urol. (Baltimore) 121 (1979) 617–620

Golimbu, M., R. Schinnella, P. Morales, S. Kurusu: Differences in pathological characteristics and prognosis of clinical A_2 prostatic cancer from A_1 and B disease. J. Urol. (Baltimore) 119 (1978) 618–622

Goodwin, W.E.: Radical prostatectomy after previous prostatic surgery: Technical problems encountered in treatment of occult prostatic carcinoma. J. Amer. med. Ass. 148 (1952) 799–802

Gottlieb, J.A., L.H. Baker, R.M. O'Bryan: Adriamycin (NSC-123127) used alone and in combination for soft tissue and bony sarcomas. Cancer Chemother. Rep. 6 (1975) 271–282

Grayhack, J.T., C. Lee, W. Kolbusz, L. Oliver: Detection of carcinoma of the prostate utilizing biochemical observations. Cancer (Philad.) 45 (1980) 1896–1901

Grossman, I.C., V. Carpiniello, S.H. Greenberg, T.R. Malloy, A.J. Wein: Staging pelvic lymphadenectomy for carcinoma of the prostate: Review of 91 cases. J. Urol. (Baltimore) 124 (1980) 632–634

Guerriero, W.G., C.E. Carlton jr., P.T. Hudgins: Combined interstitial and external radiotherapy in the definitive management of carcinoma of the prostate. Cancer (Philad.) 45 (1980) 1922–1928

Habegger, R., K. Bandhauer: Diagnostik des Prostata-Karzinoms. Extracta urol. 1 (1978) 307–313

Halpert, B., E.E. Sheehan, W.R. Schmalhorst, R. Scott jr.: Carcinoma of the prostate, a survey of 5,000 autopsies. Cancer (Philad.) 16 (1963) 737–742

Hanash, K.A., D.C. Utz, E.N. Cook, W.F. Taylor, J.L. Titus: Carcinoma of the prostate: A 15-years follow up. J. Urol. (Baltimore) 107 (1972) 450–453

Harbitz, Th.B., O.A. Haugen: Histology of the prostate in elderly men, a study in an autopsy series. Acta path. microbiol. scand. Sect. A, 80 (1972) 756–768

Hartung, R., W. Mauermayer: Therapie und Nachsorge des Prostatakarzinoms. Ther. d. Gegenw. 118 (1979) 162–182

Heaney, J.A., H.C. Chang, J.J. Daly, G.R. Prout jr.: Prognosis of clinically undiagnosed prostatic carcinoma and the influence of endocrine therapy. J. Urol. (Baltimore) 118 (1977) 283–287

Hell, K., P. Graber, V. Petronic: Die perineale Biopsie der Prostata mit Franklin-Vim-Silverman-Nadel. Akt. Urol. 2 (1971) 3–6

Hodges, C.V.: Early diagnosis of prostatic cancer (Discussion). In Raspé, G., W. Brosig: International Symposium on the Treatment of Carcinoma of the Prostate. Life Science Monographs I. Pergamon Press, Oxford u. Vieweg, Braunschweig 1971 (p. 196)

Hohenfellner, R.: Therapierichtlinien für das Prostatakarzinom. In Jacobi, G.H., J.E. Altwein: Chemotherapie urologischer Malignome. Karger, Basel 1979 (p. 66)

Hølund, B.: Latent prostatic carcinoma in a consecutive autopsy series. Scand J. Urol. Nephrol. 14 (1980) 29–35

Hovsepian, J.A., D.P. Byar, and the Veterans Administration Cooperative Urological Research Group: Carcinoma of prostate. Correlation between radiologic quantitation of metastases and patient survival. Urology 6 (1975) 11–16

Huber, P.R., V. Hagmaier, A. Scholer, Ph. Lyrer, P. Christen, Th. Wolf, G. Kanszo, J.P. Hassel, G. Rutishauser: Der derzeitige Stellenwert der radioimmunologischen Bestimmung (RIA) der sauren Prostataphosphatase in der Beurteilung des Prostatakarzinoms. Helv. chir. Acta 48 (1981) 445–452

Ihde, D.C., P.A. Bunn, M.H. Cohen, N.R. Dunnick, J.L. Eddy, J.D. Minna: Effective treatment of hormonally – unresponsive metastatic carcinoma of the prostate with adriamycin and cyclophosphamide. Cancer (Philad.) 45 (1980) 1300 bis 1310

Jacobi, G.H.: Chemotherapie des Prostatakarzinoms. In Jacobi, G.H., J.E. Altwein: Chemotherapie urologischer Malignome. Karger, Basel 1979a (p. 91)

Jacobi, G.H.: Die Labordiagnostik beim Prostatakarzinom. In Beiträge zur Urologie, Bd. I: Göttinger, H., Diagnostik und Therapie des Prostatakarzinoms. Karger, Basel, 1979b (p. 85)

Jacobi, G.H.: Palliativtherapie des Prostatakarzinoms. Endokrinologische Grundlagen, klinische Situation, Prolaktin – ein neues Prinzip. Zuckschwerdt, München 1980

Jacobi, G.H.: Therapie des Prostatakarzinoms mit Antiandrogenen. In Altwein, J.E., G. Bartsch, G.H. Jacobi: Antihormone-Bedeutung in der Urologie. Zuckschwerdt, München 1981 (p. 277)

Jacobi, G.H., H. Riedmiller, R. Hohenfellner: Lokale Hochvoltbestrahlung des Prostatakarzinoms: Analyse von 214 Fällen. Verh. dtsch. Ges. Urol. Springer, Berlin 1981a (p. 185)

Jacobi, G.H., R. Hohenfellner: Prostatacarcinom: Klinische Situation und Behandlungsstrategie. Chirurg 52 (1981) 561 bis 569

Jacobi, G.H., K.-H. Kurth, R. Hohenfellner: Lokale Hochvolttherapie des Prostatakarzinoms unter kurativer Zielsetzung. Erfahrungsbericht über eine selektionierte Patientengruppe. Akt. Urol. 10 (1979a) 291–299

Jacobi, G.H., K.H. Kurth, J. Boos, R. Dennebaum: Stellenwert der Knochenmarkphosphatasen als »Staging« beim Prostatakarzinom. Verh. dtsch. Ges. Urol. Springer, Berlin 1979b (p. 395)

Jacobi, G.H., Ch. Lönne, H. Riedmiller, U. Engelmann: Mainzer Prostatakarzinom-Kartei: II. Iatrogen induzierte Metastasierungstendenz beim Prostatakarzinom analysiert anhand von 509 transrektalen Serienbiopsien. 1981b

Jacobi, G.H., W. Ehrenthal, W. Prellwitz, D. Grimm, U. Engelmann, H. Riedmiller: Die Bedeutung der Konzentrationsbestimmung der sauren Phosphatase im Serum und Knochenmark bei Patienten mit Prostatakarzinom anhand der radioimmunologischen und enzym-immunologischen Methode. Verh. dtsch. Ges. Urol. Springer, Berlin 1981c (p. 109)

Jacobi, G.H., J.E. Altwein, K.H. Kurth, R. Basting, R. Hohenfellner: Treatment of advanced prostatic cancer with parenteral cyproterone acetate: A phase III randomised trial. Brit. J. Urol. 52 (1980) 208–215

Jacobi, G.H., E. Fricke, S. Baba, H. Riedmiller, R. Hohenfellner: Mainzer Prostatakarzinom-Kartei: I. Parameter der Stadienabklärung innerhalb von 30 Jahren (677 Fälle). 1981d

Jewett, H.J.: Significance of the palpable prostatic nodule. J. Amer. med. Ass. 160 (1956) 838–839

Jewett, H.J.: The present status of radical prostatectomy for stages A and B prostatic carcinoma. Urol. Clin. N. Amer. 2 (1975) 105–124

Jewett, H.J.: Radical perineal prostatectomy for palpable, clinically localized, non-obstructive cancer: Experience at the Johns Hopkins Hospital 1909–1963. J. Urol. (Baltimore) 124 (1980) 492–494

Junghans, H.: Primäres Sarkom der Samenblase mit ausgedehnten Gehirnmetastasen und zwei Fälle von Samenblasenkarzinom. Dtsch. Z. Chir. 224 (1930) 418–420

Kagan, A.R., J. Gordon, J.F. Cooper, H. Gilbert, H. Nussbaum, P. Chan: A clinical appraisal of post-irradiation biopsy in prostatic cancer. Cancer (Philad.) 39 (1977) 637–641

Kahler, J.E.: Carcinoma of the prostate gland: A pathologic study. J. Urol. (Baltimore) 41 (1939) 557–574

Kastendieck, H.: Prostatic carcinoma, aspects of pathology, prognosis, and therapy. J. Cancer Res. Clin. Oncol. 96 (1980a) 131–156

Kastendieck, H.: Morphologie des Prostatacarcinoms in Stanzbiopsien und totalen Prostatektomien. Untersuchungen zur Frage der Relevanz bioptischer Befundaussagen. Pathologe 2 (1980b) 31–43

Kastendieck, H., E. Altenähr: Das Plattenepithelcarcinom der Prostata als Beispiel einer Tumormetaplasie. Z. Krebsforsch. 82 (1974) 335–340

Kastendieck, H., M. Bressel: Vergleichende Analyse der klinischen und morphologischen Klassifikation (Staging) von 165 Prostatacarcinomen nach radikaler Prostatektomie. Urologe A, 19 (1980) 331–339

Kastendieck, H., M. Bressel, H. Hüsselmann: Histologisches Grading des Prostata-Carcinoms. Analyse und Vergleich von morphologischen Befunden in Stanzbiopsien und radikalen Prostatektomien. Verh. dtsch. Ges. Urol. Springer, Berlin 1981 (p. 150)

Kastendieck, H., E. Altenähr, H. Hüsselmann, M. Bressel: Carcinoma and dysplastic lesions of the prostate. A histomorphological analysis of 50 total prostatectomies by step-section technique. Z. Krebsforsch. 88 (1976) 33–54

Kastendieck, H., M. Bressel, A. Henke, H. Hüsselmann: Häufigkeit regionärer Lymphknotenmetastasen beim operablen Prostatakarzinom. Analyse von 165 radikalen Prostatektomien. Dtsch. med. Wschr. 105 (1980) 1348–1354

Kelly, L.-U., H. Raatzsch, J. Gorski, J. Schubert, R. Lohse, M. Strietzel, H.-J. Eberhardt, L. Voigtmann: Unser Konzept für die Strahlentherapie des Prostatakarzinoms. Z. Urol. 69 (1976) 495–500

Khalifa, N.M., W.D. Jarman: A study of 48 cases of incidental carcinoma of the prostate followed 10 years or longer. J. Urol. (Baltimore) 116 (1976) 329–331

Khoury, E.N., F.D. Speer: Rhabdomyosarcoma of the urinary bladder. A clinico-pathological case report with a review of the literature, including a tabulation of rhabdomyosarcoma of prostate. J. Urol. (Baltimore) 51 (1944) 505–516

Kiesling jr., V., R.A. Watson: A closer look at serum prostatic acid phosphatase as screening test. Urology 16 (1980) 242 bis 244

Kiesling, V.J., H.I. Friedman, J.W. McAninch, D.A. Nachtsheim, T.J. Nemeth: The ultrastructural changes of prostate adenocarcinoma following external beam radiation therapy. J. Urol. (Baltimore) 122 (1979) 633–636

Kirchheim, D., C.V. Hodges: Histologische und histochemische Untersuchungen und ihre Bedeutung für die Behandlung des Prostatacarcinoms. Urologe 5 (1966) 69–81

Klippel, K.-F., H. Schulte-Wissermann, S. Gardilčić: Tumorimmunologie und Immuntherapie: Grundlagen und klinische Anwendung. In Jacobi, G.H., J.E. Altwein: Chemotherapie urologischer Malignome. Karger, München 1979 (p. 41)

Klosterhalfen, H.: Zur Frage der Kastration beim Prostata-Carcinom. Urologe 1 (1962) 123–124

Klosterhalfen, H.: Stellungnahme zur Diskussion über die endokrine Therapie des Prostatacarcinoms. Urologe 9 (1970) 211–212

Klugo, R.C., R.N. Farah, J.C. Cerny: Bilateral orchiectomy for carcinoma of the prostate. Response of serum testosterone and clinical response to subsequent estrogen therapy. Urology 17 (1981) 49–50

Knipper, W.: Praktische Erfahrungen mit der Vorsorgeuntersuchung in der Urologie. Urologe B, 19 (1979) 49–53

Kofler, K., C. Schmidbauer: Zur Frage des sogenannten Übergangszellkarzinoms der Prostata und seine Onkogenese. Z. Urol. 70 (1977) 569–575

Köllermann, M.W., D. Pleßow, L.V. Wagenknecht: Komplikationen nach transrektaler Prostatabiopsie. Urologe B, 15 (1975a) 225–228

Köllermann, M.W., G. Delling, P. Burchardt, H. Klosterhalfen: Erfahrungen mit der Beckenkammbiopsie beim Prostatacarcinom. Urologe A, 14 (1975b) 57–59

Kollias, G.: Prostatasarkom, Bericht über 3 Fälle. Akt. Urol. 4 (1973) 107–113

Kopper, B., G. Dhom, R. Dietz, M. Ziegler: Hochvolttherapie des Prostatakarzinoms mit kurativer Zielsetzung – Verlaufskontrolle bei 117 Fällen mit primärer Monotherapie. Verh. dtsch. Ges. Urol. Springer, Berlin 1981 (p. 188)

Kreutz, G., K. Bandhauer: Die Hämatospermie. Urologe B, 18 (1978) 117–179

Krokowski, E.: Was leistet die Prostatakrebsvorsorge? Therapiewoche 28 (1978) 9893–9908

Kurth, K.H., J.E. Altwein, R. Hohenfellner: Die pelvine Lymphadenektomie als Staging-Operation des Prostatakarzinoms. Urologe A, 16 (1977a) 65–69

Kurth, K.H., J.E. Altwein, D. Skoluda, R. Hohenfellner: Follow-up of irradiated prostatic carcinoma by aspiration biopsy. J. Urol. (Baltimore) 117 (1977b) 615–617

Küss, R., S. Khoury, F. Richard, F. Fourcade, P. Frantz, J.P. Capelle: Estramustine phosphate in the treatment of advanced prostatic cancer. Brit. J. Urol. 52 (1980) 29–33

Kutzner, J., W. Grimm, K. Hahn: Palliative Strahlentherapie mit Strontium-89 bei ausgedehnter Skelettmetastasierung. Strahlentherapie 154 (1978) 317–322

Lee, D.-J., S. Leibel, R. Shiels, R. Sanders, S. Siegelman, S. Order: The value of ultrasonic imaging and CT scanning in planning the radiotherapy for prostate carcinoma. Cancer (Philad.) 45 (1980) 724–727

Leistenschneider, W.: Erfahrungen mit Estracyt® (Estramustin-Phosphat) beim Prostatakarzinom. In Jacobi, G.H., J.E. Altwein: Chemotherapie urologischer Malignome. Karger, Basel 1979 (p. 101)

Leistenschneider, W., R. Nagel: Estracyt therapy of advanced prostatic cancer with special reference to control of therapy with cytology and DNA cytophotometry. Europ. Urol. 6 (1980a) 111–115

Leistenschneider, W., R. Nagel: Zytologisches Regressions-Grading und seine prognostische Bedeutung beim konservativ behandelten Prostatakarzinom. Akt. Urol. 11 (1980b) 263–275

Leistenschneider, W., R. Nagel: Zytostatische Therapie des hormon- und Estracyt-resistenten Prostatakarzinoms mit Endoxan und 5-Fluorouracil als Tertiärbehandlung. Akt. Urol. 11 (1980c) 143–147

Liebner, E.J., F. Stefani, Uro-Oncology Research Group: An evaluation of lymphography with nodal biopsy in localized carcinoma of the prostate. Cancer (Philad.) 45 (1980) 728 bis 734

Lieskovsky, G., D.G. Skinner, T. Weisenburger: Pelvic lymphadenectomy in the management of carcinoma of the prostate. J. Urol. (Baltimore) 124 (1980) 635–638

Lohse, R.: Krebsvorsorgeuntersuchung der Prostata. Erster Erfahrungsbericht, Ergebnisse und Befunddokumentation. Z. Urol. 70 (1977) 113–117

Lowsley, O.S., F.N. Kimball: Sarcoma of the prostate, with a review of the literature. Brit. J. Urol. 6 (1934) 328–348

Lutzeyer, W., A. Schiffer: Heutige Problematik des Prostatacarcinoms. Urologe A, 9 (1970) 303–310

McCrea, L.E.: Primary carcinoma of seminal vesicles; differentiation from extrarectal and rectal carcinoma and comparative study. J. Amer. med. Ass. 136 (1948) 679–682

McCullough, D.L.: Diagnosis and staging of prostatic cancer. In Skinner, D.G., J.B. de Kernion: Genitourinary Cancer. Saunders, Philadelphia 1978 (p. 295)

McNeal, J.E.: New morphologic findings relevant to the origin and evolution of carcinoma of the prostate and BPH. In Coffey, D.S., J.T. Isaacs: Prostate Cancer. UICC, Genf 1979

Mackenzie, A.R., W.F. Whitmore jr., M.R. Melamed: Myosarcomas of the bladder and prostate. Cancer (Philad.) 22 (1968) 833–844

Madajewicz, S., R. Catane, A. Mittelman, Z. Wajsman, P.G. Murphy: Chemotherapy of advanced hormonally resistant prostatic carcinoma. Oncology 37 (1980) 53–56

Mahan, D.E., A.W. Bruce, P.N. Manley, L. Franchi: Immunohistochemical evaluation of prostate carcinoma before and after radiotherapy. J. Urol. (Baltimore) 124 (1980) 488–491

Maksimović, P., W. Lübke, R. Nagel: Erfahrungen mit der perinealen und transrektalen Biopsie der Prostata. Akt. Urol. 2 (1971) 9–10

Marberger, H., R.D. Riedesel, D.O. Anderson, L.H. Malek: A comparative study of phosphatase activities of various human tissues. J. Urol. (Baltimore) 75 (1956) 857–864

Marberger, M.: Ambulante und stationäre Schmerztherapie des Prostatakarzinom-Patienten. In Beiträge zur Onkologie, Bd. I: Jacobi, G.H., J.E. Altwein: Chemotherapie urologischer Malignome. Karger, Basel 1979 (p. 109)

Mauermayer, W., R. Sintermann, R.R. Olbrich: Die Andromastektomie zur Verhinderung der Gynäkomastie bei der Behandlung des Prostatakarzinoms. Urologe A, 17 (1978) 123–124

Mayor, G., F. Camponovo, F. Pupato, E. Zingg, J. Wellauer, A. Rüttimann, M. del Buono, A. Schauder: Spezielle röntgenologische Untersuchungen bei Malignomen des Urogenitaltraktes. Urologe 2 (1963) 76–96

Melicow, M.M., T.H. Pelton, G.W. Fish: Sarcoma of the prostate gland: Review of literature, table of classification, report of four cases. J. Urol. (Baltimore) 49 (1943) 675–707

Menon, M., P., C. Walsh: Hormonal therapy in prostatic cancer. In Murphy, G.P.: Prostatic Cancer. PSG Publishing, Littleton 1979 (p. 175)

Merrin, C.E.: Treatment of previously untreated (by hormonal manipulation) stage D adenocarcinoma of the prostate with combined orchiectomy, estrogen, and cis diamminodichloroplatinum. Urology 15 (1980) 125–126

Mertz, T., J.C. Cerny: Soft tissue metastases in carcinoma of the prostate. Amer. Urol. Assoc., Washington 1978

Michigan, S., W.J. Catalona: Ureteral obstruction from prostatic carcinoma: Response to endocrine and radiation therapy. J. Urol. (Baltimore) 118 (1977) 733–738

Miller, D.G.: On the nature of susceptibility to cancer. Cancer (Philad.) 46 (1980) 1307–1315

Mollenkamp, J.S., J.F. Cooper, A.R. Kagan: Clinical experience with supervoltage radiotherapy in carcinoma of the prostate: A preliminary report. J. Urol. (Baltimore) 113 (1975) 374–377

Montgomery, T.R., G.F. Whitlock, J.E. Nohlgren, A.M. Lewis: What becomes of the patient with latent or occult carcinoma of the prostate. J. Urol. (Baltimore) 86 (1961) 655–658

Mostofi, F.K.: Grading of prostatic carcinoma. Cancer Chemother. Rep. 59 (1975) 111–117

Mostofi, F.K., E.B. Price jr.: Tumors of the Male Genital System. Atlas of Tumor Pathology, Bd. VIII/2. Ser. Armed Forces Institute of Pathology, Washington 1973

Mukamel, E., I. Nissenkorn, C. Servadio: Early combined hormonal and chemotherapy for metastatic carcinoma of prostate. Urology 16 (1980) 257–260

Müller, H.-A., R. Ackermann, H.G.W. Frohmüller: The value of perineal punch biopsy in estimating the histological grade of carcinoma of the prostate. Prostate 1 (1980) 303–309

Murphy, G.P., W.F. Whitmore jr.: A report of the workshops on the current status of the histologic grading of prostate cancer. Cancer (Philad.) 44 (1979) 1490–1494

Murphy, G.P., J.F. Gaeta, J. Pickren, Z. Wajsman: Current status of classification and staging of prostate cancer. Cancer (Philad.) 45 (1980) 1889–1895

Nachtsheim jr., D.A., J.W. McAninch, R.E. Stutzman, J.L. Goebel: Latent residual tumor following external radiotherapy for prostate adenocarcinoma. J. Urol. (Baltimore) 120 (1978) 312–314

Nagel, R.: Das Prostatakarzinom in den verschiedenen Altersgruppen. Akt. Urol. 5 (1974) 25–32

Nagel, R.: Hormontherapie des Prostatakarzinoms. Therapiewoche 26 (1976) 7673–7682

Nagel, R., C.-P. Kölln: Treatment of advanced carcinoma of the prostate with estramustine phosphate. Brit. J. Urol. 49 (1977) 73–79

Nelson, C.M.K., D.L. Boatman, R.H. Flocks: Bone marrow examination in carcinoma of the prostate. J. Urol. (Baltimore) 109 (1973) 667–670

Orestano, F., J. Altwein, C. Planz: Die transrektale Prostatabiopsie. Akt. Urol. 2 (1971) 7–8

Orestano, F., G. Jacobi, J. Altwein: Trattamento del carcinoma della prostata con 5-Fluoruracile somministrato per via orale, vol. II. Società Italiana di Urologia, Turin 1979 (p. 472)

Pilepich, M.V., C.A. Perez, W. Bauer: Prognostic parameters in radiotherapeutic management of localized carcinoma of the prostate. J. Urol. (Baltimore) 124 (1980) 485–487

Pistenma, D.A., M.A. Bagshaw, F.S. Freiha: Extended field radiation therapy for prostatic adenocarcinoma: Status report of a limited prospective trial. In Johnson, D.E., M.L. Samuels: Cancer of the Genitourinary Tract. Raven Press, New York 1979 (p. 229)

Popelier, G.: Behandlung des Prostata-Carcinoms mit Gestagenen. Urologe A, 12 (1973) 134–139

Presant, C. A., A. van Amburg, C. Klahr, G. E. Metter: Chemotherapy of advanced prostatic cancer with adriamycin, BCNU, and cyclophosphamide. Cancer (Philad.) 46 (1980) 2389–2392

Prince, C. L., S. A. Vest: Leiomyosarcoma of the prostate: Report of a case and critical review. J. Urol. (Baltimore) 46 (1941) 1129–1143

Ravich, A: Misleading reports on Japanese incidence of prostatic cancer (Letter). Urology 11 (1978) 542

Reuter, M. A., H.-J. Reuter: Kryochirurgie von Prostata-Adenom und -Carcinom. Urologe B, 19 (1979) 214–216

Rey, G., G. Schlegel, W. Haase: Der Informationswert der Knochenszintigraphie für Verlaufskontrollen bei Skelettmetastasen. Radiologe 18 (1978) 302–309

Rhamy, R. K., R. D. Buchanan, M. J. Spalding: Intraductal carcinoma of the prostate gland. J. Urol. (Baltimore) 109 (1973) 457–460

Riba, L. W.: Subcapsular castration for carcinoma of prostate. J. Urol. (Baltimore) 48 (1942) 384–387

Rich, A. R.: On the frequency of occurrence of occult carcinoma of the prostate. J. Urol. (Baltimore) 33 (1935) 215–223

Rigondet, G., P. le Pivert: La cryochirurgie dans le traitement du cancer prostatique. État actuel et perspectives futures. J. Franç. Urol. Nephrol. 83 (1977) 132–137

Rodin, A. E., D. L. Larson, D. K. Roberts: Nature of the perineural space invaded by prostatic carcinoma. Cancer (Philad.) 20 (1967) 1772–1779

Rost, A., U. Rühl, W. Brosig: Bestrahlung zur Gynäkomastie-Prophylaxe vor der Oestrogen-Therapie beim Prostata-Carcinom. Urologe A, 16 (1977) 83–87

Ruebush, II., T. K., J. H. McConville, F. M. Calia: A double-blind study of trimethoprim-sulfamethoxazole prophylaxis in patients having transrectal needle biopsy of the prostate. J. Urol. (Baltimore) 122 (1979) 492–494

Rummelhardt, S.: Prostatic cancer as an incidental finding on prostatectomy. In Marberger, H., H. Haschek, H. K. A. Schirmer, J. A. C. Colston, E. Witkin: Prostatic Disease, Prog. Clin. Biol. Res., Vol. VI. Liss, New York 1976 (p. 95)

Rummelhardt, S., H. Fussek: Die Lymphangioadenographie in der Urologie. Urologe A, 6 (1970) 333–335

Sachse, H.: Die radikale Prostataresektion beim Prostatakarzinom. Therapiewoche 26 (1976) 4208–4210

Saidinejad, H.: Primäres Samenblasenkarzinom. Z. Urol. 63 (1970) 697–702

Scheinar, J., F. Hruška, J. Dusek: Das Samenblasenkarzinom. Z. Urol. Nephrol. 73 (1980) 415–420

Schenck, B., F. Neumann: Basis of hormonal treatment of prostatic cancer. In Rost, A., U. Fiedler: II. International Symposium on the Treatment of Carcinoma of the Prostate. Berlin 1978 (p. 17)

Schiffer, A.: Bedeutung der exfoliativen Cytodiagnostik bei der »gutartigen« Prostatahypertrophie (Beitrag zur Frühdiagnose des Prostatacarcinoms durch Tumorzellnachweis im Prostataexpressat). Urologe 9 (1970) 343–346

Schmidt, J. D., M. J. Welch jr.: Sarcoma of the prostate. Cancer (Philad.) 37 (1976) 1908–1912

Schmidt, J. D., W. W. Scott, R. Gibbons, D. E. Johnson, G. P. Prout jr., S. Loening, M. Soloway, J. de Kernion, J. E. Pontes, N. H. Slack, G. P. Murphy: Chemotherapy programs of the National Prostatic Cancer Project (NPCP). Cancer (Philad.) 45 (1980) 1937–1946

Schneider, H. J.: Das Postatakarzinom. In Schneider, H.-J., J. Kohliček: Die Prostata. VEB Thieme, Leipzig 1977

Schoenenberger, A., D. Hauri: Erfahrungen mit der Prostata-Kryochirurgie und Ergebnisse bei 188 Patienten. Urologe A, 19 (1980) 358–364

Schreml, W.: Probleme der ambulanten Führung von Patienten unter Chemotherapie. In Jacobi, G. H., J. E. Altwein: Chemotherapie urologischer Malignome. Karger, Basel 1979 (p. 24)

Schröder, F. H.: Die totale perineale Prostatektomie beim Prostatakarzinom. In Beiträge zur Urologie, Bd. I: Göttinger, H., Diagnostik und Therapie des Prostatakarzinoms. Karger, Basel 1979 (p. 127)

Schröder, F. H., W. Jellinghaus, H. Frohmüller: Behandlung des lokal begrenzten Prostata-Carcinoms: Bestrahlung oder lokale Prostatektomie? Urologe A, 15 (1976) 67–72

Schubert, J., E. Kirsch, L.-U. Kelly, J. Gorski, H. Nitzsche, G. Heidl, J. Schorcht: Lymphogene Metastasierung beim Prostatakarzinom und Strahlentherapie. Z. Urol. Nephrol. 73 (1979) 175–183

Scott jr., R.: Needle biopsy in carcinoma of the prostate. J. Amer. med. Ass. 201 (1967) 958–960

Scott, W. W., H. L. Boyd: Hormone control and surgery: Conversion into resectable lesion. J. Amer. med. Ass. 210 (1969) 1078–1079

Scott, W. W., M. Menon, P. C. Walsh: Hormonal therapy of prostatic cancer. Cancer (Philad.) 45 (1980) 1929–1936

Seel, D. J.: Observed cancer incidence in Southwest Korea. Cancer (Philad.) 46 (1980) 852–858

Segi, M., M. Kurihara, T. Matsuyama: Cancer Mortality in Japan. Department of Public Health, Tohoku Univ. School of Medicine, Sendai/Japan 1965

Segi, M., M. Kurihara, T. Matsuyama: Cancer Mortality for Selected Sites in 24 Countries. Department Public Health, Tohoku Univ. School of Medicine, Sendai/Japan 1969

Seiler, G.: Über das Prostatasarkom. Diss. Zürich 1946

Senge, Th., Th. Hülshoff, U. Tunn, B. Schenck, F. Neumann: Testosteronkonzentration im Serum nach subkapsulärer Orchiektomie. Urologe A, 17 (1978) 382–384

Shearer, R. J., W. F. Hendry, I. F. Sommerville, J. D. Fergusson: Plasma testosterone: An accurate monitor of hormone treatment in prostatic cancer. Brit. J. Urol. 45 (1973) 668–677

Sheldon, C. A., R. D. Williams, E. E. Fraley: Incidental carcinoma of the prostate: A review of the literature and critical reappraisal of classification. J. Urol. (Baltimore) 124 (1980) 626–631

Shimada, H., K. Misugi, Y. Sasaki, A. Iizuka, H. Nishihira: Carcinoma of the prostate in childhood and adolescence: Report of a case and review of the literature. Cancer (Philad.) 46 (1980) 2534–2542

Shipley, W. U., G. Kopelson, D. H. Novack, C. C. Ling, S. P. Dretler, G. R. Prout jr.: Preoperative irradiation, lymphadenectomy and [125]Iodine implant for patients with localized prostatic carcinoma: A correlation of implant dosimetry with clinical results. J. Urol. (Baltimore) 124 (1980) 639–642

Siegel, J.: Sarcoma of the prostate: A report of four cases and a review of current therapy. J. Urol. (Baltimore) 89 (1963) 78–83

Sigel, A.: Das palpatorisch unvermutete Prostata-Carcinom. Urol. int. (Basel) 16 (1963) 209–227

Sintermann, R., H. Langhammer: Die klinische Bedeutung der Skelettszintigraphie in der Metastasendiagnostik des Prostatakarzinoms. Med. Welt 30 (1979) 929–932

Skinner, D. G.: Sarcomas of the prostate. In Kaufman, J. K.: Current Urologic Therapy. Saunders, Philadelphia 1980

Slack, N. H., A. Mittelman, M. F. Brady, G. P. Murphy and Investigators in the National Prostatic Cancer Project: The importance of the stable category for chemotherapy treated patients with advanced and relapsing prostate cancer. Cancer (Philad.) 46 (1980) 2393–2402

Smith, B. H., L. P. Dehner: Sarcoma of the prostate gland. Amer. J. clin. Path. 58 (1972) 43–50

Smith, P. H.: Medical management of prostatic cancer. Some current questions. Europ. Urol. 6 (1980) 65–68

Stirling, W. C., J. E. Ash: Sarcoma of the prostate. J. Urol. (Baltimore) 41 (1939) 515–533

Stone, A. R., T. B. Hargreave, G. D. Chisholm: The diagnosis of oestrogen escape and the role of secondary orchiectomy in prostatic cancer. Brit. J. Urol. 52 (1980) 535–538

Sy, W. M., D. Patel, H. Faunce: Significance of absent or faint kidney sign on bone scan. J. Nucl. Biol. Med. 16 (1975) 454 bis 456

Tacker, J. R., J. E. Coker, T. A. Hosty, D. D. Albers: Humonal effect of subcapsular orchiectomy versus total orchiectomy. Invest. Urol. 17 (1980) 441–442

Tannock, I.: Cis-plantinum and hormones in cancer of prostate (Letter). Urology 16 (1980) 331

Tomlinson, R. L., D. P. Currie, W. H. Boyce: Radical prostatectomy: Palliation for stage C carcinoma of the prostate. J. Urol. (Baltimore) 117 (1977) 85–87

Trasti, H., S. Nilsson, L.-E. Peterson: Applied diagnostic techniques: A decisive factor in the longterm T-year survival rate in prostatic carcinoma. Brit. J. Urol. 51 (1979) 135–139

UICC: TNM Klassifikation der malignen Tumoren, 3. Aufl. Springer, Berlin 1979

van der Linde, F.: Probleme der Krebsfrüherfassung aus epidemiologischer Sicht. Schweiz. med. Wschr. 108 (1978) 1360 bis 1368

van der Werf-Messing, B.: Prostatic cancer treated at the Rotterdam Radiotherapy Institute. Strahlentherapie 154 (1978) 537–541

Varkarakis, M., J. E. Castro, J. G. Azzopardi: Prognosis of stage 1 carcinoma of the prostate. Proc. Roy. Soc. Med. 63 (1970) 91–93

Veil, W.: Zur Kenntnis des Prostatasarkoms. Berl. klin. Wschr. 45 (1908) 872–885

Wahner, H. W., F. T. Maher, R. R. Hattery: Prostatakarzinom: Diagnose von Harnabflußstörungen mit Hilfe der Knochenszintigraphie. Akt. Urol. 8 (1977) 261–275

Walz, P. H., G. H. Jacobi, K. F. Klippel: Prostatakarzinom: Stellenwert des DNCB-Testes und der Bestimmung der Serumproteine und Immunglobuline in der Routinediagnostik. Akt. Urol. 11 (1980) 379–385

Wannenmacher, M.: Strahlentherapie des Prostatakarzinoms. In Beiträge zur Urologie, Bd. I: Göttinger, H., Diagnostik und Therapie des Prostatakarzinoms. Karger, Basel 1979 (p. 141)

Wannenmacher, M., H. Sommerkamp, H. Knüfermann, K. Kuphal: Die interstitielle Strahlentherapie in der Behandlung des Prostatakarzinoms. Dtsch. Ärztebl. 20 (1979) 1371–1378

Waterhouse, J. A. H.: Cancer Handbook of Epidemiology and Prognosis. Churchill-Livingstone, Edinburgh 1974

Weitzner, S., H. Sarikaya, T. D. Furness: Adenocarcinoma of prostate in a twenty-seven-year-old man. Urology 16 (1980) 286–288

Whitmore jr., W. F.: Hormone therapy in prostatic cancer. Amer. J. Med. 21 (1956) 697–700

Whitmore jr., W. F.: The natural history of prostatic cancer. Cancer (Philad.) 32 (1973) 1104–1112

Whitmore jr., W. F., M. Batata, B. Hilaris: Prostatic irradiation: Iodine-125 implantation. In Johnson, D. E., M. L. Samuels: Cancer of the Genitourinary Tract. Raven Press. New York 1979 (p. 195)

Wong, W., W. Saito, H. Ogawa: Radiologic detection of prostatic carcinoma by double contrast retrograde urethrocystography. J. Urol. (Baltimore) 114 (1975) 746–751

Wynder, E. L., K. Mabuchi, W. F. Whitmore jr.: Epidemiology of cancer of the prostate. Cancer (Philad.) 28 (1971) 344 bis 360

Zeigel, R. F., S. K. Arya, J. S. Horoszewicz, W. A. Carter: A status report: Human prostatic carcinoma, with emphasis on potential for viral etiology. Oncology 34 (1977) 29–44

Zincke, H., T. R. Fleming, W. L. Furlow, R. P. Myers, D. C. Utz: Radical retropubic prostatectomy and pelvic lymphadenectomy for high-stage cancer of the prostate. Cancer (Philad.) 47 (1981) 1901–1910

Zingg, E., F. Heinzel: Verhütung der Gynäkomastie beim hormonbehandelten Prostatakarzinom-Patienten durch Röntgenbestrahlung der Mamilla (Mamma virilis). Urologe 7 (1968) 96–97

Zingg, E., W. Fuchs, P. Heritier, J. Gothlin: Lymphography in carcinoma of the prostate. Brit. J. Urol. 46 (1974) 549–554

Zoedler, D., G. Limbacher: Bericht über 100 totale Prostatektomien. Urologe A, 16 (1977) 61–64

Peniskarzinom

J. E. Altwein, G. H. Jacobi

Die Plattenepithelkarzinome des Penis sind ihrem Wesen nach Hautkarzinome. Vergleichbar den Spinaliomen extragenitaler Lokalisation wirken pathologisch-veränderte Haut (Präkanzerose) und chronischer Reiz (irritativ-hyperregeneratorisches Karzinom) bei ihrer Entstehung mit. Mangelhafte Genitalhygiene, psychische Indolenz, gelegentlich auch tiefverwurzelte Ängste (tumoröse Penisschaftdestruktionen wurden selbst bei Ärzten beobachtet) verhindern eine frühzeitige Diagnose bei jedem dritten Erkrankten.

Inzidenz und Ätiologie

In Mitteleuropa ist das Peniskarzinom selten: Nur 0,5% aller Malignome des Mannes sind Peniskarzinome. Israel weist mit 0,1/100 000 männliche Personen die niedrigste Morbidität auf (rituelle Zirkumzision). In Mitteleuropa einschließlich der Bundesrepublik schwankt die Morbiditätsrate zwischen 0,6–1,3/100 000 Männern. Die höchste Erkrankungshäufigkeit mit 4,5–5/100 000 wird in Puerto Rico beobachtet; dort sind 20% aller männlichen Tumoren Karzinome des Penis.

Das durchschnittliche Erkrankungsalter schwankt um 55 Jahre. 75% erwerben ihr Peniskarzinom zwischen dem 40. und 70. Lebensjahr. Nur 1% der Tumoren treten vor dem 30. Lebensjahr auf. Die Geopathologie des Peniskarzinoms gibt deutliche Hinweise auf seine Pathogenese (Tab. 1). Genitalpflege beugt der Tumorentstehung vor. Eine mangelhafte Sexualhygiene (etwa bei den mit Sarong badenden Thais) läßt die Indizenz bis auf das 10fache steigen. Eine Phimose erschwert durch die schmerzhafte Präputialretraktion die Sexualhygiene: 50–70% der Erkrankten haben eine präexistente Phimose. Smegmaretention und chronische Suppuration der Präputialtasche, die katamnestisch in bis zu 90% der Peniskarzinomkranken ermittelt wurde, sind karzinogen wirksam. Erkrankungsfälle trotz Beschneidung unmittelbar nach der Geburt wurden bisher in der Literatur nicht mitgeteilt.

Geschlechtserkrankungen werden zwar überdurchschnittlich häufig bei Tumorträgern anamnestisch angegeben, aber wahrscheinlich handelt es sich lediglich um »Fellow travellers« (Tab. 2). Herpes progenitalis wird für die höhere Inzidenz in feuchten Klimaten angeschuldigt.

Tabelle 1 Pathogenetische Faktoren des Peniskarzinoms

Hauptfaktoren	fragliche Faktoren
Hygiene	Geschlechtskrankheit
Phimose	Viren (Adenoviren, Herpes)
Smegmaretention	feuchtes Klima
Infektion	

Tabelle 2 Peniskarzinom: Assoziierte Erkrankungen (N = 169; *Hanash* u. Mitarb. 1970)

	%
Phimose mit/ohne Balanitis	69
Leukoplakie	17
Gonorrhoe*	12
Trauma*	12
Syphilis*	6
Erythroplasie Queyrat	4
Kondylome	2
Morbus Paget	1

* traten auch kombiniert auf

Pathologie, Grading und Staging

Die Glans penis ist bei 50% primärer Tumorsitz, das Präputium in 20%, und beide sind in 15% befallen. Histologisch dominiert das Plattenepithelkarzinom mit/ohne Verhornung. Im Krankengut der Urologischen Universitätsklinik Mainz (1968–1977) wurde bei 90% der 43 Patienten diese histologische Diagnose gestellt. Bei 8% wurde ein nicht verhornendes, entdifferenziertes Plattenepithelkarzinom nachgewiesen, und 1 Patient (2%) hatte eine Prostatakarzinommetastase im Penisschaft. BACHRAH u. DAHLEN (1973) fanden mehr als 200 berichtete Fälle von Penismetastasen, die meist in der Blase oder Prostata entsprangen. In nachgeordneter Häufigkeit wurden auch Absiedlungen bei Karzinomen des Rektums, Rektosigmoids, der Lunge, der Niere, des Ureters und Pankreas beobachtet. Bei 12% der 43 eigenen Patien-

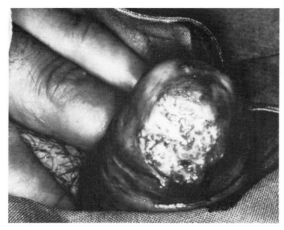

Abb. 1 Superinfiziertes, verruköses Plattenepithelkarzinom an der Dorsalseite der Glans penis. Stadium $T_1 N_x M_0$ (44jähr. Mann)

ten handelte es sich um eine maligne entartete Präkanzerose. In einer Analyse von 511 Männern betrug der Anteil dieser Tumoren allerdings nur 7,6% (JENSEN 1977). Über Basalzellkarzinome, maligne Melanome und Sarkome des Penis wurde nur in Einzelkasuistiken berichtet.

Die Peniskarzinome wachsen etwa gleich häufig exophytisch und endophytisch. Primäre Wachstumsmuster der Exophyten sind solitär oder gruppiert stehende Warzen, die verschmelzen, exulzerieren und stets superinfiziert sind (Abb. 1). Die Vorhaut wird penetriert und schließlich zerstört. Das verruköse Peniskarzinom ist eine Variante des Plattenepithelkarzinoms und wegen seiner Strahlenresistenz bemerkenswert (KRAUS u. PEREZ-MEGA 1966). Die Endophyten erscheinen als kleine, oberflächliche Ulzera mit hartem Grund und eingerolltem Rand.

Das Wachstumsverhalten wird offenbar vom Differenzierungsgrad (Grading, Tab. 3) beeinflußt. Die flachen, endophytischen Karzinome sind meist unreife G_3-Tumoren, die frühzeitig die Schwellkörper infiltrieren. Demgegenüber finden sich 50% der reifen G_1-Tumoren unter den Exophyten.

Die Ausdehnung des Peniskarzinoms, das Stadium, wird nach dem TNM-System (UICC 1979) bezeichnet (Abb. 2). Die im angloamerikanischen Schrifttum verbreitete Stadiengruppierung wird von der UICC derzeit nicht empfohlen.

Tabelle 3 Differenzierungsgrade der Peniskarzinome, Einfluß auf die Prognose

Grad	Kriterium	Fünfjahres-überlebensrate
G_1	hochdifferenziert	68%
G_2	mitteldifferenziert	35%
G_3	undifferenziert	26%

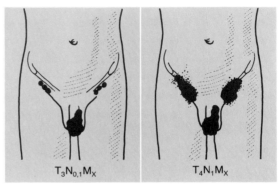

Abb. 2 Stadieneinteilung des Peniskarzinoms

Prätherapeutische klinische Klassifikation: TNM

T – Primärtumor

- Tis Präinvasives Karzinom (Carcinoma in situ)
- T_0 Keine Evidenz für einen Primärtumor
- T_1 Tumor mißt in seiner größten Ausdehnung 2 cm oder weniger, er wächst rein oberflächlich oder exophytisch
- T_2 Tumor mißt in seiner größten Ausdehnung mehr als 2 cm, aber weniger als 5 cm oder Tumor mit minimaler Tiefenausdehnung
- T_3 Tumor mißt in seiner größten Ausdehnung mehr als 5 cm oder Tumor zeigt stärkere Tiefenausdehnung unter Einschluß der Urethra
- T_4 Tumor infiltriert benachbarte Strukturen
- T_x Die Minimalerfordernisse zur Bestimmung des Primärtumors liegen nicht vor

N – Regionäre Lymphknoten

- N_0 Keine Evidenz für einen Befall der regionären Lymphknoten
- N_1 Bewegliche, homolaterale regionäre Lymphknoten
- N_2 Bewegliche, bilaterale regionäre Lymphknoten
- N_3 Fixierte regionäre Lymphknoten
- N_x Die Minimalerfordernisse zur Beurteilung der regionären Lymphknoten liegen nicht vor

M – Fernmetastasen

- M_0 Keine Evidenz für Fernmetastasen
- M_1 Fernmetastasen vorhanden
- M_x Die Minimalerfordernisse zur Feststellung von Fernmetastasen liegen nicht vor

630 Tumoren

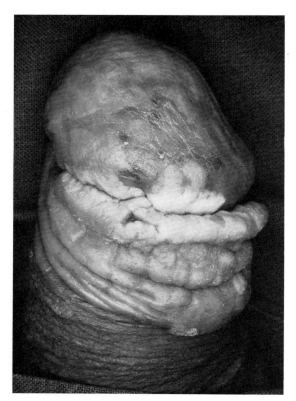

Abb. 3 Morbus Bowen des Sulcus coronarius

Tabelle 4 Präkanzerosen des Peniskarzinoms

– Morbus Bowen	*Selten*	Penishorn
– Erythroplasie Queyrat		Morbus Paget
– Leukoplakie		
– Balanitis xerotica obliterans		

Präkanzerosen

Die *Erythroplasie Queyrat* entwickelt sich an der Glans oder am Präputium als chronisch-rekurrierende rote, samtartige, unscharf begrenzte Läsion. Vorzugsweise ist der Rücken der Glans von den schmerzhaften Plaques überzogen. Zirkumzidierte Männer erkranken offenbar nicht. Die Diagnose wird bioptisch gesichert; histologisch ergeben sich allerdings differentialdiagnostische Schwierigkeiten gegenüber dem Podophyllin-behandelten spitzen Kondylom (ROOK u. Mitarb. 1971). 10% der Erythroplasien können maligne entarten (GRAHAM u. HELWIG 1973). Therapeutisch scheint die lokale Anwendung einer 5%igen 5-Fluorouracil-Creme besser wirksam als eine Radiotherapie (HUESER u. PUGH 1969, GOETTE 1976).
Während die Leukoplakie meistens das Plattenepithelkarzinom lediglich begleitet, ihm aber nicht vorausgeht, wird der *Morbus Bowen* (Abb. 3) isoliert angetroffen. Die runde, polyzyklisch begrenzte, schuppende Läsion wird an Glans und Schaft des Penis angetroffen. Die Läsion ist schmerzlos, ähnelt histologisch der Erythroplasie (intraepitheliales Karzinom) und ist in etwa 20% mit viszeralen Malignomen vergesellschaftet (MCANINCH u. MOORE 1970). Die vollständige Exzision ist nur bei Versagen einer lokalen 5-Fluorouracil-Salbentherapie notwendig (TOLIA u. Mitarb. 1976). Bei 9 der 43 Patienten mit Peniskarzinom der Urologischen Universitätsklinik Mainz ging ein Morbus Bowen voraus.
Die *Riesenkondylome* oder *Buschke-Löwenstein-Tumoren* sind klinisch als bösartig erscheinende Varianten der virusbedingten Condylomata acuminata anzusehen. Die lokal destruierend wachsenden papillomatösen Geschwülste entarten gelegentlich maligne. BAYER u. Mitarb. (1979) betonen, daß die lokalen Auswirkungen der in den Tumorkrypten gedeihenden Keime die Entzündungen unterhalten, die unter Destruktion, Bindegewebsneubildung und Fistelformation fortschreiten. Ausgedehnte Exzision mit Penisamputation ist unvermeidbar (BAYER u. Mitarb. 1979).
Die Präkanzerosen des Penis (Tab. 4) sollten nicht mehr als T_0-Tumoren bezeichnet werden; denn eine früher beobachtete maligne Entartungsrate bis zu 40% macht eine konsequente Behandlung und wiederholte bioptische Überprüfung der Dignität notwendig.

Metastasierung

Zum Zeitpunkt der Diagnose haben 4% aller Erkrankten Fernmetastasen in Lunge und Leber (M_1) und 15–30% regionale Lymphknotenmetastasen (N_{1-3}; FRALEY 1977). Die lymphogene Metastasierung ist nicht unbedingt an einen tiefen Infiltrationsgrad des Tumors gebunden. Sowie die Basalmembran der Penishaut durchbrochen ist, hat das Karzinom Anschluß an die oberflächlichen inguinalen Lymphknoten (Abb. **4**). Die abführenden Gefäße des Corpus cavernosum münden in die superior-medialen oberflächlichen Leistenlymphknoten. Unter diesen hat der »Sentinel-Lymphknoten« besondere diagnostische Bedeutung (CABANAS 1977). Nachgeordnete Lymphknoten sind die tiefen inguinalen Lymphknoten, die iliakal externen und internen Nodi lymphatici. Die Annahme von LICHTENAUER u. Mitarb. (1973), daß ein oder mehrere Lymphstationen übersprungen werden können, wurde durch die oben angeführte Untersuchung widerlegt.

Klinik

Das Carcinoma in situ des Penis (s. Tab. **4**) wird selten diagnostiziert, da die Erkrankten erst im späteren Stadium zur Abklärung kommen. Aufmerksame Patienten führt die zirkumskripte Ver-

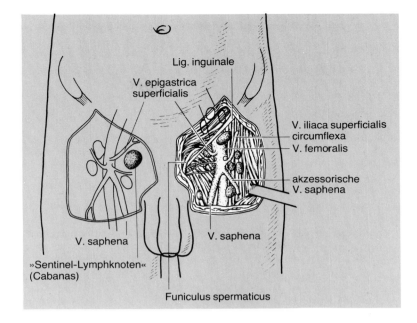

Abb. 4 Primäre Lymphknotenstationen des Peniskarzinoms.
Rechts: Haut mit anhängendem Fettgewebe wurde entfernt zur Darstellung des »Sentinel-Lymphknotens« (Cabanas), der Sitz primärer Lymphknotenmetastasen ist (sentinel, engl. = Wächter).
Links: Freipräparation der oberflächlichen und tiefen inguinalen Lymphknoten

färbung (Makula), das Knötchen oder ein gelegentlich druckempfindlicher, indurierter Bezirk der Glans oder des Präputiums zum Arzt (Tab. 5). Aber auch die nichtheilende Erosion der Glans oder des Sulcus coronarius und das kleine Ulkus mit erhabenem oder eingerolltem Rand sollten den Verdacht auf ein beginnendes Peniskarzinom lenken. Gleiches gilt für die chronisch-rezidivierende Balanitis bei gleichzeitiger Phimose. Die fötide, sanguinolente Sekretion aus dem Präputialsack fehlt selten (s. Tab. 5). Im eigenen Krankengut war bei 26% der Patienten eine Phimose nachzuweisen.

Von indolenten Patienten werden große, blumenkohlartige Tumoren, jauchig zerfallend, fötid, mit Penisschaftdestruktion (Abb. 5a) oder exulzerierenden Leistenlymphomen (Abb. 5b) monatelang toleriert (psychische Barriere). Kontaktblutungen sind stets verknüpft mit übersehbaren Läsionen der Glans. Die Urethra wird erst spät im Krankheitslauf befallen (obstruktive Miktionsbeschwerden).

Tabelle 5 Erstsymptome des Peniskarzinoms

Warze und/oder Knoten	40%
Erosion ⎫ Ulkus ⎭	40%
Sekretion aus dem Präputialsack ⎫ Schmerzen, Pruritus ⎭	12%
Penisödem	5%
Leistenlymphome	3%

Untersuchungsgang

Länger bestehende, kleine Erosionen, umschriebene Ulzera oder verruköse Wucherungen im Glansbereich sind karzinomverdächtig und sollten biopsiert werden. Differentialdiagnostisch sind abzugrenzen:
– syphilitisches Ulkus,
– Ulcus molle,
– tuberkulöses Ulkus,
– Condylomata acuminata,
– Herpes progenitalis.

Wiederholte Biopsien und Seroluesreaktion klären Zweifelsfälle. Bei nicht retrahierbarer Vorhaut ist die Dorsalinzision mit nachfolgender Biopsie unumgänglich.

Beim fortgeschrittenen Tumor fehlen eine BSG-Erhöhung, Leukozytose, Hypalbuminämie und Anämie selten. Eine Azotämie ist ein Spätsymptom, während eine Hyperkalzämie auch bei fehlenden Knochenmetastasen beobachtet wird (RUDD u. Mitarb. 1972). Allerdings ist eine Hyperkalzämie offenbar eine Funktion der Tumormasse; denn nach Entfernung inguinaler Metastasen normalisierte sich der Calciumspiegel wieder (BLOCK u. Mitarb. 1973).

Zur Bestimmung des *M-Stadiums* (s. Abb. 2) sind Thoraxröntgen, Computertomographie der Leber und fakultativ die Knochenszintigraphie notwendig.

N-Staging. Die Prognose von Peniskarzinomkranken wird entscheidend durch den Befall der inguinalen Lymphknoten beeinflußt, daher ist das N-Staging von großer Bedeutung. Die pedale Lymphographie ist zum Nachweis von Lymphknotenmetastasen des Peniskarzinoms wenig geeignet. Die Unterscheidung zwischen entzündlichen und

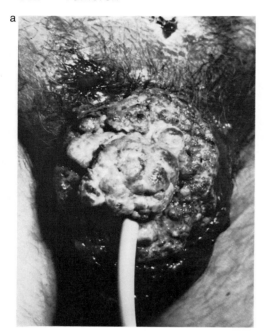
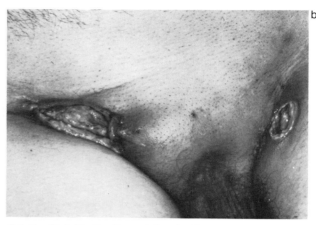

Abb. 5 a Vollständige Destruktion des Penis durch ein fortgeschrittenes Plattenepithelkarzinom. Stadium T_4 N_1 M_0 (57jähr. Mann)
b Geschwürig-zerfallene Leistenlymphknotenmetastasen eines Peniskarzinoms. Stadium T_3 N_1 M_1 (43jähr. Mann)

neoplastischen Veränderungen der inguinalen Lymphknoten ist unzuverlässig. Die obturatorischen und internen iliakalen Lymphknoten werden darüber hinaus meist nicht abgebildet. Auch die möglichen Veränderungen der externen iliakalen Lymphknoten erlauben keine Unterscheidung zwischen entzündlichem und metastatischem Befall. Für die Untersuchung der Iliaca-communis-Gruppe und der periaortalen Lymphknoten eignen sich die Computertomographie und Sonographie.
Zum sicheren Nachweis eines inguinalen Lymphknotenbefalles sind auch heute noch die Biopsie und histologische Untersuchung unerläßlich. Selbst palpatorisch unauffällige Leistenlymphknoten von Patienten mit einem Peniskarzinom weisen bereits in 20% der Fälle Mikrometastasen auf (SKINNER u. Mitarb. 1972). Umgekehrt ist bei 50–70% der Patienten mit tastbar vergrößerten Lymphknoten der Leiste histologisch lediglich eine reaktive Hyperplasie nachzuweisen. Nach Beseitigung von Primärtumor und Entzündungsherd durch Penisteilamputation schwellen entzündlich reaktive Lymphome ab. Bevor man eine Lymphknotenbiopsie mit Schnellschnittuntersuchung und evtl. nachfolgender Lymphadenektomie vornimmt, sollten die entzündlich reaktiven Lymphknotenveränderungen abgeklungen sein. Eine Biopsie sollte allerdings bei allen Tumorträgern vorgenommen werden (SPAULDING 1979).
Zur Lymphknotenbiopsie wird von einer infrapubischen Inzision (Abb. **6**) der »Sentinel-Lymphknoten« entnommen. Dieser Lymphknoten befindet sich an der Mündung der V. epigastrica superficialis in die V. saphena magna in Projektion auf die Verbindung Caput femoris – R. ascendens ossis pubis (s. Abb. **4**). Offenbar ist die Biopsie dieses Lymphknotens aus der Gruppe der oberflächlichen superiomedialen Leistenlymphknoten zuverlässig: 80% der Patienten mit metastasenfreien Cabanaschen Lymphknoten hatten keine weiteren positiven Leistenlymphknoten. 90% dieser Patienten überlebten 5 Jahre rezidivfrei (CABANAS 1977). Ist die Schnellschnittuntersuchung des biopsierten Lymphknotens positiv, dann schließt sich in derselben Sitzung die Lymphadenektomie an.
Lymphadenektomietechnik. Die radikale inguinale Lymphadenektomie durch eine Inzision, die das Leistenband überkreuzt, ist mit einer 40- bis 60%igen Komplikationsrate (Sepsis, Hautnekrosen, Beinödem) belastet (BYRON u. Mitarb. 1962). Vorzuziehen ist die kombinierte ilioinguinale Lymphadenektomie durch eine mediane Unterbauchlaparotomie ohne Inguinalinzision (Abb. **7**). Deszendierend, transperitoneal werden die iliakalen Lymphknoten von der Aortenbifurkation bis zu den tiefen inguinalen Lymphknoten dorsokaudal des Leistenbandes entnommen (Abb. **8**). Die oberflächlichen, epifaszialen Leistenlymphknoten werden nach Anheben der Haut exstirpiert.
Da 20% der Patienten mit nichtpalpablen Leistenlymphknoten okkulte Metastasen haben, ist die Biopsie des Cabanasschen Lymphknotens gerechtfertigt. Nur bei positivem Schnellschnitt wird die ilioinguinale Lymphadenektomie angeschlossen. Da die Penislymphgefäße an der Schaftbasis kreuzen, müssen auf beiden Seiten die Cabasschen Lymphknoten biopsiert werden. Wird bei positiver Histologie auf eine Staging-Lymphadenektomie verzichtet, so wird das Stadium in je

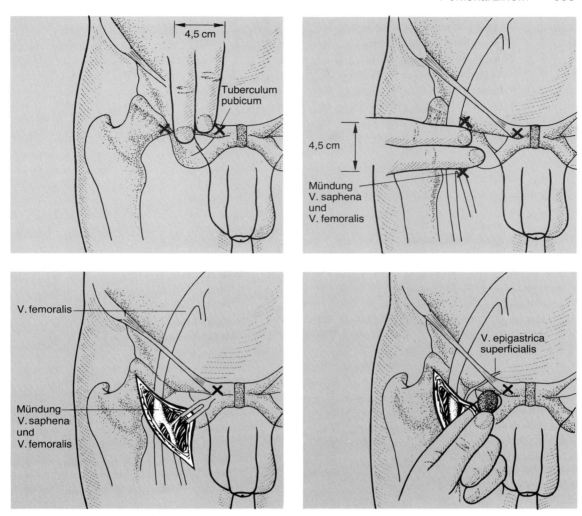

Abb. 6 Biopsietechnik des »Sentinel-Lymphknotens« (Cabanas)

15–20% über- oder unterschätzt und ist als Wegweiser zur Therapie unbrauchbar. Für die Diagnose iliakaler Lymphknotenmetastasen wird die Lymphographie wahrscheinlich durch die Computertomographie ersetzt werden. Allerdings wird der pelvinen Lymphadenektomie in Ergänzung zur inguinalen Lymphknotenentfernung zur histologischen Metastasenfahndung wegen einer 3%igen Mortalität und 10- bis 40%igen Morbidität (Beinödeme, Lymphorrhoe, Thrombophlebitis) mit Zurückhaltung begegnet.

Therapie

Primärtumor

Ist das Karzinom nur auf das Präputium beschränkt, kann eine Heilung durch alleinige Zirkumzision erreicht werden. Ist bereits die Glans penis befallen, dann beträgt die Rezidivrate nach alleiniger Lokalexzision 40% (HANASH u. Mitarb. 1970). Da aber beim Rezidivtumor die Fünfjahresüberlebensrate auf 13% und die Zehnjahresüberlebensrate auf nur 5% sinkt, sollte die Lokalexzision nicht mehr als alleinige therapeutische Maßnahme angewendet werden. FRALEY (1977) und DEKERNION u. PERSKY (1978) vertreten eine chirurgische Therapie dieser distalen Penisgeschwülste ($T_{1,2} N_0 M_0$) durch Penisteilamputation mit Resektion 2 cm proximal des Tumorrandes gegeben. Bei 22 Patienten des eigenen Krankengutes im Stadium $T_{1,2} N_0 M_0$ wurde eine alleinige oder kombinierte chirurgische Behandlung vorgenommen. Kein Patient ist an den Folgen des Tumors verstorben. Allerdings mußte, mit Ausnahme von 3 Patienten mit einem auf die Vorhaut beschränkten Tumor, ein Organverlust in Kauf genommen werden.

Zwischenzeitlich wurden vergleichbare Ergebnisse mit der Iridium-192-Moulagen-Technik er-

634 Tumoren

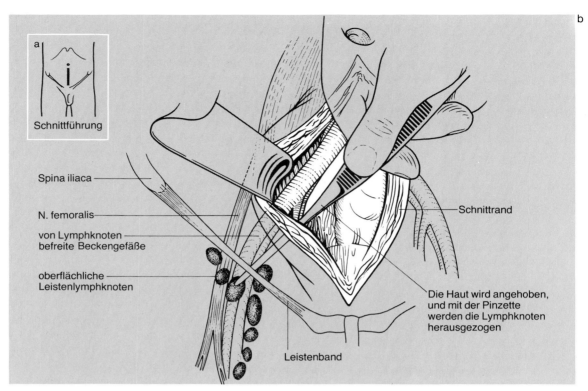

Abb. 7 Schnittführung und Prinzip der ilioinguinalen Lymphadenektomie (a u. b)

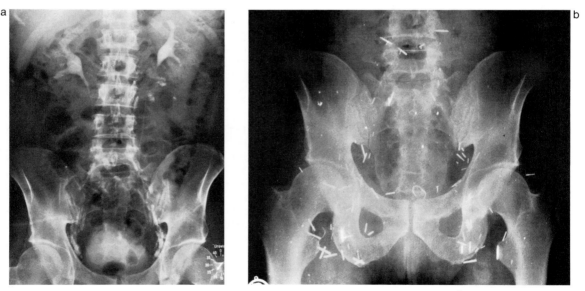

Abb. 8 Lymphogramm eines 40jähr. Mannes mit einem $T_3N_0M_0$-Peniskarzinom (a). Zustand nach ilioinguinaler Lymphadenektomie (b)

reicht (SALAVERRIA u. Mitarb. 1979). In einer kleinen retrospektiven Studie überlebten nach der Amputation 10 von 13 Patienten (77%) 5 Jahre, hingegen 100% nach der Iridium-192-Bestrahlung. Allerdings lag nur bei 8 von 12 Kranken die Iridium-192-Anwendung 5 Jahre zurück. Mit der externen Hochvoltbestrahlung können zwar gleich gute Überlebensraten erreicht werden, denn alle 10 Patienten im Krankengut von GRABSTALD u. KELLEY (1980) überlebten mehr als 5 Jahre nach externer Hochvoltbestrahlung, aber die Komplikationsraten sind deutlich höher als nach der Iridium-192-Bestrahlung. Bei 4 von 10 Patienten fanden GRABSTALD u. KELLEY (1980) eine Harnröhrenstenose, bei einem Patienten nach 8 Jahren einen neuen Primärtumor. Außerdem wurde von POINTON (1975) das Vorkommen von Radionekrosen des Penis berichtet.

Selbst im Stadium $T_3 N_{0-2} M_0$ wird von SALAVERRIA u. Mitarb. (1979) die Iridium-192-Moulagen-Technik angewendet. 4 von 5 Patienten überlebten 5 Jahre, während 1 Patient an Tumormetastasen verstarb. Allerdings stellten sich bei 2 Patienten Lokalrezidive ein, die zur »Salvage«-Penektomie zwangen.

Im Stadium T_3 ist die operative Therapie die Regel und wird dann ausgeführt, wenn Lokalisation, Ausdehnung und optisch ermittelter Invasionsgrad eine konservative Therapie wenig aussichtsreich erscheinen lassen (SPAULDING 1979). Bei diesem Tumorstadium ist aber eine Penisteilamputation praktisch nicht mehr möglich, so daß eine totale Penisexstirpation unter Mitnahme der Krura und Bildung einer perinealen Urethrostomie erforderlich wird.

Die Überlebensraten im Stadium $T_3 N_{0-2} M_0$ nach chirurgischer Therapie werden vom Ausmaß des Lymphknotenbefalls bestimmt: SKINNER u. Mitarb. (1972) erreichten eine Fünfjahresüberlebensrate von 70% mit selektiver Lymphadenektomie. DOEVEN u. Mitarb. (1975) berichteten, daß 6 von 11 Patienten im Stadium $T_3 N_2 M_0$ nach Penisamputation mit Lymphadenektomie 5 Jahre überlebten.

Im Stadium $T_4 N_{0-2} M_0$ ist die radikale Amputation notwendig. Sind die regionären Lymphknoten nicht fixiert, dann erscheint die Prognose nicht ungünstig; denn 8 von 9 Patienten im Krankengut von SALAVERRIA u. Mitarb. (1979) überlebten 5 Jahre. Eine lokale Nachbestrahlung empfehlen GURSEL u. Mitarb. (1973) wegen der Rezidivneigung. Im eigenen Krankengut hatten 4 von 43 Patienten ein T_4-Peniskarzinom; die günstige Konstellation $N_{0-2} M_0$ wurde allerdings bei keinem Kranken angetroffen. Trotz Emaskulinisation mit kombinierter Nachbehandlung überlebte kein Patient 3 Jahre. Dies deckt sich mit den Erfahrungen von SALAVERRIA u. Mitarb. (1979), die 11 Patienten im Stadium $T_4 N_3 M_{0-1}$ beobachteten. Kein Patient überlebte 3 Jahre bei gleicher Therapiewahl.

Lymphknoten- und Fernmetastasen

VAETH u. Mitarb. (1970) und HOPPMANN u. FRALEY (1978) befürworten die ilioinguinale Lymphadenektomie (s. Abb. **7**). Im Krankengut von HARDNER u. Mitarb. (1972) hatten 87 von 100 Peniskarzinomkranken eine inguinale Lymphknotenbiopsie. Bei positivem Schnellschnitt schloß sich die ilioinguinale Lymphadenektomie an. Die durchschnittliche Überlebenszeit betrug 9,1 Jahre.

Die Ergebnisse der Radiotherapie von palpablen Leistenlymphknoten sind weniger überzeugend: STAUBITZ u. Mitarb. (1955) nahmen bei 10 Patienten mit inguinalen Lymphomen eine Bestrahlung vor; 4 Patienten (40%) überlebten 5 Jahre. Gleiche Erfahrungen machten NEWAISHY u. Mitarb. (1968) mit einer 37%igen Fünfjahresüberlebensrate bei 12 Patienten, deren Leistenlymphome bestrahlt worden waren. Trotz abgeschlossener Radiotherapie fanden MURREL u. WILLIAMS (1965) bei 8 von 19 Patienten persistierende Lymphknotenmetastasen (6mal erfolgte die histologische Sicherung). Grundsätzlich kann gegenüber den Ergebnissen nach Strahlentherapie eingewendet werden, daß die histologische Sicherung der Metastasierung vor Einleitung der Bestrahlung unterblieb. Daher ist nicht auszuschließen, daß die Ergebnisse durch irrtümlich mitbestrahlte entzündliche Lymphome überzeichnet sind. Auch von Strahlentherapeuten wird inzwischen der operativen Sanierung tumorhaltiger Lymphknoten der Vorzug gegeben (SALAVERRIA u. Mitarb. 1979).

Die prophylaktische Lymphadenektomie führt zu keinen besseren Ergebnissen als die selektive Lymphadenektomie nach bioptischem Metastasennachweis: Die kumulative Fünfjahresüberlebenszeit betrug im Krankengut von BAKER u. Mitarb. (1976), das 120 nachuntersuchte Patienten umfaßt, $59 \pm 10\%$ zu $62 \pm 14\%$. Die gleiche Feststellung gilt für die vorbeugende Bestrahlung: 22% der Patienten mit inguinaler Lymphknotenbestrahlung im Krankengut von EKSTRÖM u. EDSMYR (1958) entwickelten trotz Gabe von 3000 bis 4000 rd (30–40 Gy) Metastasen.

Eine adjunktive Chemotherapie mit Bleomycin, das gegen Plattenepithelkarzinom wirksam ist (UMEZAWA 1965), ist im Stadium $N_{1,2}$ oder M_1 notwendig (BAKER u. Mitarb. 1976). Die Kombination von Bleomycin mit Adriamycin oder Vincristin ist nicht besser als die alleinige Bleomycintherapie (ALTWEIN 1979).

Mit Bleomycin wurden Teilremissionen von Patienten mit metastasierendem Peniskarzinom bei je 1 Patienten von ICHIKAWA (1977) und MATHÉ (1970) erzielt. Bei 2 der 43 Patienten des eigenen Krankengutes wurde wegen fixierter Lymphknoten und Lungenmetastasen eine Bleomycintherapie vorgenommen, 1 Patient verstarb nach 1, der 2. Patient nach 2 Jahren. Somit hat Bleomycin beim metastasierenden Peniskarzinom offensichtlich nur noch einen palliativen Charakter.

Literatur

Altwein, J. E.: Konservative Therapie des Penis- und Harnröhrenkarzinoms. In Jacobi, G. H., J. E. Altwein: Chemotherapie urologischer Malignome. Karger, Basel 1979 (p. 190)

Bachrach, P., C. P. Dahlen: Metastatic tumors to the penis. Urology 1 (1973) 359

Baker, B. H., J. S. Spratt jr., F. R. Watson: Carcinoma of the penis. J. Urol. (Baltimore) 116 (1976) 458

Bayer, H. P., J. Reiter, H. O. Barth, H. J. Peters: Riesenkondylomatose des Penis. Akt. Urol. 10 (1979) 237

Block, N. L., P. Rosen, W. F. Whitmore: Hemipelvectomy for advanced penile cancer. J. Urol. (Baltimore) 110 (1973) 703

Byron, R. L., E. J. Lamb, R. H. Yonemoto, S. Kase: Radical inguinal node dissection in the treatment of cancer. Surg. Gynec. Obstet. 114 (1962) 401

Cabanas, R. M.: An approach for the treatment of penile carcinoma. Cancer (Philad.) 39 (1977) 456

Dagher, R., M. L. Selzer, J. Lapides: Carcinoma of the penis and the anti-circumcision crusade. J. Urol. (Baltimore) 110 (1973) 79

DeKernion, J. B., L. Persky: Neoplastic lesions of the penis. In Skinner, D. G., J. B. DeKernion: Genitourinary Cancer. Saunders, Philadelphia 1978 (p. 494)

Derrick jr., F. C., K. M. Lynch, R. C. Kretkowski, W. J. Yarbrough: Epidermoid carcinoma of the penis: computer analysis of 87 cases. J. Urol. (Baltimore) 110 (1973) 303

Doeven, J. J., J. Oldhoff, P. W. Boer, P. J. Kuijjer: Penile cancer. Arch. chir. neerl. 27 (1975) 41

Ekström, T., F. Edsmyr: Cancer of the penis. Acta. chir. scand. 115 (1958) 25

Fraley, E. E.: Cancer of the Penis: Clinical Management. In: 1st Leadbetter Memorial Symposium: Genitourinary Oncology, 8.–10. Sept. 1977. University of Minnesota, Minneapolis/USA

Goette, D. K.: Review of erythroplasia of Queyrat and its treatment. Urology 8 (1976) 311

Grabstald, H., C. D. Kelley: Radiation therapy of penile cancer. Six to ten-year follow-up. Urology 15 (1980) 575

Graham, J. H., E. B. Helwig: Erythroplasia of Queyrat: A clinicopathologic and histochemical study. Cancer (Philad.) 32 (1973) 1396

Gursel, E. O., C. Georgountzos, A. C. Uson, M. M. Melicow, R. J. Veenema: Penile cancer: clinicopathologic study of 64 cases. Urology 1 (1973) 569

Hanash, K. A., W. L. Furlow, D. C. Utz, E. G. Harrison jr.: Carcinoma of the penis: A clinicopathologic study. J. Urol. (Baltimore) 104 (1970) 291

Hardner, G. J., T. Banalaph, G. D. Murphy, D. I. Albest, R. H. Moore: Carcinoma of the penis: analysis of therapy in 100 consecutive cases. J. Urol. (Baltimore) 108 (1972) 428

Hoppmann, H. J., E. E. Fraley: Squamous cell carcinoma of the penis. J. Urol. (Baltimore) 120 (1978) 393

Hueser, J. N., R. P. Pugh: Erythroplasia of Queyrat treated with topical 5-fluorouracil. J. Urol. (Baltimore) 102 (1969) 595

Ichikawa, T.: Chemotherapy of penis carcinoma. In Kentchnick, P.: Recent Results in Cancer Research, Vol. 60. Springer, Berlin 1977 (p. 140)

Jensen, M. S.: Cancer of the penis in Denmark 1942–1962 (511 cases). Dan. med. Bull. 24 (1977) 66

Kraus, F. T., C. Perez-Mesa: Verrucous carcinoma. Clinical and pathologic study of 105 cases involving oral cavity, larynx and genitalia. Cancer (Philad.) 19 (1966) 26

Lichtenauer, P., G. Ott, K. H. Dröge: Zur Klassifizierung, Verlauf und Behandlung des Penis-Carcinom. Urologe A, 12 (1973) 55

McAninch, J. W., C. A. Moore: Precancerous penile lesions in young men. J. Urol. (Baltimore) 104 (1970) 287

Mathé, G.: Study of the clinical efficacy of bleomycin in human cancer. Brit. med. J. 1970/II, 643

Murrel, D. S, J. L. Williams: Radiotherapy in the treatment of carcinoma of the penis. Brit. J. Urol. 37 (1965) 277

Newaishy, G. A, T. J. Deeley: Radiotherapy in the treatment of carcinoma of the penis. Brit. J. Radiol. 41 (1968) 519

Pointon, R. C. S.: External beam therapy. Proc. roy. Soc. Med. 68 (1975) 779

Rook, A., D. S. Wilkinson, F. J. G. Eblin: Textbook of Dermatology. Blackwell, Oxford 1971 (p. 1819)

Rudd, F. V., R. K. Rott, R. W. Skoglund, J. S. Ansell: Tumor-induced hypercalcemia. J. Urol. 107 (1972) 986

Salaverria, J. C., H. F. Hope-Stone, A. M. I. Paris, E. A. Molland, J. P. Blandy: Conservative treatment of carcinoma of the penis. Brit J. Urol. 51 (1979) 32

Skinner, D. G., W. F. Leadbetter, S. B. Kelly: The surgical management of squamous cell carcinoma of the penis. J. Urol. (Baltimore) 107 (1972) 273

Spaulding, J. T.: Tumor of the penis. In Javadpour, N.: Principles and Management of Urologic Cancer. Williams & Wilkins, Baltimore 1979 (p. 475)

Staubitz, W. J., M. H. Lent, O. J. Oberkircher: Carcinoma of the penis. Cancer (Philad.) 8 (1955) 371

Tolia, B. M., V. L. Castro, J. M. Monded, H. R. Mewman: Bowen's disease of a shaft of penis. Successful treatment with 5-Fluorouracil. Urology 7 (1976) 617

Umezawa, H.: Bleomycin and other antitumor antibiotics of high molecular weight. Antimicrob. Agents Chemother. 5 (1965) 1079

Vaeth, J. M., J. P. Green, R. O. Lowy: Radiation therapy of carcinoma of the penis. Amer. J. Roentgenol. 108 (1970) 130

Tumoren des Hodens, des Nebenhodens und der Hodenhüllen

P. Mellin, H. Behrendt, D. K. Hoßfeld

Hodentumoren sind mit wenigen Ausnahmen maligne. Sie machen 1–2% aller bösartigen Neubildungen des Mannes und 4% aller Malignome des Urogenitaltraktes aus. Diese Geschwülste gehören jedoch in der Altersgruppe von 20–34 Jahren zusammen mit den Leukämien, dem Morbus Hodgkin und dem Melanom zu den häufigsten bösartigen Erkrankungen. In der Bundesrepublik Deutschland ist jährlich mit über 500 Neuerkrankungen zu rechnen.

Ätiologie

Die Ätiologie der Hodentumoren ist unbekannt. Möglicherweise kommt verschiedenen Faktoren eine Bedeutung zu. So ist der *Maldescensus testis* als Risikofaktor allgemein anerkannt und bei etwa 4% der Hodentumorpatienten eruierbar. Das Risiko einer Tumorentwicklung in einem Leistenhoden beträgt etwa 1:80 und ist bei einem Bauchhoden wenigstens doppelt so groß. Beim Maldeszensus soll die Häufigkeit des Hodentumors zwischen 14- (MOSTOFI u. PRICE 1973) und 48mal (GILBERT u. HAMILTON 1940) über der des orthotopen Hodens liegen. Die Geschwulstbildung ist in diesen Fällen als Ausdruck einer Fehlanlage des Keimdrüsengewebes im Sinne einer Dysgenesie zu werten und nicht Folge der abnormen Lage der Gonade. Dafür spricht die beim Maldeszensus beobachtete erhöhte maligne Entartungsrate für den kontralateralen, normal deszendierten Hoden. Wenn überhaupt, so vermindert nur die frühzeitige Orchidopexie das Risiko der späteren Tumorentstehung (MARTIN 1979).

Genetischen Faktoren kommt offenbar nur ein begrenzter Einfluß zu. Das Auftreten von testikulären Malignomen bei Brüdern, darunter 1- und 2eiigen Zwillingen sowie nahen Familienangehörigen ist jedoch beschrieben.

Hormonelle Faktoren spielen für die klinische Manifestierung und das biologische Verhalten von Hodentumoren möglicherweise eine gewisse Rolle. Die Altersverteilung der Hodentumorpatienten zeigt eine deutliche Beziehung zur Zeitspanne der höchsten sexuellen Aktivität und korreliert gut mit der Höhe der Testosteronausscheidung, welche ihr Maximum in der Altersgruppe zwischen 25–35 Jahren hat (MORER-FARGAS u. NOWAKOWSKI 1965). Seminome sind nicht vor der Pubertät anzutreffen. Das Teratom und das embryonale Karzinom bzw. der Yolk-sac-Tumor zeigen bei Kindern gegenüber dem Erwachsenenalter morphologische Unterschiede und aufgrund eines weniger aggressiven Verhaltens eine bessere Prognose. Teratokarzinome, embryonale Karzinome und Chorionkarzinome entstehen vorwiegend bei jungen Erwachsenen, während Seminome am häufigsten in der Altersgruppe zwischen 30–50 Jahren gefunden werden.

Ein Zusammenhang zwischen *Hodentrauma* und Entstehung eines Hodentumors, wie er von Patienten nicht selten dargestellt wird, ist abzulehnen. Einerseits mag ein tumorös veränderter Hoden eine erhöhte Vulnerabilität aufweisen, andererseits wird bei präexistentem Hodentumor ein zusätzliches Trauma bisweilen zur Diagnose der Geschwulst führen. Allerdings ist eine Aggravation der Erkrankung durch ein Trauma gutachterlich anerkannt worden.

Epidemiologie und Inzidenz

Bezüglich der Inzidenz testikulärer Tumoren fallen erhebliche geographische und rassische Unterschiede auf. Germinale Neoplasien sind selten bei der schwarzen Bevölkerung Nordamerikas wie auch bei der einheimischen Bevölkerung in Afrika. Für Uganda wird eine Inzidenz von 0,09/100 000 angegeben, für England 2,5/100 000 und für die USA 2,2/100 000 (JAVADPOUR 1978 a). Andere epidemiologische Befunde weisen auf ein erhöhtes Risiko für Bewohner ländlicher Gegenden sowie für Angehörige höherer sozialer Schichten hin (CLEMMESEN 1969, GRAHAM u. GIBSON 1972, TALERMAN u. Mitarb. 1974, MUSTACCHI u. MILLMORE 1976). Seit den 40er Jahren ist eine erhebliche Zunahme, teilweise Verdoppelung der Krebstodesrate für Hodentumoren in verschiedenen Ländern festgestellt worden (GRUMET u. MACMAHON 1958, CLEMMESEN 1968, HEDINGER 1978).

Klassifikation und Pathologie

Die Hodentumoren lassen sich in 5 Gruppen zusammenfassen:
1. Keimzelltumoren (93% der primären Hodentumoren),

638 Tumoren

2. Tumoren des spezialisierten Gonadenstromas,
3. seltene Hodentumoren,
4. maligne Lymphome,
5. sekundäre Tumoren des Hodens (Metastasen).

Die Klassifikation der testikulären Keimzelltumoren erfolgt nach morphologischen Kriterien. Zur Zeit stehen zwei Systeme in Konkurrenz miteinander. Dem amerikanischen System, welches auf FRIEDMAN u. MOORE (1946) zurückgeht und über DIXON u. MOORE (1952) sowie MOSTOFI u. PRICE (1973) in der WHO-Klassifizierung seinen Niederschlag gefunden hat, steht die britische, von COLLINS u. PUGH (1964) begründete Klassifizierung gegenüber, welche im Rahmen des British Testicular Tumour Panel gewisse Veränderungen erfuhr. Einen vergleichenden Überblick über die zwei genannten Klassifikationen gibt die Tab. 1. Während nach COLLINS u. PUGH alle nichtseminomatösen Tumoren aus restierenden Blastomeren der frühen embryonalen Entwicklung entstehen sollen, nehmen DIXON u. MOORE an, daß sich alle Keimzelltumoren einschließlich der Seminome aus totipotenten Keimzellen herleiten (Abb. 1).

Seminome

Seminome machen 35–40% der Keimzelltumoren aus. Zytologisch gleichen die Tumorzellen

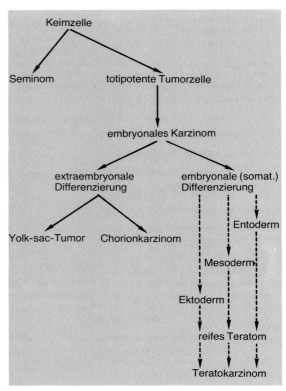

Abb. 1 Histogenese der testikulären Tumoren

Tabelle 1 Vergleich der Klassifikationen testikulärer Keimzelltumoren

Dixon u. Moore 1952	Collins u. Pugh 1964	British Testicular Tumor Panel 1976	Mostofi u. Price 1973	WHO 1976
Seminom	Seminom klassich spermatozytisch	Seminom klassisch spermatozytisch	Seminom typisch anaplastisch spermatozytisch	Seminom typisch anaplastisch spermatozytisch
Embryonales Karzinom	malignes Teratom, anaplastisch (MTA)	malignes Teratom, undifferenziert (MTU)	embryonales Karzinom, adulter Typ	embryonales Karzinom
	malignes Teratom, Intermediärform ohne differenzierte Elemente (MTI-B)		Polyembryom	
			Teratom, unreif	Teratom, unreif
Teratom mit embryonalem Karzinom (»Teratokarzinom«)	malignes Teratom, Intermediärform mit differenzierten Elementen (MTI-A)	malignes Teratom, Intermediärform (MTI)	embryonales Karzinom mit Teratom (»Teratokarzinom«)	embryonales Karzinom mit Teratom (»Teratokarzinom«)
Teratom, rein	Teratom, differenziert (TD)	Teratom, differenziert (TD)	Teratom, reif	Teratom, reif
Chorionkarzinom	malignes Teratom, trophoblastisch (MTT)	malignes Teratom, trophoblastisch (MTT)	Chorionkarzinom	Chorionkarzinom
	Orchioblastom	Yolk-sac-Tumor	embryonales Karzinom, infantiler Typ	Yolk-sac-Tumor

den Keimzellen oder Spermatogonien. Charakteristisch sind lymphozytäre und epitheloidzellige granulomatöse Reaktionen (Abb. **2a** u. **b**). Neben diesen typischen Seminomen wird in 2–9% der Fälle die *spermatozytäre Form* gefunden, welche bevorzugt bei über 50jährigen Patienten auftritt und nur selten metastasiert. Als *anaplastisches Seminom* wird der besonders mitosenreiche, prognostisch möglicherweise ungünstiger zu beurteilende (MAIER u. SULAK 1973, MOSTOFI u. PRICE 1973) Tumortyp beschrieben. In 15% der Hodentumoren werden Seminomanteile in Kombination mit anderen, d.h. teratoiden, Differenzierungen gefunden. Die Prognose wird dann durch den nichtseminomatösen Tumoranteil bestimmt.
Teratome bauen sich aus Elementen aller drei Keimblätter auf (Abb. **2c**). Dem reifen, d.h. voll ausdifferenzierten, Teratom des Erwachsenenalters muß eine maligne Potenz zugesprochen werden, so daß es einer entsprechenden Therapie bedarf. Nur im Kindesalter darf beim reifen Teratom von einer benignen Geschwulst ausgegangen und die Therapie auf die radikale Orchiektomie beschränkt werden. Eine sehr seltene Tumorform ist die *Epidermoidzyste* des Hodens, bei welcher infolge einer einseitigen ektodermalen Differenzierung Abkömmlinge der übrigen Keimblätter fehlen.
Undifferenzierte maligne Teratome der britischen Einteilung entsprechen dem *embryonalen Karzinom* der WHO-Nomenklatur. Sie bestehen aus primitiven, epithelartigen Zellen (Abb. **2d**). Bei soliden Formen kann die Abgrenzung gegenüber Seminomen schwierig oder unmöglich sein. In der Serie von MOSTOFI u. PRICE (1973) findet sich dieser Tumor in ca. 20% der Fälle. Das *Teratokarzinom* der WHO-Klassifikation entspricht dem *malignen Teratom vom Intermediärtyp* der Engländer. Dieser Tumor besteht aus einer Kombination von embryonalem Karzinom und differenziertem Teratom. Er macht bis zu 25% der primären Hodentumoren aus. Reine *Chorionkarzinome* (Abb. **2e**) sind sehr selten. MOSTOFI u. PRICE (1973) fanden diesen Tumor lediglich in 18 von 6000 Fällen. Ebenfalls sehr selten ist beim Erwachsenen der *Dottersacktumor (Yolk-sac-Tumor)* oder *endodermale Sinustumor*, welcher jedoch den Hauptanteil der kindlichen Hodenmalignome stellt (Abb. **2f**). Der Malignitätsgrad der Keimzelltumoren steigt vom Seminom über das embryonale und Teratokarzinom bis zum äußerst malignen Chorionkarzinom an.
Keimzelltumoren kommen in seltenen Fällen primär extragonadal im ZNS, in der Suprasellärepiphysengegend, im Mediastinum, in der Sakralgegend und dem Retroperitoneum vor und werden dann als *primär extragonadale Germinalzellgeschwülste* bezeichnet. Bei Tumoren des Retroperitoneums besteht immer der Verdacht auf einen unerkannten Primärtumor im Hoden. Hier stellt sich das Problem des okkulten Hodentumors, welchem in seltenen Fällen ein sog. »ausgebrannter Tumor« (Burned-out-Tumor) zugrunde liegt. Histologisch findet man in solchen Fällen im Hoden infolge einer Spontanregression des Primärtumors nur noch eine Narbe.

Tumoren des spezialisierten Gonadenstromas

Unter den Tumoren des spezialisierten Gonadenstromas ist der *Leydig-Zell-Tumor* der wichtigste. Er macht 2–3% aller testikulären Tumoren aus. Die benigne Form hat zwei Altersgipfel, nämlich zwischen dem 5.–10. und 30.–35. Lebensjahr. Ca. 10% der Leydig-Zell-Tumoren sind maligne (Abb. **2g**). Davon betroffen sind jedoch praktisch ausschließlich Erwachsene mit einem Durchschnittsalter von 60 Jahren. Weitere Tumoren des gonadalen Stromas sind: der *Sertoli-Zell-Tumor*, das *Androblastom*, der *Theca-granulosa-Zelltumor* sowie die *undifferenzierten Tumoren des Gonadenstromas*. Diese Geschwülste sollen sich von primitiven Zellen des gonadalen Stroma entwickeln und stellen solide, mit einer Kapsel versehene, weißlich-gelbliche Tumoren dar. Ca. 10% dieser Tumoren sind maligne und führen zur Metastasierung, welche am häufigsten in den retroperitonealen Lymphknoten, selten in den Lungen und im Skelett auftritt. Diese Tumoren finden sich in allen Altersgruppen.

Seltene Hodentumoren

Zur Gruppe der sehr seltenen Hodentumoren gehören die *Gonadoblastome*, Mischtumoren aus Keimzellanteilen und Anteilen des Gonadenstromas. Diese Geschwülste treten meist in Verbindung mit einem Maldeszensus oder anderen Formen der gonadalen Dysgenesie auf und machen etwa 0,5% aller testikulären Tumoren aus. Zu nennen wären schließlich noch das sehr seltene *Adenokarzinom des Rete testis* sowie die *vom testikulären Mesenchym ausgehenden Neoplasien*, insbesondere die *Rhabdomyosarkome*. Letztere nehmen allerdings meist ihren Ursprung vom Samenstrang und befallen den Hoden erst sekundär.
Bei den seltenen *malignen Lymphomen* sowie den gonadalen *Metastasen* eines anderweitigen Primärtumors entspricht das Vorgehen den diagnostischen und therapeutischen Richtlinien der zugrundeliegenden Erkrankung.

Metastasierungswege

Germinale Hodentumoren beginnen gewöhnlich als kleine, intratubuläre Läsionen. Bisweilen finden sich in Hodenbiopsien der Fertilitätsdiagnostik atypische Spermatogonien, welche Ausdruck

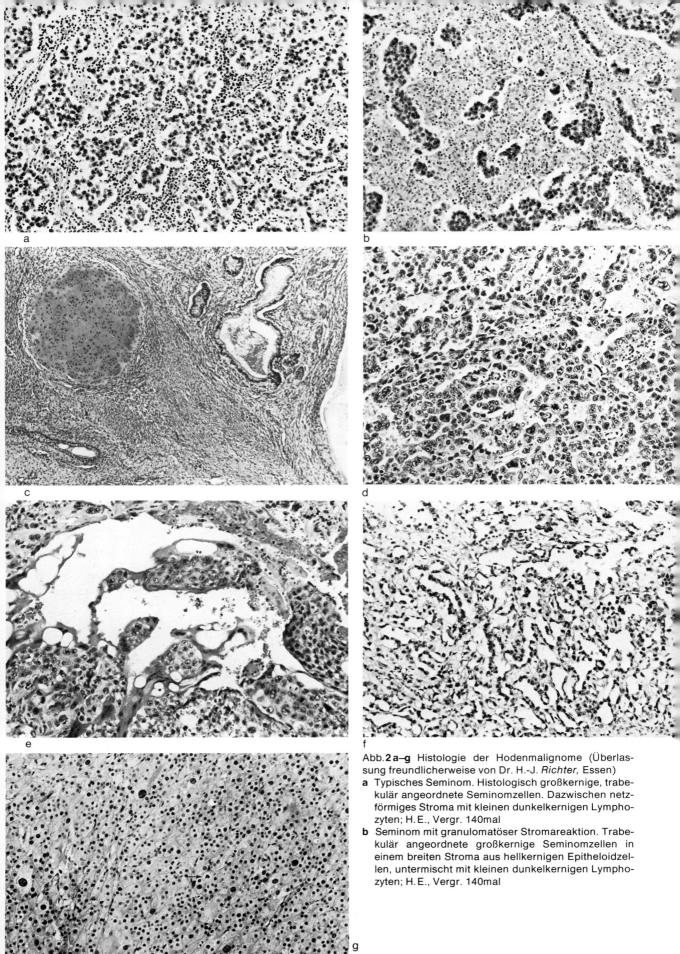

Abb. 2 a–g Histologie der Hodenmalignome (Überlassung freundlicherweise von Dr. H.-J. *Richter,* Essen)
a Typisches Seminom. Histologisch großkernige, trabekulär angeordnete Seminomzellen. Dazwischen netzförmiges Stroma mit kleinen dunkelkernigen Lymphozyten; H.E., Vergr. 140mal
b Seminom mit granulomatöser Stromareaktion. Trabekulär angeordnete großkernige Seminomzellen in einem breiten Stroma aus hellkernigen Epitheloidzellen, untermischt mit kleinen dunkelkernigen Lymphozyten; H.E., Vergr. 140mal

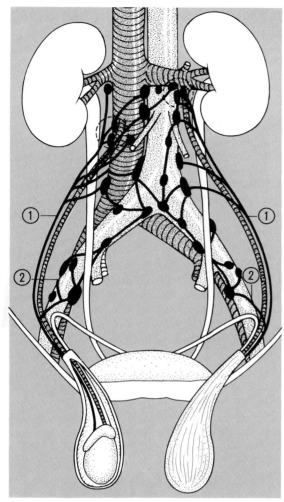

Abb. 3 Testikulärer Lymphabfluß
1 = testikuläre Lymphgefäße; 2 = Drainage von Nebenhoden, Tunica vaginalis und Ductus deferens
Die Kreise umschließen die regionären Lymphknoten des Hodens (nach *Wallace* u. *Jing* und *Sigel* u. Mitarb.)

situ zu werten sind, ist offen (HEDINGER 1978). In jedem Einzelfall muß aber diagnostisch ausgeschlossen werden, daß durch die Biopsie nur Randausläufer eines bereits entwickelten Hodentumors erfaßt worden sind. Auf spontane Regressionen von Hodentumoren bei »Burned-out-Tumors« wurde bereits hingewiesen. Die Tunica albuginea stellt eine natürliche Grenze der lokalen Tumorausdehnung dar, deren Überschreitung ebenso wie der Befall des Samenstranges von prognostischer und therapeutischer Bedeutung ist. Die Lymphbahnen bilden mit Ausnahme des frühzeitig hämatogen metastasierenden Chorionkarzinoms den primären Weg der Metastasierung. Über einen Zusammenhang zwischen der Größe des Primärtumors und der Häufigkeit des Lymphknotenbefalls ist wenig bekannt. Hodentumoren halten im allgemeinen typische lymphatische Ausbreitungswege ein. Aus einem intratestikulären Lymphgefäßnetz fließt die Lymphe in 4–8 klappenreiche Lymphgefäße, welche geflechtartig miteinander verbunden sind. Diese drainieren in Lymphknoten an der Einmündung der V. spermatica in die V. cava auf der rechten und in die V. renalis auf der linken Seite. Diese Lymphknoten stellen das primäre testikuläre Lymphzentrum dar (Abb. 3). Die von der rechten Seite kommenden Lymphgefäße kreuzen z.T. zur linken Seite, wodurch eine kontralaterale Metastasierung begünstigt wird. Gelegentlich treten Metastasen im Verlauf der Testikularvenen auf. Die von RAY u. Mitarb. (1974) bei 283 retroperitoneal metastasierten Hodentumoren gefundene Seitenverteilung der Lymphknotenmetastasen ist in der Tab. 2 wiedergegeben. Bemerkenswert ist, daß bei linksseitigen Tumoren eine ausschließlich kontralaterale Metastasierung nie festgestellt wurde. Die meisten eines sich entwickelnden Seminoms oder auch eines nichtseminomatösen germinalen Hodentumors sein können (NÜESCH-BACHMANN u. HEDINGER 1977). Ob derartige seltene Befunde im Sinne einer Präkanzerose oder als Carcinoma in

Tabelle 2 Topographische Verteilung von retroperitonealen Lymphknotenmetastasen bei testikulären Keimzelltumoren (N = 283; nach *Ray* u. Mitarb.)

Lokalisation der Lymphknotenmetastasen	nur ipsilateral	bilateral	nur kontralateral
Hodentumor rechts	85%	13%	1,6%
Hodentumor links	80%	20%	0

◁ 2c Malignes Teratom, differenziert. Reifes, zell- und faserreiches Bindegewebe mit Bündeln ausdifferenzierter glatter Muskelfasern (im Bild rechts oben). Große Knorpelinsel. Differenzierte Drüsen mit hohem Zylinderepithel sowie Plattenepithel (am Bildrand rechts unten); H.E., Vergr. 56mal
d Embryonales Karzinom (malignes Teratom, anaplastisch). Histologisch undifferenzierte epitheliale Zellverbände mit angedeutet drüsenartigen Spalt- und Hohlräumen. Erhebliche Zell- und Kernpolymorphie, atypische Mitosen (→); H.E., Vergr. 140mal
e Chorionkarzinom. Große erythrozytenhaltige Hohlräume, umgeben von dunklen, zytoplasmareichen, mehrkernigen Riesenzellen (Synzytiotrophoblast) und helleren, einkernigen Zellverbänden (Zytotrophoblast); H.E., Vergr. 140mal
f Yolk-sac-Tumor (endodermaler Sinustumor). Histologisch sinus- und drüsenartige Hohlräume, überwiegend von flachen Epithelien ausgekleidet. Hyperchromasie und Polymorphie der Tumorzellkerne; H.E., Vergr. 140mal
g Maligner Leydig-Zell-Tumor. Histologisch große, zytoplasmareiche, trabekulär und alveolär formierte Epithelien. Erhebliche Zell- und Kernpolymorphie. Kernhyperchromasie. Im Zentrum atypische Mitose (→); H.E., Vergr. 140mal

Hodentumoren metastasieren »regelrecht«, d.h. zunächst in das testikuläre Lymphzentrum und nur sekundär in andere Lymphknoten. Sind dieses Lymphzentrum und die V. spermatica tumorfrei, so finden sich nur ausnahmsweise positive Lymphknoten an anderer Stelle im Retroperitoneum, vorausgesetzt, der Tumor hat die Organgrenzen nicht überschritten, und es sind keine skrotalen oder inguinalen Voroperationen durchgeführt worden. Dieser Punkt ist von Bedeutung in der aktuellen Diskussion um die Modifizierung der bilateralen retroperitonealen Lymphadenektomie. Bei Tumorbefall der Tunica albuginea, der Skrotalhaut sowie des Nebenhodens und nach Voroperationen am Hoden wie Orchidopexie, Hodenbiopsien, Hydrozelenoperationen und -punktionen sowie nach Leistenbruchoperationen kann es auch zu einem primären Befall der inguinalen und iliakalen Lymphknoten kommen. Diese Befunde unterstreichen die Bedeutung der exakten Anamnese für die Behandlungsplanung. Über den Ductus thoracicus erhält das Lymphsystem am linken Venenwinkel Anschluß an den Kreislauf; bei ca. 3% der Patienten mündet der Ductus thoracicus atypisch auf der rechten Seite. Über bisweilen bestehende Anastomosen des lumbalen Lymphsystems mit dem Pfortaderkreislauf kann es sehr früh zu einer Lebermetastasierung kommen. Organmetastasen finden sich jedoch am häufigsten in der Lunge.

Symptome

Jede *Hodenvergrößerung* hat bis zum Beweis des Gegenteils als tumorverdächtig zu gelten. Hodentumoren kommen jedoch auch in nichtvergrößerten Hoden, ggf. idiopathisch-atrophischen Hoden vor. In diesen Fällen kann der *Gewichtsunterschied* zugunsten des tumorbefallenen Hodens, welcher vom Patienten subjektiv als Schweregefühl bzw. als unangenehmer Zug am Samenstrang empfunden wird, ein wichtiger diagnostischer Hinweis sein. Diagnostische Schwierigkeiten ergeben sich beim »maskierten« Hodentumor. Läßt sich bei einer *Hydrozele* ein Tumor nicht mit Sicherheit ausschließen, so ist die Freilegung indiziert. Bis zu 20% der Hodentumoren (VAHLEN-SIECK 1978) können zunächst das klinische Bild einer *Epididymitis* bieten. Lassen sich hierbei nach 8–14tägiger adäquater Behandlung Hoden und Nebenhoden nicht eindeutig abgrenzen und eine normale Hodenkonsistenz feststellen, so sollte der Hoden unverzüglich freigelegt werden. *Schmerzen* sind nicht ganz ungewöhnlich, jedoch meist nicht erheblich. Durch die retroperitoneale Metastasierung kommt es nicht selten zu *Kreuzschmerzen*, welche bisweilen in Unkenntnis des Hodenbefundes zunächst als vertebragen gedeutet und behandelt werden. Auch der ältere Patient bedarf bei Hodenvergrößerung einer intensiven Diagnostik, entfallen doch 10–20% der Hodentumoren auf Patienten über 50 Jahre.

Tabelle 3 Endokrinologie der Hodentumoren (nach *Bartsch* u. Mitarb.)

	FSH	17-β-Östradiol	Prolactin
Seminom	↑	normal	normal
Malignes Teratom HCG-pos.	↓	↑	↑
Malignes Teratom HCG-neg.	↑	normal	normal

Endokrinopathie

Patienten mit Hodentumoren weisen häufig von der Norm abweichende hormonale Befunde auf, wie sie die in Tab. 3 dargestellten Untersuchungsergebnisse von BARTSCH u. Mitarb. (1978) wiedergeben. Möglicherweise erklären diese Befunde die in einem hohen Prozentsatz bereits vor erfolgter Semikastratio nachweisbaren Veränderungen im Spermiogramm. Eine tumorinduzierte hormonbedingte Beeinträchtigung der Funktion des kontralateralen Hodens ist jedenfalls denkbar. In verschiedenen Untersuchungen (BARTSCH u. Mitarb. 1978, WEISSBACH u. Mitarb. 1978, KUBER u. Mitarb. 1978) wird eine Normospermie lediglich zwischen 0–32% angegeben. Alle anderen Patienten weisen mehr oder weniger gravierende Beeinträchtigungen der Spermiogenese bis hin zur Azoospermie auf. Inwieweit diese Störung der Spermiogenese auch Ausdruck einer übergeordneten dysgenetischen Störung beider Gonaden ist, läßt sich zur Zeit noch nicht beantworten.

30% der Patienten mit Leydig-Zell-Tumoren haben Zeichen einer Endokrinopathie. Sie beruht auf der Produktion von Androgenen, Östrogenen sowie gelegentlich von Progesteron und Corticosteroiden. Die Erhöhung der 17-Ketosteroidausscheidung im Urin sowie der Östrogenspiegel im Plasma und im Urin sind die am häufigsten anzutreffenden Befunde. Die in 20–25% auftretende Gynäkomastie geht oft der Manifestation der Hodenvergrößerung voraus. Sie findet sich mit und ohne Erhöhung des Östrogenspiegels. Die Erhöhung der 17-Ketosteroide und das Auftreten einer Gynäkomastie sollen beim Leydig-Zell-Tumor eher für einen benignen Tumor sprechen (GA-BRILOVE u. Mitarb. 1975).

Diagnostische Maßnahmen

Lokalbefund. Der Lokalbefund sollte immer durch bimanuelle Palpation erhoben werden. Vergrößerung und Verhärtung des Hodens mit knotiger Beschaffenheit der Oberfläche bei geringem oder fehlendem Druckschmerz sind charakteristisch. Ergibt sich aufgrund einer bereits diagnostizierten Metastasierung bei unauffälligem Tastbefund der Hoden der Verdacht auf einen okkulten Hodentumor, so kann gelegentlich der xerora-

Abb. 4 Verlaufskontrolle bei einem 24jährigen Patienten mit einem embryonalen Karzinom des rechten Hodens mit Seminom und Dottersackanteilen Stadium IV (intraperitoneale Filiae). Titerverlauf von LDH ▲▲; AFP —— und β/HCG ·—·—·—; s. c. = Semikastratio; RLA = retroperitoneale Lymphadenektomie; Ch.-Th. = zytostatische Chemotherapie; ↗ = Radiotherapie; R = Remission; S. l. = Second-look-Operation; † = Exitus des Patienten. Nach der RLA unter der Chemotherapie (vom 2.3.–31.10.1978 erhielt der Patient 4× Velbe-Bleomycin, 3× Adriamycin-cis-Platinum, 2× Holoxan)

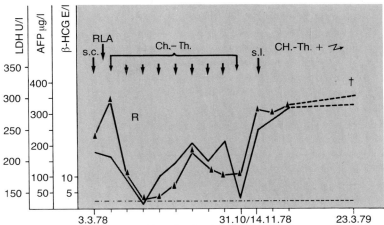

zunächst Remission, welche an der Normalisierung von LDH u. AFP zu beobachten ist. Bei Fehlen von synzytiotrophoblastischen Tumoranteilen lag β-HCG immer unter 5 E/l. Bei bereits erfolgtem Anstieg der Tumormarker ergab die Second-look-Operation (14.11.78) ein retroperitoneales Tumorrezidiv

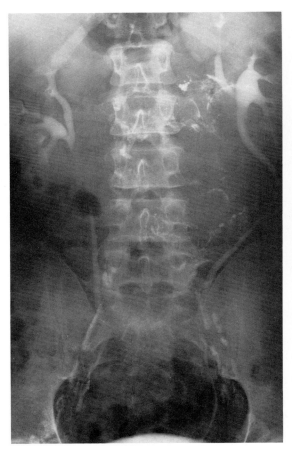

Abb. 5 Durch paraaortale Metastasierung bedingte Lateralisierung des linken Harnleiters bei Teratokarzinom des linken Hodens

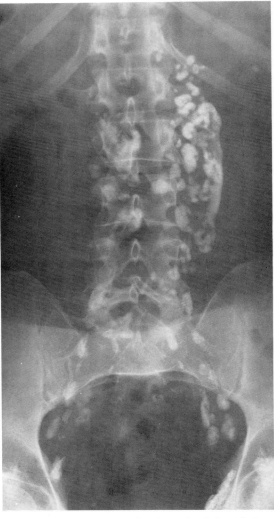

Abb. 6 Lymphographie bei Seminom des linken Hodens

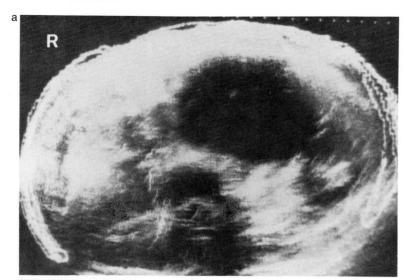

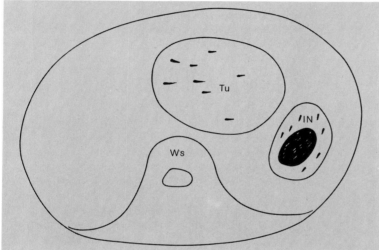

Abb. 7a u. b Sonographiebefund bei Hodenseminom mit paraaortaler Metastasierung. Der Tumor hat eine Größe von 16 (Länge) × 11 (Breite) × 7 (Tiefe) cm (Überlassung freundlicherweise von Dr. R. Heckemann, Essen)
R = rechts; Tu = Tumor; WS = Wirbelsäule; lN = linke Niere; L = Leber; A = Aorta; U = Umbilikus bzw. Marke in Höhe des Nabels
a Querschnitt 6 cm oberhalb des Nabels. Links prävertebraler Tumor, der von der linken Niere abgrenzbar ist
b Entsprechender Längsschnitt 2 cm links paramedian

diographische Nachweis von Mikroverkalkungen im Hoden Hinweise auf einen »Burned-out-Tumor« geben (IKINGER u. Mitarb. 1978). Beim maskierten Tumor leistet auch die Sonographie des Hodens gute Dienste (STAEHLER u. Mitarb. 1978). Lassen beim okkulten Tumor vorgefundene retroperitoneale Metastasen Rückschlüsse auf eine Seitenlokalisation zu, so ist die Indikation zur ipsilateralen Semikastratio großzügig zu stellen. Die Punktionsdiagnostik halten wir beim Verdacht auf einen Hodentumor für kontraindiziert.

Labordiagnostik. Neben der Routinediagnostik (Blutbild, BSG, harnpflichtige Substanzen, Elektrolyte, alkalische Phosphatase, Transaminasen, Gamma-GT und LDH) haben die sog. *Tumormarker* inzwischen eine so große Bedeutung sowohl für die primäre Diagnostik als auch für die Verlaufskontrolle erlangt, daß auf ihre Bestimmung nicht mehr verzichtet werden kann.

Hierbei handelt es sich um das *Alpha-Fetoprotein* (AFP) und Beta-Humanchoriongonadotropin (Beta-HCG).

AFP ist ein Glykoprotein mit einem Molekulargewicht von nahezu 70000. Eine Erhöhung dieses Wertes beim Erwachsenen findet sich am häufigsten beim Leberkarzinom und beim Hodentumor, sehr viel seltener auch bei Malignomen von Pankreas, Magen und Kolon. Beim keine Dottersackanteile enthaltenden reinen Seminom und beim Chorionkarzinom ist eine AFP-Erhöhung nicht zu erwarten; falls vorhanden, spricht dieser Befund für einen entsprechend zu behandelnden Mischtumor. Die Halbwertzeit für AFP beträgt 5 Tage.

HCG ist ein Glykoprotein mit einem Molekulargewicht von ca. 38000, welches normalerweise von plazentaren Trophoblasten gebildet wird. Beim Hodentumor erfolgt die Produktion dieses Glykoproteins in synzytiotrophoblastischen Elementen. Es besteht aus zwei unterschiedlichen Polypeptidketten, welche mit Alpha und Beta gekennzeichnet werden. Die Alpha-Unterein-

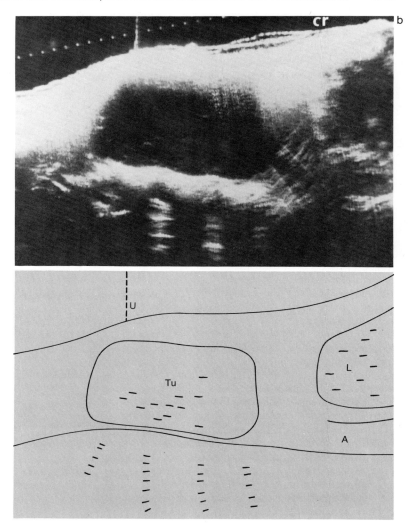

heit ist identisch mit der Alpha-Untereinheit der hypophysären Gonadotropine LH und FSH und von TSH. Die Beta-Untereinheit dieser vier Glykoproteohormone hat jedoch unterschiedliche Aminosäuresequenzen, so daß Antikörper auf Beta-HCG (Molekulargewicht 28000) in nur sehr geringem Maße eine Kreuzreaktion, z.B. mit physiologischen Konzentrationen von LH, aufweisen. Entsprechende Radioimmunassays sind somit sehr spezifisch und empfindlich mit einer Nachweisgrenze von weniger als 1 ng/ml (= µg/l). Bei grenzwertig erhöhten Befunden sollte jedoch eine Erhöhung der LH-Konzentration im Serum des Patienten ausgeschlossen werden, welche als Folge eines bestehenden Hypogonadismus auftreten kann. Die Halbwertszeit von Beta-HCG beträgt 45 Minuten.

Bis zu 90% der Patienten mit nichtseminomatösen Hodentumoren weisen eine Erhöhung von AFP, Beta-HCG oder beider Werte auf (JAVADPOUR 1978b), jedoch ist bei 56% nur einer der beiden Marker erhöht. Aus diesem Grund sollten immer beide Marker bestimmt werden. Fehler bei der klinischen Stadieneinteilung konnten hierdurch von 35 auf 16% reduziert werden (JAVADPOUR 1978a). Abb. 4 zeigt das bei der Verlaufskontrolle eines Hodentumorpatienten festgestellte Verhalten der genannten Tumormarker.

Neben der Kontrolle von AFP und Beta-HCG spielt die Bestimmung der LDH insbesondere bei der Verlaufskontrolle von Hodentumorpatienten nach wie vor eine wichtige Rolle (LIESKOVSKY u. SKINNER 1980). Ob das schwangerschaftsspezifische Beta-1-Glykoprotein, über dessen Erhöhung im Serum von Hodentumorpatienten kürzlich berichtet wurde, eine zusätzliche diagnostische Hilfe darstellt, ist z.Z. noch offen (JAVADPOUR 1980).

Radiologische und nuklearmedizinische Diagnostik. Diese Maßnahmen dienen der Erkennung von Lymphknoten- und Organmetastasen. Zur Routinediagnostik gehört die *Röntgenaufnahme des Thorax* in 2 Ebenen, ggf. verbunden mit einer tomographischen Untersuchung beider Lungen oder bestimmter pulmonaler Bezirke. Auch die *Ausscheidungsurographie* sollte routinemäßig durchgeführt werden. Sie dient der topographischen Orientierung vor der ggf. durchzuführenden retroperitonealen Lymphadenektomie und gibt bei Lateralisierung der Harnleiter bereits Hinweise auf größere retroperitoneale Lymphknotenmetastasen (Abb. **5**). Gelegentlich findet sich auch eine Abflußbehinderung, welche eine Harnleiterschienung u. U. erforderlich macht. Die Samenstranglymphographie, ein zur Darstellung der primären Lymphknotenstationen des Hodentumors geeignetes Verfahren, hat sich aus methodischen Gründen nicht durchsetzen können. Die pedale *Lymphographie* (Abb. **6**) hat eine relativ hohe Fehlerquote, welche in unserem eigenen Material 24% betrug (BREHMER u. Mitarb. 1978 a). In anderen Untersuchungen werden sogar bis nahezu 50% falsche Befunde bei der Lymphographie angegeben (VAHLENSIECK 1978). Eine bessere Korrelation zum operativen Staging weist bei entsprechender Erfahrung des Untersuchers die *Sonographie* (Abb. **7**) des Retroperitoneums auf (HUTSCHENREITER u. Mitarb. 1979). Aus diesen Gründen verzichten wir wie manche andere Zentren inzwischen auch außer bei den Seminomen, wo die Lymphographie zur Bestrahlungsplanung weiterhin wichtig ist, auf die Durchführung dieser diagnostischen Maßnahme zugunsten der Sonographie. Inwieweit die *Computertomographie* insbesondere bei kleinen retroperitonealen Filiae eine Verbesserung des klinischen Staging erbringt, ist noch ungeklärt. Gleiches gilt für die transabdominale *Feinnadelpunktion der retroperitonealen Lymphknoten*. Die *Kavographie* (Abb. **8**) spielt in diesem Zusammenhang nur eine untergeordnete Rolle, kann jedoch bei ausgedehnter retroperitonealer Metastasierung für die Operationsplanung von Bedeutung sein. Bei entsprechenden klinischen Hinweisen sollte die Diagnostik durch Leber-, Knochen- und Hirnszintigramm ergänzt werden. Die *Galliumszintigraphie* hat durchaus einen gewissen Wert bei den Seminomen, deren Gewebe eine große Affinität zu Gallium hat (PATERSON u. Mitarb. 1976).

Eine *supraklavikuläre Lymphknotenbiopsie* wird von VAHLENSIECK (1978) nur für Patienten empfohlen, bei denen die Metastasierung auf den Retroperitonealraum beschränkt zu sein scheint.

Differentialdiagnose

Epididymitis und Epididymoorchitis werden am häufigsten mit einem Hodentumor verwechselt, zumal einerseits Hodentumoren mit Schmerzen einhergehen, andererseits entzündliche Erkrankungen schmerzlos ablaufen können. Eine *Hydrozele,* die zweithäufigste Fehldiagnose bei Hodentumor, ist mit der Diaphanoskopie leicht abzuklären; jedoch kann sie eine Geschwulst maskieren. Eine Punktion der Hydrozele erleichtert die Palpation des Hodens. Sanguinolenter Hydrozelen-

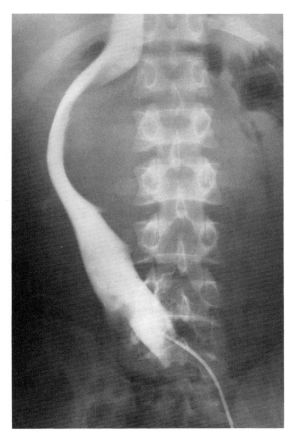

Abb. **8** Kavographie bei embryonalem Karzinom rechts mit ausgedehnter retroperitonealer Metastasierung

inhalt spricht für einen Tumor, unauffälliges Punktat nicht unbedingt dagegen. Die *granulomatöse Orchitis* und *Hodengumma* ähneln dem klinischen Befund einer Geschwulst sehr. Differentialdiagnostisch ist auch an die *Hodentorsion* zu denken, die sich im allgemeinen aber nur im Kleinkindes- und im Pubertätsalter ereignet und infolge ihres akuten Beginns kaum verkannt werden sollte.

TNM-Klassifizierung und klinische Stadieneinteilung

Tab. **4** gibt in Kurzfassung die TNM-Klassifizierung der Hodentumoren wieder. Diese hat sich bisher jedoch nicht allgemein durchgesetzt. Für den klinischen Gebrauch ist die Einteilung in Stadien, welche sich am Ausmaß der Tumorinvasion orientiert, geläufiger. Allerdings erfolgt diese Einteilung bisher nicht einheitlich. Tab. **5** zeigt die Stadieneinteilung beim Hodentumor, wie sie z. Z. am Westdeutschen Tumorzentrum Essen gehandhabt wird.

Tabelle 4 Kurzfassung der TNM-Klassifizierung der Hodentumoren (1978)

	Hoden
T_1	auf Hoden beschränkt
T_2	über Tunica albuginea hinaus
T_3	infiltriert den Nebenhoden
T_4	befällt Samenstrang/Skrotalwand
N_1	einzelner, homolateraler regionärer Lymphknoten
N_2	kontra- oder bilaterale/multiple regionäre Lymphknoten
N_3	fixierte regionäre Lymhknoten
N_4	juxtaregionäre Lymphknoten

Tabelle 5 Stadieneinteilung beim Hodentumor (Westdeutsches Tumorzentrum Essen)

Stadium	Kriterien
I	Tumor auf den Hoden beschränkt
II a	Komplette Resektion der retroperitonealen LK. HCG, AFP, LDH normal nach RLA
II b	Nicht komplette Lymphadenektomie (Resttumor < 2 cm). HCG, AFP, LDH nach RLA noch erhöht
II c	Nur partielle Lymphadenektomie (Resttumor > 2 cm). Nicht resezierbare Tumoren
III	Lymphknotenmetastasen beiderseits des Diaphragmas
IV a	Pulmonale Metastasierung im Frühstadium (< 5 Metastasen/Lunge, < 2 cm Durchmesser)
IV b	Ausgedehnte viszerale Metastasierung (> 5 Metastasen/Lunge, > 2 cm Durchmesser; Pleuritis carcinomatosa; Leber-, Hirn-, Skelettmetastasen)
E	Primär extragonadale Lokalisation

Therapie

Das therapeutische Rüstzeug beim Hodentumor umfaßt *operative, radio-* und *chemotherapeutische Maßnahmen.*

Bei jedem begründeten Verdacht auf einen Hodentumor stellt die Hodenfreilegung nach präoperativer Bestimmung der Tumormarker die erste diagnostische und im Zusammenhang mit einer ggf. gleichzeitig durchgeführten *hohen Semikastratio* die erste therapeutische Maßnahme dar. Die Operation hat von einem *inguinalen Zugang* aus zu erfolgen. Der freigelegte Samenstrang wird vor jeder Manipulation am tumorös veränderten Hoden abgeklemmt, bei Zweifel an der Malignität des Prozesses mit einer weichen Klemme. Nach Diagnosesicherung wird der Hoden unter Mitnahme des gesamten Samenstranges am inneren Leistenring abgesetzt. Es sei ausdrücklich darauf hingewiesen, daß die bisweilen immer noch geübte skrotale Hodenfreilegung und ggf. von diesem Zugang aus durchgeführte Orchiektomie beim Hodentumor als obsolet angesehen werden muß. Von diesem Zugang aus kann der möglicherweise tumorbefallene Samenstrang nicht komplett entfernt werden; darüber hinaus werden unnötigerweise skrotale Lymphbahnen mit Anschluß an das inguinale Lymphsystem eröffnet, so daß eine atypische Metastasierung die Folge eines solchen fehlerhaften Vorgehens sein kann, welches bei der weiteren Therapieplanung berücksichtigt werden muß. Bestehen solche Lymphverbindungen, so sollten gleichzeitig mit der Semikastratio die inguinalen und, soweit erreichbar, auch die iliakalen Lymphknoten reseziert werden. Das weitere therapeutische Vorgehen wird durch den histologischen Tumortyp sowie durch das Tumorstadium bestimmt.

Seminom

Das Seminom gehört zu den sehr strahlensensitiven Tumoren. Im Vergleich zu den nichtseminomatösen germinalen Neoplasien metastasieren Seminome langsamer und vorwiegend lymphogen. SMITH u. Mitarb. (1979) fanden bei 2346 aus der Literatur zusammengetragenen Fällen zum Zeitpunkt der Diagnosestellung in 75% der Patienten einen auf den Hoden beschränkten Tumor (Stadium I); bei 20% war eine Metastasierung in die subdiaphragmalen (Stadium II) und nur in 5% zusätzlich in die supradiaphragmalen Lymphknoten (Stadium III) nachweisbar. Aus den genannten Gründen gilt die im Anschluß an die Semikastratio durchgeführte postoperative *Bestrahlung* der Lymphabflußwege als Therapie der Wahl.

Es ist allgemein üblich, sowohl Patienten im Stadium I, als auch Patienten in den Stadien II und III zu bestrahlen. Wegen der homogenen Dosisverteilung, der einfacheren Technik und der geringeren Hautreaktionen ist die Hochvolttherapie (60 Kobalt, Linearbeschleuniger) der Orthovolttherapie vorzuziehen. Bei Patienten im Stadium I werden die ipsilateralen inguinalen und iliakalen sowie die paraaortalen Lymphknoten mit 3000 bis 3600 rad (30–36 Gy), die innerhalb von 3–4 Wochen appliziert werden, bestrahlt. Im Stadium II und III werden zusätzlich das Mediastinum und – in Abhängigkeit vom Verlauf des Ductus thoracicus – die linken oder rechten supra- und infraklavikulären Lymphknoten mit der gleichen Dosis radiiert.

Für das *Stadium I* werden in der Literatur Fünf- bis Zehnjahresüberlebenszeiten zwischen 94% (DOORNBOS u. Mitarb. 1975) und 100% (EARLE u. Mitarb. 1973, VAN DER WERF-MESSING 1976) angegeben. Bei 53 in der hiesigen Radiologischen Klinik von 1971–1978 behandelten Patien-

Tabelle 6 Chemotherapie bei nichtseminomatösen Hodentumoren im Stadium IV. Westdeutsches Tumorzentrum Essen von 1968–1977 (nach *Seeber* u. *Schmidt*)

Zeit	Programm	N	% Vollremission	% Gesamt-ansprechrate
1968–71	Actinomycin D	21	5	19
1968–73	Act. D., Velbe, MTX, Cyclophosphamid	51	4	44
1973–74	Adriamycin, Bleomycin, Vincristin (»ABO«)	22	32	59
1975	Velbe, Bleomycin, Adriamycin (»VEBA«)	17	20	70
1976	Velbe, Bleomycin, cis-DDP	43	33	84
1977	Velbe-Bleomycin; Adriamycin-cis-DDP	40	67	90

ten in diesem Tumorstadium betrug die nach der Methode von Cutler und Ederer kalkulierte Fünfjahresüberlebenszeit 98% (SCHMITT u. Mitarb. 1980).
Im gleichen Zeitraum wurden 55 Patienten im *Stadium II* behandelt mit einer kalkulierten Fünfjahresüberlebenszeit von 96%. Diese Daten sind günstiger als die in der Literatur niedergelegten, wo Fünfjahresüberlebensraten zwischen 70–88% angegeben werden (Übersicht bei SMITH u. Mitarb. 1979, SCHMITT u. Mitarb. 1980). Die Unterschiede dürften in erster Linie mit einer unterschiedlichen Zusammensetzung des Patientengutes zusammenhängen. Auch bei Patienten mit Seminom gilt, daß das Therapieergebnis vom Ausmaß der retroperitonealen Metastasierung abhängt.
Nur wenige Patienten mit Seminom sind bei Diagnosestellung im *Stadium III*. Dementsprechend schwierig sind die Therapieergebnisse zu beurteilen. Lediglich in 15–61% der Fälle im Stadium III–IV konnte eine anhaltende Remission erreicht werden (DOORNBOS u. Mitarb. 1975, SMITH u. Mitarb. 1979), selbst wenn die Größe des Strahlenfeldes der Metastasengröße angepaßt oder initial eine Abdomenganzbestrahlung durchgeführt wurde. Die Fünfjahresüberlebensrate im Stadium III beträgt etwa 45% (22–67%). In Anbetracht der Chemotherapiesensitivität der Seminome erscheint es angebracht, bei dieser Patientengruppe die primäre Radiotherapie zugunsten einer primären Chemotherapie mit konsekutiver Radiotherapie zu verlassen (DEKERNION u. LUPU 1977, SMITH u. Mitarb. 1979).
Die *Chemotherapie* ist klar indiziert bei Patienten mit hämatogener Dissemination (pulmonal, ossär, hepatisch) im Stadium IV. Seminome gelten als sehr chemotherapiesensitiv, namentlich gegenüber alkylierenden Substanzen. Bei dem Versuch, diese allgemein geäußerte Ansicht mit Daten zu belegen, stößt man jedoch auf Schwierigkeiten, die mit 2 Faktoren zusammenhängen dürften: 1. Die Heilungsrate des Seminoms ist so hoch, daß auch in großen Zentren nur wenige Patienten im Stadium IV gesehen werden und die Erfahrung entsprechend gering ist. 2. Fast alle Patienten sind vorbehandelt, so daß wegen frühzeitiger Myelotoxizität keine adäquate Chemotherapie verabreicht werden kann. Die meisten Arbeitsgruppen erreichen in diesem Tumorstadium mit verschiedenen Therapiekombinationen Vollremissionsraten um lediglich 50%, ein Ergebnis, welches der Essener Erfahrung entspricht (HÖFFKEN u. Mitarb. 1974). Wir empfehlen daher, Seminome im Stadium der Dissemination wie Teratome zu behandeln.
Aufgrund der geschilderten exzellenten Ergebnisse der Strahlentherapie des Seminoms im Stadium I und II ist bei diesen Patienten die Indikation zur retroperitonealen Lymphadenektomie nicht gegeben. Eine *Sondergruppe* stellen allerdings die Seminome mit erhöhtem Alpha-Fetoprotein bzw. Erhöhung des Beta-HCG-Wertes dar. Der erhöhte Alpha-Fetoproteinwert spricht hier für einen der histologischen Diagnostik entgangenen teratoiden Tumoranteil. Die bei etwa 5% der Seminome nachweisbare Beta-HCG-Produktion erfolgt in synzytiotrophoblastischen Zellen, deren Gegenwart die Prognose des Seminoms zu verschlechtern scheint. Möglicherweise handelt es sich hier um undifferenzierte Zellen, die in nichtseminomatöse Zellen transformiert werden können (JAVADPOUR u. Mitarb. 1978). In diesen Fällen ist auch beim Seminom die Indikation zur retroperitonealen Lymphadenektomie zu stellen. Inwieweit das auch für das anaplastische Seminom zutrifft, kann bisher nicht eindeutig beantwortet werden.

Nichtseminomatöse Tumoren (Non-Seminome)

Die in der britischen Nomenklatur als Teratome bezeichneten testikulären Neoplasien sind während der letzten Jahre in die Gruppe von Tumoren aufgerückt, welche auch im Stadium der hämatogenen Dissemination mit Organbefall durch Chemotherapie heilbar wurden. Dieser Fortschritt wurde ermöglicht durch die modifizierte Applikationsform bekannter und die Einführung neuer Zytostatika, namentlich des cis-Diaminodichlorplatinums (Tab. **6**). Er wurde begünstigt durch die

Eigenschaft dieser Tumoren, schnell zu wachsen und damit dem Wirkungsmechanismus der heute verfügbaren Zytostatika besonders zugänglich zu sein.

Unumstritten ist bei der Therapie der Hodenteratome lediglich die Notwendigkeit der *Orchiektomie* als initiale diagnostische und therapeutische Maßnahme sowie der Einsatz der Chemotherapie im Stadium IV.

Im *Stadium I und II* wird im deutschen Sprachraum und auch in den Vereinigten Staaten die Indikation zur *retroperitonealen Lymphadenektomie* (RLA) gestellt. Angesichts der Unsicherheit der klinisch-röntgenologischen Stadieneinteilung (s.o.) kommt diesem Eingriff allein schon eine wichtige Bedeutung zur exakten Definierung des Tumorstadiums zu. Darüber hinaus hat die Operation im Stadium II das Ziel, retroperitoneale Lymphknotenmetastasen in kurativer Absicht zu entfernen oder bei eventuell nur palliativer Resektionsmöglichkeit eine bessere Ausgangssituation für eine anschließende Chemoradiotherapie zu schaffen. Die vollständige Entfernung aller für die Metastasierung in Betracht kommenden retroperitonealen Lymphknoten ist operativ möglich und von KASWICK u. Mitarb. (1976) nachgewiesen. Eine wichtige Voraussetzung hierfür ist u.a., daß die Aorta und die V. cava gut mobilisiert und die zwischen und hinter diesen Gefäßen gelegenen Lymphknoten radikal reseziert werden. Für den operativen *Zugang zum Retroperitoneum* gibt es mehrere Wege und entsprechende Schnittführungen, welche hier nicht im einzelnen besprochen werden sollen (Abb. 9). Es kann sowohl transperitoneal als auch retroperitoneal bzw. transthorakal-retroperitoneal vorgegangen werden. Eingriffe in dieser Größenordnung sollten nur dort vorgenommen werden, wo entsprechende Erfahrung vorhanden ist. Unter dieser Voraussetzung unterscheiden sich die Resultate der verschiedenen operativen Modifikationen nicht so deutlich, daß einer von ihnen der absolute Vorzug gegeben werden müßte.

Wenngleich die von STAUBITZ u. Mitarb. (1974) und SKINNER (1976) u.a. mitgeteilten Ergebnisse für die Durchführung der retroperitonealen Lymphadenektomie sprechen, ist dieser Eingriff dennoch nicht ganz unumstritten. Es kann nämlich aufgrund der vorliegenden Ergebnisse der *Strahlentherapie* kein Zweifel daran bestehen, daß auch die nichtseminomatösen Hodentumoren strahlensensitiv sind. Im Vergleich zu den Seminomen wird die Rolle der Radiotherapie beim Teratom jedoch durch dessen frühzeitigere lymphogene und vor allem hämatogene Metastasierung eingeschränkt. Allerdings haben TYRRELL u. PECKHAM (1976) sowie PECKHAM u. Mitarb. (1979) für die Strahlentherapie in den Stadien I und IIa anhaltende Vollremissionen zwischen 86–90% berichtet. Diese Zahlen erfahren jedoch eine gewisse Relativierung, wenn man bedenkt,

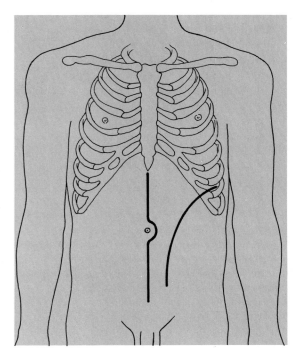

Abb. 9 Schnittführungen zur transperitonealen und transthorakalen-retroperitonealen RLA

daß die Einteilung in die Stadien I und IIa aufgrund der bereits diskutierten diagnostischen Schwierigkeiten ohne operative Exploration der retroperitonealen Lymphknoten mit einem erheblichen Unsicherheitsfaktor belastet ist. Vorläufig bleibt nur die Feststellung, daß es für Patienten in diesen Tumorstadien noch keine fest etablierte Therapie der Wahl gibt.

In den *Stadien IIb und III* ist nach alleiniger Strahlentherapie die Rückfallquote mit 70% (TYRRELL u. PECKHAM 1976) derart hoch, daß diese Behandlung in Hinblick auf die rezidivfreie Überlebenszeit von 4 Jahren bei unserem Patientengut (s.u.) aufgegeben werden sollte. In diesem Stadium plädieren wir daher für die Sequenz *Lymphadenektomie – Chemotherapie – Strahlentherapie*. Die primäre Strahlentherapie sollte auch deshalb verlassen werden, weil durch sie die Chemotherapietoleranz beträchtlich gesenkt bzw. die Chemotherapietoxizität erheblich verstärkt wird.

Im *Stadium IV* muß der reduktiven Chirurgie zunächst eine Chemotherapie vorangestellt werden. Diese therapeutische Reihenfolge scheint nach den vorliegenden Befunden (MERRIN u. Mitarb. 1977, MERRIN u. Mitarb. 1978, BREHMER u. Mitarb. 1978b) auch für das Stadium IIc mit großen, tastbaren retroperitonealen Lymphknotenmetastasen das sinnvollere Vorgehen zu sein. Das Ziel der reduktiven Chirurgie in diesem Stadium besteht in einer möglichst weitgehenden Entfernung der vorhandenen Tumormassen, um hierdurch

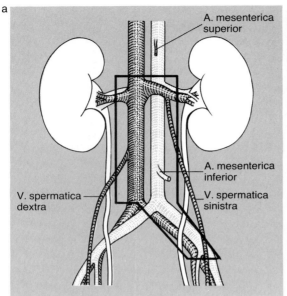
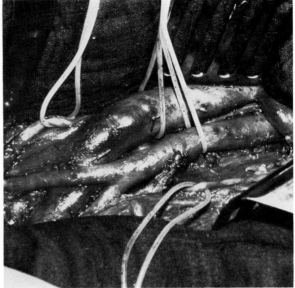
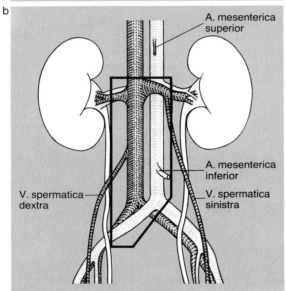
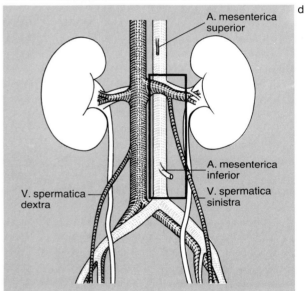

Abb. 10a–d Modifizierte bilaterale retroperitoneale Lymphadenektomie
a Beim linksseitigen Hodentumor
b Beim rechtsseitigen Hodentumor
c Operationssitus nach radikaler retroperitonealer Lymphadenektomie
d Modifizierung der Lymphadenektomie beim linksseitigen Hodentumor ohne Befall des primären Lymphzentrums

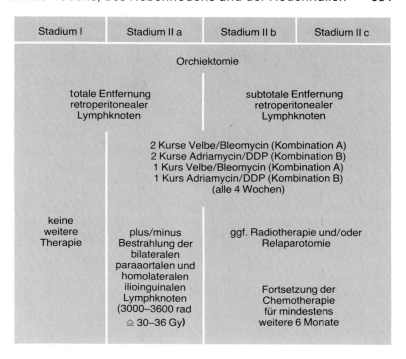

Abb. 11 Behandlungsplan (im Stadium II C führen wir inzwischen nicht mehr die primäre RLA durch, sondern es erfolgt zunächst eine zytostat. Chemotherapie; s. auch Abb. 14)

die Effektivität einer anschließenden Chemotherapie zu verbessern. Die Richtigkeit dieses Konzeptes muß jedoch in Frage gestellt werden (MERRIN u. Mitarb. 1978), da auch nach unserer eigenen Beobachtung auch große retroperitoneale Tumoren gut auf eine primäre Chemotherapie ansprechen.

Daß die Entwicklung einer optimalen therapeutischen Strategie der nichtseminomatösen Hodentumoren so schwierig ist, hängt damit zusammen, daß diese Tumoren selten sind, eine große histologische Variabilität aufweisen und die Ergebnisse verschiedener Institutionen nur bedingt vergleichbar sind. Letzteres wiederum ist Folge einer unterschiedlichen Handhabung der Stadieneinteilung (klinisch-röntgenologisch versus chirurgisch) und verschiedener histologischer Klassifikationen.

Während der letzten 5 Jahre wurden am Westdeutschen Tumorzentrum Essen 255 Patienten *nach einheitlichen Richtlinien* behandelt. Unser Behandlungskonzept sieht nach der inguinalen Orchiektomie grundsätzlich die transabdominale, retroperitoneale Lymphadenektomie vor. Wir haben bisher die Operation in der in den Abbildungen **10 a–c** schematisch wiedergegebenen modifizierten Form durchgeführt. Für eine solche Modifizierung sprechen auch die Untersuchungsbefunde von RAY u. Mitarb. (1974) über die Ausbreitung der lymphatischen Metastasen beim Hodentumor (s.o.). Sprechen beim linksseitigen Tumor alle, einschließlich der intraoperativ erhobenen Befunde für ein Stadium I, so ist insbesondere in Hinblick auf eine eventuelle Protektion der Ejakulation auch die in Abbildung **10 d** gezeigte Modifikation gerechtfertigt. Man würde sich hier im Sinne einer Staging-Operation auf die erweiterte Biopsie der primären Lymphknotenstationen beschränken. Voraussetzung für ein solches Vorgehen ist jedoch die Möglichkeit zu unbegrenzter intraoperativer Schnellschnitthistologie.

Wenn die histologische Untersuchung des Gewebes keinen Hinweis auf Metastasierung ergab, wenn Samenstrang und Hodenhüllen nicht befallen und nach der Orchiektomie keine Tumormarker mehr nachweisbar sind, wird die Erkrankung als Stadium I eingestuft und keine weitere Therapie durchgeführt. Von 34 Patienten in diesem Tumorstadium haben bisher 2 ein retroperitoneales Rezidiv entwickelt; die geschätzte Vierjahresüberlebenszeit ohne Rezidiv (Methode Cutler und Ederer) beträgt $90 \pm 7\%$. Bei Nachweis einer retroperitonealen Metastasierung und/oder einer Infiltration von Samenstrang und Hodenhüllen wurde die Indikation zur Chemotherapie gestellt. Sie wurde unter stationären Bedingungen in 4wöchentlichen Intervallen über 6 Monate mit einer Kombination von *Velbe* und *Bleomycin* und *Adriblastin* und *cis-Diaminodichlorplatinum* durchgeführt. Die Rationale dieser Chemotherapiemodalität und ihre Dosierung sind in anderen Publikationen dargestellt worden (SCHEULEN u. Mitarb. 1979, SCHMIDT 1980). Bei etwa der Hälfte der Patienten wurde im Rahmen einer Therapiestudie nach Abschluß der Chemotherapie eine Strahlentherapie des Retroperitoneums mit 3000 rad (30 Gy) durchgeführt (Abb. **11**). Wie Abb. **12** zeigt, besteht im Stadium II eine klare Beziehung der Therapieergebnisse zum Ausmaß der retroperitonealen Metastasierung. Im Stadium II a erkrankten von 68 Patienten bisher lediglich 4 an einem Rezidiv. Die Ergebnisse der chemo- und radiotherapierten Patientengruppe sehen etwas günstiger aus als die der nur chemotherapierten Gruppe; die Unterschiede sind jedoch statistisch nicht signifikant. Patienten, bei denen die Lymphadenektomie nur unvollständig gelang oder bei denen die Tumormarker nach einer vermeintlich vollständigen Lymphadenektomie positiv blieben, zeig-

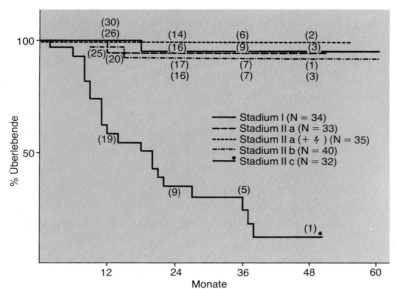

Abb. 12 Behandlungsergebnisse bei 174 Patienten mit nichtseminomatösen Hodentumoren des klinischen Stadiums I und II a–c (nach *Cutler* und *Ederer* geschätzte Überlebenszeit ohne Rezidiv; in Klammern ist die Zahl der zum jeweiligen Zeitpunkt tatsächlich rezidivfrei Überlebenden angegeben; aus *Niederle* u. Mitarb. 1980)

ten bisher in 6 von 40 Fällen erneutes Tumorwachstum. Wesentlich ungünstiger sind die Ergebnisse bei Patienten mit massiver retroperitonealer Metastasierung (Stadium IIc), bei welchen nur eine palliative Lymphadenektomie durchgeführt werden konnte. Nur 8 von 32 Patienten erreichten eine Vollremission.
Unsere Erfahrungen bei Patienten im Stadium III zum Zeitpunkt der Diagnose beschränken sich auf 10 Patienten. Sie wurden nach der Lymphadenektomie chemotherapiert und unter Einschluß der supraklavikulären und mediastinalen Lymphome radiotherapiert. Die Ergebnisse sind nur geringfügig besser als die im Stadium IIc.
Patienten, die bei Diagnosestellung bereits eine viszerale Metastasierung (Stadium IV) aufwiesen, wurden primär chemotherapiert (Abb. 13 a u. b). Die Chemotherapiemodalität entsprach der für das Stadium II. In jüngerer Zeit erhielt ein Teil der Patienten als abschließende Therapie zusätzlich die Kombination *Iphosphamid + VP 16–213*. Nach Erreichen einer Vollremission wurde die Therapie über mindestens 6 weitere Monate fortgesetzt. In der Regel belief sich die Therapiedauer auf 1 Jahr. Wenn nach diesem Zeitraum noch tumorverdächtige Herde vorlagen, deren Größe sich während der letzten Therapiekurse nicht mehr geändert hatte, wurde eine Laparotomie und/oder Thorakotomie durchgeführt, um solche Herde operativ zu entfernen. 71 Patienten sind bisher nach diesen Richtlinien behandelt worden. Wie im Stadium II weisen die Therapieergebnisse auf eine Beziehung zum Ausmaß der Metastasierung hin. Patienten mit weniger ausgedehnter pulmonaler Metastasierung erreichten in 75% der Fälle eine Vollremission, 80% von ihnen überlebten bisher 30 Monate rezidivfrei. Die entsprechenden Daten der Patienten mit fortgeschrittener pulmonaler Metastasierung (intrapulmonale Gesamttumormasse größer als 10 cm³) sind 66% bzw. 50%. Bei Patienten mit massiver intraabdominaler und pulmonaler Metastasierung konnte nur in 7 von 26 Fällen (27%) eine Vollremission erzielt werden, welche in keinem Fall über 30 Monate anhielt. Die am Westdeutschen Tumorzentrum erzielten Ergebnisse im Stadium IV entsprechen denen, die von anderen Zentren mit der Chemotherapiekombination Velbe, cis-Platin, Bleomycin (DONOHUE u. Mitarb. 1978, STOTER u. Mitarb. 1979) sowie Velbe, Bleomycin-Dauerinfusion (PECKHAM u. Mitarb. 1979) mitgeteilt wurden. Danach können heute bei 50–60% der Patienten mit Teratokarzinom im Stadium IV Vollremissionen erwartet werden, die bei etwa 40% aller Patienten mehr als 2 Jahre andauern, so daß man von einer Heilung ausgehen kann.

Bei dem sehr selten anzutreffenden *reinen Chorionkarzinom* muß wegen der frühzeitigen hämatogenen Metastasierung eine primäre Chemotherapie erfolgen.
Eine schematische Übersicht über den gegenwärtigen Stand des Behandlungskonzeptes für Hodentumoren des Westdeutschen Tumorzentrums Essen gibt die Abb. 14.
Die Patienten aller Tumorstadien bedürfen auch nach Erreichen einer Vollremission engmaschiger *Verlaufskontrollen,* bei welchen die Bestimmung der Tumormarker (AFP und Beta-HCG) im Sinne eines markerorientierten Überwachungskonzeptes besondere Bedeutung erlangt hat. Im Monitoring dieser Patienten hat auch die *Second-look-Operation* ihren Stellenwert, wenn der Verdacht auf persistierende oder erneute Lymphknotenmetastasen besteht. Durch eine erneute operative Exploration kann dann das weitere therapeutische Konzept begründet und dem Patienten bei Nichtbestätigung des Verdachtes eine weitere Therapie erspart werden (BEHRENDT u. Mitarb. 1981).

Tumoren des gonadalen Stromas

Patienten mit *Leydig-Zell-Tumoren* sowie anderen Neoplasien des gonadalen Stromas sind in der Regel durch die radikale Semikastration geheilt. Finden sich jedoch im Primärtumor histo-

Abb. 13 a–b Ausgedehnte pulmonale Metastasierung bei Teratokarzinom des Hodens mit embryonalen und chorealen Anteilen
a Ausgangsbefund
b Befundkontrolle 4 Wochen später nach Durchführung des ersten Chemotherapiekurses mit Velbe und Bleomycin: nahezu vollständige Rückbildung der pulmonalen Metastasen

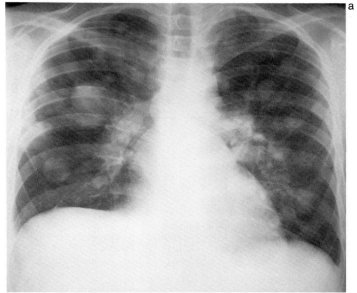

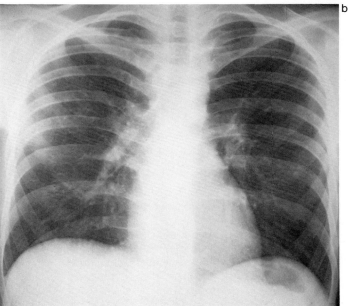

logische Kriterien für Malignität oder klinische Hinweise auf eine Metastasierung, so ist die Indikation zur retroperitonealen Lymphadenektomie zu stellen. Die chemo- und radiotherapeutischen Erfolgschancen beim metastasierenden Leydig-Zell-Tumor sind bisher sehr schlecht.

Testikuläre Lymphome

Das *testikuläre Lymphom* hat eine schlechte Prognose. Dies deutet darauf hin, daß der Hodentumor bei den meisten Patienten nur die sichtbare Manifestation eines generalisierten Prozesses ist. Die Patienten müßten deshalb der bei Lymphomen üblichen Diagnostik zur Stadieneinteilung unterzogen und bei entsprechenden Befunden einer systemischen Chemo- oder kombinierten Radiochemotherapie zugeführt werden.

Wir übersehen 5 Patienten mit primär testikulärem Lymphom. Bei 4 Patienten handelt es sich um ein hochgradig malignes Lymphom, bei einem um ein lymphozytäres Lymphom, das mit Seminomanteilen vermischt war. Trotz Beachtung der genannten therapeutischen Gesichtspunkte sind 3 unserer 4 Patienten mit hochgradig malignem Lymphom innerhalb von 18 Monaten verstorben. Ein Patient ist seit 5 Jahren rezidivfrei.

654 Tumoren

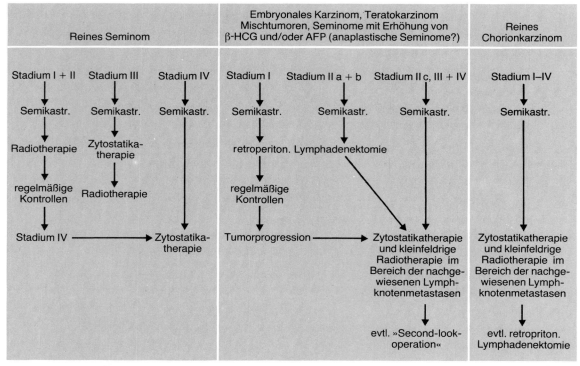

Abb. 14 Gegenwärtiges Konzept der Behandlung germinaler Hodentumoren am Westdeutschen Tumorzentrum Essen

Komplikationen der Therapie

Trotz der Größe des Eingriffes ist die Mortalität der retroperitonealen Lymphadenektomie in unserem eigenen Patientengut von mehr als 300 Patienten unter 1% (s. auch JOHNSON 1977). Unter Einschluß meist nicht sehr gravierender Komplikationen wie Wundheilungsstörungen und intra- und postoperativer Blutverluste sowie Lymphozelenbildung werden Komplikationsraten zwischen 6,5% (JOHNSON 1977) und nahezu 30% (SAGO u. Mitarb. 1979) angegeben. Insbesondere bei Ausdehnung der Resektion über den Nierenstiel hinaus werden auch Komplikationen von seiten des Pankreas beobachtet.

Eine schwerwiegende Folge der radikalen retroperitonealen Lymphadenektomie ist jedoch die Störung der Vita sexualis. Während die Erektionsfähigkeit nur selten beeinträchtigt ist, kommt es bei 70–75% der Patienten postoperativ zum Ejakulationsverlust und damit zum trockenen Orgasmus. Durch intraoperative – nicht vermeidbare – Läsion sympathischer Nervenfasern unterbleibt der normalerweise beim Orgasmus eintretende Verschluß des Blasenhalses, und es kommt zur retrograden Ejakulation. Auch die die Emission steuernden sympathischen Nervenfasern können beeinträchtigt sein, so daß die Bereitstellung des Ejakulates in der hinteren Harnröhre unterbleibt (funktionelle Aspermie). Bei den meisten Patienten ist diese Störung irreversibel. Therapeutisch kommt ein Versuch mit einer alphasympathikomimetischen Medikation (z.B. mit Midodrin) in Frage, wodurch in Einzelfällen eine Ejakulation wieder erreicht wurde (STOCKAMP u. Mitarb. 1974, BROOKS u. Mitarb. 1980). Auf die Möglichkeit dieser die Vita sexualis und die Fertilität beeinträchtigenden Störung muß der Patient präoperativ exakt hingewiesen werden. Bei entsprechendem Patientenwunsch kann auch vor der retroperitonealen Lymphadenektomie ein Kryospermadepot angelegt werden. Dies hat jedoch nur bei den wenigen Hodentumorpatienten mit einer Normospermie (s.o.) Sinn und führt, da für ein solches Depot mehrere Ejakulate notwendig sind, zu einer nicht unbeträchtlichen Zeitverzögerung. Es gibt sicher Patienten, welche nach Orchiektomie, RLA, Strahlen- bzw. Chemotherapie fertil geblieben sind (WEISSBACH 1978), jedoch ist dies bei der heutigen aggressiven Chemotherapie nur schwer denkbar.

Auch bei der Radiotherapie kann es durch Schädigung der verbliebenen Gonade mit nachfolgender, z.T. irreversibler Azoospermie zur Infertilität kommen (GREINER u. MEYER 1977).

Die Chemotherapie mit den genannten Substanzen ist erheblich toxisch. Im Vordergrund stehen Nierentoxizität durch cis-Platin, Lungenfibrose durch Bleomycin, Knochenmarkstoxizität durch Adriablastin. 4,5% (PECKHAM u. Mitarb. 1979) bzw. 7,5% (STOTER u. Mitarb. 1979) der Patienten starben an den Folgen der Toxizität. Ob den Substanzen darüber hinaus eine Spättoxizität zukommt, die sich erst nach einigen Jahren manifestiert, ist z. Z. nicht abzusehen.

Hodentumoren bei Kindern

Weniger als 5% der Hodentumoren treten im Kindesalter auf und zeigen hier gegenüber den Geschwülsten bei Erwachsenen deutliche morphologische und biologische Unterschiede. Die Inzidenz liegt unter 2/100000, auch hier mit geographischen Unterschieden. Von den Kindern mit Hodentumoren sind zum Zeitpunkt der Diagnose 60% jünger als 2½ Jahre; bei 80% findet sich ein maligner Tumor. Die histologische Differenzierung dieser Tumoren hat eine andere Verteilung als im Erwachsenenalter. In der letzten Übersichtsarbeit hierzu fand BROSMAN (1979) kein Seminom. Es kommt im präpubertären Alter nicht vor. Von 556 genügend dokumentierten Hodentumoren waren 76% Germinalzelltumoren und 24% nichtgerminalen Ursprungs, zum großen Teil *Leydig-Zell-Tumoren*. Von den Germinalzelltumoren wiederum waren 86% *Yolk-sac-Karzinome* (syn.: endodermaler Sinustumor; Adenokarzinom des infantilen Testis; infantiles embryonales Karzinom; Orchioblastom). *Teratome* machen in der Zusammenstellung von BROSMAN 14% der germinalen Tumoren aus. Im Gegensatz zu den differenzierten Teratomen des Erwachsenenalters kann beim Kind von einem gutartigen Tumor ausgegangen werden, so daß die Therapie auf die Orchiektomie beschränkt werden darf. Ansonsten entspricht das therapeutische Vorgehen weitgehend dem im Erwachsenenalter. Aufgrund der vorliegenden Befunde scheinen die kindlichen Yolk-sac-Tumoren eher eine Tendenz zur hämatogenen als zur lymphogenen Metastasierung zu haben. Es wäre somit zu diskutieren, ob beim kindlichen Yolk-sac-Tumor bzw. beim infantilen embryonalen Karzinom zugunsten einer Chemotherapie auf die retroperitoneale Lymphadenektomie verzichtet werden kann bzw. die RLA mit und ohne Metastasennachweis mit einer Chemotherapie kombiniert werden muß (HOPKINS u. Mitarb. 1978, DRAGO u. Mitarb. 1978, BROSMAN 1979). Eine definitive Beantwortung dieser Frage ist z. Z. noch nicht möglich, da entsprechende prospektive Studien bisher nicht vorliegen.
Bezüglich der *Prognose* der kindlichen Hodentumoren spielt das Manifestationsalter offenbar eine entscheidende Rolle. Nach BROSMAN starben von Kindern unter 2 Jahren 11% an ihrem Tumor, von den Kindern über 2 Jahre dagegen 77%.

Tumoren von Nebenhoden, Samenstrang und Hodenhüllen (paratestikuläre Tumoren)

Das paratestikuläre Gewebe, die sog. Hodenadnexe, wird gebildet von dem Rete testis, dem Nebenhoden und dem proximalen Anteil des Samenstranges einschließlich seiner Hüllen. Geschwülste dieses Gewebes sind selten; sie entstehen zu 90% im Bereich des Samenstranges.

Pathologie

Mit ca. 30% stellen die *Adenomatoidtumoren* den größten Anteil der paratestikulären Neubildungen (MOSTOFI u. PRICE 1973, MURPHY u. GAETA 1979). Vorwiegend im 3. und 4. Dezennium auftretend, präsentieren sie sich klinisch als kleine, solide, asymptomatische Knoten. Ihr zellulärer Ursprung ist nicht eindeutig geklärt. Es handelt sich um benigne Tumoren, welche lediglich einer chirurgischen Entfernung bedürfen.
Mit Ausnahme der *Zystadenome* des Nebenhodens, gelegentlicher *Dermoidzysten* des Samenstranges und seltener *papillärer Tumoren*, welche von der Appendix testis bzw. der Appendix epididymis ihren Ausgang nehmen können, sind die übrigen Tumoren von Nebenhoden, Samenstrang und Hodenhüllen mesenchymalen Ursprungs. Sie zeigen eine charakteristische Altersverteilung. Bei Kindern und Jugendlichen tritt als häufigster Samenstrangtumor das *Rhabdomyosarkom* auf. Gelegentlich nimmt es auch seinen Ursprung im Hoden, Nebenhoden oder den Hodenhüllen. Oft ist der genaue Ursprungsort wegen der Größe des Tumors und des infiltrativen Wachstums schwierig zu bestimmen. Neben der lokalen infiltrativen Ausbreitung kommt es zu lymphatischen und hämatogenen Absiedlungen. Vorwiegend ältere Patienten erkranken am *Leiomyom*, *Lipom* und *Fibrom* sowie an den jeweiligen *sarkomatösen Entartungen* dieser Neubildungen und am undifferenzierten *Spindelzellsarkom*. In jedem Lebensalter, jedoch mit Bevorzugung des 3.–6. Lebensjahrzehnts, treten fibröse *Pseudotumoren* (syn.: pseudofibromatöse Periorchitis) auf und bilden nach MOSTOFI u. PRICE (1973) die zweitgrößte Gruppe der paratestikulären Tumoren. Sie entstehen in den Hodenhüllen, seltener in Nebenhoden und Samenstrang und bilden solitäre oder auch multiple Knoten. Es handelt sich hierbei um reaktive, fibrös-proliferative Veränderungen der testikulären Adnexe, welche keine Neoplasie im eigentlichen Sinne darstellen.

Diagnose und Differentialdiagnose

Klinisch findet sich meist ein symptomloser Knoten im Bereich des paratestikulären Gewebes; insbesondere bei den fibrösen Pseudotumoren besteht häufig eine Begleithydrozele. Die differentialdiagnostische Abklärung gegen andere intraskrotale Neubildungen wie Hodentumoren, Spermatozelen, Hydrozelen, Leistenhernien und tuberkulöse Veränderungen kann schwierig sein. Deswegen ist zur histologischen Diagnosesicherung die operative Exploration in Form einer inguinalen Freilegung erforderlich.

Therapie

Die benignen paratestikulären Neubildungen bedürfen in aller Regel nur der Exzision. Bei allen malignen Tumoren und bei Zweifel an der Dignität des Prozesses sollte die hohe Semikastratio durchgeführt werden. Bei Kindern und Jugendlichen mit einem Rhabdomyosarkom wird nach diesem ersten therapeutischen Schritt die retroperitoneale Lymphadenektomie gefordert; infiltriert der Primärtumor in die Hodenhüllen oder die Skrotalhaut, so müssen auch die inguinalen Lymphknoten entfernt werden. Selbst bei Tumorfreiheit aller entfernten Lymphknoten sollte wegen der Möglichkeit einer okkulten hämatogenen Metastasierung auf jeden Fall für ein Jahr eine adjuvante Chemotherapie erfolgen, z.B. mit Vincristin, Actinomycin D und Cyclophosphamid (OLNEY u. Mitarb. 1979). Bei metastatischem Tumorbefall der retroperitonealen Lymphknoten ist eine Ausdehnung der chemotherapeutischen Behandlung auf 2 Jahre zu empfehlen. Bei größeren retroperitonealen Tumormassen sollte vor Durchführung der retroperitonealen Lymphadenektomie eine chemo- und radiotherapeutische Behandlung erfolgen, welche postoperativ komplettiert wird. Unter Nutzung aller therapeutischen Möglichkeiten ist eine Zweijahresüberlebenszeit von 73% erreichbar (OLNEY u. Mitarb. 1979). Die Behandlung der sarkomatösen paratestikulären Malignome des Erwachsenenalters erfolgt nach den gleichen Richtlinien (MURPHY u. GAETA 1979).

Literatur

Bartsch, G., G. Weissteiner, K. Scheiber: Endokrinologie des Hodentumors. Verh. dtsch. Ges. Urol. 30 (1978) 56

Behrendt, H., B. Brehmer, D.K. Hoßfeld: Der diagnostische und therapeutische Stellenwert der Second-look-Operation bei Patienten mit malignen Hodentumoren. Urologe A 20 (1981) 231

Brehmer, B., G. Lehmann, P. Mellin: Wertigkeit der Lymphographie bei Patienten mit teratoiden Hodentumoren. Radiologe 18 (1978a) 76

Brehmer, B., D. Hoßfeld, R. Becher, M. Hirsch, R. Zschaber: Vorläufige Behandlungsergebnisse bei Patienten mit nichtseminomatösen Hodentumoren und regionalen Lymphknotenmetastasen. Verh. dtsch. Ges. Urol. 30 (1978b) 98

Brooks, M.E., M. Berezin, Z. Brat: Treatment of retrograde ejaculation with imiprimine. Urology 15 (1980) 353

Brosman, St.A.: Testicular tumors in prepubertal children. Urology 13 (1979) 581

Clemmesen, J.: A doubling of morbility from testis carcinoma in Copenhagen, 1943–1962. Acta. path. microbiol. Scand. 72 (1968) 348

Clemmesen, J.: Statistical studies in the aetiology of malignant neoplasms. III Testis cancer; Denmark 1958–1962. Acta. path microbiol. scand. Suppl. 209 (1969) 15

Collins, D.H., R.C. Pugh: The Pathology of Testicular Tumors. Livingstone, Edinburgh 1964

De Kernion, J.B., The response of metastatic retroperitoneal seminoma to chemotherapy. J. Urol. (Baltimore) 117 (1977) 736

Dixon, F.J., R.A. Moore: Tumors of the male sex organs. In: Atlas of Tumor Pathology, Vol. VIII/Fasc. 31B, 32. Armed Forces Institute of Pathology, Washington, U.S. Govt. Printing Off. 1952

Donohue, J.P., L.H. Einhorn, J.M. Perez: Improved management of nonseminomatous testis tumors. Cancer (Philad.) 42 (1978) 2903

Doornbos, J.F., D.H. Hussey, D.E. Johnson: Radiotherapy of pure seminoma of the testis. Radiology 116 (1975) 401

Drago, J.R., R.P. Nelson, J.M. Palmer: Childhood embryonal carcinoma of testis. Urology 12 (1978) 499

Earle, J.D., M.S. Bagshow, H.S. Kaplan: Supervoltage radiation therapy of the testicular tumors. Amer. J. Roentgenol. 117 (1973) 653

Friedman, N.B., R.A. Moore: Tumors of the testis: a report on 922 cases. Milit. Surg. 99 (1946) 573

Gabrilove, J.L., G.C. Nicolis, H.A. Mitty, A.R. Shoheral: Feminizing interstitial cell tumor of the testis: personal observations and a review of the literature. Cancer (Philad.) 35 (1975) 1184

Gilbert, J.B., J.B. Hamilton: Studies in malignant testis tumors. III Incidence and nature of tumors in ectopic testis. Surg. Gynec. Obstet. 71 (1940) 731

Graham, S., R.W. Gibson: Social epidemiology of cancer of the testis. Cancer (Philad.) 29 (1972) 1242

Greiner, R., A. Meyer: Reversible und irreversible Azoospermie nach Bestrahlung des malignen Hodentumors. Strahlentherapie 153 (1977) 257

Grumet, R.F., B. MacMahon: Trends in mortality from neoplasms of the testis. Cancer (Philad.) 11 (1958) 790

Hedinger, Ch.: Pathologische Anatomie der Hodentumoren. Verh. dtsch. Ges. Urol. 30 (1978) 7

Höffken, K., J. Tingelhoff, G. Hornung, C.G. Schmidt: Zur cytostatischen Therapie der Hodentumoren. Z. Krebsforsch. 82 (1974) 307

Hopkins, T.B., N. Jaffe, A. Colodny, I.R. Cassady, R.M. Filler: The management of testicular tumors in children. J. Urol. (Baltimore) 120 (1978) 96

Hutschenreiter, G., P. Alken, H.-M. Schneider: The value of sonography and lymphography in the detection of retroperitoneal metastases in testicular tumors. J. Urol. (Baltimore) 122 (1979) 766

Ikinger, U., K. Möhring, P. Georgi, K. Wurster, B. Terwey: Radiologische und szintigraphische Befunde bei Hodentumoren. Verh. dtsch. Ges. Urol. 30 (1978) 154

Javadpour, N.: The national cancer institute experience with testicular cancer. J. Urol. (Baltimore) 120 (1978a) 651

Javadpour, N.: Biologic tumor makers in management of testicular and bladder cancer. Urology 12 (1978b) 177

Javadpour, N.: Radioimmunoassay and immunoperoxidase of pregnancy specific beta-1-glycoprotein in sera and tumor cells of patients with certain testicular germ cell tumors. J. Urol. (Baltimore) 123 (1980) 514

Javadpour, N., K.R. McIntire, T.A. Waldmann, S.M. Bergman: The role of alpha-fetoprotein and human chorionic gonadotropin in seminoma. J. Urol. (Baltimore) 120 (1978) 687

Johnson, D.E.: Retroperitoneal lymphadenectomy: indications, complications and expectations. In Rentchnick, P.: Recent Results in Cancer Research, Vol. 60. Springer, Berlin 1977 (p. 221)

Kaswick, J., St. Bloomberg, D. Skinner: Radical retroperitoneal lymph node dissection: How effective in removal of all retroperitoneal nodes? J. Urol. (Baltimore) 115 (1976) 70

Kuber, W., U. Maier, G. Lunglmayr: Andrologische Aspekte bei Patienten mit germinalem malignen Hodentumor. Verh. dtsch. Ges. Urol. 30 (1978) 133

Lieskovsky, G., D. Skinner: Significance of serum lactic dehydrogenase in stages B and C non-seminomatous testis tumors. J. Urol. (Baltimore) 123 (1980) 516

Maier, J.G., M.H. Sulak: Radiation therapy in malignant testis tumors. Part I: seminoma; part II: carcinoma. Cancer (Philad.) 32 (1973) 1212

Martin, D.C.: Germinal cell tumors of the testis after orchiopexy. J. Urol. (Baltimore) 121 (1979) 422

Merrin, C., S. Beckley, H. Takita: Multimodal treatment of advanced testicular tumor with radical reductive surgery and multisequential chemotherapy with cis-Platinum, Bleomycin, Vinblastine and Actinomycin D. J. Urol. (Baltimore) 120 (1978) 73

Merrin, C., H. Takita, S. Beckley, J. Kassis: Treatment of recurrent and widespread testicular tumor by radical reductive surgery and multiple sequential chemotherapy. J. Urol. (Baltimore) 117 (1977) 291

Morer-Fargas, F., H. Nowakowski: Die Testosteronausscheidung im Harn bei männlichen Individuen. Acta. endocr. (Kbh.) 49 (1965) 443

Mostofi, F.K., E.B. Price jr.: Tumors of the male genital system. In: Atlas of Tumor Pathology, 2nd Ser. Fasc. 8. Armed Forces Institute of Pathology, Washington, U.S. Govt. Printing Off. 1973

Murphy, G.P., J.F. Gaeta: Tumors of testicular adnexal structures and seminal vesicles. In Camphell, M.F., J.H. Harrison, R.F. Gittes, A.D. Perlmutter, Th.A. Stamey, P.C. Walsh: Urology 4. Ed., Vol. II. Saunders, Philadelphia 1979 (p. 1200)

Mustacchi, P., D. Millmore: Racial and occupational variations in cancer of the testis: San Francisco, 1956–1965. J. nat. Canc. Inst. 56 (1976) 717

Niederle, N., M.E. Scheulen, R.B. Schilcher, W. Bierbaum, S. Seeber, C.G. Schmidt: Behandlungsergebnisse bei 140 Patienten mit nichtseminomatösen Hodentumoren des klinischen Stadiums II. In Seeber S., G. Nagel, C.G. Schmidt, W. Achterath: Cisplatin – derzeitiger Stand und neue Entwicklung in der Chemotherapie maligner Neoplasien. Karger, Basel 1980

Nuesch-Bachmann, I.H., Ch. Hedinger: Atypische Spermatogonien als Präkanzerose. Schweiz med. Wschr. 107 (1977) 795

Olney, L.E., A. Narayana, S. Loening, D.A. Culp: Intrascrotal rhabdomyosarcoma. Urology 14 (1973) 113

Paterson, A.H., M.J. Peckham, V.R. McCready: Value of gallium scanning in seminoma of the testis. Brit. med. J. 1976/I, 1118

Peckman, M.J., T.J. McElwain, A. Barrett, W.F. Hendry: Combined management of malignant teratoma of the testis. Lancet 1979/II, 267

Ray, B., St.J. Hajdu, W.F. Whitmore jr.: Distribution of retroperitoneal lymphnode metastases in testicular germinal tumors. Cancer (Philad.) 33 (1974) 340

Sago, A.L., Th.P. Ball, D.E. Novicki: Complications of retroperitoneal lymphadenectomy. Urology 13 (1979) 241

Scheulen, M.E., S. Seeber, R.B. Schilcher, D.K. Hoßfeld, C.G. Schmidt: Combination chemotherapy and radiotherapy in stage II nonseminomatous testicular cancer. In Jones, S.E., S.E. Saloman: Adjuvant Therapy of Cancer II. Grune & Stratton, New York 1979 (p. 337)

Schmidt, C.G.: Stellung der Chemotherapie in der Behandlung der teratoiden und embryonalen Hodentumoren. Urologe B 20 (1980) 119

Schmitt, G., W. Sauerwein, M. Bamberg: La radiothérapie des séminomes. Résultats du Centre Universitaire de Radiothérapie de Essen (Westdeutsches Tumorzentrum). J. Europ. Radiother. 1, 1 (1980) 37

Seeber, S., C.G. Schmidt: Kurative Effekte bei der Chemotherapie testikulärer Tumoren. Verh. dtsch. Ges. Urol. 30 (1978) 23

Sigel, A., P. Hermanek, S. Chlepas: Lymphchirurgie des Hodentumors. Chirurg 44 (1973) 494

Skinner, D.G.: Non-seminomatous testis tumors: a plan of management based on 96 patients to improve survival in all stages by combined therapeutic modalities. J. Urol. (Baltimore) 115 (1976) 65

Smith, R.B., J.B. Dekernion, D.G. Skinner: Management of advanced testicular seminoma. J. Urol. (Baltimore) 121 (1979) 429

Staehler, G., A. Gebauer, H.E. Mellin: Sonographische Untersuchungen bei Erkrankungen des Skrotalinhaltes. Urologe A, 17 (1978) 247

Staubitz, W.J., K.S. Early, I.V. Magoss, G.P. Murphy: Surgical management of testis tumor. J. Urol. (Baltimore) 111 (1974) 205

Stockamp, K., S. Friedhelm, J.E. Altwein: Adrenergic drugs in retrograde ejaculation. Fertil. and Steril. 25 (1974) 817

Stoter, G., D.Th. Sleijfer, C.P.J. Vendrik, H. Schraffordt-Koops, A. Struyvenberg, A.T. van Oosterom, Th. M. Brouwers, H.M. Pinedo: Combination chemotherapy with cisdiamine-dichloro-platinum, vinblastine, and bleomycin in advanced testicular non-seminoma. Lancet 1979/I, 941

Talerman, A., J. Kaalen, W. Fokkens: Rural preponderance of testicular neoplasma. Brit. J. Cancer 29 (1974) 176

TNM: Klassifikation der malignen Tumoren (UICC) 3. Aufl. Springer, Berlin 1979

Tyrrell, C.J., M.J. Peckham: The response of lymph node metastases of testicular teratoma to radiation therapy. Brit J. Urol. 48 (1976) 363

Vahlensieck, W.: Hodentumoren – Diagnostik. Verh. dtsch. Ges. Urol. 30 (1978) 14

van der Werf-Messing, B.: Radiotherapeutic treatment of testicular tumors. Int. J. Radiat. Oncol. Biol. Phys. 1 (1976) 235

Wallace, S., B.-S. Jing: Testicular malignancies and the lymphatic system. In Johnson, D.E.: Testicular Tumors. Huber, Bern 1972 (p. 90)

Weißbach, L., D. Bach, B. Struth: Die Fertilitätsprognose bei Patienten mit germinalen Hodentumoren. Verh. dtsch. Ges. Urol. 30 (1978) 128

Retroperitoneale Tumoren

J. E. Altwein

Im Retroperitonealraum entwickelt sich eine bunte histologische Vielfalt von Tumoren autochthon aus Relikten von Primordialgeweben, die als *primäre retroperitoneale Tumoren* (PRT) von den lediglich in topographischer Sicht »retroperitonealen« Tumoren abzugrenzen sind:
– Tumormetastasen (bei 70% dieser sekundär retroperitonealen Tumoren werden Geschwülste von Zervix, Prostata, Harnblase, Kolon, Uterus und Ovar gefunden; PERSKY u. Mitarb. 1978) und
– Organtumoren der Nebennierenrinde und des Urogenitalsystems einschließlich lymphoproliferativer Systemerkrankungen (z.B. Lymphosarkome; DONNELLY 1946).

Die Problematik der nichtautochthonen retroperitonealen Geschwülste wird in den jeweiligen Kapiteln besprochen.

Das Interesse der Urologie an der Problematik der primären retroperitonealen Tumoren ergibt sich aus (vgl. WAGENKNECHT u. Mitarb. 1976, SKINNER 1977, PERSKY u. Mitarb. 1978):
1. Befall des Harntraktes in 85% aller primären retroperitonealen Tumoren (DUNCAN u. EVANS 1977);
2. Analogie des aktuellen Therapiekonzeptes zu demjenigen der wesentlich häufigeren Hodentumoren mit retroperitonealen Lymphknotenmetastasen;
3. hohem Stellenwert der Sonographie (einschließlich perkutaner ultraschallgesteuerter Feinnadelpunktion) in der Diagnostik und Verlaufskontrolle;
4. unbefriedigenden Therapieergebnissen mit der alleinigen chirurgischen Therapie; selbst bei radikaler Exstirpation betrug die durchschnittliche Überlebensrate nur 3,3 Monate (RÜPPELL u. WOLTER 1972), dabei muß eine Operationsmortalität von 21–36% in Kauf genommen werden (DE WEERD u. DOCKERTY 1952, RÜPPELL u. WOLTER 1972). Auch in jüngster Zeit konnten die chirurgisch erreichbaren Behandlungsergebnisse nicht verbessert werden: DANIELS u. BRÜNNER (1979) berichteten eine Dreijahresüberlebensrate von 13% (9/67 Patienten mit operiertem malignem primärem retroperitonealem Tumor), wobei in der Gruppe der 9 Überlebenden 4 eine adjunktive zytostatische Therapie erhielten.

Embryogenese des Retroperitonealraumes

Die Embryogenese ergibt die Basis für die Definition des Retroperitonealraumes und die Einteilung der über 55 primären retroperitonealen Tumoren.

Der Retroperitonealraum wird kranial durch das Diaphragma, kaudal durch die Ebene des Beckeneinganges und Leistenbandes, lateral durch die peritonealen Umschlagstellen, ventral durch das dorsale Blatt des Peritoneums bzw. durch die teilweise intra-, teilweise retroperitoneal gelegenen Organe begrenzt. Dieser Raum entwickelt sich folgendermaßen:

Das Mesoderm gliedert sich in Chorda dorsalis, die paarigen Stamm- und Seitenplatten (STARCK 1955/1975). Durch metamere Gliederung entstehen aus den paarigen Stammplatten Somite, aus denen wiederum Wirbelanlagen und Myotome hervorgehen. Begrenzt von Somatopleura und Splanchnopleura bildet sich in den Seitenplatten eine paarige Zölomhöhle; aus Somatopleura werden Bauchdecken und Extremitätenanlagen gebildet; aus Splanchnopleura geht die Mesenchymhöhle für die Endodermalorgananlagen hervor. Im Übergangsbereich von Somato- und Splanchnopleura liegen mesodermale Brückenzonen – Somitenstiel oder Nephrotom; je nach der späteren embryogenetischen Funktion. Der Retroperitonealraum geht mit seinem lateralen Anteil aus dem Nephrotom hervor, der mediale Anteil wird aus Mesoderm gebildet.

Autochthon entstehen aus dem Nephrotom die retroperitonealen Organe mit epithelialer Komponente *(epitheliale Blastemrelikttumoren)* und aus dem Mesoderm die mesenchymalen Gewebe *(Fett- und Bindegewebstumoren)*. Im Sinne der *adoptiven* Entwicklung (PLIESS 1973) sind Neuralleistenzellen, die in die Blasteme des retroperitonealen Raumes einsprossen, verantwortlich für das chromaffine System und die Schwannschen Zellen *(neurogene oder Neuralleistenrelikttumoren)*. Schließlich können Urkeimzellen aus dem Dottersackentoderm in die Gonadenleiste einwandern: Blastem für die Spermio- und Oogenese (STARK 1955/1975; *teratoide Tumoren*).

Epidemiologie

Der Anteil der retroperitonealen Tumoren an der Gesamtzahl der Geschwülste beträgt 0,3–3‰ (PACK u. TABAH 1954; WIRBATZ u. Mitarb. 1963, RÜPPELL u. WOLTER 1972). Eine Geschlechtswendigkeit besteht nicht, mit Ausnahme der Fettbindegewebsgeschwülste, an denen Frauen deutlich häufiger erkranken als Männer (PACK u. TABAH 1954, DANIELS u. BRÜNNER 1979). Die primären retroperitonealen Tumoren mesenchymalen und epithelialen Ursprungs zeigen einen Häufigkeitsgipfel um das 5. Lebensjahrzehnt, während neurogene und teratoide Tumoren vorwiegend im Kindes- und Jugendalter vorkommen (PACK u. TABAH 1954, DUNCAN u. EVANS 1977). Zusammenhänge zwischen Entstehung der primären retroperitonealen Tumoren und Rasse, genetischen, klimatischen oder geographischen Begebenheiten konnten nicht nachgewiesen werden (NEWMAN u. PINCK 1950).

Klassifikation

Gegenüber der Gliederung der 55 primären retroperitonealen Tumoren nach dem makroskopischen Aufbau (solide – zystisch; NEWMAN u. PINCK 1950) oder nach der biologischen Dignität hat sich die Klassifikation nach *embryogenetischen* Gesichtspunkten im deutschen Schrifttum eingebürgert (PLIESS 1973). In einer Zusammenstellung von 513 primären retroperitonealen Tumoren aus 8 Fallserien fand PLIESS (1973) 49% mesenchymale Tumoren, 19% neurogene Tumoren, 11,5% epitheliale Relikttumoren und 9% teratoide Tumoren. In 11,5% ließ sich eine histologische Klassifikation nicht durchführen.

1. *Mesenchymale Tumoren* (Tab. **1**). Die Unterscheidung benigner und maligner mesenchymaler Tumoren richtet sich ausschließlich nach histologischen Kriterien. Aber auch Lipome, Fibrome und Myxome zeigen klinisch eindeutige Zeichen der »Malignität« (hohe maligne Entartungstendenz und Rezidivraten über 50%; DE WEERD u. DOCKERTY 1952, KÜMMERLE u. RITTER 1968, REME 1973). Die sarkomatöse Entartungstendenz mesenchymaler primärer retroperitonealer Tumoren spiegelt sich auch im Verhältnis maligne zu benigne = 4,8–7:1 wider (RÜPPELL u. WOLTER 1972, PLIESS 1973). Das Fibrosarkom nimmt eine Sonderstellung ein, da es einen Insulin-ähnlichen Stoff sezernieren kann (klinisch: anfallsweise Hypoglykämien; BRAASCH u. MON 1967). Als Mesenchymom wird eine mesenchymale Mischgeschwulst aus mindestens 2 verschiedenen Zelltypen bzw. Zwischengeweben bezeichnet (GILMOUR 1943). Das maligne Mesenchymom (Verhältnis maligne zu benigne = 6–9:1) besteht aus zwei oder mehr unabhängigen mesenchymalen malignen Komponenten und einem Fibrosarkomanteil (SHARMA u. Mitarb. 1971, PLIESS 1973).

Tabelle 1 Histologisches Spektrum der mesenchymalen primären retroperitonealen Tumoren (N = 252; *Pließ* 1973)

Benigne N = 43		**Maligne** N = 209	
Lipom	35%	Liposarkom	25%
Leiomyom	21%	Leiomyosarkom	17%
Xanthogranulom	12%		
Myxom	9%		
Fibrom	9%	Fibrosarkom	27%
Lymphangiom	5%		
Perizytom	5%	malignes Perizytom	9%
Hämangiom	2%		
Mesenchymom	2%	malignes Mesenchymom	4%
		»Sarkome«	17%

Das seltene Xanthogranulom (GUP 1972) entspricht histologisch dem Histiozytom der Haut und entwickelt sich aus versprengten Relikten der Somatopleura im Retroperitonealraum. Obwohl histologisch als benigne einzustufen, kann das Xanthogranulom metastasieren, so daß die biologische Dignität erst anhand des klinischen Verlaufs zu bestimmen ist (PLIESS 1973).

2. *Epitheliale Relikttumoren*. 66% sind zystische Geschwülste, die mit Platten-, Flimmer- oder pseudozystischem Epithel ausgekleidet sind, 31% Karzinome und der Rest Adenome (PLIESS 1973).

3. *Neurogene Relikttumoren*. Aus dem peripheren Gliablastem entstammen Neurinom und Neurofibrom, die mit 40% häufigsten gutartigen Tumortypen dieser PRT-Klasse. Zweithäufigste benigne Form ist das Phäochromozytom, das bei 25% der erkrankten Kinder und 10% der Erwachsenen primär extraadrenal lokalisiert ist (VOÛTE u. Mitarb. 1975). Absolut häufigster Tumortyp ist mit 37% das Neuroblastom. VOÛTE u. Mitarb. (1975) berichten, daß 35% aller Neuroblastome retroperitoneal, extraadrenal auftreten. Weitere 5% entspringen dem pelvinen Sympathikus. Adrenal lokalisierte Tumoren des chromaffinen Systems sollten nicht zu den primären retroperitonealen Tumoren gerechnet werden. Die nichtchromaffinen Paragangliome oder Chemodektome entstehen in Organen mit Chemorezeptorfunktion wie Glomus jugulare und Glomus caroticum. Ihre Dignität ist unklar (SESSIONS u. SCOTT 1960, HEWITT u. Mitarb. 1972).

4. *Teratoide Tumoren*. Diese urologisch-bedeutsame Klasse der primären retroperitonealen Tumoren enthält die »extragonadalen Hodentumoren« (UTZ u. BUSCEMI 1971). Retroperitoneum und Mediastinum sind Hauptlokalisationen einer Tumorgattung, die darüber hinaus in Blase (HYMAN u. LEITER 1943), Prostata (DVORACEK 1949) und selbst Corpus pineale

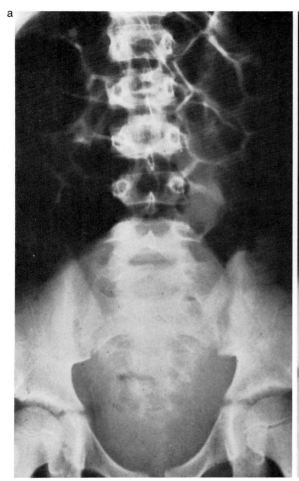 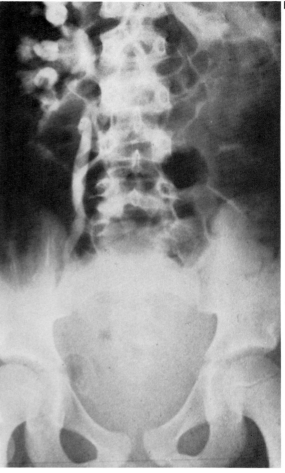

Abb. 1a u. b 3jähriger Junge mit primär retroperitonealem Rhabdomyosarkom. Die pelvine Tumorausdehnung führt zum Blasenhochstand (klinisch: Überlaufblase)

a Großer Blasenschatten und geblähte Dickdarmschlingen auf der Abdomenübersichtsaufnahme
b Urographisch Harnstauungsniere beiderseits (links Emmett 5, rechts Emmett 2)

gefunden wurde (RUSSEL 1944). FRIEDMAN (1951) analysierte bei 7 »extratestikulären« Chorionepitheliomen den ipsilateralen Hoden und fand Zeichen vermutlich regressiv veränderter Primärtumoren. Möglicherweise hilft die Schalluntersuchung des Testikels mit dem Octoson für die Differenzierung extragonadaler Hodentumor- oder Lymphknotenmetastase weiter.

SCHLUMBERGER (1946) nimmt für die Entstehung der primär extragonadalen Hodentumoren die maligne Entartung omnipotenter Germinalzellvorläufer an, die aus der Urogenitalleiste abwandern und retroperitoneal verbleiben, histologisch handelt es sich um extratestikuläre Seminome (bisher 50 Fallbeschreibungen; DEBRÉ u. Mitarb. 1980), Embryonalkarzinome (25/47 der teratoiden primären retroperitonealen Tumoren in der Zusammenstellung von PLIESS 1973), Chorionepitheliome (FINE u. Mitarb. 1962) sowie um Teratome, die im Kindesalter meist benigne, beim Erwachsenen meist maligne sind (HOFMANN u. WILNOW 1971, WAGENKNECHT u. Mitarb. 1976). Im eigenen Krankengut von 26 primären retroperitonealen Tumoren betrug der Anteil der Teratome 15%. Diagnostik (Tumormarker) und Therapie orientieren sich an dem Vorgehen bei Hodentumoren (UTZ u. BUSCEMI 1971).

Klinik

Symptomatik. Bedingt durch die anatomische Lage und fehlende Frühsymptome erreichen retroperitoneale Tumoren bereits eine beachtliche Größe, bevor sie klinisch auffällig werden. Vom Einsetzen der ersten Symptome bis zur Diagnose vergehen 3–6 Monate (vereinzelt bis zu 48 Monate; DUNCAN u. EVANS 1977). Eine den histologischen Typen entsprechende spezifische Symptomatik gibt es

nur bei dem hormonaktiven Neuroblastom, Phäochromozytom sowie dem Insulin-produzierenden Fibroblastom (BRAASCH u. MON 1967).
Leitsymptom der retroperitonealen Tumoren ist die sicht- oder tastbare Geschwulst (Tab. 2). Uncharakteristische Krankheitszeichen wie Gewichtsverlust, Schwächegefühl und Appetitlosigkeit folgen in abnehmender Häufigkeit. Etwa jeder 3. Patient hat Symptome, die Veranlassung zu einer urologischen Konsiliaruntersuchung geben: Kreuzschmerzen, Flankenschmerzen, Miktionsbeschwerden, Varikozele oder unklares Fieber.
Laborbefunde. Lediglich die hormonaktiven primären retroperitonealen Tumoren rufen pathognomonische Veränderungen hervor. Entsprechend sollte bei einer retroperitonealen Raumforderung mit Hochdruck die Vanillinmandelsäure- und Katecholaminausscheidung im Urin gemessen werden. Ungeklärte Hypoglykämien sollten Veranlassung zu einer sorgfältigen sonographischen Untersuchung des Retroperitonealraumes sein (Fibrosarkome sind gelegentlich Insulinaktiv). Auch eine Analyse der Hodentumormarker (AFP, β-HCG) sollte bei PRT-Verdacht eingeleitet werden. Uncharakteristische Befunde (beschleunigte BSG, Leukozytose, Hypalbuminämie oder normochrome Anämie) sind allgemeine Tumorsymptome.
Röntgenuntersuchungen. Abdomenleeraufnahme (Abb. **1**) und Ausscheidungsurogramm ergeben in 85% den entscheidenden Hinweis für ein retroperitoneales Tumorgeschehen (GERHARDT 1973, DUNCAN u. EVANS 1977). Charakteristisch sind die seitliche oder ventrale Verlagerung von Ureter und/oder Niere (Abb. **2**). Dabei kann der Ureter als »Wetterfahne« des retroperitonealen Geschehens bezeichnet werden (DANIELS u. BRÜNNER 1979). Die tumorbedingte Harnstauungsniere (Abb. **1 b**) wird bei 14% und eine fehlende Kontrastmittelausscheidung bei 12% der Betroffenen gefunden (WAGENKNECHT u. Mitarb. 1976).
Zum Ausschluß eines primären Dickdarmtumors ist ein Kolonkontrasteinlauf angezeigt. Eine unspezifische Verlagerung des Dickdarmes wurde von DUNCAN u. EVANS (1977) in 9 von 20 Untersuchten gefunden. Mit Hilfe der Magen-Darm-Passage gelang derselben Arbeitsgruppe der Nachweis einer Dünndarmdislokation in 66%. Typische Verlagerungsmuster ließen sich allerdings nicht nachweisen.
Die Kavographie ist ein Spiegel der retroperitonealen Tumorsituation. Eine Analyse von 16 Kavogrammen bei primären retroperitonealen Tumoren ergab bei 15 Patienten als charakteristischen Befund eine scharfe Impression (Abb. **3 a**), 7mal eine Verlagerung der unteren Hohlvene und 4mal eine Kollateralenbildung (HERMANUTZ u. Mitarb. 1975). In Verbindung mit der Lymphographie (s. Abb. **2**, Abb. **3 b**) wird die Ausdehnung des primären retroperitonealen Tumors in dreidimensionaler Hinsicht deutlich.

Tabelle **2** Erstsymptome bei 50 Patienten mit primärem retroperitonealem Tumor (nach *Wagenknecht* u. Mitarb. 1976)

Symptome	%
Abdominaltumor	74
Abdominalschmerzen	63
Nausea, Erbrechen	63
Obstipation	60
Gewichtsverlust	54
Fieber	22
Neurologische Symptome	18
Flankenschmerzen	16
Kreuzschmerzen	10

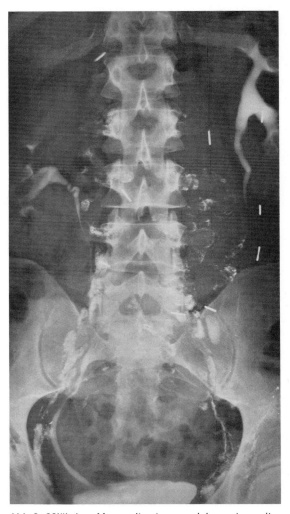

Abb. **2** 26jähriger Mann mit extragonadalem retroperitonealem Teratokarzinom. Zustand nach Lymphographie und Probeexzision mit Clipsmarkierung (»Minilaparatomie«); Ureterlateralisation links

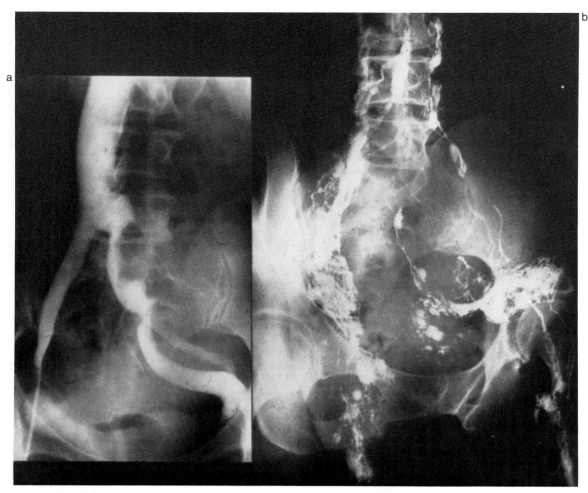

Abb. 3 a u. b 54jährige Frau mit retroperitonealem Lipofibro-Myosarkom
a Girlandenförmige, scharfe Impression der V. iliaca communis sinistra
b Lymphographie mit fehlender Darstellung der linken iliakalen Lymphknoten; Bildung von Umgehungskreisläufen

GERHARDT (1973) betont den Wert der Übersichtsaortographie in 2 Ebenen für die Tumorausdehnungsbestimmung. Trotz Sono- und Computertomographie ist aus operationstaktischen Gründen diese Untersuchung hilfreich. Die Dignität des primären retroperitonealen Tumors ist aber auch bei selektiver Angiographie nicht zu ermitteln (GERHARDT 1973). Für die Differentialdiagnose sollte die Darstellung von Kapselrandgefäßen angestrebt werden (HEUCK 1967, Abb. 4). Die Rate von 27% Fehldiagnosen bei 63 untersuchten Patienten mit histologisch gesichertem primärem retroperitonealem Tumor – Pankreastumor (5 Patienten), hormonaktiver Nebennierentumor (4 Patienten), Nierentumor (3 Patienten) und abdominaler Morbus Hodgkin (3 Patienten) – kann durch eine sorgfältige Angiographie in Verbindung mit der Sono- und Computertomographie gesenkt werden (DANIELS u. BRÜNNER 1979).

Sonographie. Für Diagnostik und Planung der Operationstaktik (besonders bei »verzögerten Erstoperationen« oder »Second-look-Operationen«) ist die Ultraschalluntersuchung der primären peritonealen Tumoren heute obligat (TEMPELTON u. STUBER 1971, OTTO 1975, DUNCAN u. EVANS 1977, HECKMANN u. Mitarb. 1977). Qualität (zystisch oder solid), Sitz, Ausdehnung und Organbeziehung werden im Sinne eines sonographischen Stagings ermittelt (Abb. 5 u. 6). Die ultraschallgesteuerte Feinnadelbiopsie (WEIDENHILLER u. Mitarb. 1975) sichert die Artdiagnose. Damit ist durch eine kombinierte Chemo-/Radiotherapie ein präoperatives »Downstaging« möglich (WILEY u. Mitarb. 1975, SKINNER 1977) – eine notwendige Maßnahme, da etwa 63–83% der primären retroperitonealen Tumoren primär unresezierbar sind (BEK 1970, RÜPPELL u. WOLTER 1972). Die Tumorverkleinerung läßt sich

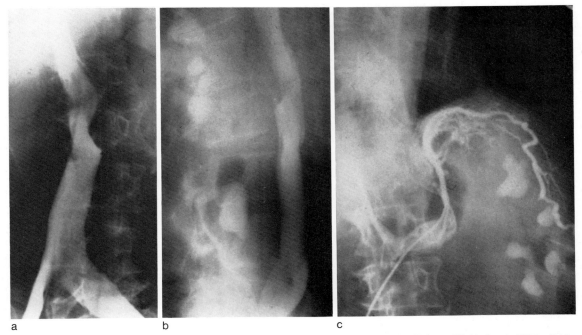

Abb. 4a–c 66jährige Frau mit solidem Karzinom und sarkomatösen Formationen
a Scharfe Impression der V. cava inferior von links
b Harnstauungsniere (links seitlich) durch PRT mit Hilusummauerung; Kavapelottierung
c Mäßig vaskularisierter Tumor medial der verlagerten linken Niere. Anfärbung der Tumorrandgefäße

ebenfalls sonographisch erfassen (HECKMANN u. Mitarb. 1977).

Computertomographie. In Ergänzung zur Ultraschalldiagnostik werden durch die Computertomographie insbesondere mediastinale und intrapelvine Ausdehnung sowie Invasion benachbarter Organe (Pankreas, Wirbelkörper) nachgewiesen (STEPHENS u. Mitarb. 1977, PILEPICH u. Mitarb. 1978).

Therapie

In den Empfehlungen der Deutschen Gesellschaft für Chirurgie (1979) hat die Chirurgie eine Vorrangstellung vor Strahlen- und Chemotherapie. Es wird weiter ausgeführt, daß die Zielvorstellung der radikalen Tumorentfernung in 20–30% möglich ist. Zur Vermeidung der in 25–50% drohenden Rezidive ist bei der Erstoperation Ultraradikalität mit evtl. zusätzlicher Resektion einbezogener Organe notwendig. Durch das häufig multizentrische Wachstum des pluripotenten Muttergewebes ist dabei die subtile Mitentfernung der gesamten Tumorkapsel von größter Bedeutung. Als absolute Indikationen für operatives Vorgehen sind lebensbedrohliche Akutsymptome wie Ileus, Peritonitis und Urämie aufgeführt. In den Empfehlungen der Deutschen Gesellschaft für Chirurgie wird weiter ausgeführt, daß hier schon Palliativeingriffe selbst bei Inoperabilität des Tumors lebensverlängernde Wirkung haben.

Technik. Die Lokalisation des primären retroperitonealen Tumors diktiert den Zugang, der thorakoabdominal (SKINNER 1977) oder nach Art eines modifizierten NAGAMATSU (1963) ohne Pleuraeröffnung gewählt wird. Der in den obengenannten Empfehlungen vorgeschlagene transperitoneale ventrale Zugang sollte nach unserer Auffassung lediglich bei lokalisiertem, kleinem primärem retroperitonealem Tumor sowie Second-look-Operationen gewählt werden. Die Eröffnung des retroperitonealen Raumes bei rechtsseitigem primärem retroperitonealem Tumor wird nach dem Prinzip von TOBENKIN u. Mitarb. (1961) wie bei ausgedehnten Hodentumormetastasen mit Inzision der Radix mesenterii beginnend am Treitzschen Band und Abpräparation des Colon ascendens bis über die Flexura hepatica vorgenommen (Abb. 7a, b). Bei linksseitigen Tumoren wird das Colon descendens von lateral über die Flexura lienalis hinaus abpräpariert (Abb. 7c, d). Bei ausgedehnten Tumoren ist außerdem eine Inzision des Retroperitoneums wiederum beginnend am Treitzschen Band entlang der linken Hälfte der Radix mesenterii bis zur Aortenbifurkation notwendig. Die A. mesenterica inferior kann am Abgang durchtrennt werden, während die A. mesenterica superior unter allen Umständen geschont werden

664 Tumoren

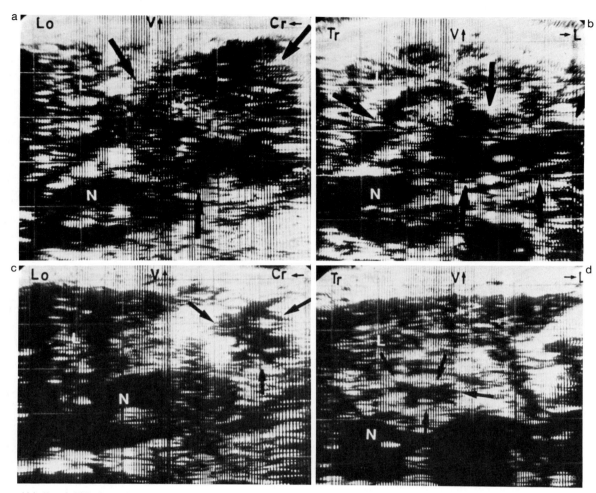

Abb. 5 a–d 7jähriger Junge mit embryonalem Rhabdomyosarkom ventrokaudal der rechten Niere
a u. b Sonographischer Längsschnitt vor und nach Downstaging mit Actinomycin D und Vincristin
c u. d Sonographischer Querschnitt zum selben Zeitraum

Lo = longitudinal; V = ventral, CR = kranial, L = Leber, N = Nieren, TR = transvenal; → L = links
(Die Untersuchung wurde von Herrn Prof. Dr. D. Weitzel, Universitäts-Kinderklinik Mainz, vorgenommen)

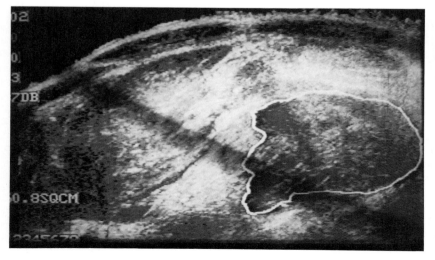

Abb. 6 19jähriger Mann mit extragonadalem Teratokarzinom. Longitudinalschnitt mit dem Octoson. Die V. cava inferior zieht über das infrahepatisch gelegene, 18 × 12 cm große PRT

Retroperitoneale Tumoren

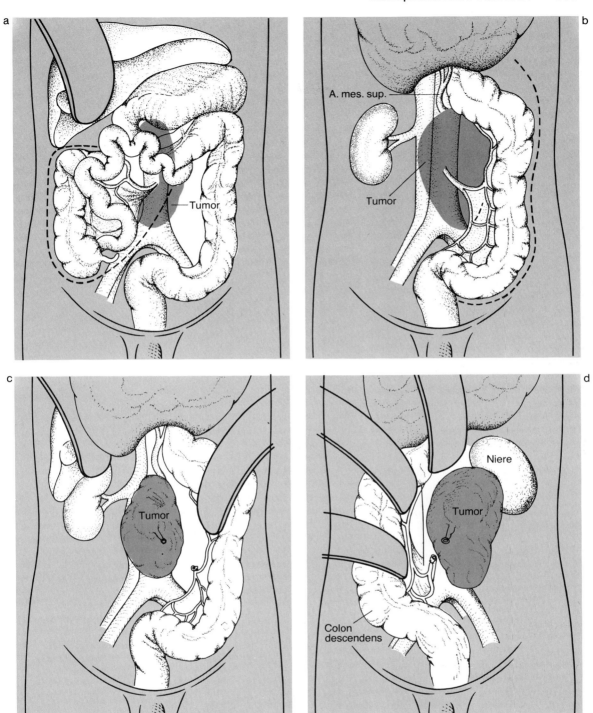

Abb. 7 Skinner-Technik zur Exstirpation bei dextromedianem PRT (**a**, **b**) und linksseitigem PRT (**c**, **d**). Dünndarm und Colon ascendens werden vollständig mobilisiert und eventriert. Die A. mesenterica inferior wird abgangsnah durchtrennt

muß. Die Lumbalgefäße *oberhalb* des Nierenstiels müssen stets bewahrt werden, um eine Ischämie des Rückenmarks, das auf dem Niveau des 1. Lendenwirbelkörpers endet, zu vermeiden (SKINNER 1977).
Im Krankengut der Urologischen Universitätsklinik Mainz und der Urologischen Abteilung des BWK Ulm hatten 14 von 26 Patienten mit primärem retroperitonealem Tumor eine alleinige operative Therapie. 5/13 Patienten mit benignem primärem retroperitonealem Tumor haben rezidivfrei überlebt. Von den 9 Patienten mit malignem primärem retroperitonealem Tumor und alleiniger Operation beträgt die durchschnittliche Überlebenszeit 26 Monate.
Die Rolle der *Strahlentherapie* im Behandlungsplan ist unscharf bestimmt. Die histologische Zusammensetzung der primären retroperitonealen Tumoren bestimmt die Radiosensibilität. RÜPPELL u. WOLTER (1972) fanden die undifferenzierten Sarkome strahlenempfindlich, die Wirkung auf neurogene Tumoren war demgegenüber mäßig. Während WILLIAM (1960) den Wert der Strahlentherapie ebenso wie SKINNER (1977) gering erachtet, beobachtete WAGENKNECHT eine Remission bei 7 von 11 mit 4000–6000 rad (40 bis 60 Gy) bestrahlten Patienten. Im eigenen Krankengut wurden 9 Patienten bestrahlt. Die durchschnittliche Überlebenszeit betrug 33 Monate. Alle 9 Patienten hatten einen malignen primären retroperitonealen Tumor, davon 2 ein extragonadales Teratokarzinom. 2 dieser 9 Patienten mit einem malignen Teratom und Liposarkom hatten einen operativen Second-look, der kein Tumorgewebe zutage förderte. Beide leben nach 4 bzw. 5½ Jahren rezidivfrei. Somit scheint die gezielte Bestrahlung (unter computertomographischer Planung) nach bioptischer Diagnosesicherung mit Second-look post radiationem bei den extragonadalen primären retroperitonealen Tumoren und unreifen Sarkomen (mit Ausnahme des strahlenresistenten Fibrosarkoms, RÜPPELL u. WOLTER 1972) Beachtung zu verdienen.
Die *Polychemotherapie* hatte bei 8 Patienten im Krankengut von WAGENKNECHT u. Mitarb. (1976) keine Wirkung. Demgegenüber gelang WILEY u. Mitarb. (1975) durch eine intraarterielle ACT-Infusion mit kombinierter Radiotherapie eine Tumorreduktion. 2 von 4 Patienten mit primärem retroperitonealem Tumor sind bereits Langzeitüberlebende. SKINNER (1977) verwendet ein Chemotherapie-Downstaging bei nichtresektablen metastasierenden Non-Seminomen. Einer von seinen 10 Patienten verstarb nach der verzögerten Erstoperation bzw. Second-look-Operation am Leberversagen. Frühkomplikationen nach dieser kombinierten Therapie waren Pankreatitis (1 Patient) und Phlebitis (2 Patienten). An Spätkomplikationen wurde ein Dünndarmileus beobachtet. DANIELS u. BRÜNNER (1979) behandelten 5 von 87 Patienten mit primärem retroperitonealem Tumor wegen Inoperabilität zytostatisch. 3 der 5 Kranken hatten eine Second-look-Operation. 4 der 5 Kranken sind Langzeitüberlebende. Im eigenen Krankengut erhielten 3/26 Patienten eine kombinierte Chemo-/Radiotherapie mit Second-look-Operation. 2 Patienten leben bereits seit mehr als 5 Jahren rezidivfrei.

Zusammenfassung

In der Diagnostik wurde durch die routinemäßige Sonographie und Computertomographie der größte Fortschritt der Abklärung der primären retroperitonealen Tumoren erreicht. Gelingt es, durch ultraschallgesteuerte Feinnadelbiopsie die Artdiagnose zu sichern, dann kann ein präoperatives Downstaging durch eine kombinierte Radio-/Chemotherapie (je nach Tumorzusammensetzung) erreicht werden. Nach einem Intervall von 4–6 Wochen schließt sich die verzögerte Erstoperation oder Second-look-Operation, falls die Artdiagnose nur über eine Minilaparatomie (SKINNER 1977) zu sichern war, an. Allerdings bestehen über Wahl der Chemotherapeutika und Dauer der postoperativen Chemotherapienachbehandlung noch keine einheitlichen Auffassungen. Bei den extragonadalen Hodentumoren wird man sich analog dem Vorgehen bei metastasierenden Non-Seminomen verhalten. Der Versuch einer primären radikalen PRT-Entfernung ist nach den Erfahrungen der Literatur überhaupt nur bei 17–33% der PRT-Kranken möglich. Damit sollte die Indikation für ein primär operatives Vorgehen auf Patienten mit lebensbedrohlichen Akutsymptomen beschränkt bleiben. Für alle anderen Patienten ist die Behandlung nach der Sandwich-Technik vorzuziehen.

Literatur

Bek, V.: Primary retroperitoneal tumours. Neoplasma 17 (1970) 253

Braasch, J.W., A.B. Mon: Primary retroperitoneal tumors. Surg. Clin. N. Amer. 47 (1967) 663

Daniels, V., H. Brünner: Primäre retroperitoneale Tumoren. Dtsch. med. Wschr. 104 (1979) 1201

Debré, B., R. Nataf, L. Boccon-Gibod, A. Steg: Tumeurs germinales rétropéritonéales primitives. Ann. Urol. 14 (1980) 161

De Weerd, J.H., M.B. Dockerty: Lipomatous retroperitoneal tumors. Amer. J. Surg. 84 (1952) 397

Donnelly, B.A.: Primary retroperitoneal tumors; report of 95 cases and review of literature. Surg. Gynec. Obstet. 83 (1946) 705

Duncan, R.E., A.T. Evans: Diagnosis of primary retroperitoneal tumors. J. Urol. (Baltimore) 117 (1977) 19

Dvoracek, C.: Primary chorionepithelioma of prostate with gynecomastia. Čas. Lék. čes. 88 (1949) 198

Fine, G., R.W. Smith jr., M.R. Pachter: Primary extragenital choriocarcinoma in the male subject. Case report and review of the literature. Amer. J. Med. 32 (1962) 776

Friedman, N.B.: Comparative morphogenesis of extragenital and gonadal teratoid tumors. Cancer (Philad.) 4 (1951) 265

Gerhardt, P.: Die radiologische Diagnostik retroperitonealer Tumoren. Langenbecks Arch. Chir. 334 (1973) 149

Gilmour, J.R.: Recurrent tumour of mesenchyme in adult. J. Path. Bact. 55 (1943) 495

Gup, A.K.: Retroperitoneal xanthogranuloma. J. Urol. (Baltimore) 107 (1972) 586

Heckmann, R., H.C. Weichert, E.M. Röttinger, D.K. Hoßfeld: Sonographische Verlaufskontrollen bei retroperitonealen Tumoren unter Chemotherapie. Fortschr. Röntgenstr. 126 (1977) 236

Hermanutz, K.D., E. Bücheler, E. Klais: Möglichkeiten und Grenzen der Kavographie in der Tumordiagnostik. Fortschr. Röntgenstr. 122 (1975) 230

Heuck, F.: Sarkome des retroperitonealen Raumes. Radiol. austr. 17 (1967) 305

Hewitt, R.L., H. Ichinose, R.F. Weichert, T. Drapanas: Chemodectomas. Surgery 71 (1972) 275

Hofmann, V., U. Wilnow: Zur Genese und Dignität der Teratome im Kindesalter. Bericht über 75 Fälle. Kinderärztl. Prax. 39 (1971) 151

Hyman, A., H.E. Leiter: Extratesticular chorioepithelioma in male probably primary in urinary bladder. J. Mt Sinai Hosp. 10 (1943) 212

Kümmerle, F., G. Ritter: Retroperitoneale Riesenlipome. Dtsch. med. Wschr. 93 (1968) 742

Nagamatsu, G.: A new extraperitoneal approach for bilateral retroperitoneal lymph node dissection in testis tumor. J. Urol. (Baltimore) 90 (1963) 588

Newman, H.R., B.D. Pinck: Primary retroperitoneal tumors; summation of 33 cases. Arch. Surg. 60 (1950) 879

Otto, P.: Sonographischer Metastasennachweis im Bauchraum. Röntgen-Bl. 28 (1975) 156

Pack, G.T., E.J. Tabah: Collective review, primary retroperitoneal tumors; study of 120 cases. Int. Abstr. Surg. 99 (1954) 209

Persky, L., E.D. Kursh, S. Feldman: Extrinsic obstruction of the ureter. In Campbell, M.F., J.H. Harrison, R.F. Gittes, A.D. Perlmutter, T.A. Stamey, P.C. Walsh: Urology, 4th Ed., vol. I. Saunders, Philadelphia 1978 (p. 437)

Pilepich, M.V., J.B. Rene, J.E. Munzenrider, B.L. Carter: Contribution of computed tomography to the treatment of lymphomas. Amer. J. Roentgenol. 131 (1978) 69

Pließ, G.: Retroperitoneale Tumoren – Pathologisch-anatomische Gesichtspunkte. Langenbecks Arch. Chir. 334 (1973) 127

Remé, H.: Klinische Symptomatologie und Differentialdiagnose retroperitonealer Tumoren. Langenbecks Arch. Chir. 334 (1973) 141

Rüppell, V., J. Wolter: Diagnostik und Therapie der primär retroperitonealen Tumoren. Chirurg 43 (1972) 423

Russel, D.S.: Pinealoma; its relationship to teratoma. J. Path. Bact. 56 (1944) 145

Schlumberger, H.G.: Teratoma of anterior mediastinum in group of military age; study of 16 cases and review of theories of genesis. Arch. Path. 41 (1946) 398

Sessions, R.T., H.W. Scott: Retroperitoneal non-chromaffin paraganglioma. Amer. J. Surg. 99 (1960) 70

Sharma, T.C., A.G. Huvos, H. Grabstald: Retroperitoneal malignant mesenchymoma. J. Urol. (Baltimore) 106 (1971) 60

Skinner, D.G.: Considerations for management of large retroperitoneal tumors: use of the modified thoracoabdominal approach. J. Urol. (Baltimore) 117 (1977) 605

Starck, D.: Embryologie. Thieme, Stuttgart 1955; 3. Aufl. 1975

Stephens, D.H., P.F. Sheedy, R.R. Harrery, B. Williamson: Diagnosis and evaluation of retroperitoneal tumors by computed tomography. Amer. J. Roentgenol. 12 (1977) 395

Tempelton, R.W., J.L. Stuber: Abdominal and retroperitoneal sonography. Amer. J. Roentgenol. 113 (1971) 741

Tobenkin, M.I., F.M. Binkly, D.R. Smith: Exposure of the retroperitoneum for radical dissection of lymph nodes. J. Urol. (Baltimore) 86 (1961) 596

Utz, D.C., M.F. Buscemi: Extragonadal testicular tumors. J. Urol. (Baltimore) 105 (1971) 271

Voûte, P.A., W.J. van Putten, J.M.V. Burgers: Tumors of the sympathetic nervous system. In Bloom, H.J.G., J. Lemerle, M.K. Neidhardt, P.A. Voûte: Cancer in Children. Clinical Management. Springer, Berlin 1975 (p. 138)

Wagenknecht, L.V., V. Schumpelick, R. Winkler: Urological aspects of primary retroperitoneal tumors. Europ. Urol. 2 (1976) 15

Weidenhiller, S., H. Lutz, R. Petzoldt: Ultraschallgezielte Feinnadelpunktion von Abdominal- und Retroperitonealtumoren. Med. Klin. 70 (1975) 973

Wiley, A.L., G.W. Wirtanen, P. Joo, F.J. Ansfield, G. Ramirez, H.L. Davis, H. Vermund: Clinical and theoretical aspects of the treatment of surgically unresectable retroperitoneal malignanca with combined intraarterial actinomycin D and radiotherapy. Cancer (Philad.) 36 (1975) 107

William, I.G.: Retroperitoneal tumors. Clin. Radiol. 11 (1960) 80

Wirbatz, W., B.E. Ohmstede, H. Gummel, Th. Matthes: Diagnostik, Therapie und Prognose der Retroperitonealtumoren. Langenbecks Arch. klin. Chir. 302 (1963) 827

Tumoren des Kindesalters

J. E. Altwein, P. Gutjahr

Kindliche Tumoren unterscheiden sich in mehrfacher Hinsicht von den Geschwülsten des Erwachsenenalters.
Erstens: Obwohl die karzinombedingte Mortalität bei den unter 15jährigen ebenso wie bei allen über 15jährigen an 2. Stelle der Todesursachenstatistik rangiert, ist aber die Karzinomsterblichkeit beim erwachsenen Mann um den Faktor 140, bei der erwachsenen Frau um den Faktor 160 größer als im Kindesalter. Somit wird auch an pädiatrisch-onkologischen Zentren eine im Vergleich zum Erwachsenenalter niedrigere Zahl von Tumorkranken aufgenommen. Dieser Umstand förderte schon frühzeitig die Entwicklung aussagekräftiger Verbundstudien (Tab. **1**).
Zweitens ist der Stellenwert der Palliativbehandlung geringer als bei der Behandlung von Geschwülsten des Erwachsenenalters. Es handelt sich dabei um eine einfache Folge der normalen Lebenserwartung: beispielsweise hat eine 2jährige Lebensverlängerung eine ganz andere Bedeutung für einen 70jährigen als für ein 7jähriges Kind.
Ein *dritter* Unterschied ergibt sich beim Vergleich der Dignität. Kindliche Tumoren sind oft hochmaligne und weisen eine kurze natürliche Entstehungszeit auf. Dies wird pathologisch-anatomisch dadurch unterstrichen, daß im Gegensatz zu den vorwiegend epithelialen Malignomen des Erwachsenen die Wucherungen im Kindesalter meist sarkomatös sind. Da diese Geschwülste, wenn sie ungenügend behandelt werden, wegen des schnell progredienten Wachstums binnen Jahresfrist zum Tode führen können, ergibt sich zwingend ein entschlossener, frühzeitiger Behandlungsbeginn.
Ein *vierter* Punkt ergibt sich aus der großen Toleranz von Kindern gegenüber aggressiven Behandlungsformen, der Kombination von Radikaloperationen mit Radio- und Polychemotherapie. Im Gegensatz zum Erwachsenen kann das Kind auch nichts zur Entscheidung für eine solche differente Therapie beitragen; es kann sie nicht einmal ablehnen. Die Last der Entscheidung tragen Eltern und Arzt im wesentlichen allein.
Als *fünfter* Punkt, der die Unterschiede zum Erwachsenenalter unterstreicht, muß das Problem therapiebedingter Spätfolgen aufgeführt werden. Mit zunehmender Anzahl von Langzeitüberlebenden steigt der Anteil von Spättumoren.

Unter der Vielfalt der bösartigen Geschwülste im Kindesalter hat ein Tumor, der Wilms-Tumor, eine Sonderstellung; denn gerade bei dieser Geschwulst ist in den letzten Jahren durch eine intensive interdisziplinäre Zusammenarbeit die Überlebenschance außerordentlich gewachsen.

Wilms-Tumor

MAX WILMS beschrieb 1899 eine hochmaligne embryonale Mischgeschwulst der Niere, für die zahlreiche Synonyme vereinzelt verwandt wurden; insbesondere: Nephroblastom, Embryom, Mischtumor, Adenorhabdomyosarkom und Birch-Hirschfeld-Tumor der Niere.
In der Behandlung des Wilms-Tumors wurden durch den Einsatz moderner Chemotherapeutika beispielhafte Fortschritte erzielt: nach alleiniger Operation überlebten nur 20% der Kinder (KLAPPROTH 1959), hingegen mit Hilfe der Kombinationsbehandlung nahezu 90% (D'ANGIO u. Mitarb. 1976). Die Entwicklung dieser wirksamen Therapie war nur möglich, da in multinationalen Verbundstudien (s. Tab. **1**) die verfügbaren therapeutischen Modalitäten ständig überprüft und verbessert worden waren. Darüber hinaus vermittelten diese Studien wichtige Fakten zur Biologie dieses Tumors: durch die Ergebnisse der amerikanischen NWTS (s. Tab. **1**) ließ sich beispielsweise zeigen, daß Kinder klinisch geheilt sind, die 2 Jahre nach Beginn der Kombinationstherapie tumorfrei überlebt haben; denn unter 606 Patienten der NWTS hatte nur ein Patient einen Relaps nach mehr als 2 Jahren (D'ANGIO u. Mitarb. 1976).

Häufigkeit, Alters- und Geschlechtsverteilung

Die jährliche Erkrankungsrate in Industrienationen beträgt 8,2 auf 1 Million Kinder. Im Gegensatz zu den »Umweltkarzinomen« ist die Wilms-Tumor-Inzidenz seit dem Ende des 2. Weltkrieges konstant geblieben (EVERSON u. FRAUMENI 1975). In den Vereinigten Staaten rangieren die Wilms-Tumoren in der Skala der soliden Neoplasien unter 15jährigen Kindern an 4. Stelle, im eigenen

Tabelle 1 Prospektive Chemotherapie: Verbundstudien beim Wilms-Tumor

CCSG	Childrens Cancer Study Group	Einmalige versus wiederholte Actinomycin-D-Gaben
SIOP	Société Internationale d'Oncologie Pédiatrique	Vor- versus Nachbestrahlung; einmalige versus wiederholte Actinomycin-D-Gaben
MRC	Medical Research Council	Actinomycin D versus Vincristin
NWTS	National Wilms Tumor Study	Bestrahlung versus keine Bestrahlung in Gruppe I Actinomycin D versus Vincristin versus Actinomycin D plus Vincristin in Gruppe II u. Gruppe III

Tabelle 2 Häufigkeit der Diagnosen bei 843 Kindern mit bösartigen Neubildungen; Univ.-Kinderklinik Mainz

	N	%
Leukämien	284	33,7
ZNS-Tumoren	201	23,8
Non-Hodgkin-Lymphome	58	6,9
Wilms-Tumoren	**57**	**6,8**
Neuroblastome	**50**	**5,9**
Rhabdomyosarkome	**42**	**5,0**
Morbus Hodgkin	36	4,3
Maligne Teratome	18	2,1
Osteogene Sarkome	17	2,0
»Sarkome« (nicht näher differenziert)	14	1,7
Epitheliale Lebertumoren	13	1,5
Karzinome	13	1,5
Histiozytosis X, disseminiert	13	1,5
Ewing-Sarkome	10	1,2
Retinoblastome	7	0,8
Übrige	10	1,2

Krankengut von 843 Kindern mit bösartigen Neubildungen sogar an 3. Stelle (Tab. **2**) und bei Negerkindern sogar an 2. Stelle (nach den Tumoren des zentralen Nervensystems; YOUNG u. MILLER 1975).
Prädilektionszeit ist das frühe Kindesalter mit einem Häufigkeitsgipfel im 2. und 3. Lebensjahr (Durchschnittsalter 3½ Jahre). 77% erkranken vor dem 5. und 90% vor dem 7. Lebensjahr. Es gibt Berichte über 113 angeborene Wilms-Tumoren bei Feten, Früh- und Neugeborenen sowie über 150 Nephroblastome bei Erwachsenen. Während SONLEY (1972) bei 211 Kindern ein Überwiegen des männlichen Geschlechtes im Verhältnis von 1,8:1 beobachtete, zeigte sich in den Verbundstudien ein Verhältnis von 0,9:1. Im eigenen Krankengut von 57 Kindern war das Geschlechtsverhältnis in etwa 1,1:1 ebenfalls ausgewogen.

Ätiologie und Pathogenese

Als ätiologisch bedeutsame Faktoren in der Onkogenese pädiatrischer Malignome sind physikalische, chemische, virale und vor allem auch genetische Einflüsse bekannt geworden. Auf eine mögliche Belastung sollte daher bei der Anamnese nephroblastomkranker Kinder geachtet werden. Gegenwärtig haben genetische Faktoren die praktisch größte Bedeutung. KNUDSON (1975) beobachtete, daß bei 38% der Kinder die hereditäre, präzygote Form vorliegt. Klinisch bedeutungsvoll ist das prozentuale Risiko für Verwandte, an einem Wilms-Tumor zu erkranken (STRONG 1976):
– 1–2% für Geschwister oder Kusinen 1. Grades des Patienten mit doppelseitigem oder familiärem Wilms-Tumor;
– 9% für die Nachkommenschaft des Patienten mit einseitigem Wilms-Tumor ohne genitale Fehlbildungen;
– 24% für den eineiigen Zwilling eines Patienten mit nicht vererbbarem Tumor;
– 30% für den Nachwuchs von Patienten mit bilateralem oder familiärem Wilms-Tumor und
– 63% für den eineiigen Zwilling des Patienten mit einer vererbbaren Form des Tumors.

Die Bedeutung dieser Risikofaktoren wird erhellt, wenn man sich die über 90%ige Überlebensrate der Tumorkranken vor Augen führt.
Die Morphogenese ist weitgehend bekannt. Es handelt sich um einen dysontogenetischen Tumor mesodermalen Ursprungs, der aus dem metanephrogenen Gewebe der Ureterknospe entsteht. Diese Theorie wird durch die Häufung gleichzeitig auftretender Nierenmißbildungen wie Doppelnieren, Zystennieren und Hufeisennieren gestützt. Ein derartiges Zusammentreffen legte den Schluß nahe, daß die Tumorbildung durch teratogene Faktoren induziert wurde. Eine sorgfältige Befragung der Familienangehörigen von 547 Kindern mit Wilms-Tumor der NWTS offenbarte, daß 4,4% assoziierte Harntraktmißbildungen, 2,9% eine Hemihypertrophie und 1,2% eine Aniridie hatten (D'ANGIO u. Mitarb. 1973).

Pathologie

Der Tumor kann zentral oder polständig wachsen, vereinzelt ist auch das gesamte Nierenparenchym durch die Geschwulst ersetzt, und es bleibt lediglich ein schmaler Rand komprimierten Nierengewebes. Gelegentlich scheint der Wilms-Tumor juxtarenal nur durch einen schmalen Stiel mit der Niere verbunden. Fast stets bildet sich eine Pseudokapsel aus Bindegewebe, die von der Capsula fibrosa renis zu unterscheiden ist. Satellitenartig vermögen multiple Knoten die gesamte Niere zu durchsetzen (Abb. **1**).

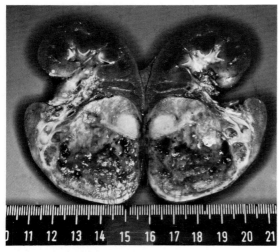

Abb. 1 Nephroblastom der rechten Niere

Tabelle 3 Prognostische Parameter für 429 Patienten mit Wilms-Tumor der Gruppen I–III (aus N. E. Breslow u. Mitarb.: Cancer 41 [1978] 1577)

Parameter		Relaps %	Verstorben %
Alter	0–1 J.	14,8	10,4
	2–3 J.	34,7	17,4
Tumorgewicht	< 249 g	12,3	6,2
	250–499 g	30,3	15,2
	500–999 g	30,6	19,7
Lymphknoten	negativ	21,8	10,9
	positiv	44,3	30,7
Histologie	sarkomatös	72,7	63,6
	anaplastisch	90,0	80,0
Tumorruptur (intraoperativ)	+	24,5 n.s. (!)	12,8 n.s. (!)
	–	33,7	22,8

Auf dem Querschnitt erscheint der Tumor grauweiß bis graurosa und bietet ein buntes Bild infolge fleckförmig angeordneter Blutungen und myxomatöser Bezirke. Fortgeschrittene Nephroblastome wachsen expansiv-infiltrierend. Die Capsula fibrosa renis wird aufgebraucht, und das perirenale Fett, Nebennieren, Zwerchfell, Kolon oder Leber können tumorös durchsetzt sein. Geschwulstausläufer erreichen das Nierenbeckenkelchsystem (Makrohämaturie!) und die Nierennerven. Metastasen der Nierenhiluslymphknoten kennzeichnen den fortgeschrittenen Tumor mit ungünstiger Prognose; denn die prozentuale Metastasierungsrate betrug bei negativen Lymphknoten 21,8% (von 340 Kindern) und bei positiven Lymphknoten 44,3% (von 88 Kindern). Die Mortalitätsrate stieg bei positiven Lymphknoten um den Faktor 3 (10,9 versus 30,7%; BRESLOW u. Mitarb. 1978). Vergleichsweise sind andere Wachstumsparameter des Wilms-Tumors: Tumorgewicht, Kapselpenetration, Befall der intrarenalen Nierengefäße, Befall der Nierenvene oder Übergreifen auf Nachbarorgane von untergeordneter prognostischer Bedeutung (Tab. 3). SUTOW u. Mitarb. (1970) betonen die ungünstige Voraussage bei multinodulärem Wilms-Tumor; denn 7 von 8 derartiger Kinder hatten Metastasen, ein abdominales Rezidiv oder einen zweiten Primärtumor.

Histologisch setzen sich die Nephroblastome in wechselndem Verhältnis aus mesenchymalen und epithelialen Elementen unterschiedlicher Reifegrade zusammen (Abb. 2). Metastasen des Wilms-Tumors sind in höherem Maße nicht epithelial differenziert bei gleichzeitiger Abnahme tubulärer und glomerulärer Elemente (BANNAYAN u. Mitarb. 1971). Mäßig abgrenzbare Anhäufungen epithelialer Zellen des Tumors vermischen sich nahezu unmerklich mit dem Stroma, das auch ausgereifte mesenchymale Strukturen wie quergestreifte Muskulatur, Knorpel, Fettgewebe und Knochen allein oder in Kombinationen enthalten kann.

Histopathologische Stadienbestimmung

STOWENS (1959) betonte, daß beim individuellen Tumor das Überwiegen epithelialer Elemente, gut ausgebildeter glomeruloider Strukturen und tubulusähnlicher Gebilde eine günstigere Prognose ankündigt als bei überwiegender Spindelzellausstattung. Die Beziehung zwischen histologischem Typ und der biologischen Aktivität des Tumors wurde in der SIOP-Verbundstudie (LEMERLE u. Mitarb. 1976; s. Tab. 1) bestätigt: Die Fünfjahresüberlebensrate erreichte 90% bei Kindern, deren Tumoren alle 3 Typen epithelialer Ausreifung enthielten, 61% bei Anwesenheit von ein oder zwei Differenzierungsmustern und fiel auf 43% beim Fehlen epithelialer Elemente. Eine einfache Dreiteilung in Anlehnung an das Grading anderer Tumoren des Urogenitalsystems wird von JEREB u. Mitarb. (1973) vorgeschlagen (Tab. 4). Eine präoperative Bestrahlung und/oder Chemothera-

Tabelle 4 Histopathologische Differenzierungsgrade (aus Jereb u. Mitarb.: Cancer 31 [1973] 1473)

I	hoch differenziert	Glomeruloide und tubuläre Strukturen
II	mäßig differenziert	Tubuli, aber praktisch fehlende glomeruläre Strukturen
III	nieder differenziert	zellreich; anaplastisches oder sarkomatöses Troma

Abb. 2 Histologie eines Wilms-Tumors ohne Vorbehandlung: monomorphe maligne Zellinfiltrate, normale Nierenstruktur nicht erkennbar (a); Wilms-Tumor nach radiochemotherapeutischer Vorbehandlung: in der Ecke unten rechts glumeruloide Struktur; das übrige Bild zeigt keine malignen Zellen mehr, vielmehr Hohlräume, z. T. mit Einbuchtungen; lymphozytäre Zellen in lockerer Anordnung (b)

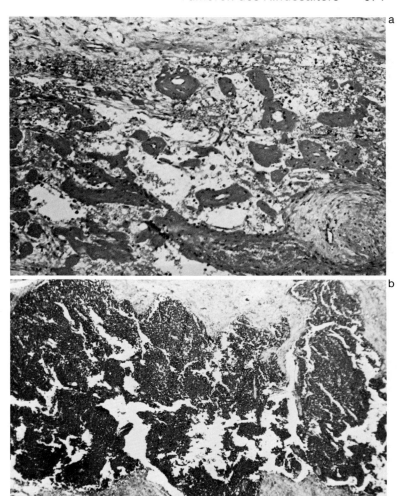

pie verändert die Wilms-Tumor-Histologie bis zur Unkenntlichkeit (s. Abb. 2).

Den 3 histopathologischen Typen des Wilms-Tumors muß das kongenitale mesoblastische Nephrom als zellulär hochdifferenzierter bzw. ausgereifter Wilms-Tumor vorangestellt werden (BECKWITH 1974). Aus klinisch-pathologischer Sicht erscheint die Beziehung des kongenitalen mesoblastischen Nephroms zum Wilms-Tumor vergleichbar der Beziehung des Nierenadenoms zum Hypernephrom im Erwachsenenalter. Histologisch ist dieser Tumor in überwiegendem Maße aus Mesenchymabkömmlingen und unreifen, spindelförmigen Bindegewebszellen zusammengesetzt. Dieses fetale Hamartom ist durch einfache Nephrektomie adäquat behandelt. Die günstige Prognose von Wilms-Tumoren bei Kindern im 1. Lebensjahr ist vermutlich durch den hohen Anteil von unerkannten kongenitalen mesoblastischen Nephromen am Wilms-Tumor-Krankengut dieser Altersgruppe bedingt; denn 6 von 12 Kindern im 1. Lebensjahr mit vermutetem Wilms-Tumor hatten bei der Reklassifikation lediglich ein mesoblastisches Nephrom (BOLANDE u. Mitarb. 1967).

Klinik

Symptomatologisch im Vordergrund steht der Abdominaltumor. Bei den meisten Kindern fiel den Eltern eine diffuse Zunahme des Bauchumfanges oder eine umschriebene Vorwölbung auf. Ein Drittel der Kinder klagt über Schmerzen, ein Viertel hat eine Makrohämaturie, da der Wilms-Tumor in das Nierenbeckenkelchsystem eingebrochen ist. Uncharakteristisch sind Anorexie, allgemeines Krankheitsgefühl oder Fieber. Die Inzidenz von Hochdruck beim Wilms-Tumor-Kranken schwankt von 12–50% (KENNY u. Mitarb. 1969, SILVA-SOSA u. Mitarb. 1966).

672 Tumoren

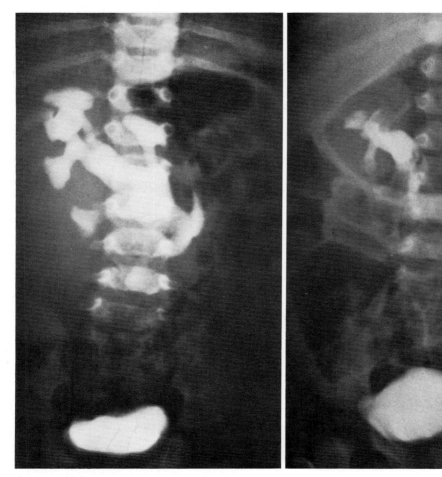

Abb. 3 Ektasie des bizarr geformten Nierenbeckenkelchsystems eines Wilms-Tumors im Ausscheidungsurogramm. Beachte den weichteildichten Schatten und die Darmgasverlagerung. Kompression der V. cava inferior bei einem die Mittellinie überschreitenden Wilms-Tumor rechts (links). Deutliche Tumorrückbildung nach einer präoperativen kombinierten Vorbehandlung (rechts)

Tabelle 5 Radiologische Differentialdiagnose raumfordernder Prozesse im Flankenbereich

	Verkalkung	Leeraufnahme Überschreitet Mediane	Ossäre Veränderungen	Bizarres NBKS	Urogramm NBKS verlagert	Stumm
Wilms-Tumor	+	+	0	+++	+	+
Neuroblastom	+++	+++	++	+	+++	0
Multizystische Nierendysplasie	0	0	0	+++	0	+++
Hydronephrose	0	0	0	0	+	++
Teratom	++	+	0	0	+	0

Ein Anstieg des Reninspiegels im peripheren Plasma und Tumorgewebe wurde vereinzelt nachgewiesen (GANGULY u. Mitarb. 1973). Die Annahme, das Symptom Hochdruck signalisiere eine ungünstige Prognose für das Wilms-Tumor-kranke Kind, konnte nicht bestätigt werden (BRESLOW u. Mitarb. 1978).

Unter den radiologischen Untersuchungsmethoden stehen Thoraxröntgen, Abdomenübersichtsaufnahme und Ausscheidungsurographie im Vordergrund (Abb. 3, Tab. 5). Der weichteildichte Schatten mit Verlagerung luftgefüllter Darmschlingen und gelegentlicher Spreizung der knöchernen Rippen auf der Tumorseite fällt auf der Leeraufnahme auf. Als intrinsischer raumfordernder Prozeß zerstört der Wilms-Tumor die Nierenbeckenkelcharchitektur, und es bilden sich bizarre Sekundärkelchmuster. Die Ektasie einzelner oder mehrerer Kelche ist Folge einer Kompression der Infundibula. Demgegenüber ist das wichtigste urographische Zeichen beim Neuroblastom die Kaudolateralverlagerung der Niere bei erhaltener Nierenbeckenkelcharchitektur (s. Abb. 18). Etwa jeder 10. Wilms-Tumor zeigt eine flaue, fleckförmige Verkalkung mit Verschattung des ipsilateralen M. psoas.

Die Kavographie (Abb. 4) informiert über die Bildung von Kavathromben und das Ausmaß der Kavaverlagerung mit Bildung eines Kollateralkreislaufes.

Die Ultraschalluntersuchung (Abb. 5) hat die

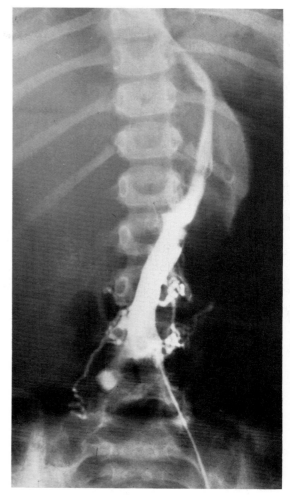

Abb. 4 Kavographie: Verlagerung und Impression durch einen Wilms-Tumor

Abb. 5 Reflexdichte Bezirke wechseln mit akustisch homogenen Abschnitten bei einem großen Wilms-Tumor (links), dessen Volumen um 30% unter der kombinierten, präoperativen Vorbehandlung zurückging (rechts)

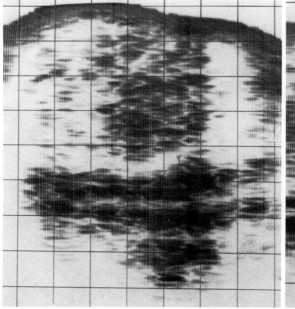
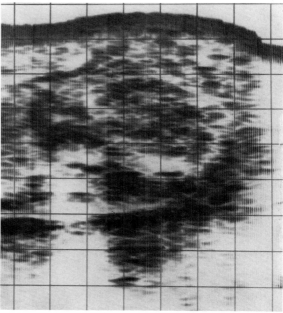

Tabelle 6 Sonographische Klassifikation raumfordernder Prozesse im Abdomen (nach *Hünig* u. *Kinser*)

Klasse	Sonographische Kriterien	Befund
1	sehr echoreich	meist solider Tumor
2	echoreich mit akustisch homogenen Arealen (= akustisch inhomogen)	Tumoreinblutung/-nekrose oder Tumoren mit sehr heterogenen Gewebequalitäten
3	echoarm mit einzelnen Reflexen	oft solider, homogen zusammengesetzter Tumor
4	echofrei (akustisch homogen)	Zyste

Tabelle 7 Klinische Einteilung des Wilms-Tumors (National Wilms Tumor Study)

Gruppe I	Tumor auf Niere beschränkt, radikal entfernt
Gruppe II	Invasion perirenaler Strukturen (Fett, regionale Lymphknoten), aber Tumor radikal entfernt
Gruppe III	Tumor unradikal entfernt (sekundäre Lymphknoten infiltriert, Tumor intraoperativ rupturiert, ausgedehnte Infiltration vitaler Organe)
Gruppe IV	Hämatogene Metastasen
Gruppe V	Bilaterale Wilms-Tumoren

Tabelle 8 Beziehung der NWTS-Gruppierung zu der von *Cassady* u. Mitarb. (1973) vorgeschlagenen präoperativen Angabe von T, N und M

	N_0	N_1	M_1	M_2
T_1	Gruppe I			
T_2	Gruppe II		Gruppe IV	Gruppe V
T_3	Gruppe III			

Arteriographie und die retrograde Pyelographie weitgehend entbehrlich gemacht. Die Geschwulst erscheint als gut abgegrenzte, relativ reflexdichte Zone mit verstreuten Binnenechos, die sich durch eine Schallverstärkung akzentuieren lassen. Es handelt sich um nekrotische Bezirke. Da der Schall die solide Geschwulst schlecht durchdringt, fehlt eine scharf abgegrenzte Tumorrückfront (HÜNIG u. KINSER 1973). Das Wilms-Tumor-bedingte Reflexmuster entspricht nach der sonographischen Klassifikation raumfordernden Prozessen der Klasse 2 (Tab. 6). Die Echographie gestattet darüber hinaus den Nachweis von Lebermetastasen sowie der Verkleinerung des Primärtumors unter der Vorbehandlung (s. Abb. 5).

Die Computertomographie mit ihrem Auflösungsvermögen von 1 cm ergänzt die Sonographie beim Staging. Die Infiltration von Nachbarorganen und der Nachweis von Lungenmetastasen trotz scheinbar unauffälliger Lungenschichtaufnahmen sind trotz der hohen Strahlenbelastung Vorzüge dieses Verfahrens (STEWART u. Mitarb. 1978).

Laborchemisch ist die Standarddiagnostik ausreichend; denn Tumormarker des Nephroblastoms sind nicht bekannt. Als paraneoplastisches Syndrom wurde vereinzelt ein Anstieg des Plasmaerythropoetins mit/ohne Polyzythämie gefunden (KENNY u. Mitarb. 1970). Das Plasmaerythropoetin soll eine Beziehung zur Tumoraktivität haben ebenso wie das Auftreten oder Verschwinden pathologischer Mucin- oder Protein-Polysaccharid-Komplexe im Serum oder Urin (POWARS u. Mitarb. 1972).

Staging

Die NWTS verwendet eine Unterteilung des Wilms-Tumors in 5 Gruppen (Tab. 7 und 8), die während der Operation ermittelt wird. Die Gefahr einer Über- oder Unterschätzung der Tumorausdehnung wird dadurch vermindert. Das vorgeschlagene, aber noch nicht eingeführte TNM-System wird demgegenüber die klinische Ausdehnungsbestimmung erlauben; eine Voraussetzung für die Beurteilung der Effizienz einer präoperativen Kombinationstherapie.

Differentialdiagnose

Schwierig ist im Einzelfall die Abgrenzung anderer abdominaler raumfordernder Prozesse von Wilms-Tumoren. Im eigenen Krankengut betrug die Rate 9% (5/57 Kinder). Der gleiche Prozentsatz wurde von der NWTS (30/606 Kinder) und der SIOP (40/442 Kinder) angegeben. In der Reihenfolge der Häufigkeit handelt es sich um das Neuroblastom, zystische oder obstruktive Nierenerkrankungen.

Therapie

Vier Verbundstudien (s. Tab. **1**) haben den Stellenwert und Indikationsbereich der therapeutischen Modalitäten zur Behandlung des Wilms-Tumors überprüft und kamen zu eindeutigen Schlußfolgerungen. Kontrovers bleibt die Zweckmäßigkeit einer präoperativen Vorbehandlung, und immer stärker ins Bewußtsein rücken die Spätfolgen der aggressiven Kombinationsbehandlung.

Operation

Basis und an vielen Institutionen erster therapeutischer Schritt ist die radikale Tumornephrektomie. Der Suprakostalschnitt im 11. Interkostalraum wird oberhalb des Umbilikus nach medial verlängert. Die Pleura wird sorgfältig von der Fascia endothoracica abpräpariert. Der tumorseitige M. rectus wird durchtrennt. Nach Eröffnung des Peritoneums schließt sich die Palpation des Primärtumors, der Leber und Gegenniere an. Die visuelle Inspektion der Gegenniere ist bei Anwendung der modernen sonographischen oder computergesteuerten Schichtverfahren entbehrlich. Unter Anwendung eines Rahmensperrers mit Thoraxaperturhaken (Sigel) ist der transthorakale Zugang auf Ausnahmesituationen etwa bei Infiltration des Diaphragma beschränkt (SIGEL u. CHLEPAS 1977).

Erstes Operationsziel ist die Darstellung des Nierenstiels. Dazu wird das Peritoneum parietale sowohl auf der rechten (Abb. **6a**) als auch auf der linken Seite (Abb. **6b**) vertikal bzw. parallel zum Colon ascendens oder descendens über der Tumormasse inzidiert. Parakolisch wird der Nierenstiel dargestellt. Die parallelen Dickdarmschenkel werden nach medial retrahiert. SIGEL u. CHLEPAS (1977) inzidieren das Retroperitoneum über der Aorta und durchtrennen das Treitzsche Band. Bei rechtsseitigen Tumoren muß das Duodenum nach mediokranial und beim transligamentären Zugang nach rechtskranial abpräpariert und retrahiert werden. Hat eine präoperative Kombina-

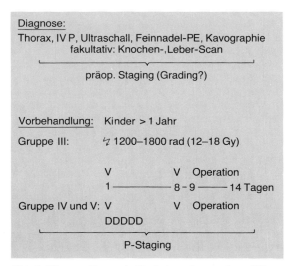

Abb. 7 Diagnostik und Vorbehandlung des Wilms-Tumors

Abb. 6 Parakolischer Zugang zur rechten Niere (**a**) und linken Niere (**b**) nach Längsinzision des Peritoneum parietale. Nach Freipräparation der linksseitigen Nierenvene kann diese mit einem Lidhaken angehoben werden, um primär die tumorseitige Nierenarterie zu ligieren (**c**)

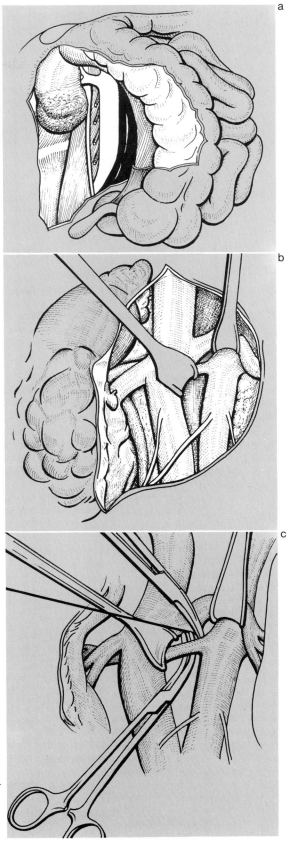

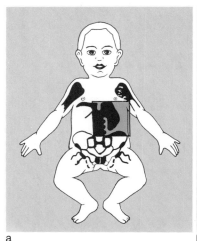 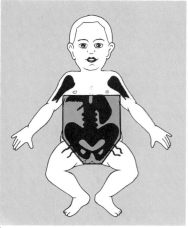 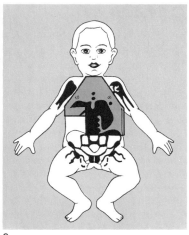

Abb. 8 a–c Strahlenfelder in Beziehung zur Tumorausdehnung
a NWTS-Gruppe I (nur Kinder >2 Jahre), NWTS-Gruppe II: Dosis: 2–3000 rad (0,02–30 Gy) in 3 Wochen auf das Nierenbett
b NWTS-Gruppe III (auch: intraoperative Rupturen): Dosis: 2000 rad (20 Gy) in 2 ½ Wochen, Ausblenden der Gegenniere bei 1200 rad (12 Gy) + 750–1000 rad (7,5–10 Gy)/Woche auf das Nierenbett
c NWTS-Gruppe IV (Lungenmetastasen): Dosis: 1650 rad (16,5 Gy)/2 Wochen auf den gesamten Thorax + 1000–1500 rad (10–15 Gy) in 1½ Wochen auf das Nierenbett

tionsbehandlung einen rechtsseitigen Wilms-Tumor verkleinert, dann ist das Duodenum nicht selten an den Tumor herangezogen.
Der Winkel an der Einmündungsstelle der V. renalis sinistra in die V. cava inferior wird präparatorisch dargestellt, und Hohlvene und linksseitige Nierenvene werden mit Lidhaken oder Gefäßzügeln (farbige Vesselloops) angehoben, damit die entsprechende Nierenarterie primär ligiert und durchtrennt werden kann (Abb. **6 c**). Muß zuerst die tumorseitige Nierenvene durchtrennt werden, kommt es zum erhöhten Blutverlust, aber die Prognose für das Kind wird entgegen früherer Auffassung nicht verschlechtert (LEAPE 1978). Die tumorseitigen Nebennieren bzw. Keimdrüsengefäße werden rückseitig ligiert und durchtrennt; lästige Blutungen können aus einer eingerissenen rechtsseitigen Nebennierenvene entstehen. Ein flottierender Kavathrombus, der fast ausschließlich bei rechtsseitigen Geschwülsten beobachtet wird, verlangt eine Exposition auch des subhepatischen bzw. suprahilären Hohlvenenabschnittes durch Abpräparation der Flexura coli dextra. Nach Durchtrennung und Ligatur der rechtsseitigen Nebennierenvene wird die suprahiläre V. cava unterminiert und angezügelt. Die Spitze des flottierenden Thrombus läßt sich durch Transillumination der Hohlvene mit Kaltlicht ausmachen. Die Hohlveneneröffnung wird unter Verwendung von Satinsky- oder DeBakey-Klemmen wie bei der Thrombusentfernung im Erwachsenenalter vorgenommen.
Bei ausgedehnten unteren Poltumoren wird die infrahiläre Hohlvene gelegentlich zu einem schmalen Band komprimert. Die Identifikation der V. cava inferior kaudalwärts ist bei diesem Befund zweckmäßig. Nach Durchtrennung und Ligatur des Harnleiters wird die tumortragende Niere mitsamt der Nebenniere entnommen und der Eingriff mit einer sorgfältigen Entfernung der regionären Lymphknoten abgeschlossen; denn nach den Untersuchungen von MARSDEN u. STEWART (1968) ist in bis zu 35% der Fälle mit einem Befall der tributären Lymphknoten zu rechnen. Allerdings fordert die NWTS die Lymphknotendissektion nicht.
Bilaterale Tumoren, die bei etwa 5% der Kinder gefunden werden, erfordern eine Exzision oder Teilresektion des tumortragenden Segmentes der Gegenniere. Trotz Manipulation des Tumors mit größtmöglicher Zartheit betrug die Rate der Tumorrupturen im eigenen und im Krankengut der SIOP 33%; bemerkenswerterweise waren praktisch ausschließlich Kinder ohne präoperative Vorbehandlung betroffen (s.u.).
Perioperative Komplikationen. Seitdem die Auffassung von GROSS (1953), der Wilms-Tumor müsse notfallmäßig exstirpiert werden, aufgegeben wurde, ging die Rate der intra- und postoperativen Komplikationen zurück. Eine wirksame Vorbehandlung (Abb. **7**) senkte die Anzahl intraoperativer Tumorrupturen auf 4% (von 73 Patienten) im Krankengut der SIOP und auf 0% im eigenen Krankengut (von 33 Patienten). Übersichtliche Präparation des Nierenstieles und vorzeitige Ligatur der Nierenarterie vermindern die Blutungsgefahr, die schwerwiegendste perioperative Komplikation. Beim postoperativen Ileus muß beim vor-

Abb. 9 Vollständiges Verschwinden der Lungenmetastasen nach Bestrahlung des gesamten Thorax bei simultaner Anwendung von Vincristin, Actinomycin D und Adriamycin

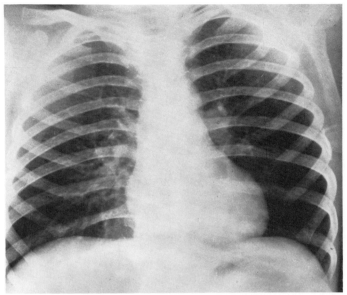
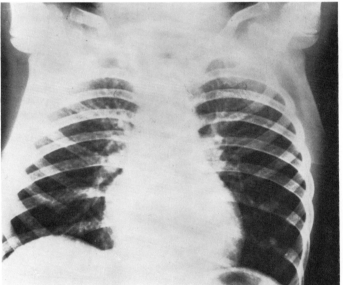

678 Tumoren

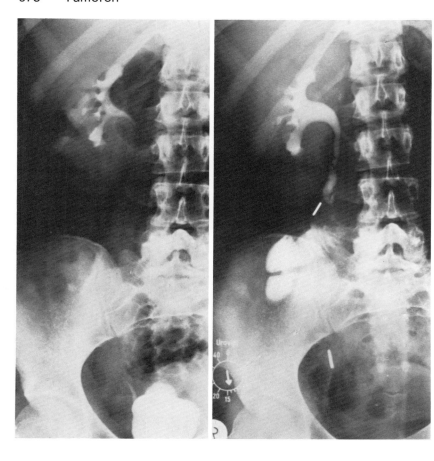

Abb. 10 Radiogene Schrumpfblase 17 Jahre nach Bestrahlung des Abdomens wegen rupturierten Wilms-Tumors (links). Zustand nach Transversum conduit (rechts)

Abb. 11 Gruppenorientierte Nachbehandlung nach operiertem Wilms-Tumor

	Tage post operationem				Wochen post operationem					
	1	3	5	8	3	5	7	9	11	13 usw.
Gruppe I	V		V							
	D	D	D	D	alle 6 Wochen × 5					
Gruppe II	V			V	V V V V					
	D	D	D	D	alle 6 Wochen bis zu 15 Mon.					
							V	V		
							D D D D D			
Gruppe III–V	V		V		V V V V					
					A A A A A } × 5					
					DDDDD					
	D D D D D									
Gruppe II–IV	bis zu 2500 rad (25 Gy) (< 3 Jahre)									
	bis zu 3000 rad 30 Gy (> 3 Jahre)									

behandelten Kind an einen Vincristineffekt gedacht werden. Die Entwicklung ausgedehnter Lymphozelen als Folge der Lymphadenektomie ist bei Verzicht auf einen wasserdichten Peritonealverschluß eine Rarität. Darüber hinaus ist ihre Erkennung sonographisch einfach. Insgesamt tolerieren selbst vorbehandelte Kinder die Operation ausgezeichnet. Im eigenen Krankengut von insgesamt 57 wegen Wilms-Tumor operierten Kindern betrug die Mortalität 0.

Radiotherapie

Präoperativ werden in Mainz in das Tumorfeld 1200 rad (12 Gy) eingestrahlt. Die NWTS-Gruppen III–IV erhalten eine kombinierte Chemotherapie (s. Abb. **8**). Postoperativ wird die Dosis in Abhängigkeit vom Alter des Kindes aufgefüllt (Tab. **9**). Eine intraoperative Tumorzellaussaat erfordert postoperativ eine Vergrößerung des Strahlenfeldes (Abb. **8b**), trotzdem wurde eine 2jährige Tumorfreiheit nur bei 5 von 9 Kindern mit iatrogener Tumorzellaussaat im Krankengut des M.D. Anderson Hospitals erzielt. Die gleiche Studie zeigte auch die enge Beziehung zwischen Größe des Strahlenfeldes und Sitz des intraabdominalen Rezidivs: 4 von 10 intraabdominalen Rezidiven entwickelten sich außerhalb des Strahlenfeldes – ein Argument für die Bestrahlung auch bei Klassifikation des Tumors in den NWTS-Gruppen I oder II. Im gleichen Maße muß bei Lungenmetastasen der gesamte Thorax (Abb. **9**) bestrahlt werden. Bei gleichzeitiger Chemotherapie überlebten 8 von 22 Kindern 2 Jahre tumorfrei. Dagegen wurde nach Thoraxteilbestrahlung nur bei 3 von 10 Kindern Tumorfreiheit erreicht. Wird nur der halbe Thorax in das Strahlenfeld einbezogen, wurde zwar bei 3 Kindern eine vollständige Regression erzielt, aber binnen 7 Monaten hatten alle 3 Kinder Metastasen in der nichtbestrahlten, initial metastasenfreien Lunge. Nach Rücksprache mit dem Strahlentherapeuten wird im Einzelfall zu entscheiden sein, ob nichtresektable Leber- oder Hirnmetastasen bestrahlt werden sollten (Abb. **9**).

Der gegenwärtige Stellenwert der Bestahlung ergibt sich aus den Verbundstudien (s. Tab. **1**). Die SIOP zeigte, daß bei einer Vorbestrahlung von 2000 rad (20 Gy) nach Tumornephrektomie eine 3jährige Tumorfreiheit bei 52% von 73 Patienten

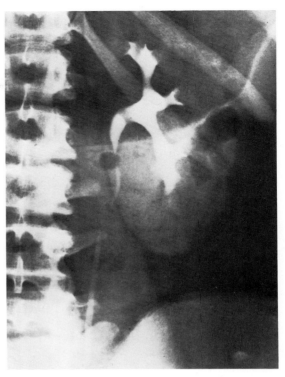

Abb. **12** Radiogene Skoliose nach Bestrahlung wegen eines Wilms-Tumors

erreicht wurde, gegenüber 44% von 64 Patienten *ohne* Vorbestrahlung. Dieser Unterschied war statistisch nicht signifikant. Allerdings hatte die präoperative Strahlenanwendung zweifelsohne einen Downstaging-Effekt. Wohl wichtigste Konsequenz war die reduzierte Tumorrupturinzidenz, wodurch eine Verkleinerung des postoperativen Strahlenfeldes (nur Nierenbett) anstelle der Bestrahlung des gesamten Abdomens (Abb. **8b**) möglich ist. Damit sinkt die Rate von Strahlenspätschäden wie bei einer eigenen Patientin mit radiogener Strahlenschrumpfblase und der Notwendigkeit zur Harnableitung (Abb. **10**).

Gruppen-(Stadien-)orientierte Therapie

NWTS-Gruppe I

Eine Nachbestrahlung erübrigt sich bei den Kindern, die jünger als 2 Jahre alt sind, wohingegen bei den über 2jährigen die Hochvoltbestrahlung in erhöhtem Maße tumorfreies Überleben zu sichern scheint. Für eine endgültige Stellungnahme sind allerdings die in der NWTS beobachteten Fallzahlen (5 Abdominalrezidive von 41 nichtbestrahlten versus 1 Rezidiv bei 20 bestrahlten Kindern jenseits des 2. Lebensjahres) zu gering (D'Angio u. Mitarb. 1976).

Tabelle **9** Wilms-Tumor: Hochvoltbestrahlung

Alter	Dosis
Geburt–18 Monate	1800–2400 rad (18–24 Gy)
19–30 Monate	2400–3000 rad (24–30 Gy)
31–40 Monate	3000–3500 rad (30–35 Gy)
41 Monate oder älter	3500–4000 rad (35–40 Gy)

150–200 rad/d (1,5–2 Gy)

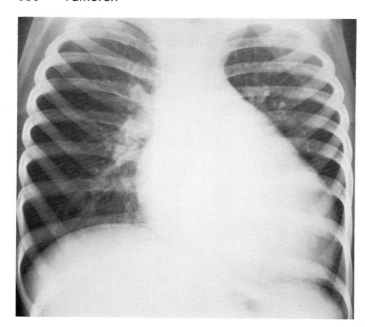

Abb. 13 Adriamycinkardiopathie

NWTS-Gruppe II

Bei Kindern der Gruppe II wird die Nachbestrahlung generell vorgenommen (Abb. **8** und **11**). Die radiogene Skoliose (Abb. **12**) wird durch die Feldgröße und -lage sowie durch die Strahlendosis beeinflußt (GUTJAHR u. Mitarb. 1976). War es nicht möglich, die Wirbelsäule aus dem Strahlenfeld herauszuhalten, wurde der betreffende Wirbelsäulenabschnitt segmental in ganzer Breite in das um 5–10° zur erkrankten Seite abgewickelte Feld einbezogen. Satellitenblenden verkleinerten den Halbschatten am Feldrand.

NWTS-Gruppe III

Bei der NWTS-Gruppe III wird das gesamte Abdomen (s. Abb. **8b**) unter Ausblendung der Gegenniere, der Leber und Femurköpfe bestrahlt. Die Gegenniere sollte nicht mehr als 1200 rad (12 Gy) erhalten. Selbst dann ist noch bei 18% mit einer Einschränkung der Kreatinin-Clearance auf weniger als 55 ml/min zu rechnen (MITUS u. Mitarb. 1969). Bei Knaben führt eine Gonadendosis von 1200–1500 rad (12–15 Gy) zu Infertilität; bei Mädchen verursacht eine einmalige Dosis von 650–700 rad (6,5–7 Gy) oder eine fraktionierte Bestrahlung von 1500–2500 rad (15–25 Gy) eine permanente Kastration (ZUCKERMANN 1965). Häufigste Strahlenspätfolgen am Skelett (Abb. **12**) waren Wachstumsstörungen des Os ileum sowie Wirbelkörperstrukturanomalien (Tab. **10**).

Chemotherapie

Der Wilms-Tumor ist die einzige kindliche maligne Neoplasie, bei der die Operation, Hochvoltbestrahlung und Chemotherapie gleichberechtigt angewendet werden. Dennoch bietet die Behandlung mit den drei wirksamen Zytostatika Actinomycin D, Vincristin und Adriamycin aufgrund der rasch aufeinanderfolgenden Zellteilung ungleich günstigere Bedingungen als die Chemotherapie von Malignomen im Erwachsenenalter. Es sei besonders betont, daß hiermit nicht die kurz- oder mittelfristige Unterdrückung eines ansonsten aber unaufhaltsam progredienten Leidens gemeint ist, sondern nach Beseitigung aller nachweisbaren Tumorzellen die Erhaltung des Remissionszustandes, die Heilung auf Dauer (= permanente erste Remission). Die Verlängerung des Lebens eines Säuglings für 2 Jahre, erkauft mit den Nebenwirkungen einer Therapie, die sich an den Toleranzgrenzen des Organismus zu orientieren hat, ist

Tabelle 10 Wilms-Tumor: Strahlenspätfolgen am Skelett (Mainz 1967–1973)

N	$\frac{z}{\tau}$-Dosis (rad bzw. Gy)	Skelettveränderungen	N
5	1000–2000 (10–20)	Os ileum	17
14	4000 (40)	WK-Strukturanomalien	17
		Skoliose	14
		Rippendeformierung	11
5	4000–5000 (40–50)	Beckenausgang	8
		Osteoporose	7
		Femur	4
Gesamt: 24	⌀ Alter 2,6 J. ⌀ Überlebenszeit 5,7 J.	Wachstumsrückstand 4–10 cm bei 5 Kindern	

nicht das Ziel der pädiatrischen Onkotherapie. Wenn dennoch eine Therapie bei fast allen Kindern vorgenommen wird, so liegt es daran, daß primär meist nicht festzustellen ist, welches der Kinder (beispielsweise mit einem metastasierenden Neuroblastom) schließlich geheilt werden kann.

Actinomycin D. Actinomycin D ist ein Antibiotikum, das aus einer Streptomyces-Art erstmals isoliert wurde. Es bildet einen festen, irreversiblen Komplex mit der DNA und hemmt ihre Transkription, so daß keine RNA gebildet werden kann. Die unmittelbaren, dosislimitierenden Nebenwirkungen sind Nausea, Erbrechen und Diarrhoe. Die Knochenmarkssuppressionen, insbesondere die Thrombozytopenie, sind ein bis zwei Wochen nach der letzten Injektion am ausgeprägtesten. Bei einer präoperativen Actinomycingabe ist diese nachwirkende Thrombozytopenie in der perioperativen Phase zu beachten. Die resultierende Alopezie ist reversibel. Eine Dosisreduktion ist bei einer Lebervorschädigung notwendig, da diese Verbindung über die Leber eliminiert wird.

Bemerkenswert ist der radiosensibilisierende Effekt des Actinomycins (D'ANGIO 1962). Dieser Effekt ist besonders ausgeprägt, wenn pulmonale Wilms-Tumor-Metastasen bei gleichzeitiger Actinomycinanwendung bestrahlt werden. Besonders wirksam ist dieser Synergismus bei der präoperativen Vorbehandlung ausgedehnter Wilms-Tumoren.

Der Stellenwert des Actinomycin D in der Wilms-Tumor-Behandlung wurde durch 4 Verbundstudien (s. Tab. **1**) ermittelt:

Eine Phase-III-Studie der CCSG (WOLFF u. Mitarb. 1974) verglich eine einmalige Actinomycin-D-Serie mit einer über 15 Monate fortgeführten Intervallbehandlung. $2^{3}/_{4}$ Jahre nach Beendigung der Chemotherapie betrug die Rezidivquote bei einmaliger Actinomycin-D-Gabe 57%, dagegen bei der Intervallbehandlung 28%. Dieser Unterschied war statistisch gesichert und bestand auch hinsichtlich der Metastasenlokalisation: 12 von 16 Relapsen nach einmaliger Actinomycin-D-Gabe traten in der Lunge auf, dagegen nur 1 von 7 Relapsen nach der Intervalltherapie. Offensichtlich unterdrückt eine Actinomycin-D-Erhaltungstherapie das Auftreten von Lungenmetastasen.

Im Gegensatz hierzu differieren die Überlebenszeiten nach einmaliger oder wiederholter Therapie nicht (71% gegenüber 80%). Trotz der kleinen Fallzahlen dieser ersten Chemotherapieverbundstudie zur Behandlung des Wilms-Tumors wurde deutlich, daß eine über 15 Monate fortgeführte Actinomycin-D-Erhaltungstherapie keine größere Zahl von Kindern am Leben erhält als eine einmalige Actinomycin-D-Gabe. Kleine Fallzahlen und Fehlen der Stratifikation der CCSG-Studie führten zu ihrer Wiederholung durch die SIOP. Nach 36 Monaten überlebten 58% (von 80 Kindern) nach einmaliger Actinomycin-D-Behandlung gegenüber 54% (von ebenfalls 80 Kindern) nach wiederholter Actinomycin-D-Gabe. Ebensowenig unterschieden sich die Überlebensraten: 86% gegenüber 82%. Somit wurde lediglich die zweite Schlußfolgerung der CCSG-Studie durch die SIOP bestätigt (LEMERLE u. Mitarb. 1976).

Vincristin. Vincristin und Vinblastin sind Alkaloide, die aus Vinca rosea extrahiert werden (CREASEY 1975). Beide Vinca-Alkaloide wirken wie Colchicin als Mitosehemmer und stören den Stoffwechsel der DNA und RNA.

Die Toxizität limitiert die Dosis auf 2 mg/m²·Woche (maximale Einzeldosis 2 mg). Die Vinca-Alkaloide haben nur einen geringen myelosuppressiven Effekt, aber ausgeprägte neuromuskuläre Nebenwirkungen: Parästhesien der Finger und Zehen, Schmerzen im Kiefer-/Halsbereich, Schwäche und spätere Atrophie der Palmoplantarmuskeln und schließlich Verschwinden der tiefen Sehnenreflexe (Areflexie). Beim Auftreten einer Fallhand muß die Behandlung unterbrochen werden, die neuromuskulären Nebenwirkungen sind reversibel. Die Vincristin-Obstipation und schwere abdominale Schmerzen sind zwar im Kleinkindesalter geringer als beim Erwachsenen, aber die Anwendung von Laxantien ist notwendig. Ebenso wie beim Actinomycin D führt die Vinca-Alkaloid-Gabe zur Alopezie.

Der erste überzeugende Erfolg der Vincristin-Anwendung in Kombination mit einer Strahlentherapie beim metastasierenden Wilms-Tumor wurde von VIETTI u. Mitarb. (1970) berichtet: es wurde eine vollständige Rückbildung aller Metastasen bei 73% von 22 behandelten Kindern beobachtet. 45% dieser Kinder überlebten mehr als 2 Jahre tumorfrei. Die NWTS prüfte in einer Phase-III-Studie die Wirksamkeit von Vincristin allein, Actinomycin D allein und die Kombination von Actinomycin D mit Vincristin bei den NWTS-Gruppen II und III: In der Actinomycin-D-Gruppe überlebten 57% (von 63 Kindern), in der Vincristin-Gruppe 55% (von 44 Kindern) und in der Kombinationsgruppe 81% (von 59 Kindern) (D'ANGIO u. Mitarb. 1976).

In einer zweiten Verbundstudie (MRC 1977; s. Tab. **1**) wurde eine randomisierte Behandlung von Kindern mit einem Nephroblastom NWTS-Gruppe I bis III in eine Actinomycin-D-Gruppe (8 Vier-Tage-Serien im Abstand von 12 Wochen) und ein Vincristin-Gruppe (wöchentlich für 6 Wochen und dann jede 2. Woche bis zum Ablauf des 2. postoperativen Jahres) vorgenommen. In der Actinomycin-D-Gruppe (55 Kinder) überlebten 53,6% 2 Jahre und 53,6% 3 Jahre tumorfrei. In der Vincristin-Gruppe (53 Kinder) betrugen die Raten 79,4% und 75%. Die Unterschiede waren zugunsten des Vincristins statistisch signifikant.

Beim direkten Vergleich der NWTS und des MRC fällt auf, daß offensichtlich die 2jährige Vincristin-Monotherapie der 15monatigen Vincristin-Monotherapie überlegen ist. Darüber hinaus wies die MRC-Studie nach, daß die 2jährige Vincristin-Monotherapie offensichtlich nicht schlechter ist als eine 15monatige Actinomycin-D-Vincristin-Kombinationstherapie, wie sie in der NWTS vorgenommen wurde. Praktisch wichtig ist der Schluß, daß die kombinierte Chemotherapie ohne Benachteiligung für den Patienten eine Abkürzung des Behandlungszeitraumes um 9 Monate ermöglicht. Eine erniedrigte Toxizität würde die Zweierkombination, die auch wir bevorzugen (s. Abb. **11**), begünstigen.

Adriamycin ist ein orangerotes Anthracyclin-Antibiotikum von Streptomyces peucetius, bildet einen Komplex mit der DNA und verhindert die DNA-Replikation. Ähnlich wie Actinomycin D ist es am wirksamsten während der DNA-Synthese und verweilt in potentiell gefährlichen Konzentrationen im Körper für einen längeren Zeitraum (RAZEK u. Mitarb. 1972). Die maximale Toleranzdosis pro Serie beträgt 75–90 mg/m² und wird über einen Ein- bis Dreitageszeitraum verabreicht. 10–12 Tage nach Injektion ist der myelosuppressive Effekt am ausgeprägtesten und wird gelegentlich von einer Stomatitis und Fieberreaktionen begleitet. Da Adriamycin in der Leber durch Konjugation abgebaut wird, ist beim Leberschaden eine Dosisbeschränkung notwendig. Oberhalb einer Dosis von 500–600 mg/m² oder bei Thoraxbestrahlung 400–500 mg/m² manifestieren sich die kardiotoxischen Wirkungen häufig in einer irreversiblen Herzinsuffizienz (s. Abb. **13**). Die Adriamycinalopezie ist reversibel.

Wir wenden Adriamycin bei Wilms-Tumoren der Gruppe NWTS III–V an (s. Abb. **11**). Darüber hinaus ist Adriamycin beim Relaps von Tumoren der übrigen Gruppen angezeigt.

Präoperative Vorbehandlung
(Abb. **7**)

WAGGET u. KOOP (1970) haben zweifelsfrei den Wert einer kombinierten Vorbehandlung aufgezeigt: eine Tumorverkleinerung (s. Abb. **3** u. **5**) wurde bei allen 12 Kindern erreicht; 9 der 12 Kindern überlebten tumorfrei. Die Zweckmäßigkeit eines durch Vorbehandlung erreichten präoperativen Down-Stagings wurde von KUMAR u. Mitarb. (1975) bei 21 Kindern mit primär inoperablen Wilms-Tumoren bestätigt. Der Operateur trifft auf einen verkleinerten, kompakten Tumor von besserer Abgrenzbarkeit.

Werden allerdings auch Kinder ohne Metastasen mit kleineren Tumoren, die vermutlich der NWTS-Gruppe I und II angehören, vorbehandelt, gewinnen folgende Argumente an Bedeutung (BACHMANN 1976):
1. Die Strahlendestruktion des Tumors erschwert seine histologische Diagnose;
2. der Aufschub der Operation vergrößert die Gefahr der Metastasierung;
3. irrtümliche Bestrahlung eines Nichttumors.

Zu 1. In der Tat muß nach präoperativer Bestrahlung bei 15% der exstirpierten Nephroblastome mit einem Schwund der typischen Histologie gerechnet werden, wie LEMERLE u. Mitarb. (1976b) anhand von 205 vorbestrahlten Wilms-Tumoren zeigten (s. Abb. **2**). Bei diesen 15% müßte die Artdiagnose klinisch gestellt werden.

Zu 2. Die Gefahr einer Metastasierung durch die aufgeschobene Operation besteht in der Praxis nicht. Die SIOP-Studie, die eine Vorbehandlungsgruppe in die Randomisation bei sonst gleichartigen Therapiebedingungen einführte, ließ keine erhöhte Metastasierungsrate in der Gruppe mit vorbehandlungsbedingter Operationsverzögerung erkennen (LEMERLE u. Mitarb. 1976a).

Zu 3. Dieses Argument ist wohl der wichtigste Einwand gegen eine generelle Vorbehandlung. 4% der Vorbehandlungsgruppe der SIOP-Studie hatten eine gutartige Nierenerkrankung (LEMERLE u. Mitarb. 1976a).

Im eigenen Krankengut wurde 5mal eine Vorbehandlung bei gutartiger Grunderkrankung in der Zeit vor Einführung der Ultraschalldiagnostik vorgenommen: Bei einer Nachbeobachtungszeit von 3–6 Jahren sind jedoch keinerlei Schäden der Gegenniere oder des Skelettsystems aufgetreten. Die routinemäßige Anwendung der Sonographie und Computertomographie scheint dieser Fehldiagnose vorzubeugen.

Das entscheidende Argument *für* eine kombinierte Vorbehandlung ist die Senkung der intraoperativen Tumorrupturrate von 33% auf 4% in der SIOP-Studie bzw. ebenfalls von 33% auf 0% im eigenen Krankengut. Zwar hat die Ruptur die Überlebensrate nicht beeinflußt, aber sie macht eine Nachbestrahlung des gesamten Abdomens (s. Abb. **8b**) erforderlich. Bei 7 von 11 derartig nachbestrahlten Kindern der SIOP ist mit einer Keimdrüsenschädigung zu rechnen. Im eigenen Krankengut wurde ein Kind mit Strahlenschrumpfblase beobachtet (s. Abb. **10**). Nach unserer Auffassung scheint die Schlußfolgerung der SIOP-Studie hinsichtlich des Stellenwertes einer präoperativen Strahlentherapie gerechtfertigt, daß alle Kinder mit einem Wilms-Tumor jenseits des 1. Lebensjahres oder mit Tumoren, die mit ausreichender Zuverlässigkeit bereits präoperativ in die NWTS-Gruppe >I einzuordnen sind, vorbehandelt werden sollten.

Prognose und Spätergebnisse

Die NWTS hat von 429 Kindern mit Wilms-Tumoren der Gruppen I bis III mit Hilfe einer Multivarianzanalyse die Aussagekraft verschiedener prognostischer Faktoren (s. Tab. **3**) untersucht (BRESLOW u. Mitarb. 1978). Es kristallisierten sich 4 Faktoren heraus, die in erhöhtem Maße mit einem ungünstigen Krankheitsverlauf (Rezidiv, Metastasierung) verknüpft waren: Alter über 2 Jahre, Befall der regionalen Lymphknoten, Tumorgewicht über 250 Gramm und das Vorliegen eines anaplastischen oder sarkomatösen Tumortyps im histologischen Schnitt. Andere Faktoren gestatteten keine Voraussage. Damit wurden frühere retrospektive Untersuchungen, die beispielsweise dem intrarenalen Gefäßbefall oder der Kapselinvasion eine Bedeutung zusprachen, nicht bestätigt (KUMAR u. Mitarb. 1975a).

Von praktischer Bedeutung ist die Beantwortung der Frage: Nach welchem Zeitraum ist der Patient von seinem Tumor geheilt? Diese »Risikoperiode« wurde erstmals von COLLINS u. Mitarb. (1956) berechnet. Überlebt das Kind rezidivfrei einen Zeitraum, der sich aus Lebensalter zum Zeitpunkt der Diagnose plus 9 Monaten errechnet, ist Heilung anzunehmen. CASSADY u. Mitarb. (1973) beobachteten nur 4% Tumorrezidive nach der Risikoperiode. Die Risikoperiode hat sich unter der modernen Kombinationstherapie nach den Erfahrungen der NWTS (D'ANGIO u. Mitarb. 1976) auf 2 Jahre verkürzt. Bei 606 untersuchten Kindern traten mit einer Ausnahme alle Relapse innerhalb von 2 Jahren auf. Dies entspricht auch den Erfahrungen am eigenen Krankengut (Abb. 14). Bei einer 3jährigen Nachbeobachtungszeit betrug die globale Überlebensrate unter der modernen Kombinationstherapie 75% gegenüber 25% nach Operation und Bestrahlung allein.

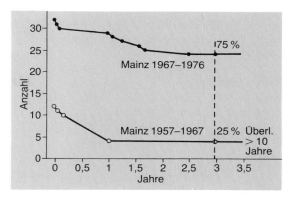

Abb. 14 Dreijahreüberlebensraten ohne Chemotherapie (untere Kurve) und mit kombinierter Chemotherapie. Kinder mit Wilms-Tumor, N = 44

Nachuntersuchung

Ein engmaschiges Nachuntersuchungsprogramm sichert den Behandlungserfolg und offenbart unerwünschte Spätfolgen. BACHMANN (1976) kontrolliert seine Patienten im 1. Jahr monatlich, im 2. Jahr alle 2 Monate, im 3. Jahr alle 3 Monate, im 4. Jahr alle 4 Monate und nun alle 6 Monate. Im 1. Jahr enthält das Programm eine monatliche klinische Untersuchung mit Blutbild, Blutsenkung, Leberfunktionsprobe und Urinuntersuchung, Thoraxröntgen sowie Sonographie des Retroperitonealraumes und der Gegenniere (Befall der zweiten Niere?), damit ist die Urographie nur noch halbjährlich erforderlich. An die Möglichkeit einer Zytostatikaenzephalopathie (EEG), von Endokrinopathien und genetischen Defekten ist zu denken. Die Entwicklung von Zweittumoren setzt vor allem im ehemaligen Bestrahlungsfeld nach mehr als 5 Jahren ein (Tab. 11).

Neuroblastom

Aus den Zellen der Neuralleiste, dem Ursprung der sympathischen Ganglien und des Nebennierenmarks, sind das Neuroblastom und als gutartige Variante das Ganglioneurom abzuleiten.

Die Sympathogonien, die primitiven Zellen der Neuralleiste, können auch zu Phäochromozyten, aus denen das im Kindesalter seltene Phäochromozytom zusammengesetzt ist, ausdifferenzieren. Es hat sich eingebürgert, den Begriff Neuroblastom für das gesamte Spektrum der

Tabelle 11 Solide Zweittumoren nach Wilms-Tumor-Behandlung (Tumorsitz im Strahlenfeld)

Autor	Alter bei Diagnose	Therapie Op und...	Latenzjahre	Zweittumor	Dosis rad (Gy)
Regelson u. Mitarb. 1965	11 J.	☡ Abdomen + Lunge	6	Chondrosarkom d. Rippe	?
Tefft u. Mitarb. 1968	10 Mo.	☡ Abdomen	14	Osteoblastom d. Rippe	1500 (15)
Tefft u. Mitarb. 1968	3 J.	☡ Abdomen + Lunge	2	Chondrosarkom d. Rippe	1500 (15)
Tefft u. Mitarb. 1968	5 J.	☡ Abdomen + Lunge	13	Hepatom	2800
Arlen u. Mitarb. 1971	3 J.	☡ Abdomen	10	Paraspinales Sarkom	?
Li u. Mitarb. 1975	3 J.	☡ Abdomen	16	Neurofibrosarkom d. Bauchwand	2900 (29)
Li u. Mitarb. 1975	5 J.	☡ Nierenbett + Chemotherapie	16	Mesotheliom d. Pleura	3300 (33)
Li u. Mitarb. 1975	5 J.	☡ Abdomen + Chemotherapie	6	Schilddrüsenkarzinom	1100 (11)
Reimer u. Mitarb. 1977	7 J.	☡ Nierenbecken + Lunge	15	Mammakarzinom	2000 (20)

malignen Neuralleistengeschwülste zu verwenden, die histologisch außerdem in Neurozytome, embryonale Sympathome, Sympathikoblastome, Sympathikogoniome, Gangliosympathikoblastome, Ganglioneuroblastome, Phäochromoblastome und Phäochromoneuroblastome unterteilt werden können. Das außerordentlich bunte Zellmuster der Neuroblastome wird durch die Fähigkeit zur Maturation und spontane Regression (BECKWITH u. PERRIN 1963, BILL 1968 a–c) verursacht. Dieses ungewöhnliche biologische Verhalten scheint durch immunologische Abwehrmechanismen hervorgerufen zu sein (HELLSTRÖM u. Mitarb. 1970), die man auch bei der Immuntherapie ausnutzen möchte (s.u.).

Ätiologie

Die Ätiologie des Neuroblastoms ist unbekannt. Epidemiologische Untersuchungen und experimentelle Daten weisen auf eine Virusgenese hin. MCALLISTER (1968) gelang der Nachweis eines menschlichen Adenovirus Typ I bei 4 von 145 untersuchten Geschwülsten. Das gleichzeitige Vorkommen von Neuroblastomen mit kongenitalen Anomalien ist seltener als beim Wilms-Tumor. Etwa 2% der an Neuroblastom Erkrankten haben Defekte der Schädelbildung und zerebrale Mißbildungen (MILLER u. Mitarb. 1968). Ein zufälliges Zusammentreffen von Neuroblastom mit Morbus Recklinghausen, Schilddrüsentumoren und Morbus Hirschsprung wurde beobachtet (KNUDSON u. AMROMIN 1966, HOPE u. Mitarb. 1965, WILLIS 1962). Obwohl das Neuroblastom meist sporadisch auftritt, wurden autosomal rezessive Vererbungen, vereinzelt auch chromosomale Defekte beobachtet (BACHMANN 1979).

Inzidenz

Autopsien von Säuglingen, die während der ersten 3 Lebensmonate gestorben waren, zeigten Neuroblastome in situ bei Stufenschnitten der Nebennieren in einem Verhältnis 1:179 und bei Serienschnitten der Nebennieren sogar im Verhältnis 1:39 (BECKWITH u. PERRIN 1963, GUIN u. Mitarb. 1969). BACHMANN (1972) fand in einer Literaturzusammenstellung von 1030 erkrankten Kindern folgende Altersverteilung: ein Drittel war jünger als 12 Monate, ein weiteres Drittel erkrankte im 2. und 3. Jahr und ein Fünftel im 4. und 5. Lebensjahr. Knaben und Mädchen erkrankten gleich häufig. Im eigenen Krankengut von 843 Kindern mit bösartigen Neubildungen rangierten die Neuroblastome an 5. Stelle mit 5,9% und an 3. Stelle der soliden Tumoren (s. Tab. 2).

Pathologie, Histologie und Stadieneinteilung

Die gewöhnlich knotige Geschwulst, die von einer Pseudokapsel umhüllt wird, erscheint auf dem Schnitt grau. Verkalkungsbezirke, Nekrosen oder Einblutung wechseln. Der Tumor hat die Tendenz, lokal infiltrativ zu wachsen. Eine nützliche Definition des histologischen Erscheinungsbildes geben VOÛTE u. Mitarb. (1975): Das Neuroblastom setzt sich aus Sympathogonien, die sich wie in der Embryonalperiode multiplizieren, zusammen. Sie differenzieren teilweise in Pseudorosetten (s.u.) und Ganglienzellen einerseits sowie unreife, chromaffine Zellen andererseits. Interessant ist die Beobachtung von MISUGI u. Mitarb. (1968), daß eine positive Korrelation zwischen

Tabelle 12 Histologisches Grading des Neuroblastoms (aus *M. Hughes* u. Mitarb.: Cancer 34 [1974] 1706)

Malignitätsgrad I
Das Tumorgewebe setzt sich aus einer Mischung von undifferenzierten und reifen Ganglienzellen zusammen

Malignitätsgrad II
Der Tumor zeigt eine Mischung von undifferenzierten Zellen und einigen in Richtung auf Ganglienzellen ausgereiften Elementen, wa sich darstellt als:
a) bläschenförmiger Zellkern
b) Nukleolus erkennbar
c) Zunahme des Zytoplasma-Kern-Verhältnisses
d) zytoplasmatische Fortsätze

Malignitätsgrad III
Der Tumor besteht ausschließlich aus undifferenzierten Zellen ohne jegliche Ausreifungszeichen

Tabelle 13 Einteilung der klinischen Stadien des Neuroblastoms (aus *A. E. Evans* u. Mitarb.: Cancer 27 [1971] 374)

Stadium I
Der Tumor ist auf sein Ausgangsorgan begrenzt

Stadium II
Der Tumor infiltriert die Umgebung, überschreitet aber nicht die Mittellinie und kann auch in Lymphknoten der gleichen Seite nachweisbar sein

Stadium III
Der Tumor ist über die Mittellinie hinausgewachsen und in Lymphknoten beiderseits der Mittellinie nachweisbar

Stadium IV
Der Tumor ist in andere Organe metastasiert (Knochen, Leber, Haut, entfernte Lymphknoten)

Stadium IV-S
Der lokale Tumorbefund entspricht dem Stadium I oder II, aber es besteht eine isolierte Metastasierung in Leber, Haut oder Knochenmark (ohne radiologisch nachweisbare Skelettmetastasen!)

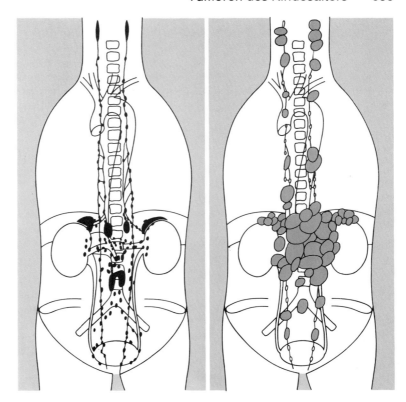

Abb. 15 Verteilung des sympathischen Nervensystems (a) und Lokalisation der Neuroblastome (b) bei 110 Patienten im Krankengut von Voûte u. Mitarb.

elektronenoptischem Nachweis von membrangebundenen Granula mit einem Durchmesser von 100 nm im Tumorzytoplasma und einer erhöhten Vanillinmandelsäure-(VMS-)Ausscheidung besteht (»Catechol«-Granula).

Es wurden Versuche unternommen, den histologischen Differenzierungsgrad der Neuralleistengeschwülste mit ihrem biologischen Verhalten in Beziehung zu setzen. BECKWITH u. MARTIN (1968) fanden, daß eine günstige Prognose anzunehmen ist, wenn mindestens 5% der Zellen große Nuklei, eine ausgeprägte Eosinophilie des Zellplasmas oder neurale Fortsätze enthielten. Eine gewisse Bedeutung hat das histologische Grading von HUGHES u. Mitarb. (1974) erhalten (Tab. **12**). Das Hughes-Grading erklärt allerdings nicht die günstige Prognose der unter 1jährigen Kinder. Bereits 1958 konnte SUTOW bei einer Analyse von 491 Fällen aus der Weltliteratur zeigen, daß 61,5% der unter 2jährigen Kinder 14 Monate überlebten, unabhängig von der Therapieform, gegenüber 7% der über 2jährigen Kinder. Die Malignitätsgrade I–III (Tab. **12**) waren in beiden Gruppen gleichmäßig verteilt. Die prognostische Bedeutung des Lebensalters war nach den Ergebnissen dieser Analyse größer als die des histologischen Gradings.

Für die Stadieneinteilung ist das Evans-Staging am verbreitetsten (EVANS u. Mitarb. 1971; Tab. **13**). Die Tumorausdehnungsbestimmung kann allerdings aus Gründen der Praktikabilität nicht das Alter zum Zeitpunkt der Diagnose, die Vollständigkeit der operativen Neuroblastomentfernung, das histologische Grading, die biochemische Aktivität oder den Sitz des Primärtumors berücksichtigen. Beim Stadium IV-S ist der Primärtumor begrenzt, es sind aber isolierte Absiedlungen in Leber, Haut und/oder Knochenmark nachzuweisen. Ossäre Metastasen fehlen. Bemerkenswerterweise unterscheiden sich die Überlebensraten im Stadium IV-S bei unter 1jährigen nicht von den Überlebensraten im Stadium I. Es spielt für die Überlebenswahrscheinlichkeit auch keine Rolle, ob der Tumor intraabdominal oder extraabdominal lokalisiert ist (SUTOW 1958). Die praktisch wichtigsten, aber voneinander unabhängig wirksamen »Prognostikatoren« sind somit Lebensalter und Tumorstadium (BRESLOW u. MCCANN 1971).

Klinik

Das Neuroblastom ist in seinem frühen Stadium symptomlos. Klinische Erstmanifestationen sind in der Regel Folge des expansiven Tumorwachstums mit Kompression der Nachbarorgane. 55 bis 70% der Neuroblastome entstammen primär dem Retroperitoneum (Abb. **15** u. **16**). Ein Drittel der Neuralleistengeschwülste entspringt in der Nebenniere, dem häufigsten Tumorsitz. Ein Fünftel entstand in den abdominalen Grenzstrangganglien oder dem Zuckerkandlschen Organ (Abb. **15**). Bei 39% ist die Geschwulst als feste, unregel-

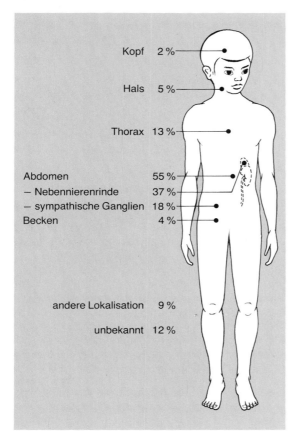

Abb. 16 Sitz bei 1580 Primärtumoren nach einer Literaturzusammenstellung von *D.J. Fernbach* u. Mitarb.: In: Clinical Pediatric Oncology. Mosby, St. Louis 1973

Tabelle 14 Klinische Symptomatik bei 976 Patienten mit Neuroblastoma sympathicum (aus *K.D. Bachmann:* Tumoren des sympathischen Nervensystems. In: Handbuch der Kinderheilkunde, Bd. VIII/2, hrsg. von *H. Opitz, F. Schmid.* Springer, Berlin 1972)

Allgemeine Tumorzeichen	**25,5%**
Unklares Fieber	23,1%
Anämie	10,1%
Lokale Tumorzeichen	
Bauchtumor	39,0%
Hämaturie	0,8%
Metastasen	
Skelett	31,3%
Lymphknoten	26,8%
Schädel	17,8%
Leber	14,9%
Exophthalmus	13,8%
Lungen	10,9%
Ekchymose und Ptose	6,3%
Haut	5,6%
Niere	2,4%
Neurologisch	5,1%

mäßig begrenzte, schmerzlose Raumforderung zu tasten (Tab. **14**). Im Gegensatz zum Wilms-Tumor überschreitet das Neuroblastom häufiger die Mittellinie. Extrinsische Harnleiterkompressionen oder Übergreifen auf die Harnblase mit imperativem Harndrang geben gelegentlich Anlaß zu Fehldeutungen. Im Gegensatz zum Phäochromozytom sind katecholaminbedingte Krankheitszeichen (Hautrötung, vermehrte Schweißneigung, Tachykardie oder die therapieresistente Diarrhoe) eher selten: Bei jedem 2. bis 3. Kind führt die erhöhte Katecholaminsekretion aber zur Hypertension.

Das schleichende Wachstum des Neuroblastoms und seine uncharakteristische Symptomatologie bei 60% der Kinder (s. Tab. **14**) erklären, warum 70% der Kinder zum Zeitpunkt der Tumorentdeckung bereits Metastasen haben (GROSS u. Mitarb. 1959). Diagnostische Schwierigkeiten machen die paraneoplastischen Syndrome, von denen nach Tumorentfernung Fieber, Hochdruck, chronische Diarrhoe, Myastheniesyndrom und Ptosis der Augenlider reversibel sind (BACHMANN 1979). Partiell irreversibel sind Myoklonien und das Myoklonus-Opsoklonus-Enzephalopathie-Syndrom. Leber, Knochen und Lymphknoten sind Prädilektionsorte der Neuroblastommetastasen (s. Tab. **14**). Die Annahme, daß bestimmte Primärtumoren ausschließlich mit Lebermetastasen (Typ Pepper), Skelettmetastasen (Typ Hutchinson) oder Hautmetastasen (Typ Smith) korreliert seien, ist zwischenzeitlich widerlegt. Allerdings zeigte sich eine bestimmte Altersabhängigkeit des Metastasierungstyps: Lebermetastasen sind offenbar typisch bei Säuglingen bis zum 6. Monat, wohingegen Skelettmetastasen vorzugsweise bei älteren Kindern beobachtet werden (WIEBERDINK 1957).

Differentialdiagnose

Bei tastbarem, intraabdominalem Tumor müssen Wilms-Tumor, Hydronephrose, Splenomegalie, Lymphome oder Mesenterialzysten abgegrenzt werden. Eine anhaltende Diarrhoe kann zur Fehldiagnose eines Malabsorptionssyndroms führen. Fieber, Lebervergrößerung, Gelenkschmerzen und Lymphombildung umfassen differentialdiagnostisch den rheumatischen Formenkreis, Hepatoblastom, Lymphosarkom, Lymphogranulomatose oder Histiozytose X.

Der paraneoplastische Opsoklonus wird auch bei der Gedeihstörung beobachtet. Ein ausgedehnter Knochenmarksbefall gibt Veranlassung, eine aplastische Anämie oder akute Leukämie in Betracht zu ziehen.

Diagnostik

Bei Verdacht auf Neuroblastom sind folgende diagnostische Maßnahmen angezeigt:

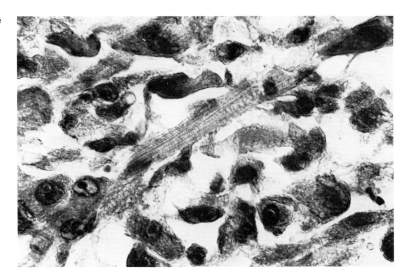

Abb. 17 Rosettenförmig gelagerte Neuroblastomzellen im Knochenmarkpunktat

1. Knochenmarkspunktion zum Nachweis der rosettenartig gelagerten Tumorzellen. Dies gelingt bei etwa der Hälfte der Patienten. Beim Quetschpräparat scheint die Ausbeute größer zu sein als beim Ausstrichpräparat (Abb. **17**).
2. Bestimmung der Ausscheidung von Katecholaminen und ihrer Stoffwechselprodukte im 24-Stunden-Urin. Wie das Nebennierenmark bilden 90% der Neuroblastome Katecholamine durch den Abbau von Tyrosin. Obwohl es kein einheitliches Ausscheidungsmuster der Katecholamine im Harn gibt, wird bei praktisch allen Patienten wenigstens ein Katecholamin bzw. Metabolit (DOPA, Dopamin, Noradrenalin, Vanillinmandelsäure, Homovanillinsäure) erhöht gefunden (VOORHESS u. GARDNER 1962).
Das bunte Muster der Katecholamine oder deren Endprodukte im Harn entsteht durch das Wachstum von Tumorzellen mit defekter Enzymausstattung (VOÛTE u. Mitarb. 1975). Dennoch reagieren einige Enzyme, beispielsweise die Tyrosinhydroxylase, die die Umwandlung von Tyrosin in DOPA katalysiert, auf die vermehrte Synthese der Katecholamine im Sinne einer negativen Rückkopplung (IMASHUKU u. Mitarb. 1971). Dies erklärt, weshalb im Gegensatz zum Phäochromozytom eine hohe Noradrenalinausscheidung im Harn und Folgesymptome seltener sind.
Wegen der Schwierigkeiten, den 24-Stunden-Urin korrekt zu sammeln, geben GITLOW u. Mitarb. (1970) die Vanillinmandel- und Homovanillinsäureausscheidung als Quote der Kreatininkonzentration der untersuchten Harnprobe an (Normalwerte Tab. **15**). Darüber hinaus wurden Schnelltests entwickelt: der Filterpapier-Spottest (LA BROSSE 1968) und der Vanillinmandelsäure-Teststreifen (LEONARD u. Mitarb. 1972). Die Spezifität der Schnelltests mit einer falsch-positiven Rate

Tabelle **15** Normalwerte der Abbauprodukte von Adrenalin, Noradrenalin und Dopamin im Urin (aus *P. A. Voûte* u. Mitarb.: Tumors of the Sympathetic Nervous System. In: Cancer in Children, hrsg. von *H. J. G. Bloom, J. Lemerle, M. K. Neidhardt, P. A. Voûte*. Springer, Berlin 1975)

	<1 Jahr	>1 Jahr
Vanillinmandelsäure (VMS)	<12 <2	<6 mg/g Kreatinin <2 mg/24 Stunden
Homovanillinsäure (HVS)	<20 <4,5	<10 mg/g Kreatinin <4,5 mg/24 Stunden

von nur 1/400 war zufriedenstellend, aber die Sensibilität unzureichend. Es kann daher beim negativen Ausfall der Schnelltests nicht auf die quantitative Bestimmung verzichtet werden. Darüber hinaus kommt dem Katecholaminmuster und der Katecholaminkonzentration eine Bedeutung als Verlaufsmarker zu.
3. Röntgenuntersuchungen. Die Übersichtsaufnahme der Thorax- und Abdominalorgane offenbart Skelettmetastasen, weichteildichte Verschattungen durch den Tumor selbst, eine Spreizung der kaudalen Interkostalräume bei adrenaler Tumorlokalisation und bei 32% der Kinder mit retroperitonealer Primärerkrankung auch eine intratumorale Kalkablagerung (RICE 1966). Auch Lebermetastasen weisen gelegentlich Kalkeinlagerungen auf (ROSS 1965).
Die Ausscheidungsurographie zeigt bei adrenalem Primärtumor eine kaudolaterale Verlagerung der Niere (Abb. **18**). Die Hohlraummorphologie bleibt im Gegensatz zum Wilms-Tumor erhalten. Eine Abknickung am ureteropelvinen Übergang oder die Entwicklung von Harnstauungsnieren

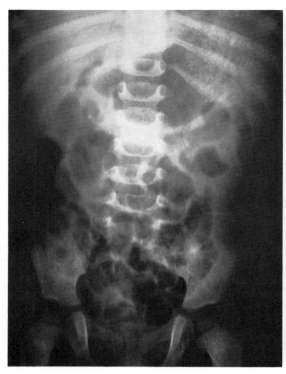 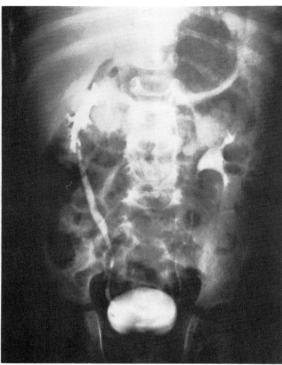

Abb. 18 Kaudolaterale Verlagerung der Niere durch das expansiv wachsende Neuroblastom; (links) Leeraufnahme, (rechts) Urogramm

zeigen indirekt den extraadrenalen, aber retroperitoneal wachsenden Tumor an. Kavographie und Aortographie (Abb. **19**) geben operationstaktische Hinweise.

4. Ultraschalldiagnostik. Bevor invasive Röntgenuntersuchungen vorgenommen werden, sollte eine Sonographie der Abdominal- und Retroperitonealorgane erfolgen. Neuroblastome sind stark schallreflektierend (s. Tab. **5**); die dichte Anhäufung der Tumorechos ist deutlicher ausgeprägt als beim Wilms-Tumor. Die Beziehung zu den Nachbarorganen sollte geklärt werden. Ein Übergreifen auf die Niere oder ableitenden Harnwege ist anhand der Harnstauungsniere sonographisch zu vermuten.

Therapie

Im Gegensatz zum Wilms-Tumor ist die wirksamste Behandlung des Neuroblastoms umstritten. Entscheidende Verbesserungen konnten bisher nicht erzielt werden; denn die meisten Therapieberichte sind einarmige Studien mit historischen Kontrollen. Die Schwierigkeiten von Phase-III-Studien bestehen vor allem darin, daß eine Stratifikation der Behandlungsarme nach einer Reihe prognostischer Faktoren vorgenommen werden müßte: Lebensalter, Tumorsitz, Stadium, Metastasierungstyp und histologischer Reifegrad (EVANS u. Mitarb. 1976).

Operation

Unter den drei klassischen therapeutischen Modalitäten: Chirurgie, Bestrahlung und Chemotherapie, hat die Chirurgie den höchsten Stellenwert. Erwartungsgemäß ist bei einer vollständigen Neuroblastomexstirpation, die aber nur im Stadium I und II möglich ist, eine 90%ige Heilungsrate zu erzielen (VOÛTE u. Mitarb. 1975). Im Stadium III muß intraoperativ geprüft werden, ob bei vertretbarem Risiko für das betroffene Kind der ausgedehnte Eingriff gerechtfertigt ist. Häufig entspringt der Stadium-III-Tumor dem Ganglion coeliacum, so daß eine radikale Exzision nicht möglich ist; denn der Tumor umgibt die Zweige des Truncus coeliacus (s. Abb. **19**). Der Versuch, das zerreißliche Neuroblastom zu entfernen, das lediglich von einer Pseudokapsel eingehüllt wird, kann zu bedrohlichen Blutungen führen. Bei infiltrativem Wachstum in die Nachbarorgane verbessert eine En-bloc-Resektion des Tumors mit den

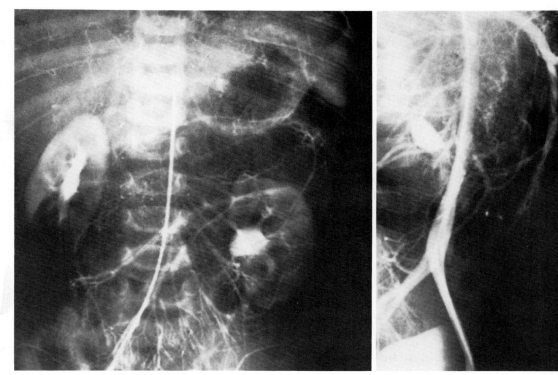

Abb. 19 Übersichtsaortogramm: anterior-posterior (links) und seitlich (rechts) bei einem Neuroblastom der linken Nebenniere, das über die Mittellinie zur Gegenseite reicht. Die linke Niere ist nach kaudal verlagert. Aorta und A. mesenterica superior sind im seitlichen Strahlengang aufgrund des retroperitoneal wachsenden Neuroblastoms nach ventral verlagert

befallenen Organen die Überlebensrate nicht (KOOP u. SCHNAUFER 1975). Die Annahme, eine ausgedehnte Tumorteilresektion im Stadium III begünstige eine immunologisch bedingte Regression des verbliebenen Tumorrestes, ist bislang nicht bewiesen. KOOP u. SCHNAUFER (1975), die eine Teilresektion (zytoreduktiv) des Stadium-III-Tumors versuchten, konnten bei einer adjunktiven Behandlung 3 von 10 Kindern im Stadium III am Leben erhalten.
Wird bei inoperablem Tumor der Stadien III, IV und IV-S lediglich eine Biopsie vorgenommen, dann wird nach einer kombinierten Radio- und Chemotherapie die Zweckmäßigkeit einer »Second-look«-Operation zu prüfen sein. Die Tumorverkleinerung wird sonographisch oder computertomographisch überprüft. Wurden die Tumorgrenzen intraoperativ durch Klips gekennzeichnet, dann ist die Computertomographie wegen Reflektionsphänomenen allerdings schlecht zu deuten. Im Gegensatz zum Wilms-Tumor ist ein präoperatives Downstaging durch eine kombinierte Radiochemotherapie beim Neuroblastom weniger erfolgreich (KOOP u. SCHNAUFER 1975). Die operativen Prinzipien für die Entfernung abdominaler Neuroblastome orientieren sich an denen für den Wilms-Tumor (s. S. 675). Die Ligatur zu- und abführender Gefäße sollte möglichst frühzeitig angestrebt werden. Die Gefäßversorgung, besonders der venöse Abfluß, ist außerordentlich variabel. Eine Lymphadenektomie komplettiert den operativen Teil des Behandlungsprogrammes.

Radiotherapie

Das Neuroblastom gilt als ein strahlenempfindlicher Tumor, so daß traditionell die Bestrahlung zur Behandlung von Tumorrestgewebe angewandt wurde. Bei der Hochvolttherapie beträgt die Dosis für das Tumorbett 2500–3600 rad (25–36 Gy), je nach Alter der Kinder (s. Abb. **8**). Beim metastasierenden Tumor wurde eine sequentiale Ganzkörperbestrahlung mit adjunktiver Chemotherapie versucht. 10 von 14 derart behandelten Kindern sprachen auf diese Behandlung an, allerdings dauerte die Remission nur 6,5 Monate (GREEN u. Mitarb. 1976). Die sequentiale Ganzkörperbestrahlung versagte trotz guter Ansprechrate, da sich außerhalb der Strahlenfelder Rezidive entwickelten.
Insgesamt wird die Hochvoltbestrahlung alters- und stadienorientiert angewendet: Beim Kind jen-

seits des 1. Lebensjahres ist die Indikation zur Nachbestrahlung beim Stadium-II- und -III-Tumor gegeben. Eine «Second-look»-Operation ist anzustreben. Beim Stadium IV hat die Hochvoltbestrahlung einen guten palliativen Effekt: schmerzlindernd, Rückbildung einer Darm- oder Blasenobstruktion oder einer Rückenmarkskompression. Die palliativen Dosen schwanken zwischen 400–1800 rad (4–18 Gy; GREEN u. Mitarb. 1976). Im Stadium IV-S, das überwiegend bei Säuglingen beobachtet wird, kann schon bei einer Leberbestrahlung mit 600 bis max. 1200 rad (6–12 Gy) nach 1–2 Wochen eine Regression der Metastasen erzielt werden. Grundsätzlich muß allerdings bei den unter 1jährigen Kindern die Radiotherapie wegen der Strahlenspätschäden (s. S. 680) sehr kritisch angewandt werden.

Chemotherapie

Die erfolgreiche Behandlung des Wilms-Tumors ist in der Fähigkeit der Chemotherapeutika begründet, mikroskopische Tumorabsiedlungen zu zerstören. In der Gegenwart multipler, ausgedehnter Tumorbezirke versagen allerdings die Zytostatika. Der hohe Anteil der Kinder mit disseminierten Neuralleistengeschwülsten zum Zeitpunkt der Diagnose wirkt sich nachteilig auf die Therapierbarkeit aus.

In der bisher einzigen randomisierten Studie, bei der auch eine Stratifikation nach den wichtigsten prognostischen Faktoren vorgenommen war, zeigte sich keine Verbesserung der Überlebensrate mit/ohne Zyklophosphamid (EVANS u. Mitarb. 1976). Alle Rezidive traten während des ersten Behandlungsjahres auf: bei keinem der 27 Stadium-I-Patienten, bei 8/52 Stadium-II-Patienten und bei 3/34 Stadium-III-Kranken.

Zwei Schlußfolgerungen ergeben sich aus dieser Untersuchung: Bei Stadium-I-Tumoren ist eine adjunktive Chemotherapie überflüssig, und bei Tumoren der lokalisierten Stadien II und III ist die Anwendung nur eines Chemotherapeutikums offensichtlich unzureichend.

Beim disseminierten Neuroblastom wurde erstmals durch eine sehr agressive Behandlung mit Daunomycin, Vincristin und Zyklophosphamid eine 60%ige Remissionsrate von durchschnittlich 17 Monaten erzielt. Im Vergleich zur durchschnittlichen Achtmonatsüberlebensrate bei der Kombination von Vincristin und Zyklophosphamid verlängerte die zusätzliche Daunomycinanwendung die Überlebensrate auf 18 Monate (HELSON u. Mitarb. 1972).

Als wirksame Zytostatika zur Behandlung des fortgeschrittenen Neuroblastoms gelten: Zyklophosphamid, Vincristin, Adriamycin, Actinomycin D und evtl. DTIC. Die »Children's Cancer Study Group« prüft gegenwärtig in einer Verbundstudie die Kombination von Zyklophosphamid, Vincristin und DTIC für Stadium-II- und -III-Tumoren.

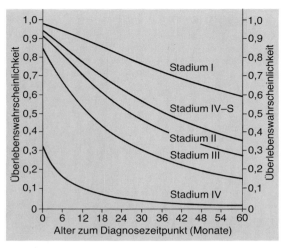

Abb. 20 Einfluß von Alter und Stadium des Neuroblastoms zum Zeitpunkt der Diagnose auf die Wahrscheinlichkeit zu überleben (aus N. Breslow u. B. McCann: Cancer Res. 31 [1971] 2098)

Immuntherapie

Unter der Annahme, daß Kinder mit Neuroblastomen eine eingeschränkte immunologische Abwehr haben, wurde eine unspezifische Immuntherapie in Kombination mit einer Chemotherapie versucht. Allerdings war die Chemotherapie erfolglos in Verbindung mit der Gabe von Neuraminidasebehandelten Tumorzellen plus BCG (NESBIT u. Mitarb. 1976). NECHELES u. Mitarb. (1976) behandelten Kinder nach einer kombinierten Chemotherapie mit MER/BCG. Im Vergleich zur Gruppe ohne Immuntherapie stieg die Remissionsdauer von 9 auf 15 Monate.

Ergebnisse und Prognose

Von 56 Kindern mit Neuroblastomen aller Stadien und Altersgruppen, die von 1954–1977 in Mainz behandelt worden waren, überlebten 28% mit einer durchschnittlichen Überlebenszeit von 70 Monaten. Bei Kindern unter 2 Jahren betrug die Überlebensrate 54%. Wie sehr die Ergebnisse bei jüngeren Kindern durch die Eigenarten des Tumors und nur mittelbar durch die Therapie beeinflußt werden, zeigt, daß bei Kindern im ersten Lebensjahr sogar eine Überlebensquote von 64% erzielt wurde (DAUM u. BOLKENIUS 1978). Die Beziehung zwischen Alter und Stadium auf die Überlebenswahrscheinlichkeit ergibt sich aus Abb. **20**.

Als Tumormarker in der Nachsorge dient die Katecholaminausscheidung, die die zweimonatige Thoraxübersicht und sechsmonatige Skelettszintigraphie ergänzt. Nach Ende des 2. Lebensjahres darf die Nachsorge nicht enden, da Spätschäden am Skelettsystem (etwa 40% der Behandelten),

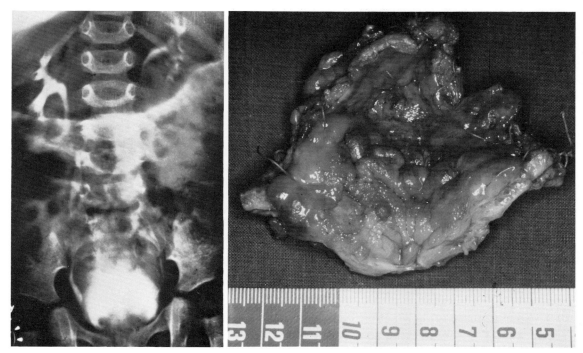

Abb. 21 Urogramm (links) und Zystektomiepräparat beim Sarcoma botryoides der Harnblase

geistige Retardierung, Sehstörungen und myoklonische Enzephalopathie (30%) sowie Nervenlähmungen (Phrenikus, Fazialis oder Peronäus) in 20% beobachtet wurden (DAUM u. BOLKENIUS 1978).

Rhabdomyosarkom

Die Letalität für Kinder mit Bindegewebstumoren beträgt 39 für Knaben und 34 für Mädchen. Die Inzidenz ist seit mehreren Jahren konstant bei 7,1/1 Million Kinder (SILVERBERG 1979). Die relative Häufigkeit im eigenen Krankengut betrug 5,0% (s. Tab. 2). Lediglich 15% der kindlichen Sarkome entstammen dem Urogenitaltrakt.

Pathologie

HORN u. ENTERLINE (1958) unterscheiden 3 Arten der Sarkome: das pleomorphe (gewöhnlich bei Erwachsenen auftretend), das alveoläre und das embryonale, die typische Form des Kindesalters. Gelegentlich wird deshalb der Begriff »embryonale Sarkome« für die kindlichen Rhabdomyosarkome angewandt; ein Begriff, der das Sarcoma botryoides (griechisch: botrys = Traube) einschließt. Diese Wuchsform entsteht immer dann, wenn die Geschwulst unter einer Schleimhautoberfläche wie in der Blase wächst. Histologisch im Vordergrund steht bei dem embryonalen Sarkom die multinukleäre Spindelzelle, die in fischzugartigen Schwärmen angeordnet ist. Vereinzelt kann eine Querstreifung beobachtet werden. Bei dem Sarcoma botryoides findet sich ein myxomatöses Stroma zwischen den Spindelzellen.

Stadieneinteilung

Am gebräuchlichsten ist das Staging-System von PRATT (1972):
- Stadium I: lokal begrenzte, vollständig resezierbare Geschwulst;
- Stadium II: regionale Erkrankung mit/ohne Lymphknotenbefall
  a) vollständig resezierbar,
  b) unvollständig resezierbar oder inoperabel;
- Stadium III: Fernmetastasen.

Bereits bei der Stadienzuordnung der Rhabdomyosarkome von Blase und Prostata fällt auf, daß diese Geschwülste lange Zeit auf die inneren Blasenwandschichten beschränkt bleiben und lediglich lokal invasiv wachsen. Gelegentlich prolabieren die traubenartigen Fortsätze transurethral. Demgegenüber zeigen die prostatischen Sarkome bei nahezu 40% der Kinder eine frühzeitige Metastasierung in die Beckenlymphknoten (TEFFT u. JAFFE 1973).

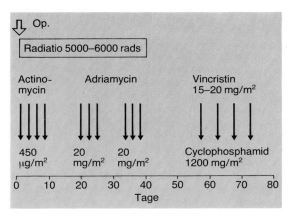

Abb. 22 Rhabdomyosarkom: Chemotherapie

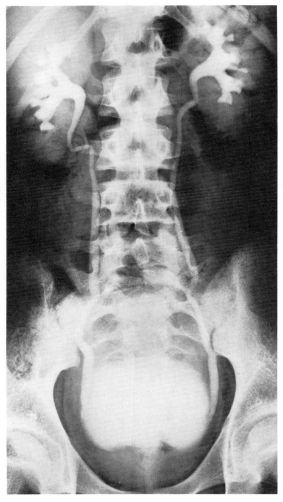

Abb. 23 Kompression der Blase am Blasenhals durch Rhabdomyosarkom, Aufstau in Ureteren und Nierenbecken; 14jähriger Knabe

Rhabdomyosarkom der Harnblase

Die traubenförmigen Zotten vermögen den Blasenausgang zu verlegen und bedingen die rezidivierende Hämaturie, die Schmerzen bei der Blasenentleerung bis zur Strangurie und den intermittierenden Harnverhalt. Gelegentlich fällt auch ein suprapubisch tastbarer Tumor auf. Beim lokal fortgeschrittenen Rhabdomyosarkom der Blase treten Rücken- und Beinschmerzen auf; ein Ödem der abhängigen Körperpartien wurde bei ausgeprägter Obstruktion des Harntraktes beobachtet.
Der sicht- oder tastbare suprapubische Tumor, der zur Verwechslung mit gefüllter Harnblase Anlaß geben kann, läßt sich bei simultaner Untersuchung vom Rektum her besser erfassen. Die Endoskopie ist diagnostisch eindeutig: Beim frühen Stadium sind Verwechslungsmöglichkeiten zur Ureterozele möglich.
In der zytographischen Phase des Ausscheidungsurogramms (Abb. **21**) fallen multipe, polyzyklisch begrenzte Füllungsdefekte am Blasenboden auf. Die transurethrale Biopsie mit erneuter bimanueller Palpation komplettiert die Narkoseuntersuchung.
Gegenwärtig ist eines der wichtigsten Abklärungsverfahren die Ultraschalluntersuchung. Die tumortypischen Binnenechos (s. Tab. **6**) sind allerdings nur beim lokal fortgeschrittenen Neoplasma vorhanden. Gleichzeitig wird Aufschluß über die Beziehung zu Nachbarorganen erhalten. Kavographie und Kolonkontrasteinlauf vervollständigen den Untersuchungsgang.
Die Behandlung stützte sich bis 1975 auf die möglichst radikale Tumorexstirpation. Schließlich berichteten BELMAN u. BAUM (1976), daß auch mit einer selektiven, organerhaltenden Chirurgie mit geeigneter Chemotherapie und Bestrahlungsbehandlung Heilung möglich war. Zu gleichen Ergebnissen kamen RIVARD u. Mitarb. (1975), die 9 Kinder mit einer ausgedehnten Chemotherapie mit/ohne Nachbestrahlung vor operativen Maßnahmen behandelten. 5 Kinder wurden tumorfrei, 3 der überlebenden Patienten bedurften keiner Tumorexstirpation. Damit entfällt auch der Zwang zur verstümmelnden Operation zugunsten eines minimalen chirurgischen Eingriffs nach geeigneter Vorbehandlung.
Tatsächlich gelingt es auch alleine mit einer kombinierten Chemotherapie (Abb. **22**), eine volle Remission zu erreichen; allerdings können derartige Remissionen noch nicht auf Dauer erhalten werden (GUTJAHR u. Mitarb. 1976). Eine sorgfältige Überwachung unter Anwendung der Sonographie ist daher unerläßlich. Im Zweifelsfall wird eine »Second-look«-Operation zur Entfernung des Rest- oder Rezidivtumors notwendig sein. Wurde die Entfernung der tumortragenden Harnblase notwendig, sollte bei beabsichtigter Nachbestrahlung ein Transversum conduit angelegt werden.

Rhabdomyosarkom der Prostata

Es handelt sich meist um solide Geschwülste, die bei Kindern zwischen dem 3. und 4. Lebensjahr in Erscheinung treten. Das Prostatasarkom entwickelt sich schleichend, schmerzlos und tritt erst durch seine Auswirkungen als Blasenentleerungsstörung in Erscheinung.

Bei der Untersuchung ist die überdehnte Blase ebenso wie der Tumor vom Rektum her leicht zu tasten. Im Ausscheidungsurogramm erscheint der Blasenboden angehoben (Abb. **23**). Zystoskopie und bimanuelle Untersuchung in Narkose sowie transrektale Stanzbiopsie ergänzen das Untersuchungsprogramm, das auch die Sonographie beinhalten sollte. Genauere Hinweise auf die Ausdehnung des Prostatasarkoms vermag die Computertomographie zu geben, die darüber hinaus bei der Entdeckung der häufigen Lymphknotenmetastasen hilfreich ist.

Die Behandlung unterscheidet sich nicht grundsätzlich von der der vesikalen Rhabdomyosarkome, wenngleich die Prognose ungünstiger ist.

Bei den operativen Maßnahmen wird heute vereinzelt anstelle der früher üblichen Zystoprostatektomie die radikale Prostatektomie mit Entfernung der pelvinen Lymphknoten empfohlen. Die Kurzzeitüberlebensraten bei einer Polychemotherapie mit Nachbestrahlung schwanken zwischen 30–70% (CLATWORTH u. Mitarb. 1973, GHAVIMI u. Mitarb. 1973).

Das gegenwärtige Behandlungskonzept für diese seltenen Tumoren wird von dem Chemotherapeuten WILBUR u. Mitarb. (1974) dargestellt: Die operative Therapiezystoprostatektomie – oder radikale Prostatektomie – bleibt die wirksamste Behandlungsmaßnahme, um das Rhabdomyosarkom auszurotten. Allerdings wird durch eine geeignete präoperative Behandlung das erzielte Downstaging so ausgeprägt sein, daß ein Organerhalt unter Verzicht auf eine Harnableitung möglich ist. Bei den Patienten mit minimaler Chirurgie muß eine engmaschige Überwachung unter Anwendung der Ultraschalldiagnostik und der Computertomographie erfolgen.

Literatur

Arlen, M., N.L. Higinbotham, A.G. Huvos, R.C. Marcove, T. Miller, I.C. Shah: Radiation induced sarcoma of bone. Cancer (Philad.) 28 (1971) 1087–1099

Bachmann, K.D.: Tumoren des sympathischen Nervensystems. In Opitz, H., F. Schmid: Handbuch der Kinderheilkunde, Bd. VIII/2. Springer, Berlin 1972 (p. 328)

Bachmann, K.D.: Das Nephroblastom (Wilms-Tumor) bei Kindern. Dtsch. Ärztebl. 73 (1976) 647

Bachmann, K.D.: Neuroblastoma sympathicum. Dtsch. Ärztebl. 76 (1979) 339

Bannayan, G.A., A.G. Hovos, G.J. D'Angio: Effect of irradiation on the maturation of Wilms'tumor. Cancer (Phild.) 27 (1971) 812

Beckwith, J.B.: Mesenchymal renal neoplasia of infancy revisited. J. pediat. Surg. 9 (1974) 803

Beckwith, J.B., R.F. Martin: Observations on the histopathology of neuroblastomas. J. pediat. Surg. 3 (1968) 106

Beckwith, J.B., E.V. Perrin: In situ neuroblastomas: a contribution to the natural history of neural crest tumors. Amer. J. Path. 43 (1963) 1089

Belman, A.B., E.S. Baum: Current trends in treatment of childhood rhabdomyosarcoma of lower genitourinary tract. Urology 8 (1976) 31

Bill, A.H.: The regression of neuroblastoma. J. pediat. Surg. 3 (1968a) 103

Bill, A.H.: A study of nerve growth factor in the serum of neuroblastoma patients. J. pediat. Surg. 3 (1968b) 171

Bill, A.H.: Studies of the mechanism of regression of human neuroblastoma. J. pediat. Surg. 3 (1968c) 727

Bolande, R.P., A.J. Brough, R.J. Izant jr.: Congenital mesoblastic nephroma of infancy. A report of eight cases and the relationship to Wilms' tumor. Pediatrics 40 (1967) 272

Breslow, N., B. McCann: Statistical estimation of prognosis for children with neuroblastoma. Cancer Res. 31 (1971) 2098

Breslow, N.E., N.F. Palmer, L.R. Hill, J. buring, G.J. D'Angio: Wilms' tumor: prognostic factors for patients without metastases at diagnosis. Results of the National Wilms' Tumor Study. Cancer (Philad.) 41 (1978) 1577

Cassady, J.R., M. Tefft, R.M. Filler, N. Jaffe, S. Hellman: Considerations in the radiation therapy of Wilms' tumor. Cancer (Philad.) 32 (1973) 598

Clatworthy jr., H.W., V. Braren, J.P. Smith: Surgery of bladder and prostatic neoplasms in children. Cancer (Philad.) 32 (1973) 1157

Collins, V.P., R.K. Loeffler, H. Tivey: Observations on growth rates of human tumors. Amer. J. Roentgenol. 76 (1956) 988

Creasey, W.A.: Vinca alkaloids and colchicine. In Sartorelli, A.C., D.G. Johns: II. Handbuch der experimentellen Pharmakologie, Bd. 38/2: Antineoplastic and immunosuppressive agents. Springer, 1975 (p. 670)

D'Angio, G.J.: Clinical and biologic studies of actinomycin D and roentgen irradiation. Amer. J. Roentgenol. 87 (1962) 106

D'Angio, G.J., J.B. Beckwith, H.C. Bishop, N. Breslow, A.E. Evans, W.E. Goodwin, L.R. King, L.K. Pickett, L.F. Sinks, W.W. Sutow, J.A. Wolff: The National Wilms Tumor Study. A Progress Report. Lippincott, Philadelphia 1973 (p. 627 bis 636)

D'Angio, G.J., A.E. Evans, N.Breslow, B. Beckwith, H. Bishop, P. Feigl, W. Goodwin, L.L. Leape, L.F. Sinks, W. Sutow, M. Tefft, J. Wolff: The treatment of Wilms' tumor. Results of the National Wilms' Tumor Study. Cancer (Philad.) 38 (1976) 633

Daum, R., M. Bolkenius: Bösartige Tumoren im Kindesalter. Inform. Arzt (1978) 27

Evans, A.E., G.J. D'Angio, J. Randolph: A proposed staging for children with neuroblastoma. Cancer (Philad.) 27 (1971) 374

Evans, A.E., V. Albo, G.J. D'Angio, J.Z. Finkelstein, S. Leiken, T. Santulli, J. Weiner, G.D. Hammond: Factors influencing survival of children with non-metastatic neuroblastoma. Cancer (Philad.) 38 (1976) 661

Everson, R.B., J.F. Fraumeni jr.: Declining mortality and improving survival from Wilms' tumor. Med. pediat. Oncol. 1 (1975) 3

Ganguly, A.J. Gribble, B. Tune, R.L. Kempson, J.A. Luetscher: Renin-secreting Wilms' tumor with severe hypertension. Ann. intern. Med. 79 (1973) 835

Ghavimi, F., P.R. Exelby, G.J. Angio u. Mitarb.: Combination therapy of urogenital embryonal rhabdomyosarcoma in children. Cancer (Philad.) 32 (1973) 1178

Gitlow, S.E., L.M. Bertani, A. Rausen, D. Gribetz, S.W. Dziedzic: Diagnosis of neuroblastoma by qualitative and quantitative determination of catecholamine metabolites in urine. Cancer (Philad.) 25 (1970) 1377

Green, A.A., H.O. Hustu, R. Palmer, D. Pinkel: Total-body sequential irradiation and combination chemotherapy for children with disseminated neuroblastoma. Cancer (Philad.) 38 (1976) 2250

Gross, R.E., S. Farber, L.W. Martin: Neuroblastoma sympa-

thicum: A study and report of 217 cases. Pediatrics 23 (1959) 1179
Guin, G.H., E.F. Gilbert, B. Jones: Incidental neuroblastoma in infants. Amer. J. clin. Path. 51 (1969) 126
Gutjahr, P.: Therapie maligner Tumoren im Kindesalter. Ther. d. Gegenw. 116 (1976) 28
Gutjahr, P., I. Greinacher, J. Kutzner: Spätfolgen der Tumortherapie. Form- und Strukturveränderungen der Wirbelsäule im Röntgenbild. Dtsch. med. Wschr. 101 (1976) 988
Hellström, K.E., I.E. Hellström, A.H. Bill, G.E. Pierce, J.P.S. Yang: Studies on cellular immunity to human neuroblastoma cells. Int. J. Cancer 6 (1970) 172
Helson, L., P. Vanichayangkul, C.C. Tan, N. Wollner, M.L. Murphy: Combination intermittent chemotherapy for patients with disseminated neuroblastoma. Cancer Chemother. Rep. 56 (1972) 499
Hope, J.W., P.F. Borns, P.K. Berg: Roentgenologic manifestations of Hirschsprung's disease in infancy. Amer. J. roentgenol. 95 (1965) 217
Horn, R.C., H.T. Enterline: Rhabdomyosarcoma: A clinicopathological study and classification of 39 cases. Cancer (Philad.) 11 (1958) 181
Hughes, M., H.B. Marsden, M.K. Palmer: Histologic patterns of neuroblastoma related to prognosis and clinical staging. Cancer (Philad.) 34 (1974) 1706
Hünig, R., J. Kinser: Ultrasonic diagnosis of Wilms' tumor. Amer. J. Roentgenol. 117 (1973) 119
Imashuku, S., E.H. LaBrosse, E.M. Johnson jr., V.H. Morgenroth, N. Zenker: Tyrosine hydroxylase in neuroblastoma. Biochem. Med. 5 (1971) 22
Jereb, B., A. Aperia, U. Berg, O. Proberger, J. Bayrd: Renal function in longterm survivors after treatment for nephroblastoma. Acta paediat. scand. 62 (1973) 577
Kenny, G.M., E.A. Mirand, W.J. Staubitz, J.E. Allen, P.J. Trudel, G.P. Murphy: Erythropoietin levels in Wilms' tumor patients. J. Urol. (Baltimore) 104 (1970) 758
Kenny, G.M., J.H. Webster, L.M. Sinks, J.F. Gaeta, W.J. Staubitz, G.P. Murphy: Results from treatment of Wilms' tumor at Roswell Park 1927–1968. J. surg. Oncol. 1 (1969) 49
Klapproth, H.J.: Wilms' tumor: A report of 45 cases and an analysis of 1351 cases reported in the world literature from 1940 to 1958. J. Urol. 81 (1959) 633
Knudson, A.G.: The genetics of childhood cancer. Cancer (Philad.) 35 (1975) 1022
Knudson, A.G., G.D. Amromin: Neuroblastoma and ganglioneuroma in a child with multiple neurofibromatosis. Cancer (Philad.) 19 (1966) 1032
Koop, C.E., L. Schnaufer: The management of abdominal neuroblastoma. Cancer (Philad.) 35 (1975) 905
Kumar, A.P., O. Mustu, I.D. Fleming, E.L. Wrenn jr., C.B. Pratt, D. Pinkel: Capsular and vascular invasion: important prognostic factors in Wilms' tumor. J. pediat. Surg. 10 (1975a) 301
Kumar, A.P., E.L. Wrenn jr., I.D. Fleming, H.O. Hustu, C.B. Pratt, D. Pinkel: Preoperative therapy for unresectable malignant tumors in children. J. pediat. Surg. 10 (1975b) 657
LaBrosse, E.H.: Biochemical diagnosis of neuroblastoma: use of a urine spot test. Proc. Amer. Ass. Cancer Res. 9 (1968) 39
Leape, L.L.: Diagnosis and management of Wilms' tumors and neuroblastomas. In: Skinner, D.G., J.B. deKernion: Genitourinary Cancer. Saunders, Philadelphia 1978 (p. 179)
Lemerle, J., P.A. Voute, M.F. Tournade, J.F.M. Delemarre, B. Jereb, L. Ahstrom, R. Flamant, R. Gerard-Marchant: Preoperative versus postoperative radiotherapy, single versus multiple courses of actinomycin D in the treatment of Wilms' tumor. Preliminary results of a controlled clinical trial conducted by the International Society of Paediatric Oncology (S.I.O.P.). Cancer (Philad.) 38 (1976a) 647
Lemerle, J., M.F. Tournade, R. Gerard-Marchant, R. Flamant, D. Sarrazin, F. Flamant, M. Lemerle, S. Jundt, J.M. Zucker, O. Schweisguth: Wilms' tumor: natural history and prognostic factors. A retrospective study of 248 cases treated at the Institut Gustave-Roussy 1952–1967. Cancer (Philad.) 37 (1976b) 2557
Leonard, A.S., S.A. Roback, M. Nesbit, E. Freier: The VMA test strip, a new tool for mass screening, diagnosis and management of catecholamine-secreting tumors. J. pediat. Surg. 7 (1972) 528
Li, F.P., J.R. Cassady, N. Jaffe: Risk of second tumors in survivors of childhood cancer. Cancer (Philad.) 35 (1975) 1230 bis 1235
McAllister, R.M.: Neuroblastoma: a viral etiology? J. Pediat. Surg. 3 (1968) 322
Marsden, H.B., J.K. Stewart: Problems of children's tumors in Britain. Recent Results Cancer Res. 13 (1968) 1
Medical Research Council's Working Party on embryonal tumors in childhood. The management of nephroblastoma in childhood. A clinical study of two forms of maintenance chemotherapy. Arch. Dis. Child. 52 (1977) 1
Miller, R.W., Fraumeni, J.F. J.A. Hill: Neuroblastoma: epidemiologic approach to its origin. Amer. J. Dis. Child. 115 (1968) 253
Misugi, K., N. Misugi, W.A. Newton: Fine structural study of neuroblastoma, ganglioneuroblastoma, and pheochromocytoma. Arch. Path. 86 (1968) 160
Mitus, A., M. Tefft, F.Y. Fellers: Long-term follow-up of renal functions of 108 children who underwent nephrectomy for malignant disease. Pediatrics 44 (1969) 912
Necheles, T.F., A. Rausen, F. Kung, C. Pochedly: MER/BCG in the treatment of disseminated neuroblastoma. Proc. Amer. Soc. clin. Oncol. 11 (1976) 258
Nesbit, M.E., J. Kersey, J. Finklestein, J. Weiner, R. Simmons: Immunotherapy and chemotherapy in children with neuroblastoma. J. nat. Cancer Inst. 57 (1976) 717
Powars, D.R., S.E. Allerton, J. Beierle, B.B. Butler: Wilms' tumor clinical correlation with circulating mucin in three cases. Cancer (Philad.) 29 (1972) 1597
Pratt, C.B: Management of malignant solid tumors in children. Pediat. Clin. N. Amer. 19 (1972) 1141
Razek, A., F. Valeriote, T. Vietti: Survival of mematopoietic and leukemic colony-forming cells in vivo following the administration of naunorubicin or adriamycin. Cancer Res. 32 (1972) 1496
Regelson, W., I.D.J. Bross, J. Hananian: Incidence of second primary tumors in children with cancer and leukemia. Cancer (Philad.) 18 (1965) 58–72
Reimer, R.R., J.F. Fraumeni, R. Reddick, E.L. Moorhead: Breast carcinoma following radiotherapy of metastatic Wilms' tumor. Cancer (Philad.) 40 (1977) 1450–1452
Rice, M.S.: Neuroblastoma in childhood: A review of 69 cases. Aust. paediat. J. 2 (1966) 1
Rivard, G., J. Ortega, R. Hittle, R. Nitschke, M. Karon: Intensive chemotherapy as primary treatment for rhabdomyosarcoma of the pelvis. Cancer (Philad.) 36 (1975) 1593
Ross, P.: Calcification in liver metastases from neuroblastoma. Radiology 85 (1965) 1074
Sigel, A., S. Chlepas: Nephroblastoma. In Eckstein, H.B., R. Hohenfellner, D.I. Williams: Surgical Pediatric Urology. Thieme, Stuttgart 1977 (p. 199)
Silva-Sosa, M., J.L. Gonzalez-Cerna: Wilms' tumor in children. Prog. clin. Cancer 2 (1966) 323
Silverberg, E.: Cancer statistics. CA (N.Y.) 29 (1979) 6
Sonley, M.J.: Wilms' Tumor: a Review of the Toronto Experience, hrsg. von J.O. Godden. The Ontario Cancer Treatment and Research Foundation, Toronto 1972 (p. 29)
Stewart, B.H., R. James, J. Haaga, R.J. Alfidi: Urological applications of computerized axial tomography: a preliminary report. J. Urol. (Baltimore) 120 (1978) 198
Stowens, D.: Pediatric Pathology. Williams & Wilkins, Baltimore 1959 (p. 34)
Strong, L.C.: Genetic and teratogenic aspects of Wilms' tumor. In Pochedly, C., D. Miller: Wilms' Tumor. Wiley, New York 1976 (p. 65)
Sutow, W.W.: Prognosis in neuroblastoma of childhood. Amer. J. Dis. Child. 96 (1958) 299
Sutow, W.W.: Wilms' tumor. Meth. Cancer Res. 13 (1976) 31
Sutow, W.W., E.A. Gehan, R.M. Heyn, F.H. Kung, R.W. Miller, M.L. Murphy, D.G. Traggis: Comparison of survival curves. 1965 versus 1962, in children with Wilms' tumor and neuroblastoma. Pediatrics 45 (1970) 800
Tefft, M., N. Jaffe: Sarcoma of the bladder and prostate in children: Rationale for the role of radiation therapy based

on a review of the literature and a report of fourteen additional patients. Cancer (Philad.) 32 (1973) 1161

Tefft, M., G. F. Vawter, A. Mitus: Second primary neoplasms in children. Amer. J. Roentgenol. 103 (1968) 800–822

Vietti, T. J., M. P. Sullivan, M. E. Haggard, T. M. Holcom, D. H. Berry: Vincristine sulfate and radiation therapy in metastatic Wilms' tumor. Cancer (Philad.) 25 (1970) 12

Voorhess, M. L., L. I. Gardner: Studies of catecholamine excretion by children with neural tumors. J. clin. Endocr. 22 (1962) 126

Voûte, P. A., W. J. van Putten, J. M. V. Burgers: Tumors of the sympathetic nervous system. In Bloom, H. J. G., J. Lemerle, M. K. Neidhardt, P. S. Voûte: Cancer in Children. Clinical Management. Springer, Berlin 1975 (p. 138)

Wagget, J., C. E. Koop: Wilms' tumor: Preoperative radiotherapy and chemotherapy in the managemento of massive tumors. Cancer (Philad.) 26 (1970) 338

Wieberdink, J.: Foetal haemic metastasis. An explantation of the Pepper type of metastasis in adrenal neuroblastoma. Brit. J. Cancer 2 (1957) 378

Wilbur, J. R., W. W. Suton, M. P. Sullivan: The changing treatment of rhabdomyosarcoma in children, particularly in treatment of inoperable rhabdomyosarcoma of the nasopharynx and oropharynx. In: Neoplasic of Head and Neck. Year Book Med. Publ., Chicago 1974 (p. 281–288)

Willis, R. A.: The Borderland of Embryology and Pathology. Butterworth, London 1962

Wilms, M.: Die Mischgeschwülste der Niere. Georgi, Leipzig 1899 (p. 1)

Wolff, J. A., G. J. D'Angio, J. Hartmann, W. Krivit, W. A. Newton jr.: Longterm evaluation of single versus multiple courses of actinomycin D therapy of Wilms' tumor. New Engl. J. Med. 290 (1974) 84

Young, J. L., R. W. Miller: Incidence of malignant tumors in U. S. children. J. Pediat. 86 (1975) 254

Zuckermam, S.: The sensitivity of the gonads to radiation. Clin. Radiol. 16 (1965) 1

Klassifikation urologischer Tumoren: Das TNM-System

G. H. Jacobi

Allgemeiner Teil

Für die zahlenmäßig bedeutendsten urologischen Tumoren liegt eine nach Tumorausdehnung und nach anatomischen Regionen gegliederte Klassifikation der UICC *(Union Internationale Contre le Cancer)* vor: TNM-System.
Diese Klassifizierung, die vorwiegend dem Ziel dient, klinische Erfahrungen und Behandlungsergebnisse zu vergleichen und so einen Informationsaustausch zwischen verschiedenen Behandlungszentren zu gewährleisten, geht auf die erste Empfehlung von 1968 zurück, welche in der 2. Auflage von 1974 erstmals auch die Tumoren der *Niere*, der *Harnblase*, der *Prostata*, des *Hodens* und des *Penis* einschloß. Eine auf weiteren klinischen, prognostischen und pathohistologischen Kenntnissen beruhende Neufassung des TNM-Systems urologischer Malignome liegt seit 1978 vor und wurde in der deutschen Version 1979 als 3. Auflage herausgegeben (UICC, 1979).
Die TNM-Klassifikation ist *keine Stadieneinteilung*, sondern vielmehr eine *Kategorisierung* der Tumorerkrankung aufgrund der Ausdehnung des Primärtumors (*T*-Kategorie), aufgrund des Zustandes der regionären, außer beim Peniskarzinom auch der juxtaregionären Lymphknoten (*N*-Kategorie), und aufgrund des Fehlens bzw. Vorhandenseins von Fernmetastasen (*M*-Kategorie). Prinzipiell sind 2 Kategorisierungen möglich: die prätherapeutische *klinische* Klassifikation: TNM; die postoperative *histopathologische* Klassifikation: pTpNpM. Die klinische Klassifikation wird postoperativ nach Vorliegen der durch die histopathologische Untersuchung ergänzten bzw. abgeänderten Ausbreitungssituation vervollständigt.
Für die Charakterisierung jeder Kategorie wurden sog. *Minimalerfordernisse* erarbeitet, nur aufgrund deren die Kategorisierung erlaubt ist. Sind diese Minimalerfordernisse zur Charakterisierung von *T*, *N* oder *M* nicht gewährleistet, so erhält die entsprechende Kategorie das *Suffix-x*. Weitere zusätzliche Kennzeichen sind: *Präfix-y*, wenn der Klassifizierung eine Therapie vorangegangen ist; *Präfix-r*, wenn der durch das TNM-System klassifizierte Tumor einem Rezidiv eines Primärtumors entspricht; *C-Faktor* als sog. Diagnosesicherungsgrad *(certainty)*. Der C-Faktor erlaubt Informationen über die prinzipiellen diagnostischen Hilfsmittel, durch welche die TNM-Kategorisierung erreicht worden ist.

C-Faktoren

C_1: Evidenz aufgrund klinischer Untersuchung alleine.

C_2: Evidenz unter Zuhilfenahme spezieller diagnostischer Hilfsmittel (für die einzelnen Tumoren nicht näher spezifiziert).

C_3: Evidenz allein aufgrund chirurgischer Exploration.

C_4: Evidenz aufgrund erfolgter definitiver chirurgischer Behandlung, einschließlich der vollständigen Untersuchung des Resektionspräparates.

C_5: Evidenz aufgrund der Autopsie.

Beispiel: Ein Prostatakarzinom wurde, über die rektale Palpation hinausgehend (klinische Untersuchung: C_1), mit Hilfe der Computertomographie (spezielles diagnostisches Hilfsmittel: C_2) als lokale Ausdehnung T_3 kategorisiert; über die Minimalerfordernisse hinausgehend (klinische Untersuchung, Lymphographie: C_2) wurde der Lymphknotenstatus durch pelvine Lymphadenektomie (chirurgische Exploration: C_3) pathohistologisch als pN_3 kategorisiert; die Abklärung auf Fernmetastasen stützte sich auf das spezielle diagnostische Hilfsmittel (C_2) der Skelettszintigraphie und ergab ossäre Metastasen (M_1).
Unter Ausnutzung des C-Faktors wird dieses Prostatakarzinom wie folgt klassifiziert: $T_3\,C_2$, $pN_3\,C_3$, $M_1\,C_2$.

Die TNM-Klassifizierung ist keine Stadieneinteilung, diese würde einer Gruppierung verschiedener TNM-Kategorien nach prognostischen bzw. differentialtherapeutischen Gesichtspunkten entsprechen. Für keinen der im TNM-System erfaßten urologischen Tumoren wird derzeit von der UICC eine solche Stadiengruppierung empfohlen; sie kann nur auf der Basis umfangreicher Feldstudien erfolgen. Hierzu wären idealerweise auch klinische Risikofaktoren, die, über die bloße Klassifizierung der Tumorausdehnung hinaus, die Prognose eines Karzinoms bestimmen, einzuschließen.
Eine zusätzliche Kennzeichnung jeder TNM-Kategorie ist möglich durch das *Suffix-m*: multiple Tumoren (z. B. Harnblase).

Spezieller Teil

Es werden für die 5 durch das TNM-System klassifizierbaren urologischen Primärtumoren die *Regeln der Klassifikation* (einschließlich Minimalerfordernisse zur Bestimmung der T-, N- und M-Kategorien), die *Definition regionärer und juxtaregionärer Lymphknoten* (hierauf bezieht sich die jeweilige N-Klassifizierung) sowie die jeweilige *Kurzfassung der T- und N-Kategorie* angegeben. Die jeweils ausführliche Charakterisierung des TNM-Systems findet sich in den einzelnen Kapiteln der speziellen Onkologie (s. S. 490–657).

Niere
(Tab. 1)

Die Klassifikation gilt nur für Nierenkarzinome (Nierenzellkarzinom, hypernephroides Nierenkarzinom), Adenome sind extra anzuführen. Eine histologische Verifizierung ist erforderlich. Die *Minimalerfordernisse* zur Bestimmung der T-Kategorie sind die klinische Untersuchung, die Urographie und die Arteriographie; die Kavographie wird empfohlen. Die N-Kategorie erfordert zur Abklärung zusätzlich die Lymphographie. Die Abklärung der M-Kategorie stützt sich neben der klinischen Untersuchung und der Röntgendiagnostik zusätzlich auf szintigraphische Untersuchungen.

Weitere spezielle diagnostische Hilfsmittel (z.B. Computertomographie, Ultraschallsonographie) werden durch diese Minimalerfordernisse nicht ausgeschlossen, sie sind mit dem entsprechenden C-Faktor zu versehen.

Die regionären Lymphknoten sind die paraaortalen und parakavalen Lymphknoten; die juxtaregionären Lymphknoten sind die Lymphknoten im Becken und Mediastinum sowie die supraklavikulären Lymphknoten.

Die postoperative histopathologische Klassifizierung (pTNM) schließt zusätzlich noch den Nachweis eines Tumorbefalles der Nierenvene bzw. der V. cava ein:

V_0: Venen enthalten keinen Tumor,
V_1: Nierenvene enthält Tumor,
V_2: V. cava enthält Tumor,
V_x: das Ausmaß des Befalls kann nicht bestimmt werden.

Harnblase
(Tab. 2)

Die Klassifikation gilt nur für epitheliale Tumoren, die histologisch oder zytologisch verifiziert sind. Bei den echten Papillomen (keine Infiltration, histopathologisch kein Anhalt für Anaplasie) ist die Klassifikation nicht anwendbar.

Die *Minimalerfordernisse* zur Bestimmung der T-Kategorie sind die klinische Untersuchung, die Urographie, die Zystoskopie, die bimanuelle Untersuchung in Narkose und die Biopsie oder transurethrale Resektion des Tumors. Ist die transurethrale Resektion nach Maßgabe der vorher genannten Abklärungsparameter als definitiv chirurgischer Eingriff anzusehen, so erfüllt das Resektionsmaterial auch die Erfordernisse zur postoperativen histopathologischen Klassifiktion der pT-Kategorie (pTis, pT_A, pT_{1-2}). Die *Minimalerfordernisse* zur Bestimmung der N-Kategorie sind zusätzlich zur klinischen Untersuchung und Röntgendiagnostik die Lymphographie, zur M-Kategorisierung sind zusätzlich röntgenologische oder szintigraphische Untersuchungen erforderlich.

Regionäre Lymphknoten sind die Beckenlymphknoten unterhalb der Verzweigung der A. iliaca communis, juxtaregionäre Lymphknoten sind die Nodi lymphatici inguinales superficiales et profundi, die Nodi lymphatici iliacae communes und die paraaortalen Lymphknoten.

Beim Harnblasenkarzinom ist darauf hinzuweisen, daß man sich bei multiplen Tumoren des Symbols »m« bedienen sollte.

Tabelle 1 Niere (Kurzfassung)

T_1	Kleiner Tumor/keine Nierenvergrößerung
T_2	Großer Tumor/Kortex erhalten
T_3	Ausdehnung in das Nierenbeckenfettgewebe oder in die Nierenhilusgefäße
T_4	Ausdehnung auf benachbarte Organe
N_1	Einzelner, homolateraler regionärer Lymphknoten
N_2	Kontralaterale oder bilaterale/multiple regionäre Lymphknoten
N_3	Fixierte regionäre Lymphknoten
N_4	Juxtaregionäre Lymphknoten
V_1	Nierenvene befallen
V_2	V. cava befallen

Tabelle 2 Harnblase (Kurzfassung)

Tis	»Flacher Tumor«, in situ
T_A	Papillär, nichtinvasiv
T_1	Frei bewegliche Masse, nach TUR nicht mehr tastbar; Lamina propria
T_2	Verhärtung der Blasenwand, nach TUR nicht mehr tastbar; oberflächliche Muskulatur
T_3	Masse/Verhärtung auch nach TUR tastbar
T_4	Fixiert; Ausdehnung auf benachbarte Strukturen
N_1	Einzelner, homolateraler regionärer Lymphknoten
N_2	Kontra- oder bilaterale/multiple regionäre Lymphknoten
N_3	Fixierte regionäre Lymphknoten
N_4	Juxtaregionäre Lymphknoten

Prostata
(Tab. 3)

Die Klassifikation gilt nur für Karzinome, eine histologische Verifizierung ist erforderlich. In dieser Version des TNM-Systems ist die alleinige zytologische Verifizierung des Karzinoms noch nicht als ausreichend angesehen worden!

Die *Minimalerfordernisse* für die T-Kategorisierung sind die klinische Untersuchung, die Urographie, die Endoskopie und Biopsie, für die N-Kategorisierung neben der klinischen Untersuchung die Röntgendiagnostik einschließlich Lymphographie und/oder Urographie.

Zur M-Kategorisierung erforderlich sind die Röntgendiagnostik, der Skelettstatus und entsprechende biochemische Laboruntersuchungen.

In dieser Version des TNM-Systems wurde trotz mangelnder Sensitivität die Lymphographie als Minimalerfordernis noch beibehalten, sie ist streng genommen durch alternative Verfahren nicht ersetzbar! Außerdem wurde für die M-Kategorie die Skelettszintigraphie noch nicht deklariert; mit dem Erfordernis »entsprechende biochemische Laboruntersuchungen« wurde ein ausreichender Spielraum für jeden einzelnen Untersucher gewährleistet.

Regionäre Lymphknoten sind die Beckenlymphknoten unterhalb der Verzweigung der A. iliaca communis, juxtaregionäre Lymphknoten sind die Nodi lymphatici inguinales superficiales et profundi, die Nodi lymphatici iliacae communes und die paraaortalen Lymphknoten.

In der neuesten Version des TNM-Systems wurde für das Prostatakarzinom ein präinvasives Karzinom (Carcinoma in situ; Tis) aufgenommen, eine Tumorform, die für die Prostata von den meisten Pathologen abgelehnt wird, allenfalls für das Urothelkarzinom der Prostata Geltung hat (s. Kap. Tumoren der Prostata und Samenblasen). Des weiteren wird bei lymphographischer Ausdehnung auf die juxtaregionären Lymphknoten eine Skalenus-Lymphknoten-Biopsie empfohlen (aus N_{X-4} wird höchstens potentiell pN_4).

Im Rahmen der pathologischen Klassifikation ist lediglich ein histopathologisches Grading (Differenzierungsgrad) angegeben, eine *zytologische* Differenzierung des Malignitätsgrades fehlt derzeit noch.

Hoden
(Tab. 4)

Die Klassifikation beschränkt sich auf histologisch verifizierte und klassifizierte Primärtumoren des Hodens, maligne Lymphome sind auszuschließen.

Die *Minimalerfordernisse* zur Bestimmung der T-Kategorie sind die klinische Untersuchung und die radikale Semikastration, wodurch in jedem Falle eine histopathologische Klassifikation (pT) möglich wird. Die Minimalerfordernisse für die N-Kategorie sind klinische Untersuchung, Röntgendiagnostik einschließlich Lymphographie und Urographie, für die M-Kategorie die klinische Untersuchung, Röntgendiagnostik und entsprechende biochemische Laboruntersuchungen. Hierbei wird derzeit noch jedem einzelnen Untersucher bezüglich der bildgebenden Diagnostik und der biochemischen Laborparameter weitestgehende Freiheit gelassen, α-Fetoprotein und β-HCG sind nicht ausdrücklich aufgeführt.

Regionäre Lymphknoten sind die paraaortalen Lymphknoten, nach vorangegangenen chirurgischen Eingriffen am Skrotum oder der Leistengegend werden auch die inguinalen Lymphknoten zu den regionären gerechnet. Juxtaregionäre Lympknoten sind diejenigen im Becken, Mediastinum und in der linken Supraklavikulargrube.

Penis
(Tab. 5)

Hierbei handelt es sich um eine 1967 vorgelegte Klassifikation, die, nicht wie bei den vorher genannten Tumoren, 1978 bestätigt wurde. Damit steht die Bewertung dieser Klassifikation noch aus. Die Klassifikation gilt nur für Karzinome, die

Tabelle 3 Prostata (Kurzfassung)

T_0	Zufällig festgestelltes (latentes) inzidentelles Karzinom
T_1	Intrakapsulär/normale Drüse
T_2	Intrakapsulär/verformte Drüse
T_3	Ausdehnung über Kapsel hinaus
T_4	Ausdehnung auf benachbarte Strukturen/fixiert
N_1	Einzelner, homolateraler regionärer Lymphknoten
N_2	Kontra- oder bilaterale/multiple regionäre Lymphknoten
N_3	Fixierte regionäre Lymphknoten
N_4	Juxtaregionäre Lymphknoten

Tabelle 4 Hoden (Kurzfassung)

T_1	Auf Hoden beschränkt
T_2	Über Tunica albuginea hinaus
T_3	Infiltriert den Nebenhoden
T_4	Befällt Samenstrang/Skrotalwand
N_1	Einzelner, homolateraler regionärer Lymphknoten
N_2	Kontra- oder bilaterale/multiple regionäre Lymphknoten
N_3	Fixierte regionäre Lymphknoten
N_4	Juxtaregionäre Lymphknoten

Tabelle 5 Penis (Kurzfassung)

T_1	≤ 2 cm
T_2	$>2 \leq 5$ cm
T_3	>5 cm/Tiefenausdehnung
T_4	Befall benachbarter Strukturen
N_1	Homolateral beweglich
N_2	Bilateral beweglich
N_3	Fixiert

histologisch verifiziert sind. Die *Minimalerfordernisse* für die T-Kategorie sind die klinische Untersuchung, für die N-Kategorie zusätzlich die Röntgendiagnostik; das gleiche gilt auch für die M-Kategorie. Damit ist beim Peniskarzinom ein noch sehr großer individueller Spielraum belassen.

Regionäre Lymphknoten sind die Leistenlymphknoten, juxtaregionäre Lymphknoten sind die Nodi lymphatici iliacae communes und die paraaortalen Lymphknoten.

Zusammenfassung

Die TNM-Klassifikation der UICC ist kein statisches System, sondern versucht vielmehr, durch von Zeit zu Zeit vorgenommene Änderungen eine klinisch sinnvolle, praktikable und aussagekräftige Klassifizierung zu verwirklichen. Die Klassifikationen urologischer Tumoren, die, außer derjenigen beim Peniskarzinom, 1978 bestätigt wurden, sollen in der jetzt vorliegenden Form für die nächsten 10 Jahre Gültigkeit behalten. In der Zwischenzeit wird anhand von Feldstudien eine Validierung der hier vorliegenden Klassifikationen angestrebt, wobei die Praktikabilität, Wertigkeit der einzelnen als Minimalerfordernisse angegebenen Abklärungsverfahren und eine mögliche Stadiengruppierung zu prüfen sind.

Literatur

UICC: Clinical Oncology. A Manual for Students and Doctors, 2. Aufl. Springer, Berlin 1978

UICC: TNM-Klassifikation der malignen Tumoren, 3. Aufl. Springer, Berlin 1979

Wagner, G.: Tumor-Lokalisationsschlüssel. International Classification of Diseases for Oncology, topographischer Teil, 2. Aufl. Springer, Berlin 1979

Sachverzeichnis

Sachverzeichnis

A

AB0-Antigene am Urothel 530
Abdominaloperation, gerinnungsphysiologische Befunde, postoperative 319
– – – präoperative 319
Abdominaltumor 671
Abszeß, Keimspektrum 340
– paranephritischer 359 f., 381 f.
– – Ätiologie 381
– – Computertomogramm 209 f.
– – Diagnose 382
– – Inzision 382
– – beim Kind 134
– – Komplikation 382
– – Symptome 358
– – Pathogenese 381
– – röntgenologischer Befund 363
– – Sonographie 206, 224
– – Therapie 382
– – Veratmungspyelogramm 134, 382
– pararenaler 224
– perirenaler 224
– – nach Kavernenperforation 436
– periurethraler 557
– retroperitonealer, Computertomogramm 210
Acetazolamid 38
Acetrizoate 91
β-Acetyl-Digoxin, Abklingquote 64
– Erhaltungsdosis 64
– mittelschnelle Aufsättigung 64
– Resorptionsquote 64
– Serumeliminationshalbwertszeit 64
– Vollwirkdosis 64
Achromobacter 400
Achromycin 74, 377
Actin 40
Actinomycin D 525
– – beim Kind 681, 690
– – radiosensibilisierender Effekt 681
– – bei Wilms-Tumor 680 f.
Adenokarzinom 524
– Harnblase 524
– Nierenbecken 511
– Prostata 570, 573
– Rete testis 639
– Samenblase 619
– Ureter 512
– Urethra masculina 556
Adenomatoidtumor, paratestikulärer 655
ADH 34
Adipositas, Operationskomplikationen 58
– Operationsletalität 58
– postoperative Herzinsuffizienz 57
– präoperative orale Glucosebelastung 75
Adnexitis 214
Adoptivimmunität 506
Adrenalektomie 603
– pharmakologische 604
Adriamycin 612

Adrenalin, Wechselwirkung mit Antidepressivum 58
– – mit Halothan 58
Adriamycin 651
– kardiale Toxizität 550
– beim Kind 682, 690
– systemische Anwendung bei Harnblasentumor 549
– bei Wilms-Tumor 680, 682
Adriamycinalopezie 682
Adriamycin-Instillation, intravesikale 550
Adriamycinkardiopathie 680
Adriblastin bei Harnblasenkarzinom 486
– bei Prostatakarzinom 488
Adriblastin-Instillation, intravesikale 534, 541
Aerosol 72 f.
Aerugipen 377
Agar-Diffusionstest 341
Agar-Dilutionstest 341
Agranulozytose, Tumorerkrankung 305
Ajmalin 66
Aktivitätsantwort, willkürliche 282
Akute-Phasen-Proteine 307 f., 477
– Blasenkarzinom 308
– Nierenkarzinom 307
– Prostatakarzinom 317, 477
Alcalescens dispar 346
Alcaligenes 400
Aldosteron 34
Aldosteronantagonist 64
– Nebenwirkungen 65
Aldosteronismus, primärer, Plasmareninaktivität 178
Aldosteronnachweis, radioimmunologischer 178
Algurie s. Miktionsschmerz
Alkalose, Hypokaliämie 79
– metabolische, Blutgasanalyse 81
– – dekompensierte 81
– – kompensierte 81
– respiratorische 70
– – Blutgasanalyse 81
– – dekompensierte 81
– – Kompensation 36
– – – metabolische 80
– – – respiratorische 80
Alpha-Methyl-Dopa, Wechselwirkung mit Phenylephrin 58
Alphanaphthylamin, Blasenkarzinom 520
Alpha-Rezeptorenblocker 381
Alter, hohes s. Senium
Altersdiabetes, präoperative Therapie 75 f.
Alterskrebs 566
Altinsulin 75 f.
Ambilhar 453
Amblosin 74, 377
Ambroxol-HCl 72
AMCHA 83
Amidonal s. Aprindin
Amikacin 372, 375, 377
Aminoglutethimid 604
Aminoglykoside 372, 375, 377, 398

Aminoglykoside, Nebenwirkungen 375
Aminopenicilline 74, 374
– Einfluß auf die Darmflora 402
– pharmakologische Daten 377
Aminopeptidase, Prostatakarzinom 570
Aminophyllin 73
Aminosäurendesaminierung, tubuläre 36
Aminosäureresorption, tubuläre 37
Amiodaron 66
Ammoniakausscheidung, renale 36
Ammoniumchloridbelastung 300
Amoxycillin 74, 374, 377
Amoxypen 74
Amphotericin-B 395
Ampicillin 373 f., 377
Ampulla ductus deferentis 21
– urethrae 17, 19
Analreflex 282
Analsphinkterelektromyographie 259
Analstöpselelektrode 259
Anämie, Herzinsuffizienz, postoperative 57
– hyperchrome, Nierentumor 496
– Nierenkarzinom 306
– postoperative 57
– bei Pyelonephritis 352
– Tumorerkrankung 305
Anästhetika, Leberstoffwechsel 77
– Wechselwirkung mit L-Dopa 58
– – mit Tranquillantien 58
Anastomose, ureterointestinale 547 f.
Androblastom 639
Androcur 608
Andromastektomie 607
Anemometerprinzip, Uroflowmeter 264
Angiographie 108 ff.
– Anästhesie 109
– hämatologische Voraussetzungen 109
– beim Kind 146
– Kontrastmittelinjektion 109
– methodische Grundlagen 110
– Mittelformattechnik 108
– nachfolgende Maßnahmen 109 f.
– Patientenvorbereitung 109
– perkutane Katheterinsertion 110
– Thromboembolieprophylaxe 110
Angiographiekatheterwechsel 110
Angiotensin-I-Untersuchung 177 f.
Angiotherapie, invasive 119 ff.
Antagosan 83
Antiandrogene 593
– bei Prostatakarzinom 604
Antiarrhythmikatherapie, präoperative 65 ff.
Antibakterielle Substanz, In-vitro-Hemmwert 372
– – Wirkstoffkonzentration in vivo 372
Antibiogramm 372
Antibiotika 374 f.
– bakteriostatische 372

Antibiotika, bakteriozide 372
- Kumulation 371 f.
- nephrotoxische 375
- ototoxische 375
- pharmakokinetische Eigenschaften 371 f.
- pharmakologische Daten 377
- Plasmakonzentration, antibakteriell wirksame 371
- - toxische 372
- Wirkungsmechanismus 372
Antibiotikaausscheidung, renale 38
Antibiotikatherapie, präoperative, bei Bronchialerkrankung 73 f.
- ungezielte bei Urosepsis 410
Anticholinergikum bei Harnleiterspasmus 44
Antidepressivum, trizyklisches, Wechselwirkung mit Adrenalin 58
- - - mit Noradrenalin 58
Antidiabetika, orale 75
Antidiurese 34
Antigen, gewebsspezifisches 466
- karzinoembryonales s. Karzinoembryonales Antigen
- onkofetales s. Karzinoembryonales Antigen
- thymusabhängiges 465
- tumorassoziiertes 306
- tumorspezifisches 466 f.
Antigenmodulation 468
Antihelminthikum 458
Antihypertensiva, Wechselwirkung mit Narkotika 61, 65
Antihypertensivatherapie, präoperative 65
Antikaliuretische Substanz, Nebenwirkungen 65
Antikörper, Aufbau 464
- spezifische 464
- zytotoxische, Blocking 471
Antikörperbildung 464
Antikörperblockade 469 f.
Antiprolactin 593, 608
- bei Prostatakarzinom 604
Antirefluxplastik, Radionuklidzystourographie 172
Antisepsis 401
Antithrombine 81
α-1-Antitrypsin 300
- Prostatakarzinom 317, 477
Antituberkulotika 431 f.
- Gegenanzeigen 433
- Interaktionen mit adjuvanten Pharmaka 432
- Kombinationen 431
- Nebenwirkungen 432
- pharmakologische Daten 431
Antituberkulotikatherapie, Überwachung 434
Anulus inguinalis profundus 21, 24
- - superficialis 23
Anurie nach Nierentransplantation 170
- postrenale, retrograde Pyelographie 99
- renorenale, toxische 380
Anvitoff 83

Aorta abdominalis 3
- - Punktion 115
- - im Transversalschnitt 6
Aortenaneurysma, Computertomographie 212, 214
- Sonographie 212, 214
Aortenklappeninsuffizienz, Risiko bei urologischer Operation 62
Aortenstenose, Risiko bei urologischer Operation 62
Aortographie, translumbale 115
- - Anästhesie 115
- - hämatologische Voraussetzungen 109
- - hohe 115
- - Komplikation 115
- - Punktionsrichtung 115
Apex prostatae 12, 20
- vesicae s. Harnblasenscheitel
Appendix epididymidis 21 f.
- testis 21 f.
Appendizitis 214
Aprindin 67
Aprotinin 83
Arbeitshypertrophie, Detrusor s. Detrusorarbeitshypertrophie
Areflexie durch Vincristin 681
Arginintransportsystem 37
Aristamid 376
Arteria circumflexa ilium superficialis 22 f.
- epigastrica superficialis 22 f.
- iliaca communis 3
- - interna, Embolisierung 121, 551
- - - Ligatur 551
- - - Sondierung 121
- mesenterica inferior 3
- - superior 3
- pulmonalis s. Pulmonalarterie
- radicularis magna, Kontrastmittelüberflutung 114
- renalis s. Nierenarterie
- sacroiliaca, Lagebeziehung zum Ureter 10
- testicularis 3, 21, 24
- - selektive Röntgendarstellung 114
- uterina 10 f.
Arterienembolisierung 120 f.
- Embolisatabschwemmung 121
- Komplikationen 121
Arterienwanddissektion bei Katheterarteriographie 114
Arteriosklerose, postoperative Herzinsuffizienz 57
Arthritis 389
Asemie, Vasovesikulographie 106
Aseptik 401
Aspermie, funktionelle 654
Aspirationsbiopsie 327
- Punktionsbesteck 327
- ultraschallgesteuerte 327
- - bei benignem Nierentumor 334
Asystolie, Hyperkaliämie 79
Aszites beim Kind 229 f.
- Sonogramm 229 f.
Atemgrenzwertbestimmung 69

Atemwegswiderstand, erhöhter 72
Äther, Wechselwirkung mit Betarezeptorenblocker 58
- - mit Muskelrelaxantien 58
Atrioventrikularknoten, Blockierung 63
- - II. Grades 63
Atropin als Bronchospasmolytikum 73
- Nebenwirkungen 73
Atrovent 73
Aureomycin 377
Ausscheidungsurogramm, Halbmondzeichen 137 ff.
- Kontrastmittelaustritt 206
- Septenzeichen 139
- Streifenzeichen 139
- Zeichen der welkenden Blume 137 f.
Ausscheidungsurographie 88, 90 ff.
- abgekürzte 93
- Bildfolge 92
- bei Bilharziose 454
- Darstellung der unteren Hohlvene 136
- bei Echinokokkose 457, 459
- bei Harnblasentumor 537 f.
- bei Hodentumor 646
- Hydrationszustand des Patienten 92
- beim Kind 131 ff.
- - Aufnahme nach Blasenentleerung 134
- - - mit gekippter Röhre 133
- - - Flüssigkeitskarenz 131
- - Frühaufnahme 134
- - Ganzkörperkontrastphase 134
- - Kontrastmittel 133
- - Kontrastmittelapplikation 133
- - Leeraufnahme 131 f.
- - Magenfüllung mit Luft 133
- - Spätaufnahme 134 f.
- - Veratmungsaufnahme 133 f.
- - Vorbereitung 131
- - Zusatzmethoden 133 f.
- Komplikationen 96
- Kontraindikationen 96
- Kontrastmittel 91
- - Injektionsgeschwindigkeit 91
- - Kontrastmittelaufstauung 93
- - Kontrastmitteldosierung 91
- - Kontrastmittelreaktion 96
- - Miktionsurethrogramm 141
- bei multiplem Myelom 96
- bei Neuroblastom beim Kind 687 f.
- als Nierenfunktionstest 97
- bei Niereninsuffizienz 98
- - Kontrastmitteldosierung 98
- bei Nieren-Ureter-Kolik 95
- Notfallinstrumente 97
- Notfallmedikamente 97
- bei obstruktiver Uropathie 155
- Patientenvorbereitung 92
- bei Prostatakarzinom 586 f.
- bei Prostatarhabdomyosarkom 693
- bei Pyelonephritis 355

Ausscheidungsurographie bei Rhabdomyosarkom beim Kind 692
- Risikofaktoren 96
- Spätbild 92
- Stauungsbild 93
- nach transureteraler Ureterokutaneostomie 437
- unterer Harntrakt 93
- Untersuchungstechnik 92
- bei Uretertumor 515
- vor urodynamischer Untersuchung 251
- bei Urotuberkulose 421 ff.
- Zwischenfälle 96 f.
- Zystogramm 103
Autoinfektion 403, 405 f.
Auxiloson 73
Azathioprin, Einfluß auf Immunsystem 478
Azathioprinabbauprodukt, knochenmarktoxisches 300
Azidose, hyperchlorämische 300
- Hyperkaliämie 79
- metabolische, Blutgasanalyse 81
- - dekompensierte 81
- - kompensierte 81
- - bei neutralem Harn 299
- - postoperative 75
- - Pyelonephritis 355
- - respiratorische Kompensation 80
- renale, tubuläre 299 f.
- - - distale, klinisch-chemische Befunde 299 f.
- - - proximale, klinisch-chemische Befunde 300
- - - Urolithiasis 302
- respiratorische 70
- - Blutgasanalyse 81
- - Bronchospasmolytikawirkung 73
- - dekompensierte 81
- - kompensierte 81
- - metabolische Kompensation 80
- - präoperative 70
- Wasserstoffionenelimination 36
Azlocillin 374, 377
Azoospermie 642
- Vasovesikulographie 106
Azotämie 295
- Blasenkarzinom 308
- Serumosmolalität 321

B

Bacillus subtilis 337
Bacteroides 340
- fragilis 340
Bactrim 74, 376, 395
Bakteriämie 380
- gramnegative Erreger 380
- intraoperative 409
- postinstrumentelle 409
Bakterien, anaerobe, gramnegative, sporenlose 339 f.
- - Nachweis 339 f.

Bakterien, gramnegative, mehrfachantibiotikaresistente 407
- - nosokomiale Infektion 406
Bakteriurie 250, 298
- asymptomatische, Behandlung 373
- - kindliche 347
- chronische 373
- Häufigkeit 350
- Lokalisation der Infektion 354
- Pyelonephritis 354
- - akute 352
- tuberkulöse 418
Bakterizidie des Blutes 341
Balance, glomerulotubuläre 34
Balanitis, chronisch rezidivierende 631
- xerotica obliterans 630
Balkenharnblase 101
- endoskopisches Bild 245
Ballonkatheter 119
- Einführungsbesteck 119
Basenüberschuß, Normwert 80
Basis prostatae 12, 20
Bauchaortenaneurysma, Computertomographie 212
- Sonogramm 212
- Wandthrombus 212
Baypen 377
Bayrena 376
BCG-Vakzine bei Harnblasenkarzinom 476
- bei Hypernephrom 474
- intraprostatische Injektion 613
Becken, männliches 12 ff.
- - Bindegewebsräume 14
- - Faszien 14
- - Mediansagittalschnitt 13
- - Topographie 9
- weibliches, Bindegewebsräume 14
- - Faszien 14
- - Mediansagittalschnitt 25
- - Topographie 10
Beckenarteriographie 112
Beckenbindegewebe, Beziehung zur Harnblase des Mannes 12 ff.
Beckenbodenelektromyogramm, Normalbefunde 261
- Obstruktionsformen in Beckenbodenebene 277
- semiquantitatives, Aussagekraft 261
Beckenbodenelektromyographie 258 ff.
- Indikation 261
- Reflexblase 281
- technische Ausstattung 259
- willkürliche Miktionsunterbrechung 261
Beckenbodenhustenreflex 258
- elektromyographische Prüfung 259, 261
Beckenbodenmuskulatur, Tonusverminderung 51
Beckenbodenplastik 282
Beckenbodenschwäche der Frau 273
- - Descensus vesicale 282

Beckenbodenspastik 52, 277
Beckengürtelmetastasen, Prostatakarzinom 586, 589
Beckenkonglomerattumor, tuberkulöser 421
Beckenphlebographie 116
Beckentumor, zystischer, bei Frühgeborenem 132
Beinödem, Kavographie 116
Belastungsherzinsuffizienz, postoperative, Dekompensation 57
- präoperative Untersuchung 60
Belastungsurographie 93, 95
Bence-Jones-Eiweißkörper 96
Bentonet-Flockungstest 457 f.
Berocillin 74
Berotec 73
Bertinische Säule, hypertrophierte 184
Beta-Humanchoriongonadotropin 644
Betarezeptorenblocker, Wechselwirkung mit Äther 58
- - mit Cyclopropan 58
Betasympathomimetika, bronchospasmolytische Wirkung 73
- Kontraindikation 73
- Nebenwirkungen 73
Bicarbonatbestimmung 68
Bicarbonatresorption, tubuläre 36
- - gestörte 300
Bidocef 377
Biklin 377
Bildverstärkerdurchleuchtung 127
Bilharcil 453
Bilharziom 450
Bilharziose s. Urogenitalbilharziose
Bindegewebstumor 658
- beim Kind, Letalität 691
Binotal 74, 377
Biopsie, CT-gesteuerte 216
Birch-Hirschfeld-Tumor s. Wilms-Tumor
Bisolvon s. Bromhexin-HCl
Biuret-Reagenz 293
Bläschendrüse s. Vesicula seminalis
Blasenpärchenegel des Menschen s. Schistosoma haematobium
Blastemreliktumor, epithelialer 658 f.
Blastomykose, Prostatitis 395
Bleomycin 484, 651
- bei Penisplattenepithelkarzinom 635
Blut, Bakterizidie 341
- CO_2-Partialdruck, Einfluß auf Bicarbonatresorption 36
Blutbild, präoperatives 84
Blut-Calciumkonzentration, Abhängigkeit von der Körperlage 291
Blutdruckabfall, intraoperativer, postoperative Herzinsuffizienz 57
Blutdruckschwankung, intraoperative, durch Medikamentenwechselwirkung 58
Blut-Eisenkonzentration, Tagesschwankungen 291

Sachverzeichnis

Blutgasanalyse 70
– Normwerte 80
– Veränderungen bei Säure-Basen-Haushalts-Störung 81
Blutgerinnung, intravasale, disseminierte 410
– labordiagnostische Fehler 290 f.
Blutgerinnungsfaktor V, Lungenembolie 319
Blutgerinnungsfaktoren, Nomenklatur 81
– plasmatische 81
– postoperative Veränderungen 319
Blutgerinnungsstatus 84
– vor Angiographie 109
Blutgerinnungsstörung, Laborkontrollen 81
– präoperative 80 ff.
Blut-Gesamteiweißkonzentration, Altersabhängigkeit 290
Blut-Harnsäurekonzentration, Geschlechtsunterschied 290
Blut-Harnstoffkonzentration, Geschlechtsunterschied 290
Blutkörperchensenkungsgeschwindigkeit 84
– Nierenkarzinom 306
Blut-Kreatininkonzentration, Geschlechtsunterschied 290
– Tagesschwankungen 291
Blutkultur, Entnahmeschema 341
– Indikationen 341
Blutlactatkonzentration, Schockprognose 320
Blut-pH-Wert Normwert 80
Blutung, intraperitoneale 229
– – Sonogramm 230
– intrarenale 209
– perirenale, 189
B-Lymphozyten 464
B-Lymphozyten-Funktion, Untersuchung 472
Bodyplethysmographie 70
Bonneyscher Handgriff 250
Bowen-Krankheit, Penis 630
Bradykardie, Hyperkaliämie 79
Brechweinstein 452
Breitbandantibiotikum, Minimalkonzentration 372 f.
Bricanyl 73
Briden, Ureterkompression 348
Bromhexin-HCl 72
Bromocriptin 608
Brompton Mixture 551
Bronchialerkrankung, Antibiotikatherapie 73 f.
Bronchialkarzinom, hormonbildendes 306
Bronchialwanddestruktion 72
Bronchitis, chronische, Antibiotikatherapie 74
– spastische, Glucocorticoidtherapie 73
Bronchospasmin 73
Bronchospasmolytika 73
– Nebenwirkungen 73
Bronchospasmolytikatherapie, präoperative 73

Bronchuskarzinom, karzinoembryonales Antigen 306
– Proteinurie 304
Brown-Wickham-Perfusionsmessung 270
Bulbokavernosus-Reflex 282
– elektromyographische Prüfung 259
Bulbus penis 12, 17 f.
Bulinus truncatus 450
Burned-out-Tumor 639, 641
Bürstenbiopsie 327
– Hypernephrom 334
– Nierenbeckentumor 333
– Uretertumor 333
Buschke-Löwenstein-Tumor 630
Butyl-2-Cyanoacrylat 120 f.

C

Calcium im Blut 291
– im Harn 292
– im Serum 35, 78
– Ureteraktionspotential 40
Calciumausscheidung, renale, Abhängigkeit von Proteinaufnahme 302
– – Parathormoneinfluß 35
Calciumbestimmung, Einfluß von Medikamenten 292
Calcium-Kreatinin-Quotient 301 ff.
– nach Calciumbelastung 303
– erhöhter 301
– Morgenurin 302 f.
Calciumoxalat 37
Calciumoxalatstein 301
Calciumoxalatsteinbildung, Kristallisationsquotient 302
Calciumphosphatstein 301
Calciumresorption, tubuläre 35
Calices majores 7
– minores 7
Candida albicans 388
Candidanachweis 340 f.
Capreomycin, Gegenanzeigen 433
– Interaktion mit adjuvanten Pharmaka 432
– kombiniert mit anderen Antituberkulotika 431
– Nebenwirkungen 432
– pharmakologische Angaben 431
Capsula adiposa renis 5, 7
– fibrosa renis 5, 7
– prostatica 20
Caput epididymidis 21 f.
Carbocistin 72
Carcinoma in situ, Formen 534
– – Harnblase s. Harnblase, Carcinoma in situ
– – histologischer Befund 534
– – Penis 630
– – primäres 534
– – sekundäres 534
– – SRCA-Test 530
– – tumorbegleitendes 534
– – – Urethra masculina 556
– Carindacillin 375, 377

Carindapen 377
Caruncula urethrae 561
Catechol-Granula 685
Cauda epididymidis 21 f.
Cavum serosum scroti 21
CEA s. Karzinoembryonales Antigen
Cefaclor 377
Cefadroxil 377
Cefalexin 74
Cefamandol 377
Cefotaxim 375, 377, 381
Cefoxitin 377
Cefradin 377
Cefuroxim 74, 377
Centrum tendineum perinei 18
Cephalexin 373, 377, 395
Cephalosporin-Derivate 74
Cephalosporine 74, 372, 375, 395, 398
Cephalotin 377
Cephazolin 377
Ceporex 377
Ceporexin 74, 395
Cervix uteri, Lagebeziehung zum Ureter 11
– vesical s. Harnblasenhals
Chavassu-Katheter 243
Chemisorption 174
Chemotherapeutika 374, 376
– bakteriostatische 372
– bakteriozide 372
– intravesikale Instillation 541
– Kumulation 371 f.
– Nebenwirkungen 376
– – allergische 375
– pharmakokinetische Eigenschaften 371 f.
– pharmakologische Daten 376
– Plasmakonzentration, antibakteriell wirksame 371
– – toxische 372
– Wirkungsmechanismus 372
Chemotherapie, antibakterielle 370 ff.
– – Fehler 375
– – gezielte 370
– – perioperative 379
– – ungezielte 370
– antiinfektiöse 414
– intravesikale 534
– methodologische Forschungsansätze 482
– zytostatische s. Zytostatikatherapie
Chinidin, Wechselwirkung mit Suxamethonium 58
Chinidin-bisulfat 66
Chinidin-Duriles 66
Chinidinpolygalacturonat 66
Chinidinum sulfuricum 66
Chlamydia trachomatis 340, 388
Chlamydiennachweis 340
Chlamydienurethritis 387 f.
Chloramphenicol 374, 377
Chlormadinon 604
Chloroform, Wechselwirkung mit Dopamin 58
Chlorpromazin, Wechselwirkung mit Tranquillantien 58

Chlortetracyclin 377
Cholesterinderivat, radioaktiv markiertes 176
Cholesterol, ^{131}J-markiertes 177
Chromium-51-Freisetzungs-Assay 476
Chromosomenpolyploidie 530
Choriongonadotropinnachweis, radioimmunologischer 178
Chorionkarzinom 318
– Therapie 484
^{14}C-Inulin 154
cis-Platin 484 f.
– bei Harnblasentumor 549
– Nierentoxizität 655
– bei Prostatakarzinom 488
cis-Platin-Instillation, lokale, bei Harnblasenkarzinom 486
13-cis-Retinoin-Säure, bei Blasenkarzinom 486
Citrobacter 346
Citrobacter-Infektion, nosokomiale 400
CK-Bestimmung, präoperative 84
Claforan 377
Clamoxyl 74, 377
Clearance, endogene 294
– exogene 294
Clearance-Berechnung 294
Clearance-Bestimmung mit Radiopharmakon s. Radiopharmakon, Clearance-Bestimmung
Clearance-Substanzen, körpereigene 294
– körperfremde 294
– radioaktiv markierte 152
Clearance-Untersuchung 294 f.
– seitengetrennte 294
Clitoris 26
Clonidin, Nebenwirkungen 61
– Wirkungsmechanismus 61
Clont 388
Clostridien 340
CM s. Capreomycin
^{57}Co-Cyanocobalamin-Clearance 294
Coeruloplasmin bei Prostatakarzinom 477
– im Serum s. Serumcoeruloplasminkonzentration
Colliculus seminalis 16 f.
Collum glandis 17, 19
Colon conduit 547 f.
Colony-Inhibitionstest 472
Coma hepaticum, postoperatives 76
Compliance, pulmonale, Bestimmung 70
Compoundscanner 180
Computertomogramm, Nebennierenlage 191
– Psoasschatten, nicht abgrenzbarer 210
Computertomographie 180 ff.
– Bedeutung 180
– Detailerkennbarkeit 181
– diagnostisches Auflösungsvermögen 181

Computertomographie, Ergänzung zur Sonographie 191
– Gewebedichtewerte, spezifische 181
– bei Harnblasentumor 539 f.
– bei Hodentumor 646
– beim Kind, Stellenwert 146
– Kontrastmittelgabe 182
– nichturologische Differentialdiagnosen 212, 214
– bei Nierentumor 501
– Notfalldiagnose 209
– Oberflächendosis 182
– Partialvolumeneffekt 182
– posttraumatische 206, 209, 211
– Prinzip 181 f.
– bei Prostatakarzinom 588
– bei retroperitonealem Tumor 663
– Strahlenbelastung 182
– Tumor-Staging 198, 201 f.
– bei Uroheltumor im oberen Harntrakt 515
– Vorteile 180
Conn-Syndrom, Nebennierenszintigramm 177
– Plasmareninaktivität 178
Cor pulmonale, Elektrokardiogramm 69
– – bei obstruktiver Ventilationsstörung 72
Cordarone s. Amiodaron
Corona glandis 17, 19
Corpora amylacea 389
Corpus adiposum pararenale 7
– cavernosum penis 17 ff.
– clitoridis, Lymphabfluß 562
– epididymidis 21 f.
– intrapelvinum 15, 25
– spongiosum penis 17 ff.
– vesicae 11
Corticosteroide bei Urotuberkulose 433 f.
– – Dosierungsempfehlung 434
Cortison, Harnblasenwandinjektion 367
Cowpersche Drüsen 556
– – Entzündung 389
– – Nachweis 394
CO_2-Zystometer 255, 265, 267
– Nachteile 267
– Vorteile 267
^{51}Cr-EDTA 148 f.
– Bestimmung der glomerulären Filtrationsrate 148 f.
– – – Korrekturfaktor 149
^{51}Cr-EDTA-Clearance 294
Crescent sign s. Halbmondzeichen
Crista urethralis 16 f.
Crohn-Krankheit beim Kind 231
– Sonogramm 231
Crus penis 12, 17, 19
Crush-Syndrom, Nierenfunktionsszintigraphie 162
Cushing-Adenom, Computertomogramm 192
Cushing-Syndrom, Nebennierenszintigramm 177
Cyclophosphamid 525

Cyclophosphamid, bei Harnblasentumor 549
– karzinogene Wirkung 522
– bei Prostatakarzinom 610
Cyclophosphamidlangzeitbehandlung, gangränöse Zystitis 367
Cyclopropan, Wechselwirkung mit Betarezeptorenblocker 58
– – mit Dopamin 58
Cyklokapron 83
Cyproteronacetat 604
Cysteintransportsystem 37
Cysterna chyli 123
Cystin, Löslichkeitsgrenze 37
Cystintransportsystem 37
Cystinurie 37
– Screening-Untersuchung 296
Cystitis s. auch Zystitis
– follicularis 366
– granularis 366
– – endoskopisches Bild 245
– – nodularis, endoskopisches Bild 245
Cytoxan 611
Cytur-Streifentest 293

D

Darmdysbiose, antibiotikumbedingte 402
Darmflora, Einfluß von Aminopenicillin 402
– Harnwegsinfektion 346
Darmwandverdickung, pathologische beim Kind 231
Daunomycin beim Kind 690
Davosin 376
DDP s. Diamine-dichloride-cis-platinum
Deblaston 376
Declomycin 377
Dehydratation, hypertone 78
– hypotone 78
– isotone 78
– Laborparameter 78
Dehydrobenzperidol 381
Demethylchlortetracyclin 377
Denervierungstest s. Lapides-Test
Depot-Insulin 75
Descensus testis 21
– vesicae s. Harnblasendeszensus
Detektor 149
Detrusorakontraktilität 279, 281
Detrusorarbeitshypertrophie 277, 282
Detrusor-Beckenboden-Dyssynergie 52 ff., 276, 282
– Beckenbodenelektromyogramm 277
– Miktiometrie 277 f.
– urodynamische Befunde 277 f.
Detrusor-Blasenhals-Dyssynergie 53, 276, 282
– Miktionszystourethrogramm 277
Detrusordekompensation s. Detrusorschwäche, sekundäre

Detrusorelektromyographie 258
Detrusorhyperreflexie 51, 273
- Reflexblase 280
Detrusorhypokontraktilität, Harnfluß 254
Detrusorinstabilität 273, 282
Detrusorkoeffizient, Definition 254 f., 282
- Durchschnittsnormalwert 289
Detrusorkontraktion 48 f., 51
- unwillkürliche 52 f., 273, 275
Detrusorschwäche 52, 275, 279
- Miktiometrie 279
- primäre 279, 282
- sekundäre 279, 282
- Urethradruckprofil 279
- urodynamische Befunde 279
- - Untersuchung 251
Detrusor-Sphinkter-Dyssynergie 46, 52 ff., 282
- Harnflußkurve 254
- intermittierender Harnfluß 276
- Miktionszystourethrogramm 263
- Röntgenbefund 54
Diabetes mellitus, Häufigkeit, altersabhängige 74
- - jugendlicher 75
- - Papillitis necroticans 360
- - postoperative Herzinsuffizienz 57
- - präoperativ bestehender 74 ff.
- - - - Therapieempfehlungen 75 f
- - Pyelonephritis 351, 358
- - Urosepsis 380
Diagnostik, instrumentelle, Infektionsprophylaxe 378
- interne, präoperative 56 ff.
Diamine-dichloride-cis-platinum 484 f.
Diaphragma 3
- Crus laterale partis lumbalis 5 f.
- Pars costalis 5
- urogenitale 14, 17, 20
Di-äthylen-tri-amin-penta-Essigsäure, technetiummarkierte s. ^{99m}Tc-DTPA
Diatrizoat 91
Diazoxid, Nebenwirkungen 61
- Wirkungsmechanismus 61
Dibekacin 377
Dickdarm, Strahlenbelastung bei statischer Nierenszintigraphie 173
Digimerck s. Digitoxin
Digitoxin, Abklingquote 64
- Erhaltungsdosis 64
- mittelschnelle Aufsättigung 64
- Resorptionsquote 64
- Serumeliminationshalbwertszeit 64
- Vollwirkdosis 64
Digoxin, Abklingquote 64
- Applikation 64
- Erhaltungsdosis 64
- Kontraindikation 66
- mittelschnelle Aufsättigung 64
- Nebenwirkungen 66
- bei Nierenfunktionsstörung 63

Digoxin, Resorptionsquote 64
- Serumeliminationshalbwertzeit 64
- Vollwirkdosis 64
Dihydralazin, Nebenwirkungen 61
- Wirkungsmechanismus 61
1,25-Dihydrocalciferol, Einfluß auf Calciumausscheidung 35
- - auf Phosphatausscheidung 36
Dihydrostreptomycinsulfat 431
Dihydrotestosteron 569
Dinitrochlorobenzol 471
Dinitrochlorobenzolanergie 530
Dinitrochlorobenzol-Hauttest 471
- bei Harnblasenkarzinom 476
- bei Harnblasentumor 530
- bei Prostatakarzinom 477 f.
Dinitrofluorbenzol 471
Diphenylhydantoin 66
Disopyramid 67
Diurese bei Infusionsurographie 93
Diuretika, Nebenwirkungen 65
- Wirkungsmechanismus 39
Diuretikatherapie, präoperative 64 f.
Divertikelblase, Zystogramm 266
DNCB s. Dinitrochlorobenzol
Dolantin 381
Dopamin, Wechselwirkung mit Chloroform 58
- - mit Cyclopropan 58
Doppelballonkatheter 103
Doppelniere mit Harntransportstörung 224
- Sonogramm 223
- Zeichen der welkenden Blume 137 f.
Dottersack-Tumor 639
Douglas-Abszeß beim Kind 229
Douglasscher Raum, Echinokokkuszyste 456 f.
Doxycyclin 74, 377
Drei-Gläser-Probe 353
Drooping flower sign s. Zeichen der welkenden Blume
Druck, intrarektaler, Messung 254
- intravesikaler s. Harnblaseninnendruck
- kolloidosmotischer, Schockprognose 320 f.
Drucktransmission, dynamische 282
- reflektorische 284
Drüsengangobstruktion, intraprostatische 389
DTIC beim Kind 690
Ductus deferens 9, 12, 20 f., 24
- - Verlauf 21
- ejaculatorius 17, 20 f.
- epididymidis 21
- glandulae bulbourethralis, Mündung 17
- paraurethrales 18, 26
- thoracicus 123
Durchflußflowmetrie s. Uroflowmeter, Prinzip der rotierenden Scheibe
Durenat 376
Dysurie, Blasenrhabdomyosarkom 525
- Blasentumor 535

Dysurie, Carcinoma in situ 534
- Prostatakarzinom 582
- Samenblasentumor 621
- Tuberkulose 423
- Urethralkarzinom der Frau 562

E

EACA 83
Echinococcus alveolaris 455 f.
- cysticus 456
- granulosus 455
- - Entwicklungszyklus 455
- multilocularis 455
- - Entwicklungszyklus 455
Echinokokkose 455 ff.; s. auch Urogenitalechinokokkose
- Ausscheidungsurogramm 457, 459
- Bentonet-Flockungstest 458
- Blutbild 457
- Diagnostik 457 f.
- - serologische 457 f.
- Endoskopie 457
- Epidemiologie 455
- Fallbeschreibung 459
- Hauttest 458
- Immunelektrophorese 458
- indirekte Hämagglutination 458
- Inzidenz 455
- Komplementbindungsreaktion 458
- Pathogenese 456
- Radioimmunassay 458
- Renovasographie 457
- Röntgendiagnostik 457, 459
- Sonographie 457
- Szintigraphie 457
- Therapie 458
- - medikamentöse 458
- - operative 458
Echinokokkuszyste, pararenale 456
- retrovesikale 456 f.
- - Operation 458
Echinokokkuszystenausschälung 458
Echinokokkuszystenmarsupealisation 458
Echinokokkuszystenruptur 456 f.
Effektorzellen, zytotoxische 465
Einmalhandtuch 411
Einschiebekeim 408
Einschlußkörperchen 333
Eintauchnährboden 336 f.
Einweginstrument 411
Eisen im Serum s. Serumeisenkonzentration
Eiswassertest 282
Eiteransammlung, Sonogramm 206, 226
Eiteruntersuchung, mikrobiologische, Materialgewinnung 338
- - Materialtransport 338
- - Transportmedium 338
Ejakulat, Tuberkelbakteriennachweis 425

Ejakulatdiagnostik 394
Ejakulation, retrograde 654
Ektebin 431
Elektrode, invasive 259
Elektrokardiogramm bei ergometrischer Belastung 60
– P-pulmonale 69
– präoperatives, diagnostische Bedeutung 60
– – Kriterien 60
– pulmonale Hypertonie 69
– QRS-Komplex, Rechtstyp 69
– – Steiltyp 69
– ST-Depression, Operationsrisiko 57
Elektrokardiographie präoperative 59 f.
– – Indikation 60
Elektrolytausscheidung, renale 296
Elektrolytbestimmung, präoperative 84
Elektrolytbilanz 30 ff.
– Hormoneinfluß 34
Elektrolyte im Harn 292, 296
– im Serum 298
– Verteilung in den Körperflüssigkeiten 31
Elektrolythaushalt, präoperative Bewertung 77
Elektromyogramm, stilles 283
Elektromyographie 258 ff., 283
– Elektrodenapplikation 259 f.
– Nadelelektrode 259
– semiquantitative Registrierung 259
– technische Ausstattung 259
– willkürliche Miktionsunterbrechung 260 f.
Elektrophorese, präoperative 84
Elektroresektion, transurethrale, von Prostatakarzinomteilen 614
Elektroureterogramm 43
Elevationstest 250, 283
Elzogram 377
Emaskulation, totale 558 f.
EMB s. Ethambutol
Embolie, periphere, bei Arterienembolisierung 121
Embolisierungsmaterial 120 f.
Endharn 39
– Glucosekonzentration 36
– Oxalsäuregehalt 38
Endokamera 248
Endokrinopathie bei Hodentumor 642
– paraneoplastische 497
– – ektopische 306
Endosalpingitis tuberculosa 421
Endoskop 235 ff.
– Geradeausblickoptik 236
– geschichtliche Entwicklung 234
– Lichtquelle 234 f.
– Rückblickoptik 236
– Spionoptik 241
– Spülwasserversorgung 234, 236
– Steilblickoptik 236
– Vorausoptik 236

Endoskopeinführung, fehlerhafte, Urethrauntermininierung 243
Endoskopie 234 ff.
– Antisepsis 401
– Arbeitseinsatz mit Albarran-Lenksystem 237
– Befundbeschreibung 247
– Befundskizze 248
– Fotodokumentation 248
– Indikationen 234 f.
– Instrumentenkombination 236 f.
– Instrumententisch 237 f.
– Kontraindikationen 235
– Mitbeobachtung 248 f.
– – durch den Patienten 249
– traumatische 243
Endoskopieinstrumentarium 235 ff.
– Dampfsterilisation 237
– Pflege 237
Endoskopoptik 235 f.
Endoskopteile 235 f.
Endoskopzusatzinstrumente 236 f.
Endometritis tuberculosa 421
Endotoxinschock 380
– hämodynamische Störungen 409 f.
– Therapie 381
Endoxan bei Harnblasenkarzinom 486
– karzinogene Wirkung 522
Enhancement, immunologisches 469
Enterobacter 337
Enterobacteriaceae, R-Faktor-Übertragung 404
Enterobacter-Infektion, nosokomiale 400
Enterokokken, Harnwegsinfektion 346
Entzündung, Entstehung 400
Enuresis 52, 275
– Harnblasenentleerungsstörung 53
– primäre, Miktionsurethrographie nach intravenöser Urographie 141
Enzymaktivitätsbestimmung im Harn 297
Enzyme, leberspezifische 77 f.
Eosinophilie, Echinokokkose 457
Ephedrin, Wechselwirkung mit Reserpin 58
Epidermoidzyste, Hoden 639
Epididymektomie 398
Epididymis s. Nebenhoden
Epididymitis, abszedierende 396
– akute 396
– – histologisches Bild 396
– chronische 396
– Differentialdiagnose 397
– zum Hodentumor 642, 646
– idiopathische 395
– kanalikuläre Entstehung 395
– postinstrumentelle, deszendierende 409
– Sonogramm 397
– Therapie 398
– unspezifische 395 ff.
– nach Urethritis 389
– Xylocain-Infiltration 398
Epididymogramm 106
Epididymoorchiektomie 603

Epididymoorchitis 396
– Differentialdiagnose zum Hodentumor 646
Epiorchium 22
Epodyl-Instillation, intravesikale 541, 550
Epsikapron 83
Epsilon-Aminocapronsäure 83
Ergospirometrie 68
– Indikation 68, 70
Erythromycin 340
Erythroplasie, Penis 630
– Queyrat 630
Erythropoetin, renales, erhöhtes 306
Erythropoetinbildung, ektope 306
Erythrozytenzählung 293
Erythrozytenzylinder 298
Erythrozyturie, klinisch-chemische Diagnostik 293
Escherichia coli 337, 346 f.
– – Antibiotikaresistenz 403
– – rezidivierende Harnwegsinfektion 368
Escherichia-coli-Infektion, nosokomiale 400
Estracyt 329, 610 ff.
– Dosierung 612
– bei Prostatakarzinom 487
Estramustinphosphat 610 f.
Etacrynsäure, Nebenwirkungen 65
Ethambutol 430
– Gegenanzeigen 433
– Interaktion mit adjuvanten Pharmaka 432
– kombiniert mit anderen Antituberkulotika 431
– Nebenwirkungen 432
– pharmakologische Angaben 431
Eusaprim 74, 376, 395
Excavatio rectovesicalis 11, 13, 15
– – tiefe 21
– vesicouterina 25
Exfoliativzytologie 326
– Harnblasentumor 331
– Nierenbeckentumor 333
– Ureturtumor 333
Extramycin 377
Extrasystolen, Operationsrisiko 62
Extrazellulärraum 30
Extremitas inferior renis 2 ff.
– – – Organbeziehungen 5
– superior renis 2 ff.

F

Fascia cremasterica 22 ff.
– diaphragmatis urogenitalis superior 14 f.
– pelvis visceralis 15
– penis profunda 18 f.
– – superficialis 19
– praerenalis 7
– prostatae 14, 20
– rectalis 14
– renalis 5, 7
– – im Transversalschnitt 6
– retrorenalis 7

Fascia, spermatica externa 22 ff.
– – interna 22, 24
– vaginalis 14
– vesicalis 14 f.
– – bei der Frau 25
– vesicoumbilicalis 15
Fasciculus spinothalamicus 48
Fehlbildung, urogenitale 131
Feinnadelpunktionsbesteck für Kinder 136
α-1-Fetoprotein 306, 644
– Bestimmung bei Tumorkrankheit 473
– Bilharziose 451
– Hodentumor 318
– Lebermetastasen 306
– radioimmunologische Bestimmung 178
– Serumkonzentration 306
Fettgewebe, peripelvines, Zunahme 352
– perirenales, Tumorinfiltration 383
– perivesikales, Tumorinfiltration 198 f., 201
Fettgewebstumor 658
Fibrinolysesystem, Aktivierung 82
– körpereigene Aktivatoren 82
Fibroblastom, Insulin-produzierendes 661
Fibroepitheliom 511
Fibrosarkom, Prostata 619
Fibrose, retroperitoneale 202
– – Computertomogramm 203
– – Ergotamin-induzierte 383
– – idiopathische s. Retroperitonitis fibroplastica, idiopathische
– – sekundäre 383
Filteruntersuchung, onkologische 592
Filtrationsrate, glomeruläre s. Glomeruläre Filtrationsrate
Fistel, vesikorektale, bei Harnblasenkarzinom 535
– vesikovaginale, bei Harnblasenkarzinom 535
Flächendesinfektion 411
Flankenschmerz, Nierenkarzinom 494 f.
– tumorbedingter 514
Flankenvorwölbung, fluktuierende 381
5-Fluoro-Cytosin 395
Fluoroskopie 283
5-Fluorouracil bei Bowen-Krankheit des Penis 630
– bei Harnblasenkarzinom 486
– bei Harnblasentumor 549
– bei Hypernephrom 487
– bei Prostatakarzinom 610 f.
– bei Urethralkarzinom des Mannes 558
Flüssigkeit, extrazelluläre, Regulation der Zusammensetzung 30
– interstitielle 30
– – Elektrolytgehalt 31
– intrazelluläre, Elektrolytgehalt 31
Flüssigkeitsansammlung, intraperitoneale, Sonogramm 229 f.

Flüssigkeitszystomanometrie, Druckregistrierung 268
– simultane Miktiometrie 268
– – Röntgenkontrolle 261
– – Zystographie 266
Flüssigkeitszystometer 255, 267 f.
– Nachteile 268
– Vorteile 268
Follikelpersistenzzyste 231
Formalininstillation, intravesikale 551
Formatio reticularis 48
Fossa navicularis urethrae 17 ff.
Fossae supravesicales 15
Franzén-Nadel 583 f.
Frenulum praeputii 19
Frühurogramm 93 f.
– Washout-Effekt 93
5-F-Swan-Ganz-Ballonkatheter 119
Fuadin 452
Fundus vesicae s. Harnblasengrund
Funiculus spermaticus 22
Funktionsszintigraphie 148
Furadantin 376
Furosemid, Nebenwirkungen 65
Fusobacterium 340

G

^{67}Ga-Citrat 149
– statische Nierenszintigraphie 173 f.
Galactoquin s. Chinidinpolygalacturonat
Gallenblasenstein, Sonogramm 213
Gammakamera 150
– Nierenfunktionsszintigraphie 152, 160
Ganglienkomplex, ureterovesikaler 46
Ganglion mesentericum inferius 3
Gantanol 376
Gantrisin 376
Ganzkörper-Clearance-Untersuchung mit Radiopharmakon 153 f.
Ganzkörperkontrastphase bei Ausscheidungsurographie beim Kind 134
Ganzkörperskelettszintigraphie s. Skelettszintigraphie
Ganzkörperstrahlenbelastung bei Nebennierenszintigraphie 177
– bei nuklearmedizinischer Nierenfunktionsuntersuchung 170
Garamycin 377
Gasbrand 340
Gassterilisation 412
Gaszystomanometrie, simultane Zystographie 266
Gaszystometer s. CO_2-Zystometer
Gefäßschleuse 110
Gefäßwiderstand, peripherer, Wirkung der bei Hochdruckkrisen eingesetzten Pharmaka 61
Genitale, männliches, inneres 12
Genitaltrakt, männlicher, röntgenologische Untersuchung 106 f.

Genitaltuberkulose, histologische Untersuchung 425 f.
– männliche 419 f.
– – Diagnostik 425
– – Differentialdiagnose 430
– – Therapie 446 f.
– Therapie 430 ff.
– – medikamentöse 430 ff.
– – operative 435
– weibliche 421
– – Symptome 423
Genitogramm 141
Gentamicin 375, 377, 395
Gerinnung s. Blutgerinnung
Germinalzelltumor, extragonadaler, primärer 639
– nichtseminomatöser, Hormonbestimmung mit Radioimmunoassay 178
Gernebcin 377, 395
Gesamteiweiß im Blut 290 f.
– im Harn 292
Gestafortin 604
Gestagene 593
– bei Prostatakarzinom 604
Gewebedichtemessung 180
Gewebeelektroresektion, transurethrale, bioptische 535
Gewebekleber, Nierenembolisierung 120 f.
Gewebspolypeptidantigen bei Prostatakarzinom 477
GFR s. Glomeruläre Filtrationsrate
Gicht bei primärem Hyperparathyreoidismus 302
– Urolithiasis 302
Gilurytmal s. Ajmalin
Glandula bulbourethralis 12, 16 f.
– prostata propria 569
– suprarenalis s. Nebenniere
– vestibularis major 26
Glandulae urethrales 556
Glans clitoridis, Lymphabfluß 562
– penis 17, 19
– – Induration 558
– – Lymphdrainage 556
Glans-penis-Karzinom 633
3-Gläser-Probe 353
4-Gläser-Probe 299, 394
GLDH 77 f.
– Lungenembolie 319
Globalinsuffizienz, respiratorische 70 ff.
Glomeruladestruktion 352
Glomeruläre Filtrationsrate, Altersabhängigkeit 32
– – Bestimmung, nuklearmedizinische 148
– – – simultane, mit effektivem renalem Plasmafluß 154
– – chronische Harnleiterobstruktion 45
– – Ermittlung 32
Glomerulonephritis, Befunde, hämatologische 298
– – immunologische 298
– – klinisch-chemische 298
– – klinische 298

Glomerulonephritis, chronische Verlaufsstadien 299
– Stadium der dekompensierten Retention 299
– – der kompensierten Retention 299
– – der vollen Kompensation 299
– – Terminalstadium 299
Glomerulumfiltrat 32 f.
– Clearance-Untersuchung 294
– Glucosekonzentration 36
– Kalium 34
– Natriumsalze 34
– titrierbare Säure 36
– zirkadianer Rhythmus 32
Glomerulumfiltratabnahme 298
Glomerulumkapillaren, Druck 33
Glucocorticoide als Bronchospasmolytika 73
Glucocorticoidlangzeitbehandlung, urologische Operation 76
Glucoseausscheidung, tubuläre 36
Glucosebelastung, orale, Blutzuckerwerte 75
γ-Glutamyl-Transpeptidase, Lebermetastasen 306
α-1-Glykoprotein, Blasenkarzinom 308
– Nierenkarzinom 307
– Prostatakarzinom 317, 477
Gonadenstromatumor, undifferenzierter, des Hodens 639
Gonadoblastom 639
Gonokokkennachweis 339
Gonorrhö, Diagnostik 339
GOT, Lungenembolie 319
GPT, Lungenembolie 319
Gramaxin 377
Gram-Präparat 339
Gravidität, Antituberkulotikadosierung 433
– diagnostische Strahlenbelastung 127
– Harnabflußstörung, Diagnostik 215
Griessche Probe 354
γ-GT 77 f.
Guanethidin, Wechselwirkung mit Mephentermin 58
Gumbix 83
Gynaecophorus haematobius s. Schistosoma haematobium

H

Halbmondzeichen 137 ff.
Halothan Wechselwirkung mit Adrenalin 58
– – mit Muskelrelaxantien 58
Hämagglutinationstest, indirekter, Echinokokkose 458
Hämatokolpos beim Kind 143 f.
Hämatokrit, Abhängigkeit von der Körperlage 291
Hämatom nach Katheterarteriographie 114

Hämatom, pararenales, Sonogramm 206 f.
– perirenales, Sonogramm 206, 208, 224
– retroperitoneales, Computertomogramm 211
– – nach translumbaler Aortographie 115
Hämaturie s. auch Makrohämaturie; s. auch Mikrohämaturie
– Carcinoma in situ 534
– Echinokokkose 456
– nach Endoskopie 243
– Glomerulonephritis 298
– Harnblasenbiomyosarkom 524
– Harnblasentumor 307, 534
– – palliative Behandlung 550
– beim Kind 692
– Nierenbeckentumor 512
– Nierenkarzinom 306
– Nierentumor 496
– Papillitis necroticans 360 f.
– posttraumatische, anhaltende, Nierenfunktionsszintigraphie 162
– Prostatakarzinom 582
– nach retrograder Pyelographie 99
– rezidivierende 692
– schmerzlose 306, 494
– Tuberkulose 423
– tumorbedingte, Fehleinschätzung 535
– Ureterkarzinom 512
– Urethralkarzinom der Frau 562
– Wilms-Tumor 307
– Zystitis 365
Hämodialysepatient, Knochenszintigramm 176
Hämospermie 394
– Urethrozystoskopie 235
Händedesinfektion 411
Haptoglobin, Blasenkarzinom 308
– Nierenkarzinom 307
– Prostatakarzinom 317, 477
Harn, alkalischer 300
– Karzinogene, endogene 522
– – exogene 520 f.
– Konzentrierungsmechanismus 39
– pH-Wert 38
– Proteinbestimmung, quantitative 293
– – Streifenmethode 291
– – – Fehlerquellen 291
– – spezifisches Gewicht 295
– – Titrationsazidität 296
– – Tuberkelbakteriennachweis 425
– Uratausfällung 38
Harnabflußstörung, ampulläres Nierenbecken 160
– Infektionsgefahr 346, 348
– intermittierende 160
– lageabhängige, Nachweis 165
– Sonographie 206
– szintigraphisches Frühzeichen 155
– Tumorbegünstigung 522
Harnableitung, perkutane, Nephrostomie 215 f.
– – palliative, permanente 216

Harnableitung, supravesikale 551
– – bei Prostatakarzinom 614
– – nach Zystektomie 547 ff.
Harnabnahme 353
– aseptischer Katheterismus 353
– Blasenpunktion 353
– bei der Frau 353 f.
– bei Kleinkindern 354
– beim Mann 354
– Mittelstrahltechnik 353
Harnalbuminbestimmung, quantitative immunologische 293
Harnansäuerung 370
Harnbestandteile, geformte 293 f.
Harnblase, Adaptionsfähigkeit 50
– akontraktile 282
– automatische s. Reflexblase
– autonome s. Harnblase, neurogene, schlaffe
– Carcinoma in situ 308, 527 f., 534
– – – Begleitveränderungen 534
– – – exfoliative Blasenzytologie 534
– – – multifokales 550
– – – Prädilektionsstellen 534
– – – primäres 534
– – – sekundäres 534
– – – Symptomatologie 534
– – – Urinexfoliativzytologie 332
– Druckmessung s. Zystomanometrie
– Echinokokkustochterblasen 457
– empfindliche 352
– der Frau 24 f.
– – Beziehungen zum Beckenbindegewebe 25
– – Organbeziehungen 25
– Füllungsgefühl 50
– Funktionsphasen 48
– Geschlechtsunterschiede 24
– kindliche 14
– Kontrastmittelfüllung, direkte 103
– Lagebestimmung, Fixpunkt 16
– Lagebeziehung zum Peritoneum parietale 4
– Lageveränderung 16
– – füllungsbedingte 16
– – wachstumsbedingte 16
– Lymphabfluß 526
– des Mannes 11 ff.
– – Beziehung zum Beckenbindegewebe 12 ff.
– – Mediansagittalschnitt 13
– – Organbeziehungen 15 f.
– – Peritonealüberzug 14
– neurogene 280 ff.
– – Definition 280
– – Diagnostik, neurologische 280
– – urodynamische 280
– – mitigierte 52, 276
– – neuromotorische Läsion, obere s. Reflexblase
– – – – untere s. Harnblase, neurogene, schlaffe
– – schlaffe 279, 281 ff.
– – – Miktiometrie 281
– – – urodynamische Befunde 281 f.

Harnblase neurogene, schlaffe, Zystomanometrie 281
– – urodynamische Befunde 280 ff.
– neuropathische, sonographischer Restharnnachweis 143
– Peritoneum parietale 14
– Reizzustände 273, 275
– – Ätiologie 273
– – Miktiometrie 275
– – symptomatische 273
– – Urethradruckprofil 275
– – Zystomanometrie 273, 275
– Reservoirfunktion s. Harnblasenfüllphase
– short neuron system 46
– spastische s. Reflexblase
– Tumorinfiltration, Urethrozystoskopie 234
– ungehemmte 282
Harnblasenadenokarzinom 524
– bei Blasenexstrophie 524
– primäres 524
Harnblasenauswaschtest 354
Harnblasenbilharziose, Karzinombegünstigung 522, 524
Harnblasenbiopsie, Tumordiagnostik 535 f.
Harnblasenblutung, persistierende, nach Bestrahlung 551
Harnblasenboden, Innervation 46
Harnblasenbodenknötchen 366
Harnblasencompliance 254 ff., 282
– erniedrigte 280
Harnblasendachulkus 367
Harnblasendauerkatheter, Infektion, nosokomiale 409
– Infektionsprophylaxe 413
– Keimaszension 379
– Mischinfektion 347
Harnblasendehnbarkeit s. Detrusorkoeffizient
Harnblasendeszensus 16, 25, 51 f., 273 f.
– rotatorischer 52, 274, 282
– Streßinkontinenz 273
– vertikaler 52, 274, 282
Harnblasendivertikel, Harnwegsinfektion 348
– beim Kind 140
– Sonogramm 200
– sonographischer Nachweis 229
– Zystogramm 104, 266
Harnblasendivertikelkarzinom 200 f.
– Computertomogramm 201 f.
– Sonogramm 200
Harnblasendom, Innervation 48
Harnblaseneinmalkatheterismus, Infektionsquote 409
Harnblasenentleerungsphase 48, 51, 256, 283
Harnblasenentleerungsstörung 52, 275 ff.
– Ätiologie 275
– Dekompensationsstadium 275
– mit Inkontinenz 280
– klinische Symptome 53, 251
– neurogene 235, 280
– neuromuskuläre, isolierte 52, 276

Harnblasenentleerungsstörung, Urethradruckprofil 277, 279
– Urethrozystoskopie 234 f.
– urodynamische Befunde 277
– – Untersuchung 251, 253
Harnblasenentzündung s. Zystitis
Harnblasenerweiterungsplastik 435, 443 ff.
– Indikation 444
Harnblasenexstrophie, Adenokarzinom 524
Harnblasenfistel, Kondomzystoskopie 242
– Urethrozystoskopie 235
Harnblasenform 14
Harnblasenfüllphase 48, 50, 283
– Detrusorstabilität 256
– Störung 51 f.
Harnblasenfunktion, hemmende Impulse 50
– stimulierende Impulse 50
Harnblasenfunktionsstörung, neurologische, Elektromyographie 261
Harnblasengrund 11
Harnblasenhals 11
– Muskulatur 46 f.
– Öffnung 46
Harnblasenhals-Harnröhren-Obstruktion, funktionelle 52 ff., 282
– – Röntgenbefund 54
– – urodynamische Befunde 277
Harnblasenhalsmessung, endoskopische, präoperative 235
Harnblasenhalsobstruktion, Bilharziose 451
– funktionelle, Miktionszystourethrogramm 262
– – urodynamische Untersuchung 262
– operative Behandlung 453
Harnblasenhalssklerose 52 f.
Harnblasenhalsstenose, Miktionsurethrogramm 101
– narbige, endoskopisches Bild 244
Harnblaseninfektionswege 365
Harnblaseninnendruck 256 f., 283
– kritischer 50
– Messung s. Zystomanometrie
Harnblaseninnendruckerhöhung, extrinsische 254, 282
– – Harnröhrendruckprofil 257
– – intrinsische 254, 282
Harnblaseninnervation, autonome 46, 48
– motorische 46
– sensible 46
Harnbleninstabilität 53
Harnblasenkapazität 282
– effektive 282
– – Definition 254
– erhöhte 279
– maximale 282
– – Definition 254 f.
– – Durchschnittsnormalwert 289
– – reduzierte 275, 366 f.
– – Bilharziose 450
– – Reflexblase 280
– – Tuberkulose 419

Harnblasenkarzinom 520 ff.; s. auch Harnblasentumor
– Altersverteilung 520
– Ätiologie 520 ff.
– BCG-Vakzine-Behandlung 476
– bei Bilharziose 450 f., 453
– Biologie 527 ff.
– bei Blasenexstrophie 524
– Chemotherapie 486
– Computertomographie 198, 201 f.
– DNCB-Hauttest 476
– Feststellung der lokalen Ausbreitung 198
– Frühdiagnose 332
– Fünfjahresüberlebensrate 545
– Geschlechtsverteilung 520
– Harnwegsinfektion 348
– Histologie 522
– Immunantwort, zellvermittelte 475 f.
– Immunisierung mit Key-hole-limpet-Hemocyanin 476 f.
– Immuntherapie, spezifische, adoptive 477
– – unspezifische 476
– infiltrierendes, exulzeriertes 525
– karzinoembryonales Antigen 308
– Karzinogen, endogenes 522
– – exogenes 520 f.
– Lymphknotenmetastasensuche 198, 202
– Metastasierung 532
– Nervenstamminfiltration 535
– papilläres 525
– – infiltrierendes 525
– Polychemotherapie 486
– Primärdiagnostik 198
– Rückfallsprophylaxe 486
– solides 525
– – infiltrierendes 525
– Sonographie 198 f.
– Staging, Sonographie 198 ff.
– Strahlentherapie, zytologische Veränderungen 333
– Therapie, operative 453
– TNM-Klassifikation 531 f., 697
– Urinzytologie 308
– – Sensitivität 332
– Verlaufskontrolle, Sonographie 202
– Wachstum 526 f.
– – multifokales 527
– Zytostatikainstillation 486
Harnblasenkarzinomantigen 475
Harnblasenkatheterismus, aseptischer 373
– Infektionsprophylaxe 378
– Miktionsurethrogramm 141
Harnblasenkompression, chronische Obstipation 231
– Lymphknotenpaket 231
– Rhabdomyosarkom 231
Harnblasenkontraktion, unwillkürliche 51
Harnblasenlähmung, neurogene, intravenöse Pyelographie, Indikationen 155

Harnblasenlähmung, neurogene,
  Nierenfunktionsszintigraphie, Indikationen 155
– – primäre Diagnostik 155
– – Verlaufskontrolle 155, 161
– schlaffe 280
– spastische 280
Harnblasenlavage 326
Harnblasen-Lavage -Zytologie 538
Harnblasenleiomyosarkom 524
Harnblasenmotorik, mangelhafte 51
– nicht hemmbare 51
Harnblasenmuskulatur, dekompensierte, bei Urethrawiderstandserhöhung 254
– Schichten 46
Harnblasenobstruktion, funktionelle 46
Harnblasenohr 141 f.
Harnblasenpapillom 525
– Aufbau 523
– Urinzytologie, Sensitivität 332
Harnblasenpflasterzellkarzinom 524
Harnblasenpflasterzellmetaplasie 524
– Häufigkeit 527
Harnblasenphänomen im Urogramm 134
Harnblasenpräkanzerose 527
Harnblasenpseudodivertikel beim Kind 228
Harnblasenpunktion zur Harnabnahme 353
– zur Kontrastmittelinjektion 103 f.
– suprapubische 16
– – beim Kind 141
– – Miktionsurethrogramm 141
– – Radionuklidzystourographie 172
– – Zystogramm 140 f.
Harnblasenpunktionsurin, Keimgehalt 337
Harnblasenrhabdomyosarkom 524 f.
– Ausscheidungsurogramm 692
– beim Kind 692
– – Behandlung 692
– Kombinationsbehandlung 525
Harnblasenruhetonus, erhöhter 280
Harnblasen-Scheiden-Fistel, Kondomzystoskopie 242
Harnblasen-Scheiden-Rektum-Fistel 242
Harnblasenscheitel 11, 13
Harnblasenschleimhaut, Dysplasie 527
– endoskopisches Bild 244
– Hyperplasie 527 f.
– Kontaktblutungen 419
Harnblasenschmerz, Prostatakarzinom 582
Harnblasensegmentresektion 542 f.
Harnblasensonographie, transurethrale 198, 200
Harnblasensphinkter, externer 46
– – Innervation 46
– – Lähmung 46
– – Überaktivität 46

Harnblasensphinktersklerose 348
Harnblasenspüllösung, Infektionsprophylaxe 412
Harnblasenstein, endoskopisches Bild 245
– beim Kind 229
– Sonogramm 197, 229
– Zystitis, fibrinulzeröse 366
Harnblasenstörung, neurogene, beim Kind 228
Harnblasentamponade, Sonogramm 229
Harnblasenteilresektion 542 f.
– Implantationsmetastasen 543
– Indikation 543
– Operationsletalität 543
– Vorbestrahlung 543
Harnblasentrabekulierung 282
Harnblasentuberkulose, Differentialdiagnose 430
– Instillationen 443
– Probeexzision 428, 430
Harnblasentumor s. auch Harnblasenkarzinom
– AB0-Antigene 530
– Angiographie 539
– Ausscheidungsurographie 537 f.
– bimanuelle Palpation 536 f.
– – Befundinterpretation 536 f.
– – Fehler 537
– Biopsie 535 f.
– Blasenentleerungsstörung 541
– Blasenteilresektion 542 f.
– – Implantationsmetastasen 543
– – Operationsletalität 543
– – Vorbestrahlung 543
– Chemotherapeutikuminstillation 550
– Chemotherapie 540
– – lokale 550
– – systemische 549 f.
– Chromosomenveränderungen 530
– Computertomographie 539 f.
– Diagnostik 535 ff.
– Endoskopie 535
– entzündliche Veränderungen 333
– Fernmetastasen 527
– Hämaturie, palliative Behandlung 550 f.
– histologischer Differenzierungsgrad 532 ff.
– – prognostische Bedeutung 534
– immundiagnostische Untersuchungen 475
– infiltrativer 199
– – Blasensegmentresektion 542
– – Blasenteilresektion 542
– – Resultate 543
– – Therapie 542 ff.
– inkurabler 550
– – Behandlungsergebnisse 552
– Klassifikation 530 ff.
– klinisch-chemische Befunde 307 f.
– Knochenmetastasen, Schmerzbekämpfung 551
– Kriterien der Organüberschreitung 540
– Laserstrahlbehandlung 551

Harnblasentumor, Lokalisation 525
– Lymphadenektomie 544
– Lymphknotenmetastasen 538 f.
– Lymphographie 538
– – Metastasennachweis 538
– maligner 520 ff.
– mesenchymaler s. Harnblasentumor, nichtepithelialer
– metastasierender, cis-Platinum 549
– Morphologie 525
– M-Stadium 532 f.
– – Minimaluntersuchungsprogramm 531
– nichtepithelialer 524 f.
– – maligner, Altersverteilung 524
– N-Stadium 532
– – Minimaluntersuchungsprogramm 531
– oberflächlicher, Fünfjahresüberlebensrate 542
– – Nachbehandlung 541
– – Nachbestrahlung 541
– – Nachresektion 541
– – Prognose 541
– – Rezidivquote 541
– – Therapie 541 f.
– – Therapieresultate 542
– operative Maßnahmen 540
– organüberschreitendes Wachstum 198
– papillärer 200
– – endoskopisches Bild 246
– – Urinzytologie 331 ff.
– primärer 522 f.
– Prognose, Einflußfaktoren 530
– Radiotherapie 540
– – perkutane 541
– Rezidiv nach Elektroresektion 541
– Rezidivhäufigkeit 529
– Schmerzbekämpfung 550 f.
– Staging, präoperatives 202
– Symptome 534 f.
– Therapie 540 ff.
– – kurative 540
– – palliative 540, 550 ff.
– – – Zielvorstellung 551
– – physikalische 550 f.
– Tiefenwachstum, prognostische Bedeutung 526 f.
– transurethrale Elektroresektion 541
– T-Stadium 531
– – Minimaluntersuchungsprogramm 531
– Ultraschalluntersuchung 539
– Ureterektomie 545
– Urethrektomie 544 f.
– – sekundäre 545
– Urethrozystoskopie 234
– Urinzytologie, primärdiagnostische 331
– – Sensitivität 332
– – zur Verlaufskontrolle 332 f.
– Verkleinerung durch Druck 550
– Wachstum 526
– Zystektomie, einfache 543

Sachverzeichnis

Harnblasentumor, Zystektomie, radikale 543
– – – erweiterte 543
– – – mit Radiotherapie 545
– – totale 543 f.
– – Vorbestrahlung 546
– – – Ergebnisse 546 f.
– zytogenetische Untersuchung 530
– Zytologie 538
Harnblasentumoren, Einteilung 522
– multifokale, Carcinoma in situ der Urethra masculina 556
Harnblasentumorresektion, transurethrale 535
– – endoskopische Verlaufskontrolle 234
Harnblasenurothelkarzinom 522 f.
Harnblasenverschluß, subvesikaler, Innervation 46
Harnblasenvolumen beim Kind 228
Harnblasenvorfall 274, 282
Harnblasenwand, Strahlenbelastung bei Knochenszintigraphie 176
– – bei nuklearmedizinischer Nierenfunktionsuntersuchung 170
– – bei Radionuklidzystourographie 172
Harnblasenwanddicke beim Kind 228
Harnblasenwandhämatom, postoperatives, Sonogramm 229
Harnblasenwandverdickung beim Kind 228
– umschriebene 202
Harnblasenzytologie, exfoliative, Carcinoma in situ 534
– Indikationen 538
Harncalciumkonzentration, Knochenmetastasen 306
Harnchoriongonadotropin, Hodentumor 318
Harncystinbestimmung 296
Harndrang 51
– erster 256
– – Definition 254, 283
– – verfrühter 275
– fehlender 250, 279
– gesteigerter 51
– imperativer s. Urge
Harndranginkontinenz s. Urgeinkontinenz 273
Harnelektrolytbestimmung 296
Harnentleerungsstörung, inkomplette 362
– periphere 362
– Pyelonephritis 352
Harnenzymaktivitätsbestimmung 297
Harnenzyme, Ursprung 297
Harnerythrozyten, Screening-Test 293
Harnerythrozytenzählung 293
– Addis-Count 293
Harnexfoliativzytologie 326
– Harnblasentumor 331
Harnexkretionstest 152
Harnextravasation, Sonogramm 206
– ultraschallgesteuerte Punktion 215

Harnfluß, Definition 253, 283
– erniedrigter 254
– intermittierender 254, 276
– maximaler 261, 283
– – Altersabhängigkeit 253
– – Definition 253
– – Durchschnittsnormalwert 289
– – Geschlechtsabhängigkeit 253
– – infravesikale Obstruktion 264
– mittlerer, Definition 253, 283
– – Durchschnittsnormalwert 289
Harnflußanstiegszeit, Definition, 253, 283
– verlängerte 254
– – bei abgeflachter Harnflußkurve 276
Harnflußkurve, abgeflachte, bei verlängerter Harnflußanstiegszeit 276
Harnflußmessung s. Uroflowmetrie
Harnflußstärke, Einflußfaktoren 253
Harnflußwaage, elektronische 264 f., 284
Harnflußwiderstand, infravesikaler 253
Harnflußzeit, Definition 253, 283
Harninfektion, sekundäre, bei Blasentumor 307
Harninkontinenz s. Inkontinenz
Harnkalziumkonzentration, Hyperkalzurie, abortive 303
– – renale 303
– primärer Hyperparathyreoidismus 303
Harnkeim, Antikörperbeladung 354
Harnleiter s. Ureter
Harnleukozyten, Screening-Methode 293
– Zählung 293
Harn-β-2-Mikroglobulin, Nierentransplantatabstoßungsreaktion 300
– Normbereich 296
Harnnachträufeln 250
Harnosmolalität 295
– erhöhte, bei Oligurie 298
Harnoxalatbestimmung 296
Harnpflichtige Substanzen 294
– – Anstieg, Urosepsis 320
– – Ausscheidung 33
– – Retention 295, 299
Harnphlegmone, paraureterale 363
Harnphosphatkonzentration, Knochenmetastasen 306
Harn-Plasma-Quotient, Schockniere 321
Harnprobenaufbewahrung, zeitliche Grenze 354
Harnreflux 53
– in die Vagina 140 f.
– vesikorenaler, Keimverschleppung 409
– – röntgenologische Darstellung 105
– vesikoureteraler 140
– – endoskopische Ureterostienbeurteilung 234
– – Harnwegsinfektion 348
– – beim Kind 228

Harnreflux, versikoureteraler, beim Kleinkind 347
– – röntgenologische Darstellung 105
– – Zystoskopie 245
Harnrefluxdiagnostik, nuklearmedizinische 172
Harnröhre s. Urethra
Harnsäure im Blut 290
– im Harn 292
– Löslichkeit 38
– pK-Wert 38
– renale Behandlung 38
– undissoziierte, Löslichkeitsgrenze 38
Harnsäureausscheidung, renale, Abhängigkeit von Proteinaufnahme 302
Harnsäurebestimmung, Einfluß von Medikamenten 292
Harnsäuretransport, bidirektionaler 38
Harnsedimentmikroskopie 337
Harnspeicherung, nervale Steuerung 49
Harnstauung, chronische, Nierenbeckenepithelmetaplasie 509
Harnstauungsniere 53
– akute Infektion 362
– chronische 209
– Computertomogramm 203
– Computertomographie 208 f.
– Halbmondzeichen 137
– prolongierte Urographie 134
– retrograde Pyelographie 99
– septische 360
– – Entstehung 380
– – Papillennekrosen 360
– – perkutane Harnableitung 216
– Sonographie 206
– therapeutische Dekompression 122
– Ureterenkatheter 99
Harnsteinanalyse 296 f.
Harnsteinbildung bei Bilharziose 450 f.
Harnsteinkrankheit s. Urolithiasis
Harnsteinzertrümmerung durch Nephropyelostomie 122 f.
Harnsteinzusammensetzung 301
Harnstoff im Blut 290
– im Harn 292
Harnstoffausscheidung, renale 36 f.
Harnstoffbestimmung, Einfluß von Medikamenten 292
Harnstoff-N-Berechnung 297
Harnstrahlabschwächung 53, 275
– Prostatakarzinom 582
Harnstromdynamik, intratubuläre 33
Harnstromgeschwindigkeit 33
Harnstromstärke, intratubuläre 33
Harntrakt, oberer, Röntgendiagnostik 88 ff.
– – beim Kind 131 ff.
– – Sonographie beim Kind 218 ff.
– unterer, Ausscheidungsurographie 93

Harntrakt, unterer, Doppelinnervation 46
– – Funktionseinheit 48 f.
– – Innervation 46, 48
– – Röntgendiagnostik 101
– – – beim Kind 139 ff.
Harntransportstörung 219
– Differentialdiagnose zur Zystenniere 224
– bei Doppelniere 224
– morphometrische Verlaufsbeurteilung 227
– Nierenvolumenvermehrung 226
– Sonogramm, Mittelechokomplexveränderung 223
Harnträufeln 53
Harnuntersuchung, klinisch-chemische 291 ff.
– mikrobiologische 336 ff.
– – Befundbewertung 337
– – Differenzierungssystem 337
– – Materialgewinnung 336
– – Materialtransport 336 f.
– zytologische 99
Harnverhalt 53, 275
– Prostatakarzinom 582
Harnwege, ableitende, Darstellung bei Niereninsuffizienz 98
Harnwegsentzündung, akute 346
– chronische 346
– Epidemiologie 347 f.
– Erreger 346 f.
– – Häufigkeit 347
– obstruktive 346 f.
– – Ursachen 348
– primäre 346 f.
– spezifische 346
– unspezifische 346 ff.
– – Allgemeinbehandlung 369 f.
Harnwegsfehlbildung, Pyurie 362
Harnwegsinfektion 346
– chronische, steriler Urin 336
– per continuitatem 350
– Diagnostik 353
– Erreger 337, 402
– – prozentuale Verteilung bei Frauen 349
– – – bei Männern 349
– Erregerreservoir 402 f.
– bei der Frau 348
– bei Gewebsschädigung 402
– hämatogene 350
– Heilungsresistenz, Definition 407
– iatrogene 346, 378 f.
– – Infektionswege 378
– kanalikuläre 350
– kindliche 347
– lymphogene 350
– Mykobakterien 339
– nosokomiale 348
– – Antibiotikatherapie 414
– – Blutkultur 410
– – Diagnostik 410 f.
– – Epidemiologie 405 f.
– – Erregerspektrum 402 ff.
– – Keimübertragungswege 406
– – Keimzahlen im Urin 41
– – Komplikationen 409 f.

Harnwegsinfektion, nosokomiale, Leukozyturie 410
– – prädisponierende Faktoren 409
– – prästationäre 404
– – Prophylaxe, baulich-funktionelle Maßnahmen 413
– – – chemotherapeutische 414
– – – personelle 411 ff.
– – Symptome 409
– – Urinprobenentnahme 410
– Pathogenese 368
– bei Resistenzminderung 402
– rezidivierende 53, 367 ff.
– – Ätiologie 368
– – Definition 367
– – Infektionsquellen 368
– – Langzeitprophylaxe 368 f.
– – obstruktionsbedingte 368
– – Therapie 368 f.
– – Urethrozystoskopie 234
– Risikogruppen 371
– Therapieresistenz, Definition 407
– unspezifische, antibakterielle Chemotherapie 370 ff.
– – – Dosierungsausrichtung 371
– Ursachen 348
Harnwegsinfektionswege 350
Harnwegsmischinfektion 347
Harnwegsobstruktion, Blasenrhabdomyosarkom 525
– Infektionsgefahr 346, 348
– infravesikale 52 ff.
– Detrusorschwäche 279
– Diagnostik 261
– funktionelle 52 ff., 275 ff., 283
– – – Elektromyographie 261
– – – Nachweis 264
– – – Reflexblase 280
– – Harnfluß 254
– – beim Kind 228
– – bei männlichem Neugeborenen 229 f.
– – maximaler Harnfluß 264
– – mechanische 52, 275 f., 284
– – – Diagnostik 276
– – – Miktiometrie 277
– – – Miktionsdruck 264
– – – mit Reflexinkontinenz 281
– – – Urgeinkontinenz 276
– – – urodynamische Untersuchung 251
– Pyelonephritis 298, 352
– Widerstandskoeffizient 261, 264
Harnwegsreinfektion 352, 367 f.
Harnwegssensibilität, gestörte 250
Harnwegsstörung, funktionelle, Anamnese 250
Harnwegsstriktur, intravenöse Pyelographie, Indikationen 155
– Nierenfunktionsszintigraphie, Indikationen 155
– prätherapeutische Nierenfunktionsdiagnostik 155
– primäre Diagnostik 155
– Verlaufskontrolle 155, 161
Harnwegstuberkulose s. Urotuberkulose

Harnzusammensetzung, normale 292
Harnzytologie 294
– Blasenkarzinom 308
– bei Blasentumor 331 ff.
– bei Nierenbeckenkarzinom 510
Hautblutungen bei Prostatakarzinom 318
Hauttest, immundiagnostischer, Hautfenstertechnik 471
– – spezifischer 471
– – unspezifischer 471
Heidenreich-Beck-Perfusionsmessung 270 f.
Henle-Schleife, Natriumresorption 34
Heparin, Dosierung bei Verbrauchskoagulopathie 83
Hepatitis, akute 77
– chronische 77
– – aggressive 79
– α-1-Fetoprotein 306
Herdnephritis 346
Hernia inguinalis congenita 24
Herpes-simplex-Urethritis 388
Herz, Erregungsleitung, Blockierung 62 f.
– Erregungsleitungsstörung, Hyperkaliämie 79
Herzarrhythmie, absolute, Glykosidtherapie 63 f.
– intraoperative, durch Medikamentenwechselwirkung 58
– supraventrikuläre, Therapie 66 f.
Herzdilatation, Glykosidtherapie 63 f.
Herzfrequenz, Einfluß auf Hirndurchblutung 63
– Wirkung der bei Hochdruckkrisen eingesetzten Pharmaka 61
Herzgefäßerkrankung, Operationskomplikationen 58
– Operationsletalität 58
Herzglykosid, Abklingquote 64
– Erhaltungsdosis 64
– Interferenzen, pharmakodynamische 65
– – pharmakokinetische 65
– Nebenwirkungen 63 f.
– Resorptionsquote 64
– Serumeliminationshalbwertszeit 64
– Vollwirkdosis 64
– Wirkungsabschwächung 65
– Wirkungsverstärkung 65
Herzglykosiddosierung 63 f.
– nierenfunktionsabhängige 63 f.
Herzglykosidtherapie, Ersteinstellung, präoperative 64
– mittelschnelle Aufsättigung 64
– präoperative 63 f.
– – Indikation 63
Herzglykosidwirkung, Einflußfaktoren 65
Herzinsuffizienz durch Adriamycin 682
– Glykosidtherapie 63 f.
– postoperative, Häufigkeit 56 f.

Herzinsuffizienz, präoperativ bestehende 61
- röntgenologische Zeichen 59
Herzklappenfehler, klinische Schweregrade 61 f.
Herzkrankheit, klinische Schweregrade 61 f.
- koronare 59
- - Elektrokardiogramm 59 f.
- - intraoperative Vorsichtsmaßnahmen 61
Herz-Kreislauf-System, präoperative Anamnese 59
- - Untersuchung 59 ff.
Herzleistungsfähigkeit, präoperative Beurteilung 59
Herzminutenvolumen, Wirkung der bei Hochdruckkrisen eingesetzten Pharmaka 61
Herzrhythmusstörung, Einfluß auf Hirndurchblutung 63
- durch Glykosid 64
- postoperative Herzinsuffizienz 57
- präoperative Untersuchung 60
- Ursachen 62
Herzschrittmacher, temporärer, bei urologischer Operation 63
Herzstillstand, asystolischer 63
- bei Hyperkaliämie 34
Hexabrix 115
^{197}Hg-Chlormerodrin 149, 151
- statische Nierenszintigraphie 173
Hilum renale 2 f.
Hippurat, radiojodmarkiertes 148 ff.
- - Ausscheidungswege 148
- - intrarenale Transportverlängerung 162
- - Steady-State-Clearance 154
Hippuratexkretionstest 152
Hirndurchblutung, Operationsrisiko 63
Hirndurchblutungsstörung, Ursachen 63
Hirnembolie nach Lymphographie 125
Hirngefäßsklerose 63
- postoperative Herzinsuffizienz 57
Hirnszintigraphie bei Nierentumor 501
- bei Prostatakarzinom 591
His-Bündel-Blockierung 63
His-Bündel-Elektrokardiographie 63
Histiozyten 467
Histoacryl 120 f.
Histoplasmose, Prostatitis 395
HLA s. Transplantationsantigen
Hochdruckkrise, Pharmaka, Wirkungsmechanismus 61
- bei Prostatektomie 61
Hochvoltbestrahlung beim Kind, Neuroblastom 689
- - Wilms-Tumor 679
Hoden 21 f.
- Strahlenbelastung bei Knochenszintigraphie 176
- - bei Nebennierenszintigraphie 177

Hoden, Strahlenbelastung bei nuklearmedizinischer Nierenfunktionsuntersuchung 170
- - bei statischer Nierenszintigraphie 173
Hodenchorionkarzinom 638 f.
- Histologie 640 f.
- Therapie 484
Hodenepidermoidzyste 639
Hodengumma 646
Hodenhüllen 21 ff.
Hodenhüllentumor 655 f.
Hodenkarzinom, embryonales 638 f.
- embryonales, Histologie 640 f.
- - Verlaufskontrolle 643
Hodenlymphabfluß 641
Hodenlymphom 653
Hodenmalignom, Chemotherapie 483 ff.
- nicht seminomatöses, Chemotherapie 484
- - metastasierendes 484
- - primär inoperables, Polychemotherapie 484
- - Standardpolychemotherapie 484
Hodenrhabdomyosarkom 639
Hodenteratokarzinom 638 f
- Lungenmetastasen 653
- paraaortale Metastasen 643
Hodenteratom 637 ff.
- Histologie 640 f.
- beim Kind 655
Hodentorsion 646
Hodentrauma 637
Hodentuberkulose 420
Hodentumor 637 ff.
- Ätiologie 637
- ausgebrannter 639
- Ausscheidungsurographie 646
- Behandlungsplan 651
- Chemotherapie 648
- - Komplikationen 655
- Computertomographie 198, 202, 646
- Diagnostik 642
- - radiologische 645 f.
- - nuklearmedizinische 645 f.
- Differentialdiagnose 646
- Endokrinologie 642
- Endokrinopathie 642
- Galliumszintigraphie 646
- germinaler 318, 637
- - Behandlungskonzept 654
- - beim Kind 655
- Histogenese 638
- Kavographie 646
- beim Kind 655
- - Prognose 655
- klinisch-chemische Befunde 318
- Labordiagnostik 644 f.
- Lokalbefund 642
- Lymphknotenmetastasensuche 198, 202
- Lymphknotenstaging 193
- Lymphographie 646
- maskierter 642
- Metastasierungswege 639, 641 f.
- nichtgerminaler 318

Hodentumor, nichtseminomatöser, Therapie 648
- - Therapieergebnisse 652
- N-Stadium-Klassifizierung 193
- okkulter 639
- paraaortale Lymphknotenmetastasen 125
- radioimmunologische Hormonbestimmung 178
- Second-look-Operation 652
- Sonographie 192 f., 202, 646
- Strahlentherapie 649
- Symptome 642
- Therapie 647 f.
- - Komplikationen 654
- Thoraxröntgenaufnahme 645
- TNM-Klassifikation 531, 646, 698
- Überschreitung der Tunica albuginea 641
- Verlaufskontrolle, Computertomographie 206
- - Sonographie 202
Hodentumoren, Einteilung 637 f.
Hodentumorstadien, klinische 647
Hodenvergrößerung 642
Homovanillinmandelsäure, renale Ausscheidung beim Kind 687
Hormonbildung, ektope, Tumorerkrankung 306
Hormonnachweis, radioimmunologischer 178
Hormon-Zytostatikum-Assoziat 593
Hospitalismus, infektiöser s. Infektion, nosokomiale
Hostacyclin 74, 377
Hounsfield-Einheit 181
^{3}H-PAH 154
Hufeisenniere, sonographischer Nachweis 226
- statische Nierenszintigraphie 173
Hydatiden 456
Hydergin 381
Hydrokolpos beim Kind 143
Hydrometrokolpos beim Kind 143, 231
- Sonogramm 231
Hydronephrose 362
- Differentialdiagnose 672
- zur multizystischen Nierendysplasie 139
- - zum Nierenkarzinom 503
- bei Frühgeborenem 136
- intravenöse Pyelographie, Indikationen 155
- Nierenfunktionsszintigraphie 158 f.
- - Indikationen 155
- Nierenrestfunktion, Beurteilung 160
- nach paranephritischem Abszeß 382
- prätherapeutische Nierenfunktionsdiagnostik 155
- primäre Diagnostik 155
- seitengetrennte Isotopen-Clearance, Fehlbeurteilung 160
- Sonogramm, Mittelechokomplexveränderung 223

Hydronephrose, Verlaufskontrolle 155, 160 f.
Hydroxymethyl-Nitrofurantoin 376
Hydrozele 495, 642
– Differentialdiagnose zum Hodentumor 646
Hydrozelenflüssigkeit, Zytologie 326
Hygienebeauftragter 414
Hygienegruppe 414
Hygieneschwester 414
Hyoscin-n-Butyl-Bromid 44
Hyperchlorämie 300
Hyperfibrinolyse, primäre, gerinnungsphysiologische Befunde 318
– – Prostatakarzinom 318
– – Therapiekontrolle 318
– sekundäre, bei Urosepsis 320
Hyperglykämie, postoperative 75
Hyperhydratation, hypertone 78
– hypotone 78
– isotone 78
– Laborparameter 78
Hyperkaliämie 34
– Symptome 79
– Ursachen 79
Hyperkalzämie, chronische 304
– Nierentumor 496
Hyperkalzurie 300
– chronische 304
– idiopathische, abortive 301
– – Serumwerte 303
– – Urinwerte 303
– – klinisch-chemische Befunde 301
– – Urolithiasis 301
– – intestinal-absorptive, Calcium-Kreatinin-Quotient 302
– – Nierenkarzinom 307
– – primärer Hyperparathyreoidismus 302
– renale 301
– – Calcium-Kreatinin-Quotient 302
– – Serumwerte 303
– – Urinwerte 303
Hyperkoagulabilität 82
Hyperlipoproteinämie, nephrotisches Syndrom 299
Hypernephrom, BCG-Vakzine-Behandlung 474
– Chemotherapie 487
– Computertomographie 188 f.
– – Treffsicherheit 184
– computertomographische Dichte 182
– Differentialdiagnose 184
– Einbruch ins Nierenbecken 334
– Hormonrezeptoren 487
– Immunabwehr 473
– immunologische Diagnostik 473 f.
– – – spezifische 474
– – – unspezifische 473 f.
– Immunstimulation, unspezifische 474
– Immuntherapie 474
– – spezifische 474
– Injektion autologer Zellen 474
– Interferon 474

Hypernephrom, Invasion der Nierenvene 188
– perirenale Blutung 189
– Polychemotherapie 487
– Transferfaktorbehandlung 474
– Zytologie 334
Hyperoxalurie 302
Hyperparathyreoidismus, primärer, klinisch-chemische Befunde 302
– – Serumwerte 303
– – Urolithiasis 302
– sekundärer 176
– Urinwerte 303
Hyperphosphaturie, primärer Hyperparathyreoidismus 302
Hypersensibilitätstest s. Lapides-Test
Hypertension durch Medikamentenwechselwirkung 58
– orthostatische, Nierenfunktionsszintigramm 164 f.
– renovaskuläre, Nierenfunktionsszintigramm 162 f.
Hyperthyreose, präoperative Behandlung 76
Hypertonie, Operationsrisiko 61
– postoperative Herzinsuffizienz 57
– pulmonale 69
– – Elektrokardiogramm 69
– renale 352
– – Frühurogramm 94
Hyperurikämie 38
– bei primären Hyperparathyreoidismus 302
– Urolithiasis 301 f.
Hyperurokosurie, Urolithiasis 301
Hyperventilation 80
Hypnotikum, Wechselwirkung mit Tranquillantien 58
Hypoglykämie, postoperative 76
Hypokaliämie, Symptome 79
– Ursachen 79
Hypophosphatämie 301
Hypophysektomie 603
Hypoproteinämie 299
Hyposiderämie, Tumorerkrankung 305
Hyposthenurie 296
Hypotension, intraoperative, durch Medikamentenwechselwirkung 58, 61
Hypoventilation 80
Hypovolämie, Operationskomplikationen 58
– Operationsletalität 58
Hypoxie, Endotoxinschock 380

I

Ileozystoplastik 444 ff.
– Nachteile 444
– Operationsmethoden 444 f.
– postoperative Inkontinenz 446
Ileum conduit 547
– – bei Urethralkarzinom 559

Ileus, postoperativer 676
– retroperitonealer Tumor 663
– Sonogramm 231
– nach Wilms-Tumor-Operation 676
Immunelektrophorese, Echinokokkose 458
Immunglobuline 464
– Prostatakarzinom 317
Immunglobulinsynthese 465
Immuninterferon 465
Immunität, zellvermittelte, Testung 471
Immunkontrastmittel 475
Immunostaging 473
Immunparalyse, temporäre 410
Immunreaktion, In-vitro-Untersuchung 472 f.
– Untersuchungsmethoden 471
Immunribonucleinsäure 474
Immunstimulation 469
Immunsuppression durch den Tumor 468
Immunsystem, Aufbau 464
– humorales 464
– – spezifischer Teil 464
– – unspezifischer Teil 464
– zelluläres 464 ff.
– – spezifischer Teil 464
– – unspezifischer Teil 464
Impotenz, sexuelle, nach radikaler Prostatektomie 595
^{111}In-DTPA, Steady-State-Clearance 154
Induratio penis plastica 106 f.
– – – Kavernosogramm 107
^{111}In-EDTA 149
Infektion, asymptomatische 400
– bei Gewebsschädigung 402
– iatrogene, Risikofaktoren 408
– nosokomiale 400 ff.
– – Definition 405 f.
– – Epidemiologie 405
– – prädisponierende Faktoren 409
– Problemkeim 401
– Problemmilieu 401
– Problempatient 401
– Resistenzerniedrigung 402
Infektionsbegriff 400 f.
Infektionsherd, septische Streuung 341
Infektionsquelle, belebte 406
– unbelebte 406
Infusions-Clearance mit Radiopharmakon 154
Infusionsurogramm 93
Infusionsurographie beim Kind 134, 136
– – Kontrastmitteldosierung 136
INH s. Isoniazid
Injektionsurethrogramm 101
Injektionsurethrozystographie, Injektionsansatz 102
Inkontinenz 51 f.
– aktive s. Urgeinkontinenz
– Ätiologie 252
– mit Blasenentleerungsstörung 280
– Definition 283

Inkontinenz der Frau 51
– – postmenopausale, Diagnostik 250
– nach Ileozystoplastik 446
– passive s. Streßinkontinenz 284
– nach radikaler Prostatektomie 595
– symptomatische 251
– urodynamische Untersuchung 251
Instrument, urologisches, Wiederaufbereitung 412
Instrumentendesinfektionsmittel 412
Instrumentensterilisation, ungenügende 406
Insuffizienz, respiratorische, postoperative Herzinsuffizienz 57
Insulinmangel, absoluter 75
– funktioneller, postoperativer 75
– relativer 75
Intal 73
Interferon 474
Intrazellulärraum 30
Intrinsic sphincter s. Musculus sphincter urethrae internus
Introitus vaginae 26
Inulin-Clearance 32, 294 f.
In-vitro-Diagnostik, nuklearmedizinische 177 f.
In-vitro-Hemmwert antibakterieller Substanzen 372
Iodamide 91
Iothalamat 91
Ioxithalamate 91
Iridium-192-Moulagen-Technik bei Peniskarzinom 633, 635
Isoionie, präoperative 79
Isoniazid 430
– Gegenanzeige 433
– Interaktion mit adjuvanten Pharmaka 432
– kombiniert mit anderen Antituberkulotika 431
– Nebenwirkungen 432
– pharmakologische Daten 431
Isoptin s. Verapamil
Isosthenurie 295
Isotopen-Clearance, seitengetrennte 355
Isotopenmiktionszystographie 143, 146
Isotopennephrogramm, pathologische Grundtypen 150 f.
Isotopennephrographie 149
Isotopennephrographiekurve, Auswertungsverfahren 150
Isotopenuntersuchung beim Kind 143
Isozid 431
Isthmus prostatae 20
Ituran 376

J

Jaffé-Reaktion 297
^{131}J-Cholesterol 149
^{131}J-Hippuran-Kamerasequenzszintigraphie bei Nierentumor 500
^{125}J-Jodthalamat 148
Jodöl 123
^{123}J-OJH 149
^{131}J-OJH 149

K

Kalikoureterostomie 435, 437 f.
Kalium im Glomerulumfiltrat 34
– im Harn 292
– intrazelluläres, Bestimmung 79
– im Serum 78, 298
Kaliumausscheidung, renale 34 f.
Kaliumhaushalt, präoperative Bewertung 79
Kaliumionenkonzentration, extrazelluläre 34
– intrazelluläre 34
– – Ruhemembranpotential 40
Kaliumionenmangel 34
Kaliumpumpe 35
Kaliurese 64
Kalixtumor, urographischer Befund 514
2-Kanal-Meßkatheter 270
3-Kanal-Meßkatheter 270
Kandidaurethritis 388
– Therapie 388
Karyopyknotischer Index 250
– Definition 283
Karzinoembryonales Antigen 306, 466 f.
– – Bestimmung 473
– – Blasenkarzinom 308
– – im Serum 306
– – Serumspiegelerhöhung 530
– – Urinspiegelerhöhung 530
Karzinom, papilläres, Aufbau 523
Karzinosarkom 616
Kastration bei Prostatakarzinom 593
Katecholaminausscheidung, renale, bei Neuroblastom 687
Katheterarteriographie, arterielle Thrombose 114
– extrarenale, aus urologischer Indikation 112
– hämatologische Voraussetzungen 109
– Hämatom im Punktionsbereich 114
– Komplikationen 114 f.
– Nachblutung 114
– nachfolgende Maßnahmen 109
Katheterfieber 378, 409
Katheterismus, Einmalbesteck 412
Katheternephrostomie 437
Katheterpflege 413
Katheterphlebographie 116 ff.
– Komplikationen 118 f.

Katheterurin, Keimgehalt 337
Katheter-Venographie, hämatologische Voraussetzungen 109
Kavathrombose, Computertomogramm 190
Kavernitis 389
Kavernosogramm 106 f.
Kavographie 116
– direkte, Komplikation 118
– bei embryonalem Hodenkarzinom 646
– Indikation 116
– bei Nierentumor 499 f.
– bei retroperitonealem Tumor 661
– untere, beim Kind 136 f.
– – – Stellenwert 146
– bei Wilms-Tumor 673
Keflin 377
Keim, Antibiotikaresistenz, infektiöse 403
– Antibiotikaresistenzbestimmung 341
– Resistenzplasmidübertragung 404
Keimkolonisation 400 ff.
Keimkontaktübertragung 406
Keimübertragung, direkte 406 f.
– indirekte 406 f.
– nosokomiale 406
Kernatypie 332
Key-hole-limpet-Hemocyanin 471
– bei Harnblasenkarzinom 476 f.
Killerzellen s. K-Lymphozyten 465
Kinematographie 283
Kittniere 419, 423
– Operationsindikation 436
– Übersichtsangiogramm 428
Klinisch-chemische Kenngrößen 290 ff.
– – Abhängigkeit von der Körperlage 291
– – Altersabhängigkeit 290
– – Geschlechtsunterschiede 290
– – Medikamenteneinfluß 290, 292
– – Tagesschwankungen 291
– – Untersuchung 290 ff.
– – Fehlerquellen 290 f.
– – präoperative 318 f.
Klebsiellen 337, 347
Klebsiellenfinfektion, nosokomiale 400
Klinomycin 377
Klitoris, Lymphabfluß 562
K-Lymphozyten 465
Knochenbiopsie bei Prostatakarzinom 591
Knochenganzkörperszintigramm, multiple Prostatakarzinommetastasen 175
Knochenmark, Strahlenbelastung bei statischer Nierenszintigraphie 173
Knochenmarkphosphatase, saure 591
Knochenmarkpunktion bei Neuroblastom 687
Knochenmetastase, klinisch-chemische Befunde 305 f.
– osteolytische 306
– osteoplastische 306

Knochenmetastase, osteosklerotische 175
- Schmerzbekämpfung 551
Knochenmetastasensuche, Szintigraphie 174 f.
Knochenszintigramm, cold bone lesion 175
- Nierendarstellung 176
Knochenszintigraphie 174 ff.
- Strahlenbelastung 176
Knochentumor, klinisch-chemische Befunde 305
Koagulopathie 81
- Tumorerkrankung 304
Kokken, anaerobe 340
Koliurethritis 387
Kolizystitis 350
Kolon-Harnblasen-Fistel 366
Kolonisation 400 f.
Kolonkarzinom, karzinoembryonales Antigen 306
- nach Ureterosigmoidostomie 549
Kolozystoplastik, Operationsmethoden 444 f.
Kolpographie beim Kind 142 f.
- retrograde 143
Kombinationspräparate 374, 376
Komplementbindungsreaktion, Echinokokkose 458
Komplementrezeptor 464 f.
Komplementsystem 464
- Antigenkontakt 465
Konjunktivitis 389
Konkrementbildung, Calciumoxalat 37
- Cystinurie 37
Körperflüssigkeiten, Elektrolytverteilung 31
Kondomzystoskopie 242
Kontrastmittel für Ausscheidungsurographie 91
- Fehlinjektion 114
- flüssiges 101
- hochviskoses 101
- für intravenöse Urographie beim Kind 133
- Jodgehalt 91
- für Lymphographie 123
- nichtionisches jodhaltiges, beim Kind 133
- mit niedrigem osmotischen Druck 115
- trijodiertes 91, 93, 114
- - beim Kind 133
- - verdünntes 101
- für Urethrogramm 101
- mit zellulosehaltigem Gelee 101
Kontrastmittelausscheidung 91
- renale 39
Kontrastmitteldosierung beim Kind 133, 136
- für Infusionsurographie 136
Kontrastmittelextravasat bei direkter Kavographie 118
- bei Lymphographie 124
- paraureterales, bei retrograder Pyelographie 100
- paraurethrales 103 f.

Kontrastmittelextravasat, paravenöses 92
Kontrastmittel-Hochdruckinjektor 109
Kontrastmittelreaktion 96 f.
- allergische, allgemeine 96
- - lokale 96
- Notfallinstrumente 97
- Notfallmedikamente 97
Konzentrationsversuch nach Vollhard 295 f.
Körpertemperatur, subfebrile 494
Kotfistel 595
KPI s. Karyopyknotischer Index
Krankenhausinfektion s. Infektion, nosokomiale
Kreatinin im Blut 290 f.
- im Harn 292
- im Serum 297
Kreatininbestimmung, Einfluß von Medikamenten 292
Kreatinin-Clearance 32, 294 f.
- Abnahme, Nierentransplantatabstoßungsreaktion 300
- Errechnung aus Serumkreatininkonzentration 294
- Herzglykosiddosierung 64
- Hyperkalzurie, abortive 303
- - renale 303
- Nephrolithiasis, normokalzurische 303
- Normbereich 294
- primärer Hyperparathyreoidismus 303
- Reproduzierbarkeit 294 f.
Kreatinkinase, Isoenzym-BB 317
- Isoenzym-MB 320
- Isoenzym-MM 319 f.
Kreuzschmerzen 642
Kristallisationsquotient 302
Kryochirurgie, Prostatakarzinom 614
Kryoimmuntherapie 613 f.
Kryoprostatektomie 614
Kryptorchismus, selektive Arteria-testicularis-Darstellung 114
Kupfer im Serum s. Serumkupferkonzentration
Kupffersche Sternzellen 467
Kurzzeitsulfonamide 374, 376
Kynex 376

L

Laboruntersuchungen, präoperative, routinemäßige 84
Lachgas, Wechselwirkung mit Antihypertensivum 65
Lactatkonzentration im Blut s. Blutlactatkonzentration
Lacunae urethrales 17 f.
Lamina parietalis tunica vaginalis testis 22, 24
- visceralis tunica vaginalis testis 22, 24

Langzeit-Elektrokardiographie 60
- diagnostische Bedeutung 60
- Indikation 60
- Kriterien 60
Lanicor s. Digoxin
Lanitop s. β-Methyl-Digoxin
Lapides-Test 283
Lavage-Zytologie 326
- Indikationen 326
- Nierenbeckentumor 333 f.
- Uretertumor 333
LDH 77 f.
L-Dopa, Wechselwirkung mit Anästhetika 58
Leber, Strahlenbelastung bei Nebennierenszintigraphie 177
- - bei statischer Nierenszintigraphie 173
Leberechinokokkuszystenruptur 456
Lebererkrankung, Antituberkulotikadosierung 433
- chronische 304
- Operationskomplikationen 58
- Operationsletalität 58
Leberfunktionsstörung, Diagnostik 77
- Enzymbestimmung 77 f.
- präoperative 76 ff.
Leberkarzinom, α-1-Fetoprotein 306
Lebermetastase, klinisch-chemische Befunde 305 f.
- Sonographie 193, 195
Leberpunktion 77
Leberschaden, postoperativer, Cholestasetyp 77 f.
- - Hepatitistyp 77
- - Nekrosetyp 77
- - Ursachen 76
Lebersonographie 193, 195
- bei Nierentumor 503
Leberszintigraphie bei Prostatakarzinom 591
Leberzirrhose, α-1-Fetoprotein 306
Lederkyn 376
Ledermycin 377
Leiomyosarkom, Harnblase 524
- Prostata 619
Leistenkanal 21 ff.
- Crus laterale 23
- - mediale 23
Leukopenie, Nierentransplantatabstoßungsreaktion 300
Leukoplakie, Penis 630
Leukozytenzählung 293 f.
Leukozytenzylinder 298
Leukozytose, Tumorerkrankung 305
Leukozyturie, Glomerulonephritis 298
- klinisch-chemische Diagnostik 293 f.
- bei nosokomialer Harnwegsinfektion 410
- pathologische, Lokalisation der Infektion 354
- Pyelonephritis 298, 354
- - akute 352
- sterile 294
- therapieresistente 423

Leukozyturie, Tuberkulose 423
Levatortor 26
Lexikon, urodynamisches 282 ff.
Leydig-Zell-Funktion, altersbedingte Reduktion 569
Leydig-Zell-Tumor 639
– Histologie 640 f.
– beim Kind 655
– Therapie 652
Lidaprim 376, 395
Lidocain 66
Ligamentum coronarium hepatis 5
– epididymidis inferius 21
– – superius 21
– fundiforme penis 19
– hepatorenale 5
– interfoveolare 24
– latum uteri 10
– phrenicolienale 5
– puboprostaticum 14 f., 17, 20
– pubourethrale 14, 26
– pubovesicale 14, 25
– reflexum 23
– suspensorium penis 19, 23 f.
– teres uteri 10
– umbilicale 15
– – medianum 11, 13
– vesicouterinum 25
Lipofibro-Myosarkom, retroperitoneales 662
Lipoidpneumonie nach Lymphographie 125
Littrésche Drüsen s. Glandulae urethrales
Lloyds-Reagenz 297
Lorcainid 67
Lucanthonhydrochlorid 453
Luftwegserkrankung, Operationskomplikationen 58
– Operationsletalität 58
Lunge, fibrinolytische Aktivität 83
– Ölembolie bei Lymphographie 125
– schlaffe 73
– 1-Sekunden-Kapazität 68
– – Bestimmung 69
– venöser Shunt 72
– Verteilungsstörung 72
– Vitalkapazität 68
– – Messung 69
Lungenarterienembolie 72
– große 72
– kleine 72
– klinisch-chemische Befunde 319
– postoperative 319
– Serumenzymaktivitäten 319
Lungenemphysem 72
Lungenfibrose 72
Lungenfunktion, Laborparameter 70
Lungenfunktionsanalyse, spiroergometrische 70
Lungenfunktionstest 69 f.
Lungenfunktionsstörung, Laborparameter 71
– Risiko bei urologischer Operation 68
– Rückwirkung auf das rechte Herz 69

Lungenfunktionsstörung, Therapie 71
Lungengefäßembolisierung 69
Lungengefäßzeichnung 69
Lungenödem, interstitielles 59
Lungenperfusionsstörung 72
Lungenresektion 71
Lungenstarre 72
Lungenszintigraphie 70
Lungenvenenerweiterung 59
Lymphabflußstauung nach pelviner Lymphadenektomie 596
Lymphadenektomie, ilioinguinale, Technik 634
– inguinale 559
– – Hochvoltbestrahlung 559
– – prophylaktische 559
– – radikale 632
– pelvine, Komplikationen, postoperative 596
– – Morbidität 633
– – Mortalität 633
– – Operationsgrenzen 596
– – bei Prostatakarzinom 588
– – Spätkomplikationen 596
– retroperitoneale 649 f.
– – bilaterale, modifizierte 650
– – chirurgischer Zugang 649
– – Mortalität 654
– – postoperative Komplikationen 654
Lymphadenogramm 123 f.
Lymphangiogramm 123
– der unteren Extremität 124
Lymphgefäßabbruch 124
Lymphgefäßpunktion 123
Lymphknoten, fibrinolytische Aktivität 83
– Kontrastmittelspeicherung 124
– retroperitoneale, transabdominale Feinnadelpunktion 646
– im Sonogramm 193 f.
Lymphknotenbiopsie, supraklavikuläre 646
Lymphknotenmetastasen, computertomographische Nachweisbarkeit 198, 202
– hinter den Zwerchfellschenkeln 202
– multiple 544
– paraaortale 125
– – Computertomogramm 202
– retroperitoneale, perkutane Aspirationsbiopsie 327
– sonographische Nachweisbarkeit 193
Lymphknotenpaket im Unterbauch 231
Lymphknotenpunktion, transabdominale, CT-gesteuerte 216
– – ultraschallgesteuerte 215
Lymphknotenverformung 124
Lymphknotenvergrößerung 124
Lymphknotenstrukturdichteänderung 124
Lymphogramm, Defektbildung 124
– Metastasenkriterien 123 f.
– – direkte 124

Lymphogramm, Metastasenkriterien 124
Lymphographie 123 ff.
– allergische Reaktion 125
– Einlaufbilder 123
– bei Harnblasentumor 538
– Indikation 125
– Komplikationen 125
– Kontrastmittel 123
– Kontrastmittelextravasat 124
– Metastasendiagnostik 124 f.
– – Leistungsvergleich mit Computertomographie 125
– bei Nierentumor 500
– Ölembolie, pulmonale 125
– – zerebrale 125
– pedale 588
– – Durchführung 500
– – bei Peniskarzinom 634
– bei Prostatakarzinom 588
– Speicherbilder 123
– Technik 123
Lymphokine 465 f.
Lymphom, paraaortales, Differentialdiagnose 202
– testikuläres 653
Lymphompunktion, CT-gesteuerte 216
– ultraschallgesteuerte 215
Lymphosarkom 616
Lymphozele, ultraschallgesteuerte Punktion 215
Lymphozyten, Einfluß von Zytostatika 478
Lymphozytenfaktor, zytotoxischer 465
Lymphozytenzytotoxizitätsassay, quantitatives 476
Lymphstauung 124
Lymphsystem, Röntgenanatomie 123 f.
Lysintransportsystem 37
Lysozymausscheidung, renale, erhöhte 300

M

Macocyn 377
Madribon 376
Magenfüllung mit Luft bei Ausscheidungsurographie beim Kind 133
Magnesium im Harn 292
– im Serum 298
Mainzer Prostatakarzinom-Kartei 576, 583
Makari-Hauttest 471
Makrohämaturie s. auch Hämaturie
– intermittierende 535
– Nierenbeckenkarzinom 510
– Nierenbeckentumor 307, 512
– Nierentumor 496
– Prostatasarkom 617
– retrograde Nierenphlebographie 117
– schmerzfreie 535
– – Ursprungsorte 535

Makrohämaturie, Uretertumor 307, 512
- Urethrozystoskopie 234
- Wilms-Tumor 671
Makrophagen 464
- alveolare 467
Makrophagenaktivationsfaktor 465
Makrophagenfunktionstest 472
Makrophageninhibitionsfaktor 465
Malakoplakie 333
- Zystitis 367
Maldescensus testis, Tumorbegünstigung 637
m-AMSA 487
Mandokef 377
Markerchromosomen 530
Markschwammniere 304
Massenspektrometrie 70
Maxifen 74
Mebendazol 458
- Dosierung 458
Mediastinum testis 21
Medikament, Wechselwirkung mit Narkotikum 58
Medikamentenwechselwirkung 58
Medrogeston 604
Medroxyprogesteron 604
Mefoxitin 377
Megaureter, Harnwegsinfektion 348
- intravenöse Pyelographie 204
- beim Kind 229 f.
- segmentaler 358
- Sonogramm 204, 206, 224, 226, 229
- Urogramm 226
- Urographie nach Blasenentleerung 134
Megestrol 604
Membrankatheter 270 f., 383
Meningokokkennachweis 339
Menstrualblut, Tuberkelbakteriennachweis 425
Mephentermin, Wechselwirkung mit Guanethidin 58
6-Mercaptopurin, Einfluß auf Immunsystem 478
Mesoderm, Gliederung 658
Meßblatt, urodynamisches 288
Meßkatheter 270
- Anzahl der Lumina 270
Metamizol 381
Metaraminol, Wechselwirkung mit Trichloräthylen 58
Metastasendiagnostik, lymphographische, Sensitivität 125
- - Spezifität 125
Metastasenkriterien, lymphographische 123 f.
- - direkte 124
- - indirekte 124
Methenamin 369
Methoxyfluran, Wechselwirkung mit Noradrenalin 58
- - mit Tetracyclinen 58
β-Methyl-Digoxin, Abklingquote 64
- Erhaltungsdosis 64
- mittelschnelle Aufsättigung 64
- Resorptionsquote 64

β-Methyl-Digoxin, Serumeliminationshalbwertszeit 64
- Vollwirkdosis 64
Methyl-Prednisolon 381
Metrifonat 453
Metrizamid beim Kind 133
Metronidazol 388, 395
Mexiletin 66
Mexitil s. Mexiletin
Mezlocillin 375, 377
Michaelis-Guthmann-Körperchen 333
Midodrin 654
Mikrobiologische Untersuchung, Befundbewertung 338
- - Einsendungsschein 338
- - Fehlermöglichkeiten 342
- - Materialgewinnung 338
- - serologische Verfahren 341 f.
β-2-Mikroglobulin 293
- Nierentransplantatabstoßungsreaktion 300
β-2Mikroglobulin-Ausscheidung, renale, erhöhte 302
β-2-Mikroglobulin-Bestimmung im Harn 296
- im Serum 296
Mikrohämaturie s. auch Hämaturie
- Carcinoma in situ 534
- Nierentumor 496
- Pyelonephritis 298
- Urethrozystoskopie 234
Mikroskopie 337
- Gonorrhödiagnostik 339
- Tupferabstrich 338
Mikro-tip-transducer-Katheter 255, 257, 270, 272, 283
Mikrozytotoxizitätstest 472
Miktiometrie 261, 264
- Aussagekraft 264
- Definition 283
- Detrusor-Beckenboden-Dyssynergie 278
- Detrusorschwäche 279
- Durchschnittsnormalwerte 289
- bei Flüssigkeitszystomanometrie 268
- Harnblasenreizzustand 275
- Indikation 264
- infravesikale Obstruktion 277
- Meßplatz Typ I 268
- - Typ II 268
- Mindestausstattung 261
- Reflexblase 280 f.
- Reflexinkontinenz mit infravesikaler Obstruktion 281
- schlaffe Blase 281
- Streßinkontinenz 272 f.
- Widerstandskoeffizient 261, 264, 268, 284
Miktion mit Bauchpresse 254, 275, 281
- Blasenhalsöffnung 46
- ineffektive 254
- intravesikaler Druck 253
- Pathophysiologie 51 ff.
- Physiologie 48 ff.
- Urethraweitenänderung 264

Miktionsauffälligkeiten 250
Miktionsdauer, Definition 253, 283
Miktionsdauerverlängerung 250
Miktionsdruck 283
- Durchschnittsnormalwert 289
- infravesikale Obstruktion 264
- intravesikaler, oberer Normwert 261
Miktionsfrequenz, steigende 275
Miktionsgewohnheiten 250
Miktionsreflex 48
- Koordination 51
Miktionsreflexhemmung, willkürliche 50
Miktionsschmerz, brennender 365, 396
- - Blasentumor 534
- - über der Symphyse 367
- - Tuberkulose 423
Miktionsstartverzögerung 250
Miktionssteuerung, nervale 49
Miktionsunterbrechung, willkürliche, Elektromyogramm 260 f.
Miktionsurethrographie 93
- Aufgabe 251
- nach intravenöser Urographie 141
- mittels Katheterisierung 141
- beim Kind 139 ff.
- suprapubische Blasenpunktion 141
Miktionsvolumen 283
- Definition 253
Miktionszeit, verlängerte 53
Miktionszentrum 48, 280, 283
Miktionszystourethrographie 53
- bei Bilharziose 452
- Indikationen, klinische 355
- Strahlenbelastung 127
Millar-Katheter s. Mikro-tip-transducer-Katheter
Minilaparotomie 661
Minocyclin 377
Miracil D 453
Miraziden 450
Mißbildung, genitouroanorektale, Röntgendiagnostik 143
Mitogene 472
Mitomycin C bei Harnblasentumor 549
Mitomycin-C-Instillation, lokale, bei Harnblasenkarzinom 486
Mitralstenose, Risiko bei urologischer Operation 62
Mittelstrahlurin, Keimzahl, Signifikanzgrenze 337
- Mehrfachinfektion 337
Mittelzeitsulfonamide 374
Monozyten 464
Monozyten-Makrophagen-System 467
Morgenurin, Keimzahl, Signifikanzgrenze 337
Moronal 388
Mörtelniere s. Kittniere
Mucosolvan s. Ambroxol-HCl
Mukolyticum Lappe s. N-Acetylcystin
Musculi diaphragmatis urogenitalis, Innervation 48

Sachverzeichnis

Musculus bulbospongiosus 18 f.
- cremaster 22 f.
- iliacus 3
- ischiobulbosus 18 f.
- ischiocavernosus 18 f.
- obliquus internus abdominis 23
- psoas major 3
- – – Ureterverlauf 9
- puboprostaticus 14, 20
- rectourethralis 20
- rectovesicalis 20
- sphincter ani externus 18
- – urethrae externus 16 f., 26
- – – internus 17
- – urethrovaginalis 26
- – vesicae s. Harnblasensphinkter
- transversus perinei profundus 18
- – – superficialis 18
- vesicouterinus 25

Muskelhomogenisat, autologes 120
Muskelrelaxantien, Wechselwirkung mit Äther 58
- – mit Halothan 58
Myambutol 431
Mycobacterium africanum 417
- avium
- bovis 339, 417
- smegmatis 339
- tuberculosis 339, 417
- – Ziehl-Neelsen-Färbung 425
Mycoplasmennachweis 340
Mycoplasmenurethritis 387
Mycostatin 388
Myelolipom 192
Myelom, multiples, Ausscheidungsurographie 96
Mykobakterien, Resistenzbestimmung 339
Mykobakterienkultur 339
Mykobakteriennachweis 339
Mykose, Diagnostik 341
Myokardinfarkt, akuter, postoperativer, klinisch-chemische Befunde 319 f.
Myoklonus-Opsoklonus-Enzephalopathie-Syndrom beim Kind 686
Myosin 40

N

Nabel, anhaltend nässender 143
N-Acetylcystin 72
Nadelelektrode 259
Nalidixinsäure 373 f.
- pharmakologische Daten 376
Narkoserisiko bei Östrogeneinnahme 58
Narkotikum, Wechselwirkung mit Antihypertensiva 61, 65
- – mit Medikament 58
Natrium im Glomerulumfiltrat 34
- Serumkonzentration 78
Natriumresorption, hypertone 34
- isotone 34
Natriurese 64
Nebenhoden 21

Nebenhodenentzündung s. Epididymitis
Nebenhodeninduration, asymptomatische 398
Nebenhodenkontrastdarstellung s. Epididymogramm
Nebenhodentuberkulose 420
- Therapie 446
Nebenhodentumor 655 f.
- papillärer 655
Nebenhodenzystadenom 655
Nebenniere 3 f.
- Lymphabfluß 513
- Nachbarorgane 191
- Raumforderung, Computertomographie 191 f.
- – Sonographie 191
Nebennierenadenom, Computertomogramm 192
- hormonaktives, Szintigramm 177
Nebennierenarteriographie, selektive 112
- – Komplikationen 115
- – Parenchymeinblutung 115
Nebennierengröße 192
Nebennierenhyperplasie, autonome, Szintigramm 177
Nebennierenmyelolipom 192
Nebennierenphlebographie 114, 117 f.
- Venenruptur 118
Nebennierenprozeß, zystischer, Nierenachsenverlagerung 224
Nebennierenprozesse, computertomographisch faßbare 192
Nebennierenszintigraphie 176 f.
- Indikation 177
- Strahlenbelastung 177
Nebennierentumor 137
- Differentialdiagnose zum Nierenkarzinom 503
Nebennierenvenenpunktion 117
Nebennierenvenenruptur bei Phlebographie 118
Nebennierenverkalkung 192
- beim Kind 132
Nebennierenzyste 192
- Arteriogramm 114
Neisseria gonorrhoeae, Nachweis 339
Nekrose, tubuläre s. Tubulusnekrose
Neo-Antimosan 452
Neogilurytmal s. Prajmaliumbitartrat
Neoplasmaresektion, transurethrale 535
Neoteben 431
Nephrektomie 362
- bei Echinokokkose 458
- Operationsrisiko 435 f.
- Operationstechnik 436
- bei Perinephritis fibrosa 382
- Rezidivtumor im Ureterstumpf 517
- seitengetrennte Nierenfunktionsdiagnostik 294
- bei Tuberkulose 435 f.
- bei uroseptischem Schock 410

Nephrektomie, Zugangswege 504
Nephritis, abszedierende, metastasierende 346
- bei Allgemeinerkrankung 346
- Chemotherapie 370 ff.
- – Voraussetzungen 370
- Erreger 346 f.
- – Häufigkeit 347
- familiäre, Nierenbeckenkarzinom 509
- interstitielle, durch Phenazetinabusus
- unspezifische 346 ff.
Nephroblastom s. Wilms-Tumor
Nephrogramm 98
- ausbleibendes 98
- dichtes 98
- Intensität 98
- schwaches 98
Nephrokalzinose 304
- bei distaler tubulärer Azidose 300
Nephrolithiasis bei distaler tubulärer Azidose 300
- bei Gicht 301 f.
- bei Hyperkalzurie 301
- intravenöse Pyelographie 160
- – – Indikationen 155
- metabolische Störungen 301
- Nierenfunktionsszintigraphie, Indikationen 155
- normokalzurische 302
- – Serumwerte 303
- – Urinwerte 303
- bei Oxalurie 302
- präoperative seitengetrennte Clearance-Untersuchung 160
- prätherapeutische Nierenfunktionsdiagnostik 155
- primäre Diagnostik 155
- rezidivierende 302
- bei tubulärer Azidose 302
- bei Vegetariern 302
- Verlaufskontrolle 155
Nephron, Druck 33
- Substanztransporte 34
Nephropathie, obstruktive, Prostatakarzinom 582
Nephropexie, Indikationsstellung 165
Nephroptose, Nierenfunktionsszintigraphie 151, 164 f.
- statische Nierenszintigraphie 173
Nephropyelostomie, antegrade, perkutane 122 f.
- – – Feinnadelpunktionsbesteck 122
- – – Indikationen 122
- – – Komplikationen 123
Nephrostomie, diagnostische 215
- perkutane, bei Prostatakarzinom 614
- therapeutische 215
- bei Tuberkulose 435, 437
- ultraschallgesteuerte 215
- – beim Kind 227
Nephrostomienadel 122
Nephrotisches Syndrom, klinisch-chemische Befunde 299

Nephrotisches Syndrom,
  bei Tumorerkrankung 304
Nephrotom 658
Nephrotomie, Isotopen-Clearance-
  Werte, postoperative 160
Nephrotoxische Substanzen 372,
  375
Nephroureterektomie 517
– postoperative Komplikationen
  517
Nernst-Gleichung 40
Nervenblockade, schmerztherapeuti-
  sche 613
Nervensystem, sympathisches 685
Nervi scrotales anteriores 23 f.
Nervus cutaneus femoris lateralis 3
– genitofemoralis 3, 9 f.
– hypogastricus 9, 46, 48
– iliohypogastricus 3, 5
– ilioinguinalis 3, 5, 9, 22 ff.
– pelvicus 46, 48
– pudendus 46, 48
Neuantigen-Hauttest 471
Neuralleistengeschwülste, maligne
  684
Neuralleistenrelikttumor 658 f.
Neuroblastom, Ausscheidungsuro-
  graphie 687 f.
– Diagnostik 686 ff.
– Differentialdiagnose 672
– – zum Nierenkarzinom 503
– histologisches Grading 684 f.
– hormonaktives 661
– inoperables, beim Kind 689
– Katecholaminausscheidung 687
– beim Kind 683 ff.
– – Chemotherapie 690
– – Differentialdiagnose 686
– – Häufigkeit 684
– – Hochvolttherapie 689
– – Immuntherapie 690
– – Operation 688 f.
– – Prognose 690
– – Radiotherapie 689 f.
– – – palliative 690
– – Second-look-Operation 689 f.
– – Spätschäden 690 f.
– – Therapie 688 ff.
– – Therapieergebnisse 690
– klinische Stadien 684 f.
– Knochenmarkpunktion 687
– Lokalisationen 685 f.
– Malignitätsgrade 684 f.
– Metastasierungstyp 686
– Organkompression 687 f.
– paraneoplastisches Syndrom 686
– Röntgendiagnostik 687 f.
– Sonographie 688
– Tumormarker in der Nachsorge
  690
– untere Kavographie 136
Nevin 376
Nexus 40
NH$_4$-Ausscheidung, renale 296
Niere, Atemverschieblichkeit, aufge-
  hobene 224
– Computertomogramm, Normal-
  befund 187

Niere, dystope 223
– – beim Kind 221 f.
– – sonographischer Nachweis 226
– Facies anterior 2 f., 5
– – – linksseitige 5
– – posterior 2
– – – Organbeziehungen 6
– fibrinolytische Aktivität 83
– große 219, 351, 362
– Größenmessung 3
– Höheneinstellung 2 f.
– kleine 219, 352
– – Sonogramm 221
– Lage 2 ff.
– – bei Ausatmung 2
– – bei Einatmung 2
– – auf Leeraufnahme 88
– – Seitenunterschied 2
– – im Transversalschnitt bei L1 6
– Lagebeziehung nach dorsal 6
– – zum Peritoneum parietale 4
– Lagevariationen 2 f.
– Lageveränderung 219, 221
– – Raumforderung, extrarenale
  221, 224
– – retroperitonealer Tumor 219,
  221
– – zystischer Nebennierenprozeß
  224
– Längen-Breiten-Index 3
– Margo lateralis 2 f.
– – medialis 2 f.
– multizystische, Sonogramm 221 f.
– Raumforderung, Computertomographie 182 f.
– – computertomographische Kriterien 182
– – solide, Schallcharakteristika
  182
– – Sonographie 182
– spider-leg-deformity 498
– stumme 205
– – Differentialdiagnose zur
  Nierenaplasie 143
– – beim Kind 134
– – Nephrostomie 215
– – bei normalem Sonographiebefund 206
– – Sonographie 143, 206
– – Spättomographie 134
– – steinbedingte 516
– – subpelvine Ureterstenose beim
  Kind 225
– – tumorbedingte 516
– Topographie 3 ff.
Nierenabszeß, Ursachen 359
Nierenabszesse, multiple 360
Nierenadenokarzinom 490 f.
– Histologie 491
Nierenadenom 334, 493
Nierenangiographie, Strahlen-
  belastung 127
Nierenangiomyolipom, Computer-
  tomogramm 184, 189
Nierenaplasie 221 f.
– Differentialdiagnose zur stummen
  Niere 143
Nierenarterie, Ballonokklusion
  119 f.

Nierenarterie, Ballonokklusion,
  Indikationen 119
– – Komplikation 120
– – Kontraindikation 120
– – bei Phlebographie 116 f., 119
– Intimaläsion bei Arteriographie
  111
– im Transversalschnitt 6
Nierenarterienstenose, einseitige,
  Nierenfunktionsszintigraphie 162
Nierenarterienverschluß, thromboti-
  scher, nach Ballonokklusion 120
Nierenarteriographie 111 f.
– Kathetertypen 111
– Kontrastmittelfehlinjektion 114
– selektive, arterielle Phase 111, 113
– – Bildfolge 111
– – doppelseitige 111
– – Flow-Rate 111
– – Indikationen 112
– – Intimaläsion 111, 114
– – Kathetergröße 111
– – Komplikationen 114
– – Kontrastmitteldosis 111
– – venöse Phase 111, 113
– – Wertigkeit 112
Nierenaspirationsbiopsie, perkutane,
  bei Raumforderung 327
Nierenaszensus 2
Nierenbecken 3, 5, 7 f.
– ampulläres, Harnabflußbehinde-
  rung 160
– Sonogramm 223
– Urogramm 358
– aufballoniertes extrarenales 206
– Carcinoma in situ 511
– intrarenale Flüssigkeitsansamm-
  lung 223
– operativer Zugang 7
– Schleimhautfältelung 139
– Streifenzeichnung 139
– zweigeteiltes 223
Nierenbeckenadenokarzinom 511
Nierenbeckenausgußstein, Compu-
  tertomogramm 208 f.
Nierenbeckendilatation, Sonogramm
  205
– – postoperatives 213
– – präoperatives 213
Nierenbeckendrainage 362
– Durchgängigkeitsprüfung, Infek-
  tion 409
Nierenbeckenentzündung, chroni-
  sche, Metaplasien 509
Nierenbeckenkarzinom 509 ff.
– Ätiologie 509
– Ausscheidungsurogramm 514
– Inzidenz 509
– bei Phenazetinabusus 509 f.
– nach Thorotrastinfusion 509
– Urinzytologie 510
Nierenbeckenkelchdilatation, Com-
  putertomogramm 208
– Sonogramm 204 f.
Nierenbeckenkelchdivertikel 348
Nierenbeckenkelchhalsstenose 348
– tuberkulöse 421 ff.
Nierenbeckenkelchstein, Sono-
  gramm 204 f.

Nierenbeckenkelchstenose, Sonogramm 224
Nierenbeckenkelchsystem, Kontraktionsfrequenz 42
Nierenbeckenkelchsystemdestruktion, pyelonephritische 356 f.
Nierenbeckenkelchsystemektasie, gefüllte Blase 134 f.
– Kotballen 134 f.
Nierenbeckenlavage 326
Nierenbecken-Lavage-Zytologie 516
Nierenbeckenpapillom 511
Nierenbeckenpflasterzellmetaplasie 509
Nierenbeckenpolyp 511
Nierenbeckenruptur, Computertomogramm 211
Nierenbeckenstein 348
– Abdomenleeraufnahme 224
– Pyelonephritis 346 f.
– – septische 363
– beim Säugling 224
– Sonogramm 206, 224
Nierenbeckentotalnekrose, tuberkulöse 419
Nierenbeckentumor 307, 348
– Befund, urographischer 514
– Bürstenbiopsie 333
– Charakteristika 516
– Computertomographie 515
– Diagnostik 514 f.
– Differentialdiagnose 516
– – zum Nierenkarzinom 503
– Endoskopie 515
– Exfoliativzytologie 333
– extensive Lymphadenektomie 517
– Fernmetastasen 512
– Fünfjahresüberlebensrate 518
– infiltrativ wachsender 517
– Klassifikation 511 f.
– Lavage-Zytologie 333
– Lymphknotenmetastasen 517
– Metastasierung, lymphogene 512
– Nachbestrahlung 518
– Nephroureterektomie 517
– nichtepithelialer 511
– renale Angiographie 515
– retrograde Pyelographie 99
– Symptome 512 ff.
– – Häufigkeit 513
– Therapie 517 f.
– Therapieresultate 518
– Zytologie 333, 516
Nierenbeckentumoren, multilokuläre 510
Nierenbeckentumorrezidiv, lokoregionäres 512
Nierenbeckentyp, ampullärer 7
– dendritischer 7
Nierenbeckenurothelkarzinom, paraneoplastisches Syndrom 514
Nierenbeckenurotheltumor 184
Nierenbeckenweite 7
Nierenbefestigung 7
Nierenbiopsie, ultraschallgesteuerte, beim Kind 227
Nierendegeneration, polyzystische, Differentialdiagnose zum Nierenkarzinom 503

Nierendegeneration, polyzystische, Nierenfunktionsszintigraphie 163
Nierendoppelkontur 224
Nierendrainage, externe, beim Kind 136
Nierendurchblutung, Anstieg 298
– Beurteilung auf Frühurogramm 93 f.
– Wirkung der bei Hochdruckkrisen eingesetzten Pharmaka 61
Nierendysplasie 219
– multizystische, Differentialdiagnose 672
– – Septenzeichen 139
Nierendystopie s. Niere, dystope
Nierenechinokokkose 456
– Fallbeschreibung 459
– Zystenausschälung 458
Nierenechinokokkuszystenruptur 457
Nierenembolisierung 120 f.
– Embolisat 120 f.
– Indikation 120 f.
– koaxiale Kathetertechnik 121
– Technik 121
Nierenentzündung s. Nephritis
Nierenerkrankung, entzündliche, nuklearmedizinische Funktionsdiagnostik 161 f.
– – statische Nierenszintigraphie mit ^{67}Ga 174
– beim Kind, sonographische Verlaufsdiagnostik 226 f.
– kleinzystische, Sonogramm 223
– Operationskomplikationen 58
– Operationsletalität 58
– tubuläre, klinisch-chemische Befunde 299 f.
– vaskuläre, Nierenfunktionsszintigraphie 162
Nierenerkrankungen, chronische, Differentialdiagnose 360
Nierenfistelung 362
– perioperative Chemotherapie 379
Nierenformveränderung beim Kind 221 f.
Nierenfunktion, Ausscheidungsurographie 97
– Herzglykosiddosierung 64
– Serumkonzentration harnpflichtiger Substanzen 294 f.
Nierenfunktionsbeurteilung, regionale, im Szintigramm 162
Nierenfunktionsdiagnostik, klinisch-chemische 294 ff.
– – seitengetrennte 294
– nuklearmedizinische 148 ff.
– – bei entzündlichen Nierenerkrankungen 161
– – beim Kind 143
– – Messung der ausgeschiedenen Radioaktivitätsmenge 152
– – bei Nephroptose 165
– – beim Nierenspender 170
– – nach Nierentransplantation 165 ff.
– – bei obstruktiven Uropathien 155 ff.

Nierenfunktionsdiagnostik, nuklearmedizinische, Prinzip 148
– – quantitativer Seitenvergleich 148
– – Strahlenbelastung 170 f.
– – – Einflußfaktoren 170
– – – beim Kind 171
– – bei traumatischer Urogenitaltraktläsion 162
– postoperative 160
– prätherapeutische, bei obstruktiver Uropathie 155
– bei Pyelonephritis 355
Nierenfunktionsstörung, Antituberkulotikadosierung 433
– glomeruläre, Serum-β-2-Mikroglobulin 296
– Kontrastmittelausscheidung 91
– lageabhängige, Nachweis 165
– Medikamentenkumulation 371 f.
– schleichend einsetzende 355
– tubuläre, Serum-β-2-Mikroglobulin 296
Nierenfunktionsszintigramm s. auch Nierenszintigramm
– Abflachung 162
– Computerauswertung 152
– Dekonvolutionsanalyse 152
– diffuse parenchymatöse Retention 162
– Einflußfaktoren, endogene 150
– – exogene 150
– Isosthenurietyp 150 f., 162
– Kurvenverlaufstypen 150 f.
– Nephrektomietyp 150 f.
– regionale Nierenfunktionsbeurteilung 162
– Stauungstyp 150 f.
– Veränderungen bei renovaskulärer Hypertension 162
Nierenfunktionsszintigraphie 149 ff.; s. auch Nierenszintigraphie
– Bestimmung des seitengetrennten Funktionsanteils 151
– – – CABBS-Verfahren 151
– – – Gradientenverfahren 151
– – Ganzkörperretentionskurve 151
– Indikationsstellung 154 ff.
– Kurvenauswertung 150
– bei Nephroptose 165
– nach Nierentransplantation 165 ff.
– postoperative 162
– mit radiojodmarkiertem Hippurat 148 ff.
– Radiopharmakon 148
– Regions-of-interest-Technik 150, 152, 162
– bei renovaskulärer Hypertension 162 ff.
– seitengetrennte 151
– – Indikationen bei obstruktiver Uropathie 155
– mit ^{99m}Tc-DTPA 152
– Technik 152
– Zeitaktivitätskurve 150 f.
– miterfaßte extrarenale Radioaktivität 151

Nierenfunktionszintigraphie, Zeitaktivitätskurve, Veränderungen bei obstruktiver Uropathie 155
Nierengefäße, Druckverteilung 33
Nierengefäßsklerose, postoperative Herzinsuffizienz 57
Nierengewicht 5
Nierengewichtszunahme, altersabhängige 220
Nierengröße 89
Nierengrößenveränderung, altersbedingte 5
– beim Kind 219, 226 f.
Nierenhamartom 334
Nierenhiluslymphom, Sonogramm 182, 187
Nierenhilusverletzung 209
Nierenhohlsystem, Druckmessung 95
– Erweiterung 95
– Röntgendarstellung 93
Nierenhohlsystemdiagnostik, präoperative 99
Nierenhüllen 7
Nierenhüllenentzündung 381
Nierenhypertrophie, kompensatorische 219
Nierenhypoplasie 219
– Pyelonephritis 353
Niereninfarkt, posttraumatischer, Sequenzszintigramm 162
Niereninfektion, primäre 351 ff.
– unspezifische, antibakterielle Chemotherapie 370 ff.
Niereninsuffizienz, Ausscheidungsurographie 92, 98
– – Kontrastmitteldosierung 98
– chronische, Osteopathie 176
– durch cis-Platinum 485
– Darstellung der ableitenden Harnwege 98
– Infusionsurogramm 93
– Kreatinin-Clearance 33
– Medikamentendosierung 372
– postrenale, bei Prostatakarzinom 614
– Serumkreatininspiegel 295
– Uretertumor 514
Nierenkapseltumor 490
Nierenkarbunkel 359 f.
– Computertomographie 209
– Sonographie 206 f.
– Therapie 360
– Ursachen 359
Nierenkarzinom 509 ff.; s. auch Nierentumor
– Adoptivimmunität 506
– Akute-Phasen-Proteine 307
– anaplastisches 493
– Ätiologie 491 f.
– Behandlungsschema 505
– Chemotherapie 506
– chronische Lebererkrankung 304
– Differentialdiagnose 503 f.
– Differenzierungsgrad 493
– Embolisationsbehandlung 504 f.
– – Kontraindikationen 505

Nierenkarzinom, Embolisationsbehandlung, Letalität 505
– – palliative 505
– – Postembolisationssyndrom 505
– Endokrinopathie 497
– Fernmetastasen 493 f.
– Früherkennung 507
– genetische Faktoren 492
– Häufigkeit 490
– Histologie 493
– hormonbildendes 306
– Immuntherapie, aktive spezifische 506
– – unspezifische 506
– instrumentelle Untersuchung 503
– Klassifikation 494 f.
– klinisch-chemische Befunde 306 f.
– klinische Einteilung 495
– Knochenmetastasen 495
– Leberfunktionsstörung 307
– Lebermetastasen 495
– Lungenmetastasen 495
– Makropathologie 492 f.
– Metastasierungswege 493 f.
– Operation 504
– Operationskomplikationen 504
– östrogenproduzierendes 506
– postoperative Isotopenmarkierung 492
– – Letalität 504
– Prognose 506 f.
– sarkomatoides 493
– Satellitenknoten 493
– Strahlentherapie 505 f.
– – Nebenwirkungen 506
– – postoperative 506
– – präoperative 505 f.
– Therapie 504 ff.
– TNM-Klassifikation 494, 697
– Untersuchungsgang 497
Nierenkarzinommetastasierung, regionale 493
Nierenkaverne, Ausscheidungsurogramm 424
Nierenkavernenperforation 436
Nierenkolik, Ausscheidungsurographie 95 f.
– steinbedingte 512
– tumorbedingte 512
Nierenkontur, bucklige, beim Kind 221
Nierenkontusion 206, 209
Nierenkorallenstein, Tomogramm 135
Nierenlager, druckschmerzhaftes, Sonographie 206
– schmerzhaftes 352, 359
– – Tuberkulose 423
Nierenlängsachse 89
Nierenlängsschnitt im Sonogramm 181
Nierenleeraufnahme, Strahlenbelastung 127
Nierenleerbild 88 f.
– Befunde 88 f.
– kalkdichte Verschattung 89
– pathologische Weichteilschatten 89

Nierenleertomogramm 89 f.
Nierenlipome, multiple 223
Nierenlymphabfluß 513
Nierenmalrotation, schwere 223
Nierenmarkpyramiden im Sonogramm 181
Nierenmeßwerte, Abhängigkeit von der Körpergröße 219 f.
Nierenmorphometrie im Sonogramm 218 ff.
Nierenoberfläche, narbige 352
Nierenödem, posttraumatisches 209
Nierenpapillennekrose s. Papillitis necroticans
Nierenpapillensequestrierung 360 f.
Nierenparenchymbuckel 221
Nierenparenchymdefekt, Nachweis 173
Nierenparenchymdestruktion, pyelonephritische 356 f.
Nierenparenchymdichte, computertomographische 182
– – inhomogene 209
Nierenparenchymdicke, Messung im Sonogramm 219 f.
Nierenparenchymtumor s. auch Nierentumor
– computertomographische Dichte 182
– Treffsicherheit der Sonographie 182
– Zytologie 334
Nierenparenchymveränderung 221
Nierenparenchymverbreiterung 221
Nierenparenchymverkalkung, Sonogramm 223
Nierenparenchymverschmälerung 221
Nierenperfusion, hypotherme, Ballonokklusion der Nierenarterie 119
Nierenperfusionsuntersuchung, nuklearmedizinische, nach Nierentransplantation 168 ff.
Nierenpharmakoangiographie 111, 113
Nierenpharmakophlebographie 116
– Komplikation 118
Nierenphlebographie, Ballonokklusion der Nierenarterie 116 f., 119
– retrograde 116 f.
– – Indikation 117
Nierenpollage zur Crista iliaca, Varianzbreite 4
– zur Lendenwirbelsäule, Varianzbreite 4
Nierenpolverschmälerung 221
Nierenpseudotumor, Computertomogramm 190
Nierenpunktion, CT-gesteuerte 216
– ultraschallgesteuerte 215 f.
Nierenquerschnitt im Sonogramm 181
Nierenresektion, partielle, bei Echinokokkose 458
Nierenrinde, hämatogene Tuberkelbakterieneinstreuung 418
– verschmälerte 352

Nierenrindenadenom 493
Nierenrindeninfarkt, Differentialdiagnose zum Nierenkarzinom 504
Nierenrindeninfiltrat, tuberkulöses 421
Nierenrindenkaverne, urographisch stumme 421, 423
Nierenrotationsanomalie 221
Nierenruptur, Computertomogramm 209, 211
– Sequenzszintigramm 162
– Zeichen, computertomographische 209
– – sonographische 206
Nierensammelrohrdilatation, zystische 304
Nierensequenzszintigraphie 150
– posttraumatische 162
Nierensonogramm beim Kind, Mittelechokomplex 218
– – dorsal randständiger 221
– – fehlender 223
– – heller 223 f.
– – ovaler 223
– – ventral randständiger 221
– – Veränderungen 223 f.
– – Verbreiterung 223
– – zweigeteilter 223
– – Mittelechokomplexaufspaltung 219
– – umschriebene 224
– – Morphometrie 218 ff.
– – Normalbefund 218 f.
– – Parenchymreflexe, zahlreiche 221, 223
Nierensonographie beim Kind 218 ff.
– – Bauchlage 219
– – Rückenlage 219
– – Besonderheiten 226
Nierenspender, präoperative Nierenfunktionsdiagnostik 170
Nierenstein, Differentialdiagnose zum Nierenkarzinom 503
Nierensteinentfernung, Nephrostomie 215
Nierensteinkrankheit s. Nephrolithiasis
Nierenszintigramm s. auch Nierenfunktionsszintigramm
– kalte Läsion 173
Nierenszintigraphie s. auch Nierenfunktionsszintigraphie
– mit renotropen Radiopharmaka 172 f.
– statische 172 ff.
– – mit ^{67}Ga-Citrat 173 f.
– – Strahlenbelastung 174
– Indikationen 173
– Strahlenbelastung 173 f.
– Zeitaktivitätskurve 150
Nierenteilsresektion bei Tuberkulose 436
Nierenthorotrastuntersuchung, Tumorentstehung 509
Nierentiefenmessung, sonographische 151
Nierentomographie beim Kind 134 f.

Nierentransplantat, Abstoßungskrise, Sonogramm 223
– Abstoßungsreaktion, akute 300
– – hyperakute 300
– klinisch-chemische Befunde 300
– nuklearmedizinische Perfusionsuntersuchung 170
Nierentransplantatabstoßung, akute, Szintigramm 168 f.
– Mikrokolloidspeicherung 170
– ^{99m}Tc-Mikrokolloidszintigramm 172
Nierentransplantatempfänger, Zytostatikabehandlung, Neoplasmarisiko 479
Nierentransplantation, nuklearmedizinische Verlaufskontrolle 165 ff.
– postoperative Nierenfunktionsszintigraphie 165 ff.
Nierentrauma, Computertomographie 206, 209, 211
– Notfalldiagnostik 206
Nierentraumafolgen, computertomographisch nachweisbare 209
Nierentuberkel, miliare 418
Nierentuberkulose 358
– Ausbreitungsstadien 420 ff.
– Differentialdiagnose 430
– – zum Nierenkarzinom 503
– Kavernotomie 436
– konnatale 417
– Nephrektomie, Indikationsstellung 435 f.
– total destruierende 423
Nierentuberkuloseausbreitung, kanalikuläre 418
Nierentuberkulosestadium, parenchymatös-ulzeröses 421
– ulzerokavernöses 421 f.
Nierentumor 219, 490 ff.; s. auch Nierenkarzinom; s. auch Nierenparenchymtumor
– Abdomenübersichtsaufnahme 497
– A-Scan 502
– Ausdehnung 224
– – Beschreibung 226
– Behandlungsschema 505
– benigner, ultraschallgesteuerte Aspirationsbiopsie 334
– – Zytologie 334
– B-Scan 502
– Computertomogramm 501
– Differentialdiagnose 503 f.
– – zur Nierenzyste, Computertomographie 501
– – – Sonographie 502
– Epidemiologie 490
– Hirnszintigraphie 501
– hypervaskularisierter 498
– inoperabler, Nierenembolisierung 120
– intravenöse Pyelographie, Indikationen 155
– ^{131}J-Hippuran-Kamerasequenzszintigraphie 500
– Kavathrombose 495
– Kavographie 116, 499
– Knochenszintigraphie 500

Nierentumor, Lebersonographie 503
– Lungenübersichtsaufnahme 500
– Lymphographie 500
– Magen-Darm-Breipassage 500
– Malignitätsgrad, prognostische Bedeutung 507
– Nachbarorganinfiltration 226
– Nachbarorganverlagerung 226
– mit Nekrosehöhle 226
– Nierenfunktion 496
– Nierenfunktionsszintigraphie, Indikationen 155
– Nierengröße 226
– palpabler 495
– Pharmakoangiogramm 113
– prätherapeutische Nierenfunktionsdiagnostik 155
– primäre Diagnostik 155
– Renovasographie 498
– Röntgendiagnostik 497 ff.
– Sonographie 501 ff.
– – Fehlermöglichkeiten 503
– sonographische Kriterien 226
– TNM-Klassifikation 531
– Tumorzellproliferation 493
– Urogramm 498
– Vena-spermatica-Verlegung 495
– Verlaufskontrolle 155
– Versorgung durch extrarenale Gefäße 499
– zentraler, Computertomogramm 185
– – Sonogramm 185
– – zweigeteilter sonographischer Mittelechokomplex 223
Nierenumriß 89
Nierenuntersuchung, seitenvergleichende 93
Nierenvene, Hypernephrominvasion 188
Nierenvenen-Renin-Quotient 178
Nierenvenenthrombose, akute 219
– untere Kavographie 136
Nierenvenenthrombus, Nachweis 117
Nierenversagen, akutes, bei Urosepsis 320
– postangiographisches 114
Nierenvolumen 219 ff.
– Abhängigkeit vom Körpergewicht 221
Nierenvolumenbestimmung, sonographische 226 f.
Nierenvolumenverminderung 227
Nierenzyste, A-Scan 502
– B-Scan 502
– Computertomogramm 187, 501
– computertomographische Kriterien 182
– Differentialdiagnose zum Nierentumor, Computertomographie 501
– – – klinische 503
– – – Sonographie 502
– Sonographie 183, 502
– – Treffsicherheit 182
– sonographische Kriterien 182, 224
Nierenzysteninhalt, Zytologie 326

Sachverzeichnis

Nierenzystenpunktion, ultraschallgesteuerte 215
- perkutane, ultraschallgesteuerte, beim Kind 227
Niridazol 453
Nitrittest 294
Nitrofurane 373
Nitrofurantoin 369, 373 f.
- pharmakologische Daten 376
Nitrofurantoin-Sulfadiazin-Kombination 376
Nitroprussid, Nebenwirkungen 61
- Wirkungsmechanismus 61
Nodi lymphatici inguinales 123
- - - superficiales inferiores 22
- - - superolaterales 22 f.
- - - superomediales 22 f.
Nogram 376
Non-ionic-diffusion 38
Noradrenalin, Wechselwirkung mit Antidepressivum 58
- - mit Methoxyfluran 58
Notfalldiagnostik, Computertomographie 209
- nichturologische Differentialdiagnosen 209, 212 ff.
- Sonographie 206 ff.
Novocamid s. Procainamid
Novodigal s. β-Acetyl-Digoxin
Nüchternblutzucker, präoperative Bestimmung 84
Nykturie, Carcinoma in situ 534
- Harnblasenentleerungsstörung 53
- Prostatakarzinom 582
Nystatin 388

O

Oberbauchsonographie, prophylaktische 507
Oberflächenelektrode 259
Obstipation, chronische, beim Kind 231
- - Sonogramm 231
Ödembildung, Nierentransplantatabstoßungsreaktion 300
Ogostal 431
Oligurie mit erhöhter Harnosmolalität 298
- isosthenurische 299
- Nierentransplantatabstoßungsreaktion 300
- bei Urosepsis 410
Onkosphära 455
Ontosein, Harnblasenwandinjektion 367
Operation, urologische 56 ff.
- - Diabetes mellitus 74 f.
- - Elektrolythaushalt 79
- - endokrine Erkrankung 76
- - Gegenindikation 61
- - Glucocorticoidlangzeitbehandlung 76
- - Herz-Kreislauf-Untersuchung 59 ff.
- - Herzrhythmusstörung 62 f.
- - Hirndurchblutungsstörung 63

Operation, urologische, Krankheit des Respirationssystems 68 ff
- - Laboruntersuchungen, routinemäßige 84
- - Leberfunktionsstörung 76 ff.
- - Letalität 56 f.
- - Lungenperfusionsstörung 72
- - präoperative Untersuchungen 57 ff.
- - Risikogruppen 56
- - Stoffwechselstörung 74 ff.
- - Ventilationsstörung, obstruktive 72
- - - restriktive 72
- - Wasserhaushalt 79
Operationsdauer, postoperative Herzinsuffizienz 57
Operationskomplikation, kardiale, Häufigkeit 56
- klinisch-chemische Befunde 318 ff.
- septische 57
Operationsrisiko 56 ff.
- altersbedingtes 57
- Aortenstenose 62
- Erregungsleitung, kardiale, blokkierte 62 f.
- erworbener Herzklappenfehler 61
- Extrasystolen 62
- Grunderkrankung 58
- Herzinsuffizienz 61
- Herzrhythmusstörung 62 f.
- Hirndurchblutung 63
- Hypertonie 61
- kardiales 56
- koronare Herzkrankheit 60 f.
- Lungenfunktionsstörung 68
- Nebenerkrankung 58
Operationsrisikoprofil 56 f.
Opiat, Wechselwirkung mit Tranquillantien 58
Opsoklonus, paraneoplastischer, beim Kind 686
Optochinidin 66
Oracef 74, 377
Orbicin 377
Orchiektomie 593, 603
- bei Hodenteratom 649
- plastische 603
- radikale 603
- subkapsuläre 603
Orchitis, granulomatöse 646
Organtumor, retroperitonealer 658
Orisul 376
Ormond-Krankheit s. Retroperitonitis fibroplastica, idiopathische 382
Ornithintransportsystem 37
Orthoaminophenole 521
Osteopathie, renale 355
- - Knochenszintigraphie 176
Ostium ureteris 11, 17
- urethrae externum 17 f.
- - internum 11, 17, 26
Östrogen-Androgen-Imbalanz 569
Östrogeneinnahme, Narkoserisiko 58
Östrogen-N-Lost-Assoziat 610
Östrogenrezeptorenblocker 487

Östrogen-Testosteron-Quotient, Anstieg 569
Östrogentherapie bei Prostatakarzinom 603 f.
- - Dosierung 604
- - Nebenwirkungen 605
- - Nebenwirkungen 607
Ovarialzyste beim Kind 231
- Sonogramm 231
- sonographische Nachweisbarkeit 214
- stielgedrehte 214
Ovarien, Strahlenbelastung bei Knochenszintigraphie 176
- - bei Nebennierenszintigraphie 177
- - bei nuklearmedizinischer Nierenfunktionsuntersuchung 170
- - bei statischer Nierenszintigraphie 173
Ovarvolumen, postpubertäres 228
- präpubertäres 228
Oxalat, renale Behandlung 37 f.
Oxalatausscheidung, renale 296
- - Normbereich 302
Oxalatoxydase 296
Oxalattransport, bidirektionaler 37
Oxalose 302
Oxalurie, nahrungsabhängige 302
- urolithiasis 302
Oxydasetest 339
Oxyphenbutazon 398
Oxytetracyclin 377

P

$PaCO_2$ 68
- kritischer Grenzwert 70
- Normwert 80
Paget-Krankheit, Differentialdiagnose zu Skelettmetastasen 589 f.
PAH-Clearance 294
- Anstieg 298
PALA 487
Pallidin 376
PAMBA 83
p-Aminohippursäure s. PAH
Pankreatitis, pararenale Nekrosestraße 214
Panoral 377
Panzerniere 382
PaO_2 68
- kritischer Grenzwert 70
Papillae renales 7
Papillitis necroticans 360 f.
- - Grundkrankheiten 360
- - medulläre 360 f.
- - papilläre 360 f.
Papillom, Aufbau 523
Paraaminodiphenyl, Blasenkarzinom 520
Paradidymis 21
Paraneoplastisches Syndrom, Neuroblastom 686
- Nierentumor 497
- Nierenurotheltumor 514
Paranephritis fibroplastica 382

Sachverzeichnis

Paraplegie, Harnblasenpflasterzellkarzinom 524
Paraproktium, Rektumpfeiler 11
– Ureterblatt 11
– Zervixpfeiler 11
Parasympathikus, Einfluß auf Blasenfunktion 46, 51
Parathormon, Einfluß auf renale Calciumausscheidung 35
– – – Phosphatausscheidung 35 f.
Parathormonbildung, ektope 306
Parazystium 15
Partialinsuffizienz, respiratorische 70 ff.
Patentblau-Violett-Lösung 123
Pelvic bladder s. Harnblase, akontraktile
Pelvis renalis s. Nierenbecken
Penbristol 377
Penbrock 74, 377
Penicilline, halbsynthetische 74
Penis 16 ff.
– Bowen-Krankheit 630
– Carcinoma in situ 630
– Lymphabflußwege 557
– Querschnitt 18
Penisamputation 558
Penisexstirpation, totale 635
Peniskarzinom 628 ff.
– assoziierte Erkrankungen 628
– Ätiologie 628
– Chemotherapie 488
– Diagnostik 631 ff.
– Differentialdiagnose 631
– Differenzierungsgrade 629
– endophytisches 629
– Erstsymptome 631
– exophytisches 629
– Fernmetastasen 635
– Iridium-192-Moulagen-Technik 633, 635
– Klassifikation, prätherapeutische 629
– Lokalexzision 633
– Lymphadenektomie 632
– Lymphknotenmetastasen 635
– Lymphographie 634
– Metastasierung 630
– M-Staging 631
– N-Staging 631
– Polychemotherapie 488
– primäre Lymphknotenstationen 630 f.
– Rezidivtumor 633
– Therapie 633, 635
– – operative 635
– TNM-Klassifikation 698 f.
– Überlebensraten 635
Penisleeraufnahme 107
Penisleukoplakie 630
Penispräkanzerose 630
Penisriesenkondylom 630
Penisschaftdestruktion, karzinombedingte 631 f.
Penisschwellkörper, röntgenologische Darstellung s. Kavernosogramm
Penisteilamputation 558, 635
Penistumor, TNM-Klassifikation 531

Penisxeroradiographie 107
Peptococcus 340
Peptostreptococcus 340
Perfusionskatheter 270, 284
Perfusionsmessung nach Brown-Wickham 270
– nach Heidenreich-Beck 270
Perinealregion des Mannes, Muskeln 18
Perinealschmerz, Prostatakarzinom 582
Perinephritis fibrolipomatosa 382
– fibrosa 382
– scleroticans 382
Periorchitis, pseudofibromatöse 655
Periorchium 22
Peritonealfalten, supravesikale 15
Peritoneum parietale, Nierenlage 4
Peritonitis, retroperitonealer Tumor 663
Periureteritis, stenosierende 363
Periurethritis 389
Person, beruflich strahlenexponierte 126 ff.
– – – maximal zulässige Äquivalentdosis 126
– – – weibliche 127
Perspiratio insensibilis 30
Peteha 431
Phagozyten, Einfluß von Zytostatika 478
Phäochromozyt 683
Phäochromozytom 661
– Arteriographiekomplikation 115
– Computertomogramm 191 f.
– Differentialdiagnose zum Nierenkarzinom 503
– extraadrenales 192
– Nebennierenphlebogramm 118
Pharmakoangiographie 111
– Bildfolge 111
– Flow-Rate 111
– Kathetergröße 111
– Kontrastmitteldosis 111
– Phenazetinabusus, Blasentumor 522
– interstitielle Nephritis 360
– Nierenbeckentumor 509 f.
– Nierenkarzinom 491
– Pyelonephritis 358
Phenhydan s. Diphenylhydantoin
Phentolamin, Nebenwirkungen 61
– Wirkungsmechanismus 61
Phenylephrin, Wechselwirkung mit Alpha-Methyldopa 58
Phimose 628, 631
– Harnwegsinfektion 348
Phlebographie, Kathetertechnik s. Katheterphlebographie
Phosphat, anorganisches, altersabhängiger Blutspiegel 290
– – Einfluß von Medikamenten 292
– – im Harn 292
– – im Serum 298
– – Serumkonzentration 78
Phosphatase, alkalische, altersabhängiger Blutspiegel 290
– – Einfluß von Medikamenten 292
– – Knochenmetastasen 306

Phosphatase, alkalische, Lebermetastasen 306
– – Leberschaden 77
– – Nierentumor 496
– – Prostatakarzinom 317
– saure, Einfluß von Medikamenten 292
– – Knochenmarkaktivität 313 f., 591
– – – gesteigerte, Erkrankungen 314
– – im Plasma 310
– – Prostatakarzinom 570
– – im Serum, Aktivitätsbestimmung 308 f.
– – – – Fehlermöglichkeiten 308 f.
– – – – Aktivitätssteigerung, Erkrankungen 309
– – – – Normbereiche, altersabhängige 309
– – – – Stabilität 309
– – Serumaktivität nach Prostatamassage 310 f.
– tartrathemmbare 308 ff.
– – – Aktivitätsbestimmung 305, 591
– – – Enzymimmunoassay 316
– – – immunologische Bestimmung 315
– – – im Knochenmark 316
– – – Normbereiche 317
– – – Konzentrationsbestimmung 591
– – – Nicht-Prostataerkrankung 315
– – – Prostataerkrankung 315
– – – Prostatahyperplasie 314
– – – Prostatakarzinom 314, 591
– – – Radioimmunoassay 315 f.
Phosphat-Clearance, erhöhte 302
– Normbereich 302
Phosphat-Exkretions-Index 302
Phosphatrückresorption, tubuläre, Abnahme 302
– – Parathormoneinfluß 35 f.
pH-Wert, Blut, Normwert 80
pH-Wert-Bestimmung 68
Physikalische Therapie, präoperative 74
Pigtail-Katheter 111
Pipemidsäure 373 f.
– pharmakologische Daten 376
Pivampicillin 74
Plasmacortisolkonzentration, Tagesschwankungen 291
Plasmaelektrolyte 31
Plasmaerythropoetinspiegel, erhöhter 496
Plasmafibrinogenspiegel, erniedrigter 318
Plasmafluß, renaler, effektiver, simultane Bestimmung mit GFR 154
Plasmaglucosekonzentration 36
Plasmareninaktivität, niedrige 178
– nuklearmedizinische Bestimmung 177 f.
Plasmawasssser 30

Plasmazellen 464
Plattenelektrode 259
Plattenepithelkarzinom, Nierenbecken 511
– Prostata 570, 572 f.
– Urethra masculina 556
– Zytostatikaempfindlichkeit 488
Plattenepithelmetaplasie, Harnblase 524
– Nierenbecken 509
– Urethra masculina 556
Pleurakarzinose 605
Pleurakuppenschmerz 382
Pleuritis exsudativa, tuberkulöse 417
Plexus aorticus abdominalis 3
– coeliacus 3
– hypogastricus superior 3
– pampiniformis 24
– pudendalis 48
– renalis 3
– venosus prostaticus 20
– – vesicalis 20
Plexus-sacralis-Infiltration bei Harnblasenkarzinom 535
Plica interureterica 11, 17
– rectovesicalis 15
– umbilicalis lateralis 15
– – medialis 15
– – mediana 15
– ureterica 4
– vesicalis transversa 15
Pneumaturie 366
Pneumonie, postoperative 72
Pollakisurie, Blasentumor 534
– Carcinoma in situ 534
– Harnblasenentleerungsstörung 53
– Prostatakarzinom 582
– Tuberkulose 423
– Urethralkarzinom der Frau 562
– urodynamische Befunde 273, 275
– Zystitis 365
Polyarthritis 389
Polychemotherapie, zytostatische 483
Polyglobulie, Tumorerkrankung 305
Polyurie, isosthenurische 299
Polyzythämie, Nierenkarzinom 306
– Nierentumor 496
Postaggressionsstoffwechsel 75
Praeputium clitoridis 26
– penis 19
Prajmaliumbitartrat 66
Präkanzerose 509
Präputiumkarzinom 633
Pravidel 608
Prazosin, Wechselwirkung mit Antihypertensivum 65
Priapismus 106
Primärkomplex, tuberkulöser, enteromesenterialer 417
– – pulmonaler, Urogenitalinfektion 417
Pringle-Krankheit 223
Probleminfektion, Ursachen 401
Problemkeim 401, 403
– Resistenz-Transfer 403
Procainamid 66
Processus vaginalis 21

Propafenon 67
Propanidid, Wechselwirkung mit Suxamethonium 58
Properdin 464
Prostata 12, 20
– Carcinoma in situ 698
– Facies anterior 20
– – inferolaterales 20
– – posterior 20
– fibrinolytische Aktivität 83
– Fixierung 21
– Lobus-medius-Hypertrophie 20
– periphere Zone 569
– periurethrale Mantelzone 569
– Schneeballknirschen 393
– Urineinpressung 389 f.
Prostataabszeß, Differentialdiagnose zum Sarkom 617
Prostataadenokarzinom 570, 573
Prostataadenom 52
– endoskopischer Blasenhalsbefund 240
– Größenbestimmung, sonographische 215
– Harnblasenentleerungsstörung 53
– Harnflußkurve 254
– Harnwegsinfekt 348
– präoperative Sonographie 215
– Restharn 346 f.
– Schallcharakteristika 193, 198
– transurethrale Elektroresektion 215
– Zystitis 346 f., 365
Prostataaspirationsbiopsie, transrektale 327, 583 f.
Prostataatrophie 574
Prostatabiopsie 583 ff.
– Allgemeinnarkose 585
– Kontraindikationen 331
– Metastasierungsrisiko 587
– Treffsicherheit 583
– bei Tuberkulose 425
Prostatabiopsiewege 583
Prostataelektroresektion, transurethrale 395, 597
Prostataepitheldysplasie 574
Prostataexprimatgewinnung 394
Prostatafaktor, antibakterieller 391
Prostatafeinnadelbiopsie 583 f.
Prostatafibrosarkom 619
Prostatafluktuation, rektal palpable 393
Prostatahyperplasie 198, 569
– Aminopeptidase 571
– prämaligne 570
– postatrophische 574
– saure Prostataphosphatase 314
Prostatahypertrophie, intravenöse Pyelographie, Indikationen 155
– Nierenfunktionsszintigraphie, Indikationen 155
– prätherapeutische Nierenfunktionsdiagnostik 155
– primäre Diagnostik 155
Prostatainduration 393
Prostatainfarkt 574
Prostatakarzinom 566 ff.; s. auch Prostatatumor

Prostatakarzinom, Adrenalektomie 603
– Akute-Phase-Proteine 317, 477
– Altersprävalenz 566
– Aminopeptidase 570 f.
– Analgetika 613
– anaplastisches 573
– – zytologischer Befund 585
– Antiandrogene 604
– Antiprolactine 604
– Aspirationsbiopsie 327
– Ätiologie 568
– Atypiegrad 573
– Ausbreitungsrichtungen 616
– Ausbreitungsstadien 578 ff.
– – amerikanische Klassifikation 579 f.
– – TNM-System 580
– Biopsie s. Prostatabiopsie
– Chemotherapie 487 f., 610 ff.
– – Ansprechraten 611
– – Einfluß auf Immunabwehr 478
– – primäre 610 f.
– – sekundäre 611
– – tertiäre 611
– Computertomographie 588
– Cyproteronacetat 604
– Diagnostik 583 ff.
– – Kooperation 615
– Differentialdiagnose beim Palpationsbefund 583
– – zur Prostatitis 198, 393 f.
– Differenzierungsgrad 573
– DNCB-Hauttest 477
– endokrine Autonomie 609
– Endokrinologie 569
– endokrin-zytostatische Kombinationstherapie 612
– endometrioides 570, 572
– Estracyttherapie 329
– Fernmetastasen 582
– – asymptomatische 608
– – Diagnostik 589 ff.
– Gestagentherapie 604
– Gewebspolypeptidantigen 477
– Grading-Systeme 572
– Großfeldbestrahlung 599
– Hautblutungen 318
– Hirnszintigraphie 591
– hochdifferenziertes 585
– Hochvolttherapie 593
– Hormonrelaps 609
– Hormonresistenz 609
– – primäre 609
– – sekundäre 609
– Hormontherapie 329
– – ablative 593, 602
– – additive 593, 602
– – klinischer Wert 604 ff.
– – patientenorientierte 605
– – tumorbezogene 605
– – bei Tumorpersistenz 609
– Hypophysektomie 603
– Immunabwehr, Einfluß therapeutischer Maßnahmen 478
– – hormoneller Effekt 478
– immundiagnostische Untersuchungen 477 f.

Prostatakarzinom, Immunglobuline 317
- Immuntherapie 478, 612 f.
- intravenöses Urogramm 586 f.
- inzidentelles 574, 576
- - Klassifizierung 576 f.
- Inzidenz 566
- Isoenzym-BB der Kreatinkinase 317
- jugendliches 566
- kapselbegrenztes 593
- Kastration 593
- Kernpleomorphie 595
- Klassifizierung 570, 572
- - pathologisch-anatomische 578
- Klinik 578 ff.
- klinisch manifestes 574
- - nicht erkanntes 576
- klinisch-chemische Diagnostik 308 ff.
- Knochenmetastasensuche 175
- körperliche Untersuchung 583
- kribriformes 570, 573
- Kryotherapie 614
- Labordiagnostik 591 f.
- latentes 574, 576
- Leberszintigraphie 591
- lokaler Schmerz 582
- Lymphadenektomie, pelvine 595 f.
- Lymphknotenmetastasensuche 198, 202
- Lymphographie 588
- - Metastasendiagnostik 125
- - Treffsicherheit 588
- Malignitätsgrad 573
- Markersubstanzen 570
- metastasierendes, Chemotherapieprotokoll 610
- - Überlebensraten 606
- Miktionssymptome 582
- mitteldifferenziertes 585
- - Mortalität 568
- - kardiovaskuläre 606
- Mortalitätsrisiko, tumorbedingtes 605
- multifokales 570, 581
- Nachsorge 615
- Nervenblockade 613
- niederdifferenziertes 585
- Nierenfunktionsszintigraphie 156 f., 590 f.
- okkultes 574
- im Operationspräparat 571, 575, 579, 581
- Orchidektomie 487
- Östrogentherapie 487, 593, 603 f.
- - Dosierung 604
- - histologische Regressionsgrade 614
- - kardiovaskuläre Risikofaktoren 607
- - Nebenwirkungen 605, 607
- Palliativtherapie, lokale 614
- - systemische 602 ff.
- Pathogenese 569 f.
- pelvine Lymphadenektomie 588 f.
- Pendelbestrahlung 597 f.
- in perineurale Lymphscheiden 577

Prostatakarzinom, Phosphatase, alkalische 317
- - saure 305, 308 ff., 570
- - - Knochenmarkaktivität 313
- - Serumaktivität 310 f.
- - - - antiandrogene Therapie 312
- pluriformes 570, 572 f.
- Polychemotherapie 488, 612
- präklinisches, Erfassung 582
- primäre Hyperfibrinolyse 318
- Prognose 615
- PVB-Therapieschema 484
- Radikaloperation 593 ff.
- Radiotherapie 329
- - Einfluß auf Immunabwehr 478
- - Erfolgsbeurteilung 601 f.
- - mit Hormontherapie 597
- - Indikationen 599
- - interstitielle 593, 599
- - - Isodosen 600
- - - technische Situation 600
- - Komplikationen 599
- - lokale 597 ff.
- - - Spätmorbidität 601
- - Mehrfelderapplikation 597
- - Modalitäten 599
- - perkutane 599
- - - histologische Verlaufstypen 602
- - Strahlenquellen 597
- - Tumorreaktion 601
- rektal nicht palpables 576, 580
- rektale Palpation 583
- - - Befund 582 f.
- Risikofaktoren, klinische 605
- - tumorspezifische 608
- Rotationsbestrahlung 597
- Samenblaseninfiltration 577
- Schleimhautblutungen 318
- Schmerztherapie 613
- - neurochirurgische 613
- - mit offenen Radionukliden 613
- Serumglobuline 477
- Skelettmetastasen 577, 586 f.
- - Szintigramm 589 ff.
- solides, undifferenziertes 570
- Sonogramm 195
- - nach Bestrahlung 203
- Sonographie 193, 587 f.
- Standardhormontherapie 605
- in der Stanzbiopsie 575, 579
- Strahlempfindlichkeit 597
- Stromainvasion, frühe 577
- Therapie 592 ff.
- - Beurteilungskriterien 614 f.
- - Kooperation 615
- - kurative 593, 595 ff.
- - operative, Einfluß auf Immunabwehr 478
- - Orientierungsrichtlinien 593
- - systemische 593
- - Therapieerfolgsstufen 615
- - Therapiekonzept 592
- - TNM-Klassifikation 698
- - transurethrale Elektroresektion 597, 614

Prostatakarzinom, transurethrale Elektroresektion, Indikationen 597
- Umweltfaktoren 568
- understaging 578 f., 581
- uniformes 570, 572 f.
- Urethrographie, Indikation 587
- Urethrozystoskopie 587
- Ursprung 569
- - duktaler 572 f.
- Verlaufskontrolle, Sonographie 202
- verschleimendes 570
- vorhergehende Prostataveränderungen 574
- Vorsorgeuntersuchung 592
- - Kriterien 592
- Zystogramm 587
- Zytologie 328 ff.
- - Primärdiagnostik 329
- - Therapiekontrolle 329
Prostatakarzinominvasion 577
Prostatakarzinomlokalisation 574
Prostatakarzinommanifestation 574
Prostatakarzinommetastasen, lokale Bestrahlung 613
- lokoregionäre, Diagnostik 587 ff.
- pathohistologische Lymphknotenklassifikation 578
- Röntgendiagnostik 58
- Schmerzen 608
- Symptome 582
- Szintigraphie 589 ff.
Prostatakarzinommetastasierung 577
- Prädilektionsorgan 577
Prostatakarzinomprogression 609
Prostatakarzinomquantität 574
Prostatakarzinomregister 566, 572 f., 583
Prostatakarzinosarkom 616
Prostatakaverne 420
Prostatakongestion 331
Prostatakonglomerattuberkel 420
Prostatalappen 20
Prostataleiomyosarkom 619
Prostatalymphosarkom 616
Prostatamassage, Serumaktivität der sauren Phosphatase 310 f.
Prostatamelanom 619
Prostatamykose, Therapie 395
Prostataphosphatase s. Phosphatase, saure, tartrathemmbare
Prostataplattenepithelkarzinom 570, 572 f.
Prostataproliferation, glanduläre, atypische 570
Prostataresektion, transurethrale, Epididymitishäufigkeit 395
Prostataresektionsbiopsie, transurethrale 583
Prostatarhabdomyosarkom, Ausscheidungsurogramm 693
- beim Kind 617, 693
Prostatasarkom 616 ff.
- Altersprävalenz 616
- Diagnostik 617

Prostatasarkom, Differentialdiagnose 617
- isoplastisches 616
- Klassifikation 616
- Metastasierung 617
- pleomorphes 616
- Prognose 619
- sekundäres, lymphogenes 619
- Symptome 617
- Therapie 617
Prostatasekret, pH-Wert 395
Prostataspickung 599
Prostatastanzbiopsie, perineale 583 f.
- - Komplikationsrate 585
- transrektale 583 f.
- - Darmvorbehandlung 585
- - Komplikationen 583, 585
- - Komplikationsrate 585
Prostatasteine 393
Prostatatransitionalzellkarzinom, urotheliales 570, 572
Prostatatuberkulose 420
- kanalikuläre retrograde Ausbreitung 420
- retrograde Urethrographie 429
- röntgenologischer Befund 427
- Stadieneinteilung 429
Prostatatumor s. auch Prostatakarzinom
- Computertomographie 198, 201
- bei Jugendlichen 617
- organüberschreitendes Wachstum 198
- TNM-Klassifikation 531
Prostataverhärtung, Differentialdiagnose 583
Prostatawachstum, Hormoneinflüsse 568
Prostatazerfall, käsiger 427
Prostatektomie, hypertone Krise 61
- radikale 593, 619
- - nach Hochvoltbestrahlung 595
- - Indikationen 593 f.
- - beim Kind 693
- - Komplikationen 595
- - - intraoperative 595
- - Operationsmortalität 595
- - nach Östrogentherapie 595
- - Spätkomplikation 595
- - transurethrale 597
- - Zugangsweg, perinealer 593
- - - retropubischer 593 f.
- suprapubische 215
Prostatitis 389 ff.
- abszedierende 390 ff.
- - Symptome 393
- - akute 299
- - eitrige 390 f.
- - - histologisches Bild 392
- - - Symptome 392
- - - Zytologie 331
- - asymptomatische 392 ff.
- - Ätiologie 389 ff.
- - chronische 299, 331, 391
- - Spätfolge 393
- - Untersuchungsgang 394
- - chronisch-rezidivierende 390 ff.

Prostatitis, chronisch-rezidivierende, retrogrades Urethrogramm 390
- - Zytologie 332
- Diagnostik 394
- Differentialdiagnose 394
- - zum Prostatakarzinom 198
- - zur Zystopyelonephritis 358
- diffuse 389
- Erreger, gramnegative 390
- - grampositive 390
- fokale 389
- granulomatöse 389, 391 f., 583
- - Bakteriennachweis 390
- - Differentialdiagnose zum Prostatakarzinom 393 f.
- - Symptome 393 f.
- Keimaszension 389
- Laborbefunde 393
- Pathogenese 389 ff.
- postinstrumentelle, deszendierende 409
- rektaler Palpationsbefund 392 ff.
- Sonogramm 197
- sterile 390
- symptomlose 390 f.
- Therapie 395
- therapieresistente 395
- tuberkulöse 391
- unspezifische 389 ff.
- nach Urethritis 389
Prostitatisformen, Häufigkeit 391
- zytomorphologische 331
Protein, C-reaktives 477
Proteinaufnahme, verstärkte, Oxalurie 302
Proteinurie, Bronchuskarzinom 304
- glomeruläre 293
- Glomerulonephritis 298
- klinisch-chemische Urinuntersuchung 291, 293
- nephrotisches Syndrom 299
- Nierentransplantatabstoßungsreaktion 300
- Pyelonephritis 298
- - akute 352
- tubuläre 293
- - Urolithiasis 302
Proteus mirabilis 347
Proteusinfektion, nosokomiale 400
Prothil 604
Prothionamid, Gegenanzeigen 433
- Interaktion mit adjuvanten Pharmaka 432
- kombiniert mit anderen Antituberkulotika 431
- Nebenwirkungen 432
- pharmakologische Angaben 431
Protoscoleces 455
Provokationstest, zystomanometrischer 255 f., 284
Pseudomonas aeruginosa 338, 347
- - nosokomiale Infektion 400
- - Resistenz-Transfer 403
Pseudomonassepsis, Therapie 381
Pseudotumor, fibröser, paratestikulärer 655
- renaler 184
Psoasschatten, Begrenzung 89

PTH s. Parathormon
Pufferbasen, Normwert 80
Pulmonalarteriendruck bei Ventilationsstörung 69
Pulmonalarterienweite 69
Pulmonalisangiographie 70
Pulmonalklappenverschlußton, akzentuierter 69
Pulsation, epigastrische 69
Punktion, CT-gesteuerte 216
- bei postoperativer Komplikation 215
- ultraschallgesteuerte 215 f.
- - Technik 216
Punktionsbesteck nach Franzen 327
Punktionsindikation 215
Pyelitis, Streifenzeichen 139
- tuberkulöse 419
Pyeloektasie, sekundäre 498
Pyelographie, antegrade 122
- - perkutane, beim Kind 136, 139
- - Strahlenbelastung 127
- - bei Urotuberkulose 426
- intravenöse s. Pyelographie, antegrade
- retrograde 98 ff.
- - Hämaturie 99
- - Indikation 99
- - Infektion, nosokomiale 409
- - Infektionsprophylaxe 379
- - Keimverschleppung 99
- - Komplikationen 99
- - Komplikationsprophylaxe 99, 101
- - paraureterales Kontrastmittelextravasat 100
- - Untersuchungstechnik 99
- - Ureterperforation 99 f.
- - beim Uretertumor 515
Pyelonephritiden, Einteilung 351
Pyelonephritis 348, 350 ff.
- abszedierende 99
- destruierende 362
- Symptome 359 f.
- Ursachen 359
- akute 351 f.
- Antibiogramm 372
- anurische 410
- Ätiologie 350
- Bakteriurie 354
- Befunde, klinische 352
- röntgenologische 355
- chronisch rezidivierende, Langzeitprophylaxe 369
- chronische 352 f.
- - akute Harnstauung 362
- - akuter Schub 352
- - Differentialdiagnose zum Nierenkarzinom 503
- - Komplikationen 352
- - Urogramm 357 f.
- - Verlauf 351 f.
- Definition 348
- destruierende 221, 362
- - Nierenvolumenverminderung 227
- bei Diabetikern 351

Pyelonephritis, Diagnose 353
- diagnostische Kriterien 353
- Differentialdiagnose 355, 358 ff.
- - bei Kindern 358
- direkter Bakterieneinbruch 350
- doppelseitige, Medikamentenkumulation 371 f.
- emphysematöse 361
- Epidemiologie 350 f.
- Geschlechtsdisposition 350 f.
- hypogenetische 359
- iatrogene 378
- nach Ileum conduit 547
- Infektion, hämatogene 350
- - kanalikuläre 350
- - lymphogene 350
- intravenöse Urographie 355
- klinisch-chemische Befunde 298 f.
- komplizierte s. Pyelonephritis, obstruktive
- Laborbefunde 353 ff.
- latente 352
- Leukozyturie 294, 354
- Miktionszystourethrogramm 355
- Mischinfektion 353
- Narbenbildung bei Kindern 348
- Nierenbeckenkelchsystemdestruktion 356 f.
- Nierenfunktionsprüfung 355
- Nierenparenchymdestruktion 356 f.
- obstruktive 346 f., 361 ff.
- - Abszedierung 359
- - akute 362
- - - Nephrektomie 362
- - - Nierenbeckendrainage 362
- - - Nierenfistelung 362
- - chronische 362 f.
- - Definition 361
- - seltene Ursachen 363
- - Osteopathie 355
- - Pathogenese 350
- primäre 347
- - bei Frauen 350
- - bei Männern 350
- pseudotumoröse 361
- pyelitische Komponente 139
- relative Häufigkeit 298
- rezidivierende 352
- - Grundkrankheiten 362
- Röntgendiagnostik 355
- sekundäre s. Pyelonephritis, obstruktive
- septische, Urämie 380
- Streifenzeichen 139
- subakute 352
- Urinabnahme 353
- Urosepsis 380
- Verlaufsstadien, chronische 299
- xanthogranulomatöse 360 f.
- - Differentialdiagnose zum Nierenkarzinom 504
Pyelotomie, Isotopen-Clearance-Werte, postoperative 160
Pyeloureter, Steuerung, myogene 42 f.
- - neurogene 43 f.
Pyeloureteralobstruktion, tuberkulöse 423

Pyeloureteralobstruktion, tuberkulöse, Ausscheidungsurogramm 439
Pyeloureterostomie 435, 438
Pyeloureterstenose, Belastungsurogramm 95
Pyohydronephrose 123
Pyonephrose 362
- tuberkulöse 419, 423
Pyosalpingitis, tuberkulöse 421
Pyozystitis, Sonogramm 229
Pyrafat 431
Pyrazinamid, Gegenanzeigen 433
- Interaktion mit adjuvanten Pharmaka 432
- kombiniert mit anderen Antituberkulotika 431
- Nebenwirkungen 432
- pharmakologische Angaben 431
Pyridium 365
Pyrrolidinomethyltetracyclin 377
Pyurie, kindliche, persistierende 362
- sterile 358, 366
PZA s. Pyrazinamid

Q

Quetschhahnphänomen 52
Quetschurethritis 389

R

Radioimmunoassay 177
- Echinokokkose 458
Radioisotop, kurzlebiges 148
Radioisotopendiagnostik 88
Radionuklide, offene, zur Schmerztherapie 613
Radionuklidzystourographie 172
- Strahlenbelastung 172

Radiopharmakon, Clearance-Bestimmung 152 ff.
- - Berechnung 153 f.
- - 1-Kompartment-Modell 153
- - 2-Kompartment-Modell 153
- - Plasmaspiegel, fallender 153 f.
- - - konstanter 153 f.
- - Plasmaverschwindekurve 153
- - mit reglergesteuerter Infusion 154
- Eliminationskonstante 153
- β-emittierendes 154
- γ-emittierendes 154, 171
- Ganzkörper-Clearance-Untersuchung 154
- intrarenale Transportgeschwindigkeit 150
- osteotropes 174
- Nierendarstellung 176
- Plasmaspiegelmessung 153
- renotropes 148 f.
- Nierenszintigraphie, statische 172 f.
- Slope-Clearance 153 f.
- Steady-State-Clearance 154
Radiopharmakon, Verteilungsmuster 148

Radiopharmakon, Verteilungsvolumen 153
Radix mesenterii 4
- mesocoli sigmoidei 4
Ramus cutaneus anterior nervi iliohypogastrici 22 f.
- genitalis nervi genitofemoralis 23
Raphe scroti 24
Raumforderung, abdominale, sonographische Klassifikation 674
- im Flankenbereich, radiologische Differentialdiagnose 672
- intrarenale, Ausdehnung 224
- - - Beschreibung 226
- - - beim Kind 224, 226
- - - Konsistenzbeurteilung 224
- - - perkutane Aspirationsbiopsie 327
- - - solide 206 f.
- - - sonographische Kriterien 226
- - - Sonographie 224, 226
- - - zystische, sonographische Kriterien 224
- pararenale, Sonogramm 224
- - zystische 206
- im Unterbauch beim Kind 229 ff.
- - Sonographie 229 ff.
Raumforderungen, intrarenale, multiple 221 f.
Realtimescanner 180
Recall-Antigen 471
Recessus costodiaphragmaticus 6
- hepatorenalis 5
- - im Transversalschnitt 6
Rechtsherzkatheter 70
Reflexaktivität 284
Reflexblase 280 f., 283 f.
- Beckenbodenelektromyographie 281
- Eiswassertest 282
- Miktiometrie 280 f.
- Urethradruckprofil 281
- urodynamische Befunde 280 f.
- Zystomanometrie 280
Reflexinkontinenz 51, 280, 284
- mit infravesikaler Obstruktion 281
Reflexprüfung 250
Refobacin 377, 395
Regio inguinales des Mannes 22
Reinfektion, Definition 407
Reinkultur, mikrobiologische 339
Reiter-Krankheit 389
Reithosenanästhesie 284
Rektaldruckmessung, Meßplatz 265
Rektumatresie, supralevatorische 143, 145
Rektumschmerz, Prostatakarzinom 582
Ren mobilis s. Nephroptose
Renopathie s. Nierenerkrankung
Renovasographie bei Echinokokkose 457
- bei Nierenbeckentumor 515
- bei Nierentumor 498
- posttraumatische 206
- bei Urotuberkulose 426
Reptilasezeit, verlängerte 318

Resektion, transurethrale, Operationssaalhygiene 413
Reserpin, Nebenwirkungen 61
– Wechselwirkung mit Ephedrin 58
– – mit Tranquillantien 58
– Wirkungsmechanismus 61
Resistenzminderung 402
Respirationssystem, Erkrankung, Anamnese 68
– – Befunde, elektrokardiographische 69
– – – röntgenologische 69
– – Indikation für Antibiotikatherapie 74
– – präoperative 68 ff.
– – Prophylaxeverfahren, präoperative 72 f.
– – Therapie, medikamentöse 72 ff.
– – – physikalische 74
– – Funktionsbeurteilung 68
– – Untersuchung, klinische 68 f.
– – – präoperative 68 ff.
Restharn, Definition 254, 284
– Durchschnittsnormalwert 289
– Nachweis 141
– Prostataadenom 346 f.
– röntgenologische Darstellung 93
Restharnbestimmung beim Kind 228
– nuklearmedizinische 171 f.
– sonographische 143, 214 f.
Restharngefühl 53
Restharnmenge, große 51
– normale 172
– steigende 275, 279
– therapiebedürftige 281
Restharnquotient 281
Rete testis, Adenokarzinom 639
Retroperitonealraum 2 f.
– chirurgischer Zugang 649
– Embryogenese 658
Retroperitonitis carcinomatosa 382
– fibroplastica, idiopathische 382 ff.
– – – Definition 382
– – – Diagnose 383
– – – Urogramm 383
Reverin 377
Rezidiv, Definition 407
Rhabdomyosarkom 231
– Harnblase 524 f.
– Hoden 639
– beim Kind 691
– – Chemotherapie 692
– Prostata 617, 693
– retroperitoneales, beim Kind 660
– – Sonogramm 664
– – Samenstrang 655
– Staging-System 691
Riesenkondylom, Penis 630
Rifa 431
Rifampicin 430
– Gegenanzeigen 433
– Interaktion mit adjuvanten Pharmaka 432
– kombiniert mit anderen Antituberkulotika 431
– Nebenwirkungen 432
– pharmakologische Angaben 431
Right-Ovarian-Vein-Syndrom, Vena-ovarica-Darstellung 119

Rimactan 431
Rimifon 431
R-Infektion 405
RMP s. Rifampicin
Röntgenangiographiearbeitsplatz 108 f.
Röntgenbildverstärker – Fernsehkette 108 f.
Röntgenbildverstärker – Photographie 108
Röntgendiagnostik 108 ff.
– allgemeine 88 ff.
– Aufnahmen von Bildverstärkern 127
– Feldgröße 127
– Fokus-Objekt-Abstand 127
– Gonadenschutz 127
– Hilfspersonal, Strahlenbelastung 128
– Körpervolumen 127
– Nutzstrahlung 128
– pädiatrische 128, 131 ff.
– – Erstuntersuchung 131
– – Fixierung eines Säuglings 131 f.
– – Gonadenschutz 131
– – Kontrastmittel 133
– – Kontrastmittelapplikation 133
– – Kontrastmitteldosierung 133, 136
– – Untersuchungsreihenfolge 146 f.
– Seltene-Erden-Folien 127
– Stellenwert 88
– Strahlenqualität 127
– Strahlenreduktionsmöglichkeiten 127
– Strahlenschutz s. Strahlenschutz
– Streustrahlung 128
– Untersucher, Strahlenbelastung 128
– vor urodynamischer Untersuchung 250
Röntgenkinematographie 108
Röntgenkontrastmittel s. Kontrastmittel 91
Röntgenserienaufnahmegerät 108 f.
– Zwei-Ebenen-Betrieb 108
Rückenmarkbilharziose, Nachweis 452
Rückenmarkinfarkt bei Arterienembolisierung 121
Rythmodul s. Disopyramid
Rytmonorm s. Propafenon

S

Salvage-Radiation 599
Salzverlustniere 355
Salz-Wasser-Haushalt 30 ff.
Samenblase 12, 20
– im Sonogramm 196 f.
Samenblasenadenokarzinom 619
Samenblasenkarzinom 619
Samenblasensarkom 619
Samenblasentumor 619 ff.
– Diagnostik 621
– Symptome 621

Samenblasenwinkel, aufgehobener 198, 201
– Tumorinfiltration 198, 201
Samenleiter s. Ductus deferens
Samenstrangdermoidzyste 655
Samenstrangpunktion 106
Samenstrangrhabdomyosarkom 655
Samenstrangtumor 655 f.
Sanarelli-Shwartzman-Phänomen 410
Sanasthmyl 73
Sarcoma botryoides 524 f.
– – beim Kind 691
Sarkom, alveoläres 691
– embryonales 691
– pleomorphes 691
Sarkomtypen 691
– isoplastische 616
– pleomorphe 616
Säure, schwache, tubuläre Rückdiffusion 38
– titrierbare, im Glomerulumfiltrat 36
Säureausscheidung, renale 296
Säure-Basen-Haushalt, Homoiostase 36
– präoperativer 80
– Störung, Blutgasanalyse 81
– – metabolische 80
– – respiratorische 80
Schilddrüse, fibrinolytische Aktivität 83
– Strahlenbelastung bei nuklearmedizinischer Nierenfunktionsuntersuchung 170
Schistosoma capense 449
– haematobium 449
– – Direktnachweis 451
– – endemisches Vorkommen 449 f.
– – Entwicklungszyklus 450
– – Zwischenwirt 450
Schistosoma-haematobium-Infektion, Mikroskopie 337
Schistosomiasis s. Urogenitalbilharziose
Schleimhautblutungen bei Prostatakarzinom 318
Schmerzen, lanzierende 535
– suprapubische, Blasentumor 534
– – Carcinoma in situ 534
Schock, Harn-Plasma-Quotient 321
– klinisch-chemische prognostische Parameter 320
– septischer, disseminierte intravasale Gerinnung 410
– – Mortalität 380
– – nach nosokomialer Urogenitalinfektion 409 f.
– Serumosmolalität 320 f.
– uroseptischer 380 f., 409 f.
– – Antibiotikatherapie 410
– – Diagnostik 380 f.
– – Nephrektomie 410
– – Therapie 381
Schockniere, Frühzeichen, klinisch-chemisches 321
Schokoladenzyste, Sonogramm 231
Schrumpfblase 365 f.

Schrumpfblase, Bilharziose 451
– Blasenerweiterungsplastik 443 ff.
– radiogene 678 f.
– tuberkulöse 419, 423
– – Instillationen 443
– nach Wilms-Tumor-Bestrahlung 678 f.
Schrumpfniere, pyelonephritische 352, 356 f.
– – Entstehung 162
– – Nierenfunktionsszintigramm 161
– – Urogramm 358
Schwangerschaft s. Gravidität
Schwartenniere 382
Schwellensubstanz 36
Securopen 377
Sefril 377
Sekretolytika 72
Sekretolytikatherapie, präoperative 72
Seldinger-Katheterinsertion 110
Seltene-Erden-Folie 127
Semikastration 398
– hohe 647
Seminom 318, 638 f.
– anaplastisches 639
– Chemotherapie 483 f., 648
– extratestikuläres 660
– ^{67}Ga-Speicherung 174
– granulomatöse Stromareaktion 640
– Histologie 640
– Hochvolttherapie 647 f.
– Lymphographie 643
– paraaortale Metastasen 644
– Sonographiebefund 644
– Szintigraphie 646
– Therapie 647 f.
Senium, postoperative Herzinsuffizienz 57
Sentinel-Lymphknoten, Biopsietechnik 633
Sepsis, Herzinsuffizienz, postoperative 57
– postoperative 57
Sepsisurämie 410
Septation sign s. Septenzeichen
Septenzeichen 139
Septum penis 17
– rectoprostaticum 20
– rectovesicale 15
– scroti 17, 24
– vesicouterinum 14, 25
– vesicovaginale 25
Serratia-Infektion, nosokomiale 400
Sertoli-Zell-Tumor 639
Serumblocker 612
Serumcalcium, ionisiertes 35
– – Normbereich 302
– – vermehrtes 302
– – proteingebundenes 35
Serumcalciumkonzentration 35, 78, 298
– Hyperkalzurie, absorptive 303
– – renale 303
– Knochenmetastasen 306
– Nephrolithiasis, normokalzurische 303

Serumcalciumkonzentration, primärer Hyperparathyreoidismus 303
Serumchlorionenkonzentration 78
Serumcoeruloplasminkonzentration, Tumorerkrankung 305
Serumeisenkonzentration, Tumorerkrankung 305
Serumelektrolytbestimmung 298
Serumelektrophorese, Tumorerkrankung 304
– Veränderungen bei nephrotischem Syndrom 299
Serumenzymaktivität, Lebermetastasen 305 f.
– Lungenembolie 319
– Tumorerkrankung 304
– Urosepsis mit Schock 320
Serum-α-1-Fetoprotein-Konzentration 306
Serumharnsäurebestimmung, enzymatische 298
Serumharnsäurekonzentration 298
– Abhängigkeit von der Ernährung 298
Serumharnstoffbestimmung, enzymatische 297
Serumharnstoffkonzentration 297
– Abhängigkeit von der Proteinzufuhr 297 f.
– Grenzwert 84
Serum-Harnstoff-N-Konzentration 297
Serumhyperosmolalität, Schockprognose 321
Serumkaliumkonzentration 78, 298
– bei venöser Stauung 291
Serumkreatininbestimmung 297
– enzymatische 297
Serumkreatininkonzentration, Grenzwert 84
– Kreatinin-Clearance-Berechnung 294
– Normbereiche, abhängig von der Bestimmungsmethode 297
Serumkreatininkinaseaktivität, Lungenembolie 319
– Myokardinfarkt 319
– postoperative 319
Serumkupferkonzentration, erhöhte, Tumorerkrankung 305
Serummagnesiumkonzentration 78, 298
Serum-β-2-Mikroglobulin, Nierentransplantatabstoßungsreaktion 300
– Normbereich 296
Serumnatriumkonzentration 78
Serumosmolalität, Schockprognose 320 f.
Serum-Parathormonkonzentration, erhöhte 302
– Hyperkalzurie, absorptive 303
– – renale 303
– Nephrolithiasis, normokalzurische 303
– Normbereich 302
– primärer Hyperparathyreoidismus 302 f.

Serumphosphat, anorganisches 298
Serumphosphatasebestimmung, radioimmunologische 591
Serumphosphatasekonzentration, erhöhte 592
Serumphosphatkonzentration 78
– Hyperkalzurie, absorptive 303
– – renale 303
– Knochenmetastasen 306
– Nephrolithiasis, normokalzurische 303
– primärer Hyperparathyreoidismus 303
Serumtransferrinkonzentration, Tumorerkrankung 305
SGOT 77 f., 84
SGOT-Aktivität, Lebermetastasen 305
SGPT 77 f., 84
Short neuron system, Harnblase 46
Shunt, lympholymphatischer 124
– lymphovenöser 124
Siegelzellkarzinom 524
Sinomin 376
Sinus epididymidis 21 f.
– prostaticus 16 f.
– renalis 2
– – Lipomatose 223
– urogenitalis 143, 145
– – Darstellung 141 f.
Sisomicin 375, 377
Skelett, Strahlenspätfolgen nach Wilms-Tumor-Behandlung 680
Skelettmetastasen, Differentialdiagnose 589 f.
– generalisierte, symmetrische 591
– bei Prostatakarzinom 577
Skelettszintigraphie, Nierennukleidanfärbung 591
– bei Nierentumor 500
– bei Prostatakarzinom 589 ff.
Skelettveränderungen, Röntgenleeraufnahme 88
Skolizes in der Harnblase 457
Skrotalentzündung, akute, tuberkulöse 420
Skrotum 24
– Luftansammlung 210
– Lymphabflußwege 557
Skrotumabszeß 210
Slope-Clearance 153
SM s. Streptomycin
Smegmaretention 628
Sneaking-through-Phänomen 467
Solitärnierenkarzinom 504
Solitärnierentumor, präoperative Nierenfunktionsdiagnostik 160
Sonogramm, Nierenbecken, gestautes 213
– – normales 213
– – Normalbefund bei radiologisch stummer Niere 206
– Schallschatten 206, 223 f., 229
Sonographie 88, 180 ff.
– Bedeutung 180
– bei Echinokokkose 457
– Ergänzung zur Computertomographie 191

Sonographie, als Ersatz der Ausscheidungsurographie 214 f.
– bei Harnblasenrhabdomyosarkom beim Kind 692
– bei Harnblasentumor 539
– bei Hodentumor 646
– beim Kind 143, 218 ff.
– – Geräte 218
– Patientenvorbereitung 218
– – vor radiologischer Diagnostik 232
– – Stellenwert 231 ff.
– Klassifikation abdominaler Raumforderungen 674
– bei Neuroblastom beim Kind 688
– nichturologische Differentialdiagnosen 212 ff.
– bei Nierentumor 501 ff.
– – Fehlermöglichkeiten 503
– Notfalldiagnostik 206 ff.
– Patientenvorbereitung 180
– posttraumatische 206
– Prinzip 180
– bei Prostatakarzinom 587 f.
– Realtimescanner 180
– bei retroperitonealem Tumor 662
– bei Schwangerschaft 215
– als Screening-Methode bei Notfall 214
– transurethrale 198
– Untersuchungstechnik 180 f.
– bei Urogenitaltuberkulose 424, 427
– Vorteile 180
– Wasservorlaufstrecke 193
Spasmolytikatherapie, präoperative 73
Spatium paravesicale 15, 25
– praevesicale 13 ff., 25
– rectoprostaticum 14 f., 20
– rectovesicale 13 ff.
– – Tumoren 621
– retropubicum 13 f., 20
– – Hämatom, Sonogramm 229
– urethrovaginale 14
– vesicouterinum 25
– vesicovaginale 14, 25
Specific red cell adherence-test s. SRCA-Test
Spermagranulom 396 f.
Spermatozystitis, Nachweis 394
Sphinkterelektromyographie 258
Sphinkteromanometrie s. Urethradruckprofilbestimmung
Sphinkterschwäche, urodynamische Untersuchung 270, 272 f.
Spindelzelle, multinukleäre 691
Spontanmiktion bei pädiatrischer intravenöser Urographie 141 f.
Sproßpilznachweis 340 f.
Spüllösung, Infektionsprophylaxe 412
Sputum, eitriges, gelbbraunes 74
Sputumuntersuchung, präoperative 74
SRCA-Test 530
– negativer 530
– positiver 530

Stäbchen, gramnegative, Differenzierung 339
– – nosokomiale Infektion 400
– grampositive, sporenbildende 340
– säurefeste, Nachweis 425
Staging-Lymphadenektomie 595 f.
– pelvine 588 f.
Stahlspiralenembolisierung 120 f.
Stakkatomiktion 250
Standardbicarbonat, Normwert 80
Standardbicarbonatbestimmung 70
Staphylococcus aureus 346 f.
– epidermidis 337, 390
Staphylokokken, Nachweis 339
Staphylokokkennephritis 346
Staphylokokkenurethritis 387
Stauffer-Syndrom 304
Steady-State-Clearance 154
Stereoangiographiearbeitsplatz 108
Sterilität, männliche, röntgenologische Diagnostik 106
Sterinor 376
Stibophen 452
Stoffwechsel, postoperativer 75
Stoffwechselerkrankung, Operationskomplikationen 58
– Operationsletalität 58
Stoffwechselstörung, präoperativ bestehende 74 ff.
Strahlen, Äquivalentdosis 126
– Gonadendosis 127
– Hautoberflächendosis 127
– Knochenmarkdosis 127
– Lebensalterdosis 126
Strahlenbelastung, diagnostische, bei Schwangerschaft 127
Strahlenschutz 126 ff.
– gesetzliche Grundlagen 126
– des Hilfspersonals 128
– beim Kind 128, 131
– des Patienten 127
– Schutzmaterial, Bleigleichwert 128
– des Untersuchers 128
Strahlenschutzverordnung 126
Strahlentherapie, interstitielle, beim Prostatakarzinom 599
– – – Isodosen 600
– – – technische Situation 600
Strahlenzystitis 365, 367
Streifenzeichen 139
Streptococcus faecalis 346
Streptokokken, hämolysierende, Nachweis 339
Streptomycin, Gegenanzeige 433
– – absolute 433
– Interaktion mit adjuvanten Pharmaka 432
– kombiniert mit anderen Antituberkulotika 431
– Nebenwirkungen 432
– pharmakologische Angaben 431
Streptothenat 431
Streptozotocin 611
Streßinkontinenz 51, 251, 284
– der Frau, Zusatzdiagnostik 273
– hypotone Urethra 258
– mangelhafte Drucktransmission 258

Streßinkontinenz, des Mannes 273
– Miktiometrie 272 f.
– Urethradruckprofil 258, 273
– urodynamische Untersuchung 270
– – – Befundmuster 270, 272 f.
– Zystomanometriebefund 270 ff.
Streßinkontinenzgrade 284
– klinische 270
Streßtest 250, 284
Striation sign s. Streifenzeichen
Styptopur 83
Styptosolut 83
Sulfacet 376
Sulfadimethoxin 376
Sulfa-Furadantin 376
Sulfamethoxazol 74, 376
Sulfamethoxydiazin 376
Sulfamethoxypyridazin 376
Sulfamoxol 376
Sulfaperin 376
Sulfaphenazol 376
Sulfisomidin 376
Sulfisoxazol 376
Sulfonamid, Minimalkonzentration 372 f.
Sulfonamide 374, 376
– Kontraindikation 374
– pharmakologische Daten 376
Sulfuno 376
Sulimycin 377
Sultanol 73
Superscan 591
Supramycin 74
Supristol 376
Süßstoff, künstlicher, Karzinombegünstigung 521
Suxamethonium, Wechselwirkung mit Chinidin 58
– – mit Propanidid 58
Symbiose 400 f.
Sympathikus, Einfluß auf Blasenfunktion 46, 51
Sympathogonien 683
Symphyse 17
Syndrom des kranken Sinusknotens 63
Szintillationszähler 149

T

Tamoxifen bei Hypernephrom 487
– bei Prostatakarzinom 487
Tardamid 376
Tb-Phlogin 431
^{99m}Tc-Dimerkaptosuccinat s. ^{99m}Tc-DMSA
^{99m}Tc-DMSA 149
– statische Nierenszintigraphie 173
^{99m}Tc-DTPA 149
– Nierenfunktionsszintigraphie 152
– Nierentransplantatperfusionsuntersuchung 170
– Restharnbestimmung 171
^{99m}Tc-MDP 149
– Knochenszintigraphie 174 f.
^{99m}Tc-Pertechnetat 149
– Nierentransplantatperfusionsuntersuchung 169 f.

^{99m}Tc-S-Kolloid 149
– Speicherung bei Nierentransplantatabstoßung 170
Tebesium-s 431
Teratokarzinom, retroperitoneales, extragonadales 661
Teratom, Harnchoriongonadotropin 318
– malignes, α-1-Fetoprotein 306
– zystisches, beim Kind 231
Terramycin 74, 377
Terravenös 377
Testes s. Hoden
Testosteron 568
– Hodentumor 637
– therapeutische Suppression 602
Testosteronnachweis, radioimmunologischer 178
Testverfahren, immundiagnostische 471
Tetracycline 374, 388
– bei chronischer Bronchitis 74
– pharmakologische Daten 377
– Wechselwirkung mit Methoxyfluran 58
Tetracyn 377
Tetrodotoxin 41
Tetroxoprim-Sulfadiazin-Kombination 376
Theca-granulosa-Zelltumor 639
T-Helferzelle 465 f.
Thiazidderivat, Nebenwirkungen 65
Thio-Tepa-Instillation, intravesikale 534, 541
– – bei Harnblasenkarzinom 486
– – prophylaktische 550
– – therapeutische 550
– – Wirkungsweise 550
Thoraxröntgenaufnahme bei Hodentumor 645
– präoperative 59
Thoraxverschattung, perihiläre 59
Thoraxwandstarre 72
Thorotrast 509
Thorotrastniere 509
– Röntgenbefund 510
Thrombinkoagulasezeit, verlängerte 318
Thrombinzeit 81
Thromboembolieprophylaxe nach Angiographie 110
Thromboplastinzeit 81
– partielle, verlängerte 318
Thrombose, arterielle, nach Katheterarteriographie 114
Thrombozytenfunktionsstörung, Ursachen 82
Thrombozytensturz 318
Thrombozytenzahl, kritischer Grenzwert 82
– postoperative 319
– präoperative 319
– – Bestimmung 84
Thrombozytopathie 81
Thrombozytopenie 81
– durch Pharmaka 81
– toxisch-allergische 81
– – Differentialdiagnose 82

Thrombozytopenie, Tumorerkrankung 305
Thrombozytose, Tumorerkrankung 305
Thyreocalcitonin, Einfluß auf Calciumausscheidung 35
Tibirox 376
Ticarcillin 374, 377
Tip-transducer-Katheter 270, 272
T-Lymphozyten 464 ff.
– aktivierende Faktoren 465
– aktivierte 465 f.
T-Lymphozyten-Aktivierung 466
T-Lymphozyten-Funktion, Untersuchung 472
T-Lymphozyten-Inhibition durch Tumor 474
TMS 480 376
T-Mykoplasma 387
T-Mykoplasmen-Prostatitis 391
– Therapie 395
T-Mykoplasmen-Urethritis 387
TNM-Klassifikation 531 f.
– C-Faktor 696
– Minimalerfordernisse, kategoriebezogene 696 ff.
– M-Stadium 532
– N-Stadium 532
– Präfix-r 696
– Präfix-y 696
– Suffix-m 696
– Suffix-x 696
– T-Stadium 531 f.
– urologischer Tumoren 696
Tobramycin 375, 377, 395
Total-body-opacification-effect s. Ganzkörperkontrastphase
Tranquillantien, Medikamentenwechselwirkungen 58
Transbronchin s. Carbocistin
Transferrin im Serum s. Serumtransferrinkonzentration
Transplantatabstoßung 465
Transplantationsantigen 466 f.
– individualspezifisches 467
– tumorspezifisches 466 f.
– Wilms-Tumor 307
Transureteroureterostomie 549
Transurethrale Resektion, Operationssaalhygiene 413
Transversum conduit 678, 692
Trasylol 83
Traumatisierung, Keimeintrittspforten 408
Trichloräthylen, Wechselwirkung mit Metaraminol 58
Trichomonadenprostatitis, Therapie 395
Trichomonadenurethritis 387
– Therapie 388
Trichomonas-vaginalis-Infektion, Mikroskopie 337
Triglobe 376
Trigonum vesicae 11, 17
Trimethoprim 74, 395
Trimethoprim-Sulfonamid-Kombination 369, 373 f.
– pharmakologische Daten 376

Trimethoprim-Sulfonamid-Kombination, Wirkungsspektrum 374
Trimethoprim-Sulfoxazol-Kombination 395
Troponin-Tropomyosin 40
Trucut-Nadel 583 f.
Truncus coeliacus 3
Tryptophanstoffwechsel 521
TSTA s. Transplantationsantigen, tumorspezifisches
T-Suppressorzelle 465 f.
Tuba uterina 10
Tuberkelbakteriennachweis 425
Tuberkulintest 425
Tuberkulose s. Genitaltuberkulose; s. Urogenitaltuberkulose; s. Urotuberkulose
Tubulidestruktion 352
Tubulifunktionsdiagnostik, klinisch-chemische 296
Tubulus, Substanzsekretion 34
– Substanztransport 33 f.
Tubulusharn, Konzentrierungsmechanismus 39
– pH-Wert, Beeinflußbarkeit 38
Tubulusnekrose, akute, Nierenfunktionsszintigraphie 162
– – nach Nierentransplantation 165 f.
Tumor, Chemotherapie 482 ff.
– Immunabwehr 464 ff.
– Immunogenität 467
– Immunreaktion, Testverfahren 471 ff.
– Immunsuppression 468
– kindlicher 668 f.
– paratestikulärer 655 f.
– – Therapie 656
– Polychemotherapie, Grundsätze 483
– retroperitonealer 658 ff.
– – Computertomographie 663
– – Epidemiologie 659
– – Kavographie 661
– – Klassifikation 659
– – Laborbefund 661
– – Leitsymptome 661
– – Lymphographie 662
– mesenchymaler 658 f.
– – – histologisches Spektrum 659
– – Nierenachsenverlagerung 219, 221
– – Operationstechnik 663
– – Polychemotherapie 666
– – primärer 658
– – Röntgenuntersuchung 661
– – Sonographie 662
– – Strahlentherapie 666
– – Symptomatik 660 f.
– – teratoider 659
– – Therapie 663 ff.
– teratoider 658 f.
– urologischer, Metastasendiagnostik 123
– – TNM-Klassifikation 696 ff.
Tumoranämie 305 f.
Tumorembolisation 504 f.
– Embolisat 505

Tumoren, virusinduzierte, Antigendeterminanten 467
Tumorerkrankung, Befunde, hämatologische 304 f.
– – klinisch-chemische 304 ff.
– – serologische 304
– chronische Lebererkrankung 304
– ektope Hormonbildung 306
– α-1-Fetoprotein 306
– karzinoembryonales Antigen 306
– Koagulopathie 304
– Proteinurie 304
– Serumcoeruloplasminkonzentration 305
– Serumeisenkonzentration 305
– Serumelektrophorese 304
– Serumenzymaktivität 304
– Serumkupferkonzentration 305
– Serumtransferrinkonzentration 305
Tumorklassifizierung, histopathologische, postoperative 696
– klinische prätherapeutische 696
Tumorkloake 535
Tumormarker 530, 644
Tumormetastase, retroperitoneale 658
Tumornephrektomie, Ballonokklusion der Nierenarterie 119 f.
– Zugangswege 504
Tumorniere, arterielle Embolisierung 120
Tumorpunktion, ultraschallgesteuerte 215
Tumorsymptome, allgemeine 494
Tumorthrombennachweis 116
Tumorträger, Immunkompetenz 530
Tumorwachstumsförderung durch das Immunsystem 469, 471
Tumorzellabtötungsmechanismen 467 f.
Tumorzelle, Oberflächenantigene 466
Tumorzellen, granulierte 493
Tumorzellelimination 465
Tunica albuginea corporis cavernosi 17 ff.
– – spongiosi 19
– dartos 22, 24

U

Übergangszellkarzinom, Nierenbecken 511
Übergewicht s. Adipositas
Überlaufinkontinenz 51, 275, 279, 284
Übersichtsaortographie, arterielle Phase 111 f.
– Bildfolge 111
– Flow-Rate 111
– Indikationen 112
– Kapillarphase 111 f.
– Katheter 111
– Kathetergröße 111
– Katheterinsertion 111
– beim Kind 146

Übersichtsaortographie, Kontrastmitteldosis 111
– Wertigkeit 112
Ugurol 83
Ulcus simplex Hunner 367
Ultraschallkardiographie 60
Uninhibited bladder s. Harnblase, ungehemmte
Unterbaucherkrankung, sonographische Verlaufsdiagnostik beim Kind 231
Unterbauchsonographie beim Kind 227 ff.
Unterbauchstatus, sonographischer, normaler, beim Kind 228
Untersuchungsbogen, urodynamischer 285 ff.
Urachus persistens 146
– – Darstellung 143
Urachuskarzinom 524
Urachussack 143
Urämie 36, 299
– Prostatakarzinom 582
– bei Pyelonephritis 352
– retroperitonealer Tumor 663
Uratausfällung im Harn 38
Uratverstopfungsniere, Sonographie 206
Ureaplasma urealyticum 340
– – Urethritis 387
– Infektion, Therapie 340
Ureter 3, 8 ff.
Ureter, Carcinoma in situ 511
– duplex 223
– Erregungsleitung 41
– fissus 223
– Ganglienzellen 43
– Kreuzung mit Vasa iliaca 10 f.
– Lagebeziehung zur Cervix uteri 11
– – zur Vagina 11
– linker 10
– myogene Erregungsbildung 41 f.
– Nervenfasern 43
– Organbeziehung nach ventral 9
– Pars abdominalis 8 ff.
– – pelvina 8, 10 f.
– Physiologie 40 ff.
– rechter 9 f.
– Schleimhautfältelung 139
– terminaler, Innervation 46
– Verlagerungsfähigkeit 11
Ureterabgangserweiterung 203, 206
Ureterabgangsobstruktion, Sonogramm 203, 206
Ureterabgangsstenose, intravenöse Pyelographie, Indikationen 155
– Nierenfunktionsszintigraphie, Indikationen 155
– prätherapeutische Nierenfunktionsdiagnostik 155
– primäre Diagnostik 155
– subpelvine, Druckmessung 122
– Verlaufskontrolle 155
Ureteratonie 363
Ureter-Bougierung 438
Ureter-Darm-Implantation s. Ureterosigmoidostomie
Ureterdilatation, distale 206

Ureterdilatation, Sonogramm 203 f.
– Steinobstruktion 203
– weinbecherförmige 515
Ureterdoppelostium, endoskopisches Bild 245
Ureterektasie, gefüllte Blase 134 f.
– Kotballen 134 f.
Ureterektomie 545
Ureterektopie bei Doppelniere 137 f.
Ureterembolisation, transrenale 123
Ureterenkatheter 242
– bei Harnstauungsniere 99
– für retrograde Pyelographie 99
Ureterfistel, Harnableitung 122
– pekutane antegrade Nephropyelostomie 122
Ureterimplantation 438
– – Ergebnisse 442 f.
Ureterinfektion 45
Ureteritis 363
– caseosa 419
– cystica 363 f.
– – retrogrades Pyelogramm 364
– – Urogramm 364
Ureterkarzinom 512
– distales 516
Ureterknie 11
Ureterkolik, Ausscheidungsurographie 95
– Computertomographie 209
– Differentialdiagnostik 206
– Sonographie 206
Ureterkompression, akzessorisches Gefäß 348
– Briden 348
– tumorbedingte 348
Ureterkontraktion, Auslösung 43
Ureterlavage 326 f.
Ureterleiomyosarkom 512
Ureterlumenengen 8 f.
Ureterlymphabfluß 513
Uretermuskelzelle, Aktionspotential 40
– Einfluß von Transmittersubstanzen 44
– Plateaudepolarisation 40 f.
– Potentialdifferenzumkehr 40
– Ruhepotential 40
Ureterobstruktion, akute 44
– Bilharziose 453
– chronische 44 f.
– tuberkulöse, distale 423, 427
– – – operative Behandlung 438
Ureterogramm bei retrograder Pyelographie 99
Ureterographie, retrograde, bei Urotuberkulose 426
Ureterokutaneostomie 435, 437
– transureterale 435, 437
Ureterolyse 435, 442
Ureteropyelographie, retrograde 241 ff.
Ureterorektostomie 548
Ureterosigmoidostomie 548 f.
– Komplikationen 548 f.
– Kontraindikationen 548
– Operationsletalität 548

Ureterostium, endoskopisches Bild 243 f.
– refluxives, endoskopisches Bild 245
Ureterostiumobstruktion, tuberkulöse 423
Ureterostiumstenose, Harnwegsinfektion 348
Ureterostomie, kutane 549
– – doppelläufige 549
Ureterotomie, Isotopen-Clearance-Werte, postoperative 160
Ureterozele, ektope 137 f.
– Harnwegsinfektion 348
– intravenöse Pyelographie 204
– beim Kind 229
– sonographischer Nachweis 229
Ureterozystoneostomie 435
– extravesikale, Technik 441
Ureterpapillom 512
Ureterperforation, artifizielle 99 f., 363
– bei retrograder Pyelographie 99 f.
Ureterperistaltik 44 f.
Ureterpolyp 511
Ureterresektion, segmentäre 518
Ureterschienung, temporäre 435, 442
Uretersondierung 242 f.
Ureterspasmus 44
Uretersplintung, antegrade, perkutane 122
Ureterstein, Differentialdiagnose zum Nierenkarzinom 503
– Nierenfunktionsszintigraphie 160
– prävesikaler, Ausscheidungsurogramm 96
– Pyelonephritis 346 f.
Ureterstenose, angeborene 348
– entzündliche 348
– beim Kind 134, 225 f., 229
– prävesikale, beim Kind 226, 229
– – Sonogramm 229
– prolongierte Urographie 134
– bei Retroperitonitis fibroplastica 384
– subpelvine, dekompensierte, infizierte, Sonogramm 206
– subpelvine, beim Kind 225
– – Sonogramm, postoperatives 225
– – – präoperatives 225
– tuberkulöses Infiltrat 418
– unregelmäßige 515
Uretertuberkulose, Differentialdiagnose 430
Uretertumor 307, 348, 512 ff.
– Bürstenbiopsie 333
– Computertomographie 515
– Diagnostik 514 ff.
– Differentialdiagnose 516
– – zum Nierenkarzinom 503
– distaler, Bilharziose 509
– Endoskopie 515
– Exfoliativzytologie 333
– extensive Lymphadenektomie 517
– Fünfjahresüberlebensrate 518
– infiltrativ wachsender 517

Uretertumor, Inzidenz 509
– Lavage-Zytologie 333
– Lymphknotenmetastasen 517
– Metastasierung, lymphogene 512
– Nachbestrahlung 518
– Nephroureterektomie 517
– Niereninsuffizienz 514
– papillärer, Häufigkeit in den Ureterabschnitten 511
– primärer epithelialer 512
– – mesenchymaler 512
– Prognose 517
– Pyelographie, retrograde 99, 515
– sekundärer, Primärtumoren 512
– Symptome 512 ff.
– – Häufigkeit 513
– Therapie 517 f.
– – organerhaltende 517 f.
– Therapieresultate 518
– Urogramm 515
– Urographie, intravenöse 515
– Wachstumsgeschwindigkeit 514
– Zytodiagnostik 333
Uretertumoren, multilokuläre 510
Uretertumorrezidiv, lokoregionäres 512
Ureteruntersuchung, endoskopische 242
Ureterurothelkarzinom 512
Ureterverschluß, Bakteriämie 380
Urethra, Drucktransmission, dynamische 258
– – reflektorische 258
– – Druckverminderung bei Detrusorkontraktion 48 f.
– feminina 26
– – Einteilung, anatomische 561
– – – histologische 561
– – Lymphdrainage 560 f.
– – Meatusstenose beim Kind 140
– – Pars inferior 26
– – – superior 26
– – Innervation 46
– – Lymphabflußwege 557
– masculina 16 ff.
– – Curvatura praepubica 17, 19
– – – subpubica 17, 19
– – Einteilung, anatomische 555
– – – histologische 555
– – – klinische 555
– – Epithel 556
– – Erweiterungsfähigkeit 18
– – mit Klappe s. Urethralklappe
– – Meatusstenose 348
– – Mediansagittalschnitt 17
– – Pars ampullaris 17
– – – bulbomembranacea 555
– – – membranacea 16 ff., 555
– – – pendulans 555
– – – prostatica 16 ff., 555
– – – spongiosa 16 ff., 555
– – Plattenepithelmetaplasie 556
– – Weite 18
Urethraabknickung 52
Urethraatrophie, senile 250
Urethradruck, maximaler, Definition 256 f., 284
Urethradruckprofil, Aussagekraft 258

Urethradruckprofil, Detrusorschwäche 279
– Durchschnittsnormalwerte 289
– Harnblasenreizzustand 275
– Reflexblase 281
– schlaffe Blase 282
– Streßinkontinenz 273
Urethradruckprofilbestimmung 256 ff., 268, 284
– Indikation 258
– Membrankatheter 271
– Meßgrößen 256
– Meßkatheter 270
– Meßplatz 268
– Untersuchungsbedingungen 257
Urethrahypotonie 258
– mit Detrusorunerregbarkeit 281
Urethrakalibrierung 276, 368
Urethraladenokarzinom 556
– der Frau 560
Urethralänge, funktionelle, Definition 256 f., 284
– – Durchschnittsnormalwert bei der Frau 289
– – – beim Mann 289
– – totale, Definition 256 f., 284
Urethralausfluß 388, 392
– blutig seröser, des Mannes 557
– blutiger, der Frau 562
Urethra-Lavage Zytologie 558
Urethraldivertikel 52, 368
– der Frau, röntgenologische Darstellung 102 f.
Urethralfistel 557
Urethralkarzinom, Differentialdiagnose 558
– der Frau 560 ff.
– – Ätiologie 561
– – Diagnose 562 f.
– – Differentialdiagnose 563
– – Fernmetastasen 560
– – Inzidenz 560
– – 5-Jahres-Überlebensrate 564
– – Klassifikation 561 ff.
– – Kombinationstherapie 563
– – Lokalisationen 561
– – Lymphknotenmetastasen 560
– – Prognose 560, 564
– – Strahlentherapie 563
– – Symptomatologie 562
– – Therapie 563 f.
– – Tumorwachstum 560
– – Typen 560
– – Überlebenszeit in Abhängigkeit von der Tumorgröße 564
– – Vulvainfiltration 562
– beim Mann 555 ff.
– – Ätiologie 557
– – Diagnostik 558
– – Elektroresektion 558 f.
– – Fünfjahresüberlebensrate 559
– – der hinteren Harnröhre, Lymphdrainage 556
– – – Therapie 559
– – inguinale Lymphknotenmetastasen 559

Urethralkarzinom beim Mann, Inzidenz 555
– – Klassifikation 556 f.
– – Lokalisationen 555 f.
– – Lymphadenektomie 559
– – Metastasen, hämatogene 556
– – – lymphogene 556
– – Prognose 559
– – Radiotherapie 559
– – Symptomatologie 557
– – Tumorwachstum 556
– – Typen 556
– – der vorderen Harnröhre, Therapie 558 f.
– Überlebenszeit 556
– Urethrographie 558
Urethralklappe 52 f., 140 f., 230
– Harnwegsinfektion 348
– späte 355
Urethralobstruktion, funktionelle, in Beckenbodenebene 263
– karzinombedingte, der Frau 562
– – des Mannes 557
– proximale, urodynamische Befunde 276
Urethralpflasterepithelkarzinom der Frau 560
– beim Mann 556
Urethralsekretuntersuchung, zytologische 558
Urethralstriktur 52
Urethralübergangsepithelkarzinom der Frau 560
Urethralurothelkarzinom beim Mann 556
Urethraöffnungsbehandlung, antiseptische, präinstrumentelle 411
Urethraperforation mit Endoskop 243
Urethraplastik, Striktur 246 f.
Urethraruhedruckprofil 284
– Bestimmung 257 f.
– Definition 256
Urethraschleimhautläsion, instrumentelle, bei Zystitis 378
Urethrastenose, rezidivierende Infektion 368
Urethrastreßdruckprofil 284
– Bestimmung 257 f.
– Definition 256
– Sphinkterinsuffizienz 275
Urethrastriktur 389
– nach Endoskopie 243
– mit Haaren nach Urethraplastik 246
– Harnflußkurve 254
– Harnwegsentzündung 348
– beim Mann, Karzinombegünstigung 557
– Miktionsurethrogramm 390
– nach radikaler Prostatektomie 595
– urodynamische Befunde 276
Urethratonus, verminderter 51, 283
Urethratuberkulose 419
– Differentialdiagnose 430
Urethraverschlußdruck, maximaler, Definition 256 f., 284
– – Durchschnittsnormalwert 289
– – verminderter 283
Urethraverschlußdruckmessung, offene 271

Urethraverschlußinsuffizienz 51, 258
Urethraweite 368
Urethraweitenänderung während Miktion 264
Urethrawiderstand, erhöhter 254
Urethrektomie 544 f.
– sekundäre 545
Urethritis 387 ff.
– allergische 389
– bakterielle 387
– Diagnostik 388
– Differentialdiagnose zur Zystopyelonephritis 358
– eitrige, des Mannes 339
– gonorrhoische 339
– iatrogene 389
– klinisch-chemische Harnuntersuchung 299
– mechanische 389
– mykotische 388
– nosokomiale Infektion 409
– posterior, endoskopisches Bild 246
– therapieresistente 388
– unspezifische 387 ff.
– – Differentialdiagnose 388
– – ohne Erregernachweis 389
– – Inkubationszeit 388
– – Komplikationen 389
Urethrographie 101 ff.
– Indikation 102
– – bei Prostatakarzinom 587
– Kontrastmittel 101
– Kontrastmittelinjektion 102
– Patientenlagerung 101
– prograde 142 f.
– retrograde 409
– – bei Tuberkulose 427, 429, 443 f.
– Technik 101 f.
– bei Urethralkarzinom beim Mann 558
– vor urodynamischer Untersuchung 251
Urethrometrie s. Urethradruckprofilbestimmung
Urethroplastik 435
Urethroskop 241 f.
– für Erwachsene 235
Urethroskopie 235
– bei der Frau, Normalbefund 247
– isolierte 241
– beim Mann, Normalbefund 247
– pathologischer Befund 247
– prograde, bei Urethrozystoskopie 239 f.
– retrograde, Nachteil 241
– – bei Urethrozystoskopie 241
Urethrostomie, perineale, nach Penisexstirpation 635
Urethrotomie 435
Urethrozystographie 88, 101 ff., 284
– bei Bilharziose 452
– bei der Frau 102
– Indikation 102
– Komplikationen 103, 243
– Oberflächenanästhesie 103

Urethrozystoskop, Spülwasserversorgung 236
Urethrozystoskopie, Anästhesie 239
– Befundbeschreibung 247
– Befundskizze 248
– Durchführung 237 ff.
– Fotodokumentation 248
– bei der Frau 241
– Gefahren 237
– Indikationen 234 f.
– Infekthäufigkeit 243
– Infektprophylaxe 242
– Kontraindikationen 235
– beim Mann 239
– Patientenvorbereitung 237, 239
– mit prograder Urethroskopie 239 f.
– bei Prostatakarzinom 587
– bei Urotuberkulose 428
Urethrozystoskopteile 235 f.
Urfadyne 376
Urge 53, 365
Urgeinkontinenz 51 f., 251, 284
– motorische 273
– primäre 52, 275, 284
– sekundäre 276, 284
– sensorische 273
– Urodynamische Befunde 273, 275
– Ursache 52
Urodynamische Untersuchung 250 ff.
– – apparative Ausstattung 264 ff., 267 ff.
– – Bedingungen 253
– – Harnblasenreizzustände 273, 275
– – Indikation 251 ff.
– – 3-Kanal-Meßplatz 261
– – 3-Kanal-Schreiber 368
– – 8-Kanal-Tintenstrahlschreiber 268
– – Kathetertypen 270
– – konstante Blasenfüllgeschwindigkeit 268
– – Korrelation des Befundes mit subjektiven Beschwerden 251
– – Meßblatt 288
– – Meßparameter 253
– – Meßplatz Typ I 265, 267 f.
– – – Typ II 268
– – – Typ III 268 f.
– – Röntgenkontrolle, simultane 261
– – Vorbereitung 250
– Untersuchungsformen 251
Urodynamischer Untersuchungsbogen 285 ff.
– Untersuchungsgang 253
Urodynamisches Lexikon 282 ff.
Uroflow s. Harnflußstärke
Uroflowmeter 264 ff.
– Meßprinzipien 264
– Prinzip der elektronischen Waage 264 f.
– – der Gasverdrängung 264 f., 283
– – der kapazitativen Füllstandsmessung 265, 267, 283
– – der rotierenden Scheibe 264, 284

Uroflowmetrie 252 f., 284
- Aussagekraft 254
- Definitionen 253
- Indikation 254
- Nomogramm 252, 283
- Normalkurve 252 f.
Urogenitalbilharziose 449 ff.
- Agglutinationstests 452
- Ausscheidungsurogramm 454
- Blasenhalsobstruktion 451, 453
- Differentialdiagnose 452
- distaler Uretertumor 509
- Endoskopie 452
- Epidemiologie 449
- Erregerdirektnachweis 451
- Fallbeschreibung 453 f.
- Hauttest 451
- Immunfluoreszenz-Untersuchung 452
- Immunglobulinbestimmung 451
- Inzidenz 449
- Komplementbindungsreaktion 452
- Komplikationen 450
- Labordiagnostik 451 f.
- Prognose 452
- Prophylaxe 453
- Röntgendiagnostik 452
- Sekundärinfekt 450
- Serodiagnostik 451 f.
- Symptome 451
- Therapie 452 f.
- – medikamentöse 452 f.
- – operative 453
- Therapieschema 453
- Ureterobstruktion 453
Urogenitalechinokokkose s. auch Echinokokkose
- Diagnostik 457
- Symptome 456
Urogenitalinfektion, postinstrumentelle 409
Urogenitaltuberkulose 393, 416 ff.
- Allgemeinbefund 424 f.
- Altersgruppierung 416
- Anamnese 424 f.
- Ansteckungsgefahr 447
- Antituberkulotika 431 ff.
- – Dreifachkombination 430, 434
- Arbeitsunfähigkeit 447
- Ätiologie 417 f.
- Bakteriologie 424 f.
- Basisuntersuchungen 430, 433
- Chemotherapie 430 ff.
- – ambulante 430
- – Dauer 434, 447
- – Überwachung 434
- Corticosteroide 433 f.
- – Dosierungsempfehlung 434
- Diagnostik 423 ff. 451 f.
- – nuklearmedizinische 424, 428
- Endoskopie 424, 428
- Erkrankungsalter 417
- Geschlechtsverteilung 416
- Häufigkeit 416
- Infektion von pulmonalem Primärkomplex 417
- Infektionsrisiko 416
- Isotopen-Clearance 428

Urogenitaltuberkulose, Kurzzeit-Chemotherapie 434
- Langzeit-Chemotherapie 434
- Latenzzeit 417 f.
- Lebenserwartung 448
- Nachsorge 447
- Palliativeingriff 435
- Palpationsbefund 424 f.
- Pathogenese 417 f.
- posttherapeutische Kontrolluntersuchung 447
- Prostatabiopsie 425
- Rehabilitation 447
- Röntgendiagnostik 424, 426 f.
- Schulfähigkeit 448
- Schwangerschaft 433
- Sonogramm 424, 427
- Therapie 430 ff.
- – medikamentöse 430 ff.
- – operative 435
- – stationäre Dauer 447
- Therapiebeginn 430
- Therapieplan 430
- Tuberkulintest 425
- Untersuchungsmethoden 424
- Urethrogramm, retrogrades 427, 429
- Urethrozystoskopie 235
Urogenitalsystem des Mannes, Hohlorgane 346 f.
- – parenchymatöse Organe 346 f.
Urogenitaltraktläsion, traumatische, nuklearmedizinische Nierenfunktionsdiagnostik 162
Urogenitaltumor, primärer, statische Nierenszintigraphie mit ^{67}Ga 174
Urogramm, Blasenphänomen 134
Urographie bei Bilharziose 452
- intravenöse s. Ausscheidungsurographie
- retrograde bei Urotuberkulose 426
Urolithiasis 301 ff.
- bei Gicht 301 f.
- Häufigkeit 301
- bei idiopathischer Hyperkalzurie 301
- metabolische Störungen 301
- Nierenbeckenkarzinom 511
- Nierenleertomogramm 90
- normokalzurische 302
- bei Oxalurie 302
- bei primärem Hyperparathyreoidismus 302
- bei tubulärer Azidose 302
- Urosepsis 320
Urolong 376
Uropathie, obstruktive, Frühzeichen im Nierenfunktionsszintigramm 155
- Infektionsgefahr 346, 348
- Nierenfunktionsszintigraphie 155 ff.
- – Indikationen 155
- – Sonogramm 203
- – tubuläre Funktionseinschränkung 158
Urosepsis 362, 380 f.
- Ätiologie 380

Urosepsis, bei Bilharziose 450
- Diagnostik 380 f., 409
- Erregernachweis 320
- hämodynamische Störungen 409 f.
- Komplikation 320
- Letalität 320
- nach nosokomialer Infektion 409
- Pathogenese 380
- mit Schock 320 f.
- – klinisch-chemische Befunde 320
- Therapie 381
- Verbrauchskoagulopathie 320
Urospasmon 376
Urothel, AB0-Antigene 530
Urothelatypie, Differenzierung von Urothelkarzinom 331
Urothelkarzinom 512 ff.
- AB0-Antigene 530
- Differenzierung von Urothelatypie 331
- Prostata 570, 572
- Urethra masculina 556
Urotheltumor 184
Urotuberkulose 416 ff.
- Differentialdiagnose 430
- Harnblasenerweiterungsplastik 443
- Isotopen-Clearance 428
- Kalikoureterostomie 435, 437 f.
- Kavernotomie 436
- Kelchhalsstenosen 421 f.
- Klassifikation 421
- Nephrektomie 435 f.
- Nephrostomie 435, 437
- Nierenteilresektion 436
- Obstruktionen 422 f.
- Palliativeingriff 435, 437
- Pyelographie, antegrade 426
- Pyeloureterostomie 435, 438
- rekonstruktive Operation 435, 437 ff.
- – – Indikation 437
- Renovasographie 426
- Röntgenbefunde 421 ff.
- Symptome 423
- Therapie 430 ff.
- – medikamentöse 430 ff.
- – operative 435 f.
- Ureterimplantation 438, 442 f.
- Ureterographie, retrograde 426
- Ureterokutaneostomie 435, 437
- Ureterolyse 435, 442
- Ureteropyelogramm, retrogrades 423
- Urethrozystoskopie 428
- Urographie, retrograde 426
Urotuberkuloseausbreitung, kanalikuläre 418
Uterus bicornis 145
- fibrinolytische Aktivität 83
Uterusgröße, postpubertäre 228
- präpubertäre 228
Utriculus prostaticus 16 f., 20
Uvula vesicae 11, 17

V

Vagina, Lagebeziehung zum Ureter 11
Vaginographie s. Kolpographie
Vanillinmandelsäure, renale Ausscheidung beim Kind 687
Varikozele 495
– linksseitige Vena-spermatica-Phlebographie 118
– Spiralokklusion der Vena spermatica sinistra 122
Vas afferens 33
– efferens 33
Vasa iliaca, Kreuzung mit Ureter 10 f.
Vasopressinnachweis, radioimmunologischer 178
Vasovesikulographie 105 f.
– Indikation 106
– Komplikationen 106
– Technik 106
Vegetarier, Nephrolithiasis 302
Velbe 484, 651
– bei Hodenmalignom 484
– bei Hypernephrom 487
Vena cava inferior 3
– – – Nierentumorinvasion 499 f.
– – – Verschluß bei Wilms-Tumor 137
– – Tumorthrombose 495
– circumflexa ilium superficialis 22 f.
– dorsalis penis profunda 16
– – – superficialis 17, 23 f.
– epigastrica superficialis 22 f.
– ovarica, Phlebographie 118
– pudenda externa 22
– renalis im Transversalschnitt 6
– saphena accessoria lateralis 22
– – magna 22
– spermatica, linksseitige Phlebographie 118
– – sinistra, Spiralokklusion 122
– – Verlegung bei Nierentumor 495
– testicularis 3
Vena-cava-Stenose bei Retroperitonitis fibroplastica 384
Venenplexus, periprostatischer, Drainage 577
Venenwandperforation bei Nierenpharmakophlebographie 118
Venerische Erkrankung, Karzinombegünstigung 557
Ventilationsstörung, obstruktive 70 ff.
– Pulmonalarteriendruck 69
– restriktive 70 ff.
Verapamil 66
Veratmungspyelogramm beim Kind 133 f.
– paranephritischer Abszeß 382
Verbrauchskoagulopathie 82
– Aktivierung des fibrinolytischen Systems 82
– – des Gerinnungssystems 82
– Differentialdiagnose zur primären Hyperfibrinolyse 318

Verbrauchskoagulopathie, Hyperfibrinolyse, sekundäre 320
– klinisch-chemische Befunde 320
– Kontrolldiagnostik, klinisch-chemische 320
– labordiagnostische Kriterien 82
– latente, Nierenkarzinom 307
– Therapie 83
– uroseptischer Schock 320, 380
– Verlauf 320 f.
Vergrößerungsangiographie 109
Vermox 458
Verschmelzungsniere 219
Vesica urinaria s. Harnblase
Vesicula seminalis s. Samenblase
Vesikulektomie, Zugangswege 621
Vesikulitis 394
Vestibulum vaginale, Lymphabfluß 562
Vestigium processus vaginalis 24
Viarox 73
Vibramycin 74, 377
Videodensitometrie 108
Videographie 284
Vier-Gläser-Probe 299, 394
Vinblastin 681
Vincristin 525
– beim Kind 681, 690
– neuromuskuläre Nebenwirkungen 681
– bei Prostatakarzinom 610 f.
– bei Wilms-Tumor 680 f.
Vindesin 487
Vinka-Alkaloid 487
Virus inhibitory protein 465
VM-26-Instillation, lokale, bei Harnblasenkarzinom 486
Vollhard-Versuch s. Konzentrationsversuch nach Vollhard
Volumenverlust 30
– Regulationsmechanismen 31
Vorsorgeuntersuchung, Kriterien 592
Vorsteherdrüse s. Prostata
Vulva, Keimflora, pathologische 368
– Lymphabfluß 562

W

Waage, elektronische 284
Washout-Effekt bei Frühurographie 93
Wasserbilanz 30 ff.
– Hormoneinfluß 34
Wasserdiurese 34
Wasserhaushalt, präoperative Bewertung 79
Wasserstoffionenausscheidung, renale 36
Wasserumsatz, täglicher 30
Wasserverlust 30
Wasserzystometer 268
Wilms-Tumor 307, 668 ff.
– Ätiologie 669
– Bestrahlungsfelder 676

Wilms-Tumor, bilateraler 676
– Chemotherapie 680 ff.
– – prospektive 669
– Computertomographie 674
– Differentialdiagnose 672, 674
– Dreijahresüberlebensrate 683
– Erkrankungsrisiko für Verwandte 669
– Häufigkeit 490, 668
– Histologie 670 f.
– Hochvoltbestrahlung 679
– Klinik 671, 673 f.
– klinische Einteilung 674
– Kombinationsbehandlung, präoperative 677, 679
– Komplikationen, perioperative 676
– laborchemische Befunde 674
– Lungenmetastasen 677
– Nachbestrahlung 678
– Nachuntersuchung 683
– Nekrosebezirke 674
– Operation 675 f.
– – Vorbehandlung 682
– Pathologie 669 f.
– postthérapeutische Risikoperiode 683
– Prädilektionsalter 669
– Prognose 682 f.
– Radiotherapie 679
– Ruptur, intraoperative 676
– solider Zweittumor 683
– Sonogramm 227, 673
– Spätergebnisse 682 f.
– Stadienbestimmung 670
– Staging 673
– Strahlenspätfolgen am Skelett 680
– Therapie 674 ff.
– – stadienorientierte 679 f.
– untere Kavographie 136 f.
– Urogramm 227
– Vena-cava-caudalis-Verschluß 137
Wirbelsäule, Prostatakarzinommetastase 175, 586 f., 589
Wirkstoffkonzentration in vivo antibakterieller Substanzen 372
Wirt-Tumor-Beziehung 530
Wundabstrichuntersuchung, mikrobiologische 338
Wundinfektion, postoperative, Keimspektrum 338

X

Xylocain s. Lidocain

Y

Yolk-sac-Tumor 637 f.
– Histologie 640 f.
– beim Kind 655

Z

Zeichen der welkenden Blume 137
Zellatypie 332
Zelloberflächenantigen 466
– gewebsspezifisches 466
– individualspezifisches 466
– onkofetales 466
– tumorspezifisches 466
Zellteilungszyklus 483
Zentropil s. Diphenylhydantoin
Zerkarien 450
Zerkarienhüllenreaktion 452
Ziehl-Neelsen-Färbung 425
Zigarettenkonsum, Blasenkarzinom 521 f.
Zinacef 74, 377
Zirkumovalpräzipitintest 452
Zolicef 377
Zwei-Gläser-Probe 353
Zweittumor durch Zytostatikatherapie 479
Zwerchfellhochstand 382
Zwergniere, angeborene 353
Zyklophosphamid, Einfluß auf Immunsystem 478
– beim Kind 690
Zyste, pararenale 456
Zystektomie, einfache 543
– Harnableitung 547
– kurative 544
– palliative 543
– radikale 543
– – erweiterte 524, 543
– – mit Radiotherapie 545
– – totale 543
– – Indikation 541, 543 f.
– – Operationsletalität 545
Zysten, peripelvine, Nierenphlebogramm 117
Zystenniere 219, 348
– Computertomogramm 188
– Differentialdiagnose zur Harntransportstörung 224
– Sonogramm 223
Zystitis s. auch Cystitis
– akute 346, 365
– – Definition 365
– – Differentialdiagnose 365
– – Harnblasenwandverdickung 229
– – Therapie 365
– Antibiogramm 372
– Ätiologie 365
– bei Blasentumor 535
– durch chemische Substanzen 365
– Chemotherapie 370
– chronische 346, 366
– – Therapie 366
– – Tumorbegünstigung 522
– – Urogramm 366
– per continuitatem 365
– Erregerspektrum 365
– fibrinulzeröse 366
– der Frau 365
– gangränöse, dissezierende 367
– hämorrhagische, akute, Zystoskopie 235

Zystitis, hämorrhagische, chronische, endoskopisches Bild 244
– Harnbefund 365
– interstitielle 366 f.
– instrumentelle Urethraschleimhautläsion 378
– klinisch-chemische Befunde 299
– des Mannes 365
– nekrotisierende, endoskopisches Bild 244
– obstruktive, Prostataadenom 346 f.
– Pathogenese 365
– primäre 347
– retrograde Pyelographie, Infektionsprophylaxe 379
– rezidivierende 367
– – Anamnese 368
– – Diagnostik 368
– – der Frau 368
– – Langzeitprophylaxe 369
– – Prognose 369
– strahlenbedingte s. Strahlenzystitis
– tuberkulöse 419
– unspezifische 365 ff.
Zystographie 103
– antegrade 103
– bei CO_2-Zystomanometrie 266
– bei Flüssigkeitszystomanometrie 266
– Indikation 104
– beim Kind 139 f.
– Komplikationen 104
– bei Prostatakarzinom 587
– retrograde 104
– – Kontraindikation 105
– – Kontrastmittelmenge 104
Zystomanometrie 254 ff.
– Aussagekraft 256
– Blasenfüllgeschwindigkeit 255
– Blasenfüllphase 255
– Definitionen 254 f., 284
– Detrusorschwäche 279
– Durchschnittsnormalwerte 289
– Füllmedium 255
– Indikation 256
– Membrankatheter 271
– Meßkatheter 270
– Meßplatz 265, 268
– Normalbefunde 255 f.
– Normalkurve 255
– Provokationstests 255 f.
– Reflexblase 280
– Reflexinkontinenz mit infravesikaler Obstruktion 281
– Reizzustände der Harnblase 273, 275
– schlaffe Blase 281
– Streßinkontinenz 270 ff.
– technische Ausstattung 254 f.
– Untersuchungsbedingungen 255
– Untersuchungsgang 255
Zystometer 254
Zystoprostatektomie beim Kind 693
Zystopyelonephritis, chronisch rezidiverende, Langzeitprophylaxe 369

Zystopyelonephritis, Differentialdiagnose 358
– seltene Ursachen 363
Zystoskop 234 ff.
– Albarran-Lenksystem 242
– Beobachtungsansatz 249
– Harnröhrenadapter 241 f.
– für Kinder 235
– Lichtquelle 234 f.
– Pflege 237
Zystoskopie 240 f.
– Antisepsis 401
– Befundbeschreibung 247
– Befundskizze 248
– Fotodokumentation 248
– Infektionsprophylaxe 379
– Normalbefund 243 f.
– pathologischer Befund 244 ff.
– mit Spionoptik 241
– Systematik 240
– vor urodynamischer Untersuchung 250
Zystourethroskopie s. Urethrozystoskopie
Zystovaginographie 141
Zystozele 51, 274, 284
Zytodiagnostik 326 ff.
– Materialgewinnung 326 ff.
– Materialweiterverarbeitung 328
Zytomegalie, Urinzytologie 333
Zytostatika, Einfluß auf Immunabwehr 478
– karzinogene Wirkung 522
Zytostatikatherapie 482 ff.
– Grundsätze 483
Zytotoxizität, zellvermittelte, antikörperabhängige 472